Ultraschalldiagnostik in Geburtshilfe und Gynäkologie

Ulrich Gembruch
Kurt Hecher
Horst Steiner
(Hrsg.)

Ultraschalldiagnostik in Geburtshilfe und Gynäkologie

Mit 1652 Abbildungen

Springer

Herausgeber
Prof. Dr. Ulrich Gembruch
Universitätsklinikum Bonn
Zentrum für Geburtshilfe
und Frauenheilkunde
Sigmund-Freud-Str. 25
53105 Bonn

Prof. Dr. Kurt Hecher
Universitätsklinikum
Hamburg Eppendorf
Klinik für Geburtshilfe
und Pränatalmedizin
Martinistraße 52
20246 Hamburg

Prof. Dr. Horst Steiner
Praxis für Frauenheilkunde
und Pränataldiagnostik
Sinnhubstraße 41
5020 Salzburg
Austria

ISBN-13 978-3-642-29632-1 ISBN 978-3-642-29633-8 (eBook)
DOI 10.1007/978-3-642-29633-8

Die Deutsche Nationalbibliothek verzeichnet diese Publikation in der Deutschen Nationalbibliografie; detaillierte bibliografische Daten sind im Internet über http://dnb.d-nb.de abrufbar.

Springer Medizin

Planung: Dr. Sabine Höschele, Heidelberg
Projektmanagement: Ina Conrad, Heidelberg
Lektorat: Kathrin Nühse, Mannheim
Projektkoordination: Eva Schoeler, Heidelberg
Umschlaggestaltung: deblik Berlin
Zeichnungen: E.W. Hanns, Gundelfingen
Herstellung: le-tex publishing services GmbH, Leipzig

Gedruckt auf säurefreiem und chlorfrei gebleichtem Papier

Springer Medizin ist Teil der Fachverlagsgruppe Springer Science+Business Media
www.springer.com

Vorwort

Die Ultraschalldiagnostik ist ein enorm wichtiger Bereich des Faches Geburtshilfe und Gynäkologie. Eine Schwangerschaftsbetreuung ohne Ultraschalluntersuchung ist ebenso undenkbar wie eine gynäkologisch ausgerichtete Praxis ohne Sonografiegerät. In der Pränatalmedizin und Geburtshilfe ist die Arbeit am Ultraschallgerät fundamental für die tägliche Arbeit.

Ultraschall bringt Licht ins Dunkel vom Beginn der Schwangerschaft bis zur subpartalen Untersuchung im Kreißsaal.

Auch in den Schwerpunkten der Kliniken im gynäkologischen Bereich vom inneren Genitale über Fragestellungen aus Urogynäkologie, Reproduktionsmedizin bis zur Senologie oder den reproduktionsmedizinischen Einrichtungen ist Ultraschall essentiell. Der Einsatzbereich des Ultraschalls in unserem Fach ist somit äußerst breit gefächert. Darüber hinaus ist die Ultraschalldiagnostik in der Geburtshilfe und Frauenheilkunde durch eine ständige Weiterentwicklung gekennzeichnet.

Auch die Ultraschalltechnologie selbst entwickelte sich in den letzten Jahren enorm. So wurde die Bildgebung mittels Real-time-Sonografie durch 3D- und 4D-Volumensonografie ergänzt. Funktionelle Diagnostik und Überwachung mittels Dopplersonografie gehören zum Standardrepertoire bei der Betreuung Schwangerer. Die Farbdopplersonografie vereint Funktionsdiagnostik und Bildgebung im Sinne einer sonografischen Angiografie. Spezielle Ergänzungen durch Tissue Doppler Imaging, Speckle Tracking, Kontrastsonografie und andere Verfahren kommen bei spezifischen Fragestellungen zur Anwendung.

Die Breite und Dynamik in fachlicher und technologischer Hinsicht werden in diesem Buch durch zahlreiche renommierte KapitelautorInnen dargestellt. Basisinformationen über Physik, Technik und Untersuchungsablauf sind als Grundlage für das erfolgreiche Erlernen und Perfektionieren des „Handwerks" Ultraschall eingefügt. Herausgeber, KapitelautorInnen und Verlag haben sich bemüht, sowohl etabliertes Wissen, also den State-of-the art, ebenso darzustellen wie brandaktuelle Informationen, die noch weiter evaluiert werden müssen. Die Kapitel folgen einer weitgehend einheitlichen didaktischen Grundstruktur, um leichter les- und erlernbar zu sein. Eine zudem reiche, qualitativ hochwertige Bebilderung gibt den Charakter eines Lehrbuches, Nachschlagewerkes und Atlas in einem. Darüberhinaus findet der Leser zu den jeweiligen Krankheitsbildern fundierte Informationen über deren ante- und perinatales Management sowie Outcome. Auch dem in der Pränatalmedizin zunehmend interdisziplinären Vorgehen bei Diagnostik, Behandlung und Beratung der Eltern wird Rechnung getragen, indem Kapitel über die modernen Untersuchungsverfahren in der Humangenetik und über die Möglichkeiten und Einsatzgebiete der Magnetresonanztomografie (MRT) integriert sind. Somit ist das Buch für ÄrztInnen in der allgemeinen und speziellen Weiterbildung zum Erlernen des Ultraschalls, zur Begleitung bei der täglichen Arbeit und zur Prüfungsvorbereitung geeignet, aber auch als Nachschlagewerk für Pränatalmediziner, Pädiater, Radiologen, Humangenetiker und alle anderen, die in Diagnostik, Behandlung und Beratung schwangerer und nicht schwangerer Frauen involviert sind.

Wissenschaftlich kann für viele Bereiche der Beweis der Effektivität qualitativ hochwertiger Sonografie, beispielsweise der Reduktion der perinatalen Mortalität und Morbidität, erbracht werden. Aber nur eine gute Ausbildung ermöglicht die praktische Umsetzung dieser Steigerung der Qualität der Betreuung der uns anvertrauten Patientinnen und Feten. Darüber hinaus erspart eine kompetente Ultraschalldiagnostik vielfach andere kostenintensivere Verfahren der Bildgebung.

Erwähnt werden sollte, dass eines der weltweit ersten Lehrbücher über die „Ultraschalldiagnostik in Gynäkologie und Geburtshilfe" 1985 im Springer Verlag erschienen ist, in mehrere Sprachen übersetzt und für Jahre zum Standardwerk wurde. Herausgegeben wurde dieses Buch von den Professoren Manfred Hansmann, Bernhard-Joachim Hackelöer und Alf Staudach aus Bonn, Hamburg und Salzburg, die für Jahre unsere hervorragenden Lehrer waren, denen wir hierfür von Herzen danken. Wir möchten dieses Buch als Fortführung ihres unermüdlichen Einsatzes für die Qualitätsverbesserung und Verbreitung der sonografischen Diagnostik in unserem Fach sehen.

Wir bedanken uns vor allem bei den KapitelautorInnen für ihre hervorragenden Beiträge. Ohne deren Wissen und Arbeit wäre es unmöglich gewesen, ein derart umfangreiches Werk zu gestalten. Sie mögen uns nachsehen, dass wir Ihnen immer wieder mit Zeitlimits im Nacken saßen, aber nur so war es möglich, ein umfassendes Werk mit vielen AutorInnen, deren Kapitel möglichst homogen alle am neuesten Stand der Dinge sind, herauszugeben. Ferner sei dem Springer Verlag, vor allem Frau Dr. Hoeschele, Frau

Conrad und Frau Nühse, für die konsequente Unterstützung vom Entstehungsprozess über das Lektorat bis zur Finalisierung gedankt.

Wir hoffen, dass unsere KollegInnen in Klinik und Praxis dieses neue Werk mit Freude und Interesse lesen und es ihnen in ihrer täglichen Arbeit zum Wohle der (auch noch ungeborenen) PatientInnen helfen wird.

Abschließend sei noch darauf hingewiesen, dass Rückmeldungen der Leser entscheidend zu Verbesserungen in zukünftigen Neuauflagen beitragen. Daher würden wir uns auch über konstruktiv kritisches Feedback sehr freuen.

U. Gembruch, K. Hecher und H. Steiner
Bonn, Hamburg und Salzburg im August 2013

Inhaltsverzeichnis

II Gynäkologischer Ultraschall

Autorenverzeichnis

Abele, Harald, PD Dr. med.
Frauenklinik
Universitätsklinikum Tübingen
Calwerstraße 7
72076 Tübingen

Arzt, Wolfgang, Univ.-Doz. Dr. med.
Abteilung für Pränatalmedizin
Oö. Gesundheits- und Spitals-AG (gespag)
Landesfrauen- und Kinderklinik Linz
Krankenhausstr. 26–30
4020 Linz
Österreich
wolfgang.arzt@gespag.at

Baschat, Ahmed, Prof. Dr. med.
Section of Fetal Medicine
Department of Obstetrics, Gynecology & Reproductive Sciences
University of Maryland School of Medicine
6th Floor, Room 6NE 12
22 South Green Street
MD 21201 Baltimore
USA
abaschat@umm.edu

Berg, Christoph, Prof. Dr. med.
Abt. für Geburtshilfe und Pränatale Medizin
Universitätsklinikum Bonn, Zentrum für Geburtshilfe und Frauenheilkunde
Sigmund-Freud-Straße 25
53127 Bonn
christoph.berg@ukb.uni-bonn.de

Blaas, MD PhD, Harm-Gerd K., Prof. Dr. med.
National Center for Fetal Medicine, Department of Laboratory Medicine, Children´s and Women´s Health
Norwegian University of Science and Technology. St Olavs Hospital
7489 Trondheim
Norwegen
harm-gerd.blaas@ntnu.no

Brezinka, Christoph, A. Univ.-Prof. Dr. med.
Department für Frauenheilkunde
Universitätsklinik für Gynäkologische Endokrinologie und Reproduktionsmedizin
Anichstraße 35
6020 Innsbruck
Österreich
christoph.brezinka@i-med.ac.at

Chaoui, Rabih, Prof. Dr. med.
Praxis für Pränataldiagnostik und Humangenetik
Friedrichstraße 147
10117 Berlin
chaoui@feindiagnostik.de

Diehl, Werner
Klinik und Poliklinik für Geburtshilfe und Pränatalmedizin
Universitätsklinikum Hamburg-Eppendorf
Martinistraße 52
20246 Hamburg
w.diehl@uke.uni-hamburg.de

Dietz, Hans-Peter, Prof. Dr. med.
Sydney Medical School Nepean, Nepean Hospital
University of Sydney
PO Box 63
NSW 2751 Penrith
Australien
hpdietz@bigpond.com

Dürr, Werner, Dr. med.
Gemeinschaftspraxis für Frauenmedizin und Pränataldiagnostik
Feindiagnostik Nürtingen
Ludwigstr. 11
72622 Nürtingen
duerrwe@aol.com

Dückelmann, Anna M., Dr. med.
Klinik für Gynäkologie –
Charité Campus Benjamin Franklin
Hindenburgdamm 30
12203 Berlin
anna-maria.dueckelmann@charite.de

Geipel, Annegret, Prof. Dr. med.
Abt. für Geburtshilfe und Pränatale Medizin
Universitätsklinikum Bonn, Zentrum für Geburtshilfe und Frauenheilkunde
Sigmund-Freud-Straße 25
53127 Bonn
annegret.geipel@ukb.uni-bonn.de

Gembruch, Ulrich, Prof. Dr. med.
Abt. für Geburtshilfe und Pränatale Medizin
Universitätsklinikum Bonn, Zentrum für Geburtshilfe und Frauenheilkunde
Sigmund-Freud-Straße 25
53127 Bonn
ulrich.gembruch@ukb.uni-bonn.de

Germer, Ute, PD Dr. med.
Klinik für Frauenheilkunde und Geburtshilfe
Caritas-Krankenhaus St. Josef
Landshuter Straße 65
93053 Regensburg
ugermer@caritasstjosef.de

Hackelöer, Bernhard-Joachim, Prof. Dr. med.
amedes experts
Facharzt-Zentrum für Kinderwunsch,
pränatale Medizin, Endokrinologie
und Osteologie Hamburg GmbH,
Mönckebergstrasse 10
20095 Hamburg
bernhardjoachim.hackeloer@amedes-group.de

Hafner, Erich, Univ. Prof. Dr. med.
Geburtshilflich-Gynäkologische Abteilung
Sozialmedizinisches Zentrum Ost - Donauspital
Langobardenstraße 122
1220 Wien
Österreich
erich.hafner@wienkav.at

Hasenöhrl, Gottfried, Dr. med.
Abteilung für Geburtshilfe und Gynäkologie
A.ö. Krankenhaus St. Josef Braunau
Ringstraße 60
5280 Braunau am Inn
Österreich
gottfried.hasenoehrl@khbr.at

Hecher, Kurt, Prof. Dr. med.
Klinik und Poliklinik für Geburtshilfe und Pränatalmedizin
Universitätsklinikum Hamburg-Eppendorf
Martinistraße 52
20246 Hamburg
k.hecher@uke.uni-hamburg.de

Held, Karsten R., Prof. Dr. med.
MVZ genteQ GmbH
Labor für Humangenetik
Falkenried 88
20251 Hamburg
held@genteq.de

Heling, Kai-Sven, PD Dr. med.
Praxis für Pränataldiagnostik und Humangenetik
Friedrichstraße 147
10117 Berlin
heling@feindiagnostik.de

Henrich, Wolfgang, Prof. Dr. med.
Klinik für Geburtsmedizin
Charité – Campus Virchow-Kliniken
Augustenburger Platz 1
13353 Berlin
wolfgang.henrich@charite.de

Hille, Hans-Heino, Dr. med.
Lappenbergsallee 50
20257 Hamburg
heino.hille@t-online.de

Hollwitz, Bettina, Dr. med.
Klinik und Poliklinik für Geburtshilfe und Pränatalmedizin
Universitätsklinikum Hamburg-Eppendorf
Martinistraße 52
20246 Hamburg
b.hollwitz@uke.de

Hoopmann, Markus, PD Dr. med.
Frauenklinik
Universitätsklinikum Tübingen
Calwerstraße 7
72076 Tübingen
mhoopmann@gmx.de

Jäger, Tobias, Dr. med.
Abteilung für Gynäkologie und Geburtshilfe
Kardinal Schwarzenbergschen Krankenhaus , Schwarzach im Pongau
Kardinal Schwarzenbergstrasse 2–6
5620 Schwarzach im Pongau
Österreich
tobias.jaeger@aon.at

Kagan, Karl-Oliver, Prof. Dr. med.
Frauenklinik
Universitätsklinikum Tübingen
Calwerstraße 7
72076 Tübingen
kokagan@gmx.de

Kalache, Karim Djaffar, Univ.-Prof. Dr med.
Klinik für Geburtsmedizin – Campus Charité Mitte
Charitéplatz 1
10117 Berlin
karim.kalache@charite.de

Kempe, Andrea, Dr. med.
Abt. für Geburtshilfe und Pränatale Medizin
Universitätsklinikum Bonn, Zentrum für Geburtshilfe und Frauenheilkunde
Sigmund-Freud-Straße 25
53127 Bonn
andrea.kempe@ukb.uni-bonn.de

Lebek, Holger, Dr. med.
Praxis für Pränatale Diagnostik und Medizinische Genetik
Frankfurter Allee 231 a
10365 Berlin
lebek@pdmg.de

Meyer-Wittkopf, Matthias, Prof. Dr. med.
Zentrum für Ultraschall- & Pränataldiagnostik
Mathias-Spital Rheine
Frankenburgstraße 31
48431 Rheine
m.meyer-wittkopf@mathias-spital.de

Milos, Ruxandra, Dr. med.
Abt. für Neuroradiologie und Muskuloskeletale Radiologie
Universitätsklinik für Radiodiagnostik
Währinger Gürtel 18-20
1090 Wien
Österrreich

Miny, Peter, Prof. Dr. med.
Frauenklinik
Universitätsspital Basel
Spitalstraße 21
4031 Basel
Schweiz

Remus, Chressen Catharina, Dr. med.
Klinik und Poliklinik für Diagnostische und Interventionelle Radiologie
Universitätsklinikum Hamburg-Eppendorf
Martinistraße 52
20246 Hamburg
chressen1@hotmail.com
cmuch@uke.de

Schild, MA FRCOG, Ralf L., Prof. Dr. med.
Geburtshilfe und Perinatalmedizin
Diakoniekrankenhaus Henriettenstiftung
Schwemannstraße 17
30559 Hannover
ralf.schild@ddh-gruppe.de

Schramm, Thomas, PD Dr. med.
Pränatal-Medizin München
Lachnerstraße 20
80639 München
schramm@praenatal-medizin.de

Siemer, MBA (EBS), Jörn, Prof. Dr. med.
Frauenklinik
Klinikum Pforzheim
Kanzlerstr. 2–6
75175 Pforzheim
kaiserschnitt@gmx.de

Spitzer, Dietmar, Univ.-Doz. Dr. med.
IvF Zentren Prof. Zech – Salzburg GmbH
Innsbrucker Bundesstraße 35
5020 Salzburg
Österreich
d.spitzer@salzburg.ivf.at

Staudach, Alfons, Prof. Dr. med.
St. Jakob am Thurn
Kapellenweg 55
5412 Puch
Österreich
A.Staudach@elsnet.at

Steiner, Horst, Univ.-Prof. Dr. med.
Pränatale Diagnostik
Ordination Salzburg
Sinnhubstraße 4a
5020 Salzburg
Österreich
ordination@prof-horst-steiner.at

Tercanli, Sevgi, Prof. Dr. med.
Ultraschall Freie Strasse
Pränataldiagnostik und gynäkologischer Ultraschall
Freie Straße 38
4001 Basel
Schweiz
sevgi.tercanli@hispeed.ch

Timmermann, Dirk, Prof. Dr. med.
Department of Gynecology and Obstetrics
University Hospitals Leuven
campus Gasthuisberg, Herestraat 49
3000 Leuven
Belgien

Tutschek, Boris, Prof. Dr. med.
Ultraschall Freie Strasse
Pränataldiagnostik und gynäkologischer Ultraschall
Freie Straße 38
4001 Basel
Schweiz
tutschek@uni-duesseldorf.de

Van den Bosch, Thierry, Prof. Dr. med.
Screening, Diagnostics and Biomarkers
KU Leuven
UZ Herestraat 49 – box 7003
3000 Leuven
Belgien
thierry.vandenbosch@uzleuven.be

Wedegärtner, Ulrike, Prof. Dr. med.
Klinik und Poliklinik für Diagnostische und Interventionelle Radiologie
Universitätsklinikum Hamburg-Eppendorf
Martinistraße 52
20246 Hamburg
wedegaertner@uke.uni-hamburg.de

Willruth, Arne, PD Dr. med.
Abt. für Geburtshilfe und Pränatale Medizin
Universitätsklinikum Bonn, Zentrum für Geburtshilfe und Frauenheilkunde
Sigmund-Freud-Straße 25
53127 Bonn
arne.willruth@ukb.uni-bonn.de

Ultraschall in Pränatalmedizin und Geburtshilfe

Ultraschallscreening in der Schwangerschaft

C. Brezinka, H. Steiner

U. Gembruch, K. Hecher, H. Steiner (Hrsg.), *Ultraschalldiagnostik in Geburtshilfe und Gynäkologie*,
DOI 10.1007/978-3-642-29633-8_1, © Springer-Verlag Berlin Heidelberg 2013

1.1 Allgemeines

Ultraschall ist innerhalb weniger Jahre zu einer selbstverständlichen Technologie geworden, die jede Schwangerschaft in entwickelten Industrieländern begleitet.

Vielfach werden die zahlreichen Ultraschalluntersuchungen einer jeden Schwangeren als Screening bezeichnet. Dabei ist meist unklar, wer hierbei auf was gescreent werden soll und was einen Screening-positiven und was einen Screening-negativen Befund darstellt.

Die deutschen Mutterschaftsrichtlinien sehen als Ziel der ärztlichen Betreuung in der Schwangerschaft, dass „mögliche Gefahren für das Leben und die Gesundheit von Mutter und Kind abgewendet so wie Gesundheitsstörungen rechtzeitig erkannt und der Behandlung zugeführt werden."

Die Anwendung einer komplexen Technik auf unterschiedlichstem Anwenderniveau gleich an mindestens zwei Patienten (Mutter und Kind(er)) sprengt bei Weitem den Rahmen dessen, was in der modernen Medizin unter Screening verstanden wird.

Seit über 40 Jahren gelten die Screeninggrundlagen, die von der WHO festgelegt wurden:

- **Screening** (engl. für Durchsiebung/Rasterung/Durchleuchten, aber auch Selektion) soll auf organisierte Art und Weise eine bestimmte Erkrankung in asymptomatischen Individuen erkennen.
- **Gezieltes Screening** bedeutet die Anwendung systematischer Tests an einer Bevölkerungsgruppe, die ein erhöhtes Risiko für eine Krankheit hat (Schwangerschaft, Alter (Mammografie, PSA), familiär, ethnisch usw.).

Anforderungen für Screeningverfahren

- Das Testverfahren muss eine **hohe Sensitivität** und **Spezifität** aufweisen, d. h. der Test soll das gesuchte Krankheitsbild mit möglichst großer Sicherheit nachweisen oder ausschließen können.
- Das Ergebnis muss für die allgemeine Gesundheit der gescreenten Gruppe einen **konkreten Nutzen** haben: die zu findende Auffälligkeit muss bei früherer Erkennung durch das Screening deutlich besser behandelbar sein, als wenn sie, ohne Screening, erst später manifest wird.
- Der Test soll **kostengünstig** und **nicht zeitintensiv** sein.
- Die Untersuchung soll die zu Untersuchenden möglichst **wenig belasten.**
- Das Programm muss **von den Patienten angenommen** werden.
- Eine **Qualitätssicherung** der Screeningprogramme, eine Erfassung, in wie weit die erwünschten Fälle entdeckter Erkrankungen von den tatsächlichen abweichen, sind genauso notwendig wie eine mittelfristige und langfristige **Kosten-Nutzen-Rechnung** (Wilson u. Jungner 1968).

Klassische Beispiele für Screening sind

- das Screening auf sexuell übertragbare Erkrankungen etwa bei Militärangehörigen in Kriegszeiten,
- das Hypertonie-Screening und
- das Diabetes-Screening bei Menschen ab einer bestimmten Altersgruppe.

Bis in die 1980iger Jahre war – in Osteuropa mehr als in Westeuropa – das Tuberkolose-Screening mit seinen Massenröntgenuntersuchungen in speziellen Röntgenbussen, die in Schulen und Fabriken fuhren, für viele Bürger die einzige Berührung mit der Medizintechnik, die sie über Jahre hatten.

Seit den 1950iger Jahren spielt das Tumorscreening eine große Rolle. Hier hatte das Fach Gynäkologie mit der Einführung des Pap-Screenings eine Vorreiterrolle – gefolgt von dem Screening auf Tumoren des Gastrointestinaltraktes, das Mammografiescreening, das PSA-Screening sowie zahlreiche weitere Untersuchungen, die sich regional höchst unterschiedlich durchgesetzt haben. Nicht zu vergessen sind in diesem Zusammenhang auch sehr spezielle Screeningmaßnahmen wie das Glaukomscreening und sehr globale Screeningmaßnahmen wie das Neugeborenenscreening aller Babys auf Stoffwechselerkrankungen.

Screening erscheint die organisierte Verwirklichung des Vorsorgegedankens, der auf einem breiten gesellschaftlichen Konsens basiert und selbst in Sprichwörtern ausformuliert wird

- „Vorbeugen ist besser als Heilen",
- „an ounce of prevention is worth a pound of cure",
- „vaut mieux prévenir que guérir",

die alle seit dem 17. Jahrhundert in Ratgebern und Almanachen belegt sind.

Die oben genannten Kriterien für ein erfolgreiches Screeningprogramm sind gut im Rahmen eines **organisierten Screenings** erfüllbar, in dem die Früherkennung innerhalb eines von einer staatlichen oder staatsnahen Behörde vorgegeben Rahmens stattfindet. Zielobjekt der Maßnahmen ist ein bestimmtes Erkrankungsbild bei einer bestimmten Personen- bzw. Altersgruppe einer Region. Dies setzt erheblichen Einsatz, Planung und vor allem finanzielle und personelle Mittel voraus, wie sie am ehesten in der Struktur des alten Ostblocks mit seinen Röntgenbussen zu finden waren.

Da das Gesundheitswesen in den wenigsten Ländern eine militärisch durchorganisierte Hierarchie ist und inzwischen Wünsche der Bevölkerung, der Patienten und Angebote der Ärzte eine wesentlich größere Rolle spielen, ist es in den letzten Jahrzehnten zu einer deutlichen Zunahme des **opportunistischen Screenings** in der Medizin gekommen. Dabei wird eine weitgehend unkoordinierte Früherkennung von Erkrankungen praktiziert, die hauptsächlich auf Wunsch von Patienten und/oder aufgrund eines ärztlichen Angebotes erfolgt.

Organisiertes Screening braucht zunächst sehr viel Geld, viel Aufwand und Einsatz, die meistens vom Staat oder staatsnahen Versicherungsträgern kommen müssen. Opportunistisches Screening wird im Gegensatz dazu meist durch eine kleine Gruppe von Ärzten begonnen, die von der Methode begeistert sind, sie erlernen und beherrschen und davon wiederum ihre Patienten überzeugen.

Die Geschichte des Pap-Screenings, der Mammografie und des PSA sind beredte Beispiele für diese Entwicklung. Über Gesundheitsseiten der Zeitungen und Fernsehsendungen mit Erfolgsberichten über einzelne Pilotprojekte, Vorstellung von im Zuge des Screenings rechtzeitig entdeckter Tumoren und daher geheilter Patientinnen und Patienten, wurde schließlich genügend Öffentlichkeit hergestellt, um die neue Screeningmethode in die Empfehlungen der zuständigen Fachgesellschaft aufzunehmen.

Eine weitere, ganz wesentliche Rolle spielt auch die **Rechtsprechung**. Wenn Patienten erfolgreich klagen, dass sie aufgrund einer nicht angewandten Screeningmethode einen Schaden erlitten haben, weil eine Erkrankung so erst wesentlich später entdeckt wurde, kann dies die weitere Entwicklung beeinflussen. Hierbei kann es auch vorkommen, dass Gerichte eigene Screeningstandards setzen, noch bevor es entsprechende Empfehlungen von Fachgesellschaften gibt. Berühmt wurde der in den USA von einem Höchstgericht zugunsten des Klägers entschiedene Fall Helling – ein Augenarzt wurde zu Schadenersatz verurteilt, weil er bei einem asymptomatischen 32-Jährigen keine Glaukomscreening-Untersuchung durchgeführt hatte. Der Nachweis, dass die damaligen Empfehlungen der Fachgesellschaften erst Glaukomscreening jenseits des Alters 40 Jahren vorsahen, wurde von den Gerichten bis zur höchsten Instanz zurückgewiesen (Samples et al. 2010).

In ganz ähnlicher Weise entschieden Gerichte in Italien, Frankreich und Österreich zugunsten von Eltern, die klagten, weil beim Ultraschall in der Schwangerschaft komplexe fetale Knochenfehlbildungen nicht erkannt worden waren. Auch hier wurde jeweils das von den beklagten Ärzten vorgebrachte Argument, es habe zu dem Zeitpunkt der strittigen Schwangerschaft gar keine Screeningempfehlungen zum Schwangerenultraschall gegeben und schon gar nicht zu Knochenfehlbildungen, von den Gerichten nicht anerkannt, sondern – manchmal über Jahrzehnte retrospektiv – ein sehr hoher Fehlbildungsscreeningstandard als Norm festgelegt (Brezinka 2011).

1.2 Ultraschall in der Schwangerschaft – Anfangsjahre

Pioniere des Ultraschalls im deutschen Sprachraum, vor allem Holländer und Hansmann, haben sich ab 1966 mit Anwendungen von Ultraschallbildgebung in der Schwangerschaft beschäftigt (Klink et al. 1971). Es war die heroische Phase des Schwangerenultraschalls, in der geduldige Pioniere in mühevoller Kleinarbeit mithilfe ebenso geduldiger Schwangerer erst einmal herausfinden mussten, was man zu welchem Zeitpunkt in der Schwangerschaft überhaupt sehen konnte.

Erste für die klinische Verwendung taugliche Ultraschallgeräte wurden Anfang der 1970iger Jahre ausgeliefert, schon damals kam die Idee auf, mit dieser Methode alle Schwangeren zu untersuchen, um auf diese Weise die Betreuung zu verbessern und unglückliche Ausgänge von Schwangerschaften durch rechtzeitiges Erkennen zu verhindern.

Die originelle Abkürzung „UBU" für „Ultraschall-Basis-Untersuchung", die damals vorgeschlagen wurde, setzte sich nicht durch. Aber klar war, dass jede Schwangere mindestens einmal in der Schwangerschaft mittels Ultraschall untersucht werden sollte (Muller-Holve et al. 1981).

1.3 Erste standardisierte Anwendungen des Schwangerenultraschalls

1.3.1 Feststellung der Zwillingsschwangerschaft

Erste Studien über den Wert des Ultraschalls als Screeninginstrument kamen aus Schweden. In Malmö hatte man im Zuge einer 1973 begonnenen Studie festgestellt, dass Zwillingsschwangerschaften, die mit der neuen Ultraschalltechnologie entdeckt worden waren, einen deutlich besseren Outcome für die Mutter und die Kinder hatten, als solche, bei denen die Zwillingsschwangerschaft vor der Entbindung nur durch geburtshilfliche Handgriffe vermutet worden war, und erst recht dann, wenn die Geburt des zweiten Kindes für alle Beteiligten eine Überraschung am Gebärbett darstellte.

Innerhalb von fünf Jahren waren über 90 % der Schwangeren in der Region Skane in Südschweden mit Ultraschall untersucht worden(Grennert et al. 1978). Die Ergebnisse zeigten, dass der Ultraschall beim Erkennen verschiedener Problembereiche hilfreich und nützlich war.

1. Bis zur 21 SSW waren mithilfe der Ultraschalluntersuchung **90 % aller Zwillingsschwangerschaften** entdeckt worden Dies führte dazu, dass die Frühgeburtlichkeit von Zwillingen dieser Kohorte von 33 % auf 10 % und die perinatale Mortalität von 6 % auf 0,6 % gesenkt werden konnte.
2. Die **Bestimmung des Geburtstermins** mittels Messung des Biparietaldurchmessers reduzierte den Anteil der Übertragungen jenseits der 42. Woche von 11,3 % auf 1,5 % der Geburten.

Somit war der erste handfeste Vorteil des Ultraschalls, wie sich die Technik Ende der 1970iger Jahre darstellte, die rechtzeitige Erkennung von Mehrlingsschwangerschaften, was zu einer auf Mehrlinge fokussierten Betreuung der betroffenen Schwangeren führte (Persson et al. 1978).

1.3.2 Datierung der Schwangerschaft und Kontrolle des fetalen Wachstums

Im Zuge der Ultraschallstudie in Malmö hatte sich auch deutlich gezeigt, dass die korrekte Datierung des Schwangerschaftsalters einen wesentlichen Vorteil beim weiteren geburtshilflichen Management brachte.

Es wird schnell vergessen, dass vor dem Ultraschallscreening das **„dating"**, d. h. die exakte Festlegung des Geburtstermines, eines der größten geburtshilflichen Probleme darstellte. Bei ca. 25 % falsch errechneter Termine aufgrund der Naegele'schen Regel waren übersehene intrauterine Retardierungen genauso häufig wie iatrogene Frühgeburten – mit entsprechenden Auswirkungen auf die perinatale Mortalität, wenn Indikationen zur Geburtseinleitung zu früh oder zu spät gestellt wurden.

Erste Ziele des Ultraschallscreenings an allen Schwangeren waren somit

- die genaue Überprüfung und eventuell Korrektur des Gestationsalters und damit verbunden eine verbesserte Diagnostik von Wachstumsstörungen,
- die Erkennung von Mehrlingen sowie
- die Erkennung von Fehlentwicklungen wie Blasenmole, Abortivfrucht und „missed abortion" und
- die Verbesserung der Verdachtsdiagnose auf eine extrauterine Gravidität.

In der globalen Perspektive – wenn man ressourcenarme Länder mit einbezieht – hat der Ultraschall bis heute seinen wesentlichen Nutzen in der **Prävention von Todgeburten**. Dies zeigt mit Nachdruck, wie wichtig der scheinbare banale Aspekt der Datierung des Gestationsalters mittels Ultraschall als Screeningmaßnahme bis heute ist (Bhutta et al. 2009).

1.3.3 Ultraschall zum Fehlbildungsscreening

Die Suche nach fetalen Fehlbildungen mit der Konsequenz des Abbruchs der „missgebildeten" Schwangerschaft war schon lange bevor die erste Schwangere mit einem Ultraschallgerät in Berührung kam, ein wichtiges Anliegen der Schwangerenvorsorge. Auch als der Schwangerschaftsabbruch noch mit Gefängnisstrafen für Ärzte und Patientinnen sanktioniert war, wurde in den entsprechenden Gesetzen eine Ausnahme für schwere Fehlbildungen gemacht, in denen der „medizinisch indizierte" Schwangerschaftsabbruch straffrei blieb. Bei der Legalisierung der Abtreibung in den 1960iger und 1970iger Jahren wurden von den meisten europäischen Gesetzgebern in die entsprechenden Gesetzesparagrafen eigene Passagen eingefügt, die dem Schwangerschaftsabbruch wegen pränatal erkannter Fehlbildung einen Sonderstatus zubilligten. Für den galten etwa die Grenzen, bis zu denen eine Abtreibung noch erlaubt war, nicht. Federführend war Großbritannien mit dem *Abortion Act* von 1967, gefolgt von Deutschland mit der (später vom Verfassungsgericht aufgehobenen) Reform des § 218 im Jahr 1974, Frankreich mit dem *Loi Veil* 1975 und Österreich ebenfalls 1975 mit der Reform des Abtreibungsparagrafen (Brezinka 2011).

All diese Bestimmungen, die zum Großteil heute noch Gesetzeskraft haben, traten vor der Ultraschallära in Kraft, als jede pränatal entdeckte fetale Fehlbildung noch eine publikationswürdige Rarität darstellte (Malmqvist et al. 1975).

In der ersten großen Studie zur Auswirkung des Ultraschalls in der Schwangerschaft in den USA, der RADIUS-Studie, zeigte sich der Hauptvorteil der Ultraschalltechnik mehr in der Reduktion von Tokolysen wegen vermeintlicher drohender Frühgeburt als in der Entdeckung von Fehlbildungen (Ewigman et al. 1993). Die Detektion von Fehlbildungen bei der im Rahmen der RADIUS-Studie der gescreenten Population betrug 35 %, wobei tertiäre Zentren eine wesentlich bessere Detektionsrate hatten (Crane et al. 1994).

Auf Basis der Ende der 1970iger Jahre vorliegenden Datenlage wurde in der Bundesrepublik Deutschland 1979 der Schwangerenultraschall im Rahmen des Mutterpass für alle Schwangeren ermöglicht. Eine allgemeine Fehlbildungssuche war weder bei den Befürwortern des Screenings noch bei der Diskussion um seine Einführung ein Thema (Bayer 1981, Schillinger 1984). Vielmehr waren die Gründe für die Einführung des Screenings einfachere und grundlegendere Fragestellungen, da schon aufgrund der damals zur Verfügung stehenden Gerätetechnik eine gezielte Fehlbildungsdiagnostik kaum erwartet werden konnte (Hahmann und Issel 1985).

1.4 AFP-Screening und Amniofetografie

„Typische" Fehlbildungen waren damals **Anenzephalie** und **Spina bifida**. Ungefähr gleichzeitig mit der ersten Verbreitung von Ultraschallgeräten zur Anwendung an Schwangeren, war Anfang der 1970iger Jahre entdeckt worden, dass Schwangere, deren Kind einen Neuralrohrdefekt hat, einen erhöhten Wert von Alfa-Fetoprotein (AFP) im Serum aufwiesen (Brock u. Sutcliffe 1972). Dies führte innerhalb weniger Jahre zu großen AFP-Screening-Programmen für alle Schwangere, im US-Bundesstaat Kalifornien, in Dänemark und – noch vor dem Ende des Kommunismus – auch in Ungarn (California Dpt of Health Services 1997). In all diesen Ländern wurden die im AFP-Serumscreening-Programm positiven Schwangeren in zunehmendem Masse zu Ultraschalluntersuchungen zugewiesen, sodass das AFP-Screening eine Zeit lang in einzelnen Regionen wie eine Vorstufe für den qualifizierten Schwangerenultraschall gehandhabt wurde. Die Anwendung von Ultraschall zum dezidierten Screening auf fetale Fehlbildungen fand Ende der 1970iger Jahre nur bei der Fahndung nach Neuralrohrdefekten Erwähnung.

Einige Jahre zuvor war das AFP-Serumscreening in Teilen Großbritanniens eingeführt worden. Ab 1977 wurden Schwangere, die einen auffallend hohen AFP-Wert beim Screening aufwiesen, nach Glasgow in der Abteilung von Ian Donald und Hugh Robinson zugewiesen, die gezielte Ultraschalluntersuchungen durchführten. Auf diese Weise wurden zahlreiche Schwangerschaftsabbrüche bei gesunden Kindern nur auf Grund des Serum-AFP-Wertes verhindert.

In ähnlicher Weise ging man auch in Schweden vor – im Anschluss an das Primärscreening aller Schwangeren mit Serum-AFP kam die genaue Untersuchung mit Ultraschall.

Mit der immer weiteren Verbreitung des Ultraschalls wurden die AFP-Programme zunehmend infrage gestellt, in Ungarn zuletzt selbst als „AFP – antiquated fetal program" verspottet (RMC 2011).

Das AFP und die von seiner Anwendung abhängigen Labore bekamen aber durch die weite Verbreitung von „Triple Tests" und „Combined Tests" im Zuge des Down-Syndrom-Screenings eine unerwartete Laufzeitverlängerung (Bredaki et al. 2011).

Einen ganz anderen Weg wählte man in der DDR, wo man mit der „Amniofetografie" genannten Methode mit Röntgenstrahlen und in die Fruchthöhle eingebrachtem Kontrastmittel eine strahlenschutztechnisch nicht unproblematische, aber im Einzelfall höchst exakte Methode der pränatalen Fehlbildungsdiagnostik wählte, die prägend für die Vor-Ultraschallära war. Der letzte umfassende Lehratlas der Röntgendarstellung des lebenden Fetus erschien kurz vor dem Ende der DDR (Abet et al. 1989).

1.5 Stellenwert der Fehlbildungssuche im deutschen Ultraschallscreening

Bei Einführung des Ultraschallscreenings für alle Schwangeren in Deutschland 1979 war die Suche nach Fehlbildungen in den damals publizierten Ablaufschemata weit unten angesiedelt.

15 Jahre später und nachdem gut 10 Millionen Frauen in Deutschland mindestens zweimal in der Schwangerschaft eine Ultraschalluntersuchung bekommen hatten, wurde 1995 eine weitere Screeninguntersuchung eingeführt, das sogenannte „**Dreipunktscreening**". Zu diesem Zeitpunkt hatten sich – einerseits fast unbemerkt, andererseits geradezu selbstverständlich – die Ziele des Schwangerenultraschalls in Richtung der Fehlbildungsdiagnostik verschoben. Die Qualität der Geräte hatte sich deutlich verbessert, an den Ultraschallzentren war auch der Kenntnisstand und Niveau der Ärzte, die den Ultraschall durchführten, deutlich angestiegen. Sowohl die mütterlichen als auch die ärztlichen Wunschvorstellungen machten aus dem bisher von jeder Schwangeren eher hilflos geäußerten Wunsch „Hauptsache, es ist gesund!" eine mittels präziser Fehlbildungsdiagnostik durchaus erreichbar scheinendes Ziel.

In Frankreich, Dänemark und Großbritannien liegt der Schwerpunkt des Ultraschallscreenings schon seit Mitte der 1990iger Jahre beim organisierten **Ersttrimesterscreening**, dessen deklariertes Ziel ist, Hinweise auf fetale Chromosomenanomalien und hier vor allem das Down Syndrom zu erkennen. Im Screening aufgefallene Fälle werden einer invasiven Diagnostik zugeführt, eine Bestätigung nach Chromosomenanalyse führt in rund 90 % zum Abbruch der Schwangerschaft (Boyd et al. 2008).

Inoffiziell und mit durchaus vergleichbarer Effizienz herrscht dieses System auch in Deutschland und Österreich, wobei jedem Gynäkologen, der ein Ultraschallgerät bedient, klar ist, dass es haftungsrechtlich kaum etwas Schlimmeres gibt, als ein Kind mit Down Syndrom nicht rechtzeitig erkannt und der Mutter nicht die Abtreibung angeboten zu haben. In den offiziellen Schriftstücken zur Schwangerenbetreuung in Deutschland findet man dazu kein Wort – die Basisultraschalluntersuchungen haben schließlich nicht die Entdeckung von Fehlbildungen zum Ziel, sondern nur die „Entdeckung von Auffälligkeiten, die dann Anlass für eine weiterführende Organdiagnostik gemäß dem Mehrstufenkonzept durch einen entsprechend qualifizierten Untersucher" sein sollen (Gembruch u. Merz 2010).

1.6 Mehrstufenkonzept des Ultraschalls beim Screening in der Schwangerschaft

Bereits 1980 zeigte sich, dass der Verkauf und Vertrieb von Ultraschallgeräten zum Einsatz an Schwangeren einer der am schnellsten wachsenden Bereiche der Medizintechnik wurde. Jede geburtshilfliche Abteilung, jede Frauenarztpraxis, die etwas auf sich hielt, brauchte ein Ultraschallgerät und alle Schwangeren wollten Bilder ihres Kindes sehen.

Es war klar, dass bei dieser raschen Verbreitung der Technik, die Qualität und der Kenntnisstand der einzelnen Untersucher große Unterschiede aufwiesen.

Hansmann postulierte 1981 ein **3-Stufen-Konzept**. Mit diesem Konzept sollen Qualifikationsdiplome vom basalen Schwangerenultraschall für die Untersuchungen des Mutterpasses (Stufe I) über die Feindiagnostik spezifischer komplexer Fehlbildungen (Stufe II) bis zum akademisch profilierten Ultraschall auf höchstem Niveau (Stufe III) verliehen und Patientenströme und Abrechnungsmodi innerhalb dieses 3-Stufen-Konzepts koordiniert werden (Hansmann 1981).

Das Konzept wurde von Hackelöer als Sektionsleiter Gynäkologie und Geburtshilfe der DEGUM bereits 1982 umgesetzt. Es wurde in den folgenden Jahren und Jahrzehnten mehrfach modifiziert und den veränderten Bedingungen angepasst. Ein wesentlicher Grundsatz war und ist die nur persönliche und nicht institutionelle Zuerkennung der Stufen-Qualifikation (Die jeweils aktuelle Version kann über die unten angeführten Webseiten der Ultraschallgesellschaften abgerufen werden).

1.6.1 Stufe I

Für den Erwerb des Stufe-I-Qualifikationsdiploms wird neben der Festlegung des Schwangerschaftsalters, der Erkennung und Differenzierung von Mehrlingen und über vorgeschriebene Biometrieleistungen auch eine gewisse Fehlbildungsdiagnostik gefordert. Damit sollen die Ärzte die Anforderungen des Deutschen Mutterpasses für die drei Screeninguntersuchungen erfüllen können. Da niedergelassene Ärzte kaum über ein großes Spektrum an selbst gesehenen fetalen Fehlbildungen verfügen, ist es in der Stufe I besonders wichtig, dass organische Auffälligkeit als solche erkannt und gemäß dem Mehrstufenkonzept an die nächste Stufe überwiesen werden (Eichhorn et al. 2006).

1.6.2 Stufe II

Die Stufe II verlangt eine weitaus ausgeprägtere Qualifikation (drei Jahre nach Stufe-I-Erwerb sowie mindestens 30 selbstständig diagnostizierte Fehlbildungen). In der ersten Ausgabe des Lehrbuchs 1985 war gefordert, die Stufe II habe „in der Regel im klinischen Bereich angesiedelt" zu sein (Merz et al. 2002).

1.6.3 Stufe III

Inhaber der Stufe-III-Qualifikationen sollten neben sämtlichen Inhalten der Stufe II auch die Sonografie in der intrauterinen Therapie (in Zusammenarbeit mit anderen Disziplinen), sowie den wissenschaftlichen Umgang mit den Themen zuständig sein. Daher werden auch die Forschung (Habilitation oder vergleichbare Leistungen) und Lehre (Fortbildung/Kongressvorträge) und damit eine Seminarleiterqualifikation vorausgesetzt. Für die Stufe III wird eine diagnostische Sicherheit in der Fehlbildungsdiagnostik von 95 % angegeben.

Stufe II und III sind Weiterentwicklungen des Screeninggedankens. Damit können auch die Qualitäten dieser Stufe nicht Voraussetzungen für die „Basisultraschalluntersuchung in der Schwangerschaft = Screening" sein. Das bedeutet, dass die kom-

1

Weiterführende Internetadressen

Internetadressen mit Screenings- und Zertifizierungsrichtlinien der Ultraschallgesellschaften der drei deutschsprachigen Länder:

- http://www.degum.de/Mehrstufenkonzept_Zertifizie.274.0.html
- http://www.oegum.at/content/blogcategory/150/113/
- http://www.sgumgg.ch/

Literatur

Abet L, Prenzlau P, Richter J (1989) Prenatal Diagnosis of Foetal Malformations and Diseases – Teaching Atlas of Amniofetography. Berlin, Akademie Verlag.

Bayer H (1981) Praktische Gesichtspunkte zur Übernahme der Ultraschalldiagnostik in die Routine der Schwangerenbetreuung. Ultraschall 2:267–268

Bhutta ZA, Darmstadt GL, Haws RA, Yakoob MY, Lawn JE (2009) Delivering interventions to reduce the global burden of stillbirths: improving service supply and community demand. BMC Pregnancy Childbirth 9(Suppl 1):S7

Boyd PA, Devigan C, Khoshnood B, Loane M, Garne E, Dolk H (2008) Survey of prenatal screening policies in Europe for structural malformations and chromosome anomalies, and their impact on detection and termination rates for neural tube defects and Down's syndrome. BJOG 115:689–696

Boyd PA, Haeusler M, Barisic I (2011) EUROCAT Report 9: Surveillance of congenital anomalies in Europe 1980–2008. Birth Defects Res A Clin Mol Teratol 91(Suppl 1):S1

Bredaki FE, Wright D, Matos P, Syngelaki A, Nicolaides KH (2011) First-trimester screening for trisomy 21 using alpha-fetoprotein. Fetal Diagn Ther 30:215–218

Brezinka C (2004) Reading the EUROCAT study. Ultrasound Obstet Gynecol 2004(25):3–5

Brezinka C (2011) Gesetze, Rechtsprechung und Einstellung zu Schwangerschaftsabbruch bei Fehlbildung in Europa. Gyn Praxis 35:616–627

Brock DJ, Sutcliffe RG (1972) Alpha-fetoprotein in the antenatal diagnosis of anencephaly and spina bifida. Lancet 2:197–199

California Dpt of Health Services (1997) The California expanded AFP Screening Program – prenatal care provider handbook. California Dpt of Health Services, Genetic Disease Branch, Sacramento

Chitayat D, Langlois S, Wilson RD (2011) Prenatal screening for fetal aneuploidy in singleton pregnancies. J Obstet Gynaecol Can 33:736–750

Crane JP, LeFevre ML, Winborn RC, Evans JK, Ewigman BG, Bain RP, Frigoletto FD, McNellis D (1994) A randomized trial of prenatal ultrasonographic screening: impact on the detection, management, and outcome of anomalous fetuses. The RADIUS Study Group. Am J Obstet Gynecol 171:392–399

Dolk H (2005) EUROCAT: 25 years of European surveillance of congenital anomalies. Arch Dis Child Fetal Neonatal Ed 90:F355–F358

Eichhorn KH, Schramm T, Bald R, Hansmann M, Gembruch U (2006) Qualitätsanforderungen an die DEGUM-Stufe I bei der geburtshilflichen Ultraschalldiagnostik im Zeitraum 19 bis 22 Schwangerschaftswochen. Ultraschall Med 27:185–187

Eik-Nes SH (2010) The 18-week fetal examination and detection of anomalies. Prenat Diagn 30:624–630

Eurenius K, Axelsson O, Cnattingius S, Eriksson L, Norsted T (1999) Second trimester ultrasound screening performed by midwives; sensitivity for detection of fetal anomalies. Acta Obstet Gynecol Scand 78:98–104

Ewigman BG, Crane JP, Frigoletto FD, LeFevre ML, Bain RP, McNellis D (1993) Effect of prenatal ultrasound screening on perinatal outcome. RADIUS Study Group. N Engl J Med 329:821–827

Gembruch U, Merz E (2010) Viele wichtige Aspekte nicht erfasst – Kommentar zu, IQWiG-Bericht S05-03. Der Frauenarzt 51:209–211

Grennert L, Persson PH, Gennser G (1978) Benefits of ultrasonic screening of a pregnant population. Acta Obstet Gynecol Scand Suppl 78:5–14

Hackelöer BJ (2005) Sinn und Grenzen der geburtshilflichen Sonographie. Gynakol Geburtshilfliche Rundsch 45:62–72

Hahmann K, Issel EP (1985) Die Möglichkeiten der Mißbildungsdiagnostik im Rahmen der geburtshilflichen Basis-Untersuchung. Zentralbl Gynakol 107:1–21

Hansmann M (1981) Nachweis und Ausschluß fetaler Entwicklungsstörungen mittels Ultraschallscreening und gezielter Untersuchung – ein Mehrstufenkonzept. Ultraschall 2:206–220

Hansmann M (1981) Ultraschallscreening in der Schwangerschaft – Vorsicht vor übertriebenen Forderungen. Geburtshilfe Frauenheilkd 1981(41):725–728

Klink R, Hansmann M, Hunermann B (1971) Die Lokalisation der Plazenta. Dtsch Med Wochenschr 96:1473–1475

Malmqvist E, Lindsten J, Noorgaard-Pedersen B, Hellstrom B, Sundberg B (1975) Elevated levels of alfa fetoprotein in maternal serum and amniotic fluid in two cases of spina bifida. Clin Genet 7:176–180

Merz E, Eichhorn KH, Hansmann M, Meinel K (2002) DEGUM-Standards in der gezielten pränatalen Ultraschalldiagnostik (18–22 Schwangerschaftswochen). Ultraschall Med 23:11–12

Muller-Holve W, Garbe U, Kohlmann H, Martin K (1981) Ultraschall-Basis-Untersuchung (U.B.U.) in der Schwangerschaft. Geburtshilfe Frauenheilkd 41:607–614

Persson PH, Grennert L, Gennser G, Kullander S (1979) On improved outcome of twin pregnancies. Acta Obstet Gynecol Scand 58:3–7

RMC (2011) AFP stands for Antiquated Fetal Protocol. Budapest, Roszakert Medical Center.

Salomon LJ, Alfirevic Z, Berghella V, Bilardo C, Hernandez-Andrade E, Johnsen SL, Kalache K, Leung KY, Malinger G, Munoz H, Prefumo F, Toi A, Lee W (2011) Practice guidelines for performance of the routine mid-trimester fetal ultrasound scan. Ultrasound Obstet Gynecol 37:116–126

Samples JW, Samples JR (2010) Medical Legal Considerations when Treating Glaucoma Patients. In: Schacknow PR, Samples JR (Hrsg) The Glaucoma Book – A Practical, Evidence-Based Approach to Patient Care. Springer, New York, S. 391–397

Scheibler F, Kleijnen J, Soares-Weiser K, Kulier R, Lange S, Kulig M (2010) Testgüte des Ultraschallscreenings in der Schwangerschaft – Welchen Einfluss haben die Erfahrung der Untersucher und die Qualität der Geräte? Der Frauenarzt 51:202–209

Schillinger H (1984) Sonographische Screeninguntersuchungen in der Schwangerschaft. Ultraschall Med 5:281–286

Stiller R, Huch R, Huch A, Zimmermann R (2001) Qualität der pränatalen sonographischen Diagnostik – Vergleich sonographisch erfasster Fehlbildungen mit dem tatsächlichen fetalen Outcome in der Schweiz. Ultraschall Med 22:225–230

Taipale P, Ammala M, Salonen R, Hiilesmaa V (2004) Two-stage ultrasonography in screening for fetal anomalies at 13–14 and 18–22 weeks of gestation. Acta Obstet Gynecol Scand 83:1141–1146

Wilson JMG, Jungner G (1968) Principles and Practice of Screening for Disease. Public Health Papers. Bd. 34 WHO, Geneve

Basis der Ultraschalluntersuchung

J. Siemer

U. Gembruch, K. Hecher, H. Steiner (Hrsg.), *Ultraschalldiagnostik in Geburtshilfe und Gynäkologie*,
DOI 10.1007/978-3-642-29633-8_2,

2

2.1 Einführung

Seit Beginn der Sonografie in der Geburtshilfe versucht man, den Entwicklungsstand des Fetus zu überprüfen. Dadurch ist es möglich, bei Auffälligkeiten ein angemessenes präpartales Management vorzunehmen. Zur Beurteilung des Fruchtwassers und der Plazenta ist die Sonografie das Mittel der Wahl. Fruchtwasser und Plazenta sollten bei jeder Ultraschalluntersuchung in der Schwangerschaft zumindest orientierend untersucht werden.

In diesem Kapitel wird die **Biometrie**, also das Messen und Überprüfen der embryonalen und fetalen Entwicklung beschrieben. Außerdem werden die **Bestimmung der Fruchtwassermenge** und **Beurteilung der Plazentalokalisation** erläutert.

2.2 Biometrie im I. Trimenon

Die Bestimmung des Gestationsalters und die Berechnung des Entbindungstermins sind Routinemaßnahmen zu Beginn der Schwangerschaft. Wurde dies früher ausschließlich auf Basis der letzten Periode und unter Berücksichtigung der **Naegele-Regel** vorgenommen, so gilt heutzutage die sonografische Bestimmung als deutlich zuverlässiger. Je früher die biometrische Messung des Embryos bzw. Fetus in der Schwangerschaft erfolgt, desto zuverlässiger kann das Gestationsalter bestimmt werden. Dies ist nachvollziehbar, wenn man berücksichtigt, dass zwar jeder Embryo mit derselben Größe beginnt, aber bis zum Ende der Schwangerschaft sehr unterschiedlich wachsen kann. Üblicherweise wird eine vaginale Sonografie durchgeführt. Bei entsprechender technischer Ausstattung und guten Ultraschallbedingungen ist ab 10 Schwangerschaftswochen (SSW) auch eine abdominale Sonografie möglich.

2.2.1 Gestationssack und Chorionhöhle

Zwischen 4 und 5 SSW ist erstmals der Gestationssack (Fruchthöhle) zu sehen. Er ist das erste sonografische Zeichen einer intrauterinen Schwangerschaft und stellt sich als kleine, flüssigkeitsgefüllte Struktur im Endometrium dar. Diese Struktur zusammen mit dem echogenen Ring bildet die Chorionhöhle (▪ Abb. 2.1).

Zur **Bestimmung des Gestationsalters** durch die Größe des Gestationssacks bedient man sich einer standardisierten Formel. Hier wird zunächst der mittlere Durchmesser des Gestationssacks (in mm) im Ultraschall durch drei orthogonale Messungen ermittelt und zu 30 addiert. Man erhält somit das aktuelle Schwangerschaftsalter in Tagen. Diese Bestimmung empfiehlt sich aber nur bis zur Darstellung eines Embryos. Ab diesem Zeitpunkt ist die Bestimmung durch die Scheitel-Steiß-Länge (s. u.) deutlich zuverlässiger.

Tipp

Mittlerer Durchmesser des Gestationssacks (MDG) zur Bestimmung des Gestationsalters (in Tagen) zwischen 4 und 7 SSW: Gestationsalter (in Tagen) = 30 + MDG (in mm)

Bei einer **ektopen Schwangerschaft** kann sich ein echoleerer „Pseudogestationssack", meist ohne echoreichen Saum, im Endometrium bilden. Daran ist zu denken, wenn sich keine weiteren embryonalen Strukturen zeigen.

! Eine ektope Schwangerschaft kann einen „Pseudogestationssack" hervorrufen!

2.2.2 Dottersack

Der Dottersack (▪ Abb. 2.1) ist die erste anatomische Struktur, die im Gestationssack erscheint. Kugelförmig mit echoreichem Rand und ohne Binnenecho gilt er als Bestätigung einer intrauterinen Schwangerschaftsanlage. Bei 5 SSW ist der Dottersack in 95 % aller Fälle zu erkennen, bei 6 SSW in nahezu allen normalen Schwangerschaften. Im weiteren Verlauf wandert er in die Peripherie der Chorionhöhle und wächst bis zu einem Durchmesser von 6 mm bei 10 SSW. Zum Ende des ersten Trimenons ist er nicht mehr zu sehen.

› Die Darstellung des Dottersacks gilt als Bestätigung einer intrauterinen Schwangerschaft.

2.2.3 Scheitel-Steiß-Länge

Die Bestimmung der Scheitel-Steiß-Länge (▪ Abb. 2.2) ist die wichtigste biometrische Messung im I. Trimenon. Per definitionem gilt sie als längste Gerade vom äußeren Rand des kephalen Pols bis zum Ende des Rumpfes. Anhand von Messtafeln kann hierdurch das Gestationsalter bestimmt werden. Die sicherste Bestimmung erhält man zwischen 6 und 10 SSW. Außerdem sollte man den Durchschnitt aus drei Messungen verwenden.

Liegt eine Diskrepanz des berechneten Gestationsalters mithilfe der letzten Periode und durch Berechnung nach der Scheitel-Steiß-Länge von mindestens 7 Tagen vor, dann ist es üblich, den Entbindungstermin nach dem Ultraschallbefund festzulegen. Einige Autoren empfehlen, darüber hinaus auch bei geringeren Abweichungen stets die Scheitel-Steiß-Länge zu berücksichtigen (Neilson 2000).

› Die Messung der Scheitel-Steiß-Länge in der Frühschwangerschaft ist die zuverlässigste Methode zur Bestimmung des Gestationsalters.

2.2.4 Biparietaler Durchmesser

Zum Ende des I. Trimenons (9–13 SSW) ist die Bestimmung des Gestationsalters auch durch Messung des biparietalen Durchmessers möglich. Verschiedene Studien konnten zeigen, dass ihre Bestimmung genauso zuverlässig ist wie mit der Scheitel-Steiß-Messung (Sladkevicius et al. 2005, Wu et al. 2011).

Während die Scheitel-Steiß-Länge in dieser Zeit abhängig von Streckung und Krümmung des Fetus ist, bleibt der biparietale Durchmesser stabil. Außerdem lässt sich durch dessen

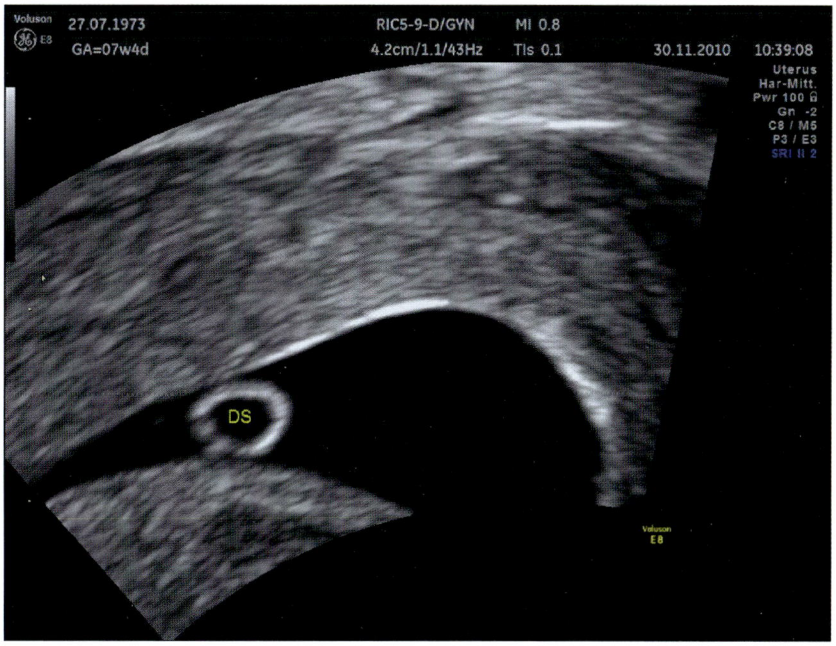

Abb. 2.1 Der Gestationssack ist zwischen 4 und 5 SSW erstmals zu sehen. Der Dottersack (*DS*) ist die erste embryonale Struktur, die man im Ultraschall erkennen kann

Messung und gleichzeitige Darstellung der Falx cerebri bzw. des Mittelechos eine Exenzephalie oder Anenzephalie ausschließen. Die Beschreibung der korrekten Ebene zur Bestimmung des biparietalen Durchmessers findet sich in ► Abschn. 2.3.1.

2.2.5 Fetale Herzaktion

Die fetale Herzaktion kann bei 6 SSW in 86 % der Fälle dargestellt werden und bei allen ab 7 SSW. Bei eingeschränkten Ultraschallbedingungen kann es sinnvoll sein, die Dopplertechnik zu verwenden und das Dopplerfenster auf den Embryo zu positionieren, um die Herzaktion zu bestätigen bzw. bei einer gestörten Schwangerschaft eine fehlende Herzaktion zu dokumentieren.

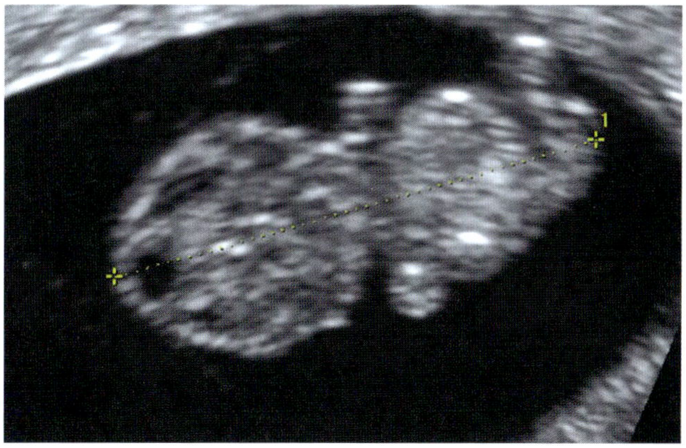

Abb. 2.2 Die Bestimmung der Scheitel-Steiß-Länge ist die zuverlässigste Methode zur Bestimmung des Gestationsalters in der Frühschwangerschaft (SSL 19,5 mm; 8+3 SSW)

2.3 Biometrie im II. und III. Trimenon

Zur Evaluation der fetalen Biometrie nach dem ersten Trimenon werden vor allem die Maße von Kopf, Abdomen und Femur untersucht. Auch für andere anatomische Strukturen wie Humerus, die Röhrenknochen von Unterarm und Unterschenkel, Fuß, Thorax, intra- und interorbitaler Durchmesser, transversaler Kleinhirndurchmesser und Klavikulalänge existieren Normkurven, an denen man den Wachstumsverlauf überprüfen kann.

Mit Hilfe von **Wachstumskurven** hat man die Möglichkeit, zu kontrollieren, ob ein Fetus entsprechend seinem Gestationsalter zu klein oder zu groß ist. Werden sequenzielle Untersuchungen durchgeführt, kann man den individuellen Wachstumsverlauf überwachen und ggf. eine Abflachung der Wachstumskurve erkennen.

Liegt die Biometrie unterhalb der 5. Perzentile (andere Autoren nennen auch die 10. Perzentile) handelt es sich um ein „**Small-for-gestational-age-Kind** (SGA)" oder um eine **Wachstumsrestriktion** (IUGR). Bei der Wachstumsrestriktion findet man in der Regel eine asymmetrische Biometrie. Das heißt, das Abdomenmaß ist deutlich reduzierter als das Kopfmaß.

Bei einer Biometrie über der 95. Perzentile (andere Autoren nennen auch die 90. Perzentile) handelt es sich um ein „**Large-for-gestational-age-Kind** (LGA)" oder eine fetale Makrosomie.

Bei sequenziellen Messungen sollten mindestens 10 Tage zwischen den Messungen liegen, um der üblichen Messungenauigkeit Rechnung zu tragen. Optimal ist ein Abstand von 14 bis 21 Tagen.

Es ist darauf zu achten, dass zur Beurteilung einer Biometrie die richtigen Normkurven verwendet werden. Wird zum Beispiel ein Fetus asiatischer Eltern untersucht und mit westeuropäischen Normkurven verglichen, kann es fälschlicherweise zur Diagnose „small for gestational age" kommen, obwohl das Kind nach asiatischen Normkurven eigentlich eutroph wäre.

Um eine optimale und zuverlässige fetale Biometrie durchführen zu können, sind mehrere Aspekte zu berücksichtigen: Mithilfe der richtigen sonografischen Eindringtiefe und der Ver-

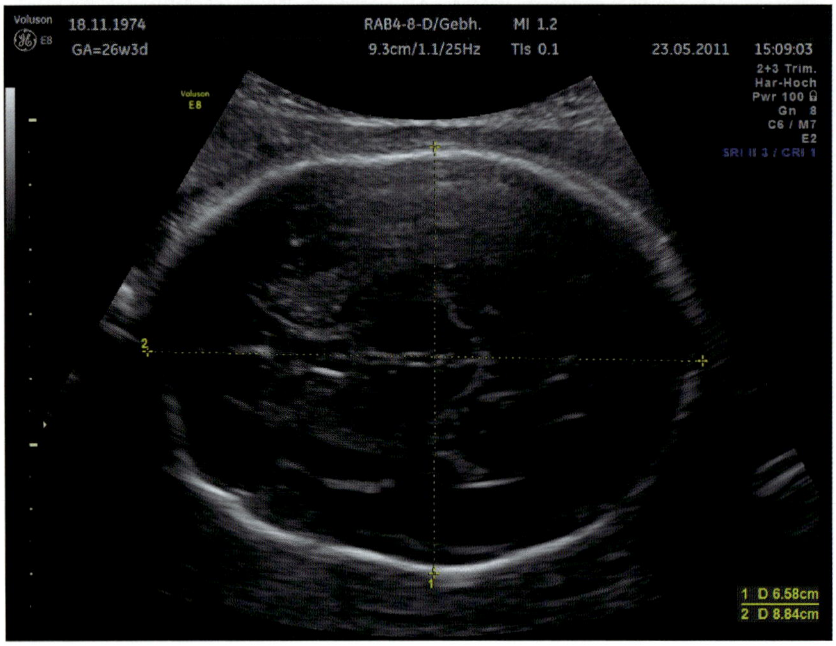

Abb. 2.3 Messung des biparietalen (*1*) und fronto-okzipitalen Durchmessers (*2*) in der korrekten Schnittebene

wendung der Zoomfunktion sollte die zu messende Struktur am Fetus so dargestellt werden, dass sie den Bildschirm möglichst groß ausnutzt. Dabei ist auch darauf zu achten, dass sich der Fokus auf Höhe der zu messenden Ebene befindet. Bei breiteren Strukturen (z. B. Abdomenumfang) ist entweder der Fokus im distalen Drittel der Struktur zu positionieren oder sind mehrere Foki zu verwenden.

Tipp

Für eine zuverlässige Messung der fetalen Biometrie sind eine optimale Nutzung der Bildschirmgröße und eine korrekte Platzierung des Fokus erforderlich.

Biometriemaße, von denen Normkurven existieren

Basisbiometrie

- Biparietaler Durchmesser
- Fronto-okzipitaler Durchmesser
- Kopfumfang
- Abdomenumfang
- Femurlänge

Zusätzliche Biometrie

- Humeruslänge
- Ulnalänge
- Radiuslänge
- Tibialänge
- Fibulalänge
- Fußlänge
- Klavikulalänge
- Thoraxumfang
- Transversaler Kleinhirndurchmesser
- Intra- und interorbitaler Durchmesser

2.3.1 Biparietaler Durchmesser

Zwischen 14 und 20 SSW ist die Messung des biparietalen Durchmessers der zuverlässigste Parameter zur Bestimmung des Gestationsalters. Seine Genauigkeit nimmt nach dieser Zeit deutlich ab.

Um den biparietalen Durchmesser korrekt zu messen, ist es wichtig, die richtige Ebene im Ultraschallbild darzustellen. Es handelt sich hierbei um einen **strikten Transversalschnitt** durch den fetalen Schädel. Die Thalamuskerne sowie das Cavum septi pellucidi müssen dargestellt werden (Abb. 2.3). Die Falx cerebri im frontalen Abschnitt darf nicht durchgehend erkennbar sein, da die Ebene sonst zu kranial liegt. Auch darf das Kleinhirn in der dargestellten Ebene nicht erkennbar sein. Ist dies der Fall, ist die Ebene zu kaudal gelegen.

Anders als in den USA wird im deutschsprachigen Raum der biparietale Durchmesser an der breitesten Stelle, orthogonal zur Mittellinie, vom äußeren Rand des proximalen knöchernen Schädels bis zum äußeren Rand (USA: innerer Rand) des distalen knöchernen Schädels gemessen.

2.3.2 Fronto-okzipitaler Durchmesser

In der gleichen Ultraschallebene wie beim biparietalen Durchmesser (s. o.) wird auch der fronto-okzipitale Durchmesser in der Mittellinie des fetalen Schädels gemessen. Die Messung erfolgt zwischen den äußeren Rändern der Schädelknochen (Abb. 2.3).

2.3.3 Kopfumfang

Die Messung des fetalen Kopfumfangs erfolgt in der gleichen transversalen Ultraschallebene, wie beim biparietalen Durch-

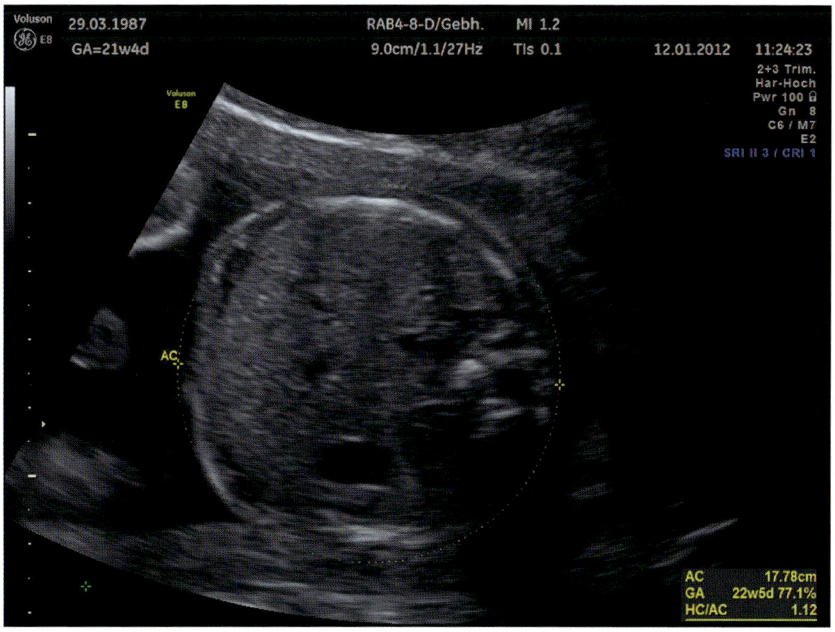

Abb. 2.4 Messung des Abdomenumfangs in der korrekten Schnittebene

messer (▶ Abschn. 2.3.1) beschrieben. Zur Berechnung des Umfangs gibt es im Wesentlichen zwei Möglichkeiten:

- Zum einen kann er aus der **Messung des biparietalen** (BPD) und d**es fronto-okzipitalen Durchmessers** (FOD) berechnet werden. Dafür wird folgende ellipsenähnliche Formel verwendet:
  Kopfumfang = $\pi\ ((BPD^2 + FOD^2)/2)^{½}$.
- Zum anderen besteht bei den meisten Ultraschallgeräten die Möglichkeit, direkt **eine Ellipsenform auf das Ultraschallbild** mit der korrekten Darstellungsebene zu legen. Dabei ist darauf zu achten, dass keine Hautanteile des Schädels mit eingeschlossen werden, da hierdurch der Kopfumfang fälschlich zu groß gemessen wird.

Zwischen 14 und 20 SSW bevorzugen manche Autoren die Messung des Kopfumfangs statt des biparietalen Durchmessers zur Bestimmung des Gestationsalters.

2.3.4 Abdomenumfang

Aufgrund seiner größeren Variabilität wird der Abdomenumfang weniger zur Bestimmung des Gestationsalters verwendet. Dafür spielt er bei der **fetalen Gewichtsschätzung** und der **Überwachung des Wachstumsverlaufs** im Intervall eine wesentliche Rolle.

Dadurch, dass das Abdomen nicht symmetrisch ist, seine Begrenzung nicht echogen ist und sich seine Form bei fetalen Atembewegungen verändert, ist der Abdomenumfang deutlich schwieriger zu messen als die Kopfmaße.

Zur korrekten Ultraschallebene gehört ein strikt transversaler Schnitt mit möglichst runder Form. Dabei muss die Magenblase darstellbar sein. Die Umbilikalvene sollte orthogonal angeschnitten und zwischen dem vorderen und mittleren Drittel des Abdomens erkennbar sein. Die Wirbelkörper und Rippen erscheinen symmetrisch (Abb. 2.4).

Ist das fetale Herz oder sind Lungenanteile erkennbar, ist die Ebene zu kranial gelegen. Sind Nierenanteile oder ist der Nabelschnuransatz erkennbar, so befindet sich das Ultraschallbild zu kaudal.

Im Wesentlichen gibt es zwei Möglichkeiten, den **Abdomenumfang** zu **bestimmen**:

- Zum einen werden zwei orthogonal zueinander liegende Durchmesser bestimmt. Dabei liegt der erste Durchmesser in einer reinen **anterior-posterioren Lage** (APD). Der zweite Durchmesser befindet sich rechtwinklig dazu und misst den **Abdomendurchmesser quer** (TD). Bei beiden Durchmessern ist der äußere Rand der Haut die Begrenzung. Mithilfe der Kreisformel wird aus diesen beiden Messungen der Abdomenumfang bestimmt:
  Abdomenumfang = $\pi\ ((APD + TD)/2)$.
- Zum anderen besteht die Möglichkeit, durch die elektronische **Ellipsenfunktion des Ultraschallgerätes** direkt einen Umfang auf das Ultraschallbild zu legen und damit zu bestimmen. Verschiedene Studien haben gezeigt, dass diese Methode zuverlässigere Ergebnisse liefert.

2.3.5 Femurlänge

Ab 10 SSW kann die Femurlänge valide gemessen werden. Zur Bestimmung des Gestationsalters wird sie meistens nicht verwendet, da andere Biometriemaße zuverlässiger sind. Bei diesem eindimensionalen Parameter wird nur der knöcherne Anteil gemessen. Zur Bestimmung sollte der zum Schallkopf näher gelegene Oberschenkel verwendet werden. Dabei wird die Diaphyse in ihrer längsten Ausdehnung ohne Berücksichtigung von Femurkopf und Epiphyse gemessen (Abb. 2.5).

Im Ultraschallbild sollte der Femur möglichst horizontal verlaufen. Ein vertikaler Verlauf führt aufgrund der hohen Dichte des Knochens fälschlicherweise zu einer zu kurzen Länge des Oberschenkelknochens.

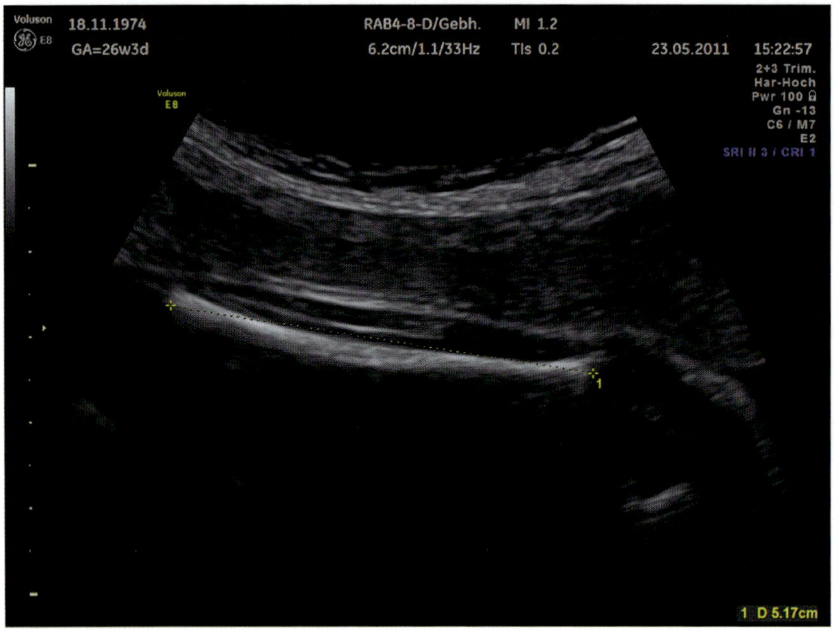

Abb. 2.5 Korrekte Messung der Femurlänge

2.4 Fetale Gewichtsschätzung

Eine zuverlässige Gewichtsschätzung ist für das Management von Schwangerschaft und Geburt sehr hilfreich. Zum Beispiel kann das Fetalgewicht zur Entscheidungsfindung bei Feten am Rande der Lebensfähigkeit um die 24. Schwangerschaftswoche (SSW) wichtig sein. Bei Verdacht auf eine fetale Makrosomie ist die zuverlässige Schätzung des Gewichts des Fetus zur adäquaten Festlegung des Geburtsmodus unerlässlich.

Gebräuchliches Mittel ist die Ultraschalldiagnostik. Dabei werden sonografisch verschiedene Biometriemaße des Fetus bestimmt, welche als Parameter in etablierte Schätzformeln einfließen, mittels derer das fetale Gewicht bestimmt wird. Das Ergebnis kann anschließend mit Normkurven verglichen werden.

Dies ermöglicht eine **Einstufung des Kindes** als

- **eutroph** (zwischen der 5. und 95. Perzentile),
- **zu klein** (intrauterine Wachstumsrestriktion (IUGR) oder „small for gestational age", unter der 5. Perzentile) oder
- **zu groß** (Makrosomie oder „large for gestational age", über der 95. Perzentile).

Fast gleichzeitig mit der Einführung der Sonografie in der Geburtshilfe wurde begonnen, nicht nur fetale Biometriemaße zu erheben, sondern auch ein fetales Schätzgewicht zu ermitteln. Das Prinzip der Methode besteht darin, dass man davon ausgeht, dass je größer ein Fetus ist, desto höher sein Gewicht sein muss. Es ist also ein **indirektes Verfahren**, bei dem man durch Längen- und Umfangsmaße auf ein Gewichtsmaß schließen möchte.

Die Grundlage der fetalen Sonographie wurde 1958 von I. Donald und T. Brown gelegt. Ihnen gelang es nach Entwicklung des „Compound-B Mode Contact Scanner" erstmals, ein ungeborenes Kind sonografisch darzustellen.

1961 veröffentlichten sie eine Untersuchung zur **Messung des fetalen biparietalen Durchmessers** (BPD) (Donald u. Brown 1961). Aufgrund der damals eindimensionalen Darstellung der Ultraschallgeräte, stellte er den einzigen zuverlässigen Parameter zur Gewichtsschätzung dar.

1964 erstellten Willocks et al. die erste Formel zur Gewichtsschätzung mittels **linearer Regressionsberechnungen**, wobei sie annahmen, dass der BPD im letzten Trimenon linear wachsen würde (Willocks et al. 1964). In der Folgezeit wurden noch mehrere Formeln durch lineare Regressionsberechnung des BPDs aufgestellt. Diese lieferten jedoch mit einer mittleren absoluten Abweichung von 350 bis 500 g vom tatsächlichen Gewicht keine signifikant besseren Ergebnisse als die konventionellen Gewichtsschätzungsmethoden durch Inspektion und Palpation.

Die Entwicklung des ab 1965 verfügbaren „Real-time-scanner-Ultraschalls" erlaubte zweidimensionale Ultraschalldarstellungen, was sich erheblich auf die fetale Sonografie auswirkte. So brachten im selben Jahr Thompson et al. erstmals die fetalen Bauchmaße als weitere Parameter in die fetale Gewichtsschätzung mit ein (Thompson et al. 1965). Dabei stellten sie fest, dass die Streuung und der mittlere Schätzfehler bei **Verwendung des Abdomenumfangs** (AU) geringer ausfielen als bei Verwendung des BPD und dass sich der mittlere Schätzfehler durch Kombination von AU und BPD noch erheblich weiter reduzieren ließ.

1977 publizierten Warsof et al. eine weitere Formel zur fetalen Gewichtsschätzung, wobei sie das Fetalgewicht mittels einer **logarithmischen Funktion aus AU und BPD** wiedergaben (Warsof et al. 1977).

Ein Jahr später veröffentlichten Hansmann et al. eine Formel, die neben **BPD und AU auch das Gestationsalter** berücksichtigte. Dabei gingen sie von einem positiven Einfluss der Gestationswoche auf das Fetalgewicht aus, der sich nicht in den herkömmlichen Biometriemaßen widerspiegelte.

1984 wurde durch Hadlock et al. erstmals die **Femurlänge** (FL) als zusätzlicher Parameter in die Gewichtsschätzung eingebracht. Hadlock et al. stellten in den Jahren 1984 und 1985 fünf Formeln zur pränatalen Gewichtsschätzung auf, die sich aus verschiedenen Kombinationen der einzelnen Parameter Kopfumfang, BPD, AU und FL zusammensetzen (Hadlock et al. 1984, 1985). Obwohl diese Formeln mittlerweile schon viele Jahre alt sind, zählen sie noch immer zu den Gebräuchlichsten in der klinischen Anwendung.

1988 wollten Merz et al. in ihrer Studie eine **Schätzformel** vorstellen, die sich für alle Gewichtsbereiche gleichermaßen eignet und unabhängig vom Gestationsalter ist (Merz et al. 1988). In ihrer Formel berücksichtigten sie sowohl den BPD als auch den AU. Dabei kamen sie zu dem Ergebnis, dass eine Formel, die für alle Gewichtsbereiche gelten soll, nur bedingt optimale Ergebnisse erzielen kann.

Bereits 1984 merkten Parker et al. an, dass das **fetale Wachstum geschlechtsspezifisch** ist, was sich ab der 28. SSW bemerkbar macht (Parker et al. 1984).

2004 entwickelten Schild et al. **geschlechtsspezifische Formeln** für die fetale Gewichtsschätzung, die eine geschlechtsgetrennte Gewichtsbestimmung ermöglichen (Schild et al. 2004).

Die erwähnten Methoden zur fetalen Gewichtsschätzung sind nur ein Teil der Formeln, die bisher publiziert wurden. Aber sie stellen Meilensteine in der Entwicklung der fetalen Gewichtsschätzung dar.

Verschiedene Studien konnten zeigen, dass die Schätzgenauigkeit der üblichen Gewichtsformeln nicht über den gesamten fetalen Gewichtsbereich konstant ist. Vor allem am unteren und oberen Rand der fetalen Gewichtsspanne sind die herkömmlichen Methoden deutlich ungenauer. Daher geht man neuerdings dazu über, für **sehr kleine** oder **makrosome Feten** Formeln zu verwenden, die speziell für diese Kinder entwickelt wurden. Auch gibt es eine spezielle Formel für **Feten mit Bauchwanddefekten**. Mittlerweile existieren zudem Gewichtsformeln, die auf dreidimensionaler Messung basieren. Allerdings erfordert deren Anwendung neben der technischen Ausstattung des Ultraschallgerätes mit einer 3D-Sonde zusätzlichen Zeitaufwand. Zur fetalen Gewichtsschätzung werden vor allem Volumina von Oberschenkel, Oberarm und definierten Bereichen des Abdomens verwendet.

Bisherige Vergleiche mit der konventionellen Sonografie haben nur eine mäßige Verbesserung der Schätzgenauigkeit ergeben, sodass derzeit keine Empfehlung ausgegeben werden kann, die fetale Gewichtsschätzung durch 3D-Untersuchungen vorzunehmen.

Es gibt unzählige Studien, die die Zuverlässigkeit von verschiedenen Gewichtsformeln verglichen haben. Die Ergebnisse sind sehr uneinheitlich, sodass es schwierig ist, generelle Empfehlungen abzuleiten.

Am zuverlässigsten ist die fetale Gewichtsschätzung im **mittleren fetalen Gewichtsbereich** zwischen 2500 und 4000 g. Ein systematischer Fehler, das heißt ein generelles Unter- oder Überschätzen des Fetalgewichts, liegt bei den meisten Formeln nicht vor. Allerdings reduziert der relative Fehler bei allen Formeln die Qualität der Gewichtsschätzung. Lediglich 70 bis 80 % der im klinischen Alltag durchgeführten Gewichtsschätzungen zeigen eine Abweichung von maximal 10 % des tatsächlichen Gewichts. Bei den übrigen liegt sie zum Teil deutlich darüber.

Bei **Feten im unteren Gewichtsbereich** liegt bei den herkömmlichen Formeln in der Regel ein systematischer Fehler, in Form eines signifikanten Überschätzens des Gewichts, vor. Selbst Formeln, die speziell für kleine Feten entwickelt wurden, zeigen in manchen Studien dieses Phänomen. Eine Abweichung von maximal 10 % des tatsächlichen Gewichts wird bestenfalls in 60 bis 70 % der Fälle erreicht.

Bei **makrosomen Feten** liegt bei Verwendung der üblichen Schätzformeln ein signifikantes Unterschätzen des tatsächlichen Gewichts vor. Auch hier fallen lediglich 60 bis 70 % der Schätzungen in den Toleranzbereich von 10 %. Bei den wenigen Gewichtsgleichungen, die speziell für Feten über 4000 g entwickelt wurden, besteht dagegen ein Problem der richtigen Anwendung im klinischen Alltag. Da man nicht immer sicher sein kann, dass der untersuchte Fetus auch tatsächlich ein Gewicht über 4000 g aufweist, kann es zur falschen Anwendung einer Formel für makrosome Kinder kommen, die dazu führt, das Gewicht in diesem Fall zu überschätzen.

> **Insgesamt muss man erwähnen, dass die derzeitigen Methoden zur fetalen Gewichtsschätzung nicht die gewünschte Zuverlässigkeit haben, um im klinischen Alltag als sicheres Kriterium berücksichtigt zu werden. Zur Bestimmung des geburtshilflichen Managements sollten daher immer noch weitere Parameter hinzugezogen werden.**

Möglicherweise hat die fetale Gewichtsschätzung auf Basis der konventionellen Sonografie ihr Grenzen erreicht (Kehl et al. 2011). Daher werden neue, innovative Ansätze, wie zum Beispiel die 3D-Sonografie, gebraucht, um eine substanzielle Verbesserung der fetalen Gewichtsschätzung herbeizuführen. Auch erwarten manche Autoren eine Verbesserung der fetalen Gewichtsschätzung durch Individualisierung der verwendeten Formeln auf den Untersucher oder auf die zu untersuchende Population.

Formeln zur fetalen Gewichtsschätzung (eine Auswahl)

- Formeln für den gesamten Gewichtsbereich
  - Hadlock et al. 1984, 1985
  - Shepard et al. 1982
- Geschlechtsspezifische Formel
  - Schild et al. 2004
- Formeln für kleine Feten
  - Scott et al. 1996
  - Mielke et al. 1997
  - Schild et al. 2004
- Formeln für makrosome Feten
  - Sabbagha et al. 1989
  - Hart et al. 2010
- Formel für Feten mit Bauchwanddefekt
  - Siemer et al. 2008
- 3-dimensionale Formeln
  - Lee et al. 2001 und 2009

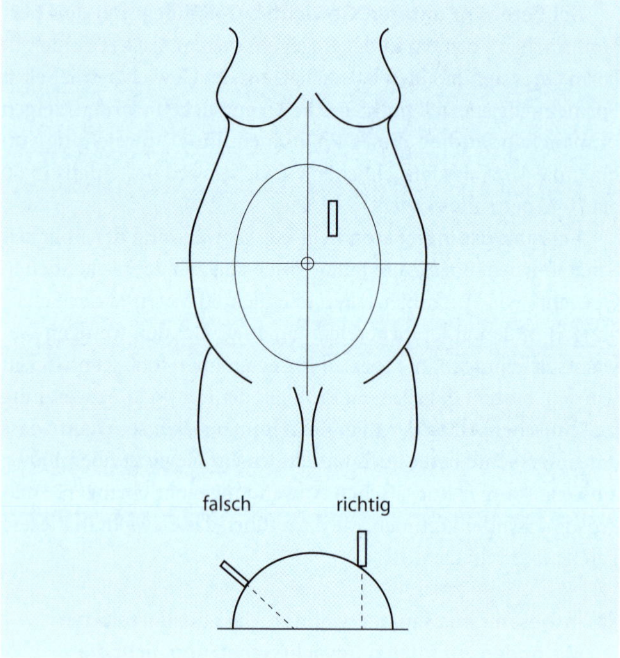

Abb. 2.6 Schematische Darstellung der korrekten Sondenpositionierung zur Bestimmung des Fruchtwasserindex

2.5 Fruchtwassermenge

Als Fruchtwasser (FW) wird die Flüssigkeit bezeichnet, die den Embryo nach den ersten Schwangerschaftswochen umgibt. Die Bildung des FW verändert sich während der Schwangerschaft. In der Frühschwangerschaft gibt es zwei flüssigkeitsgefüllte Bereiche, die den Embryo umgeben. Einmal ist es der Amnionsack mit dem FW und zum anderen der Bereich zwischen dem Chorion und dem Amnion, der die Zölom-Flüssigkeit enthält. Diese verschwindet zwischen 12 und 15 Schwangerschaftswochen, da schließlich Chorion und Amnion miteinander verschmelzen.

Während der **Frühschwangerschaft** geht man davon aus, dass sich das FW aus drei Quellen bildet, der fetalen Plazentaoberfläche, durch das Amnion hindurch aus dem maternalen Kompartiment und der Sekretion der Oberfläche des Embryos. **Ab dem II. Trimenon** werden diese Quellen zum einen durch den Urin des Fetus und zum anderen durch die Sekretion der fetalen Lunge ersetzt. Zudem beginnt der Fetus das Fruchtwasser zu schlucken und führt es seinem eigenen Kreislauf wieder zu. Zu einem geringen Teil erfolgt die Clearance des FW auch über einen intramembranösen Weg zwischen FW und Fetalblut an kleinen Gefäßen der Plazenta.

Bei jeder Ultraschalluntersuchung sollte die Fruchtwassermenge entweder qualitativ oder quantitativ bestimmt werden.

Zu viel oder zu wenig Fruchtwasser kann ein Hinweis sowohl auf Komplikationen in der Schwangerschaft als auch auf Fehlbildungen beim Fetus sein.

Die normale Fruchtwassermenge stellt einen relativ breiten Bereich dar und ist zudem abhängig vom Gestationsalter.

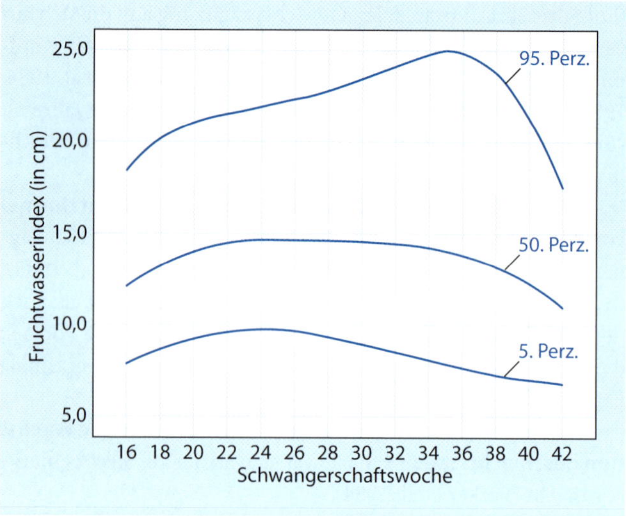

Abb. 2.7 Normbereich des Fruchtwasserindex nach Schwangerschaftsalter. Die Linien stellen den Median sowie die 5. und 95. Perzentile dar (Erstellt anhand von Daten aus Moore u. Cayle 1990)

2.5.1 Beurteilung der Fruchtwassermenge

Ultraschall ist der einzige praktikable Weg, um die Menge des FW zu beurteilen. Es gibt im Wesentlichen die vier im folgenden Text beschriebenen Möglichkeiten:

- Fruchtwasserindex
- Tiefstes Fruchtwasserdepot
- Zwei-Durchmesser-Fruchtwasserdepot
- Subjektive Beurteilung der Fruchtwassermenge

Fruchtwasserindex

Zu den gängigsten Verfahren zählt der Fruchtwasserindex. Bei dieser Methode wird der Uterus in vier Quadranten aufgeteilt. Dabei verwendet man die Linea nigra als Grenze zwischen rechts und links und den Bauchnabel als Markierung zwischen den oberen und unteren Quadranten.

In jedem Quadranten wird das jeweils größte Fruchtwasserdepot gemessen. Dabei ist es wichtig, dass die Ultraschallsonde in einer sagittalen Ausrichtung genau vertikal gehalten wird (Abb. 2.6). Die Messung erfolgt dann an der längsten vertikalen Stelle in Zentimetern. Hierbei ist darauf zu achten, dass sich weder fetale Anteile noch Nabelschnur auf der Messstrecke befinden.

Diese Messung wird in allen vier Quadranten durchgeführt und deren Summe stellt den Fruchtwasserindex dar. Der Bereich für einen normalen Fruchtwasserindex ist in Abb. 2.7 dargestellt (Moore u. Cayle 1990).

Tiefstes Fruchtwasserdepot

Hier wird das Fruchtwasserdepot mit dem größten vertikalen Ausmaß gemessen. Es ist darauf zu achten, dass sich dabei weder Nabelschnur noch fetale Extremitäten auf der Messstrecke befinden (Abb. 2.8). Das horizontale Ausmaß dieser streng vertikalen Messung sollte mindestens 1 cm breit sein.

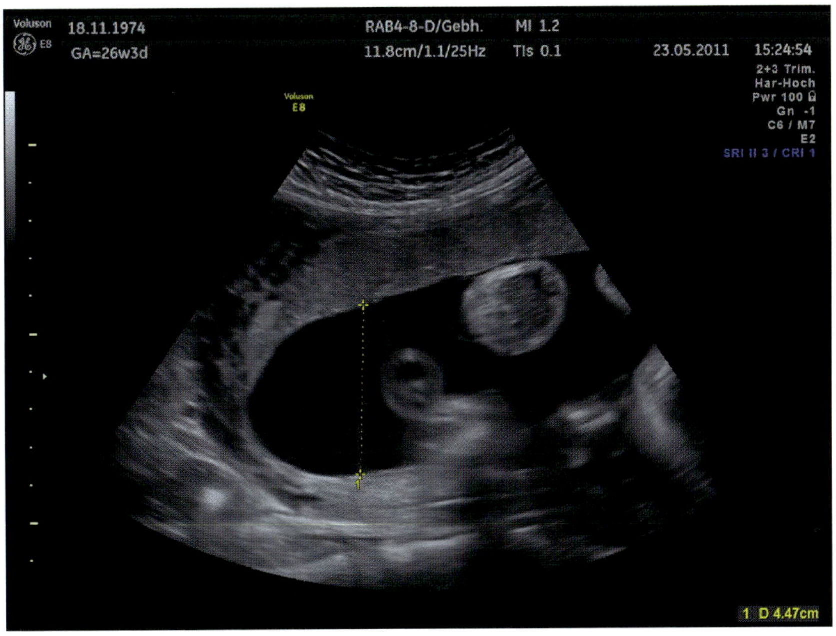

Abb. 2.8 Zur Bestimmung des Fruchtwasserdepots wird die längste vertikale Strecke gemessen. Auf dieser Geraden dürfen sich keine fetalen und auch keine Nabelschnuranteile befinden

Eine Länge von 2,1 bis 8,0 cm gilt als **Normalwert.** Bis 2,0 cm wird als Oligohydramnion interpretiert und über 8,0 cm gilt als Polyhydramnion.

Zwei-Durchmesser-Fruchtwasserdepot

Auch hier wird das größte Fruchtwasserdepot im Ultraschall aufgesucht. Dabei ist darauf zu achten, dass der Schallkopf vertikal gehalten wird. Das Depot wird einmal in seinem längsten vertikalen Ausmaß gemessen und mit dem breitesten horizontalen Durchmesser multipliziert. Weder Nabelschnur noch fetale Anteile dürfen sich auf den Messstrecken befinden.

Ein Ergebnis zwischen 15,1 und 50,0 cm^2 gilt als **Normalwert**. Werte darunter gelten als Oligohydramnion und darüber als Polyhydramnion.

Subjektive Beurteilung der Fruchtwassermenge

Hierunter versteht man die visuelle Interpretation der Fruchtwassermenge. Der Untersucher betrachtet den gesamten uterinen Inhalt mittels Ultraschall und befundet ihn als normal, Oligo- oder Polyhydramnion.

In einer Studie von Magann et al. wurde die subjektive Beurteilung des Fruchtwassers mit den Methoden des Fruchtwasserindex, des tiefsten Fruchtwasserdepots und des Zwei-Durchmesser-Fruchtwasserdepots verglichen (Magann et al. 1997). Dabei konnte gezeigt werden, dass die einfache Beurteilung durch einen erfahrenen Diagnostiker eine ähnliche Sensitivität hat wie die Verwendung der anderen Verfahren. Dennoch muss man erwähnen, dass alle Methoden normale Fruchtwasservolumina zuverlässig erkennen können, aber die Detektionsrate von zu wenig oder zu viel Fruchtwasser bleibt gering, wie Untersuchungen mit Fruchtwasserfärbung zeigen konnten.

Auswahl der Methode

Die **beste Methode in der klinischen Anwendung** ist die, die am zuverlässigsten die Fruchtwassermenge bestimmt, welche mit einem schlechten Ausgang des Fetus assoziiert ist. In einer Übersichtsarbeit von Nabhan et al., in der alle randomisierten Studien über den Vergleich zwischen Fruchtwasserindex und tiefstem Fruchtwasserdepot berücksichtigt wurden, konnte gezeigt werden, dass der **Fruchtwasserindex** signifikant mehr vermeintliche Fälle mit Oligohydramnion identifizierte (Nabhan et al. 2009). Zwar führte dies zu signifikant häufigeren Interventionen wie Geburtseinleitung und Kaiserschnitt. Der fetale Ausgang konnte hierdurch allerdings nicht verbessert werden.

In der klinischen Praxis kann die Bestimmung der Fruchtwassermenge nur Konsequenzen im Zusammenhang mit anderen Untersuchungen wie CTG oder Dopplersonografie haben, um eine sinnvolles geburtshilfliches Management vorzunehmen.

2.5.2 Bestimmung der Fruchtwassermenge bei Zwillingen

Auch bei Mehrlingsschwangerschaften ist die Bestimmung der Fruchtwassermenge limitiert. Gängigstes Vorgehen ist die Bestimmung des tiefsten Fruchtwasserdepots in jeder Fruchthöhle. Dabei gilt das gleiche Vorgehen und Interpretation wie bei obigen Einlingsschwangerschaften beschrieben.

2.5.3 Oligohydramnion

Als Oligohydramnion bezeichnet man eine Fruchtwassermenge die geringer ist als die zu erwartende entsprechend der bestehenden Schwangerschaftswoche.

Zu wenig Fruchtwasser, vor allem wenn sehr ausgeprägt, kann zu fetalen Deformitäten, Nabelschnurkompression und fetalem Tod führen. Ein Oligohydramnion ist ein unspezifisches

2

Symptom und Ursachen sind mannigfaltig. In Fällen mit milder bis moderater Reduktion des Fruchtwassers existiert meist keine bestimmte Ursache.

Ein Oligohydramnion **vor der 10. Schwangerschaftswoche** ist selten, da die Flüssigkeit im Gestationssack vor allem von der Oberfläche der Plazenta, aus dem transamnialen Fluss aus dem maternalen Kompartiment und von der Körperoberfläche des Embryo stammt.

Ab dem II. Trimenon gelangt fetaler Urin in die Fruchthöhle, und der Fetus beginnt Fruchtwasser zu schlucken. Ab diesem Zeitpunkt spielen Fehlbildungen und Erkrankungen des Urogenitalsystems eine dominierende Rolle als Ursache für ein Oligohydramnion. Weitere Ursachen können maternaler und plazentarer Herkunft sein sowie das Auftreten eines Blasensprungs.

Ein Oligohydramnion, das erstmals **im III. Trimenon** diagnostiziert wird, ist häufig durch einen Blasensprung oder eine Plazentainsuffizienz hervorgerufen. Letzteres geht häufig mit einer fetalen Wachstumsrestriktion einher. Üblicherweise nimmt die Fruchtwassermenge auch bei Terminüberschreitung und Übertragung ab.

Es gibt bisher keine Behandlung des Symptoms Oligohydramnion, die zu einem besseren Langzeitergebnis beim Kind geführt hat. Eine Amnionauffüllung bleibt nur temporär bestehen und dient allenfalls zur Verbesserung der Bedingungen zur sonografischen Beurteilung des Fetus.

2.5.4 Anhydramnion

Lässt sich gar kein Fruchtwasser im Ultraschall darstellen, dann liegt ein Anhydramnion vor. Ursache hierfür ist meist ein vorzeitiger Blasensprung oder schwere Anomalien der harnbildenden Organe.

2.5.5 Polyhydramnion

Ein Polyhydramnion beschreibt eine übernormale Menge an Fruchtwasser.

Es wird sonografisch diagnostiziert und geht mit einem erhöhten Risiko für den Fetus einher. Häufigste Ursachen sind Fehlbildungen, Aneuploidien, ein Diabetes mellitus bei der Mutter und fetale Anämie.

Bei den Fehlbildungen sind vor allem gastrointestinale Obstruktionen durch Duodenal-, Ösophagus- oder Darmatresien für ein Polyhydramnion verantwortlich. Außerdem können neuromuskuläre Anomalien oder Störungen, wie zum Beispiel beim Anenzephalus, zu Schluckstörungen führen und damit ein Polyhydramnion hervorrufen.

Vermehrtes Fruchtwasser kann ebenfalls durch eine erhöhte kardiale Auswurfleistung, wie bei fetaler Anämie oder feto-fetalem Transfusionssyndrom, auftreten. Auch ein idiopathisches Polyhydramnion geht mit einem erhöhten Risiko für ein schlechtes fetales Outcome einher.

Eine Amniondrainage bei massiver Fruchtwassermenge kann das maternale Wohlbefinden verbessern und möglicherweise die

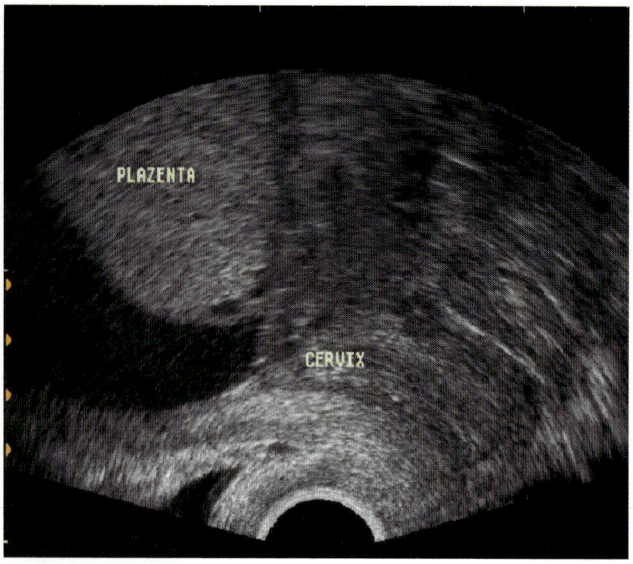

Abb. 2.9 Bei der Placenta praevia partialis ist ein Teil des inneren Muttermundes von der Plazenta bedeckt (transvaginale Sonografie, Sagittalschnitt)

Schwangerschaft prolongieren. Allerdings gibt es hierfür bisher keine randomisierten Studien, die dies belegen.

2.6 Plazentasitz

Ab ca. 7 Schwangerschaftswochen (SSW) kann man die Plazenta sonografisch erkennen. Bis 20 Schwangerschaftswochen erscheint sie im Ultraschallbild als homogene Struktur mit konstanter Dicke. Danach treten zunehmend sono-morphologische Veränderungen auf. Zum einen können echoleere Lakunen erkennbar sein. Zum anderen treten echoreiche Areale auf, die auf eine Verkalkung hinweisen. Diese Veränderungen sind zwar sonografisch erkennbar, haben aber bisher in keiner Studie eindeutig zeigen können, dass hierdurch das maternale oder fetale Ergebnis beeinträchtigt wird.

Der **normale Plazentasitz** befindet sich im mittleren oder oberen Uterinsegment und entspricht der Implantationsstelle. Dabei ist die Plazenta häufig im Fundus, an der Vorderwand oder an der Hinterwand lokalisiert. Seltener ist eine Seitenwandplazenta.

2.6.1 Tiefsitzende Plazenta und Placenta praevia

Eine abnorme Plazentalokalisation liegt vor, wenn sich die **Plazenta im unteren Uterinsegment** befindet. Die Inzidenz ist abhängig vom Gestationsalter, da mit zunehmendem Schwangerschaftsalter der Uterus wächst und den Mutterkuchen nach oben „zieht". Außerdem verändert sich die Plazentalokalisation dadurch, dass es zur Atrophie an suboptimalen Stellen und zur Hypertrophie an günstigeren Stellen im Uterus kommt.

Der Begriff „**tiefsitzende Plazenta**" ist nicht einheitlich definiert und wird meist erst ab 20 SSW verwendet. Zum einen kann damit eine vorhandene Placenta praevia im 2. Trimenon gemeint sein. Zum anderen kann dieser eine Plazenta beschreiben, die

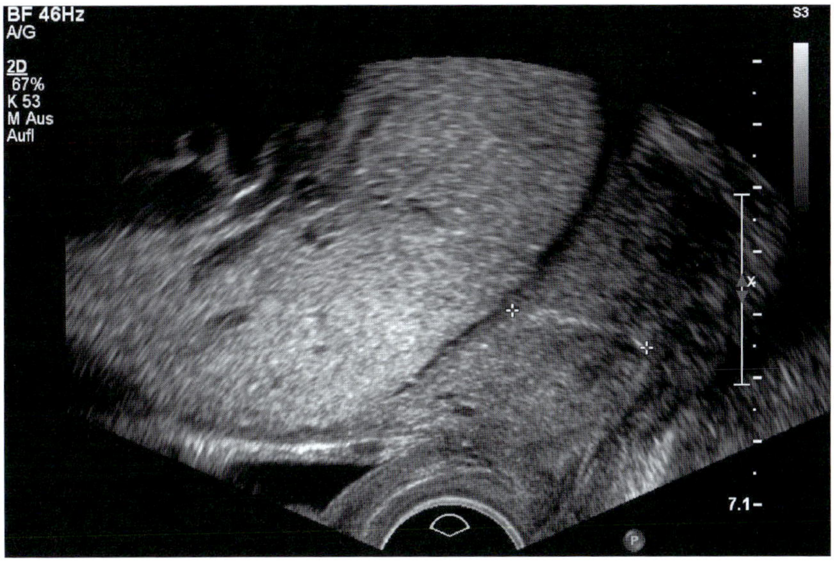

Abb. 2.10 Bei der Placenta praevia totalis ist der innere Muttermund vollständig vom Mutterkuchen bedeckt (transvaginale Sonografie, Sagittalschnitt; die beiden *Kreuze* befinden sich am inneren und äußeren Ende der Zervix)

sich im unteren Uterinsegment befindet ohne genaue Angabe zum inneren Muttermund oder deren Rand sich sonografisch zwischen 2 und 5 cm vom inneren Muttermund entfernt liegt.

Bei der Placenta praevia befindet sie der Mutterkuchen an der Zervix. Am Ende der Schwangerschaft liegt die Inzidenz hierfür bei ungefähr 0,5 %. Abhängig davon wie viel die Plazenta die Zervix überdeckt, gibt es verschiedene Einteilungen.

Placenta praevia marginalis und partialis

Bedeckt der Mutterkuchen einen Teil der Zervix, ohne den inneren Muttermund zu erreichen, wird dies als Placenta praevia marginalis bezeichnet. Wird auch ein Teil des inneren Muttermundes durch die Plazenta überlagert, gilt dies als eine Placenta praevia partialis (Abb. 2.9). Sonografisch sind diese beiden Formen kaum zu unterscheiden.

Placenta praevia totalis

Bei der Placenta praevia totalis ist der innere Muttermund vollständig von der Plazenta bedeckt (Abb. 2.10).

Da Parität, frühere Kaiserschnitte und vorausgegangene Cürettagen das Risiko für eine Placenta praevia erhöhen, ist ein endometrialer Defekt möglicherweise der ätiologische Faktor. Außerdem gelten höheres maternales Alter, Multiparität, Rauchen und Drogenkonsum als weitere Risikofaktoren. Mehrlingsschwangerschaften haben ebenfalls eine erhöhte Inzidenz für eine Placenta praevia, da eine größere endometriale Fläche für die Ausbildung der Plazenten benötigt wird.

Eine der ersten und nach wie vor wichtigsten Indikationen für eine Ultraschalluntersuchung in der Schwangerschaft ist die Bestimmung der Plazentalokalisation. Üblicherweise geschieht dies durch die Abdominalsonografie. Bei Verdacht auf eine Lokalisation im unteren Uterinsegment sollte eine Vaginalsonografie zur genaueren Beurteilung durchgeführt werden. Alternativ bietet eine translabiale Sonografie ebenfalls gute Bilder von Zervix und Plazenta. Dabei sollte die sagittale Ebene des Muttermundes dargestellt werden.

Bei vaginalen Blutungen sollte immer an eine Placenta praevia gedacht werden. Auch bei asymptomatischen Fällen ist die Durchführung einer Sectio caesarea zu empfehlen. Lediglich bei einem Abstand von mindestens 20 mm zum inneren Muttermund scheint eine vaginale Entbindung erfolgsversprechend.

! Eine vaginale Blutung kann ein klinischer Hinweis auf eine Placenta praevia sein!

2.6.2 Placenta succenturiata (Nebenplazenta)

Bei der Palcenta succenturiata, umgangssprachlich **Nebenplazenta**, handelt es sich um meist einen (gelegentlich auch mehrere) akzessorischen Plazentalappen. Sie tritt in 3 bis 6 % aller Schwangerschaften auf. Während der Schwangerschaft ist eine Nebenplazenta meist unproblematisch. Nach der Geburt kann es zu Hämorrhagien und Infektionen kommen, wenn sie übersehen wird und im Uterus verbleibt.

Eine Placenta succenturiata kann während der Schwangerschaft mittels Ultraschall zuverlässig diagnostiziert werden. Zur Bestätigung sollte zum einen der Nabelschnuransatz an der Hauptplazenta sonografisch dokumentiert werden. Zum anderen sollten die kommunizierenden Gefäße zwischen Haupt- und Nebenplazenta im Ultraschall identifiziert werden. Bei beiden Darstellungen kann die Verwendung des Farbdopplers hilfreich sein.

2.6.3 Insertio velamentosa

Unter einer Insertio velamentosa versteht man die anatomische Besonderheit, dass die Gefäße der Nabelschnur zuerst in die Eihäute inserieren. Dort verlaufen sie über eine meist kurze Strecke an den Eihäuten, ohne durch Wharton'sche Sulze geschützt zu sein, bis sie die Plazenta erreichen. Sie tritt in bis zu 1 % aller Einlingsschwangerschaften auf. Bei monochorialen Zwillingsschwangerschaften liegt die Inzidenz bei fast 15 %. Die Diagnose kann sonografisch während der Schwangerschaft erfolgen. Allerdings werden nach wie vor die meisten Fälle erst postpartal durch die Inspektion des Mutterkuchens erkannt. Im Ultraschall unter

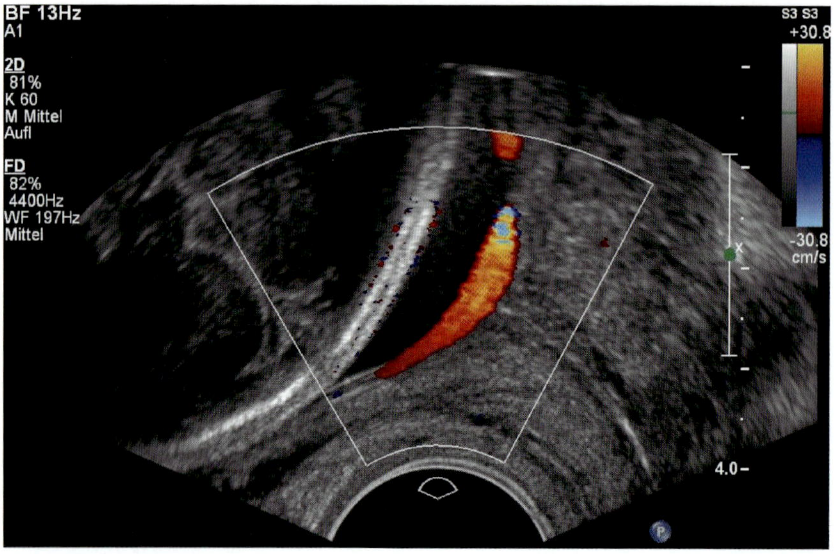

Abb. 2.11 Bei einer Vasa praevia liegen fetale Gefäße vor dem inneren Muttermund (transvaginale Sonografie, Sagittalschnitt)

Verwendung des Farbdopplers zeigt sich eine „Insertion" der freien Nabelschnur an der Gebärmutterwand. Des Weiteren kann man den Verlauf der Gefäße bis zum Plazentarand verfolgen.

2.6.4 Vasa praevia

Bei einer Vasa praevia verlaufen fetale Gefäße in der Eihaut im Bereich des inneren Muttermundes. Ursache kann eine Insertio velamentosa oder eine Nebenplazenta sein. Die Häufigkeit bei Einlingsschwangerschaften liegt bei circa 1 von 2500 Geburten. Unter der Geburt kann es durch das Öffnen des Muttermundes zur Ruptur und massiven fetalen Blutungen kommen. Dadurch, dass die Gefäße nicht durch die Wharton'sche Sulze geschützt sind, kann es zudem zur Kompression dieser Gefäße durch den vorangehenden Teil (meist Kopf) des Fetus kommen. Optimalerweise wird eine Vasa praevia mittels transvaginalen Ultraschalls diagnostiziert. Unter Verwendung des Farbdopplers ist es möglich, die fetalen Gefäße unmittelbar am inneren Muttermund darzustellen (Abb. 2.11).

Differenzialdiagnostisch gilt es, eine Nabelschnurvorlage und maternale Gefäße auszuschließen.

Aufgrund der hohen fetalen Morbidität und Mortalität vor allem sub partu sollte bei der Diagnose Vasa praevia eine elektive Sektio durchgeführt werden. Manche Autoren empfehlen zudem eine stationäre Aufnahme ab 30 Schwangerschaftswochen.

! Bei einer Vasa praevia kommt es bei Blasensprung oder Amniotomie vor oder während einer vaginalen Geburt zu starken fetalen Blutungen!

Literatur

Donald I, Brown TG (1961) Demonstration of tissue interfaces within the body by ultrasonic echo sounding. Br J Radiol 34:539–46

Hadlock FP, Harrist RB, Carpenter RJ, Deter RL, Park SK (1984) Sonographic estimation of fetal weight. The value of femur length in addition to head and abdomen measurements. Radiology 150:535–540

Hadlock FP, Harrist RB, Sharman RS, Deter RL, Park SK (1985) Estimation of fetal weight with the use of head, body, and femur measurements – a prospective study. Am J Obstet Gynecol 151:333–337

Hansmann M, Schumacher H, Voigt U (1978) Mehrparametrische nicht lineare Gewichtsschätzung mittels Ultraschall unter Berücksichtigung des Gestationsalters. In: Kratochwil A, Reinold E (Hrsg) Ultraschalldiagnostik. Georg Thieme Verlag, Stuttgart, S. 69–71

Hart NC, Hilbert A, Meurer B, Schrauder M, Schmid M, Siemer J, Voigt M, Schild RL (2010) Macrosomia: a new formula for optimized fetal weight estimation. Ultrasound Obstet Gynecol 35:42–47

Kehl S, Schmidt U, Spaich S, Schild RL, Sütterlin M, Siemer J (2011) What are the limits of accuracy in fetal weight estimation with conventional biometry in 2D ultrasound? A novel postpartum study. Ultrasound Obstet Gynecol 39:543–548

Lee W, Balasubramaniam M, Deter RL, Yeo L, Hassan SS, Gotsch F, Kusanovic JP, Gonçalves LF, Romero R (2009) New fetal weight estimation models using fractional limb volume. Ultrasound Obstet Gynecol 34:556–565

Lee W, Deter RL, Ebersole JD, Huang R, Blanckaert K, Romero R (2001) Birth weight prediction by three-dimensional ultrasonography: fractional limb volume. J Ultrasound Med 20:1283–1292

Magann EF, Perry Jr KG, Chauhan SP, Anfanger PJ, Whitworth NS, Morrison JC (1997) The accuracy of ultrasound evaluation of amniotic fluid volume in singleton pregnancies: the effect of operator experience and ultrasound interpretative technique. J Clin Ultrasound 25:249–253

Merz E, Lieser H, Schicketanz KH, Härle J (1988) Intrauterine fetal weight assessment using ultrasound, A comparison of several weight assessment methods and development of a new formula for the determination of fetal weight. Ultraschall in Med 9:15–24

Mielke G, Pietsch-Breitfeld B, Salinas R, Risse T, Marzusch K (1995) A new formula for prenatal ultrasonographic weight estimation in extremely preterm fetuses. Gynecol Obstet Invest 40:84–88

Moore TR, Cayle JE (1990) The amniotic fluid index in normal human pregnancy. Am J Obstet Gynecol 162:1168–1173

Nabhan AF, Abdelmoula YA (2009) Amniotic fluid index versus single deepest vertical pocket: a meta-analysis of randomized controlled trials. Int J Gynaecol Obstet 104:184–188

Neilson JP (2000) Ultrasound for fetal assessment in early pregnancy. Cochrane Database Syst Rev 2:

Parker AJ, Davies P, Mayho AM, Newton JR (1984) The ultrasound estimation of sex-related variations of intrauterine growth. Am J Obstet Gynecol 149:665–669

Sabbagha RE, Minogue J, Tamura RK, Hungerford SA (1989) Estimation of birth weight by use of ultrasonographic formulas targeted to large-, appropriate-, and small-for-gestational-age fetuses. Am J Obstet Gynecol 160:854–860 (discussion 860–2)

Schild RL, Fell K, Fimmers R, Gembruch U, Hansmann M (2004) A new formula for calculating weight in the fetus of < or = 1600 g. Ultrasound Obstet Gynecol 24:775–780

Schild RL, Sachs C, Fimmers R, Gembruch U, Hansmann M (2004) Sex-specific fetal weight prediction by ultrasound. Ultrasound Obstet Gynecol 23:30–35

Scott F, Beeby P, Abbott J, Edelman D, Boogert A (1996) New formula for estimating fetal weight below 1000 g: comparison with existing formulas. J Ultrasound Med 15:669–672

Shepard MJ, Richards VA, Berkowitz RL, Warsof SL, Hobbins JC (1982) An evaluation of two equations for predicting fetal weight by ultrasound. Am J Obstet Gynecol 142:47–54

Siemer J, Hilbert A, Hart N, Hoopmann M, Schneider U, Girschick G, Müller A, Schild RL (2008) Specific weight formula for fetuses with abdominal wall defects. Ultrasound Obstet Gynecol 31:397–400

Sladkevicius P, Saltvedt S, Almström H, Kublickas M, Grunewald C, Valentin L (2005) Ultrasound dating at 12–14 weeks of gestation, A prospective cross-validation of established dating formulae in in-vitro fertilized pregnancies. Ultrasound Obstet Gynecol 26:504–511

Thompson HE, Holmes JH, Gottesfeld KR, Taylor ES (1965) Fetal Development as Determined by Ultrasonic Pulse Echo Techniques. Am J Obstet Gynecol 92:44–52

Warsof SL, Gohari P, Berkowitz RL, Hobbins JC (1977) The estimation of fetal weight by computer-assisted analysis. Am J Obstet Gynecol 128:881–892

Willocks J, Donald I, Duggan TC, Day N (1964) Foetal Cephalometry by Ultrasound. J Obstet Gynaecol Br Commonw 71:11–20

Wu FS, Hwu YM, Lee RK, Li SH, Sun FJ, Lin MH, Lin SY (2012) First trimester ultrasound estimation of gestational age in pregnancies conceived after in vitro fertilization. Eur J Obstet Gynecol Reprod Biol 160:151–155

Embryologie und Frühschwangerschaft

H.-G. K. Blaas, G. Hasenöhrl, A. Staudach

U. Gembruch, K. Hecher, H. Steiner (Hrsg.), *Ultraschalldiagnostik in Geburtshilfe und Gynäkologie*,
DOI 10.1007/978-3-642-29633-8_3,

3

3.1 Einführung

Ungefähr 12–15 % aller klinisch erkennbaren Schwangerschaften enden mit einem Spontanabort (Regan u. Rai 2000).

Die häufigste Ursache für die Zuweisung von Frühschwangerschaften in den klinischen Bereich ist eine vaginale Blutung. Aber es gibt auch viele andere Gründe, wie Bauchschmerzen, belastete geburtshilfliche Anamnese, wiederholte Aborte, mögliche Exponierung durch teratogene Stoffe, unsicheres Schwangerschaftsalter, Nachuntersuchungen nach assistierter Befruchtung und nicht zuletzt auch abstrakte Angst einer werdenden Mutter, die zu einer Ultraschalluntersuchung Anlass geben.

Die Zielsetzung einer Ultraschalldiagnostik bei all diesen Indikationen ist es, primär festzustellen,

- ob die Schwangerschaft intrauterin liegt,
- ob ein Embryo nachweisbar ist,
- ob der Embryo bzw. Fetus lebt (Herzaktion),
- wie groß er ist (und damit wie alt die Schwangerschaft ist),
- ob es sich um Mehrlinge handelt und wenn ja, welcher Typ von Chorionizität und Amnionizität vorliegt.

3.1.1 Altersangabe

Vor der Ultraschallära waren Informationen über das Entwicklungsstadium des frühen Konzeptus ungenau. Es wurden Altersangaben wie „Monate" und „Trimenon" angewandt. Man bezeichnet immer noch das erste Schwangerschaftsdrittel als „**I. Trimenon**", wie von dem Kinderarzt Ernst Moro (1874–1951) in den medizinischen Sprachgebrauch eingeführt. Ein Trimenon entspricht etwa einer Periode von drei Monaten (griechisch tri = drei, menos = Monat), und wurde verwendet, um eine normale Schwangerschaft in drei gleich lange Perioden zu unterteilen. Da 40 Wochen in etwa 9 Kalendermonaten plus einer Woche entsprechen, sollte das I. Trimenon nach 13 Wochen und 2 Tagen enden.

Diese Unterteilungen sind praktisch kaum anwendbar, besonders da die Grenzen zwischen den drei Trimenons keine spezifischen Entwicklungsstadien kennzeichnen (O'Rahilly u. Müller 1994).

Embryologen benutzen das **Carnegie-Staging-System**, um die embryonale Entwicklung in 23 Stadien einzuteilen. Angefangen mit der Befruchtung als Stadium 1 bis zur fetalen Periode (Stadium 23), die mit dem Entstehen des Knochenmarks im Humerus beginnt, welches etwa nach 56 bis 57 postovulatorischen Tagen erfolgt (Streeter 1949). Das Carnegie-Stadien-System beruht auf externen und internen morphologischen Charakteristika, die mit dem Lichtmikroskop beschrieben wurden (O'Rahilly u. Müller 1987). Diese Stadien beziehen sich also auf mikroskopische morphologische Merkmale und sind daher nicht vom wirklichen chronologischen Alter oder der Größe des Embryos abhängig (O'Rahilly u. Müller 1987).

Man kann nicht von der Messung der Scheitel-Steiß-Länge (SSL) oder der sonografisch-morphologischen Beurteilung eines Embryos auf das Entwicklungsstadium schließen (O'Rahilly u. Müller 2006, O'Rahilly u. Müller 2010).

Bis heute gibt es keine zufriedenstellende Einteilung der weiteren fetalen Entwicklung bis hin zur Geburt.

Während Embryologen das **Ende der embryonalen Periode** mit der Entstehung des Knochenmarks im Humerus definieren, die sonografisch nicht darstellbar ist, gibt es für den klinischen Bereich ein gut erkennbares, morphologisches Substrat, das die Grenze zwischen embryonaler und fetaler Entwicklung darstellt. Es ist der im Ultraschall gut erkennbare **Prozess der physiologischen Darmherniierung**, sichtbar am Ende der Schwangerschaftswoche 11 bezogen auf den ersten Tag der letzten Menstruation (Blaas 1999a). Das heißt, man nimmt die physiologische Herniierung als sonografisch diagnostizierbares Kriterium für die Differenzierung zwischen der embryonalen und fetalen Periode.

In diesem Kapitel beschreiben wir die embryologische und sonoembryologische Entwicklung des Menschen. Alle Altersangaben basieren dabei, wie es auch sonst in der Geburtshilfe üblich ist, auf dem **Menstruationsalter**, also bezogen auf den 1. Tag der letzten Regelblutung. Vorausgesetzt wird dabei ein regelmäßiger Zyklus von 28 Tagen mit einem Eisprung 14 Tage vor der zu erwartenden nächsten Blutung. Das **Schwangerschaftsalter** wird in vollendeten Wochen und Tagen angeben, da wegen der raschen Embryonalentwicklung Missverständnisse über nur 1 Woche Altersunterschied große Abweichungen beinhalten und klinisch als signifikante Fehlerquelle zu bewerten sind. In den folgenden Kapiteln werden also alle Altersangaben, einschließlich der Beschreibungen der Embryonalentwicklung, in vollendeten Wochen + vollendeten Tagen, ausgehend vom 1. Tag der letzten Regelblutung, angegeben (p.m.).

Zur Erläuterung der Nomenklatur des Schwangerschaftsalters in vollendeten Tagen und Wochen dient ◻ Abb. 3.1.

3.1.2 Bilddiagnostik

Orientierung

Es empfiehlt sich, bei Orientierungsangaben die Nomenklatur der deskriptiven Anatomie beizubehalten. Dabei ist „kranial" bzw. „kaudal" die Richtung zum Kopf bzw. zum unteren Körperende hin gemeint, mit „ventral" bzw. „dorsal" die Vorderseite- bzw. Rückseite des Körpers.

Bei der Bilddarstellung am Bildschirm aber auch bei der Fotodokumentation, sollte – vom Untersucher oder Betrachter aus gesehen – der kaudale Anteil der Darstellung bei Längsschnitten immer rechts zur Ansicht gebracht werden. Bei Horizontalschnitten entspricht die linke Mutterseite dem rechten Bildrand (◻ Abb. 3.2).

Auf die sonst in der Geburtshilfe übliche Bezeichnung der **fetalen Lage** – Haltung und Stellung – wird in diesem Abschnitt nicht Rücksicht genommen, da die Veränderungen kurzfristig erfolgen und zu diesem Zeitpunkt keinerlei Aussagekraft besitzen.

3.1.3 Technische Untersuchungsgrundlagen

Im I. Trimenon stehen sowohl der transvaginale als auch der transabdominale Zugangsweg zur Verfügung. Ein Pionier in der Entwicklung der **transvaginalen Sonografie** (TVS) war Takeu-

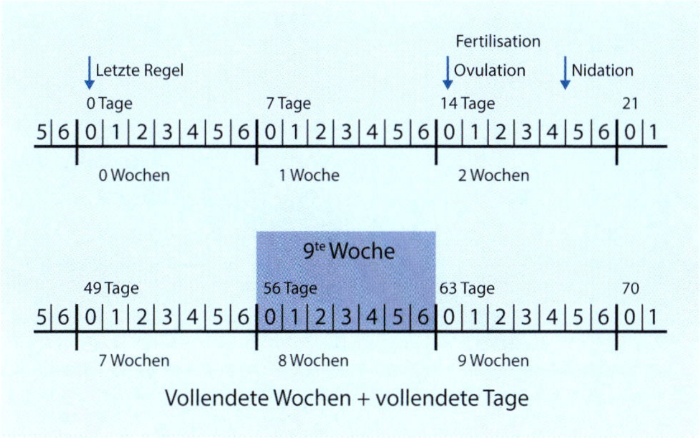

Abb. 3.1 Grafische Darstellung zur Berechnung des Schwangerschaftsalters. *Oben* die Zeit vom 1. Tag der letzten Regel bis nach der Befruchtung, *unten* als Beispiel die Woche 7, 8 und 9

chi, der schon 1964 dieses Verfahren auf einem Ultraschallkongress in Tokyo präsentierte (Takeuchi et al. 1964). Kratochwil beschrieb die TVS erstmals 1969 in Europa (Kratochwil 1969).

Die TVS ist seit Ende der 80iger Jahre das bevorzugte Verfahren, um eine Frühschwangerschaft zu untersuchen. Der Vorteil der TVS liegt vor allem in der Nutzbarkeit höherer Sendefrequenzen mit entsprechend höherem Auflösungsvermögen, da man den zu untersuchenden Strukturen wesentlich näher kommt, und gleichzeitig ungünstiger Untersuchungsbedingungen, wie z. B. adipösen Bauchdecken, umgeht. Üblicherweise kommen heute bei der transvaginalen Sonografie Ultraschallfrequenzen zwischen 5 und 10 MHz zum Einsatz. Moderne Transducer ermöglichen sogar noch höhere Frequenzen.

Hauptvorteil der **transabdominalen Sonografie** (TAS) ist die größere Übersichtlichkeit. Als weiterer Vorteil mag gelten, dass die transabdominale Sonografie weniger invasiv ist und damit bequemer für die Patientin. Des Weiteren kann durch eine TAS ein männlicher Untersucher die Frage umgehen, inwieweit ein männlicher Untersucher ohne Gegenwart von weiterem Personal vaginale Untersuchungen bei Patientinnen ausführen sollte.

Prinzipiell gilt, dass man bis etwa zu 11 Wochen die TVS bevorzugt, während man später, besonders im Zusammenhang mit dem Nackentransparenzscreening zuerst die TAS durchführt, um erst dann auf die TVS umzusteigen, wenn eine höhere Auflösung bei unsicheren Befunden erforderlich ist.

3.1.4 2-, 3- und 4-dimensionale Embryologie und Sonoembryologie

Wilhelm His Senior, vielleicht der eigentliche Vater der klassischen humanen Embryologie (His 1880-85), erkannte früh die Notwendigkeit, sich über die bloße (histologische) Schnittbetrachtung hin zu einer plastischen Synthese des zerlegten Gebildes weiter zu entwickeln (His 1987). Er formte solide Wachsrekonstruktionen von Embryonen nach Freihandzeichnungen von histologischen Schnitten. Im Verlaufe des letzten Jahrhunderts hat man viele verschiedene Materialien für solche Rekonstruk-

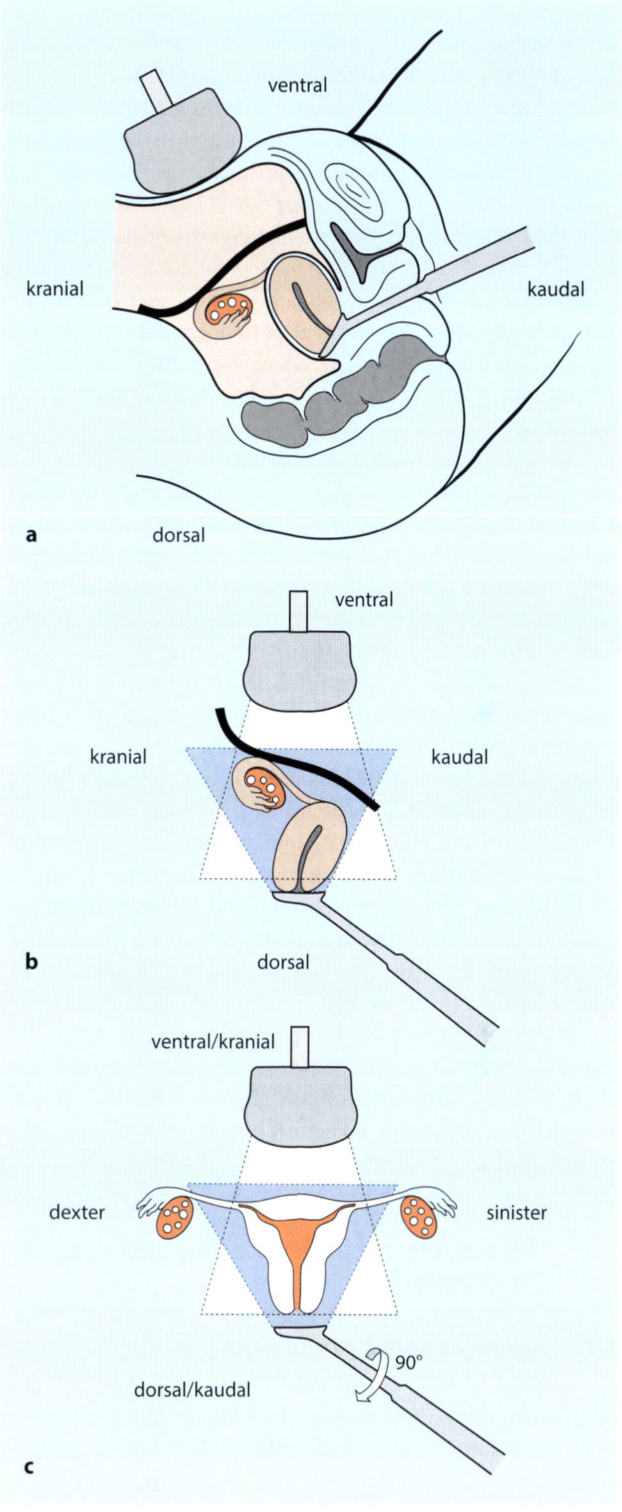

Abb. 3.2 **a** Transabdominale Sonografie (TAS) und transvaginal Sonografie (TVS) des weiblichen Beckens; sagittale Insonation. **b** Richtung der sagittalen Abbildungssektoren von TAS und TVS durch das weibliche Becken. Der kraniale Teil des Beckens zeigt nach links, während der kaudale Teil nach rechts zeigt. Man muss davon ausgehen, dass der Untersucher auf der rechten Seite des Patienten steht/sitzt und aus dieser Richtung auf das Becken blickt. **c** Durch eine Drehung um 90° wird das transversale Bild des Beckens gezeigt, wobei die linke Seite des Patienten auf der rechten Seite des Bildes erscheint (als ob der Untersucher von kaudal nach kranial schaut). (In Anlehnung an Blaas u. Carrera 2009)

tionen benutzt. Auch grafische Rekonstruktionen fanden oft in der Darstellung der embryonalen Entwicklung ihre Anwendung (Blechschmidt 1954, O'Rahilly u. Müller 2006).

Die Entwicklung der Computertechnologie hat es möglich gemacht, kleine embryonale Strukturen und Embryonen 3-dimensional darzustellen und zu untersuchen (el-Gammal 1987, Smith et al. 1987, Quintana u. Sharpe 2011). Die Auflösung solcher Bilder übertrifft bei Weitem die Möglichkeiten, die uns bisher die Ultraschalltechnologie bei der Abbildung von lebenden Embryonen geboten hat. Desgleichen ist mit der Einführung von hochfrequenten Transvaginaltransducern eine bis zu einem gewissen Grad detaillierte Darstellung der embryonalen Anatomie und damit Entwicklung ermöglicht worden (Timor-Tritsch et al. 1988).

Der **Vorteil der Ultraschalluntersuchung** liegt darin, dass man den lebenden Embryo abbildet, und somit die Entwicklung der Embryonen/Feten in mehreren Untersuchungen longitudinal verfolgen kann (Blaas et al. 1994, Blaas et al. 1995b, Blaas et al. 1995c, Blaas et al. 1998b). Hinzu kommen die Möglichkeiten, Lebensfunktionen wie die Herztätigkeit mit M-Mode oder Doppler nachzuweisen und zu untersuchen.

Den ersten Versuch, einen Fetus im III. Timenon 3-dimensional nach Ultraschallaufnahmen darzustellen, machten Brinkley und Mitarbeiter (Brinkley et al. 1982). Die immer besser werdende Auflösung im 2D-Bild führte nach und nach auch zur verbesserten 3D- und 4D-Darstellung beim transvaginalen Zugang. Am häufigsten werden Oberflächenrekonstruktionen angewandt, die auf verschiedene Art moduliert werden können.

Inzwischen gibt es zahlreiche 3D- und 4D-Applikationsformen, mit deren Hilfe man jetzt den Embryo und die embryonalen Organe rekonstruieren kann. Heute können wir lebende, humane Embryonen in großer Zahl detailliert und mit stetig verbesserter Auflösung und neuen Ultraschallalgorithmen untersuchen. Sogar die 4. Dimension der Bilddarstellung, nämlich die Bewegung, kann mit moderner Ultraschalltechnologie im 4D-Modus erfasst werden. Damit bringen wir neues Leben in die deskriptive Humanembryologie!

3.2 Untersuchung und Messung embryonaler Strukturen

3.2.1 Embryonale Entwicklung

Embryonen der verschiedenen Entwicklungsstadien zeigen jeweils einen hohen Grad von **Gleichförmigkeit** sowohl in Bezug auf das äußere Erscheinungsbild als auch auf ihre Größe.

Die **Entwicklungsdynamik eines Embryo**s ist dramatisch:

- Wachstum von einem Bruchteil eines Millimeters bis zu etwa 3 cm Länge,
- Änderung der Gestalt, ausgehend von einer Zelle, über eine Embryonalscheibe, weiter über den schlanken schmalen Embryo mit dem charakteristischen sagittalen dreieckigen Aussehen in der Woche 7 bis zum kleinen, offensichtlich menschlich aussehenden Embryo am Ende der embryonalen Periode und die gleichzeitige Entstehung von vielen Organsystemen.

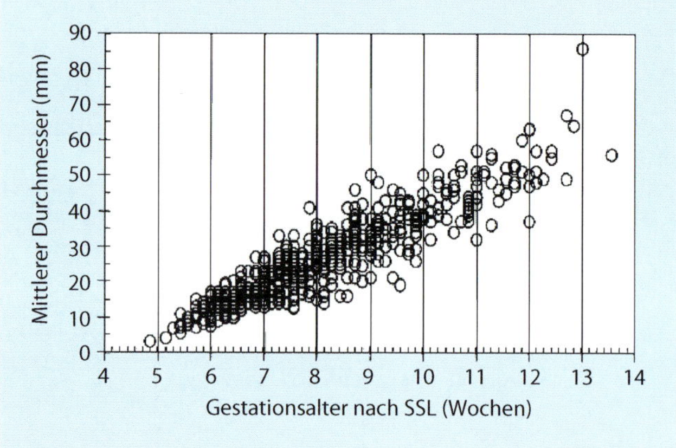

Abb. 3.3 Mittlerer Durchmesser des Gestationssacks (Chorionsack) in 495 unkomplizierten Frühschwangerschaften gemessen. Das Alter ist nach der SSL korrigiert. Die Werte zeigen schon früh eine große Streuung, sodass die Messung der Größe des Chorionsacks kein nützliches Kriterium für die Vorhersage einer normalen Entwicklung oder einer Fehlentwicklung ist

All dies geschieht in den ersten 8 Wochen nach der Befruchtung.

Nach 10 Wochen, ausgehend von der letzten Regelblutung, ist ein menschlicher Embryo immer noch kleiner als die Hälfte eines Daumens, besitzt aber schon mehrere Tausend Organstrukturen, wovon laut O'Rahilly und Müller praktisch jede einzelne Gegenstand von Entwicklungsabweichungen sein kann (O'Rahilly u. Müller 2006).

Die Embryonalperiode beginnt mit der Befruchtung (2 Wochen + 0 Tage p.m.). Trotz der kleinen Größe (ca. 0,1 mm) und des geringen Gewichtes (ca. 0,004 mg) des Organismus bei der Befruchtung ist der Embryo „schon ein individual-spezifischer Mensch" (Blechschmidt 1972, O'Rahilly u. Müller 1987).

Im Carnegie-Stadium 6b (etwa 4 Wochen + 0–1 Tage p.m.) erscheint in der Keimscheibe der Primitivstreifen, eine axiale Struktur, die die wichtige Phase der Gastrulation einleitet. Von nun an kann man von dorsal, ventral, kranial, kaudal und lateral sprechen.

In den Wochen 4 und 5 p.m. geschehen dramatische Veränderungen des Embryo. Aus der zweiblättrigen Keimscheibe entsteht ein zylindrischer gebeugter Körper, in dem die wichtigsten Organsysteme primitiv vorgeformt sind (ZNS, Herz- und Kreislauf, Gastrointestinaltrakt, Bindegewebe, Urniere).

Die **embryonale Organentwicklung** findet hauptsächlich zwischen 5 Wochen und 10 Wochen p.m. statt. In der Embryologie wird die Grenze zwischen Embryonal- und Fetalperiode mit ungefähr 8 Wochen + 1 Tag p.c., das heißt 10 Wochen + 1 Tag p.m. entsprechend, gezogen.

Als Kriterium für diese Grenze gilt das Erscheinen von Knochenmark im Humerus (Streeter 1949).

> **Die untere Grenze für die sonografische Darstellbarkeit einer Schwangerschaft liegt im Verlaufe der Woche 4 (▶ Abschn. 3.3).**

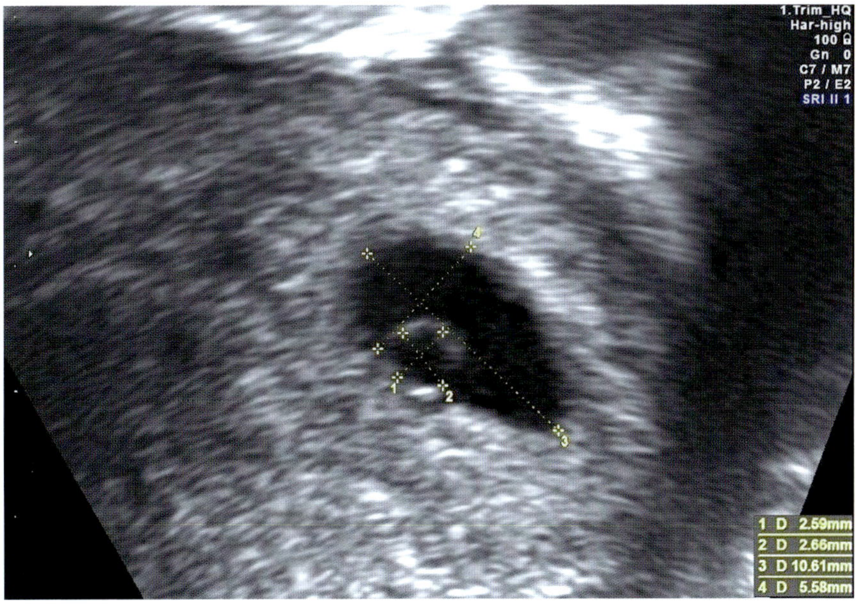

Abb. 3.4 Durchmesser des Dottersackes (*1* und *2*) und der Chorionkavität (*3* und *4*) in einer Schwangerschaft von 5 1/2 Wochen basiert auf dem ersten Tag der letzten Regelblutung

3.2.2 Nachweis und Messungen extraembryonaler Strukturen

Fruchtblase („gestational sac"), Chorionsack, Chorionkavität

Die blastozystische Kavität erscheint im Carnegie-Stadium 3 und entwickelt sich später zur Chorionkavität im Carnegie-Stadium 5a–c (O'Rahilly u. Müller 1987). Der durchschnittliche Durchmesser beträgt dann 0,15 mm bis 0,49 mm (Rock u. Hertig 1948).

Der früheste klinische Nachweis mithilfe des Ultraschalls ist etwa nach 4 ½ Schwangerschaftswochen möglich, der 2D-Diameter beträgt 2,6 mm (Oh et al. 2002).

Man erkennt dann einen kleinen echogenen Ring in der Dezidua, den Trophoblastring (s. u.). In der Chorionkavität liegen das Chorionzölom, der Dottersack und der Embryo. Die ersten sonografischen Messungen des Diameters der Chorionkavität („gestational sac") wurden von Hellmann und Jouppila (Hellmann et al. 1969, Jouppila 1971) durchgeführt.

Robinson versuchte 1975 ein neues Konzept: er führte **planimetrische Messungen** an Ultraschallbildern durch, die im Abstand von 1 mm von einem Ende bis zum anderen Ende der Chorionkavität durchgeführt wurden (Robinson 1975). Auf diese Weise konnte er das Volumen ziemlich genau berechnen, doch diese Methode war sehr zeitraubend und im klinischen Alltag nicht anwendbar. Spätere **2D-Studien** der Chorionkavität wendeten meistens den mittleren arithmetischen Wert von 3 perpendikulären Messungen an (Goldstein et al. 1991, Rempen 1991, Daya 1993, Blaas et al. 1998b). Die ersten Studien der 3-dimensionalen Volumetrie tauchten in den 1990-iger Jahren auf (Steiner et al. 1994). Inzwischen gibt es zahlreiche 2D- und 3D-Studien über die Größe und das Wachstum der Chorionkavität. Die **3D-Messung** ist relativ einfach, weil erstens die Chorionkavität eine einfache runde geometrische Gestalt hat und zweitens die Grenzen zwischen Wand und Flüssigkeit im Ultraschallbild sehr deutlich sind. Verschiedene Softwareprogramme wurden benutzt, wie die Segmentierung von Konturen in parallelen Schnittbildern oder in Rotationsschritten (Nardozza et al. 2010).

Neuere 3D-semi- und -vollautomatische Algorithmen ermöglichen sogar die relativ schnelle Volumenbestimmung der Flüssigkeit in der Chorionkavität plus Amnionkavität, indem nur die im Ultraschallvolumen sichtbare schwarze Flüssigkeit markiert und deren Volumen (ohne Embryo und Nabelschnur und ohne Dottersack) bestimmt wird (Rousian et al. 2011, Sur et al. 2011). Eine solche Software gibt es z. B. bei Voluson (SonoAVC).

Die **klinische Relevanz der Chorionkavitätsgröße** (d. h. „gestational sac") bzw. der kombinierten Flüssigkeitsmenge von Chorion- und Amnionhöhle ist bei der Beurteilung der Frühschwangerschaft unsicher, da die natürliche Variabilität auch in normalen Schwangerschaften schon sehr groß ist (Abb. 3.3) (Blaas et al. 1998b, Jauniaux et al. 2005). So zeigte auch eine Multizenterstudie, dass die Größe des Chorionsackes kein nützliches Kriterium für die Vorhersage einer Fehlentwicklung ist (Abdallah et al. 2011).

Es gibt bisher keine großen 3D-Studien über die normalen Werte der kombinierten Flüssigkeitsmenge von Amnion- und Chorionhöhle in normalen Schwangerschaften. Hinzu kommt bei der Volumeneinschätzung von SonaAVC, dass besonders bei sehr kleinen Volumina Fehlberechnungen entstehen (Sur et al. 2010, Sur et al. 2011). Probleme mit sonografischen 3D-Volumenberechnungen von sehr kleinen Strukturen und Kavitäten wurden schon früher angesprochen und thematisiert (Blaas et al. 1998a, Berg et al. 2000).

Dottersack und Amnionsack

Der **sekundäre Dottersack** ist die erste Struktur, die mittels Ultraschall in der Fruchtblase als charakteristischer, echogener Ring dargestellt werden kann. Er ist in der Regel ab einer Fruchtsackgröße von 10 mm nachweisbar (Timor-Tritsch et al. 1990), kann aber mit hochfrequenten Transducern schon früher erkannt werden (Abb. 3.4).

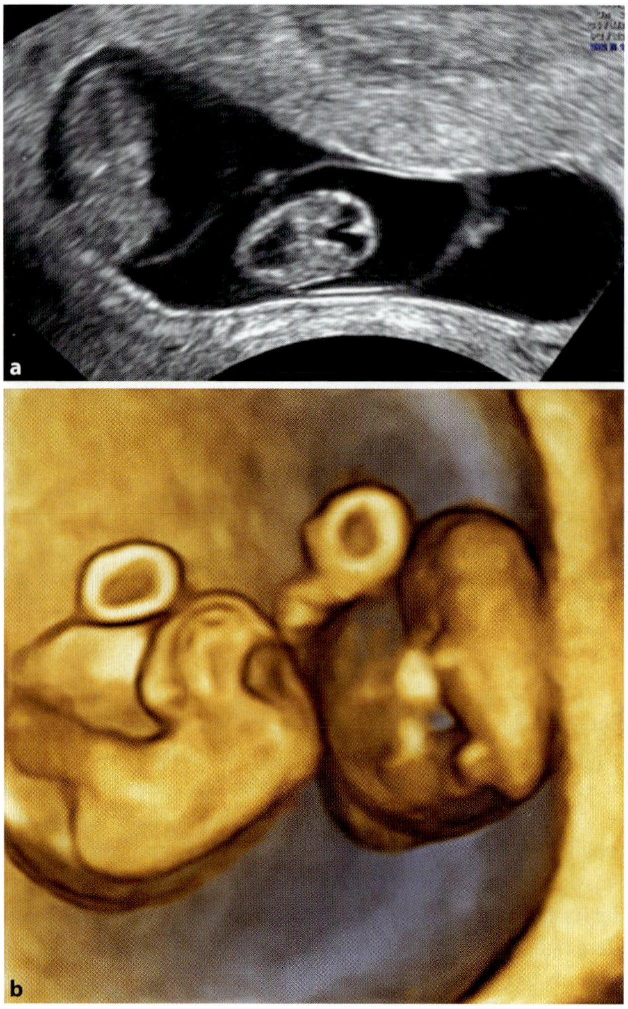

■ **Abb. 3.5** Monochoriale diamniale Zwillingsschwangerschaft Anfang der Woche 8 (SSL 16 mm). **a** Die Amnionmembranen sind deutlich im 2D-Bild zu erkennen. **b** Im 3D-Bild sieht man, dass die Embryonen in ihren Amnionsäcken liegen, während sich die Dottersäcke in der gemeinsamen Chorionhöhle außerhalb der Amnionsäcke befinden

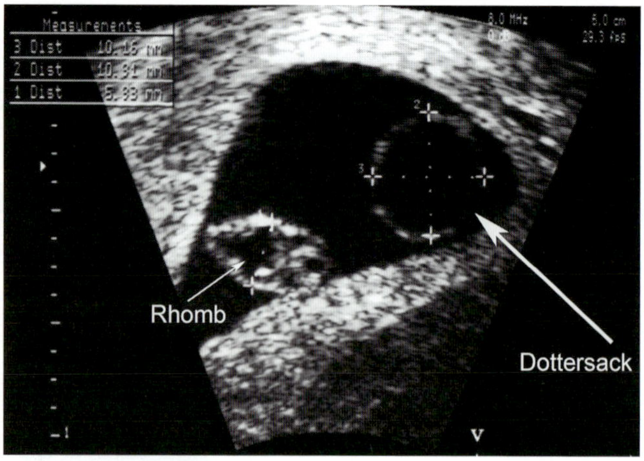

■ **Abb. 3.6** 7 Wochen alte Schwangerschaft mit einem zu großen Dottersack, der Durchmesser beträgt 10 mm. *Links* sieht man den Querschnitt durch den embryonalen Kopf, Diameter 5,9 mm mit dem Hohlraum des Rhombenzephalons (*Rhomb*). Es stellte sich später heraus, dass eine partielle Trisomie 13 vorlag

Die Echogenität der Wand ist möglicherweise durch den Gefäßreichtum bedingt. Es gibt verschiedene Methoden, den **Dottersack zu messen**:
- außen-außen
- außen-innen
- innen-innen

Da jedoch die Punktausbreitungsfunktion bei der Ultraschallabbildung von Grenzflächen mit dem Transducertyp und dessen Auflösungsvermögen variiert und da ebenso unterschiedliche „Gain-Setzungen" zu Variation der Abbildung der Wanddicke führen können, sollte man erwägen, den Kaliper auf die Mitte der Dottersackwand zu setzen (Blaas et al. 1998b, Papaioannou et al. 2010) (■ Abb. 3.4).

Der Dottersack nimmt in seiner Größe von 2 mm am Tag 38 p.m. auf durchschnittlich 5,40 mm bis Ende der Woche 8 zu.

Der Dottersack ist ebenso wie der Amnionsack embryonalen Ursprungs. Die Keimscheibe liegt ursprünglich wie eine Trennwand zwischen diesen beiden Kavitäten. Durch den Abfaltungsprozess der Keimscheibe im Laufe der Woche 5 p.m. liegt der Embryo später im Amnionsack, während der Dottersack sich außerhalb im extraamnialen Zölom (Chorionkavität) befindet (■ Abb. 3.5). Die anfangs breite Verbindung des Embryos zum Dottersack entwickelt sich unter der Abfaltung zum Ductus vitellinus, einem Strang, in dem bis zu 8 Wochen im Realtime-Ultraschallbild deutlich Blutstrom sichtbar ist. Bis zu 9 bis 10 Wochen p.m. nimmt der Durchmesser des Dottersackes leicht zu (Stampone et al. 1996, Blaas et al. 1998b). Danach machen Formänderungen wie Aufblasen oder Schrumpfung das Ende seiner physiologischen Funktion deutlich.

> **Bei Dottersackdurchmessern von über 7 mm vor 9 bis 10 Wochen p.m. steigt die Wahrscheinlichkeit von Spontanaborten deutlich an (■ Abb. 3.6).**

So wurden in einer Studie Dottersäcke mit einem Durchmesser von mehr als 6 mm bei nur 5 von 253 (2 %) normalen, aber bei 7 von 29 Schwangerschaften mit späterem Spontanabort (24,1 %, $P = <0{,}0005$) gefunden (Rempen 1988). Auch entrundete, zu kleine Dottersäcke sind mit einer erhöhten Wahrscheinlichkeit mit Spontanaborten assoziiert.

Gelegentlich finden sich gedoppelte Dottersäcke, die nahezu immer mit einer nicht vorhandenen Vitalität des Embryos eingehen. Allerdings konnte in einer Untersuchung von Reece und Mitarbeitern kein Zusammenhang zwischen abnormen Dottersackgrößen und Aneuploidie festgestellt werden (Reece et al. 1988).

Die **Amnionkavität** entsteht im Carnegie-Stadium 5a (O'Rahilly u. Müller 1987), d. h. etwa 3 Wochen + 0–1 Tage p.m. Die Amnionmembran wird bei dem Faltungsprozess in der Woche 5 über den Embryo gezogen und bildet am Ende der Woche 5 den Amnionsack, der den Embryo enthält. Der Nachweis der zarten Amnionmembran im Ultraschall ist etwa nach 7 Wochen p.m. möglich (■ Abb. 3.5a). Embryologen haben die gute Korrelation zwischen dem Wachstum des Amnionsackes und des Embryos erkannt (Abramovich 1968, 1981).

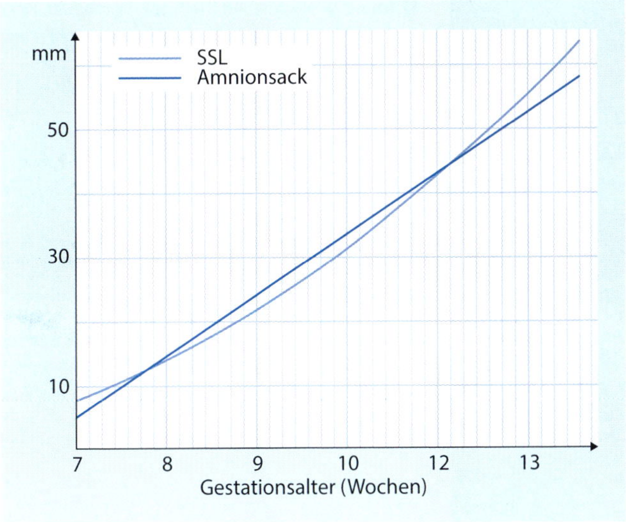

Abb. 3.7 Die Werte des mittleren Amnionsackdurchmessers und der Scheitel-Steiß-Länge zeigen eine deutliche Übereinstimmung in der Frühschwangerschaft

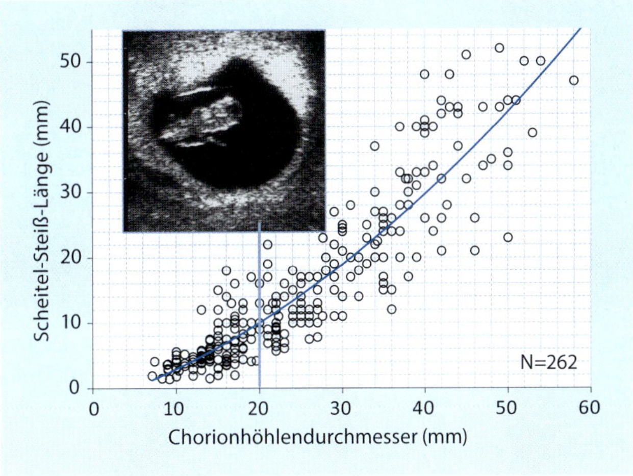

Abb. 3.8 Bei einem mittleren Fruchtsackdurchmesser von 17 mm müsste ein Embryo bereits eine SSL von fast 9 mm haben und ist daher kaum mehr zu übersehen

Der mittlere Durchmesser des Amnionsackes, in drei perpendikulären Durchmessern gemessen, entspricht ziemlich genau der **Scheitel-Steiß-Länge** (Abb. 3.7) (Grisiola 1993, Blaas 1998b). Dementsprechend zeigt der Amnionsack während des I. Trimenons relativ geringe Variationen in seiner Größe – im Gegensatz zum Chorionsack, dessen Durchmesser individuell sehr variieren kann.

Der Zwischenraum zwischen Chorionmembran und Amnionmembran entspricht dem extraamnialen Zölom. Es enthält das sogenannte „**Magma reticulare**", das im Ultraschallbild etwas „grauer" als die „schwarze" Amnionflüssigkeit erscheinen kann. Erst am Ende des I. Trimenon legt sich die Amnionmembran an die Innenseite der Chorionhöhle, wobei die beiden Membranen dann gemeinsam die „**Fruchtblase**" bilden.

Es liegen zahlreiche Normkurven für die mittleren Amnion- und Choriondurchmesser vor. Deutliche Abweichungen von der konstanten Beziehung zwischen der Scheitel-Steiß-Länge und dem mittleren Amnionhöhlendurchmesser, die normalerweise in den Wochen 7 bis 10 nahezu identische Werte aufweisen, haben eine größere Aussagekraft bei der klinischen Beurteilung der Prognose einer Frühschwangerschaft.

3.2.3 Nachweis und Biometrie des Embryos

Obwohl man bei einem mittleren Fruchthöhlendurchmesser von weniger als 10 mm unter guten Ultraschallbedingungen einen Embryo darstellen kann (Bree u. Marn 1990), sollte in den Fällen, wo dies nicht möglich ist, die Diagnose eines „**blighted ovum**" nur mit Vorsicht gestellt werden.

Robinson hat die Grenze für die sichere Diagnose „blighted ovum" bei einem Fruchtsackvolumen von 2 bis 5 ml, entsprechend 17 mm mittlerer Fruchtsackdurchmesser angesetzt (Robinson 1975).

Erst wenn bei einer Fruchtsackgröße von 20 mm kein Embryo sichtbar ist, ist die Diagnose relativ sicher (Abb. 3.8). Wegen möglicher Messfehler wurde sogar empfohlen, diese obere Grenze auf 25 mm zu setzen (Pexsters et al. 2011).

Im Mittel ist am Ende der Woche 5 p.m. und zu Beginn der Woche 6 p.m. parallel zur Darstellbarkeit des Dottersackes mit einer Darstellung des Embryo zu rechnen (Böhmer et al. 1993).

Es gibt viele Parameter, um den Embryo zu messen. George LeClers, Count of Buffon (1707–1788), war wahrscheinlich der Erste, der einen menschlichen Embryo vermaß: „I take the fetus at 1 month, when all the parts are developed. It then is one pouce (französisch Daumen, Zoll = 2,7 cm) in length" (Tanner 1981).

Größte Länge, Scheitel-Steiß-Länge

Gewöhnlich misst man die größte Länge vom Kopf bis zum kaudalen Ende des Rumpfes ohne die unteren Extremitäten zu berücksichtigen, welche in utero nicht gestreckt sind. Sowohl Embryologen als auch Kliniker wenden den Begriff Scheitel-Steiß-Länge (=SSL) an (engl. „crown-rump length", CRL), die der Sitzhöhe im postnatalen Leben entspricht (O'Rahilly u. Müller 1984).

Mall setzte voraus, dass sich die SSL von einem Punkt gerade über dem Mittelhirn bis zum tiefsten Punkt des Beckenendes erstreckt (Mall 1907). Als Robinson 1973 den Begriff „**crown rump length**" (CRL) für den klinischen Gebrauch einführte, dachte er nicht an Malls Definition, dass der kraniale Messpunkt das Mittelhirn sein sollte. Zum Beispiel messen wir an einem 6 Wochen alten Embryo die SSL von einem Punkt oberhalb des Rhombenzephalons bis zum Steiß, das heißt, dass wir sonografisch immer die größte Länge in mm messen und nicht die SSL.

Der Begriff SSL (respektive CRL) ist aber inzwischen in der klinischen Praxis so weit etabliert, dass es nicht mehr möglich ist, eine Begriffsmodifizierung im Sinne der Embryologen (O'Rahilly u. Müller 2000) einzuführen.

Bei der **Messung der SSL** eines Embryo/Fetus muss man die natürliche Beugung des Körpers und die Anatomie des Gehirns

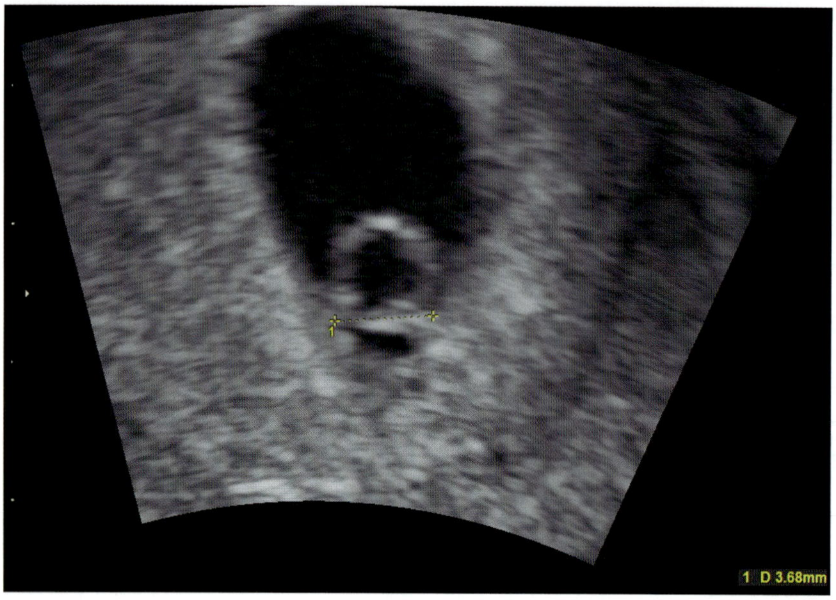

Abb. 3.9 5½ Wochen alte Schwangerschaft. Der Embryo (SSL 3,8 mm) liegt wandnah und grenzt an den Dottersack. („Ring mit Stein", Ring = Dottersack, Durchmesser ca. 3–4 mm, Stein = Embryo, Länge/Breite ca. 1,5–4 mm

berücksichtigen, die sich altersabhängig ändern. Zum Beispiel liegt nach 7 Schwangerschaftswochen p.m. das Rhombenzephalon ganz oben im embryonalen Kopf, während eine Woche später das Mesenzephalon diese Position eingenommen hat (O'Rahilly u. Müller 1984, 1987, 2006, Blaas et al. 1994, 1995a, 1995c). Ebenso verändert sich der tiefste Punkt des embryonalen/fetalen Beckenendes mit der altersbedingten Biegung des Körpers. O'Rahilly und Müller verglichen die größte Länge und die Scheitel-Steiß-Länge in 43 klassifizierten Embryonen. Sie konkludierten, dass die größte Länge des Embryo die Scheitel-Steiß-Länge zwischen den Carnegie-Stadien 13 (ungefähr 6 Wochen + 0 Tage p.m.) und 18 (ungefähr 8 Wochen + 2–4 Tage p.m.) mit bis zu 1,5 mm übertrifft. Danach sind diese beiden Maße praktisch identisch (O'Rahilly u. Müller 1984).

Robinson und Fleming berichteten 1975, dass die **Schätzung des Gestationsalters** aufgrund einer einzigen sonografischen Scheitel-Steiß-Messung auf ±4,7 Tage und unter Durchführung von 3 unabhängigen Untersuchungen auf ±2,7 Tage sogar mit einer Zuverlässigkeit von 96 % genau sein kann (Robinson u. Fleming 1975). Es ist vorstellbar, dass diese hohe Genauigkeit aus dem Sachverhalt resultiert, dass ein Embryo – und später ein Fetus – in keiner Richtung schneller wächst als in seine Länge. Hinzu kommt das in einer longitudinalen Studie beschriebene gleichförmige Wachstum von gesunden Embryonen (Blaas et al. 1998b), dass die Verlässlichkeit der SSL als Parameter für die Bestimmung des Schwangerschaftsalters, bestätigt.

Die früheste sinnvolle SSL-Messung ist ab etwa 5½ Wochen möglich (Abb. 3.9).

Ein häufiger Fehler bei der Messung der SSL ist der fälschliche Einschluss des Dottersackes oder der unteren Extremität in die Messstrecke, worauf schon Robinson und Fleming hingewiesen haben (Robinson 1973) (Abb. 3.10).

Der Embryo beginnt mit etwa 8 Schwangerschaftswochen p.m. sich aktiv zu bewegen. Erst nach 10 Schwangerschaftswochen p.m. führen fetale Bewegungen und unterschiedliche Biegung des Körpers zu deutlichen Variationen der SSL-Messungen. Die SSL sollte dann nur an einem Fetus in Ruhehaltung gemessen werden. Bei überstreckter Haltung fallen Messungen der SSL zu groß aus.

Gegen Ende des I. Trimenon werden SSL-Messungen immer stärker von Haltungsänderungen des Fetus beeinflusst. Es gibt zahlreiche Normtabellen der SSL, sowohl transabdominal als auch transvaginal gemessen.

Biparietaler Durchmesser

Der biparietale Durchmesser (**BPD**) kann heute bereits ab 7 Wochen gemessen werden (Grisiola et al. 1993, Blaas et al. 1998b).

In der Schwangerschaftswoche 7 misst man den „BPD" im horizontalen Schnitt ganz oben an dem sehr schmalen embryonalen Kopf. Die Schnittfläche geht durch das Rhombenzephalon und den hinteren Teil des Mesenzephalons. Die größte Breite liegt in der Höhe der rhombischen Lippen, dem späteren Zerebellum. Wegen des unterschiedlichen Wachstums der Gehirnabschnitte und der „Deflektion" des embryonalen Gehirns ändert sich die Abgriffstrecke für den BPD im Verhältnis zu den Strukturen des ZNS. In den Wochen 10 und 11 p.m. wird das Cranium allmählich sichtbar. Man misst dann den BPD in Höhe des Thalamus. Am Ende des I. Trimenons sieht man deutlich eine Spalte mitten im Kopf die den 3. Ventrikel repräsentiert (Abb. 3.11). Erst später erscheint allmählich anterior dazu das Cavum septi pellucidi, welches eine der Hauptreferenzpunkte für die BPD-Messung in der Mitte der Schwangerschaft ist.

Der Begriffe BPD passt eigentlich nicht für den embryonalen Kopf, da der Schädel und die Referenzpunkte für diese Messungen in dieser Periode noch nicht vorhanden sind. Da der Übergang von der embryonalen Kopfbreite zum fetalen BPD gleitend ist, ist es vernünftig, den Begriff BPD auch für embryonale Messungen beizubehalten, um Verwirrungen zu vermeiden.

Herztätigkeit

Erste Herzaktionen treten im Carnegie-Stadium 10, entsprechend dem 22. Tag p.c. bzw. 36. Tag p.m. (5+0–1) auf (deVries u.

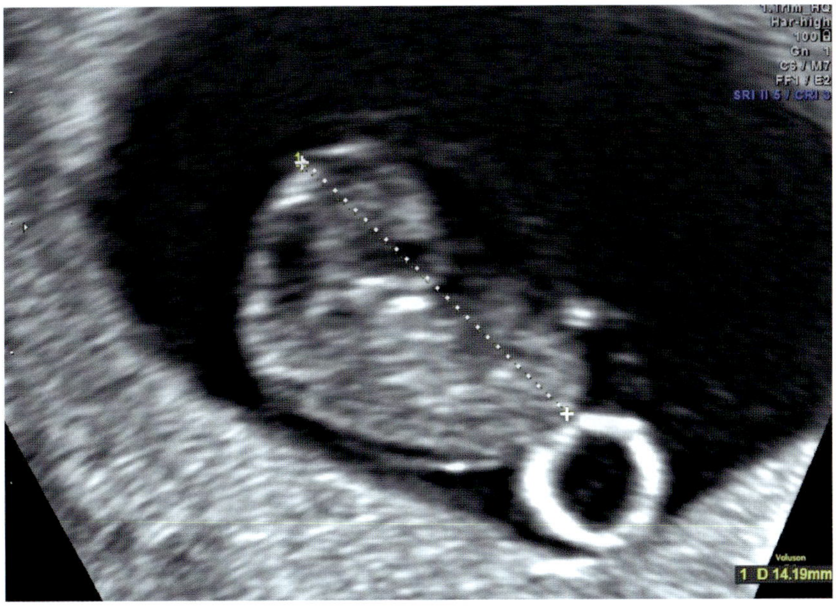

■ **Abb. 3.10** Der Dottersack liegt dem Steiß direkt an und könnte beim falschen Setzen von Messpunkten zu einer falschen SSL-Messung führen

Saunders 1962). Mit der TVS kann man wenige Tage später unter Verwendung des M-Mode-Verfahrens bzw. im Real-time-Bild die embryonale Vitalität (Herzschlag) nachweisen. Ab 6 Wochen etwa sollte mittels der TVS der Vitalitätsnachweis immer möglich sein (■ Abb. 3.12).

Longitudinale M-Mode-Untersuchungen haben ergeben, dass die Herzfrequenz von zunächst weniger als 110 Schläge/min in der Schwangerschaftswoche 6 p.m. steil auf ein Maximum von etwa 175 Schlägen/min nach vollendeten 9 Wochen p.m. ansteigt, um danach auf deutlich weniger als 150 Schläge/min am Ende des I. Trimenons abzufallen (Robinson u. Shaw-Dunn 1973, DuBose et al. 1980, Blaas et al. 1995b) (■ Abb. 3.13).

Das Herz ist im Prinzip das erste in Funktion darstellbare Organ des Embryos. Dabei liegt eine Besonderheit darin, dass erst durch die Organfunktion selbst das Herz nachweisbar ist. Schon am Ende der Woche 5 kann man das im B-Bild gut erkennbare „Blinken" erkennen. Im Zweifelsfall kann die Herzaktivität durch M-Mode-Registrierung (■ Abb. 3.12) oder durch Farbkodierung objektiviert werden (■ Abb. 3.14).

Es ist bekannt, dass das embryonale Herz als schlauchförmiges Gebilde in der Woche 5 entsteht. Schon zu diesem Zeitpunkt gibt es einen atrialen und später ventrikulären Teil, wobei die Schrittmacherfunktion in den Zellen des atrialen Teils liegt. Nach einem komplizierten Ausformungsprozess ist das Herz nach 9 Wochen (p.m.) im Prinzip fertig entwickelt, mit venösem systemischen und pulmonalen Inflow, vier Kammern (■ Abb. 3.15), Septa, AV-Klappen, Aorta und Arteria pulmonalis.

Zusammenfassung der Biometrie

Kürzlich wurden Normalwerte von SSL, Dottersack und Herzfrequenz von einer großen Cross-sectional-Studie präsentiert (Papaioannou et al. 2010).

Für diejenigen, die sich mit besonderer Akribie der Erkennung von Störungen in der Frühschwangerschaft widmen, geben die nachfolgenden Tabellen eine übersichtliche Möglichkeit der Korrelation von Messgrößen im Normalfall (■ Abb. 3.16) und die Erkennung möglicher Zeichen einer Störung (■ Tab. 3.1).

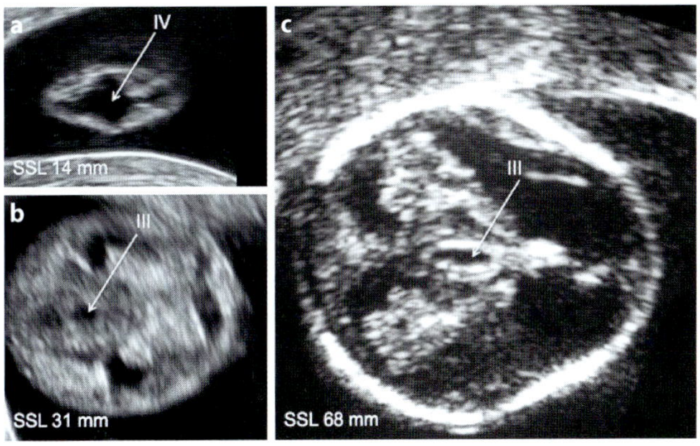

■ **Abb. 3.11** Die Abgriffstrecke für die Kopfbreite (BPD) ändert sich im Verhältnis zu den Strukturen des ZNS im Laufe des I. Trimenon. **a** Nach 7 Wochen liegt die größte Breite in der Höhe des 4. Ventrikels (*IV*); man erkennt das rautenförmige Rhombenzephalon. Der 4. Ventrikel führt durch den Isthmus rhombencephali (*nach rechts*) in den zukünftigen Aquaeductus Sylvii. **b** Nach etwa 9½ Wochen dominieren die paarigen Großhirnhemisphären mit ihren hellen Plexus chorioidei (■ Abb. 3.25a); der 3. Ventrikel liegt etwas dorsal (*III*). **c** Am Ende des I. Trimenon liegt der 3. Ventrikel zentral als eine deutliche schmale Kavität. Der Corpus callosum und damit das Cavum septi pellucidi, sind noch nicht entwickelt

Die SSL und Herzaktivität sind ab ca 5½ bis 6 Wochen messbar, der Dottersack wird von 5½ bis 8+6 Wochen gemessen, der Amnionsack von 7 bis 11 Wochen. Der BPD ist ein Parameter, der nützlich für die Bewertung des Kopfes ab 10 Wochen ist. Man misst die SSL und beurteilt die Entwicklung des Embryos, indem man die entsprechenden anderen Werte (Herzfrequenz (S/min), Kopfbreite (mm), mittlere Durchmesser (mm) von Amnionsack und Dottersack) der der SSL entsprechenden Schwangerschaftslänge anpasst.

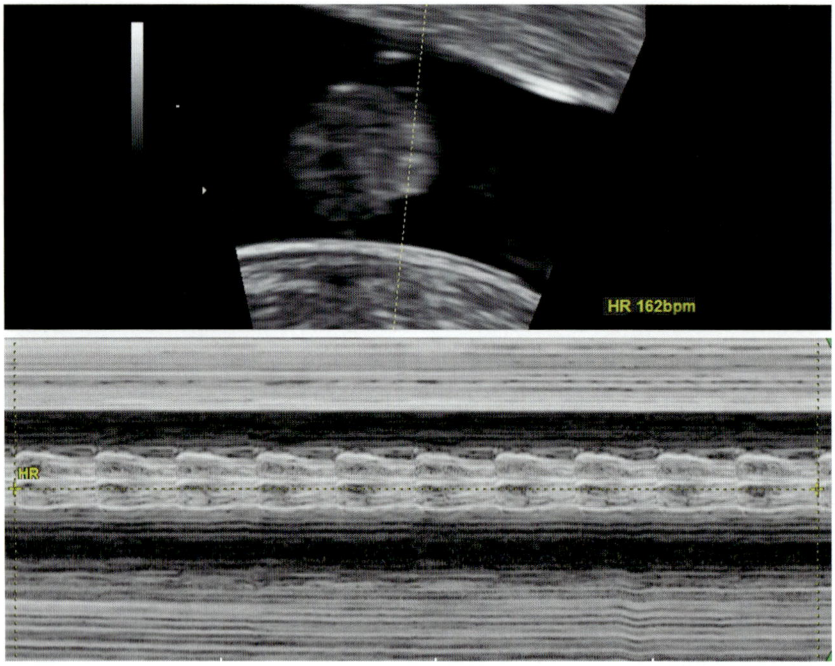

Abb. 3.12 Motion-Mode (M-Mode) des Herzens zu Beginn der Woche 8: Der Cursor liegt über den Herzventrikeln und registriert deren Bewegungen und damit die Herzfrequenz (hier 162 Schläge/Minute)

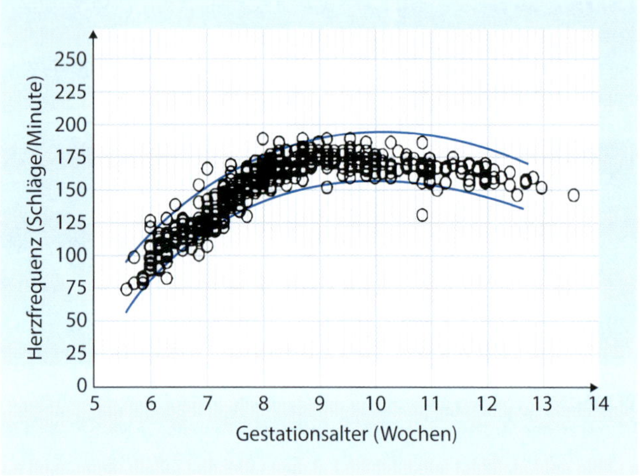

Abb. 3.13 Diagramm der normalen Herzfrequenz (N=474) im I. Trimenon. In der zweiten Hälfte der Woche 5 schlägt das Herz mit einer Frequenz von durchschnittlich 80 bis 100 Schläge/min; die Frequenz steigt auf 175 Schläge/min in der Woche 9. Danach fällt die Frequenz nach 12 Wochen auf 160 Schläge/min

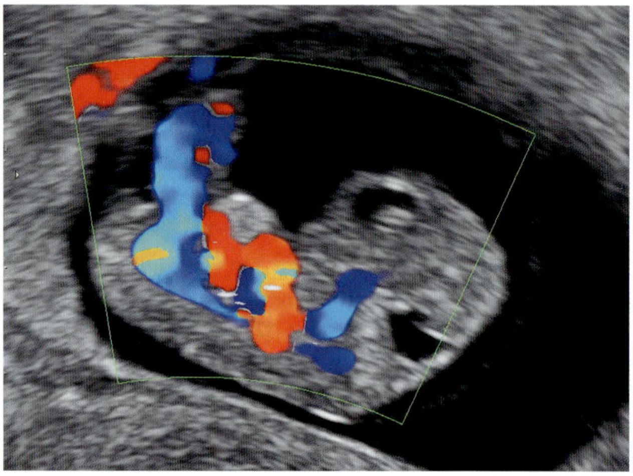

Abb. 3.14 Sagittalschnitt durch einen Embryo mit SSL von 20 mm. Die Farbkodierung zeigt den Blutstrom durch Umbilikalvene, Ductus venosus und Herz (*rot*), Karotis, Aorta und Umbilikalarterien (*blau*)

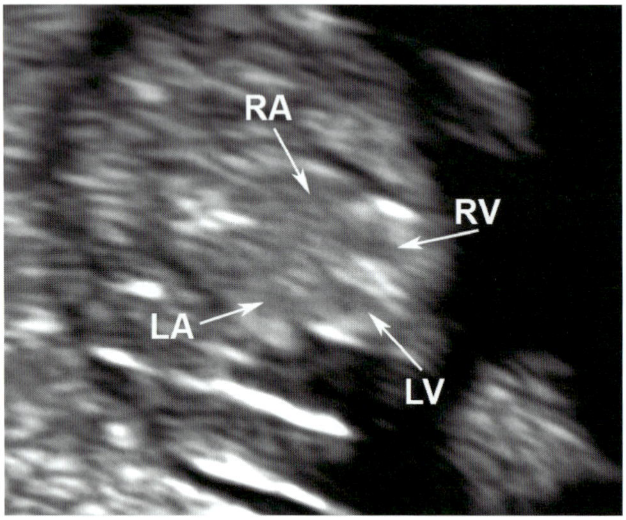

Abb. 3.15 Vierkammerschnitt durch das Herz eines Embryos (SSL 20 mm) am Ende der Woche 8; die Atrien sind zusammen breiter als die Ventrikel. *RA* rechtes Atrium, *LA* linkes Atrium, *RV* rechter Ventrikel, *LV* linker Ventrikel

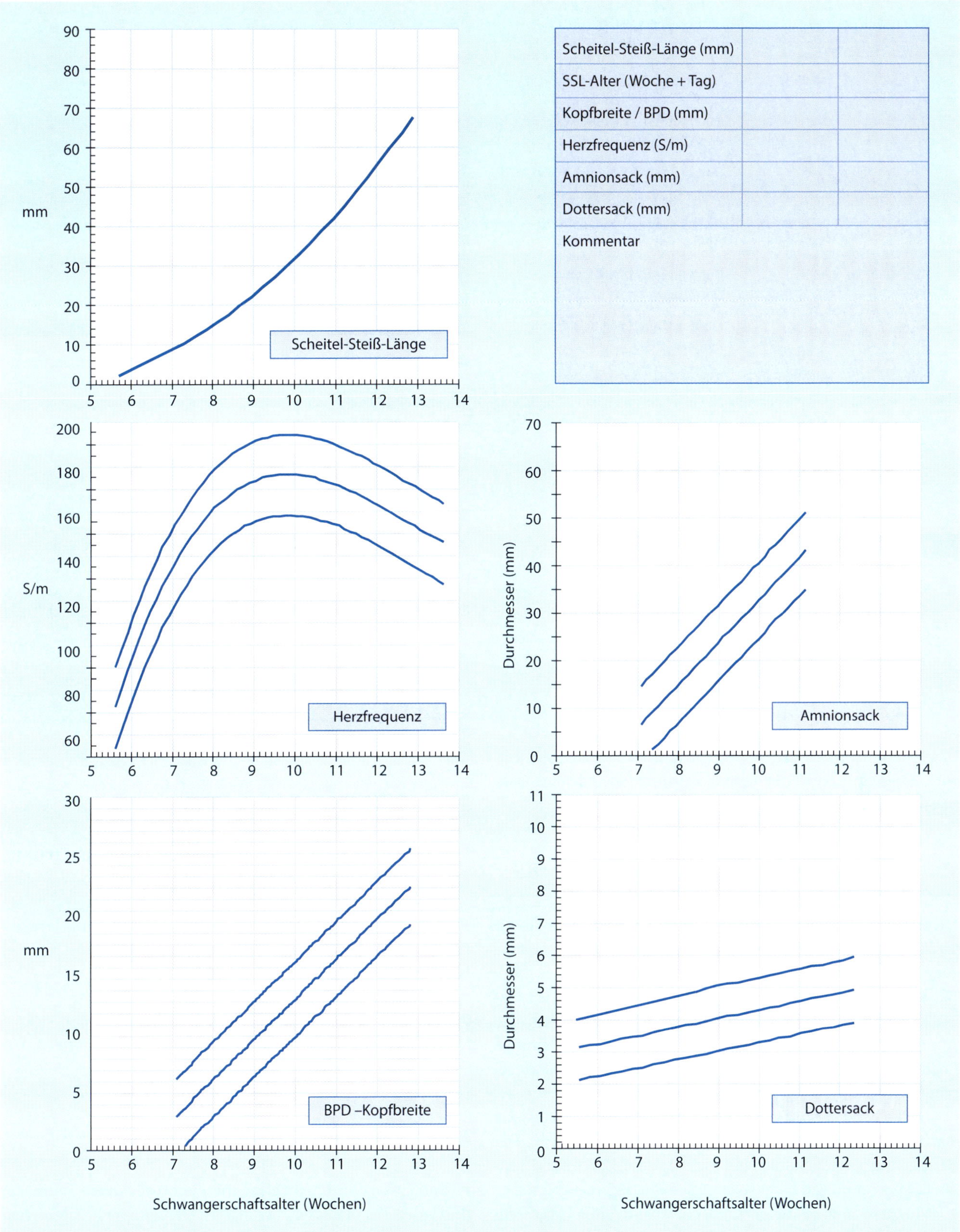

Scheitel-Steiß-Länge (mm)		
SSL-Alter (Woche + Tag)		
Kopfbreite / BPD (mm)		
Herzfrequenz (S/m)		
Amnionsack (mm)		
Dottersack (mm)		
Kommentar		

Abb. 3.16 Die SSL und Herzaktivität sind ab ca. 5½ bis 6 Wochen messbar, der Dottersack wird von 5 1/2 bis 8+6 Wochen gemessen, der Amnionsack von 7 bis 11 Wochen. Der BPD ist ein Parameter, der nützlich für die Bewertung des Kopfes ab 10 Wochen ist. Man misst die SSL und beurteilt die Entwicklung des Embryo, indem man die entsprechenden anderen Werte (Herzfrequenz (S/min), Kopfbreite (mm), mittlere Durchmesser (mm) von Amnionsack und Dottersack) der der SSL entsprechenden Schwangerschaftslänge anpasst

Tab. 3.1 Faktenbox. Mögliche Zeichen einer gestörten Frühschwangerschaft (Referenzwerte aus Papaioannou et al.)

	Normal	Mögliche Zeichen einer Störung
Dottersack	Sichtbar ab 5–5½ Wochen	Durchmesser <3,0 mm zwischen 6 und 10 Wochen
		Durchmesser >7 mm vor 9 Wochen
Amnionsack	Sichtbar ab 7 Wochen	Nicht visualisierbar nach 7 Wochen
		Durchmesser kleiner als der Dottersack
		Mittlerer Durchmesser deutlich größer als SSL
Embryo	Sichtbar ab 5½–6 Wochen	SSL >4 mm, ohne Herzaktivität
		Alter >6 Wochen, ohne Herzaktivität
		Permanente Bradykardie (<100/min) nach 6 Wochen

Tipp

Signifikante Abweichungen sind mögliche Hinweiszeichen einer gestörten Frühschwangerschaft. Es empfiehlt sich, besonders bei unsicheren Befunden die Untersuchung nach mehreren Tagen bzw. einer Woche zu wiederholen.

Eine Zusammenfassung der möglichen Hinweiszeichen von Entwicklungsstörungen der in diesem Abschnitt behandelten Strukturen zeigt Tab. 3.1.

3.3 Sonoembryologie von Woche zu Woche

Die frühen Arbeiten zur transvaginal erfassbaren Sonoanatomie im I. Trimenon wurden von Timor-Tritsch , Takeuchi und Blaas vorgelegt (Timor-Tritsch et al. 1988, 1990, Takeuchi et al. 1992, Blaas et al. 1994, 1995b, 1995c, 1998b). Mit der modernen Ultraschalltechnik und Computertechnologie nähern wir uns dem Auflösungsvermögen eines Mikroskops und können damit zu Recht den Begriff „Sonoembyologie", der von Timor-Tritsch geprägt wurde, anwenden.

Im Folgenden wird die sonoembryologische Entwicklung des menschlichen Embryos Woche für Woche beschrieben. Der Beschreibung liegen Studien mit transvaginalen 7,5-Mhz-Transducern bei optimalen Untersuchungsbedingungen zugrunde.

Voraussetzung ist die normale Entwicklung mit zeitgerechter Ovulation, Befruchtung und Nidation. Das heißt, bei Abweichungen vom unten angeführten Zeitschema kann neben einer gewissen biologischen Variation der embryologischen Entwicklung einfach ein anderes Alter als ursprünglich berechnet vorliegen. Zu empfehlen ist dann eine Kontrolluntersuchung nach 3–4 Tagen.

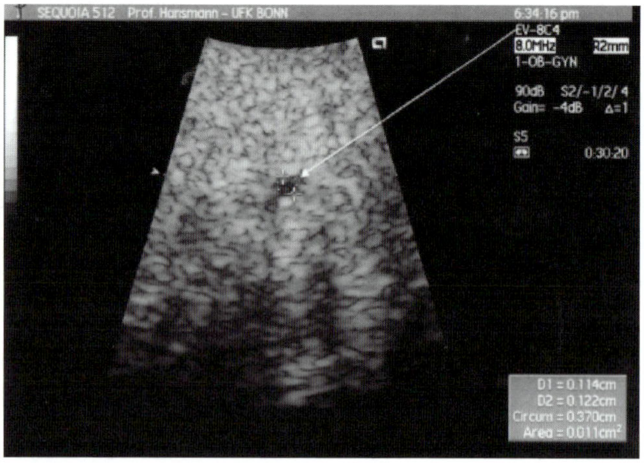

Abb. 3.17 Historisches Bild von M. Hansmann 1998 von einer sehr frühen Schwangerschaft in der Woche 4. Man sieht im Endometrium eine winzige Ringstruktur mit einem zentralen Loch (Mit freundl. Genehmigung von M. Hansmann 1998)

Tab. 3.2 Faktenbox Woche 4

Tag	Embryologie	Ungefähres Carnegie-Stadium
0	Primitiver Strich, Gastrulation	
1		7
2	Gestationssack	
3	≥1000 FIRP	8
4	Neurulation	
5	Erste Somiten	9
6		

3.3.1 4 Wochen, 0 bis 6 Tage

Ungefähr in der Mitte dieser Woche gelingt mithilfe der transvaginalen Sonografie der früheste Nachweis einer scharfsäumigen, lochartigen Struktur >1 mm bis 6 mm, asymmetrisch im hohen Endometrium gelegen (Abb. 3.17). Es lässt sich keine Herzaktion darstellen (da noch nicht vorhanden!). Der ß-HCG-Wert liegt zwischen 200–800 mIU/ml (Tab. 3.2).

Wesentlich ist, dass diese winzige, kreisrunde, wie ausgestanzt wirkende Struktur in allen Schnittebenen reproduzierbar ist.

3.3.2 5 Wochen, 0 bis 6 Tage

Es findet sich eine **Fruchtblase mit hyperreflexivem Saum**, der durch den Trophoblasten bedingt ist. Der mittlere Fruchtblasendurchmesser nimmt von 6 auf 12 mm zu.

Anfang der Woche kann man einen zarten Ring mit einem Diameter von ungefähr 2–3 mm in Wandnähe in der Fruchtblase erkennen (Abb. 3.18). Dies ist der **Dottersack**, der als embryonale Struktur ein sicherer Beweis einer intrauterinen Schwangerschaft darstellt (Abb. 3.19). Im Laufe der Woche wird der Dot-

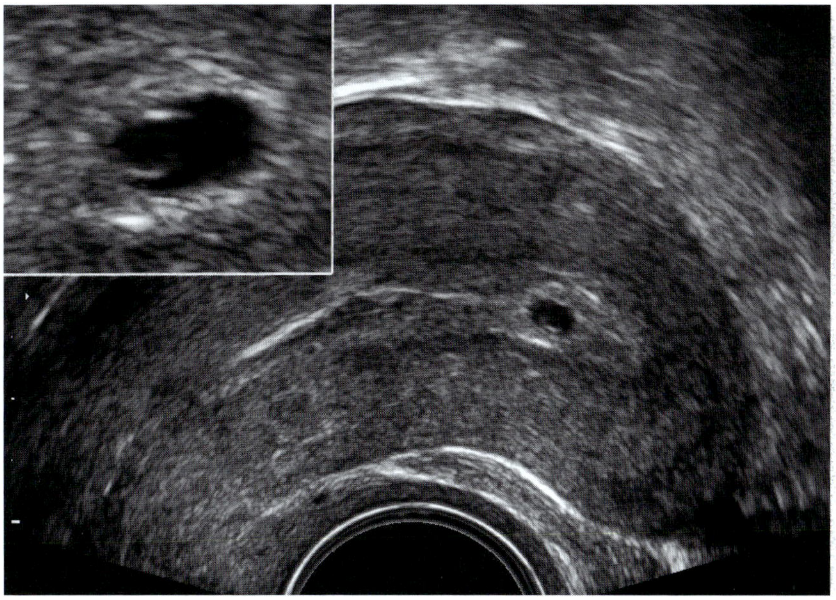

Abb. 3.18 Sagittalschnitt durch einen antevertierten Uterus in der Woche 5. Man erkennt den echoreichen Trophoblastring, in dem der kleine Dottersack liegt (s. *Vergrößerung im Bild oben links*)

tersack-Embryo-Komplex wandnah deutlich („Ring mit Stein", Ring = Dottersack, Durchmesser ca. 3–4 mm, Stein = Embryo, Länge/Breite ca. 1,5–4 mm) (Abb. 3.9).

Der früheste Nachweis einer embryonalen **Herzaktion** gelingt etwa ab Mitte dieser Woche. Die Frequenz liegt bei ca. 100 Schläge/min.

3.3.3 6 Wochen, 0 bis 6 Tage

Die Scheitel-Steiß-Länge liegt bei 4–9 mm. Der mittlere Durchmesser der **Fruchtblase** (= Chorionhöhle) nimmt von etwa 12 mm auf 20 mm zu. Die **Herzaktion** ist immer erkennbar und hat anfangs eine Frequenz von etwa 105 Schläge/min, gegen Ende der Woche 135–140 Schläge/min. Am Ende der Woche kann man die dünne **Amnionmembran** erkennen.

Ebenso kann als erstes anatomisches Detail der Hohlraum des Rhombenzephalons sichtbar werden (s. u.) (Blaas et al. 1995c, Blaas u. Eik-Nes 1996). Das für die Woche 6 typische Bild zeigt Abb. 3.20.

3.3.4 7 Wochen, 0 bis 6 Tage

Die Scheitel-Steiß-Länge liegt bei 9–14 mm, der biparietale Durchmesser bei 2,5–5,5 mm. Der Körper ist im Koronarschnitt schmal, im Sagittalschnitt sieht er wie ein Dreieck aus, wobei die Schenkel von

1. dem Rücken,
2. dem Dach des Rhombenzephalon und von
3. der Vorderseite des Kopfes, der Basis der Nabelschnur und der Schwanzpartie gebildet werden (Abb. 3.21).

An den Seiten des Körpers erscheinen echoarme Auswüchse, die **Extremitätenknospen** (Abb. 3.21d).

Das **Herz** bildet einen großen, hellen, pulsierenden Fleck im Zentrum des Körpers. Am Ende der Woche erkennt man im Real-

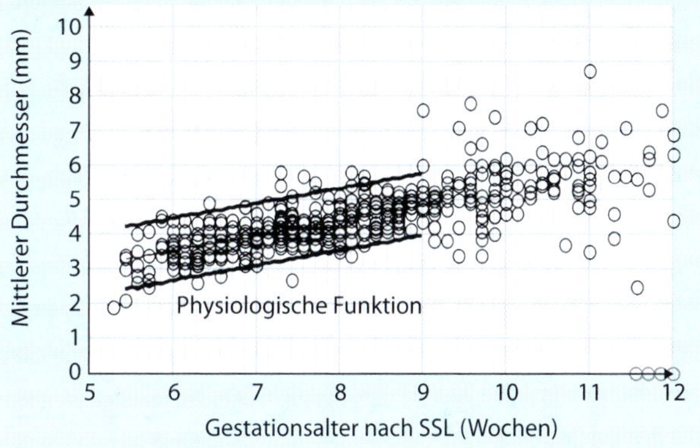

Abb. 3.19 Durchschnittliche Diameter des Dottersackes in 3 Ebenen gemessen von 490 unkomplizierten Frühschwangerschaften. Die geringen Variationen von 5 bis 8 Wochen zeigen die Periode der physiologischen Funktion des Dottersackes an. Ab Woche 9 hat die Messung des Dottersackes keine klinische Bedeutung

Tab. 3.3 Faktenbox Woche 5

Tag	Embryologie	Ungefähres Carnegie-Stadium
0	Chorionkavität 6–7 mm, Dottersack Neuralfalten beginnen zu fusionieren	
1		10
2	Offene rostrale und kaudale Neuroporen	
3	Dottersack sichtbar, rostrale Neuropore schließt sich	11
4	Embryonaler Pol, Herzschläge, SSL 1,5 mm	
5	Kaudale Neuropore schließt sich	12
6	Herzfrequenz 105 Schläge/min, „body stalk" etabliert	

Tab. 3.4 Faktenbox Woche 6

Tag	Embryologie/Sonoembryologie	Ungefähres Carnegie-Stadium
0	Embryonalpol sichtbar, Herz schlägt	
1	Obere Extremitätenknospe, 4 Paare Kiemenbögen	13
2	Untere Extremitätenknospe	
3	Herzfrequenz 120, obere Extremität paddelförmig	14
4	Primordia der zerebralen Hemisphären	
5	Rhombenzephalon oben im Kopf, Mesenzephalon anterior Untere Extremitäten paddelförmig, Handplatte	15
6	Amnionmembran sichtbar	

Tab. 3.5 Faktenbox Woche 6

Tag	Embryologie/Sonoembryologie	Ungefähres Carnegie-Stadium
0	Herzfrequenz 130 Schläge/min, Mes- und dienzephalon	
1	Spina, Extremitäten sichtbar	
2	Telenzephalon teilt sich in Hemisphären	16
3	Physiologische Nabelhernie, große Nierenkelche	
4	Blutstrom in den vitellinen Gefäßen	
5	Zerebrale Hohlräume deutlich, Fingerstrahlen	17
6	Vierter Ventrikel ist größter Hirnhohlraum	

time-Bild atriale und ventrikuläre reziproke Bewegungen, Details lassen sich jedoch noch nicht ausmachen (Blaas et al. 1995b).

In unmittelbarer Nähe antero-kranial vom Herzen liegt das **Vorderhirn**. Alle Hirnhohlräume sind in dieser Woche sichtbar (Blaas et al. 1994, Blaas et al. 1995c) (Abb. 3.21a, b, c). Die lateralen Ventrikel erscheinen als stecknadelgroße Bläschen an den Seiten des Hohlraumes des Zwischenhirns (Dienzephalon), dem 3. Ventrikel (Abb. 3.21b). Der 3. Ventrikel mündet in den gebeugten Hohlraum des Mittelhirns (Mesenzephalon), dem zukünftigen Aquaeductus Sylvii, der im vorderen Teil des embryonalen Kopfes liegt. Der Übergang vom Aquaeductus in den rautenförmigen Hohlraum (4. Ventrikel) des Rhombenzephalons ist durch eine Enge gekennzeichnet, dem sogenannten Isthmus rhombencephali (Abb. 3.21a). Der Hohlraum des Rhombenzephalons liegt ganz oben im Kopf, ist anfänglich eine flache Grube, die gegen Ende der Woche etwas tiefer wird.

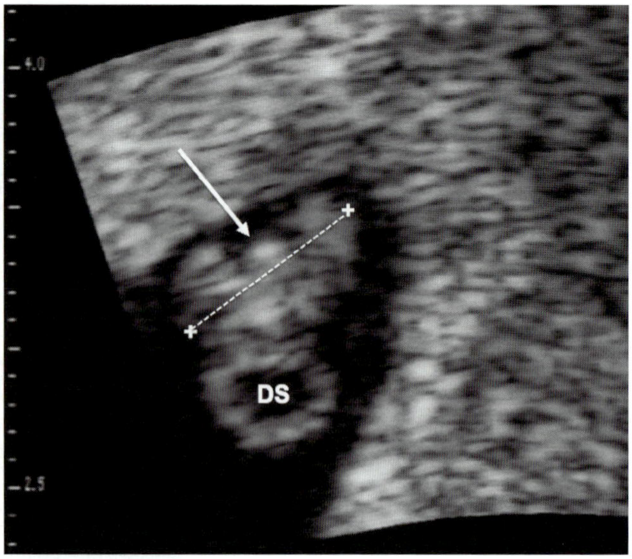

Abb. 3.20 Sagittalschnitt durch einen 6–7 mm langen Embryo in der Woche 6. Der *Pfeil* zeigt auf das Herz. Der Dottersack liegt unter dem Rücken des Embryos. *DS* Dottersack

Die zukünftige **Wirbelsäule** bildet in der Körperlängsachse zwei parallel verlaufende Linien (Abb. 3.21c, d).

Im Laufe der Woche 7 erscheint im verdickten Ursprung der kurzen Nabelschnur ein kleiner echogener Zapfen, dem ersten Zeichen der physiologischen **Herniierung** (s. u.) (Blaas et al. 1995b).

Der Embryo liegt im Amnionsack, der Dottersack liegt außerhalb. Der Ductus vitellinus verbindet als echoreicher Strang den Dottersack via Nabelschnur mit dem Embryo. Blutstrom ist im Real-time-Ultraschall leicht im Ductus vitelllinus zu erkennen.

3.3.5 8 Wochen, 0 bis 6 Tage

Die Scheitel-Steiß-Länge beträgt 15–22 mm, der biparietale Durchmesser 6–9 mm. Chorionkavität, Amnionkavität und Dottersack sind besonders leicht zu unterscheiden (Abb. 3.22). Der Embryo liegt im Amnionsack wie in einer Hängematte.

Die **Entwicklung des Gehirns** zeigt dramatische Veränderungen: Die Hemisphären wachsen rasch, der 3. Ventrikel imponiert als großer zentraler Hohlraum (Abb. 3.23). Ende der Woche zeigt eine leichte Einengung (Isthmus prosencephali) den Übergang zum weiten Aquaeductus Sylvii, der jetzt ganz oben im Kopf liegt (Abb. 3.24). Der 4. Ventrikel ist nach dorsal verschoben, er ist jetzt kürzer und tiefer. Am Ende der Woche tauchen die Plexus chorioidei in den lateralen Ventrikeln und im 4. Ventrikel auf (Blaas et al. 1994, 1995c, 1998a).

Zu Beginn liegt die **Herzfrequenz** bei etwa 165 Schläge/min (Blaas et al. 1995b). Die echogenen Darmschleifen in dem physiologischen Nabelbruch werden deutlicher (▶ Woche 9).

Die **Extremitäten** werden deutlicher. Gegen Ende der Woche erkennt man den Ellbogen, die Hand und sogar die Finger. Nach anfänglichen diskreten Körperbewegungen zeigt der Embryo später vorsichtige Armbewegungen.

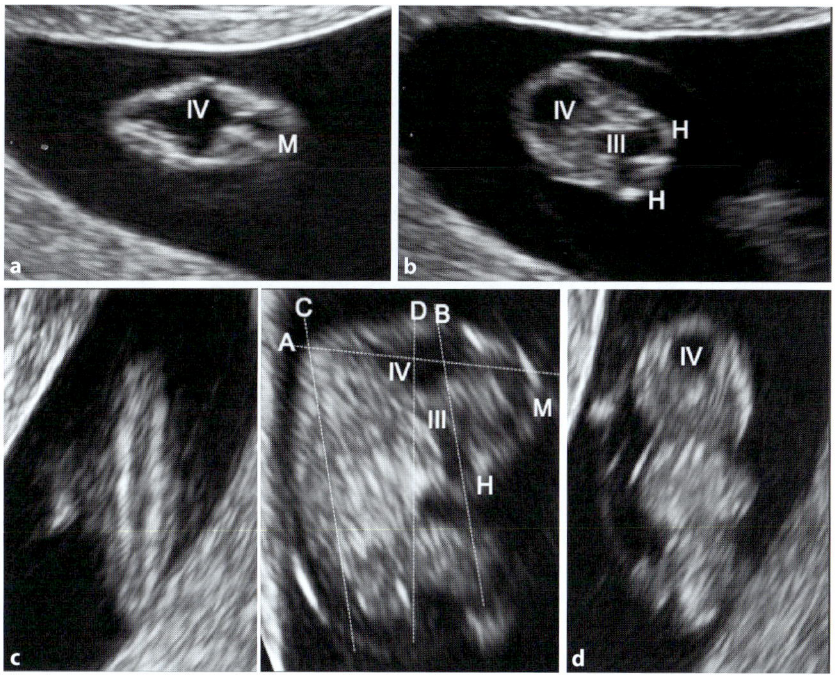

Abb. 3.21 Typisches Erscheinungsbild eines Embryos in der Woche 7, hier SSL 13 mm. In der *Mitte unten* der Sagittalschnitt, Rücken *links*, Vorderseite *rechts*. Die Schnittebenen *A* bis *D* sind angezeigt. **a** Schnitt durch den vierten Ventrikel (*IV*), den Isthmus rhombencephali und den Hohlraum des Mesenzephalons (*M*). **b** Man erkennt den großen vierten Ventrikel (*IV*), den dritten Ventrikel (*III*) und die Hemisphären„knospen" (*H*). **c** Die zukünftige Spina ist mit zwei hellen Linien dargestellt. **d** Koronarschnitt durch den schmalen Körper; im Kopf der vierte Ventrikel (*IV*); besonders gut sind die kleinen Auswüchse der unteren Extremitäten zu sehen. Man erkennt die Amnionmembran links vom Embryo. Der kleine weiße Fleck zwischen Amnionmembran und Uteruswand ist ein Querschnitt durch den Ductus vitellinus

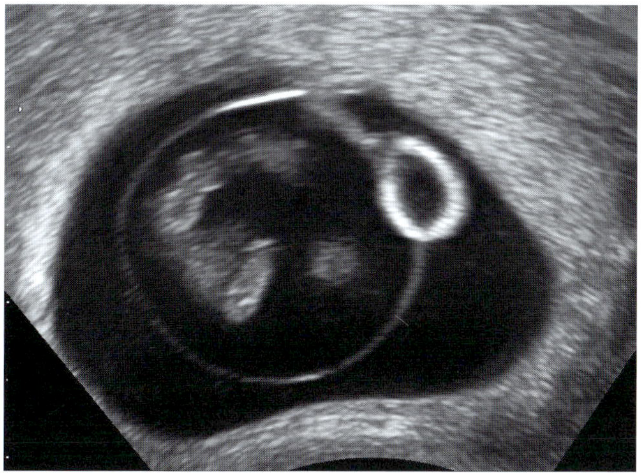

Abb. 3.22 Die drei Säcke Chorionkavität, Amnionsack (zarte Membran) und Dottersack (relativ dicke Wand) in der Woche 8. Der Dottersack liegt außerhalb der Amnionkavität in der Chorionkavität. Im Amnionsack sieht man den Embryo mit der unteren Extremität nach oben zeigend, die Flanke und eine obere Extremität

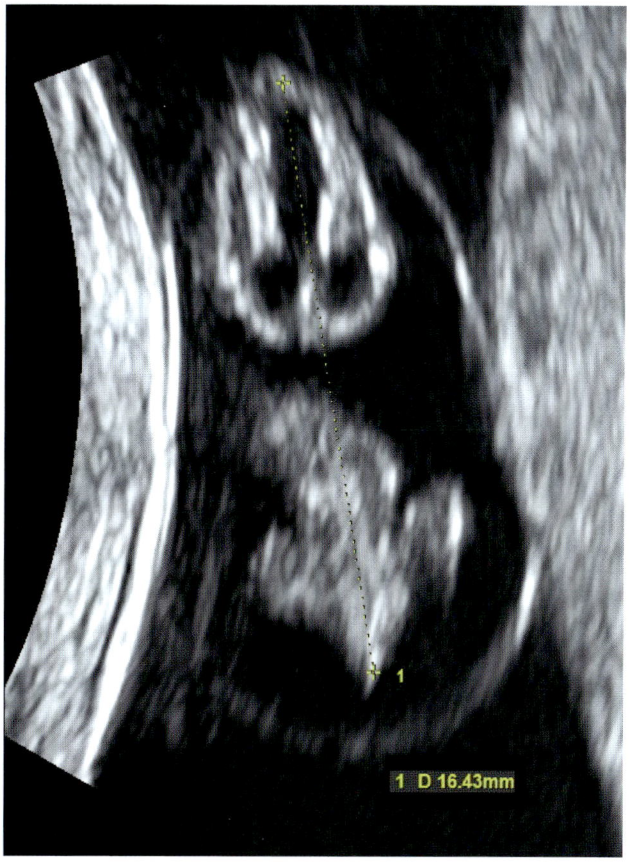

Abb. 3.23 Koronarschnitt durch einen 16 mm langen Embryo, der in seiner Amnionhöhle liegt. Die Seitenventrikel des Gehirns, der dritte Ventrikel und ganz oben der vordere Teil des zukünftigen Aquaeductus Sylvii (Hohlraum des Mesenzephalon) erscheinen als große Löcher im Kopf. Am unteren Teil des Embryos sieht man die noch kurzen Extremitäten

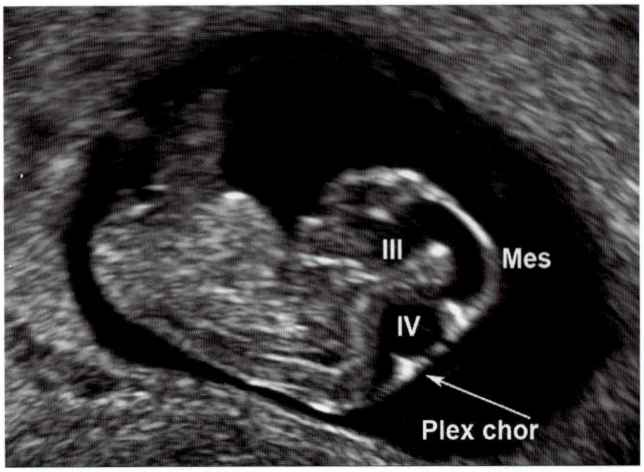

Abb. 3.24 Sagittalschnitt durch einen 20 mm langen Embryo. Der Kopf ist noch auf die Brust gebeugt, mit einer deutlichen Flexur im Nackenbereich. Die Hohlräume des Gehirns in der Mittellinie sind von kaudal: 4. Ventrikel (*IV*), der durch den Isthmus rhombencephali in den noch geräumigen Hohlraum des Mesenzephalons (*Mes*) führt. Im Dach des 4. Ventrikels erkennt man einen der hellen Plexus chorioidei (*Plex chor*). Der 3. Ventrikel (*III*) ist in diesem Bild etwas tangential getroffen, daher nicht so deutlich

Tab. 3.6 Faktenbox Woche 8

Tag	Embryologie/Sonoembryologie	Ungefähres Carnegie-Stadium
0	Körperbewegungen, Herzfrequenz 160 Schläge/min	
1	Spina, Extremitäten sichtbar	
2	Ossifikation des Skelettes beginnt	18
3	Diskrete Extremitätenbewegungen	
4	Finger, Plexus chorioidei im 4. Ventrikel	
5	Plexus chorioidei in lateralen Ventrikeln	19
6	4 Herzkammern, Septum primum, urogenitale Membran rupturiert	

3.3.6 9 Wochen, 0 bis 6 Tage

Die Scheitel-Steiß-Länge liegt bei 23–31 mm, der biparietale Durchmesser bei 9,5–12,5 mm. Die Hemisphären nehmen die typische C-Form an. Die Plexus chorioidei wachsen schnell und füllen die Seitenventrikel aus (Abb. 3.25a, c). Der Hirnmantel ist sehr dünn und hypoechogen. Der 3. Ventrikel wird langsam schmäler, während der Aquaeductus Sylvii, der Hohlraum des Mesenzephalons, sogar noch weiter wird (im Schnitt 1,5 mm) (Abb. 3.25b, d). Die sogenannten rhombischen Lippen wandeln sich in die zerebellaren Hemisphären um.

Der 4. Ventrikel liegt jetzt mehr dorsal (Blaas et al. 1998a). In der Aufsicht erkennt man noch die rhomboide Form, ein heller Streifen teilt jedoch das Dach des 4. Ventrikels in die Areae membranaceae superior und inferior (Blaas et al. 1995c) (Abb. 3.25d). Dieser helle Streifen besteht aus den paarig angelegten Plexus chorioidei, die von den dorsalen Seiten der Recessi

Tab. 3.7 Faktenbox Woche 9

Tag	Embryologie/Sonoembryologie	Ungefähres Carnegie-Stadium
0	Herzfrequenz 175 Schläge/min, zerebellare Hemisphären	20
1	Magensack, Plexus chorioidei teilen 4. Ventrikel	
2	Hände und Füße nähern sich in der Mittellinie, Zehen	
3	Ossifikation von Klavikula, Maxilla, Mandibula	21
4	Breite von Hohlraum im Mesenzephalon > im Dienzephalon	
5	Alle Finger erkennbar	22
6	Große physiologische Nabelhernie	

laterales aus auf die Mitte zu gewachsen sind (Brocklehurst 1969, O'Rahilly u. Müller 1990). Die Augen lassen sich bei guter Auflösung (7,5 MHz) erkennen, sie stehen noch weit voneinander (Blaas u. Eik-Nes 1996) (Abb. 3.26).

Die zuerst **ossifizierten Knochen** sind das Schlüsselbein, der Unter- und der Oberkiefer.

Das **Herz** ist in groben Zügen fertig entwickelt und bei guter Vergrößerung lassen sich die 4 Herzkammern darstellen (Blaas et al. 1995b) (Abb. 3.15). Die Frequenz der Herzschläge erreicht seinen Gipfel mit im Durchschnitt 175 Schläge/min (Robinson u. Shaw-Dunn 1973, DuBose et al. 1990, Blaas et al. 1995b).

Die **Speiseröhre** erscheint als ein heller Streifen hinter dem Herzen (Blaas u. Eik-Nes 2008) (Abb. 3.27). Gelegentlich erkennt man den **Magensack** als kleinen echoarmen Fleck unterhalb des Herzens auf der linken Seite des Embryos (Blaas et al. 1995). Er kann in einigen Fällen schon in der Woche 8 erkannt werden.

Der **physiologische Nabelbruch** liegt wie ein großer gefüllter Beutel an der vorderen Bauchwand (Abb. 3.28a, b). Oft erkennt man in der Nabelschnur zum Teil relativ große zystische Hohlräume, die möglicherweise Reste des Nabelschnurzöloms darstellen. Sie sind in der Regel harmlos.

Die **Extremitäten** erhalten zunehmend ihre menschliche Ausformung. Sowohl Ober- und Unterarme und die Hände sind zu erkennen. Die Fingerspitzen sind zu erkennen (Abb. 3.29a), sie berühren einander beinahe in der Mitte vor dem Brustkorb. Die Knie zeigen nach lateral, die Füße haben noch eine Supinationshaltung (Abb. 3.29b). Oft sieht man, dass der Embryo in „die Füße" klatscht.

3.3.7 10 Wochen, 0 bis 6 Tage

Die Scheitel-Steiß-Länge liegt bei 32–42 mm, der biparietale Durchmesser bei 13–16 mm.

Nach etwa 10 Wochen beginnt die fetale Periode. Von nun an sprechen wir vom „**Fetus**". Der Kopf ist immer noch verhältnismäßig groß, mit prominierender Stirn und flachem Hinterkopf. Der Körper streckt sich, die Extremitäten werden länger und

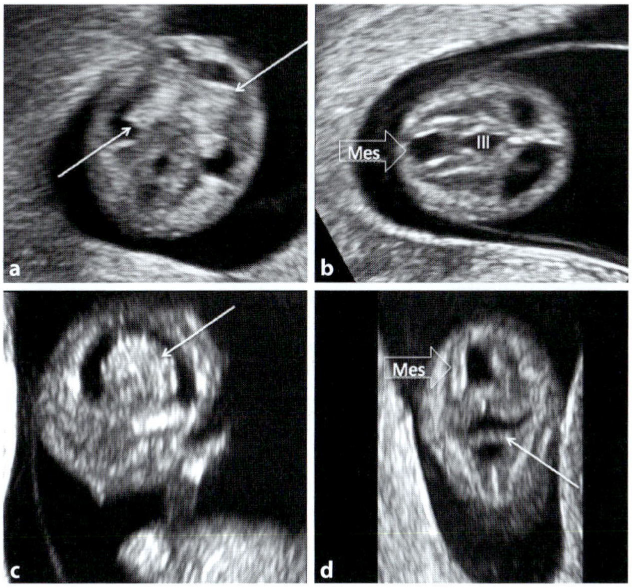

Abb. 3.25 Ultraschallschnitte durch den Kopf eines 9½ Wochen alten Embryo. **a** Ebene für die Messung der Kopfbreite. Man erkennt die paarigen hellen Plexus chorioidei der Seitenventrikel (*Pfeile*). **b** Diese Ebene liegt etwas höher als **a**) und zeigt die Seitenventrikel rechts, den dritten Ventrikel zentral (*III*), und den Hohlraum des Mesenzephalons (*Mes*). **c** Parasagittalschnitt durch eine Großhirnhemisphäre; der *Pfeil* zeigt auf den großen Plexus chorioideus. **d** Schräger Koronarschnitt durch den hinteren Teil des Kopfes; man erkennt das Mesenzephalon (*Mes*), darunter die Kleinhirnhemiosphären, und den Hohlraum des Rhombenzephalon, der von den paarigen Plexus chorioideus (*Pfeil*) in einen oberen und unteren Bereich unterteilt ist

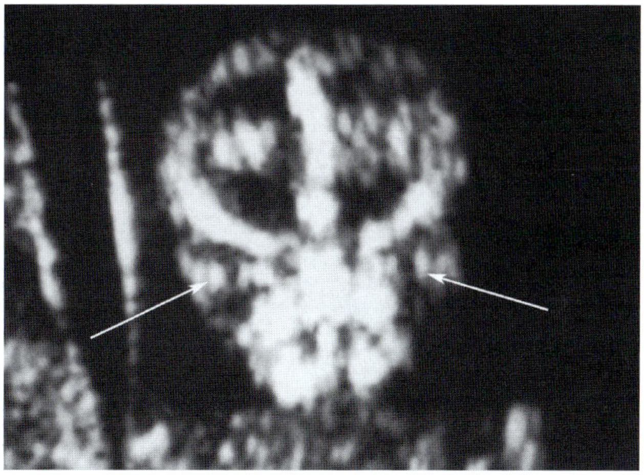

Abb. 3.26 „Physiologischer" Hypertelorismus der Augen (*Pfeile*) in der Woche 9

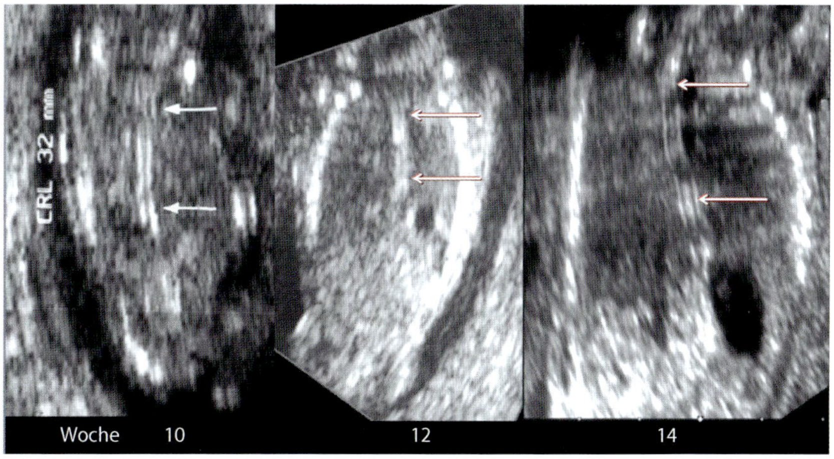

Abb. 3.27 Darstellung des Ösophagus als echoreiche Doppelkontur schon ab der 10. Woche (**a**) in der 12 und 13. Woche sieht man den Ösophagus am schon darstellbaren Magen enden (**b**,**c**)

nehmen allmählich die für Menschen natürliche Haltung ein. Im Laufe von ein bis zwei Wochen werden sich die Füße ausgerichtet haben. Finger und Zehen kann man zählen.

Die **Entwicklung des Zentralnervensystems** mit Betonung der Hemisphären schreitet fort (Blaas et al. 1998a). Die Hemisphären mit ihren großen, hellen Plexus chorioidei füllen die vordere Hälfte des Kopfes und bedecken teilweise das Dienzephalon. Die Wände des Dienzephalons verdicken sich, besonders der dorsale Thalamus engt den oberen, ventralen Teil des 3. Ventrikels ein. Der 3. Ventrikel wird also schmäler, während das Lumen des Mesenzephalon weit bleibt (O'Rahilly u. Müller 1990, Blaas et al. 1994, 1998a). Die dorsalen Evaginationen des mesenzephalen Hohlraums, die sogenannten „Blindsäcke", sind deutlich. Die zerebellaren Hemisphären werden größer, das Lumen des 4. Ventrikels wird in Relation kleiner. Die Plexus chorioidei des 4. Ventrikels werden an die untere Kante des Zerebellums gezogen. Grobe Anomalien wie alobare Holoprosenzephalie , Rachischisis, Anenzephalie und Akranie sollten erkennbar sein (Blaas u. Eik-Nes 2009).

Die **Anatomie des Herzens** wird deutlicher. Gelegentlich lassen sich besondere Details wie die Herzkammern und die großen Arterien darstellen.

Die **Speiseröhre** zeigt sich als eine längliche Struktur, die aus einer doppelten hellen Linie besteht. Der **Magensack** ist meist sichtbar. Der physiologische Nabelbruch erreicht sein größtes Ausmaß, kann jedoch bei einigen Feten schon am Ende der Woche abgeschlossen sein. Auch wenn man mit der Diagnose

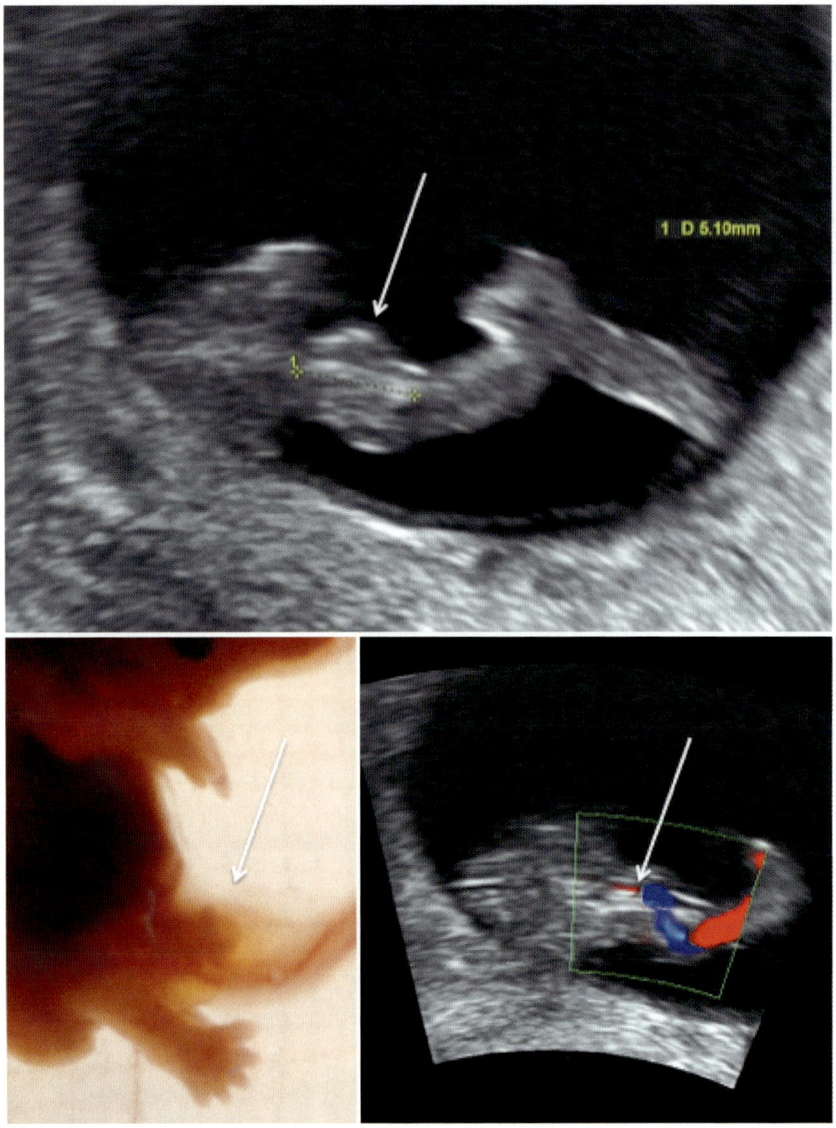

Abb. 3.28 Physiologische Nabelhernie (*Pfeile*) in der Woche 9. Oben ein Querschnitt durch den embryonalen Bauch und der Nabelschnur. Die Länge der Darmherniierung beträgt 5,1 mm. *Unten links* Foto eines Embryos, im durchsichtigen Nabelzölom sind Darmschleifen zu erkennen. *Unten rechts* 3D-Bild eines 27 mm langen Embryo. Die Verdickung der Nabelschnur an der Bauchwand ist deutlich (*Pfeil*)

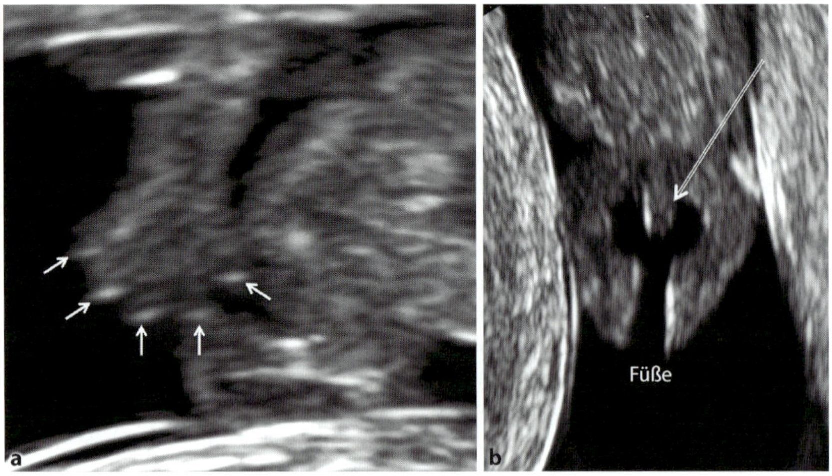

Abb. 3.29 Die Extremitäten in der Woche 9. **a** Man erkennt den Unterarm und die fünf Finger (*Pfeile*), der Daumen liegt körpernah. **b** Koronarschnitt durch die kurzen Beine, die Füße liegen noch im Sagittalplanum. Der *Pfeil* zeigt auf den großen genitalen Tuberkel

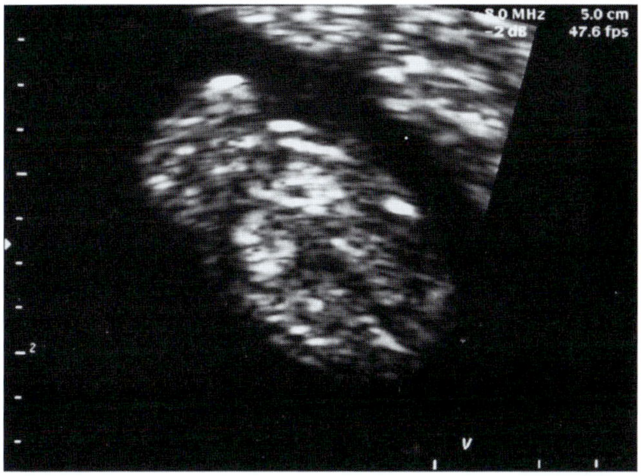

Abb. 3.30 Koronarschnitt durch den Rücken eines Fetus in der Woche 10. Die Nieren können oft relativ echogen erscheinen

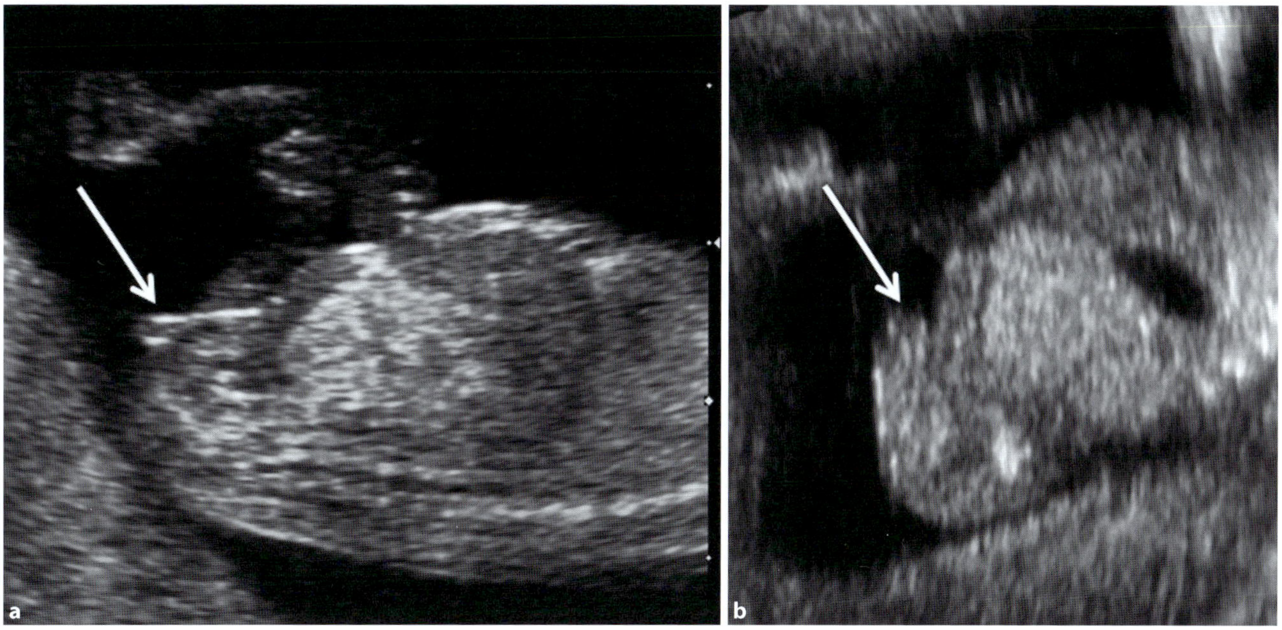

Abb. 3.31 Die Differenzierung des äußeren Genitals ist spätestens in der Woche 13 bei Feten mit SSL ≥69 mm oder einem BPD ≥23 mm abgeschlossen: Penis und Klitoris sind immer noch annähernd gleich groß (*Pfeile*). **a** Während die Klitoris beim Mädchen, zwischen den Labia majora liegend, nach unten gerichtet ist. **b** Zeigt beim Jungen der Phallus mit mehr als 30 Grad nach ventral, kranial vom kleinen Skrotum

Bauchwanddefekt vor 12 Wochen vorsichtig sein sollte, so gibt es in der Literatur frühe Beschreibungen z. B. einer epigastrischen Omphalozele in der Woche 10 (Brown et al. 1989). Die **Nieren** erkennt man als helle Flecken beidseits der lumbalen Wirbelsäule (Abb. 3.30). Die fetale Harnblase ist gelegentlich sichtbar.

Das prominierende genitale Tuberkel, das nach kaudal gerichtet ist, darf nicht mit einem Penis verwechselt werden (Abb. 3.29b). Die Differenzierung der äußeren Genitalien geschieht zwischen 11 und 14 Wochen. Man soll also mit der sonografischen **Geschlechtsbestimmung** vor 14 Wochen zurückhaltend sein (Abb. 3.31).

3.3.8 11 Wochen, 0 bis 6 Tage

Die Scheitel-Steiß-Länge liegt bei 43–54 mm, der biparietale Durchmesser bei 17–20 mm. Die Hemisphären füllen etwa 2/3 des Kopfes aus. Das Dienzephalon liegt zum größten Teil zwischen den Hemisphären. Das Mesenzephalon verlagert sich etwas nach kaudal. Die zerebellaren Hemisphären nähern sich in der Mitte (Blaas et al. 1998a). Das Wachstum des Zerebellums führt dazu, dass das membranöse Dach des 4. Ventrikels unter das Zerebellum gezogen wird. Damit nähern sich die echogenen Plexus chorioidei der unteren Kante des Zerebellums. Das Rückgrat wird deutlich.

An den **Extremitäten** kann begonnen werden, die Diaphysenlänge zu messen (Abb. 3.32).

Die **Speiseröhre** ist jetzt als ein Doppelstreifen erkennbar, und der Magensack ist immer deutlich zu sehen (Blaas et al. 1995b, Blaas u. Eik-Nes 2008) (Abb. 3.27). Spätestens im Laufe dieser Woche zieht sich der **Darm** nach total 270° Rotation aus dem Nabelzölom in die Bauchhöhle zurück (Kiesselbach 1952, Blaas et al. 1995b). Große, epigastrische Omphalozelen (enthalten Leber und Darm) oder zentrale Omphalozelen (enthalten in der

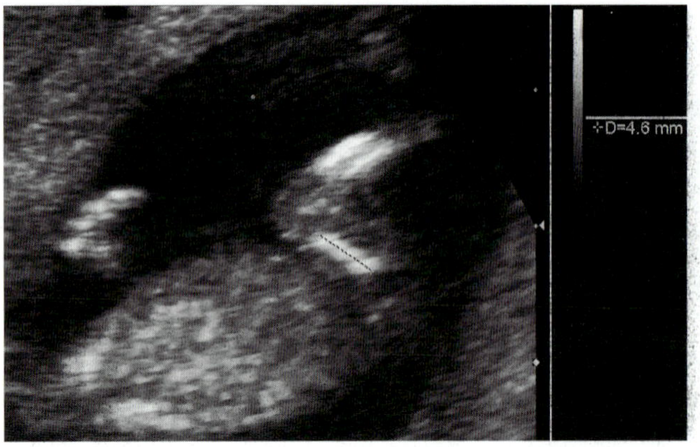

Abb. 3.32 Femurmessung bei einem 57 mm SSL langen Fetus

Tab. 3.8 Faktenbox. Wochen 10–11

Embryologie/Sonoembryologie
Herzfrequenz 170–165, BPD 13–16
Extremitäten in sagittaler Ebene, Knie nach vorne gedreht
Zerebrale Hemisphären dominieren, Plexus chorioidei füllen laterale Ventrikel, immer noch großer, mesenzephaler Hohlraum
Organe: 4-Kammer-Herz, Ösophagus, Magensack, Nieren, Urinblase
Physiologische Nabelhernie verschwindet während Woche 11

Regel nur Darm) werden diagnostizierbar. Sicher ist man meist erst nach 12 Wochen, ob eine Omphalozele vorliegt oder nicht.

3.3.9 12 Wochen, 0 Tage, bis 13 Wochen, 6 Tage

Die Scheitel-Steiß-Länge liegt bei 55–76 mm, der biparietale Durchmesser bei 20,5–30 mm.

Die **Hemisphären** zeigen im Parasagittalschnitt eine Halbmondform. Das Cornu posterior ist noch nicht entwickelt. Der Hirnmantel ist glatt, er hat eine Dicke von etwa 1 bis 1,5 mm. Die Seitenventrikel sind im Horizontalschnitt sehr weit. Sie werden jedoch in der Mitte immer von den Plexus chorioidei ausgefüllt, während man im Vorderhorn und dorsal Zerebrospinalflüssigkeit erkennt. Im Sagittalschnitt liegt das **Dienzephalon** zentral im Kopf, dorsal davon erkennt man das **Mesenzephalon**, wo das Lumen immer noch deutlich zu sehen ist. Im Koronarschnitt kann man zwischen **Thalamus** und **Hypothalamus** unterscheiden. Die Kleinhirnhemisphären treffen sich in der Mittellinie.

Es wird zunehmend leichter, den **Vierkammerschnitt des Herzens** darzustellen (Blaas u. Eik-Nes 2008). Interventrikularseptum, Atrioventrikularklappen, Foramen ovale, die großen Venen, Arteria pulmonalis und Aorta kann man erkennen. Die Farbkodierung kann dabei sehr hilfreich sein. Die frühe Herzdiagnostik erfordert jedoch spezielles Sachverständnis.

Der **Magensack** ist in der Regel mit Flüssigkeit gefüllt (Abb. 3.27). Die physiologische Hernierung ist abgeschlossen. Die **Nieren** sind immer noch relativ hell, die **Harnblase** erkennt

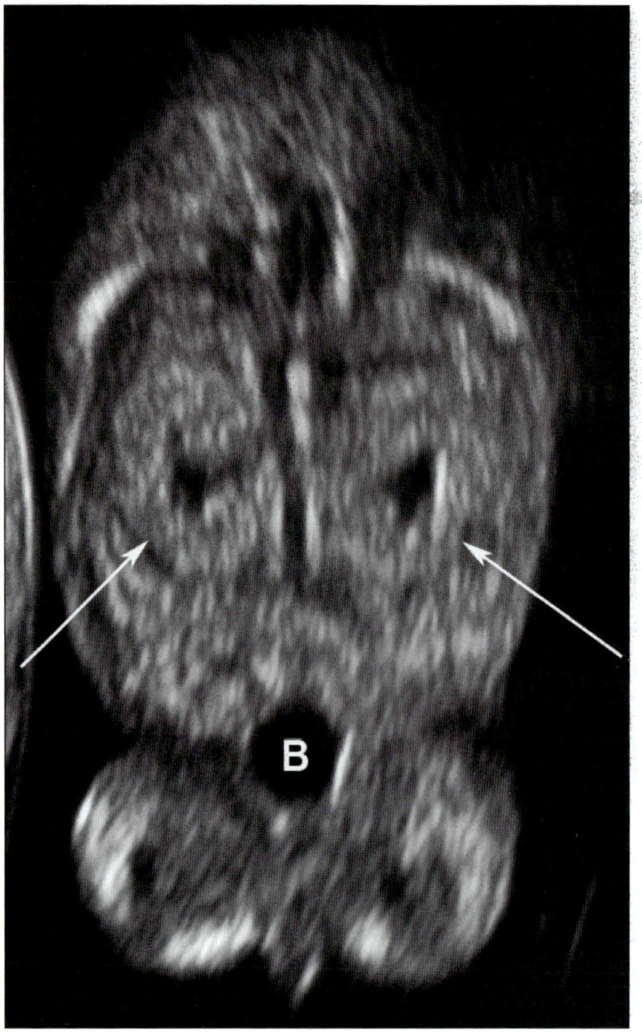

Abb. 3.33 Im Koronarschnitt durch den Körper eines 12 Wochen alten Fetus sieht man die Nieren (*Pfeile*) mit den Nierenbecken und die Harnblase (*B*)

man als kleinen dunklen Fleck im kleinen Becken (Abb. 3.33). Bronshtein und Mitarbeiter beschrieben die Größe der Nieren mit 6 mm bis 8 mm Länge für die Wochen 13 und 14. Auch hier kann man durch farbkodierte Darstellung der Aa. renales von ihrem Ursprung der Aorta descendens aus das Auffinden der Nieren erleichtern.

Die hundertprozentige Differenzierung des **äußeren Genitals** ist spätestens in der Woche 13 bei Feten mit SSL ≥69 mm oder BPD ≥23 mm abgeschlossen (Mazza et al. 1999, 2004, Efrat et al. 2006). Penis und Klitoris sind immer noch annähernd gleich groß, beim Jungen jedoch zeigt der Phallus mit mehr als 30° nach ventral, kranial vom kleinen Skrotum, während die Klitoris beim Mädchen, zwischen den Labia majora liegend, nach unten gerichtet ist (Abb. 3.31). Man muss aber bei der Diagnostik des äußeren Geschlechts an die Möglichkeit einer Fehlbildung denken.

Die Ossifikation des **Skelettes** schreitet fort, sodass alle Knochen erkennbar werden.

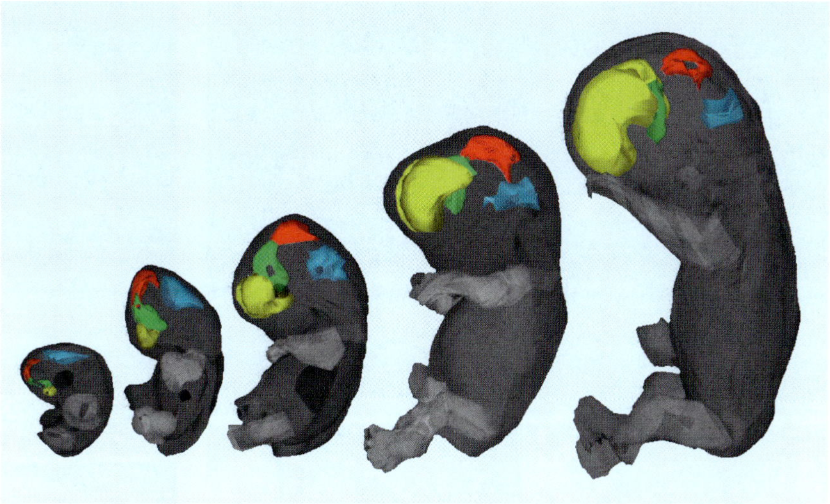

Abb. 3.34 Die geometrischen 3D-Rekonstruktionen von Embryonen und Feten zwischen den Wochen sieben bis zehn illustrieren die dramatischen Veränderungen der Körperformen, der Extremitäten und der Gehirnabschnitte im Laufe eines sehr kurzen Zeitraumes (In Anlehnung an Blaas et al. 1998a)

3.4 3D-Sonoembryologie

Die **Volumenmessungen** von Embryonen/Feten werden in der Regel mithilfe manueller Segmentierung im Geometriemodus ausgeführt. Dazu zählen einfache geometrische Volumenrekonstruktionen (Aviram et al. 2004, Falcon et al. 2005), bei denen nur der Kopf und der Körper von Embryonen unter Auslassung der Extremitäten in einem Volumen segmentiert wurden (mit dem sogenannten VOCAL-System), oder komplexe Analysen (z. B. mithilfe des EchoPAC-Systems), wo mehrere Volumina gleichzeitig gemessen wurden, wie der Kopf, Körper und die Extremitätensegmente, und die somit ein korrekteres Resultat ergaben (Abb. 3.34) (Blaas et al. 1995a, 1998a, 2006).

Embryonale/fetale *Extremitäten* machen zwischen 5 % bis 10 % des totalen Volumens aus, sollten also nicht negiert werden (Blaas et al. 2006).

In diesen 3D-Studien wurden die von der klassischen Embryologie beschriebenen Entwicklung des Körpers und der Hirnhohlräume bestätigt (Blaas et al. 1995c, 1995a, 1998a). Auch die 3D-Volumenestimationen waren mit embryologischen Studien vergleichbar (Streeter 1920, Jirásek et al. 1966).

Interessant sind halb- und vollautomatische Algorithmen, mit deren Hilfe man im Ultraschallbild dunkel erscheinende Flüssigkeit wie z. B. Fruchtwasser oder Hirnflüssigkeit markieren und geometrisch darstellen und sogar volumetrisch berechnen kann (Raine-Fenning et al. 2007, 2008, Kim et al. 2008, Trimor-Tritsch et al. 2008, Hata et al. 2009, Sur et al. 2011).

Die Hirnhohlräume sind ab der Woche 7 gut zu erkennen und lassen sich somit im 3D-Verfahren sowohl mit der Geometrievisualisierung als auch mit dem **Inversionsmodus** darstellen. Die Volumenberechnungen in ml sind besonders mit dem Geometrieverfahren (manuelle Segmentierung nach Überprüfung der Validität der Software) sehr genau.

Bezüglich des Inversionsverfahrens hat sich herausgestellt, dass bei der Volumeneinschätzung mit SonaAVC besonders bei sehr kleinen Volumina **Fehlberechnungen** entstehen (Sur et al. 2010, 2011). Daher ist es noch etwas problematisch, Volumina von Embryonen im Substraktionsverfahren zu berechnen: geometrische Volumenberechnung des Fruchtsackes mithilfe von VOCAL minus Flüssigkeitsvolumen der Chorion- und Amnionkavität im SonoAVC-Verfahren (Sur et al. 2010, 2011). Probleme mit sonografischen 3D-Volumenberechnungen von sehr kleinen Strukturen und Kavitäten wurden schon früher thematisiert (Blaas et al. 1998a, Berg et al. 2000).

Die 3-dimensionale Darstellung von Embryonen wird fortlaufend perfektioniert (Abb. 3.35). Die HD-3D-Bilder von Benoit stellen, zumindest zum Zeitpunkt des Verfassens dieses Buchbeitrags, wohl das absolut Beste, derzeit Erreichbare dar (Abb. 3.36).

3.5 Gestörte Entwicklung im I. Trimenon

3.5.1 Allgemeine Aspekte der gestörten Frühschwangerschaft

Die klinischen Zeichen des drohenden Abortes stellen für jede betroffene Frau eine psychische Belastung dar. In der historischen Entwicklung der Differenzialdiagnostik von Problemen bei Blutungen und Schmerzen in der Frühschwangerschaft vor der Ultraschallära war die substanzielle Unsicherheit des Arztes über den tatsächlichen Hintergrund der Symptome gekennzeichnet durch lange stationäre Aufenthalte und oftmals ergebnislose Therapieansätze. Erst nach Einführung der Sonografie bestand die Möglichkeit, visuell zu klären, ob ein vitaler Embryo vorliegt und damit die Prognose völlig anders einzuschätzen ist.

Bei 100 Konzeptionen ist in mehr als 50 Fällen mit einem unerkannten präklinischen Frühabort zu rechnen (Benagiano et al. 2010). Von den verbleibenden weniger als 50 Prozent objektivierten klinischen Schwangerschaften werden weniger als 15 % mit einem Abort enden.

In der sonografischen Beurteilung kommt den Fragen

- „Ist die Schwangerschaft intakt?“
- „Findet sich ein vitaler Embryo?“

eine grundlegende Bedeutung sowohl für Prognose als auch für die psychische Betreuung der betroffenen Frau zu.

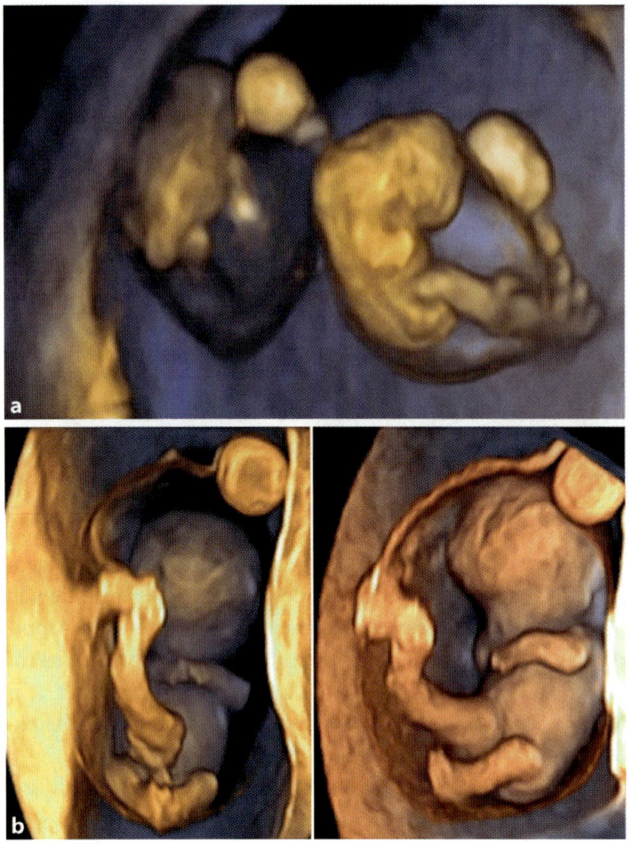

Abb. 3.35 3D-Abbildungen. **a** MCDA-Zwillingen am Anfang der Woche 8 (SSL 16 mm). **b** Ein Embryo aus der Woche 9 (SSL 26 mm). Die Abbildung veranschaulicht deutlich die Körperformen, Extremitäten, Nabelschnüre, Amnionsäcke und den Ductus vitellinus mit Dottersack außerhalb des Amnionsacks

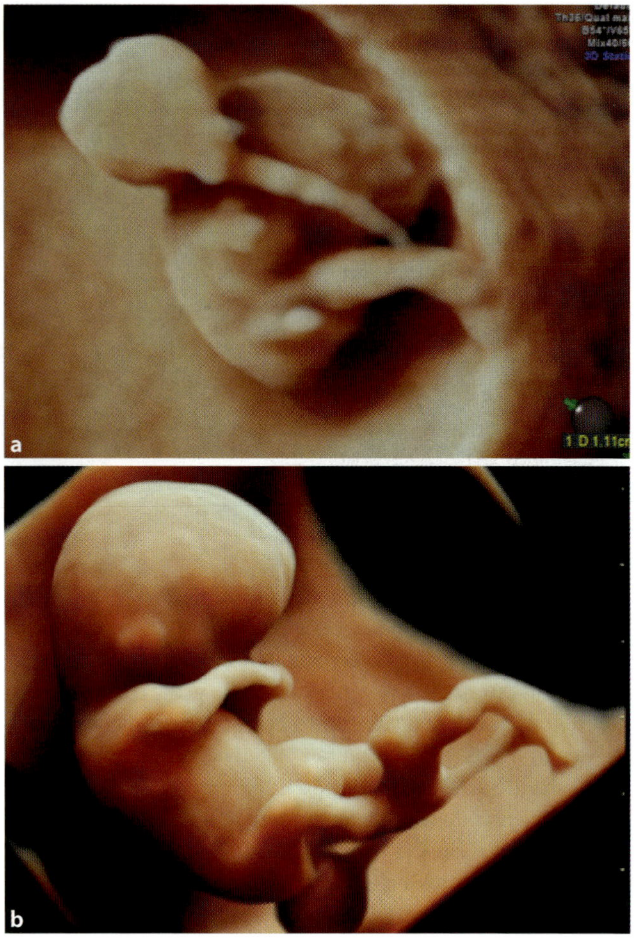

Abb. 3.36 Ähnliche 3D-Motive wie in Abb. 3.34 – jedoch mit einer weiterentwickelten HD-Software, die die Embryonenoberfläche besonders schön glättet und beleuchtet. **a** 7 Wochen alter Embryo. **b** 9 Wochen alter Embryo. (Mit freundl. Genehmigung von Dr. Bernard Benoit, Nizza, Frankreich)

3.5.2 Abortus imminens, incipiens, incompletus und Missed abortion

Bei Verdacht auf eine gestörte Schwangerschaft (Schmerzen, Blutungen oder Nachlassen schwangerschaftsbegleitender Symptome wie Übelkeit oder Brustspannung) liefert die **transvaginale Sonografie** die entscheidenden Befunde – wenngleich auch nicht in jedem Fall die sofortige und endgültige Differenzierung in gestörte intrauterine und extrauterine Schwangerschaft möglich ist.

Klinische und laborchemische Untersuchungen können häufig den verschwommenen Begriff „**Abortus imminens**" nicht in definierte Diagnosen unterteilen. Das therapeutische Konzept muss jedoch von klar definierten Diagnosen ausgehen. Bringt man die bereits beschriebenen Möglichkeiten der Ultraschalldiagnostik im I. Trimenon konsequent zum Einsatz, so ist klar, dass sich durch diese Untersuchung wichtige Gesichtspunkte zu einer raschen zielführenden und diagnosebezogenen Betreuung der Patientinnen ergeben.

Eine Vorbereitung der Patientin (Blasenauffüllung bei der transabdominalen Sonografie) entfällt zwar bei der transvaginalen Sonografie, dennoch sollte die transabdominale Untersuchung bei entsprechenden Fragestellungen weiter erwogen werden, vor allem bei der Differenzierung von Tumor und Schwangerschaft, Uterusfehlbildungen und Schwangerschaft und jeder Form des Verdachts auf ektopen Sitzes der Schwangerschaft.

Sonografischen Diagnosekriterien

1. Die Schwangerschaft ist sicher intrauterin und intakt (der Embryo lebt).
2. Die Schwangerschaft ist sicher intrauterin und nicht intakt (der Embryo ist vorhanden und lebt nicht bzw. ein aufgrund der Fruchthöhlengröße zwingend zu fordernd sichtbarer Embryo ist nicht vorhanden).
3. Es ist noch nicht zu entscheiden, ob eine normale oder eine gestörte Schwangerschaft vorliegt.

Die wichtigste Grundeinteilung resultiert aus dem Nachweis embryonalen oder fetalen Lebens. Fällt dieser Nachweis positiv aus, so ist aus Sicht der Autoren nur noch in etwa 5–15 % der Fälle damit zu rechnen, dass es tatsächlich zum Abort kommt.

Hilfreich für die Diagnose „gestörte Schwangerschaft" ist der **Größenvergleich zwischen Embryo, Dottersack und Fruchthöhlengröße** – wobei kurzfristige Kontrollen (2–4 Tage) einen klinischen Verdacht erhärten oder ausräumen. Vorschnelle Äußerungen und Diagnosen sind zu vermeiden. Eine Untersuchung durch eine zweite Person oder eine Kontrolluntersuchung im

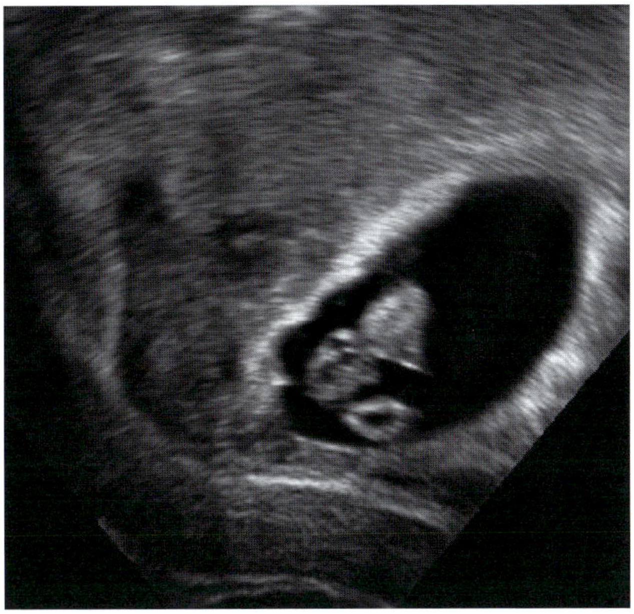

◻ **Abb. 3.37** Choriale Blutung. *Links* neben der Fruchthöhle findet sich eine unregelmäßig begrenzte, inhomogen echoärmere Region, die einem Hämatom bei Abortus imminens entspricht

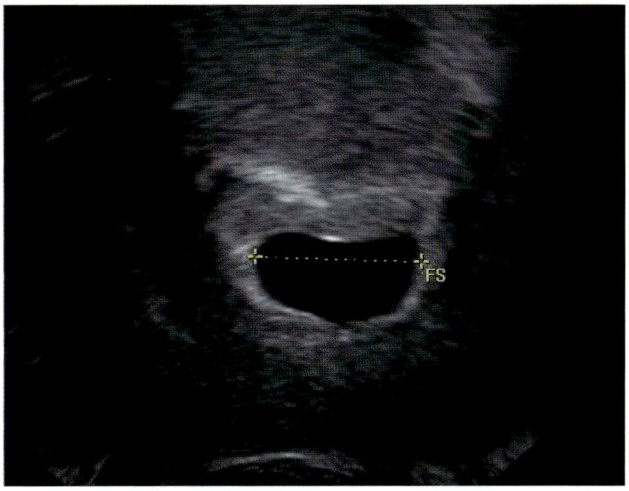

◻ **Abb. 3.38** Typischer Fruchtsack des Windeis ohne embryonale Strukturen

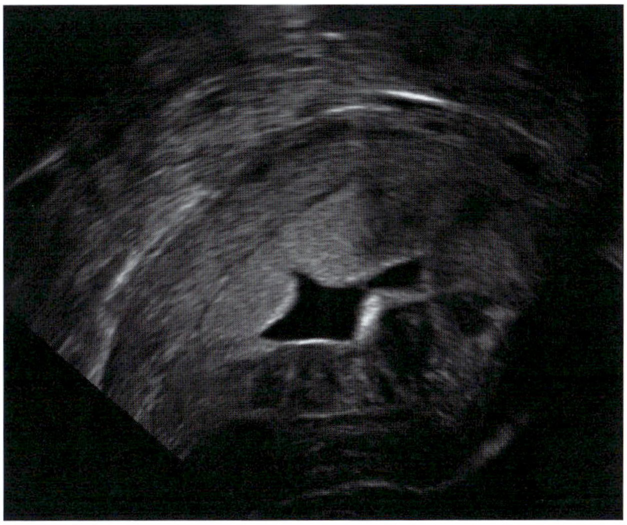

◻ **Abb. 3.39** Entrundeter Fruchtsack im Rahmen eines Windeis

entsprechend zeitlichen Abstand muss das Grundprinzip des diagnostischen Vorgehens sein.

In vielen Fällen können bei den Symptomen eines „Abortus imminens" **choriale Blutungen** verifiziert werden. Hämatome sind als zweiter im Uterus sichtbarer Hohlraum nicht immer auf den ersten Blick von einer Gravidität zu differenzieren, besonders dann nicht, wenn bei Mehrlingen eine Anlage gestört ist. Sonografisch hilft die Tatsache, dass eine frühe Schwangerschaftsanlage mit einem hellen Trophoblastenring umgeben ist (◻ Abb. 3.37), während ein solcher bei einem Hämatom fehlt.

Andererseits führen auch größere sonografisch leicht **erkennbare intra-** bzw. **subchoriale Hämatome** nicht zwangsläufig zum Abort, da offensichtlich auch größere Blutansammlungen, die meist zwischen Decidua und Chorion liegen, organisiert und resorbiert bzw. ohne Störung des weiteren Schwangerschaftsverlaufes abbluten können. Ein relativ sicheres Zeichen für einen nicht aufzuhaltenden Abort ist die vollständige Ablösung der Chorionschicht.

Verschiedene **Phasen des Abortgeschehens** können ebenfalls sonografisch erfasst werden, wobei in Kombination mit der immer angebrachten klinischen Untersuchung, bei geöffnetem Zervikalkanal und in die Vagina prolabierter Fruchtblase, der Embryo häufig noch mit Herzaktion dargestellt werden kann, nach Blasensprung und stärkerer Blutung ist der nicht spontan ausgestoßene Embryo oft nur noch als unregelmäßige Gewebsstruktur zu erkennen.

Abortivfrucht (Windei)

In etwa 50 % aller Aborte ist der Embryo weder im Ultraschallbild, noch im Curettagematerial auffindbar. Donald prägte dafür den Begriff „blighted ovum". Im deutschen Sprachraum wird diese Diagnose meist als „Abortivei", „Windei" oder auch „Mole" bezeichnet, wobei dieser Begriff zu Missverständnissen führen kann.

Das typische Ultraschallbild zeigt eine echoleere, häufig auch schlechter abgrenzbare und für das Gestationsalter zu kleine Fruchthöhle, die bei der Verlaufskontrolle zu langsam wächst oder unter Umständen sogar wieder kleiner wird (◻ Abb. 3.38). Außerdem liegen häufig morphologische Veränderungen (Entrundung u. ä.) der Fruchthöhle vor (◻ Abb. 3.39).

Da bekannt ist, dass zwischen 6 + 5 und 10 Schwangerschaftswochen der durchschnittliche Diameter der Amnionhöhle gleich der SSL des Embryos entspricht, folgert Blaas et al., dass mit der Darstellung der Amnionhöhle in diesem Zeitraum auch immer ein Embryo darstellbar sein müsste (Blaas et al. 1998b, Blaas 1999b). Im Umkehrschluss heißt dies, dass, wenn bei einer sichtbaren Amnionhöhle kein Embryo gefunden wird, eine Abortivfrucht vorliegt.

Wenn zwischen 6 + 5 und 10 SSW die Amnionhöhle/Amnionmembran darstellbar ist, aber kein Embryo gefunden werden kann, liegt eine Abortivfrucht vor.

Findet sich jedoch eine **kleinere Fruchthöhle**, so muss auch eine **jüngere Gravidität** in Betracht gezogen werden.

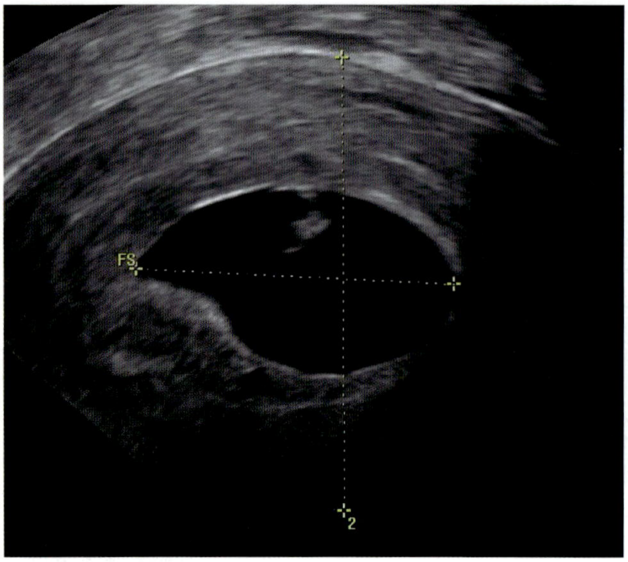

Abb. 3.40 Missed abortion. Die Fruchthöhle ist bei der „missed abortion" im Verhältnis zum Embryo deutlich zu groß

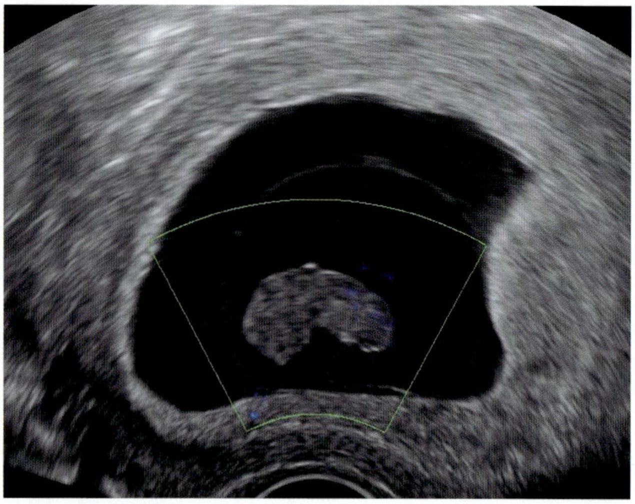

Abb. 3.41 Missed abortion. Negative Herzaktion im Farbdoppler. Der HD-Flow ist sensitiv eingestellt: Man beachte den zarten Fluss im chorialen Bereich links unten im Dopplerfenster und die periembryonalen Artefakte

Tipp

Gerade in diesen Fällen muss von einer voreiligen Fehldiagnose gewarnt werden. Abwartendes Verhalten, Verlaufskontrollen im Abstand von 2 bis 7 Tagen, Vergleich der biometrischen Daten und Patientenaufklärung über den Hintergrund der gezeigten Vorsicht sind das beste Instrument zu einer medizinisch korrekten und psychisch adäquaten Vorgangsweise.

Auch eine primär leer erscheinende Fruchthöhle darf nicht zur „Blickdiagnose" Windei führen. Der Embryo kann sich in einem Winkel der nicht ganz runden Fruchthöhle verbergen oder er kann ganz am Rande der Fruchthöhle liegen, sodass er schwer vom anliegenden Gewebe zu unterscheiden ist („Eckenhocker"). Nur ein exaktes Schichtscreening in allen Ebenen durch Rotation und Kippen des Schallkopfes schützt vor Fehldiagnosen.

Besonders retroflektierte evtl. auch noch myomatöse Uteri können durch erschwerte Untersuchungsbedingungen zu Fehleinschätzungen führen. Wir möchten uns Robinson anschließend, der schon vor vielen Jahren vorschlug, die Menstruationsanamnese und alle klinischen Angaben im Zweifelsfall zu ignorieren und die endgültige Diagnose nur aus den Ultraschallbefunden zu stellen.

Jaffe untersuchte mithilfe der Farbdopplersonografie die uteroplazentare Durchblutung bei 100 Schwangeren zwischen 7 und 12 Wochen und konnte einen deutlichen Unterschied zwischen normaler und gestörter Schwangerschaft feststellen (Jaffe 2001). So führten anormale Durchblutung in 43 % der Fälle zum Abort während normale Durchblutung nur in 1,4 % zur Fehlgeburt führten, so dass der Farbdoppleruntersuchung ein hoher Vorhersagewert zukam. Im klinischen Alltag ist dies derzeit immer noch kein empfehlenswerter Weg da sowohl methodisch, als auch von den Sicherheitsaspekten her die zukünftige Entwicklung abzuwarten ist.

Die Abortivfrucht kann als typische „Entwicklungsanomalie" der sehr frühen Schwangerschaft angesehen werden, da in einem hohen Prozentsatz (40–70 %) chromosomale Störungen vorliegen. Diese Information soll im Fall einer sicher gestörten Schwangerschaft an betroffene Patientinnen weitergegeben werden, da dadurch die psychische Belastung deutlich besser verarbeitet wird.

Missed abortion

Die Diagnose „missed abortion" ist vergleichsweise einfach zu stellen, sofern die Darstellung des Embryos bzw. Fetus einwandfrei gelingt. Typisch ist die Diskrepanz zwischen embryonaler Größe und Größe der Amnionhöhle (Abb. 3.40).

Ist der Embryo/Fetus sonografisch eindeutig darstellbar und zeigt keine Herzaktion, so ist die Diagnose leicht stellbar (Abb. 3.41). In der frühen Woche 6 kann der Nachweis der Herzaktion schwierig sein. In solchen Fällen ist die mehrzeitige Kontrolle im Abstand von 3 oder mehr Tagen angezeigt.

Typisch für einen abgestorbenen Embryo ist dessen milchiges Aussehen, ohne Zeichen der intrazerebralen Hohlräume, und oft das Fehlen der Amnionmembran (Abb. 3.42).

Bei eindeutig positiver Herzaktions- oder Bewegungsdarstellung ist die Ausschlussdiagnose sicher und eine weitere hormonelle Absicherung unnötig. Auch im Zweifelsfall ist eine kurzfristige Ultraschallkontrolle die schnellere, sichere und billigere Methode.

Sonografischen Diagnosekriterien

4. Sichtbarer Embryo/Fetus
5. Fehlende Herzaktion/Spontanmotorik
6. Diskrepanz zwischen Embryogröße und Amnionhöhle

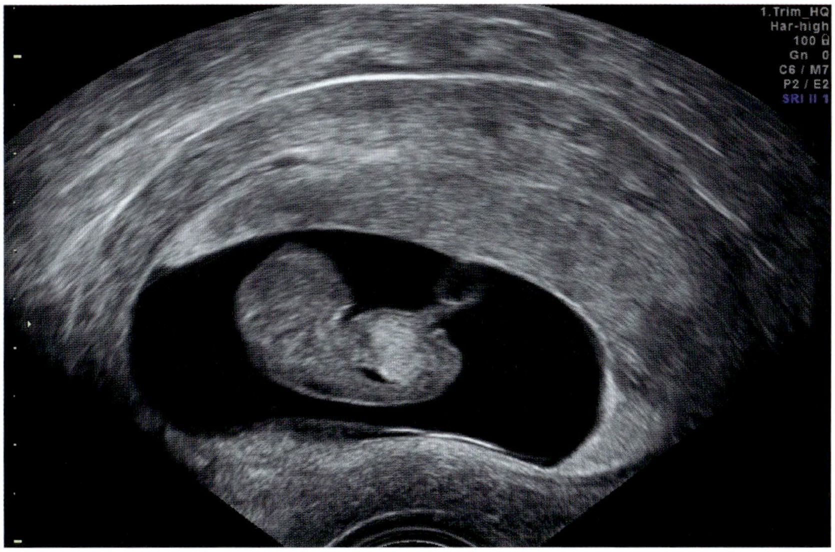

Abb. 3.42 Missed abortion, etwa 9 Wochen

3.5.3 Blasenmole

Zur kompletten (vollständigen) Blasenmole kommt es, wenn der mütterliche einfache Chromosomensatz der Eizelle (durch einen noch unbekannten Mechanismus) verloren geht und der väterliche Chromosomensatz verdoppelt wird. Es resultiert also ein scheinbar normaler doppelter Chromosomensatz ohne mütterliches Erbgut. Hieraus entwickelt sich lediglich abnormes Trophoblastgewebe, jedoch kein embryonales Gewebe. In 20 % der Fälle kann es zu einer malignen Entartung kommen. Das Auftreten von extremen Luteinzysten mit Aszites kann einen Abbruch aus mütterlicher medizinischer Indikation indizieren (Abb. 3.43).

Die Diagnose Blasenmole lässt sich anhand pathognomonischer Bilder relativ leicht und zuverlässig stellen.

Das typische Ultraschallbild einer **kompletten Blasenmole** zeigt mehr oder weniger homogene Echomuster als Folge der Umwandlung des Trophoblastgewebes in zahlreiche Bläschen ohne den Nachweis einer Embryonalanlage oder Fruchtwasser. Gelegentlich finden sich auch größere echoarme Bezirke bedingt durch voluminösere Blasen oder Einblutungen. Der gleichzeitige Nachweis einer Blasenmole mit einer lebenden embryonalen oder fetalen Struktur ist nur bei etwa 2 % aller Blasenmolen zu beobachten. Bei 40–50 % aller Blasenmolen finden sich zusätzlich Theka-Lutein-Zysten von mehr als 5 cm Durchmesser. Die Entwicklung zum Chorionepitheliom ist prinzipiell möglich, aber extrem selten.

Eine **partielle Blasenmole**, d. h. eine Blasenmole neben einem Fetus, sollte immer eine Indikation zur raschen Karyotypisierung sein. Bei Nachweis einer Triploidie bedeutet dies eine infauste kindliche Prognose und eine erhöhte mütterliche Gefährdung (Präeklampsie, Blutungen, Plazentalösungsstörungen etc.). Die sofortige Beendigung der Schwangerschaft sollte mit den Eltern besprochen werden. Zur inkompletten (partiellen) Blasenmole kommt es, wenn eine Eizelle, die einen einfachen maternalen DNA-Satz enthält, von zwei Spermien befruchtet wird (**Diandrie**), oder von einer Spermie, bei der sich der Chromosomensatz verdoppelt hat. Es resultiert eine **Triploidie** mütterlichen und doppelt väterlichen Ursprungs. Hieraus entwickeln sich dann Trophoblastgewebe und embryonales Gewebe.

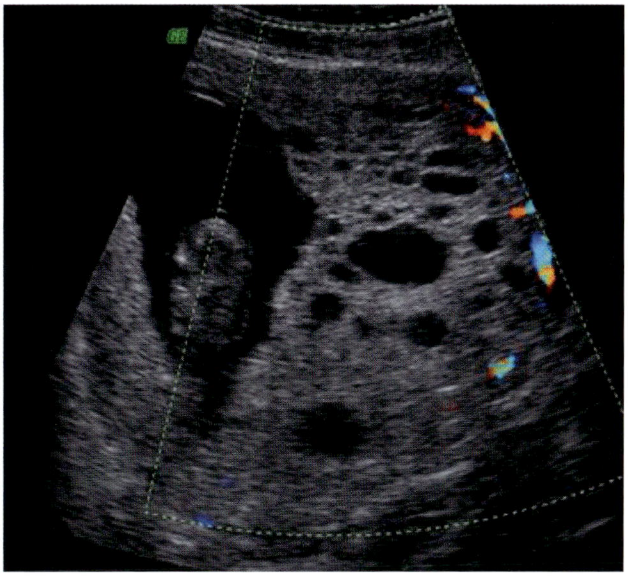

Abb. 3.43 Partielle Blasenmole. *Links* der Fruchtsack mit dem Embryo, *rechts* daneben der homogene Trophoblast mit den blasenartigen Löchern. Die komplette Blasenmole entspricht diesem Bild – jedoch ohne zusätzliche Fruchtanlage

3.5.4 Ektope Schwangerschaft

Allgemeines

Die Extrauterinschwangerschaft (EUG) ist definiert als eine Schwangerschaft, die sich außerhalb des Uterus cavum implantiert hat. Besser als dieser Terminus ist der Begriff der ektopen Schwangerschaft, da auch innerhalb des Uterus an nicht typischer Stelle (zervikal oder cornunal) Schwangerschaften auftreten können, die in ihrer klinischen Wertung der extrauterinen Schwangerschaft gleichzusetzen sind.

Das Risiko an den Folgen einer EUG zu sterben liegt bei 1 Promille, das bedeutet, es ist 10-mal größer als das einer Geburt oder 100-mal höher als das Risiko eines legalen Schwangerschaftsabbruches (Filly 1987, Atrash et al. 1987).

Ebenso eindrucksvoll sind die Spätschäden. Weniger als die Hälfte der Frauen werden nach einer EUG noch spontan schwanger und das Wiederholungsrisiko liegt bei 12–18 % (Stabile et al. 1990).

Frühzeitige Diagnosestellung und eine Therapie, die eine Tubenruptur verhindert, stellen die wichtigsten Maßnahmen zur Senkung der Komplikationsrate dar.

Epidemiologie

Ältere Studien zwischen 1965 und 1975 haben eine Zunahme der ektopen Schwangerschaften (EUG) unter anderem auf die Zunahme von Entzündungen, die größere Verbreitung von Intrauterinpessaren und die Zunahme sogenannter „sexuell transmitted diseases" zurückgeführt.

Zhang et al. (1997) berichten in einer Metaanalyse, dass häufige Vaginalspülungen („vaginal douching") nach Geschlechtsverkehr (etwa 1/3 der weißen und 2/3 der schwarzen Frauen im Reproduktionsalter in den USA) einmal das Risiko von Unterleibsentzündungen (PID) um 73 %, aber auch das Risiko für EUG um 76 % steigern.

Außerdem ist seit 1975 weltweit ein Ansteigen der ektopen Schwangerschaften zu verzeichnen, das besonders auf die Sterilitätsbehandlung (Stimulationsbehandlung und In-vitro-Fertilisation) und Zunahme der Tubenchirurgie zurückgeführt wird. Bezeichnend ist, dass die erste durch IVF erzeugte Schwangerschaft im Jahr 1976 eine ektope Schwangerschaft war (Steptoe u. Edwards 1976).

Untersuchungsgang

Der Einsatz der transabdominellen Sonografie machte früher den Nachweis einer ektopen Schwangerschaft meist erst bei Darstellung der Herzaktion des außerhalb des Uterus befindlichen Embryos oder Ruptur der Tuben (>8. SSW) möglich.

Die Kombination von Ultraschall und β-HCG steigerte zwar die diagnostische Sicherheit, erreichte aber nicht annähernd jene Präzision, mit der heute durch **transvaginale Sonografie** eine ektope Schwangerschaft nachweisbar ist. Man nimmt heute an, dass bei 91 % der Frauen mit einer ektopischen Schwangerschaft diese auf der Basis eines transvaginalen Ultraschalls allein diagnostiziert werden konnte (Casikar et al. 2012).

Wesentliche Einschnitte und Verbesserungen in der Diagnostik sind etwa seit 1986 durch den konsequenten Einsatz der transvaginalen Sonografie zu erkennen (Krantz et al. 1990). Es zeigte sich, dass bei jenen Patientinnen die transvaginal sonografiert wurden, sich der Zeitpunkt der Diagnosestellung vorverlagerte – von der durchschnittlich 10. Woche postmenstruell auf unter 6 Wochen. Damit einhergehend ist die Zahl der rupturierten ektopen Schwangerschaften „dramatisch" zurückgegangen.

Ein **systematischer Untersuchungsgang** ist wichtig, um eine sichere Diagnose zu erzielen.

Klassische Untersuchungsschritte
- Transvaginale Sonografie des Uterus,
- Aufsuchen der Adnexen und zuletzt
- gezielte Darstellung des Douglas.

Grundsätzlich sollte im Zweifelsfalle auch transabdominal untersucht werden, da die diagnostische Sicherheit dadurch erhöht wird.

Findet sich im Douglas freie Flüssigkeit, so verstärkt dies den Verdacht auf eine ektope Schwangerschaft, stellt jedoch keinen Beweis dafür dar. Ist im Douglas keine freie Flüssigkeit darstellbar, so muss bei klinischem Verdacht auf eine ektope Schwangerschaft transabdominal (am besten rechter Oberbauch zwischen Leber und rechter Niere) geschallt werden. Dies gilt vor allem für Patientinnen, die liegend transportiert wurden. Die Blutansammlung findet sich dann vor allem nach der Hochlagerung des Beckens oft nicht im Douglas, sondern im Oberbauch.

Die Bedeutung der **Farbdoppleruntersuchung** für die Diagnostik wurde von Turan et al. 1996 und Abramov et al. 1997 demonstriert. Sie konnten ein typisches Durchblutungsmuster des Adnextumors (extreme periphere und fehlende zentrale Tumordurchblutung) darstellen, während Dubinsky et al. 1997 einen negativen Vorhersagewert von 97 % für eine ektope Schwangerschaft über eine fehlende Endometriumdurchblutung ermittelten. Diese Ergebnisse zeigen, dass mithilfe der Doppler- und Farbdoppleruntersuchung zusätzliche diagnostische Kriterien gesucht werden, deren Aussagekraft für den klinischen Alltag derzeit noch nicht sicher zu beurteilen ist.

Durch die kombinierte Anwendung von Ultraschall und β-HCG können heute die besten Ergebnisse erzielt werden, denn zirkulierendes HCG zeigt zwar das Vorhandensein eines Trophoblasten an, ohne allerdings dessen Implantationsort anzugeben, die Sonografie hingegen hilft das morphologische Substrat zu lokalisieren.

Lokalisation

Wir unterscheiden zwischen **extrauterinen** und **ektopen intrauterinen Schwangerschaften**, wobei letztere nicht weniger gefährlich sind.

Zu den extrauterinen Lokalisationen zählen mit 95 % die **tubare Schwangerschaft**, in 5 % sitzt die EUG außerhalb der Tube
- im Ovar,
- im Ligamentum infundibulopelvicum,
- im Netz oder
- der freien Bauchhöhle,
- an Organen des Oberbauchs (Milz!) oder
- im Douglas-Raum.

Der **ektope Sitz** der Schwangerschaft ist selten und beinhaltet
- die zervikale Schwangerschaft,
- den kornualen, angulären oder interstitiellen Sitz sowie
- die ektope Schwangerschaft im rudimentären Horn eines Uterus didelphys.

Die Gefährlichkeit der nicht-tubaren Schwangerschaft dokumentiert die Untersuchung von Bayless aus den Vereinigten Staaten von 1979–1981, indem der nicht-tubare Sitz, wenngleich selten, doch für 20 % der mütterlichen Komplikationen verantwortlich war.

Pathophysiologie

Die **tubare Schwangerschaft** ist charakterisiert durch die Invasion des Trophoblasten in die Tubenmukosa. Das Wachstum findet im Raum zwischen der Serosa und der Endosalpinx statt (Stock 1985).

Finden Blutungen statt, fließt das Blut meist zunächst durch die Tube in die freie Bauchhöhle ab. Bei weiterem Wachstum des Trophoblasten rupturiert die Tube und eine oft massive intraperitoneale Blutung findet statt.

Im Rahmen der durch den Trophoblasten – wo immer er auch implantiert sein mag – produzierten Hormone reagiert das Endometrium. Es entsteht manchmal (10-20 % s. u.) eine einer intrauterinen Schwangerschaft ähnliche ringförmige Struktur („**Pseudogestationssack**"), die einerseits als Beginn einer Blutung zwischen das dezidual umgewandelte Endometrium gedeutet wird, also nicht bei noch vitalen EUG's auftritt, andererseits aber auch mit der Progesteronhöhe korreliert werden kann, wie Vergleiche mit peri- und postovulatorischen Endometriumuntersuchungen schon 1981 zeigten (◘ Abb. 3.44).

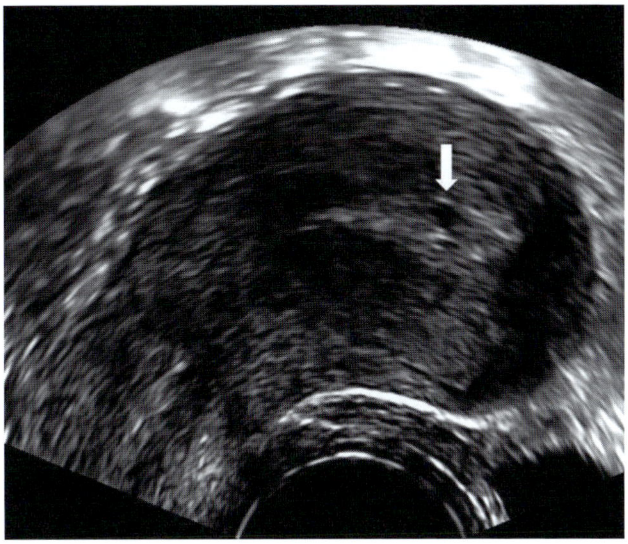

◘ **Abb. 3.44** Pseudogestationssack. Im Endometrium bei ektopen Schwangerschaften kann sich ein kleiner echoarmer Bezirk finden, der im Gegensatz zum intrauterinen Gestationssack unscharf begrenzt und meist entrundet vorliegt (*Pfeil*). Im Gegensatz zu einer Frühschwangerschaft fehlt der helle Trophoblastenring

Klinik

Schmerzen sind das häufigste Symptom. 97 % der Patienten klagen über ein- oder beidseitige ziehende Schmerzen, die aber ebenso durch eine Corpus-luteum-Zyste bedingt sein können – oder unspezifisch als Uterusdehnungsschmerz bei einer intrauterinen Schwangerschaft auftreten können.

Blutungen treten in 75 % der Frauen mit EUG auf, 50 % haben einen **suspekten Tastbefund**. Durch die heute viel häufiger zu beobachtende frühzeitige Diagnose einer EUG hat das sich das Risiko einer massiven Blutung durch Tubenruptur von ehemals 80 % auf 5–26 % reduziert (Weckstein 1987).

Trotz all dieser diagnostischen Fortschritte ist die EUG noch immer für 4.9 % aller mütterlichen Todesfälle in den westlichen Ländern verantwortlich (WHO 2005).

Weitere Komplikationen sind

- Sinusthrombosen,
- Chorionepitheliome,
- Chorionkarzinome und
- Fisteln nach abdominellen Schwangerschaften (Stabile u. Grudzinskas 1990, McDonnell et al. 1997).

Diagnose und Differenzialdiagnose

Neben der Sonografie und der HCG-Bestimmung kommen heute immer noch weitere **diagnostische Maßnahmen** zum Einsatz:

- die Douglaspunktion (Kuldozentese) als wichtigstes Verfahren der 70er-Jahre,
- die Curettage als diagnostisch- und therapeutisches Verfahren, wenn eine nicht intakte intrauterine Schwangerschaft besteht und
- die Laparoskopie als diagnostisch-therapeutisches Standardverfahren.

Die Douglaspunktion bietet zwar ein hohes Maß an diagnostischer Sicherheit (99,2 % bei positivem Schwangerschaftstest), ist aber durch den hochsensitiven Ultraschall abgelöst worden.

Die **Laparoskopie** bietet ein hohes Maß an Sicherheit bei Rupturen und den älteren tubaren Schwangerschaften. Beim Nachweis einer EUG kann mit gleichem Eingriff durch Entfernung der Schwangerschaft auch die Therapie erfolgen. Falsch negative Befunde sind vor allem bei sehr frühen Fällen nicht selten.

Allerdings sollte nicht vergessen werden, dass die Laparoskopie eine generelle Anästhesie erfordert und dass der derzeitige Trend zunehmend in Richtung „nicht-chirurgischer" Behandlungsmethoden geht.

▪ Uterus

Eine **intrauterine Schwangerschaft** kann frühestens 17 bis 19 Tage nach Konzeption dargestellt werden (Fruchtsackdurchmesser 1–3 mm und β-HCG 400–700 mIU/ml FIRP).

Gegenüber der transabdominellen Sonografie spielen die äußeren Ultraschallbedingungen (Adipositas) bei der TVS eine nur untergeordnete Rolle, allenfalls Myome können die Diagnose erschweren.

Im Fall einer EUG kann das dezidual umgewandelte Endometrium in aller Regel als ein relativ helles homogenes Endometrium dargestellt werden – es erinnert an ein sekretorisch umgewandeltes Endometrium der normalen 2. Zyklusphase. Nur in wenigen Fällen kommt der sogenannte „Pseudogestationssack" (Lim et al. 2007) zur Darstellung, eine ringförmige Struktur (◘ Abb. 3.44), die mit einer intrauterinen Schwangerschaft verwechselt werden kann.

Das **Drei-Schichten-Endometrium** („endometrial three layer") wird von Lavie et al. und Lim et al. als neues und gutes Zeichen mit einer Spezifität von 100 % und einer Sensitivität von 62 % angegeben (Lavie et al. 1996, Lim et al. 2007). Es handelt sich um eine sphärische Struktur, die ein Mittelecho mit zwei anliegenden ödematösen Endometriumschichten darstellen soll, bedingt durch die Wassereinlagerung als Folge der Progesteronwirkung (◘ Abb. 3.45).

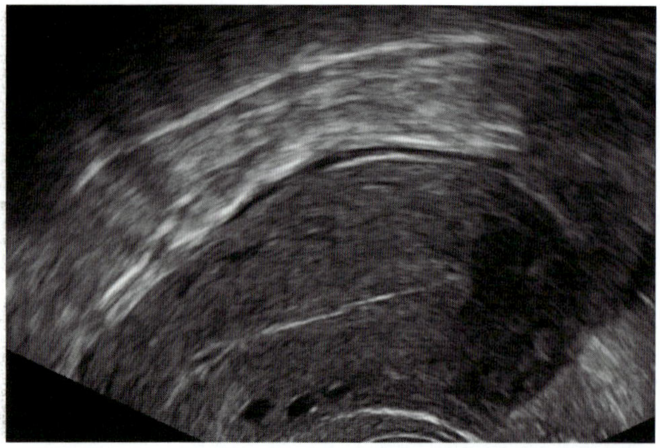

Abb. 3.45 Angedeutetes Drei-Schicht-Endometrium mit scharfen Grenzen und echoärmerem Stroma

Tab. 3.9 Vergleich des sonografischen Bildes einer intrauterinen Schwangerschaft und des „Pseudogestationssacks".

	Intrauterine Gravidität	„Pseudogestationssack"
Lokalisation	Exzentrisch im Cavum uteri, da Implantation im Endometrium von Vorder-, Hinter- oder Seitenwand	Zentral in der Mitte des Cavum uteri
Randbegrenzung	Hyperreflektiver asymmetrischer Randbereich, entspricht dem Trophoblastenring	Hyperreflektiver Randsaum gleicher Breite, entspricht Endometrium
Farbdoppler	„Low resistance flow" im Bereich des Chorion frondosum, höhere Durchblutungsaktivität	Geringer Flow mit höherem Widerstand, kein arterieller, wenig venöser Flow
Zusätzlich	Dottersack und Embryo nach 5 bis 6 SSW sichtbar	Kein Dottersack, kein Embryo

Sonografische Hinweise für eine Extrauterinschwangerschaft – Uterus

- Keine intrauterine Fruchthöhle darstellbar ab einem HCG-Wert von 1000–2000 mIU/ml/IRP)
- Zentraler Sitz einer vermeintlichen Chorionhöhle („Pseudogestationssack" ohne echoreichen Trophoblastring)
- Bereits helleres Endometrium (wie in der Sekretionsphase) und positiver HCG-Wert

Adnexe

Die sorgfältige Sonografie der Adnexe ist der wichtigste Teil der Untersuchung, wenn keine intrauterine Schwangerschaft darstellbar ist.

Gelingt die Darstellung einer hyperreflektiven Ringstruktur (Querschnitt der Tube mit Throphoblast (Abb. 3.46) sowie die Darstellung eines Dottersackes, eines Embryos oder der Herzaktion, ist die Diagnose einfach. Zu erwarten ist dies in 14–28 % der Fälle (Cacciatore et al. 1989, Stiller et al. 1989).

Es entwickeln sich 13 % der EUGs zunächst scheinbar normal und zeigen einen unauffälligen β-HCG-Anstieg sowie nahezu alle sonografischen Charakteristika einer intrauterinen Schwangerschaft (Dottersack, Zölom, Embryo) (Casikar et al. 2012).

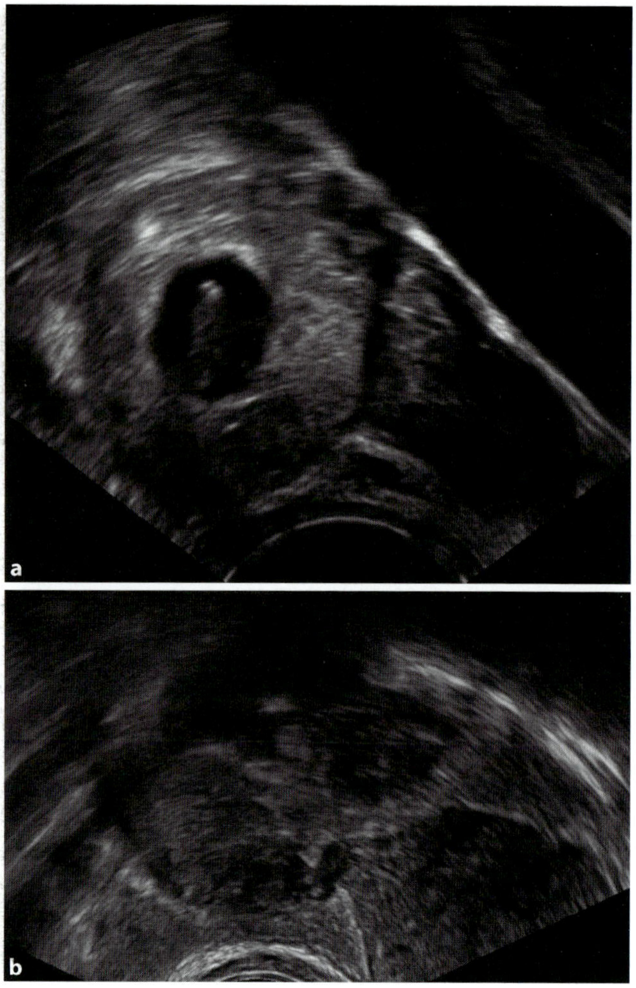

Abb. 3.46 **a** Stehende EU. *Links* neben dem Ovar findet sich der Fruchtsack mit dem Embryo, umgeben von echogenem, chorialem Gewebe. Als Leitstruktur im *rechten oberen Bildrand* die Iliakalvene. **b** EU Tubaria

Die intrauterine Schwangerschaft ist von einem deutlichen Myometriumrand umgeben, der bei die extrauterinen Gravidität fehlt.

In 68 % der ektopen Schwangerschaften liegt das Corpus luteum auf der gleichen Seite (Ziel u. Paulson 2002) – hier kann es zu Verwechslungen bei „nicht rupturierten" tubaren Schwangerschaften kommen, wenngleich das Hauptcharakteristikum, der hyperreflektive Randsaum, beim Corpus luteum fehlt.

Die Ultraschalldiagnostik älterer Tubaraborte ist schwierig, da sich im Adnexbereich zystisch-solide, oft längliche Tumoren finden, die nur schwer von anderen Adnextumoren bzw. entzündlichen Prozessen unterscheidbar sind.

Bei Extrauteringraviditäten in einem späteren Gestationsalter kann die Diagnose häufig nur durch Kombination von transvaginaler und transabdominaler Sonografie gestellt werden.

Sonografische Hinweise für eine Extrauterinschwangerschaft – Adnexe

7. Hyperreflexive meist runde Struktur mit zentraler echoleerer Höhle auf der Seite des Corpus luteums
8. Chorionhöhle ohne deutlichen Muskelmantel
9. In späterem Schwangerschaftsalter: Fruchthöhle ohne eindeutige Beziehung zur Zervix

Douglas'sche Raum

Bei den meisten Tubaraborten lässt sich sonografisch Blut im Douglas'schen Raum nachweisen, wobei frisches Blut eher echoarm und in Organisation befindliche Hämatome bzw. Gewebsanteile als fast solide Strukturen imponieren.

Interstitielle, kornuale und anguläre Schwangerschaft

Eine Sonderform der ektopen Gravidität ist die interstitielle, kornuale und anguläre Gravidität.

Eine **kornuale Schwangerschaft** liegt im rudimentären Horn eines septierten oder bikornualen Uterus. Die **interstitielle Schwangerschaft** findet sich im intramuralen Teil der Tube, die von Myometrium bedeckt ist. Eine solche Schwangerschaft kann unentdeckt bleiben, bis sie bei 12 bis 16 Wochen rupturiert. Im Gegensatz zur interstitiellen Schwangerschaft spricht man von einer **angulären Schwangerschaft** (◘ Abb. 3.47), wenn diese in einem der lateralen Winkeln der uterinen Kavität implantiert ist und sich bis zum Termin entwickeln kann (Alves et al. 2011). Solche angulären Schwangerschaften enden in 38 % mit einem Abort und in etwa in 23 % mit einer Uterusruptur.

Die **Häufigkeit interstitieller Graviditäten** wird zwischen 1,3 und 4,7 % aller ektopen Graviditäten angegeben. Sie nimmt seit Einführung von IVF deutlich zu. Dies ist deshalb von Bedeutung, weil Rupturen von Graviditäten im interstitiellen Abschnitt der Tube charakteristischerweise später als Rupturen von Graviditäten im isthmischen oder ampullären Tubenabschnitt erfolgen. Die Tube ist in der Pars interstitialis von Myometrium umgeben und somit dehnbarer als in den anderen Abschnitten (Beck et al. 1990). Das Myometrium bietet aber auch eine bessere Blutversorgung als die anderen Teile des Eileiters. Vor der Ära der Sonografie wurden nur 2,2 % dieser Form der Extrauteringravidität vor der Ruptur diagnostiziert und operiert. Die klinische Diagnostik der interstitiellen Gravidität ist durch das Fehlen spezifischer Symptome erschwert.

Die sonografische **Diagnose der interstitiellen Gravidität** beruht auf den allgemeinen Prinzipien der Diagnostik von Extrauteringraviditäten. Für die Diagnostik der interstitiellen Gravidität wird die Darstellung einer exzentrisch gelegenen Fruchtanlage ohne direkten Anschluss zum intrakavitären Endometrium gefordert. Die frühe interstitielle Gravidität erscheint als kleiner, intramural gelegener, sonoluzenter Bereich. Der Fruchtsack kann sich auch unterhalb der Uterusmukosa vorwölben.

Mit der zeitlich früheren Diagnostik werden zunehmend konservative, also organ- und damit fertilitätserhaltende **Therapiemethoden** angewandt. So berichten Lau et al. 1999 in einer Übersichtsarbeit über 41 Fälle interstitieller Gravidität, die systemisch oder lokal mit Methotrexat behandelt wurden, wobei die Erfolgsrate 83 % betrug. Weitere 22 Fälle wurde mittels konservativer laparoskopischer Techniken behandelt – in dieser Gruppe lag die Erfolgsrate bei 100 %. In einer prospektiven Interventionsstudie (Hafner et al. 1999) wurden 10 von 11 betroffenen Frauen mit Methotrexat behandelt, 5 systemisch (Erfolgsrate 80 %) und 5 lokal (Erfolgsrage 100 %). All diese organ- und fertilitätserhaltenden Therapiemethoden wären ohne rechtzeitige Diagnose mittels TVS nicht denkbar gewesen.

Interstitielle, kornuale und anguläre Graviditäten sind selten. Dennoch kommt ihnen wegen der Problematik einer rechtzeitigen Diagnostik und der Schwere der Rupturfolgen eine klinische Bedeutung zu.

Zervikale Schwangerschaft

Die Implantation der fertilisierten Oozyte distal vom Os internum cervicis ist selten. Die Inzidenz der zervikalen Schwangerschaft schwankt in der Literatur von einem Fall auf 978 Lebendgeburten in Japan (Shinagawa u. Nagayama 1969), einer auf 56.730 Geburten in den USA (Paalmann u. McElin 1959, Breen 1970) und einem Fall auf 8628 Geburten in Israel (Ushakov et al. 1997).

Mit der Manipulation an der Zervix und den dadurch bedingten Schleimhautdefekten nimmt die Häufigkeit der Zervixgravidität offensichtlich deutlich zu. Die **klinischen Zeichen** der Zervikalgravidität wurden 1959 von Paalmann und McElin definiert. Sie bestehen in schmerzloser Vaginalblutung und Amenorrhö, ausgeweiteter Zervix, die gewöhnlich größer als der Korpus ist, einem verschlossenem Ostium internum cervicis und eventuell endozervikal tastbarem Plazentagewebe.

Nur durch die **Sonografie** in der Frühschwangerschaft eröffnen sich die Möglichkeiten zu rechtzeitigen konservativen, fertilitätserhaltenden Maßnahmen. Die frühe Sicherung der Diagnose ist durch die Ultraschalluntersuchung möglich und wurde erstmals von Raskin 1978 beschrieben (Raskin 1978). Bei einer Analyse von 117 Fällen in der englischen Literatur seit 1978 konnte deutlich gezeigt werden, dass die Sonografie über 80 % die sichere Diagnose vor der Behandlung ermöglichte (Ushakov et al. 1997). Wir selbst haben über 3 in relativ kurzem Zeitraum sonografisch diagnostizierten Fällen berichtet (Spitzer et al. 1997).

Hauptziel ist dabei die frühe Erkennung des Problems, um lebensbedrohliche Komplikationen und Notfallhysterektomien zu vermeiden (◘ Abb. 3.48).

Sonomorphologisch typischen Zeichen

10. Im Cavum uteri findet sich nur ein hohen Endometrium oder zentral liegende Flüssigkeit.
11. Am Übergang der Zervix zeigt sich häufig eine „sanduhrähnliche" Einziehung.
12. Die Zervix selbst ist aufgetrieben und zeigt je nach Alter und Intaktheit der Schwangerschaft einen Fruchtsack und asymmetrisch gelegen die hyperreflexiven Zonen der implantierten Trophoblaststrukturen.

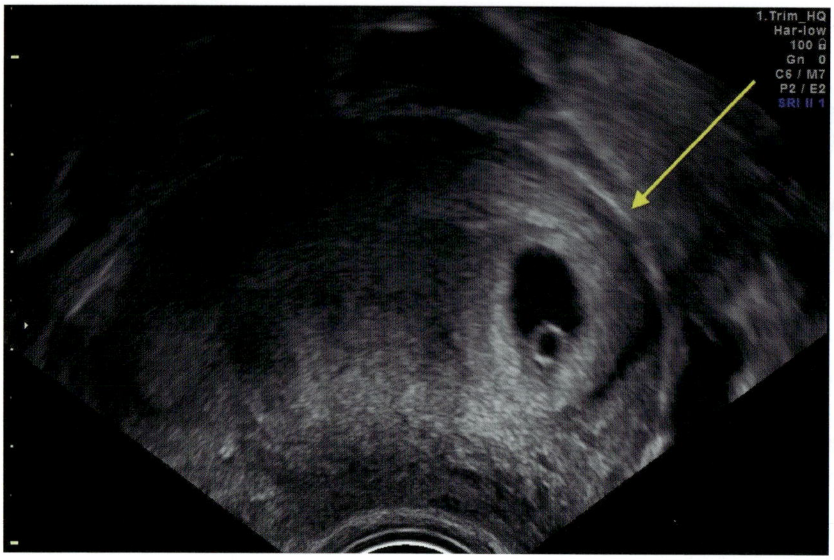

Abb. 3.47 Querschnitt durch den Fundus einer Frühschwangerschaft am Ende der Woche 5. Man sieht die anguläre Gravidität mit deutlichem Dottersack in der linken „Ecke" des Uterus/Fundus am Übergang zum Eileiter. Das gesunde Kind wurde vor dem Termin durch Sectio entbunden.

Ist die Schwangerschaft älter, kann es schwierig sein, das Corpus uteri von der stark aufgetriebenen Zervix zu unterscheiden. Nach Analyse zahlreicher Kasuistiken mit unterschiedlicher Aussage über den besten Weg zur Diagnosesicherung und nach unseren eigenen Erfahrungen scheint es sinnvoll im Zweifelsfall die **abdominale Untersuchungstechnik** mit der **TVS** zu kombinieren und durch die **gleichzeitige Palpation** zu ergänzen. Bei der isolierten Anwendung der TVS scheint die „Nähe am Problem" oft ein Hindernis und kein Vorteil zu sein. Erst durch die zusätzliche, transabdominelle Untersuchung wird aufgrund der besseren Übersicht das Problem oftmals erkennbar.

Bis 1953 lag die berichtete mütterliche Mortalität zwischen 6 und 45 %. In den folgenden 30 Jahren sank sie auf 0 %. Dennoch war häufig die **Hysterektomie** das einzige Instrument zur Lösung des Problems. Zwischen 1968 und 1978 wurde in der Literaturübersicht noch eine Notfallshysterektomierate von 90 % angegeben (Ginsburg et al. 1994). In der neueren Literatur sank die Hysterektomierate auf 15 % (Van de Meersche et al. 1995).

Insgesamt ist auch bei dieser Problemstellung die Prognose von der richtigen „frühen" Ultraschalldiagnose abhängig und erfordert damit fachspezifische Gesamtkompetenz, klinische Erfahrung und fachspezifische Ultraschallkenntnis.

Ovarialgravidität

Ektope Schwangerschaften im Ovar sind sehr selten. In der Literatur wird eine Ovarialschwangerschaft auf 34 EUG's oder 7000 Entbindungen angegeben. Die Diagnostik ist überaus schwierig – bei einem hyperreflektiven Ring (Throphoblast) im Ovar in Verbindung mit einem eventuell auffälligen Befund im Uterus (Pseudogestationssack) sollte der Untersucher an eine Ovarialschwangerschaft denken.

Zur Unterscheidung von einer Tubargravidität kann das Ovar mit der Vaginalsonde zart angehoben werden. Im Fall einer Ovarschwangerschaft bewegt sich dann der Chorionring mit dem Ovar mit.

Abdominalgravidität

Von einer Abdominalschwangerschaft spricht man, wenn sie im Peritonealraum, nicht aber in der Tube, dem Ovar oder den Ligamenten sitzt.

Ein primär abdomineller Sitz, bei dem sich das Ei im Peritoneum implantiert hat, wird von einem sekundären Sitz unterschieden, bei dem die befruchtete Eizelle durch eine Tubenruptur oder einen frühen Tubarabort noch vital in die Bauchhöhle gelangt ist.

Mehrere sonografische Hinweiszeichen sind in der Literatur beschrieben worden, wie ein fehlender Muskelmantel um die Schwangerschaft, ein schweres Oligohydramnion oder eine untypische Plazentalokalisation. Die transvaginale Sonografie kann in den meisten Fällen dann den kleinen leeren Uterus darstellen (Hertz et al. 1977, Stanley et al. 1986).

3.5.5 Schwangerschaft bei Uterusanomalien

Bei einem Uterus bicornis ist es mithilfe der Sonografie in der Regel möglich festzustellen, in welchem Horn die Schwangerschaft lokalisiert ist. Im kontralateralen Horn kann oft eine deziduale Reaktion erkannt werden, gelegentlich finden sich hier sogar Flüssigkeitsansammlungen. Die Komplikationsraten bis hin zu Rupturen sind während der Schwangerschaft bei Uterusdoppelbildungen deutlich erhöht.

Wegen der bekannten häufigen Assoziation von Anomalien des Müller-Gang-Systems mit Nierenanomalien, wie Nierenagenesie, Hufeisenniere und Beckenniere, auf der ipsilateralen Seite sollte sonografisch nach solchen Begleitanomalien gesucht werden.

Auch bei instrumentellen Nachtastungen und Saugcurettagen kann die gleichzeitige Sonografie (rektal) hilfreich sein, Komplikationen bei bekannten Uterusfehlbildungen zu verhindern bzw. Uterusanomalien erstmalig festzustellen, wenn beim Eingriff kein Schwangerschaftsprodukt gewonnen wird und eine Extrauteringravidität als Ursache ausgeschlossen worden ist .

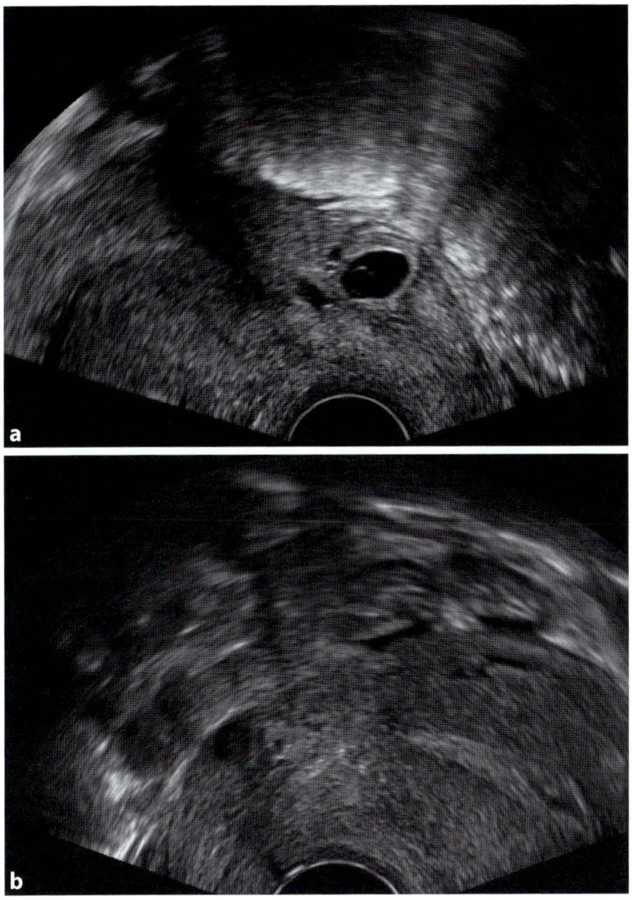

Abb. 3.48 **a** Narbenschwangerschaft als relativ häufige Form der zervikalen Schwangerschaft: Nach Sectio ist die Fruchthöhle in der Narbe implantiert. Das Cavum des retroflektierten Uterus ist leer, die frühe Fruchthöhle mit Dottersack findet sich im isthmozervikalen Übergang, exzentrisch in der Uteruswand gelegen. **b** Daneben das Bild derselben Patientin nach MTX-Therapie und Abgang: nur mehr angedeutete inhomogene Echos lassen den ursprünglichen Sitz des Fruchtsacks erkennen

3.5.6 Schwangerschaft und Uterus myomatosus

Myome gehören zu den häufigsten Pathologien in der Schwangerschaft. Die Häufigkeit großer Myome bei Schwangeren über 35 Jahren beträgt bis zu 30 % und ist bei Berücksichtigung auch kleinerer Myome bei älteren Schwangeren noch höher.

Im Ultraschallbild erscheinen Myome während der Gravidität echoärmer als außerhalb der Schwangerschaft, was auf die gesteigerte Durchblutung zurückgeführt wird. Asymptomatische Myome lassen sich auch deshalb besonders gut in der Schwangerschaft nachweisen, da die durch den Fruchtsack ausgespannten Wände in ihrer Dicke miteinander verglichen werden können.

Tipp

Die Unterscheidung eines Myoms von einer temporären Muskelkontraktion ist häufig erst nach länger andauernder Beobachtung der Uteruswanddynamik möglich (oftmals mehrere Minuten!).

Subseröse, intramurale und submuköse Myome können gut voneinander differenziert werden, wobei Anzahl, Größe und Sitz bereits eine vorsichtige Einschätzung der möglichen Bedrohung der Schwangerschaft zulassen, jedoch im Einzelfall der Verlauf nie vorhersehbar ist. Daher ist man von der früher doch eher üblichen Myomenukleation in der Schwangerschaft abgekommen, da die Komplikationsrate des Eingriffes über der Komplikationsrate der während der Schwangerschaft weiter bestehenden Myome liegt. Sollte sie jedoch im Einzelfall nötig werden, kann nur die genaue Ultraschalllokalisation des Myoms in seiner Beziehung zur Schwangerschaft Auskunft über die technische Durchführung des Eingriffes geben (>13. SSW), um mögliche Störungen und Schäden des Fetus zu reduzieren.

Durch Verlaufskontrollen bei Patientinnen mit sonografisch diagnostizierten Myomen wurde ermittelt, dass bei räumlich engem Kontakt zwischen Plazenta und Myomen neben der erhöhten Rate von intrauterinen Hämatomen und vaginalen Blutungen später auch die Rate von vorzeitigen Blasensprüngen und Fehlgeburten erhöht ist (Muram et al. 1980).

Der sog. „**rote Nekrose**" bei größeren Myomen, die häufig mit starken, umschriebenen Schmerzen einhergeht, entspricht sonografisch ein zentraler echoleerer Bezirk innerhalb eines Myoms.

Um Gefahrenzustände rechtzeitig zu erkennen, sollten Schwangere mit Myomen häufiger sonografisch überwacht werden, wobei der Einsatz der Farbdopplersonografie zusätzliche Hinweise über eine abnorme Durchblutung erbringen kann.

3.5.7 Adnextumoren in der Schwangerschaft

Tumoren im Adnexbereich können, außer durch eine Extrauteringravidität, durch funktionelle postentzündliche oder echte tumoröse Prozesse verursacht sein. Die bei etwa 20 % aller Frühschwangerschaften zu beobachtenden Corpus-luteum-Zysten sind in der Regel deutlich kleiner als 8 cm und bilden sich bis etwa zur 16. SSW zurück. Vor allem nach Stimulationsbehandlung kann es gelegentlich auch zur Ausbildung größerer Corpus-luteum-Zysten kommen, die manchmal Zeichen von zentralen Einblutungen im Ultraschallbild aufweisen können.

In der Schwangerschaft können Hydro- und Hämatozelen sowie postentzündliche Adnexbefunde oder echte Ovarialtumoren wie Dermoide, Teratome oder Kystome ebenso sonografisch erkannt werden wie im nicht-schwangeren Zustand, wobei insbesondere der Nachweis von Binnenstrukturen zusammen mit der Farbdopplersonografie bei der Differenzialdiagnose von einfachen Corpus-luteum-Zysten behilflich sein kann.

Bei eindeutigem Verdacht auf ein Ovarialkarzinom muss auch während der Schwangerschaft operiert werden, während selbst bei großen Corpus-luteum-Zysten abwartendes Verhalten sinnvoll ist. Hogston und Lilford (1986) empfehlen die Entfernung aller Zysten von mehr als 8 cm Durchmesser sowie kleinerer Zysten, wenn diese stark septiert, dickwandig oder teilweise solide sind, da in diesen Fällen sonografisch eine Malignität nicht sicher ausgeschlossen werden kann.

3.5.8 Schwangerschaft und IUD

Bei kupferhaltigen Intrauterinspiralen liegt der Pearl-Index unter regelmäßiger Ultraschallkontrolle ca. bei 1–2. Mithilfe des Ultraschalls lassen sich nicht nur im nicht-schwangeren Zustand, sondern auch während der Gravidität kupferhaltige und andere IUDs gut nachweisen.

Spiralen ohne Metallanteil, wie die „Lippes-Loop-Spirale" oder die Mirena, sind sonografisch sehr viel schwerer erkennbar. Dies wird mit zunehmendem Gestationsalter schwieriger, sodass auch in diesem Bereich eine möglichst frühe Ultraschalluntersuchung für die Diagnostik und Therapie entscheidende Vorteile bringt.

Brahmi et al. untersuchten in einem systematischen Review den Schwangerschaftsverlauf und die Prognose bei Schwangerschaften mit einer IUD in situ (Brahmi et al. 2012). Sie kamen zu dem Ergebnis, dass die IUD das Risiko in Bezug auf einen ungünstigen Verlauf und ein negatives Ergebnis der Schwangerschaft deutlich erhöht. Aus diesem Grunde raten die Autoren auch bei „lost IUD" (d. h. fehlendem Fadennachweis) zu einer frühen Extraktion des IUD in der Frühschwangerschaft.

Voraussetzung für ein invasives Vorgehen zur **IUP-Extraktion in der Frühschwangerschaft** ist, dass es sich um eine vitale Schwangerschaft handelt und die Patientin die Fortführung der Schwangerschaft anstrebt, aber auch ausführlich über die Risiken der Extraktion aufgeklärt ist. Die Extraktion sollte möglichst früh erfolgen, da der Gestationssack hier nicht das gesamte Uterus cavum einnimmt und somit für die Entfernung günstige Bedingungen vorliegen. Je später der Eingriff versucht wird, umso länger wird die Wegstrecke bis zum Erreichen des IUPs und die Komplikationsrate nimmt damit zu. Wenn die Spirale in die Cervix uteri disloziert ist bzw. die Fäden noch sichtbar sind, ist die Extraktion sehr leicht. Für eine möglichst atraumatische Extraktion ist eine vorherige genaue Lokalisation der Spirale im Längs- und Querschnittsbild erforderlich.

Verbleibende IUDs legen sich im weiteren Schwangerschaftsverlauf gewöhnlich parallel der Plazentaoberfläche an und werden mit dieser geboren. Da sie manchmal aber auch im Uterus verbleiben können, muss die Plazenta ausführlich inspiziert werden und evtl. eine postpartale Ultraschalluntersuchung Aufschluss über den Verbleib des IUDs ergeben.

Literatur

Abdallah Y, Daemen A, Guha S, Syed S, Naji O, Pexsters A, Kirk E, Stalder C, Gould D, Ahmed S, Bottomley C, Timmerman D, Bourne T (2011) Gestational sac and embryonic growth are not useful as criteria to define miscarriage: a multicenter observational study. Ultrasound Gynecol Obstet 38:503–509

Abramov Y, Nadjari M, Shushan A, Prus D, Anteby SO (1997) Doppler findings in chronic ectopic pregnancy: case report. Ultrasound Obstet Gynecol 9(5):344–346

Abramovich DR (1968) The volume of amniotic fluid in early pregnancy. J Obstet Gynaecol Br Cwlth 75:728–731

Abramovich DR (1981) Interrelation of fetus and amniotic fluid. Obstet Gynecol Annu 10:27–43

Alves JA, Alves NG, Alencar Júnior CA, Feitosa FE, da Silva Costa F (2011) Term angular pregnancy: successful expectant management. J Obstet Gynaecol Res 37(6):641–644

Atrash HK, Friede A, Hogue CJ (1987) Abdominal pregnancy in the United States: frequency and maternal mortality. Obstet Gynecol 69(3 Pt 1):333–337

Aviram R, Kamar Shpan D, Markovitch O, Fishman A, Tepper R (2004) Three-dimensional first trimester fetal volumetry: comparison with crown rump length. Early Human Develoment 80:1–5

Beck P, Silverman M, Oehninger S, Muasher SJ, Acosta AA, Rosenwaks Z (1990) Survival of the cornual pregnancy in a heterotopic gestation after in vitro fertilization and embryo transfer. Fertil Steril 53(4):732–734

Benagiano G, Farris M, Grudzinskas G (2010) Fate of fertilized human oocytes. Reprod Biomed Online 21(6):732–741

Berg S, Torp H, Blaas H-GK (2000) Accuracy of in-vitro volume estimation of small structures using three-dimensional ultrasound. Ultrasound Med Biol 26:425–432

Blaas H-GK (1999) Editorial: The examination of the embryo and early fetus: how and by whom? Ultrasound Obstet Gynecol 14(3):153–158

Blaas H-GK (1999b) The embryonic examination. Ultrasound studies on the development of the human embryo [Thesis]. Trondheim: Norwegian University of Science and Technology

Blaas H-GK, Carrera JM (2009) Chapter 4: Investigation of early pregnancy. European Practice in Gynaecology and Obstetrics. In: Wladimiroff J, Eik-Nes SH (Hrsg) Ultrasound in Obstetrics and Gynecology. Elsevier, Edinburgh, S. 57–77

Blaas H-GK, Eik-Nes SH (1996) Ultrasound assessment of early brain development. In: Jurkovic D, Jauniaux E (Hrsg) Ultrasound and early pregnancy. The Parthenon Publishing Group, New York–London, S. 3–18

Blaas H-GK, Eik-Nes SH (2008) Sonographic development of the normal foetal thorax and abdomen across gestation. Prenat Diagn 28:568–580

Blaas H-GK, Eik-Nes SH (2009) Sonoembryology and early prenatal diagnosis of neural anomalies. Prenat Diagn 29:312–325

Blaas H-GK, Eik-Nes SH, Bremnes JB (1998) Embryonic growth, A longitudinal biometric ultrasound study. Ultrasound Obstet Gynecol 12(5):346–354

Blaas H-GK, Eik-Nes SH, Kiserud T, Berg S, Angelsen B, Olstad B (1995) Three-dimensional imaging of the brain cavities in human embryos. Ultrasound Obstet Gynecol 5:228–232

Blaas H-GK, Eik-Nes SH, Kiserud T, Hellevik LR (1994) Early development of the forebrain and midbrain: a longitudinal ultrasound study from 7 to 12 weeks of gestation. Ultrasound Obstet Gynecol 4:183–192

Blaas H-GK, Eik-Nes SH, Kiserud T, Hellevik LR (1995) Early development of the abdominal wall, stomach and heart from 7 to 12 weeks of gestation: a longitudinal ultrasound study. Ultrasound Obstet Gynecol 6:240–249

Blaas H-GK, Eik-Nes SH, Kiserud T, Hellevik LR (1995) Early development of the hindbrain: a longitudinal ultrasound study from 7 to 12 weeks of gestation. Ultrasound Obstet Gynecol 5:151–160

Blaas H-GK, Eik-Nes SH, Berg S, Torp H (1998) In-vivo three-dimensional ultrasound reconstructions of embryos and early fetuses. Lancet 352(9135):1182–1186

Blaas H-GK, Taipale PJ, Torp H, Eik-Nes SH (2006) Three-dimensional ultrasound volume calculations of human embryos and young fetuses: A study on volumetry of compound structures and its reproducibility. Ultrasound Obstet Gynecol 27:640–646

Blechschmidt E (1954) Rekonstruktionsverfahren mit Verwendung von Kunststoffen. Z Anat Entw Gesch 118:170–174

Blechschmidt E (1972) Die ersten drei Wochen nach der Befruchtung. Image Roche, Basel 47:17–24

Böhmer S, Bruhns T, Degenhardt F, Drews U, Schneider J (1993) Comparison of vaginal and abdominal ultrasound measurements with embryologic growth curves in early pregnancy. Geburtshilfe Frauenheilkd 53:792–799

Brahmi D, Steenland MW, Renner RM, Gaffield ME, Curtis KM (2012) Pregnancy outcomes with an IUD in situ: a systematic review. Contraception 85(2):131–139

Bree RL, Marn CS (1990) Transvaginal sonography in the first trimester: embryology, anatomy, and hCG correlation. Semin Ultrasound CT MRI 11:12–21

Breen JL (1970) A 21 year survey of 654 ectopic pregnancies. Am J Obstet Gynecol 106(7):1004–1019

Brinkley JF, McCallum WD, Muramatsu SK, Liu DY (1982) Fetal weight estimation from ultrasonic three-dimensional head and trunk reconstructions: Evaluation in vitro. Am J Obstet Gynecol 144(6):715–721

Brocklehurst G (1969) The development of the human cerebrospinal fluid pathway with particular reference to the roof of the fourth ventricle. J Anat 105:467–475

Brown DL, Emerson DS, Shulman LP, Carson SA (1989) Sonographic diagnosis of omphalocele during 10th week of gestation. Am J Roentgenol 153:825–826

Cacciatore B, Stenman UH, Ylöstalo P (1989) Comparison of abdominal and vaginal sonography in suspected ectopic pregnancy. Obstet Gynecol 73(5 Pt 1):770–774

Casikar I, Reid S, Condous G (2012) Ectopic pregnancy: Ultrasound diagnosis in modern management. Clin Obstet Gynecol 55(2):402–409

Daya S (1993) Accuracy of gestational age estimation by means of fetal crown–rump length measurements. Am J Obstet Gynecol 168:903–908

deVries PA, Saunders J (1962) of the ventricles and spiral outflow tract in the human heart. Contrib Embryol Carneg Inst Development 37:87–114

Dubinsky TJ, Parvey HR, Maklad N (1997) Endometrial color flow/image-directed Doppler imaging: negative predictive value for excluding ectopic pregnancy. J Clin Ultrasound 25(3):103–109

DuBose TJ, Cunyus JA, Johnson LF (1990) Embryonic heart rate and age. J Diagn Med Sonogr 6:151–157

Efrat Z, Perri T, Ramati E, Tugendreich D, Meizner I (2006) Fetal gender assignment by first-trimester ultrasound. Ultrasound Gynecol Obstet 27:619–621

el-Gammal S (1987) ANAT3D: a computer program for stereo pictures of three dimensional reconstructions from histological serial slices. In: Elsner N, Creutzfeld O (Hrsg) New frontiers in brain research. Thieme, Stuttgart

Falcon O, Peralta C, Cavoretta P, Faiola S, Nicolaides K (2005) Fetal trunk and head volume measured by three-dimensional ultrasound at 11+0 to 13+6 weeks of gestation in chromosomally normal pregnancies Ultrasound. Obstet Gynecol 26:263–266

Filly RA (1987) Ectopic pregnancy: the role of sonography. Radiology Review 162(3):661–668

Ginsburg ES, Frates MC, Rein MS, Fox JH, Hornstein MD, Friedman AJ (1994) Early diagnosis and treatment of cervical pregnancy in an in vitro fertilization program. Fertil Steril 61(5):966–969

Goldstein I, Zimmer EA, Tamir A, Peretz BA, Paldi E (1991) Evaluation of normal gestational sac growth: Appearance of embryonic heartbeat and embryo body movements using the transvaginal technique. Obstet Gynecol 77:885–888

Grisolia G, Milano K, Pilu G, Banzi C, David C, Gabrielli S, Rizzo N, Morandi R, Bovicelli L (1993) Biometry of early pregnancy with transvaginal sonography. Ultrasound Obstet Gynecol 3:403–411

Hafner T, Aslam N, Ross JA, Zosmer N, Jurkovic D (1999) The effectiveness of non-surgical management of early interstitial pregnancy: a report of ten cases and review of the literature. Ultrasound Obstet Gynecol 13(2):131–136

Hata T, Dai SY, Kanenishi K, Tanaka H (2009) Three-dimensional volume-rendered imaging of embryonic brain vesicles using inversion mode. J Obstet Gynaecol Res 35:258–261

Hellman LM, Kobayashi M, Fillisti L, Lavenhar M, Cromb E (1969) The growth and development of the human fetus prior to the twentieth week of gestation. Am J Obstet Gynecol 103:789–800

Hertz RH, Timor-Tritsch I, Sokol RJ, Zador I (1977) Diagnostic studies and fetal assessment in advanced extrauterine pregnancy. Obstet Gynecol 50(1 Suppl):62–65

His W (1880–85) Anatomie menschlicher Embryonen, Vol 1–3, Leipzig, Vogel

His W (1887) Über Methoden plastischer Rekonstruktion und über deren Bedeutung für Anatomie und Entwicklungsgeschichte. Anat Anz 2:382–394

Hogston P, Lilford RJ (1986) Ultrasound study of ovarian cysts in pregnancy: prevalence and significance. Br J Obstet Gynaecol 93(6):625–628

Jaffe R (2001) Development of early uteroplacental circulation. Early Pregnancy 5(1):34–35

Jauniaux E, Johns J, Burton GJ (2005) The role of ultrasound imaging in diagnosing and investigating early pregnancy failure. Ultrasound in Obstetrics and Gynecology 25(6):613–624

Jirásek JE, Uher J, Uhrová M (1966) Water and nitrogen content of the body of young human embryos. Am J Obstet Gynecol 96:868–871

Jouppila P (1971) Ultrasound in the diagnosis of early pregnancy and its complications, A comparative study of the A-, B- and Doppler methods, Thesis. Acta Obstet Gynecol Scand 50(Suppl 15):3–56

Kiesselbach A (1952) Der physiologische Nabelbruch. Adv Anat Embryol Cell Biol 34:83–143

Kim MS, Jeanty P, Turner C, Benoit B (2008) Three-dimensional sonographic evaluation of embryonic brain development. J Ultrasound Med 27:119–124

Krantz SG, Gray RH, Damewood MD, Wallach EE (1990) Time trends in risk factors and clinical outcome of ectopic pregnancy. Fertil Steril Review 54(1):42–46

Kratochwil A (1969) Ein neues vaginales Ultraschall-Schnittbildverfahren. Geburtshilfe Frauenheilkd 29:379–385

Lau S, Tulandi T (1999) Conservative medical and surgical management of interstitial ectopic pregnancy. Fertil Steril Review 72(2):207–215

Lavie O, Boldes R, Neuman M, Rabinovitz R, Algur N, Beller U (1996) Ultrasonographic „endometrial three-layer" pattern: a unique finding in ectopic pregnancy. J Clin Ultrasound 24(4):179–183

Lim JE, Kim T, Lee NW, Oh MJ, Seol HJ, Jung NH, Park SH, Jung SE, Park IH, Kim HJ (2007) Ultrasonographic endometrial features in tubal pregnancy: are they predictive factors of successful medical treatment? Ultrasound Med Biol 33(5):714–719

Malinowski A, Bates SK (2006) Semantics and pitfalls in the diagnosis of cornual/interstitial pregnancy. Fertil Steril 86:1764.e11–1764.e14

Mall FP (1907) On measuring human embryos. Anat Rec 1:129–140

Mazza V, Contu G, Falcinelli C, Battafarano S, Cagnacci A, Vito G, Forabosco A, Volpe A (1999) Biometrical threshold of biparietal diameter for certain fetal sex assignment by ultrasound. Ultrasound Obstet Gynecol 13:308–311

Mazza V, Di Monte I, Pati M, Contu G, Ottolenghi C, Forabosco A, Volpe A (2004) Sonographic biometrical range of external genitalia differentiation in the first trimester of pregnancy: analysis of 2593 cases. Prenat Diagn 24(9):677–684

McDonnell GV, Patterson VH, McKinstry S (1997) Cerebral venous thrombosis occurring during an ectopic pregnancy and complicated by intracranial hypertension. Br J Clin Pract 51(3):194–197

Muram D, Gillieson M, Walters JH (1980) Myomas of the uterus in pregnancy: ultrasonographic follow-up. Am J Obstet Gynecol 138(1):16–19

Nardozza LM, Rolo LC, Araujo Júnior E, Nowak PM, Filho JB, Moron AF (2010) Comparison of gestational sac volume by 3D-sonography using planimetric, virtual organ computer-aided analysis and extended imaging virtual organ computer-aided analysis methods between 7 and 11 weeks of pregnancy. Acta Obstet Gynecol Scand 89:328–334

Oh JS, Wright G, Coulam CB (2002) Gestational sac diameter in very early pregnancy as a predictor of fetal outcome. Ultrasound Gynecol Obstet 20:267–269

O'Rahilly R, Müller F (1984) Embryonic length and cerebral landmarks in staged human embryos. Anat Rec 209:265–271

O'Rahilly R, Müller F (1987) Developmental stages in human embryos. Carneg Instn Publ, Washington DC.

O'Rahilly R, Müller F (1990) Ventricular system and choroid plexuses of the human brain during the embryonic period proper. Am J Anat 189:285–302

O'Rahilly R, Müller F (1994) Human Embryology. New York, Wiley-Liss

O'Rahilly R, Müller F (2000) Prenatal ages and stages. Teratology 61:382–384

O'Rahilly R, Müller F (2006) The embryonic human brain, An atlas of developmental stages. John Wiley,

O'Rahilly R, Müller F (2010) Developmental Stages in Human Embryos: Revised and New Measurements. Cells Tissues Organs 192(2):73–84

Paalman RJ, McElin TW (1959) Cervical pregnancy, review of the literature and presentation of cases. Am J Obstet Gynecol 77(6):1261–1270

Papaioannou GI, Syngelaki A, Poon LC, Ross JA, Nicolaides KH (2010) Normal ranges of embryonic length, embryonic heart rate, gestational sac diameter and yolk sac diameter at 6–10 weeks. Fetal Diagn Ther 28:207–219

Pexsters A, Luts J, Van Schoubroeck D, Bottomley C, Van Calster B, Van Huffel S, Abdallah Y, D'Hooghe T, Lees C, Timmerman D, Bourne T (2011) Clinical implications of intra- and interobserver reproducibility of transvaginal sonographic measurement of gestational sac and crown–rump length at 6–9 weeks' gestation. Ultrasound Gynecol Obstet 38:510–515

Quintana L, Sharpe J (2011) Optical projection tomography of vertebrate embryo development. Cold Spring Harb Protoc 116:586–594 (Imaging in developmental biology, Sharpe and S, Wong, NY)
Raine-Fenning N, Jayaprakasan K, Clewes J (2007) Automatic follicle tracking facilitates standardization and may improve work flow, Picture of the month. Ultrasound Gynecol Obstet 30:1015–1018
Raine-Fenning N, Jayaprakasan K, Clewes J, Joergner I, Bonaki SD, Chamberlain S, Devlin L, Priddle H, Johnson I (2008) SonoAVC: a novel method of automatic volume calculation. Ultrasound Gynecol Obstet 31:691–696
Raskin MM (1978) Diagnosis of cervical pregnancy by ultrasound: a case report. Am J Obstet Gynecol 130(2):234–235
Reece EA, Scioscia AL, Pinter E, Hobbins JC, Green J, Mahoney MJ, Naftolin F (1988) Prognostic significance of the human yolk sac assessed by ultrasonography. Am J Obstet Gynecol 159(5):1191–1194
Regan L, Rai R (2000) Epidemiology and the medical causes of miscarriage. Baillière's Clin Obstet Gynecol 14(5):839–854
Rempen A (1988) The embryonal yolk sac in disordered early pregnancy. Geburtshilfe Frauenheilkd 48:804–808
Rempen A (1991) Biometrie in der Frühgravidität (I, Trimenon). Frauenarzt 32(4):425–430
Robinson HP (1973) Sonar measurement of fetal crown–rump length as means of assessing maturity in first trimester of pregnancy. Br Med J 4:28–31
Robinson HP (1975) Gestation sac volumes as determined by sonar in the first trimester of pregnancy. Br J Obstet Gynaecol 82:100–107
Robinson HP, Fleming JEE (1975) A critical evaluation of sonar crown-rump length measurements. Br J Obstet Gynaecol 82:702–710
Robinson HP, Shaw-Dunn J (1973) Fetal heart rates as determined by sonar in early pregnancy. J Obstet Gynaecol Br Cwlth 80:805–809
Rock J, Hertig A (1948) The human conceptus during the first two weeks of gestation. Am J Obstet Gynecol 55:6–17
Rousian M, Koning AH, Hop WC, van der Spek PJ, Exalto N, Steegers EA (2011) Gestational sac fluid volume measurements in virtual reality. Ultrasound Gynecol Obstet 38:524–529
Shinagawa S, Nagayama M (1969) Cervical pregnancy as a possible sequela of induced abortion. Report of 19 cases. Am J Obstet Gynecol 105(2):282–284
Smith BR, Huff DS, Johnson GA (1999) Magnetic resonance imaging of embryos: an Internet resource for the study of embryonic development. Comput Med Imaging Graph 23:33–40
Spitzer D, Steiner H, Graf A, Zajc M, Staudach A (1997) Conservative treatment of cervical pregnancy by curettage and local prostaglandin injection. Hum Reprod 12(4):860–866
Stabile I, Grudzinskas JG (1990) Ectopic pregnancy: a review of incidence, etiology and diagnostic aspects. Obstet Gynecol Surv 45(6):335–347 (Review)
Stampone C, Nicotra M, Muttinelli C, Cosmi EV (1996) Transvaginal sonography of the yolk sac in normal and abnormal pregnancy. J Clin Ultrasound 24:3–9
Stanley JH, Horger 3rd EO, Fagan CJ, Andriole JG, Fleischer AC (1986) Sonographic findings in abdominal pregnancy. AJR Am J Roentgenol 147(5):1043–1046
Steiner H, Gregg AR, Bogner G, Graf AH, Weiner CP, Staudach A (1994) First trimester three-dimensional ultrasound volumetry of the gestational sac. Arch Gynecol Obstet 255:165–170
Steptoe PC, Edwards RG (1976) Reimplantation of a human embryo with subsequent tubal pregnancy. Lancet 1(7965):880–882
Stiller RJ, Haynes de Regt R, Blair E (1989) Transvaginal ultrasonography in patients at risk for ectopic pregnancy. Am J Obstet Gynecol 161(4):930–913
Stock RJ (1985) Histopathologic changes in tubal pregnancy. J Reprod Med 30(12):923–928
Streeter GL (1920) Weight, sitting height, head size, foot length, and menstrual age of the human embryo. Contr Embryol Carneg Instn 11:143–170
Streeter GL (1949) Developmental horizons in human embryos (fourth issue) A review of the histogenesis of cartilage and bone. Contr Embryol Carneg Inst 220(33):150–173
Sur S, Marsh A, Campbell B, Raine-Fenning N (2010) Re: Gestational sac volume: comparison between SonoAVC and VOCAL measurements at 11 + 0 to 13 + 6 weeks of gestation. Ultrasound in Obstetrics and Gynecology 36(5):648–649
Sur SD, Clewes JS, Campbell BK, Raine-Fenning NJ (2011) Embryo volume measurement: an intraobserver, intermethod comparative study of semiautomated and manual three-dimensional ultrasound techniques. Ultrasound in Obstetrics 38(5):516–523
Takeuchi H (1992) Transvaginal ultrasound in the first trimester of pregnancy. Early Hum Dev 29:381–384
Takeuchi H, Arima M, Mizuno S (1964) Applications of ultrasound in obstetrical and gynecological diagnosis (3rd report) – an improvement of endovaginal ultrasound, 5th meeting of the Japan Society of Ultrasonics in Medicine, Tokyo: 35
Tanner JM (1981) Iatromathematics and the introduction of measurement: the seventeenth and eighteenth centuries. In: Tanner JM (Hrsg) A history of the study of human growth. Cambridge University Press, Cambridge, S. 66–97
Timor-Tritsch IE, Farine D, Rosen MG (1988) A close look at the embryonic development with the high frequency transvaginal transducer. Am J Obstet Gynecol 159:678–681
Timor-Tritsch IE, Monteagudo A, Santos R (2008) Three-dimensional inversion rendering in the first- and early second-trimester fetal brain: its use in holoprosencephaly. Ultrasound Gynecol Obstet 32:744–750
Timor-Tritsch IE, Peisner DB, Raju S (1990) Sonoembryology: an organ-oriented approach using a high-frequency vaginal probe. J Clin Ultrasound 18:286–298
Turan C, Ugur M, Dogan M, Ekici E, Vicdan K, Gökmen O (1996) Transvaginal sonographic findings of chronic ectopic pregnancy. Eur J Obstet Gynecol Reprod Biol 67(2):115–119
Ushakov FB, Elchalal U, Aceman PJ, Schenker JG (1997) Cervical pregnancy: past and future. Obstet Gynecol Surv 52(1):45–59 (Review)
Van de Meerssche M, Verdonk P, Jacquemyn Y, Serreyn R, Gerris J (1995) Cervical pregnancy: three case reports and a review of the literature. Hum Reprod 10(7):1850–1855
Weckstein LN (1987) Clinical diagnosis of ectopic pregnancy. Clin Obstet Gynecol 30(1):236–244 (Review)
WHO (2005) Maternal and perinatal death, Progress in Reproductive health research. 71. http://www.who.int/reproductivehealth/topics/maternal_perinatal/epidemiology/en/
Zhang J, Thomas AG, Leybovich E (1997) Vaginal douching and adverse health effects: a meta-analysis. Am J Public Health 87(7):1207–1211
Ziel HK, Paulson RJ (2002) Contralateral corpus luteum in ectopic pregnancy: what does it tell us about ovum pickup? Fertil Steril 77(4):850–851

Ersttrimesterultraschall

M. Hoopmann, K. O. Kagan

U. Gembruch, K. Hecher, H. Steiner (Hrsg.), *Ultraschalldiagnostik in Geburtshilfe und Gynäkologie,*
DOI 10.1007/978-3-642-29633-8_4,

4.1 Einleitung

In den letzten beiden Jahrzehnten haben insbesondere 2 Entwicklungen zu einer Verbesserung der Frühentdeckungsraten und Diagnosen fetaler Fehlbildungen beigetragen. Zum einen erlauben die **Fortschritte in der Ultraschalltechnologie** mit hoch auflösenden Abdominal- wie Vaginalsonden eine detaillierte Beurteilung der fetalen Anatomie deutlich früher als zum klassischen Zweittrimesterscreening. Zum anderen hat die **Einführung der Nackentransparenz(NT)-Messung** in den 90er-Jahren und die anschließende rasche Verbreitung des Ersttrimesterscreenings einen wesentlichen Einfluss auf die pränatalen Untersuchungsabläufe genommen.

Auch wenn die primäre Intention des Ersttrimesterscreenings eine Risikoanalyse auf Aneuploidien war, so führte es doch dazu, dass zunehmend mehr Schwangere in der 11+0 bis 13+6 SSW eine erweiterte Untersuchung bei einem erfahrenen und technisch gut ausgebildeten Diagnostiker durchführen lassen.

Das konventionelle erste Screening nach Mutterschaftsrichtlinien setzt seinen Schwerpunkt auf die Bestimmung des Gestationsalters, den korrekten Sitz, die Integrität der Frühschwangerschaft, die Diagnose von Mehrlingsschwangerschaften und die Diagnose grober Auffälligkeiten der fetalen Entwicklung. Es ist für einen früheren Zeitraum vorgesehen (9.–12. SSW), der für eine Beurteilung der fetalen Anatomie nur begrenzte Aussagen zulässt. Im Folgenden soll daher die sonografische Beurteilung im Zeitrahmen des Ersttrimesterscreenings dargestellt werden.

2 % aller Kinder weisen nicht-chromosomale Fehlbildungen auf (Dolk et al. 2010).

Unter Verwendung eines gezielten Untersuchungsprotokolles, ausreichender Ausbildung und adäquater Gerätetechnik sind Entdeckungsraten zwischen 40–45 % der schweren Fehlbildungen im I. Trimenon möglich.

Die in der Literatur beschriebenen Detektionsraten größerer Screeningstudien reichen von 13 bis 84 %. Eine Übersicht ist in Tab. 4.1 zusammengestellt. Diese deutlichen Unterschiede finden ihre Ursache in Abweichungen in der Expertise der Untersucher, in der Definition der schweren Fehlbildung, in der Zusammensetzung der Kollektive und der verwendeten Ultraschalltechnik.

4.2 Normalbefund

Im Folgenden soll eine systematische anatomische Untersuchung des Feten in der 11+0 bis 13+6 SSW und deren Normalbefunde dargelegt werden.

Die vorgestellte Reihenfolge lässt selbstverständlich Abweichungen zu.

4.2.1 Scheitel-Steiß-Länge

Definitionsgemäß beträgt die notwendige Scheitel-Steiß-Länge (SSL) für das Ersttrimesterscreening 45–84 mm. Die Erfassung der SSL soll in einer mediosagittalen Schnittebene bei fetaler Neutralstellung erfolgen (Abb. 4.1).

4.2.2 Kopf

Die **Darstellung des fetalen Kopfes** erfolgt zunächst in der transversalen Ebene (Abb. 4.2). Hierbei sollte sich eine ovoide Kopfform zeigen. Das Kranium ist bereits deutlich darstellbar. Die Schädelsuturen sind noch weit offen. In dieser frühen Darstellung des zentralen Nervensystems sollten 2 symmetrische Hemisphären mit einer zentralen, durchgehenden Falx cerebri darstellbar sein.

Charakterisiert wird diese Einstellung durch die prominenten echogenen **Plexus choroidei**, die die Lateralventrikel fast vollständig ausfüllen. Die relativ großflächigen Plexus choroidei nähern sich zentral aneinander an, was zum charakteristischen „**butterfly sign**" führt. Das echoarme Hirnparenchym ist noch vergleichsweise flach und glatt.

Das Cavum septi pellucidi als Leitstruktur des II. Trimenons ist in diesem Gestationsalter noch nicht darstellbar. Der dritte Ventrikel hingegen kann als kleine ovale, zentral gelegene Struktur dargestellt werden und sollte damit nicht verwechselt werden. Er befindet sich allerdings etwas kaudal der Biometrieebene, in der nur die Lateralventrikel visualisiert werden.

Die Vermessung des **biparietalen Durchmessers** an der weitesten transversalen Distanz – von außen nach außen vermessen – gehört obligat zur Routineuntersuchung. Das Abgreifen des **frontokzipitalen Durchmessers und/oder des Kopfumfanges** kann damit kombiniert werden. Der biparietale Durchmesser ist ein gut standardisiertes Maß mit einer sehr geringen Inter- und Intraobservervariabilität und engen Korrelation zum Gestationsalter. Daher kann es neben der Scheitel-Steiß-Länge ebenfalls gut zur Kontrolle des Gestationsalters herangezogen werden.

Durch Verschiebung des Schallkopfes nach kaudal können die **Augen** beurteilt werden (Abb. 4.3). Hierbei sind zwei symmetrische, rundliche Orbitae einsehbar. Innerhalb der echofreien Struktur der Bulbi zeigen sich im frontalen Bereich die Linsen echoreich und punktförmig.

Weiter kaudal stellen sich die **Maxilla** und **Mandibula** als U-förmige durchgängige Bögen dar. An dieser Stelle kann durch Verkippen des Schallkopfes eine tangentiale Beurteilung des Gesichtsschädels erreicht werden (Abb. 4.4). Hierbei gilt es, das retronasale Dreieck darzustellen (Sepulveda et al. 2010).

Tipp

Das retronasale Dreieck wird gebildet aus den 2 frontalen Fortsätzen der Maxilla und der harten Gaumenplatte.

Anschließend erfolgt eine mediosagittale Einstellung des Kopfes. Diese Ebene dient unter anderem der **Vermessung der NT** und der **Darstellung des Nasenbeins**, auf die in ► Kap. 5 noch ausführlich eingegangen wird. Leitstrukturen sind hierbei die Nasenspitze als echogener Punkt, die Haut des Nasenrückens als

Tab. 4.1 Screeningstudien zur Fehlbildungsdiagnostik im I.Trimenon

Arbeitsgruppe	N_{gesamt}	Schwere Fehlbildungen		Detektionsrate
		N	Pro 1000	
Hernadi u. Torocsik 1997	3991	49	12,3	36 %
Economides u. Braithwaite 1998	1632	13	8,0	54 %
D'Ottavio et al. 1998	4080	88	21,6	61 %
Hafner et al. 1998	1690	56	33,1	13 %
Whitlow et al. 1999	6634	63	9,5	59 %
Carvalho et al. 2002	2853	66	23,1	38 %
Drysdale et al. 2002	984	28	28,5	18 %
Taipale et al. 2004	4513	33	7,3	18 %
Souka et al. 2005	1148	14	12,1	50 %
Cedergren u. Selbing 2006	18.053	176	9,7	18 %
Saltvedt et al. 2006	2708	32	11,8	41 %
Becker u. Wegner 2006	3094	86	27,8	84 %
Dane et al. 2007	1290	24	18,6	71 %
Weiner et al. 2007	1723	22	17,1	41 %
Chen et al. 2008	4282	63	14,7	48 %
Öztekin et al. 2009	1805	21	11,6	67 %
Ebrashy et al. 2010	2876	31	10,8	68 %
Syngelaki et al. 2011	44.859	213	4,7	44 %
Gesamt	**108.215**	**1078**	**10,0**	**43 %**

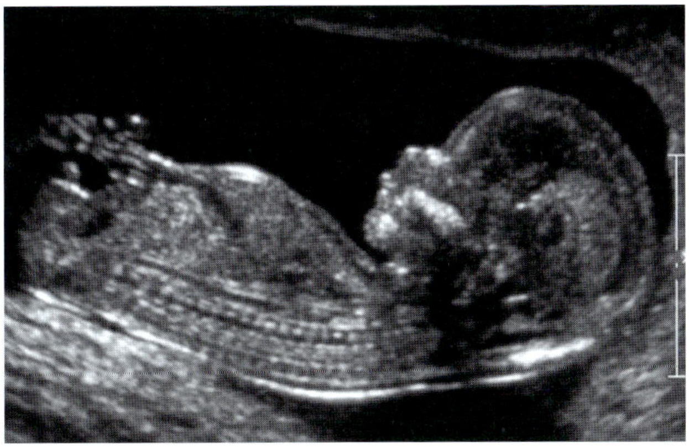

Abb. 4.1 Darstellung eines Feten in der 12+6 SSW. In dieser Einstellung kann eine Scheitel-Steiß-Länge vermessen werden. Zu achten ist auf eine neutrale Haltung und eine korrekte mediosagittale Einstellung

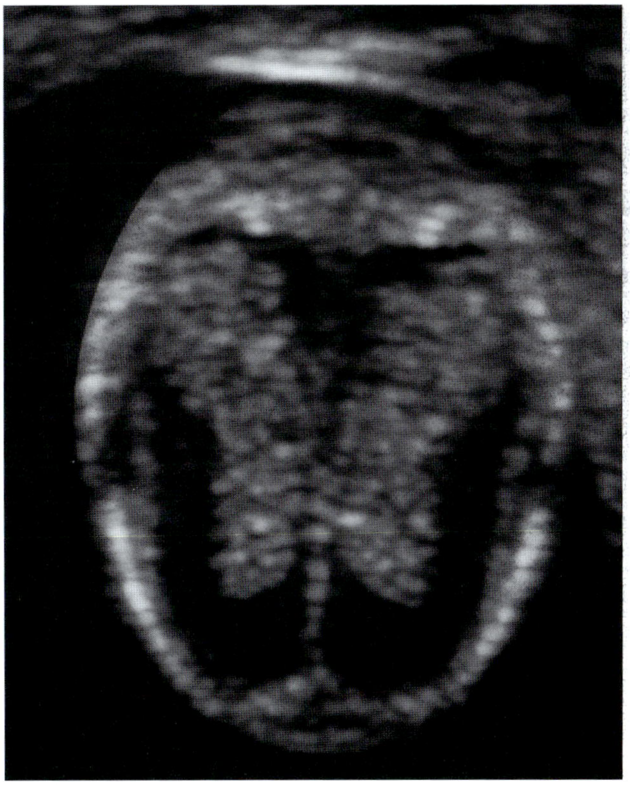

Abb. 4.2 Transversale Ansicht des fetalen Kopfes mit Ansicht der Plexus choroidei („butterfly sign")

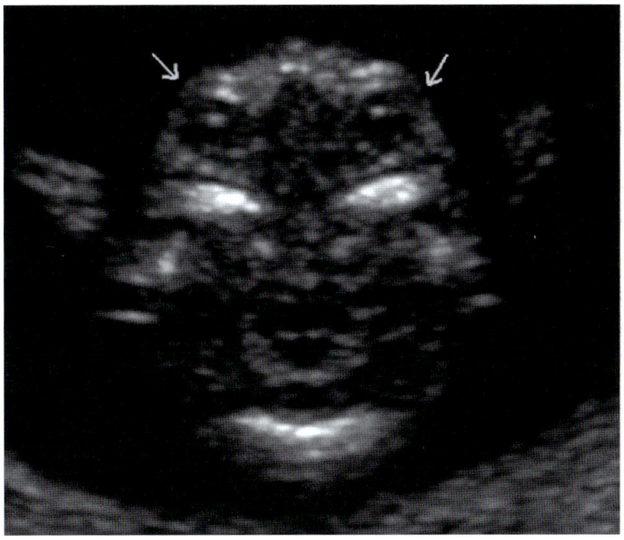

Abb. 4.3 Darstellung der Augen mit Linsen

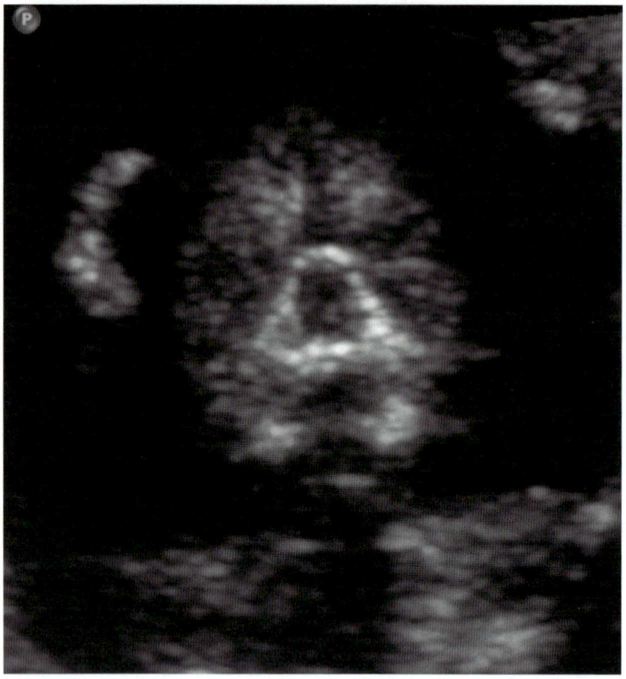

Abb. 4.4 Tangentiale Schnittebene durch das Mittelgesicht unter Darstellung des retronasalen Dreiecks

schmaler echogener Saum, das Nasenbein, welches regelhaft parallel zum Nasenrücken verläuft und noch etwas echogener als dieser zur Darstellung kommt, die Maxilla mit dem harten Gaumen als rechtwinklinge echogene Struktur und das zentral im Kopf gelegene, echoarme Dienzephalon.

Hinweiszeichen für eine Abweichung von dieser mediosagittalen Ebene sind das Fehlen einer oder mehrerer der o.a. Leitstrukturen und/oder die Darstellung des Os zygomaticus oder des Plexus choroideus (Abele et al. 2010). Die NT stellt sich als echofreier, subkutaner Flüssigkeitsbereich im Nacken aller Feten dar. Die Beurteilung der NT spielt auch unabhängig von der Risikoanalyse auf Aneuploidien für die Fehlbildungsdiagnostik eine bedeutsame Rolle.

Nach Ausschluss von Chromosomenstörungen finden sich bei jedem 5. Feten mit Erweiterung der NT oberhalb der 95er-Perzentile im weiteren Verlauf anderweitige Probleme wie strukturelle Fehlbildungen oder ein intrauteriner Fruchttod (Bilardo et al. 2007).

In der mediosagittalen Einstellung lassen sich im hinteren Anteil des Gehirns dorsal des Os sphenoideus bis zum Os occipitale 3 parallele echoarme Zonen demonstrieren, welche durch echogene Linien voneinander getrennt werden (Abb. 4.5). Diese werden als **Hirnstamm** und eine **Kombination aus 4. Ventrikel** und **Cisterna magna** angesehen.

Aktuell wird dieser Frühform des Fossa posterior ein Potenzial im Screening auf **Spina bifida aperta** – vergleichbar mit dem „banana sign“ des II. Trimenons – zugesprochen. Die standardisierte Beurteilung wird hierbei zum einen durch Vermessung der Distanz zwischen den beiden zentralen, echogenen Linien („inner translucency“) beschrieben (Chaoui et al. 2009).

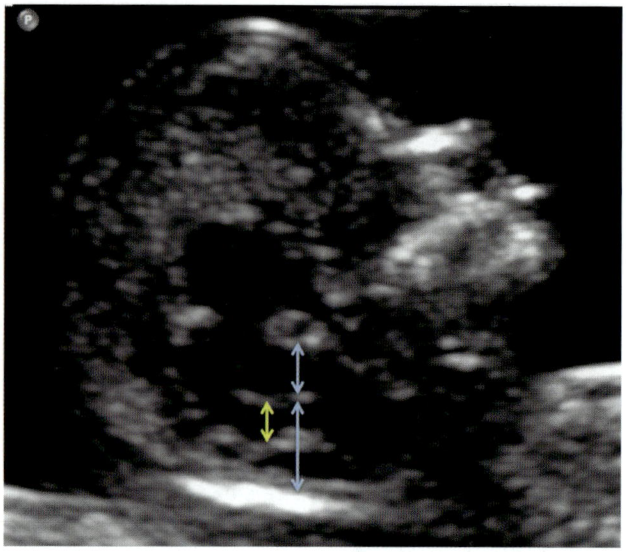

Abb. 4.5 Beurteilung der hinteren Hirnanteile zum Screening auf Spina bifida aperta. *Gelbe Distanz „inner translucency“, blaue Distanzen* Hirnstamm (ventraler Abschnitt) und Distanz zwischen Hirnstamm und Innenseite des Okzipitalknochens (dorsaler Abschnitt)

Die Vermessung des Größenverhältnisses zwischen dem Hirnstamm als frontalste echoarme Zone und dem dahinter gelegenen Bereich bis zur Innenseite des Okzipitalknochens wird ebenfalls zur Beurteilung vorgeschlagen (Lachmann 2011).

4.2.3 Abdomen

Die nächste biometrische Ebene repräsentiert der Transversalschnitt des Abdomens. Wie im II. Trimenon dient insbesondere der **Magen** als Leitstruktur. Er stellt sich als echofreies, rundlich ovales Organ im linken Oberbauch dar. Ansonsten wird der Oberbauch überwiegend durch die fetale **Leber** ausgefüllt, in die zentral die prominente V. umbilikalis hineinzieht.

Dorsal lassen sich von der **Wirbelsäule** in erster Linie die Ossifikationszentren der Wirbelkörper visualisieren. Ein paralleles **Rippenpaar** ist ebenfalls regelhaft darstellbar. Hier erfolgt die Vermessung des Bauchumfanges. Durch weitere Verschiebung des Schallkopfes nach kaudal wird an der ventralen Bauchwand die Insertion der Nabelschnur sichtbar (Abb. 4.6).

Da die Nabelschnurinsertion die Prädilektionsstelle für Bauchwanddefekte darstellt, sollte dieser Bereich stets bilddokumentiert werden.

Meist zeigen sich auf gleicher Höhe beidseits der Wirbelsäule die **Nieren** als rundliche Strukturen. Nierenbecken sind hierbei nicht obligat abgrenzbar, sollten aber kleiner als 1,5 mm im anterior-posterioren Durchmesser liegen.

Noch weiter kaudal wird das **fetale Becken** dargestellt.

Neben den V-förmig verlaufenden **Os iliacae** sollte zentral stets eine zumindest teilgefüllte **Blase** nachgewiesen werden. Durch Einsatz des Farbdopplers kann hierbei überprüft werden, dass 2 Nabelschnurarterien die Blase beidseits flankieren. Mit einem

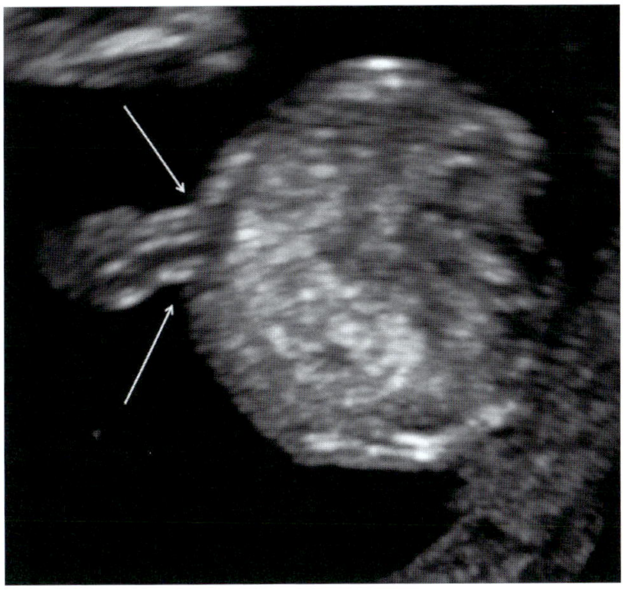

Abb. 4.6 Fetale Nabelschnurinsertion

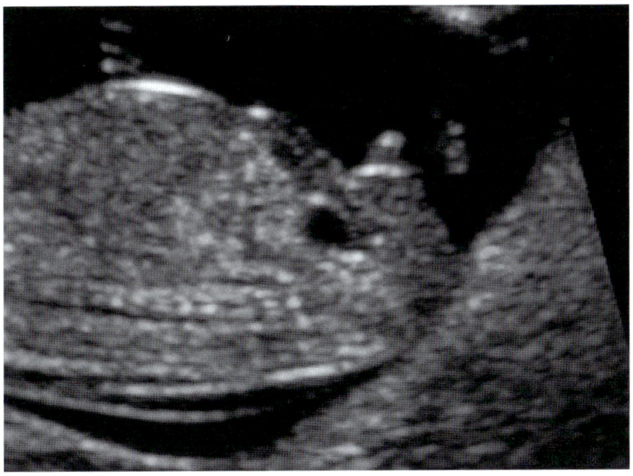

Abb. 4.7 Darstellung der fetalen Blase in mediosagittaler Einstellung. In dieser Ansicht kann ebenfalls das männliche Geschlecht identifiziert werden

Bild können so die korrekte Anzahl der Nabelschnurarterien, die korrekte Lage der Blase und eine fetale Produktion von Urin dokumentiert werden. Neben den transversalen Schnittebenen sollte der fetale Rumpf auch sagittal eingestellt werden. Die Blase sollte im longitudinalen Maß kleiner 7 mm sein. Die **Nabelschnurinsertion** kann auch in dieser Ansicht nochmals überprüft werden.

In der mediosagittalen Einstellung des Beckenbereiches kann das **fetale Geschlecht** beurteilt werden. Hierbei gilt es, den genitalen Tuberkel darzustellen. Bei weiblichem Geschlecht ist dieser in der mediosagittalen Ansicht horizontal, beim männlichen Geschlecht nach oben orientiert (Abb. 4.7). Die diagnostische Sicherheit hängt hierbei sehr vom Zeitpunkt der Untersuchung ab. Während in der 10+ bis 11+ SSW 30–40 % der Einschätzungen fehlerhaft sind, steigt die diagnostische Sicherheit auf fast 100 % nach der 12+ SSW (Odeh et al. 2009). Dies setzt allerdings die Abwesenheit genitaler Fehlbildungen voraus, welche zu diesem Zeitpunkt noch nicht adäquat zu evaluieren sind.

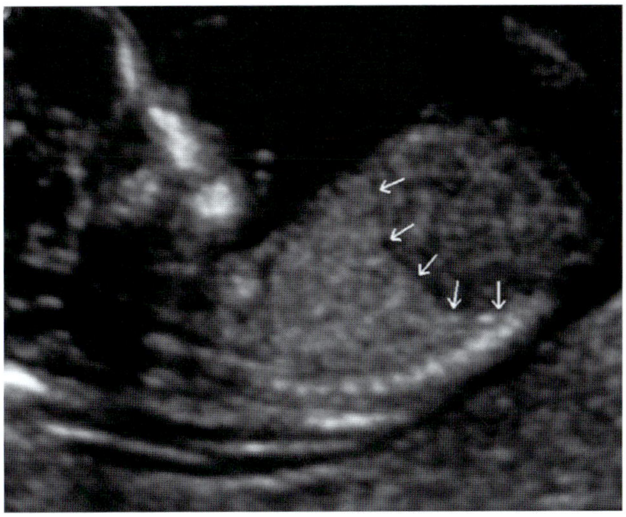

Abb. 4.8 Darstellung des rechten Zwerchfellanteils (*weiße Pfeile*)

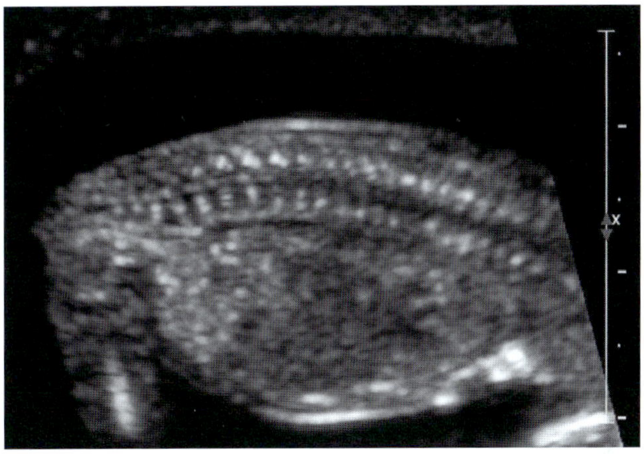

Abb. 4.9 Darstellung der fetalen Wirbelsäule in der 12+5 SSW

! Bei der sonografischen Geschlechtsbestimmung im I. Trimenon ist zu beachten, dass eine Mitteilung zu diesem Zeitpunkt gemäß dem Gendiagnostikgesetz noch nicht erlaubt ist.

In der weiter kranialen, sagittalen Ansicht erfolgt eine **Beurteilung des Diaphragmas** (Abb. 4.8). Die kuppelförmige, feine Trennlinie findet sich rechtsseitig zwischen Leber und Lunge, sowie linksseitig zwischen Magen, Lunge und Herz.

Von der Rückenseite des Fetus aus wird die **Wirbelsäule** beurteilt. Hierbei gilt es, die Kontur der bedeckenden Haut über der ganzen Länge bis zum Os sacrum zu verfolgen (Abb. 4.9).

4.2.4 Extremitäten

Tipp

Eine besondere Stärke des Fehlbildungsultraschalls im I. Trimenon ist die Beurteilung der Extremitäten.

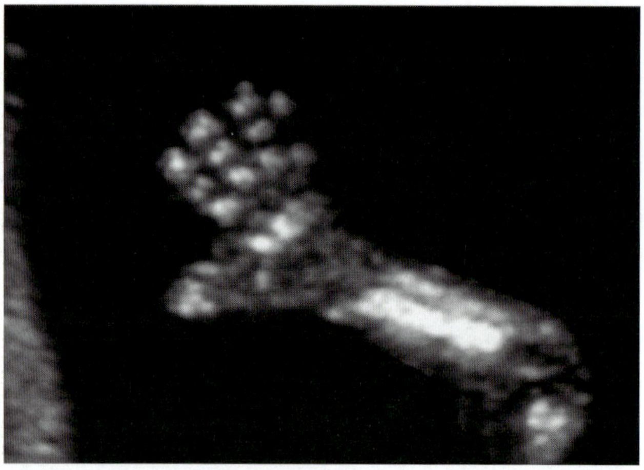

■ **Abb. 4.10** Darstellung der kompletten linken oberen Extremität: Humerus, Radius, Ulna und Finger sind abgrenzbar

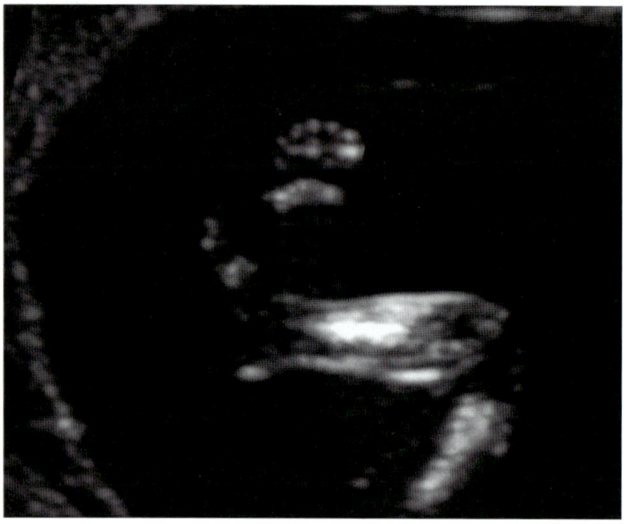

■ **Abb. 4.11** Darstellung der unteren Extremität. Häufig zu beobachten ist das hier zu sehende Überschlagen der Beine. Während das linke Bein in seiner Länge vollständig zu sehen ist, betrachtet man den Fuß des anderen Beines von unten. Dies ermöglicht in diesem Fall die Erkennung der 5 Zehen

Aufgrund der überschaubaren Proportionen des Fetus, einer regelhaften leichten Beugung in den proximalen Gelenken und Streckung in den distalen Gelenken sind **Arme**, **Beine**, **Hände** und **Füße** meist gut einzusehen. Selbst die Finger sind in ihrer Anzahl regelmäßig überprüfbar (■ Abb. 4.10). Auch bei den Zehen ist dies häufig möglich, allerdings aufgrund der geringeren Größe deutlich abhängiger von den Schallbedingungen und den zur Verfügung stehenden technischen Voraussetzungen (■ Abb. 4.11).

Üblicherweise wird die Femurlänge als biometrisches Maß erfasst. Die **Fußstellung** wird in der longitudinalen Einstellung überprüft. Im Vergleich zum II. Trimenon stehen die Füße hierbei zumeist in einer leichten Innenrotation. Neben der Überprüfung der Vollständigkeit und Stellung sollte an den Extremitäten auch auf **Spontanmotorik** geachtet werden.

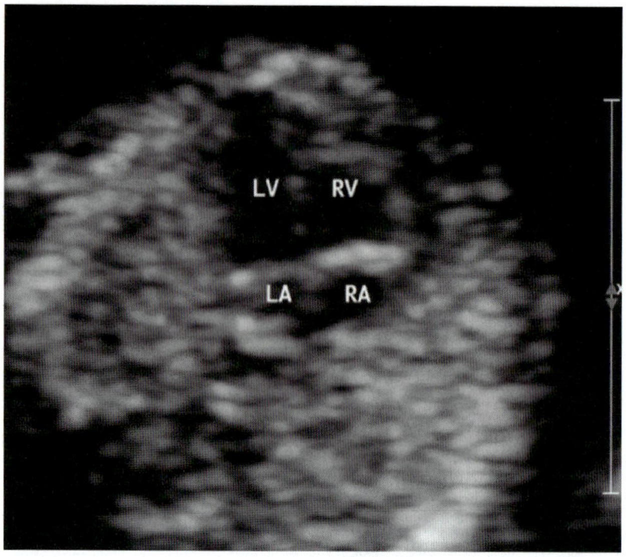

■ **Abb. 4.12** Apikaler Vierkammerblick in 12+6 SSW. *LA* linkes Atrium, *LV* linker Ventrikel, *RA* rechtes Atrium, *RV* rechter Ventrikel

4.2.5 Herz

Eine Sonderstellung hat die frühe **fetale Echokardiografie** erlangt. Für die Fehlbildungsdiagnostik im II. Trimenon kommt ihr bereits eine zentrale Rolle zu. Dies ist unter anderem darin begründet, dass mit 3–8 Fällen auf 1000 Lebendgeburten angeborene Herzfehler die höchste Prävalenz unter den Fehlbildungen aufweisen. Mit Abschluss der 9+ SSW hat das fetale Herz nach einer Reihe komplexer Prozesse der Drehung, des Remodelings und der Septierung seine endgültige Anatomie angenommen.

Die **systematische Ersttrimesteruntersuchung** des fetalen Herzens reicht bis zum Anfang der 90er-Jahre zurück (Gembruch et al. 1993). Es wurde hierbei stets versucht, die Ebenen der fetalen Echokardiografie des II. Trimenons auf das I. Trimenon zu übertragen. Die Erfolgsraten der Visualisierung hingen hierbei insbesondere davon ab, ob die Untersuchung in der Früh- oder Spätphase des I. Trimenons stattfand und ob ein transvaginaler oder transabdominaler Zugang gewählt wurde.

Unter aktuellem Stand der Technik ist in spezialisierten Zentren von einer 95%igen Beurteilbarkeit der fetalen Anatomie im I. Trimenon auszugehen (Yagel et al. 2007).

> **Zentrale Einstellung der frühen fetalen Echokardiografie ist der Vierkammerblick, sowohl im B-Bild wie auch mittels Farbdopplersonografie (■ Abb. 4.12, ■ Abb. 4.13).**

Die **Kriterien** entsprechen denen des II. Trimenons. Das Herz nimmt ungefähr ein Drittel der Thoraxfläche ein. Die Herzspitze zeigt nach links. Die Herzachse liegt bei 30–45° zur mediosagittalen Ebene. Im physiologischen Vierkammerblick zeigen sich 2 gleich dimensionierte, durch ein offenes Foramen ovale verbundene Vorhöfe sowie 2 Ventrikel. Der rechte Ventrikel imponiert durch ein prominentes Moderatorband. Der linke Ventrikel ist herzspitzenbildend. Beide Ventrikel zeigen ungefähr die gleiche Breite. Trikuspidal- und Mitralklappe können in ihrer

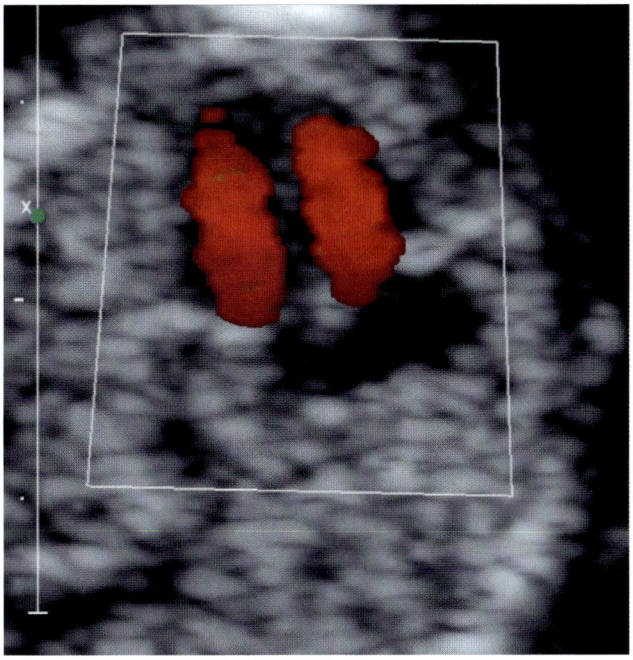

Abb. 4.13 Farbdopplersonografische Darstellung der ventrikulären Füllung im Vierkammerblick

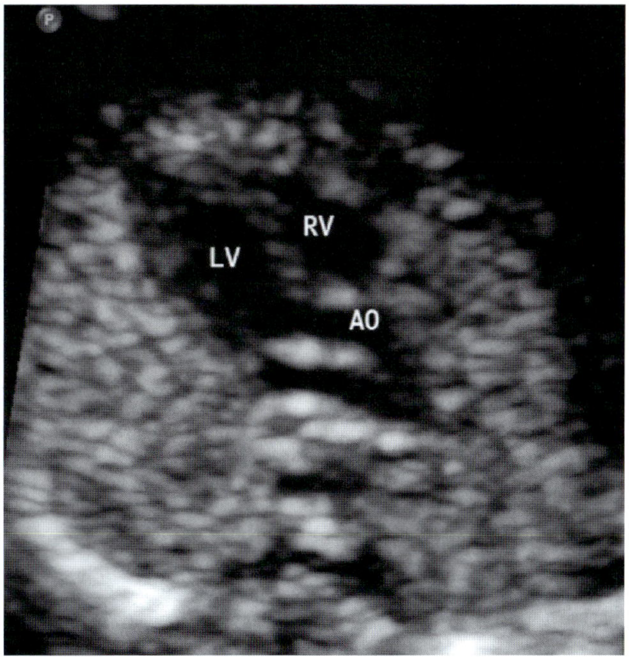

Abb. 4.14 Fünfkammerblick mit zentralem Abgang der Aorta (*AO*). *LV* linker Ventrikel, *RV* rechter Ventrikel

Bewegung dargestellt werden. Die Trikuspidalklappe ist hierbei im Vergleich zur Mitralklappe ein wenig in Richtung Herzspitze versetzt.

In der Farbdopplersonografie kann die gleichmäßige Füllung in beide Ventrikel ohne Kommunikation der Einströme über das Septum hinweg dargestellt werden. Insbesondere mittels des Spektraldopplers kann der regelhafte Strom über die Trikuspidalklappe geprüft werden. Im apikalen Vierkammerblick wird ein 2–3 mm großes Doppler-Gate über die Trikuspidalklappe gelegt. Der Abgreifwinkel sollte hierbei weniger als 30° von der Herzachse abweichen. Mithilfe des Spektraldopplers über der Trikuspidalklappe wird das physiologische Füllungsmuster des rechten Ventrikels mit E-Welle („early diastole": passive Füllungsphase) und A-Welle (atriale Kontraktion: aktive Füllungsphase) überprüft. Die E-Welle sollte hierbei stets niedrigere Geschwindigkeiten als die A-Welle aufweisen. Regurgitationen sollten nicht zur Darstellung kommen. Diese sind vor allem mit Chromosomenstörungen assoziiert.

Auch die **Ausstrombahnen** können regelhaft dargestellt werden. Hierbei ist häufig die Farbdopplersonografie der reinen B-Bild-Darstellung überlegen. Der linksventrikuläre Ausstrom wird durch Einstellung des Fünfkammerblickes visualisiert. Die Aortenwurzel inseriert hierbei in kontinuierlicher Fortsetzung des interventrikulären Septums und entspringt zentral des Herzens (Abb. 4.14). Weiter kranial findet sich der rechtsventrikuläre Ausstrom als Abgang des Truncus pulmonalis aus dem rechten Ventrikel hinter dem Sternum lokalisiert und zur Aorta aszendens überkreuzend. Nur wenig weiter kranial zeigt sich der Dreigefäßblick. In diesem fließen Aorta und Ductus arteriosus Botalli als geradlinige Verlängerung des Truncus pulmonalis V-förmig zusammen (Abb. 4.15). In der Farbdopplersonografie kann der gleichgerichtete antegrade Strom in beiden Gefäßen überprüft werden. Rechts neben Aorta und Ductus arteriosus Botalli kommt noch die quergeschnittene Vena cava superior zur Darstellung. Über diese Schnittebenen hinaus sind noch detailliertere Beurteilungen des frühen fetalen Herzens in spezialisierter Hand möglich und bei Verdacht auf einen fetalen Herzfehler auch indiziert (Axt-Fliedner et al. 2009). Die Screeningstudien zur Beurteilung der fetalen Anatomie im I. Trimenon beschränkten sich auf die o.a. Kriterien zur fetalen Echokardiografie (Souka et al. 2005, Syngelaki et al. 2011).

4.2.6 Plazenta und Nabelschnur

Die Beurteilung von Plazenta und Nabelschnur gehören ebenfalls zur Diagnostik des I. Trimenons. Die Plazenta stellt sich im Normalbefund als gleichmäßig echogene flächige Struktur dar. Eine Überlappung des inneren Muttermundes findet sich im I. Trimenon in 5 % der Schwangerschaften und lässt noch keine abschließende Stellungnahme zu, sollte jedoch Anlass zur Sensibilisierung und gezielten Verlaufskontrolle im II. und III. Trimenon geben (Rosati et al. 2000). Die plazentare Insertion der Nabelschnur kann im I. Trimenon aufgrund der noch übersichtlichen Verhältnisse einfach überprüft werden.

4.3 Normvarianten und Borderlinebefunde

Im Regelfall stellen sich die beiden **Plexus choroidei** symmetrisch dar. Gelegentliche Seitenunterschiede in der Ausprägung der Plexus choroidei sind als physiologisch zu werten.

Im Bereich der **fetalen Nabelschnurinsertion** ist zu beachten, dass vor der 11+ SSW noch ein physiologischer Nabelbruch beobachtet werden kann. Dieser ist max. 6 mm groß und enthält nur Darm.

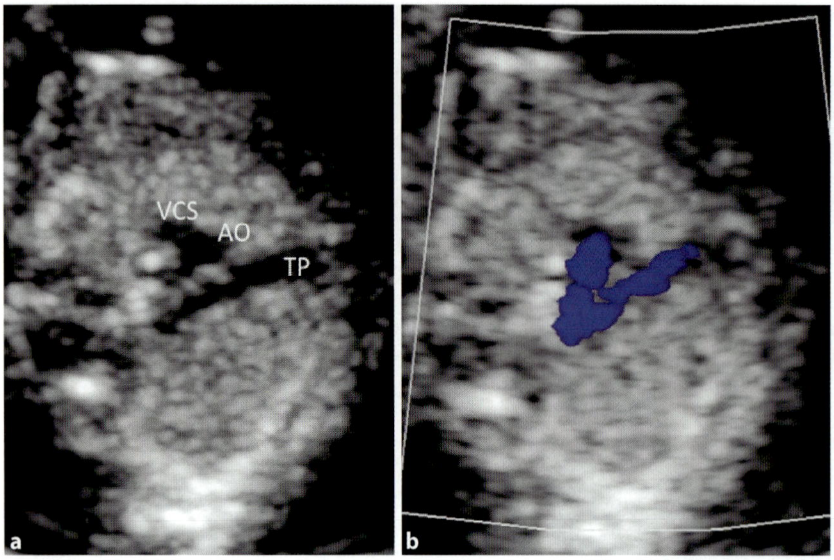

Abb. 4.15 a B-Bild-Darstellung des Dreigefäßblickes (*VCS* Vena cava superior, *AO* Aorta, *TP* Truncus pulmonalis) **b** Farbdopplersonografische Darstellung des Dreigefäßblickes mit Nachweis eines gleichgerichteten Stroms in beiden Ausflusstrakten

4.4 Pathologie

4.4.1 Anenzephalie und Enzephalozele

Die Diagnose der Anenzephalie kann im Zeitfenster der Ersttrimesteruntersuchung zuverlässig gestellt werden (Johnson et al. 1997).

In der frühen Diagnostik der Anenzephalie ist zu beachten, dass sich das sonomorphologische Bild von dem des II. Trimenons grundlegend unterscheidet.

Die Ersttrimesterdiagnose der Anenzephalie beruht auf der Darstellung der ursächlichen Akranie. Der **fehlende Verschluss des anterioren Neuroporus** um Tag 26 der Embryonalentwicklung führt primär zur Nichtanlage des Kraniums. Daraus folgt eine Exenzephalie, welche das sonografische Bild im I. Trimenon prägt. Das Hirngewebe wird der Amnionflüssigkeit frei ausgesetzt und löst sich hierbei auf. Im II. Trimenon ist es zumeist nicht mehr darstellbar. Die Abbauprozesse führen zu abstrusen Deformierungen der Kopfkontur mit mützenartigen Verziehungen und Auswölbungen (Abb. 4.16). Einige Autoren verweisen auf die erhöhte Echogenität des Fruchtwassers als Hinweiszeichen.

Neben dem kompletten Fehlen kann es zu lokalen Defekten des Kraniums mit Protrusion des Gehirns außerhalb des Schädels kommen. Diese Enzephalozelen sind zumeist frontal oder okzipital lokalisiert. Sonografisch hinweisgebend sind hierbei Unterbrechungen in der Kontinuität des Kraniums mit zystischen Aussackungen. Bei ausgeprägten Befunden kann bereits früh eine Mikrozephalie beobachtet werden.

4.4.2 Holoprosenzephalie

Die Holoprosenzephalie stellt eine Fusionsstörung der embryonalen Entwicklung des Prosenzephalons dar. Hierbei kommt es zu einer nur unvollständigen Trennung im vorderen Anteil der beiden Großhirnhemisphären. Je nach Ausprägung unterscheidet man die alobäre, semilobäre und lobäre Form. Erstere ist in der Regel nicht mit dem Überleben der Neugeborenen über die ersten Monate hinaus vereinbar. In diesen Fällen lässt sich das oben erläuterte „butterfly sign" nicht darstellen.

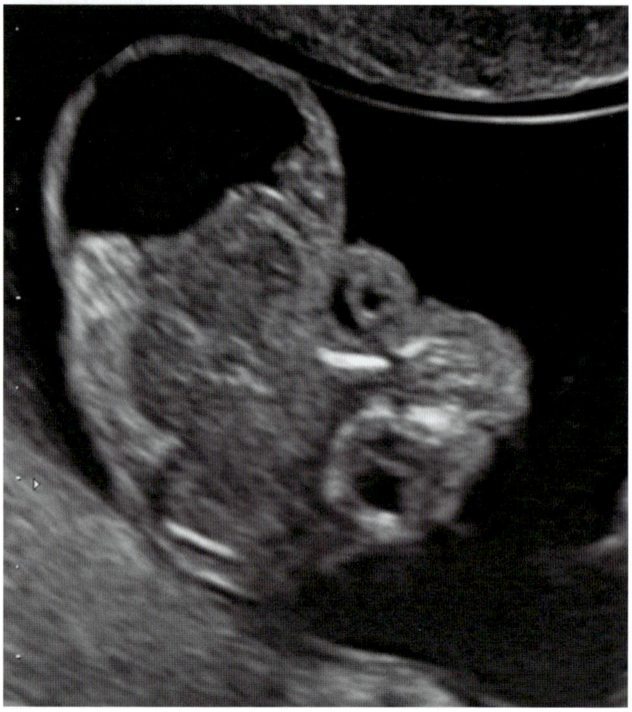

Abb. 4.16 Exenzephalie als Vorstufe der Anenzephalie. Weiterhin ist bereits eine Protusio bulbi zu erkennen.

Fehlen des „butterfly sign" → Verdacht auf Holoprosenzephalie!

Sonografisch hinweisgebend ist die Fusion der beiden Lateralventrikel zu einem meist hufeisenförmigen Holoventrikel und das Fehlen einer trennenden Mittellinienstruktur im vorderen

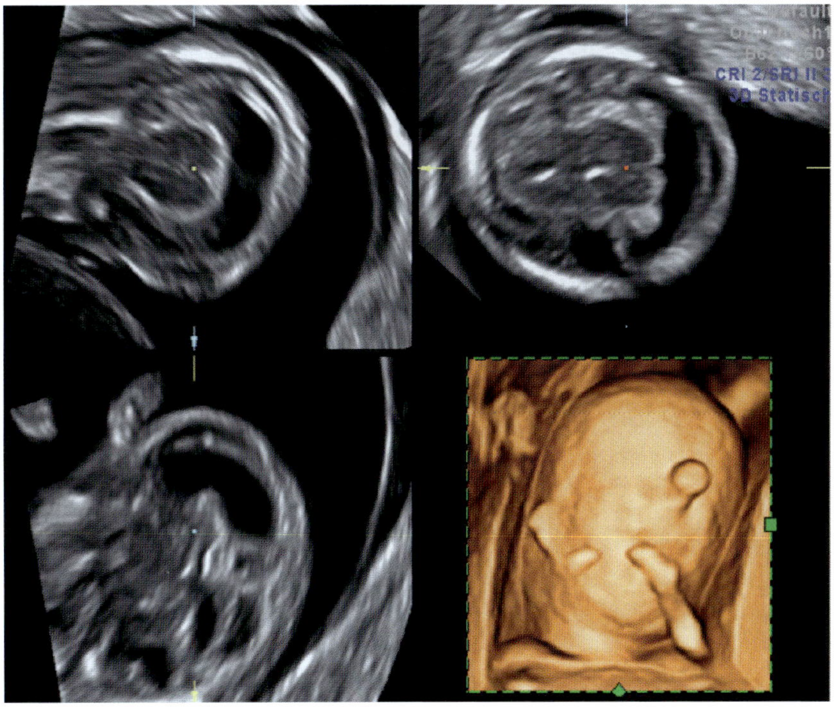

■ **Abb. 4.17** Holoprosenzephalie in multiplanarer 3D- und Oberflächendarstellung. Pathognomonisch sind der hufeisenförmige Holoventrikel, die fusionierten Mittelhirnanteile und Hypotelorismus mit Proboscis

Anteil. Die Mittelhirnstrukturen sind fusioniert. Weiterhin treten häufig Mittelgesichtsfehlbildungen mit Hypotelorismus bis zur Zyklopie auf (■ Abb. 4.17). Hier sollte in Hinblick auf das Wiederholungsrisiko immer eine Karyotypisierung erfolgen. Die sehr häufig vergesellschaftete Trisomie 13 hat nur ein sehr geringes Wiederholungsrisiko. Bei einem normalen Karyotyp muss an ein genetisches Syndrom mit entsprechend erhöhtem Wiederholungsrisiko gedacht werden.

4.4.3 Dandy-Walker-Malformation

Die Dandy-Walker-Malformation resultiert aus einer abnormen Entwicklung des Rhombenzephalons. Als morphologisches Korrelat zeigt sich eine große zystische Erweiterung der Fossa posterior, welche weitreichend mit dem 4. Ventrikel kommuniziert. Die Vermis cerebelli ist deutlich hypoplastisch bis fehlend und nach kranial rotiert und zum Tentorium hin angehoben. Das Tentorium und die lateralen Sinus sind aufwärts verlagert (Pilu et al. 2000).

In ausgeprägten Fällen kann diese Fehlbildung bereits bei einer ausgeprägten zystischen Raumforderung der Fossa posterior mit früher Hydrozephalie vermutet werden. Aufgrund der komplexen Differenzialdiagnostik zu anderen Pathologien mit zystischer Erweiterung der Fossa posterior kann diese Diagnose erst im II. Trimenon abschließend gestellt werden.

4.4.4 Fehlbildungen des Gesichts

Spaltbildungen sind nur dann früh darstellbar, wenn ein relevanter Defekt der Maxilla und des harten Gaumens vorliegt. Eine reine Lippenspalte wird sich in der Regel der Diagnostik entziehen. Bei ausgeprägten Lippen-Kiefer-Gaumen-Spalten kann eine Unterbrechung des alveolären Bogens und gegebenenfalls der Gaumenplatte im transversalen Schnitt demonstriert werden. Im tangentialen Schnitt kann die Spalte zwischen Maxilla und Gaumenplatte gefunden werden (■ Abb. 4.18).

Tipp

Hilfreich ist die standardisierte Einstellung des retronasalen Dreiecks. Der Einsatz von 3D-Technologie kann helfen, die entsprechenden Ebenen sauber einzustellen.

Im Profil kann eine Retrognathie bzw. Mikrogenie auffallen. Wenn diese bereits im I. Trimenon ins Auge fällt, wird eine konstitutionelle Normvariante unwahrscheinlich und relevante Pathologien wie z. B. eine Pierre-Robin-Sequenz treten in den Vordergrund (■ Abb. 4.19). Dadurch stellt sich auch der Verdacht auf einen Defekt des Gaumens.

Augenfehlbildungen im Sinne einer Anopthalmie oder Zyklopie sind ebenfalls bereits im I. Trimenon zu detektieren.

4.4.5 Omphalozele

Die pränatale Diagnose der Omphalozele als Bauchwanddefekt in der anterioren Mittellinie beruht auf der Darstellung einer Hernierung eines peritonealen Sackes mit viszeralem Inhalt. Die Nabelschnur inseriert auf der Spitze dieses Bruchsackes (■ Abb. 4.20). Der Bruch liegt meist zentral. Bei epigastrischem Sitz findet sich überwiegend Leber im Bruchsack, bei tiefem Sitz kann das Urogenitalsystem von dem Defekt mitbetroffen sein

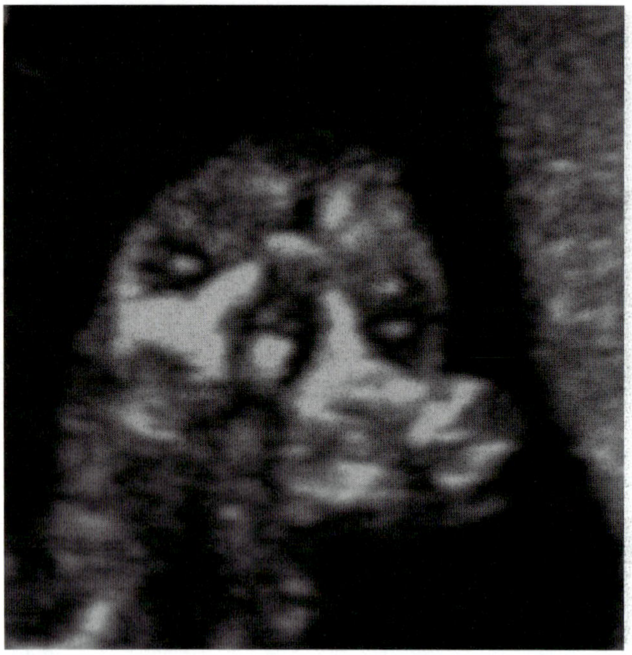

Abb. 4.18 Darstellung einer beidseitigen Lippen-Kiefer-Gaumen-Spalte

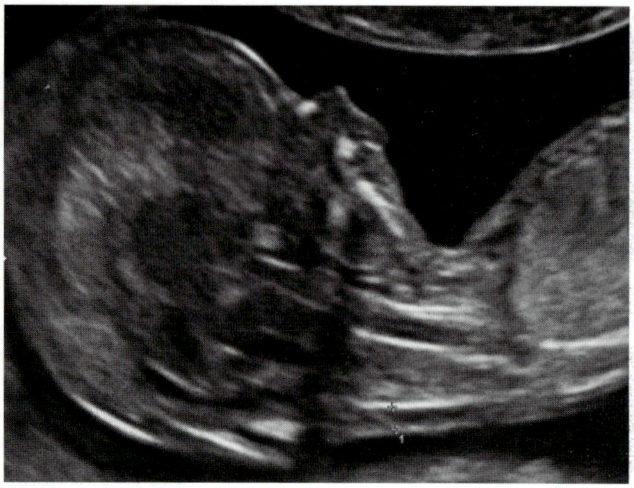

Abb. 4.19 Mandibuläre Mirkognathie bei Pierre-Robin-Sequenz. Auffällig ist weiterhin die Kontinuitätsunterbrechung des harten Gaumens als Hinweis auf die häufig assoziierte Gaumenspalte

(Kloaken-/Blasenekstrophie). Daher sollte bei tiefem Sitz Wert auf die Darstellung der Blase gelegt werden.

Bis zum Abschluss der 11+ SSW ist eine Omphalozele vorsichtig zu interpretieren und sollte nur dann bereits als pathologisch eingestuft werden, wenn der Bruchsack Leber enthält. Auch nach vollendeten 11. SSW ist die Regression kleinerer Omphalozelen beschrieben.

4.4.6 Gastroschisis

Bei der Gastroschisis handelt sich um einen paraumbilikalen, in der Regel rechts gelegenen Bauchwanddefekt mit Heraustreten von Bauchorganen. Die Darstellung der prolabierten Organe, zumeist Darm mit Mesenterium, ist hierbei diagnostisch zielführend (Abb. 4.21). Die Inzidenz dieser sporadisch auftretenden Fehlbildung ist mit der der Omphalozele vergleichbar. Eine Diagnosestellung im I. Trimenon wird trotzdem vergleichsweise selten beschrieben (Whitlow et al. 1999).

Ein Grund für die geringere Erkennungsrate könnte die Verwechslung von prolabierten Darmschlingen mit Nabelschnuranteilen sein. Eine weitere mögliche Erklärung ist das zumeist isolierte Auftreten ohne weitere im I. Trimenon detektierbare Fehlbildungen. Oft sind rauchende minderjährige Frauen betroffen, die zurzeit seltener das Ersttrimesterscreening für sich in Anspruch nehmen.

4.4.7 Body-Stalk-Anomalie

Die Body-Stalk-Anomalie ist gekennzeichnet durch einen ausgedehnten Bauchwanddefekt, eine schwere Kyphoskoliose und

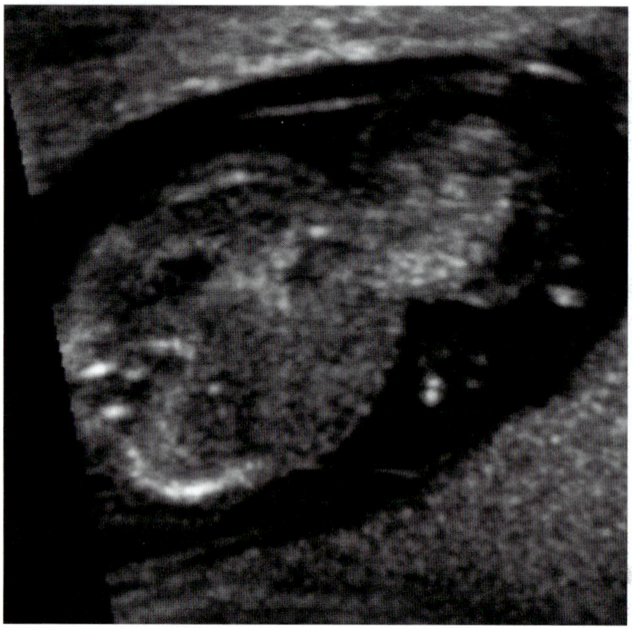

Abb. 4.20 Darstellung einer zentralen Omphalozele 12+3 SSW

eine kurze Nabelschnur. Als ursächlich wird eine frühe Ruptur der Amnionmembran angesehen, sodass der fetale Körper zum Teil in der Amnionhöhle und mit großen Anteilen in der Zölomhöhle liegt (Daskalakis et al. 1997). Da bereits die Vermessung einer frühen Biometrie durch die ausgeprägten Deformierungen unmöglich wird, ist die frühe Detektionsrate dieser Fehlbildung als hoch einzuschätzen. Die Prognose ist infaust.

4.4.8 Megazystis

Eine Megazystis ist definiert als eine Harnblasengröße ≥7 mm im longitudinalen Durchmesser im I. Trimenon (Sebire et al. 1996). Im Bereich zwischen 7–15 mm ist die Assoziation zu Aneuploidien hoch. Bei euploiden Feten mit einem Blasendurchmesser

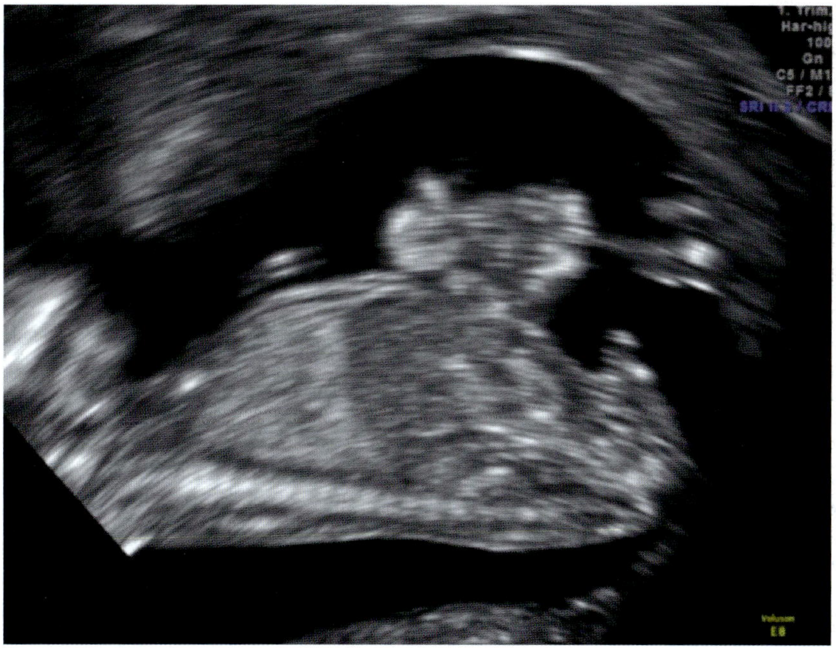

Abb. 4.21 Darstellung einer Gastroschisis mit Prolaps von Dünndarmanteilen vor die Bauchwand (12+6 SSW)

zwischen 7–15 mm ist in 90 % der Fälle mit einer spontanen Remission zu rechnen. In den Fällen mit Blasendurchmessern >15 mm ist von einer progredienten obstruktiven Uropathie auszugehen, die zumeist auf dem Boden posteriorer Urethralklappen entstanden ist (Abb. 4.22).

Bei einer **Megazystis** finden sich in

- 20 % Chromosomenstörungen,
- 26 % obstruktive Uropathien und
- 30 % extrarenale Fehlbildungen (Jouannic et al. 2003, Kagan et al. 2010).

Die Prognose einer Megazystis bei progredienten obstruktiven Uropathien in diesem frühen Gestationsalter ist als ungünstig zu werten. Zur Klärung der renalen Funktionsschädigung kann eine Urinanalyse (z. B. von ß2-Mikroglobulin) nach Abpunktion der Megazystis erfolgen.

Im I. Trimenon ist zu berücksichtigen, dass die Urinanalyse von Elektrolyten noch wenig aussagekräftig ist, da der Urin in dieser Phase physiologischer Weise noch isoton ist.

Bei noch erhaltener Nierenfunktion könnte diese nur über die Anlage eines vesikoamnialen Shuntes bewahrt werden. Die Erfolgschancen bei so frühen Manifestationen sind allerdings kritisch zu werten.

4.4.9 Weitere urogenitale Fehlbildungen

Auch wenn die Darstellung der fetalen Nieren im I. Trimenon meist gut möglich ist, so stellen Nierenfehlbildungen ein diagnostisches Problem in der Frühphase dar.

Bilaterale Nierenagenesien wurden bisher nur selten im I. Trimenon diagnostiziert. Es fehlt das zielführende Symptom der Anhydramnie aufgrund der im I. Trimenon überwiegend plazentaren Fruchtwasserproduktion. Weiterhin können die elongierten Nebennieren wegen ihrer ebenfalls echoarmen Darstellung mit Nieren leicht verwechselt werden.

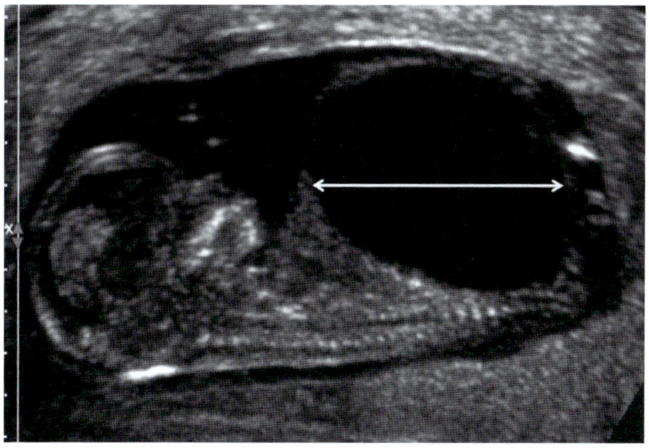

Abb. 4.22 Obstruktive Uropathie bei Urethralklappen mit massiver Megazystis mit 32 mm Longitudinaldurchmesser (13+0 SSW)

Die fehlende Darstellung einer Blasenfüllung ist bis zum Beweis des Gegenteils als Verdacht auf eine bilaterale Nierenagenesie anzusehen.

Die **autosomal rezessive polyzystische Nierendysplasie** (infantiler Typ) ist ebenfalls im I. Trimenon kaum zu diagnostizieren. In retrospektiven Untersuchungen entstand der Eindruck, dass die typische Echogenitätsanhebung und Vergrößerung der Nieren nicht vor der 14+ SSW zu beobachten war (Bronshtein et al. 1994).

Eine Sonderform stellt die polyzystische Nierendysplasie im Rahmen des **Meckel-Gruber Syndromes** dar. Bei diesem autosomal rezessiv vererbten Syndrom treten Enzephalozelen und postaxiale Polydaktylien als assoziierte Fehlbildungen auf. Gezielte Diagnosestellungen wurden bereits im I. Trimenon erreicht (Sepulveda et al. 1997).

Auch die frühe Erkennung von **multizystischen Nierendysplasien** findet sich bisher selten in der Literatur (Fong et al. 2004). Die typische Sonomorphologie basiert auf einer echogenen Vergrößerung der Niere mit ausgeprägter intraparenchymatöser Zystenbildung und dilatierten Tubuli. Dies setzt jedoch eine ausreichende Urinproduktion voraus.

4.4.10 Zwerchfellhernie

Die Prävalenz der angeborenen Zwerchfellhernie liegt bei ca. 1 auf 4000 Geburten.

Es liegt eine Lücke im Zwerchfell vor, durch die sich Bauchorgane in den Thorax verlagern können. In 90 % der Fälle findet sich die Lücke linksseitig. Hierbei gelangt meist der Magen neben dem Ösophagus nach oben. Auch wenn in der vorgeburtlichen Diagnostik versucht wird, das Zwerchfell in der sagittalen Schnittebene als echoarme feine Linie zwischen Abdominal- und Thoraxorganen zu visualisieren, so gelingt der Nachweis eines Defektes in der Regel nur, wenn eine Verlagerung der Abdominalorgane in den Thorax stattgefunden hat.

! Im I. Trimenon haben sich die Abdominalorgane trotz bestehender Zwerchfelllücke häufig noch nicht nach thorakal verlagert.

Selbst in aktuellen Screeningstudien liegt die Erkennungsrate im I. Trimenon bei maximal 50 % (Syngelaki et al. 2011). In bis zu 40 % liegt eine Erweiterung der NT (>95er Perzentile) vor. Diese wird als frühes Zeichen der pulmonalen Kompression und als ungünstiger Prognosefaktor gewertet (Sebire et al. 1997).

4.4.11 Extremitätendefekte

Defekte der fetalen Extremitäten können sporadisch, insbesondere durch Amnionbänder, oder im Zusammenhang mit genetischen Syndromen auftreten. Isolierte Verkürzungen von Extremitätenknochen fallen nur in sehr ausgeprägten Fällen bereits früh auf. Terminale transversale Reduktionsdefekte sind hingegen gut erkennbar. So gelang in einer aktuellen Screeningstudie eine Detektion von 77 % für das Fehlen einer Hand oder eines Fußes.

Tipp

Besonderes Augenmerk sollte auf dem Radius liegen, da die Radiusaplasie die häufigste genetisch bedingte Form des Reduktionsdefektes darstellt.

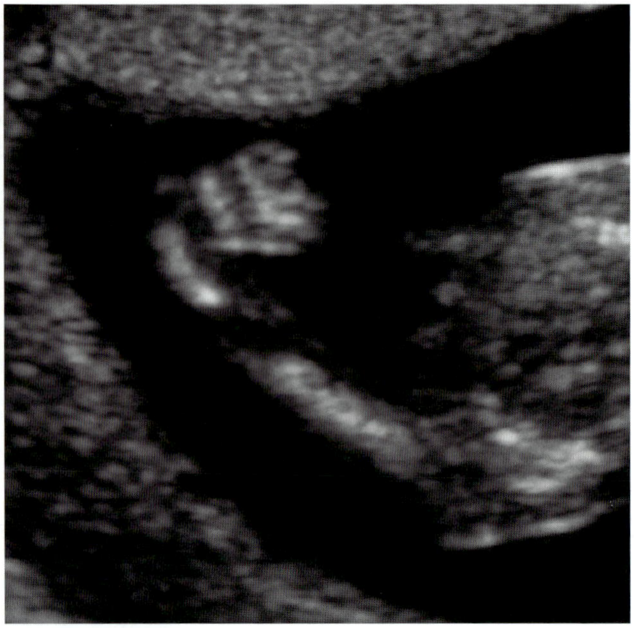

Abb. 4.23 Linksseitige Radiusaplasie mit Fehlen des Daumens

Der Radius fehlt meist vollständig oder erscheint zumindest hochgradig hypoplastisch. Häufig ist das Bild mit dem Fehlen des Daumens assoziiert (Abb. 4.23).

Auch **Polydaktylien** sind insbesondere mittels der transvaginalen Sonografie in vielen Fällen nachweisbar. Hier sollte jedoch eine erneute Kontrolle im Verlauf zum Ausschluss falsch-positiver Befunde erfolgen.

Syndaktylien entziehen sich in vielen Fällen sowohl im I. wie auch im II. Trimenon der Bildgebung.

4.4.12 Skelettdysplasien

Skelettdysplasien beinhalten eine heterogene Gruppe aus über 200 Typen genetischer Störungen der Ossifikation und Knorpelentwicklung. Letale Formen machen hierbei ungefähr die Hälfte der Fälle aus und werden bei ca. 1 von 10.000 Lebendgeburten beobachtet. Die pränatale Detektionsrate im II. Trimenon liegt bei 94–96 % für letale Skelettdysplasien. Neben der auffälligen Femurverkürzung im II. Trimenon ist häufig auch eine belastete Familienananmese leitend.

Die Diagnosestellung im I. Trimenon wurde bisher nur in kleineren Fallserien beschrieben. Die beschriebenen Fälle bezogen sich auf schwere, zumeist letale Skelettfehlbildungen:

Im I. Trimenon beschriebene Skelettdysplasien

(Ngo et al. 2007)

- Achondrogenesis
- Osteogenesis imperfecta Typ II
- Hypophosphatasie
- Thanatophore Dysplasie
- Ellis-van-Crefeld-Syndrom

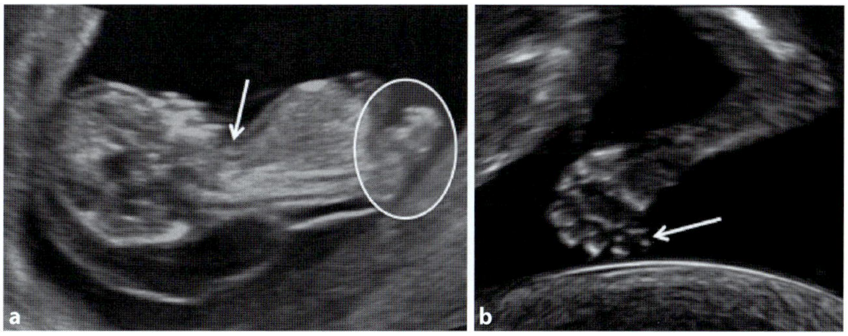

■ **Abb. 4.24** **a** Achondrogenesis Typ Ib in der 12+4 SSW mit deutlich erweiterter Nackentransparenz (10,4 mm), früher Thoraxhypoplasie (*Pfeil*) und Mikromelie (*Kreis*, Femurlänge=2,5 mm (<<3. Perzentile)). **b** Postaxiale Hexadakytlie bei einem Short-Rib-Polydaktylie Syndrom

- Short-Rib-Syndrom
- Jeune-Syndrom
- Diastrophe Dysplasie
- Robinow-Syndrom
- Jarcho-Levin-Syndrom
- Cleidocraniale Dysplasie
- EEC-Syndrom

Die Mehrheit dieser Feten weist eine verdickte NT bei normalem Karyotyp auf. Ursächlich für diese Verdickung der NT sind die mediastinale Kompression bei Thoraxhypoplasie, das reduzierte Bewegungsmuster bei Frakturen und Veränderungen in der bindegewebigen Matrix aufgrund von Kollagendefekten.

Typische Auffälligkeiten wie disproportionierte Extremitäten oder ein verkleinerter Rumpf können sonografisch diagnostiziert werden. Die präzise Differenzierung der Subtypen der Skelettdysplasien ist insbesondere in frühen Wochen schwierig. Sie ist jedoch für das Festlegen der Prognose und des Wiederholungsrisikos entscheidend.

Sonografische Merkmale in der Differenzierung von Skelettdysplasien im I.Trimenon (■ Abb. 4.24):
- Schmaler Thorax
- Mikromelie
- Frakturen
- Polydaktylie/ Ektrodaktyly
- Klumpfuß
- Irreguläre/kurze Rippen
- Auffälliges Gesichtsprofil (z. B. „frontal bossing" oder Abflachung des Profil)
- Fehlender Nachweis der Ossifikation der Wirbelsäule/ vertebrale Defekte
- Fehlender Nachweis der Scapulae/Claviculae.

Um eine entsprechend ausgiebige Untersuchung des frühen Skelettes zu ermöglichen, ist die Kombination von transabdominalem, transvaginalem und 3D/4D-Ultraschall hilfreich.

4.4.13 Spina bifida aperta

Gemäß den Zahlen der EUROCAT ist die Zahl lebendgeborener Kinder mit Spina bifida aperta in den letzten Jahrzehnten auf ca. 1 auf 1000 gesunken. Ursächlich sind die zunehmende Verbreitung der Folsäuresubstitution und die hohen pränatalen Detektionsraten. Problematisch bleibt jedoch weiterhin der Zeitpunkt der Diagnosestellung.

> **Es ist ein Ziel der frühen Diagnostik, späte Schwangerschaftsabbrüche zu reduzieren. Alarmierend ist eine steigende Rate später Diagnosestellungen der Spina bifida nach Rückgang des AFP-Screenings.**

Die direkte Erkennung der **Myelomeningozele** als zystische Raumforderung mit Unterbrechung der Rückenhaut oberhalb der Wirbelsäule gelingt nur in seltenen Fällen und ausgeprägten Befunden im I. Trimenon (■ Abb. 4.25). „**Banana**" und „**lemon sign**" als indirekte Hinweiszeichen mit hoher Sensitivität für die Spina bifida aperta sind im I. Trimenon noch nicht so einfach erkennbar wie im II. Trimenon. Vielversprechend erscheint jedoch ein analoges Hinweiszeichen durch ein Zusammenfallen der „inner translucency" bzw. Verbreiterung des Hirnstammes im Verhältnis zum dahinter gelegenen Bereich bis zur Innenseite des Okzipitalknochens (Chaoui et al. 2009, Lachmann et al. 2011) (■ Abb. 4.26).

4.4.14 Herzfehler

Aufgrund der Häufigkeit von Herzfehlern und der Assoziation zwischen Herzfehlern und einer verdickten NT spielt die frühe fetale Echokardiografie eine große Rolle im Rahmen der frühen Fehlbildungsdiagnostik.

> **Jeder dritte bis vierte Fetus mit einem Herzfehler weist im I. Trimenon eine erweiterte NT oberhalb der 95.–99. Perzentile auf.**

Zur Bedeutung des Ersttrimesterscreenings als Screeninginstrument für Herzfehler wird im folgenden Kapitel noch detailliert eingegangen. Neben der positiven Familienanamnese stellt die erweiterte NT die Hauptindikation für eine frühe Echokardiografie dar.

In einer aktuellen Screeningstudie an 44.859 euploiden Feten wurden 34 % der insgesamt 106 Herzfehler detektiert. Im

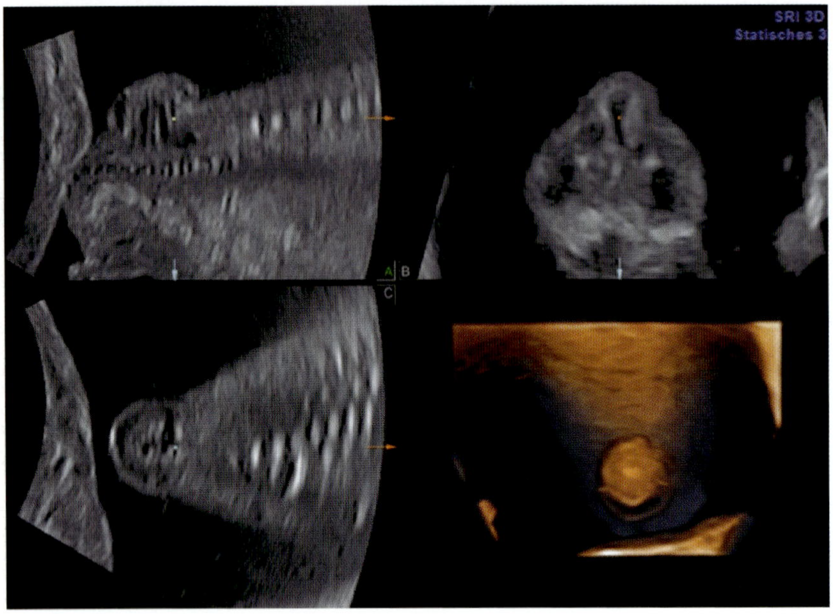

Abb. 4.25 Spina bifida mit ausgeprägter Myelomeningozele in multiplanarer 3D- und Oberflächendarstellung (12+6 SSW)

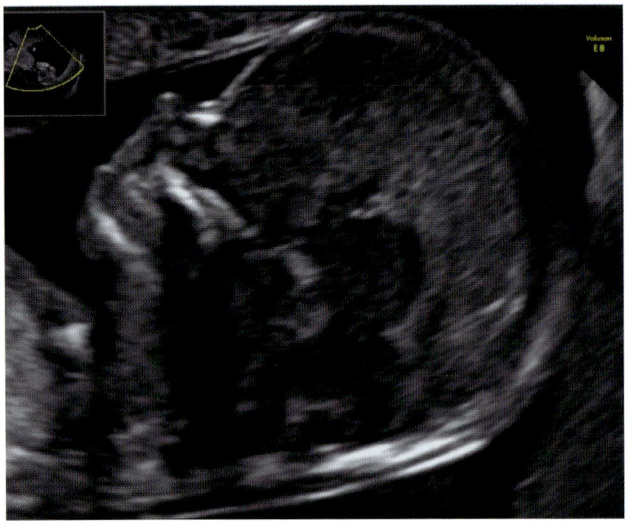

Abb. 4.26 Frühe pathologische Veränderungen in der Fossa posterior bei Spina bifida aperta. Die „inner translucency" ist nicht mehr abgrenzbar. Der Hirnstamm wirkt breiter als der dahinter gelegene Bereich bis zum Okzipitalknochen (Abb. 4.5)

einzelnen wurde die Hälfte der Fälle mit „double outlet right ventricle", mit hypoplastischem Linksherz und Transposition der großen Arterien entdeckt. Für die Pathologie des atrioventrikulären Septumdefekts (Abb. 4.27), der Coarctation aortae, der Fallot'schen Tetralogie und der Pulmonalatresie lag die Detektionsrate bei einem Drittel der Fälle. Isolierte ventrikuläre Septumdefekte, Ebstein-Anomalien, Aorten- wie Pulmonalstenosen, Trikuspidalatresien wie auch kardiale Tumoren wurden in dieser Studie in keinem Fall gefunden (Syngelaki et al. 2011).

Das Spektrum der bei erweiterter NT zu findenden Herzfehler variiert in den zahlreichen Studien sehr. Betrachtet man Gesamtkollektive ohne Ausschluss von Aneuploidien, so überwiegen atrioventrikuläre Septumdefekte und Linksherz-Anomalien. Bei euploiden Feten kann die erweiterte NT bisher nicht als spezifisch für ein bestimmtes Vitium cordis angesehen werden (Axt-Fliedner u. Gembruch 2010).

4.5 Ergänzende Abklärung/Differenzialdiagnosen/Verbindung zu Syndromen

Tipp

Bei Verdacht auf Fehlbildungen im I. Trimenon sollte neben der transabdominalen auch die transvaginale Sonografie eingesetzt werden.

In einer aktuellen Studie konnte in 64 % der Fälle die Fehlbildungsdiagnostik **transabdominal** komplettiert werden. **Transvaginal** konnte dies auf 82 % gesteigert werden (Ebrashy et al. 2010). Bei einigen Fragestellungen kann auch die Implementierung der 3D/4D-Technologie helfen.

Neben der NT führt das Erkennen von Fehlbildungen im I. Trimenon in den meisten Fällen auch zu einem erhöhten Risiko für Chromosomenstörungen. In einer aktuellen Screeningstudie an 57.119 Schwangerschaften fanden Kagan und Mitarbeiter Holoprosenzephalien, Omphalozelen und Megazystis mit Häufigkeiten von 1:1298, 1:381 und 1:1632. Chromosomenstörungen, zumeist Trisomie 18 und 13, fanden sich dabei in 65,9 % der Fälle mit Holoprosenzephalie, in 55,3 % der Fälle mit Omphalozele und 31,4 % der Fälle mit Megazystis (Kagan et al. 2010).

Nach Ausschluss von Aneuploidien durch eine Chorionzottenbiopsie sind in vielen Fällen genetische Syndrome zu erwägen. So ist zum Beispiel bei Omphalozelen auch an ein Beckwith-Wiedemann Syndrom zu denken.

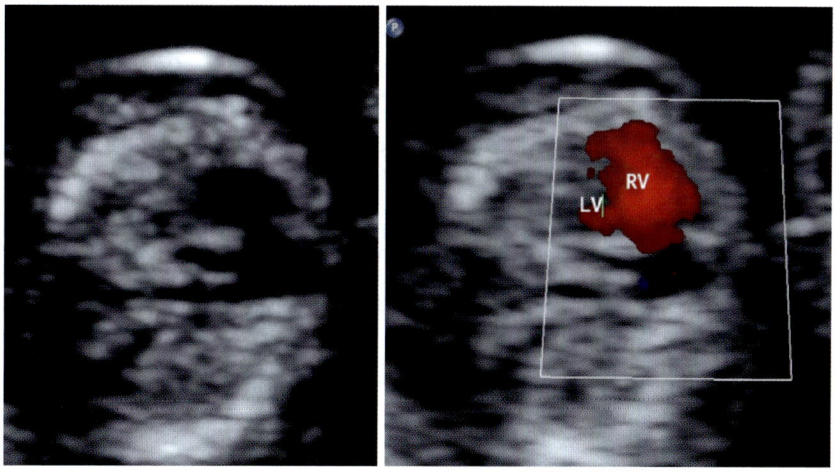

Abb. 4.27 B-Bild- und Farbdopplersonografie bei unbalanciertem atrioventrikulären Septumdefekt (bei „double outlet right ventricle". Fetus mit Trisomie 18 in der 12+5 SSW). *LV* linker Ventrikel, *RV* rechter Ventrikel

Auf die Differenzierung von syndromalen Erkrankungen und die Bestimmung des Wiederholungsrisikos sollte großen Wert gelegt werden. Beispielhaft seien hier die Skelettdysplasien genannt: Die sonografische Differenzierung ist für schwere Skelettfehlbildungen mit charakteristischen Fehlbildungsmustern wie die Thanatophore Dysplasie oder die Osteogenesis imperfecta in bis zu 90 % der Fälle möglich (Schramm et al. 2009). Bei anderen Entitäten gelingt die rein pränatale Spezifizierung des Skelettdysplasie-Typs auch in erfahrenen Händen in bis zu Hälfte der Fälle nicht. Daher ist ein hoher Wert sowohl auf eine ausgiebige sonografische Untersuchung wie auch auf die Ausnutzung radiologischer, pathologischer und histologischer Methoden zu legen, um eine gezielte genetische Untersuchung zu ermöglichen. Nur diese kann den Eltern eine klare Aussage zum **Wiederholungsrisiko** geben und die Möglichkeit einer frühen molekulargenetischen Diagnostik in Folgeschwangerschaften eröffnen.

Infektionen hingegen spielen in der sonografischen Diagnostik des I. Trimenons eine untergeordnete Rolle.

4.6 Klinische Konsequenzen und Management, interdisziplinäre Konsile

Der Vorteil einer möglichst frühen, aber genauen Diagnostik liegt häufig in einer frühzeitigen Beruhigung der Eltern, insbesondere wenn sie anamnestischen Risikogruppen angehören.

In Fällen, in denen Eltern sich aufgrund der Schwere von Fehlbildungen zu einem Schwangerschaftsabbruch entscheiden, ist die frühe und zweifelsfreie Diagnosestellung besonders erstrebenswert. Die psychische und physische Belastung eines Schwangerschaftsabbruchs wird um so größer, je später dieser durchgeführt wird. Weiterhin ermöglicht eine frühzeitige Diagnosestellung in vielen Fällen eine chirurgische Interruptio ohne Notwendigkeit einer Abortinduktion.

Bei Fortführung der Schwangerschaft ermöglicht die frühe Diagnose eine häufig bessere Einschätzung der Prognose durch die Möglichkeit der Verlaufsbeurteilung. Beratungen können zeitaufwendiger und schwangerschaftsbegleitend gestaffelt werden.

Bei Fehlbildungsdiagnosen im I. Trimenon sollte sehr bedacht auf die Diagnosesicherheit geachtet werden.

Voreilig geäußerte Verdachtsmomente können zu großen Ängsten und eventuell auch zu ungerechtfertigten Schwangerschaftsabbrüchen führen.

Es erfordert hohe kommunikative Kompetenz mit den Eltern einen Verdachtsbefund zu besprechen, der ggf. erst in späteren Wochen abschließend beurteilt werden kann. Aber auch bei sicherer Erkennung einer fetalen Anomalie sollte auf die Differenzierung der Erkrankung und die Erkennung eines Wiederholungsrisikos großen Wert gelegt werden.

Die damit verbundenen radiologischen Untersuchungen und/oder pathologischen Aufarbeitungen erfordern häufig auch die Entscheidung, ob ein Schwangerschaftsabbruch instrumentell oder durch Abortinduktion erfolgen sollte.

4.7 Zusammenfassung

Das Ersttrimesterscreening sollte nicht als reines Aneuploidie-Screening missverstanden werden. Es bietet ein großes Potenzial für die Verbesserung der Detektion von Fehlbildungen. In fast der Hälfte der Fälle können schwere Fehlbildungen bereits im I. Trimenon diagnostiziert werden. Die Erweiterung der Nackentransparenz ist in vielen Fällen das leitende Symptom. Späte Schwangerschaftsabbrüche können durch qualifizierte Frühdiagnostik reduziert werden.

Literatur

Abele H, Wagner N, Hoopmann M et al (2010) Effect of deviation from the mid-sagittal plane on the measurement of fetal nuchal translucency. Ultrasound Obstet Gynecol 35:525–529

Axt-Fliedner R, Chiriac A, Gembruch U (2009) First and early second trimester fetal heart scanning. Ultraschall Med 30:364–375

Axt-Fliedner R, Gembruch U (2010) Nuchal translucency and fetal cardiac malformations. Ultraschall Med 31:144–150

5.1 Screening auf Chromosomenstörungen

5.1.1 Grundlagen des Screenings

Ein Screeningtest muss grundsätzlich von einem diagnostischen Test unterschieden werden. Mithilfe eines **diagnostischen Tests**, wie zum Beispiel der Amniozentese oder der Chorionzottenbiopsie, wird eine fetale Chromosomenstörung, wie die Trisomie 21, 18 oder 13 in aller Regel eindeutig erkannt. Diese Tests tragen aber ein Fehlgeburtsrisiko von etwa 0,5 % und sind kostenintensiv (Tabor u. Alfirevic 2010). Demgegenüber stehen **Screeningtests**, wie das Ersttrimesterscreening, die einerseits nicht mit einem Fehlgeburtsrisiko vergesellschaftet und andererseits kostengünstiger sind. Durch sie wird aber nur das Risiko für das Vorliegen einer entsprechenden Erkrankung ermittelt.

Mehr und mehr etablieren sich daher in der Schwangerenmedizin Screeningverfahren, die allen Schwangeren angeboten werden können, um aus dem Gesamtkollektiv ein Risikokollektiv zu ermitteln, bei dem eine Abklärung mittels diagnostischer Tests sinnvoll erscheint, bzw. das Komplikationsrisiko im Hinblick auf das zu erwartende Ergebnis im Verhältnis steht. Das Risikokollektiv sollte etwa 5 % des Gesamtkollektivs betragen.

Wichtige Qualitätsmerkmale eines Screeningtests sind die Detektionsrate (= Sensivität) und die Falsch-Postivrate (1-Spezifität), die über das ermittelte Risiko miteinander in Verbindung stehen. Die **Detektionsrate** entspricht dem Anteil der erkrankten Feten, der korrekt durch einen Screeningtest als auffällig klassifiziert wurde. Der Anteil der euploiden Feten, der durch den Screeningtest fälschlicherweise als auffällig klassifiziert wurde, wird als **Falsch-Positivrate** bezeichnet. Ein auffälliges Ergebnis ist als Risiko oberhalb eines vorbeschriebenen Schwellenwerts (Cut-off) definiert. In der Regel wird der **Cut-off** so gewählt, dass 5 % der euploiden Schwangerschaften ein Risiko über diesem Risiko-Schwellenwert haben werden. Um verschiedene Screeningtests vergleichen zu können, wird in der Regel die Detektionsrate bei einer fixierten Falsch-Positivrate von 5 % angegeben.

In Deutschland wird häufig noch das mütterliche Altersscreening angewandt. Grundlage ist das ansteigende Risiko für einer fetalen Trisomie 21 mit zunehmendem mütterlichen Alter (s. u.). Das Altersrisiko einer 35-Jährigen gilt dabei als Schwellenwert. Aufgrund der heutigen Altersstruktur der werdenden Mütter bei Entbindung findet sich fast ein Viertel der Frauen oberhalb dieses Schwellenwerts, sodass diesbezüglich nicht mehr von einem sinnhaften Screening ausgegangen werden kann. Die Detektionsrate für die Trisomie 21 beträgt dabei etwa 50 %. Im Gegensatz dazu liegen die Detektions- und Falsch-Positivrate beim kombinierten Ersttrimesterscreening bei 90 % und 5 %, sodass zahlreiche Länder in Europa, wie zum Beispiel Großbritannien oder Dänemark das Ersttrimesterscreening als Regelleistung in den jeweiligen Gesundheitssystemen anbieten (Eklund et al. 2008).

Beim kombinierten Ersttrimesterscreening wird ein patientinnenspezifisches Risiko für die fetale Trisomie 21 und gegebenenfalls für die Trisomie 18 und 13 ermittelt. Dieses wird auf der Basis des A-priori-Risikos, der fetalen Nackentransparenz (NT) und der Serumkonzentrationen des freies β-hCG und PAPP-A bestimmt. Das **A-priori-Risiko** setzt sich zusammen aus

- Altersrisiko,
- Gestationsalter und
- maternale Vorgeschichte.

Dieses wird mit Wahrscheinlichkeitsquotienten („likelihood ratio") multipliziert, die anhand der durchgeführten Tests (fetale Nackentransparenz und Serummarker freies β-hCG und PAPP-A) ermittelt werden.

Wenn die Risikoberechnung auf mehr als zwei Konditionen abzielt, das heißt, wenn der neben der Risikoberechnung für Trisomie 21 (versus euploid) auch Risiken für Trisomie 18 und 13 berechnet werden, erfolgt eine gewichtete Anpassung des a-priori-Risikos entsprechend des Bayes Theorems.

5.1.2 Mütterliches Alter, Gestationsalter und Anamnese

Die Bestimmung des Altersrisikos geht auf Studien aus den 1970er-Jahren zurück, als noch kein vorgeburtliches Screening auf Chromosomenstörungen durchgeführt wurde. Dadurch konnte der tatsächliche Zusammenhang zwischen dem mütterlichen Altersrisiko am Termin und der Prävalenz der Trisomie 21 – ohne Verfälschungen durch screeningbedingte vorzeitige Schwangerschaftsbeendigungen – bestimmt werden.

Die am häufigsten verwendete Formel geht auf Cuckle et al. zurück (Cuckle et al. 1987). Sie fassten acht Studien mit sehr hohen Outcome-Raten zusammen und konnte somit das mütterliche Altersrisiko für eine Trisomie 21 am Termin auf der Basis von 4528 betroffenen und über 5 Millionen normalen Schwangerschaften bestimmen. Das Altersrisiko für die Trisomie 18 und 13 wurde analog bestimmt (Snijders et al. 1995). ◘ Abbildung 5.1 zeigt das Risiko für die entsprechenden Chromosomenstörungen in Abhängigkeit vom mütterlichen Alter. Bei Triploidien oder gonosomalen Chromosomenstörungen, wie z. B. dem Turner Syndrom, wurde hingegen kein Zusammenhang mit zunehmendem mütterlichen Alter gefunden.

Um das Risiko für eine Chromosomenstörung zu einem beliebigen Zeitpunkt in der Schwangerschaft bestimmen zu können, muss das Risiko am Termin anhand eines Adjustierungsfaktors angepasst werden.

Ursächlich ist die **hohe Rate an spontanen Fehlgeburten** bei fetalen Chromosomenstörungen. Diese liegt bei der Trisomie 21 bei etwa 40 %. Bei der Trisomie 18 und insbesondere bei der Triploidie liegt sie um ein Vielfaches höher. In ◘ Tab. 5.1 werden die Risiken für die gängigen Chromosomenstörungen am Termin und in der 12+ SSW aufgezeigt. Die ◘ Abb. 5.2 zeigt die Adjustierungsfaktoren, um die Risiken einer Trisomie 21, 18 und 13 zu jedem beliebigen Zeitpunkt in der Schwangerschaft bestimmen zu können (Snijders et al. 1995).

Bei vorangegangener Trisomie 21, 18 oder 13 erhöht sich zudem das Risiko selektiv für die entsprechende Chromosomenstörungen in der Folgeschwangerschaft. Verantwortlich wird eine elterliche Mosaikbildung gemacht. Es gibt Hinweise darauf, dass

Tab. 5.1 Überblick über die Risiken der häufigsten Chromosomenstörungen in der 12+ SSW

Chromosomenstörung	Risiko in der 12+ SSW	Risiko am Termin
Trisomie 21 bei 20-, 35-, 40-Jährigen Schwangeren	≈ 1:1100, 1:300, 1:90	≈ 1:1500, 1:430, 1:130
Trisomie 18 bei 20-, 35-, 40-Jährigen Schwangeren	≈ 1:2500, 1:700, 1:210	≈ 1:18.000, 1:5000, 1:1500
Trisomie 13 bei 20-, 35-, 40-Jährigen Schwangeren	≈ 1:7900, 1:2200, 1:660	≈ 1:43.000, 1:11.900, 1: 3580
Turner Syndrom, unabhängig vom mütterlichen Alter	≈ 1:1000	≈ 1:4200
XXY, XXX, XYY, unabhängig vom mütterlichen Alter	≈ 1:500	≈ 1:500
Triploidie, unabhängig vom mütterlichen Alter	≈ 1:3500	≈ 1:100.000

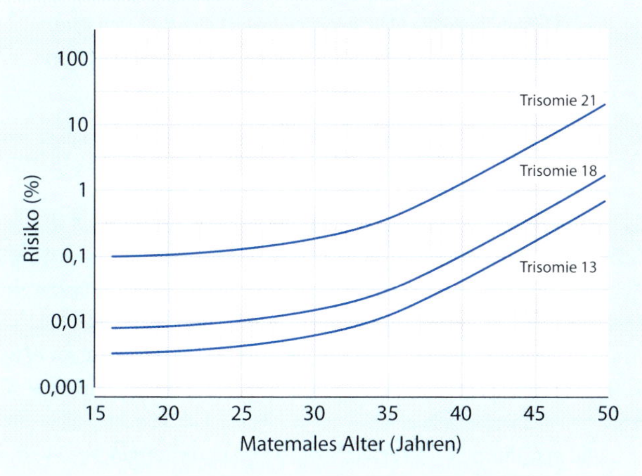

Abb. 5.1 Risiko für eine Trisomie 21, 18 oder 13 am Termin.
Risiko für eine Trisomie 21 am Termin=0,000627 + EXP(−16,2395 + 0,286 × (M A − 0,5))
MA mütterliches Alter am Termin (Adaptiert nach Cuckle et al. 1987)

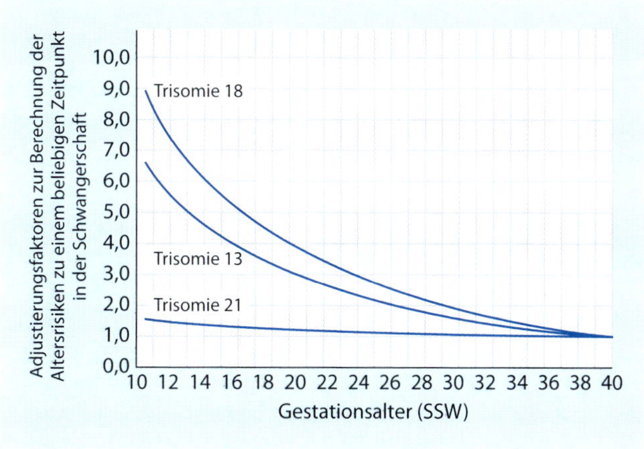

Abb. 5.2 Adjustierungsfaktoren zur Berechnung des Altersrisikos einer Trisomie 21, 18 und 13 zu einem beliebigen Zeitpunkt in der Schwangerschaft.
Für die Trisomie 21 gilt: Adjustierungsfaktor = 10^(0,9425 − 1,023 * LOG10(GA/7) + 0,2718×LOG10(GA/7) × LOG10(GA/7))
Risiko zu einem beliebigen Zeitpunkt in der SS = Risiko am Termin × Adjustierungsfaktor
MA mütterliches Alter, *GA* Gestationsalter in Tagen (Adaptiert nach Snijders et al. 1995)

das Wiederholungsrisiko mit zunehmendem mütterlichen Alter abnimmt (DeSouza et al. 2009). Für die anderen hier aufgeführten Chromosomenstörungen ist kein Wiederholungsrisiko bekannt.

5.1.3 Fetale Nackentransparenz

Bei der fetalen Nackentransparenz (NT) handelt es sich um eine Flüssigkeitsansammlung im Bereich des fetalen Nackens, welche bei einer Scheitel-Steiß-Länge zwischen 45 und 84 mm verwendet werden kann, um das Risiko für Trisomie 21, 18 und 13 zu berechnen. Dabei steigt das Risiko für die entsprechenden Chromosomenstörungen mit zunehmender NT an.
Erste Studien, die den Bezug zwischen erhöhter NT und fetaler Chromosomenstörungen herstellten, wurden zu Beginn der 1990er-Jahre in Fallserien-Stärke publiziert (Schulte-Vallentin u. Schindler 1992, Szabo u. Gellen 1990). Durch die Standardisierung der sonografischen Messung der NT wurde eine allgemein anwendbare Patientinnen-spezifische Risikoermittlung möglich (Snijders et al. 1998).

Entscheidend für die erfolgreiche Bewertung der NT ist erstens die sonografische Akquisition eines adäquaten Bildes und zweitens die korrekte Platzierung der Messkreuze.

Die Fetal Medicine Foundation hat Richtlinien herausgegeben, wie der Fetus zur NT-Messung dargestellt werden soll und wie die Platzierung der Messkreuze zu erfolgen hat (Fetal Medicine Foundation 2011). Ziel dieser Richtlinien, deren Einhaltung in Qualitätssicherungsverfahren jährlich kontrolliert wird, ist es, dass die in der alltäglichen Praxis durchgeführte NT-Messung in der Qualität der Messung in der Referenzgruppe entspricht, sodass der gemessene Wert in Bezug zum erwarteten Median in der Referenzpopulation gesetzt werden kann.

NT-Messung

Das einzustellende Bild zur **aussagekräftigen NT-Messung** muss folgende Kriterien erfüllen:

- Die Scheitel-Steiß-Länge sollte zwischen 45 und 84 mm liegen.
- Der Fetus sollte sich in einer neutralen Position befinden.
- Die Vergrößerung muss so gewählt werden, dass nur Kopf und Thorax darstellbar sind.
- Der kindliche Kopf und Thorax sollte in einer mediosagittalen Schnittebene dargestellt werden. Diese zeichnet sich

dadurch aus, dass die Nasenspitze als echogener Punkt, das Nasenbein, die rechteckige Maxilla, das Dienzephalon und die Nackentransparenz darstellbar sind.
- Besonderes Augenmerk sollte darauf gelegt werden, dass das Amnion von der NT unterschieden wird.
- Der „Gain" sollte auf ein Minimum reduziert werden, sodass die Linien der NT klar und dünn darstellbar sind.
- Die Nackentransparenz sollte an der weitesten Stelle gemessen werden.
- Die Kalliper sollten so platziert werden, dass der echoleere Bereich zwischen den NT-Linien gemessen wird. Dazu sollten die horizontalen Linien der Messkreuze gerade in den weißen Linien der Nackentransparenz verschwinden.

Die ◘ Abb. 5.3 zeigt ein Bild zur NT-Messung, welches die oben genannten Richtlinien erfüllt.

Tipp

- Die optimale Darstellung des Fetus gelingt am einfachsten in der 12+ SSW bei leerer maternaler Harnblase. In der 13+ SSW nehmen die kindlichen Bewegungen zu und eine saubere Darstellung bedarf mehr Zeit. In der 11+ SSW sind die NT-Linien dagegen häufig nicht so klar abgrenzbar.
- Die NT kann sowohl von vaginal als auch von abdominal untersucht werden, wobei von vaginal ein kleineres Schallfenster zur Verfügung steht.
- Eine dreidimensionale Darstellung ist meist nicht hilfreich.
- Für die NT-Messung kann der Fetus sowohl dorso-posterior als auch dorso-anterior liegen.
- Sollte der Fetus eine Nabelschnurumschlingung um den Hals aufweisen, erscheint die NT unterbrochen. In diesem Fall sollte die NT kranial und kaudal der Unterbrechung gemessen und gemittelt werden.

Typische Fehlerquellen wie zum Beispiel die Verwendung des Bildes zur Messung der Scheitel-Steiß-Länge (SSL) zur Messung der NT, die Abweichung von der mediosagittalen Schnittebene und das Platzieren der Kalliper in den Graubereich der NT-Linien anstelle der eigentlichen Kante führen zu einem Unterschätzen der Nackentransparenz und konsekutiv zu einem Unterschätzen des Patientinnen-spezifischen Risikos (Abele et al. 2010, Kagan et al. 2009d).

Die ◘ Abb. 5.4 zeigen die typischen Fehler, die bei der Bildakquisition zur NT-Messung gemacht werden können.

Die **Nackentransparenz** ist **abhängig von der SSL**. Bei euploiden Feten liegt die mediane NT bei einer SSL zwischen 45 und 84 mm bei 1,2 mm und 2,5 mm. In ◘ Abb. 5.5 ist der Median sowie die 5. und 95. Perzentile der Nackentransparenz bei euploiden Feten entsprechend den Studien der FMF London aufgezeigt. Bei der FMF Deutschland ist die mediane NT um 0,1–0,2 mm kleiner angegeben.

Von einem erhöhten NT-Wert wird in der Regel bei einem Wert über der 95. Perzentile ausgegangen. Zur Berechnung des Wahrscheinlichkeitsquotienten für den NT-Wert wird jedoch der gemessene NT-Wert ins Verhältnis zum SSL-spezifischen Median euploider Feten gesetzt. Dazu gibt es drei unterschiedliche Ansätze:
- **Delta-NT-Ansatz**: Subtraktion des gemessenen Wertes vom SSL-abhängigen Median (Spencer et al. 2003)
- **MoM-Ansatz** („multiple of median", MoM): Division des gemessenen durch den SSL-abhängigen Median
- **Mixture-Model-Ansatz**: Hierbei wird angenommen, dass der gemessene NT-Wert ins Verhältnis zu zwei Verteilungen, d. h. zwei Medianen gesetzt werden muss. Die eine Verteilung ist SSL-abhängig und repräsentiert die normalen NT-Werte, während die zweite Verteilung den erhöhten NT-Werten entspricht und SSL-unabhängig ist (Wright et al. 2008)

Alle drei Ansätze finden in den aktuellen Versionen der verfügbaren Algorithmen zur Risikoberechnung Anwendung.

Bei einer Vielzahl von Chromosomenstörungen ist die fetale NT erweitert. Bei Feten mit einer Trisomie 21, 18 und 13 liegt die NT in etwa 70–75 % der Fälle über der 95. Perzentile. Die mittlere Nackentransparenz liegt in diesen Fällen bei 3,4, 5,5 und 4,0 mm (Snijders et al. 1998, Wright et al. 2008, Kagan et al. 2006). ◘ Abbildung 5.6 zeigt einen Fetus mit einer Trisomie 21 und einer erweiterten NT.

Die erhöhten NT-Werte chromosomal auffälliger Feten sind in der Regel nicht SSL-abhängig. Da die fetale NT bei euploiden Schwangerschaften mit zunehmender SSL ansteigt, nimmt die Differenzierungsfähigkeit der fetalen NT mit zunehmender Schwangerschaftswoche ab (Wright et al. 2008).

Die ◘ Abb. 5.7 zeigt die Wahrscheinlichkeitsquotienten für eine Trisomie 21 bei ansteigender Nackentransparenz bei unterschiedlichen Scheitel-Steiß-Längen.

Durch die **Kombination mit dem maternalen Hintergrundrisiko** kann die Detektionsrate nochmals gesteigert werden. In einer Vielzahl von prospektiven Studien lag die Detektionsrate für die Trisomie 21 bei etwa 75–80 % und für Trisomie 18 und 13 bei etwa 80 % bei einer Fasch-Positivrate von 5 % (Snijders et al. 1998, Nicolaides et al. 2005).

In der FASTER-Studie wurde neben der erweiterten NT zusätzlich das zystische Hygrom als Flüssigkeitsansammlung bis zum Steiß, das mit Septen durchsetzt ist, als Hochrisikogruppe für Chromosomenstörungen definiert. Dies ist aber wenig hilfreich, da das Management der Abklärung und die Prognose der sehr erweiterten NT entspricht (Molina et al. 2006).

Die **pathophysiologischen Ursachen einer erhöhten Nackentransparenz** sind mannigfaltig und weisen darauf hin, dass eine erhöhte NT nicht nur mit einer Chromosomenstörung vergesellschaftet sein muss. Die Erhöhung bei zahlreichen Chromosomenstörungen ist zum einen auf die Chromosomenstörung selbst zurückzuführen, durch die die extrazelluläre Matrix verändert sein kann und zum anderen auf Fehlbildungen, die durch die Chromosomenstörung bedingt sind. Bekannt ist der Zusammenhang zwischen der erweiterten NT und einer kardialen Dysfunktion, zum Beispiel durch Herzfehler oder einer venösen Stauung im Kopf und Nacken, zum Beispiel durch eine Zwerchfellhernie.

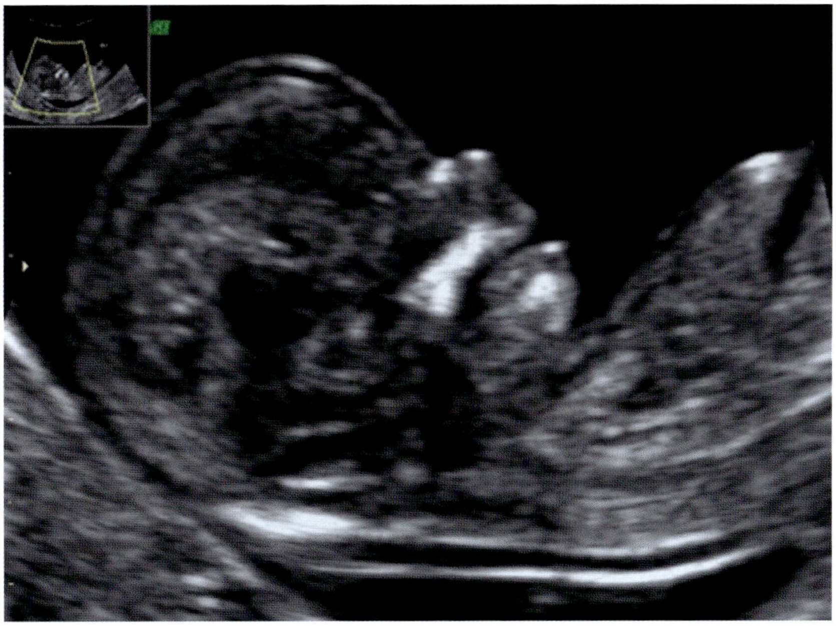

Abb. 5.3 Fetale Nackentransparenz in der 12+ SSW

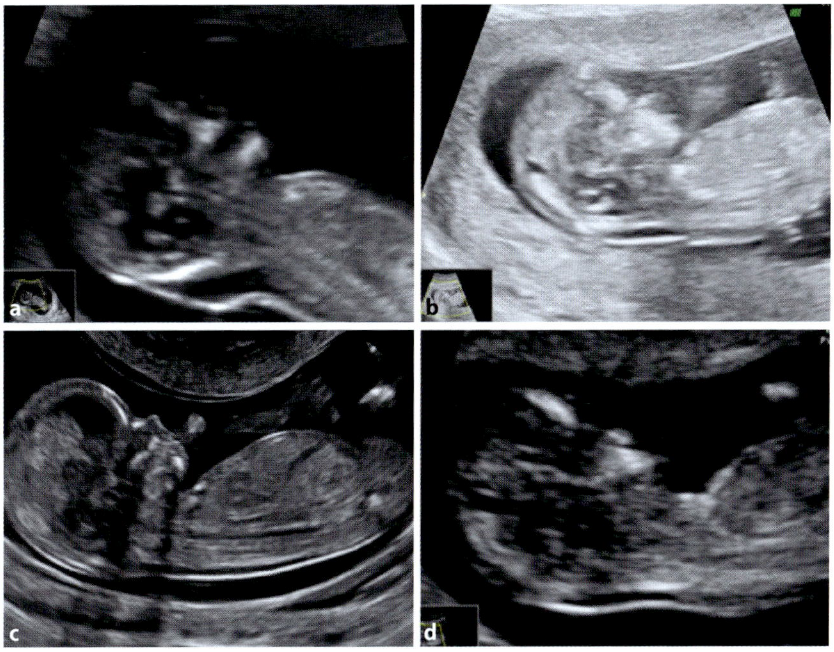

Abb. 5.4 Typische Fehlerquellen bei der Bildakquisition zur NT-Messung in der 12+ SSW. **a** Der Fetus ist hyperextendiert, sodass die NT zu groß gemessen wird. **b** Der Gain ist so hoch eingestellt, dass die fetalen Gesichtsstrukturen nicht mehr differenzierbar sind. Dadurch wird die fetale NT zu klein gemessen, weil die Grenzflächen zu breit dargestellt werden. **c** Gesamter Fetus von Kopf bis Steiß. Ein Bild zur NT-Messung sollte nur den Kopf und den Thorax aufweisen. **d** Der Fetus ist nicht mediosagittal dargestellt

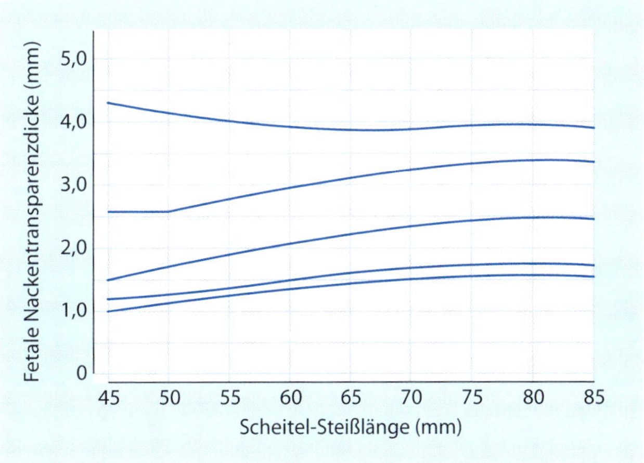

Abb. 5.5 Median, 1., 5., 95. und 99. Perzentile der Nackentransparenzdicke bei euploiden Feten in Abhängigkeit von der Scheitel-Steiß-Länge (entsprechend der Richtlinien der FMF London). (Adaptiert nach Wright et al. 2008)

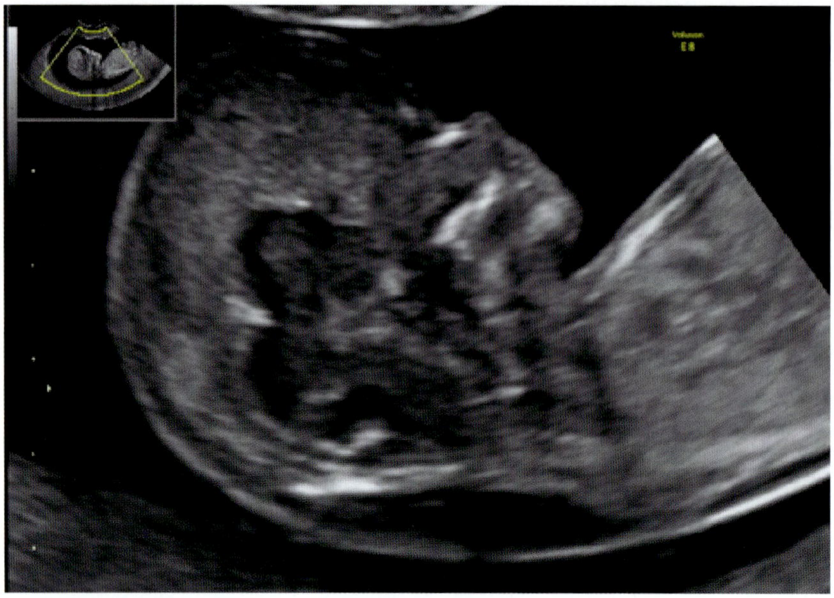

■ **Abb. 5.6** Fetale Trisomie 21 in der 12+ SSW. Die Nackentransparenz lag bei diesem Fetus bei 3,4 mm bei einer Scheitel-Steiß-Länge von 67,0 mm. Das Nasenbein kommt trotz der Trisomie 21 unauffällig zur Darstellung

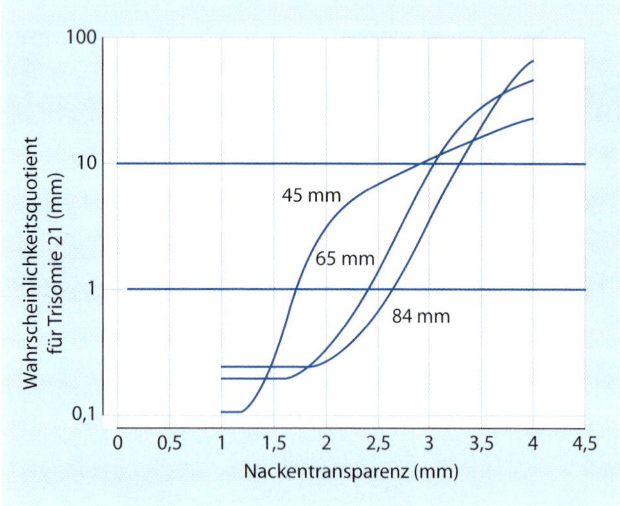

■ **Abb. 5.7** Wahrscheinlichkeitsquotienten für eine Trisomie 21 bei ansteigender Nackentransparenzdicke bei einer Scheitel-Steiß-Länge von 45, 65 und 84 mm. (Adaptiert nach Wright et al. 2008)

Weitere Ursachen sind in einer gestörten Lymphdrainage, einer fetalen Anämie, einer Hypoproteinämie oder pränatalen Infektionen zu finden.

Abschließend hervorzuheben ist aber, dass obwohl das Risiko für eines adverses Outcome mit zunehmender Nackentransparenz ansteigt, die erweiterte NT in den meisten Fällen eine Normvariante darstellt, dem kein pathologisches Korrelat gegenübersteht.

5.1.4 Maternale Serumbiochemie

Neben der fetalen Nackentransparenz und der maternalen Vorgeschichte haben sich die biochemischen Parameter freies **β-hCG** (humanes Choriongonadotropin) und **PAPP-A** („pregnancy-associated plasma protein-A") für das Aneuploidie-Screening im I. Trimenon etabliert. Sie werden in der Regel am gleichen Tag wie die Ultraschalluntersuchung im mütterlichen Serum gemessen und stehen entsprechend des OSCAR-Ansatzes idealerweise bereits zum Zeitpunkt der Ultraschalluntersuchung zur Verfügung (OSCAR: „**O**ne-**S**top **C**linic for **A**ssessment of **R**isk for fetal Anomalies"). Eine Risikoberatung anhand der Daten des kombinierten Screenings ist daher ohne Zeitverzögerung im Anschluss an die Ultraschalluntersuchung möglich.

An die Messung der biochemischen Parameter stellt die Fetal Medicine Foundation sehr strenge Anforderungen, sodass nur wenige Geräte zur Messung zugelassen sind.

Um die gemessene Konzentration des freies β-hCGs und des PAPP-As zur Risikoberechnung verwenden zu können, müssen diese in Relation zum erwarteten Wert euploider Feten gesetzt werden. Das Ergebnis wird in MoMs („multiple of median") oder DoEs („degree of extremeness") angegeben (Merz et al. 2008, Kagan et al. 2008c).

Beim **MoM-Verfahren** wird der beobachtete Wert durch den erwarteten Wert euploider Feten dividiert, sodass der MoM-Wert bei 1,0 liegt, wenn der beobachtete Wert und der erwartete Wert übereinstimmen. Im Gegensatz dazu entspricht beim **DoE-System** dieser Wert 0,0. Beim MoM-System ist die 5. und 95. Perzentile der MoM-Werteverteilung keinem festen Wert zugeordnet, dagegen entsprechen diese im DoE-System −1,0 und 1,0. Eine direkte Umrechnung vom MoM- in DoE-Werte ist leider nicht möglich.

Der erwartete Wert euploider Feten ist von einer Vielzahl maternaler und schwangerschaftsspezifischer Einflussfaktoren abhängig und wird durch eine multiple Regression bestimmt. Etwas vereinfacht lässt sich der Zusammenhang bei Einlingsschwangerschaften wie folgt erklären: ■ Abbildung 5.8 zeigt die erwartete Serumkonzentration des freien β-hCGs und des PAPP-A in Abhängigkeit vom Gestationsalter bei euploiden Einlingsschwangerschaften von nicht rauchenden, weißen Schwangeren mit 69 kg Körpergewicht, spontaner Konzeption und einer Parität >1. Die Analyse wurde mit dem Kryptor-System durchgeführt (Wright et al. 2010).

Bei Schwangeren, die in Bezug auf Körpergewicht, Herkunft, Konzeptionsmodus, Parität und Anzahl der Feten abweichen

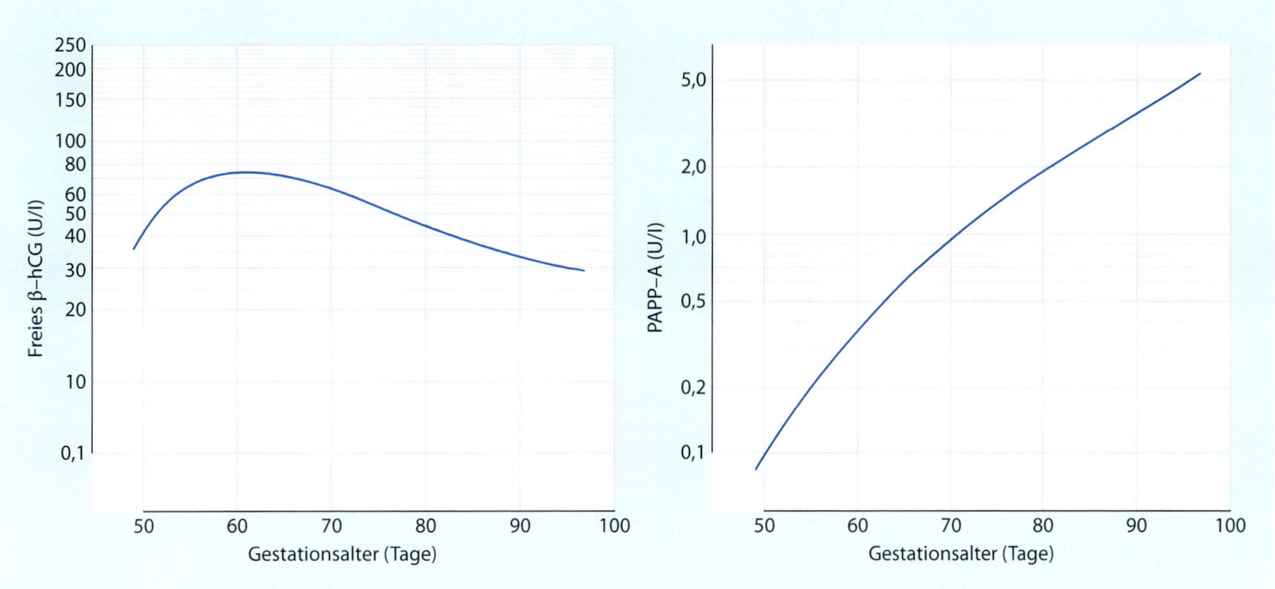

Abb. 5.8 Mediane Serumkonzentration des freien β-hCG und PAPP-A in Abhängigkeit vom Gestationsalter bei euploiden Einlingsschwangerschaften von nicht rauchenden, weißen Schwangeren mit 69 kg Körpergewicht, spontaner Konzeption und einer Parität >1. (Adaptiert nach Wright et al. 2010)

oder bei Messungen mit anderen Analysesystemen, muss die Kurve entsprechend angepasst werden (Kagan et al. 2008c). So ist zum Beispiel bei einer 100 kg schweren Schwangeren aufgrund des größeren Verteilungsvolumens die Serumkonzentration des freien β-hCG und des PAPP-A 23 % und 37 % niedriger als bei einer Schwangeren mit 69 kg Körpergewicht. Andere hervorstechende Beispiele stellt das mehr als 50 % erhöhte PAPP-A bei schwarzen Patientinnen oder das 17 % niedrigere PAPP-A bei Raucherinnen dar. Tabelle 5.2 gibt einen Überblick über die Einflussfaktoren auf die maternalen Serummarker.

Die Referenzpatientin ist

- weiß,
- Nichtraucherin,
- wiegt 69 kg,
- Parität >0 mit einer spontanen Konzeption.

In Hinblick auf die Konzeption wird kontrovers diskutiert, ob die Serummarker durch die Hormongabe im Rahmen einer assistierten Reproduktion oder durch die IVF/ISCSI beeinflusst werden.

Die Einflussfaktoren sollten in jedem Fall bei der Berechnung der MoM-Werte und der patientinnenspezifischen Risiken berücksichtigt werden. Bei Nichtbeachten einzelner Faktoren werden zu niedrige oder zu hohe Risiken ermittelt, wodurch sie die Detektions- und Falsch-Positivrate in der Subpopulation ändert. Dies ist besonders augenscheinlich bei übergewichtigen Frauen: wenn die Gewichtskorrektur unterbleibt, werden zu niedrige MoM- oder DoE-Werte berechnet, wodurch vor allem das Risiko für Trisomie 18 und 13, aber auch das Risiko für Trisomie 21 ansteigt.

Wenn bei übergewichtigen Frauen die Serumbiochemie das Risiko für das Vorliegen einer Trisomie 21 oder einer Trisomie 18/13 erhöht, während sonografisch keine Hinweiszeichen zu sehen sind, sollte überprüft werden, ob der Algorithmus das maternale Gewicht mitberücksichtigt hat.

Tab. 5.2 Veränderung des erwarteten freien β-hCG und des PAPP-A bei unterschiedlichen maternalen Charakteristika

Einflussfaktor	Veränderung der Serummarker	
	Freies β-hCG	PAPP-A
Ethnizität		
Schwarz vs. weiß	Anstieg um 12,1 %	Anstieg um 56,6 %
Südasiatisch vs. weiß	Abfall um 9,5 %	Anstieg um 2,8 %
Ostasiatisch vs. weiß	Anstieg um 7,6 %	Anstieg um 9,3 %
Raucherstatus		
Raucher vs. Nichtraucher	Abfall um 4,1 %	Abfall um 17,2 %
Konzeption		
IVF/ICSI vs. spontan	Anstieg um 8,8 %	Abfall um10,3 %
Parität		
0 vs. >0	Anstieg um 1,6 %	Anstieg um 2,0 %
Körpergewicht		
50 kg vs. 69 kg	Anstieg um 25,0 %	Anstieg um 42,2 %
100 kg vs. 69 kg	Abfall um 23,0 %	Abfall um 37,2 %

Tipp

Wichtig ist, dass negative Umweltfaktoren zu vermeiden. Beispielsweise sollte vor allem die Blutprobe, aber auch die Serumprobe nicht über längere Zeit Hitze ausgesetzt werden, da sonst der Anteil des freien β-hCG am Gesamt-hCG ansteigt, konsekutiv zu hoch gemessen wird und zu einem zu hohen Trisomie-21-Risiko führt. Idealerweise sollte nicht das Vollblut, sondern das Serum zu einem auswärtigen Labor gesendet werden.

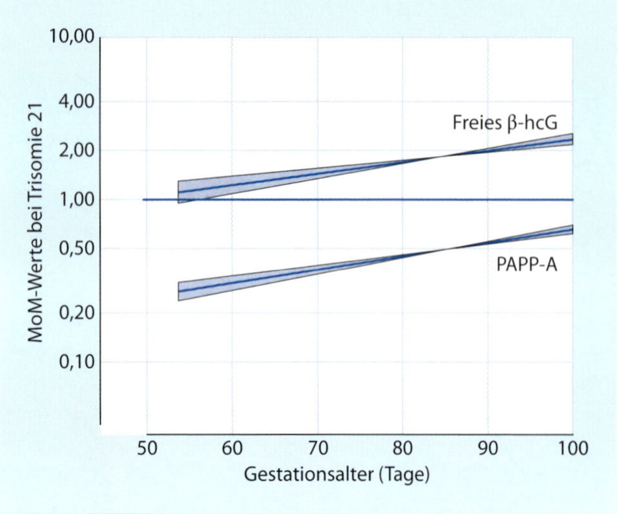

■ **Abb. 5.9** Mediane MoM-Werte (mit 95 % Konfidenzintervall) des freien β-hCG und des PAPP-A bei Feten mit Trisomie 21 in Abhängigkeit von der Schwangerschaftswoche. (Adaptiert nach Wright et al. 2010)

Ein aktueller Ansatz im Ersttrimesterscreening stellt das Vorziehen der Serumbiochemie um zwei bis drei Wochen vor der eigentlichen Ultraschalluntersuchung dar. Dies hat den großen Vorteil, dass die Ergebnisse der Serumanalyse bereits zur Ultraschalluntersuchung vorliegen. Bei der OSCAR-Philosophie würde die Serumanalyse etwa eine Stunde vor der Ultraschalluntersuchung durchgeführt werden, sodass die Ergebnisse zur eigentlichen Ultraschalluntersuchung vorliegen und eine Beratung direkt nach der Untersuchung erfolgen kann. Da sich jedoch das OSCAR-System aufgrund unserer dezentralen Struktur nicht etabliert hat, kann durch das deutliche Vorziehen der Serumanalyse gewährleistet werden, dass die Messergebnisse des freien β-hCG und des PAPP-A zur Ultraschalluntersuchung vorliegen. Als Nebeneffekt kann durch das Vorziehen der Serumanalyse die Detektionsrate für Trisomie 21 um etwa 2 % gesteigert werden (Wright et al. 2010).

Zusätzlich werden derzeit **PlGF** („placental growth factor") und **α-Fetoprotein** im I. Trimenon als sinnvoller Marker im Screening auf Aneuploidie diskutiert.

Bei aneuploiden Schwangerschaften weichen die Serumkonzentrationen des freien β-hCG und des PAPP-A von den erwarteten 1,0 MoM oder 0,0 DoE ab. So liegt der Median des freien β-hCG und des PAPP-A bei Feten mit Trisomie 21 bei etwa 2,0 und 0,5 MoM.

Die Differenzierung zwischen Schwangerschaften mit euplodien Feten und Feten, die eine Trisomie 21 aufweisen, nimmt mit zunehmender Schwangerschaftswoche beim freien β-hCG leicht zu und beim PAPP-A deutlich ab. ■ Abbildung 5.9 zeigt die medianen MoM-Werte des freien β-hCG und des PAPP-A bei Feten mit Trisomie 21 in Abhängigkeit von der Schwangerschaftswoche.

Über den gesamten Screeningzeitraum hinweg liegt die Detektionsrate für Trisomie 21 bei Kombination der Serummarker mit dem mütterlichen Hintergrundrisiko bei 68 % bei einer 5%igen Falsch-Positivrate. Jedoch nimmt die Detektionsrate durch die abnehmende Differenzierungsfähigkeit des PAPP-A zwischen der 11+ und 13+ SSW von 77 auf 62 % ab (Kagan et al. 2008c)(■ Tab. 5.3).

■ **Tab. 5.3** Überblick über die medianen Serumkonzentrationen des freien β-hCG und des PAPP-A bei den gängigen Chromosomenstörungen

Chromosomenstörung	Freies β-hCG Median MoM	PAPP-A Median MoM
Trisomie 21	2,0	0,5
Trisomie 18	0,2	0,2
Trisomie 13	0,5	0,3
Turner Syndrom	1,0	0,5
Triploidie – digynisch	0,2	0,1
Triploidie – diandrisch	9,0	0,7

5.1.5 Kombiniertes Screening

Als kombiniertes Screening wird das Screening auf Trisomie 21 auf der Basis des mütterlichen Hintergrundrisikos, der fetalen Nackentransparenz und der Serummarker freies β-hCG und PAPP-A bezeichnet.

Trisomie 21

Durch das kombinierte Screening in der 11+ bis 13+ SSW wird eine Detektionsrate für die Trisomie 21 von etwa 90 % bei einer Fasch-Positivrate von etwa 5 % erreicht. Die Testgüte wurde in zahlreichen Studien überprüft und kann auch im klinischen Alltag erreicht werden.

In einer prospektiven Validierungsstudie des neuen Algorithmus der FMF London am eigenen Kollektiv konnte die Falsch-Positivrate bei unveränderter Detektionsrate von 90 % sogar auf 3 % gesenkt werden (Kagan et al. 2009b). Die ■ Abb. 5.10 zeigt die ROC-Kurve für die Einzelparameter des Ersttrimesterscreenings und deren Kombination, woraus ersichtlich wird, dass nur durch das kombinierte Screening eine entsprechend hohe Detektionsrate für Trisomie 21 bei gleichzeitig niedriger Falsch-Positivrate erreicht werden kann (Kagan et al. 2008b).

Das kombinierte Ersttrimesterscreening wurde unter anderem in drei groß angelegten prospektiven Studien untersucht. Bei der SURUSS-Studie in Großbritannien wurden 47.053 Schwangerschaften, darunter 101 Feten mit Trisomie 21 untersucht. Die Detektionsrate für Trisomie 21 lag bei 84 % bei einer Falsch-Positivrate von 5 % (Wald et al. 2003). Bei der FASTER-Studie in den Vereinigten Staaten wurden 38.167 Schwangerschaften untersucht. 117 Feten waren durch Trisomie 21 betroffen. Die Detektionsrate lag bei gleicher Falsch-Positivrate bei 85 % (Malone 2005). Die Arbeitsgruppe um Professor Nicolaides am Kings College Hospital beobachtete unter 75.277 euploiden Schwangerschaften und 325 Feten mit Trisomie 21 eine Detektionsrate von 92,6 % bei einer Falsch-Positivrate von 5,2 % (Nicolaides 2005).

In Dänemark wird seit 2004 das kombinierte Ersttrimesterscreening als Regelleistung des nationalen Gesundheitssystems für die etwa 65.000 Schwangerschaften pro Jahr angeboten.

Nach Einführung sank die Rate von geborenen Kindern mit Trisomie 21 von 55–65 pro Jahr bis 2004 bis auf 31–32 in Jah-

Tab. 5.4 Detektions- und Falsch-Positivraten bei fixierten Risiko-Cut-off-Werten im kombinierten Screening auf Trisomie 21

Risiko-Cut-off	Gesamt		11+ SSW		12+ SSW		13+ SSW	
	DR (%)	FPR (%)	DR (%)	FPR (%)	DR (%)	FPR (%)	DR (%)	FPR (%)
1:50	79	1,4	86	1,4	79	1,4	71	1,3
1:100	84	2,6	90	2,5	85	2,5	77	2,5
1:200	89	4,6	93	4,3	89	4,5	83	4,7
1:300	91	6,3	95	5,8	91	6,1	86	6,7

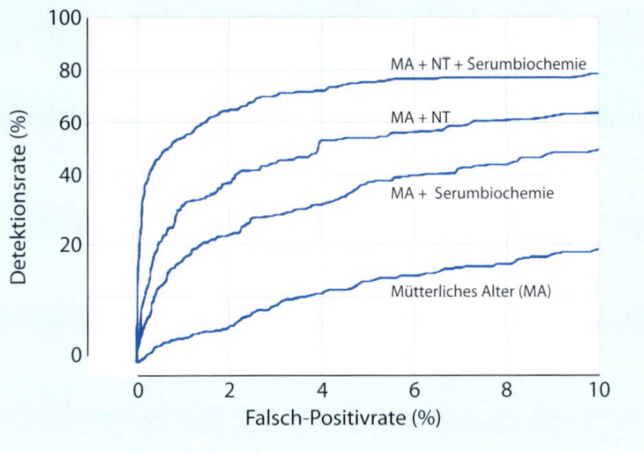

Abb. 5.10 ROC-Kurve für das Screening auf der Basis des mütterlichen Alters, des mütterlichen Alters und der fetalen NT, des mütterlichen Alters und der maternalen Serumbiochemie und das kombinierte Screening. (Adaptiert nach Kagan et al. 2008)

ren 2005 und 2006. Die Detektionsrate lag bei 86 und 93 % bei einer Falsch-Positivrate von 3,9 % und 3,3 % (Ekelund et al. 2008).

Wie bereits ausgeführt, fällt die Detektionsrate für Trisomie 21 mit zunehmender Schwangerschaftswoche. So wird bei einer 3–5 % Falsch-Positivrate in der 11+, 12+ und 13+ SSW die Detektionsrate von 94 % auf 90 % und 83 % fallen. Dies ist auf die fallende Differenzierungsfähigkeit der fetalen NT und des PAPP-A zurückzuführen, welche nicht durch die bessere Differenzierung des freien β-hCG ausgeglichen wird.

Tipp

Idealerweise wird die NT in der 12+ SSW gemessen, da zu diesem Zeitpunkt die Testgüte des Ersttrimesterscreenings ausreichend hoch ist und die fetale Anatomie adäquat beurteilt werden kann. Von besonderer Bedeutung ist die korrekte Messung der Scheitel-Steiß-Länge, da diese die mediane NT und die medianen Serummarkerkonzentrationen bestimmt.

Neben der Betrachtung der Detektionsraten für fixierte Falsch-Positivraten ist für die alltägliche Verwendung vor allem die Detektions- und Falsch-Positivrate bei einem bestimmten Risiko-Cut-off von Bedeutung. Tabelle 5.4 gibt einen Überblick über die erwarteten Raten bei unterschiedlichen Cut-off-Werten.

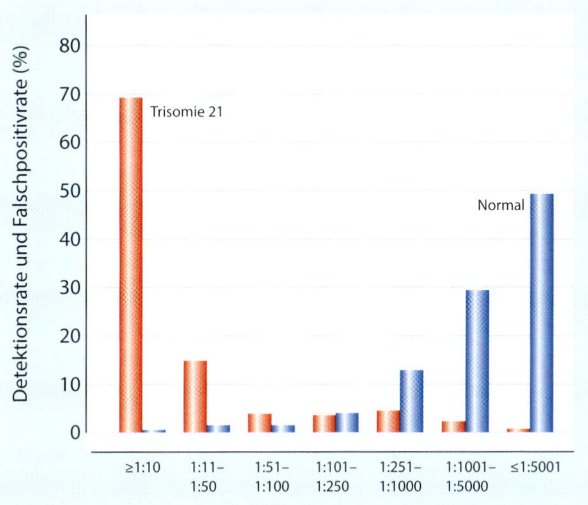

Abb. 5.11 Verteilung der Risiken bei Feten mit Trisomie 21 und bei Feten mit einem normalen Karyotyp in Abhänigkeit vom Ergebnis des kombinierten Screenings. (Adaptiert nach Kagan et al. 2009)

Auch hier zeichnet sich die abnehmende Testgüte mit zunehmender Schwangerschaftswoche ab.

Tipp

Um eine Falsch-Positivrate von 5 % zu erreichen, wird sowohl beim Algorithmus der FMF London als auch der FMF Deutschland in der Regel ein Cut-off von 1:250 verwendet.

Es sollte immer das kombinierte Risiko und nicht das isolierte NT- oder Biochemie-Risiko zur Beratung der Patientin herangezogen werden, da ansonsten die Falsch-Positivrate signifikant ansteigt, die Detektionsrate jedoch unverändert bleibt. Bei einer Divergenz des NT- zum Biochemie-Risiko sollte überprüft werden, ob die NT-Messung adäquat erfolgt ist und ob alle relevanten Einflussfaktoren zur Berechnung der Serumbiochemie berücksichtigt wurden.

In Abb. 5.11 ist die Verteilung der Risiken bei Feten mit Trisomie 21 und bei Feten mit einem normalen Karyotyp aufgezeigt (Kagan et al. 2008). Es wird deutlich, dass etwa 75 % der Feten mit Trisomie 21 ein Risiko über 1:50 haben, während ein Risiko von 1:1000 oder niedriger nur in etwa 3 % der Feten mit Trisomie 21 zu finden ist. Im Gegensatz dazu weisen nur etwa 2 % der euploiden Feten ein Risiko über 1:50 auf, während es in etwa 80 % unter 1:1000 liegt.

Trisomie 18 und Trisomie 13

Da die allermeisten Feten mit Trisomie 18 und 13 während der Schwangerschaft oder kurz nach Geburt versterben, sollte ein eingehendes Screening auf die entsprechenden Chromosomenstörungen in der Frühschwangerschaft nicht forciert werden.

Eine Anbindung an das Ersttrimesterscreening auf Trisomie 21 ist es dennoch sinnvoll, da die Diagnose einer entsprechenden Chromosomenstörung in einer fortgeschrittenen Schwangerschaftswoche eine höhere psychische Belastung mit sich bringt, und die maternale Morbidität im Rahmen eines Schwangerschaftsabbruchs mit zunehmender Schwangerschaftswoche ansteigt. Eine 5%ige Falsch-Positivrate wie im Screening für die Trisomie 21 rechtfertigt dies jedoch nicht.

Analog zu Trisomie 21 wird bei den Trisomien 18 und 13 eine erhöhte NT sowie ein niedriges PAPP-A erwartet, wobei die Messwerte extremer ausfallen. Im Gegensatz zu Trisomie 21 ist das freie β-hCG jedoch reduziert. Zusätzlich findet man in 85 % der Fälle mit Trisomie 13 eine erhöhte Herzfrequenz über der 95. Perzentile, während bei Feten mit Trisomie 18 die Herzfrequenz im unteren Normalbereich liegt. Dies ist insbesondere zur Differenzierung zwischen Trisomie 18 und 13 hilfreich, da die beiden Chromosomenstörungen ansonsten ein recht ähnliches Markerprofil aufweisen (Kagan et al. 2008).

Für das Screening auf Trisomie 18 und 13 wurden **zusätzliche Risikoalgorithmen** erarbeitet, die spezifischer auf die entsprechenden Chromosomenstörungen ausgerichtet sind. Bei einer Falsch-Positivrate von 0,3 %, was etwa einem Risiko von 1:20 entspricht, können somit 94 % der Trisomie-18- und 87 % der Trisomie-13-Schwangerschaften erkannt werden. Bei der Beurteilung der Detektionsrate muss aber auch berücksichtigt werden, dass bereits durch die Risikoberechnung für Trisomie 21 bei einer Falsch-Positivrate von 5 % etwa 80 % der Feten mit Trisomie 18 und 13 erkannt werden. Zusätzlich überlagern sich die Falsch-Positivraten und können nicht einfach nur summiert werden. Daher ergibt sich durch gemeinsame Verwendung der Risikoalgorithmen für Trisomie 21, 18 und 13 mit einer 5%igen Falsch-Positivrate für Trisomie 21 und einer 0,3%igen Falsch-Positivrate für Trisomie 18/13 eine Gesamt-Fasch-Positivrate von 5,1 %. Die Detektionsrate für Trisomie 18 und 13 liegt dabei bei etwa 95 % (Kagan et al. 2008).

Trisomie 13 und 18

Neben der Nackentransparenz und den biochemischen Markern fallen Feten mit Trisomie 18 und 13 sehr häufig bereits **bei der NT-Messung** durch **Fehlbildungen** auf.

- Für die **Trisomie 13** sind hier vor allem die Holoprosenzephalie, Gesichtsspalten, Herzfehler, Megazystis, Omphalozelen Nierenfehlbildungen und eine postaxiale Hexadaktylie zu nennen.
- Für die **Trisomie 18** sind es Gesichtsspalten, Herzfehler, Zwerchfellhernien, Omphalozelen und vor allem die frühe Wachstumsretardierung.

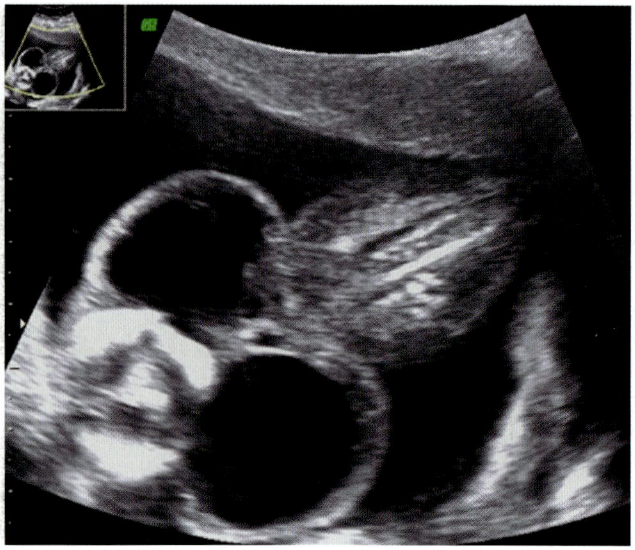

Abb. 5.12 Zystisches Hygrom bei einem Feten mit Turner Syndrom in der 12+ SSW

Turner Syndrom

Bei Feten mit Turner Syndrom ist die Nackentransparenz normal oder ausgeprägt erweitert. Werte über 10 mm sind keine Seltenheit. Pathognomonisch ist eine kugelartige Aussackung der NT am Nacken (echtes zystisches Hygrom, Abb. 5.12). Das freie β-hCG ist normal, PAPP-A etwas vermindert. Mit dem kombinierten Ersttrimesterscreening liegt die Detektionrate bei etwa 90 %.

Die Prognose der sonografisch unauffällig erscheinenden Feten mit Turner Syndrom ist sehr gut. Die Prognose der Feten mit zystischem Hygrom muss als infaust betrachtet werden.

Triploidie

Bei der Triploidie muss der diandrische und der digyne Typ unterschieden werden.

Beim **diandrischen Typ** ist der zusätzliche haploide Chromosomensatz paternalen Ursprungs. Die Plazenta ist deutlich vergrößert und molenartig. Der Fetus ist meist normal groß und proportioniert. Laborchemisch fallen die Schwangerschaften vor allem durch eine Erhöhung des freie β-hCG auf 8 MoM auf, während die fetale NT und das PAPP-A meist normal sind.

Beim **digynen Typ** ist der zusätzliche Chromosomensatz maternalen Ursprungs. Die Plazenta ist sehr klein. Der Fetus ist deutlich wachstumsretardiert und weist eine ausgeprägte Kopf-Abdomen-Diskrepanz auf (Abb. 5.13). In diesen Fällen liegt die Konzentration der Serummarker noch unter dem Niveau der Trisomie 18. Die fetale NT ist meist normal.

Die Prognose für beide Formen der Triploidie ist infaust. Die Feten versterben meist bis zur Geburt. Durch die Kombination der Ersttrimester-Risikoalgorithmen für Trisomie 21, 18 und 13 werden mehr als 95 % der Feten mit einer Triploidie erkannt (Kagan et al. 2008).

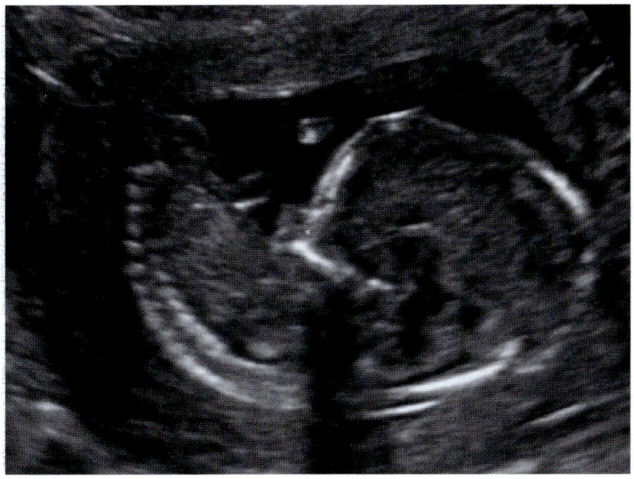

Abb. 5.13 Fetus mit digyner Triploidie in der 12+ SSW mit ausgeprägter Kopf-Abdomen-Diskordanz

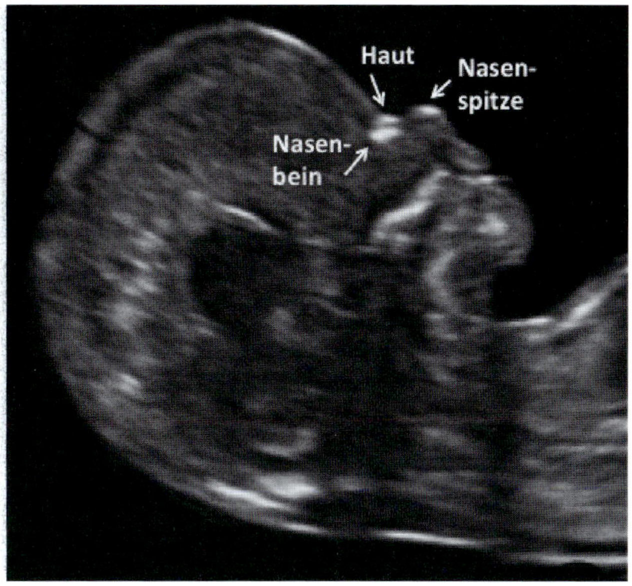

Abb. 5.14 Normales Nasenbein in der 12+ SSW

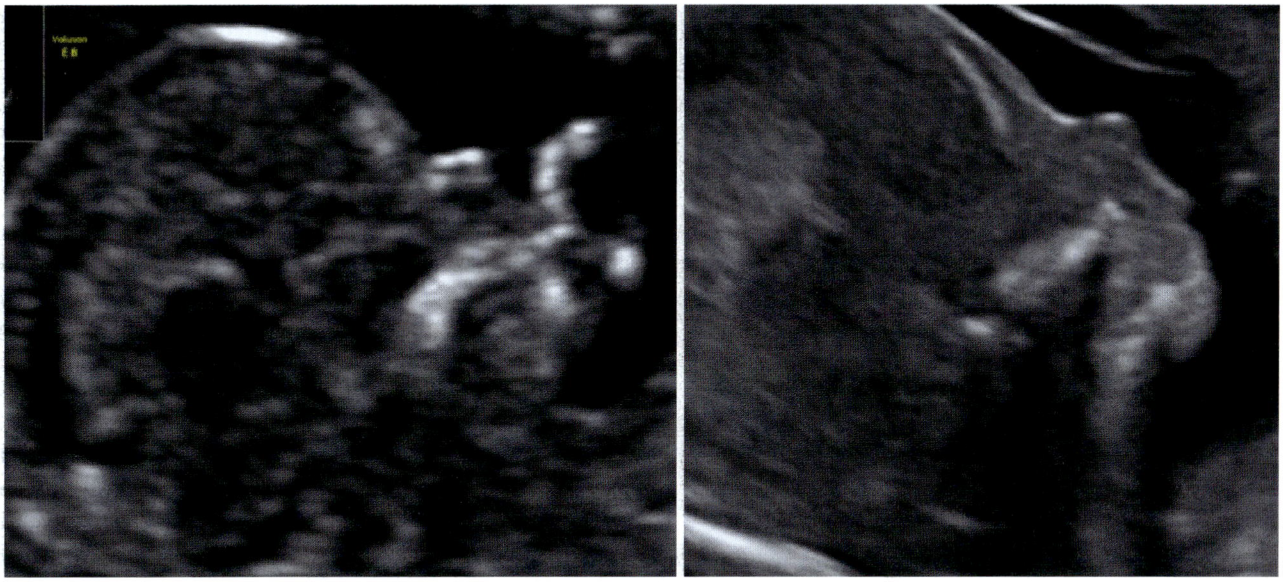

Abb. 5.15 Hypoplastisches und fehlendes Nasenbein in der 12+ SSW

5.1.6 Zusätzliche Ultraschallmarker

Als zusätzliche Ultraschallmarker im I. Trimenon werden das fetale Nasenbein, der Trikuspidal- und der Ductus-venosus-Fluss sowie der fronto-maxillare Gesichtswinkel bezeichnet. Sie sollen helfen die Falsch-Positivrate weiter abzusenken und eine zusätzliche Hilfe bei der Entscheidung für oder wider invasiver Diagnostik bieten.

Fetales Nasenbein

Feten mit Trisomie 21, 18 und 13 haben zwischen der 11+ und 13+ SSW in etwa 60 %, 55 % und 40 % der Fälle ein fehlendes oder hypoplastisches Nasenbein. Bei Feten mit einem normalen Karyotyp wird ein auffälliges Nasenbein in etwa 1–3 % der Fälle beschrieben (Cicero et al. 2006, Kagan et al. 2006).

Entscheidend für die Beurteilung des Nasenbeins ist die adäquate Darstellung. Dazu sollte das fetale Profil in gleicher Weise wie zur Nackentransparenzmessung eingestellt werden. Besonderen Stellenwert hat die mediosagittale Schnittebene. Der Schallkopf sollte so orientiert sein, dass er sich parallel zum Nasenbein befindet. Durch eine leichte Seitwärtsbewegung können die beiden Nasenbeinknochen adäquat beurteilt werden.

Die Abb. 5.14 zeigt den Normalbefund. Die Nasenspitze und die über dem Nasenbein befindliche Haut sind als helle Striche abgrenzbar. Das Nasenbein ist deutlich heller und dicker wie die darüber liegende Haut. Das Nasenbein wird als auffällig klassifiziert, wenn es fehlt oder hypoplastisch erscheint, das heißt, wenn die Haut über dem Nasenbein dicker oder heller ist. Die Abb. 5.15 zeigt ein hypoplastisches und ein fehlendes Nasenbein bei einer fetalen Trisomie 21. Vorsicht ist bei zu früher

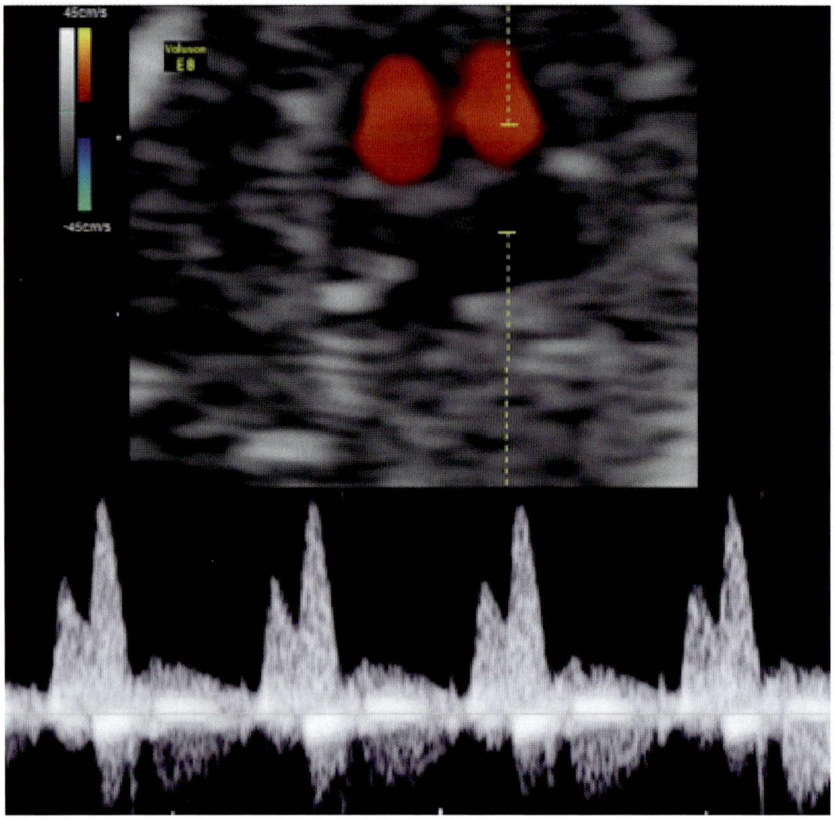

Abb. 5.16 Normaler Trikuspidalklappenfluss in der 12+ SSW

Beurteilung des Nasenbeins vor der 12+ SSW geboten, da bei zu frühem Gestationsalter der Anteil euploider Feten mit auffälligem Nasenbein ansteigt. Im Gegenzug nimmt der Anteil der Trisomie-21-Feten mit auffälligem Nasenbein in der 13+ SSW ab.

Die Beurteilung grenzwertiger Befunde kann sich als schwierig erweisen. Es wurde daher versucht, das Nasenbein zu vermessen und die Länge somit zu objektivieren. Entsprechende Studien konnten aber keinen Vorteil zur rein qualitativen Beurteilung des Nasenbeins aufzeigen.

Trikuspidaklappenfluss

Feten mit Trisomie 21 weisen zwischen der 11+ und 13+ SSW in etwa 55 % der Fälle eine Trikuspidalklappenregurgitation auf. Bei Trisomie 18 und 13 wird eine Trikuspidalklappenregurgitation in etwa einem Drittel der Fälle beobachtet. Dagegen ist bei Feten mit einem normalen Karyotyp in etwa 1 % der Fälle mit Trikuspidalklappenregurgitation zu rechnen (Kagan et al. 2009).

Um die entsprechende Trennschärfe zu erreichen, ist eine adäquate Darstellung der Trikuspidalklappe notwendig.

Dazu sollte der Thorax fast den gesamten Bildschirm ausfüllen und ein apikaler Vierkammerblick dargestellt werden. Es bietet sich an, den Trikuspidalfluss zunächst mit dem Farbdoppler zu beurteilen, der einen Hinweis auf eine **Trikuspidalklappenregurgitation** geben kann. Zur sicheren Diagnose sollte das gepulste Dopplerfenster in einer Größe von 2–3 mm über die Klappe gelegt werden. Es empfiehlt sich die Darstellungsgeschwindigkeit der Pulswellen auf 2–3 cm/s zu erhöhen (Abb. 5.16).

Eine Trikuspidalklappenregurgitation liegt vor, wenn die retrograde Pulsation mehr als die Hälfte der Systole in Anspruch nimmt und wenn die Spitzengeschwindigkeit über 50 cm/s liegt (Abb. 5.17). Von tatsächlicher Trikuspidalklappenregurgitation ist der Blutfluss in den großen Gefäßen zu unterscheiden. Dieser okkupiert auch mehr als die Hälfte der Systole, dessen Spitzengeschwindigkeit überragt jedoch nicht 50 cm/s. Klappenverschlusstöne sind an frühsystolischen Spikes zu erkennen, die nie die Hälfte der Systole betreffen.

Die Wahrscheinlichkeit für einen auffälligen Trikuspidalklappenfluss steigt mit zunehmender Nackentransparenz an. Dies ist wahrscheinlich mit Herzfehlern begründet, die sowohl eine Erweiterung der NT als auch eine Trikuspidalklappenregurgitation verursachen können.

Das Gestationsalter hat keinen Einfluss auf die Häufigkeit.

Ductus-venosus-Fluss

Zwei Drittel der Feten mit Trisomie 21 weisen zwischen der 11+ und 13+ SSW einen „reversed flow" im Ductus venosus auf, bei Trisomie 18 und 13 sind es etwa 55 %. Im Gegensatz dazu ist bei Feten mit einem normalen Karyotyp in etwa 3 % der Fälle mit einem „reversed flow" im Ductus venosus zu rechnen (Maiz et al. 2009).

Zur Beurteilung des Blutflusses im Ductus venosus müssen folgende Voraussetzungen erfüllt sein: Das Ultraschallbild sollte den fetalen Thorax und das Abdomen in einem leicht parasagittalen Schnitt darstellen. Mithilfe des Farbdopplers muss der intraabdominelle Verlauf der V. umbilicalis, die V. hepatica und der Ductus venosus dargestellt werden. Der Ductus venosus zeichnet sich durch die höchste Flussgeschwindigkeit und das „aliasing"-Phänomen aus. Alternativ kann auch die Pulsrepetitionsfrequenz des Farbdopplers derart angehoben werden, dass nur der Blut-

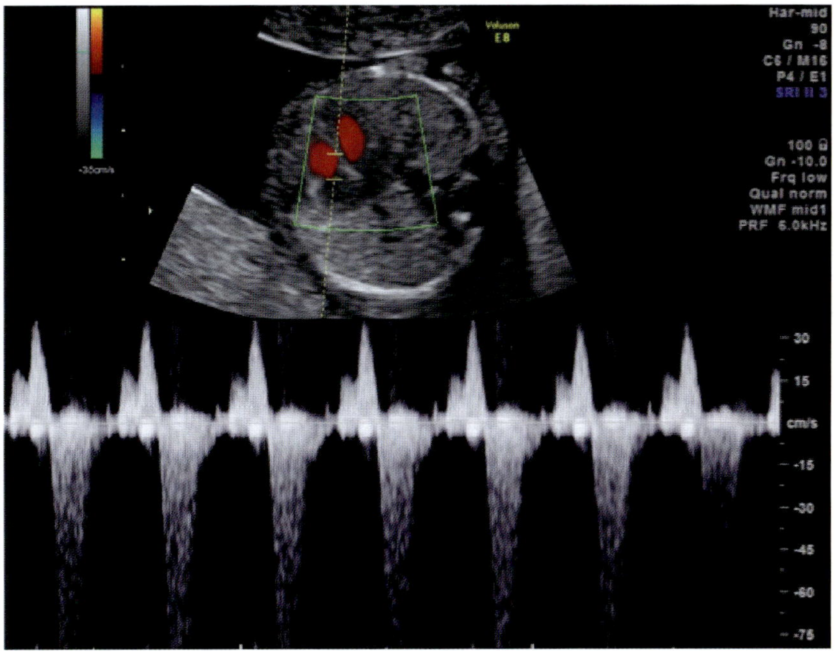

Abb. 5.17 Trikuspidalklappenregurgitation in der 12+ SSW

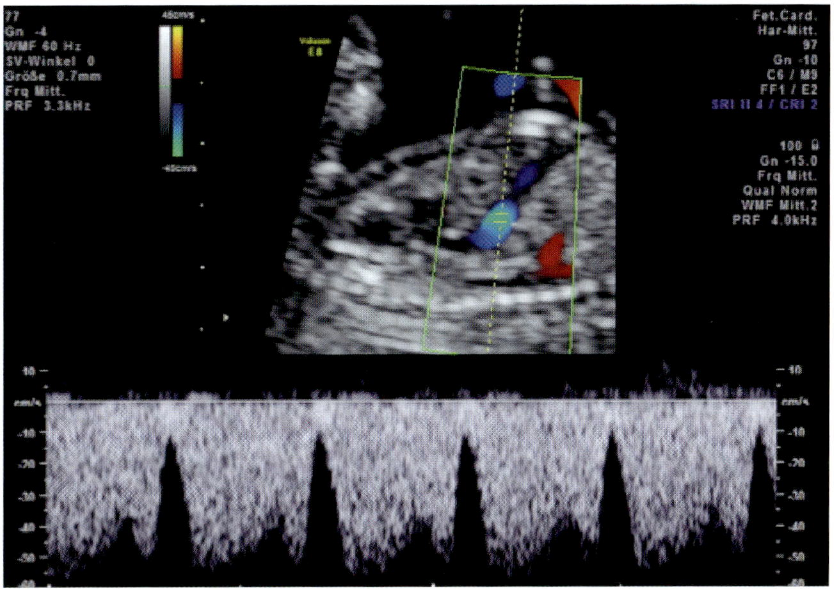

Abb. 5.18 Normaler Blutfluss im Ductus venosus mit positiver A-Welle in der 12+ SSW

fluss im Ductus venosus zur Darstellung kommt. Zur Beurteilung der Flusskurve sollte das gepulste Dopplerfenster 0,5–1,0 mm groß sein bei einem Insonationswinkel unter 30° auf den Ductus venosus platziert werden. Die Darstellungsgeschwindigkeit sollte 2–3 cm/s und der Bandfilter 50–70 Hz betragen.

Der Blutfluss ist positiv, wenn die A-Welle die Nulllinie nicht durchbricht (Abb. 5.18). Ein Nullfluss wird ebenfalls als positiver Fluss beziehungsweise als Normalbefund gewertet. Der Befund wird als auffällig gewertet, wenn reproduzierbar ein „reversed flow" in der A-Welle vorliegt (Abb. 5.19).

Analog zum Trikuspidalklappenfluss steigt mit zunehmender Nackentransparenz auch die Häufigkeit eines auffälligen Ductus-venosus-Flusses. Ursächlich sind wahrscheinlich Herzfehler, die für die Erweiterung der NT und den auffälligen Ductus venosus Fluss verantwortlich sein können. Berücksichtigt werden sollte auch das Gestationsalter, da mit abnehmender Schwangerschaftswoche die Falsch-Positvrate ansteigt.

Fronto-maxillarer Gesichtswinkel

Der fronto-maxillare Gesichtswinkel liegt bei etwa 45 % der Feten mit Trisomie 21 über der 95. Perzentile euploider Feten. Feten mit Trisomie 18 und 13 weisen in 55 % und 45 % der Fälle einen erhöhten fronto-maxillaren Gewichtswinkel auf.

Im Gegensatz zu den anderen Ultraschallmarkern hat sich der fronto-maxillare Gesichtswinkel in der alltäglichen Praxis nicht bewährt.

Es wird hier daher nur kurz auf den Marker eingegangen (Tab. 5.5). Das fetale Profil sollte in gleicher Weise wie zur

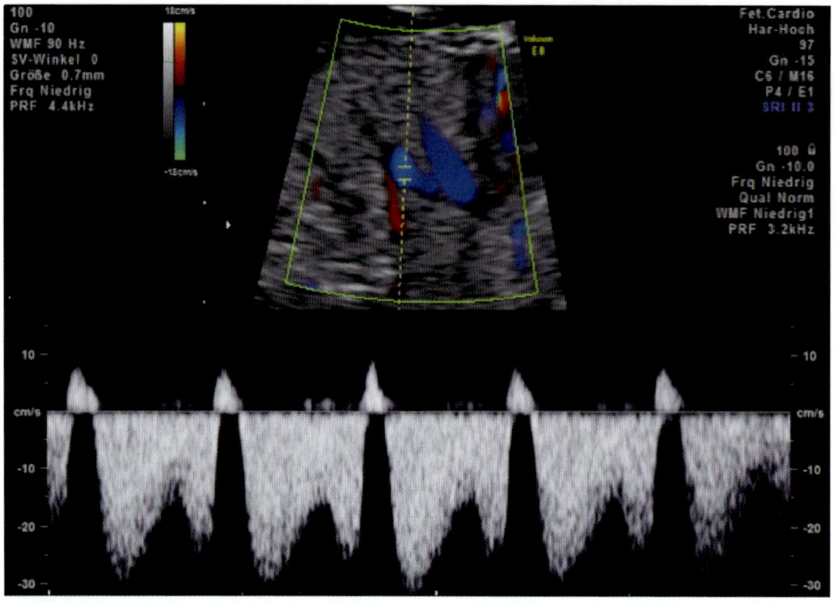

Abb. 5.19 Abnormaler Blutfluss im Ductus venosus mit reversed flow in der A-Welle in der 12+ SSW

NT-Messung eingestellt werden. Zur Winkelmessung sollte ein Schenkel an den kranialen Rand der Maxilla und der zweite Schenkel tangential an das Os frontale angelegt werden. Der Schnittpunkt beider Schenkel sollte am ventralen, kranialen Rand der Maxilla liegen (Abb. 5.20).

Der Gesichtswinkel nimmt mit zunehmender Scheitel-Steiß-Länge von 84° auf 76° ab. Bei Feten mit Trisomie 21 war der Gesichtswinkel im Mittel 7° größer (Borenstein et al. 2008).

Berechnung der Wahrscheinlichkeitsquotienten

Die Berechnung der Wahrscheinlichkeitsquotienten bei auffälligem oder normalem Nasenbein, Trikuspidalklappen- und Ductus-venosus-Fluss erfolgt nicht allein durch Division der Detektionsrate durch die Falsch-Positivrate.

Für die Marker wird der Wahrscheinlichkeitsquotient auf der Basis einer multiplen Regression ermittelt, die die Wahrscheinlichkeit eines auffälligen bzw. normalen Befunds in der euploiden und der aneuploiden Gruppe abschätzt. Auf der Basis der beiden Wahrscheinlichkeiten wird dann der Wahrscheinlichkeitsquotient ermittelt. Die Wahrscheinlichkeit für einen auffälligen Marker hängt von der fetalen NT, der SSL und von maternalen Einflussfaktoren ab (Kagan et al. 2009, Kagan et al. 2009, Maiz et al. 2009).

Einbindung der neuen Ultraschallmarker in das Aneuploidie-Screening im Zwei-Stufen-Screening

Obwohl die Anwendbarkeit der neuen Ultraschallmarker Nasenbein, Ductus-venosus- und Trikuspidalklappenfluss bereits in einzelnen Screeningstudien aufgezeigt wurde, ist die Untersuchung dieser Marker im generellen Screening nicht sinnvoll.

Zum einen bedarf die Beurteilung einer eingehenden Schulung, zum anderen ist die Untersuchung zeitintensiv und kaum in die Routine integrierbar. Für das Nasenbein und den Ductus venosus wurde gezeigt, dass etwa 120 Untersuchungen notwendig sind, um die Marker reproduzierbar und verlässlich zu beurteilen (Cicero et al. 2003, Maiz et al. 2008).

Zudem hat sich das kombinierte Ersttrimesterscreening für die alltägliche Praxis als robust erwiesen und weist auch außerhalb von Studien eine vergleichbare Testgüte auf. Dies konnte für ein kombiniertes Screening mit Integration der neuen Marker bei allen Patientinnen nicht gezeigt werden.

Sinnvoll erscheint jedoch die **Anwendung in Subgruppen nach erfolgtem kombinierten Ersttrimesterscreening**. Wie bereits in Abb. 5.11 dargestellt, haben 75 % der Feten mit Trisomie 21 ein kombiniertes Ersttrimesterrisiko von 1:50 oder höher. Dies trifft nur in etwa 2 % der euploiden Feten zu. Dagegen haben 80 % der euploiden Feten ein niedrigeres Risiko als 1:1000. In dieser Gruppe sind noch etwa 3 % der Feten mit Trisomie 21 zu finden. Für diese beiden Risikogruppen, die zusammen 82 % der euploiden und 78 % der Trisomie-21-Feten umfassen, ist eine zusätzliche Anwendung der neuen Ultraschallmarker nicht sinnvoll: die Hochrisikogruppe umfasst nur wenige Schwangerschaften und trägt den höchsten Anteil an Feten mit Trisomie 21, sodass hier eine invasive Abklärung erfolgen sollte. Im Gegensatz dazu ist in der Niedrigrisikogruppe der Anteil der euploiden Feten zu hoch und der der Trisomie-21-Feten zu gering, sodass eine zusätzliche Beurteilung der neuen Marker nicht lohnenswert erscheint.

In der Gruppe der Intermediärrisiken zwischen 1:51 und 1:1000 sind etwa 18 % der euploiden Schwangerschaften und 22 % der Feten mit Trisomie 21, sodass in dieser Gruppe ein weiteres Screening sinnvoll ist. Sollte das adjustierte Risiko nach Anwendung der neuen Marker 1:100 oder höher sein, gilt es als abklärungsbedürftig, andernfalls würde es als „screen-negativ" gewertet werden.

Wie bereits aufgezeigt, haben die neuen Ultraschallmarker eine Falsch-Positivrate von 1–3 %. Bei Annahme einer Rate von 3 % würde sich die Falsch-Positivrate insgesamt neben den 2 % um zusätzliche 3 % der 18 % = 0,54 % erhöhen, sodass die Gesamt-Falsch-Positivrate bei 2,54 % läge. Die Detektionsrate der zusätzlichen Ultraschallmarker liegt bei 55–66 %. Bei Annahme einer Rate von 60 % würde die Detektionsrate insgesamt neben den 75 % um 60 % der 22 % = 13,2 % erhöhen, sodass die Gesamt-Detektionsrate bei 88,2 % läge (Tab. 5.6).

Tab. 5.5 Prävalenz der zusätzlichen Ultraschallmarker bei euploiden und Trisomie-21-Schwangerschaften und Detektions- und Falsch-Positivraten bei Integration der Marker in ein Zwei-Stufen-Modell, bei dem diese nur bei einem Intermediärrisiko von 1:50–1:1000 nach dem kombinierten Ersttrimesterscreening gemessen werden

Zusätzlicher Ultraschall-marker	Prävalenz Euploid	Prävalenz Trisomie 21	Zwei-Stufen-Screening	
			Detektionsrate	Falsch-Positvrate
Nasenbein	1–3 %	60 %	93,1 %	2,4 %
Trikuspidalfluss	1 %	55 %	95,6 %	2,4 %
Ductus venosus-Fluss	3 %	66 %	95,9 %	2,6 %
Front.-max. Gewichtswinkel	5 %	45 %	91,0 %	3,0 %

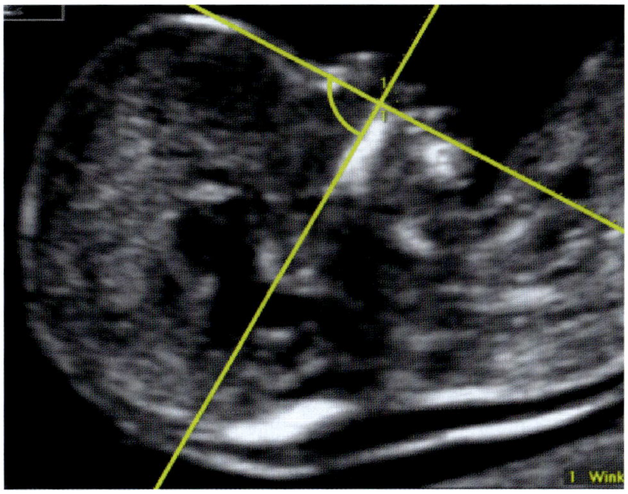

Abb. 5.20 Normaler fronto-maxillarer Gesichtswinkel in der 12+ SSW

Tab. 5.6 Überblick über die kombinierten Risiken bei euploiden und Trisomie-21-Schwangerschaften. Es werden die prozentuelle und die absolute Verteilung am Beispiel von 100.000 Schwangeren aufgezeigt. Altersunabhängig beträgt die Prävalenz der Trisomie 21 1:500, womit 200 Schwangerschaften mit Trisomie 21 zu erwarten wären

Risikogruppe nach kombiniertem Screening	Euploide Schwangerschaften	Trisomie 21
	Prozentuelle und absolute FPR bei 100.000 Schwangerschaften	Prozentuelle und absolute DR bei 200 Schwangerschaften
Hochrisiko 1:50 und höher	2 % = 2000	75 % =150
Niedrigrisiko 1:1001 und niedriger	80 % = 80.000	3 % = 6
Intermediärrisiko 1:51–1:1000	18 % = 18.000	22 % = 44
Anwendung der US-Marker mit FPR 3 % und DR 60 % in der Intermediärgruppe	*3 % von 18 % = 0,54 % = 540*	*60 % von 22 % = 13,2 % = 26,4*
Screen-positiver Anteil	**2 % + 0,54 % = 2,54 % = 2540**	**75 % + 13,2 % = 88,2 % = 176,4**

FPR Falsch-Positivrate, *DR* Detektionsrate

Insofern wird deutlich, dass durch Anwendung der neuen Ultraschallmarker in der Gruppe der Intermediärrisiken zwischen 1:51 und 1:1000 nach kombiniertem Ersttrimesterscreening die Falsch-Positivrate halbiert werden kann, ohne dass die Detektionsrate vermindert wird. Dabei wird davon ausgegangen, dass nur ein Marker zusätzlich verwendet wird.

Die Anwendung von mehr als einem Zusatzmarker hat sich nicht bewährt.

Zudem können die Ultraschallmarker als zusätzliche Entscheidungshilfe verwendet werden, da die Wahrscheinlichkeitsquotienten, die den neuen Ultraschallmarkern hinterlegt sind, das Intermediärrisiko zu einem Hoch- oder Niedrigrisiko zu wandeln.

Da die neuen Marker das Risiko so maßgeblich beeinflussen könnten, ist es wichtig, dass der Untersucher der neuen Ultraschallmarker ausreichend Erfahrung aufweist, um grenzwertige Befunde adäquat einordnen zu können. Hier bieten sich Ultraschallexperten der DEGUM II/III an, die – falls notwendig – die invasive Diagnostik anschließen können.

Ein Alternativansatz in der Hand ausgewiesener Pränatalmediziner stellt die dauerhafte Anwendung der neuen Ultraschallmarker dar, in der Hoffnung dadurch auf die Bestimmung der Serummarker zu verzichten.

Dies hat sich jedoch als nicht sinnvoll erwiesen.

Bei gleicher Falsch-Positivrate waren die Detektionsraten etwa 10 % niedriger bei einer reinen sonografischen Risikobeurteilung. Dagegen wies die Beurteilung der NT und einem der neuen Marker im ersten Schritt gefolgt von der Serumbiochemie bei Feten mit einem Intermediärrisiko als zweiter Schritt eine sehr ähnliche Detektionsrate auf (Kagan et al. 2010).

Tabelle 5.7 gibt einen Überblick über die unterschiedlichen Kombinationen der klassischen und zusätzlichen Ersttrimestermarker.

5.1.7 Screening bei Zwillingen und höhergradigen Mehrlingen

Bei **dichorialen Gemini** ist das Ersttrimesterscreening von besonderer Bedeutung. Wenn man das Risiko für Trisomie 21 einer 35-jährigen Patientin mit einer Einlingsschwangerschaft als Schwellenwert (1:300) für eine invasive Abklärung nimmt, so müsste man bei dizygoten bzw. dichorialen Gemini bereits jeder 32-jährigen Schwangeren eine invasive Abklärung anbieten. Da das Risiko für Trisomie 21 bei dizygoten Gemini-Schwangerschaften doppelt so hoch ist wie bei Einlingen, ist ein Schwellenwert von 1:300 bereits drei Jahre eher erreicht. Dadurch, dass Zwillinge mit zunehmendem maternalen Alter gehäufter auftreten und ein erheblicher Anteil der Mehrlinge der assistierten Reproduktion zuzuschreiben ist, die eher von älteren Schwangeren in Anspruch genommen wird, müsste den allermeisten dichorialen Gemini eine invasive Diagnostik angeboten werden.

Bei **monochorialen Gemini** stellt sich das Problem des verdoppelten Risikos nicht, da bei diesen Schwangerschaften das Risiko für Trisomie 21 dem einer Einlingsschwangerschaft entspricht. Zu beachten ist natürlich, dass in diesem Fall nicht nur eines, sondern beide Feten betroffen sind.

Das Ersttrimesterscreening ist sowohl bei dichorialen als auch bei monochorialen Gemini sinnvoll.

Hintergrundrisiko und adjustiertes Risiko

Die überwiegende Mehrheit der **dichorialen Gemini** ist dizygot. Insofern wird für jeden Feten ein eigenes Risiko berechnet, bei dem das Hintergrundrisiko einer Einlingsschwangerschaft verwendet wird. Da pränatal nur die Chorionizität, nicht aber die Zygozität bestimmt werden kann, wird ignoriert, dass jede siebte dichoriale Geminischwangerschaft eigentlich monozygot ist und nur ein halb so großes Hintergrundrisiko trägt.

Bei **monochorialen Gemini** können beide Feten entweder euploid oder aneuploid sein, sodass nur ein Risiko berechnet werden kann. Das Hintergrundrisiko beider Feten entspricht dem einer Einlingsschwangerschaft. Das adjustierte Risiko wird zunächst für jeden der Feten getrennt berechnet und anschließend gemittelt.

Fetale Nackentransparenz

Die fetale Nackentransparenz wird bei Mehrlingen analog zu Einlingen eingestellt und gemessen.

Die Detektionsrate für Trisomie 21, 18 und 13 ist für jeden Geminus gerechnet gleich wie bei Einlingsschwangerschaften: bei einer Detektionsrate von 75–80 % liegt die Falsch-Positivrate bei etwa 5 %.

Da bei **dichorialen Zwillingsschwangerschaften** beide Feten eine falsch-positiv erhöhte Nackentransparenz aufweisen können, ist die gesamte Falsch-Positivrate für die diese Schwangerschaften doppelt so hoch wie bei Einlingen (Spencer et al. 2003).

Bei **monochorialen Gemini** ist die Falsch-Positivrate analog erhöht. Sie wird jedoch noch um weitere 3 % gesteigert, da die erhöhte Nackentransparenz auch ein Marker für ein schweres feto-fetales Transfusionssyndrom sein kann, welches etwa bei jeder zehnten monochorial-diamnioten Geminigravidität beobachtet wird (Kagan et al. 2007).

In letzter Zeit wird eine Korrelation beider fetaler NT-Werte auch bei dichorialen Gemini diskutiert. Diese wird jedoch noch nicht in den aktuellen Versionen der Risikoalgorithmen berücksichtigt (Wright et al. 2011).

Tab. 5.7 Übersicht über die unterschiedlichen Ersttrimesterscreening-Ansätze und deren Testgüte. In der ersten Spalte findet sich der primäre Screening-Ansatz für alle. In der zweiten Spalte ist die Maßnahme bei einem Intermediärrisiko von 1:51 bis 1:1000 beschrieben. Als „screen-positiv" gelten bei den Zwei-Stufen-Konzepten Patientinnen mit einem Risiko >1:50 nach dem Primärscreening oder >1:100 nach Durchführung der Maßnahmen bei Patientinnen mit einem Intermediärrisiko nach dem Primärscreening

Primärerer Screening-Ansatz	Maßnahme bei Intermediärrisiko	Detektionsrate	Falsch-Positivrate
Mütterliches Alter (MA)	–	30 %	5 %
MA + Serumbiochemie	–	65–70 %	5 %
MA + NT	–	75–80 %	5 %
MA + Serumbiochemie + NT (kombiniertes Screening)	–	90 %	3–5 %
MA + NT	Serumbiochemie	89 %	3 %
MA + Biochemie	NT	90 %	5 %
Kombiniertes Screening	Nasenbein, Ductus venosus Trikuspidalfluss oder Gesichtswinkel	91–96 %	2,4–3 %
Kombiniertes Screening + Nasenbein, Ductus venosus oder Trikuspidalfluss	–	95–97 %	5 %
MA + NT + Nasenbein, Ductus venosus oder Trikuspidalfluss, Ohne Serumbiochemie	–	80–85 %	2,5–3 %
MA + NT + Nasenbein, Ductus venosus oder Trikuspidalfluss	Serumbiochemie	90–96 %	2,5–3 %

Maternale Serumbiochemie

Während die Ultraschalluntersuchung fetusspezifisch erfolgt, hat die Serumbiochemie den Nachteil, dass sie immer nur ein gemeinsames schwangerschaftsspezifisches und kein für den individuellen Feten spezifisches Ergebnis liefert.

Bei **dichorialen Gemini** mit einem euploiden und einem aneuploiden Zwilling besteht somit die Gefahr, dass die Konzentration des freien β-hCG und des PAPP-A nicht in gleicher Weise von den Normwerten abweicht wie bei Einlingen, wodurch sich die Detektionsrate mindern könnte. Bei **monochorialen Zwillingen** erübrigt sich dieses Problem, da entweder beide euploid oder aneuploid sind.

In einer Multizenterstudie mit 4843 euploiden dichorialen Zwillingsschwangerschaften und 47 Schwangerschaften mit einem euploiden und einem Trisomie-21-Feten wurde gezeigt, dass die Detektionsrate im Screening auf Trisomie 21 durch zusätzliche Bestimmung der Serumbiochemie neben der fetalen NT von 78 % auf 90 % gesteigert werden kann. Gleichzeitig fiel die Falsch-Positivrate von 8,0 % auf 5,9 %. Insofern sollten die Serummarker sowohl bei di- als auch bei monochorialen Gemini immer mitbestimmt werden (Madsen et al. 2011).

Zur Berechnung der **MoM-Werte** ist die Chorionizität von Bedeutung, da die erwartete Konzentration in mono- und dichorialen Gemini unterschiedlich ist. So lag der mediane MoM-Wert für PAPP-A bei monochorialen Gemini bei 1,756, während dieser bei dichorialen Gemini bei 2,250 lag. Für das freie β-hCG wurden keine signifikanten Unterschiede zwischen mono- und dichorialen Gemini gefunden, der MoM-Wert lag bei 2,023 (Spencer et al. 2008). Um die MoM-Werte für das Vorliegen der Zwillinge zu adjustieren, werden die MoM-Werte zunächst auf der Basis der Einlingskurven berechnet und anschließend anhand der oben genannten Faktoren für mono- und dichoriale Gemini angepasst. In jüngster Zeit wird diskutiert, ob diese Adjustierungsfaktoren bei mono- und dichorialen Gemini mit zunehmendem Gestationsalter modifiziert werden sollten (Madsen et al. 2011).

Bei höhergradigen Mehrlingen kann die Serumbiochemie nicht verwendet werden.

Das Ersttrimesterscreening sollte sowohl bei mono- als auch dichorialen Gemini auch auf der maternalen Serumbiochemie basieren.

Zusätzliche Ultraschallmarker

Eine Beurteilung der zusätzlichen Ultraschallmarker Nasenbein, Trikuspidal- und Ductus-venosus-Fluss hätte den Vorteil, dass eine weiterführende fetusspezifische Risikoberechnung erfolgen könnte, ohne die Nachteile der schwangerschaftsspezifischen Serumbiochemie in Kauf nehmen zu müssen. Leider fehlen diesbezüglich Screeningstudien mit einer ausreichend großen Fallzahl.

5.1.8 Alternative Screening-Ansätze

Beim **integrierten Screening** wird im I. Trimenon PAPP-A und ggf. die fetale NT bestimmt, gefolgt von den Hormonen hCG, AFP, freies Estriol und Inhibin, welche im II. Trimenon untersucht werden. Bei einer Falsch-Positivrate von 5 %, liegt die Detektionsrate bei 78 % und 93 %, je nachdem, ob die fetale NT verwendet wurde oder nicht. Der Nachteil dieses Screenings besteht zum einen darin, dass zwei nur sehr enge Zeitfenster im I. und im II. Trimenon für die Untersuchungen zur Verfügung stehen, was in der Praxis eine hohe logistische Herausforderung darstellt. Zum anderen erlaubt der Test nicht, die Patientin über die Ergebnisse aus dem I. Trimenon zu informieren. Selbst bei einem offensichtlich auffälligen Befund im I. Trimenon muss auf die Komplementierung im II. Trimenon gewartet werden.

Beim **sequenziellen Screening** wird zunächst gleich verfahren und PAPP-A und die fetale NT im I. Trimenon bestimmt. Sollte sich dabei ein Hochrisiko-Ergebnis zeigen, wird der Screening-Test nicht weitergeführt, sondern eine invasive Abklärung angeboten. Für alle anderen wird ohne das Ergebnis aus dem I. Trimenon zu kommunizieren, der Screening-Test mit dem Quadruple-Test im II. Trimenon komplementiert.

Beim **Contingent-Screening** wird der Quadruple-Test nur bei intermediären Risiken durchgeführt (Cuckle et al. 2005).

Das aus dem kombinierten Ersttrimesterscreening ermittelte Risiko für Trisomie 21 kann auch durch einen **Untersuchung der Softmarker** im II. Trimenon modifiziert werden. Vereinfacht wird dazu das Ersttrimester-Risiko mit den positiven und negativen Wahrscheinlichkeitsquotienten der Softmarker multipliziert, je nachdem, ob diese im II. Trimenon zu finden sind oder nicht (Tab. 5.8) (Nicolaides et al. 2003).

Tab. 5.8 Prävalenz der Softmarker im II. Trimenon bei euploiden Feten und Feten mit Trisomie 21 sowie die korrespondieren positiven und negativen Wahrscheinlichkeitsquotienten (bei Vorliegen und nicht Vorliegen des entsprechenden Markers) zur Berechnung des Trisomie 21-Risikos. In der letzten Spalte ist der kombinierte Wahrscheinlichkeitsquotient bei isoliertem Vorliegen des entsprechenden Markers angegeben. (Adaptiert nach Nicolaides et al. 2003)

Softmarker	Prävalenz		Wahrscheinlichkeitsquotient		
	Euploid	Trisomie 21	Positiv	Negativ	Isoliert
Nackenödem	0,6 %	33,5 %	53,05	0,67	9,8
Kürzer Humerus	1,5 %	33,4 %	22,76	0,68	4,1
Kurzer Femur	5,2 %	41,4 %	7,94	0,62	1,6
Hydronephrose	2,6 %	17,6 %	6,77	0,85	1,0
Echogener Fokus	4,4 %	28,2 %	6,41	0,75	1,1
Hyperechogener Darm	0,6 %	13,2 %	21,17	0,87	3,0
Schwere Fehlbildung	0,65 %	21,4 %	32,96	0,79	5,2

Zur Berechnung des Zweittrimesterrisikos wird das Hintergrundrisiko (Ersttrimesterrisiko, wenn erfolgt, ansonsten Alters- und Gestationsalter spezifisches Risiko) mit den positiven Wahrscheinlichkeitsquotienten der vorliegenden Softmarker und der negativen Wahrscheinlichkeitsquotienten der nicht vorliegenden Softmarker multipliziert.

Tipp

Beispiel:
Hintergrundrisiko nach Ersttrimesterscreening 1:500,
Zweittrimesterscreening: isolierte Hydronephrose
Kombinierter Wahrscheinlichkeitsquotient: $0{,}67 \times 0{,}68 \times 0{,}62 \times 0{,}75 \times 0{,}87 \times 0{,}79 \times 6{,}77 = 1{,}0$
Adjustiertes Risiko: $1{,}0 \times 1{:}500 = 1{:}500$

5.1.9 Fetale Fehlbildungen mit einem hohen Risiko für eine Chromosomenstörung

Neben der eigentlichen Risikoberechnung auf der Basis des Hintergrundrisikos, der fetalen NT und der Serumbiochemie muss bei einigen Fehlbildungen immer an eine Chromosomenstörung gedacht werden. Mithilfe des kombinierten Risikos und einem Schwellenwert von 1:100 werden die meisten aneuploiden Feten wohl korrekt erkannt, eine invasive Abklärung ist aber in jedem Fall empfehlenswert (Kagan et al. 2010).

Fetale Megazystis

Bei einer Erweiterung der Harnblase zwischen 7–15 mm ist etwa ein Drittel der Feten aneuploid. Insbesondere Trisomie 13 und 18 sind besonders häufig zu finden. Bei normalem Karyotyp regressiert die Megazystis in etwa 90 % der Fälle vollständig. Wenn die Megazystis einen Durchmesser von 15 mm deutlich übersteigt, sind Chromosomenanomalien selten. In der Regel liegen Urethralklappen vor. Die Prognose ist meist schlecht, da die Nieren bereits geschädigt wurden.

Omphalozele

Etwa die Hälfte aller Feten mit einer Omphalozele haben eine Chromosomenstörung, vor allem Trisomie 18 und 13. Dabei spielt es keine Rolle, ob sich im Bruchsack nur Darm oder auch zusätzlich Leber befindet. Von der echten Omphalozele muss der physiologische Nabelbruch vor 45 mm SSL abgegrenzt werden. Sollte der Karyotyp normal sein und sollte der Bruchsack nur Darm beinhalten, kann eine Regression auch nach einer SSL von 45 mm erfolgen.

Holoprosenzephalie

Etwa zwei Drittel der Feten mit einer Holoprosenzephalie sind chromosomal auffällig und haben bevorzugt eine Trisomie 13. Die Prognose für den erkrankten Feten ändert sich durch das Vorliegen einer Chromosomenstörung nicht. In Hinblick auf das Wiederholungsrisiko ist aber die Karyotypisierung von großer Bedeutung.

Atrioventrikulärer Septumdefekt (AVSD)

Bei etwa einem Drittel der Feten mit Trisomie 21 lässt sich ein Herzfehler nachweisen, vor allem einen AVSD. Insofern sollte in diesem Fall die Karyotypisierung avisiert werden.

Zwerchfellhernie

Die Zwerchfellhernie, die bereits zum Zeitpunkt des Ersttrimesterscreenings erkannt werden kann, hat in der Regel eine schlechte Prognose. Assoziierte Chromosomenstörungen treten bei etwa 10 % der Feten auf, insbesondere sind dies Trisomie 18 und Tetrasomie 12p (Pallister-Kilian Syndrom).

5.1.10 Beratung vor und nach dem Ersttrimesterscreening

Von besonderer Bedeutung ist die eingehende **Beratung vor der Untersuchung**. Diese muss persönlich erfolgen. Der Inhalt ist durch das **Gendiagnostikgesetz** vorgegeben und umfasst
- Zweck,
- Art,
- Umfang und
- Aussagekraft der Untersuchung.

Dabei sollte zunächst darauf hingewiesen werden, dass das Ersttrimesterscreening nicht nur in Richtung Aneuploidie-Screening orientiert ist, sondern auch eine frühe Organdiagnostik sowie eine Risikoeinschätzung bzgl. Präeklampsie ermöglicht.

In Hinblick auf das **Aneuploidie-Screening** sollte auf den Unterschied zwischen einer Screeninguntersuchung und einer definitiven invasiven Abklärung hingewiesen werden. Die Patientin sollte ausreichend über das gesuchte Krankheitsbild und dessen klinisches Spektrum aufgeklärt sein. Sie muss auch über ihr Recht auf „Nicht-Wissen" informiert werden. Zwischen der Aufklärung und der Durchführung der Untersuchung muss eine ausreichende Bedenkzeit ermöglicht und eingehalten werden.

Die Patientin sollte darüber informiert sein, dass die **Ergebnismitteilung des Ersttrimesterscreenings** in Form eines Risikos erfolgt. Dieses soll nicht Gesundheit oder Krankheit des Feten zum Ausdruck bringen, sondern soll der Patientin als Entscheidungshilfe dienen, ob sie eine invasive Diagnostik in Anspruch nehmen möchte oder nicht.

Bei der **Beurteilung des Ersttrimesterrisikos** kann man sich an den beschriebenen Schwellenwerten orientieren. Bei Überschreiten des Schwellenwertes wird zur invasiven Abklärung geraten. Im kombinierten Screening ohne zusätzliche Ultraschallmarker liegt der Schwellenwert bei etwa 1:250, wodurch eine Falsch-Positiv- und Detektionsrate von etwa 5 % und 90 % erreicht wird. Dies gilt für den Algorithmus der FMF London und Deutschland. Sollten die zusätzlichen Marker angewendet werden, wird entsprechend den oben beschriebenen Schwellenwerten beraten.

Alternativ kann auch das Risiko an sich zur Beratung herangezogen werden. Dabei wird der Patientin die Einschätzung ihres persönlichen Risikos überlassen. Die persönliche Bewertung eines Risikos kann von Patientin zu Patientin sehr variieren und wird von der eigenen Vorgeschichte geprägt. So wird zum Beispiel eine 20-jährige Patientin mit einer ungewollten Schwangerschaft ein persönliches Risiko von 1:300 anders bewerten als eine 40-jährige Patientin mit langjährigem Kinderwunsch. Hier kann auch der Vergleich mit dem Fehlgeburtsrisiko durch eine invasive Abklärung behilflich sein, welches mit 0,5 % bzw. 1:200 angegeben wird.

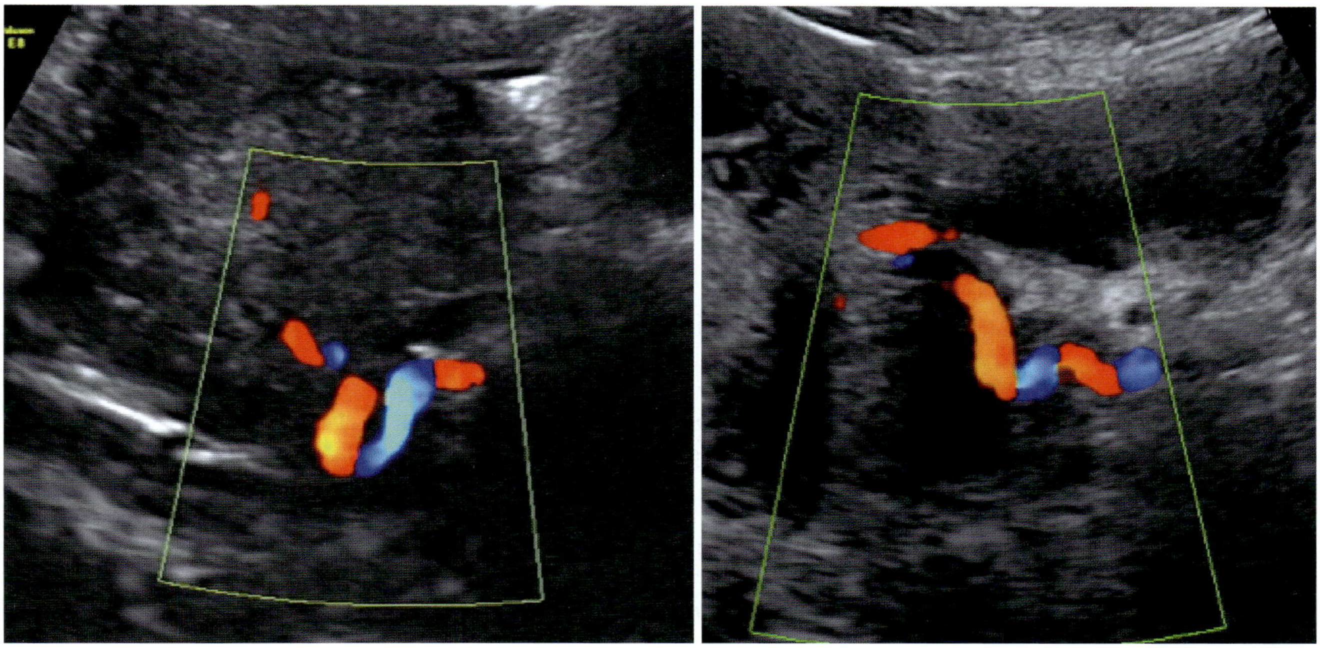

Abb. 5.23 Uterine Doppler in der 12+ SSW bei einer Erst- und bei einer Mehrgebärenden

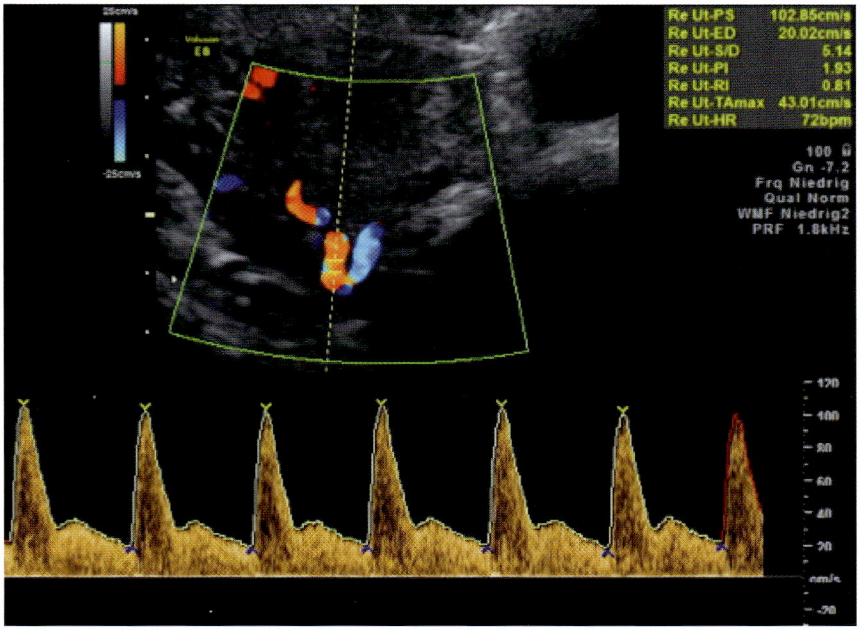

Abb. 5.24 Gepulste Dopplerkurve der A. uterina in der 12+ SSW

kannt. In der Modellrechnung von Cuckle ergab sich eine Detektionsrate von 91 %, wenn neben dem Hintergrundrisiko sowohl die uterinen Doppler als auch der mittlere arterielle Blutdruck verwendet wird (Cuckle et al. 2011).

5.4.6 Biochemische Marker

In den vergangenen Monaten sind eine große Anzahl von biochemischen Parametern auf deren prädiktiven Wert untersucht worden. Das den Serummarkern zugrunde liegende Konzept der Präeklampsie besteht in der gestörten Trophoblastinvasion und konsekutiv einer Plazentahypoxie mit Freisetzung von Zytokinen, Thrombozytenaktivierung und Endothelschädigung. Die untersuchten Serummarker stellen Produkte dieser Kaskade dar. Als relevante **Marker für eine frühe Präeklampsie** haben sich in einer multiplen Regressionsanalyse erwiesen

- PAPP-A
- PlGF („placental growth factor“)
- PP13 („placental protein 13“)
- sEndoglin
- Inhibin A

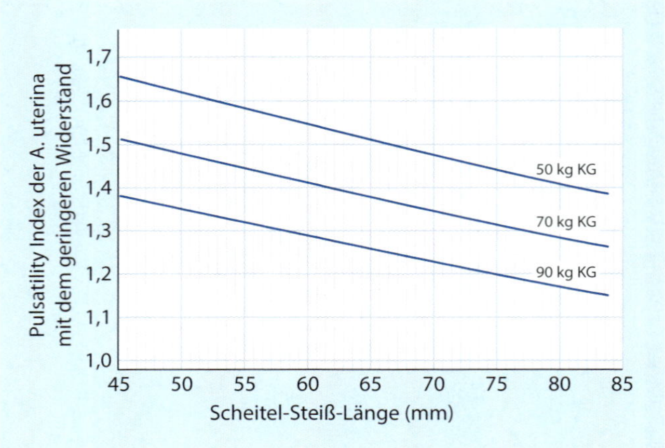

Abb. 5.25 Pulsatility Index (PI) der A. uterina mit dem geringsten Widerstand. Die Referenzpatientin ist 30 Jahre alt, weiß und Nichtraucherin. Die PI ist in Abhängigkeit von der Scheitel-Steiß-Länge bei einem maternalen Körpergewicht von 50, 70 und 90 kg angegeben. (Adaptiert nach Akolekar et al. 2011)

- Activin A
- PTX3 (Pentraxin 3)
- P-Selectin

In Kombination mit dem Hintergrundrisiko können die Einzelparameter aber 50–65 % der frühen Präeklampsien erkennen. Am geeignetsten erscheint PlGF und PAPP-A. Letzteres trägt natürlich den zentralen Vorteil, dass es bereits im Rahmen des Aneuploidie-Screenings gemessen wird und dadurch keine weiteren Kosten anfallen.

Ein Screening, welches neben dem Hintergrundrisiko, den mütterlichen Blutdruck, die uterinen Doppler und alle oben genannten Marker verwendet, führt zu einer Detektionsrate von 95 % bei einer Falsch-Positivrate von 10 %.

Wenn man sich von biochemischer Seite auf PlGF und PAPP-A beschränkt, läge die Detektionsrate bei 87 %.

In der Modellrechnung von Professor Cuckle erreichte die Kombination aus Hintergrundrisiko, biophysikalischen Parametern und PAPP-A auch eine Detektionsrate über 90 % (Cuckle et al. 2011, Akolekar et al. 2011).

Aus heutiger Sicht scheint die Beschränkung auf die Kombination aus Hintergrundrisiko, mittlerer arterieller Blutdruck, uterine Doppler und PAPP-A sinnvoll, da keine zusätzlichen Laborkosten entstehen. Prospektive Studien müssen das Screening-Konzept und die Behandlungsansätze mit Aspirin noch validieren.

Tipp

Bei niedrigen PAPP-A-Werten kann der Blick auf die uterinen Gefäße helfen. Bei hohen Widerständen rückt eine spätere Präeklampsie anstelle der Aneuploidie in den Vordergrund.

5.5 Screening auf einen intrauterinen Fruchttod (vor und nach der 24+ SSW)

Das Risiko für einen intrauterinen Fruchttod euploider Feten vor oder nach der 24+ SSW steigt mit mütterlichem Übergewicht (BMI >25 kg/m^2), zunehmendem mütterlichen Alter (>35 Jahre), mütterlichem Nikotinkonsum und Primigravidität. Assistierte Reproduktionsmaßnahmen und Mehrlingsschwangerschaften stellen zudem unabhängige Risikofaktoren dar (Flenady et al. 2011).

Spencer et al. zeigten, dass das Risiko bei niedrigen PAPP-A- und freien β-hCG-Werten sowie mit zunehmender NT ansteigt. Bei MoM-Werten unter der 5. Perzentile (<0,4 MoM) und einem Delta-NT-Wert über der 95. Perzentile war das Risiko 2,2- bis 2,8-fach erhöht (Spencer et al. 2006).

Für eine genauere Risikoeinschätzung muss neben der Vorgeschichte und den Ersttrimester-Risikomarkern auch berücksichtigt werden, dass in der Regel in den auffälligen Schwangerschaften eine invasive Diagnostik erfolgt, da diese Schwangerschaften aufgrund der erhöhten NT oder niedriger Serummarkerspiegel ein erhöhtes Aneuploidie-Risiko aufweisen.

Bei der Beurteilung des Risikos eines intrauterinen Fruchttodes muss daher das Fehlgeburtsrisiko der invasiven Abklärung berücksichtigt werden.

Dies wurde von Akolekar et al. berücksichtigt: in deren Studie am Kings College Hospital stieg das Risiko mit zunehmendem maternalen Gewicht und Alter, bei schwarzen Frauen, Frauen mit arterieller Hypertonie, Diabetikerinnen, Raucherinnen, bei Frauen mit vorangegangenen intrauterinen Fruchttoden, nach assistierter Reproduktion sowie bei erhöhter NT, niedrigen PAPP-A-Werten und einem „reversed flow" in der A-Welle des Ductus venosus. Bei Verwendung einer multiplen Regressionsanalyse stellte die CVS als Konsequenz des erhöhten Aneuploidie-Risikos kein signifikanter Einflussparameter dar. Hier muss jedoch kritisch berücksichtigt werden, dass die Untersucher in dieser Studie über eine große Expertise in Bereich der invasiven Diagnostik verfügen und daher die Ergebnisse bezüglich der CVS nur bedingt auf andere Zentren übertragbar sind (Flenady et al. 2011).

Zudem muss abschließend auch berücksichtigt werden, dass es Überlagerungen zwischen Präeklampsie, Wachstumsretardierung und intrauterinem Fruchttod gibt, die nicht vollständig durch die Studien widergespiegelt werden können.

5.6 Screening auf Frühgeburt

Im ▶ Kap. 19 wird das Thema Screening auf Frühgeburt ausführlich diskutiert. Hier sei nur auf das Frühgeburtsscreening im ersten Trimester verwiesen.

Greco et al. untersuchten, ob die Zervixlänge auch in der 11+ bis 13+ SSW für eine Frühgeburt vor der 34+0 SSW prädiktiv sein könnte. Sie fanden, dass die endozervikale Länge im betroffenen Kollektiv mit 27,5 mm signifikant kürzer als im Normkollektiv (32,5 mm) war. Diese ist aber deutlich schwerer darstellbar als die Isthmus-Zervix-Länge, die in beiden Gruppen nicht signifikant unterschiedlich war (Greco et al. 2011).

Auf der Basis der mütterlichen Vorgeschichte wurden bei einer 10%igen Falsch-Positivrate in der 11+ bis 13+ SSW 38 % der Schwangerschaften mit einer späteren Frühgeburt vor 34+0 SSW erkannt.

Stärkster Einflussparameter stellte der Zustand nach zweifacher Früh- oder Fehlgeburt zwischen 16+ und 30+ SSW dar. Obwohl die PAPP-A-Werte in der betroffenen Gruppe niedriger waren, wurde Detektionsrate für eine Frühgeburt im Vergleich zur alleinigen Verwendung der mütterlichen Vorgeschichte nicht verbessert.

Die Serummarker PIBF („progesterone-induced blocking factor"), TSH, freies β-hCG, PlGF, PP13, ADAM12, Inhibin-A und Activin-A sowie die uterinen Doppler waren in der betroffenen Gruppe nicht signifikant alteriert (Beta et al. 2011). Es gibt Hinweise darauf, dass α-Fetoprotein ein zusätzlicher prädiktiver Parameter sein könnte.

5.7 Screening auf fetale Makrosomie und Gestationsdiabetes

Die **fetale Makrosomie** wird in der Regel als Geburtsgewicht über der 90. Perzentile definiert und erhöht das Risiko für maternale und kindliche peripartale Komplikationen, wie zum Beispiel einer atonen Nachblutung, einer Schulterdystokie oder einer Verletzung des Plexus brachialis.

Daher wird in diesen Fällen einer Entbindung per Sectio den Vorzug gegeben. Problematisch ist aber, dass keine der vorgeburtlichen Gewichtsschätzformeln Feten mit einer Makrosomie mit adäquater Sicherheit und niedriger Falsch-Positivrate erkennt (Hoopmann et al. 2010).

Der **Gestationsdiabetes** gilt als einer der zentralen Ursachen der fetalen Makrosomie. Der Glukosetoleranztest erfolgt jedoch in der Regel erst aufgrund einer vermuteten Makrosomie zu Beginn des III. Trimenons. Eine frühere Risikobeurteilung für eine Makrosomie am Termin und einen maternalen Gestationsdiabetes im Rahmen des Ersttrimesterscreenings wäre wünschenswert.

Poon et al. zeigten, dass auf der Basis maternaler Charakteristika, der NT und den Serummarkern freies β-hCG und PAPP-A bei einer Falsch-Positivrate von 10 % etwa ein Drittel der Feten mit einer Makrosomie am Termin erkannt werden können. In deren Studie stieg das Risiko mit zunehmendem Gewicht und Größe, bei vorangegangener Makrosomie und bei einem Diabetes mellitus/Gestationsdiabetes. Im Gegensatz dazu sank das Risiko bei Raucherinnen, bei schwarzen und südasiatischen Frauen und bei Frauen mit bekannter arterieller Hypertonie. Das Geburtsgewicht korrelierte positiv mit der NT, dem freien β-hCG und PAPP-A (Poon et al. 2011). Durch zusätzliche Messung von Adiponectin und SHBG („sex hormone binding proteine") konnte die Detektionsrate bei 10%iger Fasch-Positivrate auf 59 % gesteigert werden (Nanda et al. 2011). Die Kombination aus maternalen Charakteristika, Adiponectin und Visfatin erhöhte die Detektionsrate auf 68 %. Adiponectin war in den betroffenen Schwangerschaften niedriger, Visfatin höher als in der Kontrollgruppe (Ferreira et al. 2011).

Plasencia et al. schlugen vor, einen oralen Glukosetoleranztest mit 50 mg im I. Trimenon durchzuführen. In allen Fällen, bei denen im späteren Verlauf ein Gestationsdiabetes diagnostiziert wurde, lag der Einstundenwert im I. Trimenon über 130 mg/dl. Die Falsch-Positivrate lag jedoch bei 31,4 % (Plasencia et al. 2011).

In einer Studie von Kuc et al. wurde untersucht, ob die NT zusammen mit den Serummarkern freies β-hCG, PAPP-A, ADAM12, PP13 und PlGF bei Frauen mit einem bekannten Diabetes mellitus Typ I oder II die fetale Makrosomie am Termin vorhersehen könnte. Die Serummarker waren bei den nicht makrosomen Feten im Vergleich zum Kontrollkollektiv leicht vermindert. Bei den makrosomen Feten lagen sie im Bereich des Kontrollkollektivs. Die Detektionsrate makrosomer Kinder lag bei 43 % bei einer Falsch-Positivrate von 10 % (Kuc et al. 2011).

5.8 Screening auf fetale Wachstumsretardierung ohne Präeklampsie

Das vorgeburtliche Erkennen **wachstumsretardierten Feten** ohne maternale Präeklampsie verbessert das Outcome dieser Schwangerschaften erheblich. Auch wenn derzeit noch keine Möglichkeit besteht, bei manifester fetaler Wachstumsretardierung diese kausal zu behandeln, kann doch durch die intensivere Überwachung und durch die zeitgerechte Entbindung die Prognose der Kinder verbessert werden.

Durch ein Ersttrimesterscreening auf eine mögliche Wachstumsretardierung im späteren Verlauf könnte das Risikokollektiv für eine intensivere Überwachung und eventuell auch für mögliche Therapieansätze definiert werden.

Es wurde gezeigt, dass das Risiko für eine Wachstumsretardierung am Termin mit zunehmender maternaler Größe, Gewicht und Parität fällt. Mit zunehmendem mütterlichen Alter, bei Raucherinnen, bei Frauen mit assistierter Reproduktion, bei bekannter arterieller Hypertonie und bei Frauen, die nicht kaukasischen Ursprungs sind, steigt das Risiko für eine spätere Wachstumsretardierung an. Die maternalen Einflussfaktoren erlauben es, etwa ein Drittel der Feten mit einer Wachstumsretardierung bei einer 10 % Falsch-Positivrate zu erkennen.

Poon et al. zeigten, dass bei Ergänzung des Algorithmus um die signifikanten Einflussgrößen fetale NT, PAPP-A und freies β-hCG die Detektionsrate nur mäßig auf 37 % gesteigert werden kann, wobei die drei Parameter bei wachstumsretardierten Feten niedriger lagen (Poon et al. 2011).

Durch zusätzliche Verwendung der uterinen Doppler, des mittleren arteriellen Blutdrucks, PLGFs, PP13 und ADAM12 (Disintegrin and Metalloproteinase 12) konnte die Detektionsrate der Wachstumsretardierungen vor der 37+ SSW auf 73 % und der nach der 37+ SSW auf 46 % gesteigert werden. Dabei lagen die biochemischen Parameter in der betroffenen Gruppe niedriger (Karagiannis et al. 2011).

Auch ohne Anwendung des Algorithmus zur Berechnung patientinnenspezifischer Risiken für eine Wachstumsretardierung ohne Präeklampsie sollte man den prädiktiven Wert niedriger PAPP-A-Werte berücksichtigen. Ab einem PAPP-A unter 0,4 MoM sollten regelmäßige Wachstumskontrollen im III. Trimenon erfolgen.

5

5.9 Einfluss der Screeningansätze auf die Betreuung einer Schwangerschaft

Die Vielzahl der neuen Ersttrimesterscreening-Algorithmen zielt darauf ab, eine Risikogravidität zu erkennen, um deren Management zu optimieren.

Kritisch bemerkt werden muss aber, dass es bisher an Therapieoptionen für viele der Erkrankungen mangelt. Insofern sind aus heutiger Sicht die Wilson'schen Anforderungen an ein Screening nicht erfüllt. Der Vorteil des frühen Screenings kann aber sein, dass eine Intervention noch möglich ist, da die Screening-Ansätze im II. Trimenon meist zu spät kommen.

In einer Zukunftsvision von Professor Nicolaides, dem Protagonisten des umfassenden Ersttrimesterscreenings, stellt das erste Screening die zentrale Untersuchung in der Schwangerschaft dar.

Im heutigen Schwangerenbetreuungskonzept nimmt die Untersuchungsfrequenz mit zunehmender Schwangerschaftswoche zu, um Probleme erkennen und – gegebenenfalls durch vorzeitige Entbindung – lösen zu können. Der Ansatz der „umgedrehten Pyramide" der der Schwangerenbetreuung beruht darauf, dass bei unauffälligen Schwangerschaften mit zunehmendem Gestationsalter eine deutliche Reduktion der Untersuchungsintervalle erfolgt. Ob die „risikoarme" Schwangere damit ausreichend überwacht und betreut ist, bleibt fraglich.

5.10 Notiz nach Umbruch

Während sich das Ersttrimesterscreening zu einer vielschichtigen Screening-Untersuchung für eine Vielzahl möglicher Komplikationen in der Schwangerschaft entwickelt hat, befindet sich das Aneuploidie-Screening durch die Möglichkeiten der zellfreien fetalen DNA (cffDNA) im Wandel (Nicolaides 2011; Kagan et al. 2012; Kagan et al. 2013). Es ist anzunehmen, dass in den kommenden Jahren das Screening mittels cffDNA zum Standard werden wird. Idealerweise ist die Untersuchung in ein Ersttrimesterscreening eingebettet, das eine vielschichtige Risikostratifizierung und eine frühzeitige Optimierung der weiteren Schwangerschaftsbetreuung bietet.

Tipp

Die Anwendung der cffDNA im Aneuploidie-Screening sollte immer im Rahmen einer Ersttrimesterscreening-Untersuchung erfolgen.

Technische Grundlagen der cffDNA-Auswertung

Die klinische Anwendung der cffDNA geht auf die Arbeitsgruppe um Dennis Lo zurück, die zeigten, dass sich im Plasma einer Schwangeren cffDNA in erheblicher Größenordnung finden lässt, die der jeweils aktuellen Schwangerschaft zuzuordnen und Stunden nach Entbindung nicht mehr nachweisbar ist (Lo et al. 1997). Der Anteil schwangerschaftsspezifischer DNA liegt bei etwa 5–15 %, wobei die DNA in Bruchstücke von etwa 300 Basenpaaren fragmentiert ist. Obgleich sich der Ausdruck zellfreie *fetale* DNA etabliert hat, ist die DNA plazentaren Ursprungs und stammt aus degenerierten Plazentazellen, die in das mütterliche Kreislaufsystem übergetreten sind.

Mittels Hochdurchsatzsequenziergeräte („Next Generation Sequencing") lässt sich die zellfreie DNA anreichern, amplifizieren und sequenzieren, so dass auf das fetale Genom geschlossen werden kann. Anfänglich wurde versucht, den fetalen Anteil der DNA zu extrahieren. Da aber der überwiegende Anteil der zellfreien DNA mütterlichen Ursprungs ist, gestaltete sich dies so aufwendig, dass dazu übergegangen wurde, die gesamte DNA auszuwerten.

Während die erste Phase der Auswertung durch das „Next Generation Sequencing" bestimmt ist, werden anschließend unterschiedliche Verfahren zur quantitativen Beurteilung der DNA eingesetzt:

Massively parallel sequencing

Beim *„massively parallel sequencing"* werden alle DNA-Fragmente den drei Milliarden Basenpaaren umfassende DNA-Sequenz zugeordnet, sodass auch Informationen gewonnen werden, die nicht die Chromosomen 21, 18, 13 oder die Gonosomen betreffen. Die Menge an DNA-Fragmenten, die eindeutig dem untersuchten Chromosom zugeordnet werden kann, wird mit einem Referenzgenom oder mit der gesamten Menge der zellfreien DNA verglichen, wodurch sich auf eine Trisomie schließen lässt. Beim „targeted massively parallel sequencing" wird die gesamte Auswertung auf die Ziel-Chromosomen beschränkt, so dass die Analyse vereinfacht werden kann.

Die beobachtete und erwartete Menge an chromosomen-spezifischer DNA wird meistens anhand von z-scores verglichen. In der Regel wird für die Trisomie 21 ein Schwellenwert von $z = 3{,}0$ verwendet, so dass statistisch eine Falsch-Positiv-Rate von 0,1 % und eine Detektionsrate von 99,9 % erwartet wird.

Vergleich von Einzelnukleotidpolymorphismen (single nucleotide polymorphism bzw. SNP)

SNPs stellen häufige genomische Polymorphismen dar und sind durch einen Einzelnukleotid-Basenaustausch verursacht. Durch den qualitativen und quantitativen feto-parentalen bzw. feto-maternalen Vergleich der vorliegenden Polymorphismen, kann auf ein Ungleichgewicht und konsekutiv auf eine erhöhte Menge an Chromosomen-spezifischen Polymorphismen beim Feten geschlossen werden (Benn et al. 2013).

Screening auf Chromosomenstörungen

Die Mehrzahl der Studien haben sich bisher auf das Screening auf Trisomie 21 fokussiert und wurden im Hochrisikokollektiv durchgeführt. Große Screening-Studien im Normalkollektiv stehen noch aus.

In einer Übersicht von Benn et al. wurden die Ergebnisse von 7 Studien im Hochrisikokollektiv untersucht – darunter 593 Trisomie 21- und 5745 euploide Schwangerschaften. Die Detektions- und Falschpositivrate lag bei 99,3 % und 0,16 % (Benn et al. 2013).

In einer kleineren Screening-Studie mit 1939 euploiden Feten und 8 Feten mit Trisomie 21 verglich Nicolaides et al. die Testgüte des Ersttrimesterscreenings mit der der cffDNA (Nicolaides et al. 2012). Während die Detektionsrate bei beiden Ansätzen aufgrund der niedrigen Fallzahl 100 % erreichte, lag die Falsch-Positivrate mit Hilfe des Ersttrimesterscreenings bei 3 % während sie bei Verwendung der cffDNA nur 0,1 % betrug.

Dan et al. führten eine zweijährige Multizenter-Studie in China durch, bei der alle 139 Feten mit Trisomie 21 erkannt wurden. Die Autoren beobachteten ein falsch-positives Ergebnis in der Gruppe der 10.916 euploiden Schwangerschaften (Dan et al. 2012).

Die Ergebnisse in Hinblick auf das Screening auf Trisomie 18, 13 und Turner-Syndrom sind ebenfalls überzeugend. Benn et al. fassten fünf Studien im Hochrisiko-Kollektiv zusammen, die auf die Trisomie 18 fokussierten (Benn et al. 2013). Die Detektionsrate lag bei 97,4 % (188 von 193 Schwangerschaften), die Falsch-Positivrate bei 0,15 % (8 von 5459). Drei Studien setzen sich mit der Screening auf Trisomie 13 im Hochrisikokollektiv auseinander. Die Detektions- und Falsch-Positivrate lag bei 78,9 % (30 von 38) und 0,41 % (17 von 4112). Mazloom et al. untersuchten die cffDNA bei 1450 euploiden Schwangerschaften. Bei acht (0,6 %) Schwangerschaften wurde das Geschlecht nicht korrekt erkannt und bei vier (0,3 %) eine Chromosomenstörung vermutet. Die 19 gonosomalen Chromosomenstörungen wurden alle identifiziert (Mazloom et al. 2013). Mit Zunahme der Fallzahlen ist zu erwarten, dass die Testgüte etwas abnehmen wird. Verantwortlich hierfür werden vor allem Mosaikbildungen gemacht.

Bisher sind die meisten Studien zur zellfreien fetalen DNA im Risikokollektiv durchgeführt worden. Die Detektionsraten für die Trisomie 21, 18 und 13 lagen dabei bei etwa 99 %, 97 % und 79 %, die Falsch-Positivraten betrugen 0,1–0,4 %.

Betont werden sollte, dass die cffDNA trotz der sehr hohen Detektionsrate und niedrigen Falsch-Positivrate als Screening-Test betrachtet wird. Daher wird eingefordert, dass jedes auffällige Ergebnis durch eine invasive Diagnostik weiter abgeklärt wird.

Dies wird an folgendem Beispiel deutlich:

In einer normalen Bevölkerung liegt die Prävalenz der Trisomie 21 bei etwa 1 in 500. Bei 100.000 Schwangerschaften wären daher 99.800 euploid und 200 Feten hätten eine Trisomie 21. Bei einer Falsch-Positivrate von etwa 0,1 % würden 100 Patientinnen fälschlicherweise ein auffälliges Ergebnis erhalten. Aufgrund der Detektionsrate von 99 % würden 198 der 200 betroffenen Schwangerschaften als auffällig klassifiziert. Folglich wären bei 100.000 Schwangerschaften 298 auffällige Testergebnisse zu erwarten, von denen nur zwei Drittel (198 von 298) tatsächlich eine Trisomie 21 aufweisen.

Die Beurteilung der cffDNA sollte weiterhin als Screening-Test betrachtet werden und muss bei einem auffälligen Ergebnis eine invasive Diagnostik nach sich ziehen.

Grundsätzlich ist es möglich, über das „massively parallel sequencing“-Verfahren Informationen über den numerischen und strukturellen Karyotyp analog zur Chorionzottenbiopsie zu erhalten. Bisherige Arbeiten müssen aber aufgrund der niedrigen Fallzahl kritisch betrachtet werden (Liang et al. 2013). Problematisch ist zudem, dass die Falsch-Positivrate bei Ausdehnung des Untersuchungsspektrums relevant ansteigt.

Es ist eher anzunehmen, dass zukünftig Screening-Pakete angeboten werden, die neben dem Screening auf Trisomie 21, 18, 13 und gonosomale Abberationen auch häufigere Mikrodeletionen- und Duplikationen (z. B. auf DiGeorge-Syndrom) beinhalten.

Den Arbeitsgruppen um Kitzman et al. und Fan et al. ist es in der Schwangerschaften gelungen, über die cffDNA das gesamte Genom des Feten zu entschlüsseln (Kitzmann et al. 2012; Fan et al. 2012). Es wird antizipiert, dass mit zunehmender Weiterentwicklung das pränatale „whole genome sequencing“ in der klinischen Anwendung mittelfristig für $1000 verfügbar sein wird. Ob eine vollständige Entschlüsselung des fetalen Genoms innerhalb der Schwangerschaft klinische Relevanz erlangen wird, bleibt abzuwarten.

Limitationen der cffDNA-Auswertung

Neben der Mehrlingsproblematik stellt die notwendige Mindestkonzentration an cffDNA im mütterlichen Blut die vorrangigste Limitierung der Methode dar.

Für die erfolgreiche Auswertung der cffDNA ist eine Mindestkonzentration von 4 % erforderlich. Zwischen der 11+ und 13+ SSW sind etwa 10 % der zellfreien DNA der Schwangerschaft zuzuordnen. Es wurden zahlreiche maternale und schwangerschaftsspezifische Einflussfaktoren auf die cffDNA-Konzentration im mütterlichen Blut beschrieben, wobei die größte Relevanz dem Verteilungsvolumen der Patientin zukommt (Ashoor et al. 2013). So ist bei einem mütterlichen Gewicht von 100 kg bei etwa 7 % der Messungen eine zu geringe cffDNA-Konzentration zu erwarten. Im Gegensatz dazu liegt dieser Anteil bei 0,3 % bei einem Körpergewicht von 50 kg. Bei Unterschreiten der Mindestkonzentration, was in etwa 5 % der Untersuchungen beobachtet wird, kann eine aufwendigere Re-Analyse der selben Probe erfolgen. In etwa 2 % aller Fälle ist eine neue Blutprobe notwendig.

In etwa 5 % der Fälle bleibt die Auswertung der cffDNA ohne Ergebnis. Die Wahrscheinlichkeit hierfür hängt vorrangig vom mütterlichen Gewicht ab.

Einsatz der cffDNA-Auswertung in der klinischen Routine

Auf dem deutschsprachigen Markt sind derzeit LifeCodexx, Natera und Ariosa vertreten, die den Test ab der 8+ bzw. 9+ SSW anbieten. Die Bearbeitungszeit liegt bei etwa 14 Tagen. Bei Veranlassung der cffDNA-Diagnostik in Deutschland müssen die Bestimmungen des GenDG berücksichtigt werden. Insbesondere über die Zielsetzung der Untersuchung, der Testgüte des Screening-Tests und den Einschränkungen, die der Test aufweist, muss der verantwortliche Arzt aufklären. Besonders betont werden sollte, dass nur die Hälfte aller Feten mit einer Chromosomenstörung eine Trisomie 21 haben und dass Chromosomenstörungen nur für etwa 10 % aller Entwicklungsstörungen verantwortlich sind.

Es ist anzunehmen, dass das Aneuploidie-Screening mittels cffDNA primär im ersten Trimenon Anwendung finden wird. Dabei kann die Auswertung des cffDNA im Rahmen des Ersttrimesterscreenings oder vorab erfolgen.

Aufgrund der breiten wissenschaftlichen Akzeptanz des Ersttrimesterscreenings und der niedrigeren Kosten der Untersuchung, könnte ein zweistufiges Screening angestrebt werden, bei dem die cffDNA nur in einem Subkollektiv ausgewertet wird. Dieser Ansatz beruht darauf, dass zunächst ein „klassisches" kombiniertes Ersttrimesterscreening inkl. Fehlbildungsdiagnostik und Screening auf typische Schwangerschaftskomplikationen in der 11+ bis 13+ SSW erfolgt. Sollte das Risiko für eine Trisomie 21 gering sein, würde sich ein Einsatz der cffDNA aufgrund der niedrigen Prävalenz der Trisomie 21 in dieser Gruppe nicht lohnen. Ein hohes Risiko für eine Trisomie 21 beruht in der Regel auf einer erhöhten fetalen Nackentransparenz oder einer niedrigen PAPP-A-Konzentration. Beide Marker sind ebenfalls im Rahmen anderer Chromosomenstörungen zu finden. Die cffDNA-Auswertung, die aus heutiger Sicht auf ein Screening auf Trisomie 21, 18, 13 und gonosomale Aberrationen abzielt, muss als nicht ausreichend erachtet werden. Gleiches gilt auch für den Fall, dass sonomorphologische Auffälligkeiten vorliegen.

Insofern bleibt die Subgruppe der Patientinnen mit einem intermediären Risiko nach kombiniertem Ersttrimesterscreening, die von der cffDNA-Analyse profitieren würden (Kagan et al. 2009). Hier würde die cffDNA den Einsatz der zusätzlichen Ultraschallmarker Nasenbein, Trikuspidalklappen- und Ductus venosus-Fluss ersetzen. Unter Verwendung der von der FMF UK vorgeschlagenen Schwellenrisiken von 1 in 50 oder höher als Hochrisko- und 1 in 1000 oder niedriger als Niedrigrisikokollektiv, ergibt sich, dass die cffDNA-Auswertung nur bei etwa 15 % der Schwangerschaften notwendig wäre. Die verbleibenden 85 % hätten ein Hochrisiko- oder Niedrigrisiko-Ergebnis, welches keine cffDNA-Auswertung bedingen würde.

Von den Trisomie 21-Schwangerschaften wären etwa 13 % in der Intermediärrisiko-Gruppe. 85 % wären bereits durch das Ersttrimesterscreening als Hochrisiko-Schwangerschaft erkannt. Unter Voraussetzung einer Detektions- und Falsch-positivrate von 99 % und 0,1 % durch die cffDNA-Analyse im Intermediärrisikokollektiv ergibt sich eine Detektionsrate von 98 % und eine Falsch-Positivrate von 1,5 % für das gesamte Kollektiv (Kagan et al. 2012).

Das Ersttrimesterscreenings als Triage-Untersuchung für die cffDNA-Auswertung ist im Vergleich zu einem primären Screening mittels cffDNA kosten- und resourcenschonend und ermöglicht, dass die zahlreichen weiteren Möglichkeiten des Ersttrimesterscreenings Anwendung finden können. Es fordert jedoch vom Untersucher, dass die Methodik des Ersttrimesterscreenings beherrscht wird, da ansonsten die theoretische Testgüte praktisch nicht erreicht werden kann.

Alternativ könnte die cffDNA-Analyse bereits vorab erfolgen. Die Patientin würde sich mit dem Ergebnis zum Ersttrimesterscreening vorstellen, wobei für 95 % der Patientinnen das Aneuploidie-Screening bereits erfolgreich zum Abschluss gebracht wäre. Die verbleibenden 5 % mit nicht aussagekräftigen oder auffälligen Testergebnissen würden in diesem Rahmen weiter abgeklärt. Mit zunehmendem Preisverfall der cffDNA-Analyse könnte dieser Ansatz interessant werden. Problematisch ist aber, dass die Ergebnisse der cffDNA-Auswertung so früh verfügbar wären, dass ein Schwangerschaftsabbruch bei auffälligem Testergebnis auf der Basis der Fristenlösung möglich wäre, ohne dass eine weitere Abklärung des Screening-Tests erfolgen kann. Hier ist der betreuende Frauenarzt gefragt, die Patientin adäquat zu beraten und zu begleiten.

Literatur

Abele H, Wagner N, Hoopmann M, Grischke EM, Wallwiener D, Kagan KO (2010) Effect of deviation from the mid-sagittal plane on the measurement of fetal nuchal translucency. Ultrasound Obstet Gynecol 35(5):525–529

Akolekar R, Syngelaki A, Sarquis R, Zvanca M, Nicolaides KH (2011) Prediction of early, intermediate and late pre-eclampsia from maternal factors, biophysical and biochemical markers at 11–13 weeks. Prenat Diagn 31(1):66–74

Ashoor G, Syngelaki A, Poon LCY, Rezende JC, Nicolaides KH (2013) Fetal fraction in maternal plasma cell-free DNA at 11–13 weeks' gestation: relation to maternal and fetal characteristics. Ultrasound Obstet Gynecol 41(1):26–32

Atzei A, Gajewska K, Huggon IC, Allan L, Nicolaides KH (2005) Relationship between nuchal translucency thickness and prevalence of major cardiac defects in fetuses with normal karyotype. Ultrasound Obstet Gynecol 26(2):154–157

Benn P, Cuckle H, Pergament E (2013) Non-invasive prenatal testing for aneuploidy: current status and future prospects. Ultrasound Obstet Gynecol 42(1):15–33

Beta J, Akolekar R, Ventura W, Syngelaki A, Nicolaides KH (2011) Prediction of spontaneous preterm delivery from maternal factors, obstetric history and placental perfusion and function at 11–13 weeks. Prenat Diagn 31(1):75–83

Bilardo CM, Muller MA, Pajkrt E, Clur SA, van Zalen MM, Bijlsma EK (2007) Increased nuchal translucency thickness and normal karyotype: time for parental reassurance. Ultrasound Obstet Gynecol 30(1):11–18

Bilardo CM, Timmerman E, Pajkrt E, van Maarle M (2010) Increased nuchal translucency in euploid fetuses – what should we be telling the parents? Prenat Diagn 30(2):93–102

Borenstein M, Persico N, Kagan KO, Gazzoni A, Nicolaides KH (2008) Frontomaxillary facial angle in screening for trisomy 21 at 11 + 0 to 13 + 6 weeks. Ultrasound Obstet Gynecol 32(1):5–11

Bujold E, Roberge S, Lacasse Y, Bureau M, Audibert F, Marcoux S, Forest JC, Giguère Y (2010) Prevention of preeclampsia and intrauterine growth restriction with aspirin started in early pregnancy: a meta-analysis. Obstet Gynecol 116(2 Pt 1):402–414

Cicero S, Avgidou K, Rembouskos G, Kagan KO, Nicolaides KH (2006) Nasal bone in first–trimester screening for trisomy 21. Am J Obstet Gynecol 195(1):109–114

Cicero S, Dezerega V, Andrade E, Scheier M, Nicolaides KH (2003) Learning curve for sonographic examination of the fetal nasal bone at 11–14 weeks. Ultrasound Obstet Gynecol 22(2):135–137

Cuckle H, Benn P, Wright D (2005) Down syndrome screening in the first and/or second trimester: model predicted performance using meta-analysis parameters. Semin Perinatol 29(4):252–257

Cuckle HS (2011) Screening for pre-eclampsia – lessons from aneuploidy screening. Placenta 32(Suppl):S42–S48

Cuckle HS, Wald NJ, Thompson SG (1987) Estimating a woman's risk of having a pregnancy associated with Down's syndrome using her age and serum alpha-fetoprotein level. Br J Obstet Gynaecol 94(5):387–402

Dan S, Wang W, Ren J, Xu Z, Hu H, Li Y et al (2012) Clinical application of massively parallel sequencing-based prenatal noninvasive fetal trisomy test for trisomies 21 and 18 in 11,105 pregnancies with mixed risk factors. Prenat Diagn 32(13):1225–1232

De Souza E, Halliday J, Chan A, Bower C, Morris JK (2009) Recurrence risks for trisomies 13, 18 and 21. Am J Med Genet A 149(12):2716–2722

Ekelund CK, Jorgensen FS, Petersen OB, Sundberg K, Tabor A (2008) Impact of a new national screening policy for Down's syndrome in Denmark: population based cohort study. BMJ 337:a2547

Fan HC, Gu W, Wang J, Blumenfeld YJ, El-Sayed YY, Quake SR (2012) Non-invasive prenatal measurement of the fetal genome. Nature 487(7407):320–324

Ferreira AF, Rezende JC, Vaikousi E, Akolekar R, Nicolaides KH (2011) Maternal serum visfatin at 11–13 weeks of gestation in gestational diabetes mellitus. Clin Chem 57(4):609–613

Flenady V, Koopmans L, Middleton P, Frøen JF, Smith GC, Gibbons K, Coory M, Gordon A, Ellwood D, McIntyre HD, Fretts R, Ezzati M (2011) Major risk factors for stillbirth in high-income countries: a systematic review and meta-analysis. Lancet 377(9774):1331–1340

Fuchs IB, Muller H, Abdul-Khaliq H, Harder T, Dudenhausen JW, Henrich W (2007) Immediate and long-term outcomes in children with prenatal diagnosis of selected isolated congenital heart defects. Ultrasound Obstet Gynecol 29(1):38–43

Greco E, Lange A, Ushakov F, Calvo JR, Nicolaides KH (2011) Prediction of spontaneous preterm delivery from endocervical length at 11 to 13 weeks. Prenat Diagn 31(1):84–89

Hoopmann M, Abele H, Wagner N, Wallwiener D, Kagan KO (2010) Performance of 36 Different Weight Estimation Formulae in Fetuses with Macrosomia. Fetal Diagn Ther 27(4):204–213

Hyett J, Perdu M, Sharland G, Snijders R, Nicolaides KH (1999) Using fetal nuchal translucency to screen for major congenital cardiac defects at 10–14 weeks of gestation: population based cohort study. BMJ 318(7176):81–85

Kagan K, Hoopmann M, Kozlowski P (2012) Assessment of Foetal DNA in Maternal Blood – A Useful Tool in the Hands of Prenatal Specialists. Geburtsh Frauenheilk 72(11):998–1003

Kagan KO, Eiben B, Kozlowski P (2013) Kombiniertes Ersttrimesterscreening und zell-freie fetale DNA – „Next generation screening". Ultraschall in Med (in press)

Kagan KO, Anderson JM, Anwandter G, Neksasova K, Nicolaides KH (2008) Screening for triploidy by the risk algorithms for trisomies 21 18 and 13 at 11 weeks to 13 weeks and 6 days of gestation. Prenat Diagn 28(13):1209–1213

Kagan KO, Avgidou K, Molina FS, Gajewska K, Nicolaides KH (2006) Relation between increased fetal nuchal translucency, thickness and chromosomal defects. Obstet Gynecol 107(1):6–10

Kagan KO, Cicero S, Staboulidou I, Wright D, Nicolaides KH (2009) Fetal nasal bone in screening for trisomies 21, 18 and 13 and Turner syndrome at 11–13 weeks of gestation. Ultrasound Obstet Gynecol 33(3):259–264

Kagan KO, Etchegaray A, Zhou Y, Wright D, Nicolaides KH (2009) Prospective validation of first-trimester combined screening for trisomy 21. Ultrasound Obstet Gynecol 34(1):14–18

Kagan KO, Etchegaray A, Zhou Y, Wright D, Nicolaides KH (2009) Prospective validation of first-trimester combined screening for trisomy 21. Ultrasound Obstet Gynecol 34(1):14–18

Kagan KO, Gazzoni A, Sepulveda-Gonzalez G, Sotiriadis A, Nicolaides KH (2007) Discordance in nuchal translucency, thickness in the prediction of severe twin-to-twin transfusion syndrome. Ultrasound Obstet Gynecol 29(5):527–532

Kagan KO, Staboulidou I, Cruz J, Wright D, Nicolaides KH (2010) Two-stage first-trimester screening for trisomy 21 by ultrasound assessment and biochemical testing. Ultrasound Obstet Gynecol 36(5):542–547

Kagan KO, Staboulidou I, Syngelaki A, Cruz J, Nicolaides KH (2010) The 11–13-week scan: diagnosis and outcome of holoprosencephaly exomphalos and megacystis. Ultrasound Obstet Gynecol 36(1):10–14

Kagan KO, Valencia C, Livanos P, Wright D, Nicolaides KH (2009) Tricuspid regurgitation in screening for trisomies 21, 18 and 13 and Turner syndrome at 11+0 to 13+6 weeks of gestation. Ultrasound Obstet Gynecol 33(1):18–22

Kagan KO, Wright D, Baker A, Sahota D, Nicolaides KH (2008) Screening for trisomy 21 by maternal age fetal nuchal translucency thickness free beta-human chorionic gonadotropin and pregnancy-associated plasma protein-A. Ultrasound Obstet Gynecol 31(6):618–624

Kagan KO, Wright D, Etchegaray A, Zhou Y, Nicolaides KH (2009) Effect of deviation of nuchal translucency measurements on the performance of screening for trisomy 21. Ultrasound Obstet Gynecol 33(6):657–664

Kagan KO, Wright D, Spencer K, Molina FS, Nicolaides KH (2008) First-trimester screening for trisomy 21 by free beta-human chorionic gonadotropin and pregnancy-associated plasma protein-A: impact of maternal and pregnancy characteristics. Ultrasound Obstet Gynecol 31(5):493–502

Kagan KO, Wright D, Valencia C, Maiz N, Nicolaides KH (2008) Screening for trisomies 21 18 and 13 by maternal age fetal nuchal translucency fetal heart rate free beta-hCG and pregnancy-associated plasma protein-A. Hum Reprod 23(9):1968–1975

Karagiannis G, Akolekar R, Sarquis R, Wright D, Nicolaides KH (2011) Prediction of small-for-gestation neonates from biophysical and biochemical markers at 11–13 weeks. Fetal Diagn Ther 29(2):148–154

Kitzman JO, Snyder MW, Ventura M, Lewis AP, Qiu R, Simmons LE et al (2012) Noninvasive whole-genome sequencing of a human fetus. Sci Transl Med 4(137):137ra76

Kuc S, Wortelboer EJ, Koster MP, de Valk HW, Schielen PC, Visser GH (2011) Prediction of macrosomia at birth in type-1 and 2 diabetic pregnancies with biomarkers of early placentation. BJOG 118(6):748–754

Liang D, Lv W, Wang H, Xu L, Liu J, Li H et al (2013) Non-invasive prenatal testing of fetal whole chromosome aneuploidy by massively parallel sequencing. Prenat Diagn 33(5):409–415

Lo YM, Corbetta N, Chamberlain PF, Redman CW, Sargent IL, Rai V et al (1997) Presence of fetal DNA in maternal plasma and serum. Lancet 350(9076):485–487

Madsen HN, Ball S, Wright D, Tørring N, Petersen OB, Nicolaides KH, Spencer K (2011) A reassessment of biochemical marker distributions in trisomy 21-affected and unaffected twin pregnancies in the first trimester. Ultrasound Obstet Gynecol 37(1):38–47

Maiz N, Kagan KO, Milovanovic Z, Celik E, Nicolaides KH (2008) Learning curve for Doppler assessment of ductus venosus flow at 11 + 0 to 13 + 6 weeks' gestation. Ultrasound Obstet Gynecol 31(5):503–506

Maiz N, Valencia C, Kagan KO, Wright D, Nicolaides KH (2009) Ductus venosus Doppler in screening for trisomies 21,18 and 13 and Turner syndrome at 11–13 weeks of gestation. Ultrasound Obstet Gynecol 33(5):512–517

Malone FD (2005) Nuchal translucency-based Down syndrome screening: barriers to implementation. Semin Perinatol 29(4):272–276

Matias A, Montenegro N, Loureiro T, Cunha M, Duarte S, Freitas D, Severo M (2010) Screening for twin–twin transfusion syndrome at 11–14 weeks of pregnancy: the key role of ductus venosus blood flow assessment. Ultrasound Obstet Gynecol 35(2):142–148

Mazloom AR, Džakula Z, Oeth P, Tynan J, Jensen T, Wang H et al (2013) Noninvasive prenatal detection of sex chromosomal aneuploidies by sequencing circulating cell-free DNA from maternal plasma. Prenat Diagn 33(6):591–597

Merz E, Thode C, Alkier A, Eiben B, Hackelöer BJ, Hansmann M, Huesgen G, Kozlowski P, Pruggmaier M, Wellek S (2008) A new approach to calculating the risk of chromosomal abnormalities with first-trimester screening data. Ultraschall in der Medizin 29(6):639–645

Molina FS, Avgidou K, Kagan KO, Poggi S, Nicolaides KH (2006) Cystic hygromas nuchal edema and nuchal translucency at 11–14 weeks of gestation. Obstet Gynecol 107(3):678–683

Nanda S, Savvidou M, Syngelaki A, Akolekar R, Nicolaides KH (2011) Prediction of gestational diabetes mellitus by maternal factors and biomarkers at 11 to 13 weeks. Prenat Diagn 31(2):135–141

Nicolaides KH (2003) Screening for chromosomal defects. Ultrasound Obstet Gynecol 21(4):313–321

Nicolaides KH (2011) A model for a new pyramid of prenatal care based on the 11 to 13 weeks' assessment. Prenat Diagn 31(1):3–6

Nicolaides KH, Spencer K, Avgidou K, Faiola S, Falcon O (2005) Multicenter study of first-trimester screening for trisomy 21 in 75 821 pregnancies: results and estimation of the potential impact of individual risk-orientated two-stage first-trimester screening. Ultrasound Obstet Gynecol 25(3):221–226

Nicolaides KH, Syngelaki A, Ashoor G, Birdir C, Touzet G (2012) Noninvasive prenatal testing for fetal trisomies in a routinely screened first-trimester population. Am J Obstet Gynecol 207(5):374.e1–374.e6

Papatheodorou S, Evangelou E, Makrydimas G, Ioannidis J (2011) First-trimester ductus venosus screening for cardiac defects: a meta-analysis. BJOG: an international journal of obstetrics and gynaecology Jun 14

Pereira S, Ganapathy R, Syngelaki A, Maiz N, Nicolaides KH (2011) Contribution of fetal tricuspid regurgitation in first-trimester screening for major cardiac defects. Obstetrics and gynecology 117(6):1384–1391

Persico N, Moratalla J, Lombardi CM, Zidere V, Allan L, Nicolaides KH (2011) Fetal echocardiography at 11–13 weeks by transabdominal high-frequency ultrasound. Ultrasound Obstet Gynecol 37(3):296–301

Plasencia W, Garcia R, Pereira S, Akolekar R, Nicolaides KH (2011) Criteria for Screening and Diagnosis of Gestational Diabetes Mellitus in the First Trimester of Pregnancy. Fetal Diagn Ther Apr 1

Poon LC, Karagiannis G, Staboulidou I, Shafiei A, Nicolaides KH (2011) Reference range of birth weight with gestation and first-trimester prediction of small-for-gestation neonates. Prenat Diagn 31(1):58–65

Poon LC, Karagiannis G, Stratieva V, Syngelaki A, Nicolaides KH (2011) First-trimester prediction of macrosomia. Fetal Diagn Ther 29(2):139–147

Poon LC, v Kametas NA, Pandeva I, Valencia C, Nicolaides KH (2008) Mean arterial pressure at 11 (+0) to 13 (+6) weeks in the prediction of preeclampsia. Hypertension 51(4):1027–1033

Scazzocchio E, Figueras F (2011) Contemporary prediction of preeclampsia. Curr Opin Obstet Gynecol 23(2):65–71

Schulte-Vallentin M, Schindler H (1992) Non-echogenic nuchal oedema as a marker in trisomy 21 screening. Lancet 25(339):8800

Senat MV, Frydman R (2007) Increased nuchal translucency with normal karyotype. Gynecol Obstet Fertil 35(6):507–515

Snijders RJ, Noble P, Sebire N, Souka A, Nicolaides KH (1998) UK multicentre project on assessment of risk of trisomy 21 by maternal age and fetal nuchal-translucency thickness at 10–14 weeks of gestation Fetal Medicine Foundation First Trimester Screening Group. Lancet 352(9125):343–346

Snijders RJ, Sebire NJ, Nicolaides KH (1995) Maternal age and gestational age-specific risk for chromosomal defects. Fetal Diagn Ther 10(6):356–367

Souka AP, Von Kaisenberg CS, Hyett JA, Sonek JD, Nicolaides KH (2005) Increased nuchal translucency with normal karyotype. Am J Obstet Gynecol 192(4):1005–1021

Spencer K, Bindra R, Nix AB, Heath V, Nicolaides KH (2003) Delta-NT or NT MoM: which is the most appropriate method for calculating accurate patient-specific risks for trisomy 21 in the first trimester? Ultrasound Obstet Gynecol 22(2):142–148

Spencer K, Cowans NJ, Avgidou K, Nicolaides KH (2006) First-trimester ultrasound and biochemical markers of aneuploidy and the prediction of impending fetal death. Ultrasound Obstet Gynecol 28(5):637–643

Spencer K, Kagan KO, Nicolaides KH (2008) Screening for trisomy 21 in twin pregnancies in the first trimester: an update of the impact of chorionicity on maternal serum markers. Prenat Diagn 28(1):49–52

Spencer K, Nicolaides KH (2003) Screening for trisomy 21 in twins using first trimester ultrasound and maternal serum biochemistry in a one-stop clinic: a review of three years experience. BJOG 110(3):276–280

Syngelaki A, Chelemen T, Dagklis T, Allan L, Nicolaides KH (2011) Challenges in the diagnosis of fetal non-chromosomal abnormalities at 11–13 weeks. Prenat Diagn 31(1):90–102

Szabo J, Gellen J (1990) Nuchal fluid accumulation in trisomy-21 detected by vaginosonography in first trimester Lancet Nov 3: 336 (8723): 1133

Tabor A, Alfirevic Z (2010) Update on procedure-related risks for prenatal diagnosis techniques. Fetal Diagn Ther 27(1):1–7

Tabor A, Vestergaard CH, Lidegaard O (2009) Fetal loss rate after chorionic villus sampling and amniocentesis: an 11-year national registry study. Ultrasound Obstet Gynecol 34(1):19–24

Tegnander E, Williams W, Johansen OJ, Blaas HG, Eik-Nes SH (2006) Prenatal detection of heart defects in a non-selected population of 30,149 fetuses – detection rates and outcome. Ultrasound Obstet Gynecol 27(3):252–265

The Fetal Medicine Foundation. www. fetalmedicine. com, aufgerufen am 212012

To MS, Skentou CA, Royston P, Yu CK, Nicolaides KH (2006) Prediction of patient-specific risk of early preterm delivery using maternal history and sonographic measurement of cervical length: a population-based prospective study. Ultrasound Obstet Gynecol 27(4):362–367

Wald NJ, Rodeck C, Hackshaw AK, Walters J, Chitty L, Mackinson AM (2003) First and second trimester antenatal screening for Down's syndrome: the results of the Serum Urine and Ultrasound Screening Study (SURUSS). J Med Screen 10(2):56–104

Wright D, Kagan KO, Molina FS, Gazzoni A, Nicolaides KH (2008) A mixture model of nuchal translucency thickness in screening for chromosomal defects. Ultrasound Obstet Gynecol 31(4):376–383

Wright D, Spencer K, Kagan KK, Tørring N, Petersen OB, Christou A, Kallikas J, Nicolaides KH (2010) First-trimester combined screening for trisomy 21 at 7–14 weeks' gestation. Ultrasound Obstet Gynecol 36(4):404–411

Wright D, Syngelaki A, Staboulidou I, Cruz Jde J, Nicolaides KH (2011) Screening for trisomies in dichorionic twins by measurement of fetal nuchal translucency thickness according to the mixture model. Prenat Diagn 31(1):16–21

5

Gehirn und Wirbelsäule

K. D. Kalache, A. M. Dückelmann

U. Gembruch, K. Hecher, H. Steiner (Hrsg.), *Ultraschalldiagnostik in Geburtshilfe und Gynäkologie*,
DOI 10.1007/978-3-642-29633-8_6, © Springer-Verlag Berlin Heidelberg 2013

6.1 Fehlbildungen des Gehirns

Das pränatale Screening für Auffälligkeiten am Nervensystem wird üblicherweise zwischen der 19+0 und 22+0 SSW durchgeführt.

Routinemäßig reichen bei der transabdominalen Ultraschalluntersuchung zwei axiale Standardeinstellungen durch das fetale Gehirn aus. Leitlinien empfehlen die Darstellung des Cerebellum, der Cisterna magna, der Seitenventrikel, des Plexus choroideus, der Falx cerebri und des Cavums septi pellucidi, um die Detektionsrate kongenitaler Hirnanomalien zu verbessern (AIUM Practice Guideline 2003, International Society of Ultrasound in Obstetrics & Gynecology Education Committee 2007).

6.1.1 Axiale transventrikuläre Ebene

In der axialen transventrikulären Ebene lassen sich die Größe und Form der Ventrikel am besten beurteilen. Die anatomischen Landmarken beinhalten, von anterior nach posterior, das Cavum septi pellucidi, den hinteren Horn des Seitenventrikels und den hyperechogenen Plexus choroideus (■ Abb. 6.1).

Ein wichtiges Hinweiszeichen auf eine **Ventrikulomegalie** ist die Abdrängung des Plexus chorioideus von der medialen Wand des Seitenventrikels (das sogenannte „Dangling“) (■ Abb. 6.2).

Erscheint der Ventrikel vergrößert, wird die Entfernung zwischen der inneren und der außen liegenden inneren Wand des Lateralventrikels auf Höhe des Sulcus parietooccipitalis gemessen (■ Abb. 6.3). Die obere Grenze liegt unabhängig vom Gestationsalter bei 10 mm.

Die Darstellbarkeit des **Cavums septi pellucidi** schließt eine komplette Agenesie des Corpus callosum aus. Das fetale Hirngewebe ist hypoechogen im Gegensatz zu dem echogenen **Plexus choroideus** innerhalb der Seitenventrikel.

Die **Fissura Sylvii** (Sulcus lateralis) kann typischerweise in der 18+0 SSW eingestellt werden, während der **Sulcus parietooccipitalis** erst in der 20+0 bis 22+0 SSW gut darstellbar ist.

6.1.2 Axiale transzerebelläre Ebene

Die hintere Schädelgrube kann in der axialen transzerebellären Ebene untersucht werden. Die **Cisterna magna** ist eine Flüssigkeitsansammlung hinter dem Kleinhirn mit einem Durchmesser zwischen 2 und 10 mm von anterior bis posterior. Die beiden Seiten des **Cerebellum** sind normalerweise hypoechogen. Der **Vermis cerebelli** ist dagegen eine echogene Struktur in der Mittellinie, welche die Cisterna magna vom vierten Ventrikel trennt (■ Abb. 6.4).

> **Der Querdurchmesser des Cerebellum entspricht in der 19+0 bis 22+0 SSW in Millimetern annähernd dem Gestationsalter in Wochen und kann daher der Bestimmung der Schwangerschaftswoche dienen.**

6.1.3 Hydrozephalus

Als Hydrozephalus wird eine abnorme Zunahme der zerebrospinalen Flüssigkeit bezeichnet, die zu einer Dilatation des Lateralventrikels >15 mm führt. Man unterscheidet zwischen obstruktiven und nichtobstruktiven Formen.

Pränatal liegen meist **obstruktive Formen** vor, die durch eine gestörte Zirkulation des Liquors verursacht werden. Die Dilatation der Lateralventrikel und des dritten Ventrikels in Kombination mit einer normalen Fossa posterior deutet auf eine Aquäduktstenose hin (■ Abb. 6.5). Oft sind die Seitenventrikel deutlich erweitert. Dies kann zu einer signifikanten Kompression des Cortex cerebri führen.

Lässt sich zusätzlich eine Adduktion des Daumens beim männlichen Feten darstellen, muss eine X-chromosomal vererbte Störung mit schwerer mentaler Retardierung vermutet werden. Eine weitere häufige Ursache für einen obstruktiven Hydrozephalus ist eine Veränderung der hinteren Schädelgrube, zu dem es bei Feten mit Spina bifida oder einer Dandy-Walker-Malformation kommt.

Die Erweiterung der Seitenventrikel, des dritten und vierten Ventrikels sowie des Subarachnoidalraumes ist pathognomisch für einen **kommunizierenden Hydrozephalus**. Dieser tritt z. B. bei Plexus-chorioideus-Papillomen auf, die mit einer Überproduktion der zerebrospinalen Flüssigkeit einhergehen.

6.1.4 Ventrikulomegalie

Grenzwertige Erweiterungen von 10–15 mm werden als Ventrikulomegalie bezeichnet. Ein wichtiges Hinweiszeichen auf eine Ventrikulomegalie ist die Abdrängung des Plexus chorioideus von der medialen Wand des Seitenventrikels (das sogenannte „Dangling“).

Liegt eine Ventrikulomegalie vor, sollte eine genaue Suche nach intra- und extrakraniellen Anomalien erfolgen, da eine Ventrikulomegalie allein eine deutlich bessere Prognose hat als in Kombination mit anderen Fehlbildungen.

Zunächst sollte die Untersuchung der hinteren Schädelgrube im axialen Schnitt durchgeführt werden, um die Chiari-Malformation Typ 2 bei Spina bifida auszuschließen. Die weitere Diagnostik sollte eine detaillierte neurosonografische Untersuchung mit Einstellungen in der Sagittal- und Koronarebene durch die fetalen Fontanellen umfassen (■ Abb. 6.6) (International Society of Ultrasound in Obstetrics & Gynecology Education Committee 2007).

Zusätzlich kann der Einsatz des 3-dimensionalen Ultraschalls und der Volumensonografie die Diagnostik verbessern (■ Abb. 6.7) (Kalache et al. 2006, Dückelmann u. Kalache 2010, Goncalves et al. 2005).

> **Die am häufigsten assoziierte intrakranielle Anomalie ist die Agenesie des Corpus callosum.**

Die Ventrikulomegalie im 2. Trimester kann aber auch ein Hinweiszeichen für einen später voll ausgebildeten **Hydrozephalus** als Folge einer Aquäduktstenose sein. Nicht zuletzt können die erweiterten Ventrikel mit einer **kortikalen Dysplasie** einhergehen, welche bei einem zu kleinen Kopfumfang, einem rela-

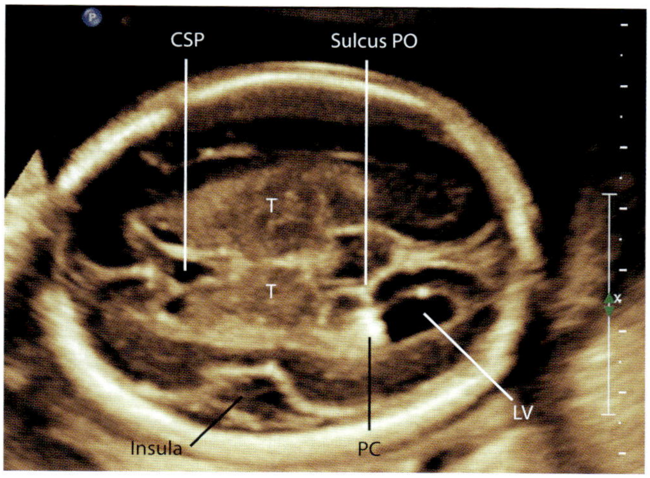

Abb. 6.1 Normale Axialebene in der 22. SSW. *CSP* Cavum septi pellucidi, *LV* Lateralventrikel, *PC* Plexus choroideus, *PO* Sulcus parietooccipitalis, *T* Thalami

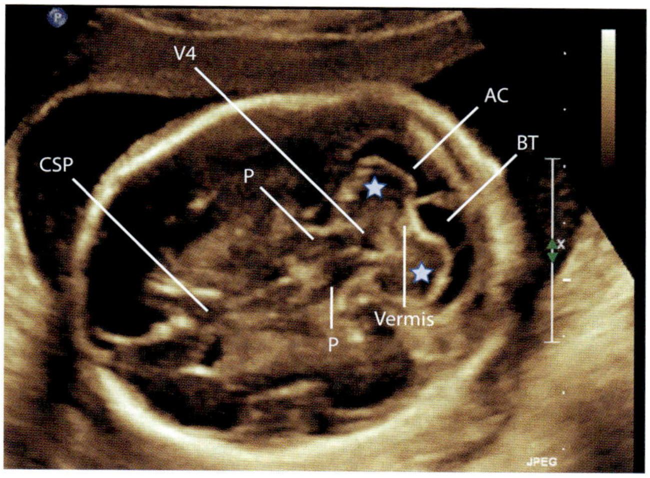

Abb. 6.4 Normale hintere Fossa mit Kleinhirndarstellung (*Sterne*). *CSP* Cavum septi pellucidi, *P* Pedunculi cerebri, *V4* Vierter Ventrikel, *AC* Arachnoidalraum, *BT* Blake-Tasche

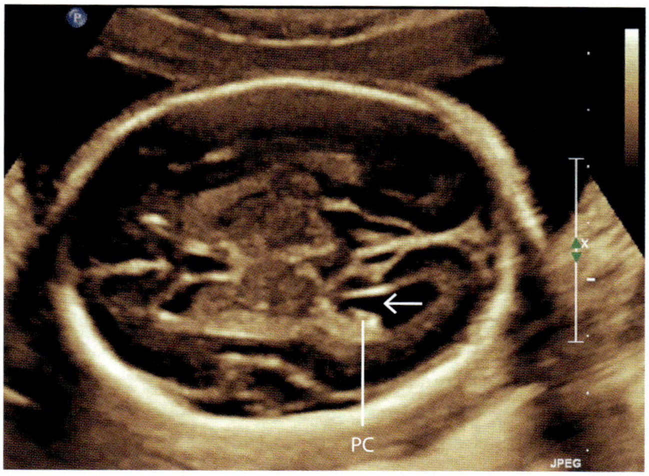

Abb. 6.2 Abdrängung des Plexus chorioideus (*PC*) von der medialen Wand: „Dangling"

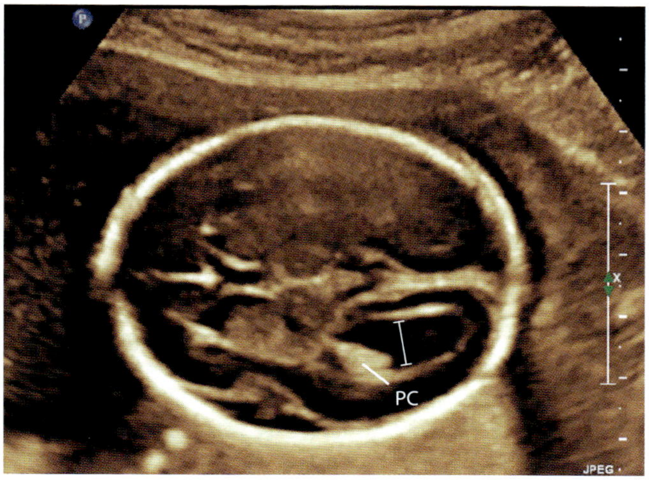

Abb. 6.3 Korrekte Lateralventrikelmessung. *PC* Plexus choroideus

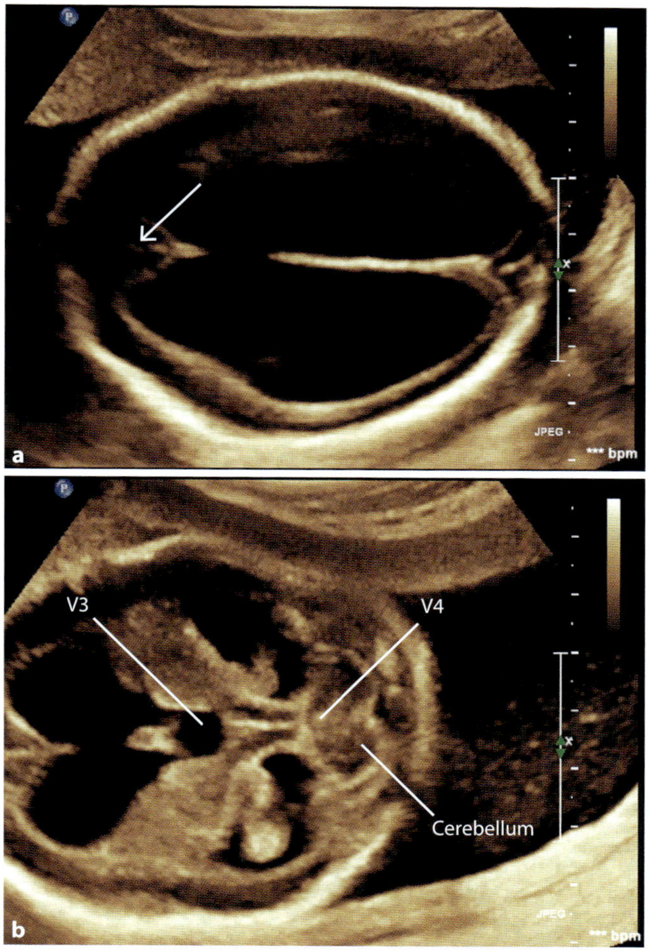

Abb. 6.5 **a** Lateralventrikelerweiterung bei Aquäduktstenose mit normaler Teilung des Vorderhirns (*Pfeil*). **b** Erweiterter dritter Ventrikel (*V3*). Der vierte Ventrikel ist normal angelegt

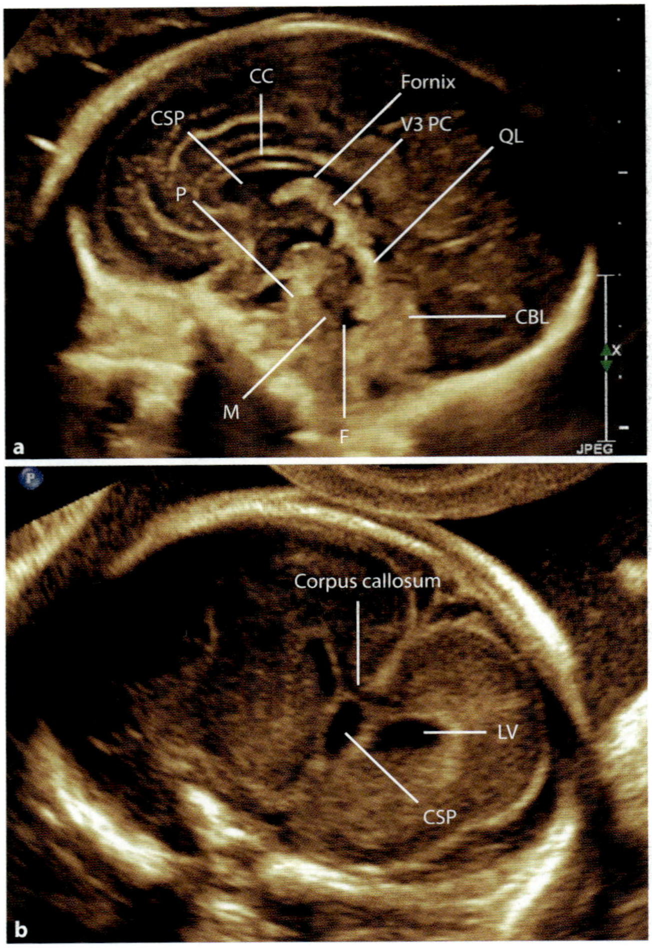

Abb. 6.6 **a** Normale Sagittalebene. **b** Normale Koronarebene. *CBL* Cerebellum, *CC* Corpus callosum, *CSP* Cavum septi pellucidi, *F* Fastigium des vierten Ventrikels, *LV* Lateralventrikel, *M* Medulla, *P* Pons, *QL* Vierhügelplatte, *V3 PC* Plexus choroideus des dritten Ventrikels

tiv dazu verbreiterten subarachnoidalen Raum und eine sich schlecht abzeichnende Insula vermutet werden muss. Die häufigsten Ursachen für eine fetale Ventrikulomegalie sind in der folgenden Übersicht aufgelistet.

Pränatale Ursachen für die Ventrikulomegalie

- Chromosomenstörungen
  - Am häufigsten Trisomie 21
- Hirnfehlbildungen
  - Chiari-Malformation Typ 2
  - Enzephalozele
  - Dandy-Walker-Malformation
  - Holoprosenzephalie
  - Agenesie des Corpus callosum
  - Neuronale Migrationsstörungen
- Destruktive Läsionen
  - Infektion
  - Hämorrhagie
- Hydrozephalus

Eine invasive Diagnostik (Amniozentese) ist empfehlenswert, da in 6 % der Fälle Chromosomenaberrationen vorkommen (Gaglioti et al. 2005, Goldstein et al. 2005, Breeze et al. 2005).

Zur Abklärung einer **isolierten Ventrikulomegalie** gehört der Ausschluss kongenitaler Infektionen (TORCH-Serologie), insbesondere wenn zusätzlich periventrikuläre Kalzifikationen darstellbar sind.

6.1.5 Fehlentwicklung des Corpus callosum

Das Corpus callosum wird zwischen der 7+0 und 19+0 SSW gebildet, von ventral (Genu) nach dorsal (Splenium). Das Rostrum entsteht zuletzt zwischen der 17+0 und 19+0 SSW (Barkovich u. Norman 1988).

Das Fehlen des Corpus callosum kann **komplett** (**Agenesie**) oder **partiell** (**Dysgenesie**) sein (Barkovich 2002). Postnatale Studien ergaben, dass die Inzidenz der Dysgenesie der der kompletten Agenesie entspricht (Raybaud et al. 2003).

Typische **Ultraschallzeichen der Agenesie des Corpus callosum** sind:

- die Kolpozephalie (tränenförmiger Lateralventrikel (die Ventrikulomegalie betrifft insbesondere die Hinterhörner))
- ein fehlendes Cavum septi pellucidi
- ein erweiterter dritter Ventrikel (Abb. 6.8)

Im Sagittalschnitt fehlt das typische Bild des Corpus callosum und es kommt zur radiären Anordnung der Sulci und Gyri um den 3. Ventrikel (Abb. 6.9). Ein anderes Hinweiszeichen ist das Fehlen der für die Blutversorgung des Corpus callosum verantwortlichen Endzweige der Arteria cerebri anterior (perikallosale Arterien) im Farbdoppler.

Die Agenesie des Corpus callosum kann isoliert vorkommen und oft nur mit wenigen Symptomen einhergehen. Sie kann allerdings auch mit einer Chromosomenstörung (am häufigsten Trisomie 18) assoziiert sein. Fehlbildungen des Corpus callosum können auch zusammen mit anderen genetischen Defekten, die zu Fehlbildungen des ZNS (in 85 % der Fälle) und zu extrakraniellen Fehlbildungen (in 62 % der Fälle) führen, vorliegen (Gupta u. Lilford 1995).

Je mehr Fehlbildungen darstellbar werden, desto schlechter die Prognose (Golja et al. 2004).

6.1.6 Holoprosenzephalie

Eine Teilungsstörung des Vorderhirns (Prosenzephalon) in den lateralen telenzephalen Bläschen führt zu den Holoprosenzephalien mit der septooptischen Dysplasie als leichtester Form. Die Holoprosenzephalie wird je nach Schweregrad der Teilungsstörung in alobare, semilobare und lobare Formen eingeteilt.

Die **semilobare** und die **alobare Holoprosenzephalie** können bereits im ersten Trimester diagnostiziert werden (Volpe et al. 2009). Sie resultieren aus der kompletten Nicht-Teilung des prosenzephalischen Vesikels. Ein einzelner, großer, hufeisenförmiger Ventrikel ist das typische Bild im pränatalen Ultraschall.

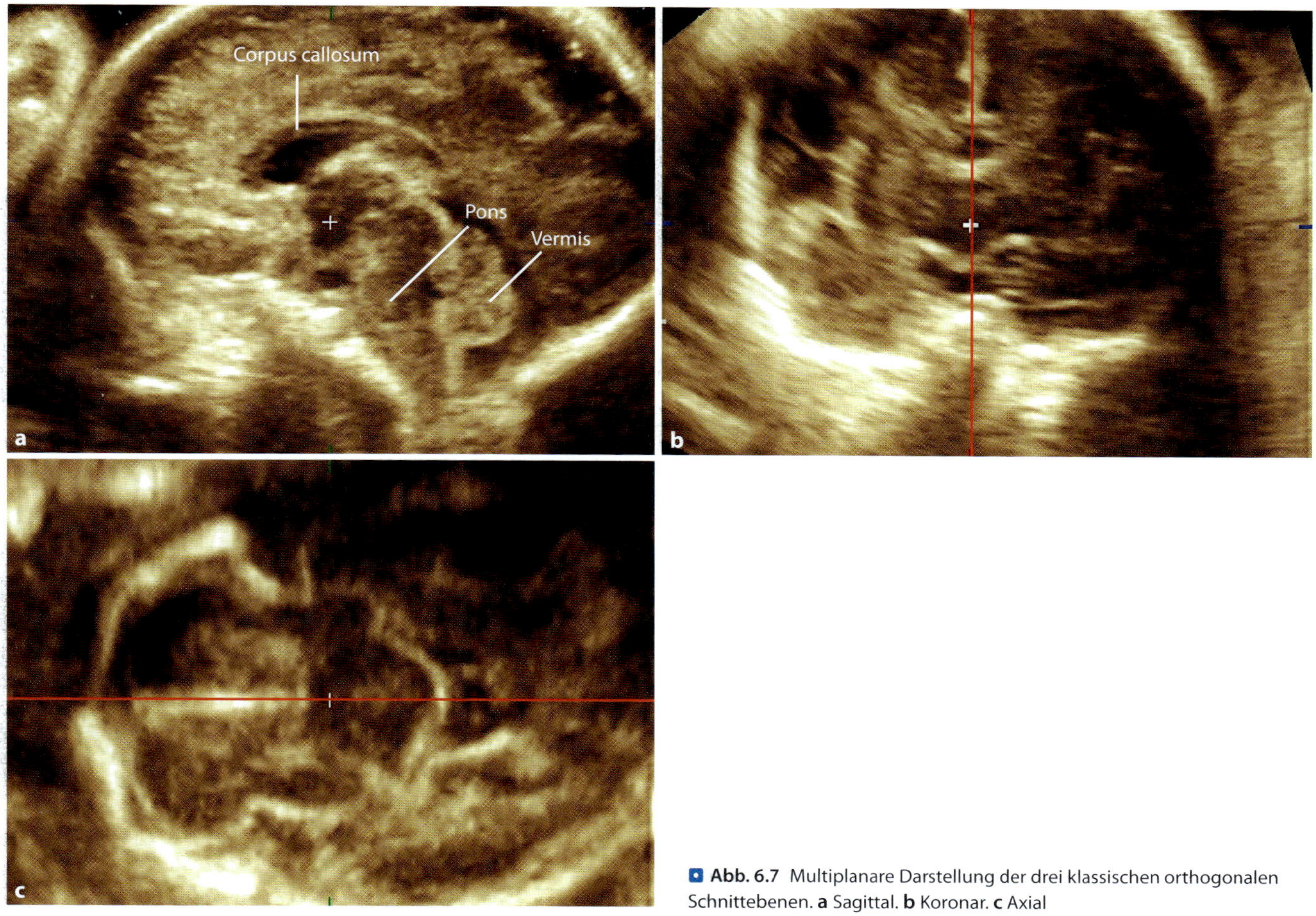

Abb. 6.7 Multiplanare Darstellung der drei klassischen orthogonalen Schnittebenen. **a** Sagittal. **b** Koronar. **c** Axial

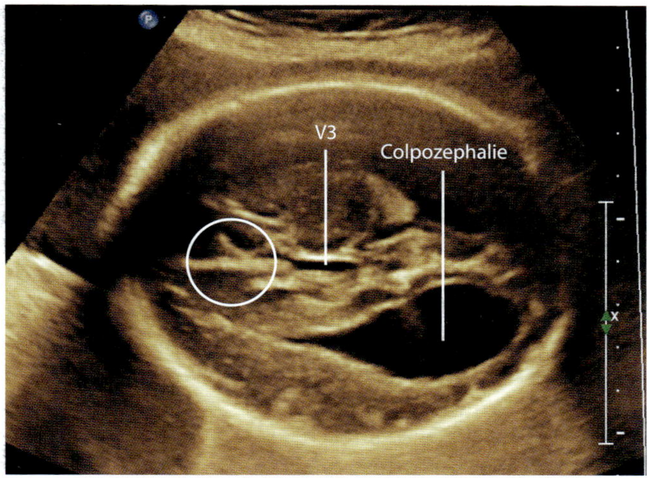

Abb. 6.8 Corpus-callosum-Agenesie. Der Lateralventrikel hat durch die Erweiterung der Hinterhörner und die mediale Verschiebung der Vorderhörner eine atypische Form, die an einen Tropfen erinnert. Das Cavum septi pellucidi lässt sich nicht darstellen (*Kreis*) und der 3. Ventrikel (*V3*) ist leicht erweitert

Die Thalami sind fusioniert, und das Zerebrum bildet eine Art Scheibe rund um den Monoventrikel (Abb. 6.10). Die Falx cerebri, das Cavum septum pellucidum und das Corpus callosum fehlen. Bei den meisten Holoprosenzephalien ist auch die Entwicklung der Mittellinienstrukturen des Gesichts (Proboscis, Spalten, Hypotelorismus, Zyklopie) gestört (Volpe et al. 2009, Blaas et al. 2002, Dubourg et al. 2007, Demyer et al. 1964).

Weniger schwere Formen der Holoprosenzephalie müssen allerdings nicht immer mit schwereren Beeinträchtigungen des Gesichts einhergehen. Bei der **mittleren interhemisphärischen Fusionsvariante** der Holoprosenzephalie (eine leichtere Form der **lobaren Holoprosenzephalie**) finden sich

- eine Teilfusion der Vorderhörner der Lateralventrikel,
- eine Corpus callosum Dysgenesie,
- ein fehlendes Cavum septum pellucidum und
- eine Fusion der Fornices (Pilu et al. 1994).

Die klassische Holoprosenzephalie kommt bei einer Reihe von genetischen Syndromen (z.B. Smith-Lemli-Opitz), bei Chromosomenstörungen (Trisomie 13) und nach teratogener Belastung vor (Clark 2002). Das Risiko des erneuten Auftretens einer Holoprosenzephalie nach einer vorangegangenen, betroffenen Schwangerschaft ist entsprechend variabel (Dubourg et al. 2007, Mercier et al. 2010).

6.1.7 Septooptische Dysplasie

Die septooptische Dysplasie ist ein gewöhnlich sporadisch auftretendes Krankheitsbild, das durch eine Hypoplasie des Nervus

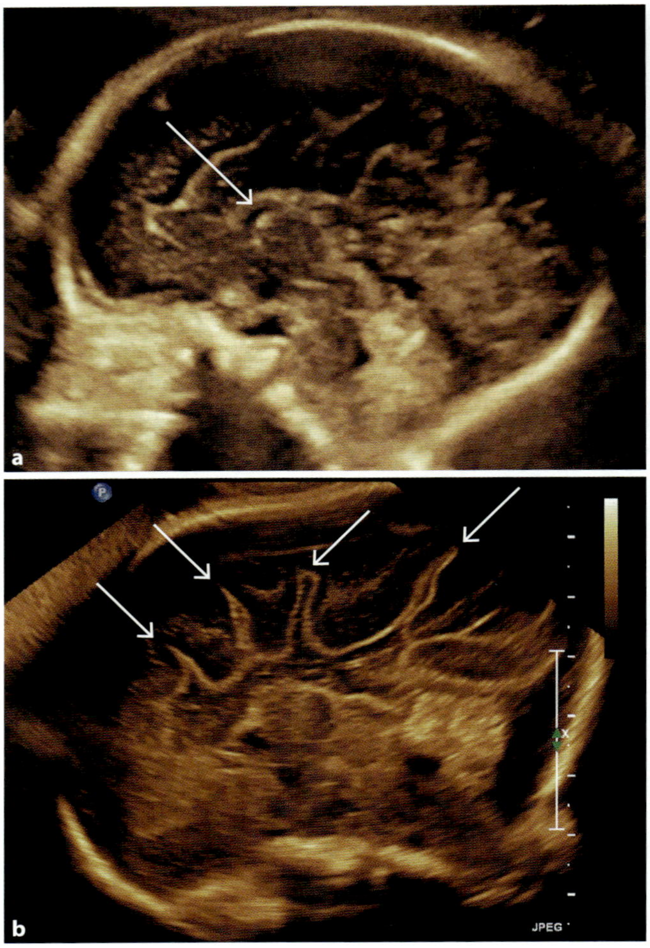

◘ **Abb. 6.9** **a** Sagittalebene bei einer Agenesie des Corpus callosum. **b** Typische radiäre Anordnung der Gyri (*Pfeile*) um den 3. Ventrikel

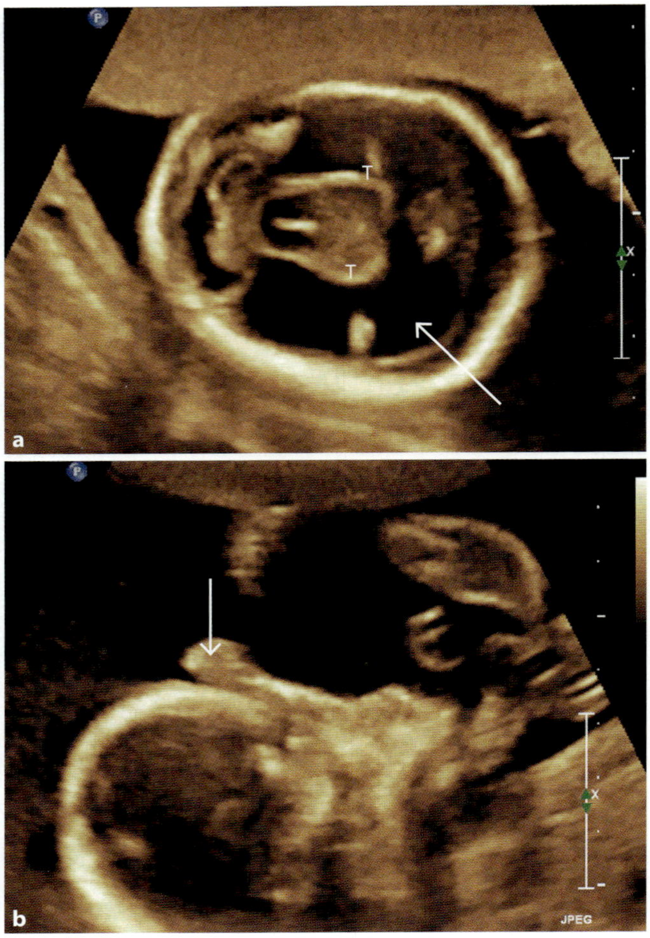

◘ **Abb. 6.10** **a** Alobare Holoprosenzephalie mit einzelnem Ventrikel (*Pfeil*) und fusionierte Thalami (*T*). **b** Profileinstellung mit Proboscis

opticus und der Hypophyse, ein fehlendes Septum pellucidum und die Unterentwicklung thalamischer Strukturen gekennzeichnet ist.

In der axialen Einstellung im fetalen Ultraschall kommunizieren die frontalen Hörner (◘ Abb. 6.11). Das Krankheitsbild kann äußerst schwer sein und zur Blindheit und mentalen Retardierung führen. Die Hypoplasie des Nervus opticus und des Chiasmus opticus wird oft nur postnatal durch eine MRT diagnostiziert. Zusätzliche zerebrale Fehlbildungen können die Schizenzephalie und die Dysgenesie des Corpus callosum sein.

6.1.8 Arachnoidalzysten

Arachnoidalzysten sind gutartige Flüssigkeitsansammlungen von zerebrospinaler Flüssigkeit zwischen den Schichten der arachnoidalen Membran, die nicht mit dem Ventrikelsystem kommunizieren.

Arachnoidalzysten bilden 1 % der intrakraniellen Tumore bei Kindern (Rafferty et al. 1998).

Zwei Drittel der pränatal diagnostizierten Fälle liegen supratentorial, ein Drittel liegt in der hinteren Schädelgrube (Suzuki et al. 2002, Pomeranz et al. 1991). Die linke Hirnhälfte ist häufiger als die rechte betroffen. Entwickeln sich die Zysten im Spalt zwischen den beiden Hemisphären, können sie aufgrund der mechanischen Interferenz mit einer partiellen oder kompletten Agenesie des Corpus callosum einhergehen.

Sonografisch werden Arachnoidalzysten anhand des flüssigkeitsgefüllten Hohlraumes zwischen den Hemisphären dargestellt (◘ Abb. 6.12). Die Zyste kommuniziert nicht mit dem Seitenventrikel. Die meisten Fälle lassen sich erst nach der 20. SSW diagnostizieren (Rafferty et al. 1998, Hogge et al. 1995, Chen 2007).

Arachnoidalzysten kommen mit Chromosomopathien oder im Rahmen von Syndromen vor. Eine Amniozentese kann erwogen werden, insbesondere wenn andere Fehlbildungen vorhanden sind.

Differenzialdiagnostisch müssen porenzephale Zysten, Zysten des Plexus choroideus (◘ Abb. 6.13), Aneurysmen der Vena Galeni, die Schizenzephalie, zystische Neoplasien und eine intrakranielle Blutung in Betracht gezogen werden (Pilu et al. 1997).

Die Unterscheidung zwischen retrozerebellären arachnoidalen Zysten und einer Mega Cisterna magna ist schwierig. In beiden Fällen sind die zerebellären Hemisphären und der Vermis normal.

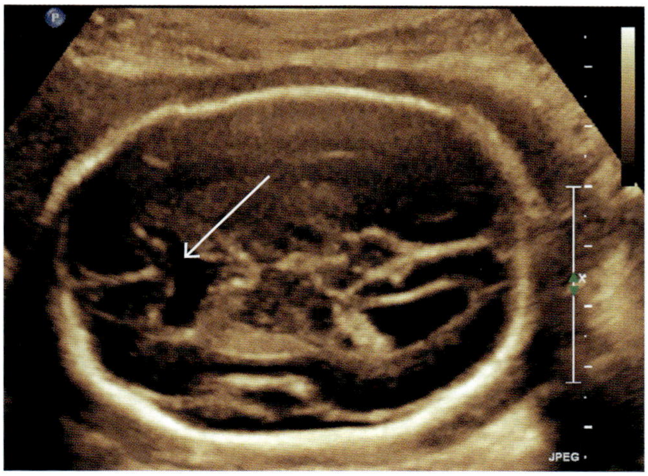

■ **Abb. 6.11** Fehlendes Septum pellucidum mit Fusion der Vorderhörner (*Pfeil*)

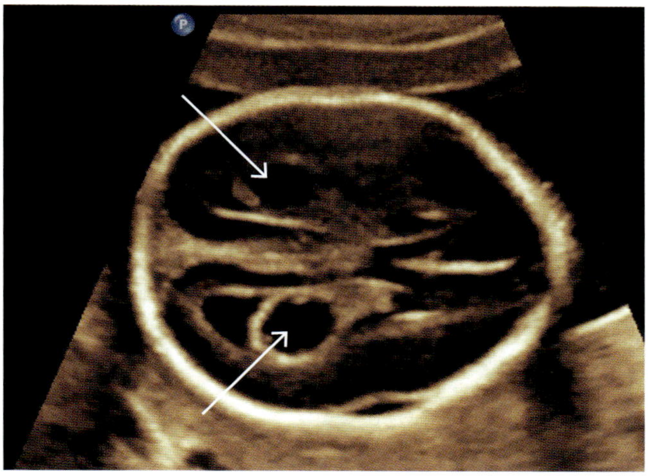

■ **Abb. 6.13** Bilaterale Plexus choroideus-Zysten

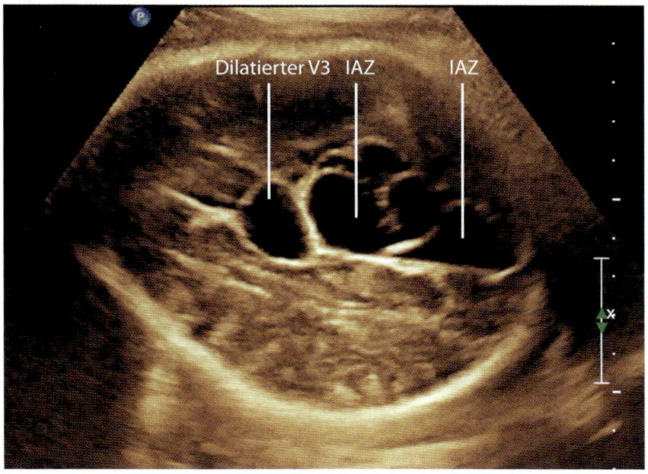

■ **Abb. 6.12** Interhemisphärische Arachnoidalzyste (*IAZ*) mit dilatiertem 3. Ventrikel (*V3*)

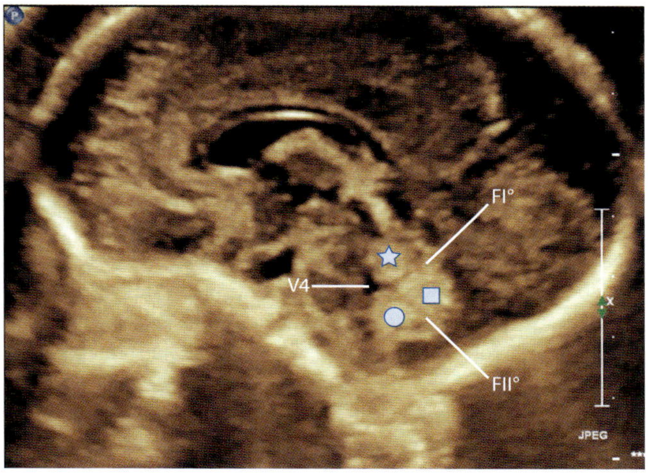

■ **Abb. 6.14** Darstellung der Sagittalschnittfläche der Vermis. *Stern* Lobus anterior, *Viereck und Kreis* Lobus posterior, *FI°* Fissura prima, *FII°* Fissura secunda, *V4* Vierter Ventrikel

6.1.9 Fehlbildung der hinteren Schädelgrube

Die Fossa posterior ist durch eine komplexe Embryologie ausgezeichnet. Während der Entwicklung des vierten Ventrikels kommt es zur Bildung eines mit Ependym ausgekleideten, zystischen Divertikels (die sogenannte Blake-Tasche), welcher mit dem vierten Ventrikel verbunden ist. Im Laufe der Zeit verschwindet die Zyste in Folge einer Fenestrierung im Bereich des Foramen Magendii (Robinson u. Goldstein 2007c). Septen in der Cisterna magna werden als Überbleibsel der Blake-Tasche angesehen (Robinson u. Goldstein 2007c).

> **Die Routineuntersuchung der hinteren Schädelgrube mittels Ultraschall, d. h. die Evaluation des Kleinhirns, des Vermis cerebelli und der Cisterna magna, ist von besonderer Wichtigkeit, da diese in über 100 Syndromen mitbetroffen sein kann.**

Eine verlässliche Bestimmung der normalen Entwicklung und des Wachstums des Kleinhirnwurms gelingt ab der 18. SSW (Zalel et al. 2002). Manche Autoren geben hierfür die 24. SSW als Zeitpunkt an (Robinson et al. 2007a).

Feine Details der Anatomie des Vermis cerebelli und des Hirnstammes lassen sich mittels fetalem Ultraschall nur schwer zeigen. Ab der 19+0 SSW bedeckt der Vermis den Boden des vierten Ventrikels (Adamsbaum et al. 2005). Die erste Fissur innerhalb des Vermis (die sogenannte Fissura prima) kann ab der 24+0 SSW dargestellt werden (■ Abb. 6.14).

Es gibt Normkurven für die Höhe, den anterioposterioren Durchmesser und die Fläche des Vermis cerebelli (Zalel et al. 2009, Malinger et al. 2001, Zalel et al. 2002).

Der Winkel zwischen Tegmentum und Vermis (als Linie zwischen dem ventralen Vermis und dem dorsalen Hirnstamm) sollte 0 betragen (Robinson et al. 2007). Werte über 45° deuten auf eine Dandy-Walker-Malformation. Die persistierende Blake-Tasche geht eher mit milderen Winkelveränderungen (<30°) einher (Volpe et al. 2012).

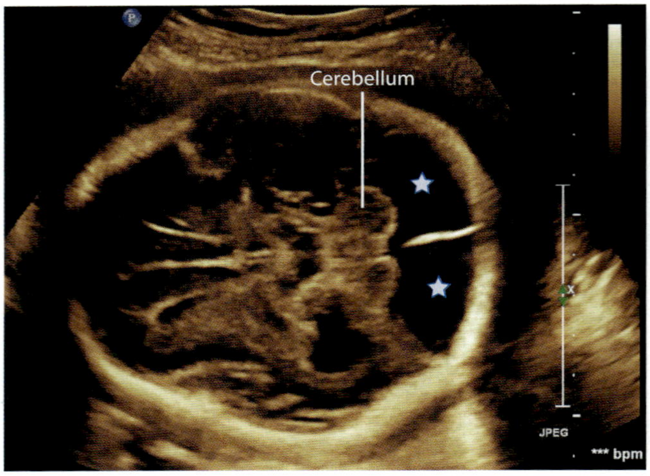

Abb. 6.15 Megacisterna magna: Weite der Cisterna magna (*Sterne*) >10 mm

Liegen die Messungen des transversen Durchmessers des Cerebellum und des Vermis cerebelli im Normbereich, so ist von einem normalen Wachstum auszugehen (Robinson et al. 2007).

Der Hirnstamm sollte eine vertikale Form mit einer abgerundeten Pons cerebri haben, diese kann ebenfalls zum Nachweis adäquaten Wachstums gemessen werden (Mirlesse et al. 2010).

Über die **Klassifikation und Bilddefinition der zystischen Malformationen** der hinteren Schädelgrube besteht nach wie vor Uneinigkeit. Diese Malformationen werden am besten eingeteilt in:

- Megacisterna magna,
- persistierende Blake-Tasche,
- Dandy-Walker-Malformation und
- Arachnoidalzyste (Girard et al. 2001).

Die Ultraschalldiagnostik von Anomalien der hinteren Schädelgrube ist sehr anspruchsvoll, viele Studien zeigten eine Diskrepanz zwischen dem sonografischen Befund und der Pathologie (Carroll et al. 2000, Forzano et al. 2007, Kapur et al. 2009). Die richtige Beurteilung einer zystischen Fehlbildung der hinteren Schädelgrube kann daher problematisch sein, auch wenn dies in der Beratung der Eltern von enormer Wichtigkeit hinsichtlich der Prognose ist.

Bei der **Megacisterna magna** kommt es zu einer retrozerebellären Erweiterung (Durchmesser >10 mm) ohne Kompression des darunterliegenden Cerebellum und des Vermis (Abb. 6.15). Das Tentorium verbleibt in seiner normalen Lage.

Arachnoidalzysten der Fossa posterior werden von der Mega Cisterna magna durch den Verdrängungseffekt unterschieden, den diese auf den Vermis und das Cerebellum ausüben (bei der Cisterna magna besteht kein Verdrängungseffekt).

Die **persistierende Blake-Tasche** stellt sich als Flüssigkeitsansammlung inferior und posterior des Vermis dar (Calabro et al. 2000). Der vierte Ventrikel kommuniziert mit der Zyste und der Vermis ist durch den Druck der Raumforderung nach superior oder anterior, ohne Rotation, verschoben (Abb. 6.16).

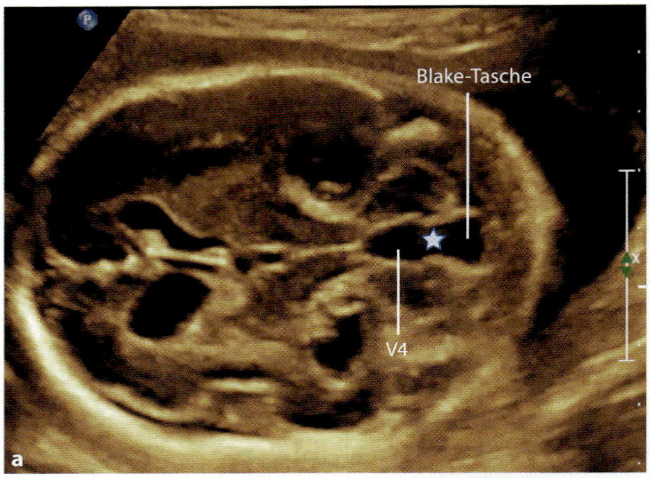

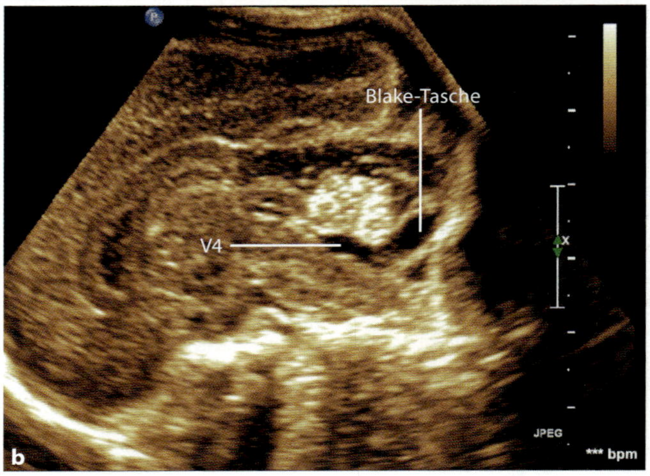

Abb. 6.16 **a** Persistierende Blake-Tasche mit Verbindung (*Stern*) zwischen den vierten Ventrikel (*V4*) und der Cisterna magna. **b** Der Vermis ist durch den Druck der Raumforderung etwas nach superior verschoben

Das Tentorium ist gewöhnlich eleviert, wobei der Vermis komplett ausgeformt sein sollte.

Die im pränatalen Schall diagnostizierte **Dandy-Walker-Malformation** definiert sich durch eine partielle oder komplette Agenesie des Vermis cerebelli, eine zystische Dilatation des vierten Ventrikels, eine Erweiterung der hinteren Schädelgrube mit Elevation des Sinus transversi, Tentorium und des Confluens sinuum. Fast 70 % der von einer Dandy-Walker-Malformation betroffenen Patienten weisen assoziierte supratentorielle Malformation auf und fast 50 % haben extrakranielle Auffälligkeiten (Sonigo et al. 1998). Die Fehlbildung geht gewöhnlich mit einem Hydrozephalus einher. Assoziierte Anomalien sind die Agenesie des Corpus callosum und die okzipitale Enzephalozele. Die Prognose der Dandy-Walker-Malformation hängt teils vom Grad der Fehlbildung des Vermis und einer ggf. vorhandenen Hirnstammhypoplasie ab. Patienten mit einer Hypoplasie des Hirnstamms (besonders der ventralen Pons) haben eine deutlich schlechtere Prognose (Abb. 6.17).

Größere arachnoidale Zysten können zur Elevation des Tentoriums führen oder aufgrund eines Defekts in das Tentorium ragen. Sie unterscheiden sich jedoch von der Dandy-Walker-Malformation durch das Aussehen des Vermis, der normal geformt ist

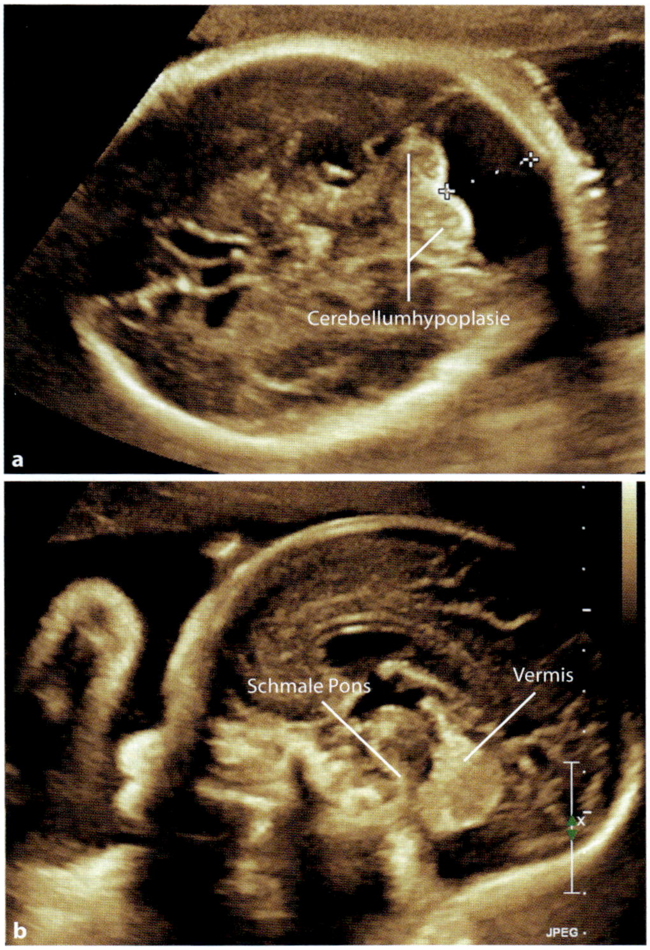

Abb. 6.17 **a** Kleinhirnhypoplasie mit assoziierter Megacisterna magna. **b** Hirnstammhypoplasie. Der Vermis cerebelli ist normal ausgebildet

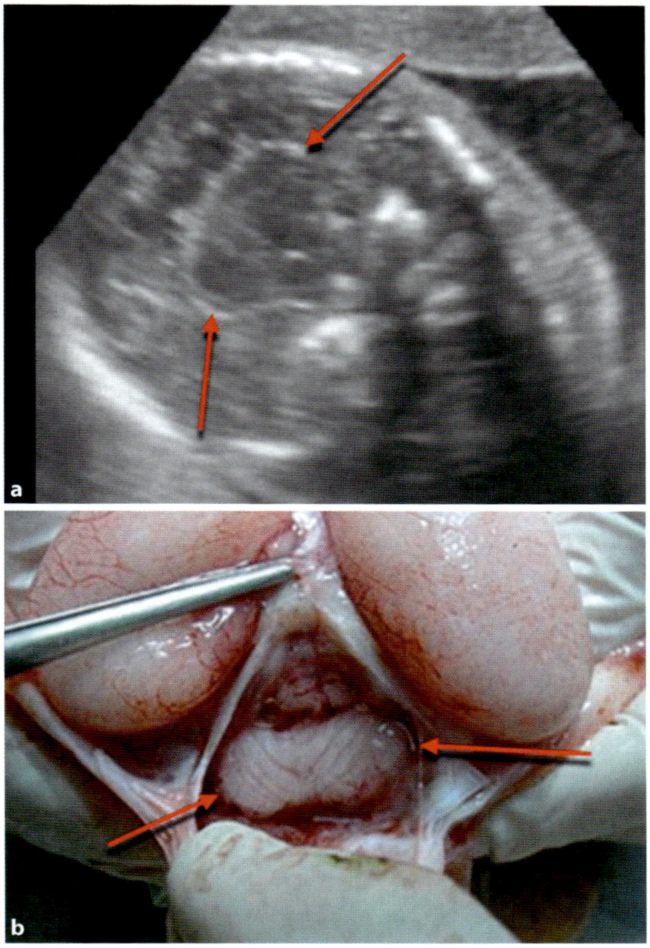

Abb. 6.18 Rhombenzephalosynapsis. **a** Abnormales Cerebellum. **b** Untersuchung der Fossa posterior und des Cerebellum post mortem. (Aus Di Vera et al. 2008)

und nach anterior oder inferior verdrängt wird, abhängig von der Position der arachnoidalen Zyste. Es gibt keine Kommunikation zwischen dem vierten Ventrikel und der arachnoidalen Zyste.

Die **Rhombenzephalosynapsis** ist eine seltene zerebelläre Malformation, welche durch das Fehlen des Vermis und die Fusion der zwei zerebellären Hemisphären (Abb. 6.18) gekennzeichnet ist, was zu einem fehlgebildeten, rhomboiden vierten Ventrikel führt (Guibaud 2004). Erscheint die Fossa posterior klein und sind die Folia cerebelli horizontal orientiert, muss an diese Diagnose gedacht werden.

6.1.10 Destruktive intrakranielle Auffälligkeiten

Als **kongenitale Porenzephalie** wird die Präsenz zystenartiger Hohlräume im Hirngewebe bezeichnet (Abb. 6.19). Das Fehlen von Gewebe kann entweder durch eine primäre Entwicklungsstörung entstehen oder erworben sein (Pseudoporenzephalie).

Diese Hohlräume kommunizieren normalerweise mit dem ventrikulären System, dem subarachnoidalen Raum oder beiden. Erstere tritt eher bilateral und symmetrisch auf und ist häufig mit einer Mikrozephalie assoziiert, während letztere unilateral und asymmetrisch vorkommt. In beiden Fällen gibt es eine große Variabilität in der Größe der Läsion. Der Austausch der zerebrospinalen Flüssigkeit ist oft behindert und es besteht ein Hydrozephalus.

Die **Hydranenzephalie** kann als extreme Form der Porenzephalie betrachtet werden. Die Hydranenzephalie entsteht durch Obliteration der inneren Karotisarterie. Dies führt zu einer ausgeprägten Infarzierung von einer oder beiden Hemisphären mit Kolliquationsnekrose (Abb. 6.20). Der Hirnstamm und die rhombenzephalischen Strukturen sind davon gewöhnlich ausgenommen. Der Kopf kann klein, von normaler Größe oder extrem vergrößert sein. Die Ätiologie ist heterogen.

6.1.11 Aneurysma der Vena Galeni

Die am häufigsten pränatal diagnostizierte intrakranielle Gefäßmalformation ist das Aneurysma der Vena Galeni (Dan et al. 1992). Diese Anomalie entsteht durch eine abnormale Verbindung einer oder mehrerer Arterien mit der **Vena prosencephalica** (Gupta u. Varma 2004).

Das typische pränatale Merkmal ist ein verlängertes, anechogenes Areal superior und posterior des Thalamus mit turbulen-

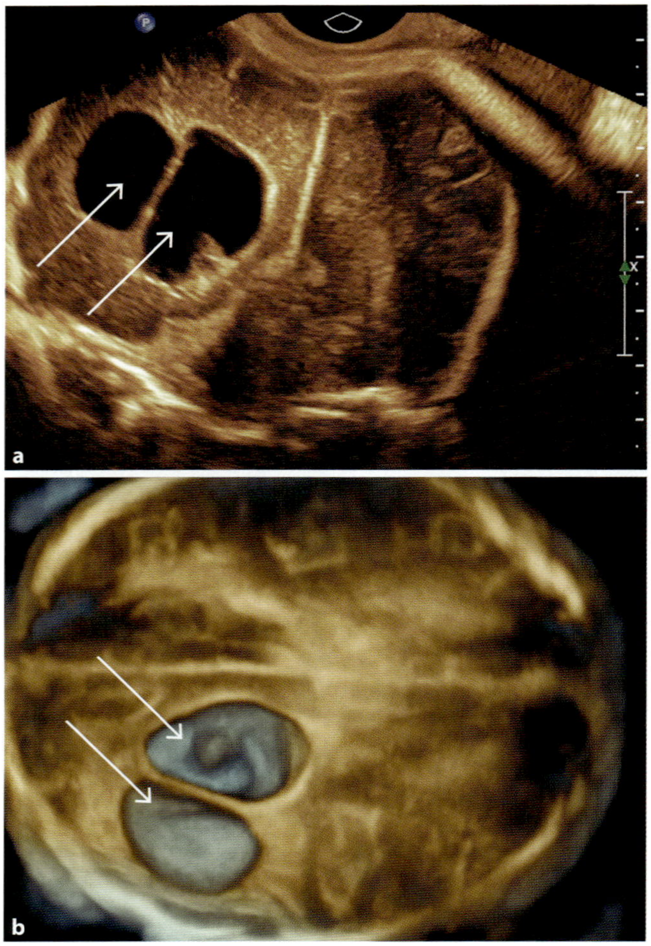

Abb. 6.19 **a** Unilaterale porenzephale Zysten ohne Verdrängung der Mittellinie. **b** 3D-Surface-Mode Rendering der Läsionen

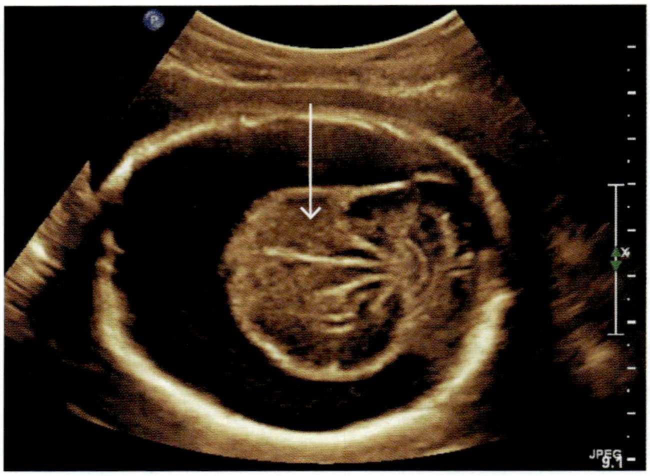

Abb. 6.20 Hydranenzephalie mit Infarzierung beider Hemisphären. Hirnstamm (*Pfeil*) und rhombenzephalischen Strukturen sind nicht betroffen

tem venösen und/oder arteriellen Blutfluss (Gagel et al. 2003). Diese zentrale zystische Raumforderung kann von einem heterogenen zystischen Bereich umgeben sein, der sich aus dilatierten Blutgefäßen bildet (Abb. 6.21). Die Halsgefäße sind häufig erweitert und eventuell können Zeichen der kardialen Belastung bis zum Hydrops präsent sein (Yuval et al. 1997). Eine Ischämie des Gehirns, eine periventrikuläre Leukomalazie und eine kortikale Hirnatrophie können mit einem Aneurysma der Vena Galeni assoziiert sein (Baenziger et al. 1993).

6.1.12 Infektion

Die potenziell am häufigsten mit kongenitalen Hirnschäden assoziierten Infektionserreger gehören zum **TORCH-Komplex**:

- Toxoplasmose
- Röteln
- Zytomegalievirus (CMV)
- Herpes Virus

Der CMV ist einer der häufigsten Gründe für kongenitale Hirnläsionen. Eine Primärinfektion kommt in 1–2 % aller schwangeren Frauen vor. Infolge der Primärinfektion kommt es zu einer Übertragung auf den Fetus in 25–50 % der Fälle. Die Inzidenz der sekundären Übertragung und Reaktivierung ist unbekannt.

Die fetale CMV-Infektion kann zu einer schweren Erkrankung mit neuronaler Beteiligung führen. Die Beteiligung der periventrikulären weißen Substanz in Form erhöhter Echodensität mit oder ohne Zysten ist immer festzustellen und tritt gewöhnlich zusammen mit einer Ventrikulomegalie, intraventrikularen Synechien, Kalzifikationen und einer Mikrozephalie auf (Benoist et al. 2008, Simonazzi et al. 2010, Guibaud et al. 2004, Malinger et al. 2003). Eine Beteiligung des Cortex cerebri, Cerebellum und Corpus callosum ist ebenso häufig (Malinger et al. 2003). Einige abnorme intrakranielle Diagnosen, wie die Mikrozephalie, kortikale Malformationen und zystische, intraparenchymale Läsionen korrelieren mit einer schlechten Prognose (Malinger et al. 2003).

Klassische Zeichen einer kongenitalen Toxoplasmoseinfektion sind die Chorioretinitis, Kalzifikationen und der Hydrozephalus, doch sind Spektrum und Schwere der Erkrankung sehr variabel.

6.1.13 Intrakranielle Tumoren

Fetale intrakranielle Tumoren sind selten. Deren Inzidenz wird auf 0,34 in 1 Million Lebendgeburten geschätzt (Sherer u. Onyeije 1998). Die Ätiologie der in utero diagnostizierten Tumore ist oft aufgrund der großen Tumormassen schwer zu evaluieren. Die meisten Läsionen liegen allerdings supratentoriell (Abb. 6.22), im Gegensatz zu den häufiger infratentoriell liegenden Hirntumoren bei älteren Kindern.

Es besteht Verdacht auf einen Hirntumor, wenn innerhalb des fetalen Kopfes eine Raumforderung mit zystischen oder soliden Anteilen zu erkennen ist oder eine Änderung in Größe oder Form normaler anatomischer Strukturen besteht (z. B. eine Verschiebung der Mittellinie).

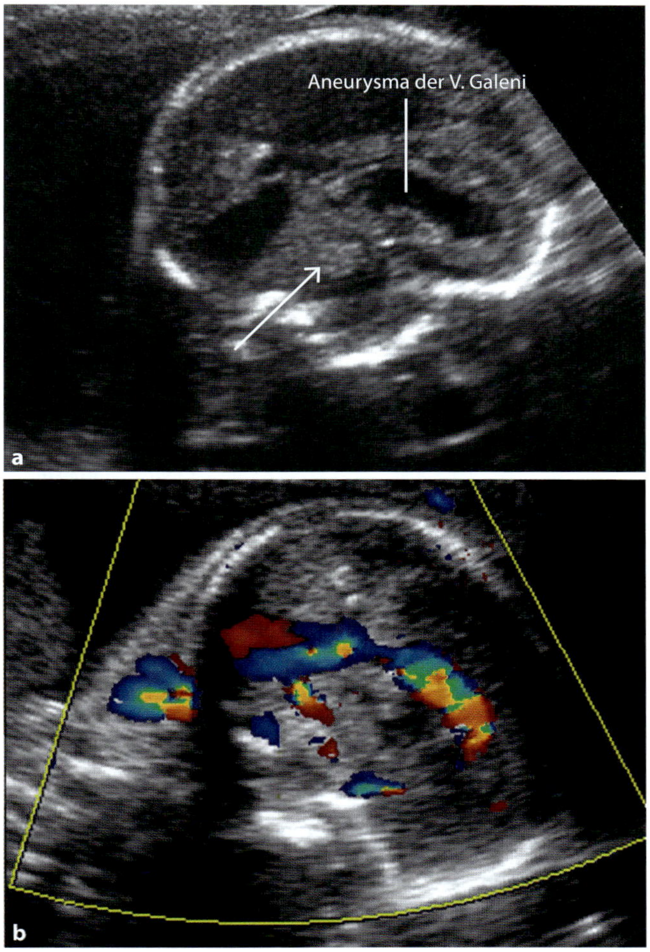

Abb. 6.21 **a** Aneurysma der Vena Galeni umgeben von dilatierten Blutgefäßen, die sich als hyperechogenes Areal darstellen. **b** Bestätigung der Diagnose durch die Farbdopplerdarstellung

Obwohl mithilfe des Ultraschalls intrakranielle Tumoren ab eine Größe von 1 cm leicht erkannt werden können, ist eine spezifische Diagnose der histologischen Varianten nicht möglich (D'Addario et al. 1998). Eine Literaturübersicht pränatal auftretender Hirntumoren zeigt, dass Teratome am häufigsten vorkommen (Schlembach et al. 1999). Obwohl die meisten kongenitalen Hirntumore histologisch benigne sind, ist aufgrund der Größe des Tumors und/oder der Lokalisation gewöhnlich ein neurochirurgischer Eingriff notwendig, woraus häufig ein schlechteres Outcome resultiert.

Pränatal diagnostizierte Hirntumore (Schlembach et al. 1999)

- Teratome 62 %
- Neurepitheliale Tumore 15 %
- Lipome 10 %
- Kraniopharyngeome 6 %

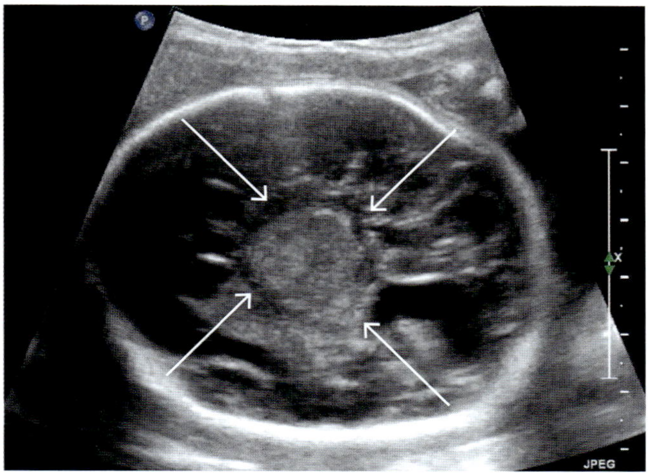

Abb. 6.22 Solide supratentorielle Raumforderung (*Pfeile*) in der axialen Ebene

6.1.14 Zerebrale Dysgenesie

Fehlbildungen des Cortex cerebri können gemäß embryologisch/histogenetischer Kriterien am besten in drei Kategorien eingeteilt (Tab. 6.1):

1. Anomalien der neuronalen und glialen **Proliferation** (innerhalb der germinalen Matrix)
2. Auffälligkeiten in der neuronalen **Migration**
3. Abnormitäten in der kortikalen **Organisation** (Post-Migrationsauffälligkeiten)

Die Kenntnis der normalen Erscheinungsform des fetalen Gehirns im unterschiedlichen Schwangerschaftsalter ist eine Grundvoraussetzung für die Diagnose kortikaler Entwicklungsstörungen (Rolo et al. 2011). Deren Ätiologie ist heterogen und beinhaltet chromosomale Anomalien, genetische Störungen, nicht chromosomal bedingte Syndrome und umweltbedingte Erkrankungen (Dahlgren u. Wilson 2001).

Bei Feten mit abnormer kortikaler Entwicklung kann mittels Ultraschall eine verminderte bzw. vereinfachte Gyrierung dargestellt werden (Malinger et al. 2006, Monteagudo et al. 1997). Der fetale Cortex cerebri kann jedoch nur schwer beurteilt werden. So werden viele Fehlbildungen in der zerebralen kortikalen Entwicklung pränatal nicht diagnostiziert werden. Ein Kopfumfang unterhalb der 3. Perzentile (Mikrozephalie) (Dahlgren u. Wilson 2001, Malinger et al. 2003), ein relativ vergrößerter Subarachnoidalraum und eine abgeflachte Insula sind weitere Zeichen für einer zerebralen Dysgenesie (Martin 1970).

Feten mit **Mikrozephalie** haben oft eine fliehende Stirn, da die zerebralen Hemisphären generell stärker betroffen sind als das Mittelhirn und die hintere Schädelgrube. In etwa 50 % der Fälle kommt es zur ausgeprägten mentalen Retardierung.

Die **Lissenzephalie** ist ein seltenes Krankheitsbild und erklärt sich durch eine gestörte neuronale Migration. Sie ist durch eine fehlende (Agyrie) oder verminderte (Pachygyrie) Gyrierung charakterisiert. Das Krankheitsbild kann isoliert vorkommen oder als Teil unterschiedlicher Phänotypen, bei denen eine Deletion des kurzen Armes des Chromosoms 17 vorliegt, wie dem Mil-

Tab. 6.1 Kortikale Entwicklungsstörungen

Proliferation	Erniedrigt	Mikrolissenzephalie
	Erhöht	Hemimegalenzephalie
Neuronale Migration	Zu gering	Typ 1 Lissenzephalie (milde Ventrikulomegalie. Absenz oder Reduktion der Gehirnwindungen, unvollständiger Operkularisation der Insel (Fissura Sylvii))
		Heterotopie (kleine knotige Areale entlang der Ventrikelwand)
	Zu hoch	Typ 2 Lissenzephalie (Walker-Warburg-Sydrom: Ventrikulomegalie, Auffälligkeiten der Fossa posterior, ein Hirnstamm in Z-Form, eine mögliche Enzephalozele und okulare Auffälligkeiten)
Organisation		Polymikrogyrie
		Schizenzephalie (Spalte durch eine gesamte Hemisphäre)

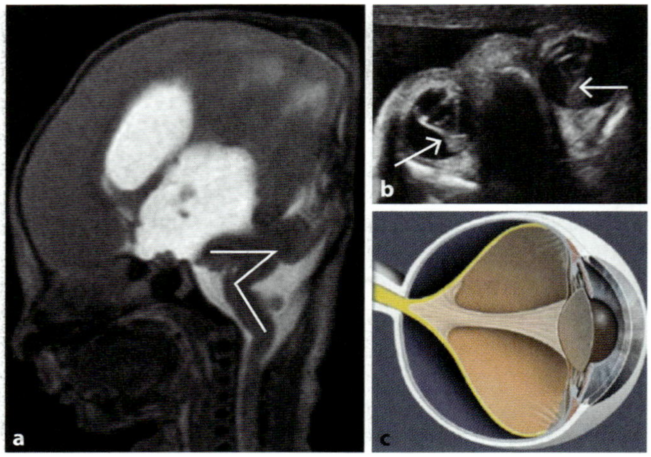

Abb. 6.23 Walker-Warburg Syndrom mit Z-förmigen Hirnstamm **(a)** und Retinaablösung **(b)**. **c** Ablösung der hyperplastischen neuronalen Retina (Brasseur-Dandruy et al. 2012)

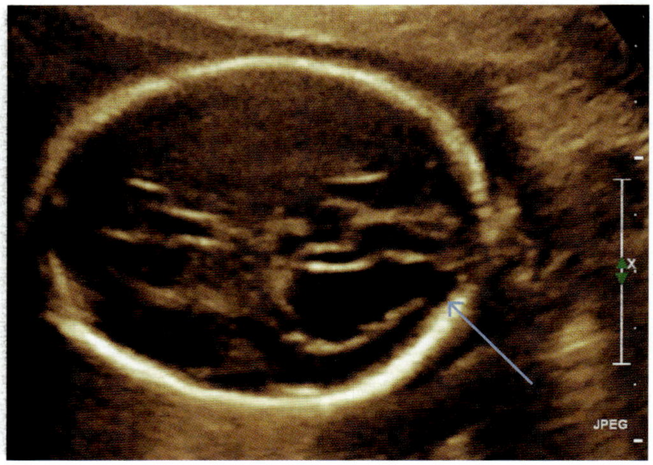

Abb. 6.24 Schizenzephalie mit Spaltung des kortikalen Hirnmantels (*Pfeil*)

ler-Dieker Syndrom. Neben der neurologischen Symptomatik, welche mit mentaler Retardierung einhergeht, können betroffene Patienten auch unter Gesichtsdefekten, Herzfehlbildungen, Fehlbildungen des Urogenitaltraktes und Bauchwanddefekten leiden und bereits während der Kindheit versterben (Fong et al. 2004, Dobyns et al. 1991, Chitayat et al. 1997).

Das **Walker-Warburg Syndrom** ist eine seltene, letale, autosomal rezessive Erkrankung, die durch Augen- und Hirnfehlbildungen gekennzeichnet ist: Hydrozephalus, abnormale Gyrierung, Retinadysplasie und Enzephalozele (Dobyns et al. 1989, Vajsar u. Schachter 2006). Die Ultraschalluntersuchung bei betroffenen Feten zeigt eine bilateral, auffällige Augenstruktur, welche auf die dysplastische Nicht-Haftung der hyperplastischen neuronalen Retina hinweist (Abb. 6.23). Die Augenanomalien, die ein beinahe typisches und immer zu findendes Ultraschallzeichen darstellen, sind gemeinsam mit dem im MRT charakteristischen, Z-förmigen Hirnstamm pathognomonisch für das Walker-Warburg-Syndrom. Eine detaillierte Untersuchung der fetalen Augen ist daher bei fetalem Hydrozephalus und Anomalien der hinteren Schädelgrube und/oder dem Vorliegen einer Enzephalozele indiziert.

Die **Schizenzephalie** entsteht durch einen Fehler in der Hirnentwicklung. Sie ist durch eine kongenitale Spaltung des zerebralen Mantels (Abb. 6.24) von der Oberfläche der Pia mater bis zu den Lateralventrikeln charakterisiert und von kortikaler grauer Hirnsubstanz ausgekleidet. Der Schizenzephalie geht wahrscheinlich ein Insult zu einem kritischen Zeitpunkt an einer kritischen Stelle während der Hirnentwicklung voraus. Zwei Spaltungstypen sind beschrieben:

- **Schizenzephalie Typ I** mit fusionierten Lippen, bei der die beiden Lippen zwar getrennt voneinander sind aber in Kontakt stehen
- **Schizenzephalie Typ II** mit offenen Lippen, bei der ein mit zerebrospinaler Flüssigkeit gefüllter Spalt zwischen den getrennten Lippen existiert.

Der Typ II wird in eine große, eine ausgeprägte, eine moderate und eine milde Form eingeteilt (Barkovich u. Kjos 1992). Die zerebralen Spalten können unilateral oder bilateral sein, symmetrisch oder asymmetrisch. Der Spalt befindet sich normalerweise in der perisylvanischen Region (Bird u. Gilles 1987).

Die Schizenzephalie kann isoliert oder gemeinsam mit anderen Hirnfehlbildungen vorkommen, zum Beispiel mit dem

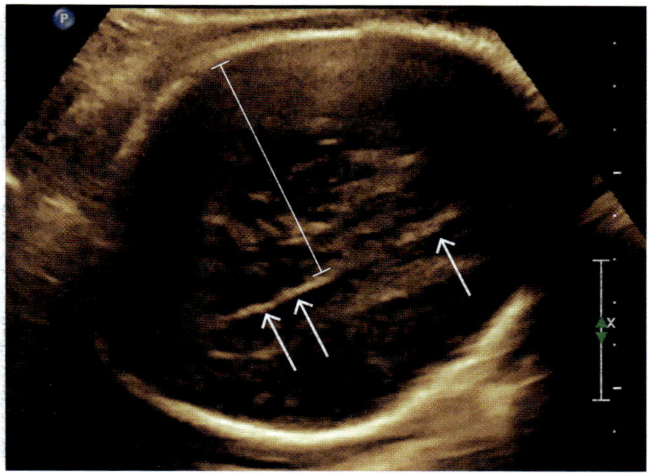

Abb. 6.25 Hemimegalenzephalie mit typischer Erweiterung und Überentwicklung einer zerebralen Hemisphäre

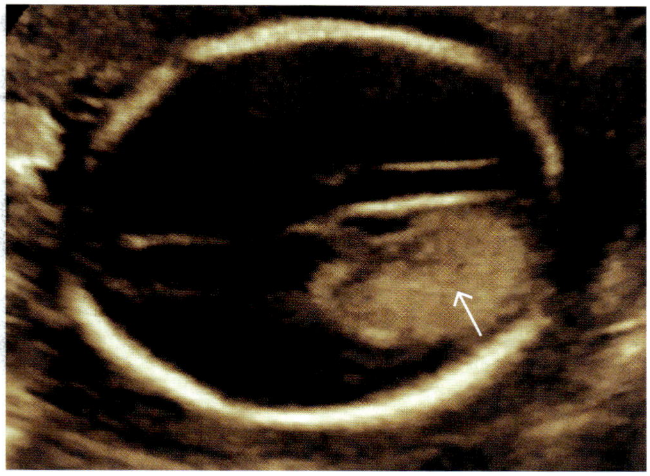

Abb. 6.26 Hyperechogene intraventrikuläre Raumförderung nach Hirnblutung in der 22. SSW

Fehlen des Septum pellucidum, einer Dysgenesie des Corpus callosum und einer Fehlbildung in der Fossa posterior.

Klinisch zeigen sich bei Patienten mit Schizenzephalie ein Entwicklungsrückstand, eine mentale Retardierung, eine Hypotonie sowie eine fokale oder generalisierte motorische Fehlbildung und Krampfanfälle.

Die **Hemimegalenzephalie** ist eine seltene kongenitale Fehlbildung in der Entwicklung des Cortex cerebri, die durch eine Erweiterung und Überentwicklung einer zerebralen Hemisphäre charakterisiert ist (Flores-Sarnat 2008, Barkovich u. Chuang 1990, Robain et al. 1988). In der fetalen Ultraschalluntersuchung sieht man einen vergrößerten Kopfumfang mit deutlicher ventrikulärer Asymmetrie, einer Mittellinienverschiebung mit Verschiebung des okzipitalen Lappens über die Mittellinie (Abb. 6.25) und eine deutliche Dilatation, insbesondere des hinteren Horns des betroffenen Seitenventrikels. Die Diagnose wird durch eine abnorme Gyrierung in der betroffenen Hemisphäre erhärtet. Es gibt eine isolierte Form und das Vorkommen im Rahmen von Syndromen, bei denen postnatal Hautveränderungen beschrieben sind (Sakuta et al. 1991).

6.1.15 Hirnblutung

Eine frische intraventrikuläre Hämorrhagie stellt sich als echogene intraventrikuläre Raumförderung (Abb. 6.26) dar, die durch Verflüssigung rasch wieder verschwindet. Die Blutungsursache lässt sich nur schwer eruieren und ist oft nicht möglich: die Ursachenforschung sollte sich auf Störungen der Koagulation, kongenitale Infektionen, Immunthrombozytopenie, ischämische Infarkte und Traumen (Zanders et al. 2003, Ghi et al. 2003) konzentrieren.

6.1.16 Schlussfolgerungen

Um kongenitale Fehlbildungen diagnostizieren zu können, ist es wichtig, die normale Hirnentwicklung zu kennen und zu verstehen. Mit einem systematischen Zugang und der genauen Kenntnis der zu erwartenden Bilder entsprechend der jeweiligen Schwangerschaftswoche können das gesunde sowie das kranke fetale Gehirn akkurat untersucht werden. Die Suche nach der Ursache jeder intrakraniellen Anormalität kann durch eine 3-dimensionale multiplanare Rekonstruktion erleichtert werden. Die Bearbeitung der transabdominal oder transvaginal erhaltenen, transfontanellen 3D-Volumina kann die Diagnosefindung verbessern. Nicht zuletzt ist die Magnetresonanztomografie sinnvoll, insbesondere bei Migrationsstörungen.

6.2 Fehlbildungen des Rückenmarks und der Wirbelsäule

Die Inzidenz von offenen Neuralrohrdefekten liegt zwischen 1 und 2 auf 1000 Geburten mit fast gleichen Häufigkeiten der zwei Hauptkategorien: Anenzephalus und Spina bifida (Frey u. Hauser 2003).

Die perikonzeptionelle **Einnahme von Folsäure** konnte die Entwicklung von Neuralrohrdefekten verhindern (Czeizel u. Dudas 1992, Honein et al. 2001). So liegt zum Beispiel die Wiederholungsrate für Spina bifida bei 4 %, doch beträgt sie 1,5 %, wenn die Mutter von Beginn der Schwangerschaft bis zum 28. Tag post conceptionem, dem Zeitpunkt des vollständigen Verschlusses das Neuralrohrs, Folsäure einnimmt. Die Hauptursache für die fallende Prävalenz von Neuralrohrdefekten bei Lebendgeborenen ist jedoch die verbesserte Diagnose einer Spina bifida mittels Ultraschall. Eine Studie aus Dänemark fand kürzlich keinen positiven Effekt der Folsäureeinnahme, jedoch führte die verbesserte frühe Detektionsrate von Myelomeningozelen mittels Ultraschall mit folgendem Abbruch in der Frühschwangerschaft zu einer signifikanten Reduktion der Geburtsrate betroffener Neugeborene (Clemmensen et al. 2011). Dies ist insofern wichtig, als kürzlich Untersuchungen zeigten, dass eine exzessive Einnahme von synthetischer Folsäure (von Nahrungsergänzungsmitteln in hoher Dosierung oder angereicherte Lebensmittel) eventuell das maternale Krebsrisiko erhöhen (Ebbing et al. 2009, Duthie 2011)

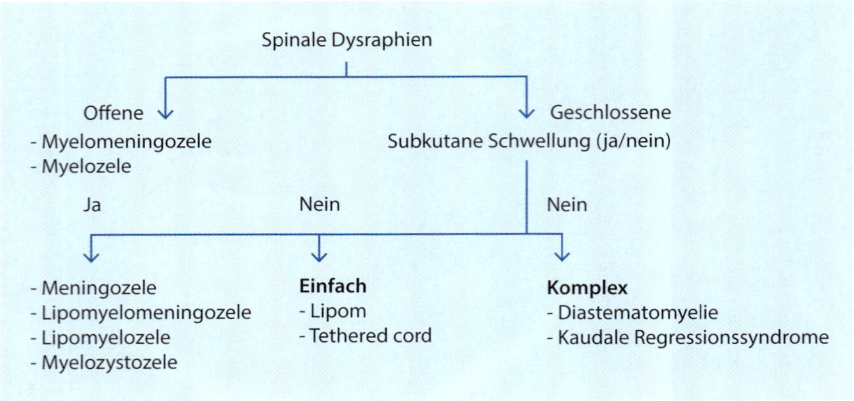

Abb. 6.27 Klassifikation der spinalen Dysraphien nach Tortori-Donati (Tortori-Donati et al. 2000)

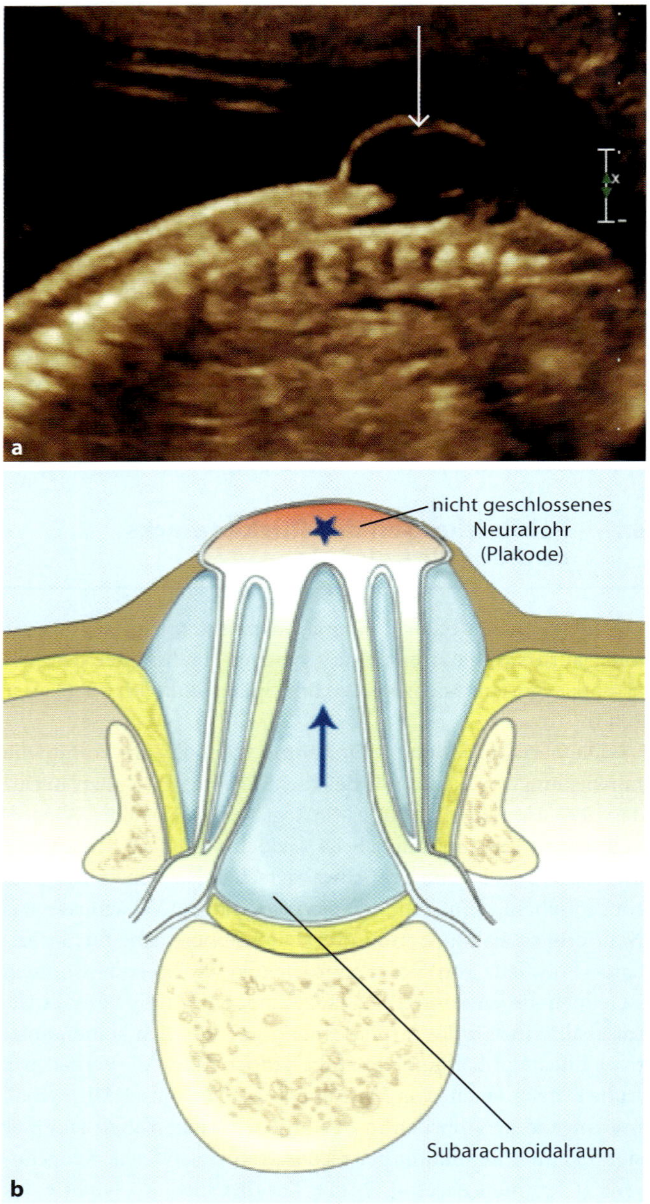

Abb. 6.28 **a** Myelomeningozele mit Erhebung der Plakode (*Pfeil*). (**b** modifiziert nach Rufener et al. 2010)

Spinale Dysraphien oder Neuralrohrdefekte stellen eine heterogene Gruppe kongenitaler Wirbelsäulenfehlbildungen dar. Tortori-Donati schuf ein klinisch-neuroradiologisches Klassifikationssystem, um die verschiedenen Erscheinungsformen der spinalen Dysraphien besser systematisieren zu können (Tortori-Donati et al. 2000). Dieses Klassifikationssystem unterscheidet zwischen offenen und geschlossenen Formen (Abb. 6.27).

Bei einem **offenen spinalen Dysraphismus** kommen Rückenmark und Hirnhäute durch einen Knochendefekt und fehlende Haut zum Vorschein. Zu den häufigsten Formen zählen die Myelomeningozele und die Myelozele, welche gewöhnlich mit der Chiari-II-Malformation assoziiert sind. Die Lage der neuronalen Plakode im Verhältnis zur Ebene der Hautoberfläche differenziert die Myelomeningozele von der Myelozele. Bei der **Myelomeningozele** besteht aufgrund der Ausdehnung des subarachnoidalen Raumes eine Erhebung der Plakode (Abb. 6.28).

Der Terminus **Myelozele** wird angewandt, wenn sich die Plakode auf einer Ebene mit dem Rücken befindet (Abb. 6.29), ohne Membran oberhalb einer flüssigkeitsgefüllten Ausbuchtung. Dies kommt bedeutend seltener als die Meningomyeolzele vor, ist allerdings embryologisch gleich.

Von **einem geschlossenen spinalen Dysraphismus** oder geschlossenen Neuralrohrdefekt spricht man, wenn der Wirbelsäulendefekt von Haut bedeckt ist. Diese Formen sind gewöhnlich nicht mit einer Chiari-II-Malformation assoziiert, können aber mit einem subkutanen Tumor oder einer Zyste, einem Hämangiom oder einem darüber liegenden Haarbüschel einhergehen.

6.2.1 Pränatale Diagnostik

Heutzutage kommt die **Anenzephalie** aufgrund der antenatalen Diagnosestellung mit nachfolgender Beendigung der Schwangerschaft nur noch selten vor. Der fehlende Verschluss des rostralen Neuroporus führt zu einer gestörten Entwicklung des Schädeldaches und somit zur Exenzephalie, einer Vorstufe der Anenzephalie. Bei der Ersttrimesterultraschall-Untersuchung zeigt sich eine reduzierte Scheitel-Steiß-Länge, eine fehlende Schädelkallote, exponiertes neuronales Gewebe mit lobulärem Aspekt (Exenzephalie) oder fehlendes neuronales Gewebe (Abb. 6.30).

In der Koronarebene ist das Gesicht nach oben durch die Orbitae abgegrenzt (Abb. 6.31). Die Ossifikation des Schädeldaches sollte immer nach der 12. SSW zu sehen sein. Eine Anenze-

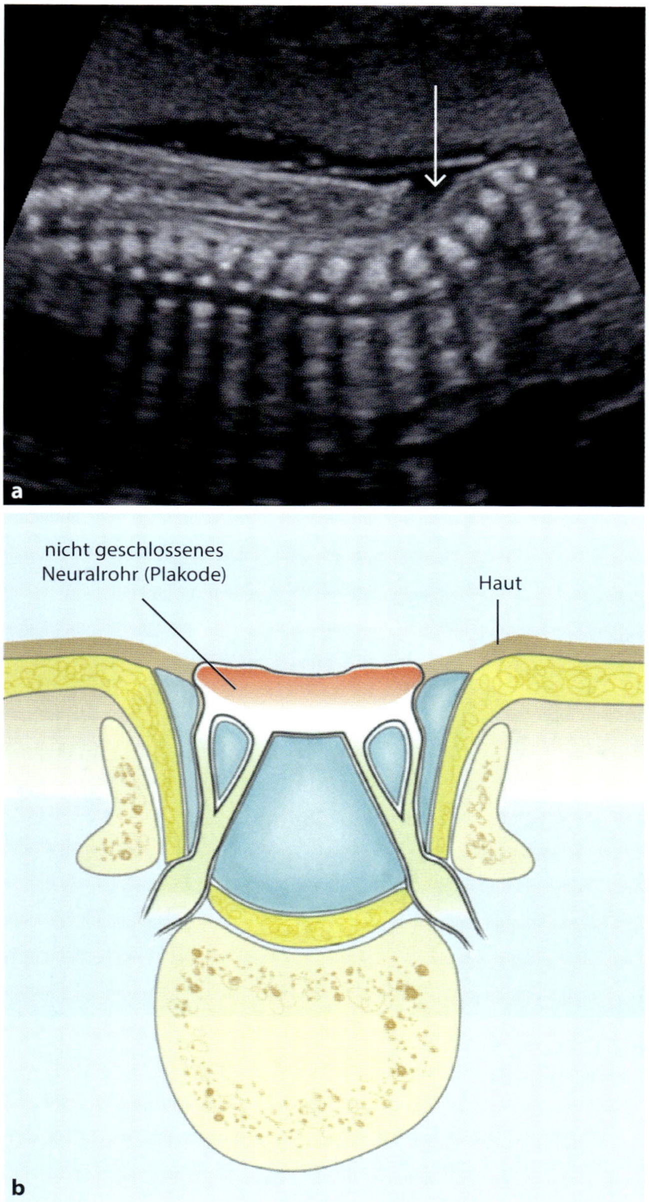

Abb. 6.29 **a** Myelozele mit Plakode im Neuralrohr. (**b** modifiziert nach Rufener et al. 2010)

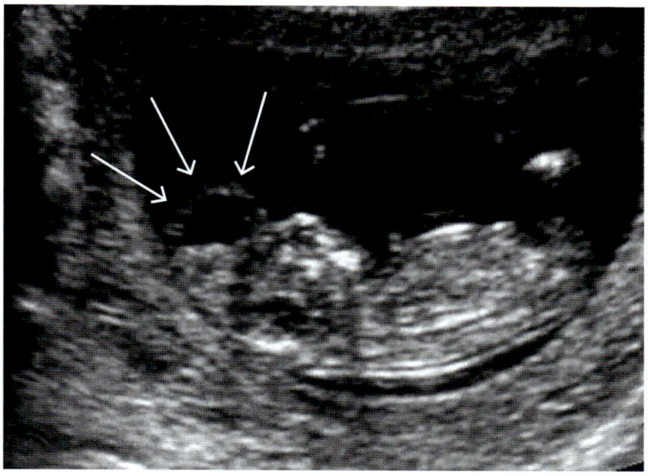

Abb. 6.30 Exenzephalie im Ersttrimesterultraschall mit exponiertem neuronalen Gewebe (*Pfeile*)

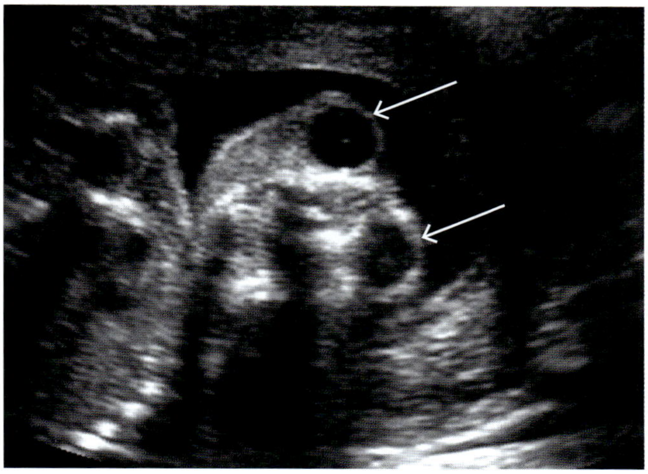

Abb. 6.31 Anenzephalie in der 18. SSW

phalie sollte daher nach diesem Zeitpunkt durch eine sorgfältige Dokumentation der Ossifikation der biparietalen Knochen in der axialen Ebene ausgeschlossen werden (Abb. 6.31).

Um die Diagnose einer **Zephalozele** zu bestätigen, muss der Knochendefekt dargestellt werden, durch den entweder die Meningen (Meningozele) oder Hirngewebe (Enzephalozele) herniieren. Diese Kommunikation zwischen den Zeleninhalt und dem intrakraniellen Raum unterscheidet Zephalozelen von anderen Läsionen wie zum Beispiel Lipomen.

75 % der Zephalozelen entstehen auf dem Boden eines Defektes am Os occipitale, der Rest teilt sich relativ gleichmäßig auf in Defekte am Parietal- und Frontalknochen. Assoziiert ist die Enzephalozele mit einer zerebralen Ventrikulomegalie, einer Mikrozephalie, der Dandy-Walker Malformation, der Agenesie des Corpus callosum, Gesichtsspalten und Herzfehlbildungen.

Im Fall der Zephalozele sind oft andere Strukturanomalien vorhanden (Simpson et al. 1991, Stoll et al. 2007) und zugrunde liegende Syndrome sollten ausgeschlossen werden, besonders das autosomal rezessive Meckel-Gruber-Syndrom.

Die primäre **Ossifikation der Wirbelsäule** beginnt in utero. Die drei Ossifikationszentren (einen Wirbelsäulenkörper und zwei Vertebralbögen) sind bereits ab der 12.–13. SSW von zervikal bis lumbal darstellbar (Abb. 6.32). Die Erweiterung auf zervikaler und lumbaler Ebene ist physiologisch und darf nicht mit einer Fehlbildung verwechselt werden. Die sonografische Beurteilung der fetalen Wirbelsäule ist ideal bei einer Schädellage mit genügend Fruchtwasser oberhalb des Rückens. Sie hat eine C-Form und läuft sakral spitz zu. Die sakrale Zuspitzung ist im parasagittalen Schnitt bei allen Feten vor der 22. SSW zu beobachten.

Beim **offenen spinalen Dysraphismus**, selbst wenn sich die Darstellung der Wirbelsäule aufgrund der ungünstigen Lage des Fetus oder des mütterlichen Übergewichts als schwierig darstellt, lassen sich die typischen kranialen Merkmale der Chiari-Typ-II-Malformation sonografisch gut darstellen. Eine nicht darstellbare Cisterna magna mit abgerundetem hypoplastischem Cerebellum,

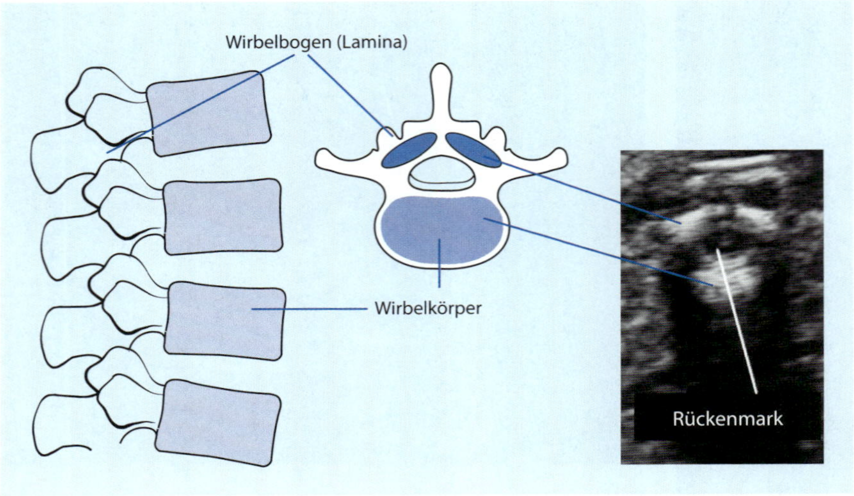

Abb. 6.32 Schematische Darstellung der primären Ossifikationspunkte (*blaue Markierungen*) in den Wirbelbögen und im Wirbelkörper. Querschnitt der fetalen Wirbelsäule mit Darstellung der Ossifikationspunkte

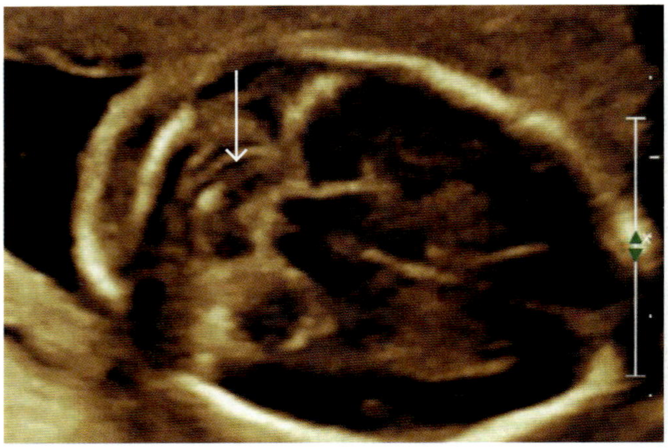

Abb. 6.33 Nicht darstellbare Cisterna magna mit abgerundetem Cerebellum (genannt „banana sign") bei Spina bifida aperta

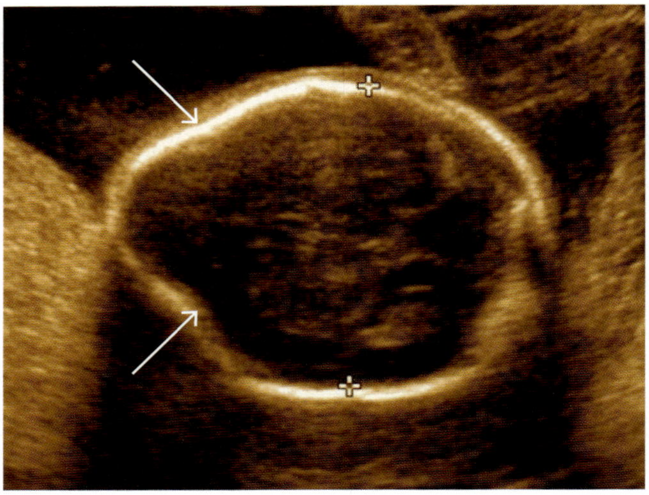

Abb. 6.34 Konkave Form des fetalen Schädels (genannt „lemon sign") bei Spina bifida aperta

das „**banana sign**", ist in fast allen Fällen von offenem, spinalen Dysraphismus präsent (Abb. 6.33).

Ein weiteres Zeichen ist die konkave Form des fetalen Schädels, genannt „**lemon sign**" (Abb. 6.34). Das „lemon sign" ist allerdings nicht spezifisch, kommt bei 1–2 % aller gesunden Feten vor und verschwindet oft im III. Trimenon. Diese abnorme Schädelform kann bereits ab der 13+0 SSW gesehen werden (Blaas u. Eik-Nes 2009), in 98 % vor der 24+0 SSW, jedoch nur in 13 % nach der 24+0 SSW(11, 12). Der biparietale Durchmesser sowie der Kopfumfang können im II. Trimenon unterhalb der 5. Perzentile liegen.

Die Transversalebene ist am hilfreichsten zur Darstellung der drei **Ossifikationszentren** mit den dazugehörenden Pedikeln (Abb. 6.32). Eine darüberliegende Ausstülpung kann sowohl in der Transversal- als auch in der Longitudinalebene gesehen werden. Die Höhe des Conus medullaris, eine gegebenenfalls vorhandene Skoliose sowie Auffälligkeiten an der Wirbelsäule sollten untersucht werden.

3D-Rendering-Algorithmen erlauben die Visualisierung von unterschiedlichen Charakteristika: der „skeletal mode" zeigt knöcherne Strukturen, während der „surface mode" die Ausstülpung oder darüber liegende Haut zur Darstellung bringt (Abb. 6.35) (Duckelmann u. Kalache 2010).

Darüber hinaus hilft 3D bei der genauen Bestimmung der Ebene, um die Läsion zu lokalisieren (Lee et al. 2002). Bei der Untersuchung des genauen Niveaus des Dysraphismus ist es wichtig zu wissen, dass die Ossifikation der Wirbelkörper im Laufe des II. Trimenon sukzessive eintritt, mit dem verknöcherten Wirbelbogen S1 in der 15. SSW und S2 in der 17. SSW (DeBiasio et al. 2003).

Tipp

Die Ebenen können gezählt werden, indem der letzte Rippenbogen als T12 gezählt wird oder die Spina iliaca superior als L5 (Abb. 6.36).

Ist die Wirbelsäulenfehlbildung diagnostiziert, sollten die unteren Extremitäten untersucht werden. Die Position der Füße (Klumpfuß) und die Beinfunktionen, definiert als Flexion und Extension auf Höhe der Knie, Hüfte und Fußgelenke, sollten untersucht und dokumentiert werden. Ein Hydrozephalus kann

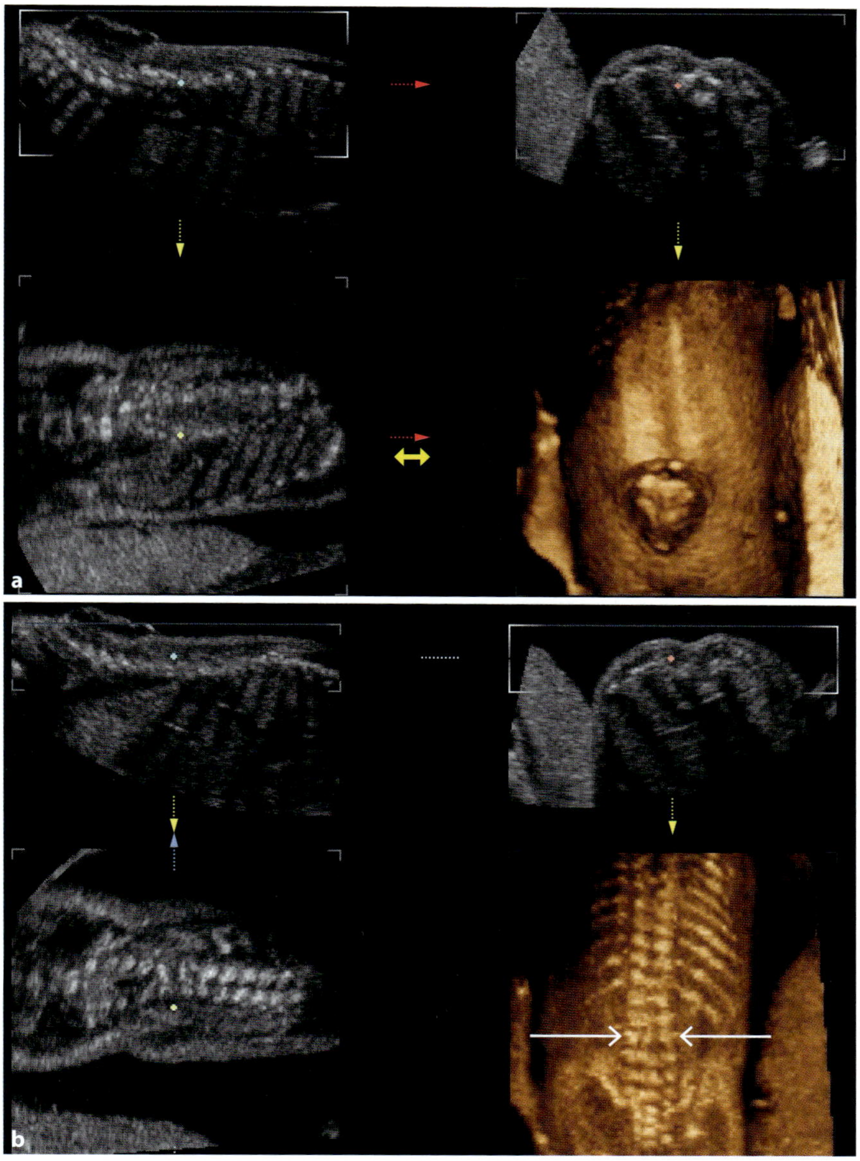

Abb. 6.35 3D-Rendering-Algorithmen mit Visualisierung einer Myelomeningozele im „surface mode" (in **a**) und der knöchernen Strukturen im „skeletal mode" (in **b**)

sich früh im II. Trimester oder auch erst postnatal entwickeln. Manchmal kommt es erst nach postnatalem Verschluss der Hautläsion zur Entwicklung eines Hydrozephalus.

Ein **geschlossener spinaler Dysraphismus** mit einem damit einhergehenden subkutanen Tumor kann pränatal identifiziert und ggf. mit einem offenen Neuralrohrdefekt verwechselt werden, wenn keine sorgfältige Untersuchung erfolgt. Es ist wichtig zu wissen, dass derartige hautbedeckte Läsionen gewöhnlich nicht mit intrakranielle Veränderungen assoziiert sind und oft eine bessere Prognose haben.

Posteriore Meningozelen sind mit Haut bedeckte flüssigkeitsgefüllte Ausstülpungen, welche in den posterioren Spinaldefekt hineinragen. Diese können mit dem Rückenmark verbunden sein, jedoch sollte sich das Rückenmark nicht in dieser Ausbuchtung befinden (Maiuri et al. 1986). Meningozelen kommen hauptsächlich auf Höhe des Thorax, aber auch zervikal vor (Abb. 6.37).

Lipomyelomeningozelen entstehen durch eine zu frühe Trennung des kutanen Ektoderms vom Neuroektoderm, sodass das Mesenchym in Kontakt mit dem inneren Teil des entstehenden Neuralrohrs kommt. Schließt sich das Rohr, wandelt sich das Mesenchym in fetthaltiges Gewebe um (Abb. 6.38), welches mit der Neurulation interferiert (Pierre-Kahn et al. 1997).

Der Terminus „**Split Cord Malformation**" wird üblicherweise sowohl für die **Diastematomyelie** (Spaltung des Rückenmarks und des Kanals) als auch für die **Diplomyelie** (Doppelung von Rückenmark und Kanal) verwendet, da beide radiologisch nicht unterschieden werden können (Allen u. Silverman 2000, Hoffmann et al. 1993).

Die **terminale Myelozystozele** ist eine seltene Malformation, bei der der distale Zentralkanal deutlich dilatiert ist und durch einen posterioren lumbosakralen Defekt herniert. Obwohl mit Haut bedeckt, fällt die Unterscheidung dieser Fehlbildung von der Myelomeningozele pränatal besonders schwer, da sich auch eine Herniation des Hinterhirns im III. Trimester

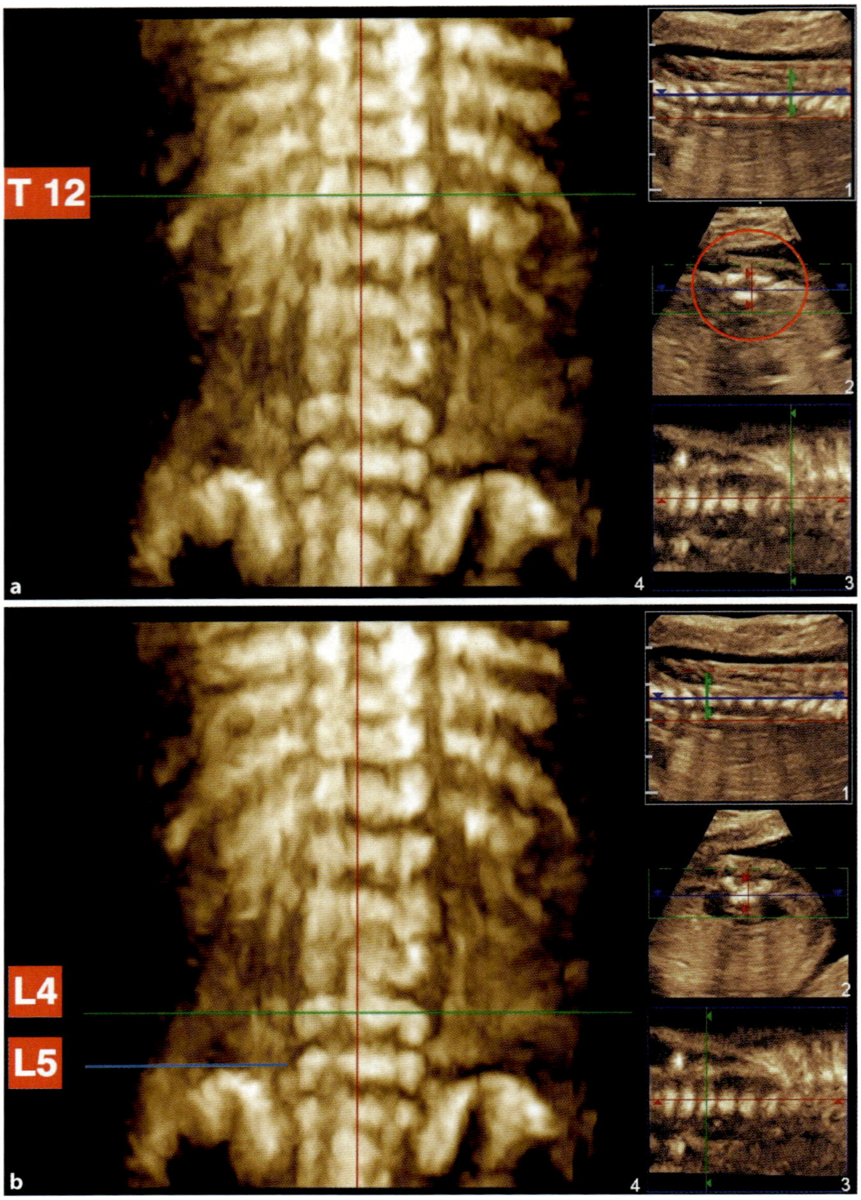

Abb. 6.36 Kombination von „3D-skeletral mode" und „mutiplanar mode": Der letzte Rippenbogen wird als T12 gezählt und die Spina iliaca superior als L5

in manchen Fällen entwickeln kann (Husler et al. 2003). Typische Befunde, die die Diagnose einer Myelozystozele erhärten, sind die Präsenz eines vorgewölbten Sackes mit dicker Wand (aufgrund der bedeckenden Haut) und das Fehlen einer Chiari-II-Malformation.

Syndrome, die mit einer spinalen Fehlbildung einhergehen

- **OEIS-Komplex**: Omphalozele, Exstrophie, Analatresie und spinale Fehlbildungen
- **VACTERL-Assoziation**: vertebrale, anale sowie kardiale Fehlbildungen, tracheo-ösophageale Fistel und Fehlbildungen der Gliedmaße
- **Currarino-Triade**: partielle Agenesie des Steißbeins mit Analatresie und entweder einem präsakralen Teratom oder einer Meningozele

Das **kaudale Regressionssyndrom** ist relativ selten. Dieses komplexe Krankheitsbild kann mit einer diabetischen Anamnese der Mutter während der Schwangerschaft vergesellschaftet sein und zusammen mit OEIS, VACTERL und der Currarino-Triade vorkommen. Das Spektrum reicht von einer milden lumbosakralen Hypogenese zur Sirenomelie (Nievelstein et al. 1994). In der schwächsten Ausprägung ist lediglich die Zahl der unteren sakralen Wirbelkörper vermindert. Im Ultraschall ist das sakrale Spitzzulaufen des Marks nicht sichtbar und die Wirbelsäule endet abrupt.

> **Das auffallendste pränatale Ultraschallkennzeichen eines Halbwirbels ist die Unterbrechung des normalen Wirbelsäulenverlaufs (Abb. 6.39).**

Der Halbwirbel erscheint als dreiecksförmige Knochenstruktur innerhalb der Wirbelsäule, welche zu einer Abweichung der

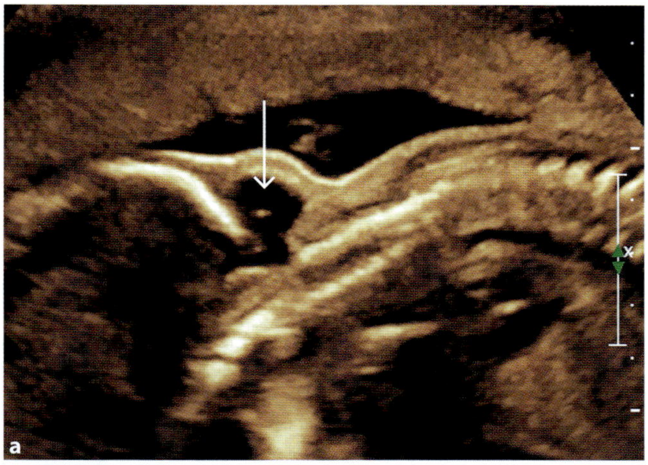

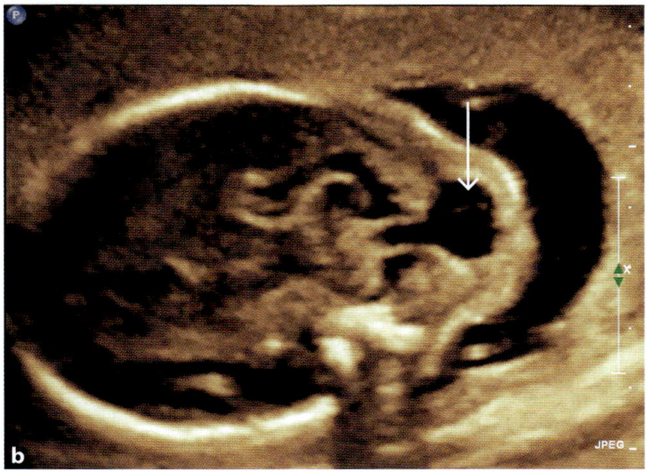

■ **Abb. 6.37** Zervikale Meningozele mit Septierungen (*Pfeile*) in der Sagittalebene (**a**) und Koronarebene (**b**)

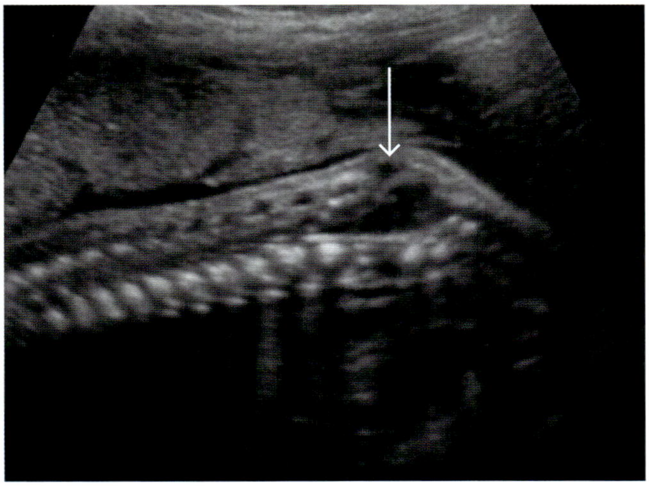

■ **Abb. 6.38** Lipomyelomeningozelen mit fetthaltigem Gewebe

kontralateralen Wirbelsäule führt (■ Abb. 6.40). Häufig sind die Brust- und Lendenwirbelsäule betroffen, singuläre und multiple Halbwirbeln kommen gleich häufig vor (Weisz et al. 2004, Goldstein et al. 2005, Wax et al. 2008).

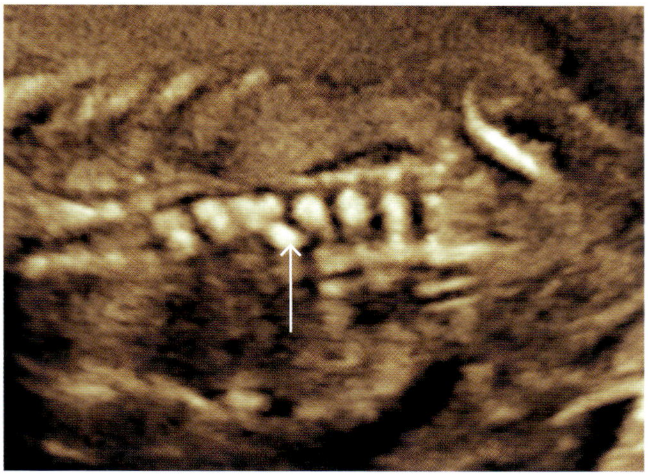

■ **Abb. 6.39** Unterbrechung des normalen Wirbelsäulenverlaufs durch Halbwirbel

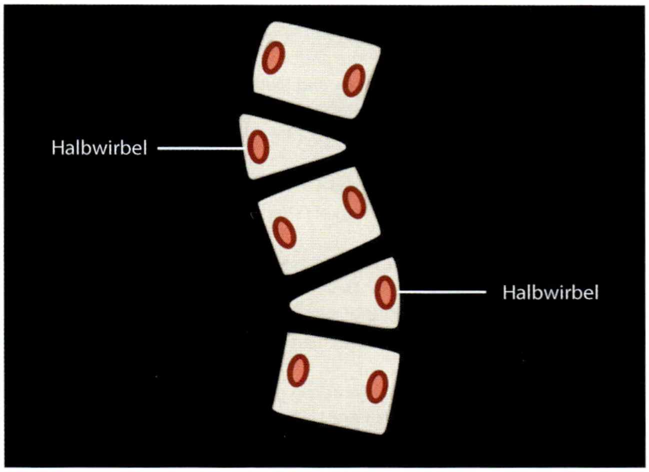

■ **Abb. 6.40** Halbwirbel mit Abweichung der kontralateralen Wirbelsäule

> **Ein Halbwirbel kann auch als Teil eines Syndroms vorkommen und wirkt sich dann negativ auf die Prognose aus, z. B. als Teil der VACTERL-Assoziation, des Klippel-Feil Syndroms, des Jarcho-Levin Syndroms und des OEIS.**

Bei einigen Skelettdysplasie kann es zu einer zu geringen Mineralisierung der Wirbelkörper (Achodrogenesie) oder zu einer Platyspondylie – die zu kleinen Lendenwirbelkörper haben einen vergrößerten intervertebralen Abstand (thanatophore Dysplasie).

6.2.2 Intrauterine Therapie

Eine **Spina bifida aperta** sollte postnatal möglichst schnell operativ verschlossen werden, um das Eintreten und Aufsteigen von Keimen zu verhindern, Infektionen des Nervensystems vorzubeugen und so die Überlebenschance zu verbessern. Kürzlich konnte gezeigt werden, dass die pränatale Chirurgie in utero (um die 22. SSW) zu besseren Ergebnissen führt (geringere Shuntrate, besseres motorisches Outcome), allerdings mit Frühgeburtlichkeit und maternalen Komplikationen einhergeht (Adzick et al. 2011). Der Verschluss der Myelomeningozele kann auch minimal invasiv /fetoskopisch erfolgen (Kohl et al. 2006). Dieser experimentelle Ansatz reduziert die maternale Morbidität, ist im Vergleich mit der offenen fetalen Chirurgie aber mit höherer fetaler Mortalität und Morbidität assoziiert (Kohl und Gembruch 2008). Randomisierte prospektive Studien sind notwendig, um die optimale Therapie der Spina bifida aperta festzulegen (Moldenhauer 2013) und zudem das Langzeitoutcome nach intrauterinen Operation zu evaluieren. Im weiteren Leben der Betroffenen gilt es vor allem die Komplikationen zu vermeiden. Es ist in der Regel lebenslange medizinische Betreuung notwendig.

Literatur

Adamsbaum C, Moutard ML, Andre C, Merzoug V, Ferey S, Quere MP et al (2005) MRI of the fetal posterior fossa. Pediatr Radiol 2:124–140

Adzick NS, Thom EA, Spong CY, Brock JW 3rd, Burrows PK et al (2011) A randomized trial of prenatal versus postnatal repair of myelomeningocele. N Engl J Med 364:993–1004

AIUM (2003) Practice Guideline for the performance of an antepartum obstetric ultrasound examination. J Ultrasound Med 22:1116–1125

Allen LM, Silverman RK (2000) Prenatal ultrasound evaluation of fetal diastematomyelia: two cases of type I split cord malformation. Ultrasound Obstet Gynecol 15:78–82

Baenziger O, Martin E, Willi U, Fanconi S, Real F, Boltshauser E (1993) Prenatal brain atrophy due to a giant vein of Galen malformation. Neuroradiology 35:105–106

Barkovich AJ (2002) Magnetic resonance imaging: role in the understanding of cerebral malformations. Brian Dev 24:2–12

Barkovich AJ, Chuang SH (1990) Unilateral megalencephaly: correlation of MR imaging and pathologic characteristics. AJNR Am J Neuroradiol 11:523–531

Barkovich AJ, Kjos BO (1992) Schizencephaly: correlation of clinical findings with MR characteristics. AJNR Am J Neuroradiol 13:85–94

Barkovich AJ, Norman D (1988) Anomalies of the corpus callosum: correlation with further anomalies of the brain. AJR Am J Roentgenol 151:171–179

Benoist G, Salomon LJ, Jacquemard F, Daffos F, Ville Y (2008) The prognostic value of ultrasound abnormalities and biological parameters in blood of fetuses infected with cytomegalovirus. BJOG 115:823–829

Bird CR, Gilles FH (1987) Type I schizencephaly: CT and neuropathologic findings. AJNR Am J Neuroradiol 8:451–454

Blaas HG, Eik-Nes SH (2009) Sonoembryology and early prenatal diagnosis of neural anomalies. Prenat Diagn 29:312–325

Blaas HG, Eriksson AG, Salvesen KA, Isaksen CV, Christensen B, Mollerlokken G et al (2002) Brains and faces in holoprosencephaly: pre- and postnatal description of 30 cases. Ultrasound Obstet Gynecol 19:24–38

Brasseur-Daudruy M, Vivier PH, Ickowicz V, Eurin D, Verspyck E (2012) Walker-Warburg syndrome diagnosed by findings of typical ocular abnormalities on prenatal ultrasound. Pediatr Radiol 42:488–490

Breeze AC, Dey PK, Lees CC, Hackett GA, Smith GC, Murdoch EM (2005) Obstetric and neonatal outcomes in apparently isolated mild fetal ventriculomegaly. J Perinat Med 33:236–240

Calabro F, Arcuri T, Jinkins JR (2000) Blake's pouch cyst: an entity within the Dandy-Walker continuum. Neuroradiology 42:290–295

Carroll SG, Porter H, Abdel-Fattah S, Kyle PM, Soothill PW (2000) Correlation of prenatal ultrasound diagnosis and pathologic findings in fetal brain abnormalities. Ultrasound Obstet Gynecol 16:149–153

Chen CP (2007) Prenatal diagnosis of arachnoid cysts. Taiwan J Obstet Gynecol 46:187–198

Chitayat D, Toi A, Babul R, Blaser S, Moola S, Yarkoni D et al (1997) Omphalocele in Miller-Dieker syndrome: expanding the phenotype. Am J Med Genet 69:293–298

Clark GD (2002) Brain development and the genetics of brain development. Neurol Clin 20:917–939

Clemmensen D, Thygesen M, Rasmussen MM, Fenger-Grøn M, Petersen OB, Mosdal C (2011) Decreased incidence of myelomeningocele at birth: effect of folic acid recommendations or prenatal diagnostics? Childs Nerv Syst 27:1951–1955

Czeizel AE, Dudas I (1992) Prevention of the first occurrence of neural-tube defects by periconceptional vitamin supplementation. N Engl J Med 327:1832–1835

D'Addario V, Pinto V, Meo F, Resta M (1998) The specificity of ultrasound in the detection of fetal intracranial tumors. J Perinat Med 26:480–485

D'Addario V, Rossi AC, Pinto V, Pintucci A, Di Cagno L (2008) Comparison of six sonographic signs in the prenatal diagnosis of spina bifida. J Perinat Med 36:330–334

Dahlgren L, Wilson RD (2001) Prenatally diagnosed microcephaly: a review of etiologies. Fetal Diagn Ther 16:323–326

Dan U, Shalev E, Greif M, Weiner E (1992) Prenatal diagnosis of fetal brain arteriovenous malformation: the use of color Doppler imaging. J Clin Ultrasound 20:149–151

De Biasio P, Ginocchio G, Aicardi G, Ravera G, Venturini PL, Vignolo M (2003) Ossification timing of sacral vertebrae by ultrasound in the mid-second trimester of pregnancy. Prenat Diagn 23:1056–1059

Demyer W, Zeman W, Palmer CG (1964) The Face Predicts the Brain: Diagnostic significance of median facial anomalies for holoprosencephaly (arhinencephaly). Pediatrics 34:256–263

Di Vera E, Liberati M, Celentano C, Calabrese G, Guanciali-Franchi PE, Morizio E, Rotmensch S (2008) Rhombencephalosynapsis in a severely polymalformed fetus with non-mosaic tetrasomy 9p, in intracytoplasmic-sperm-injection pregnancy. J Assist Reprod Genet 25:577–580

Dobyns WB, Curry CJ, Hoyme HE, Turlington L, Ledbetter DH (1991) Clinical and molecular diagnosis of Miller–Dieker syndrome. Am J Hum Genet 48:584–594

Dobyns WB, Pagon RA, Armstrong D, Grix A, Greenberg F, Curry CJ et al (1989) Diagnostic criteria for Walker–Warburg syndrome. Am J Med Genet 32:195–210

Dubourg C, Bendavid C, Pasquier L, Henry C, Odent S, David V (2007) Holoprosencephaly. Orphanet J Rare Dis 2:8

Duckelmann AM, Kalache KD (2010) Three-dimensional ultrasound in evaluating the fetus. Prenat Diagn 30:631–638

Duthie SJ (2011) Folate and cancer: how DNA damage, repair and methylation impact on colon carcinogenesis. J Inherit Metab Dis 34:101–109

Ebbing M, Bonaa KH, Nygard O, Arnesen E, Ueland PM, Nordrehaug JE et al (2009) Cancer incidence and mortality after treatment with folic acid and vitamin B12. JAMA 302:2119–2126

Flores-Sarnat L (2008) Hemimegalencephaly syndrome. In: Vinken PJ, Bruyn GW (Hrsg) Handbook of clinical neurology 87:153–76.

Fong KW, Ghai S, Toi A, Blaser S, Winsor EJ, Chitayat D (2004) Prenatal ultrasound findings of lissencephaly associated with Miller-Dieker syndrome and comparison with pre- and postnatal magnetic resonance imaging. Ultrasound Obstet Gynecol 24:716–723

Forzano F, Mansour S, Ierullo A, Homfray T, Thilaganathan B (2007) Posterior fossa malformation in fetuses: a report of 56 further cases and a review of the literature. Prenat Diagn 27:495–501

Frey L, Hauser WA (2003) Epidemiology of neural tube defects. Epilepsia 44(Suppl 3):4–13

Gagel K, Heling KS, Kalache KD, Chaoui R (2003) Prenatal diagnosis of an intracranial arteriovenous fistula in the posterior fossa on the basis of color and three-dimensional power Doppler ultrasonography. J Ultrasound Med 22:1399–1403

Gaglioti P, Danelon D, Bontempo S, Mombro M, Cardaropoli S, Todros T (2005) Fetal cerebral ventriculomegaly: outcome in 176 cases. Ultrasound Obstet Gynecol 25:372–377

Ghi T, Simonazzi G, Perolo A, Savelli L, Sandri F, Bernardi B et al (2003) Outcome of antenatally diagnosed intracranial hemorrhage: case series and review of the literature. Ultrasound Obstet Gynecol 22:121–130

Girard N, Raybaud C, Gambarelli D, Figarella-Branger D (2001) Fetal brain MR imaging. Magn Reson Imaging Clin N Am 9:19–56

Goldstein I, Copel JA, Makhoul IR (2005) Mild cerebral ventriculomegaly in fetuses: characteristics and outcome. Fetal Diagn Ther 20:281–284

Goldstein I, Makhoul IR, Weissman A, Drugan A (2005) Hemivertebra: prenatal diagnosis, incidence and characteristics. Fetal Diagn Ther 20:121–126

Golja AM, Estroff JA, Robertson RL (2004) Fetal imaging of central nervous system abnormalities. Neuroimaging Clin N Am 14:293–306 (vii)

Goncalves LF, Lee W, Espinoza J, Romero R (2005) Three- and 4-dimensional ultrasound in obstetric practice: does it help? J Ultrasound Med 24:1599–1624

Guibaud L (2004) Practical approach to prenatal posterior fossa abnormalities using MRI. Pediatr Radiol 34:700–711

Guibaud L, Attia-Sobol J, Buenerd A, Foray P, Jacquet C, Champion F et al (2004) Focal sonographic periventricular pattern associated with mild ventriculomegaly in foetal cytomegalic infection revealing cytomegalic encephalitis in the third trimester of pregnancy. Prenat Diagn 24:727–732

Gupta AK, Varma DR (2004) Vein of Galen malformations: review. Neurol India 52:43–53

Gupta JK, Lilford RJ (1995) Assessment and management of fetal agenesis of the corpus callosum. Prenat Diagn 15:301–312

Hoffman CH, Dietrich RB, Pais MJ, Demos DS, Pribram HF (1993) The split notochord syndrome with dorsal enteric fistula. AJNR Am J Neuroradiol 14:622–627

Hogge WA, Schnatterly P, Ferguson 2nd JE (1995) Early prenatal diagnosis of an infratentorial arachnoid cyst: association with an unbalanced translocation. Prenat Diagn 15:186–188

Honein MA, Paulozzi LJ, Mathews TJ, Erickson JD, Wong LY (2001) of folic acid fortification of the US food supply on the occurrence of neural tube defects. Impact JAMA 285:2981–2986

Husler MR, Danzer E, Johnson MP, Bebbington M, Sutton L, Adzick NS et al (2009) Prenatal diagnosis and postnatal outcome of fetal spinal defects without Arnold-Chiari II malformation. Prenat Diagn 29:1050–1057

International Society of Ultrasound in Obstetrics & Gynecology Education Committee (2007) Sonographic examination of the fetal central nervous system: guidelines for performing the „basic examination" and the „fetal neurosonogram". Ultrasound Obstet Gynecol. 29:109–16.

Kalache KD, Eder K, Esser T, Proquitte H, Stoltenburg-Didinger G, Hartung JP (2006) Three-dimensional ultrasonographic reslicing of the fetal brain to assist prenatal diagnosis of central nervous system anomalies. J Ultrasound Med 25:509–514

Kapur RP, Mahony BS, Finch L, Siebert JR (2009) Normal and abnormal anatomy of the cerebellar vermis in midgestational human fetuses. Birth Defects Res A Clin Mol Teratol 85:700–709

Kohl T, Hering R, Heep A, Schaller C, Meyer B et al (2006) Percutaneous fetoscopic patch coverage of spina bifida aperta in the human – early clinical experience and potential. Fetal Diagn Ther 21:185–193

Kohl T, Gembruch U (2008) Current status and prospects of fetoscopic surgery for spina bifida in human fetuses. Fetal Diagn Ther 24:318–320

Kohl T, Tchatcheva K, Merz W, Wartenberg HC, Heep A et al (2009) Percutaneous fetoscopic closure of human spina bifida aperta: advances in fetal surgical techniques may obviate the need for early postnatal neurosurgical intervention. Surg Endosc 23:890–895

Lee W, Chaiworapongsa T, Romero R, Williams R, McNie B, Johnson A et al (2002) A diagnostic approach for the evaluation of spina bifida by three-dimensional ultrasonography. J Ultrasound Med 21:619–626

Maiuri F, Corriero G, Giampaglia F, Simonetti L (1986) Lateral thoracic meningocele. Surg Neurol 26:409–412

Malinger G, Ginath S, Lerman-Sagie T, Watemberg N, Lev D, Glezerman M (2001) The fetal cerebellar vermis: normal development as shown by transvaginal ultrasound. Prenat Diagn 21:687–692

Malinger G, Lev D, Lerman-Sagie T (2003) Assessment of fetal intracranial pathologies first demonstrated late in pregnancy: cell proliferation disorders. Reprod Biol Endocrinol 1:110

Malinger G, Lev D, Lerman-Sagie T (2006) Normal and abnormal fetal brain development during the third trimester as demonstrated by neurosonography. Eur J Radiol 57:226–232

Malinger G, Lev D, Zahalka N, Ben Aroia Z, Watemberg N, Kidron D et al (2003) Fetal cytomegalovirus infection of the brain: the spectrum of sonographic findings. AJNR Am J Neuroradiol 24:28–32

Martin HP (1970) Microcephaly and mental retardation. Am J Dis Child 119:128–131

Mercier S, Dubourg C, Belleguic M, Pasquier L, Loget P, Lucas J et al (2010) Genetic counseling and „molecular" prenatal diagnosis of holoprosencephaly (HPE). Am J Med Genet C Semin Med Genet 154 C:191–196

Mirlesse V, Courtiol C, Althuser M, Duyme M (2010) Ultrasonography of the fetal brainstem: a biometric and anatomical, multioperator, cross-sectional study of 913 fetuses of 21–36 weeks of gestation. Prenat Diagn 30:739–745

Moldenhauer JS (2013) Position statement on fetal myelomeningocele repair. Am J Obstet Gynecol: epub

Monteagudo A, Timor-Tritsch IE (1997) Development of fetal gyri, sulci and fissures: a transvaginal sonographic study. Ultrasound Obstet Gynecol 9:222–228

Nievelstein RA, Valk J, Smit LM, Vermeij-Keers C (1994) MR of the caudal regression syndrome: embryologic implications. AJNR Am J Neuroradiol 15:1021–1029

Pierre-Kahn A, Zerah M, Renier D, Lellouch-Tubiana A, Sainte-Rose C, Cinalli G et al (1997) Congenital lumbosacral lipomas. Childs Nerv Syst 13:298–334

Pilu G, Ambrosetto P, Sandri F, Tani G, Perolo A, Grisolia G et al (1994) Intraventricular fused fornices: a specific sign of fetal lobar holoprosencephaly. Ultrasound Obstet Gynecol 4:65–67

Pilu G, Falco P, Perolo A, Sandri F, Cocchi G, Ancora G et al (1997) Differential diagnosis and outcome of fetal intracranial hypoechoic lesions: report of 21 cases. Ultrasound Obstet Gynecol 9:229–236

Pomeranz S, Constantini S, Lubetzki-Korn I, Amir N (1991) Familial intracranial arachnoid cysts. Childs Nerv Syst 7:100–102

Rafferty PG, Britton J, Penna L, Ville Y (1998) Prenatal diagnosis of a large fetal arachnoid cyst. Ultrasound Obstet Gynecol 12:358–361

Raybaud C, Levrier O, Brunel H, Girard N, Farnarier P (2003) MR imaging of fetal brain malformations. Childs Nerv Syst 19:455–470

Robain O, Floquet C, Heldt N, Rozenberg F (1988) Hemimegalencephaly: a clinicopathological study of four cases. Neuropathol Appl Neurobiol 14:125–135

Robinson AJ, Blaser S, Toi A, Chitayat D, Halliday W, Pantazi S et al (2007) The fetal cerebellar vermis: assessment for abnormal development by ultrasonography and magnetic resonance imaging. Ultrasound Q 23:211–223

Robinson AJ, Blaser S, Toi A, Chitayat D, Halliday W, Pantazi S, Gundogan M, Laughlin S, Ryan G (2007) The fetal cerebellar vermis: assessment for abnormal development by ultrasonography and magnetic resonance imaging. Ultrasound Q 23:211–223

Robinson AJ, Goldstein R (2007) The cisterna magna septa: vestigial remnants of Blake's pouch and a potential new marker for normal development of the rhombencephalon. J Ultrasound Med 26:83–95

Rolo LC, Araujo Junior E, Nardozza LM, de Oliveira PS, Ajzen SA, Moron AF (2011) Development of fetal brain sulci and gyri: assessment through two and three-dimensional ultrasound and magnetic resonance imaging. Arch Gynecol Obstet 283:149–158

Rufener SL, Ibrahim M, Raybaud CA, Parmar HA (2010) Congenital spine and spinal cord malformations – pictorial review. AJR Am J Roentgenol 194(3 Suppl):26–37

Sakuta R, Aikawa H, Takashima S, Ryo S (1991) Epidermal nevus syndrome with hemimegalencephaly: neuropathological study. Brian Dev 13:260–265

Schlembach D, Bornemann A, Rupprecht T, Beinder E (1999) Fetal intracranial tumors detected by ultrasound: a report of two cases and review of the literature. Ultrasound Obstet Gynecol 14:407–418

Sherer DM, Onyeije CI (1998) Prenatal ultrasonographic diagnosis of fetal intracranial tumors: a review. Am J Perinatol 15:319–328

Simonazzi G, Guerra B, Bonasoni P, Pilu G, Lazzarotto T, Santini D et al (2010) Fetal cerebral periventricular halo at midgestation: an ultrasound finding suggestive of fetal cytomegalovirus infection. Am J Obstet Gynecol 202:599 e1–599 e5

Simpson JL, Mills J, Rhoads GG, Cunningham GC, Conley MR, Hoffman HJ (1991) Genetic heterogeneity in neural tube defects. Ann Genet 34:279–286

Sonigo PC, Rypens FF, Carteret M, Delezoide AL, Brunelle FO (1998) MR imaging of fetal cerebral anomalies. Pediatr Radiol 28:212–222

Stoll C, Alembik Y, Dott B (2007) Associated malformations in cases with neural tube defects. Genet Couns 18:209–215

Suzuki H, Takanashi J, Sugita K, Barkovich AJ, Kohno Y (2002) Retrocerebellar arachnoid cysts in siblings with mental retardation and undescended testis. Brian Dev 24:310–313

TortoriDonati P, Rossi A, Cama A (2000) Spinal dysraphism: a review of neuroradiological features with embryological correlations and proposal for a new classification. Neuroradiology 42:471–491

Vajsar J, Schachter H (2006) Walker-Warburg syndrome. Orphanet J Rare Dis 1:29
Van den Hof MC, Nicolaides KH, Campbell J, Campbell S (1990) Evaluation of the lemon and banana signs in one hundred thirty fetuses with open spina bifida. Am J Obstet Gynecol 162:322–327
Volpe P, Campobasso G, De Robertis V, Rembouskos G (2009) Disorders of prosencephalic development. Prenat Diagn 29:340–354
Volpe P, Contro E, De Musso F, Ghi T, Farina A, Tempesta A et al (2012) Brainstem-vermis and brainstem-tentorium angles allow accurate categorization of fetal upward rotation of cerebellar vermis. Ultrasound Obstet Gynecol 39:632–635
Wax JR, Watson WJ, Miller RC, Ingardia CJ, Pinette MG, Cartin A et al (2008) Prenatal sonographic diagnosis of hemivertebrae: associations and outcomes. J Ultrasound Med 27:1023–1027
Weisz B, Achiron R, Schindler A, Eisenberg VH, Lipitz S, Zalel Y (2004) Prenatal sonographic diagnosis of hemivertebra. J Ultrasound Med 23:853–857
Yuval Y, Lerner A, Lipitz S, Rotstein Z, Hegesh J, Achiron R (1997) Prenatal diagnosis of vein of Galen aneurysmal malformation: report of two cases with proposal for prognostic indices. Prenat Diagn 17:972–977
Zalel Y, Seidman DS, Brand N, Lipitz S, Achiron R (2002) The development of the fetal vermis: an in-utero sonographic evaluation. Ultrasound Obstet Gynecol 19:136–139
Zalel Y, Yagel S, Achiron R, Kivilevich Z, Gindes L (2009) Three-dimensional ultrasonography of the fetal vermis at 18 to 26 weeks' gestation: time of appearance of the primary fissure. J Ultrasound Med 28:1–8
Zanders EH, Buist FC, van Vugt JM (2003) Prenatal diagnosis of fetal intracranial hemorrhage at 25 weeks of gestation. Fetal Diagn Ther 18:324–327

Gesicht und Hals

K.-S. Heling, H. Lebek

U. Gembruch, K. Hecher, H. Steiner (Hrsg.), *Ultraschalldiagnostik in Geburtshilfe und Gynäkologie,*
DOI 10.1007/978-3-642-29633-8_7,

7.1 Normalbefund

7.1.1 Erstes Trimenon (11–13+6 SSW)

Das Gesicht und der Hals lassen sich in 3 Schnittebenen darstellen.

Im **Frontalschnitt** fährt man den Schallkopf von anterior nach dorsal und sieht die Stirn mit der beginnenden Verknöcherung der Frontalknochen sowie die Frontalnaht, die beiden großen Augenhöhlen (ggf mit den Linsen), die Nase mit den beiden Nasenknochen sowie die Maxilla und die Mandibula. Da der Fetus im I. Trimenon kaum Unterhautfettgewebe hat, ergibt sich eine knochenbetonte Darstellung der Gesichtsstrukturen. Der Hals ist ebenfalls darstellbar, im Frontalschnitt sieht man den Pharynx, eine weitergehende Differenzierung ist zu diesem Zeitpunkt noch nicht möglich. (▫ Abb. 7.1, ▫ Abb. 7.2)

Im **Horizontalschnitt** erfolgt die Schallkopfbewegung von kranial nach kaudal und es werden folgende Strukturen sichtbar: Stirn mit den Frontalknochen und der Frontalnaht („metopic suture"), beide Augen (Mit hochauflösenden Ultraschallgeräten kann man in den Augen, im vorderen Drittel die Linse als eine kleine echoarme Struktur darstellen.), die Nase mit den zwei Nasenknochen und Maxilla und Mandibula. Im Horizontalschnitt schwenkt man den Schallkopf dann weiter nach kaudal und bekommt im Hals den Pharynx zur Darstellung (▫ Abb. 7.3).

Die dritte Schnittebene ist der **Sagittalschnitt**, den man üblicherweise als **Mediosagittalschnitt** mit der Darstellung von Stirn (Frontalknochen), der Nase (Knochen und Haut), sowie Maxilla und Mandibula und dem Kinn anwendet. Mit dieser Schnittebene wird das Profil des Fetus dargestellt (▫ Abb. 7.4). Schwenkt man den Schallkopf von dieser Schnittebene jeweils nach links bzw. rechts lateral, so werden die Augen sichtbar. Geht man mit dem Schallkopf noch weiter nach lateral, stellen sich die Ohren dar. Im Sagittalschnitt des Halses wird im I. Trimenon die Nackentransparenz gemessen. Auch in dieser Schnittebene sieht man den Pharynx.

7.1.2 Zweites Trimenon (20–24 SSW) und drittes Trimenon (28–32 SSW)

Auch im II. und III. Trimenon erfolgt die Gesichts- und Halsdarstellung in den drei Schnittebenen.

Im **Frontalschnitt** schwenkt man den Schallkopf von vorne nach hinten: Man sieht die Stirn mit den jetzt voll entwickelten Frontalknochen und der Frontalnaht, die beiden Augen mit den beiden Linsen, die Nase mit beiden Nasenknochen, die Nasenspitze mit den beiden Nasenlöchern, den Oberkiefer und die Oberlippe sowie den Unterkiefer und die Unterlippe. Bei geöffnetem Mund ist bisweilen auch die Zunge darzustellen. Im II. Trimenon sieht man Augenbewegungen und auch Öffnungsbewegungen des Mundes (▫ Abb. 7.5., ▫ Abb. 7.6., ▫ Abb. 7.7).

Der Hals ist im Frontalschnitt ebenfalls sehr gut darstellbar. Man erkennt den Pharynx, den Larynx mit den Recessus piriformis und der Epiglottis, den Ösophagus und die Trachea. Zu diesem Zeitpunkt sind Schluckbewegungen nachweisbar.

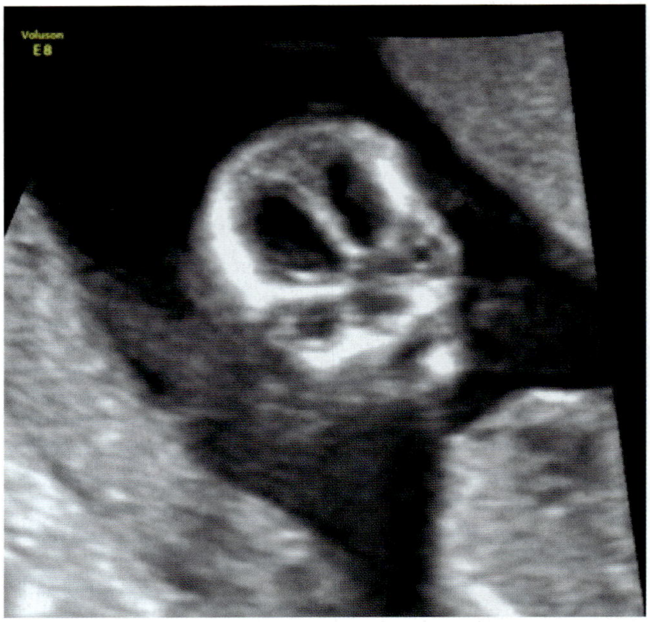

▫ **Abb. 7.1** Frontalschnitt des Gesichts 13+2 SSW. Beide Augen mit den Linsen sowie Ober- und Unterkiefer sind dargestellt

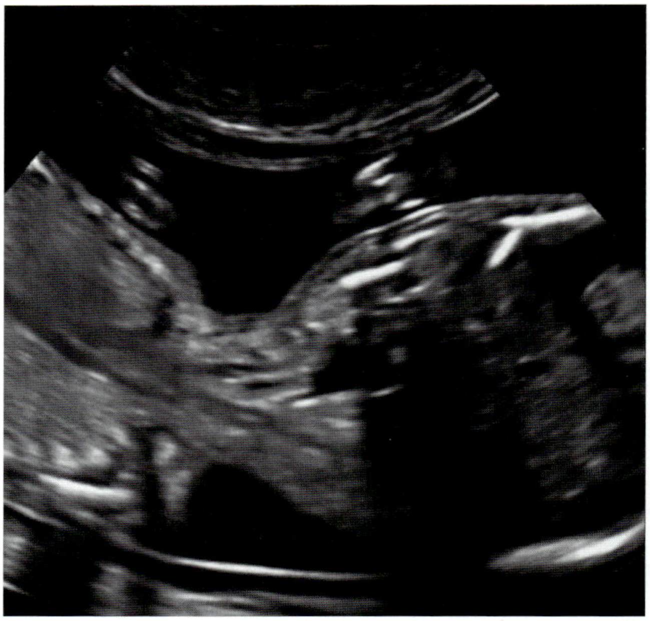

▫ **Abb. 7.2** Frontalschnitt des Halses (12+5 SSW) mit Darstellung von Pharynx und Larynx sowie der Trachea

Seitlich der Mittellinienorgane sind die Halsgefäße (medial die Arteria carotis communis, lateral die Vena jugularis) zu erkennen (▫ Abb. 7.8.).

Im **Horizontalschnitt** fährt man den Schallkopf von kranial nach kaudal. Dabei werden die Intaktheit der Stirn mit den beiden Frontalknochen und der Frontalnaht, die beiden Augen mit den Linsen im vorderen Drittel des Auges (mitunter ist auch die A. hyaloridea zu sehen, die durch den Glaskörper zieht) und den Augenbewegungen, die Nase mit den beiden Nasenknochen und dem knorpeligen Anteil bis zur

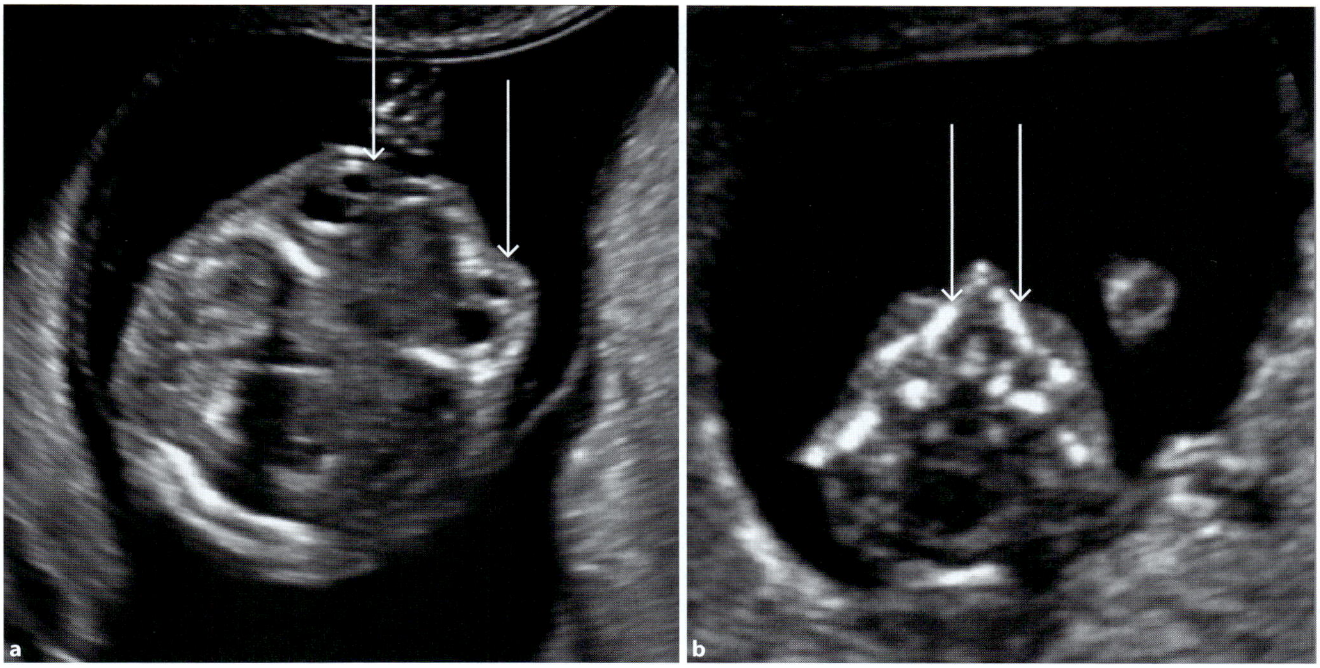

■ **Abb. 7.3** Horizontalschnitt durch das Gesicht 13+2 SSW. Beide Augen sind mit den Linsen sichtbar (**a**), während in **b** beide Nasenknochen zu sehen sind

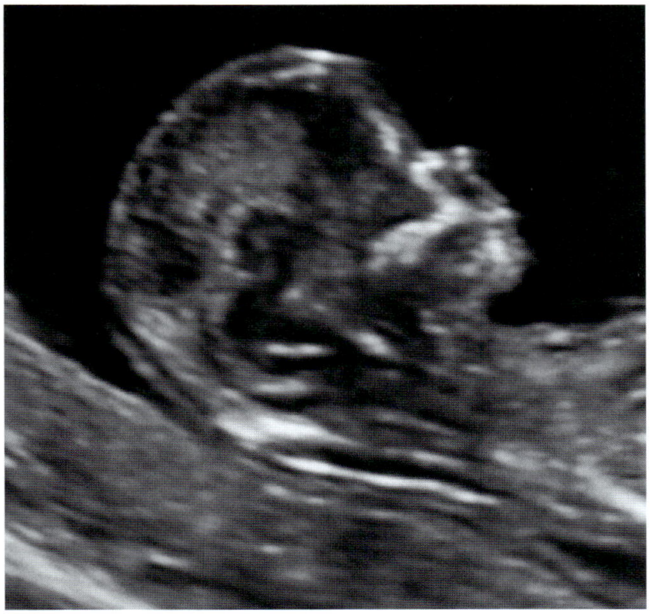

■ **Abb. 7.4** Mediosagittalschnitt des Kopfes 13+0 SSW. Das Gesichtsprofil mit der beginnenden Verknöcherung der Stirn, dem Nasenknochen und Ober- und Unterkiefer sind sichtbar

Nasenspitze, der Oberkiefer mit den Zahnanlagen und der Oberlippe, der Gaumen, die Zunge sowie der Unterkiefer mit den Zahnanlagen und der Unterlippe beurteilt. Schwenkt man jetzt den Schallkopf weiter nach kaudal, so sieht man im Hals den Pharynx und anschließend den Larynx mit Recessus piriformis, Epiglottis und Rima glottidis (■ Abb. 7.9, ■ Abb. 7.10, ■ Abb. 7.11, ■ Abb. 7.12).

Der **Sagittalschnitt** wird wiederum in der Mediosagittallinie begonnen, sichtbar sind die Stirn mit den Frontalknochen, die Nase mit Nasenknochen und Nasenknorpel, der Oberkiefer mit der Oberlippe, die Zunge und der Unterkiefer mit der Unterlippe. Schwenkt man den Schallkopf von der Mittellinie ausgehend nach links bzw. rechts, so bekommt man in den Parasagittalschnitten vor allem die Augen mit den Linsen zu sehen. Ganz lateral findet man die äußeren Ohren mit den jetzt in typischer Weise darstellbaren Ohrmuscheln.

Tipp

Um den Nasenknochen sicher zu messen, sollte der Insonationswinkel 90° betragen.

Der Hals ist ebenfalls mit Pharynx und Larynx und der Epiglottis zu sehen (■ Abb. 7.13., ■ Abb. 7.14., ■ Abb. 7.15).

7.1.3 Diagnostik des Gaumens im Ultraschall

Die Darstellung der Oberlippe gelingt sonografisch sehr gut, sodass äußere Spaltbildungen gut diagnostiziert und meist ausgeschlossen werden können. Dagegen stellt die Diagnostik des Gaumens eine große Herausforderung dar. Insbesondere durch den Nachweis der Mikrodeletion 22q11, die häufig mit einer Gaumenspalte vergesellschaftet ist, stellt sich diese Frage.

In den letzten Jahren wurden vermehrt Publikationen zur Diagnostik des Gaumens veröffentlicht (Demircioglu et al. 2008, Faure et al. 2008, Maarse et al. 2010, Martinez Ten et al. 2009, Pilu u. Segata 2007). Insbesondere diejenigen, die die 3D-Sonografie (OmniView, revers face, flipped face, oblique face) verwenden, sind sehr artefaktanfällig, da in der Regel der Schatten der vorge-

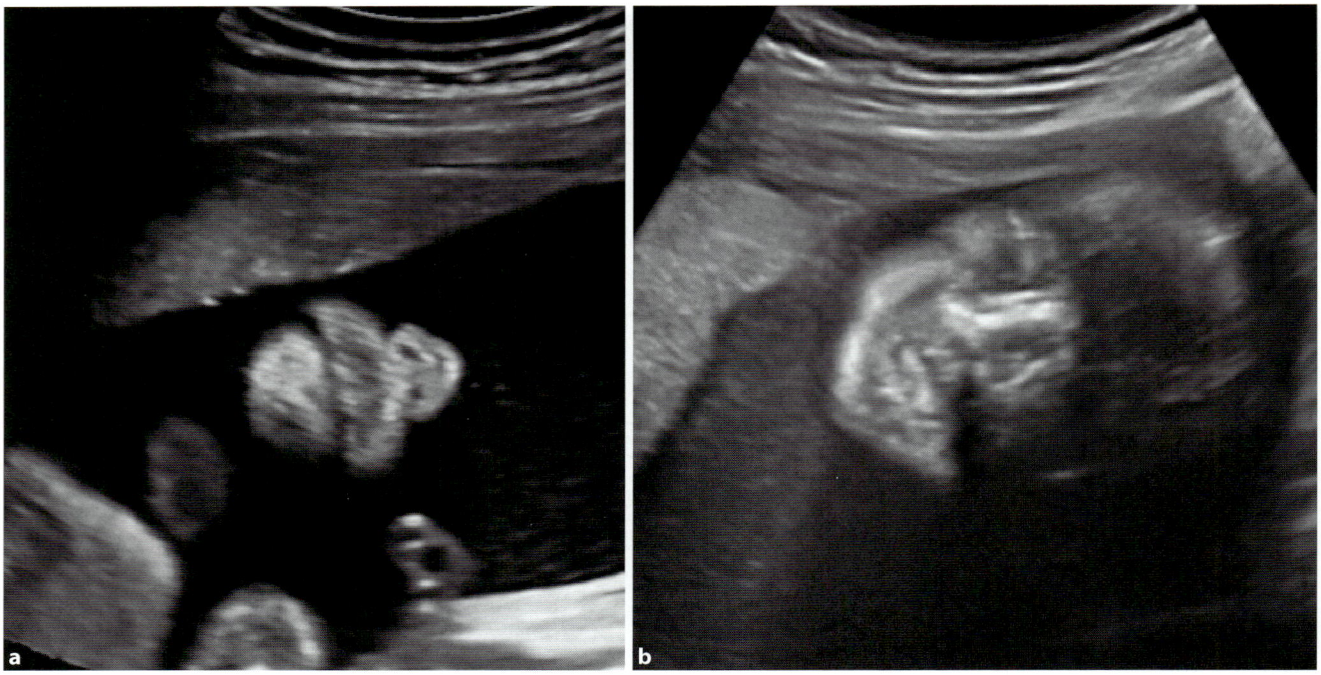

Abb. 7.5 Frontalansicht des Gesichts 22+2 SSW. **a** Darstellung von Mund und Nase. **b** Frontalschnitt durch das Gesicht mit Mund und Zunge, den Nasenknochen sowie den Augen und der Stirn

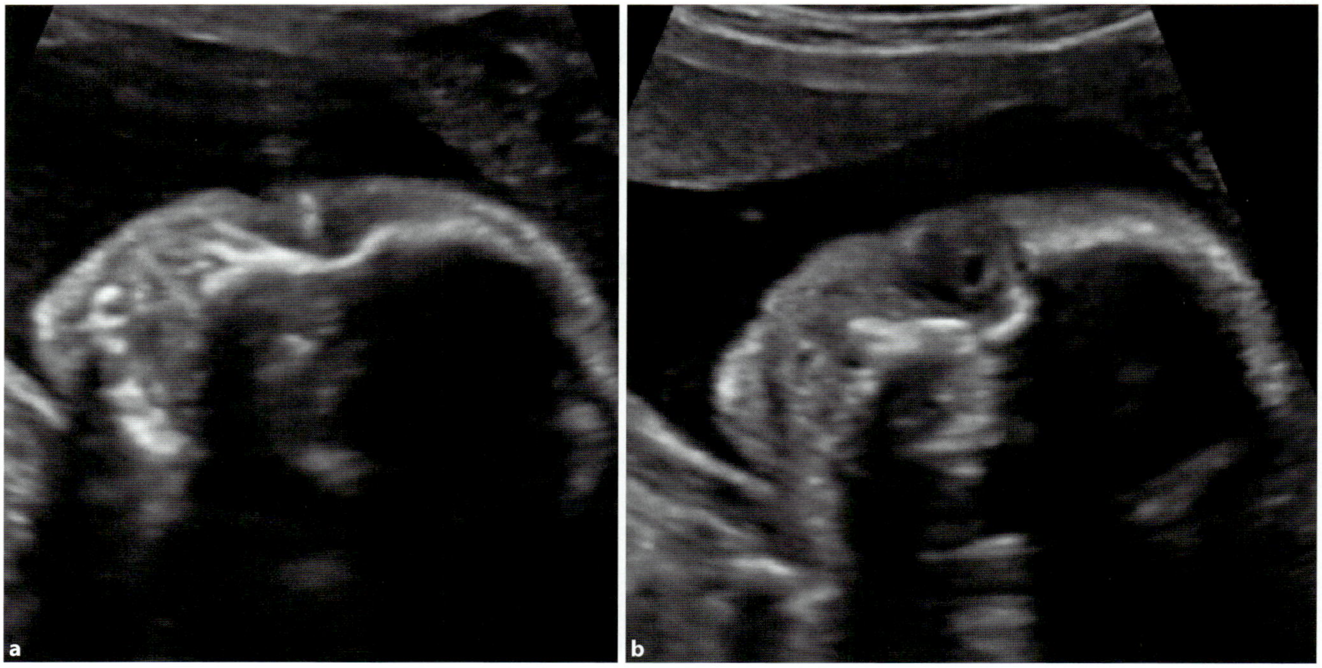

Abb. 7.6 Frontalschnitt des Gesichts 22+2 SSW. **a** Mund, Nase und Auge mit geschlossenem Augenlid ist sichtbar. **b** Mund, Nase und Auge mit Linse ist sichtbar

lagerten Organe eine suffiziente Ausschlussdiagnostik schwierig macht.

Wilhelm und Borgers (2010) beschreiben das „equal sign" als Zeichen im 2D-Ultraschall, worunter die Darstellung der Uvula in einem Sagittalschnitt verstanden wird. Die sichere Darstellung der Uvula soll eine Gaumenspalte weitestgehend ausschließen.

7.1.4 3D-Sonografie des Gesichts

Auch wenn die 3D-Sonografie Gegenstand eines eigenen Kapitels ist, so hat die 3D- und 4D-Darstellung doch erheblich die Darstellung des Gesichts vereinfacht. Dabei muss berücksichtigt werden, dass ein Gesicht mit 13 oder 22 SSW nicht dem Gesicht eines Neugeborenen entspricht. Dies ist erst etwa ab 28 SSW ver-

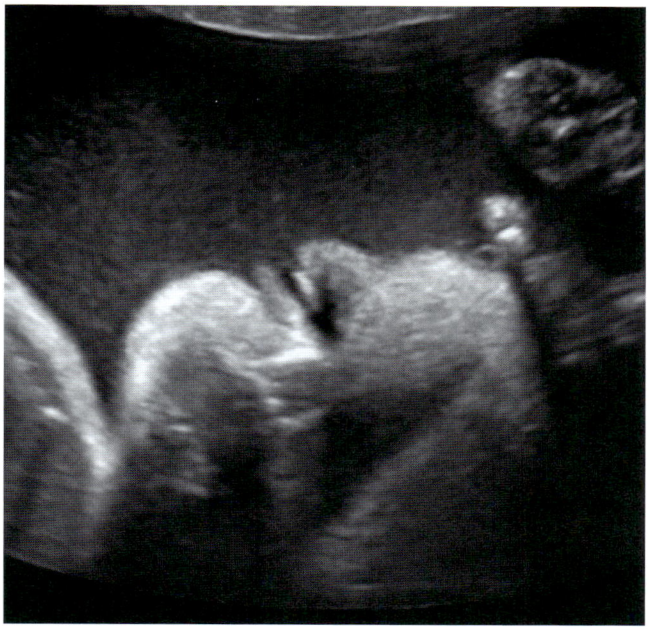

Abb. 7.7 Frontalschnitt des Gesicht 30+6 SSW mit Öffnung der Augenlider

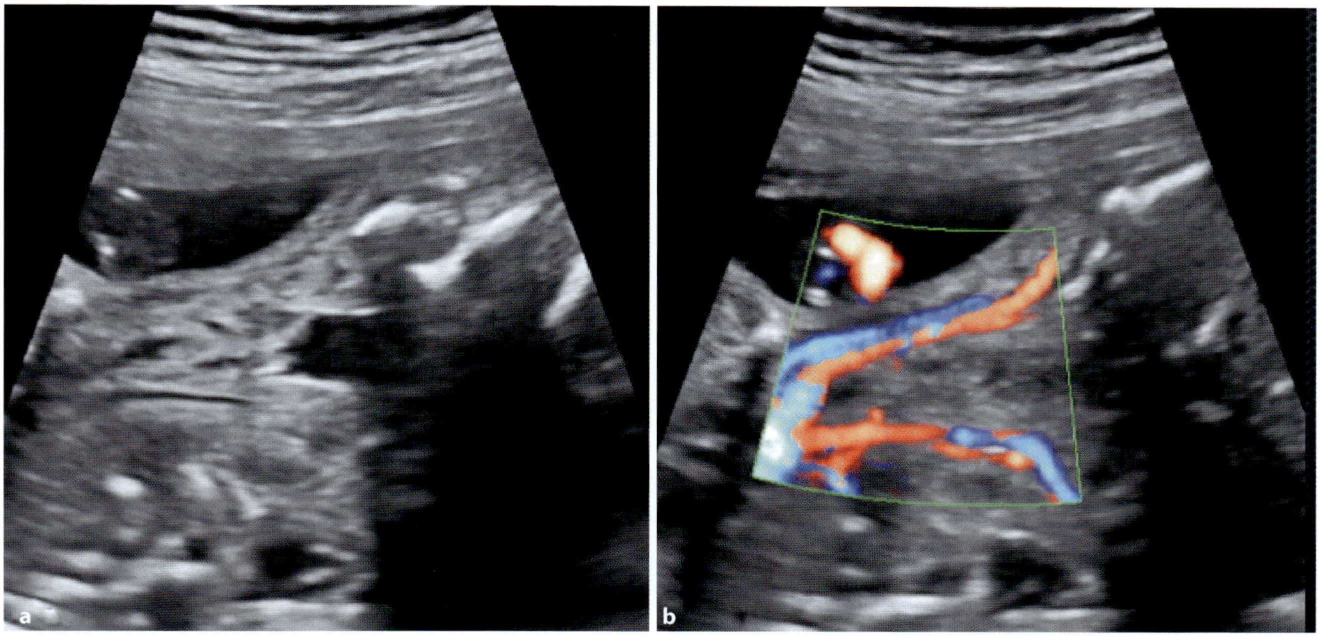

Abb. 7.8 Frontalschnitt des Halses (22+1 SSW). **a** Pharynx, Larynx und die Trachea. **b** Zusätzlich im Farbdoppler die Aa. und Vv. carotes

gleichbar (Abb. 7.16., Abb. 7.17., Abb. 7.18., Abb. 7.19, Abb. 7.20).

Der Vorteil liegt nicht nur in den nahezu fotorealistischen Bildern des Gesichts, in denen auch der medizinische Laie etwas erkennt, sondern die fast unbegrenzten Möglichkeiten der Darstellung von Gesichtsstrukturen über die freie Wahl der Schnittführung und die verschiedensten Be- und Verarbeitungsmodi des digitalen Datenvolumens.

Die räumliche Darstellung des Gesichts ist bei der Suche nach typischen Zeichen syndromaler Erkrankungen unverzichtbar. Details werden im ► Kap. 16 (3D-Sonografie) beschrieben.

7.1.5 Biometrie des Gesichts und des Halses

Folgende Parameter werden im Gesicht gemessen:

- Nasenknochen
- Augenbiometrie
  - Orbitadurchmesser
  - innerer Augenabstand
  - äußerer Augenabstand
  - „interlens distance"

Als Faustregel kann gelten, das der Orbitadurchmesser etwa dem inneren Augenabstand entspricht (Cicero et al. 2003, Kivilevitch et al. 2010, Roth et al. 1999).

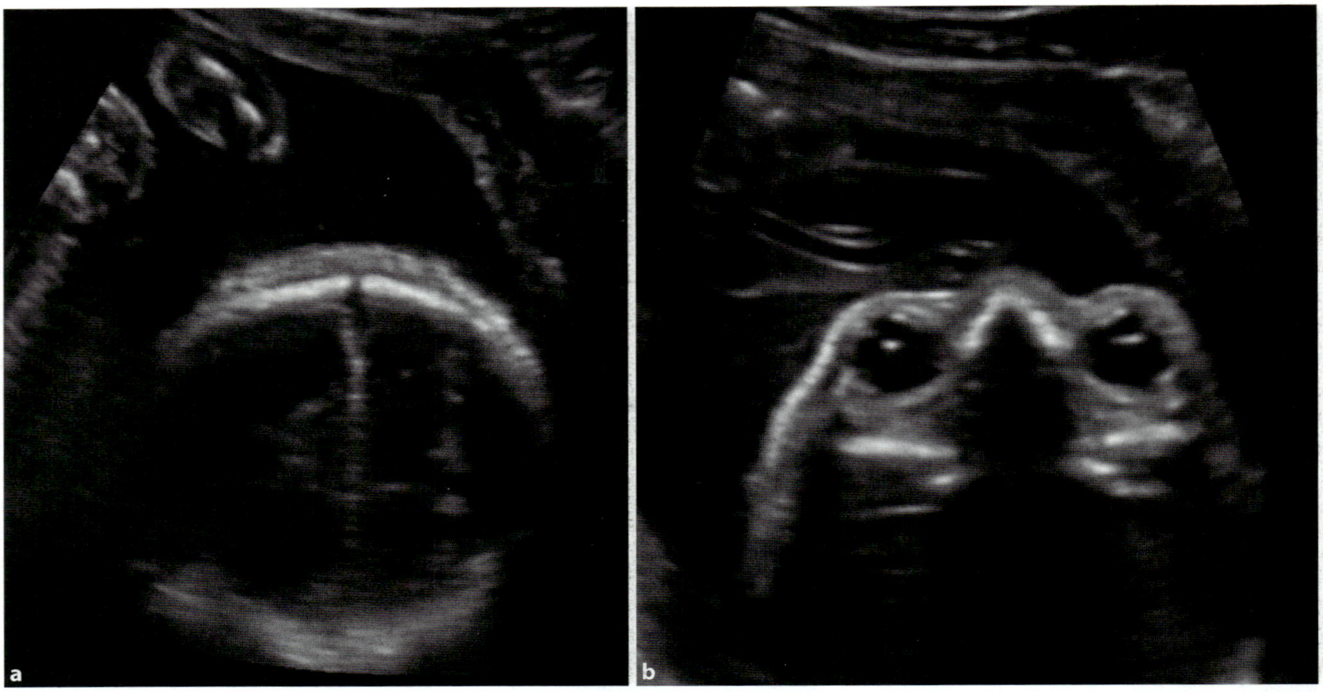

Abb. 7.9 Horizontalschnitt durch das Gesicht (22+5 SSW) mit Darstellung der Stirn **(a)** und der beiden Augen mit Linsen und der Nase **(b)**

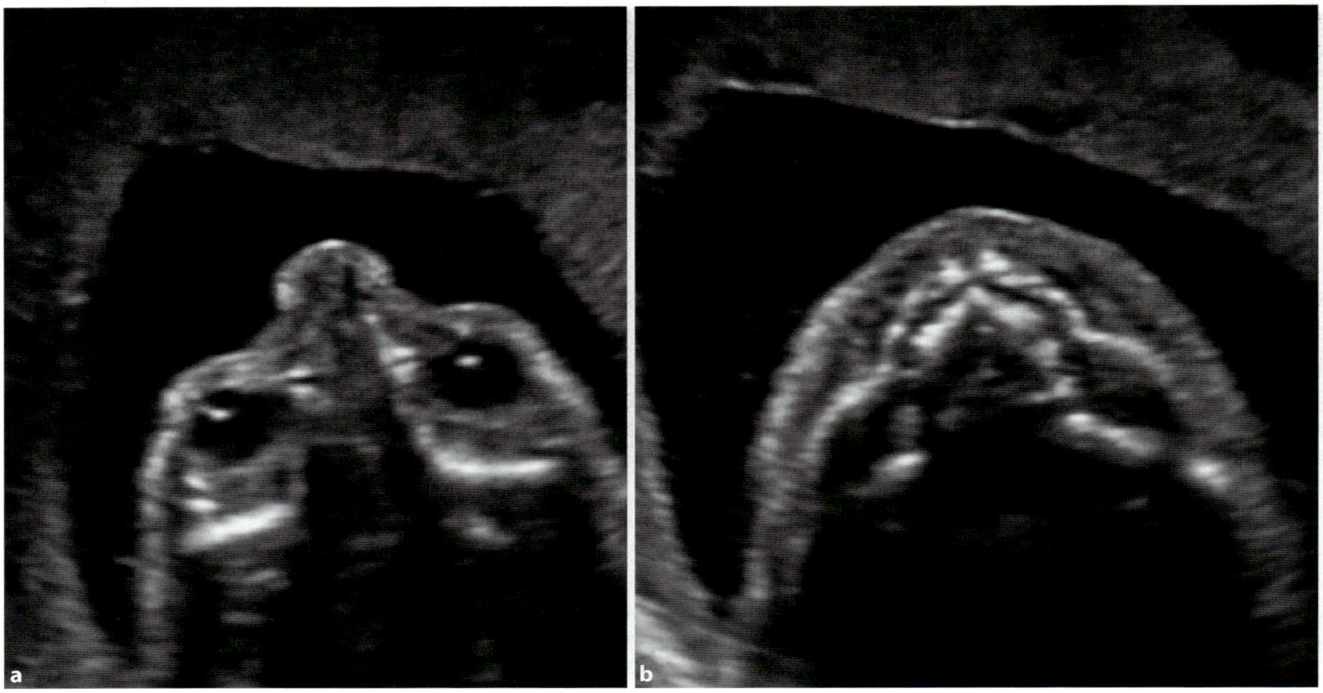

Abb. 7.10 Horizontalschnitt des Gesichts (22+5 SSW) mit Darstellung beider Augen mit Linsen sowie der Nase **(a)** und des Oberkiefers mit den Zahnanlagen **(b)**

Darüber hinaus werden neuere Parameter und Quotienten (z. B. Bestimmung der Nasenlänge, des Philtrums, der Nasenprotrusion, Pronasal-subnasal-Distanz, Gesichtshöhe und des maxilla-naso-mandibular-Winkels, die Mund-Kinn-Distanz, pränasale Nasendicke) analysiert, deren Bedeutung aber noch evaluiert werden muss (De Jong-Pleij et al. 2010, Goldstein et al. 2010, Persico et al. 2008).

Achiron et al. (1997) erstellte **Normkurven für die Zungengröße** in Abhängigkeit vom Schwangerschaftsalter. Dem Zungenumfang kommt noch eine Bedeutung im Rahmen der Beurteilung einer Makroglossie zu.

Zungenumfang (mm)= –23,9 + 2,75 × Schwangerschaftsalter(SSW)

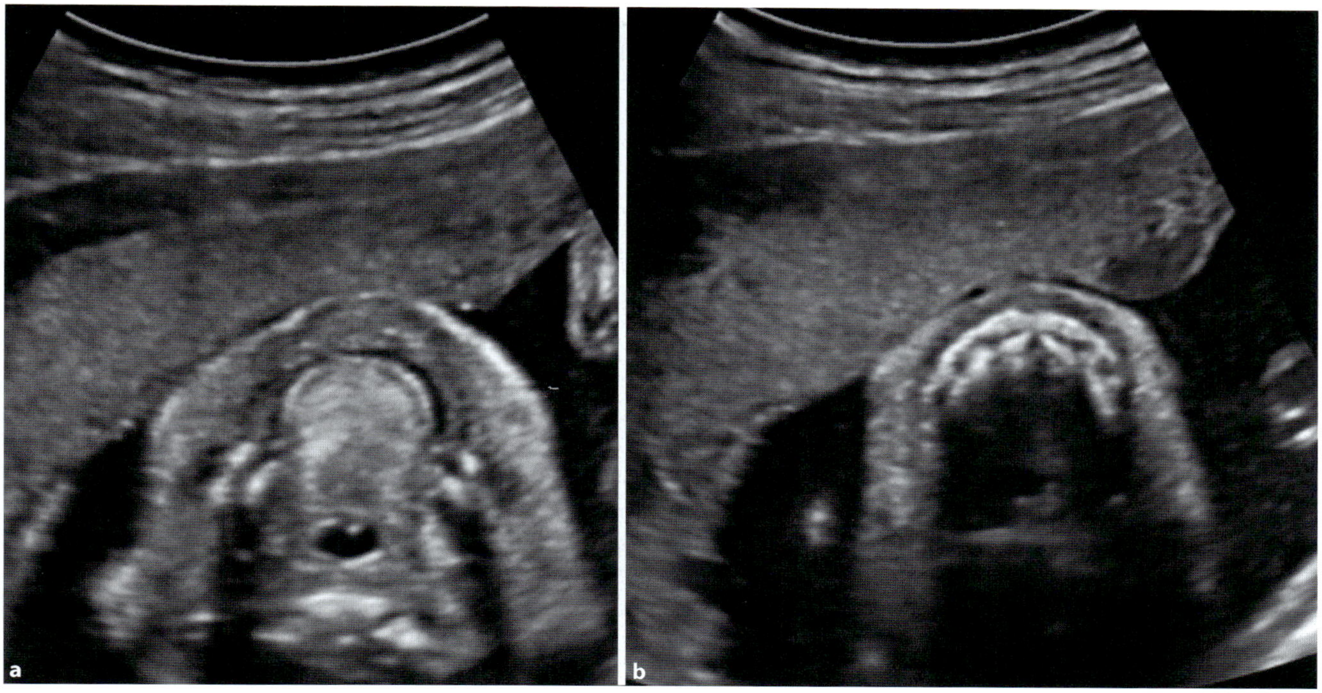

Abb. 7.11 Horizontalschnitt des Gesichts (22+5 SSW) mit Darstellung der Zunge und des Pharynx **(a)** und des Unterkiefers mit Zahnanlagen **(b)**

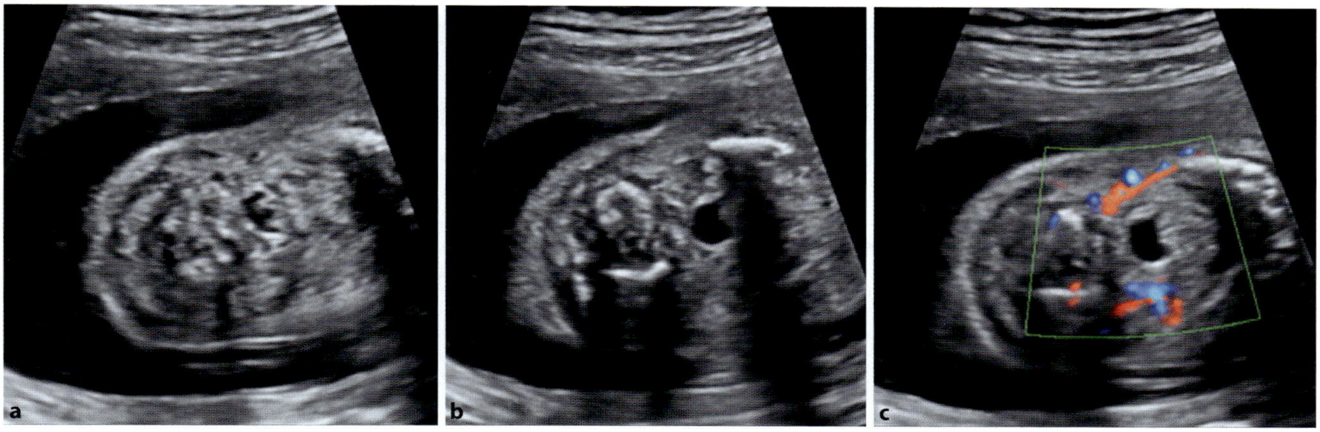

Abb. 7.12 Horizontalschnitt des Halses (22+1 SSW). **a** Larynx mit den Recessus piriformis. **b** Pharynx. **c** Pharynx mit den Halsgefäßen

In der Halsregion ist insbesondere die **Nackentransparenz** von Bedeutung. Die Existenz einer Nackentransparenz im I. Trimenon ist normal (▶ Kap. 5).

Die normale Anatomie von Gesicht und Hals ist in Tab. 7.1 zusammengefasst.

7.2 Pathologie

7.2.1 Fehlbildungen der Augen

Bei den Fehlbildungen der Augen stehen folgende Fehlbildungen im Vordergrund:

- Anopthalmie
- Mikroopthalmie
- Hypotelorismus
- Hypertelorismus
- Zyklopie
- Proptosis
- Katarakt
- Dakryozystozele

Generell sind Fehlbildungen der Augen selten. In der Regel treten sie als Teil komplexer Fehlbildungen auf.

Tipp

Die Diagnose einer Augenfehlbildung kann am besten gestellt werden, wenn man beide Augen in einer Ebene nebeneinanderliegend darstellt.

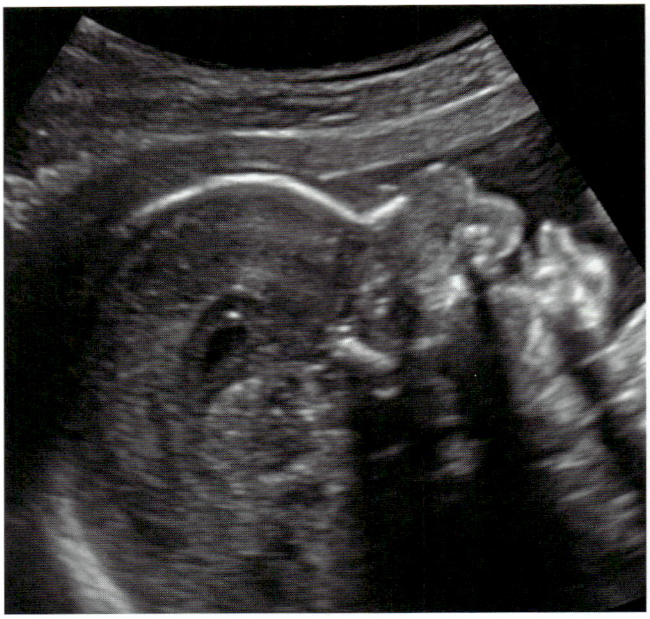

Abb. 7.13 Mediosagittalschnitt des Gesichts 22 SSW. Stirn mit Haut, Nasenknochen, sowie Ober- und Unterkiefer sind sichtbar

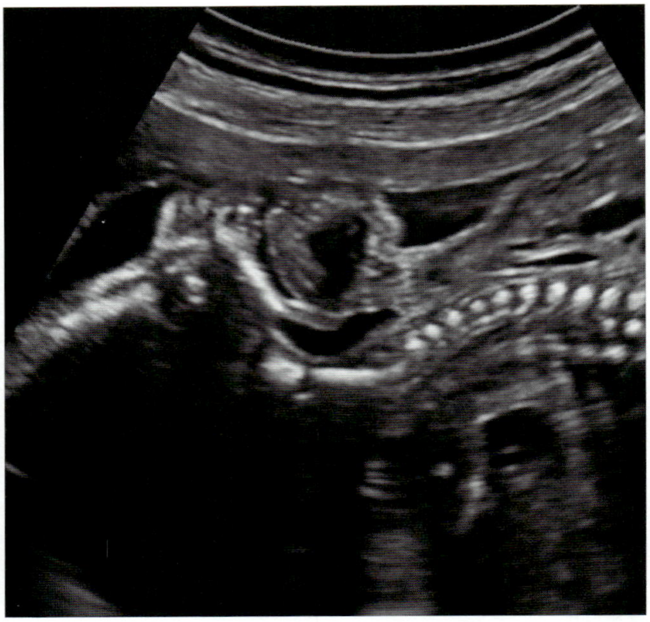

Abb. 7.14 Sagittalschnitt von Kopf und Hals bei Dorsalflexion des Kopfes (22+0 SSW). Der Oberkiefer ist bis zur Uvula sichtbar, ebenso die Zunge und der Pharynx

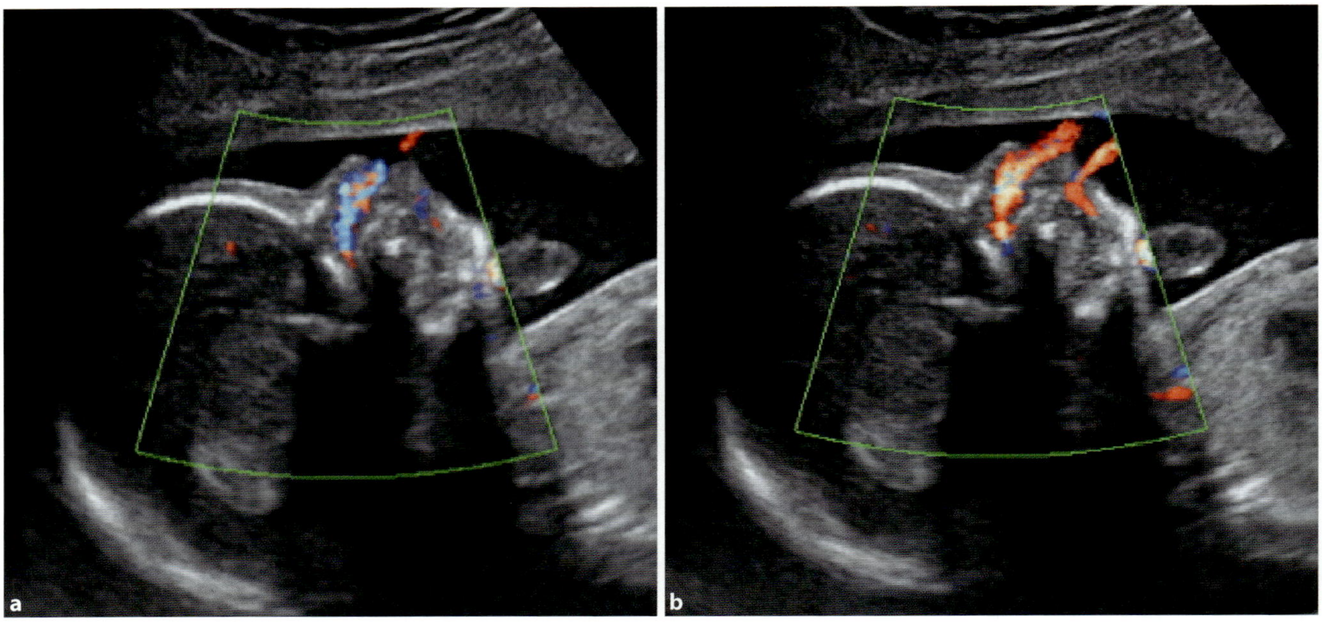

Abb. 7.15 **a** Nasenatmung. **b** Nasen-und Mundatmung. Mittels Farbdoppler kann man die Ein- und Ausatmung nachweisen

Die **Anopthalmie** kennzeichnet das Fehlen eines oder beider Augen. Sie ist sehr selten, die Prognose wird durch die Grundkrankheit bestimmt (Abb. 7.21). Eine mögliche Ursache kann das Goldenhar-Gorlin Syndrom sein (hemifasziale Mikrosomie) (Nyberg et al. 2003).

Eine **Mikroopthalmie** bezeichnet eine reduzierte Größe des Auges. Sie kann ein- bzw. beidseits auftreten, die Diagnose wird entweder über die Diskrepanz der Größe der Orbitae bzw. durch das direkte Messen gestellt. Eine Mikroopthalmie tritt nur sehr selten isoliert auf (Tab. 7.2, Abb. 7.22, Abb. 7.23).

Unter einem **Hypotelorismus** versteht man einen zu engen Augenabstand (► Abschn. 7.1.5, Biometrie), meist im Rahmen anderer Begleitfehlbildungen. Dabei ist der innere Augenabstand unter die 5. Perzentile vermindert. Der Hypotelorismus tritt meistens assoziiert mit weiteren Fehlbildungen auf (Tab. 7.2, Abb. 7.24, Abb. 7.25).

Eine **Zyklopie** ist der Extremfall des Hypotelorismus mit der weitgehenden Verschmelzung beider Orbitae. Die Zyklopie kann mit einem Proboscis verbunden sein, der eine blind endende Tube anstelle einer Nase darstellt und üblicherweise oberhalb der zu erwartenden Lokalisation der Orbitae liegt (Abb. 7.26).

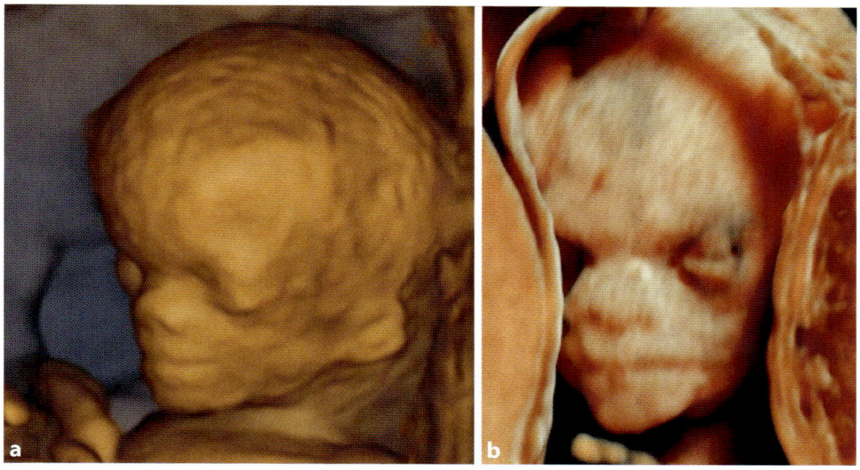

Abb. 7.16 **a** Oberflächendarstellung des Gesichts (12+2 SSW), **b** Frontalansicht mit Mund, Nase und Augenlidern (12+2 SSW)

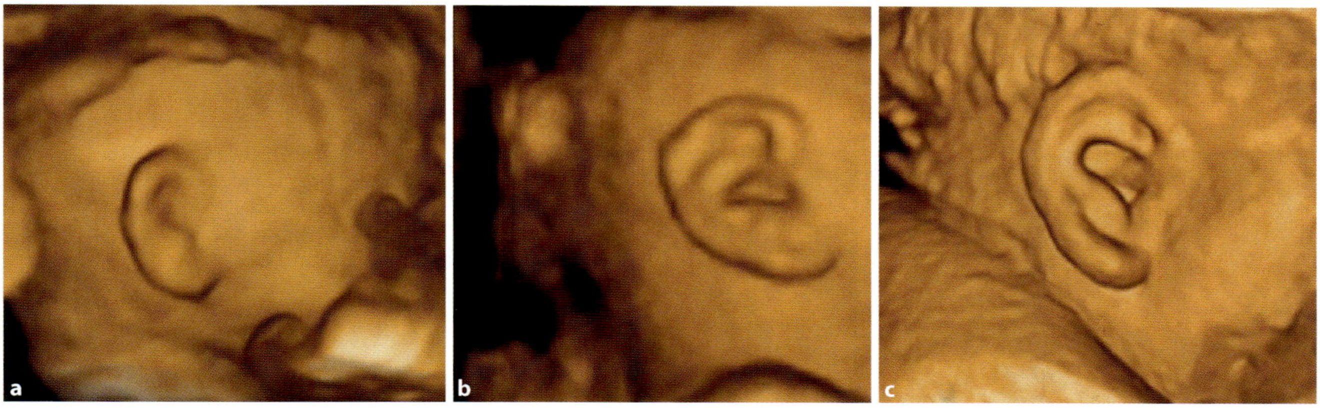

Abb. 7.17 Darstellung der Ohren und ihrer Entwicklung in der Schwangerschaft mittels 3D-Sonografie: **a** 22+3 SSW. **b** 30+3 SSW. **c** 36+3 SSW mit Haaren

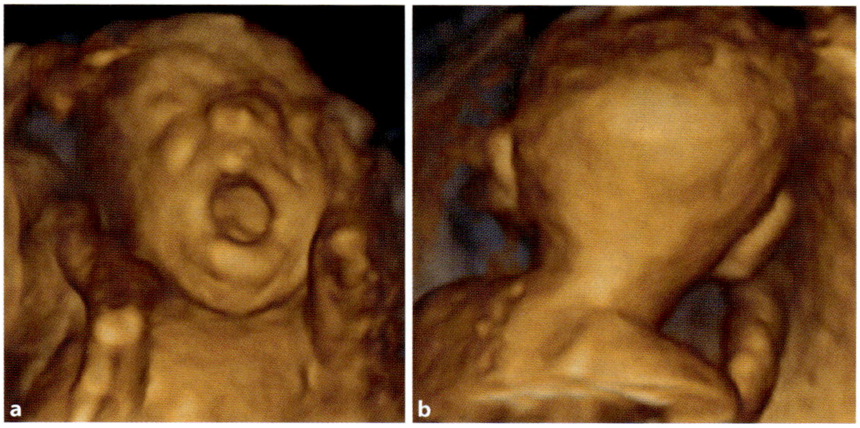

Abb. 7.18 3D-Ansicht des Gesichts von vorn mit geöffnetem Mund in der 22+2 SSW (**a**) sowie von hinten Darstellung beider Ohren und des Hinterhaupts (**b**)

Unter einem **Hypertelorismus** versteht man einen zu weiten Augenabstand (innerer Augenabstand >95. Perzentile). Das isolierte Auftreten ist ausgesprochen selten und tritt meist im Rahmen anderer Fehlbildungen auf (Tab. 7.2, Abb. 7.27).

Eine **Proptosis** kennzeichnet sehr hervorstehende Augen und tritt ebenfalls in der Regel mit assoziierten Fehlbildungen auf (Tab. 7.2 , Abb. 7.28).

Ein **Katarakt** ist eine Eintrübung der Linse. Sonografisch erscheint diese dann echogen und weiß. Die Inzidenz wird mit 1:15.000 bis 1:10.000 Geburten angegeben (Monteguado et al. 1996). Ursachen können Infektionen (Zytomegalie bzw. Toxoplasmose) und genetische Syndrome sein (z. B. zerebro-okulofazio-skelettale Syndrom, COFS) (Abb. 7.29).

Eine **Dakryozystozele** ist eine zystische Erweiterung des Tränengangs, die sich als eine echoarme Struktur im inneren Augenwinkel darstellt und in der Größe erheblich variieren kann. Die Diagnose wird oft erst nach 30 SSW im B-Bild gestellt. Sie kann ein- bzw. beidseitig sein und ist bei isoliertem Auftreten durch eine sehr gute Prognose gekennzeichnet. Häufig kommt es zu einer Spontanremission (Abb. 7.30).

Tab. 7.1 Normale Anatomie von Gesicht und Hals

I. Trimenon	Stirn mit Frontalknochen, Frontalnaht (Vorhanden? Form?) 2 Augen Nase mit 2 Nasenknochen und dem knorpeligen Anteil Ober- und Unterkiefer Pharynx Ohren
II. und III. Trimenon	Stirn mit Frontalknochen, Frontalnaht (Vorhanden? Form?) 2 Augen mit den Linsen Augenbewegungen (Symmetrisch?) Nase mit 2 Nasenknochen und dem knorpeligen Anteil, Nasenspitze mit 2 Nasenlöchern Nachweis der Nasenatmung mit Farbdoppler bei speziellen Fragestellungen Oberkiefer mit Oberlippe, Kontur der Oberlippe Darstellung des Gaumens Zunge mit Zungenbewegungen Unterkiefer mit Unterlippe Pharynx und Larynx mit Epiglottis, Stimmritze und Trachea Halsgefäße (A. carotis communis und V. jugularis) Nachweis von Atembewegungen in der Nase bzw. der Trachea bei speziellen Fragestellungen (Farbdoppler bzw. gepulster Doppler) Darstellung der äußeren Ohren

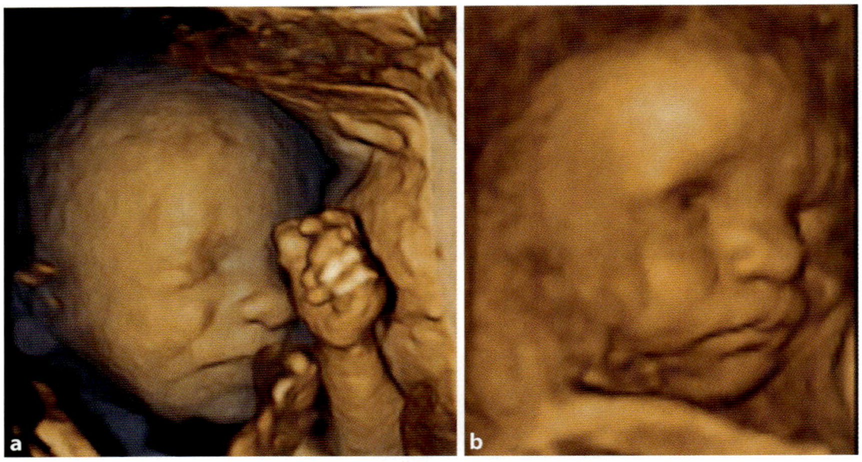

Abb. 7.19 Oberflächendarstellung des Gesichts in der 22+0 SSW **(a)** und 32+2 SSW **(b)**. In der 32. SSW ist auch in der 3D-Sonografie die Öffnungsbewegung der Lider sichtbar

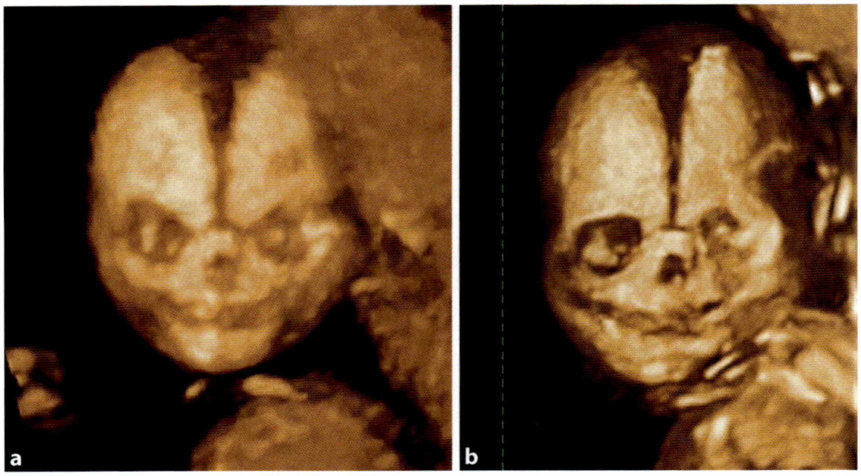

Abb. 7.20 Darstellung des knöchernen Skeletts des Gesichts (mittels Maximum-Mode) in der 16+0 SSW **(a)** und 20+2 SSW **(b)**. Es sind jeweils Ober- und Unterkiefer, die Nasenknochen, die Augenhöhlen und die Frontalknochen mit der Frontalnaht (metopic suture) sichtbar

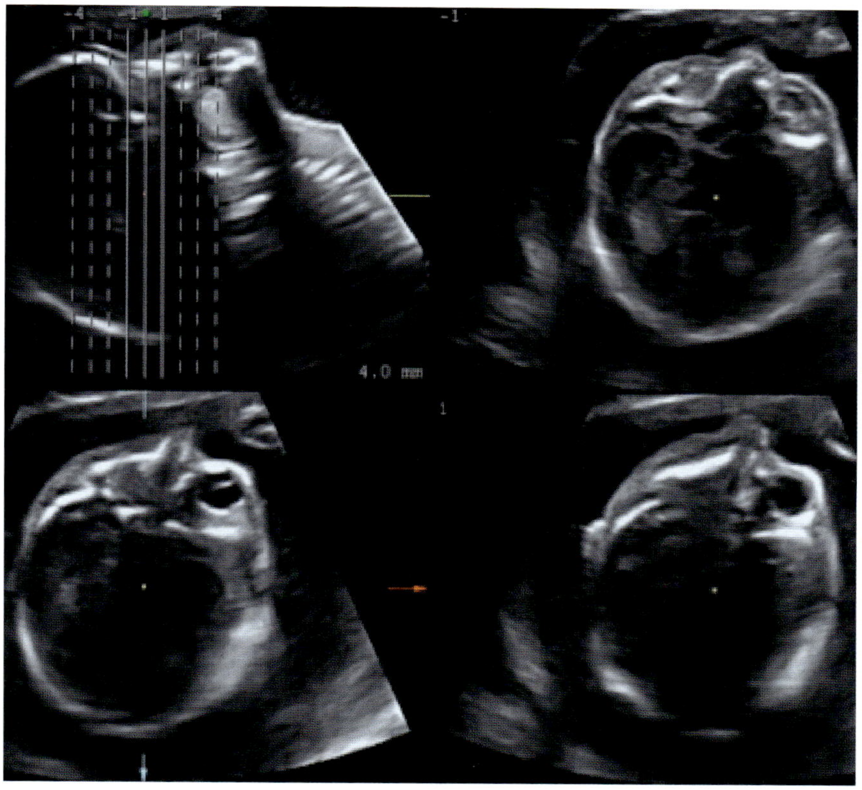

■ **Abb. 7.21** Anopthalmie unilateral (21+3 SSW). In der multiplanaren Schnittbildtechnik ist jeweils das kontralaterale Auge mit der Linse gut zu sehen, während es links fehlt

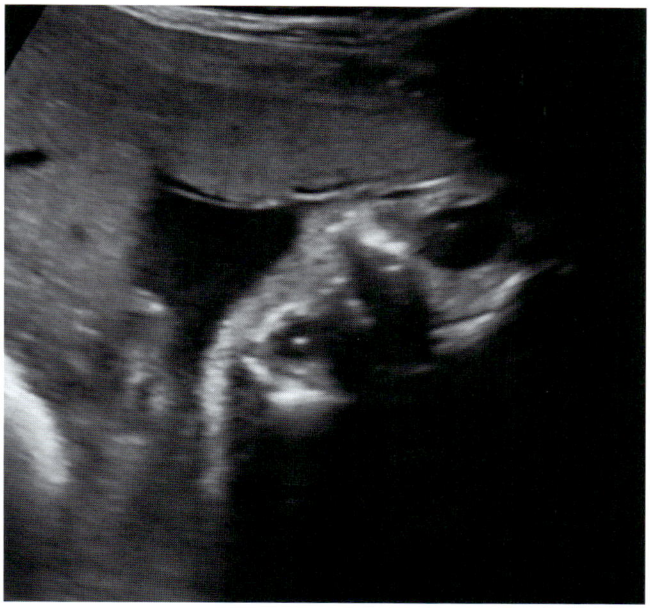

■ **Abb. 7.22** Unilaterale Mikroopthalmie, im gezeigten Fall in Kombination mit einer Agenesie des Corpus callosum (27+1 SSW)

- **Differenzialdiagnosen, Verbindung zu Syndromen bei Augenfehlbildungen**

Augenfehlbildungen treten in der Regel als Teil von Syndromen auf. In ■ Tab. 7.2 wird ein Überblick über mögliche Syndrome gegeben. Die Prognose wird in der Regel durch die Grundkrankheit bestimmt.

7.2.2 Fehlbildungen des Mittelgesichts

Fehlbildungen der Nase

Fehlbildungen der Nase sind selten (Bronshtein et al. 1998). Veränderungen der Nase findet man im Rahmen von Lippen-Kiefer-Gaumen-Spalten, wobei hier die Nase in Abhängigkeit von der Größe und der Lokalisation des Defektes deutlich abgeflacht erscheinen kann. Auch bei Skelettfehlbildungen ist in vielen Fällen die Nase mitbetroffen, was zu einer Abflachung des Gesichtsprofils führt. (z. B. Chondrodysplasia punctata). Auch eine Medikamenteneinnahme (z. B. Warfarin) kann zu einer deutlichen Abflachung der Nase führen.

Eine Sonderform ist die sogenannte **maxillo-nasale Dysplasie** (Binder Syndrom), die eine Kombination aus sehr flacher, vertikaler Nasenstellung und damit einhergehender dysplastischer Nasenentwicklung und ein wie eingerückt erscheinender, verkleinerten Oberkieferbogen darstellt. Es kann eine Kombination mit einer Choanalatresie/stenose bestehen. (■ Abb. 7.31).

In den letzten Jahren bekam die verzögerte **Ossifikation** bzw. das **Fehlen des Nasenknochens** im Rahmen des Ersttrimesterscreening bzw. des sogenannten genetischen Ultraschall eine zunehmende Bedeutung (Benoit u. Chaoui 2005) (■ Abb. 7.32, ■ Abb. 7.33).

Spaltbildungen der Nase sind ausgesprochen selten. In einem Fall haben wir bei einem Fetus mit einer Mikrodeletion 22 eine Nasenzyste diagnostiziert (■ Abb. 7.34, ■ Abb. 7.35).

Ein Fehlen der Nase (**Arrhinie**) kann im Rahmen schwerer Hirnfehlbildungen (Holoprosenzephalie) auftreten (Blaas et al. 2002) und die Diagnose wird durch die nicht mögliche Einstellung des Gesichtsprofils gestellt. Eine Sonderform der Arrhinie ist der sogenannte **Proboscis**. Dieser setzt bei einer Zyklopie

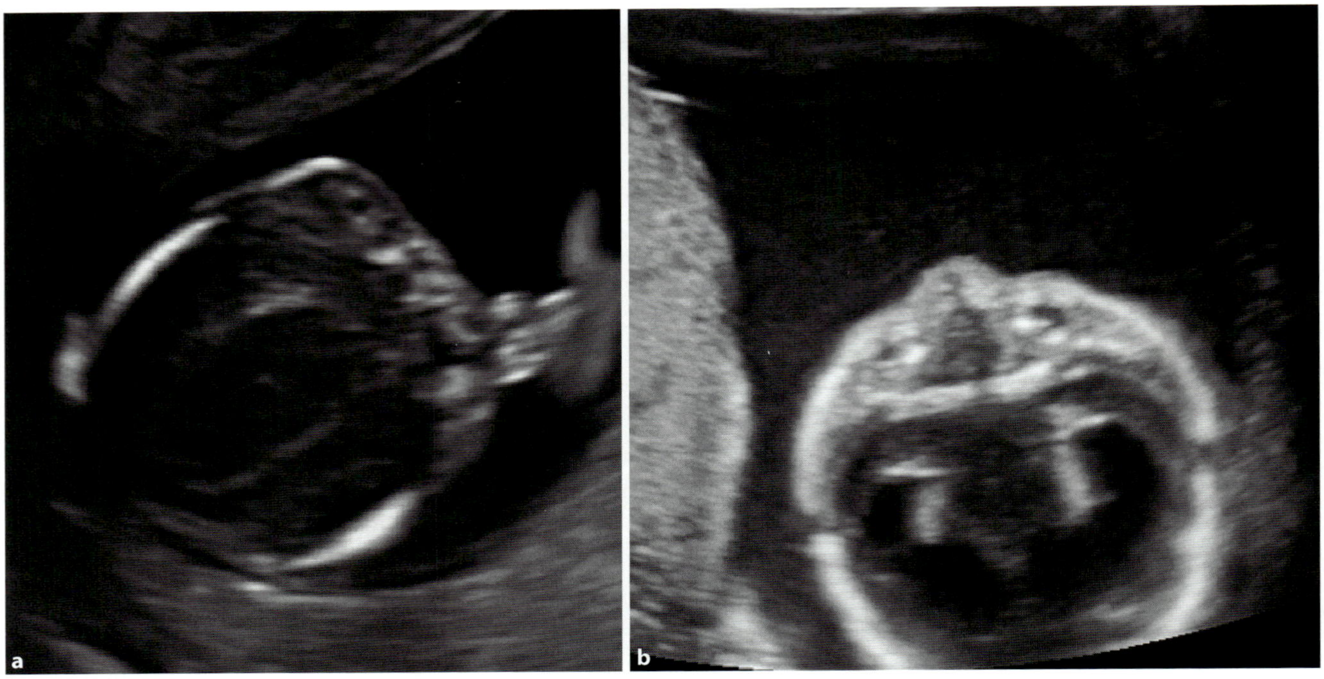

Abb. 7.23 Beidseitige Mikroopthalmie. **a** Zusätzlich Hypotelorismus in Verbindung mit einer Holoprosenzephalie 13+0 SSW. **b** Mikroopthalmie bei Holoprosenzephalie und Wachstumsretardierung sowie Agenesie des Kleinhirnwurms 22+3 SSW

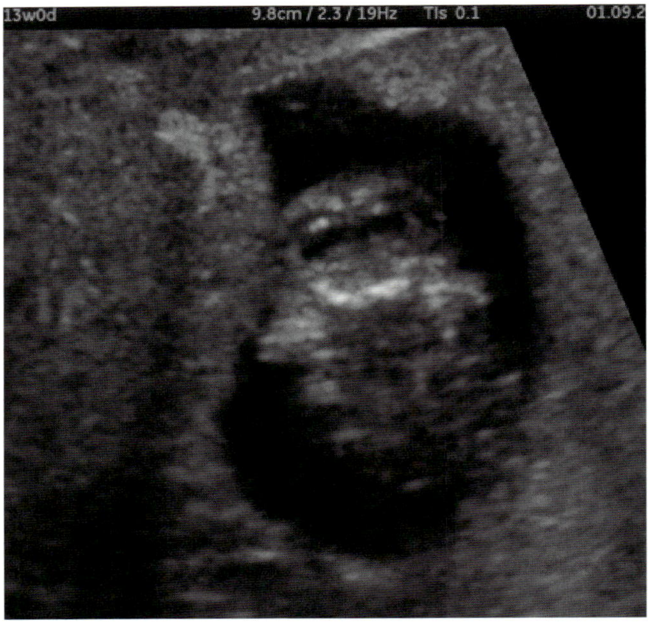

Abb. 7.24 Ausgeprägter Hypotelorismus 13+0 SSW bei Holoprosenzephalie. Beide Augen, die auch jeweils eine Linse aufweisen, liegen direkt nebeneinander

Tab. 7.2 Syndrome, die häufig mit Fehlbildungen der Augen einhergehen.

Fehlbildung des Auges	Syndrome
Anopthalmie	Goldenhar Syndrom
Mikroopthalmie	Mikroopthamie-Mikrozephalie Syndrom (X-rezessiv) Treacher-Collins Syndrom (autosomal-dominant) Triploidie Trisomie 13, Trisomie 18 Holoprosenzephalie Alkoholembryopathie Goldenhar Syndrom Walker-Warburg Syndrom Charge-Assoziation Fraser Syndrom Fryns Syndrom
Hypotelorismus	Holoprosenzephalie Mikrozephalie Meckel-Gruber-Syndrom Zebozephalie Ethmozephalie Zyklopie Trisomie 13
Hypertelorismus	Kraniosynostosen (z. B. Apert Syndrom) Schwere Skelettfehlbildungen Kraniofrontonasale Dysplasie „Median cleft face" (fronto-nasale Dysplasie) Noonan Syndrom Lippen-Kiefer-Gaumen-Spalte
Proptosis	Kraniosynostosen Anenzephalus

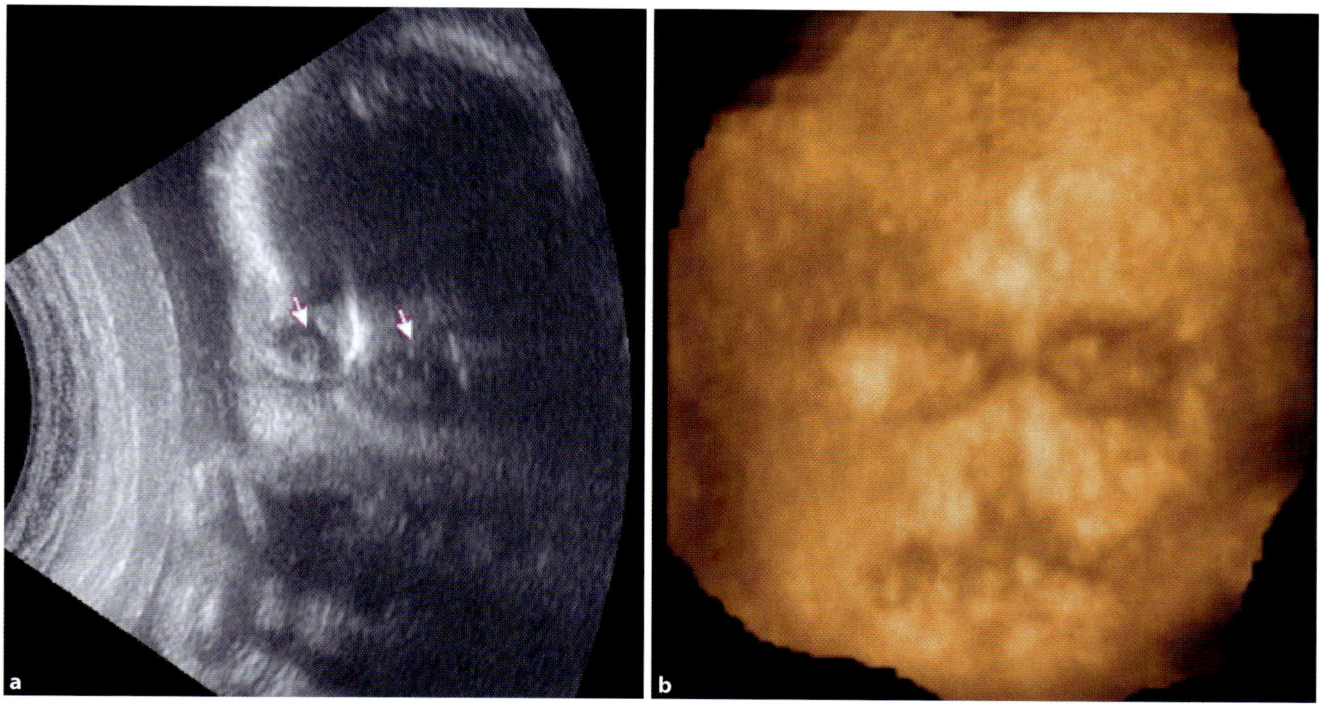

Abb. 7.25 Hypotelorismus im B-Bild (**a**) und in der 3D-Darstellung (**b**) in der 16+0 SSW bei einem Fetus mit Trisomie 13 und Holoprosenzephalie und medianer Lippen-Kiefer-Gaumen-Spalte

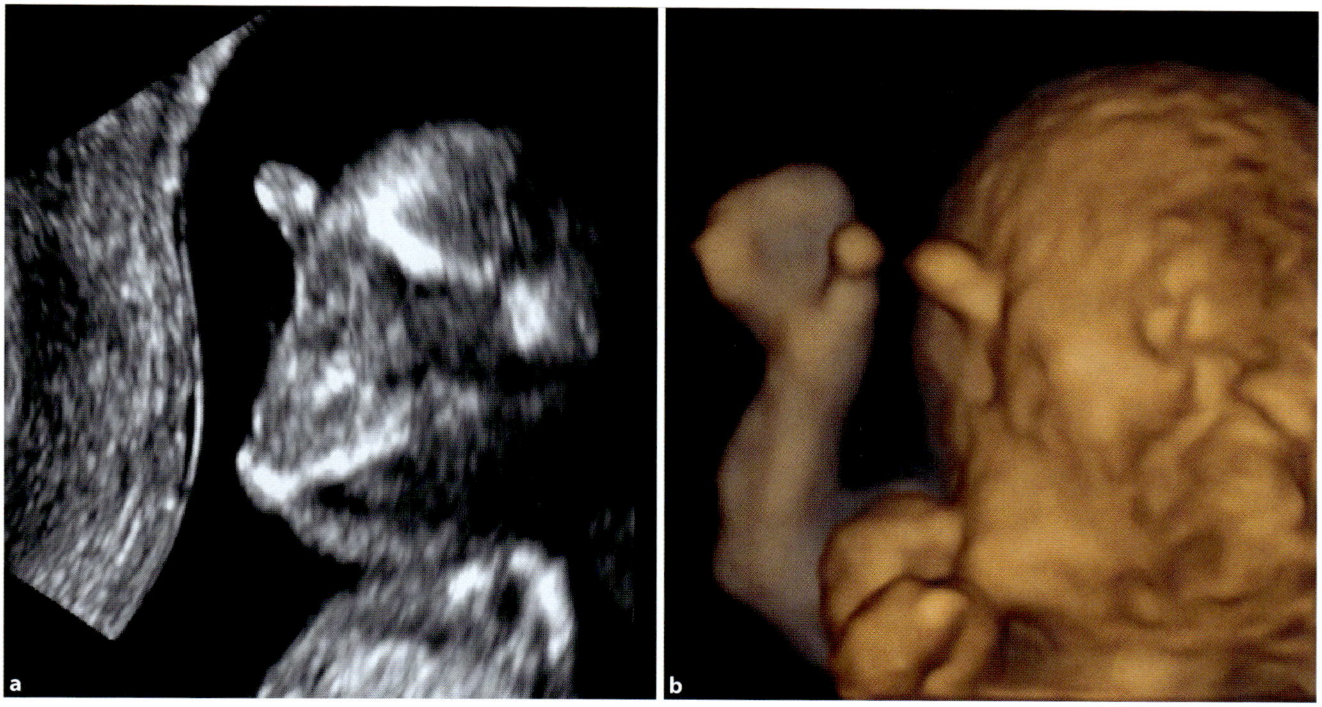

Abb. 7.26 Fetus mit Proboscis 11+4 SSW. **a** 2D-Darstellung mit dem auffälligen Gesichtsprofil und dem rüsselförmigen Proboscis. **b** 3D-Darstellung des Gesichts mit dem Proboscis

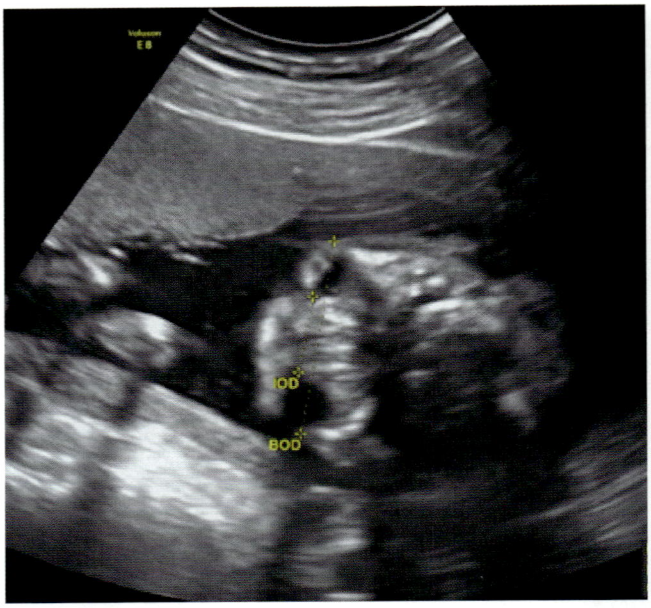

Abb. 7.27 Hypertelorismus bei Hirnfehlbildung (Hydrozephalus, Rhombenzephalosynapsis) und Herzfehler („double outlet right ventricle") in der 21+2 SSW

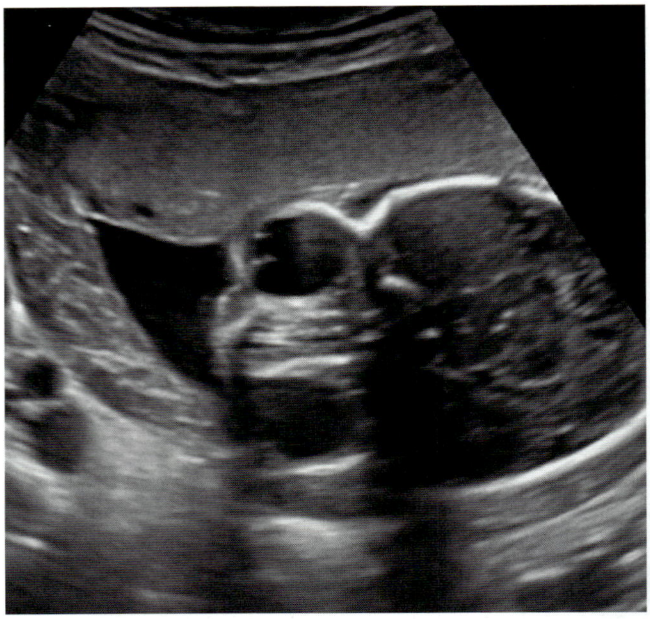

Abb. 7.28 Propoptose beidseits bei einem Fetus mit ausgeprägter Kardiomegalie (23+5 SSW)

oberhalb der eigentlichen Orbitae an, bei der Ethmozephalie zwischen den eigentlichen Orbitae und bei der Zebozephalie unterhalb der eigentlichen Orbitae (Abb. 7.26).

Tipp

Fehlbildungen des Mittelgesichts sind am besten durch Einstellung des Gesichtsprofils (Sagittalschnitt) oder unter Nutzung der 3D-Sonographie zu erkennen.

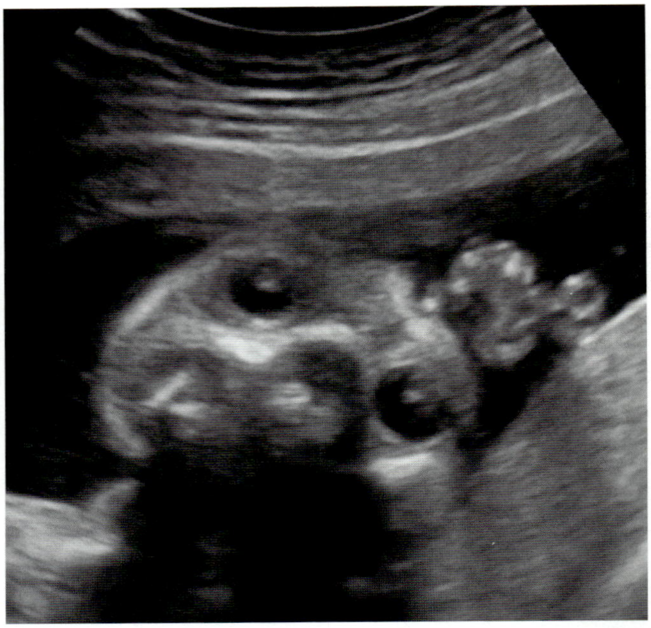

Abb. 7.29 Katarakt beidseits bei schwerer Hirnfehlbildung (Schizenzephalie) in der 22+1 SSW. Beide Linsen sind echogen

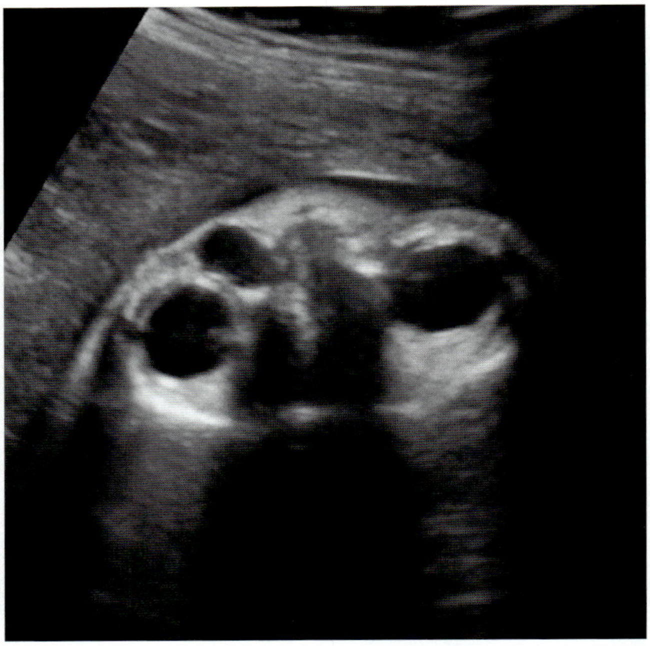

Abb. 7.30 Dakryozystozele in der 31+6 SSW. Sie lässt sich deutlich von den Augen abgrenzen

Differenzialdiagnose, assoziierte Syndrome

Nasenfehlbildungen treten in der Regel im Zusammenhang mit komplexen Syndromen auf (▶ folgender Überblick).

Syndrome, die mit Auffälligkeiten der Nase einhergehen können.

- Maxillo-nasale Dysplasie
- Chondrodysplasia punctata

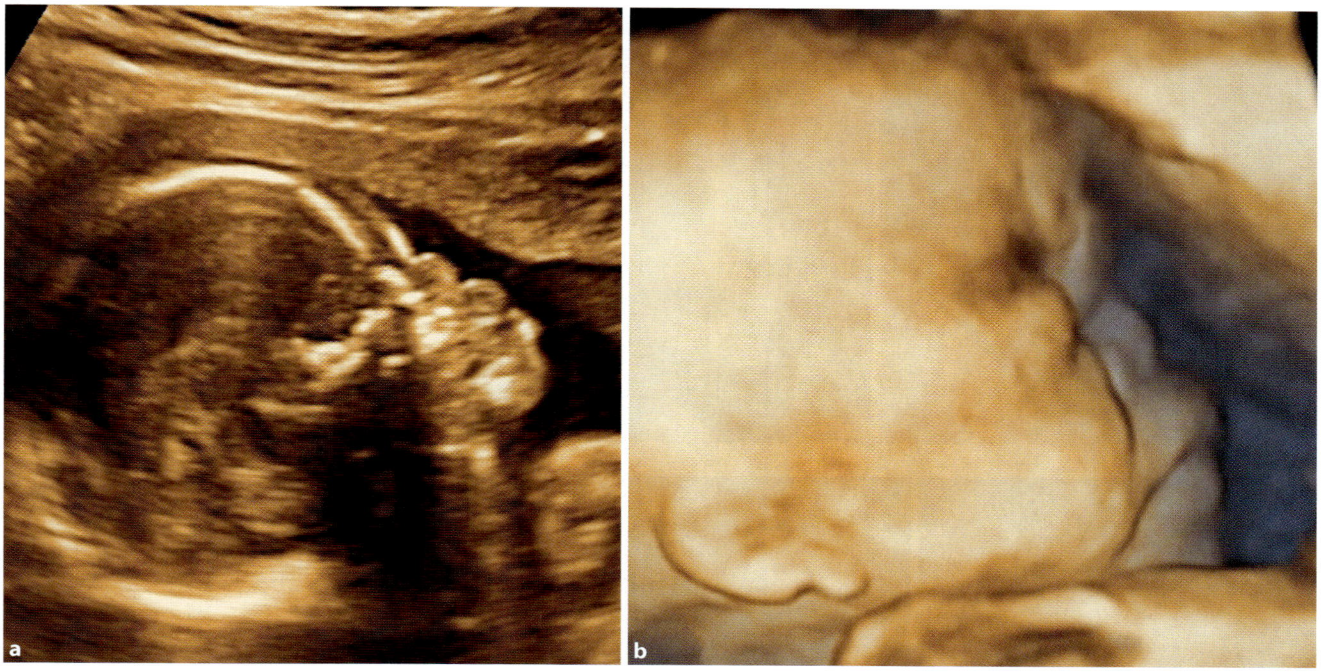

Abb. 7.31 Fetus mit Binder Syndrom (maxillo-nasale Dysplasie) (22 SSW). **a** In der 2D-Darstellung im Sagittalschnitt. **b** In der 3D-Darstellung

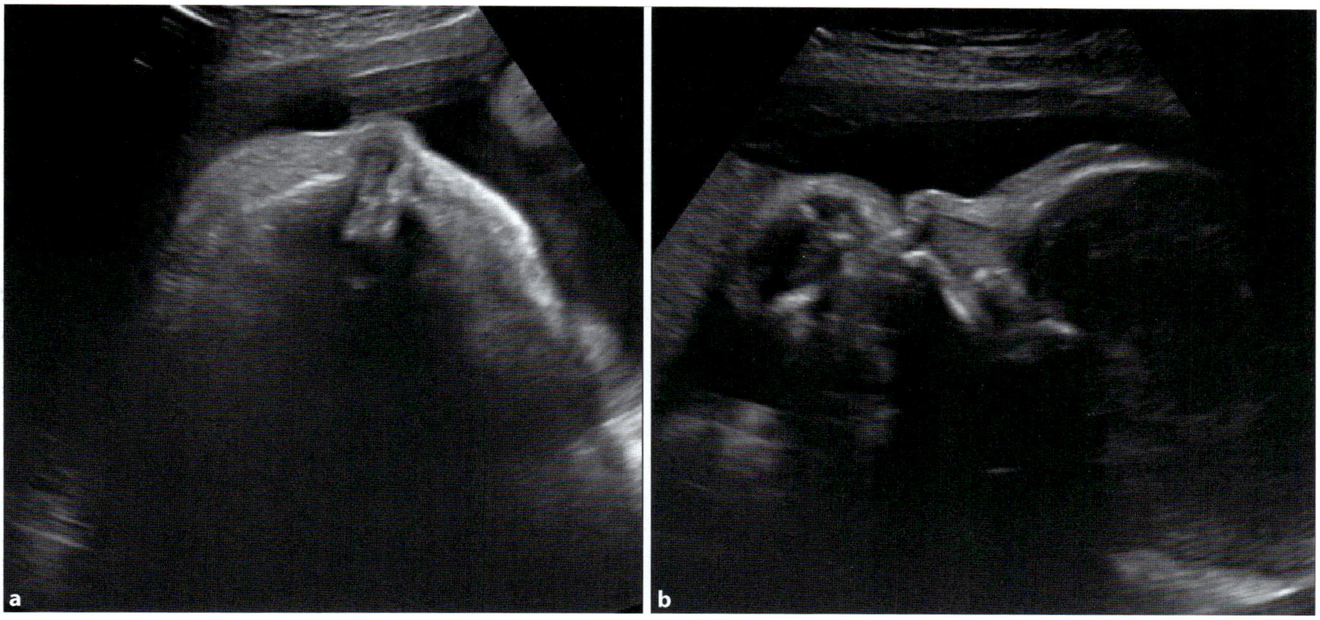

Abb. 7.32 Fehlender Nasenknochen 31+5 SSW bei einem Fetus mit Trisomie 21. **a** Horizontalschnitt. **b** Sagittalschnitt

- Kampomele Dysplasie
- Thanatophore Dysplasie
- Chromosomenstörungen (Trisomie 13, Trisomie 21)
- Holoprosenzephalie
- Proboscis
- Choanalstenose
- Choanalatresie
- Kraniosynostosen
- u. a.

Makroglossie

Die pränatale Diagnose einer Makroglossie wird in der Regel subjektiv gestellt. Von einer **relativen Makroglossie** spricht man, wenn die Zunge zu groß für die Mundhöhle erscheint, z. B. im Rahmen einer Mikrognathie oder einer oropharyngealen Hypotonie. Allerdings wurden von Achiron et al. (1997) auch Normwerte für die Zungengröße erstellt.

Eine Makroglossie wird im Rahmen von Chromosomenanomalien (z. B. Trisomie 21) bzw. dem Beckwith-Wiedemann Syndrom beschrieben, und kann durch eine verminderte Schluckbewegung zu einem Polyhydramnion führen. Eine isolierte

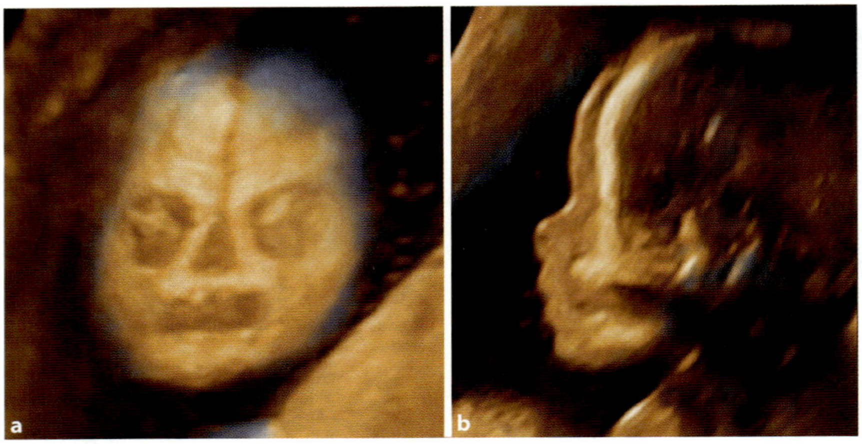

■ **Abb. 7.33** Fehlender Nasenknochen 19+2 SSW bei einem Fetus mit normalen Chromosomen in der 3D-Darstellung des Gesichtsskeletts. **a** Frontalansicht. **b** Sagittalschnitt

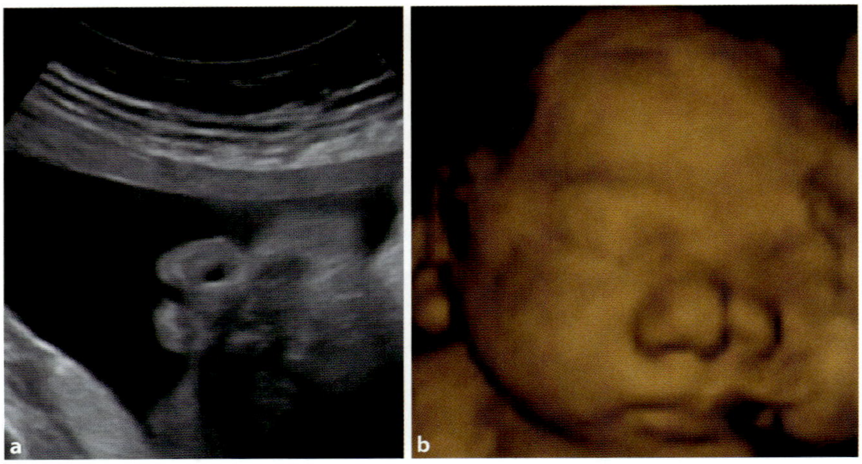

■ **Abb. 7.34** Darstellung eines Fetus mit Spaltnase. **a** 2D-Darstellung. **b** 3D-Darstellung

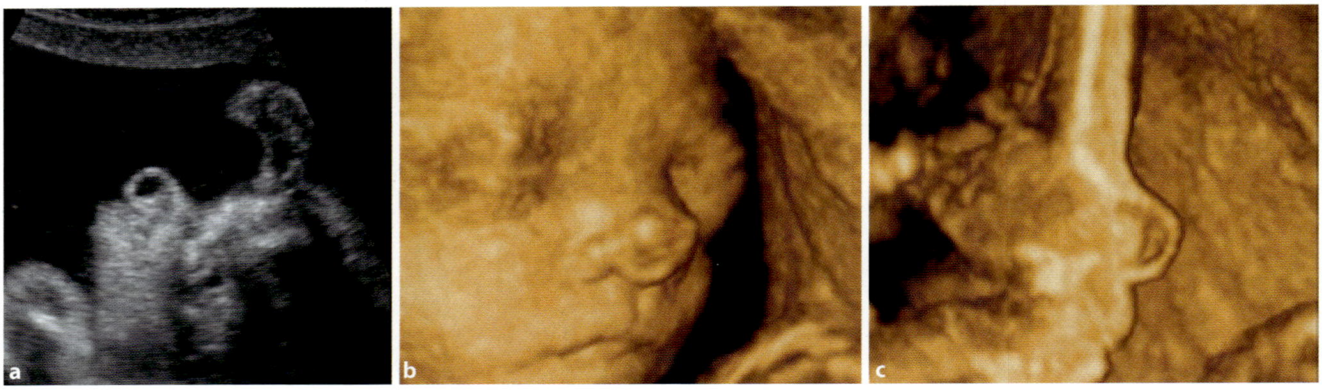

■ **Abb. 7.35** Fetus mit einer isolierten Nasenzyste im Rahmen einer Mikrodeletion 22q11 mit 23 SSW. **a** 2D-Darstellung, die Zyste ist an der Spitze der Nase sichtbar. **b** und **c** 3D-Darstellung

Makroglossie ist ausgesprochen selten. Die Diagnose wird im B-Bild durch die Kombination „ständig offener Mund“ und „heraushängende Zunge“ gestellt (■ Abb. 7.36, ■ Abb. 7.37).

Differenzialdiagnostisch ist an Tumore, wie z. B. einen Epignathus als eine spezielle Form des Teratoms zu denken (siehe dort).

■ Differenzialdiagnose Makroglossie

Die Makroglossie kann ebenfalls Bestandteil assoziierter Syndrome sein, die differenzialdiagnostisch ausgeschlossen werden müssen, und letztlich die Prognose bestimmen. In der folgenden Übersicht wird ein Überblick gegeben.

Typische Syndrome, die mit einer Makroglossie einhergehen

- Chromosomenstörungen (z. B. Trisomie 21)
- Beckwith-Wiedemann Syndrom
- Tumore, z. B. Epignathus

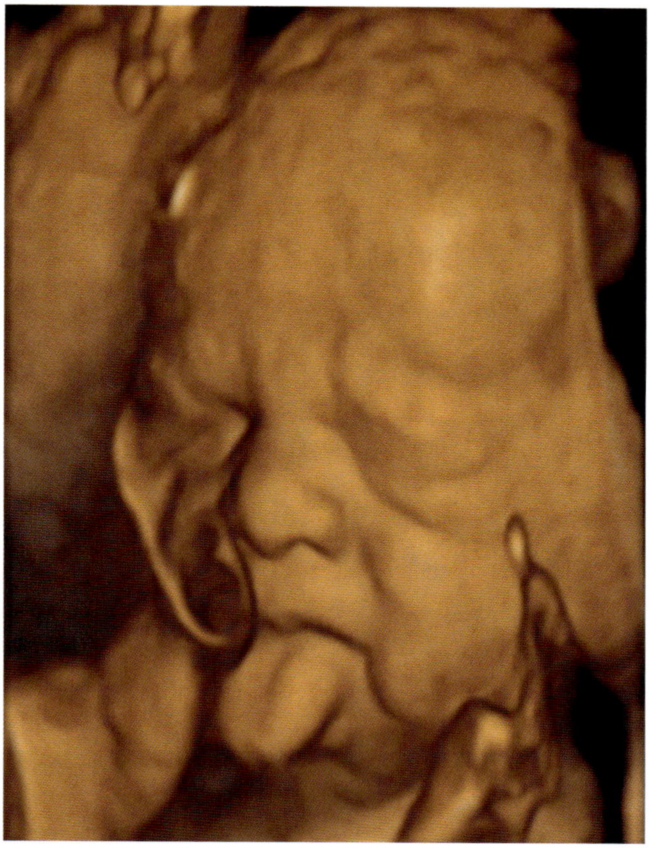

Abb. 7.36 Fetus mit Makroglossie 32+4 SSW in der 3D-Oberflächendarstellung

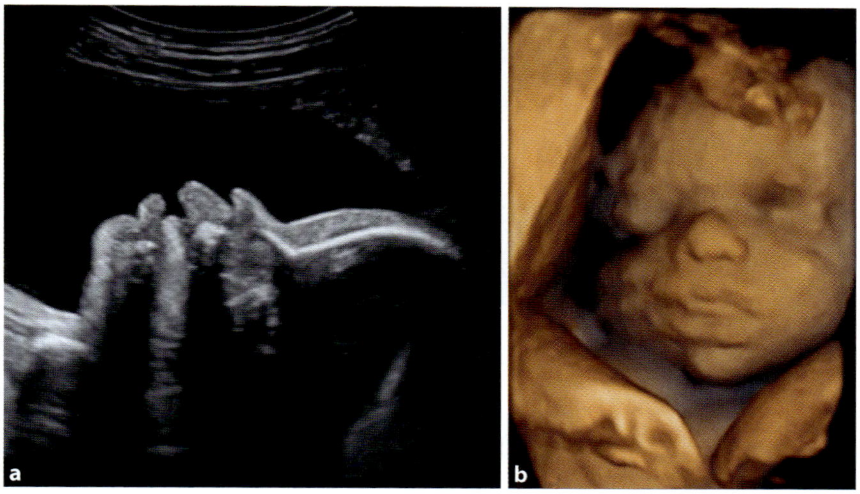

Abb. 7.37 Fetus mit Makroglossie (28+3 SSW) im 2D-Bild **(a)** und in der 3D-Darstellung **(b)**. Zusätzlich lag ein Herzfehler und eine Verkürzung der Röhrenknochen vor

Fehlbildungen des Unterkiefers

Die **Mikrognathie** kennzeichnet eine Hypoplasie der Mandibula, die zu einer Rückverlagerung des Kinns mit einem ausgeprägten Überbiss führt (Retrognathie). Die Häufigkeit wird mit etwa 1:500 angegeben (Luedders et al. 2011).

Die Diagnose kann in der Einstellung des Gesichtsprofils über ein zu kleines, „fliehendes" Kinn gestellt werden. Eine Mikrognathie ist häufig Teil von Syndromen (▶ nachfolgende Übersicht). Oft besteht auch eine Assoziation mit Gaumenspalten und Ohranomalien (Abb. 7.38, Abb. 7.39).

Differenzialdiagnose, assoziierte Fehlbildungen

Eine Mikrognathie kann ein Teil von assoziierten Fehlbildungen sein (▶ folgende Übersicht).

Typische Syndrome, die mit einer Mikrognathie einhergehen

- Chromosomenanomalien: Trisomie 18, 13, 21, Trisomie 10p, Triploidie,
- Mikodeletion 22.q.11
- Skelettfehlbildungen (z. B. Achondrogenesie Typ II)
- Pierre-Robin-Sequenz

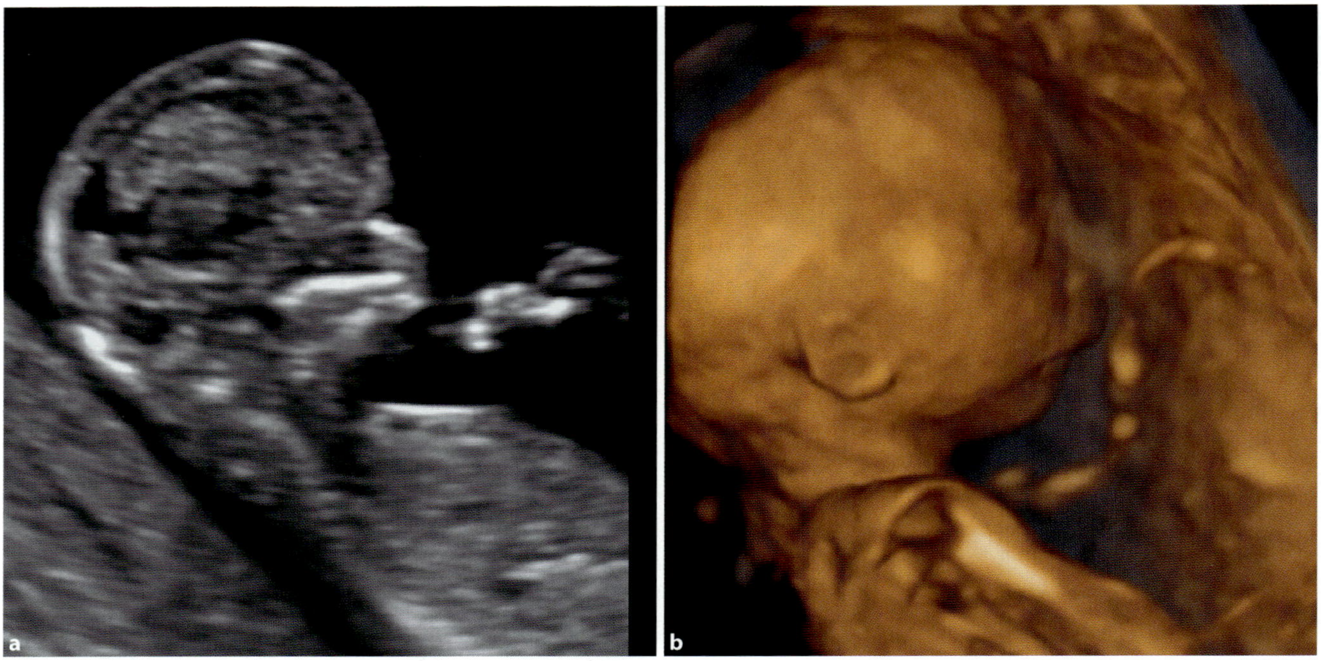

Abb. 7.38 Fetus mit Pierre-Robin-Sequenz. **a** 2D-Bild in der 12 SSW. Die Mikrogenie ist deutlich darstellbar. **b** 3D-Darstellung des Gesichts bei Pierre-Robin-Sequenz in der 22 SSW, die Mikrogenie ist ebenfalls sehr plastisch darstellbar

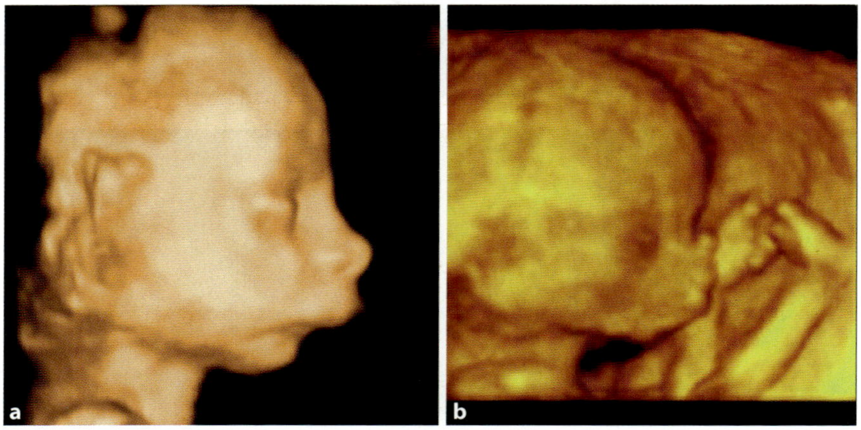

Abb. 7.39 3D-Darstellungen von Feten mit Mikrogenie. **a** Bei Pierre-Robin-Sequenz. **b** Bei Triploidie

- Treacher-Collins (Franceschetti) Syndrom (autosomal-dominat)
- Smith-Lemli-Opitz Syndrom (autosomal-rezessive Erkrankung)
- Pena-Shokeir Syndrom (autosomal-rezessiv)
- Goldenhar Syndrom
- Seckel (autosomal-rezessiv)
- u. a.

Eine **Agnathie** ist eine sehr seltene Fehlbildung. Das sonografische Kennzeichen ist eine nicht nachweisbare Maxilla, die in Kombination mit einer alobären Holoprosenzephalie auftritt (Burkhardt 2000).

Eine **Agenie** bezeichnet das Fehlen der Mandibula. Sie ist extrem selten und tritt in Kombination mit Mikrostomie und Mikroglossie auf. In schweren Fällen kommt es zu einer Synotie bzw. Otozephalie, bei der die Ohren zur Mittellinie und halswärts verlagert sind (Chaoui et al. 2011) (Abb. 7.40).

7.2.3 Fehlbildungen des Mittelgesichts mit Spaltbildung

Lippen-Kiefer-Gaumen-Spalten

Spaltbildungen treten mit einer Inzidenz von ca. 1:1000 auf. Es lassen sich ethnische Unterschiede nachweisen, wobei die höchsten Raten an Lippen-Kiefer-Gaumen-Spalten bei Asiaten und die niedrigsten bei Afroamerikanern zu finden sind (Apostole u. Vanderas 1987).

Aufgrund der embryologischen Entwicklung unterscheidet man die Gaumenspalte von der Lippen-Kiefer-Gaumen-Spalte bzw. Lippenspalte. Die Einteilung der Lippen-Kiefer-Gaumen-Spalten erfolgt nach Nyberg et al. (1995) (▶ folgende Übersicht) bzw. umfangreicher nach Tessier (1976). Pränatal hat sich die Einteilung nach Nyberg durchgesetzt.

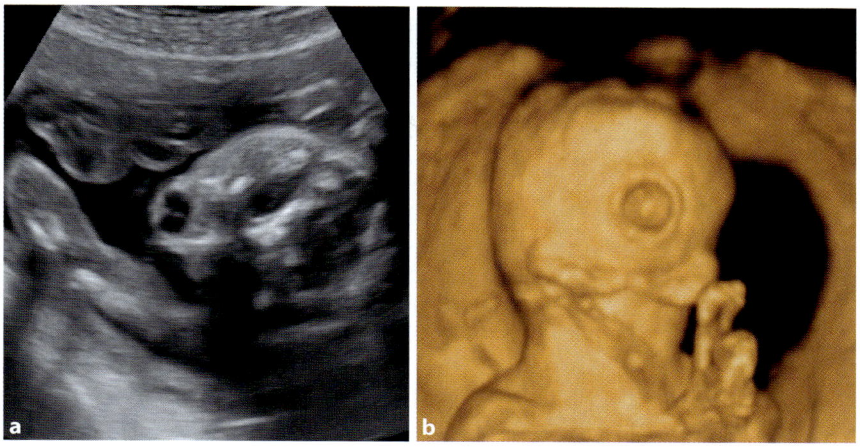

Abb. 7.40 Darstellung einer Otozephalie in der 21+5 SSW. **a** Es ist im B-Bild nur das eine Auge mit Linse darstellbar. **b** Frontalansicht des Gesichts mit dem einen Auge, beide Ohren liegen an der Stelle des zu erwartenden Mundes, kein Nachweis von Mund und Nase

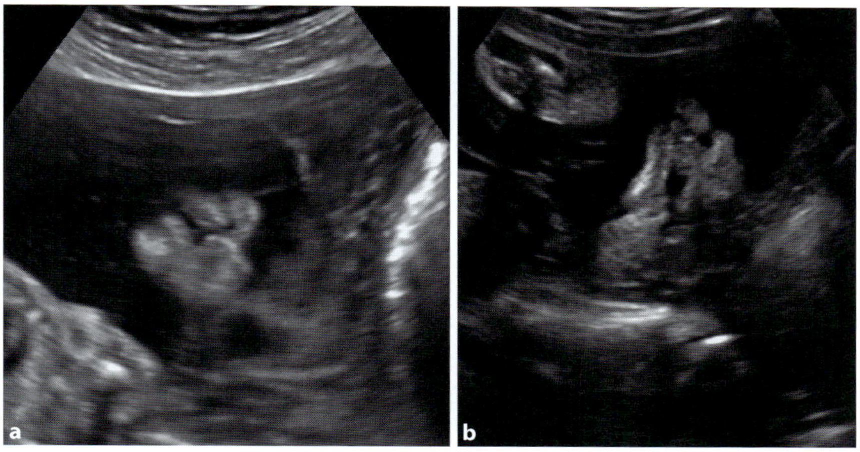

Abb. 7.41 Frontalansicht von Feten mit einer Lippen-Kiefer-Gaumen-Spalte. **a** Unilaterale Spalte, die bis zum Nasenloch zieht. **b** Beidseitige Lippen-Kiefer-Gaumen-Spalte

Einteilung der Lippen-Kiefer-Gaumen-Spalten

(Modifiziert nach Nyberg et al. 1995)

- Typ 1: Lippenspalte ohne Spalte im Oberkiefer
- Typ 2: Einseitige Lippen-Kiefer-Spalte
- Typ 3: Beidseitige Lippen-Kiefer-Spalte
- Typ 4: Mediane Lippen-Kiefer-Spalte
- Typ 5: Spalten in Assoziation mit Amnionbändern

Die sonografische Diagnose des Defektes erfolgt im Frontalschnitt, in dem man den Defekt sehen und ausmessen kann. Man sollte danach versuchen, diesen auch in anderen Schnittebenen zu reproduzieren. Im Sagittalschnitt erscheint die Nase häufig, in Abhängigkeit der Größe des Defektes, eingedrückt. Insofern ist oft auch die Profileinstellung auffällig. Bei bilateralen Spalten findet man häufig oberhalb der Oberlippe eine Protrusion des zwischen des Spalten liegenden Gewebeteils.

Gerade die 3D-Sonografie ermöglicht bei diesem Krankheitsbild den direkten Nachweis des Defektes und seiner Ausdehnung (hinsichtlich der knöchernen Beteiligung und der Gaumenbeteiligung).

Das verbessert die fallbezogene pränatale Beratung betroffener Paare deutlich (▶ Kap. 16, 3D-Sonografie) (Benoit u. Chaoui 2005) (Abb. 7.41, Abb. 7.42, Abb. 7.43, Abb. 7.44, Abb. 7.45, Abb. 7.46).

Spaltbildungen können ein erhöhtes Wiederholungsrisiko aufweisen, welches im Einzelfall bis 50 % für Kinder betroffener Eltern erreichen kann (Witkowski et al. 2003, Talarova 1978). Aus diesem Grund ist eine humangenetische Beratung zu empfehlen. Generell ist die Prognose einer Lippen-Kiefer-Gaumen-Spalte sehr günstig, nachdem man begleitende Fehlbildungen ausgeschlossen hat.

Tipp

Eine interdisziplinäre Zusammenarbeit mit Mund-Kiefer-Gesichts-Chirurgie, HNO, Logopädie, Zahnarzt, Kieferorthopäde, und Stillhebamme ist für die optimale Versorgung betroffener Kinder und Eltern erforderlich.

Differenzialdiagnose, assoziierte Syndrome

Eine Lippen-Kiefer-Gaumen-Spalte kann isoliert auftreten, aber auch Teil einer Vielzahl von Syndromen sein. Diese müssen für die prognostische Einschätzung ausgeschlossen werden. In Tab. 7.3 wird ein Überblick über diese gegeben.

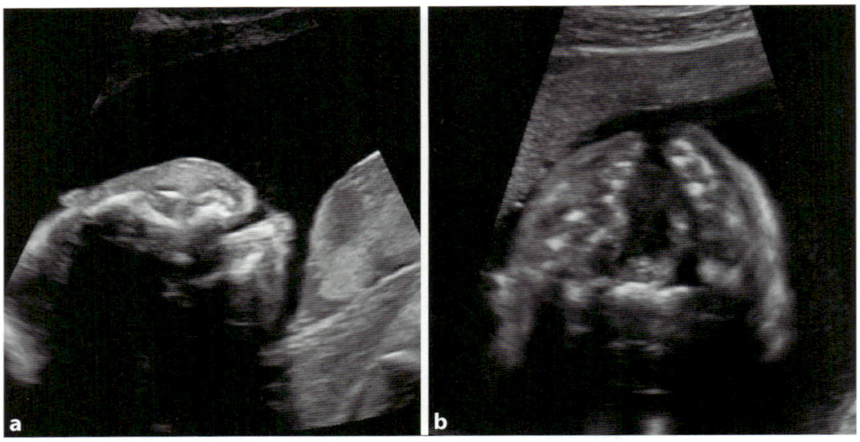

Abb. 7.42 Horizontalschnitt des Oberkiefers bei zwei Feten mit deutlich sichtbarer Lippen-Kiefer-Gaumen-Spalte. **a** Lippe und Kiefer sind einseitig betroffen, wahrscheinlich auch der Gaumen. **b** Ausgeprägte mediane Spalte aller 3 Kompartimente

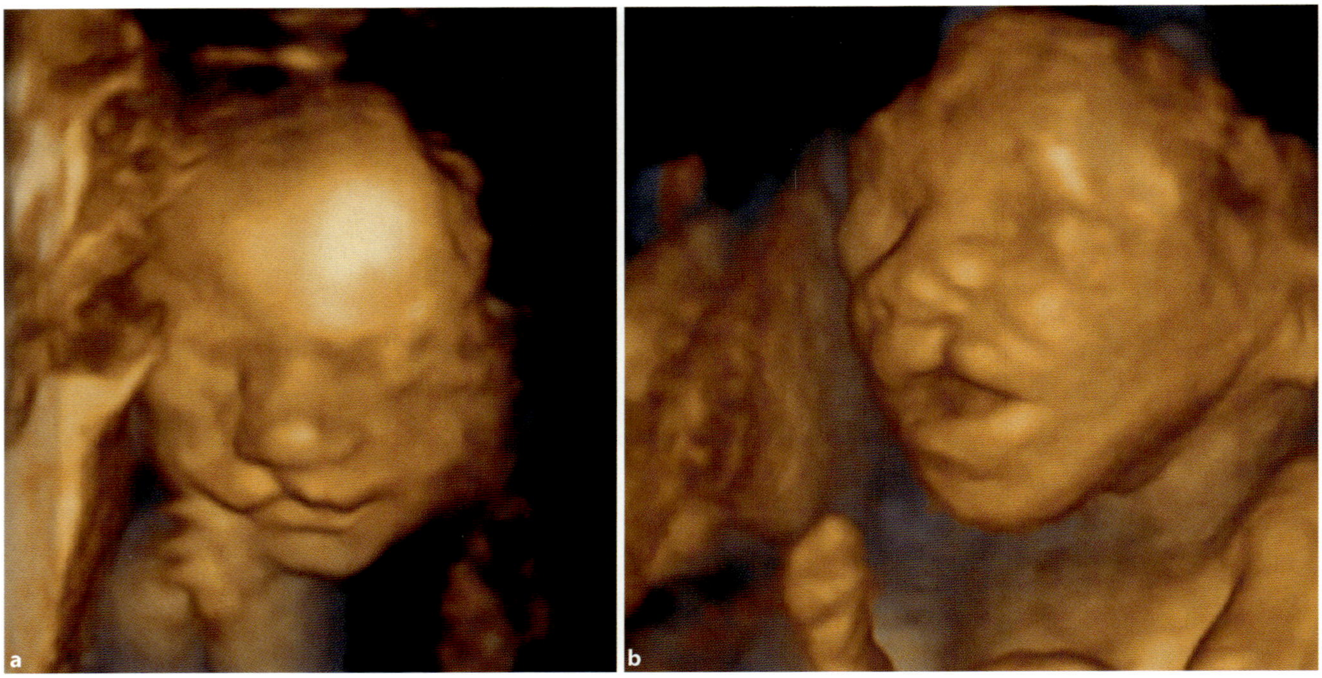

Abb. 7.43 3D-Darstellung von 2 Feten mit jeweils unilateraler Lippenspalte

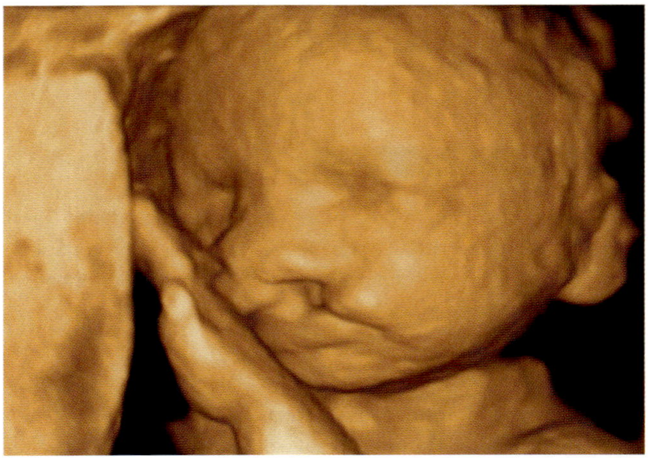

Abb. 7.44 3D-Darstellung eines Fetus mit unilateraler Lippen-Kiefer-Gaumen-Spalte

Die Diagnose einer Lippen-Kiefer-Gaumen-Spalte kann im II. Trimenon erfolgen. Erfolgt eine Diagnose in Einzelfällen schon im I. Trimenon, z. B. im Rahmen eines Ersttrimesterscreening, so handelt es sich dabei meist um Spaltbildungen als Teil komplexer Fehlbildungen.

Bei Auftreten einer Lippen-Kiefer-Gaumen-Spalte empfehlen sich in jedem Fall eine gezielte Feindiagnostik und eine invasive Diagnostik zum Ausschluss assoziierter Anomalien und von Chromosomenanomalien.

Der sichere Nachweis einer isolierten Gaumenspalte ist bisher pränatal nicht möglich, auch wenn es einige Arbeiten zu diesem Thema gibt (Wilhelm u. Borgers 2010). Die bisher in der Literatur beschriebenen Entdeckungsraten isolierter Gaumenspalten liegen unter 1 % (Offerdahl et al. 2008, Cash et al. 2001)!

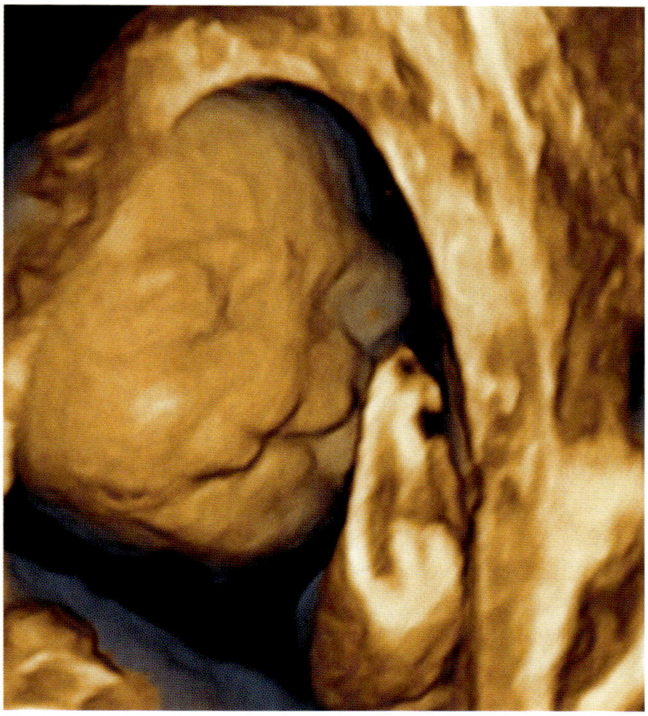

Abb. 7.45 3D-Darstellung einer medianen Lippen-Kiefer-Gaumen-Spalte bei Trisomie 13

7.3 Fehlbildungen der Ohren

Unter Fehlbildungen der Ohren versteht man Veränderungen, die die Form und die Größe der Ohren betreffen. Man unterscheidet folgende Formen (Martinelli et al. 2004):

- **Mikrotie**: zu kleines Ohr
- **Anotie**: fehlendes Ohr
- **Otapostasis**: Lop ears
- **Dysplasien** der Ohrmuschel
- Tief sitzende Ohren (low set ears)
- **Ohranhängsel** („auricular tags")

Generell sind Fehlbildungen der Ohren eher selten. Sie treten im Regelfall als Teil komplexer Fehlbildungen auf (Tab. 7.4).

Es besteht eine häufigere Assoziation von Ohrfehlbildungen mit Fehlbildungen des Urogenitaltrakts (Kohelet et al. 2000) (Abb. 7.47, Abb. 7.48).

Die Ohren lassen sich im Ultraschall darstellen, wobei lagebedingt meist nur die Darstellung eines Ohres gelingt. Aus diesem Grund kann die Diagnostik von Fehlbildungen bzw. Auffälligkeiten schwierig sein, insbesondere wenn nur ein Ohr betroffen ist. Auch hier ist der Einsatz der 3D-Sonografie vorteilhaft. Die räumliche Darstellung der Ohren im Render-Mode erreicht eine exzellente Nähe zu den postnatalen Befunden, da die Entwicklung der Ohrform etwa ab der 20. SSW abgeschlossen ist (Abb. 7.17, Abb. 7.18).

Die Prognose von Ohranomalien ist von der ursächlichen Erkrankung oder den Begleitfehlbildungen abhängig.

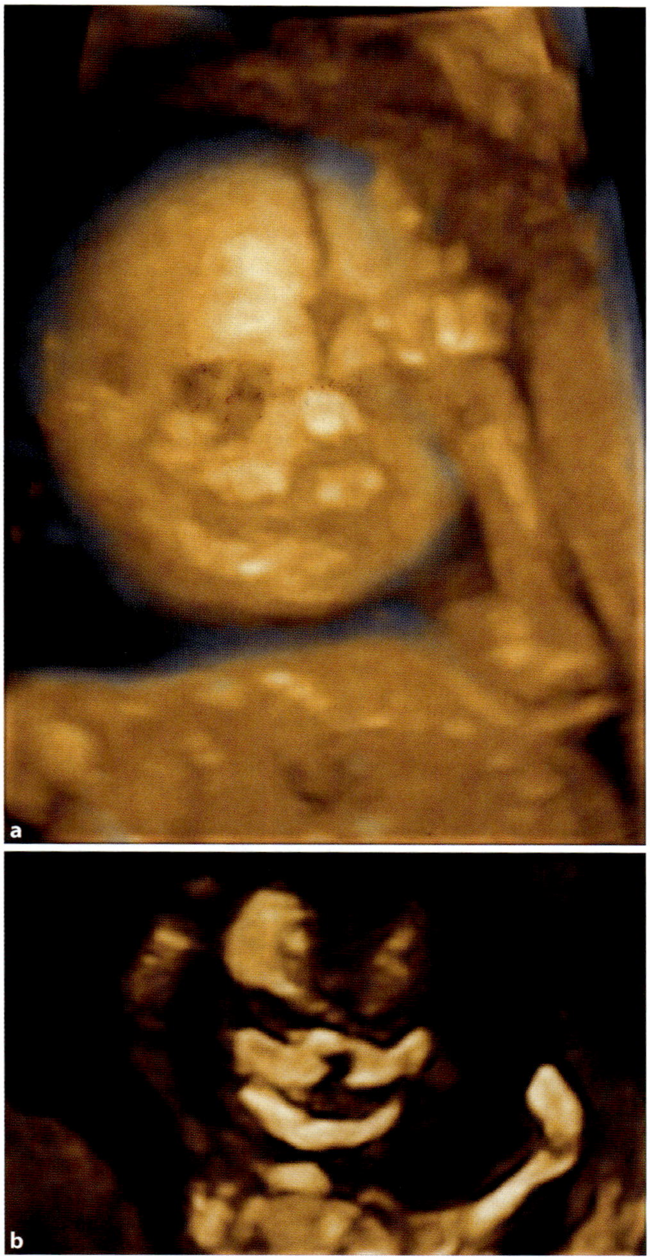

Abb. 7.46 3D-Darstellung einer medianen Lippen-Kiefer-Gaumen-Spalte bei 13 SSW bei einem Fetus mit Trisomie 13. **a** Oberflächendarstellung. **b** Knochendarstellung

Differenzialdiagnose, assoziierte Fehlbildungen

Ohrenfehlbildungen treten in der Regel im Rahmen komplexer Fehlbildungen auf. In Tab. 7.4 findet sich ein Überblick.

7.4 Fehlbildungen des Halses

7.4.1 Verdickter Nacken im II. Trimenon

Ein verdickter Nacken kann im I. Trimenon als eine verdickte Nackentransparenz auftreten (s. dort). Im II. Trimenon ist ein verdickter Nacken in jedem Fall ein kontrollbedürftiger Befund.

Tab. 7.3 Typische Syndrome mit Lippen-Kiefer-Gaumen-Spalte (Modifiziert nach Berge et al. 2001)

Mediane Lippen-Kiefer-Gaumen-Spalte	**100 % Begleitfehlbildungen**, u. a. Chromosomenstörungen (Trisomie 13, 18) Hirnfehlbildungen (Holoprosencephalie) Herzfehler Nierenfehlbildungen Extremitätenfehlbildungen
Bilaterale Lippen-Kiefer-Gaumen-Spalte	**Ca. 70 % Begleitfehlbildungen**, u. a. Chromosomenstörungen (Trisomie 13, 18) Hirnfehlbildungen Herzfehler Nierenfehlbildungen Extremitätenfehlbildungen
Unilaterale Lippen-Kiefer-Gaumen-Spalte	**Ca. 42 % Begleitfehlbildungen**, u. a. Chromosomenstörungen (Trisomie 13, 18) Hirnfehlbildungen Herzfehler Nierenfehlbildungen Extremitätenfehlbildungen
Gaumenspalte	Chromosomenstörungen (Mikrodeletion 22q11) Mikrognathie
Lippenspalte	**Praktisch keine Begleitfehlbildungen**

Tab. 7.4 Syndrome, die mit Fehlbildungen der Ohren einhergehen können (Adaptiert nach Martinelli et al. 2004)

Mikrotie – Anotie	Chromosomenstörungen (Trisomie 18, 13, 21, Triploidie, Mikrodeletion 22q11) Einzelgendefekte (z. B. Treacher-Collins Syndrom) Medikamentenbedingte Ursachen (z. B. Thalidomid Embryopathie) Fetales Alkoholsyndrom
Low set ears	Chromosomenstörungen (Trisomie 13, 18, 21, Triploidie, Mikrodeletion 22q11) Pierre-Robin-Sequenz Potter Syndrom Anenzephalus Treacher-Collins Syndrom
Ohrdysplasien	Chromosomenstörungen (Trisomie 13) Anenzepalus Treacher-Collins Syndrom Diastrophische Dysplasie Antley-Bixler Syndrom
„Auricular tag/ Auricular appendages"	Assoziierten Nierenfehlbildungen Goldenhar Syndrom

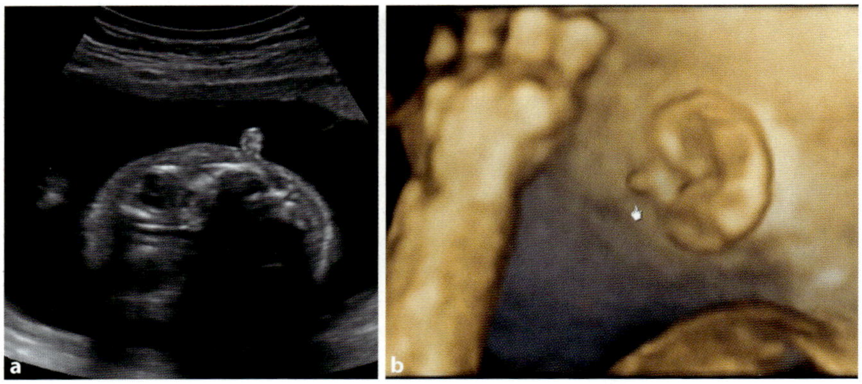

Abb. 7.47 Darstellung von „Segelohren" (**a**) und Ohranhängseln („auricular tags") (**b**)

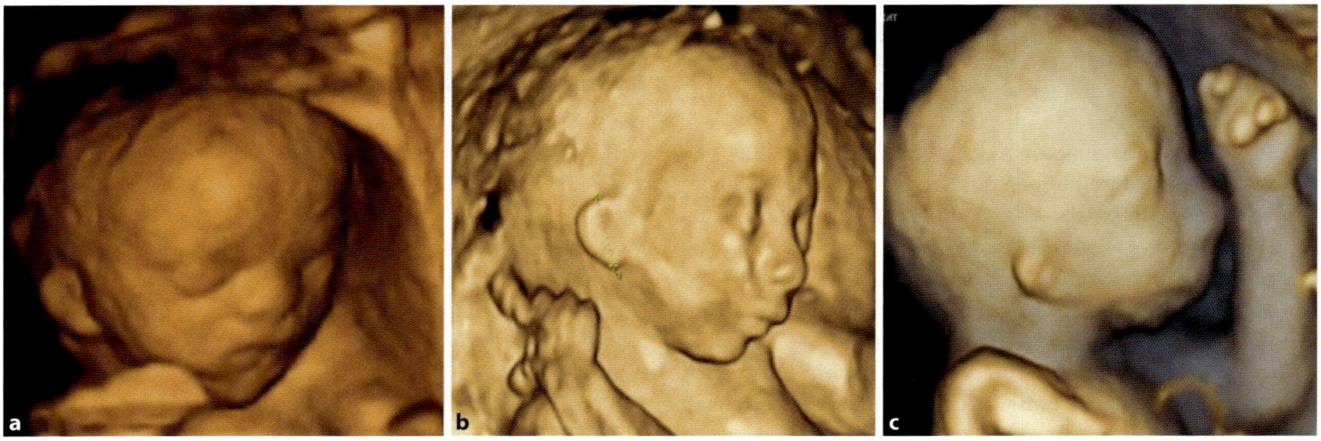

Abb. 7.48 3D-Darstellung von Feten mit auffälligen Ohren als Teil von anderen Syndromen. **a** Tiefsitzende dysplastische Ohren bei einer Deletion am Chromosom 2. **b** Mikrotie bei Trisomie 21. **c** Tiefsitzende Ohren beim Treacher-Collins Syndrom

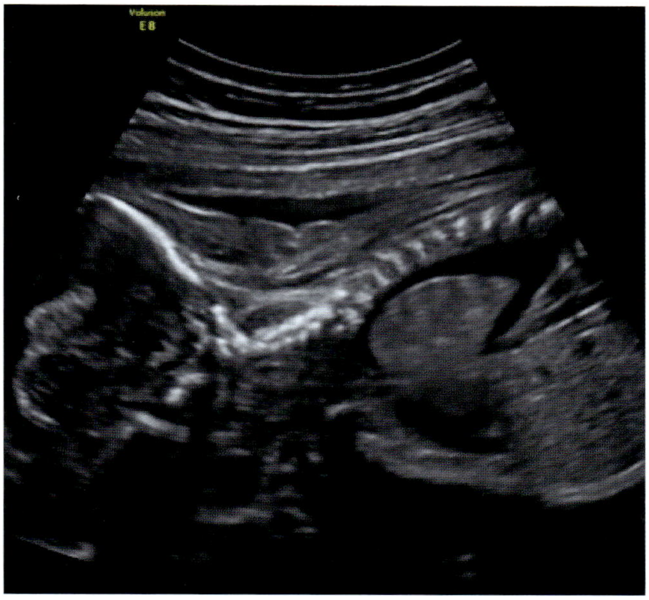

Abb. 7.49 Verdickter Nacken im Rahmen eines Hydrothorax und fetalem Ileus, letztlich syndromale Ursache (23+3 SSW)

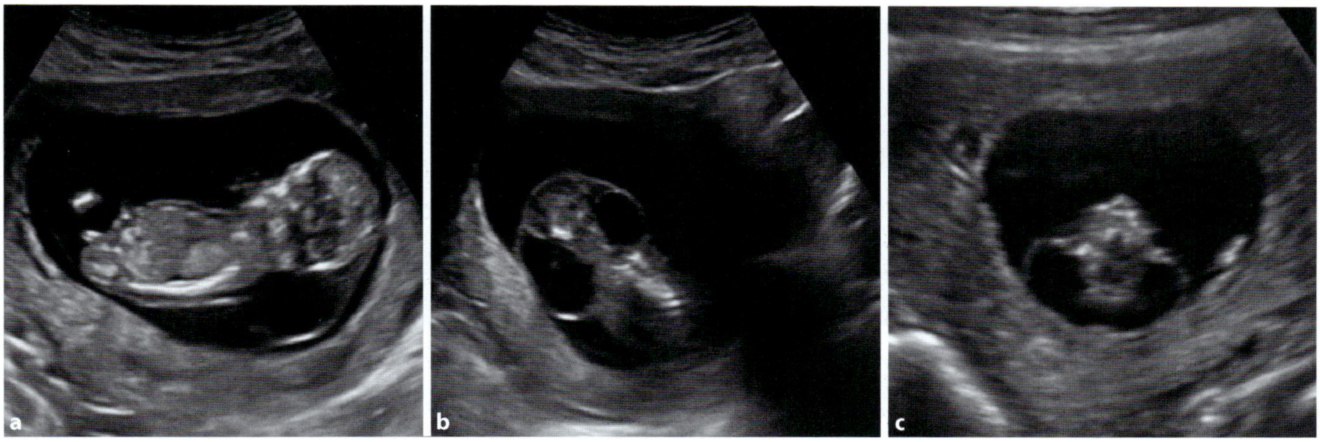

Abb. 7.50 Hygroma colli bei einem Fetus mit Monosomie X in der 12+5 SSW. **a** Sagittaler Längsschnitt. **b** Frontalschnitt. **c** Horizontaler Querschnitt (transabdominaler Ultraschall)

Neben einem gezielten Ausschluss assoziierter Fehlbildungen sollte in jedem Fall eine invasive Diagnostik angeboten werden (Abb. 7.49).

Die Diagnose wird im Längs- oder Querschnitt gestellt. Man findet einen verdickten echoarmen Bereich unter/in der Haut des Nackens, teilweise mit Septen. Dadurch ist die normale Kontur des Nackens aufgehoben. Mitunter imponiert der Befund so ausgeprägt, dass dadurch fast die gesamte Fruchthöhle ausgefüllt wird. Sind Septen innerhalb des verdickten Nackens nachweisbar, so spricht man von einem **Hygroma colli** (Abb. 7.50, Abb. 7.51).

Die Prognose hängt von der Ursache bzw. Begleitfehlbildung ab und ist bei ausgeprägten Befunden sehr schlecht.

Differenzialdiagnostisch sind Tumore (siehe dort) dorsale Spaltbildungen (Enzephalozele u. a., siehe dort) und laterale Halszysten (Abb. 7.52, Abb. 7.53), die entweder Überbleibsel der zweiten Kiementasche (eher einseitig) oder persistierende Lymphabflussstörungen („persistent jugular lymphatic sac", eher beidseitig) darstellen. Letztere stellen eine Normvariante dar.

Differenzialdiagnose, assoziierte Syndrome

Ein verdickter Nacken im II. Trimenon bedarf immer einer weiteren Abklärung. Er kann im Zusammenhang mit einer Reihe von Fehlbildungen und Erkrankungen stehen, in der folgenden Übersicht wird ein Überblick dazugegeben.

Syndrome, die mit einem verdickten Nacken einhergehen.

- Chromosomenanomalien (z. B. Monosomie X, Trisomie 21)
- Neuromuskuläre Erkrankungen (z. B. Athrogryposis multiplex congentia)
- Syndrome
- Tumore (z. B. Lymphangiome)
- Hydrops fetalis

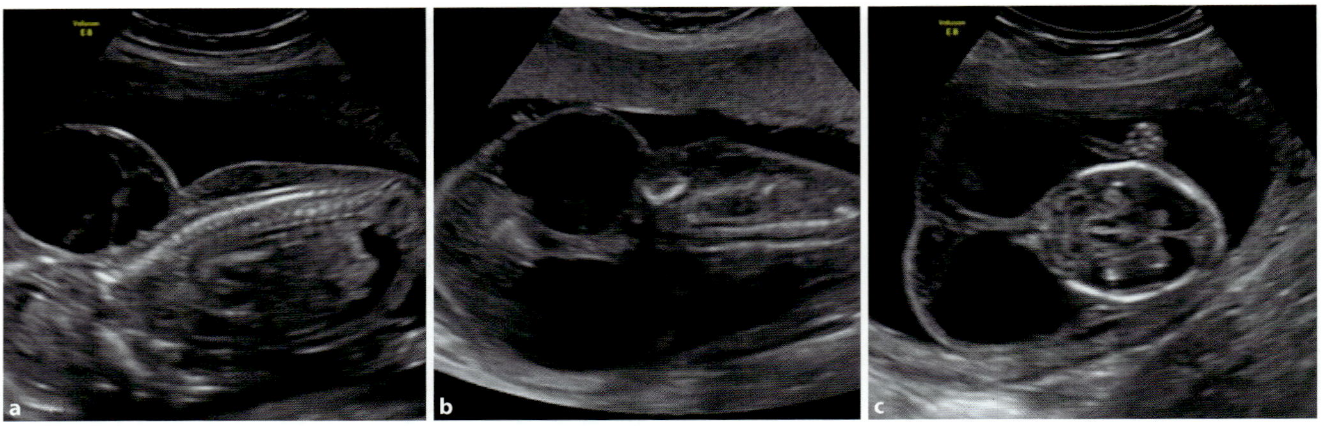

Abb. 7.51 Hygroma colli (transabdominaler Ultraschall) bei einem Fetus in der 18+2 SSW und normalen Chromosomen. **a** Sagittaler Längsschnitt. **b** Frontalschnitt. **c** Querschnitt

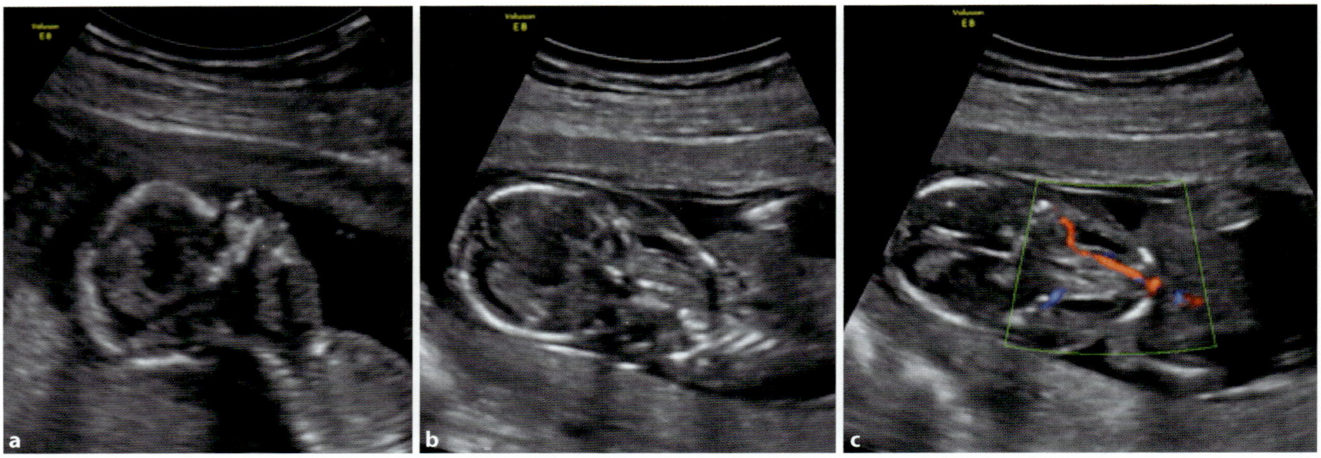

Abb. 7.52 Verdickter Hals (seitlich!) bei zervikalem Lymphangiom (14+3 SSW). **a** Sagittaler Längsschnitt, man sieht die deutliche Überstreckung de Kopfes und den Tumor. **b** Frontalschnitt des Halses mit dem teils soliden, teils zystischem Tumor. **c** Zusätzlich Farbdopplerdarstellung der Halsgefäße

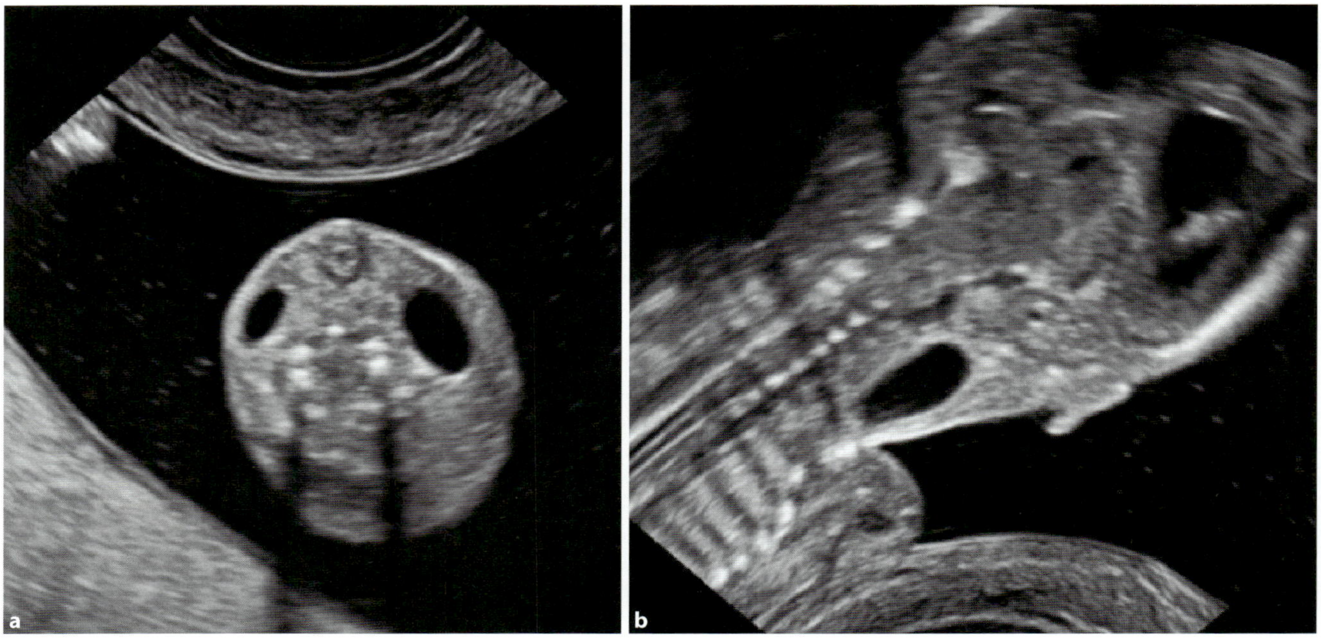

Abb. 7.53 Laterale Halszysten (13+3 SSW) bei normalen Chromosomen. Später war die vollständige Rückbildung der Zysten nachweisbar. **a** Querschnitt. **b** Frontalschnitt

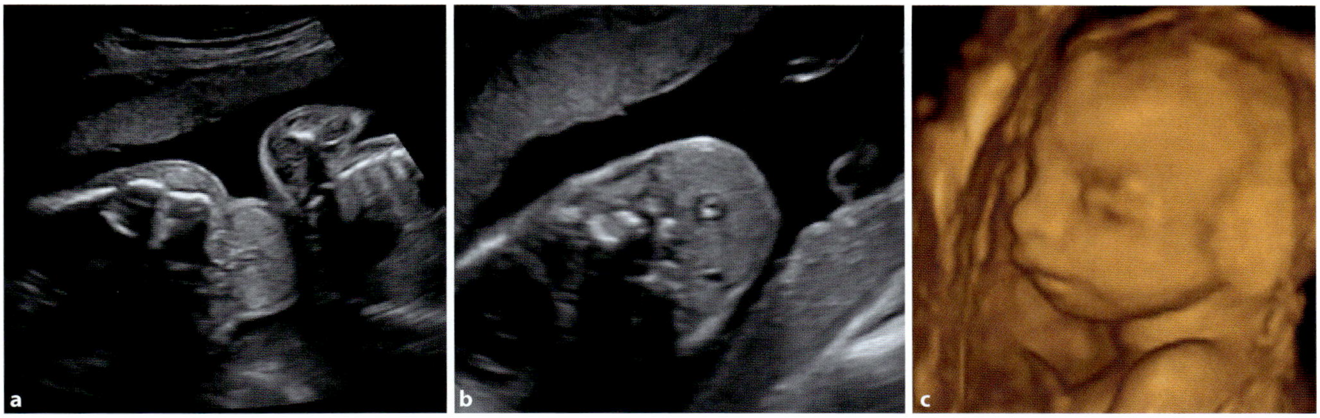

Abb. 7.54 Fetale Struma bei einem Fetus in der 23 SSW. **a** Frontaler Längsschnitt, man erkennt deutlich die Vorwölbung am Hals. **b** Querschnitt, man erkennt die Trachea, die fast vollständig durch die Struma umschlossen wird. **c** 3D-Darstellung der Struma

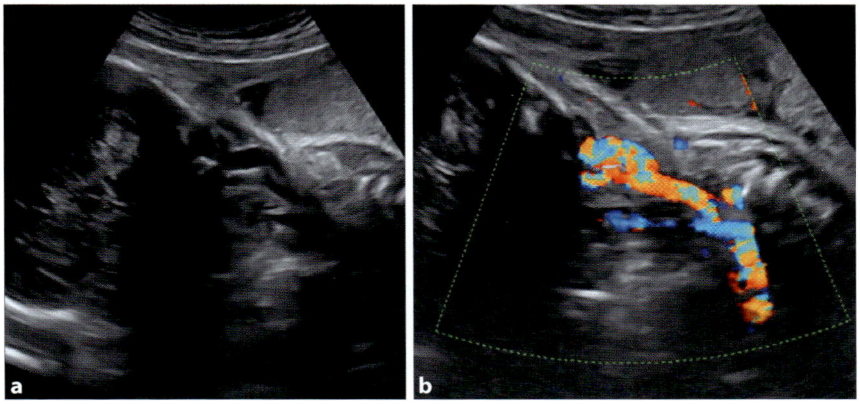

Abb. 7.55 Dilatierte Halsgefäße bei einem Fetus mit Aneurysma der Vena Galeni in der 34 SSW aufgrund der Volumenüberlastung. **a** B-Bild. **b** Farbdopplerdarstellung der Gefäße

7.4.2 Struma

Unter einer Struma (Goiter) versteht man eine Vergrößerung der Schilddrüse. Diese kann sowohl durch eine Hypothyreoidose als auch eine Hyperthyreoidose hervorgerufen werden.

Im Ultraschall fällt eine homogene echogene Raumforderung im ventralen Anteil des Halses auf. Bedingt durch eine mögliche Kompression des Ösophagus entwickelt sich meist ein Polyhydramnion. Ist eine Struma nachweisbar, so kann diese in Abhängigkeit von der Ursache behandelt werden. Bei einem fetalen Hypothyreoidismus sollte wöchentlich intraamnial Thyroxin instilliert werden. Den Erfolg kontrolliert man durch die Messung der Schilddrüsengröße und den Rückgang der Fruchtwassermenge. Die Schilddrüsenhormone können aus dem Fetalblut bestimmt werden (Abb. 7.54).

Differenzialdiagnostisch sind zervikale Teratome oder Neuroblastome sowie Lymphangiome in Betracht zu ziehen.

7.4.3 Dilatierte Halsgefäße

Dilatierte Halsgefäße können im Rahmen andere fetaler Erkrankungen, die zu einer Volumenbelastung führen, sichtbar werden. Insbesondere das **Vena-Galeni-Aneurysma** ist hierbei zu erwähnen (► Kap. 6). Typischerweise findet man dabei oberhalb der 30 SSW deutlich dilatierte Strukturen, in denen man mit Farbdoppler einen Blutfluss nachweist (Heling et al. 2000) (Abb. 7.55).

Literatur

Achiron R, Ben Arie A, Gabbay U, Mashiach S, Rotstein Z (1997) Development of the fetal tongue between 14 and 26 weeks of gestation: in utero ultrasonographic measurements. Ultrasound Obstet Gynecol 9:39–41

Apostole P, Vanderas DD (1987) Incidence of cleft Lip, Cleft Palate, and Cleft Lip in Palate Among Races: A Review. Cleft Palate Journal 24:216–225

Benaicha BA, Dommergues M, Jouannic JM, Jacquette A, Alexandre M, Le Merrer M, Ducou Le Pointe H, Garel C (2009) Prenatal diagnosis of brachytelephalangic chondrodysplasia punctata: case report. Ultrasound Obstet Gynecol 34:724–726

Benoit B, Chaoui R (2005) Three-dimensional ultrasound with maximal mode rendering: a novel technique for the diagnosis of bilateral or unilateral absence or hypolasia of nasal bones in second trimester screening for Down syndrome. Ultrasound Obstet Gynecol 25:19–24

Berge SJ, Plath H, van de Vondel PT, Nieederhagen J, Appel T, von Lindern JJ, Reich RH, Hansmann M (2001) Fetal cleft lip and palate: sonographic diagnosis, chromosomal abnormalities, associated anomalies and postnatal outcome in 70 fetuses. Ultrasound Obstet Gynecol 18:422–431

Blaas H-GK, Eriksson AG, Salvesen KA, Isaksen CV, Christensen B, Møllerløkken G, Eik-Nes SH (2002) Brains and faces in holoprosencephaly: pre- and postnatal description of 30 cases. Ultrasound in Obstet Gynocol 19:24–38

Bronshtein M, Blumenfeld I, Zimmer EZ, Ben-Ami M, Blumenfeld Z (1998) Prenatal sonographic diagnosis of nasal malformations. Prenatal Diagnosis 18:447–454

Burkhardt A (2000) Fehlbildungen, Heterotopien und Anomalien, Hrsg. In: Seifert G (Hrsg) Oralpathologie.3 Springer Verlag, , S. 76

Campbell S (2007) Prenatal ultrasound examination of the secondary palate. Ultrasound Obstet Gynecol 29:124–127

Chaoui R, Heling KS (2006) Three-dimensional ultrasound in prenatal diagnosis. Curr Opin Obstet Gynecol 18:192–202

Chaoui R, Heling KS, Thiel G, Karl K (2011) Agnathia-otocephaly with holoprosencephaly on prenatal three-dimensional ultrasound. Ultrasound Obstet Gynecol 37:745–748

Cicero S, Sonek JD, McKenna DS, Croom CS, Johnson L, Nicolaides KH (2003) Nasal bone hypoplasia in trisomy 21 at 15–22 weeks' gestation. Ultrasound Obstet Gynecol 21:15–18

Cook K, Prefumo KF, Presti F, Homfray T, Campbell S (2000) The prenatal diagnosis of Binder syndrome before 24 weeks of gestation: case report. Ultrasound Obstet Gynecol 16:578–581

Cusick W, Sullivan CA, Rojas B, Poole AE, Poole DA (2000) Prenatal diagnosis of total arrhinia. Ultrasound Obstet Gynecol 15:259–261

De Jong-Pleij EAP, Ribbert LSM, Trompf E, Bilardo CM (2010) Three-dimensional multiplanar ultrasound is a valuable toll in the study of the fetal profil in the second trimester of pregnancy. Ultrasound Obstet Gynecol 35:195–200

Demircioglu ML, Kangesu A, Ismail E, Lake J, Hughes S, Wright S, Sommerlad BC (2008) Increasing accuracy of antenatal ultrasound diagnosis of cleft lip with or without cleft palate, in cases referred to the North Thames London Region. Ultrasound Obstet Gynecol 31:647–651

Faure JM, Bäumler M, Boulot P, Bigorre M, Capiter G (2008) Prenatal assessment of the normal fetal soft palate by three-dimensional ultrasound examinations: is here an objective technique? Ultrasound Obstet Gynecol 31:652–656

Goldstein I, Tamir NA, Weiner Z, Jakobi P (2010) Dimensions of the fetal facial profile in normal pregnancy. Ultrasound Obstet Gynecol 35:191–194

Heling KS, Chaoui R, Bollmann R (2000) Prenatal diagnosis of an aneurysm of the vein of Galen with three-dimensional color power angiography. Ultrasound Obst Gynecol 15:333–336

Kivilevitch Z, Salomon L, Benoit B, Achiron R (2010) Fetal interlens distance: normal values during pregnancy. Ultrasound Obstet Gynecol 36:186–190

Kohelet D, Arbel E (2000) A Prospective Search for Urinary Tract Abnormalities in Infants With Isolated Preauricular Tags. Pediatrics 105:61

Luedders DW, Bohlmann MK, Germer U, Axt-Fliedner R, Gembruch U, Weichert J (2011) Fetal micrognathia: objective assessment and associated anomalies on prenatal sonogram. Prenatal Diagnosis 31:146–151

Maarse W, Berge SJ, Pistorius L, Van Barneveld D, Kon M, Breugem C, Mink van Dermolen AB (2010) Diagnostic accuracy of transabdominal ultrasound in detecting prenatal cleft lip and palate: a systematic review. Ultrasound Obstet Gynecol 35:495–502

Martinelli P, Maruotti GM, Agangi A, Mazzarelli LL, Bifulco G, Paladini D (2004) Prenatal diagnosis of hemifacial microsomia and ipsilateral cerellar hypoplasia in a fetus with oculoauriculovertebral spectrum. Ultrasound Obstet Gynecol 24:199–2001

Martinez Ten P, Perez Pedregosa J, Santacruz B, Adiego B, Barron E, Sepulveda W (2009) Three-dimensional ultrasound diagnosis of cleft palate: „reverse face", „flipped face" or „obliqueface" – which method is best? Ultrasound Obstet Gynecol 33:399–406

Mashiach R, Vardimon D, Kaplan B, Shalev J, Meizner J (2004) Early sonographic detection of recurrent fetal eye anomalies. Ultrasound Obstet Gynecol 24:640–643

Monteagudo A, Timor-Tritsch IE, Friedman AH, Santos R (1996) Autosomal dominant cataracts of the fetus: early detection by transvaginal ultrasound. Ultrasound Obstet Gynecol 8:104–108

Nyberg DA, McGahan JP, Pretorius DH, Pilu G (2003) Diagnostic Imaging of Fetal Anomalies. Lippincott Williams, Philadelphia

Nyberg DA, Sickler GK, Hegge FN, Kramer DJ, Kropp RJ (1995) Fetal cleft lip with and without cleft palate: US classification and correlation with outcome. Radiology 195:677–684

Paladini D (2010) Fetal micrognathia: almost always an ominous finding. Ultrasound Obstet Gynecol 35:377–384

Persico N, Molina F, Borenstein M, Azumendi G, Nicolaides KH (2010) Nasal-bone length in euploid fetuses at 16–24 weeks' gestation by three-dimensional ultrasound. Ultrasound Obstet Gynecol 36:285–290

Pilu G, Segata M (2007) A novel technique for visualization of the normal and cleft fetal secondary palate: angled insonation an three-dimensional ultrasound. Ultrasound Obstet Gynecol 29:166–169

Presti F, Celentano C, Marcazzo L, Dolcetta G, Prefumos F (2004) Ultrasound prenatal diagnosis of a lateral facial cleft (Tessier number 7). Ultrasound Obstet Gynecol 23:606–608

Roth P, Roth A, Clerc-Bertin F, Sommerhalder J, Maillet R (1999) Prenatal ultrasonic measuremants of the eye and the interorbital distance. J Gynecol Obstet Biol Reprod 28:343–351

Rotten D, Levaillant J (2004) Two- and three-dimensional sonographic assessment of the fetal face. 2. Analysis of cleft lip, alveolus and palate. Ultrasound Obstet Gynecol 24:402–411

Sepulveda W, Wong AE, Martinez-Ten AP, Perez-Pedregosa P (2010) Retronasal triangle: a sonographic landmark for the screening of cleft palate in the first trimester. Ultrasound Obstet Gynecol 35:7–13

Shipp TD, Mulliken JB, Bromley B, Benacerraf B (2002) Three-dimensional prenatal diagnosis of frontonasal malformation and unilateral cleft lip/palate. Ultrasound Obstet Gynecol 20:290–293

Sommerlad M, Patel N, Viljayalakshmi B, Morris P, Hall P, Ahmads A, Campbell C, Lees C (2010) Detection of lip, alveolar ridge and hard palate abnormalities using two-dimensional ultrasound enhanced with the three-dimensional reverse-face view. Ultrasound Obstet Gynecol 36:596–600

Talarova M (1978) Typical facial clefts and their genetic counseling. XIV International Congress of Genetics, 1978, Moscow. In: Lynch HT, Kimberling WJ (1981) Genetic counseling in cleft lip and cleft palate. Plast Reconstr Surg 68:800

Tanaka Y, Miyazaki T, Kanenishi K, Tanaka H, Yanagiharat T, Hata T (2002) Antenatal three-dimensional sonographic feature of Treacher Collins syndrome. Ultrasound Obstet Gynecol 19:414–415

Teoh M, Meagher S (2003) First Trimester diagnosis of micrognathia as a presentation of Pierre Robin syndrome. Ultrasound Obstet Gynecol 21:616–618

Tessier P (1976) Anatomical Classification of Facial, Cranio-Facial and Latero-Facial Clefts. Journal of Maxillofacial Surgery 4:69–92

Wilhelm L, Borgers H (2010) The „equals sign": a novel marker in the diagnosis of fetal isolated cleft palate. Ultrasound Obstet Gynecol 36:439–444

Witkowski R, Prokop O, Ullrich E, Thiel G (2003) Lexikon der Syndrome und Fehlbildungen, 7. Aufl. Springer Verlag, Berlin Heidelberg New York

Yang SH, Seo YS, Lee YS, Choi SJ, Kim YA, Kim JH (2003) Prenatal sonographic diagnosis of isolated agnathia: a case report. Ultrasound in Obstet Gynecol 22:190–193

Herz

C. Berg, R. Chaoui, U. Gembruch

U. Gembruch, K. Hecher, H. Steiner (Hrsg.), *Ultraschalldiagnostik in Geburtshilfe und Gynäkologie*,
DOI 10.1007/978-3-642-29633-8_8, © Springer-Verlag Berlin Heidelberg 2013

8.1 Einführung

C. Berg, R. Chaoui, U. Gembruch

Mit einer Prävalenz von 5–8 Herzfehlern bei 1000 Lebendgeborenen gehören die angeborenen Herzfehler zu den wichtigsten Fehlbildungen des Menschen, die nach wie vor eine hohe Morbidität und Mortalität aufweisen (Ferencz et al. 1993). Mit besserer postnataler Diagnostik ist die Inzidenz sogar höher. Bei in einer neuen in Deutschland durchgeführten Studie (Lindinger et al. 2010) wurde eine Prävalenz von 10 Herzfehlern bei 1000 Lebendgeborenen gefunden.

Die Untersuchung des fetalen Herzens ist in den letzten 30 Jahren zu einem festen Bestandteil der pränatalen Diagnostik geworden, nachdem wiederholt gezeigt werden konnte, dass zum einen die Entdeckung angeborener Herzfehler möglich und zuverlässig ist und zum anderen ihre antenatale Entdeckung zu einer Besserung der neonatalen Morbidität und Mortalität führt.

In diesem Kapitel werden neben den verschiedenen Untersuchungstechniken, dem Untersuchungsgang und den Indikationen der fetalen Echokardiografie die einzelnen Herzfehler und die Herzrhythmusstörungen ausführlich beschrieben.

8.2 Untersuchung des unauffälligen fetalen Herzens: Untersuchungstechnik und Indikationen

R. Chaoui

8.2.1 Untersuchungsmethoden

Das fetale Herz gehört zu den wenigen Organen des Fetus, die durch verschiedene Methoden untersucht werden können. Die Vielfalt der diagnostischen Möglichkeiten ermöglicht nicht nur einen präzisen Einblick in die Anatomie, sondern vermittelt dem Untersucher wichtige Information über die Funktion des Herzens. Während manche Methoden, wie B-Bild und Farbdoppler, routinemäßig angewandt werden, werden bei entsprechender Fragestellung oder im Rahmen von Forschungsvorhaben weitere Methoden (M-Mode, 3D, Tissue-Doppler u. a.) genutzt.

B-Bild-Sonografie

Die B-Bild-Untersuchung des fetalen Herzens ist nach wie vor der Eckpfeiler der Diagnostik und ermöglicht je nach Auflösung die Darstellung der verschiedenen kardialen Strukturen. Im letzten Jahrzehnt hat die Einführung schneller Prozessoren in der Computertechnik eine drastische Verbesserung der Bildverarbeitung und Bildauflösung zur Folge gehabt. Neuere Ultraschallgeräte können bei der kardialen Beurteilung eine hohe Auflösung, einen schnellen Bildaufbau und eine gute Kontrastdarstellung anbieten. Vorbedingungen für die erleichterte und zuverlässige Beurteilung des Herzens ist aber nach wie vor die Anwendung der „Zoom-" und „Zeitlupenfunktionen":

- Mit dem **Zoom** kann der Untersucher die „region of interest" durch Vergrößerung in den Mittelpunkt stellen (◘ Abb. 8.1).
- Durch die **Zeitlupe** können die letzten Bilder als Schleife im langsamen Ablauf oder Bild für Bild angeschaut werden (◘ Abb. 8.2). Dabei lassen sich die einzelnen Phasen des Herzzyklus optimal beurteilen (◘ Abb. 8.2).

Wichtig dabei ist, vor der Untersuchung die **Einstellungen** für die fetale Herzuntersuchung zu **optimieren** (Abuhamad u. Chaoui 2010). Dabei sind folgende Punkte zu berücksichtigen:

- Schneller Bildaufbau („high frame rate") mit schmalem Bildausschnitt und niedrige Linienzahl (geringere Auflösung)
- Keine oder niedrige Glättung („smoothing")
- „Dynamic range" mit hohem Kontrast (◘ Abb. 8.3)
- Herzstruktur mittels Zoom so vergrößern, dass die zu untersuchende Region ca. ein Drittel des Bildschirms ausfüllt (◘ Abb. 8.1)
- Beurteilung der kardialen Strukturen in Systole und Diastole mithilfe der Zeitlupe (◘ Abb. 8.2)

Farbdopplersonografie

Die Farbdopplersonografie ermöglicht die Darstellung der zeitlichen und räumlichen Verteilung des **intrakardialen Blutflusses**. Das Prinzip beruht auf einer farbkodierten Verarbeitung von Dopplersignalen. Im Bereich eines Farbkastens werden in vielen entlang der Dopplerschallstrahlen gelegten (unsichtbaren) Messvolumina („sample volume") die Dopplershiftfrequenzen abgeleitet und ihre momentanen mittleren Dopplershiftfrequenzen elektronisch errechnet (Chaoui u. McEwing 2003). Die Wiedergabe dieser erfolgt dann farbkodiert und ist dem zweidimensionalen Real-Time-Bild aufgelagert. Blutflüsse in Richtung des Schallkopfs werden rot und vom Schallkopf weg blau kodiert (◘ Abb. 8.4). Höhere Dopplershiftfrequenzen werden dabei heller und geringere dunkler abgebildet (◘ Abb. 8.4).

Im **Varianz-Modus** wird eine hohe Varianz der Dopplershiftfrequenzen innerhalb eines Messvolumens durch eine zunehmende Grünbeimischung zum Rot bzw. Blau sichtbar gemacht, sodass ein Gelb bzw. Türkis entsteht.

Tipp

Die Farbdopplerechokardiografie verschafft dem Untersucher rasch und simultan zum B-Bild einen Überblick über die Hämodynamik innerhalb der Farbbox. Der Untersucher sollte diese Methode mit einer gezielten Fragestellung verwenden, um die Farbeinstellung entsprechend zu optimieren.

Die Methode ist heute in der Diagnostik von fetalen Herzfehlern unerlässlich. Sie erlaubt, rasch nachzuweisen, ob und in welcher Richtung eine Struktur perfundiert wird. Mit der Methode können auch Shunts und Jets (z. B. Ventrikelseptumdefekt, ◘ Abb. 8.5) einfach dargestellt werden. Turbulenzen (◘ Abb. 8.6), wie man sie bei Klappenstenosen und -regurgitationen findet, werden im Varianz-Modus durch den Zusatz der grünen Farbe kenntlich gemacht. Kleine Gefäße, die im B-Bild kaum oder nicht sichtbar sind, können durch die Farbe dargestellt werden.

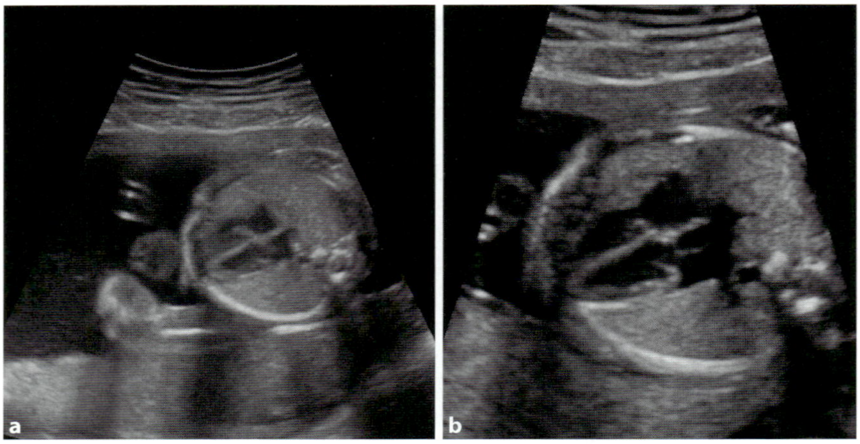

Abb. 8.1 **a** Suboptimales Bild mit unzureichend vergrößertem Herzen, zudem sehr kontrastarm eingestellt, nicht geeignet zur kardialen Beurteilung. **b** Das Bild wurde durch Vergrößerung des Bildes bei kleinem Ausschnitt und Wahl eines hohen Kontrastes optimiert

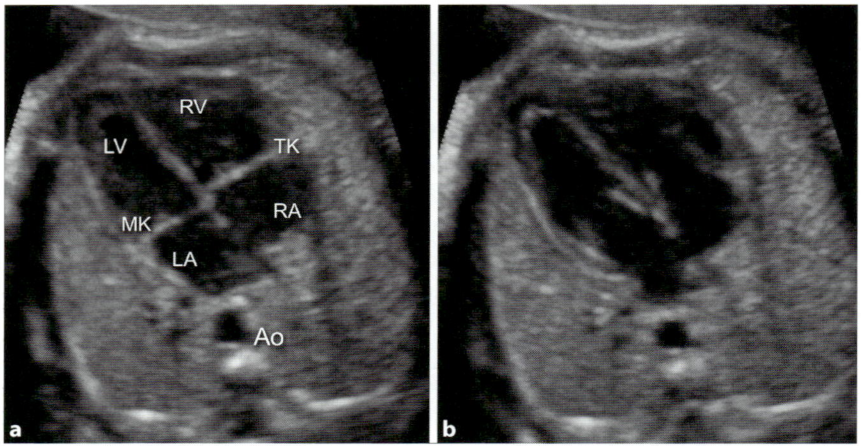

Abb. 8.2 Mithilfe der Zeitlupe kann der Untersucher die Phasen des Herzzyklus einzeln darstellen. Vierkammerblick. **a** Systole bei geschlossen Klappen. *Ao* Aorta, *RV* rechter Ventrikel, *LV* linker Ventrikel, *RA* rechter Vorhof, *LA* linker Vorhof. **b** Diastole mit offener Mitral- (*MK*) und Trikuspidalklappe (*TK*)

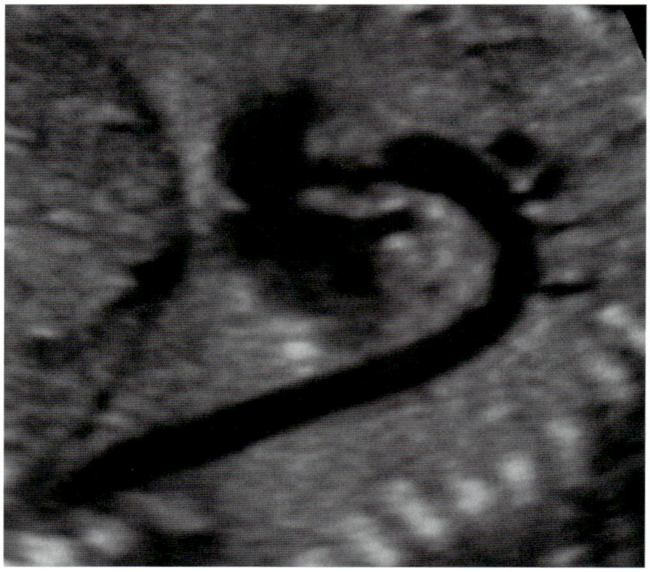

Abb. 8.3 Sagittaler Schnitt in Höhe des Aortenbogens. Durch die Erhöhung des Kontrasts können im B-Bild bereits den Verlauf des Bogens und den Abgang der drei Stammgefäße zuverlässig erkannt werden

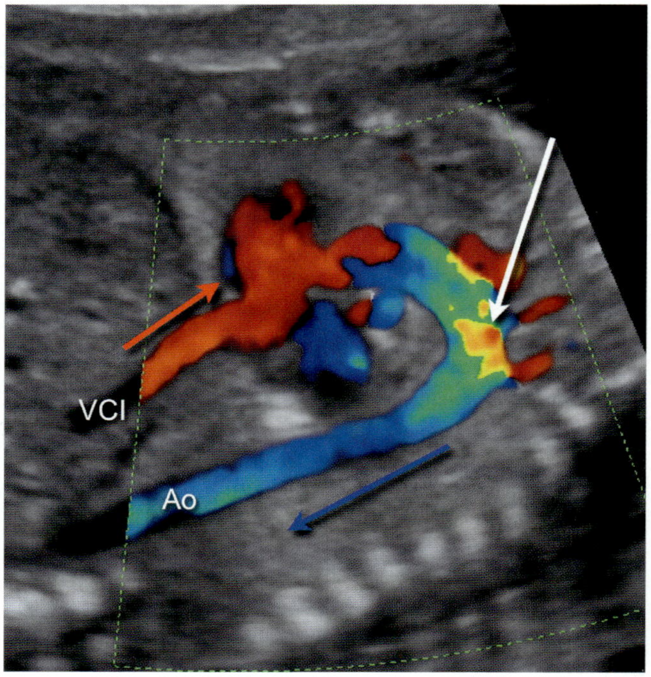

Abb. 8.4 Sagittaler Schnitt des Aortenbogens im Farbdoppler. Der Blutfluss zum Schallkopf hin (*roter Pfeil*) wird rot dargestellt, der Blutfluss weg vom Schallkopf blau (*blauer Pfeil*). Hohe Geschwindigkeiten werden durch hellere Farben bzw. bei Überschreiten des Nyquist-Limit durch Gegenfarben im Sinne eines Aliasing kodiert, wie die rote Farbe inmitten der blauen Farbe (*weißer Pfeil*)

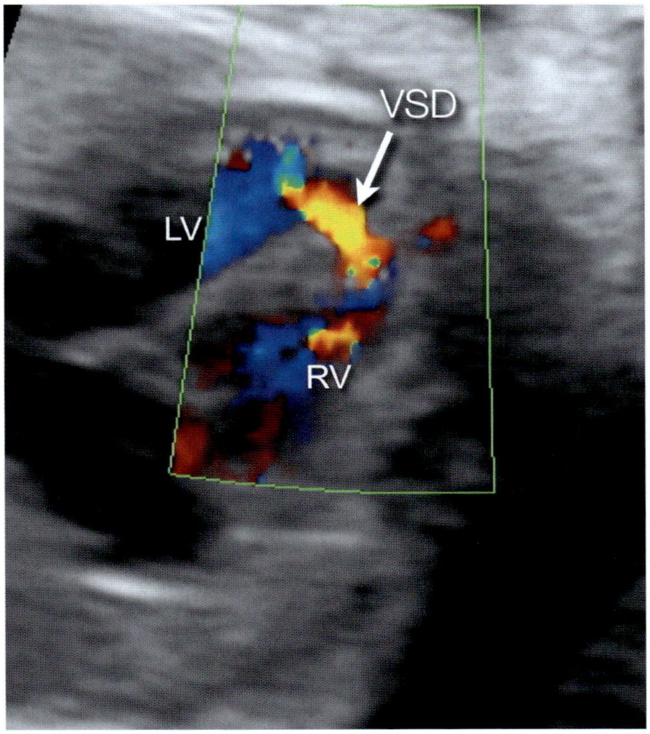

■ **Abb. 8.5** Farbdopplereinstellung über das interventrikuläre Septum mit Darstellung eines apikalen Ventrikelseptumdefekts (*Pfeil*) mit Fluss vom rechten (*RV*) zum linken Ventrikel (*LV*)

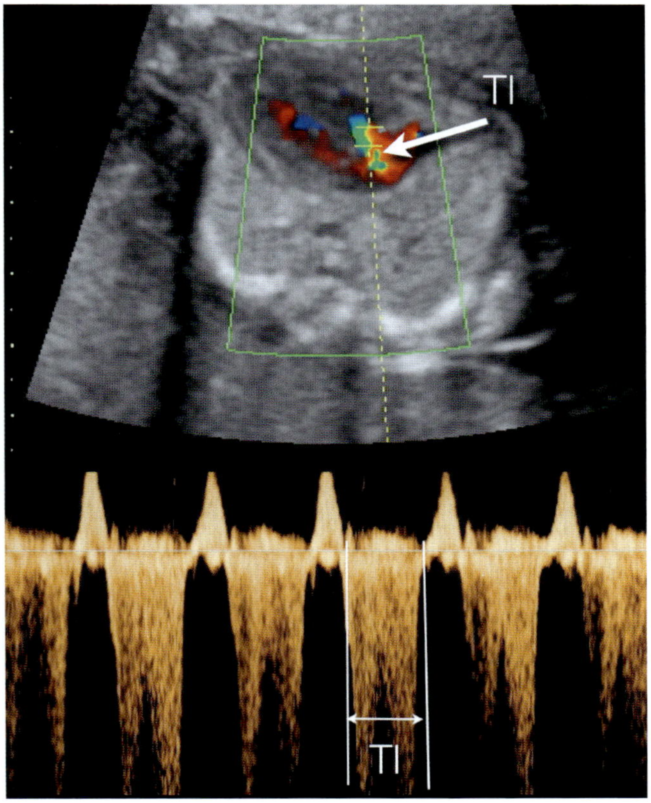

■ **Abb. 8.6** *Oben* Im Farbdoppler erkennt man Turbulenzen mit der zusätzlichen Farbe Grün (*Pfeil*) als Ausdruck einer hohen Varianz der detektierten Dopplershiftfrequenzen. Es handelt sich um eine Trikuspidalinsuffizienz, deren Blutflussgeschwindigkeitsverteilung mittels Spektraldoppler quantifiziert wird (*unten*)

Die **Quantifizierung der dargestellten Flüsse** wird mittels eines Spektraldopplers (s. u.) durchgeführt. Hierbei hilft die Farbe bei der Positionierung des Messvolumens, um gezielt vom gewünschten Gebiet Informationen zu bekommen. Vorbedingungen, um mit der Farbe optimal umzugehen, sind eine gute Voreinstellung des Gerätes („preset") sowie eine ideale Einstellung der entsprechenden Herzstruktur (Abuhamad u. Chaoui 2010).

Power-Doppler und High-Definition-Dymanic-Doppler

Der Power-Doppler wurde Ende der 1990er Jahre entwickelt und basiert auf einer anderen Verarbeitung und Darstellung der Dopplersignale als die Farbdopplertechnik. Dabei sind nicht die winkelabhängigen Dopplershiftfrequenzen zu sehen, sondern deren Amplitude unabhängig von der Richtung des Blutflusses. So können zum einen langsame Flüsse erfasst und zum anderen Blutflüsse unabhängig vom Insonationswinkel dargestellt werden.

Die Wiedergabe erfolgt ähnlich wie im Farbdoppler mit einer einzigen Farbe dem 2D-B-Bild aufgelagert und erinnert somit an eine „Angiografie" (■ Abb. 8.7a). Früher wurde der Begriff **Power-Angiografie** verwendet. Mit der Entwicklung der digitalen Verarbeitung dieser Signale können Doppler und Power-Doppler kombiniert werden. So wurden hoch empfindliche „bidirektionale Power-Doppler" bzw. „High-Definition-" (■ Abb. 8.7b) oder „Dynamic-Flow-Doppler" in die Diagnostik eingeführt (Heling et al. 2004).

Diese Methode wird vor allem bei ungünstigen Schallbedingungen mit horizontal verlaufenden Blutflüssen, bei der Abbildung feinster Gefäße, aber auch in der Frühschwangerschaft eingesetzt.

> **Mit der Methode können keine Turbulenzen entdeckt werden, sodass sie in der fetalen Echokardiografie nur als Ergänzung zur Farbdopplersonografie bei speziellen Fragestellungen angewandt wird.**

Spektraldopplerechokardiografie

Der Einsatz des gepulsten („pulsed wave", pw) Dopplers ermöglicht die exakte lokalisierte Ableitung von typischen Dopplerspektren der Blutflüsse über die Klappen und in den arteriellen und venösen Gefäßen und somit einen gegenüber der Farbdopplersonografie detaillierteren Einblick in die fetale intrakardiale Hämodynamik. Der Einsatz dieser zeitlich hoch auflösenden Methode erstreckt sich auf die Messung von Absolutwerten, wie maximale und mittlere Blutflussgeschwindigkeiten, Zeitintervalle oder davon abgeleitete Parameter, wie Schlag- bzw. Herzminutenvolumina, aber auch auf die Bildung von Blutflussquotienten, z. B. zur Prüfung der diastolischen Funktion über die AV-Klappen.

Der kontinuierliche („continuous wave", cw) Doppler wird bei der fetalen Echokardiografie nur zur aliasingfreien Messung hoher Geschwindigkeiten genutzt, wie sie bei Stenosen und Regurgitationen auftreten können.

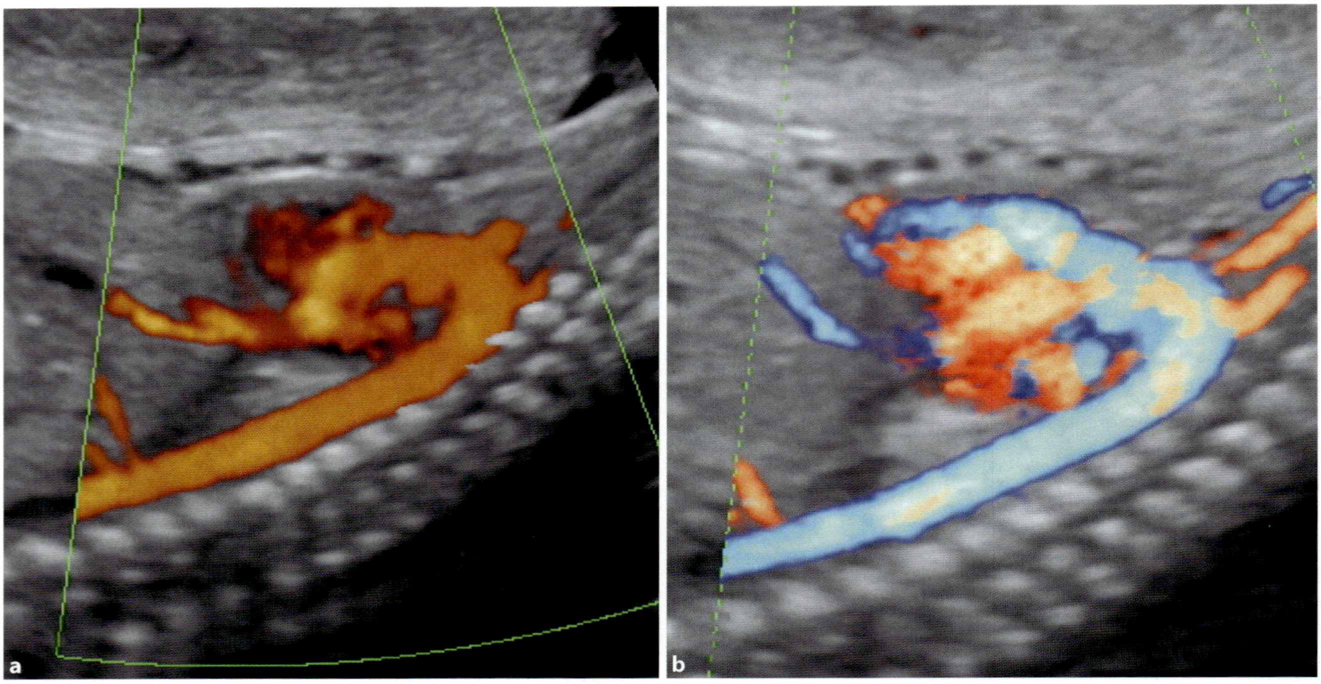

Abb. 8.7 **a** Power-Dopplerangiografie. **b** High-Definition-Sonografie mit bidirektionalem Doppler-Flow zeigt eine hohe Sensitivität in der Darstellung von Flüssen und ist winkelunabhängig. Es wird kein Aliasing abgebildet, das in Abb. 8.4 gefunden wird

Erfassung des intrakardialen Blutflusses

Bei der dopplersonografischen Erfassung des intrakardialen Blutflusses sollte auf folgende Punkte geachtet werden (Abb. 8.8)

- Der Dopplerstrahl und der zu messende Blutfluss sollen einen nahezu parallelen Verlauf (Insonationswinkel 0–20°) aufweisen
- Das Messvolumen (Dopplerfenster) muss so schmal wie möglich (1–4 mm Breite) gewählt werden, dies in Abhängigkeit von der Größe des zu untersuchenden Gefäßes
- Ein Dopplerfilter von über 100 Hz muss eingestellt werden, um Störungen im Spektrum durch Klappen- und Wandbewegungen (niedrige Frequenz, aber hohe Amplitude) zu eliminieren

Im klinischen Alltag wird die Spektraldopplerechokardiografie selten routinemäßig eingesetzt, sondern vorwiegend bei gezielten Fragestellungen, um einen normalen Blutfluss zu überprüfen bzw. zu dokumentieren oder einen abnormen Fluss im Farbdoppler zu quantifizieren. Die folgenden Bereiche am Herzen und an den herznahen Gefässen werden so untersucht.

Doppleruntersuchung der atrioventrikulären Klappen

Für diesen Zweck erfolgt die Platzierung der Messmarke in den ventrikulären Einfluss über die Mitral- bzw. Trikuspidalklappe. Das Dopplerspektrum des Blutflusses über die AV-Klappen während der Diastole weist bei Sinusrhythmus eine typische doppelgipflige Form auf (Abb. 8.8):

- Der erste Gipfel spiegelt den passiven Bluteinstrom vom Vorhof in den Ventrikel während der frühen Diastole wider. Er wird **E** („**early diastole**") bezeichnet.
- Der zweite Gipfel wird durch die zum Ende der Diastole auftretende Vorhofkontraktion bedingt und wird mit **A** („**atrial contraction**") bezeichnet (Abb. 8.8).

Dabei werden nicht nur die Form und die Dauer der diastolischen Kurve überprüft, sondern auch die Maximalgeschwindigkeiten gemessen. Das Verhältnis von E- und A-Spitzengeschwindigkeiten, die **E/A-Ratio**, wird entscheidend durch die ventrikuläre Compliance beeinflusst. Durch die Platzierung der Messmarke im Vorhofbereich können Klappeninsuffizienzen analysiert werden (Abb. 8.6).

Dopplermessungen im Bereich der Semilunarklappen

Für die Durchführung von Messungen im Bereich der Aorten- oder Pulmonalklappe wird die Messmarke gleich distal der Klappe gesetzt (Abb. 8.9). Über beiden Gefäßen ist das Dopplerspektrum in seiner Hüllkurve ähnlich, mit meist höheren Maximalwerten und steilerem Abfall in der Aorta als im Truncus pulmonalis. Über beiden Gefäßen können die maximalen, die mittleren Geschwindigkeiten, die „time to peak velocity" u. a. gemessen und unter Kenntnis der Gefäßdurchmesser und der Herzfrequenz auch die Schlag- und Herzminutenvolumina berechnet werden. Der wesentliche Einsatz solcher Messungen ist der Ausschluss von Aorten- oder Pulmonalstenosen, selten auch von Semilunarklappeninsuffizienzen.

Dopplermessungen in den herznahen Gefäßen

In der gezielten fetalen Echokardiografie können ferner je nach Fragestellung verschiedene Gefäße mittels Spektraldoppler un-

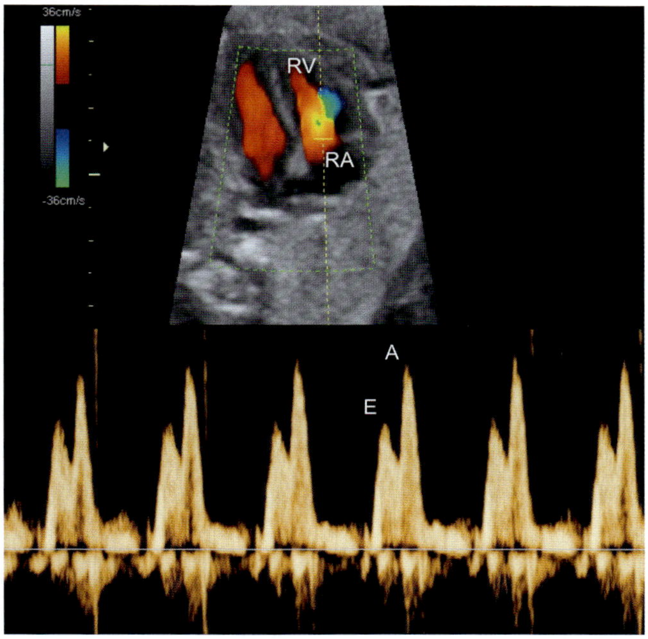

Abb. 8.8 Dopplerspektrum der Trikuspidalklappe. Das Dopplerflussprofil weist eine charakteristische doppelgipflige Form auf: die frühe diastolische Perfusion (*E* „early diastole") und die späte diastolische durch die Vorhofkontraktion bedingte Perfusion (*A* „atrial contraction"). Die Dopplermessmarke wird unmittelbar distal der Klappe gelegt

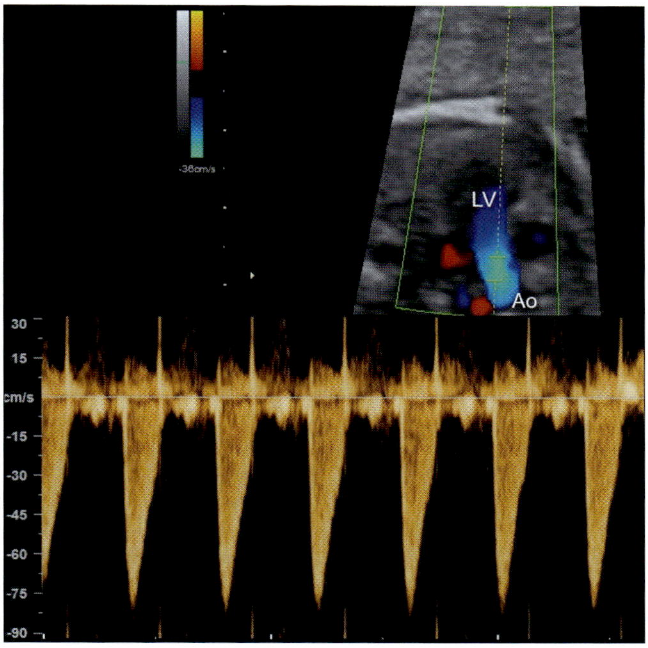

Abb. 8.9 Dopplerspektrum über die Aortenklappe. Die Dopplermessmarke wird gerade distal der Aortenklappe gelegt und das typische Dopplerspektrum über die Klappe in der Systole mit dem steilen Anstieg und Abfall abgeleitet

tersucht werden. Das venöse System mit Ductus venosus, V. cava superior und inferior und den Lungenvenen wird vorwiegend zur Beurteilung der rechts- bzw. linksventrikulären Vorlast untersucht. Der Blutfluss in Pulmonalarterien (Abb. 8.10), Ductus arteriosus, Aortenisthmus und Koronararterien wird u. a. bei Ductus-arteriosus-abhängigen Herzfehlern, bei Feten mit Wachstumsretardierung und drohender Hypoxie oder bei Feten mit Verdacht auf Lungenhypoplasie gezielt angeschaut.

M-Mode-Verfahren („time motion")

Das M-Mode-Verfahren wurde in den 1980er Jahren in der fetalen Echokardiografie sehr oft angewandt. Einsatzgebiete waren vor allem die Biometrie und die Messung der kardialen Funktion. Durch die rasante Verbesserung der räumlichen und zeitlichen Auflösung des B-Mode-Bilds, mit der Einführung der Zeitlupentechnik sowie der Dopplerverfahren verlor das Verfahren in der täglichen Praxis an Bedeutung. In der heutigen Zeit ist der Einsatz der Methode nach wie vor vielfältig und dient nicht nur dem Zweck der Bilddokumentation der fetalen Vitalität in der Frühschwangerschaft.

Messungen am Herzen werden heute eher im B-Bild unter Verwendung der Zeitlupe durchgeführt, aber eine Überprüfung der Kontraktilität (Abb. 8.11), wie bei Endokardfibroelastose oder Kardiomyopathie, kann optimal mittels M-Mode vorgenommen und dokumentiert werden.

Eine der Hauptanwendungen ist die **Differenzierung fetaler Arrhythmien**. Hierbei wird die Markierung (Cursor) des M-Mode im zweidimensionalen Bild so eingestellt, dass sie gleichzeitig

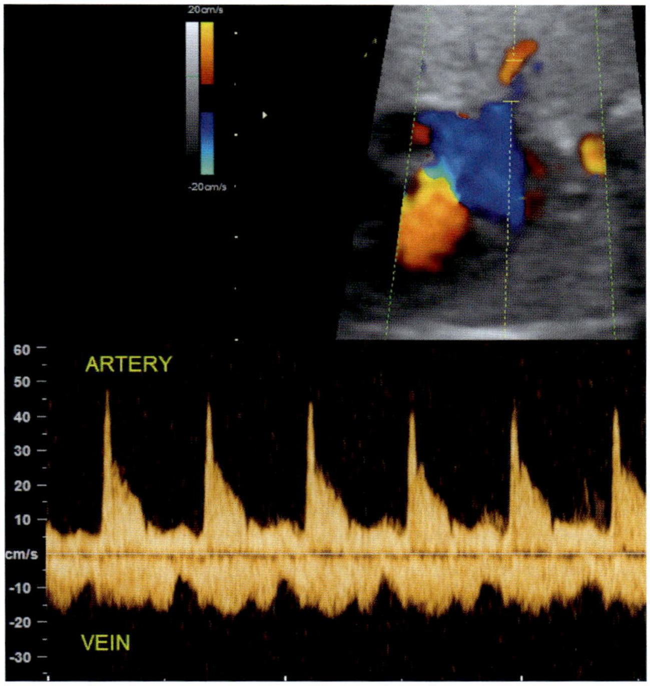

Abb. 8.10 Mittels gepulster Dopplersonografie werden die Blutflüsse gleichzeitig in der A. und V. pulmonalis abgeleitet. Die Blutflüsse in den Lungenvenen während der A-Welle entsprechen dabei den Vorhofkontraktionen und die in der Pulmonalarterie den ventrikulären Systolen

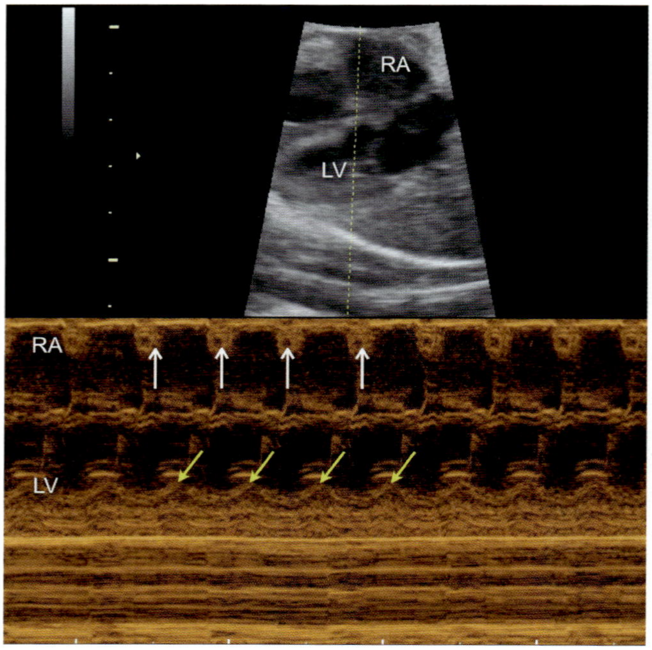

Abb. 8.11 M-Mode-Anwendung am Herzen. *Oben:* Positionierung der M-Mode-Markierung unter B-Bild-Sicht, in diesem Falle durch den rechten Vorhof (*RA*), Septum und linken Ventrikel (*LV*). *Unten* Bewegungen der korrespondierenden Strukturen in Funktion der Zeit

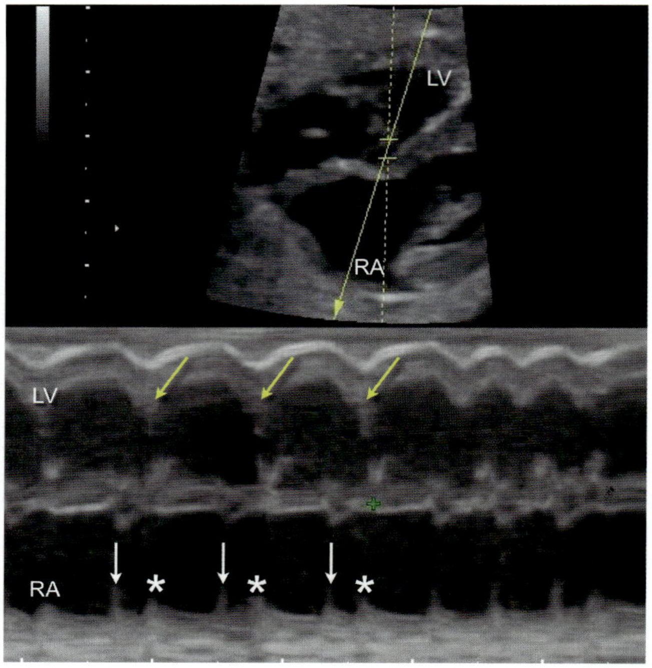

Abb. 8.12 M-Mode-Anwendung bei einem Fetus mit einer supraventrikulären Extrasystolie. Die Markierungen sind im Bereich der Wand des rechten Vorhofs (*RA*) und der des linken Ventrikels gelegt. Vorhofextrasystolen (*Sterne*) treten hier unmittelbar nach der regulären Vorhoferregung und Kontraktion (*Pfeile*) auf

eine Vorhofwand und eine Ventrikelwand bzw. Semilunarklappe durchquert (Abb. 8.11, Abb. 8.12), sodass atriale und ventrikuläre Systolen simultan mit hoher zeitlicher Auflösung dargestellt und analysiert werden können. Für die Diagnostik und Differenzialdiagnostik der Arrhythmien ist ihr Einsatz nach wie vor unerlässlich (▶ Abschn. Arrhythmien).

3D- und 4D-Echokardiografie

Die drei- und vierdimensionale (3D-, 4D-) Ultraschalltechnik hat sich in der Pränataldiagnostik rasch etabliert und wurde anfangs vorwiegend zur Darstellung des fetalen Gesichts und der äußeren Konturen eingesetzt. Rasch hat man verstanden, dass in dem Volumendatensatz mehr Informationen enthalten und nutzbar sind. Dies wird ausführlich im ▶ Kap. 16 erläutert.

Am Herzen kommt neben der üblichen statischen 3D-Aufnahme eine spezielle Aufnahmetechnik zur Anwendung, die sog. **STIC-Technik**. STIC, eine Abkürzung für „spatial and temporal image correlation", ist eine Software, mit der viele Volumendatensätze des schlagenden Herzens zeitnah aufgenommen und mittels computerisierter Erkennung der Herzfrequenz als einzelner 3D-Herzzyklus dargestellt werden können (Chaoui u. Heling 2005). Eine andere Möglichkeit ist die **Live-3D-Aufnahme** entweder mit einem mechanischen oder mit einem sog. „Matrix-Array-Schallkopf".

Der derzeitige Vorteil des STIC verglichen mit den anderen Aufnahmemöglichkeiten ist jedoch die Möglichkeit, die Daten offline nachträglich auf dem Monitor oder einem PC zu bearbeiten.

Der Untersucher kann aus dem STIC-Volumen nicht nur jede beliebige Ebene einstellen (Abb. 16.38), sondern diese auch in Systole und Diastole evaluieren (Abb. 16.37, 16.38). Ferner kann man mit der Tomografie mehrere parallele Ebenen gleichzeitig darstellen (Abb. 8.13), in denen bei normalen Befunden die anatomischen Verhältnisse verdeutlicht und bei Herzfehlern die Details in den benachbarten Ebenen betrachtet werden können. Mit den verschiedenen Modi, wie z. B. Oberflächen-Modus (Abb. 8.14), Minimum-Modus, Inversion-Modus (Abb. 16.19), Glass-Body-Modus (Abb. 16.42) und B-Flow-Modus (Abb. 8.15), kann man die Herzstrukturen bzw. die Flussverhältnisse räumlich darstellen.

Während sich der STIC zur Nachbeurteilung durch einen Zweituntersucher in den multiplanaren und tomografischen Modus als Methode etabliert hat, sind die anderen Methoden der räumlichen Darstellung derzeit eher dem Spezialisten vorbehalten und hat noch keinen klinischen Einsatz gefunden.

Gewebedopplerechokardiografie

Während bei der Dopplerechokardiografie der Blutfluss dargestellt und quantifiziert werden kann, werden bei der Gewebedopplerechokardiografie („tissue Doppler echocardiography", **TDE**) die Bewegungen des Myokards beurteilt (Abb. 8.16). Diese Gewebedopplerechokardiografie wurde beim Fetus wenig untersucht. Die Studien konzentrierten sich auf die Machbarkeit der Methode sowie einige klinische Fragestellungen (Tutschek et al. 2003).

Mit der TDE können die globalen und regionalen Wandbewegungen untersucht werden. Die Analyse erfolgt entweder semiquantitativ mittels Farbdoppler- oder auch quantitativ mittels gepulster Dopplertechnik. Die hohe zeitliche Auflösung des gepulsten Dopplers (Abb. 8.16) erlaubt auch, mittels TDE die kardialen Zeitintervalle, auch die isovolumetrischen

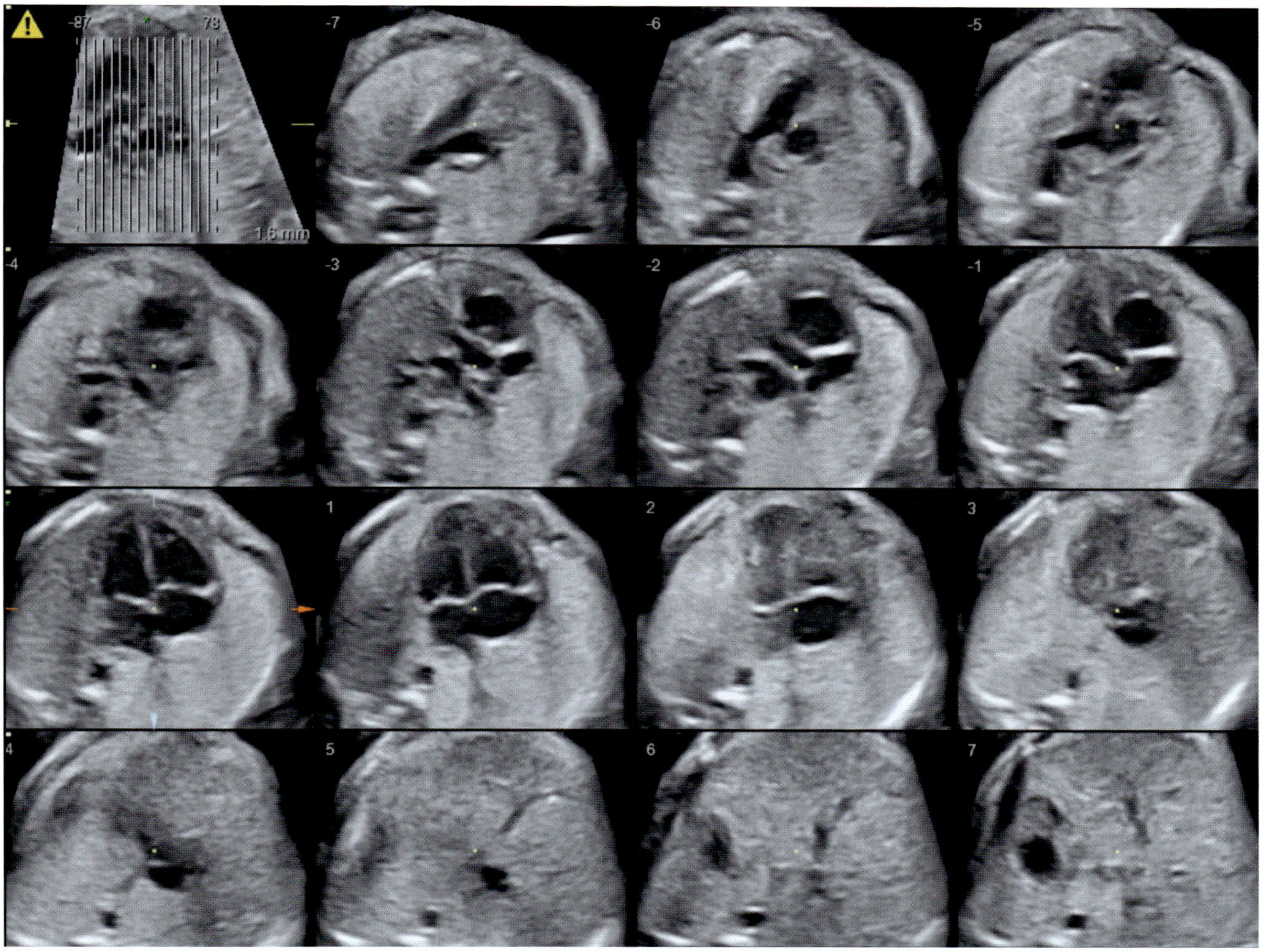

■ **Abb. 8.13** 3D-Darstellung des Herzens mittels STIC-Technik, hier in Form der Tomografie. In verschiedenen Ebenen sind die wichtigsten kardialen Strukturen abgebildet

Kontraktions- und Relaxationszeiten sowie die Ejektionszeit zu messen und so den myokardialen Performance-Index (Tei-Index) zu berechnen. Auch die farbkodierte Gewebedopplerechokardiografie erlaubt, derzeit allerdings nur mittels einer Offline-Bearbeitung, ebenfalls die Messung der Zeitintervalle, die Differenzierung fetaler Arrhythmien, zudem den Nachweis von Dyssynchronien in Vorhöfen und Kammern. Ferner erlaubt diese Technik die Beurteilung der globalen oder segmentalen myokardialen Deformation durch Kalkulation von „strain" und „strain rate".

Typische Fragestellungen an die TDE sind die Differenzierung von Herzrhythmusstörungen sowie die Beurteilung der myokardialen Kontraktilität bei kardialen Erkrankungen oder bei extrakardial bedingten kardialen Volumen und Druckbelastungen.

Speckle tracking

Neben dem Gewebedoppler (TDE) ist „speckle tracking" das zweite parametrische Verfahren, bei dem die myokardiale Performance im zweidimensionalen Bild analysiert werden kann. Die publizierten Daten zum „speckle tracking" konzentrieren sich hauptsächlich auf die Machbarkeit bzw. das Erstellung von Normwerten (Willruth et al. 2011). In kleineren Subgruppenanalysen an kardial erkrankten Feten konnten bisher keine singifikanten Unterschiede zum Normkollektiv ermittelt werden.

Mittels „speckle tracking" können insbesondere longitudinale Geschwindigkeiten und Deformierungsparameter („strain", „strain rate") des Myokards analysiert werden. Die Auswertung ist zeitintensiv und erfolgt, offline an einem PC. Daher sind beide Verfahren bisher Zentren mit entsprechender Fallzahl vorbehalten und nicht in die tägliche Routine implementierbar.

Gegenüber der TDE ist das Speckle-tracking-Verfahren relativ winkelunabhängig und ermöglicht dem Untersucher, die globale Performance des Ventrikels oder sogar simultan beider Ventrikel zu beurteilen.

8.2.2 Schnittebenen der Untersuchung im B-Bild

In den letzten 30 Jahren, in denen sich die Untersuchung des fetalen Herzens rasant entwickelt hat, wurden spezielle Schnittebenen zur Untersuchung des fetalen Herzens entwickelt. Am häufigsten werden die Querschnittsebenen des Körpers, die vom

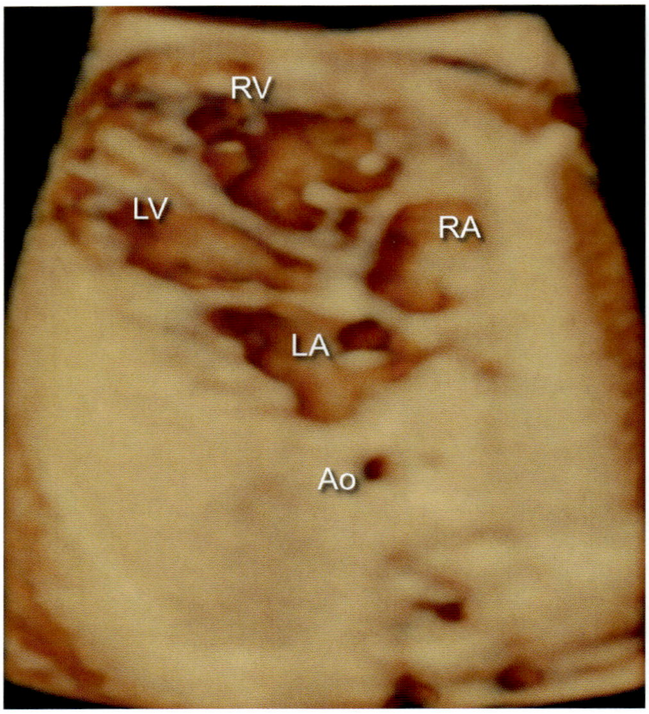

Abb. 8.14 3D-Darstellung des Herzens mittels STIC-Technik, hier in Form des Oberflächen-Modus mit Blick auf die Vorhöfe, Ventrikel und Septen. *RV* rechter Ventrikel, *LV* linker Ventrikel, *RA* rechter Vorhof, *LA* linker Vorhof

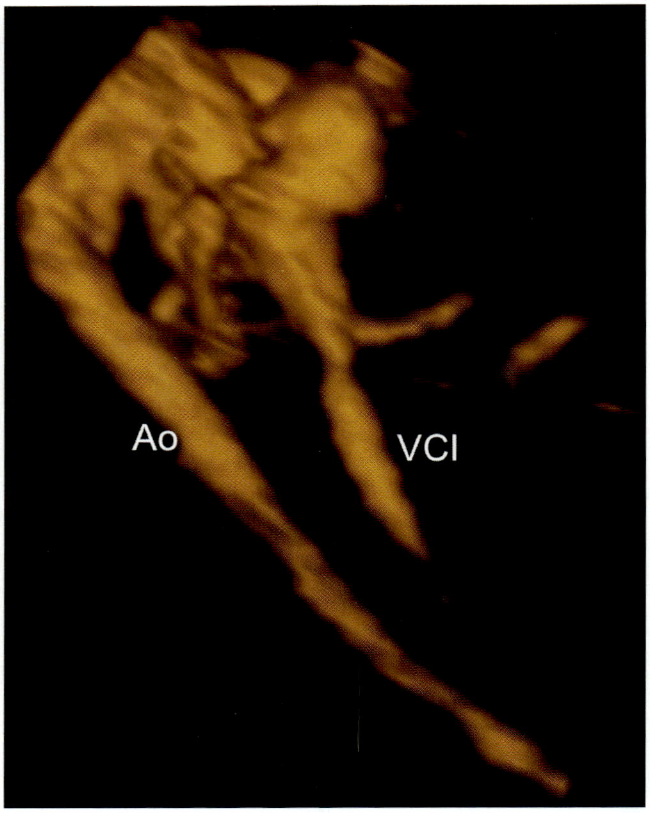

Abb. 8.15 3D-Darstellung des Blutflusses am Herzen mit Aorta (*Ao*) und V. cava inferior (*VCI*) mittels B-Flow

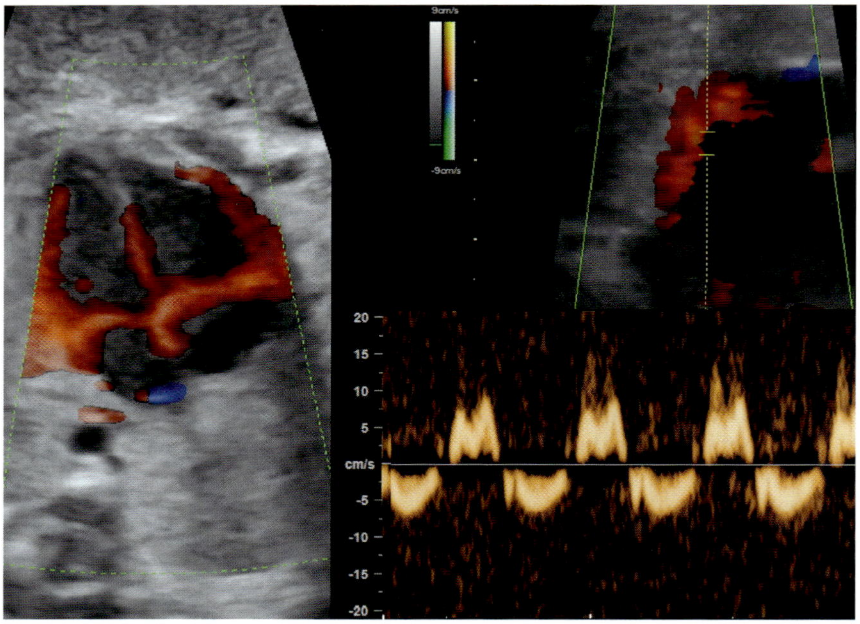

Abb. 8.16 Gewebedopplerechokardiografie. Mittels farbkodierter TDE werden die Bewegungen des Myokards im Vierkammerblick farbig abgebildet, hier während der Systole (*linke Bildhälfte*). In der *rechten Bildhälfte* werden die longitudinalen Wandbewegungen des Ventrikels mit gepulster TDE zeitlich hoch auflösend dargestellt

oberen Abdomen bis hin zu den großen Gefäßen reichen, verwendet.

Von der Abdomenebene ausgehend durch Bewegung des Schallkopfs zum Thorax gelangt der Untersucher in die wichtigste kardiale Schnittebene, nämlich die **Vierkammerblickebene**, von der sich die nächsten Transversalebenen dann kontinuierlich ableiten lassen (Abb. 8.17). Ändert während der Untersuchung der Fetus seine Lage, kann durch die erneute Einstellung des Vierkammerblicks die Systematik fortgesetzt werden. Hinzu kommen, wenn notwendig, Längsschnitteinstellungen.

Die Beurteilung sollte nicht als Dokumentation einzelner Schnittebenen verstanden werden, sondern vielmehr als eine dynamische Untersuchung, in der die korrekten venoatrialen, atrioventrikulären und ventrikuloarteriellen Verbindungen dar-

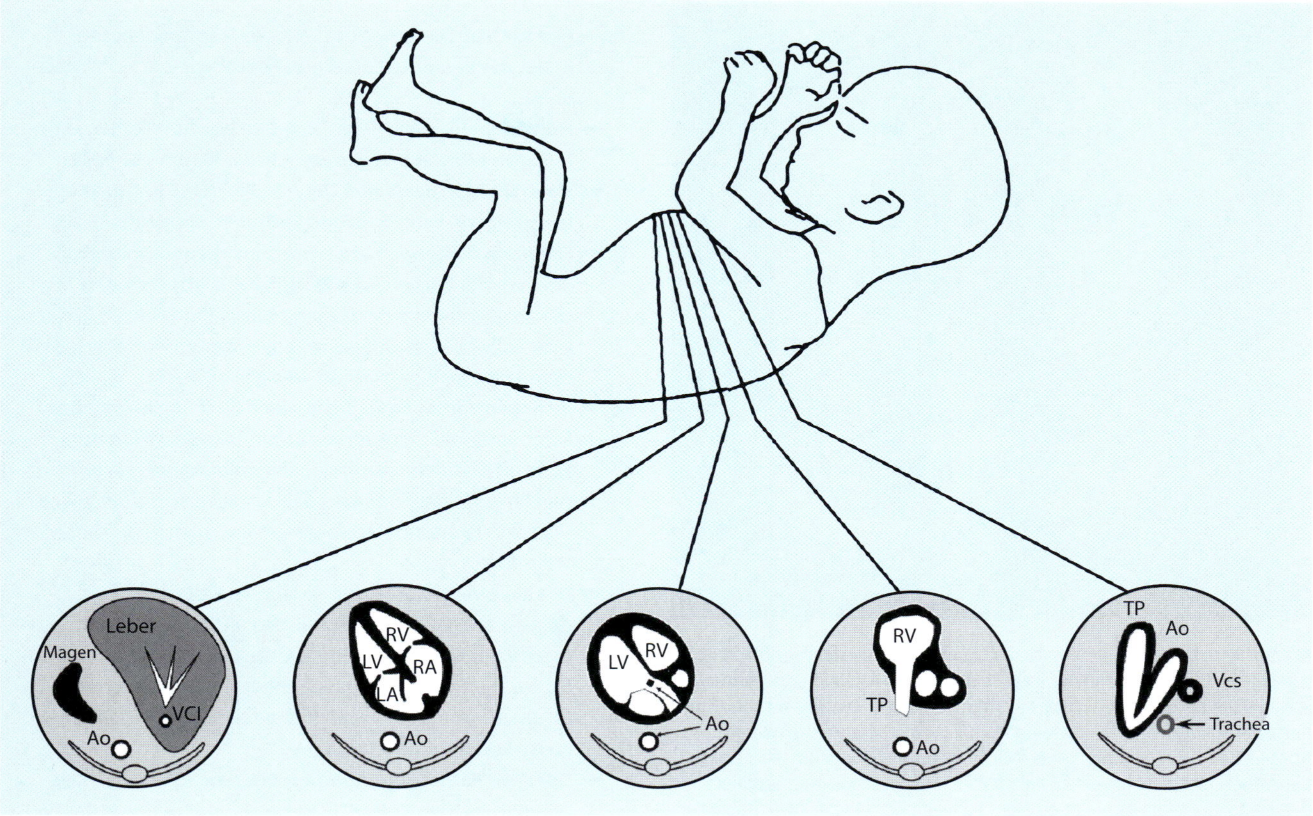

Abb. 8.17 Die Untersuchung des Herzens erfolgt durch Einstellung von verschiedenen Herzebenen, hier am Beispiel der Querschnittsebenen. (Vgl. mit Abb. 8.18 bis Abb. 8.22)

gestellt und die Strukturen entsprechend einer Checkliste überprüft werden.

Man spricht in dem Zusammenhang von einem **segmentalen Vorgehen**. Wichtige Aspekte der Einstellungen der einzelnen Ebenen und ihre Interpretation werden im Folgenden erläutert. Die Längsschnitt- und die Querschnitt- (kurze Achsen) Einstellungen des fetalen Herzens werden hier nicht besprochen und können an anderer Stelle nachgelesen werden (Yagel et al. 2008, Abuhamad u. Chaoui 2010).

Abdomenebene

Zu einer kardialen Untersuchung gehört die Beurteilung des oberen Abdomens (Abb. 8.18) mit der Überprüfung der veno-atrialen Verbindung (V. cava inferior zum rechten Vorhof). Dabei wird nicht nur überprüft, ob der Magen links liegt, sondern auch, ob Aorta descendens und V. cava inferior an den richtigen Stellen liegen. Die Aorta liegt unmittelbar vor der Wirbelsäule links, während die V. cava inferior rechts der Wirbelsäule und ventral der Aorta liegt (Abb. 8.18). Lebervenen und V. cava inferior konfluieren, um in den rechten Vorhof einzumünden.

Vierkammerblickebene

Die Einstellung des Vierkammerblicks gehört heutzutage in verschiedenen Leitlinien zu der Basisuntersuchung des Herzens im Rahmen des Zeittrimesterscreenings.

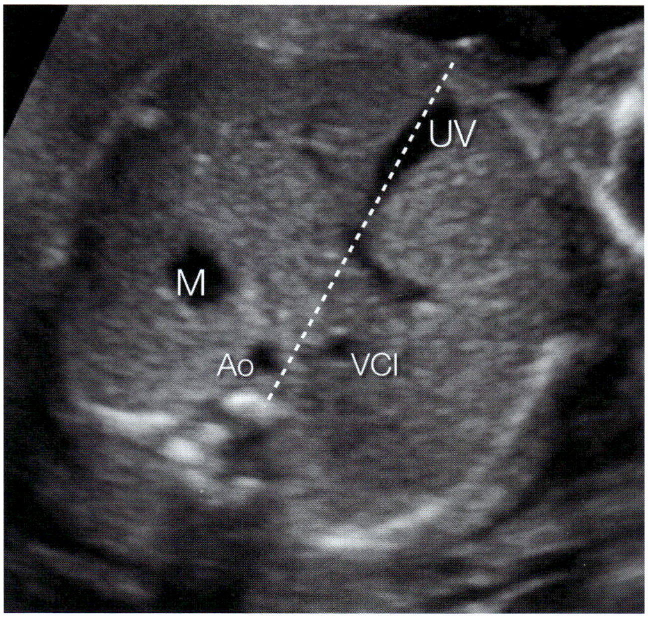

Abb. 8.18 Die Beurteilung des oberen Abdomens gehört zu der Herzuntersuchung. Mittels einer fiktiven Linie von der Wirbelsäule zur Bauchwand wird der Transversalschnitt des oberen Abdomens in zwei Hälften geteilt: *Links* liegt der Magen (*M*) und direkt vor der Wirbelsäule die Aorta abdominalis (*Ao*). Auf der *rechten Seite* liegt die Leber mit den Lebervenen und rechts ventral von der Aorta findet man die V. cava inferior (*VCI*); die Umbilikalvene (*UV*) mit ihrem Übergang in den rechten Pfortaderast liegt mittig

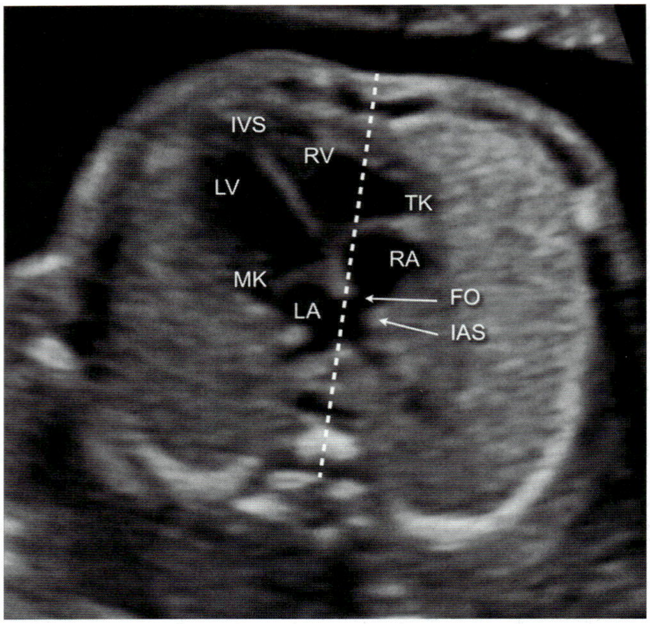

Abb. 8.19 Der Vierkammerblick hier von apikal eingestellt gehört zu den wichtigsten Ebenen am Herzen. Dabei gelingt die Darstellung des rechten (*RV*) und linken Ventrikels (*LV*), des rechten (*RA*) und linken (*LA*) Vorhofs (Atriums), der Trikuspidal- (*TK*) und Mitralklappe (*MK*) des intraventrikulären Septums (*IVS*) und des Foramen ovale (*FO*) im interatrialen Septum (*IAS*). Links der Wirbelsäule und hinter dem linken Vorhof findet man ein Querschnitt der die Aorta descendens. Mittels einer fiktiven Linie von der Wirbelsäule zur Thoraxwand wird der Thorax in zwei Hälften geteilt. Das Herz liegt zu 2/3 im linken Thorax mit einer Achse von ca. 45°

Ein Vorteil dieser Ebene ist die gleichzeitige Darstellbarkeit beider Vorhöfe, beider Ventrikel, beider atrioventrikulären Klappen und des interventrikulären und interatrialen Septums mit Foramen ovale (Abb. 8.19).

Ein weiterer Vorteil ist, dass diese Ebene sich nicht nur von apikal. sondern in jeder Lage des Kindes einstellen lässt, d. h. auch von der rechten oder linken Thoraxseite oder sogar von dorsal (basaler Vierkammerblick)(Abb. 8.1). Diese Ebene ist daher eine der einfachsten, aber wichtigsten Einstellungen des fetalen Herzens und ein Teil der schweren Herzfehler können direkt in dieser Schnittebene entdeckt werden.

Die **Beurteilung des Herzens im Vierkammerblick** sollte als eine Abarbeitung einer Checkliste erfolgen. In der folgenden Übersicht werden die Punkte im Detail dargelegt.

Checkliste zur Beurteilung des Herzens im Vierkammerblick

- Herzlage im Thorax: Herzspitze und der darunter liegende Magen sollten auf der gleichen (linken) Seite liegen. Eine fiktive Linie von der Wirbelsäule zum Sternum zeigt, dass 1/3 des Herzens in der rechten Thoraxhälfte und 2/3 in der linken liegen (Abb. 8.19).
- **Größe des Herzens**: Das Herz füllt ca. ein Drittel des Thoraxraumes aus.
- **Herzachse**: Die Achse des Herzens (Septumrichtung) bildet mit der Mittellinie einen Winkel von 45° (±15°) nach links.
- **Herzrhythmus:** Beim Real-Time-Bild werden die Herzaktionen überprüft und liegen zwischen 120 und 180 SpM.
- **Kontraktilität:** Beim Real-Time-Bild wird die Kontraktionsfähigkeit von Ventrikeln und Vorhöfen überprüft.
- Die **Aorta descendens** im Querschnitt liegt unmittelbar links vor der Wirbelsäule (Abb. 8.19). Vor der Aorta liegt der linke Vorhof. In der Gegend hinter dem Herzen findet man außer der im Querschnitt getroffenen Aorta descendens keine weiteren Gefäße (Berg et al. 2007).
- Im **linken Vorhof** schlägt charakteristisch die Klappe des Foramen ovale (Septum secundum). Diese ist von der Seite oft als halbkreisförmige Vorwölbung erkennbar. In den linken Vorhof münden die Lungenvenen. Vom linken Vorhof in Richtung Herzspitze gelangt man in den linken Ventrikel.
- Der **linke Ventrikel** zeigt eine längsovale Form (Abb. 8.19). Drei Charakteristika unterscheiden ihn morphologisch vom rechten Ventrikel: sein Lumen reicht bis zur Herzspitze, keine typische Trabekulierung des Myokards ist nachweisbar und die Mitralklappe liegt mehr basal als die Trikuspidalklappe.
- Der linke Vorhof kommuniziert über das Foramen ovale mit dem **rechten Vorhof**. Beide Vorhöfe sind durch das **Vorhofseptum** getrennt. Dieses ist in seiner Mitte unterbrochen als Foramen ovale. Vom rechten Vorhof in Richtung Herzspitze gelangt man in den rechten Ventrikel.
- Der **rechte Ventrikel** (Abb. 8.19), der eher eine runde Form aufweist, hat mehrere Charakteristika:
  1. Er hat eine typische verstärkte Trabekulierung mit dem Moderatorband an der Ventrikelspitze
  2. Sein Lumen reicht nicht bis zur Herzspitze wie beim linken Ventrikel
  3. Die Trikuspidalklappe liegt etwas apikaler als die Mitralis
  4. Zwischen Herzspitze und Trikuspidalklappensegel ist ein dicker Papillarmuskel erkennbar, der besser bei geschlossener AV-Klappe in einer seitlichen Einstellung einsehbar ist
- Zwischen Vorhöfen und Ventrikeln findet man die Segel der **Trikuspidal**- bzw. der **Mitralklappe**. Die Trikuspidalklappe (rechts) und die Mitralklappe (links) inserieren am interventrikulären Septum, erstere gering weiter apikalwärts als letztere.
- Das **Ventrikelseptum** weist im Querschnitt eine schmale V-förmige Struktur auf, mit einem breiten apikalen Ansatz, der sich bis zum Ansatz der atrioventrikulären Klappen verjüngt. Eine optimale Beurteilung des Septums erfolgt in der seitlichen Einstellung, in der die Dicke (2–4 mm), wie auch die Kontinuität des Septums erfasst werden können.
- Eine genaue Beobachtung des linken Vorhofs lässt oft die Einmündung der **Pulmonalvenen** erkennen. Bei einer basalen Einstellung sind die rechten Pulmonalvenen meistens gut einsehbar.

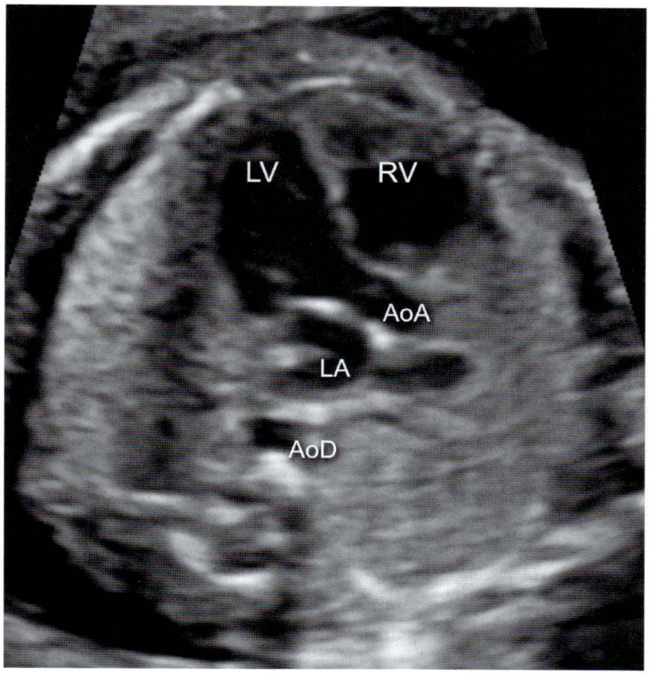

◘ **Abb. 8.20** Im Fünfkammerblick sind der Abgang der Aorta (*Ao*) aus dem linken Ventrikel (*LV*) zu sehen, ebenso der linke Vorhof (*LA*) und hinter dem Herzen links vor der Wirbelsäule die Aorta descendens (*AoD*)

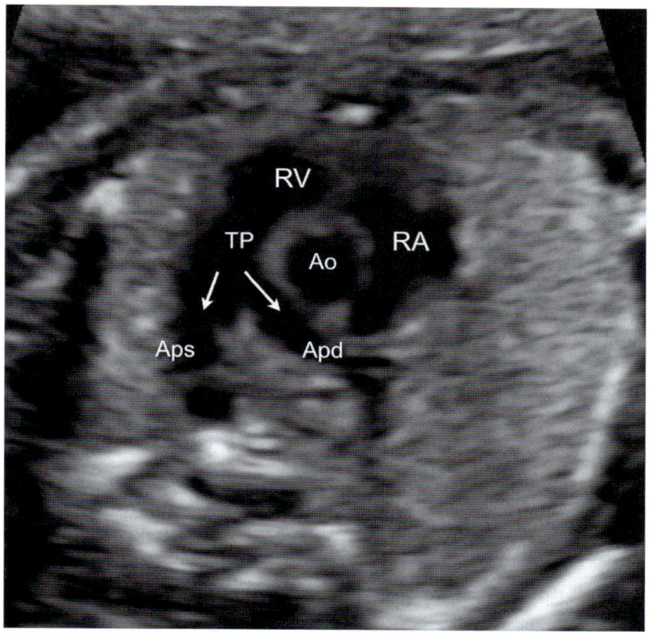

◘ **Abb. 8.21** In der kurzen Achse werden um die Aorta ascendens (*Ao*) herum der rechtsventrikuläre Einflusstrakt mit rechtem Vorhof (*RA*), Trikuspidalklappe und rechtem Ventrikel (RV) und der rechtsventrikuläre Ausflusstrakt mit rechtem Ventrikel, Pulmonalklappe und Truncus pulmonalis (*TP*) mit seiner Teilung in rechte (APD) und linke Pulmonalarterie (*APS*) dargestellt (sog. „circle and sausage view")

Ebenen zur Beurteilung der großen Gefäße

Ausgehend vom Vierkammerblick wird bei apikaler oder lateraler Einstellung durch ein leichtes Abkippen des Schallkopfes nach kranial erst der Abgang der Aorta aus dem linken (sog. **Fünfkammerblick** oder **linksventrikulärer Ausflusstraktblick**) (◘ Abb. 8.20) und dann der Abgang des Truncus pulmonalis aus dem rechten Ventrikel eingesehen (**Pulmonalisblick**). Eine leichte Drehung des Schallkopfes ermöglicht in einer queren Ebene die Einstellung der sog. kurzen Herzachse an der Herzbasis mit Aortenwurzel in der Mitte und dem rechtsventrikulären Ausflusstrackt, dem Pulmonalisstamm und der Verzweigung der Pulmonalarterien herum („circle and sausage view")(◘ Abb. 8.21).

Bei der Einstellung dieser Ebenen sollte der Untersucher folgende Punkte überprüfen:

- Die Aorta geht aus dem linken und der Truncus pulmonalis aus dem rechten Ventrikel ab
- Die Aorta und der Truncus pulmonalis stehen räumlich senkrecht zueinander
- Der Pulmonalisstamm weist pränatal ein größeres Kaliber als die Aorta auf
- Eine Kontinuität zwischen Ventrikelseptum und Aortenwurzel ist nachweisbar

Vom Vierkammerblick können durch ein Verschieben des Schallkopfes nach kranial in einem Transversalschnitt die großen Gefäße im oberen Thorax dargestellt werden (◘ Abb. 8.22). Diese Ebene ist mittlerweile als **Dreigefäßtracheablick** bekannt und ist in den letzten Jahren zunehmend wichtiger geworden. Diese Gefäße sind von links nach rechts: der Truncus pulmonalis mit Ductus arteriosus, der Aortenbogen mit Aortenisthmus und die V. cava superior. Bei genauer Betrachtung sieht man die Trachea im Querschnitt rechts vom Aortenbogen, unmittelbar ventral der Wirbelsäule. In dieser Ebene werden die großen Arterien in Verlauf und Form ergänzend zu Fünfkammerblick und Pulmonalisblick beurteilt. Neben der Lage in einer Ebene (verändert bei Transposition oder Malposition der großen Arterien) werden ihr

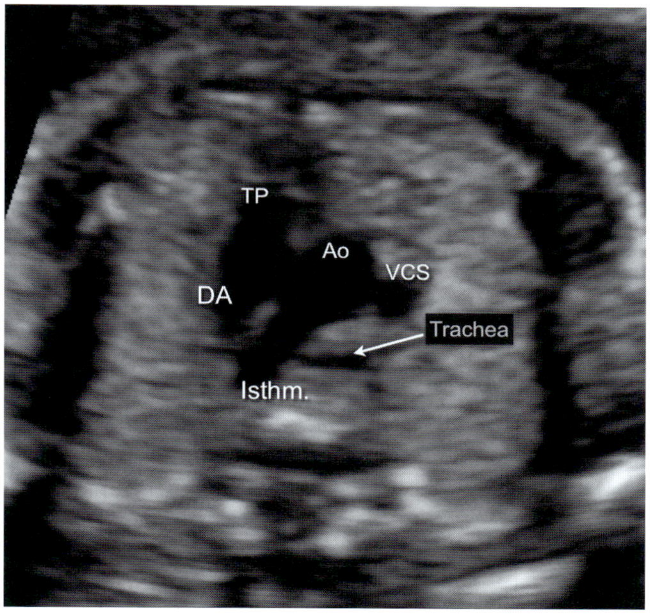

◘ **Abb. 8.22** Dreigefäßtracheablick in der apikalen Einstellung: In dieser Ebene konfluieren V-förmig der Truncus pulmonalis (*TP*) mit dem Ductus arteriosus (*DA*) und der Aortenbogen mit dem Isthmus links der Wirbelsäule. Rechts ist die V. cava superior (*VCS*) im Querschnitt. Die Trachea liegt in der Mitte und unmittelbar vor der Wirbelsäule und beide großen Arterien verlaufen links daneben

8

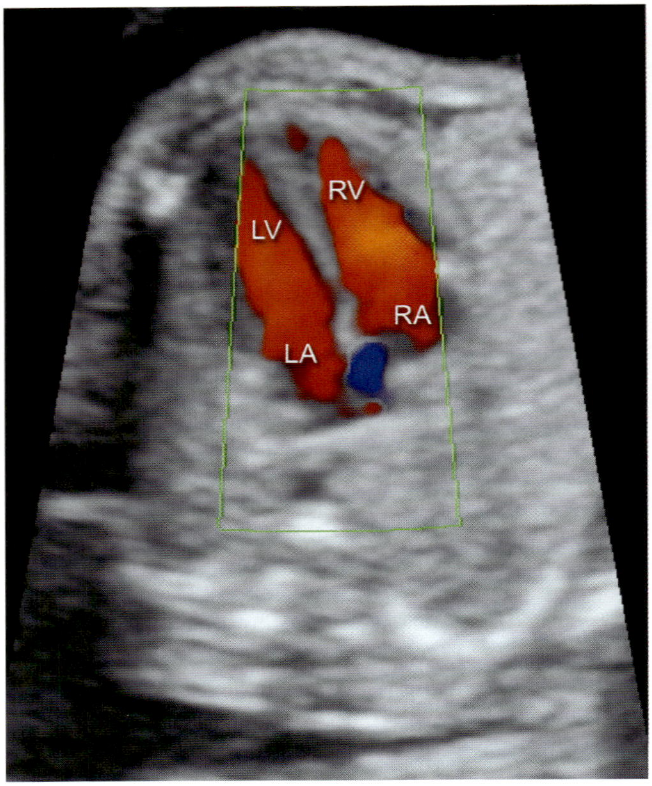

Abb. 8.23 Im apikalen Vierkammerblick im Farbdoppler wird die diastolische Perfusion dargestellt (rot: zum Schallkopf hin). Man erkennt die deutliche Trennung des rechts- und linksventrikulären Einflusstraktes durch das interventrikuläre Septum. *RV* rechter Ventrikel, *LV* linker Ventrikel, *RA* rechter Vorhof, *LA* linker Vorhof

Kaliber und ihre Kontinuität sowie der Aortenisthmus und der Ductus arteriosus überprüft. Bei Herzfehlbildungen wird in dieser Ebene auch der Thymus, der zwischen den großen Gefäßen und dem Sternum liegt, beurteilt (Chaoui et al. 2011).

8.2.3 Farbdopplersonografie des normalen Herzens

Die Untersuchung des fetalen Herzens mittels Farbdopplersonografie basiert auf der oben beschriebene B-Bild-Analyse.

Tipp

Der Untersucher sollte darauf achten, dass Schallstrahl und Blutfluss möglichst in einem kleinen Winkel zueinander stehen (Chaoui u. McEwing 2003).

Bei der Untersuchung des oberen Abdomens lässt sich die Konfiguration der Lebervenen mit ihrer Einmündung in die V. cava inferior sehr gut farbig darstellen. In einem Längsschnitt kann der Verlauf der Umbilikalvene durch die Leber, der Übergang in den Ductus venosus und die Einmündung in die V. cava inferior gut verfolgt werden.

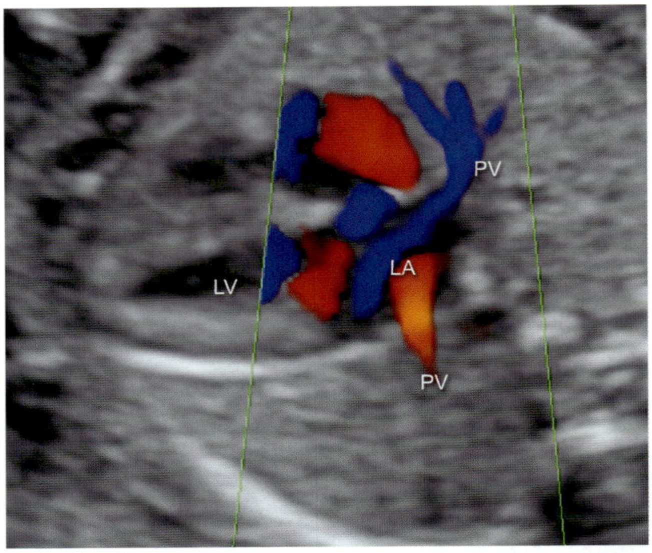

Abb. 8.24 Darstellung der Pulmonalvenen (*PV*) mit ihrer Einmündung in den linken Vorhof (*LA*) in der Vierkammerblickeinstellung. Manchmal sind diese Gefäße im B-Bild mit Mühe zu erkennen, aber mit dem Farbdoppler lassen sie sich wesentlich schneller und leichter darstellen

Die Einstellung der apikalen (oder basalen) Vierkammerblickebene in Farbe ermöglicht die beste Überprüfung der diastolischen Perfusion über die atrioventrikulären Klappen mit einer deutlichen Trennung beider Ströme durch das interventrikuläre Septum (Abb. 8.23). Im Vorhof ist in dieser Einstellung der physiologische Rechts-Links-Shunt im Bereich des intrauterin noch offenen Foramen ovale gut einsehbar sowie – unter Umständen – die regelrechte Einmündung der Pulmonalvenen in den linken Vorhof (Abb. 8.24). Durch Kippen des Schallkopfes kann im Fünfkammerblick mittels Farbdoppler der Blutfluss vom linken Ventrikel in die Aorta beurteilt werden (Abb. 8.25). Diese Einstellung ermöglicht nicht nur die Überprüfung der regelrechten Perfusion über die Aortenklappe, sondern auch gleichzeitig den Nachweis der Kontinuität des Ventrikelseptums in die vordere Aortenwand. In der kurzen Herzachse lässt sich der Fluss über Truncus pulmonalis und Pulmonalarterien ebenfalls optimal darstellen (Abb. 8.26).

Eine sehr wichtige Ebene in der Farbdopplersonografie ist die Dreigefäßtracheablickebene mit der Darstellung des Truncus pulmonalis mit dem Ductus arteriosus (links), des transversalen Aortenbogen mit Isthmus aortae (Mitte) und der V. cava superior (rechts).

Die beiden großen Arterien verlaufen links der Trachea und Wirbelsäule. Die longitudinale Einstellung des Aortenbogens gelingt in einem parasagittalen Längsschnitt links der fetalen Wirbelsäule und Blutflüsse über den Aortenbogen und Stammgefäße lassen sich mit Farb- oder Power-Doppler gut einsehen (Abb. 8.4, Abb. 8.7). Reduziert man die mittlere Geschwindigkeit und Filter bei der Farbdoppler-Einstellung, so lassen sich einfach kleinere Gefäße abbilden, wie die Lungenvenen, die Lungenarterien und die Abzweigungen der Halsgefäße.

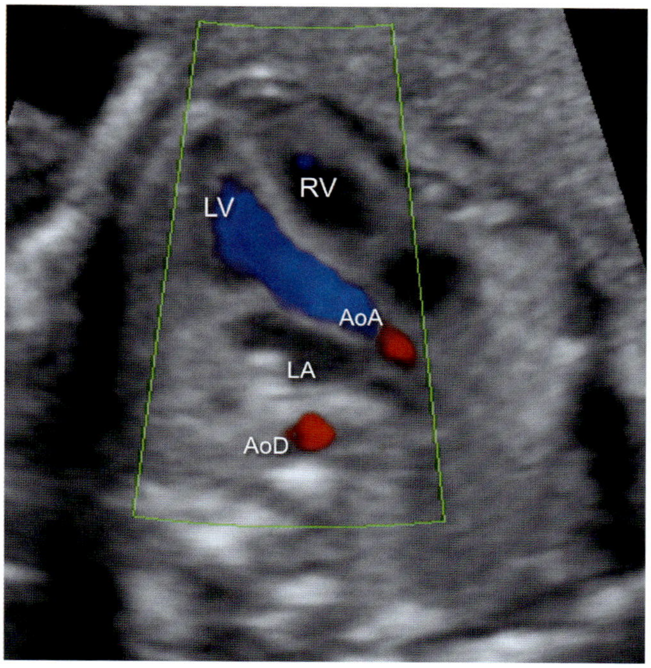

Abb. 8.25 Linksventrikulärer Ausflusstrakt im Farbdoppler. In der apikalen Einstellung des Fünfkammerblicks stellt sich in der Systole die Perfusion vom linken Ventrikel (*LV*) über die Aortenklappe in die Aorta ascendens (*AoA*). *AoD* Aorta descendens, *RV* rechter Ventrikel, *LA* linken Vorhof

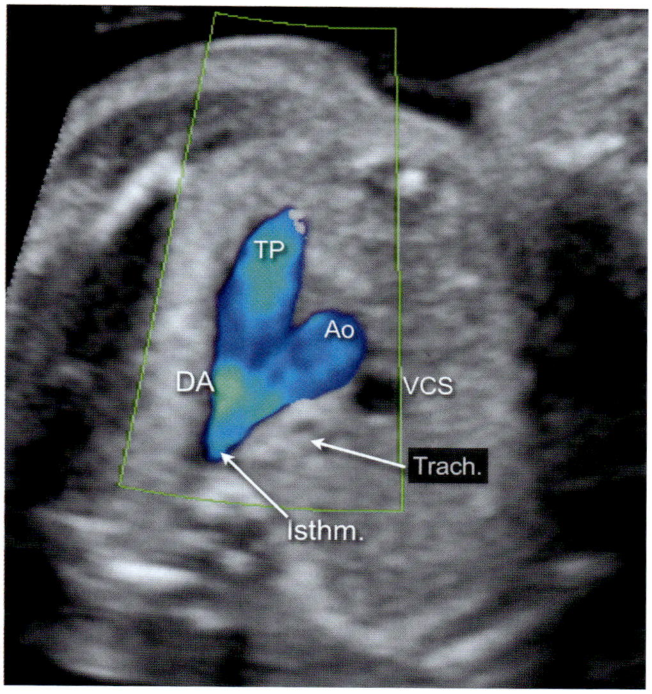

Abb. 8.26 Dreigefäßtracheablick in der apikalen Einstellung mittels Farbdoppler mit antegradem Fluss über Aorta (*AO*) und Truncus pulmonalis (*TP*). Da das Blut über beide Gefäße in Richtung Aorta descendens fließt, ist die Perfusion über beide Gefäße in blau dargestellt

8.2.4 Untersuchung in der Frühschwangerschaft

Die **transvaginale fetale Echokardiografie** in der Frühschwangerschaft wurde Ende der 1980er möglich, nachdem eine ausreichende B-Bild-Auflösung sowie Farbdoppler-Möglichkeit angeboten wurden (Gembruch et al. 1993). Sie erfolgt heutzutage zwischen 11 und 16 SSW. Ab 13–14 SSW ist in allen Fällen eine Analyse der kompletten Herzanatomie im B-Bild und im Farbdoppler möglich (Abb. 8.27). In den letzten Jahren hat man aber Transabdominalschallköpfe entwickelt, die eine sehr hohe Auflösung ermöglichen, sodass im Alltag auch im Rahmen der Nackentransparenzmessung und des Ersttrimesterscreenings das Herz auch transabdominal untersucht werden kann.

Der Vorteil der transvaginalen Vorgehensweise: Durch die hohe Schallkopffrequenz (bessere Auflösung) und das Fehlen einer langen Vorlaufstrecke (Nähe zum untersuchten Objekt) gelingt es wesentlich früher als bisher in der Schwangerschaft, die Herzstrukturen gut darzustellen bzw. die regelrechte Hämodynamik (Farbdoppler) zu überprüfen.

Im Vierkammerblick kann die Anatomie optimal beurteilt werden. Mithilfe der Farbe können auch der Abgang und die Kreuzung der großen Gefäße eingesehen werden. Bereits in diesem Frühstadium können heutzutage nahezu alle in diesem Kapitel besprochenen Herzfehler entdeckt werden. In den meisten Fällen früher Diagnosen handelt es sich um große Septumdefekte (AV-Septumdefekt) oder um komplexe konotrunkale Fehlbildungen.

Trotz der Zuverlässigkeit einer frühen Diagnostik hat die Methode auch ihre Grenzen. Zum einen ist der Untersucher bei ungünstiger fetaler Lage oder bei nicht optimalem Einfallswinkel in seinen Möglichkeiten eingeschränkt, nicht zuletzt wegen der „kleinen" Bewegungsfreiheit des starren Schallkopfes. Zum anderen ist das untersuchte Organ noch sehr klein und kleine Defekte können übersehen werden. Einer der Hauptnachteile der Methode besteht aber auch in der Tatsache, dass eine Reihe von „kongenitalen" Herzfehlern in dieser Phase noch nicht das vollständige pathologische Bild darbieten, vor allem Vitien mit Ausflusstraktsobstruktionen (Hypoplasie oder Hypertrophie der Ventrikel, Hypoplasie eines großen Gefäßes).

Tipp

Es empfiehlt sich, eine 2. Kontrolluntersuchung (transabdominal) um die 20. SSW durchzuführen, um die kardiale Anatomie nochmals zu beurteilen und frühe Diagnosen zu bestätigen.

8.2.5 Empfehlungen und Leitlinien zur Untersuchung des fetalen Herzens

Die Untersuchung des fetalen Herzens im Rahmen des Screeningsprogramms bzw. bei der differenzierten weiterführenden Diagnostik oder als fetale Echokardiografie nimmt eine besondere Rolle im vorgeburtlichen Ultraschall ein. In den einzelnen Ländern, in denen nationale Empfehlungen zum Zweittrimesterscreening festgeschrieben sind, gehören neben dem Vierkammerblick zunehmend auch der Abgang und Verlauf der großen Gefäße zu den Standardebenen, die eingesehen werden sollten.

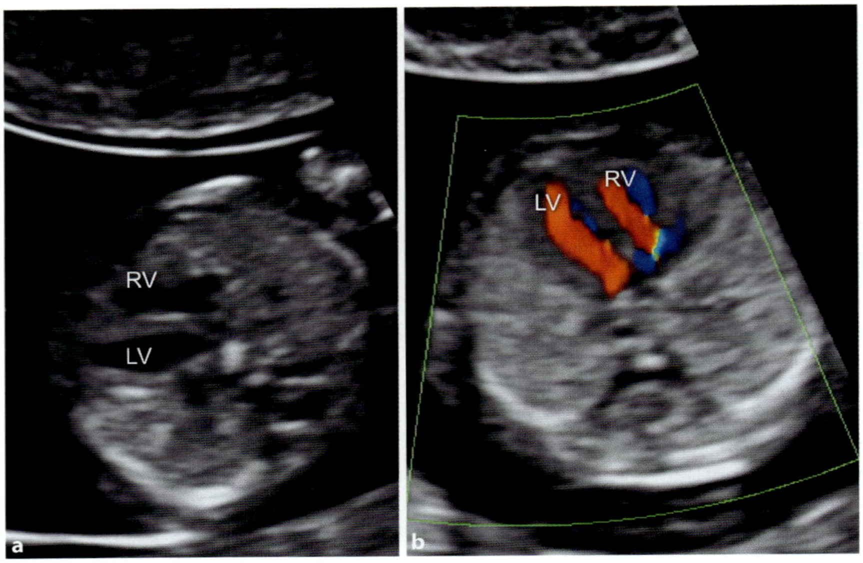

Abb. 8.27 Transvaginalsonografie (12 SSW) eines Herzens. **a** B-Bild. **b** Farbdopplersonografie. In der Farbdopplersonografie ist die separate Perfusion beider AV-Klappen und Ventrikel darstellbar. *RV* rechter Ventrikel, *LV* linker Ventrikel

Die internationale Gesellschaft für Ultraschall in der Gynäkologie und Geburtshilfe (ISUOG) empfiehlt in ihren Leitlinien die Darstellung des Vierkammerblicks als Teil der Basisuntersuchung und definiert als „erweiterte Basisuntersuchung" die zusätzliche Darstellung der großen Gefäße, wenn dies technisch möglich ist (ISUOG 2006).

Tipp

Besteht aber ein erhöhtes Risiko für einen Herzfehler, so sollte eine gezielte fetale Echokardiografie vorgenommen werden (Chaoui et al. 2008, Lee et al. 2008). Dabei werden im B-Bild und in Farbe die o. g. Ebenen eingesehen, beurteilt und gezielt Herzfehler ausgeschlossen.

Viele Leitlinien wurden interdisziplinär von Pränatalmedizinern und Kinderkardiologen verfasst und unterstreichen die Rolle der interdisziplinären Zusammenarbeit und Beratung. Bei Entdeckung eines komplexen Herzfehlers sollte den Eltern nicht nur ein Gespräch mit einem Kinderkardiologen und einem Humangenetiker, sondern auch eine psychosoziale Beratung und einen Kontakt zu Elternverbänden angeboten werden.

8.2.6 Indikationen zur fetalen Echokardiografie

In vielen Empfehlungen und Leitlinien findet man eine Liste von Indikationen zur fetalen Echokardiografie. Grundsätzlich unterscheidet man die Gruppe der anamnestischen Indikationen und die Gruppe der Indikationen nach einem auffälligen Ultraschallbefund. Die Trefferquote ist bei letzteren viel höher und die Indikationen beziehen sich dabei entweder auf die Auffälligkeiten am Herzen im Screening oder auf extrakardial erhobene Befunde (Fehlbildung, Hydrops, u. a.), die mit einer möglichen strukturellen und hämodynamischen Beeinträchtigung des Herzens vergesellschaftet sind. In der folgenden Übersicht findet sich eine ausführliche Liste der Indikationen, wie sie von der DEGUM veröffentlicht wurde (Chaoui et al. 2008). Hierbei sind nicht nur Indikationen aufgeführt, die zur Entdeckung von Herzfehlern dienen (z. B. auffälliger Vierkammerblick Punkt II.1.), sondern auch diejenigen, die für die Hämodynamik am Herzen auffällig sein können (z. B. Verdacht Anämie). Typische neue Indikationen sind die Befunde nach einem auffälligen Ersttrimesterscreening.

Indikationen zur fetalen Echokardiografie (Hochrisikokollektiv)

(Nach DEGUM Leitlinien, Chaoui et al. 2008)

I. Anamnestische Belastungen durch

1. Familiäre Belastungen
   1. Herzfehler
   2. Andere mit kardialen Vitien gehäuft assoziierte Syndrome
2. Einflüsse in der Schwangerschaft durch:
   1. Spezielle Substanzen (z. B. Antiepileptika, Lithium, Alkohol, Vitamin A, Drogen)
   2. Maternale Erkrankungen (z. B. Diabetes mellitus, Phenylketonurie, Lupus erythematodes, Sjögren Syndrom)
   3. Infektionen (z. B. Röteln-, Zytomegalie-, Coxsackie-, Echo-Viren)
   4. Hohe Dosen ionisierender Strahlen

II. Nachgewiesene Auffälligkeiten beim Fetus

1. Sonografischer Verdacht auf Herzfehler (z. B. suspekter Vierkammerblick)
2. Kardiovaskuläre Symptome
   1. Arrhythmien
   2. Nichtimmunologisch bedingter Hydrops
   3. Nackenödem oder Hygroma colli
3. Frühe (≤ 32 SSW) und/oder mehr symmetrische Wachstumsrestriktion
4. Gehäuft mit kardialen Fehlbildungen assoziierte Anomalien:

   1. Abnorme Herzlage
   2. Zentrales Nervensystem: Hydrozephalie, Mikrozephalie, Balkenagenesie, Enzephalozele (Meckel-Gruber Syndrom)
   3. Mediastinum: Ösophagusatresie, Zwerchfellhernie
   4. Gastrointestinaltrakt: Duodenalatresie, Situs visceralis inversus, Situs visceralis ambiguus
   5. Bauchwand: Omphalozele, Ectopia cordis
   6. Nieren: dysplastische Niere, Hydronephrose
   7. Extremitätenfehlbildungen
   8. Syndrome – nicht-chromosomal bedingt – mit obligat oder fakultativ auftretenden Herzfehlern
   9. Bereits nachgewiesene chromosomale Aberrationen
   10. Extrakardiale Gefäßanomalien: links persistierende V. cava superior, Aortenbogenanomalien, singuläre Nabelarterie, persistierende rechte V. umbilicalis, Agenesie des Ductus venosus
5. Mehrlingsschwangerschaft
6. Auffällige Befunde im I. und frühen II. Trimenon, die Hinweise auf das Vorliegen eines Herzfehlers oder einer kardialen Funktionsstörung sein können.
   1. Verdickte Nackentransparenz
   2. Fehlender oder reverser Fluss im D. venosus während der atrialen Systole
   3. Trikuspidalklappenregurgitation
   4. Reverser enddiastolischer Fluss in der A. umbilicalis

III. Verzicht auf invasive Diagnostik zwecks Karyotypisierung bei entsprechender Risikoerhöhung aufgrund eines fortgeschrittenen maternalen Alters, auffälliger Ersttrimesterbefunde (verdickte Nackentransparenz u. a.), suspekter biochemischer Parameter im maternalen Blut (ß-HCG, PAPP-A, AFP, HCG, uE3) oder familiärer Risiken („genetische Sonografie").

IV. Funktionelle Untersuchung bei Vorliegen oder Verdacht auf diverse fetale Erkrankungen, wie Arrhythmie, Volumenbelastung durch Anämie (Rhesus-, Kell-Inkompatibilität, Parvovirus-B-19-Infektion, feto-maternale Transfusion u. a.) und arterio-venöse-Fisteln bei fetalen Tumoren, Gefäßmalformationen und Chorangiomen, feto-fetales Transfusions-Syndrom, medikamentös induzierte Konstriktion des Ductus arteriosus, Infektionen, Diabetes mellitus, inkl. Gestationsdiabetes mellitus.

8.3 Shuntvitien

C. Berg

8.3.1 Vorhofseptumdefekt

Definition und Ultraschallbefunde

Der Vorhofseptumdefekt betrifft meist das Septum secundum oder das Septum primum, seltener auch die Regionen, in die die Hohlvenen (Sinus-venosus-Defekte) oder der Koronarsinus einmünden. Sinus-venosus- und Koronarsinus-Defekte werden intrauterin fast nie diagnostiziert. Aber auch ein Defekt des Septum secundum ist als isolierter Befund aufgrund des beim Fetus offenen Foramen ovale pränatal kaum zu erkennen. Ein Defekt des Septum primum ist dagegen meist Teil eines atrioventrikulären Septumdefekts und kann im Vierkammerblick diagnostiziert werden (Abuhamad u. Chaoui 2010).

Assoziierte Befunde und Differenzialdiagnose

Abzugrenzen ist der isolierte Septum-primum-Defekt von einem erweiterten Sinus coronarius, der meist in Folge einer in ihn mündenden links persitierenden oberen Hohlvene auftritt (◘ Abb. 8.84)(Berg et al. 2006). Sowohl der Defekt des Septum secundum als auch vor allem der obere Sinus-venosus-Defekt sind stark mit Lungenvenenfehlmündungen assoziiert.

Generell tritt ein Defekt des Vorhofseptums häufig im Zusammenhang mit weiteren kardialen Anomalien auf, die dann auch maßgeblich die postnatale Prognose bestimmen.

Klinische Konsequenzen und Management

Der isolierte Vorhofseptumdefekt (vor allem der des Septum secundum) hat postnatal eine hohe Spontanverschlussrate und, selbst wenn ein chirurgischer oder interventioneller Verschluss erforderlich ist, ist die Prognose sehr gut (Abuhamad u. Chaoui 2010).

8.3.2 Ventrikelseptumdefekt

Definiton

Der Ventrikelseptumdefekt macht 30 % der angeborenen Herzfehler aus und zählt mit den atrioventrikulären Septumdefekten auch intrauterin zu den am häufigsten diagnostizierten Vitien (Berg et al. 2007). Das Ventrikelseptum lässt sich vom rechten Ventrikel aus betrachtet in einen Inlet-Teil, einen membranösen, einen trabekulären und einen Outlet-Teil unterteilen. Unterschieden werden je nach Lokalisation vor allem die folgenden Ventrikelseptumdefekte:

- **Muskulärer Inlet-Ventrikelseptumdefekt**
  - Muskuläre Ventrikelseptumdefekte unterhalb der AV-Klappen; die posterioren Inlet-Ventrikelseptumdefekte werden auch Defekte vom AV-Kanal-Typ genannt (◘ Abb. 8.29)
- **Muskulärer trabekuläre Ventrikelseptumdefekt**
  - Im trabekulären Septum mit komplett muskulärem Rand gelegene Defekte (◘ Abb. 8.28); sie können auch multiple auftreten („Swiss cheese septum")
- **Perimembranöser Ventrikelseptumdefekt**
  - Infrakristale Defekte in unmittelbarer Umgebung des membranösen Septums (kleiner Teil des Septums rechtsseitig unter- und auch oberhalb des septalen Trikuspidalklappensegels bzw. linksseitig an die Aortenklappe grenzend) und direkt an Aorten- und Trikuspidalsegel und deren fibröse Verbindung reichend mit einem variablen muskulären Anteil (◘ Abb. 8.30), je nach Ausdehnung oft auch weiter in perimembranöser inlet-, perimembranöser trabekulärer oder perimembranöser

Outlet-Ventrikelseptumdefekt unterteilt, wobei ein großer perimembranöser Ventrikelseptumdefekt auch mit allen drei Teilen des rechten Ventrikels kommunizieren kann

- Muskulärer Outlet-Ventrikelseptumdefekt
  - Weit im Ausflusstrakt oberhalb der Crista supraventricularis unter der Pulmonalklappe an die Kontinuität von Pulmonal- und Aortenklappe reichend, auch subpulmonaler, subarterieller, „doubly committed" und juxta-arterialer Ventrikelseptumdefekt genannt

Ultraschallbefunde

Tipp

Im **Vierkammerblick** werden vor allem die größeren muskulären und Inlet-Ventrikelseptumdefekte und die sich in diese Bereiche ausdehnenden perimembranösen Defekte diagnostiziert, während die perimembranösen Outlet-Ventrikelseptumdefekte im **Fünfkammerblick** (lange Achse des linken Ventrikels mit Darstellung des gesamten Ausflusstrakts) auffallen, ebenso wie die selteneren Outlet-Defekte, die oftmals klein und daher schwierig darzustellen sind. Alle diese Defekte können auch in den **kurzen Herzachsen** dargestellt werden.

Der **kleine muskuläre Ventrikelseptumdefekt** ist häufig ein isolierter Befund und unterliegt einer hohen spontanen Verschlussrate in den ersten Lebensjahren, teilweise auch schon antenatal. Er kann nur dann im B-Bild dargestellt werden, wenn er über 2 mm groß ist. Ansonsten fällt er nur in der Farbkodierung auf. Typisch ist ein bidirektionales Shuntmuster, das in Abwesenheit assoziierter Vitien die unterschiedlichen Druckverhältnisse der Ventrikel im Herzzyklus reflektiert (◘ Abb. 8.28). Eine milde Assoziation mit Aneuploidien und Syndromen wurde mehrfach postuliert, konnte aber bisher nicht bewiesen werden. Bei isolierten Befunden muss also nicht zwingend eine invasive Diagnostik angeboten werden. Die Prognose des muskulären Ventrikelseptumdefekts ist exzellent.

Die **größeren Defekte im posterioren Inlet-Septum** oder **im Ausflusstrakt** sind dagegen häufig mit komplexeren kardialen Vitien (Fallot'sche Tetralogie, „double outlet ventricle", Truncus arteriosus communis, unterbrochener Aortenbogen, Transposition der großen Arterien) und Aneuploidien (Trisomie 18 und 13) vergesellschaftet (Berg et al. 2009).

Der **Inlet-Ventrikelseptumdefekt** kommt im Vierkammerblick direkt unterhalb der Atrioventrikularklappen zur Darstellung. Der posteriore Inlet-Defekt entspricht dem ventrikulären Anteil des atrioventrikulären Venrikelseptumdefekts, daher muss bei der Diagnose darauf geachtet werden, dass zwei getrennte Atrioventrikularklappen und ein intaktes Septum primum vorhanden sind. Aufgrund der häufigen Assoziation mit Obstruktionen des Ausflusstraktes besteht oftmals ein unidirektionaler Shunt über den Septumdefekt (◘ Abb. 8.29).

Das **membranöse Septum** ist sehr klein, daher sind isolierte Defekte, die ausschließlich das membranöse Septum betreffen, seltenst. Viel häufiger sind die an das membranöse Septum reichenden perimembranösen Defekte. Sie kommen am besten im Fünfkammerblick zur Darstellung. Kleine isolierte perimembranöse Defekte sind im B-Bild schwer darstellbar. In der Farbkodierung ist ein bidirektionaler Shunt sichtbar, wenn keine Obstruktionen des Ausflusstraktes vorliegen (◘ Abb. 8.30).

Der **große perimembranöse Ventrikelseptumdefekt** ist stark mit weiteren kardialen Vitien, Aneuploidien, extrakardialen Fehlbildungen und Syndromen assoziiert. Von 279 Ventrikelseptumdefekten in einem prospektiven unselektierten Screeningkollektiv waren 62 % isolierte kleine muskuläre Ventikelseptumdefekte, 24 % waren kleine perimembranöse Defekte, 3 % waren große perimembranöse Defekte und 11 % waren mit konotrunkalen Anomalien assoziiert (Tegnander et al. 2006). Isolierte muskuläre Defekte traten mit 1,2 % Aneuploidien und 4,4 % extrakardialen Fehlbildungen auf. Kleine perimembranöse Defekte hatten 23,5 % Aneuploidien und 8,8 % extrakardiale Fehlbildungen. Bei den großen perimembranösen Defekten waren es 44 % Aneuploidien und 22 % extrakardiale Fehlbildungen und von den mit konotrunkalen Anomalien vergesellschafteten hatten 30 % Aneuploidien und 23 % extrakardiale Fehlbildungen.

Ein isolierter kleinerer perimembranöser Septumdefekt ist prognostisch günstiger und unterliegt wie der kleinere muskuläre einer hohen spontanen Verschlussrate in utero und in den ersten Lebensjahren (Berg et al. 2007).

Bei dem **Malalignment-Ventrikelseptumdefekt** besteht ein meist größerer perimembranöser Defekt, wobei die Kontinuität des interventrikulären Septums in die Vorderwand der Aorta ascendens aufgehoben ist, und zwar infolge einer Verlagerung des muskulärer Outletseptums nach anterior in den rechtsventikulären Ausflusstrakt (◘ Abb. 8.31). Seltener ist eine posteriore Verlagerung des muskulären Outletseptums in den linksventrikulären Ausflusstrakt. Durch die anteriore Verlagerung des Outlet-Septums gelangt die Aorta bezogen auf den Oberrand des Ventrikelseptums in eine überreitende Position und ein mehr oder weniger großer Teil ihres Klappenapparats konnektiert mit dem rechten Ventrikel. Malalignment-Ventrikelseptumdefekte sind in hohem Maße mit konotrunkalen Anomalien (Fallot'sche Tetralogie, Transposition der großen Gefäße, Truncus arteriosus communis, „double outlet right ventricle") und Aneuploidien (v. a. Trisomie 18) vergesellschaftet und verschließen sich nicht spontan (Berg et al. 2009).

Daher muss die intrauterine Diagnose eines perimembranösen und vor allem eines Malalignment-Ventrikelseptumdefekts eine minutiöse Untersuchung der übrigen kardialen und extrakardialen Anatomie nach sich ziehen. Auch die Option einer Karyotypisierung (inklusive des Ausschlusses von 22q11-Mikrodeletionen) sollte mit den werdenden Eltern besprochen

◘ **Abb. 8.29** Großer Defekt des Inlet-Septums im Vierkammerblick. Im B-Bild **(a)** lässt sich direkt unterhalb der AV-Klappen der Defekt *(Pfeil)* darstellen. In der Farbkodierung **(b)** zeigt sich ein rot kodierter Links-Rechts-Shunt über dem Defekt, der durch einen gleichzeitig bestehenden unterbrochenen Aortenbogen bedingt ist

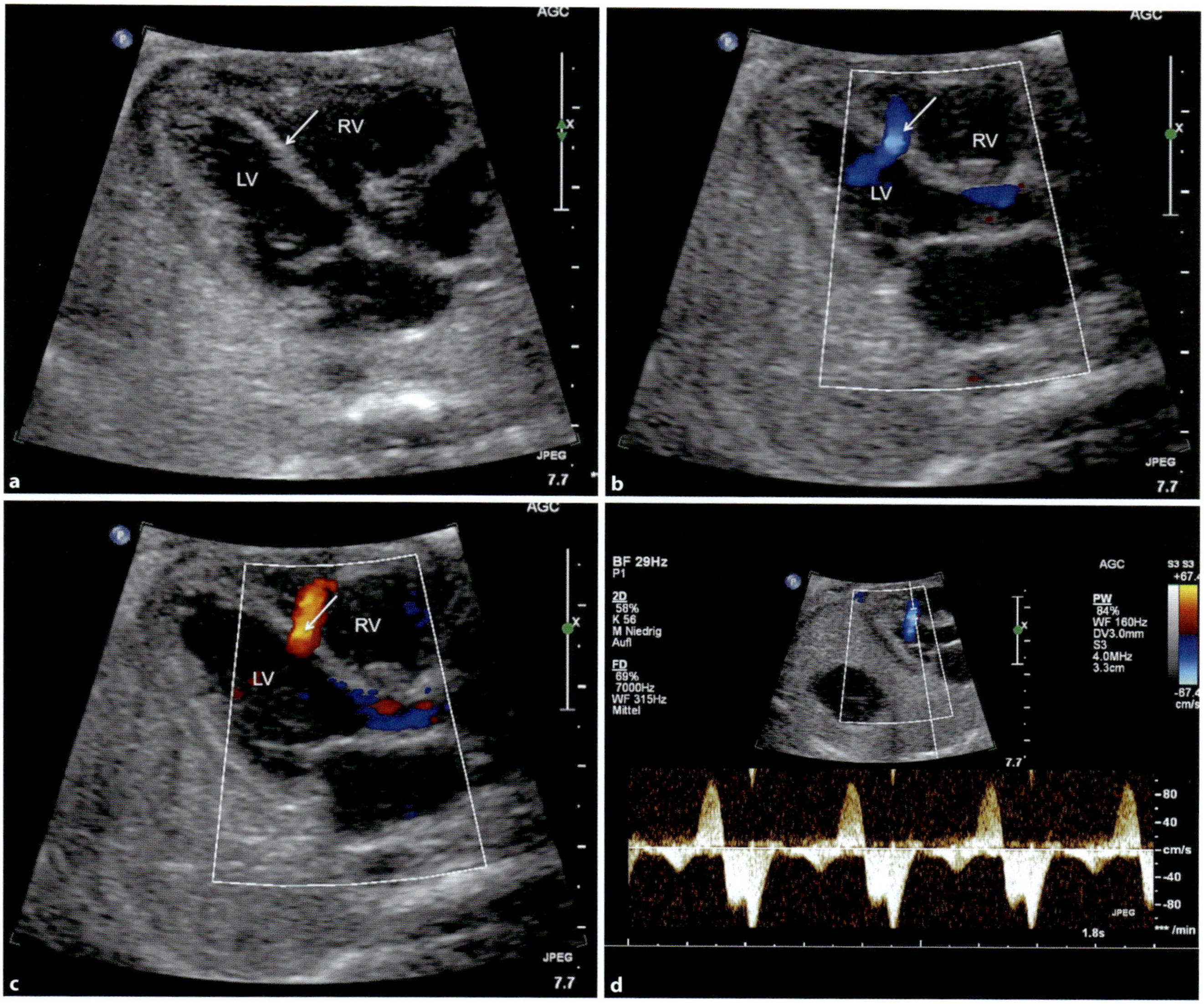

Abb. 8.28 Kleiner muskulärer trabekulärer Ventrikelseptumdefekt im Vierkammerblick. Im B-Bild **(a)** ist der Defekt (*Pfeil*) nicht sichtbar. In der Farbkodierung **(b,c)** kommt der bidirektionale Shunt zur Darstellung (*rot und blau* kodiert). Im gepulsten Doppler **(d)** lässt sich ebenfalls der bidirektionale Fluss im Dopplerspektrum darstellen

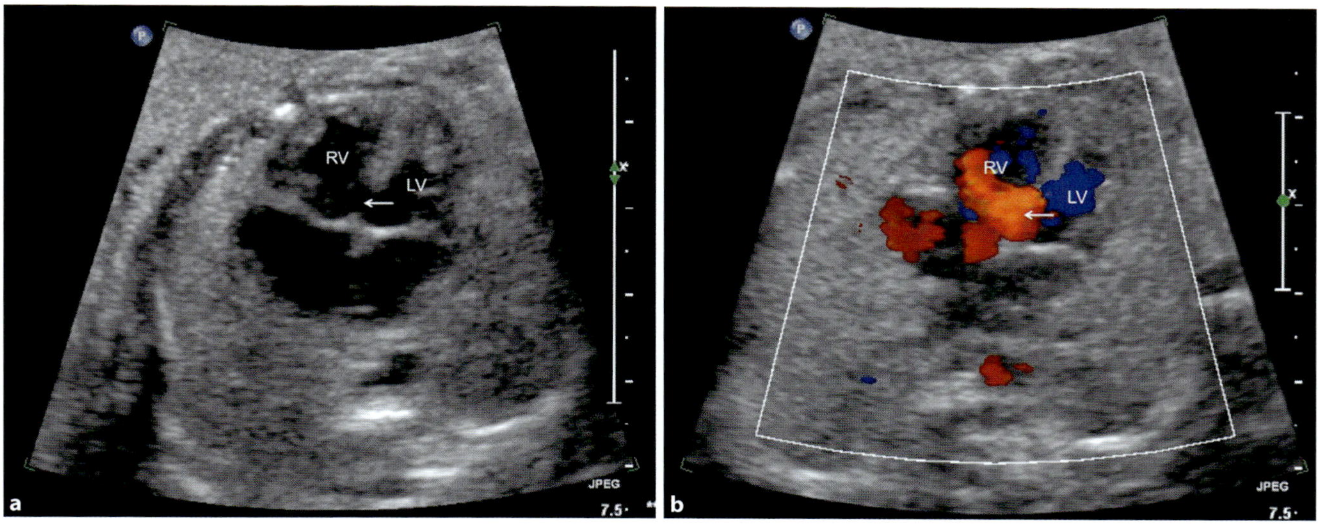

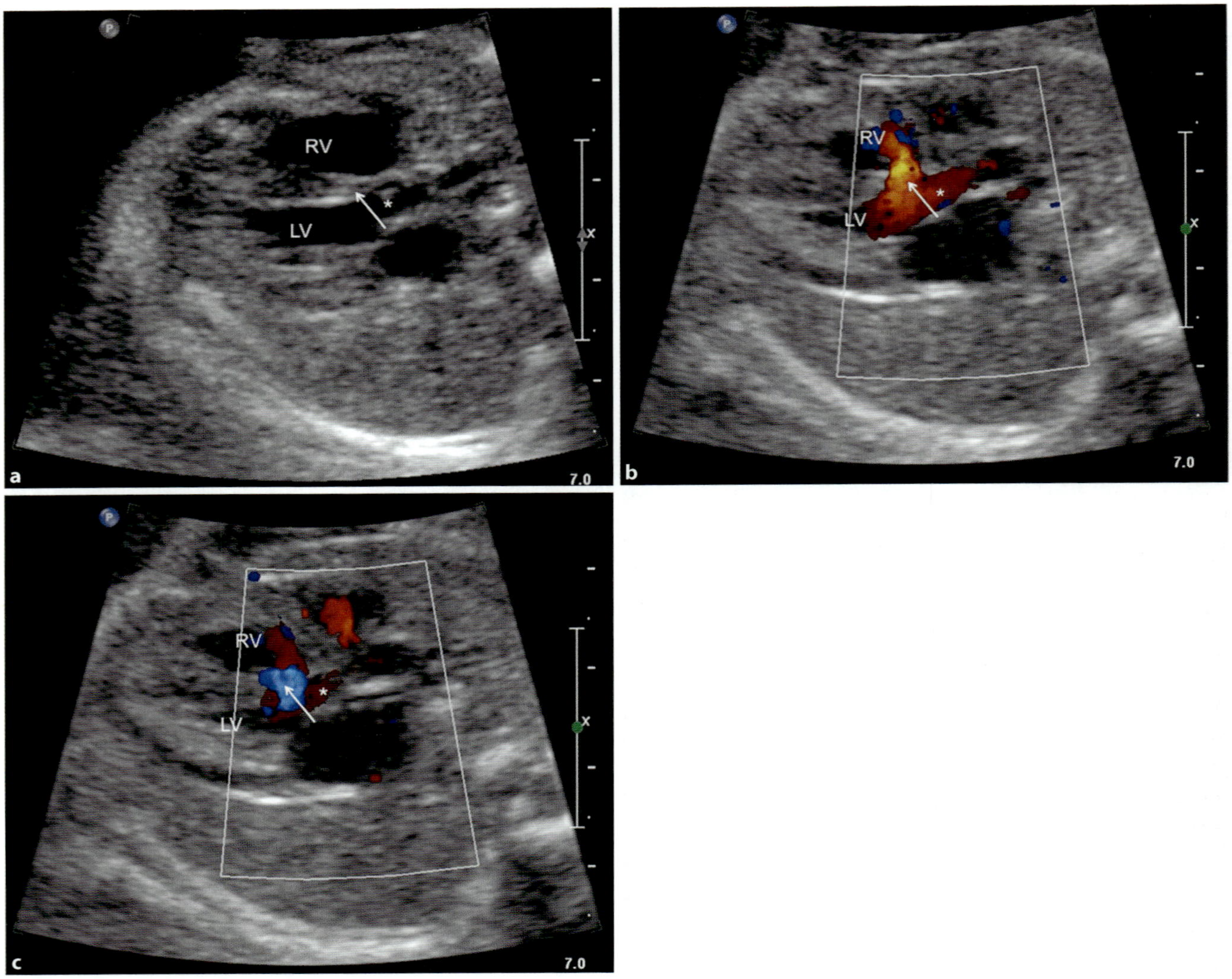

Abb. 8.30 Kleiner perimembranöser Ventrikelseptumdefekt im Fünfkammerblick. Im B-Bild **(a)** ist das interventrikuläre Septum (*Pfeil*) unterhalb der Aortenklappe (*Stern*) unauffällig. In der Farbkodierung **(b,c)** zeigt sich ein bidirektionaler Shunt über den Defekt

werden – vor allem wenn weitere Auffälligkeiten beim Fetus nachgewiesen wurden.

Ein perimembranöser, ein muskulärer Outlet- und ein Malalignment-Ventrikelseptumdefekt sind mit einem unauffälligen Vierkammerblick vergesellschaftet, wenn der Defekt nicht in den muskulären Inlet-Anteil des Septums hineinreicht.

Klinische Konsequenzen und Management

Die Prognose des Ventrikelseptumdefekts hängt von seiner Größe und der Assoziation mit weiteren kardialen Vitien, Aneuploidien oder Syndromen ab. Der isolierte größere Ventrikelseptumdefekt lässt sich meist problemlos herzchirurgisch oder interventionell verschließen und hat eine gute Prognose. Kleine Defekte verschließen sich häufig spontan oder bedürfen keiner Therapie.

8.3.3 Atrioventrikulärer Septumdefekt

Definiton

Der atrioventrikuläre Septumdefekt ist mit 16–18 % der am häufigsten pränatal diagnostizierte Herzfehler (Berg et al. 2009). Er umfasst einen Septum-primum-Defekt, einen Defekt des Inlet-Septums sowie eine gemeinsame Atrioventrikularklappe.

Ultraschallbefunde

Im Vierkammerblick fällt in der Diastole das fehlende Herzkreuz auf (Abb. 8.32). In der Systole ist kein Versatz der Trikuspidalklappe nach apikal nachweisbar, daher wirkt die AV-Klappenebene wie eine durchgezogene Linie. In der Farbkodierung ist in der Diastole über dem fehlenden Herzkreuz oft ein fusionierter Einfluss darstellbar, während in der Systole häufig eine charakteristische mittig gelegene AV-Klappeninsuffizienz nachweisbar ist (Abb. 8.32).

Asoziierte Befunde und Differenzialdiagnose

Der atrioventrikuläre Septumdefekt ist vor allem mit **Aneuploidien** (Trisomie 21 und 18), Heterotaxiesyndromen (Berg et al.

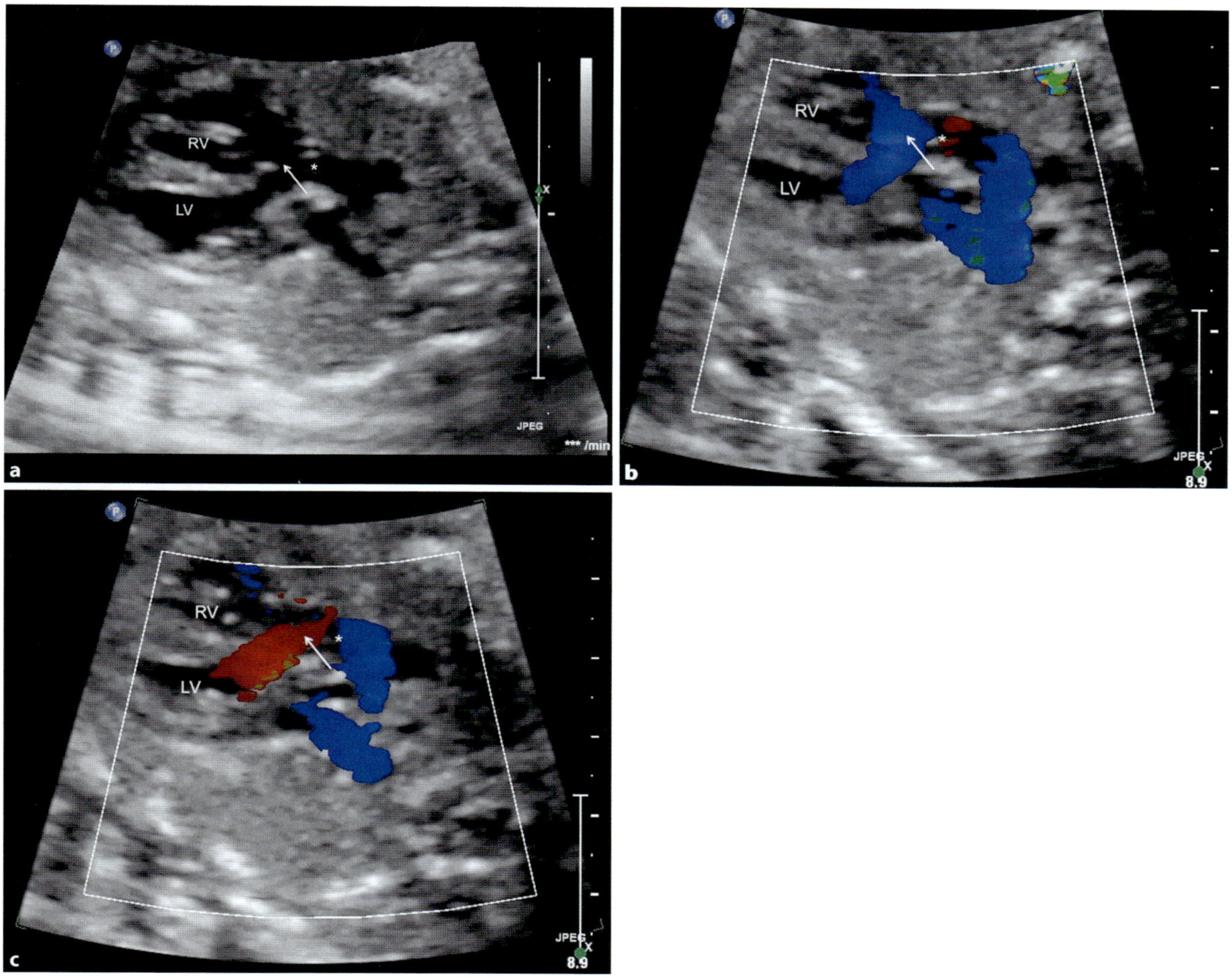

Abb. 8.31 a–c Malalignment-Ventrikelseptumdefekt mit überreitender Aorta im Fünfkammerblick. Das interventrikuläre Septum ist unterhalb der Aortenklappe (*Stern*) durch einen großen perimembranösen Ventrikelseptumdefekt (*Pfeil*) unterbrochen. Die Aorta ist nach anterior versetzt, sodass die Kontinuität des interventrikulären Septums in die Vorderwand der Aorta ascendens aufgehoben ist und die Aorta über dem Septum „reitet"

2003) und **komplexen Fehlbildungssyndromen** assoziiert, aber auch mit weiteren kardialen Vitien. Der isolierte atrioventrikuläre Septumdefekt ist selten (Berg et al. 2009).

In einer eigenen Studie hatten von 246 Feten mit atrioventrikulärem Septumdefekt 52 % chromosomale Anomalien, 29 % Heterotaxiesyndrome, 7 % nicht chromosomale Fehlbildungssyndrome, 7 % isolierte komplexe Herzfehler, 2 % isolierte extrakardiale Fehlbildungen und nur 3 % hatten einen isolierten atrioventrikulären Septumdefekt (Berg et al. 2009). Fast die Hälfte der betroffenen Feten hatte weitere Herzfehler, vor allem diejenigen mit Heterotaxiesyndromen.

Klinische Konsequenzen und Management

Wenn die gemeinsame Atrioventrikularklappe beide Ventrikel gleich mit Blut versorgt, sind auch beide Ventrikel gleich groß und man spricht von einem **balancierten atrioventrikulären Septumdefekt**. Strömt das Blut präferenziell in eine der Kammern, so verkümmert die andere und es resultiert eine unbalancierte Ventrikelanatomie. Der **unbalancierte atrioventrikuläre Septumdefekt** ist meist mit weiteren kardialen Vitien, vor allem Fehlbildungen des Ausflusstraktes vergesellschaftet.

Während Feten mit Down Syndrom generell eher einen isolierten atrioventrikulären Septumdefekt mit balancierter Ventrikelmorphologie aufweisen und dementsprechend gute kardiochirurgische Korrekturergebnisse haben, sind Feten mit unauffälligem Karyotyp eher mit unbalancierter Anatomie assoziiert und können oftmals nicht biventrikulär korrigiert werden. Dies trifft in besonderem Maße auf Feten mit Heterotaxiesyndromen zu (Berg et al. 2009).

Die unumgängliche Korrekturoperation erfolgt üblicherweise in den ersten 6 Lebensmonaten, je nachdem, ob Zeichen einer Herzinsuffizienz bestehen. Die meisten Kleinkinder werden innerhalb von 6–8 Wochen nach der Geburt symptomatisch, wenn der Lungengefäßwiderstand sinkt. Besteht eine ausgeprägte AV-Klappeninsuffizienz, werden die Kinder bereits vorher klinisch auffällig. Die Mortalität des balancierten atrioventrikulären Septumdefektes ohne weitere assoziierte Vitien liegt in entsprechenden Zentren unter 10 % (Berg et al. 2009).

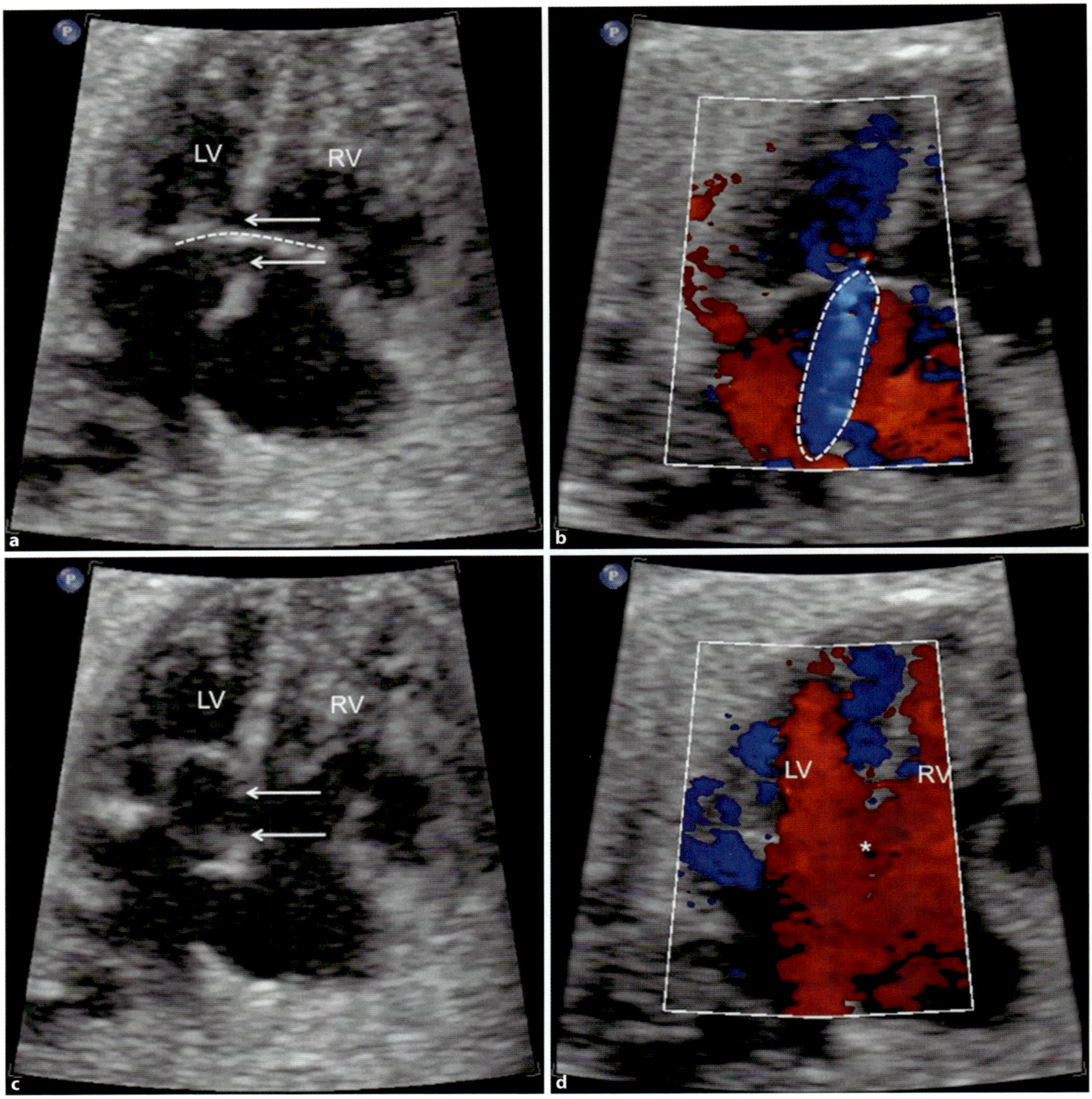

Abb. 8.32 Atrioventrikulärer Septumdefekt im Vierkammerblick. In der Diastole ist im B-Bild in der Systole **(a)** kein Versatz der Trikuspidalklappe nach apikal nachweisbar, daher wirkt die AV-Klappenebene wie eine durchgezogene Linie. Oberhalb und unterhalb der AV-Klappenebene sind der Defekt des Septum primums und des Inlet-Septums zu sehen (*Pfeile*). In der Farbkodierung **(b)** kommt eine mittig gelegene AV-Klappeninsuffizienz (*blau kodiert*) zur Darstellung. In der Diastole **(c)** fällt das fehlende Herzkreuz auf und in der Farbkodierung **(d)** der gemeinsame Einfluss (*rot kodiert*) in beide Ventrikel

8.4 Konotrunkale Anomalien

C. Berg

Konotrunkale Anomalien sind komplexe Fehlbildungen des ventrikulären Ausflusstraktes mit gestörter ventrikuloarterieller Verbindung und/oder gestörtem Verhältnis der großen Gefäße zueinander. Sie umfassen

- Fallot'sche Tetralogie,
- Transposition der großen Gefäße,
- „double outlet right ventricle" und
- Truncus arteriosus communis.

Der unterbrochene Aortenbogen zählt ebenfalls zu den konotrunkalen Anomalien, wird in diesem Buch aber gemeinsam mit den Aortenbogenanomalien besprochen.

Die konotrunkalen Anomalien machen 25–30 % der angeborenen Herzfehler aus. Fallot'sche Tetralogie und komplette

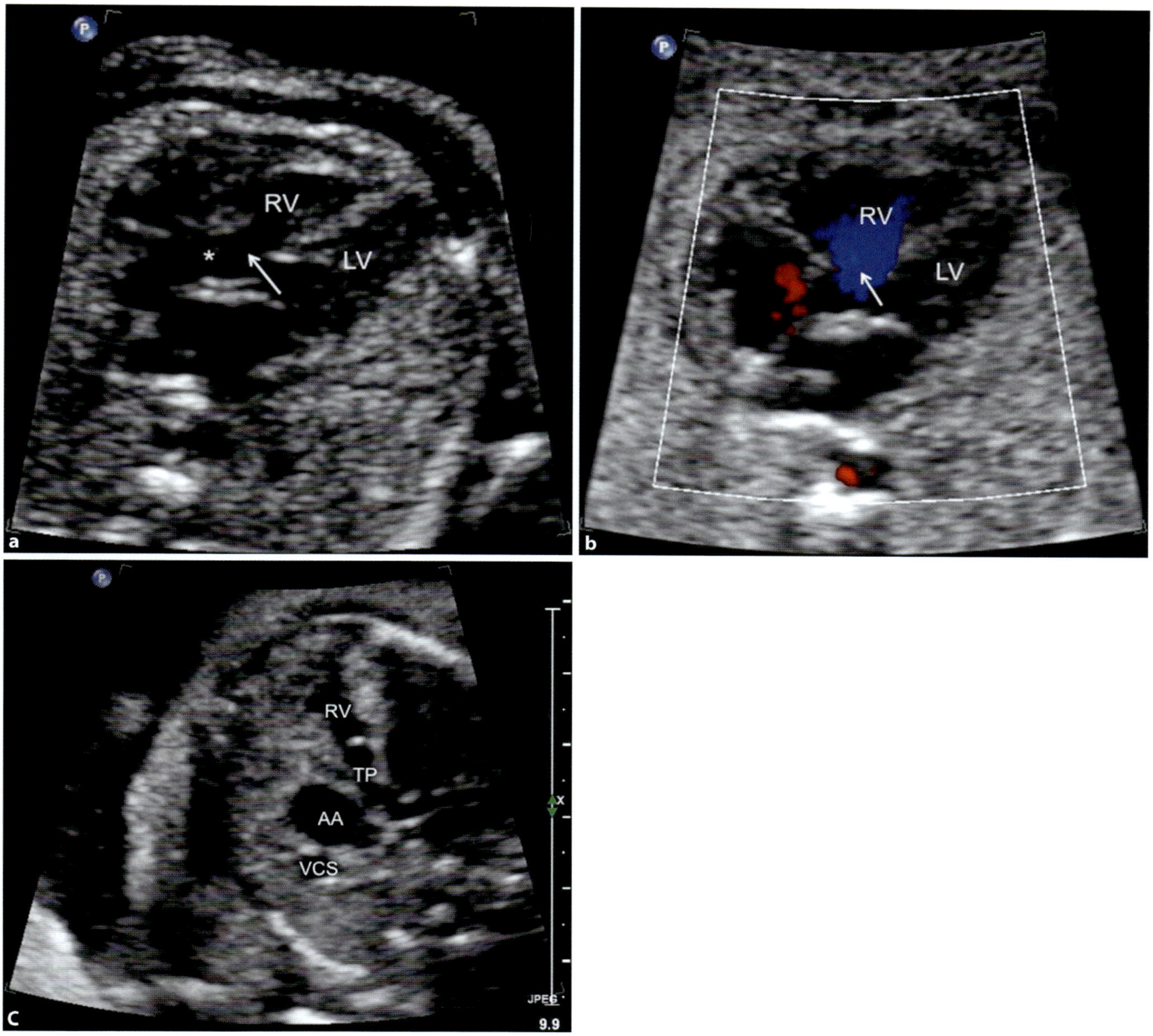

Abb. 8.33 a–c Typischer intrauteriner Aspekt einer Fallot'schen Tetralogie. Im Fünfkammerblick ist unterhalb der Aortenklappe (*Stern*) der Malalignment-Ventrikelseptumdefekt (*Pfeil*) sichtbar. In der Farbkodierung lässt sich der Shunt über den Ventrikelseptumdefekt (*Pfeil*) darstellen. Im Dreigefäßtracheablick fällt der im Vergleich zur Aorta (*AA*) deutlich schmalere Truncus pulmonalis (*TP*) auf. *LV* linker Ventrikel, *RV* rechter Ventrikel, *VCS* Vena cava superior

Transposition der großen Gefäße kommen am häufigsten vor und machen jeweils 8–12 % aus (Yoo et al. 2009).

Der Ansatz, diese Herzfehler zu konotrunkalen Anomalien zusammenzufassen, fußt auf der Annahme, dass alle auf eine gestörte Entwicklung des embryonalen Konotrunkus zurückgehen. Epidemiologische Daten sprechen allerdings gegen eine gemeinsame Ätiologie. Insbesondere das unterschiedliche Fehlbildungsspektrum, mit dem die einzelnen Vitien assoziiert sind, stellt das Konzept der konotrunkalen Anomalien infrage. So sind Fallot'sche Tetralogie, „double outlet right ventricle" und Truncus arteriosus communis stark mit extrakardialen Anomalien und Syndromen assoziiert, während das Vorliegen einer Transposition der großen Gefäße das Risiko für Aneuploidien, Syndrome und extrakardiale Fehlbildungen eher senkt. Auch unter den übrigen konotrunkalen Anomalien gibt es – abgesehen von der Assoziation mit dem Pätau Syndrom (Trisomie 13) – kaum epidemiologische Gemeinsamkeiten. Die meisten Autoren behandeln die Herzfehler dieser Gruppe daher unabhängig voneinander (Berg et al. 2009).

8.4.1 Fallot'sche Tetralogie

Definition

Die Fallot'sche Tetralogie macht in unselektierten pränatalen Kollektiven 7 % der korrekturpflichtigen Herzfehler aus (Tegnander et al. 2006). Nachgeburtlich gekennzeichnet durch Ventrikelseptumdefekt, überreitende Aorta, Subpulmonalstenose und

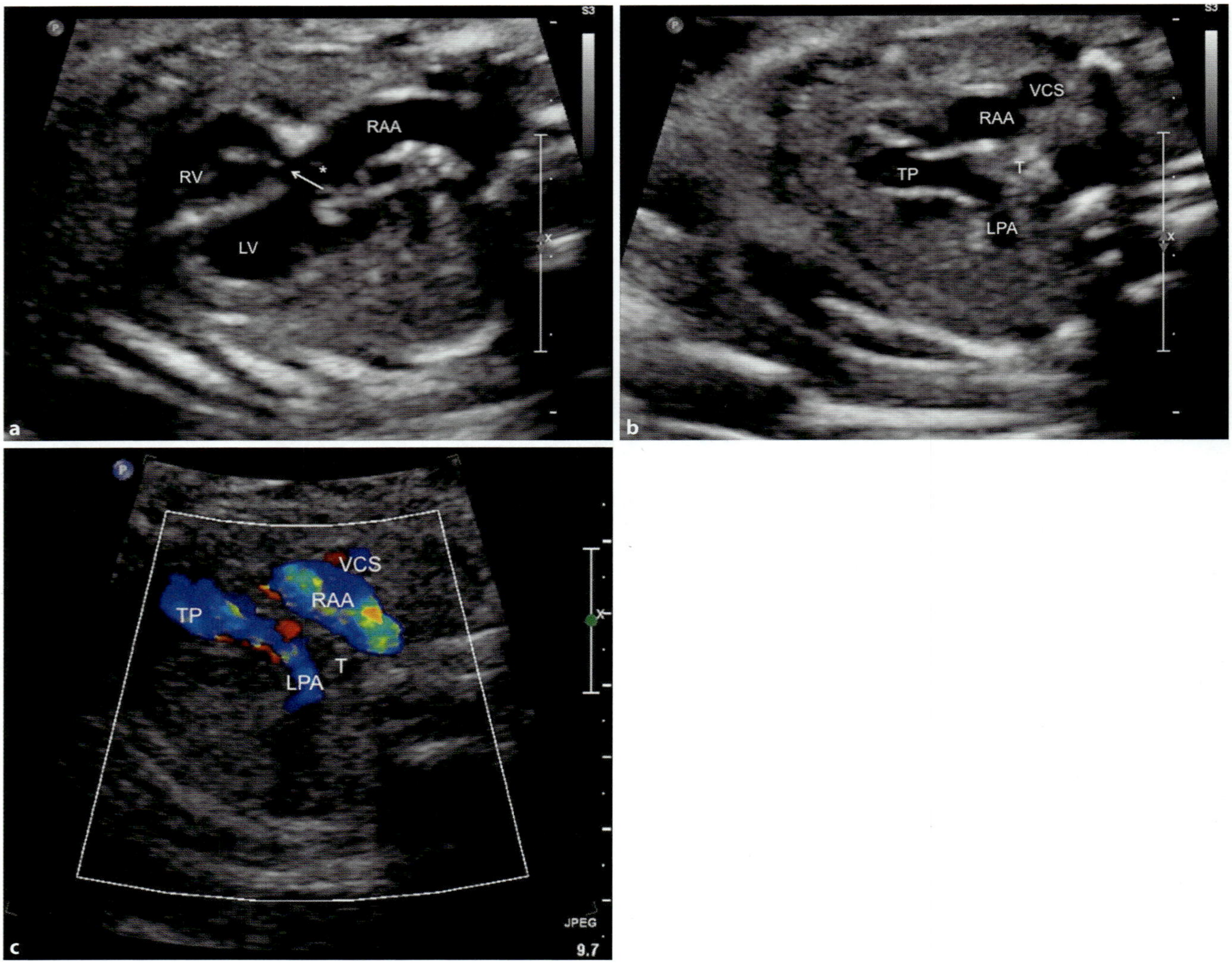

Abb. 8.34 Typischer intrauteriner Aspekt einer Fallot'schen Tetralogie mit rechtem Aortenbogen und Atresie des Ductus arteriosus. Im Fünfkammerblick **(a)** ist unterhalb der Aortenklappe (*Stern*) der Malalignment-Ventrikelseptumdefekt (*Pfeil*) sichtbar. Im Dreigefäßblick **(b,c)** fällt der im Vergleich zur Aorta (*RAA*) deutlich schmalere Truncus pulmonalis (*TP*) auf. Der Aortenbogen (*RAA*) verläuft rechts der Trachea (*T*), sodass diese zwischen linker Pulmonalarterie (*LPA*) und Aortenbogen interponiert ist. *LV* linker Ventrikel, *RV* rechter Ventrikel, *VCS* V. cava superior

rechtsventrikuläre Hypertrophie, weist die Fallot'sche Tetralogie in der Fetalperiode oft nur milde Veränderungen der kardialen Anatomie auf und wird dementsprechend auch häufig übersehen.

Ultraschallbefunde

Typische pränatale Befunde sind im Fünfkammerblick der **Malalignment-Ventrikelseptumdefekt** und im Dreigefäßtracheablick ein im **Vergleich zur Aorta ascendens schmaler Truncus pulmonalis** (Abb. 8.33) (Shinebourne et al. 2006). Diese Schmalheit kann sich aber auch erst im Verlauf der Schwangerschaft entwickeln (Berg et al. 2009). Eine Flussbeschleunigung über dem rechtsventrikulären Ausflusstrakt in der Farbkodierung fehlt trotz Obstruktion typischerweise, da durch den Ventrikelseptumdefekt eine allenfalls geringe rechtsventrikuläre Druckerhöhung erfolgt. Auch die rechtsventrikuläre Hypertrophie entwickelt sich daher erst postnatal, wenn die fetalen Shunts verschlossen sind. Somit ist der Vierkammerblick bei der Fallot'schen Tetralogie und ihren Varianten unauffällig, wenn der Ventrikelseptumdefekt nicht bis in das muskuläre Septum hineinreicht.

Allerdings ist die Herzachse häufig nach links überdreht und die Aorta liegt im Vierkammerblick in 20 % der Fälle rechts neben der Wirbelsäule. Denn in bis zu 35 % der Fallot'schen Tetralogien liegt **zusätzlich ein rechter Aortenbogen** vor (Abb. 8.34) (Berg et al. 2006, Berg et al. 2007). In dieser Situation fällt im Dreigefäßtracheablick zusätzlich zum schmalen Truncus pulmonalis der rechts von der Trachea verlaufende Aortenbogen auf. Die Trachea ist zwischen der linken Pulmonalarterie und dem Aortenbogen interponiert und der Ductus arteriosus lässt sich nicht darstellen, da er entweder fehlt oder hypoplastisch ist. Bei 21 % der Fälle kreuzt die deszendierende Aorta bereits auf der Höhe des Fünfkammerblickes auf die linke Seite. In den übrigen Fällen findet sich im Vierkammerblick die Aorta auf der rechten Seite der Wirbelsäule – oftmals als einzige Auffälligkeit in dieser Schnittebene (Berg et al. 2007, Berg et al. 2006).

Asoziierte Befunde und Differenzialdiagnose

Eine seltene Extremvariante der Fallot'schen Tetralogie ist die Kombination mit einem „**absent pulmonary valve syndrome**".

Hierbei fehlt die Pulmonalklappe bzw. deren Klappensegel, sodass in Systole und Diastole das Blut zwischen rechtem Ventrikel und Pulmonalarterien über einen schmalen Klappenannulus hin und her pendelt. Im B-Bild sind die Pulmonalarterien typischerweise stark dilatiert und in der Farbkodierung lässt sich der turbulente Pendelfluss im rechten Ausflusstrakt darstellen (■ Abb. 8.35). Diese besondere hämodynamische Situation führt zu einer starken Volumenbelastung des Herzens, die üblicherweise bereits im frühen II. Trimenon zum Tod des Feten führt. Bei den später diagnostizierten Fällen liegt zumeist eine Atresie des Ductus arteriosus vor, die die Volumenbelastung der Ventrikel begrenzt und von den Feten zunächst toleriert wird (Berg et al. 2007). Selbst in dieser Situation ist durch spätere fetale Herzinsuffizienz und aufgrund unterschiedlicher neonataler Probleme die Prognose jedoch ungünstig. Auch die Fallot'sche Tetralogie mit „absent pulmonary valve syndrome" ist häufig mit einem rechten Aortenbogen vergesellschaftet (Berg et al. 2009).

Von den pränatal diagnostizierten Fallot'schen Tetralogien sind bis zu 50 % mit **chromosomalen Anomalien** vergesellschaftet und bis zu 60 % der Feten mit normalem Karyotyp haben extrakardiale Fehlbildungen (Poon et al. 2007, Berg et al. 2009). Obwohl das Spektrum der assoziierten Anomalien bei allen Varianten der Fallot'schen Tetralogie ähnlich ist, unterscheiden sie sich signifikant bezüglich der **Rate an Mikrodeletionen 22q11** (Boudjemline et al. 2002, Chessa et al. 1998):

- Fallot'sche Tetralogie 14 %,
- Pulmonalatresie mit Ventrikelseptumdefekt 21 %,
- Pulmonalatresie mit Ventrikelseptumdefekt und mit MAPCAs 40 %,
- Fallot'sche Tetralogie mit „absent pulmonary valve syndrome" 37 %.

Die Prognose der Fallot'schen Tetralogie hängt von den Begleitfehlbildungen und dem Grad der rechtsventrikulären Ausflusstraktobstruktion ab. Bereits intrauterin sind ein schlechtes oder fehlendes Wachstum des Truncus pulmonalis, ein schnelles Wachstum der Aorta oder eine retrograde Perfusion des Ductus arteriosus mit einem schlechteren Outcome verbunden

■ Klinische Konsequenzen und Management

Die meisten Kinder mit Fallot'scher Tetralogie sind bei Geburt nicht zyanotisch. Erst mit 6–8 Monaten, wenn die infundibuläre Stenose zunimmt und ein Rechts-Links-Shunt entsteht, entwickelt sich die **Zyanose**. Die meisten Zentren sind heute dazu übergegangen, die Fallot'sche Tetralogie einzeitig zu korrigieren, wenn die Kinder symptomatisch werden, spätestens aber nach einem Jahr. Dabei wird der Ventrikelseptumdefekt über einen transatrialen Zugang verschlossen und der rechte Ausflusstrakt erweitert. Nur bei sehr kleinen Pulmonalaterien, Frühgeborenen oder extrakardialen Fehlbildungen wird der pulmonale Blutfluss katheterinterventionell oder mit einer modifizierten Blalock-Taussig-Anastomose sichergestellt und die endgültige Korrekturoperation in einem zweiten Schritt durchgeführt. Die Überlebensraten in großen Zentren liegen heute bei über 95 % (Shinebourne et al. 2006).

Durch ein „absent pulmonary valve syndrome" und Pulmonalatresien ergeben sich die stärksten Einschränkungen der Prognose. Beim „absent pulmonary valve syndrome" steht nachgeburtlich vor allem die **Bronchomalazie** durch die dilatierten Pulmonalarterien im Vordergrund. Nach operativer Korrektur der Fallot'schen Tetralogie und der Dekompression der Atemwege durch Verlagerung der Pulmonalarterie werden Überlebensraten von 15–20 % angegeben (Apitz et al. 2010).

8.4.2 Pulmonalatresie mit Ventrikelseptumdefekt

■ Definition

Eine weitere **Variante der Fallot'schen Tetralogie** ist die Pulmonalatresie mit Ventrikelseptumdefekt, früher als „**Super-Fallot**", besser aber als Fallot'sche Tetralogie mit Pulmonalatresie bezeichnet. Sie macht in unselektierten pränatalen Kollektiven 3 % der korrekturpflichtigen Herzfehler aus (Tegnander et al. 2006).

Neben einem perimembranösen Malalignment-Ventrikelseptumdefekt und der atretischen Pulmonalklappe besteht eine extreme Hypoplasie des Truncus pulmonalis. Selbst der gemeinsame Ursprung der Pulmonalarterien kann fehlen. Die Durchblutung des pulmonalen Gefäßbettes erfolgt entweder retrograd über den Ductus arteriosus oder über aortopulmonale Kollateralen, sog. **MAPCAs** („major aortopulmonary collateral arteries"), die aus der Aorta descendens, den brachiocephalen Gefäßen oder seltener den Koronarien entspringen (Yoo et al. 2009).

Erfolgt die pulmonale Durchblutung über den in der Regel sehr schmalen Ductus arteriosus, so entspringt dieser wie bei allen Varianten der Fallot'schen Tetralogie, an der Unterseite des Aortenbogens und mündet meist in der linken Pulmonalarterie. Durch diesen kaudalen Verlauf ist er im Dreigefäßtracheablick schlecht oder gar nicht darstellbar. Die MAPCAs münden in die peripheren Lungengefäße, sind meist mit einer Atresie des Truncus pulmonalis und des Ductus arteriosus assoziiert und sind im Dreigefäßtracheablick ebenfalls selten darstellbar.

■ Ultraschallbefunde

Der Vierkammerblick ist bei der Pulmonalatresie mit Ventrikelseptumdefekt meist unauffällig, denn der rechte Ventrikel kann über den Septumdefekt auswerfen und wird daher weder hypoplastisch noch hypertrophiert. Im Fünfkammerblick fällt der perimembranöse oder Malalignment-Ventrikelseptumdefekt auf. Im Dreigefäßtracheablick sind der Truncus pulmonalis bzw. der Ductus arteriosus entweder schmal oder es lassen sich bei MAPCAs nur zwei Gefäße darstellen – die Aorta und die V. cava superior (■ Abb. 8.36).

> **Auf welche Weise die pulmonale Perfusion erfolgt, ist von größter prognostischer Bedeutung, da das Vorliegen von MAPCAs die kardiochirurgische Rekonstruktion erheblich kompliziert und oft mit einer schweren irreversiblen Schädigung des pulmonalen Gefäßbettes einhergeht.**

■ Assoziierte Befunde und Differenzialdiagnose

Die Differenzialdiagnose erfolgt in diesen Fällen am besten über den parasagittalen Längsschnitt des Aortenbogens. In dieser

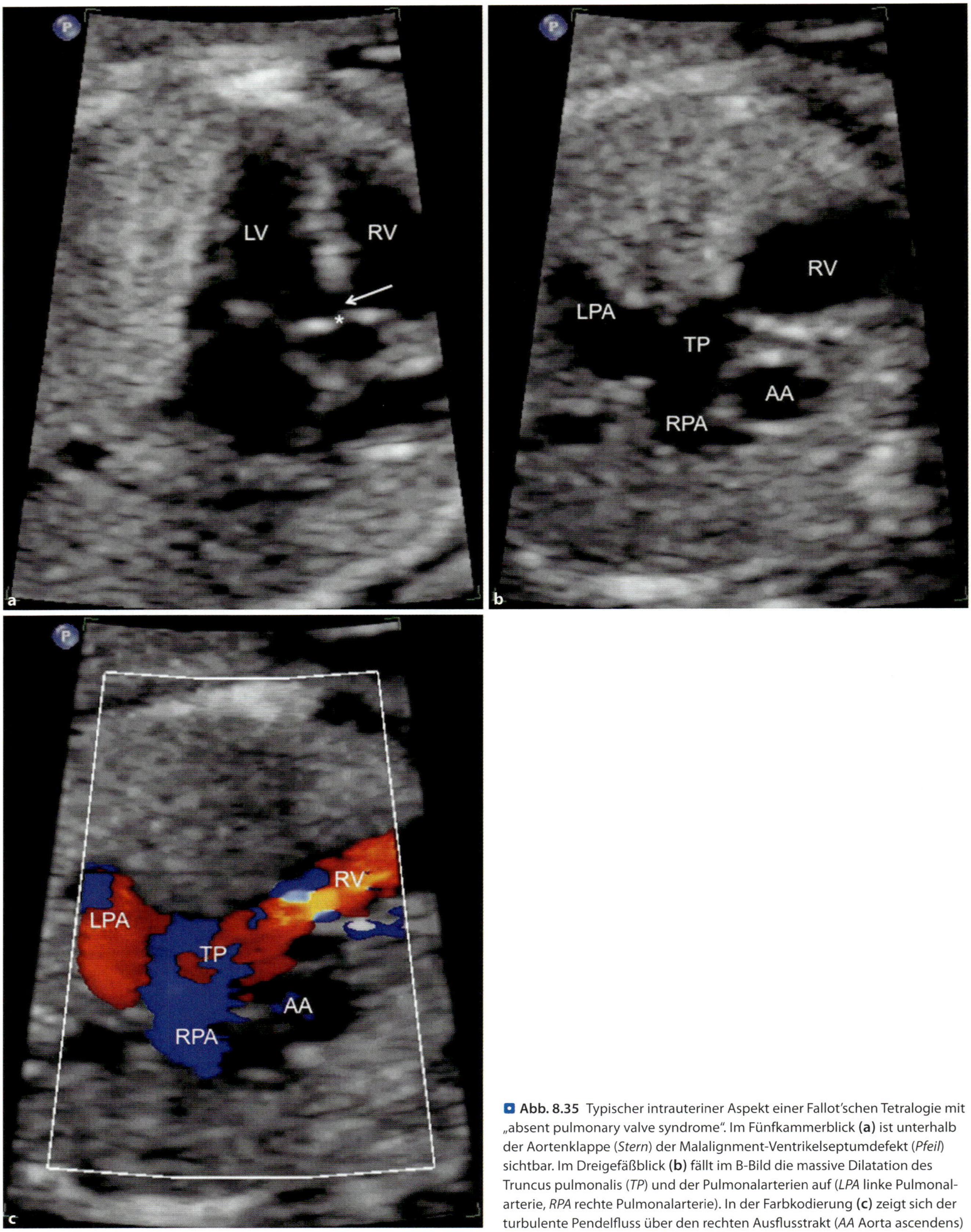

Abb. 8.35 Typischer intrauteriner Aspekt einer Fallot'schen Tetralogie mit „absent pulmonary valve syndrome". Im Fünfkammerblick **(a)** ist unterhalb der Aortenklappe (*Stern*) der Malalignment-Ventrikelseptumdefekt (*Pfeil*) sichtbar. Im Dreigefäßblick **(b)** fällt im B-Bild die massive Dilatation des Truncus pulmonalis (*TP*) und der Pulmonalarterien auf (*LPA* linke Pulmonalarterie, *RPA* rechte Pulmonalarterie). In der Farbkodierung **(c)** zeigt sich der turbulente Pendelfluss über den rechten Ausflusstrakt (*AA* Aorta ascendens)

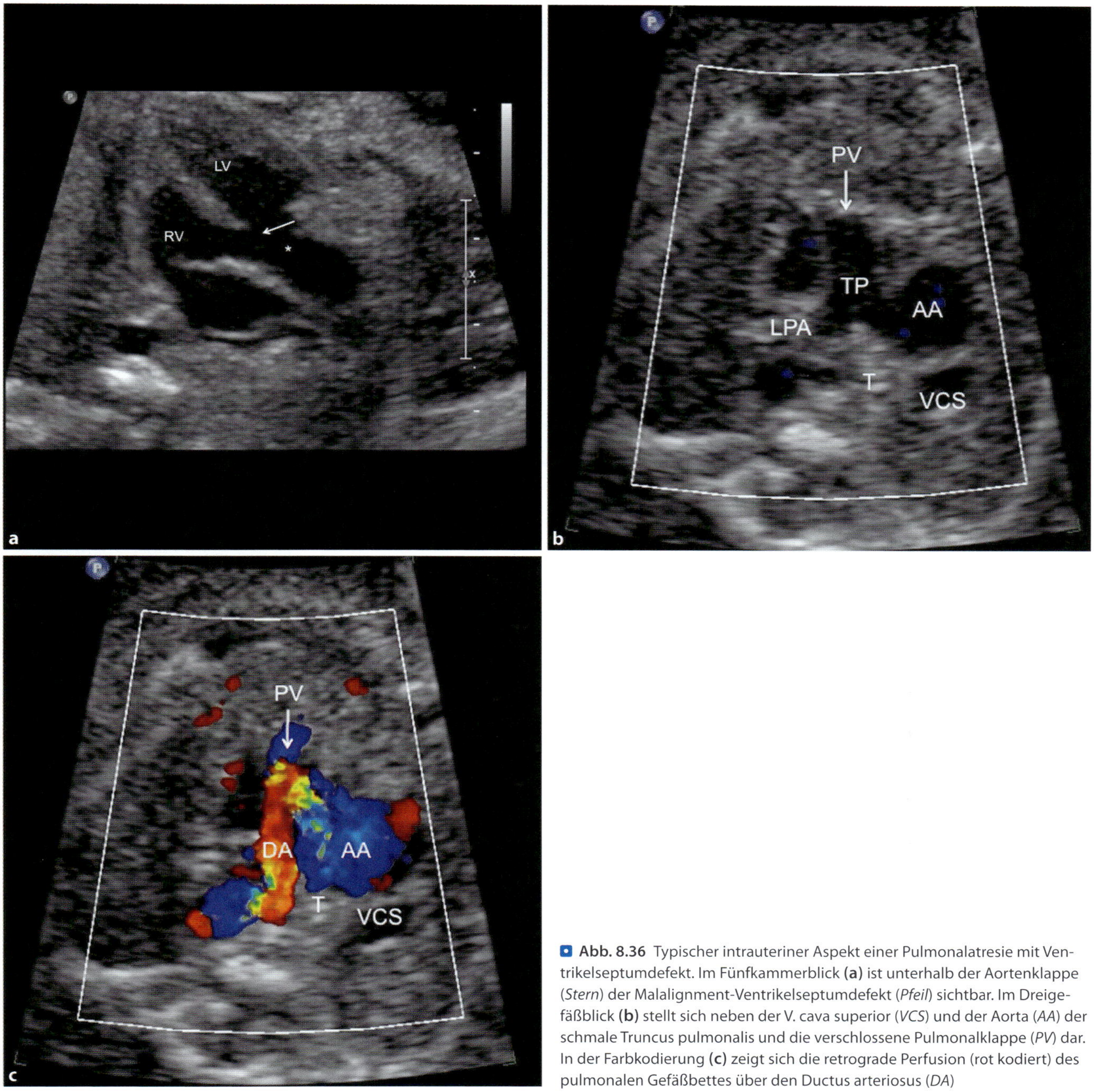

Abb. 8.36 Typischer intrauteriner Aspekt einer Pulmonalatresie mit Ventrikelseptumdefekt. Im Fünfkammerblick **(a)** ist unterhalb der Aortenklappe (*Stern*) der Malalignment-Ventrikelseptumdefekt (*Pfeil*) sichtbar. Im Dreigefäßblick **(b)** stellt sich neben der V. cava superior (*VCS*) und der Aorta (*AA*) der schmale Truncus pulmonalis und die verschlossene Pulmonalklappe (*PV*) dar. In der Farbkodierung **(c)** zeigt sich die retrograde Perfusion (rot kodiert) des pulmonalen Gefäßbettes über den Ductus arteriosus (*DA*)

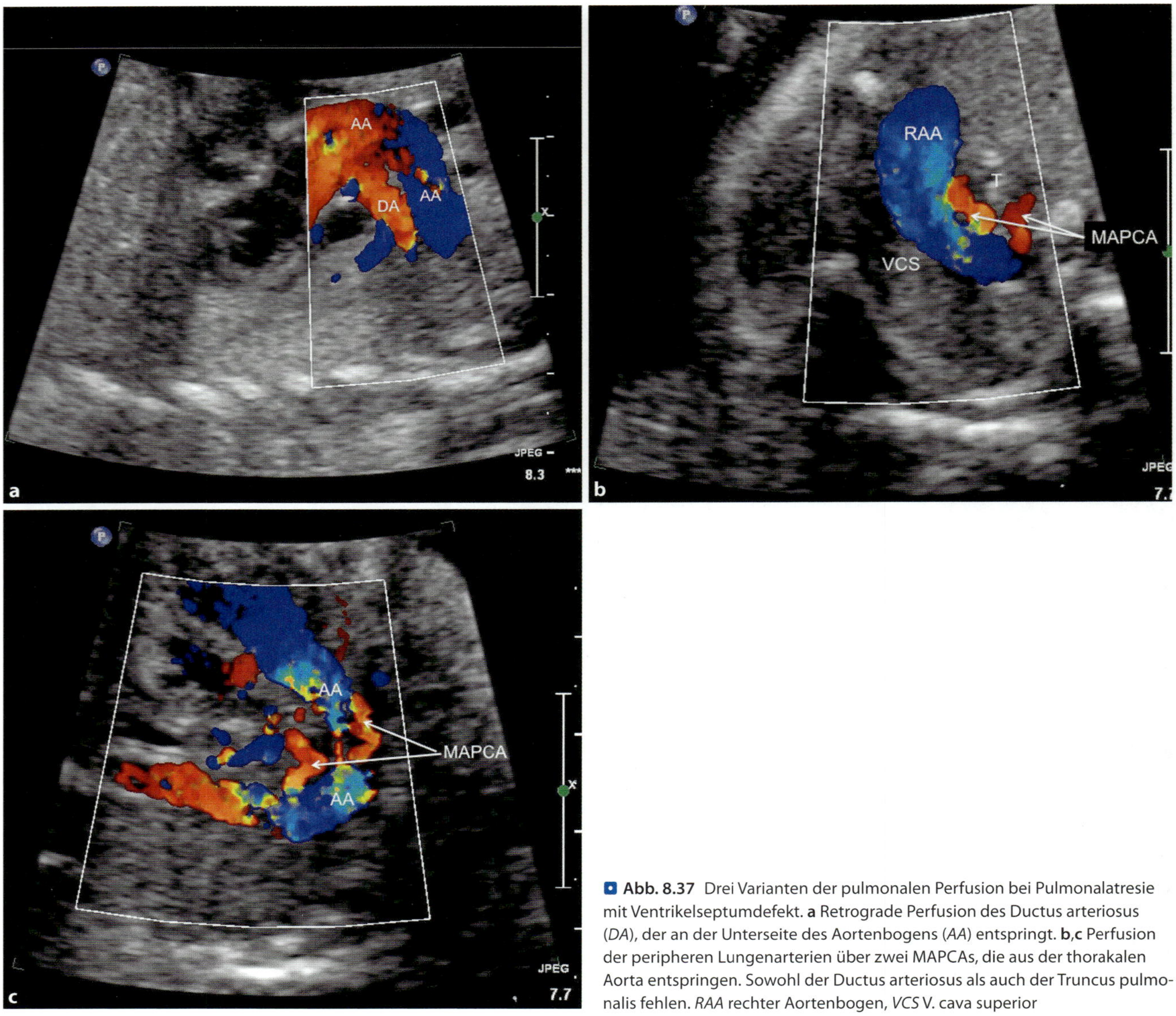

Abb. 8.37 Drei Varianten der pulmonalen Perfusion bei Pulmonalatresie mit Ventrikelseptumdefekt. **a** Retrograde Perfusion des Ductus arteriosus (*DA*), der an der Unterseite des Aortenbogens (*AA*) entspringt. **b,c** Perfusion der peripheren Lungenarterien über zwei MAPCAs, die aus der thorakalen Aorta entspringen. Sowohl der Ductus arteriosus als auch der Truncus pulmonalis fehlen. *RAA* rechter Aortenbogen, *VCS* V. cava superior

Schnittebene wird sowohl der kaudal des Aortenbogens verlaufende und retrograd perfundierte Ductus arteriosus zur Darstellung kommen (Abb. 8.37a), als auch die meist aus der thorakalen Aorta descendens entspringenden MAPCAs (Abb. 8.37b,c) (Berg et al. 2009c).

Klinische Konsequenzen und Management

Die meisten Neugeborenen mit Pulmonalatresie entwickeln mit dem Verschluss des Ductus eine **Zyanose**. Erfolgt die pulmonale Perfusion über MAPCAs, so kann die Zyanose auch erst später auftreten, in Einzelfällen liegt sogar eine Lungenüberflutung mit Herzinsuffizienz vor.

Das **operative Management** hängt von der **Art der pulmonalen Perfusion** ab:

- Existiert ein gemeinsamer Pulmonalisstamm oder zumindest ein Konfluens der Pulmonalarterien, so erfolgt die Rekonstruktion, indem der Ventrikelseptumdefekt verschlossen wird und der rechte Ventrikel über ein klappenloses Homograft-Conduit an den Pulmonalis-Konfluens angeschlossen wird (Rastelli-Operation).
- Existiert eine Kontinuität zwischen rechtem Ventrikel und Truncus pulmonalis (Abb. 8.36a), kann die Korrektur-OP analog zur Behandlung der Fallot'schen Tetralogie mit einem transannulären Patch erfolgen. Die Überlebensrate dieser kompletten Rekonstruktionen liegt in großen Zentren bei über 90 %.
- Bilden die Pulmonalarterien zwar einen Konfluens, sind aber hypoplastisch und ein Teil der Lungenlappen wird über MAPCAs versorgt, muss ein früher Anschluss an den rechten Ventrikel geschaffen werden, damit die Pulmonalarterien an Größe zunehmen. Dieser Anschluss erfolgt über eine Rastelli-Operation. Alternativ kann auch ein aortopulmonaler Shunt angelegt werden. Die MAPCAs werden interventionell verschlossen oder an die Pulmonalarterien angeschlossen.

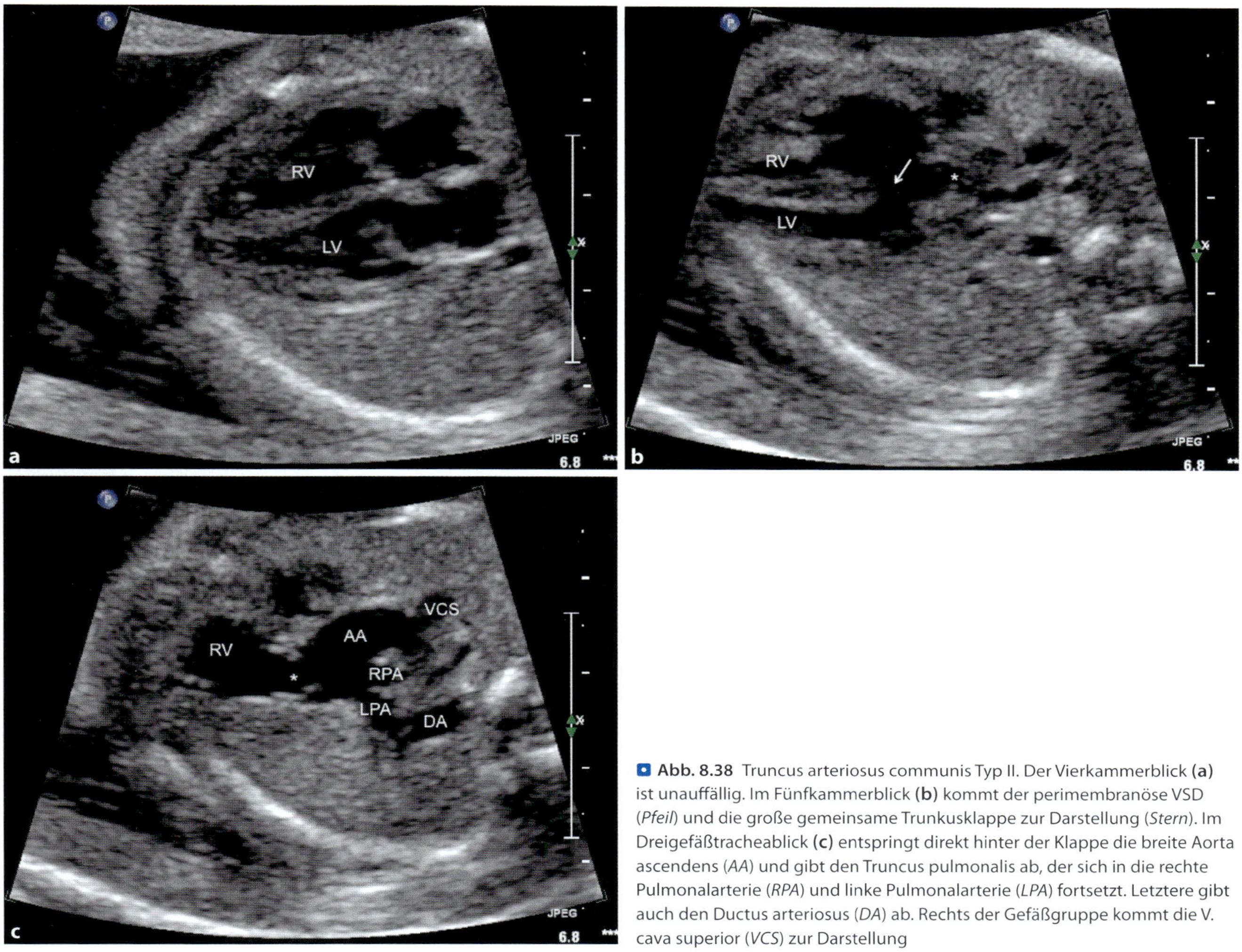

Abb. 8.38 Truncus arteriosus communis Typ II. Der Vierkammerblick **(a)** ist unauffällig. Im Fünfkammerblick **(b)** kommt der perimembranöse VSD (*Pfeil*) und die große gemeinsame Trunkusklappe zur Darstellung (*Stern*). Im Dreigefäßtracheablick **(c)** entspringt direkt hinter der Klappe die breite Aorta ascendens (*AA*) und gibt den Truncus pulmonalis ab, der sich in die rechte Pulmonalarterie (*RPA*) und linke Pulmonalarterie (*LPA*) fortsetzt. Letztere gibt auch den Ductus arteriosus (*DA*) ab. Rechts der Gefäßgruppe kommt die V. cava superior (*VCS*) zur Darstellung

- Die schwierigste Situation ist die komplette pulmonale Perfusion über MAPCAs. Hier kann versucht werden, die MAPCAs zu einem pulmonalarteriellen Konfluens zusammenzufügen (Unifokalisierung), alternativ bleibt nur die konservative Therapie mit anschließender Herz-Lungen-Transplantation (Baker u. Anderson 2010).

8.4.3 Truncus arteriosus communis

Definition

Auch der Truncus arteriosus ist meist mit einem Malalignment-Ventrikelseptumdefekt vergesellschaftet und macht in unselektierten pränatalen Kollektiven 1 % der korrekturpflichtigen Herzfehler aus (Tegnander et al. 2006).

Bei diesem Vitium entspringt ein gemeinsamer Gefäßstamm mit einer über dem Ventrikelseptum reitenden Klappe aus den Ventrikeln. Aus diesem Gefäßstamm gehen die Aorta, die Pulmonalarterien und die Koronarien ab. Die Trunkusklappe ist in einem Viertel der Fälle insuffizient und/oder stenotisch. Der Ductus arteriosus fehlt in der Hälfte der Fälle und in ca. 30 % liegt ein rechter Aortenbogen vor (Yoo et al. 2009). In bis zu 10 % der Fälle ist der Truncus arteriosus mit einem unterbrochenen Aortenbogen vergesellschaftet (Tometzki et al. 1999, Volpe et al. 2003).

Ultraschallbefunde

Der Vierkammerblick ist in den meisten Fällen unauffällig. Im Fünfkammerblick fällt der Malalignment-Ventrikelseptumdefekt mit der überreitenden großen Klappe auf (Abb. 8.38). In der Farbkodierung lässt sich bei einem Teil der Fälle eine Klappenregurgitation oder Stenose nachweisen. Im Dreigefäßtracheablick kommen nur zwei Gefäße zur Darstellung – die Aorta und die V. cava superior. Wechselt man zwischen dem Fünfkammerblick und dem Dreigefäßtracheablick hin und her, lässt sich hinter der Trunkusklappe der Abgang des Truncus pulmonalis aus dem Truncus arteriosus nachweisen (Typ I) oder der getrennte Abgang der rechten und linken Pulmonalarterie (Typ II und III).

Assoziierte Befunde und Differenzialdiagnose

Schwierig ist oftmals die Abgrenzung zur Pulmonalatresie mit Ventrikelseptumdefekt, denn diese weist im Dreigefäßtracheablick oft die gleichen Befunde auf. Entscheidend sind im Zweifelsfall der Nachweis des Ursprunges der Pulmonalarterien aus dem Truncus arteriosus und das Fehlen eines reversen Flusses im Ductus arteriosus oder von MAPCAs. Hier muss häufig der parasagittale Längsschnitt des Aortenbogens zusätzlich herangezogen werden. Einige Einteilungen bezeichnen die Pulmonalatresie mit Ventrikelseptumdefekt allerdings auch als Truncus arteriosus Typ IV (Berg et al. 2009).

Der pränatal diagnostizierte Truncus arteriosus tritt in bis zu 33 % der Fälle in Kombination mit extrakardialen Fehlbildungen auf, ein weiteres Drittel hat chromosomale Anomalien, darunter vor allem Mikrodeletionen 22q11. Letztere sind besonders häufig, wenn Anomalien des Aortenbogens und der Hals-Kopf-Gefäße vorliegen (rechter Aortenbogen, unterbrochener Aortenbogen oder aberrante A. subclavia dextra) (Berg et al. 2009, Fesslova et al. 1999, Volpe et al. 2003).

▪ Klinische Konsequenzen und Management

Die Überlebensrate bei Lebendgeborenen nach intrauteriner Diagnose eines Truncus arteriosus beträgt 60 %. Die zwingend erforderliche Korrekturoperation umfasst den Verschluss des Ventrikelseptumdefektes und die Umsetzung der Pulmonalarterien auf ein Konduit ausgehend vom rechten Ventrikel. Dieses Konduit muss im Verlauf der Kindheit ersetzt werden (Abuhamad u. Chaoui 2010).

8.4.4 Double outlet right ventricle

▪ Definition

Der „double outlet right ventricle" ist dadurch gekennzeichnet, dass beide Ausflusstraktgefäße aus dem rechten Ventrikel entspringen. Dieser Herzfehler macht in unselektierten pränatalen Kollektiven 3 % der korrekturpflichtigen Herzfehler aus (Tegnander et al. 2006). Die Aorta verlässt den Ventrikel meist anterior rechts, was als dextro-Malposition bezeichnet wird. Die beiden Ausflusstraktgefäße stehen dann typischerweise in Seit-zu-Seit-Stellung. Oftmals bestehen Obstruktionen der Ausflusstraktgefäße. In allen Fällen ist ein Ventrikelseptumdefekt vorhanden, häufig ein unbalancierter atrioventrikulärer Septumdefekt.

▪ Ultraschallbefunde

Ein großer Teil der Herzen, die mit einem „double outlet right ventricle" assoziiert sind, ist bereits im Vierkammerblick auffällig. Ursächlich ist hier meist ein atrioventrikulärer Septumdefekt oder eine unbalancierte Ventrikelmorphologie. Im Fünfkammerblick und kranial davon fällt die „Doppelflintenstellung" der Ausflusstraktgefäße auf, die dem rechten Ventrikel entspringen und das Fehlen der Überkreuzung der großen Gefäße (◘ Abb. 8.39). Aufgrund der dextro-Malpositionsstellung der Aorta liegt der Truncus pulmonalis meist kaudal, sodass im Dreigefäßtracheablick nur der Aortenbogen und die V. cava superior zur Darstellung kommen. Es resultiert also ein Zweigefäßblick.

! Ein Zweigefäßtracheablick anstelle des Dreigefäßtracheablicks findet sich auch bei der Pulmonalatresie mit Ventrikelseptumdefekt, bei der kompletten Transposition der großen Gefäße und beim Truncus arteriosus communis (Berg et al. 2009)!

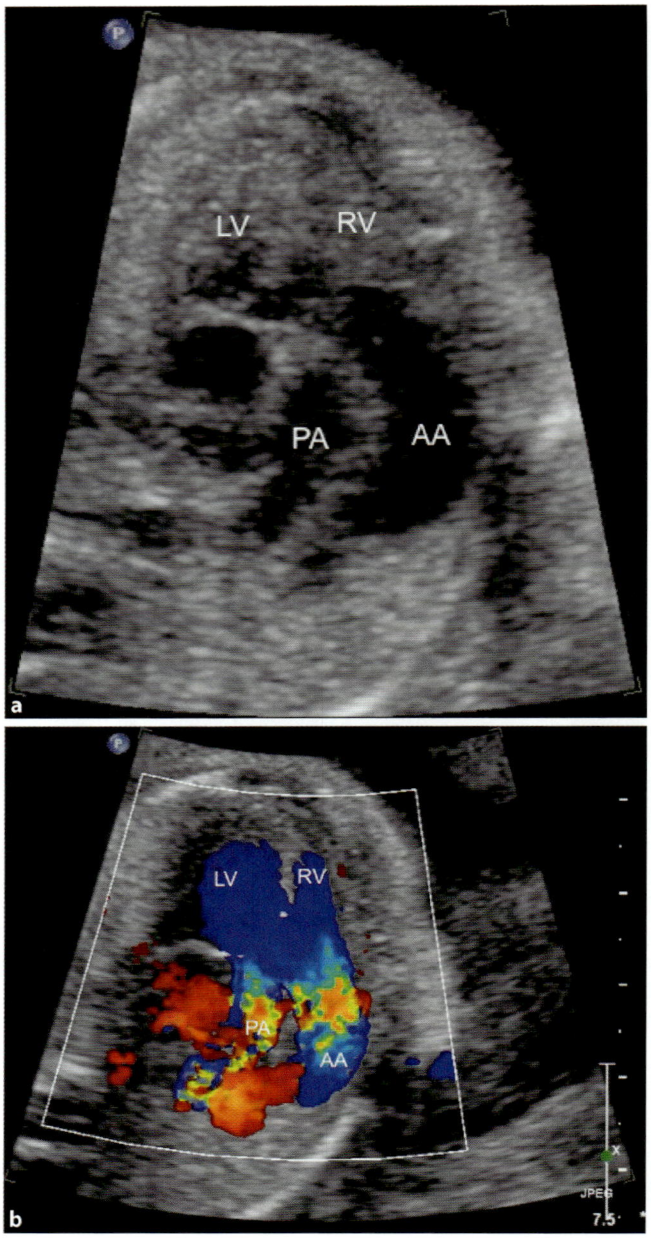

◘ **Abb. 8.39** Ausflusstrakt-Schnittebenen bei einem Feten mit „double outlet right ventricle" mit subpulmonalem Ventrikelseptumdefekt und Pulmonalstenose. Im Fünfkammerblick entspringen beide Ausflusstraktgefäße dem rechten Ventrikel (*RV*) in Seit-zu-Seit-Stellung. Die Aorta (*AA*) liegt thoraxwandnah rechts (in dextro-Malpositionsstellung), der Truncus pulmonalis (*PA*) ist deutlich schmaler

▪ Assoziierte Befunde und Differenzialdiagnose

Der „double outlet right ventricle" tritt meist in Zusammenhang mit komplexen kardialen Vitien auf. Er ist häufig mit Aneuploidien (21–45 %) und Anomalien des Situs, insbesondere Heterotaxiesyndromen (30–36 %) vergesellschaftet (Berg et al. 2009, Berg et al. 2003, Fesslova et al. 1999, Kim et al. 2006, Tometzki et al. 1999). Die Differenzialdiagnose ist daher in vielen Fällen äußerst anspruchsvoll.

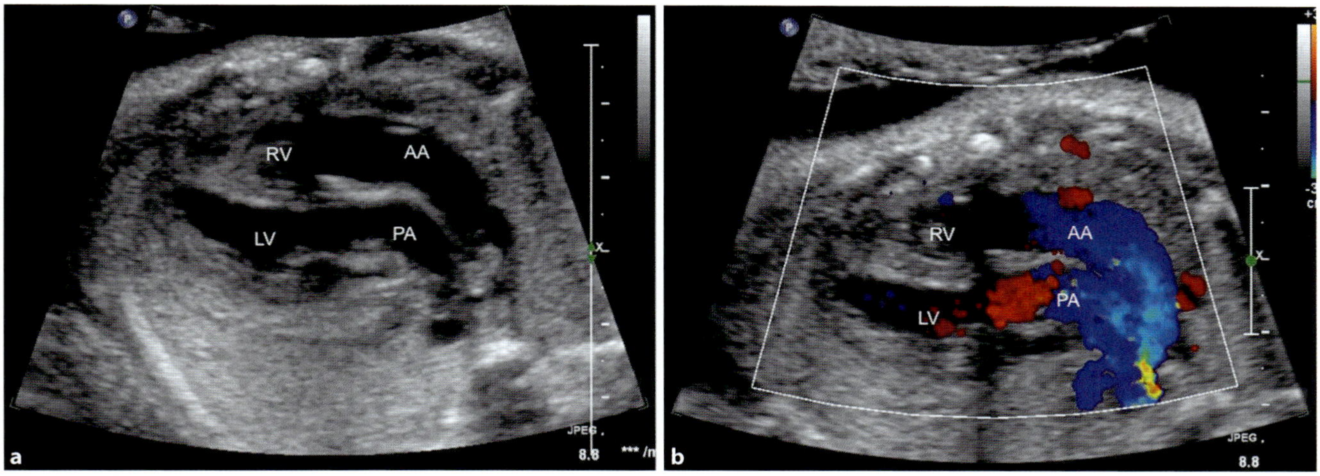

Abb. 8.40 Typischer intrauteriner Aspekt einer d-TGA. Im Fünfkammerblick fällt die Seit-zu-Seit-Stellung der Ausflusstraktgefäße auf. Der Truncus pulmonalis mit seiner Fortsetzung in den Ductus arteriosus liegt weiter kaudal als üblich und ist bereits in dieser Schnittebene komplett sichtbar

Klinische Konsequenzen und Management

Die Prognose des „double outlet right ventricle" hängt stark von den assoziierten kardialen und extrakardialen Fehlbildungen und Syndromen ab. Da diese sehr häufig sind, beträgt die Gesamtmortalität fetaler Serien oftmals über 80 % (Gedikbasi et al. 2008). In Kombination mit komplexen Vitien ist eine biventrikuläre Korrektur oftmals nicht möglich, sodass eine Palliation mit Fontanzirkulation unumgänglich ist. Einfachere Fälle mit subaortalem oder subpulmonalem Ventrikelseptumdefekt können durch Verschluss des Ventrikelseptumdefektes und Anlage eines intraventrikulären Tunnels zur Aorta oder einer Switch-Operation erfolgreich biventrikulär korrigiert werden und haben eine entsprechend niedrige Mortalität von 4–8 % (Abuhamad u. Chaoui 2010b).

8.4.5 Transposition der großen Gefäße

Definition

Die Transposition der großen Gefäße tritt in zwei Varianten auf:

- **atrioventrikuläre Konkordanz** mit ventrikuloarterieller Diskordanz (komplette Transposition, dextro-Transposition, d-TGA)
- **atrioventrikuläre Diskordanz** mit ventrikuloarterieller Diskordanz (laevo-Transposition, l-TGA oder korrigierte Transposition) (selten)

Die d-TGA macht in unselektierten pränatalen Kollektiven 15 % der korrekturpflichtigen Herzfehler aus, die korrigierte TGA 3 % (Tegnander et al. 2006).

Bei der **d-TGA** sind lediglich die ventikulo-arteriellen Konnektionen vertauscht: der morphologisch linke Ventrikel, der über den linken Vorhof den Lungenvenenzufluss erhält, gibt den Truncus pulmonalis ab, während der morphologisch rechte Ventrikel, der über den rechten Vorhof den Zufluss der Hohlvenen erhält, die Aorta abgibt.

Bei der **korrigierten Transposition** sind sowohl die atrioventrikulären als auch die ventrikuloarteriellen Konnektionen vertauscht: der morphologisch rechte Ventrikel empfängt über den linken Vorhof die Lungenvenen und gibt die Aorta ab, während der morphologisch linke Ventrikel über den rechten Vorhof die Hohlvenen empfängt und den Truncus pulmonalis abgibt. Da bei dieser Variante das sauerstoffreiche Blut in die Hals-Kopf-Gefäße gelangt und das sauerstoffarme über den Ductus arteriosus zur Plazenta bzw. postnatal in die Lungenarterien, wird sie auch als korrigierte Transposition bezeichnet.

Ultraschallbefunde

Der Vierkammerblick ist bei der d-TGA oftmals unauffällig, während bei der l-TGA die Ventrikelinversion auffällt: der morphologisch rechte Ventrikel mit dem Moderatorband und der stärkeren Trabekulierung liegt links, der spitzenbildende morphologisch linke Ventrikel dagegen rechts. Besteht zusätzlich eine Dextrokardie oder ein großer Ventrikelseptumdefekt, so ist die Diagnose unter Umständen sehr schwierig.

Im Fünfkammerblick fallen bei beiden Varianten der häufig assoziierte Ventrikelseptumdefekt und die Seit-zu-Seit-Stellung der Ausflusstraktgefäße auf (Abb. 8.40). Durch die Transpositionsstellung liegt der Truncus pulmonalis weiter kaudal als bei gesunden Herzen. Daher kommen im Dreigefäßtracheablick nur 2 Gefäße zur Darstellung – der Aortenbogen und die V. cava superior (Berg et al. 2009).

Assoziierte Befunde und Differenzialdiagnose

Beide Varianten der Transposition sind häufig mit weiteren kardialen Anomalien (v. a. Ventrikelseptumdefekten, Pulmonalstenosen und Lageanomalien des Herzens) assoziiert, aber nicht mit extrakardialen Fehlbildungen und Aneuploidien (Berg et al. 2009, Berg et al. 2006, Paladini et al. 2006, Pradat et al. 2003, Tometzki et al. 1999).

Klinische Konsequenzen und Management

Die Prognose der TGA hängt von den assoziierten kardialen Anomalien ab. Bei der d-TGA liegt in 30–40 % der Fälle ein (meist perimembranöser) Ventrikelseptumdefekt vor. Bis zu 30 % der Kinder haben eine Pulmonalstenose. Auch Anomalien der Koronararterien sind mit der d-TGA assoziiert, vor allem wenn die

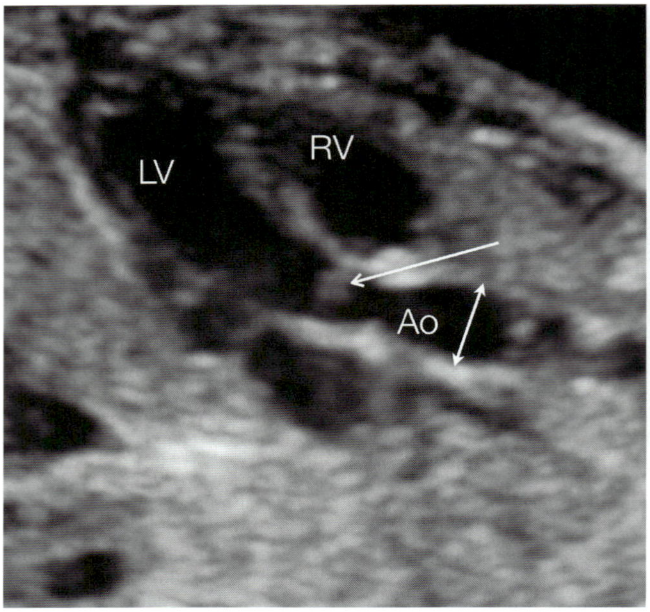

Abb. 8.41 Fünfkammerblick mit Abgang der Aorta ascendens (*Ao*) aus dem linken Ventrikel (*LV*). In dieser Einstellung sieht man in der Systole die verdickte Klappe (*Pfeil*) und die poststenotische Dilatation der Aorta ascendens (*Doppelpfeil*). *RV* rechter Ventrikel. Vergleiche mit normalem Befund in Abb. 8.20

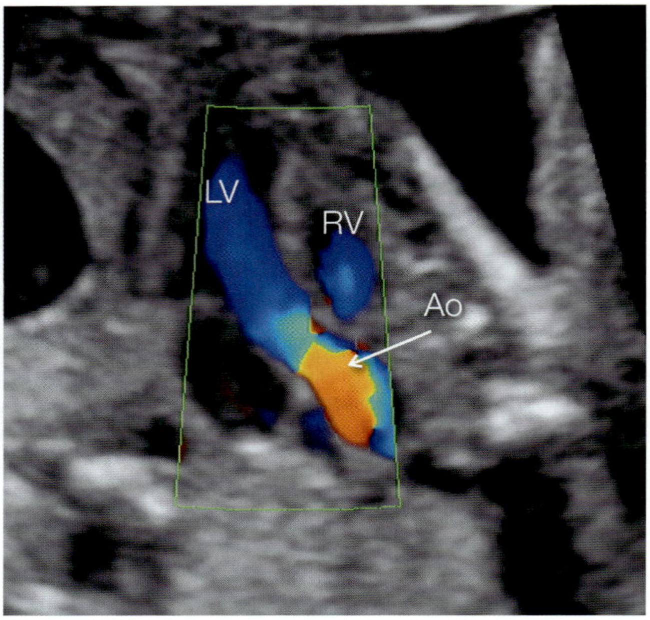

Abb. 8.42 Fetus mit Aortenklappenstenose im Fünfkammerblick: im Farbdoppler finden sich typische Turbulenzen in der Aorta ascendens (*Ao*) (*Pfeil*) in der Systole. *RV* rechter Ventrikel, *LV* linker Ventrikel. Vergleiche mit normalem Befund in Abb. 8.25

Aorta seit zu seit oder rechts hinter der Pulmonalarterie entspringt. In diesen Fällen beträgt die Rate der Koronaranomalien >50 % (Abuhamad u. Chaoui 2010). Neugeborene mit d-TGA benötigen üblicherweise eine **Prostagladintherapie**, um den Ductus arteriosus offen zu halten, und eine **Atrioseptostomie**, um ein Durchmischen sauerstoffreichen und -armen Blutes auf Vorhofebene zu ermöglichen.

Die **Ballonatrioseptostomie** muss bei einem Teil der Kinder als Notfalleingriff unmittelbar nach der Geburt erfolgen, wenn das Foramen ovale restriktiv ist. Dies kann unter Umständen bereits pränatal diagnostiziert werden, daher sollten alle Feten mit bekannter d-TGA eine Echokardiografie kurz vor der Entbindung erhalten, bei der die Durchgängigkeit des Foramen ovale überprüft wird. Auch bei pränatal unauffälligem Foramen sollten aber in der Entbindungsklinik alle Voraussetzungen für eine postpartale Katheterintervention gegeben sein. Im Intervall erhalten die betroffenen Kinder dann eine **Switch-Operation**, bei der die großen Gefäße abgesetzt und getauscht werden, wobei die Koronararterien neu eingepflanzt werden müssen. Die Prognose dieser Eingriffe ist in entsprechenden Zentren durchwegs gut (Abuhamad u. Chaoui 2010c).

Bei der korrigierten Transposition sind die in 85–90 % der Fälle assoziierten kardialen Befunde komplexer (Ventrikelseptumdefekt, AV-Block, Lageanomalien und Heterotaxiesyndrome, Ausflusstraktanomalien) und bestimmen somit die Korrigierbarkeit und Prognose. Die isolierte korrigierte TGA bedarf keiner Intervention in der Neonatalperiode und bleibt meist jahrelang symptomlos (Abuhamad u. Chaoui 2010c). Diskutiert wird allerdings, ob der rechte Ventrikel ein Leben lang der Systemventrikel sein kann, ohne insuffizient zu werden. Eine Alternative ist die sog. Double-Switch-Operation, bei der sowohl die großen Gefäße als auch die zuführenden Venen getauscht werden. Diese Operation ist allerdings sehr aufwendig und kompliziert.

8.5 Linksherzvitien

R. Chaoui

8.5.1 Aortenstenose

Definition

Bei der Aortenstenose liegt die Einengung im Bereich der Aortenklappe vor. Dies wird als **valvuläre Aortenstenose** bezeichnet. Die Einengung ist selten subvalvulär bzw. supravalvulär.

Es handelt sich um einen häufigen Herzfehler, der 2,4–5 % aller Kinder mit einem Herzfehler betrifft (Ferencz et al. 1993, Lindinger et al. 2010).

> **In pränatalen Serien ist die Diagnose Aortenstenose eher selten, da die meisten Fälle unentdeckt bleiben.**

Ultraschallbefunde

Bei der einfachen Aortenstenose findet man sowohl im B-Bild als auch im Farbdoppler keine Veränderungen im Vierkammerblick. Selten entdeckt man als Hinweis eine Mitralregurgitation. Die Diagnose der valvulären Aortenstenose wird typischerweise im Fünfkammerblick gestellt (Abb. 8.41), denn bei genauer Beobachtung erscheint die Öffnung der Aortenklappe eingeschränkt und man findet oft schon im B-Bild verdickte Klappensegel. Diese zeigen in der Systole ein „doming“, d. h. sie ver-

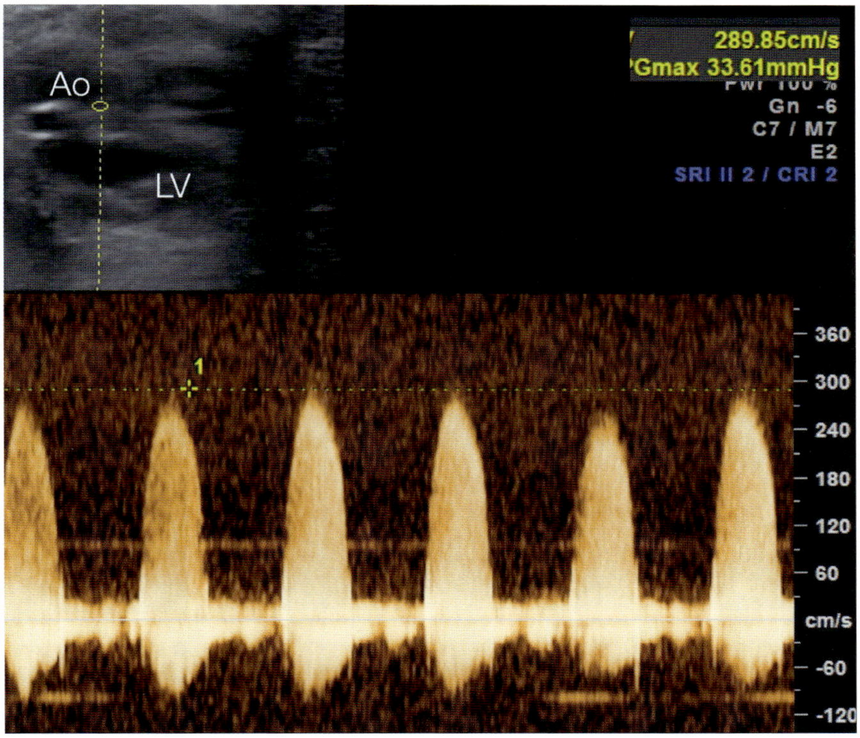

Abb. 8.43 Mittels Spektraldoppler kann bei einer Aortenstenose die Maximalgeschwindigkeit gemessen werden; sie lag bei diesem Fetus bei 290 cm/s

harren in einer nur teilweise geöffneten Stellung, während sie bei normaler Aortenklappe in der Systole nicht sichtbar sind, da bei ungestörter Öffnung der Klappe die dünnen Segel an die Gefäßwand gedrängt werden. Poststenotisch findet sich oft eine Dilatation der Aorta ascendens (Abb. 8.41). Die Ursachen der Stenose können zum einen leicht fusionierte Klappensegel, aber auch eine bikuspide Aortenklappe sein, welche schwer pränatal zu differenzieren sind.

Im Farbdoppler ist typischerweise ein turbulenter Fluss über der Aortenklappe (Abb. 8.42) mit Aliasing-Effekt zu finden. Die Messung mittels Spektraldoppler zeigt Geschwindigkeiten zwischen 200–500 cm/s, abhängig von der Schwere der Stenose und der linksventrikulären Funktion, wobei das Vorliegen einer relevanten Mitralinsuffizienz eine Druckentlastung erlaubt, was zur Minderung der Flussgeschwindigkeiten über die Aortenklappe führt (Abb. 8.43). Die Turbulenzen reichen oft bis hinein in den Aortenbogen und können in einigen Fällen auch im Dreigefäßtracheablick farbdopplersonografisch nachweisbar sein.

Einen retrograden Fluss im Isthmusbereich und im Aortenbogen sind nicht typisch und weisen eher auf eine beginnende Dysfunktion des linken Ventrikels mit verminderter systolischer Auswurfleistung hin. In der Frühschwangerschaft ist eine Aortenstenose entdeckbar, meistens als Zufallsbefund im Zusammenhang mit einer dilatierten Aorta ascendens oder durch Turbulenzen über der Aortenklappe.

Assoziierte Befunde und Differenzialdiagnose

Extrakardiale Anomalien und Chromosomenstörungen sind bei der einfachen Aortenstenose eher selten und nicht typisch. Die Differenzialdiagnose zu einem normalen Befund bei Entdeckung von „Farbdoppler-Aliasing" erfolgt über die Quantifizierung der Maximalgeschwindigkeiten mittels gepulstem oder cw-Doppler. Die Differenzierung zwischen einer einfachen Stenose und der Verschlechterung zu einer kritischen Aortenstenose ist oft schwierig: Bei letzteren findet man eine beginnende linksventrikuläre Dysfunktion mit Dilatation des linken Ventrikels und eine Mitralregurgitation.

Eine Aortenstenose kann auch als Teil einer komplexen linksventrikulären Ausflussstraktobstruktion vorkommen, zusammen mit einem perimembranösen Ventrikelseptumdefekt und einer Aortenisthmusstenose.

Klinische Konsequenzen und Management

Das fetale Outcome ist bei einer Aortenstenose oft gut. Die Stenose kann postnatal durch eine Ballondilatation der Klappe mittels Herzkatheter mit gutem Erfolg behoben werden. Problematisch ist dagegen in der Schwangerschaft eine Verschlechterung der Aortenstenose hin zu einer kritischen Aortenstenose. So kann sich eine einfache Stenose im I. oder II. Trimenon im Verlauf zu einer kritischen Stenose mit typischerweise Dilatation und Dysfunktion des linken Ventrikels und verminderter Auswurfleistung (s. unten) entwickeln, die am Ende der Tragzeit dem klinischen Befund eines hypoplastischen Linksherzsyndroms ähnelt.

Tipp

Bei Entdeckung einer Aortenstenose ist angeraten, häufige serielle Kontrollen in der Schwangerschaft durchzuführen, um Veränderung hin zu einer kritischen Aortenstenose rechtzeitig zu entdecken.

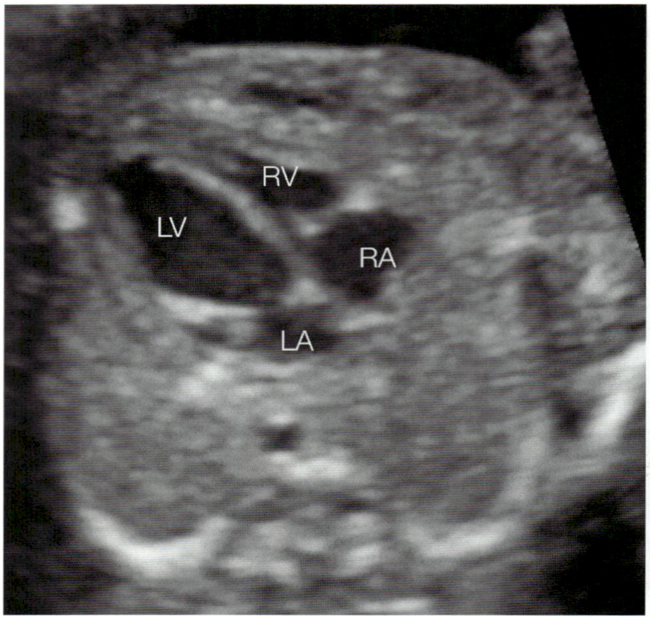

■ **Abb. 8.44** Fetus (21 SSW) mit einer kritischen Aortenstenose und linksventrikulärer Dysfunktion. Schon im Vierkammerblick fällt die Vergrößerung des linken Ventrikels (*LV*) auf, mit einem echoreichen Myokard, als Ausdruck einer beginnenden Endokardfibroelastose. Der linke Ventrikel ist abgerundet, bildet aber noch die Herzspitze und das interventrikuläre Septum wölbt sich nach rechts. *RA* rechtes Atrium, *LA* linkes Atrium, *RV* rechter Ventrikel, *LV* linker Ventrikel

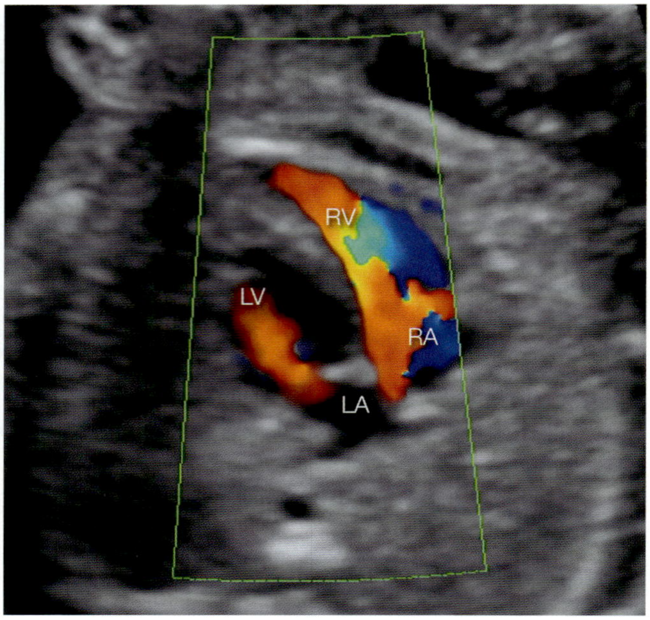

■ **Abb. 8.45** Farbdoppler in der Diastole bei einem Fetus mit einer kritischen Aortenstenose und linksventrikulärer Dysfunktion. Man erkennt eine geringe Füllung des dilatierten funktionsarmen linken Ventrikels (*LV*) und eine regelrechte Füllung des rechten Ventrikels (*RV*). *RA* rechtes Atrium, *LA* linkes Atrium

■ Fazit

Eine Aortenstenose wird meistens erst im Farbdoppler durch Nachweis von Turbulenzen über die verdickte Aortenklappe entdeckt. Es ist häufig ein isolierter Herzfehler mit guter Prognose. Der Untersucher sollte die Gefahr der Verschlechterung des Befundes im Verlauf der Schwangerschaft zu einer kritischen Stenose und assoziierten Dysfunktion des linken Ventrikels kennen und entsprechende serielle Kontrollen durchführen.

8.5.2 Kritische Aortenstenose mit linksventrikulärer Dysfunktion

■ Definition

Bei der kritischen Aortenstenose liegt eine ausgeprägte Einengung der Aortenklappe vor, die mit einer sekundären Auswirkung auf den linken Ventrikel und oft auch auf die Mitralklappe vergesellschaftet ist. Der linke Ventrikel weist eine (beginnende) Endokardfibroelastose und eine verminderte Funktion auf. Die oft mitbetroffene Mitralklappe zeigt eingeschränkte Bewegungen und ist in der Regel insuffizient.

■ Ultraschallbefunde

Bei der kritschen Aortenstenose findet man sowohl im B-Bild als auch im Farbdoppler typische Veränderungen im Vierkammerblick (■ Abb. 8.44, ■ Abb. 8.45), oft ist es daher eine „Blickdiagnose".

Der linke Ventrikel ist dilatiert und abgerundet und zeigt im B-Bild wenig Kontraktilität, erreicht aber noch die Herzspitze (■ Abb. 8.44). Die innere Wand des linken Ventrikels, insbesondere die Papillarmuskeln, ist teilweise oder durchgehend echogen als Ausdruck einer Endokardfibroelastose. Man spricht von „porzellanartiger" Wand. Das interventrikuläre Septum wölbt sich nach rechts (■ Abb. 8.44) und der rechte Ventrikel wirkt eher klein. Der linke Vorhof kann normal groß oder dilatiert sein, je nachdem ob die Mitralklappe leicht oder schwer insuffizient ist. Die Öffnungsbewegung der Mitralklappe zeigt oft eine Einschränkung, die mittels Doppler besser erfassbar ist. Sie kann auch dysplastisch bzw. stenotisch sein.

Im Farbdoppler ist die Füllung des rechten Ventrikels regelrecht. Der linke Ventrikel zeigt, wenn überhaupt, eine eingeschränkte Füllung in der Diastole (■ Abb. 8.45) und in der Systole häufig eine schwere Insuffizienz (■ Abb. 8.46).

Der gepulste Doppler über der Mitralklappe zeigt diastolisch einen kurzen eingipfligen Einflussstrom während der atrialen Systole als Ausdruck der Dysfunktion und über die gesamte Systole eine schwere Insuffizienz. Deren maximale Geschwindigkeit erlaubt eine Aussage über den linksventrikulären systolischen Druckanstieg und gemeinsam mit deren systolischen Anstiegssteilheit (dp/dt) die Einschätzung der linksventrikulären Funktion. Meist findet man auf Höhe des Foramen ovale bereits eine Vorwölbung des Septums nach rechts mit Links-Rechts-Shunt im Farbdoppler.

Im Fünfkammerblick findet man eine schmale Aortenklappenwurzel (■ Abb. 8.47) zwischen dem dilatierten Ventrikel einerseits und der schmalen, in Einzelfällen auch poststenostisch dilatierten Aorta ascendens andererseits – ein Bild, das an eine Sanduhr erinnert. Im Farbdoppler sind Turbulenzen über der stenotischen Klappe nachweisbar, wobei in Abhängigkeit von der linksventrikulären Funktion die Flussgeschwindigkeiten hoch (V_{max}>200 cm/s) (■ Abb. 8.48), im Normbereich oder sogar reduziert sein können.

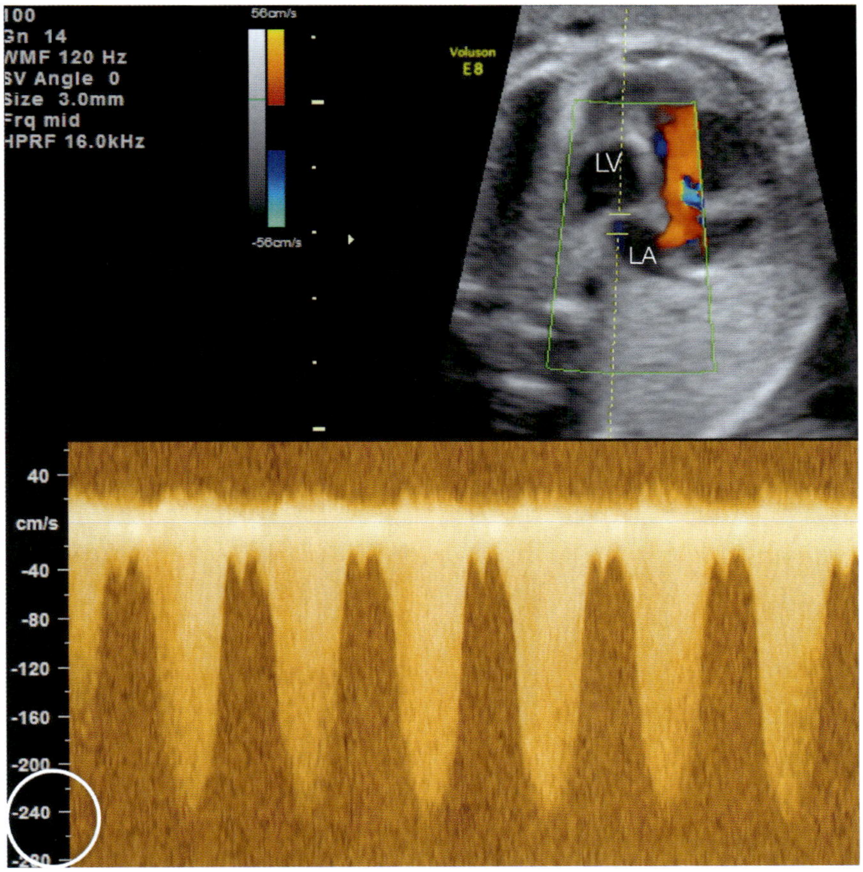

Abb. 8.46 Fetus von Abb. 8.44 und Abb. 8.45, jetzt mit 29 SSW. Die Mitralklappe zeigt eine schwere holosystolische Insuffizienz bis 250 cm/s. *LA* linker Vorhof, *LV* linker Ventrikel

Das Bild im Dreigefäßtracheablick ist nicht charakteristisch, denn es können antegrade wie retrograde Flüsse im queren Aortenbogen zu finden sein, wobei der Nachweis eines retrograden Flusses oft auf eine Verschlechterung der linksventrikulären Funktion hinweist.

Assoziierte Befunde und Differenzialdiagnose

Extrakardiale Anomalien und Chromosomenstörungen sind wie bei der einfachen Aortenstenose eher selten. Typischerweise kann aber der Befund im Zusammenhang mit einem **Turner Syndrom** vorkommen. Auf die Differenzierung zwischen einer einfachen Stenose und einer kritischen Aortenstenose wurde bereits eingegangen.

Bei einer Dilatation des linken Ventrikels sind andere Erkrankungen mit einer Herzdilatation wie die **dilatative Kardiomyopathie** oder die **primäre Endokardfibroelastose** ohne Beteiligung der Aortenklappe in Erwägung zu ziehen.

Eine ballonartige Wölbung der Spitze des linken Ventrikels findet man bei einem **Aneurysma des linken Ventrikels**, aber in diesen Fällen sind die hämodynamischen Verhältnisse über Mitral- und Aortenklappe eher normal.

Klinische Konsequenzen und Management

Das fetale Outcome bei einer kritischen Aortenstenose kann pränatal nicht vorhergesagt werden. Wird der Befund erst am Ende der Tragzeit manifest, kann durch eine Geburtseinleitung und sofortige Klappendilatation die Funktion des linken Ventrikels

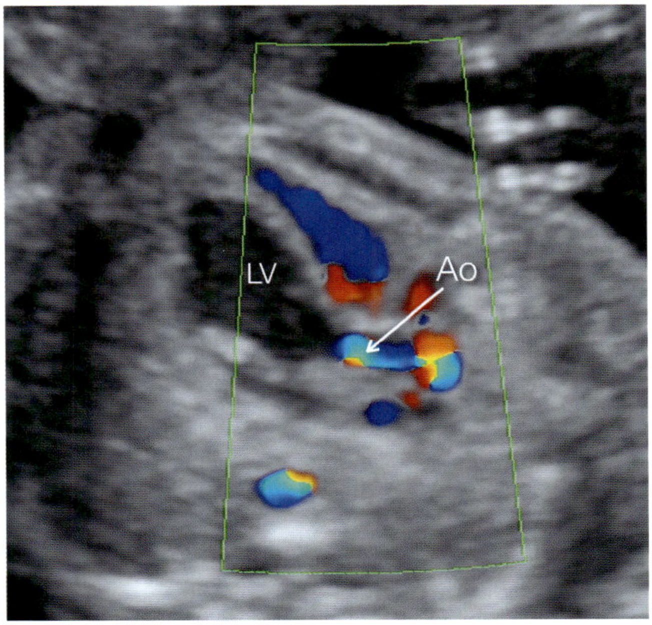

Abb. 8.47 Fünfkammerblick im Farbdoppler bei einem Fetus mit einer kritischen Aortenstenose zeigt den eingeschränkten Fluss über die stark stenotische Aortenklappe (*Ao*). Vergleiche mit Abb. 8.25 und Abb. 8.42

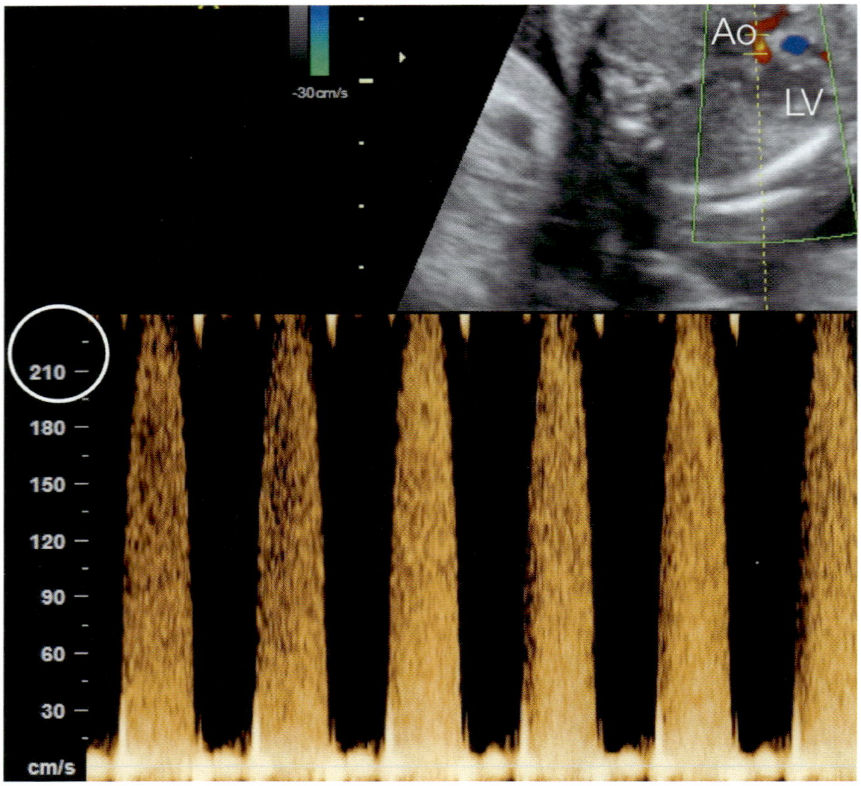

Abb. 8.48 Mit Spektraldoppler sind bei kritischer Aortenstenose hohe Maximalgeschwindigkeiten zu messen (>230 cm/s). *Ao* Aorta, *LV* linker Ventrikel

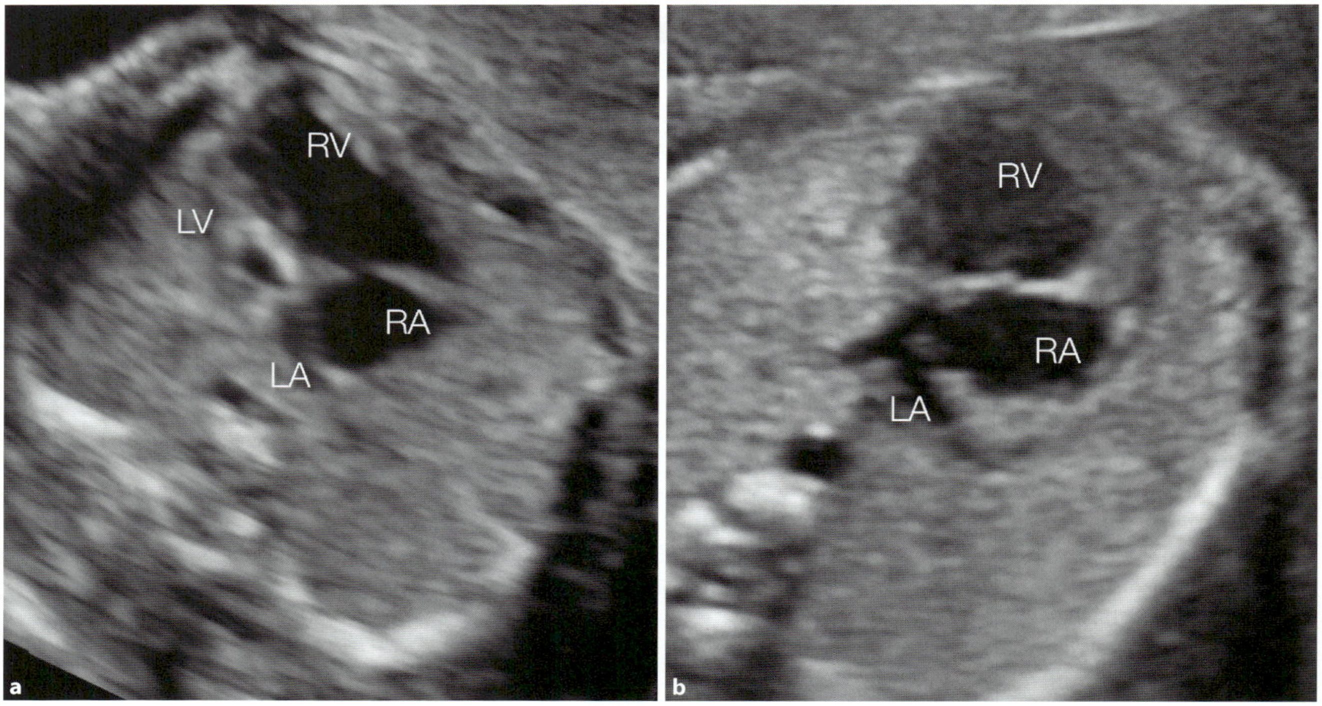

Abb. 8.49 Hypoplastisches Linksherzsyndrom bei zwei Feten mit unterschiedlichen Erscheinungen in der Vierkammerblickebene. **a** Der linke Ventrikel (*LV*) ist sehr klein. **b** Der linke Ventrikel fehlt. *RA* rechter Vorhof, *RV* rechter Ventrikel, *LA* linker Vorhof

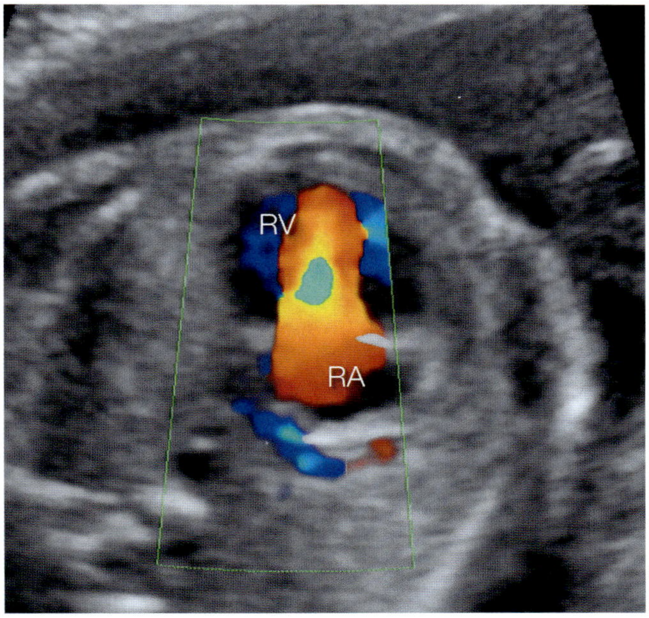

Abb. 8.50 Hypoplastisches Linksherzsyndrom im Farbdoppler in der Vierkammerblickebene mit Perfusion nur rechts zwischen rechtem Vorhof (*RA*) und rechtem Ventrikel (*RV*)

möglicherweise gerettet werden. Leider kann der Erfolg solch einer Maßnahme pränatal nicht vorhergesagt werden.

Ist dagegen der Befund einer kritischen Aortenstenose bereits im II. Trimenon zu finden, sollte man mit der Verschlechterung des Befundes bis zur Geburt rechnen.

Dies kann zum einen in seltenen Fällen zu einer schweren Herzinsuffizienz mit Hydropsbildung (Aszites, Hautödem, Polyhydramnie) führen, zumeist infolge einer sekundären Obstruktion des Foramen ovale und/oder einer ausgeprägten ventrikulären Interdependance. Häufiger aber beobachtet man die Entwicklung eines funktionslosen linken Ventrikels im Sinne des Vollbilds eines **hypoplastischen Linksherzsyndroms** (HLHS). Diese massive Befundveränderung überrascht Untersucher und Patienten zugleich, denn nachdem das Herz mit einem „dilatierten" linken Ventrikel beschrieben wird, findet man bei Geburt ein Herz mit einem kleinen „hypoplastischen" linken Ventrikel. Aus diesem Grunde wird bei kritischer Aortenstenose angeraten, häufige serielle Kontrollen durchzuführen.

Diese Verschlechterung der Befunde in der Schwangerschaft hat dazu geführt, dass in den letzten Jahren vermehrt mit unterschiedlichem Erfolg eine fetale Therapie in Form einer Ballondilatation der Aortenklappe durchgeführt wird, um die Funktion des linken Ventrikels zu erhalten und postnatal einen biventrikulären Repair zu ermöglichen.

Fazit

Eine kritische Aortenstenose ist in der Vierkammerblickebene eine Blickdiagnose mit dem Bild eines großen linken Ventrikels mit echogener Wand. Der Farbdoppler ist ebenfalls typisch mit verminderter Füllung des linken Ventrikels und Mitralinsuffizienz. Der Befund gehört zum Spektrum des HLHS und man muss mit einer Verschlechterung des Befundes während der weiteren Schwangerschaft hin zum klassischen Bild des HLHS rechnen.

8.5.3 Hypoplastisches Linksherzsyndrom

Definition

Bei dieser Gruppe von Herzfehlern findet man einen hypoplastischen bis kaum nachweisbaren linken Ventrikel als Folge einer Aortenatresie bzw. kritischen Stenose und einer Mitralatresie bzw. -dysplasie. Die Prävalenz liegt bei 1,5 bis 3,8 % aller Herzfehler bei Geburt (Ferencz et al. 1993, Lindinger et al. 2010). Das hypoplastische Linksherzsyndrom (**HLHS**) gehört zu den häufigen Herzfehlern, die pränatal entdeckt werden.

Ultraschallbefunde

Das Spektrum dieser Herzfehlbildung ist groß und erklärt die unterschiedlichen Befunde, die man pränatal findet. Die häufigsten zugehörigen Anomalien der Linksherzklappenapparate sind

- Aortenatresie mit Mitralatresie,
- Aortenatresie mit Mitralstenose und
- Aortenstenose mit Mitralstenose.

Typisch ist im Vierkammerblick ein extrem hypoplastischer bis nicht nachweisbarer linker Ventrikel (Abb. 8.49). Wenn ein linker Ventrikel gefunden wird, dann ist dieser hypokinetisch, hypertrophiert und weist häufig eine Echogenität des Endokards im Sinne einer Endokardfibroelastose auf. Die Herzspitze wird nicht vom linken, sondern vom rechten Ventrikel gebildet.

Typisch ist im Farbdoppler die einseitige Perfusion des rechten Ventrikels, da meistens eine diastolische Füllung des linken Ventrikels nicht oder erst bei sehr empfindlicher Farbeinstellung nachweisbar ist (Abb. 8.50).

Ein typischer Befund im Vierkammerblick ist der ebenfalls kleine linke Vorhof mit der Vorwölbung des Septum secundums durch das Foramen ovale nach rechts, das im Farbdoppler einen interatrialen Links-Rechts-Shunt aufweist. Im Fünfkammerblick sind die atretische oder stark stenostische (verdickt mit „doming") Aortenklappe und die hypoplastische Aorta ascendens oft schwer einsehbar. Diese können in der kurzen Herzachse eingesehen und vermessen werden.

Ein typischer Befund, der zur Diagnosestellung oft sehr hilfreich ist, ist die retrograde Perfusion im Aortenbogen und im Bereich der Aorta ascendens auf die Aortenklappe zu (Abb. 8.51). Dies kann in einem Längsschnitt festgestellt werden, aber leichter in der Dreigefäßtracheablickebene (Abb. 8.51). In dieser Ebene findet man eine dilatierte Pulmonalarterie mit einem antegradem Fluss und einen im Bild kaum nachweisbaren Aortenbogen. Erst mittels Farbe kann das Gefäß identifiziert und der retrograde Fluss demonstriert werden (Abb. 8.51).

Zusätzliche Befunde, die die Diagnose erhärten, sind bei dem gepulsten Doppler Befunde in den Pulmonalvenen mit einem enddiastolischen reversen Fluss während der atrialen Systole (Abb. 8.52) als Ausdruck einer erhöhten linksventrikulären Vorlast. Bei einem stark restriktiven und bei verschlossenem Foramen ovale kann dies unter Aufhebung des typischen venösen biphasischen Blutflussmusters zu einem Pendelfluss führen, mit

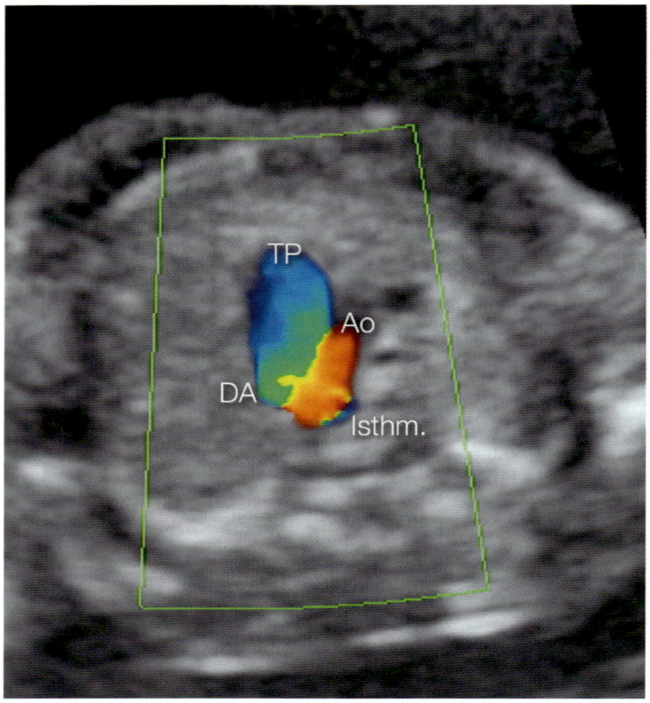

Abb. 8.51 Dreigefäßtracheablick im Farbdoppler bei einem Fetus mit einem hypoplastischen Linksherzsyndrom. Typischerweise erfolgt die Perfusion des dilatierten Truncus pulmonalis (*TP*) antegrad und des Aortenisthmus (*Isthm.*) und Aortenbogens (*Ao*) retrograd. *DA* Ductus arteriosus

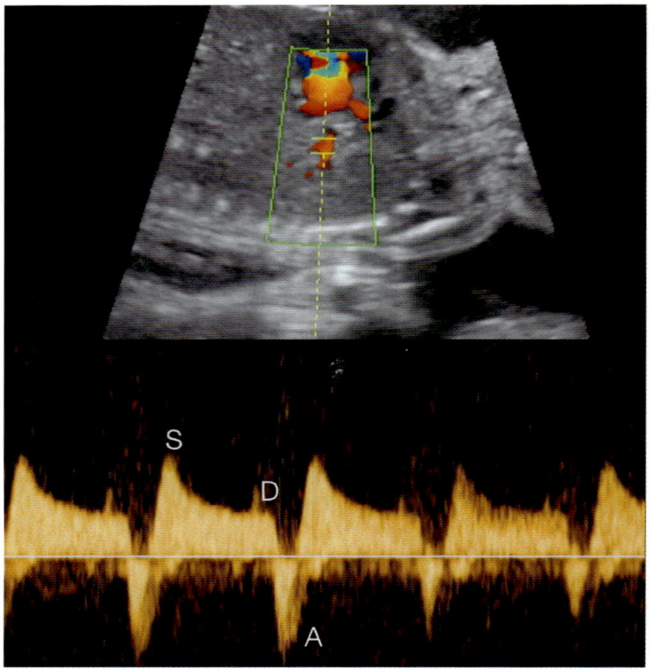

Abb. 8.52 Doppler der Pulmonalvenen bei einem Fetus mit einem hypoplastischen Linksherzsyndrom. Aufgrund der hohen Vorlast des linken Ventrikels ist die Perfusion während der ventrikulären Systole (*S*) und frühen Diastole (*D*) zwar antegrad, in der Phase der Vorhofkontraktion (*A* „atrial contraction") fließt das Blut aber in den Lungenvenen zurück

einem Blutfluss während der ventrikulären Systole zum Herzen hin und einem Rückfluss während der atrialen Systole in die Lungenvenen.

Ein Ausschluss dieser Erkrankung früh in der Schwangerschaft ist nicht möglich, denn einzelne Kasuistiken berichteten über die intrauterine Entwicklung dieses Krankheitsbildes nach einem unauffälligen Ultraschall oder nach Entdeckung einer Aortenstenose in der Frühschwangerschaft.

Assoziierte Befunde und Differenzialdiagnose

Extrakardiale Anomalien und Chromosomenstörungen sind beim HLHS nicht typisch. Gelegentlich kann ein Turner Syndrom entdeckt werden und bei multiplen assoziierten Fehlbildungen kann auch eine Trisomie 13 oder 18 gefunden werden. Die typische Differenzialdiagnose des HLHS, die nach wie vor einigen Untersuchern Probleme bereitet, ist die **Aortenisthmusstenose**, die auch mit einem kleineren (schmaleren) linken Ventrikel und einer schmalen Aorta ascendens assoziiert ist. Die Differenzierung zwischen beiden Krankheitsbildern ist durch den Nachweis einer in der Regel normalen Durchblutung über Mitral- und Aortenklappe und einer normalen Kontraktilität des linken Ventrikels bei einer Aortenisthmusstenose möglich.

Klinische Konsequenzen und Management

Das fetale Outcome bei einem Kind mit einem HLHS ist deutlich besser als vor einem Jahrzehnt. Modifikationen der Norwood-Operation, wie z. B. die Einführung der Hybrid-Therapie und neue Vorgehensweisen, haben eine deutliche Besserung der Operationsergebnisse gebracht, sodass heute eine Überlebensrate von 70–80 % berichtet wird. Nichtdestotrotz muss bei der Beratung der Eltern hervorgehoben werden, dass es sich um eine Palliativbehandlung hin zu einer univentrikulären Fontan-Zirkulation handelt, mit drei einzelnen Operationsschritten innerhalb der ersten Lebensjahre.

Zunehmend wird über einen kleineren Kopfumfang bei Kindern mit HLHS und einer trotz gutem Operationsergebnis reduzierten neurologischen Entwicklung berichtet. Es ist nach wie vor offen, ob die intrauterine Entwicklung und/oder die komplizierte Operation in den ersten Lebenstagen für diese neurologischen Veränderungen verantwortlich sind.

Manche werdenden Eltern entscheiden sich nach wie vor gegen die Fortführung der Schwangerschaft. Es wird empfohlen, bei Diagnosestellung nicht nur eine zweite Meinung einzuholen, sondern immer eine Beratung bei einem Kinderkardiologen anzubieten.

Die intrauterine Entwicklung eines Fetus mit einem HLHS ist selten mit Komplikationen behaftet.

Tipp

Eine Entbindung an einem Zentrum mit maximaler neonataler, kinderkardiologischer und -kardiochirurgischer Versorgung sollte rechtzeitig geplant werden

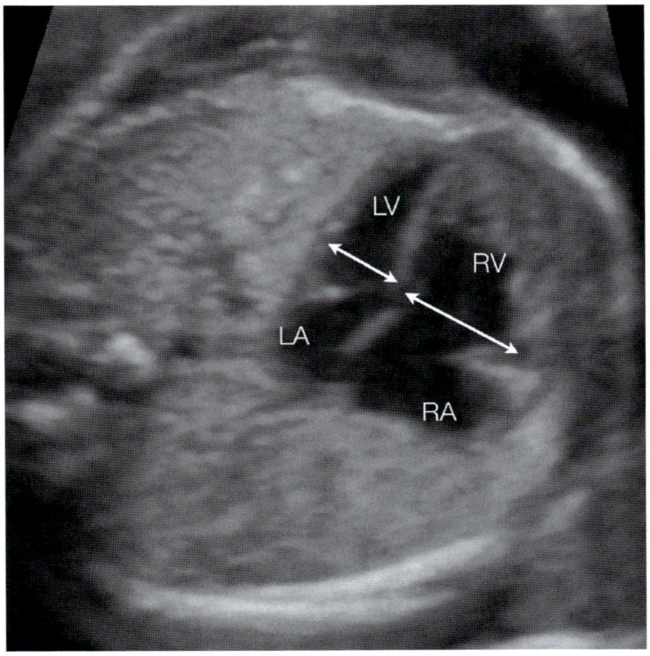

◻ **Abb. 8.53** Vierkammerblick bei einem Fetus mit einer Aortenisthmusstenose. Man erkennt die Disproportion beider Ventrikel mit dem schmalen linken Ventrikel (*LV*) im Vergleich zum rechten (*RV*). *RA* rechter Vorhof, *LA* linker Vorhof

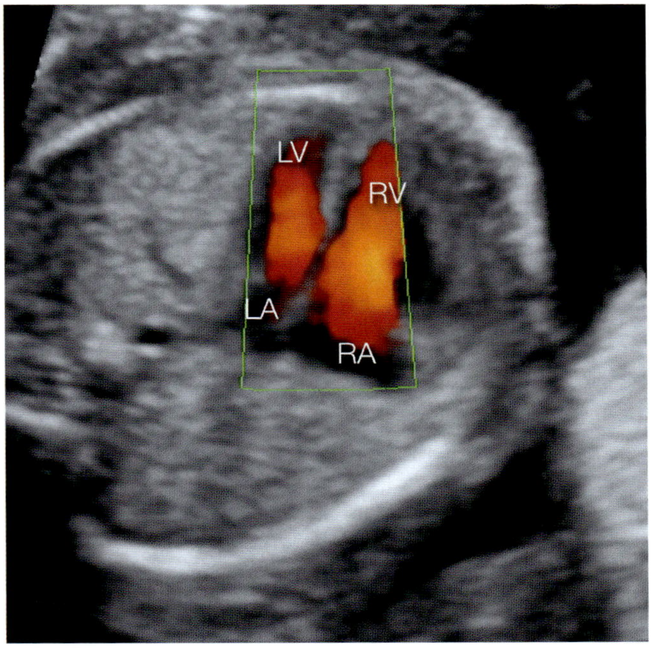

◻ **Abb. 8.54** Vierkammerblick bei einem Fetus mit einer Aortenisthmusstenose im Farbdoppler. Der linke Ventrikel ist zwar schmal, seine diastolische Füllung aber regelrecht. *LV* linker Ventrikel, *RV* rechter Ventrikel, *RA* rechter Vorhof, *LA* linker Vorhof

Auf die Verschlechterung des Befundes einer kritischen Aortenstenose zu einem HLHS wurde bereits oben hingewiesen.

▪ Fazit

Ein HLHS kann durch Einstellung des Vierkammerblicks entdeckt werden. Die Farbdoppleruntersuchung stützt die Verdachtsdiagnose. Es gehört zu den schwersten und zu den häufigsten pränatal entdeckten Herzfehlern. Während die Diagnose oft einfach ist, sind oft die Beratung und die Entscheidung der Eltern schwierig. Über die seltene Möglichkeit einer intrauterinen Entwicklung eines HLHS aus einem unauffälligen Herzen oder aus einer einfachen Aortenstenose sollte jeder Untersucher informiert sein.

8.6 Aortenbogenanomalien

R. Chaoui

8.6.1 Aortenisthmusstenose

▪ Definition

Bei diesem Herzfehler liegt eine Einengung im Bereich des Aortenisthmus vor. Die Einengung kann nur auf den Isthmusbereich beschränkt sein, kann aber auch als tubuläre Hypoplasie des Aortenbogens einen Teil vom transversalen Aortenbogen miteinbeziehen. Eine Aortenisthmusstenose kommt bei 4–5 % aller Kinder mit einem Herzfehler vor (Ferencz et al. 1993, Lindinger et al. 2010). Pränatal wird dieser Herzfehler zunehmend häufiger entdeckt.

▪ Ultraschallbefunde

Die pränatale Diagnose einer Aortenisthmusstenose basiert auf indirekten Zeichen im Vierkammerblick und den direkten Verdacht im Bereich des Aortenbogens. Typischerweise findet man im Vierkammerblick eine Disproportion der Ventrikel mit einem schmalen, aber normal langen linken Ventrikel im Vergleich zum rechten (◻ Abb. 8.53) (Hornberger et al. 1994, Brown et al. 1997). Die Kontraktilität beider Ventrikel ist regelrecht und im Farbdoppler findet man eine Füllung über Mitral- und Trikuspidalklappe (◻ Abb. 8.54).

Bei Darstellung der großen Arterien ist die Aorta ascendens zu schmal, der Truncus pulmonalis verbreitert. Bei einer Aortenisthmusstenose mit Ventrikelseptumdefekt ist die linke Herzkammer in der Regel nicht stark verkleinert, die Aorta ascendens aber zu schmal. Im Dreigefäßtracheablick findet man in den meisten pränatal verdächtigen Fällen einen schmalen distalen Aortenbogen im Vergleich zu einem eher dilatierten Truncus pulmonalis und weiten Ductus arteriosus (◻ Abb. 8.55). Die Längsschnitteinstellung des Aortenbogens, wenn technisch möglich, zeigt je nach Schwere des Befundes einen schmalen Isthmus bis hin zu einer langstreckigen Hypoplasie des Aortenbogens (◻ Abb. 8.56). Charakteristisch ist dabei der Kalibersprung zwischen dem Isthmus und der Aorta descendens an der Stelle der Einmündung des Ductus arteriosus (◻ Abb. 8.56) (Molina et al. 2008). Im Farbdoppler findet man sowohl im Quer- als auch im Längsschnitt einen antegraden eher unauffälligen Blutfluss, in einigen Fällen auch einen kontinuierlichen Fluss während der Diastole.

▪ Assoziierte Befunde und Differenzialdiagnose

Extrakardiale Anomalien und Chromosomenstörungen kommen bei der Aortenisthmusstenose gelegentlich vor. Bei den Chromo-

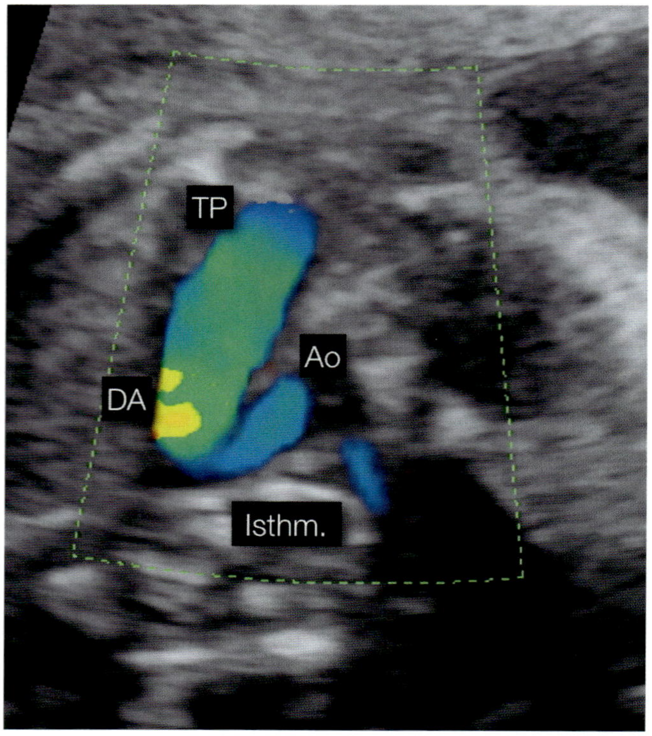

Abb. 8.55 Dreigefäßtracheablick bei einem Fetus mit einer Aortenisthmusstenose im Farbdoppler. Man erkennt den schmalen distalen Aortenbogen (*Ao*) und Aortenisthmus (*Isthm.*) mit einem antegraden Blutfluss sowohl im Truncus pulmonalis (*TP*) als auch im Aortenbogen. *DA* Ductus arteriosus

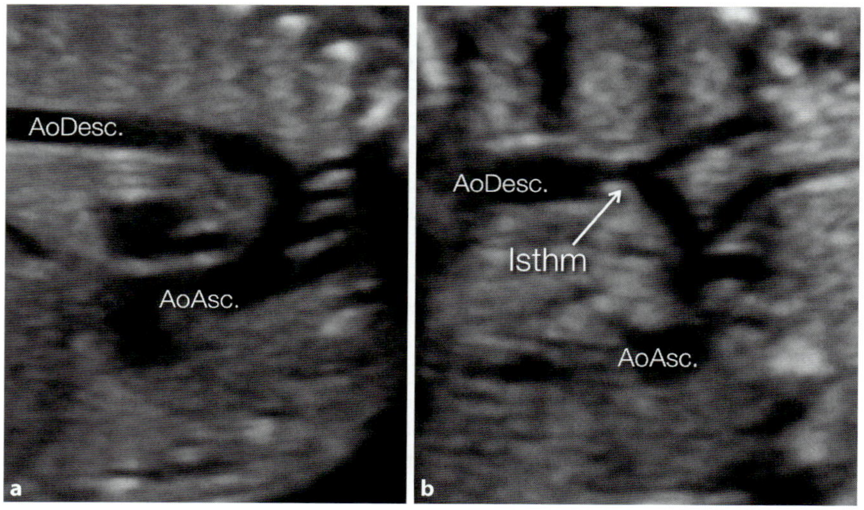

Abb. 8.56 Längsschnitt eines normalen Aortenbogens **(a)** und eines Aortenbogens eines Fetus mit einer Aortenisthmusstenose **(b)**. Man erkennt in **b** deutlich die tubuläre Hypoplasie des distalen Aortenbogens und den schmalen Isthmusabschnitt (*Isthm.*) (*Pfeil*). Beachten Sie den Unterschied im Abgang der drei Stammgefäße in **a** und **b**

somenstörungen sind vor allem das Turner Syndrom und die Trisomie 13 zu nennen, aber auch andere Chromosomenaberrationen treten auf. Strukturelle extrakardiale Anomalien sind nicht charakteristisch, sollten aber ausgeschlossen werden.

Differenzialdiagnostisch sollten bei der Verdachtsdiagnose das **hypoplastische Linksherzsyndrom** sowie eine **Unterbrechung des Aortenbogens** abgegrenzt werden. Eine Aortenisthmusstenose und eine tubuläre Hypoplasie des Aortenbogens kommen zwar isoliert vor, können aber auch Teil einer anderen Herzfehlbildung sein, wie atrioventrikulärer Septumdefekt, „double outlet right ventricle" u. a. Nicht selten findet man pränatal eine Aortenisthmusstenose mit einer linkspersistierenden oberen Hohlvene vergesellschaftet (Pasquini et al. 2005).

An dieser Stelle sollte hervorgehoben werden, dass in einigen Fällen mit Aortenisthmusstenose antenatal das Herz unauffällig erscheint und sich die Obstruktion erst nach der Geburt bzw. nach dem Verschluss des Ductus arteriosus manifestiert.

Genauso kennt jeder Untersucher fetale Herzen vor allem im III. Trimenon, die eine Diskrepanz der Ventrikel aufweisen, ohne dass nach der Geburt das Kind an einer Aortenisthmusstenose erkrankt ist (Brown et al. 1997). Allerdings sollte wegen in dieser Situation beschriebener späterer Manifestation eine erneute Echokardiografie nach 4–6 Wochen postnatal erfolgen.

Klinische Konsequenzen und Management

Das fetale Outcome bei einer isolierten Aortenisthmusstenose ist im Allgemeinen aufgrund sehr guter Operationsergebnisse gut. Das Vorkommen von zusätzlichen assoziierten Herzbefunden verschlechtert die Operabilität, vor allem das Vorkommen eines Ventrikelseptumdefekts mit hypoplastischer Aortenwurzel.

Der Schwangerschaftsverlauf bei einem Fetus mit diesem Herzfehler ist oft unproblematisch. Es sollten Verlaufskontrollen des Befundes in großen Zeitintervallen durchgeführt werden. In der neonatalen Phase kann es bei einem Kind mit einer Aortenisthmusstenose sehr abrupt nach Verschluss des Ductus arteriosus zur Zustandsverschlechterung kommen, weshalb die Geburt an einem Perinatalzentrum mit Möglichkeiten der kinderkardiologischen und kinderkardiochirurgischen Betreuung erfolgen sollte.

Fazit

Eine Aortenisthmusstenose und weniger eine tubuläre Hypoplasie des Aortenbogens können gelegentlich der pränatalen Diagnose entgehen. Die Verdachtsdiagnose schöpft man, wenn bei gut erhaltenerer Kontraktilität linker Vorhof, linker Ventrikel, aszendierende Aorta und distaler Aortenbogen schmaler erscheinen, insbesondere im Vergleich mit den entsprechenden Rechtsherzstrukturen. Auf das Vorhandensein von zusätzlichen kardialen und extrakardialen Anomalien sollte geachtet werden.

8.6.2 Unterbrechung des Aortenbogens

Definition

Beim unterbrochenen Aortenbogen fehlt die Kontinuität des transversalen und distalen Aortenbogens. Die Klassifizierung erfolgt je nach Höhe der Unterbrechung im Bezug zum Abgang der großen Hals-Arm-Arterien in 3 Typen:

- **Typ A**: Unterbrechung im Bereich des Isthmus nach Abgang der linken A. subclavia (40 % aller Fälle)
- **Typ B**: Unterbrechung zwischen A. carotis communis sinistra und A. subclavia sinistra (55 % aller Fälle)
- **Typ C**: Unterbrechung zwischen der A. brachiocephalica und der A. carotis communis sinistra (5 %)

Ein unterbrochener Aortenbogen ist mit einer Prävalenz von weniger als 1 % aller Kinder mit einem angeborenen Herzfehler sehr selten. Er ist pränatal schwer zu entdecken und nur in großen Serien von spezialisierten Zentren zu finden.

Ultraschallbefunde

Die häufigste Form, die pränatal diagnostiziert wird, ist der Typ B (Volpe et al. 2002). Dieser zeigt trotz der Schwere der linksventrikulären Ausflusstraktobstruktion in den meisten Fällen einen unauffälligen Vierkammerblick. Im Bereich des Fünfkammerblicks entdeckt man einen perimembranösen Outlet-Ventrikelseptumdefekt, im Farbdoppler eher einen Links-Rechts-Shunt. Erst beim Versuch der Darstellung des Aortenbogens im Dreigefäßtracheablick wird die Unterbrechung sichtbar (◘ Abb. 8.57). Der proximale Teil des Aortenbogens ist zum einen schmal und zum anderen gelingt die Einstellung der Verbindung von Aortenbogen zu Aortenisthmus und Truncus pulmonalis bzw. Ductus arteriosus nicht. Im Farbdoppler erhärtet sich die Diagnose durch die fehlende Darstellung des typischen V-Zeichens.

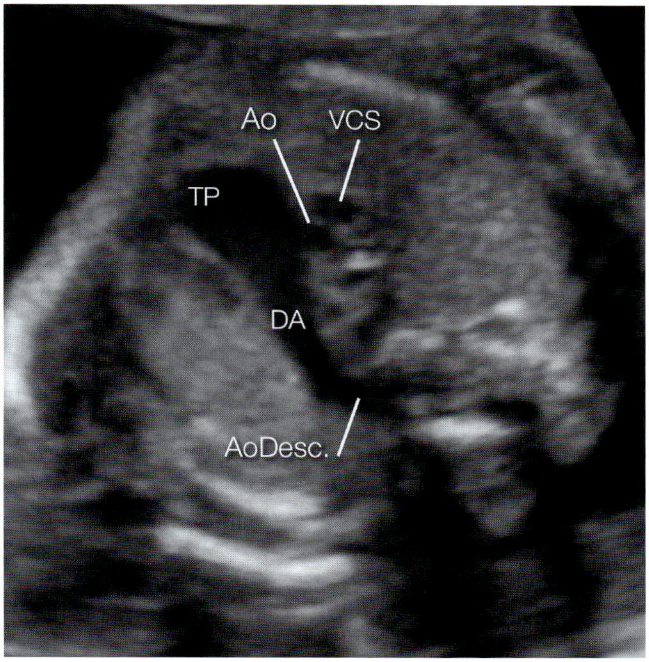

◘ Abb. 8.57 Dreigefäßtracheablick bei einem Fetus mit einem unterbrochenen Aortenbogen im B-Bild. Man erkennt den dilatierten Truncus pulmonalis (*TP*), aber keine Kontinuität zwischen Aorta ascendens (*Ao*) und Aorta descendens (*AoDesc.*). *VCS* V. cava superior, *DA* Ductus arteriosus. Vergleiche mit normalem Befund in ◘ Abb. 8.22

Die Diagnosestellung in einer Längsschnittebene des Aortenbogens ist schwierig, aber bei einer dringender Verdachtsdiagnose im Querschnitt lässt sich ein typisches Bild darstellen: der proximale Teil des Aortenbogens zeigt einen geraden Verlauf in Richtung Hals und man erkennt keine Bogenbildung (◘ Abb. 8.58). In der Farbdopplersonografie wird der Befund bestätigt und es lässt sich oft der Abgang der linken A. subclavia aus dem Ductus-arteriosus-Bogen darstellen. Durch den in den meisten Fällen unauffälligen Vierkammerblick wird die Diagnose nur durch erfahrene Untersucher, die sich gezielt die Dreigefäßtracheablickebene routinemäßig anschauen, gestellt. Eine Diagnose in der Frühschwangerschaft ist möglich ist, aber eine Herausforderung.

Assoziierte Befunde und Differenzialdiagnose

Neben dem fast obligaten Ventrikelseptumdefekt findet man auch eine Unterbrechung des Aortenbogens mit anderen Herzfehlern kombiniert, wie z. B. bei einer Gruppe des Truncus arteriosus communis mit Aortenbogenunterbrechung, seltener bei einem „double outlet right ventricle". Die Differenzierung zwischen einer schwersten Aortenisthmusstenose mit kaum darstellbarem Lumen und einer Unterbrechung vom Typ A kann problematisch sein, macht aber kaum Unterschiede im Hinblick auf die postnatale Betreuung und Operation.

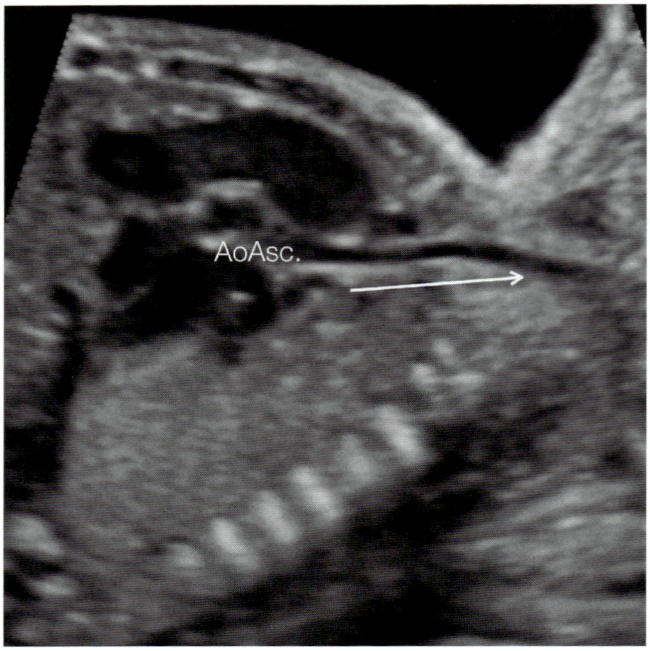

Abb. 8.58 Versuch einer Längsschnitteinstellung des „Aortenbogens" bei dem Fetus mit einer Unterbrechung des Aortenbogens. Anstelle von einem normalen Bogen, wie in Abb. 8.3 zu sehen ist, verläuft die Aorta ascendens geradlinig (*Pfeil*) in Richtung Hals

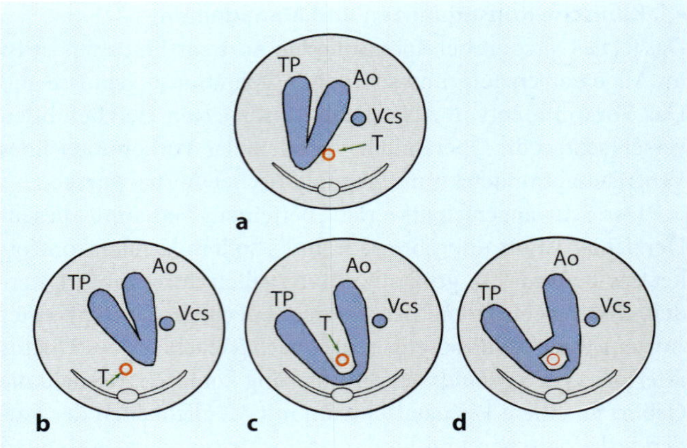

Abb. 8.59 Schemata der Dreigefäßtracheablickebene. **a** Normaler Aortenbogen. Üblicherweise verlaufen Aorta (*Ao*) und Truncus pulmonalis (*TP*) zusammen wie ein Buchstabe „V" und beide sind links der Trachea (*T*). **b,c** Typische Formen rechtsseitiger Aortenbögen. **b** Bei einem rechten Aortenbogen mit rechtem Ductus arteriosus verlaufen beiden Gefäße rechts der Trachea. **c** Bei einem Fetus mit einem rechten Aortenbogen und linken Ductus arteriosus verlaufen die Aorta rechts und der Truncus pulmonalis links der Trachea; man spricht vom U-Zeichen. **d** Bei einem doppelten Aortenbogen verläuft der Aortenbogen zunächst nach rechts, aber dann verzweigt sich der Aortenbogen in einem rechten und linken Bogen und schließt Trachea (*roter Kreis*) und Ösophagus (nicht abgebildet) ein. Der Ductus arteriosus liegt hier auch links. *VCS* V. cava superior. Vergleiche mit Abb. 8.22, Abb. 8.26, Abb. 8.60, Abb. 8.61, Abb. 8.62

Typischerweise ist dieser Herzfehler mit einer **Mikrodeletion 22q11** assoziiert, vor allem beim Typ B in 50 % der Fälle. Daher ist eine invasive Diagnostik nach Entdeckung dieses Herzfehlers dringend indiziert (Chaoui et al. 2002, Volpe et al. 2002).

Tipp

Ein im Dreigefäßtracheablick vermuteter kleiner oder fehlender Thymus kann in dem Zusammenhang auf diese Deletion hinweisen (Chaoui et al. 2011).

Dieser Herzfehler kann mit extrakardialen Anomalien vergesellschaftet sein, typische Befunde werden eher im Zusammenhang mit der o. g. Deletion erwartet.

Klinische Konsequenzen und Management

Das fetale Outcome bei einer Aortenbogenunterbrechung ähnelt dem Befund einer schweren Aortenisthmusstenose. Nach dem Verschluss des Ductus arteriosus kommt es rasch zum Kreislaufversagen bei fehlender Perfusion der Organe distal der Aortenbogenunterbrechung. Das Kind sollte daher an einem spezialisierten Perinatalzentrum mit neonataler Intensivbetreuung zur Welt kommen. Der Herzfehler ist mittels einer Aortenbogenrekonstruktion in den ersten Lebenstagen gut operabel. Manche werdende Eltern entscheiden sich, vor allem wenn der Herzfehler mit einer Deletion 22q11 vergesellschaftet ist, gegen die Fortführung der Schwangerschaft.

Der intrauterine Verlauf ist eher unauffällig. Wenn die Unterbrechung des Aortenbogens mit einer Deletion 22q11 kombiniert ist, kann ein Polyhydramnie die Schwangerschaft komplizieren.

Fazit

Eine Aortenbogenunterbrechung ist pränatal schwierig zu diagnostizieren. Sie ist nicht im Vierkammerblick, sondern durch die gezielte Einstellung des Aortenbogens in Quer- und Längsschnitt zu sehen. Der Herzfehler ist in 50 % der Fälle mit einer Deletion 22q11 vergesellschaftet, was durch invasive Diagnostik überprüft werden kann.

8.6.3 Rechter Aortenbogen

Definition

Während unter normalen Bedingungen der Aortenbogen links der Trachea liegt (Abb. 8.1, Abb. 8.59a), verlaufen bei einem rechten (oder auch rechtsseitigen) Aortenbogen sowohl der Aortenbogen als auch der obere Teil der Aorta thoracalis rechts der Trachea, um dann noch vor der Zwerchfellebene wieder links zu verlaufen. Die Abgänge der Hals-Arm-Arterien sind bei einem rechten Aortenbogen meistens spiegelbildlich angeordnet, wobei die linke A. subclavia je nach Ductus-arteriosus-Verlauf entweder aus der A. brachiocephalica (bei einem rechten Ductus arteriosus) oder aberrant hinter Trachea und Ösophagus bei einem linken Ductus arteriosus (mit U-Zeichen s. u.) abgeht (Abuhamad u. Chaoui 2010, Chaoui et al. 2003). Solch ein Befund am Aortenbogen kann isoliert vorkommen, aber auch bei

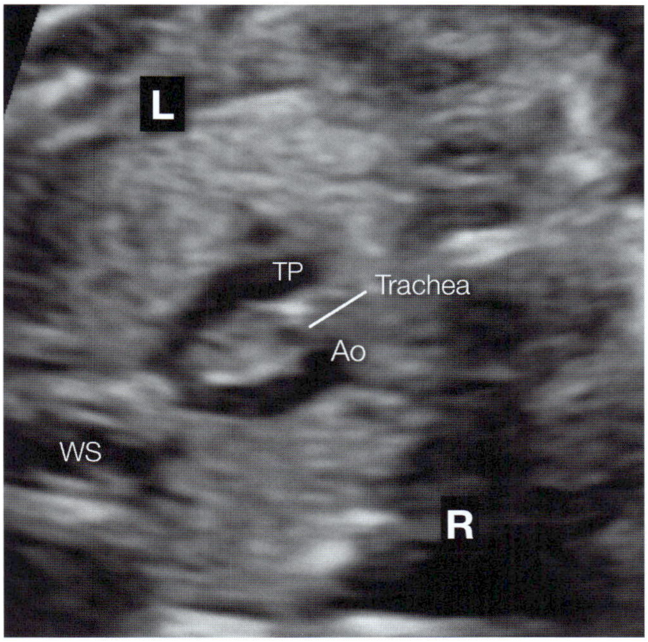

■ **Abb. 8.60** Rechter Aortenbogen mit U-Zeichen mit Aortenbogen (*Ao*) rechts und Truncus pulmonalis (*TP*) links der Trachea. *R* rechts, *L* links, *WS* Wirbelsäule

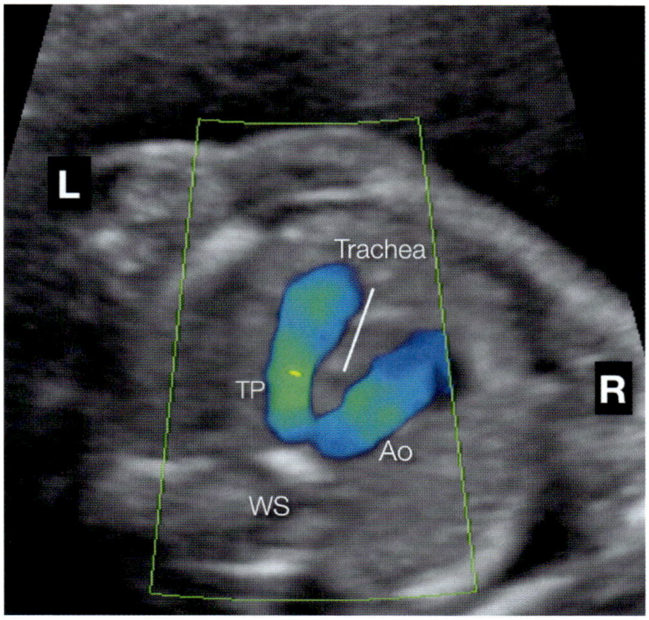

■ **Abb. 8.61** Farbdopplersonografie bei einem rechten Aortenbogen mit U-Zeichen mit Aortenbogen (*Ao*) rechts und Truncus pulmonalis (*TP*) links der Trachea. *R* Rechts, *L* Links, *WS* Wirbelsäule

komplexen Anomalien der großen Arterien auftreten (z. B. bei sog. konotrunkalen Anomalien) (Berg et al. 2006).

Ultraschallbefunde

Bereits im Vierkammerblick kann entdeckt werden, dass die thorakale Aorta direkt vor oder rechts der Wirbelsäule liegt. Die Diagnose „rechter Aortenbogen" wird aber erst durch die Beurteilung des Verlaufs des Aortenbogens in Bezug auf die Trachea im Dreigefäßtracheablick gestellt. In dieser Ebene lässt sich am besten beurteilen, ob der transversale Aortenbogen links oder rechts der Trachea verläuft (■ Abb. 8.59).

Liegt bei dem Befund ein **linker Ductus arteriosus** vor, dann findet man Aortenbogen rechts und Truncus pulmonalis mit Ductus arteriosus links der Trachea und beide Gefäße haben eine Verbindung hinter Trachea und Ösophagus rechts der Wirbelsäule (■ Abb. 8.59c, ■ Abb. 8.60, ■ Abb. 8.61). Durch die Form beider Gefäße spricht man vom **U-Zeichen**.

Liegt dagegen ein **rechter Ductus arteriosus** vor, dann verlaufen beiden nach rechts, rechts von der Trachea (■ Abb. 8.59b).

Mithilfe der Farbdopplersonografie lassen sich diese beiden Formen leichter vom normalen Befund abgrenzen (Vergleiche ■ Abb. 8.61 mit ■ Abb. 8.26), vor allem lassen sich auch Kaliber und Perfusionsrichtung beurteilen, um assoziierte Befunde wie Ausflusstrakt-Obstruktionen zu entdecken.

Assoziierte Befunde und Differenzialdiagnose

Der rechte Aortenbogen mit einem rechten Ductus arteriosus ist in der Regel mit komplexen Herzfehlern assoziiert (Berg et al. 2006). Vor allem findet man diese Aortenbogenanomalie bei einer Fallot-Tetralogie, einem Truncus arteriosus, einem „double outlet right ventricle", einem atrioventrikulären Septumdefekt u. a.

Dagegen treten die meisten anderen Formen mit einem rechten Aortenbogen und linken Ductus arteriosus (U-Zeichen) eher isoliert auf und weisen demnach eine gute Prognose auf.

Beide Formen können extrakardiale Anomalien aufweisen und es wird empfohlen, eine genauere Untersuchung des Fetus vorzunehmen. Hinzu kommt auch ein erhöhtes Risiko für Chromosomenstörungen, nicht nur für Trisomie 21 und andere numerische Chromosomenstörungen, sondern auch für eine Mikrodeletion 22q11. Daher sollte man abwägen, ob man bei isolierten Befunden eines rechten Aortenbogens eine invasive Diagnostik anbietet. Bei der Mikrodeletion 22q11 kann u. a. die Beurteilung des vor den Gefäßen liegenden Thymus hilfreich in der Entdeckung eines erhöhten Risikos sein (Chaoui et al. 2011).

Zwei wichtige Differenzialdiagnosen kommen bei einem rechten Aortenbogen infrage. Zum einen sollte man an das Vorliegen einer **Isomerie** denken (Berg et al. 2006), bei der die Aorta und andere Organe (Magen, Herz, Gallenblase, Darm etc.) eine Drehungsanomalie zeigen. Die schwierigere Differenzialdiagnose bei dem rechten Aortenbogen mit U-Zeichen ist aber der **doppelte Aortenbogen**, der sich bei genauer Betrachtung vor der Trachea lambdaförmig in einen rechten und linken Aortenbogen spaltet (■ Abb. 8.59c,d).

Klinische Konsequenzen und Management

Der intrauterine Verlauf bei dieser Gruppe von Herzfehlern hängt im Wesentlichen von den assoziierten Befunden ab. Bei isolierten Formen können Schwangerschaft, Geburt und postnataler Verlauf unauffällig verlaufen. Eine postnatale Komplikation durch den lockeren vaskulären Ring bei der U-Zeichen-Form ist extrem selten, abgesehen von dem Fall, dass die Diagnose unvollständig war und ein echter doppelter Bogen vorlag. Daher wird geraten,

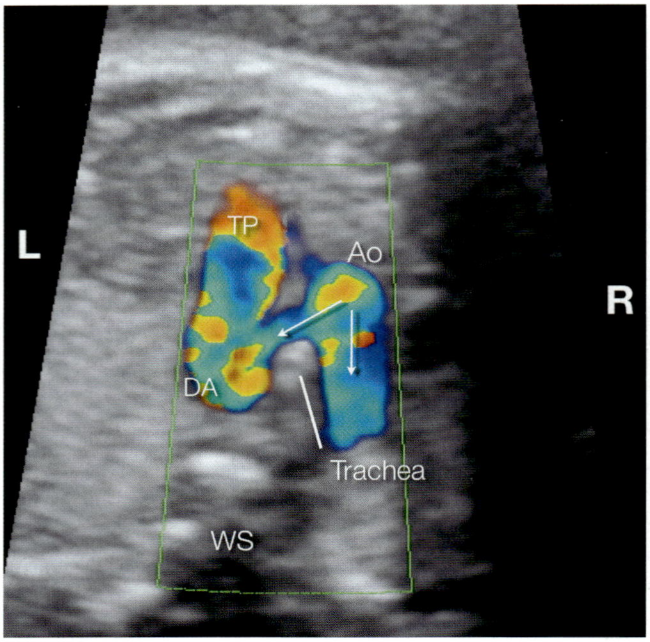

Abb. 8.62 Doppelter Aortenbogen in der Farbdopplersonografie mit Aortenbogen (*Ao*) rechts der Trachea, der sich vor der Trachea in einem linken und rechten Bogen verzweigt (*Pfeile*). Truncus pulmonalis (*TP*) und Ductus arteriosus links der Trachea. *R* rechts, *L* links, *WS* Wirbelsäule

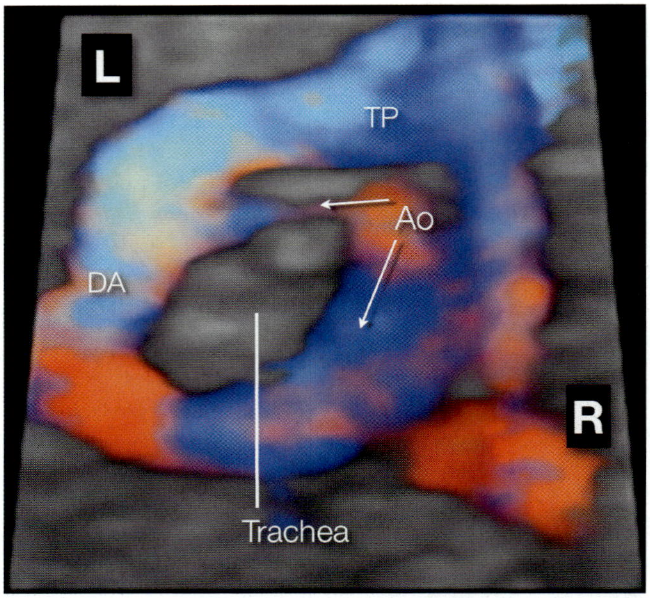

Abb. 8.63 Doppelter Aortenbogen im 3D-Farbdoppler-Glass-Body-Modus mit Aortenbogen (*Ao*) rechts der Trachea, mit Verzweigung in einem linken und rechten Bogen (*Pfeile*). Truncus pulmonalis (*TP*) mit Ductus arteriosus (*DA*) sind links. In der 3D-Darstellung sieht man viel deutlicher im Vergleich zu Abb. 8.62, wie der Bogen sich hinter der Trachea schließt. *R* rechts, *L* links

einen gezielten echokardiografischen Ausschluss eines doppelten Aortenbogens postnatal von einem erfahrenen Kinderkardiologen vornehmen zu lassen.

Tipp

Die Eltern sollten trotzdem darauf achten, bei Schluckbeschwerden oder rekurrierenden Brochitiden in der Kindheit den Kinderarzt auf das Vorliegen eines lockeren vaskulären Rings hinzuweisen.

8.6.4 Doppelter Aortenbogen

Definition

Eine der gängigen Theorien geht davon aus, dass im Verlauf der embryonalen Entwicklung der Kiembogenarterien zu einem bestimmten Zeitpunkt ein doppelter Aortenbogen entsteht. Früh bildet sich der rechte Bogen zurück und der linke Aortenbogen bleibt als (einziger) Aortenbogen. Bleiben aber beide Bögen bestehen, so handelt es sich um einen doppelten Aortenbogen (Yoo et al. 2003). Dabei liegen Trachea und Ösophagus zwischen beiden Bögen und werden durch diese früh oder spät nach der Geburt komprimiert. In dem Zusammenhang spricht man dann von einem **vaskulären Ring**.

Ultraschallbefunde

Die Ultraschallbefunde beim doppelten Bogen ähneln beim Fetus den Befunden eines rechten Aortenbogens mit einem linken Ductus arteriosus (U-Zeichen) (Abb. 8.59b,c) (Abuhamad u. Chaoui 2010). Im Vierkammerblick findet man eine Aorta descendens rechts der Wirbelsäule und bei der Einstellung des Dreigefäßtracheablicks entdeckt man die Aorta ascendens, die rechts der Trachea verläuft, während Truncus pulmonalis links verläuft.

Tipp

Erst bei einer etwas kranialen Einstellung sieht man, wie der transversale Aortenbogen sich in einen rechten und linken Schenkel verzweigt (Abb. 8.62) (Yoo et al. 2003).

Bei genauer Verfolgung der beiden Aortenbögen kann man sehen, wie sie erneut hinter der Trachea vor der Wirbelsäule konfluieren (Abb. 8.63) und wie links davon der Ductus arteriosus einmündet. Die Stammgefäße als A. carotis communis und A. subclavia gehen rechts und links einzeln ab. Im Farbdoppler lässt sich die Verzweigung eines doppelten Aortenbogens viel leichter einsehen (Abb. 8.62). Oft findet man bei einem doppelten Aortenbogen im III. Trimenon eine Unterentwicklung des linken Aortenbogens (Abb. 8.63). In einer Längsschnitteinstellung der Trachea findet man bei dem Herzfehler eine leichte Eindellung bis hin zur Kompression der Trachea.

Assoziierte Befunde und Differenzialdiagnose

Ein doppelter Aortenbogen kann mit anderen Herzfehlern assoziiert sein, kommt aber meistens isoliert vor. Extrakardiale Anomalien sind möglich, aber selten. Eine Kombination mit Chromosomenstörungen, vor allem mit einer Mikrodeletion 22q11, ist bekannt, sodass bei Diagnosestellung der Schwangeren eine invasive Diagnostik angeboten werden sollte.

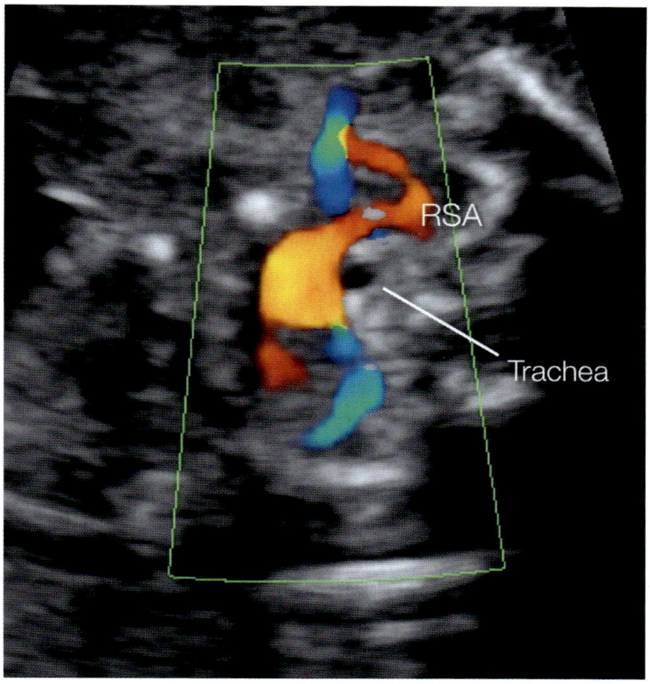

■ **Abb. 8.64** Querschnitt im oberen Thorax kranial des Dreigefäßtracheablicks mit Darstellung der geschlängelten rechten A. subclavia (*RSA*), die vor der Trachea verläuft und zum rechen Arm zieht

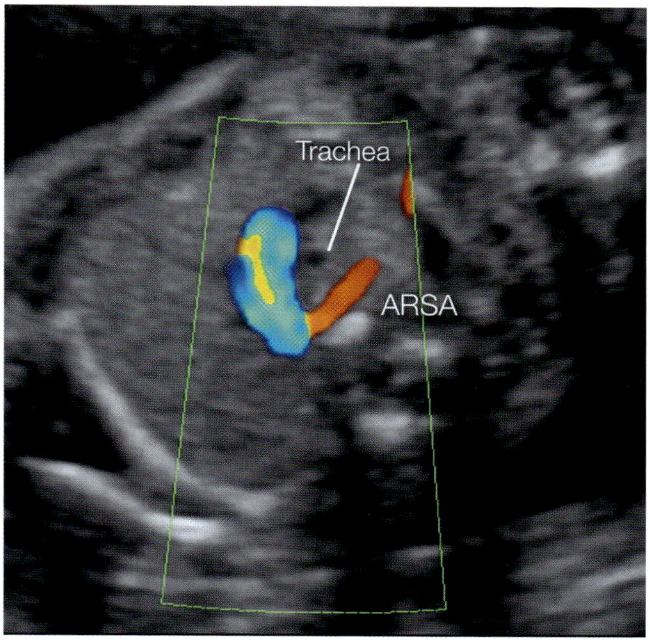

■ **Abb. 8.65** Querschnitt in Höhe des Dreigefäßtracheablicks mit Darstellung einer aberranten rechten A. subclavia (*ARSA*), die hinter der Trachea und vor der Wirbelsäule direkt zum rechten Arm verläuft

Die schwierigste Differenzialdiagnose ist der rechte Aortenbogen mit linkem Ductus arteriosus. Problematisch ist vor allem die Differenzierung zwischen einem schmalen linken Bogen beim doppelten Aortenbogen und der A. carotis communis sinistra beim rechten Bogen, die nicht selten den gleichen Verlauf nehmen. Im Längsschnitt erkennt man, dass der Bogen erneut nach kaudal verläuft, um die Schleife zum rechten Bogen zu schließen, während die linke A. carotis zum Hals nach kranial weiter verläuft. Eine eher subtile Unterscheidung ist die Kompression der Trachea, die bei einem rechten Bogen kaum, bei doppelten Aortenbogen jedoch regelmäßig gefunden wird.

■ Klinische Konsequenzen und Management

Der intrauterine Verlauf bei einem doppelten Aortenbogen bereitet selten Komplikationen. Im III. Trimenon findet man nicht selten eine beginnende Hypoplasie des linken Aortenbogens. Kinder mit einem doppelten Bogen werden immer operiert, wobei nur wenige in den ersten Tagen nach der Geburt klinisch durch einen Stridor auffallen. Postnatal wird die Diagnose echokardiografisch oder mittels Kardio-MRT bestätigt und das Kind ambulant bis zur Operation kontrolliert, die mit ca. 3–6 Monaten geplant vorgenommen wird.

8.6.5 Aberrante rechte Arteria subclavia

■ Definition

Wenn bei der Entwicklung des linksseitigen Aortenbogens die Rückbildung des rechten Bogens an einer bestimmten Stelle stattfindet, kann es vorkommen, dass die rechte A. subclavia, nicht mit der A. carotis communis dextra zu einem Truncus brachiocephalicus konfluiert, sondern als letztes Gefäß vom Aortenbogen separat abgeht. Der Verlauf ist dann hinter dem Aortenbogen, hinter Ösophagus und Trachea und vor der Wirbelsäule. Diese Variante wird „aberrante rechte A. subclavia" (**ARSA**) genannt oder auch **A. lusoria**.

Sie ist mit einer Prävalenz von ca. 1,4 % der Bevölkerung, die häufigste Form der Aortenbogenanomalien. Demnach bildet sie eher eine Normvariante als eine ernste Erkrankung. Eine ARSA kommt aber häufig bei Kindern mit einer Chromosomenstörung, wie Down Syndrom und anderen Trisomien, sowie bei anderen Herzfehlern vor und hat daher in der fetalen Echokardiografie in den letzten Jahren an Bedeutung gewonnen (Chaoui et al. 2005, Chaoui et al. 2008).

■ Ultraschallbefunde

Die Diagnose einer ARSA kann nur mittels Farbdopplersonografie gestellt werden. Nachdem der Untersucher die Farbvoreinstellungen für die kleinen Gefäße gewählt hat und z. B. die Lungenvenen gut einsehen kann, wird dann die Dreigefäßtracheablickebene eingestellt. In dieser Einstellung wird darauf geachtet, ob im Normalfall eine Arterie zur rechten Klavikula vor der Trachea (■ Abb. 8.64) oder wie bei der ARSA hinter der Trachea (■ Abb. 8.65) verläuft.

Tipp

Vermutet man einen aberranten Verlauf, sollte das Gefäß mittels Doppler als Arterie bestätigt werden, um eine falsch-positive Diagnose durch Einstellung der in der Nähe verlaufenden Azygosvene zu vermeiden.

■ **Assoziierte Befunde und Differenzialdiagnose**

Obwohl es sich um eine häufige Normvariante handelt, findet man eine ARSA auch als Zufallsbefund bei vielen chromosomalen und nicht-chromosomalen Syndromen vor. Laut verschiedenen Studien kommt eine ARSA bei 20–30 % der Kinder mit einer **Trisomie 21** vor und ist mittlerweile bei einigen Zentren Teil eines „genetischen Ultraschalls" geworden. Ob der Befund, wenn als isolierter Befund entdeckt, eine Indikation zur invasiven Diagnostik darstellt, hängt zum einen vom Alter der Schwangeren und zum anderen vom Vorliegen von Ergebnissen des Ersttrimesterscreenings ab.

Ist eine ARSA mit einem Herzfehler vergesellschaftet, so steigt das Risiko nicht nur für eine numerische Aberration (Trisomie 21 u. a.), sondern auch für das Vorliegen eine Mikrodeletion 22q11.

Die Hauptdifferenzialdiagnose ist der falsch-positive Befund durch eine **Fehldeutung** der Azygosvene als ARSA oder der falsch-negative Befund durch Fehldeutung der rechten A. carotis communis als Truncus brachiocephalicus.

■ **Klinische Konsequenzen und Management**

Der intrauterine Verlauf bei dieser Gefässvariante bietet keine unerwarteten Befunde. Wird eine Kontrolle im III. Trimenon vorgenommen, dann kann man nach milden Herzfehlern suchen, die im Zweittrimesterscreening entgangen sind, wie kleine Ventrikelseptumdefekte, Aorten- oder Pulmonalstenose.

Postnatal kann eine echokardiografische Kontrolle angeboten werden. Aber diese ist schwer durchzuführen, da sich das Gefäß hinter der Lunge befindet und sich so kaum einsehen lässt.

Die Angst vor einer in der Literatur kursierenden **Dysphagia lusoria**, d. h. Schluckbeschwerden durch dieses Gefäß, ist unbegründet, da diese Variante bei 1,5 % der Bevölkerung vorkommt. Dennoch sollten die Eltern diese Variante im Auge behalten und bei entsprechenden Beschwerden den Kinderarzt informieren.

8.7 Rechtsherzvitien

U. Gembruch

8.7.1 Pulmonalstenose mit intaktem interventrikulärem Septum

■ **Definition**

Pulmonalstenosen sind zumeist valvulär, können aber auch eine infundibuläre Komponente aufweisen, insbesondere als Teil der Fallot'schen Tetralogie. Neben dieser sind viele weitere Vitien mit einer Pulmonalstenose assoziiert, darunter „double outlet right ventricle", Trikuspidalatresie, Transposition der großen Arterien, korrigierte Transposition der großen Arterien oder eine Ebstein-Anomalie. Ebenso ist eine Pulmonalstenose mit einer Vielzahl syndromaler Erkrankungen, wie Trisomie 18, Noonan, Alagille und Beckwith-Wiedemann Syndrom assoziiert, und kann sich bei Akzeptor-Feten des feto-fetalen Transfusionssyndroms entwickeln. Eine Progression der Stenose im Laufe der Schwangerschaft wurde beschrieben.

Isolierte Pulmonalstenosen sind häufig und machen fast 10 % der Herzfehler aus. Allerdings wird nur ein kleiner Teil von ihnen pränatal diagnostiziert. Dies passiert wohl, weil nach der in Serieschaltung des Kreislaufs postnatal Blutfluss und Druckgradient über die Klappe zunehmen oder in Einzelfällen auch aufgrund der intrauterinen Progression.

■ **Ultraschallbefunde**

Das pränatale Bild der isolierten Pulmonalstenose mit intaktem interventrikulären Septum kann in Abhängigkeit von der Schwere der Stenose stark variieren. Leichte Stenosen sind weder im zweidimensionalen noch im farbkodierten Bild nachweisbar. Ist die Stenose hingegen ausgeprägter, so kommt es zu einer oft progredienten Myokardhypertrophie des rechten Ventrikels mit zunehmender Einengung seines Lumens. Die Pulmonalklappe ist verdickt und öffnet sich nicht komplett („doming"), was echokardiografisch im M-Mode gut nachweisbar ist (■ Abb. 8.66a,b).

Poststenotisch kann eine mehr oder weniger ausgeprägte Dilatation des Truncus pulmonalis vorhanden sein (■ Abb. 8.66b). Bei sehr schweren Stenosen ist der Truncus pulmonalis allerdings verschmälert. In Einzelfällen mit Dysplasie der Trikuspidalklappe kann der rechte Ventrikel auch dilatiert sein.

In der **Farbdopplersonografie** lässt sich, insbesondere im Varianz-Modus, der turbulente Blutflusscharakter über der Pulmonalklappe nachweisen (■ Abb. 8.66c). Die Blutflussgeschwindigkeiten über der stenotischen Pulmonalklappe sind in der Regel erhöht und liegen zwischen 200 und 450 cm/s. In Abhängigkeit vom rechtsventrikulären Ausfluss finden sich im Ductus arteriosus ein antegrader, ein bidirektionaler oder ein ausschließlich retrograder Fluss. Diese Flussumkehr spricht für eine hochgradige, postnatal wahrscheinlich kritische Stenose, bei der eine ausreichende Lungenperfusion nur bei offenem Ductus arteriosus gewährleistet ist. Ferner lassen sich bei einigen Feten dopplersonografisch unterschiedlich stark ausgeprägte Trikuspidalklappenregurgitationen nachweisen. Im I. Trimenon werden Pulmonalstenosen äußerst selten diagnostiziert.

■ **Klinische Konsequenzen und Management**

Die Prognose isolierter Pulmonalstenosen ist sehr gut. Gegebenenfalls erforderliche Interventionen werden heutzutage fast immer katheterinterventionell durchgeführt. Die Prognose sehr schwerer Pulmonalstenosen entspricht etwa der einer Pulmonalatresie mit intaktem interventrikulärem Septum.

8.7.2 Pulmonalatresie mit intaktem interventrikulärem Septum

■ **Definition**

Die Pulmonalatresie mit intaktem interventrikulärem Septum ist die schwerste Form der rechtsventrikulären Ausflusstraktobstruktion und macht rund 3 % der angeborenen Herzfehler aus. Die Atresie ist meist membranös (fusionierte Klappensegel), kann aber

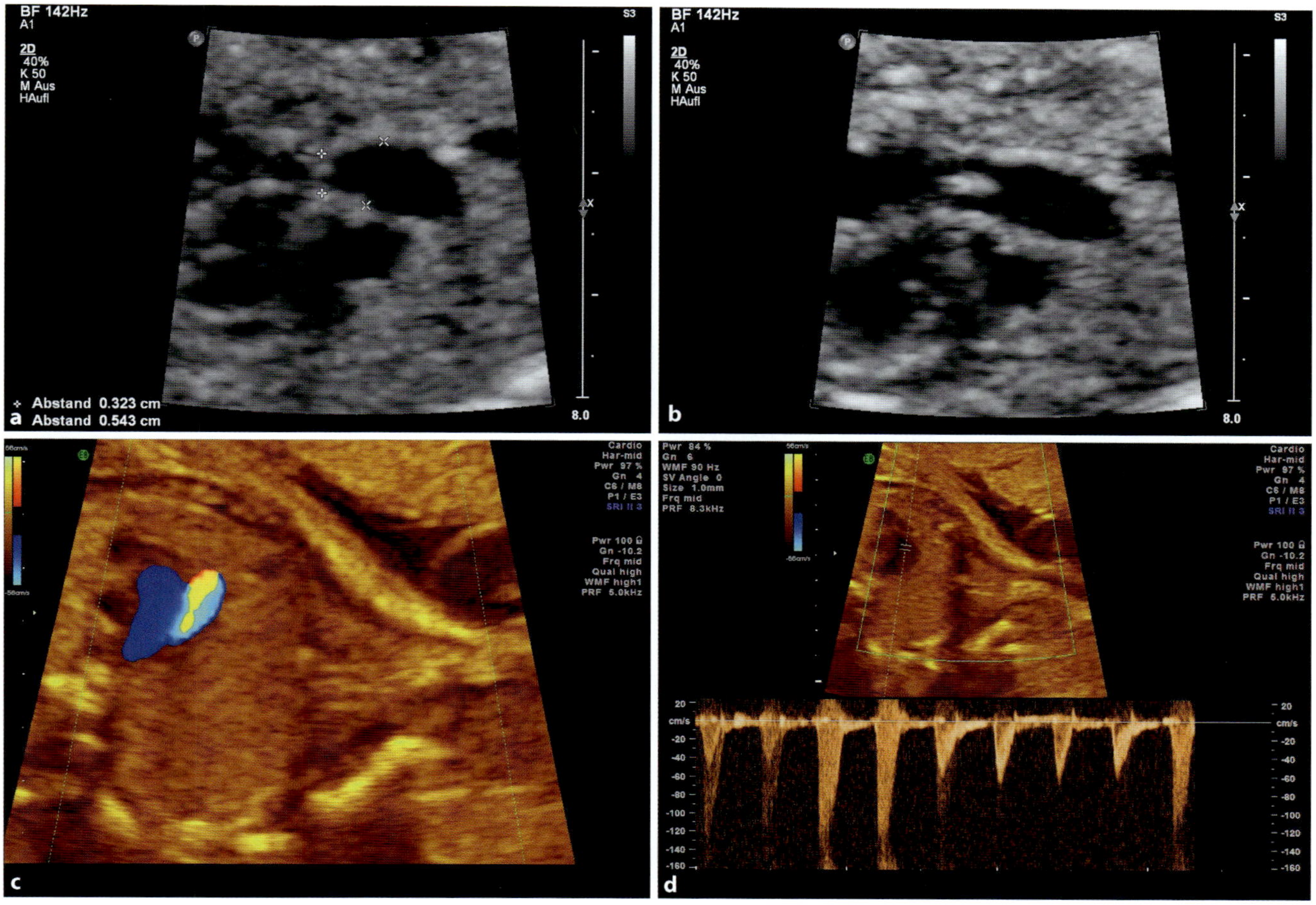

Abb. 8.66 Moderate Pulmonalstenose mit intaktem interventrikulärem Septum in 24+6 SSW. **a** Der Truncus pulmonalis zeigt eine deutliche poststenotische Dilatation (der Diameter des Truncus pulmonalis beträgt 5,4 mm, des Pulmonalklappenrings 3,2 mm); zudem öffnet sich die Pulmonalklappe in der Systole nicht vollständig. **b** In der Diastole ist die Verdickung der Pulmonalklappensegel zu erkennen. **c** In der Farbdopplersonographie und dem Spektraldoppler (**d**) sind Flussbeschleunigung und turbulenter Flusscharakter im Truncus pulmonalis (Spitzengeschwindigkeit: 156 cm/s) offensichtlich.

auch Teile des muskulären Ausflusstraktes involvieren. Das rechtsventrikuläre Myokard ist stark hypertrophiert und das Lumen unterschiedlich stark eingeengt bis hin zum hypoplastischen rechten Ventrikel. Der Trikuspidalklappenring ist zudem verkleinert.

Bei Vorliegen einer bedeutsamen Trikuspidalklappenregurgitation ist das Lumen des rechten Ventrikels oft vergrößert, bei kompetenter Trikuspidalklappe eher hypoplastisch und häufig mit ventrikulokoronaren Kommunikationen (Fisteln) vergesellschaftet.

Von einer Pulmonalatresie mit intaktem Septum ist die Pulmonalatresie mit Ventrikelseptumdefekt strikt zu differenzieren, denn diese ist aufgrund Genetik, Embryologie und Morphologie als Variante der Fallot'schen Tetralogie anzusehen und demnach besser als Fallot'sche Tetralogie mit Pulmonalatresie zu klassifizieren.

Ultraschallbefunde

Im B-Bild zeigt sich ein kleiner, oft hypoplastischer rechter Ventrikel mit starker Myokardhypertrophie (Abb. 8.67, Abb. 8.68). Der Truncus pulmonalis ist hypoplastisch und oft im B-Bild nicht darstellbar, das Gleiche gilt für den Ductus arteriosus. Der rechte Vorhof ist vergrößert, dies ist bei Vorliegen einer Trikuspidalinsuffizienz ausgeprägter.

Die Farbdopplerechokardiografie liefert weitere wertvolle diagnostische Informationen. Der retrograde Fluss im Ductus arteriosus lässt sich im Dreigefäßtracheablick und in der kurzen Achse darstellen, ebenso die retrograde Perfusion des hypoplastischen Truncus pulmonalis. Ferner gelingt der prognostisch so wichtige Nachweis ventrikulokoronarer Kommunikationen oder einer Trikuspidalinsuffizienz, deren Jet-Geschwindigkeit in Terminnähe Werte bis zu 600 cm/s erreichen kann.

Klinische Konsequenzen und Management

Rund 60–70 % der Kinder mit pränatal diagnostizierter Pulmonalatresie mit intaktem interventrikulärem Septum überleben, teilweise allerdings nur nach univentrikulärem Repair. Die Möglichkeit eines biventrikulären Repairs hängt von der Größe des rechten Ventrikels ab, wobei dessen Lumen im Laufe der Schwangerschaft abnehmen kann. Die Messung der Größe des Ventrikels und des Trikuspidalklappenringes ermöglicht bereits im II. Trimenon eine prognostische Abschätzung (Gardiner et al. 2008, Gómez-Montes et al. 2011).

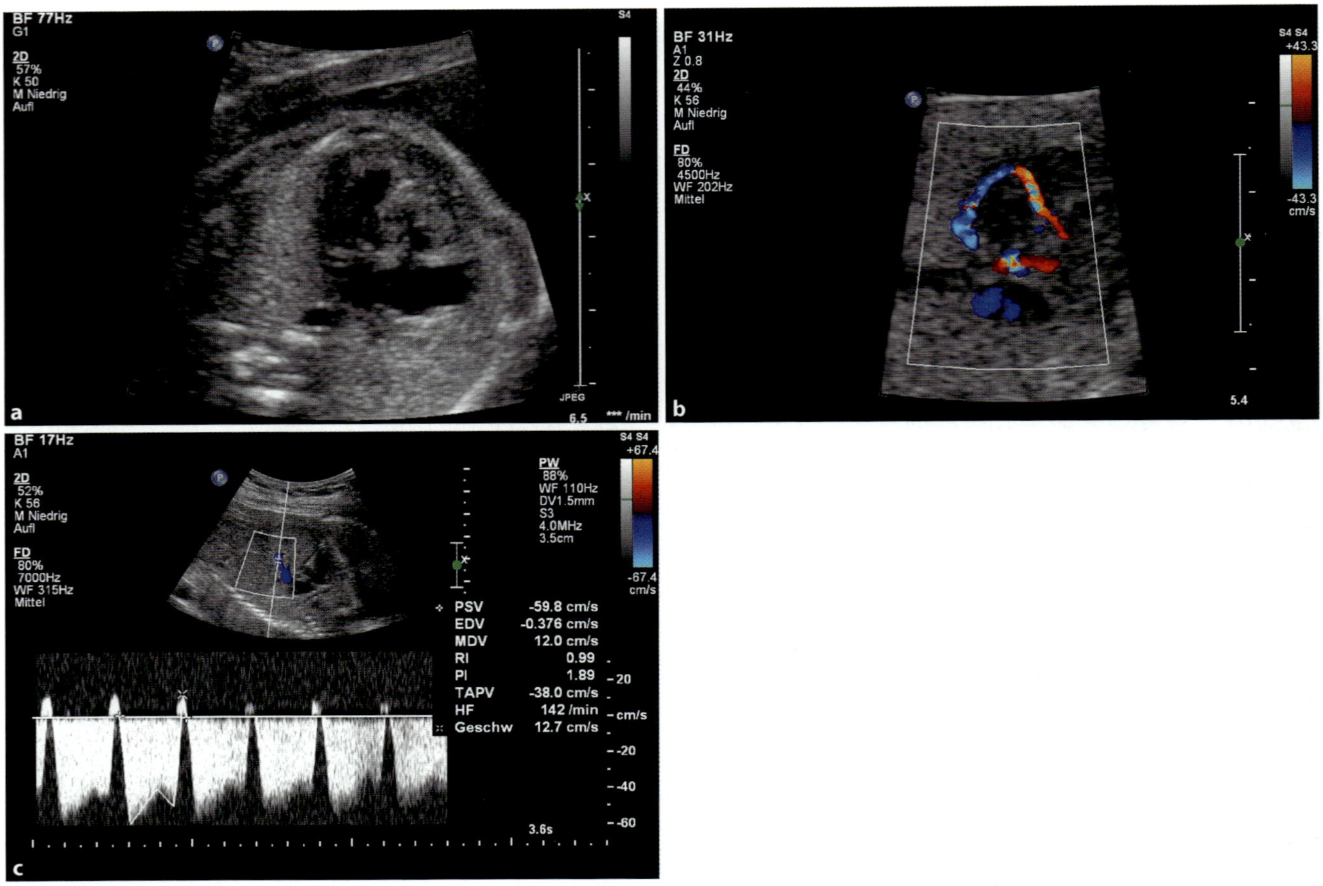

◻ Abb. 8.67 Pulmonalatresie mit intaktem interventrikulärem Septum in 21+2 SSW. **a** Der hyoplastische, deutlich wandhypertrophierte rechte Ventrikel ist im Vierkammerblick zu erkennen. **b** In der Farbdopplersonografie zeigt sich eine große ventrikulo-koronare Kommunikation mit systolischem Fluss vom Ventrikel in die Koronararterien und in der Diastole mit Blutfluss von den Koronararterien in den rechten Ventrikel hinein. **c** Reverser Blutfluss im Ductus venosus während der atrialen Systole als Zeichen des erhöhten rechtsatrialen Drucks, typische für Rechtsherzobstruktionen ohne Ventrikelseptumdefekt

Als günstig gilt das Vorliegen einer **Trikuspidalklappeninsuffizienz**, da in diesen Fällen der rechte Ventrikel besser mit wächst und nur äußerst selten **ventrikulokoronare Kommunikationen** aufweist (Iacobelli et al. 2008). Hingegen ist das Vorliegen ventrikulokoronarer Kommunikationen mit einer ungünstigeren und zumeist in einen univentrikulären Repair mündenden Behandlung assoziiert, einerseits, weil bei diesen Kindern das Lumen des rechten Ventrikels in der Regel sehr klein ist, andererseits, weil die Koronarperfusion ventrikelabhängig sein kann (Gardiner et al. 2008). Weist das Lumen des rechten Ventrikels eine ausreichende Größe auf und sind keine ventrikulokoronaren Fisteln vorhanden, kann in Abhängigkeit von der Klappenmorphologie diese mittels Radiofrequenzablation eröffnet und anschließend mittels Ballon dilatiert oder primär kardiochirugisch eröffnet werden. Grundsätzlich handelt es sich bei jeder Pulmonalatresie immer um ein Ductus arteriosus abhängiges Vitium cordis.

8.7.3 Obstruktion des Ductus arteriosus

▪ Definition

Der Ductus arteriosus bleibt bis zur Geburt maximal weit gestellt. Eine Obstruktion des Ductus arteriosus ist extrem selten. Sie tritt im III. Trimenon nach Einnahme von Prostaglandin-Synthase-Hemmern regelmäßig auf, sehr selten auch spontan.

▪ Ultraschallbefunde

Da die Konstriktion bzw. Obstruktion des Ductus arteriosus eher akut einsetzt und die rechtsventrikuläre Nachlast rasch stark erhöht, erscheint der rechte Ventrikel dilatiert und steif. Es kann dann zu einer Myokardhypertrophie kommen.

Charakteristisch ist die schwere **Trikuspidalklappeninsuffizienz** infolge einer rasch einsetzenden Papillarmuskeldysfuntion mit Jet-Geschwindigkeiten zwischen 300 und 500 cm/s (Weichert et al. 2010). Im Bereich des Ductus arteriosus lässt sich ein turbulenter Fluss mit Geschwindigkeiten zwischen 200 und 300 cm/s in der Systole und stark erhöhten diastolischen Geschwindigkeiten bis zu 200 cm/s nachweisen (◻ Abb. 8.69). Dies bewirkt eine deutliche Absenkung der Pulsatilität mit einem PI<1,9 als diagnostisches Kriterium zur Abgrenzung gegenüber anderen pathologischen Erhöhungen der Flussgeschwindigkeiten.

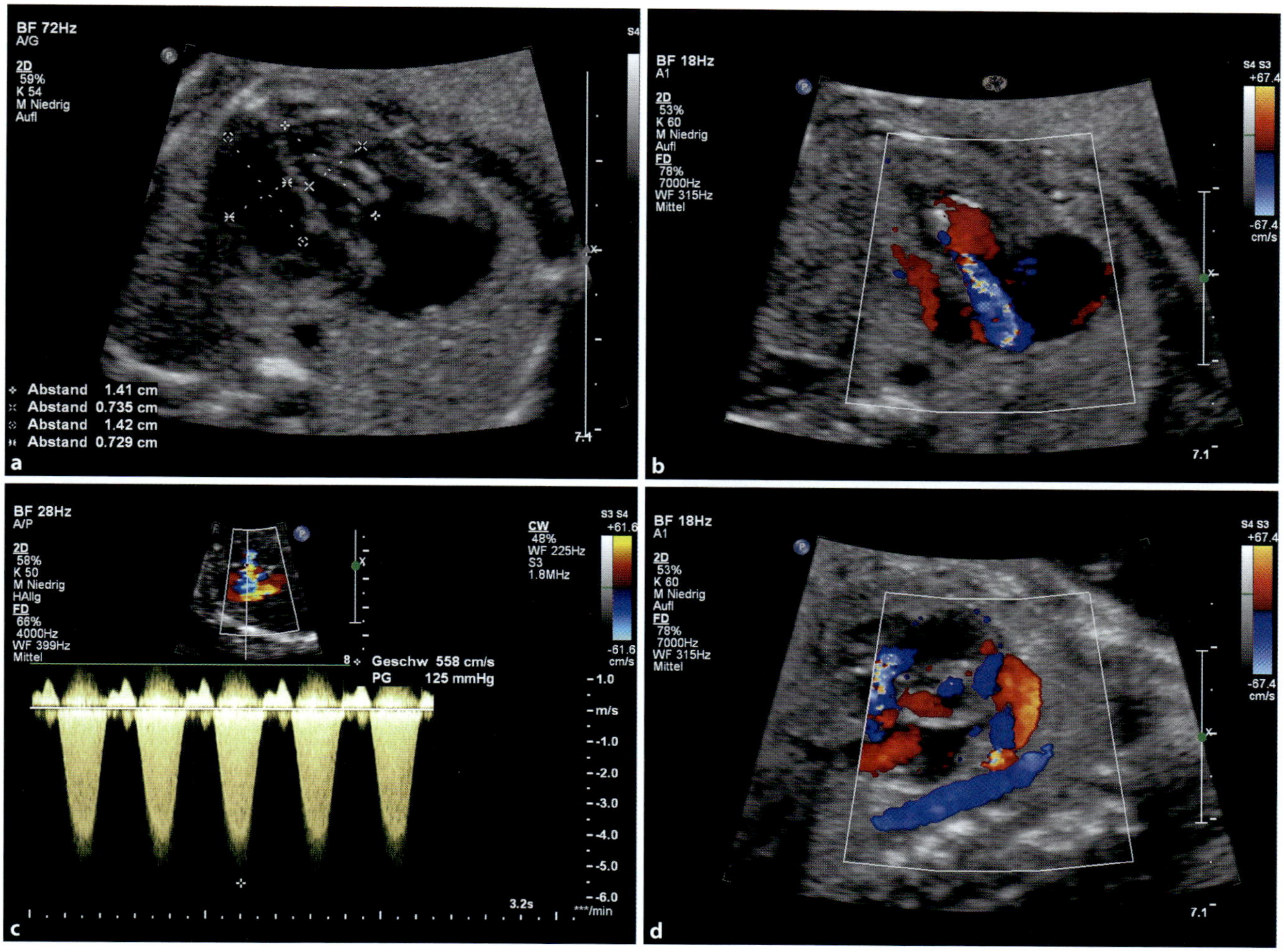

Abb. 8.68 Pulmonalatresie mit intaktem interventrikulärem Septum und schwerer Trikuspidalinsuffizienz in 22+1 SSW. **a** Der rechte Ventrikel ist zwar klein, aber nicht hypoplastisch; er weist eine Myokardhypertrophie auf; es besteht eine Dilatation des rechten Vorhofs. **b** Es besteht eine schwere Trikuspidalinsuffizienz. **c** Diese ist holosystolisch und zeigt indirekt den stark erhöhten rechtsventrikulären Druck an (Maximalgeschwindigkeit: 558 cm/s; Druckgradient 125 mmHg). **d** In der kurzen Achse zeigt sich die retrograde Perfusion von Ductus arteriosos und Truncus pulmonalis (*rot kodiert*)

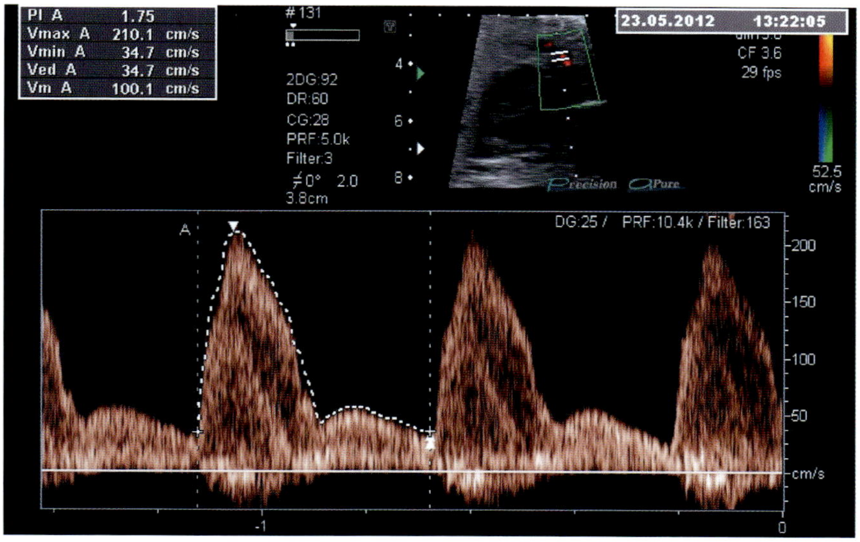

Abb. 8.69 Konstriktion des Ductus arteriosus bei einem Fetus in der 30+5 SSW nach Gabe von Indomethacin. Die systolischen, insbesondere aber die diastolischen Flussgeschwindigkeiten sind deutlich erhöht (210 cm/s bzw. 35 cm/s), die Pulsatilität daher erniedrigt (PI=1,75)

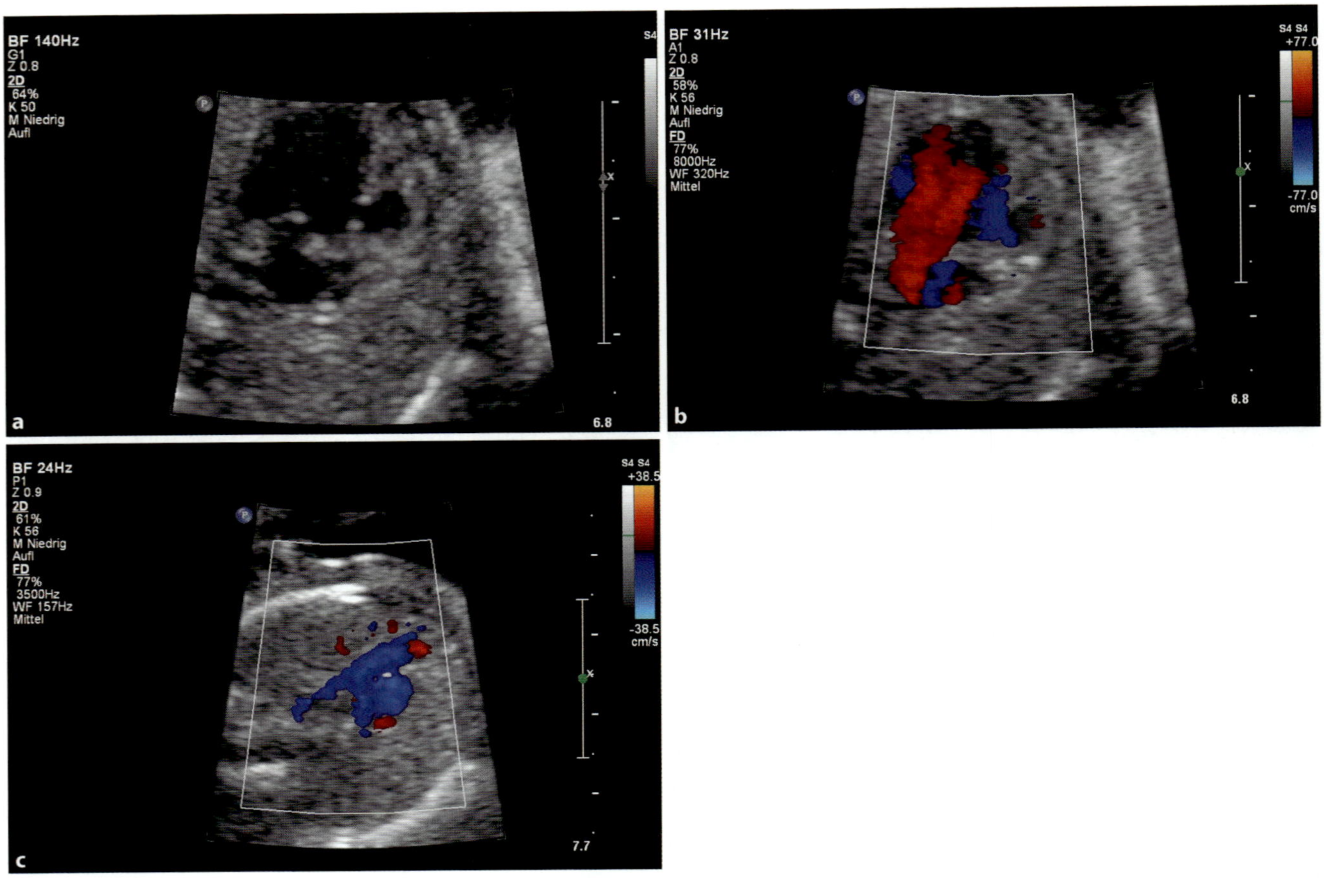

Abb. 8.70 Trikuspidalatresie mit normaler Stellung der großen Arterien in 18+6 SSW. **a** Im Vierkammerblick sind der hypoplastische rechte Ventrikel und anstelle der Trikuspidalklappe eine dicke Membran zu erkennen; der linke Ventrikel sowie die Mitralklappe sind normal; die hypoplastische rechtsventrikuläre Ausflusstraktkammer steht über einen perimembranösen Ventrikelseptumdefekt mit dem linken Ventrikel in Verbindung. **b** Im apikalen Vierkammerblick füllen sich diastolisch der linke Ventrikel über die Mitralklappe, der rechte hypoplastische Ventrikel ausschließlich über den Ventrikelseptumdefekt. **c** In einer kurzen Achse sind die normale Stellung der großen Arterien (Überkreuzung) sowie ihre antegrade Perfusion dargestellt

Klinische Konsequenzen und Management

In Einzelfällen wurden die Entwicklung eines Hydrops und der Tod des Fetus beschrieben. Nach Absetzen der Medikamente löst sich die Obstruktion innerhalb weniger Tage (Weichert et al. 2010).

Auch bei Feten mit einer Transposition der großen Arterien kann es zu einer Konstriktion des Ductus arteriosus kommen. Dies ist am ehesten durch die höhere Sauerstoffsättigung des dem Lungengefäßbett und dem Ductus arteriosus zugeführten Blutes bedingt. In Kombination mit einem restriktiven Foramen ovale kann dies zu einer lebensbedrohlichen Situation bereits unmittelbar nach der Geburt führen.

8.7.4 Trikuspidalklappenatresie

Definition

Die Trikuspidalklappenatresie (TA) ist durch das Fehlen der rechten atrioventrikulären Konnektion charakterisiert. Anstelle der Trikuspidalklappe findet sich ein dickes fibröses Gewebeband. Der rechte Ventrikel ist grundsätzlich hypoplastisch, oft ist nur der Ausflusstrakt vorhanden. Bis auf Einzelfälle findet sich immer ein perimembranöser **Inlet-Ventrikelseptumdefekt**, dessen Größe auch den Blutfluss im rechten Ventrikel und der konnektierten Arterie und somit indirekt auch deren Größen bestimmt. Voraussetzung für das intrauterine Überleben ist ein ungehinderter interatrialer Shunt, sodass alle Feten mit Trikuspidalatresie ein weit offenes Foramen ovale bzw. ASD II aufweisen.

Die Prävalenz der Trikuspidalatresie ist mit rund 1: 20.000 Lebendgeburten sehr gering, steigt in pränatalen Serien allerdings auf 3–4 %, was wohl auf den bei einer Trikuspidalatresie stets auffälligen Vierkammerblick zurückzuführen ist.

Die Trikuspidalatresie wird anhand der vorliegenden ventrikuloarteriellen Konnektion eingeteilt. Die **TA Typ I** (60–70 %) ist durch die anatomisch normale Stellung der großen Arterien definiert. Bei einer **TA Typ II** (30–40 %) liegt eine Transposition der großen Arterien vor, d. h. der hypoplastische rechte Ventrikel konnektiert mit der Aorta ascendens. Die Assoziation mit einem Truncus arteriosus communis ist extrem selten. Zusätzlich können schwere Stenosen und eine Atresie des rechtsventrikulären Ausflusstrakts vorliegen, ferner eine Aortenisthmusstenose oder ein unterbrochener Aortenbogen. Selten ist eine korrigierte Transposition der großen Arterien mit Trikuspidalatresie (Berg et al. 2010, Wald et al. 2007).

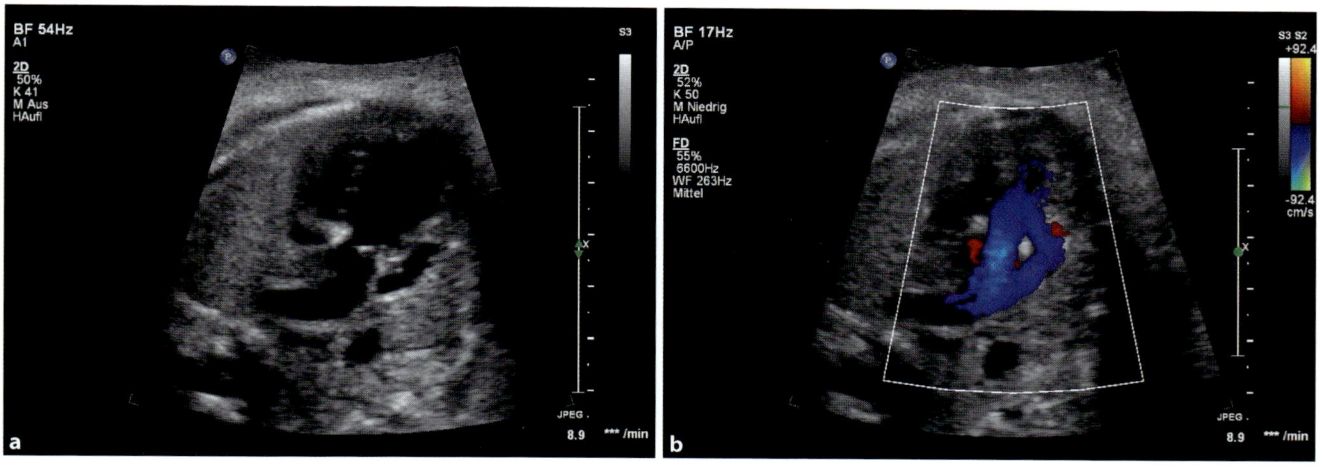

Abb. 8.71 Trikuspidalatresie mit Transposition der großen Arterien in 32+5 SSW. **a** Die rechte Kammer ist bei einem kleinen Ventrikelseptumdefekt stark hypoplastisch und geht in eine ebenfalls hypoplastische Aorta ascendens, vorne und rechts des aus dem linken Ventrikel entspringenden Truncus pulmonalis kommenden Truncus pulmonalis liegend, über. **b** Mittels Farbdopplersonografie zeigt sich ein antegrader Fluss in beiden parallel verlaufenden Arterien, wobei die vorne liegende Aorta hypoplastisch ist

Ultraschallbefunde

Echokardiografisch fehlt im Vierkammerblick die Darstellbarkeit der Trikuspidalklappe mit Segeln und Öffnungsbewegungen, stattdessen zeigt sich eine verdickte starre Bandstruktur. Der rechte Ventrikel ist hypoplastisch und ein mehr oder minder großer Ventrikelseptumdefekt ist vorhanden. Die abgehenden Arterien zeigen einen normalen Verlauf (**TA Typ I**) (Abb. 8.70) oder eine dextro-Transposition der großen Arterien (**TA Typ II**) (Abb. 8.71). Abhängig vom Durchfluss, dies wiederum abhängig von der Größe des Ventrikelseptumdefekts und/oder dem Vorliegen einer rechtsventrikulären Ausflusstraktobstruktion, ist die dem rechten Ventrikel entspringende Arterie mehr oder weniger verschmälert bis hypoplastisch (Berg et al. 2010, Wald et al. 2007).

In der Farbdopplersonografie zeigt sich im diastolischen Vierkammerblick nur der Mitralklappenfluss bzw. die normale Füllung des linken Ventrikels, während ein Trikuspidalklappenfluss fehlt und die Füllung des rechten Ventrikels zeitlich verzögert über den Ventrikelseptumdefekt erfolgt (Berg et al. 2010, Wald et al. 2007).

Der Blutfluss im Ductus venosus ist in der Regel pulsatil, vielfach mit reversem Fluss während der atrialen Systole, ohne dass sich hierdurch die Prognose verschlechtert. Ein Hydrops fetalis tritt nicht auf (Berg et al. 2006, 2010).

Klinische Konsequenzen und Management

Die Prognose ist recht gut, zumal chromosomal und nicht chromosomal bedingte extrakardiale Anomalien eher selten sind. Ein univentrikulärer Repair (Fontan-Operation) ist erforderlich. Die Überlebensrate pränatal diagnostizierter Fälle liegt über 80 % (Berg et al. 2010, Wald et al. 2007).

8.7.5 Ebstein-Anomalie und Trikuspidalklappendysplasie

Definition

Kennzeichnend für die Ebstein-Anomalie sind die sehr unterschiedlich stark ausgeprägte Tieferverlagerung des (funktionellen) Ansatzes, insbesondere des septalen, aber auch des posterioren Trikuspidalklappensegels bei normalem Ansatz des anterioren Segels an den atrioventrikulären Annulus, das Anhaften dieser Klappen an das benachbarte Myokard (ausgebliebene Delamination) sowie eine Dysplasie und Verdickung der Segel. Auch der Halteapparat (Sehnenfäden und Papillarmuskel) ist häufig fehlgebildet. Bei der Trikuspidalklappendysplasie fehlt die Tieferverlagerung des Klappenansatzes.

Die Ebstein-Anomalie tritt bei 1–5 auf 100.000 Lebendgeborenen auf und macht 0,3–1,0 % der angeborenen Herzfehler aus. Morphologische Veränderungen und Symptomatik variieren sowohl pränatal als auch postnatal stark. Bei schweren Fällen einer Ebstein-Anomalie treten bereits in utero Zeichen einer kardialen Insuffizienz auf, sodass es nicht nur zur enormen Kardiomegalie, sondern auch zur Ausbildung eines Hydrops fetalis und zum Fetaltod kommen kann. Leichtere Fälle der Ebstein-Anomalie werden pränatal selten diagnostiziert, sodass in pränatal diagnostizierten Kollektiven diejenigen Feten mit schweren morphologischen und hämodynamischen Veränderungen und somit schlechter Prognose überwiegen. Daher ist die Prävalenz der Ebstein-Anomalie in der Fetalzeit höher anzusetzen. Sie liegt in pränatalen Serien um 3–5 % der Herzfehler (Gembruch et al. 2006).

Ultraschallbefunde

Echokardiografisch finden sich eine mehr oder weniger ausgeprägte Tieferverlagerung des Ansatzes des septalen und des posterioren Trikuspidalklappensegels bei normalem Ansatz des anterioren Segels an den atrioventrikulären Annulus sowie eine Dysplasie und Verdickung der Segel. Diese Veränderungen führen zu einer Verlagerung des funktionellen Trikuspidalklappen-

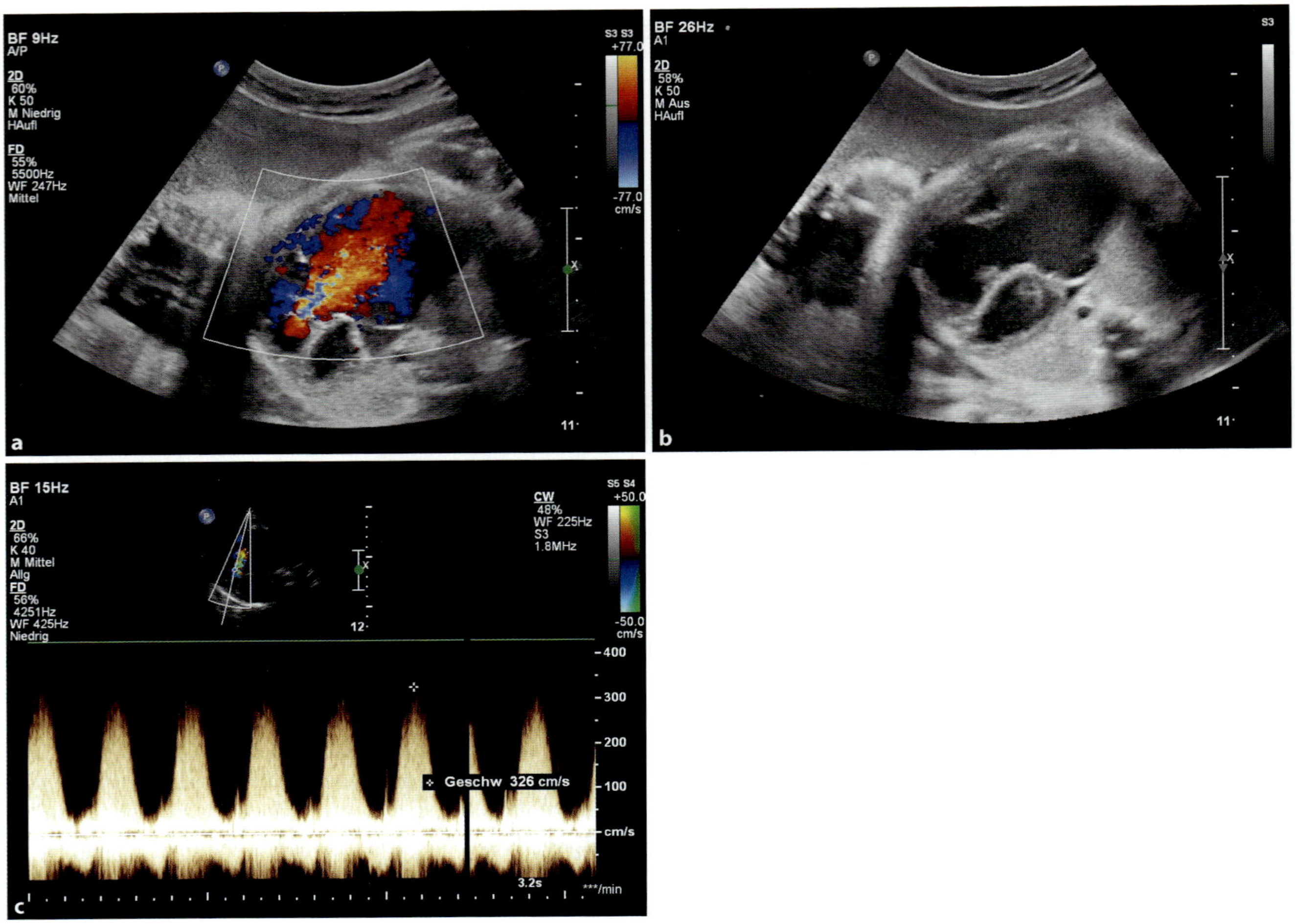

Abb. 8.72 Ebstein-Anomalie des Fetus in 34+3 SSW. **a** Es besteht eine massive Kardiomegalie, der rechte Vorhof ist sehr stark dilatiert, ein Großteil des rechten Ventrikels ist funktionell atrialisiert, sodass die RA/Herz-Ratio >1 ist. **b** In der Systole besteht eine ausgeprägte Trikuspidalinsuffizienz (bei funktioneller Pulmonalatresie). **c** Die Continuous-wave-Dopplerechokardiografie zeigt eine maximale Geschwindigkeit der Trikuspidalinsuffizienz von 326 cm/s mit sehr flachem Anstieg, letzteres ein Zeichen einer eingeschränkten rechtsventrikulären systolischen Funktion

rings nach apikal und somit zu einer „Atrialisation" eines Teils des rechten Ventrikels. Dies führt konsekutiv insbesondere bei schwerer **Trikuspidalklappeninsuffizienz** zu einer Dilatation und Abnahme der Wanddicke des „atrialisierten" Teils des rechten Ventrikels. Das oft größere anteriore Segel kann zudem in seiner Beweglichkeit eingeschränkt sein und zu Obstruktionen des rechtsventrikulären Ausflusstrakts bis hin zum „tricuspid sac" mit einem restriktiven Loch an der anteroseptalen Kommissur zum Infundibulum hin führen (Attenhofer Jost et al. 2005, Gembruch et al. 2006).

Assoziierte Befunde und Differenzialdiagnose

Von der Ebstein-Anomalie ist die **Trikuspidalklappendysplasie** abzugrenzen, bei der die Segel nicht der Ventrikelwand anliegen. Bei der Trikuspidalklappendysplasie können nur verdickte Klappenränder vorliegen, aber auch schwere Funktionsstörungen bis hin zum Verlust der Klappenfunktion. In diesen Fällen kann es wie bei der Ebstein-Anomalie bereits in utero zu einer schweren Trikuspidalklappeninsuffizienz, Dilatation des rechten Vorhofs und Kardiomegalie kommen.

Einzig der Nachweis der apikalen Verlagerung des Ansatzes des septalen Segels führt zur Diagnose der Ebstein-Anomalie.

Klinische Konsequenzen und Management

Die Schwere des Krankheitsbildes der Ebstein-Anomalie wird bestimmt durch

- Ausmaß der Trikuspidalklappeninsuffizienz,
- Größe des funktionellen Restventrikels und
- das Vorliegen zusätzlicher Ausflusstraktobstruktionen

Relative Enge des Foramen ovale und linksventrikuläre Dysfunktion aufgrund der ventrikulären Interdependenz, selten auch das Vorliegen von nicht kompaktem („non-compaction") Myokard, assoziierter Herzfehler und Herzrhythmusstörungen, insbesondere atrioventrikuläre Reentry-Tachykardien über akzessorische Leitungsbahnen, können bereits intrauterin bzw. postnatal den Krankheitsverlauf negativ beeinflussen (Attenhofer Jost et al. 2005, Gembruch et al. 2006).

Die Ebstein-Anomalie kann bereits in utero zur Herzinsuffizienz und Ausbildung eines Hydrops fetalis führen. Die oft schwere

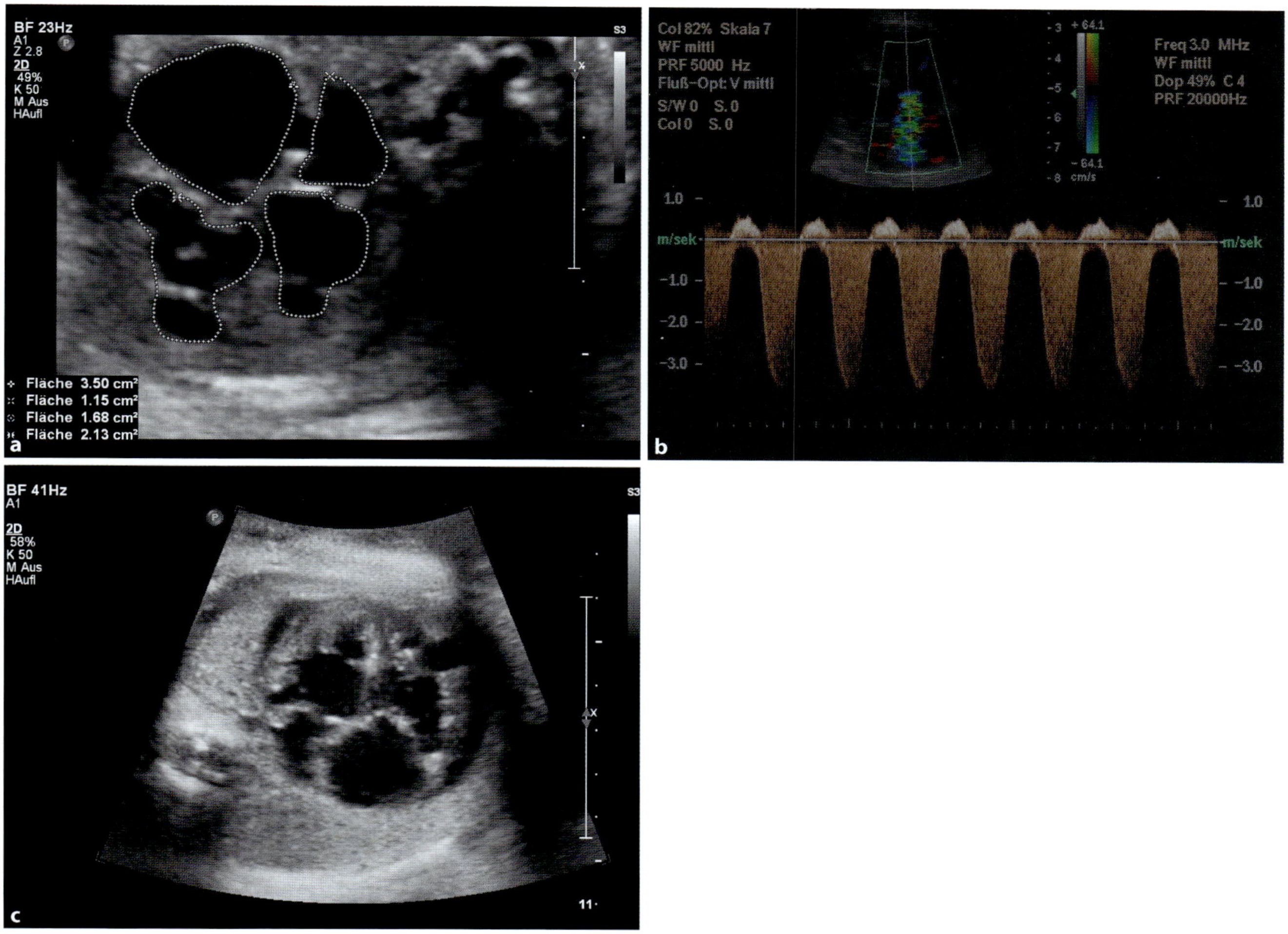

Abb. 8.73 Ebstein-Anomalie mit „Non-compaction-Myokard" im linken und rechten Ventrikel und Ausbildung eines Hydrops fetalis. **a** Im Vierkammerblick mit 32+6 SSW zeigt sich ein dilatierter rechter Vorhof; das Lumen des rechten Ventrikels ist relativ groß bzw. nur ein kleiner Teil des rechten Ventrikels ist atrialisiert. **b** Es besteht eine schwere Trikuspidalinsuffizienz mit einer Maximalgeschwindigkeit von 380 cm/s und einem relativ steilen Geschwindigkeitsanstieg als Hinweis auf eine gute linksventrikuläre systolische Funktion (33+6 SSW). **c** Die abnorme Myokardstruktur in den apikalen Bereichen beider Ventrikel ist deutlich sichtbar (35+2 SSW)

Trikuspidalklappeninsuffizienz führt zu einer Volumenbelastung des rechten Ventrikels und Vorhofs, zu einer mehr oder weniger ausgeprägten Dilatation des rechten Vorhofs, manchmal zu einer massiven Kardiomegalie mit Kompression beider Lungen – und u. a. in Abhängigkeit von der Größe des Foramen ovale und der linksventrikulären Funktion – zu einer Druckerhöhung im rechten Vorhof und den Systemvenen. Gelegentlich kann der Druckaufbau im rechten Ventrikel so schlecht sein, dass kein systolischer Auswurf in den Truncus pulmonalis erfolgt („**funktionelle Pulmonalatresie**") bis hin zur diastolischen Füllung über eine diastolische Pulmonalinsuffizienz. Entscheidend aber ist, ob der linke Ventrikel in der Lage ist, den Kreislauf aufrecht zu erhalten. In Einzelfällen liegt eine Hypoplasie der Lungen vor, die aber nicht die für eine Lungenhypoplasie bei Zwerchfellhernie oder frühem vorzeitigen Blasensprung typischen Veränderungen der pulmonalen Arterien aufweisen.

Die **pränatale Diagnose der Ebstein-Anomalie** zeigt die in der folgenden Übersicht aufgeführten Befunde bei der zweidimensionalen Echokardiografie (Abb. 8.72, Abb. 8.73).

Pränatale Diagnose der Ebstein-Anomalie in 2D-Echokardiografie

1. Verlagerung des Ansatzes des septalen Trikuspidalklappensegels an das interventrikuläre Septum nach apikal (in der Fetalzeit setzt dieses Segel 1–2 mm tiefer als das anteriore Mitralsegel am interventrikulären Septum an).
2. Dysplasie der Trikuspidalklappe, deren Segel irregulär, verdickt und an den Rändern nodulär sein können.
3. Vorliegen eines langen anterioren Segels.
4. Dilatation des rechten Vorhofs unterschiedlichen Ausmaßes.
5. Der funktionell rechte Ventrikel kann klein, aber auch dilatiert sein, seine Wand hypertrophiert, aber auch sehr dünn.
6. Das Foramen ovale ist groß.
7. Das interventrikuläre Septum kann in den linken Ventrikel gewölbt sein und dyssynchrone Bewegungen aufweisen.

8. Besonders im III. Trimenon kann eine enorme Kardiomegalie vorliegen, sodass das Herz 80 % der Thoraxfläche einnehmen kann.
9. Die Pulmonalklappe kann sich öffnen, kann aber auch funktionell verschlossen bleiben.
10. Der Truncus pulmonalis kann in Abhängigkeit vom Durchfluss verschmälert sein (Gembruch et al. 2006).

Bei der Dopplersonografie imponiert eine oft schwere holosystolische Trikuspidalklappeninsuffizienz, deren Jet die gegenüberliegende Hinterwand des großen rechten Vorhofs erreichen kann und weit unterhalb der anatomischen Trikuspidalklappenebene beginnt. Meist liegen die maximalen Geschwindigkeiten zwischen 250 und 280 cm/s. Höhere Jet-Geschwindigkeiten weisen auf eine Ausflusstraktobstruktion hin, geringere auf eine verminderte rechtsventrikuläre Funktion bzw. Druckaufbau. Je nach Funktion des rechten Ventrikels kann ein normaler antegrader Fluss im Truncus pulmonalis und Ductus arteriosus vorliegen, ein bidirektionaler Shunt oder ein ausschließlich retrograder Fluss über den Ductus arteriosus, eine funktionelle Pulmonalatresie oder gar eine diastolische Pulmonalinsuffizienz (Gembruch et al. 2006).

Das Ausmaß der Trikuspidalklappenregurgitation, die Dilatation des rechten Vorhofs, die Kardiomegalie, die Abnahme des rechtsventrikulären Auswurfs und Shuntumkehr im Ductus arteriosus sind im Laufe der Schwangerschaft progredient. Die Verschlechterung der kardialen Gesamtfunktion kann zum Auftreten eines Hydrops fetalis und zum Tode führen. Dies scheint auch für besonders schwere Fälle zuzutreffen, bei denen die Diagnose bereits bei der Ersttrimesteruntersuchung gestellt wird – oft assoziiert mit einer verdickten Nackentranparenz oder einem bereits generalisierten Hautödem.

Ungünstige prognostische Kriterien für das intrauterine und perinatale Überleben finden sich in der folgenden Übersicht.

Ungünstige prognostische Kriterien für das intrauterine und perinatale Überleben

- RA-Flächen-Index >1 (Verhältnis der Fläche des rechten Vorhofs (RA) zu der Summe der Flächen der drei anderen Herzkammern im Vierkammerblick in der Enddiastole)
- Funktionelle Pulmonalatresie oder eine diastolische Pulmonalinsuffizienz
- Auftreten eines Hydrops (McElhinney et al. 2005)

Die Zunahme der Pulsatilität im Ductus venosus geht dem Auftreten eines Hydrops voraus (Gembruch et al. 2006). Während pränatal die Größe des Foramen ovale und insbesondere die Funktion des linken Ventrikels darüber entscheiden, ob die oft enorme Volumenbelastung bewältigt werden kann, nimmt die Trikuspidalklappenregurgitation bedingt durch den Abfall des Lungengefäßwiderstandes postnatal ab. Dann sind Größe und Funktion des rechten Ventrikels ausschlaggebend.

Allgemein ist die Prognose der bereits pränatal diagnostizierten Fälle einer Ebstein-Anomalie sehr schlecht, da diese die schwerste Ausprägung dieses Herzfehlers aufweisen. Liegt ein Hydrops fetalis vor, sterben über 90 % in der Fetal- und Neonatalzeit. Betrachtet man alle Kinder, die bereits pränatal diagnostiziert und/oder postnatal symptomatisch wurden, so versterben 30–50 % in der Neonatalzeit (Attenhofer Jost et al. 2005, Gembruch et al. 2006, McElhinney et al. 2005, Paranon u. Acar 2008). In Abhängigkeit vom Schweregrad der Erkrankung und der Größe des funktionellen rechten Ventrikels variieren die postnatalen Behandlungsverfahren bis hin zum univentrikulären Repair (Paranon u. Acar 2008). Die Prognose der Trikuspidalklappendysplasie ist, sofern die Feten keinen Hydrops entwickeln, wesentlich günstiger, da postnatal ein ausreichend großer rechter Ventrikel vorhanden ist.

8.8 Lageanomalien und Heterotaxiesyndrome

C. Berg

Definition

Hinter dem bilateral symmetrischen Äußeren aller Primaten verbirgt sich eine ausgeprägte Asymmetrie im Körperinneren. Herz, Gefäßsystem, Lunge, Hirn sowie die unpaarigen Bauchorgane weisen eine charakteristische Verteilung zwischen rechter und linker Körperhälfte auf, die bei allen Primaten zur selben Organanordnung entlang der Links-Rechts-Achse führt (Fujinaga 1997). Dieser Normalzustand wird als **Situs solitus** bezeichnet. Alle Abweichungen vom Situs solitus sind gehäuft mit Herzfehlern vergesellschaftet, denn die Morphogenese des Herzens ist durch die komplexe Abfolge von rechts- bzw. linksgerichteten Verwindungen des Herzschlauches in besonderem Maße anfällig für Störungen entlang der Körperlängsachse (Kathiriya et al. 2000).

Ultraschallbefunde

Am Beginn jeder fetalen Echokardiografie steht deswegen die Untersuchung des Situs, wobei der abdominale und der kardiale Situs getrennt beurteilt werden. In die Beurteilung des abdominellen Situs fließen die Position des Magens, der Gallenblase, des Portalsinus, der V. cava inferior und der Aorta abdominalis ein. Bei der Beurteilung des kardialen Situs ist die Ausrichtung der Herzachse wichtig (Laevokardie, Dextrokardie oder Mesokardie), aber nicht die Position des gesamten Herzens in Relation zur Mittellinie (Dextroposition oder Laevoposition wie z. B. im Rahmen von Zwerchfellhernien oder Tumoren im Thorax). Es resultieren die in Tab. 8.1 aufgeführten viszerokardialen Kombinationsmöglichkeiten, die jeweils unterschiedlich mit Herzfehlern assoziiert sind.

Situsanomalien sind seltene sonografische Befunde und betreffen weniger als ein Prozent der Feten, die zur Echokardiografie an spezialisierte Zentren überwiesen werden (Bernasconi et al. 2005, Walmsley et al. 2004). Weil sie einfach zu diagnostizieren und sehr häufig mit

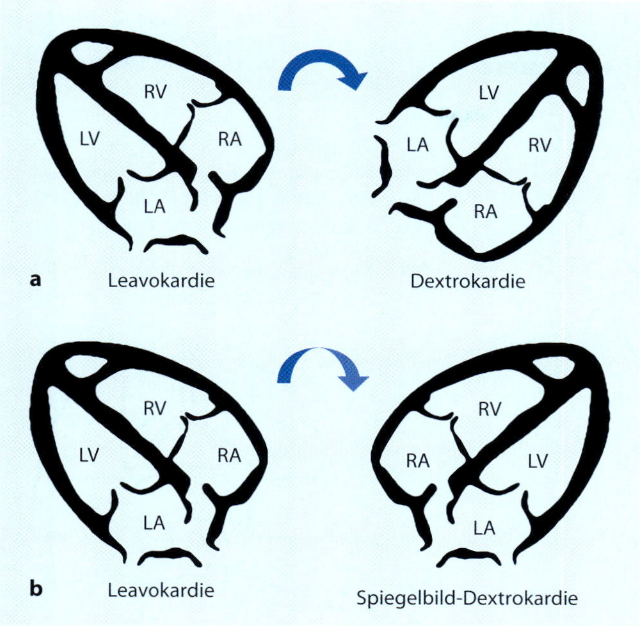

Abb. 8.74 **a** Einfache Dextrokardie durch Malrotation. **b** Spiegelbild-Dextrokardie *LA* linker Vorhof, *LV* linker Ventrikel, *RA* rechter Vorhof, *RV* rechter Ventrikel

Herzfehlern assoziiert sind, sollten sie allerdings zu Beginn jeder Echokardiografie ausgeschlossen werden.

8.8.1 Situs solitus mit Dextrokardie

Der **Situs solitus mit Dextrokardie** ist in über zwei Drittel der Fälle mit Herzfehlern vergesellschaftet. Es handelt es sich meistens um eine Malrotation des Herzens, sodass Vorhöfe und Ventrikel trotz der Lageanomalie ihre Seiten behalten (Abb. 8.74a). Die assoziierten Herzfehler sind oftmals komplex und umfassen Kombinationen aus Septumdefekten, Transpositionen und Obstruktionen des Ausflusstraktes (Bernasconi et al. 2005, Comstock et al. 1998, Walmsley et al. 2004).

8.8.2 Situs inversus mit Dextrokardie

Beim **Situs inversus mit Dextrokardie** handelt es sich häufig um eine Spiegelbild-Dextrokardie, bei der das Herz nicht nach rechts gedreht, sondern nach rechts gespiegelt ist. So kommen die Linksherzstrukturen rechts zu liegen und umgekehrt (Abb. 8.74b). Die Assoziation mit Herzfehlern schwankt in der Literatur zwischen 5 % und 63 %. Dies hängt sicherlich damit zusammen, dass die meisten dieser Fälle sowohl vor als auch nach der Geburt dann auffallen, wenn zusätzlich kardiale oder extrakardiale Fehlbildungen vorliegen. Somit kann die Rate an assoziierten Herzfehlern beim Situs inversus mit Dextrokardie eher als niedrig angenommen werden. Sind die Kinder allerdings betroffen, so handelt es sich durchwegs um komplexe Vitien (Bernasconi et al. 2005, Comstock et al. 1998, Walmsley et al. 2004).

Tab. 8.1 Anteil der Feten mit Herzfehlern bei unterschiedlichen Anomalien des Situs (kumuliert aus (Bernasconi et al. 2005, Comstock et al. 1998, Walmsley et al. 2004)

Situs solitus abdominalis mit Laevokardie (normaler Situs)	0,8 %
Situs inversus abdominalis mit Dextrokardie	5–60 %
Situs solitus abdominalis mit Dextrokardie	66–100 %
Situs inversus abdominalis mit Laevokardie	99 %
Situs ambiguus (viszerokardiale Heterotaxie) mit Dextro- oder Laevokardie	90 %

8.8.3 Situs inversus mit Laevokardie

Der **Situs inversus mit Laevokardie** gehört zu den seltensten Situsanomalien und tritt fast immer in Kombination mit komplexen Vitien auf. Häufig liegen hier atrioventrikuläre und ventrikuloarterielle Diskordanzen vor.

8.8.4 Situs ambiguus/Heterotaxiesyndrom

Definition

Lässt sich der abdominelle Situs weder dem Situs solitus noch dem Situs inversus zuordnen, so bezeichnet man dies als **Situs ambiguus** oder besser als **Heterotaxiesyndrom**. Ein Situs ambiguus liegt zum Beispiel vor, wenn Magen, Portalsinus und Gallenblase auf derselben Seite liegen. Hierbei spielt die Ausrichtung der Herzachse keine Rolle, denn bei den Heterotaxiesydromen kommen sowohl Dextro- als auch Laevokardien vor.

Diese seltenen angeborenen Fehlbildungssyndrome kommen mit einer Prävalenz von 1 auf 10.000 Geburten vor (Lin et al. 2000). Ihr Anteil in Kollektiven mit angeborenen Herzfehlern beträgt 2,2–4,2 %, wobei hier die Mortalität innerhalb des ersten Lebensjahres 50 % beträgt (Talner 1998). Aufgrund der Komplexität der assoziierten Herzfehler stellen die Heterotaxiesyndrome sowohl diagnostisch als auch therapeutisch eine besondere Herausforderung dar.

Allerdings spielen bei den Heterotaxiesynsyndromen im Gegensatz zu den anderen Lageanomalien, bei denen fast ausschließlich das Vorhandensein und der Schweregrad des Herzfehlers über die Prognose entscheidet, auch die extrakardialen Anomalien eine Rolle für die Prognose. Denn das assoziierte Fehlbildungsspektrum der Heterotaxiesyndrome umfasst eine Vielzahl von kardiovaskulären und viszeralen Anomalien, die mit unterschiedlicher Häufigkeit bei Rechtsisomerie und Linksisomerie auftreten (Abb. 8.75).

Bei den **Heterotaxiesyndromen** unterscheidet man zwei klinische Varianten:
- Linksisomerie und
- Rechtsisomerie.

Bei Individuen mit **Linksisomerie** finden sich oft paarig angelegte linksseitige Organe, während rechtsseitige Organe

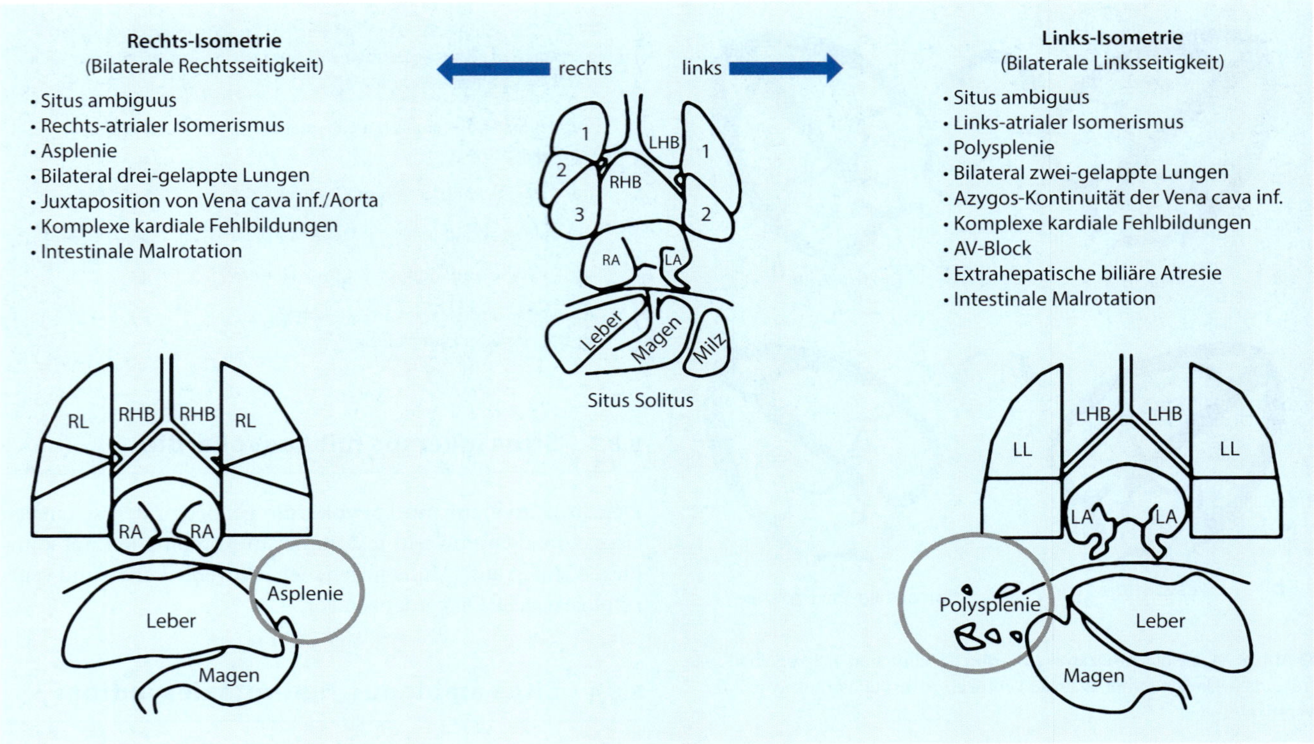

Abb. 8.75 Assoziierte anatomische Besonderheiten und Fehlbildungen bei Heterotaxiesyndromen. *LA* linker Vorhof, *LHB* linker Hauptbronchus, *LL* linke Lunge, *RA* rechter Vorhof, *RHB* rechter Hauptbronchus, *RL* rechte Lunge. (Modifiziert aus Berg et al. 2006)

fehlen können. Typische Befunde sind insbesondere bilateral fingerförmige (links-konfigurierte) Herzohren, Herzfehler (vorwiegend atrioventrikuläre Septumdefekte und Obstruktionen des rechtsventrikulären Ausflusstraktes), Fehlanlagen des Sinusknotens und des Reizleitungssystems mit konsekutivem Herzblock, bilateral zweigelappte (also links-konfigurierte) Lungen, eine bilateral links-konfigurierte Bronchialanatomie (der Hauptbronchus unterkreuzt die Lungenarterie auf beiden Seiten), eine Polysplenie und eine Fehlanlage des hepatischen Anteils der V. cava inferior mit Rückfluss des Blutes zum Herzen über eine verbreiterte V. azygos zur oberen Hohlvene (Berg et al. 2006).

Im Gegensatz dazu finden sich bei **Rechtsisomerie** oft paarig angelegte rechtsseitige Organe, während linksseitige fehlen können. Typische Befunde sind hier bilateral pyramidenförmige (rechts-konfigurierte) Herzohren, komplexe Herzfehler (vorwiegend Kombinationen von atrioventrikulärem Septumdefekt, Pulmonalatresie, ventrikulo-arterieller Diskordanz und Lungenvenenfehlmündung), bilateral dreigelappte (also rechts-konfigurierte) Lungen, eine bilateral rechts-konfigurierte Bronchialanatomie (der Hauptbronchus überkreuzt die Lungenatrerie auf beiden Seiten), eine Asplenie und eine Juxtaposition von Aorta und V. cava inferior auf derselben Seite der Wirbelsäule (Berg et al. 2006).

Malrotationen des Magen-Darm-Traktes und der Leber sind mit beiden klinischen Varianten assoziiert (Lin et al. 2000, Winer-Muram et al. 1989, Rose et al. 1975, Peoples et al. 1983).

Entsprechend der typischen klinischen Befunde werden **Linksisomerien** auch als „doppelte Linksseitigkeit", „links-atriale Isomerie" oder „Polyspleniesyndrome" bezeichnet, während „doppelte Rechtsseitigkeit", „rechts-atriale Isomerie", „Ivemark-Synrom" und „Aspleniesyndrome" für **Rechtsisomerien** gebräuchlich sind. Aufgrund der häufigen Kombination von Herzfehlern und Milzanomalien werden die Heterotaxiesyndrome allgemein auch als „**kardiosplenische Syndrome**" bezeichnet. Da allerdings keine der oben genannten Anomalien uniform bei allen Links- oder Rechtsisomerien nachweisbar ist und durchaus Überlappungen der typischen Befunde bei den beiden unterschiedlichen Phänotypen existieren, werden diese älteren Begriffe zunehmend verlassen.

Ultraschallbefunde

Da sowohl die Lappenstruktur der Lunge, als auch die Bronchialanatomie und die Morphologie der Herzohren sonografisch schwer darstellbar sind, eignen sich diese fetalpathologischen Diagnosekriterien kaum für die sonografische Diagnose in utero (Berg et al. 2005). Auch die Darstellbarkeit der Milz ist aufgrund der Situsanomalien bei Heterotaxiesyndromen sehr unzuverlässig. Sowohl bei Asplenie als auch bei Polysplenie, die mit einer hohen örtlichen Variabilität der oft kleinen Nebenmilzen vergesellschaftet ist, wird der Pränataldiagnostiker den gleichen Befund erheben: die fehlende Darstellbarkeit der Milz. Außerdem können Rechts- und Linksisomerismen sowohl mit Polysplenie als auch mit Asplenie und normaler Milzanatomie vergesellschaftet sein (Berg et al. 2006, Ho et al. 1991, Winer-Muram et al. 1989).

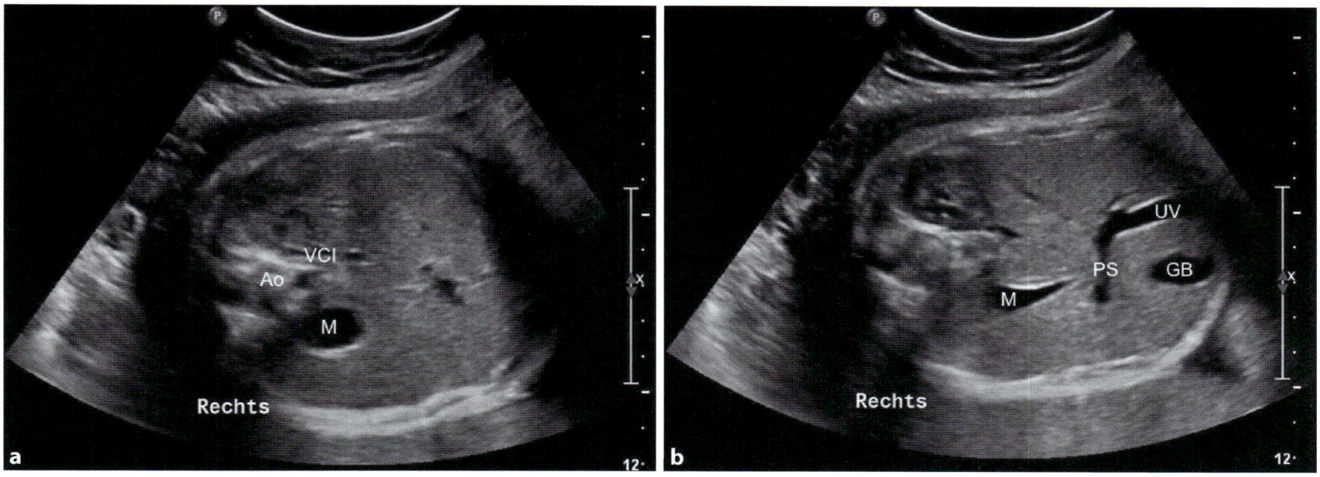

Abb. 8.76 Situs ambiguus bei einem Fetus mit Rechtsisomerie. Sowohl der Magen (*M*) als auch der Portalsinus (*PS*) und die Gallenblase (*GB*) liegen rechts, V. cava inferior (*VCI*) und Aorta (*Ao*) liegen juxtaponiert links der Wirbelsäule, sodass es sich weder um einen Situs solitus noch Situs inversus handeln kann

In der Praxis gelingt die Diagnose der Heterotaxiesyndrome leichter anhand der Anomalien des Situs, der Hohlvenen und des Herzens.

Bei fast allen fetalen Heterotaxiesyndromen fällt bei der sonografischen Beurteilung des Magens, der Gallenblase, des Portalsinus, der Aorta und der V. cava inferior ein Situs auf, der weder dem Situs solitus, noch dem Situs inversus zugeordnet werden kann (Abb. 8.76).

Während Fehlpositionen des Magens, der Gallenblase und des Portalsinus bei Links- und Rechtsisomerie gleichermaßen vorkommen, ist das Fehlen des hepatischen Anteils der V. cava inferior mit Rückstrom des Blutes zum Herzen über eine verbreiterte V. azygos signifikant mit **Linksisomerie** assoziiert (Ho et al. 1991). Sonografisch fällt zunächst das Fehlen des hepatischen Anteils der V. cava inferior auf. In den rechten Vorhof münden also von kaudal nur Lebervenen und Ductus venosus. Anstatt dessen findet sich im oberen Abdomen neben der Aorta deszendens ein ähnlich großes Gefäß, das im weiteren Verlauf hinter dem Herzen nach oben zieht und in die obere Hohlvene mündet (Abb. 8.77). Es kann links der Wirbelsäule als Hemiazygoskontinuität verlaufen oder rechts als Azygoskontinuität. Diese venöse Anomalie kommt selten auch bei Rechtsisomerie oder als physiologische Normvariante bei ansonsten unauffälligem Phänotyp vor (Winer-Muram et al. 1989, Berg et al. 2003, Ruscazio et al. 1998, Berg et al. 2005).

Demgegenüber ist die Juxtaposition von V. cava inferior und Aorta auf derselben Seite der Wirbelsäule ein wichtiger Marker für eine **Rechtsisomerie** und kommt nur selten bei Linksisomerie vor (Berg et al. 2005, Berg et al. 2006, Berg et al. 2003). Sonografisch fällt auf, dass Aorta und V. cava inferior eng nebeneinander auf derselben Seite der Wirbelsäule (meist links) verlaufen, wobei die V. cava inferior etwas versetzt vor der Aorta liegt (Abb. 8.78).

Assoziierte Befunde und Differenzialdiagnose

Herzfehler kommen bei über 90 % der Feten mit Heterotaxie vor. Während bei **Linksisomerien** in bis zu 10 % der Fälle keine korrekturpflichtigen Vitien vorliegen, haben fast alle **Rechtsisomerien** komplexe Herzfehler. Die generelle Inzidenz und Verteilung der einzelnen Herzfehler zeigt wenig Unterschiede zwischen Rechts- und Linksisomerie. Mit 66 % ist der **atrioventrikuläre Septumdefekt** der führende Herzfehler bei beiden Varianten (Abb. 8.79), gefolgt von **Obstruktionen des rechtsventrikulären Ausflusstraktes** (40 %), und dem „**double outlet right ventricle**" (22 %) (Berg et al. 2006). Lediglich die Pulmonalatresie und die totale Lungenvenenfehlmündung (Abb. 8.80) kommen bei Feten mit Rechtsisomerie signifikant häufiger vor (Berg et al. 2005, Berg et al. 2003).

Allerdings sind Kombinationen mehrerer Herzfehler bei Heterotaxiesyndromen eher die Regel als die Ausnahme. So haben Feten mit Linksisomerie im Mittel zwei und die mit Rechtsisomerie im Mittel drei kombinierte Herzfehler.

Über 50 % der Feten mit Linksisomerie haben einen **AV-Block** und umgekehrt haben über die Hälfte aller Feten mit pränatal diagnostiziertem AV-Block eine Linksisomerie (Berg et al. 2005, Berg et al. 2005). Bei Rechtsisomerien sind AV-Blöcke sehr selten.

Im Gegensatz zu antikörperassoziierten Herzblöcken, denen eine inflammatorische Schädigung des Myokards und vor allem des Reizleitungssystems durch plazentagängige maternale anti-Ro-Immunglobuline zugrunde liegt, finden sich bei Feten mit Linksisomerie Fehlanlagen des Sinusknotens sowie des Reizleitungssystems (Ho et al. 1992), die ihren Ursprung in der frühen Embryonalperiode haben. Dementsprechend werden Herzblöcke bei Linksisomerien teilweise bereits im I. Trimenon diagnostiziert, während antikörperassoziierte Herzblöcke erst im II. Trimenon auftreten, wenn die Plazentaschranke für Immunglobuline der IgG-Klasse durchlässig wird (Baschat et al. 1999, Berg et al. 2005).

Der AV-Block bei Linksisomerien ist in hohem Maße mit intrauteriner Herzinsuffizienz und konsekutivem intrauterinen Fruchttod vergesellschaftet. Der gleichzeitig bestehende Herzfehler hat dabei entscheidenden Einfluss, denn der AV-Block bei Linksisomerien führt signifikant häufiger zu einem Hydrops als der antikörperassoziierte AV-Block bei ansonsten herzgesunden Feten (Berg et al. 2005).

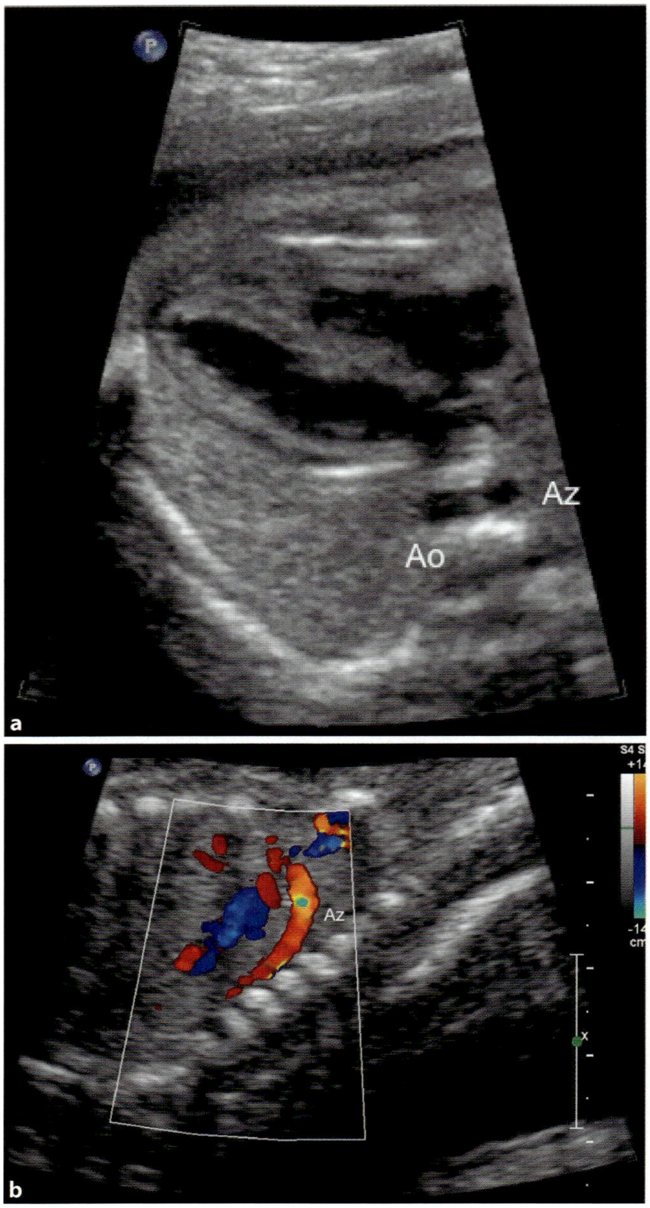

■ **Abb. 8.77** **a** Azygoskontinuität bei einem Fetus mit Linksisomerie. Die verbreiterte V. azygos (*Az*) läuft rechts der Wirbelsäule, die deszendierende Aorta (*Ao*) links. **b** Im Parasagittalschnitt kommt die Azygosvene als in Gegenrichtung (*rot*) perfundiertes Gefäß neben der Aorta zur Darstellung

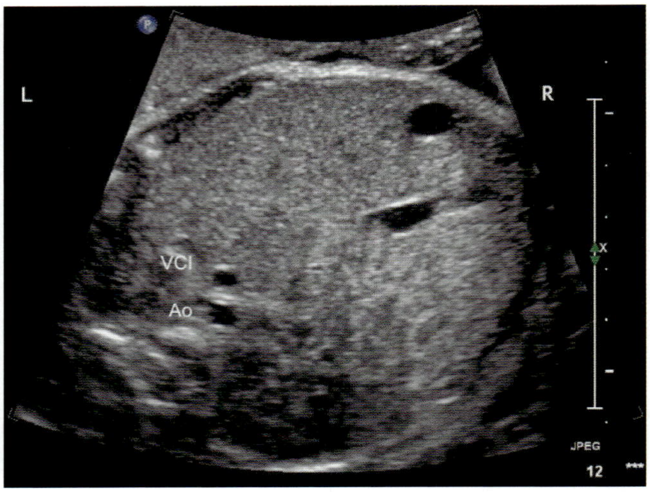

■ **Abb. 8.78** Juxtaposition von deszendierender Aorta (*Ao*) und V. cava inferior (*VCI*) auf der linken Seite der Wirbelsäule bei einem Fetus mit Rechtsisomerie

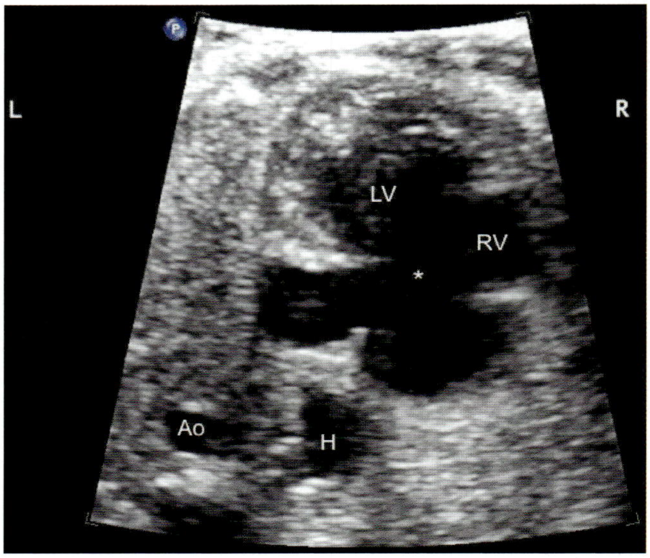

■ **Abb. 8.79** Dextrokardie mit balanciertem atrioventrioventrikulären Septumdefekt (*Stern*) bei einem Fetus mit Rechtsisomerie und Hiatushernie (*H*). *Ao* Aorta, *LV* linker Ventrikel, *RV* rechter Ventrikel

Klinische Konsequenzen und Management

Der Anteil der Feten mit AV-Block bedingt die hohe intrauterine Mortalität der Linksisomerien. Im Gegensatz dazu sind sie postnatal mit weniger gravierenden Vitien verbunden als die Rechtsisomerien und haben damit eine günstigere Prognose. Allerdings hängt die Lebensqualität stark von den assoziierten Herzfehlern und deren Korrigierbarkeit ab (Berg et al. 2003).

Bei Feten mit Rechtsisomerien zeigt sich ein umgekehrtes Bild. Der intrauterine Fruchttod ist hier eine Seltenheit, aber die postnatale Mortalität und Morbidität ist hoch. Der ungünstigere postnatale Verlauf ist vermutlich sowohl auf die Schwere als auch auf die Kombinationen der assoziierten Herzfehler bei Rechtsisomerien zurückzuführen (Berg et al. 2003).

Neben den Herzfehlern beeinflussen auch die assoziierten viszeralen Anomalien die Prognose der Heterotaxien. Volvulus, Hiatushernien und Gallengangsatresien komplizieren vor allem die Verläufe bei Links-Isomerien (Nakada et al. 1997), während nach den Herzfehlern die zweithäufigste Todesursache bei Kindern mit Rechtsisomerien die Sepsis auf dem Boden einer assoziierten Asplenie mit konsekutiver Schwäche der zellulären Abwehr ist (Wu et al. 2002).

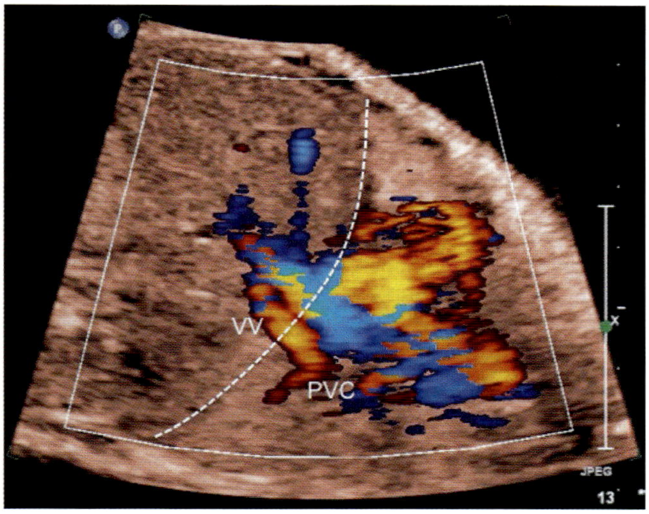

Abb. 8.80 Totale Lungenvenenfehlmündung bei einem Fetus mit Rechtsisomerie. Die Lungenvenen sammeln sich hinter dem linken Vorhof in einem Pulmonalvenenkonfluenz (*PVC*) und münden dann über eine vertikale Vene (*VV*) in die Lebervenen. *Unterbrochene Linie* Zwerchfell

8.9 Fehlbildungen der präkardialen Venen

C. Berg

Fehlbildungen des venösen Zuflusses zum Herzen können vier embryonale Venensysteme betreffen:

- Kardinalvenen,
- Umbilikalvenen,
- Dottersackvenen und
- Lungenvenen.

Diese Fehlbildungen entstehen entweder durch Agenesie eines der Venensysteme oder Teilen davon, durch Ausbleiben kritischer Anastomosen oder durch sekundären Verschluss bereits vorhandener Venensysteme. In der folgenden Übersicht sind die Fehlbildungen der präkardialen Venen zusammengefasst.

Klassifikation der Fehlbildungen der präkadialen Venen
(Modifiziert nach Yagel et al. 2010)

A Kardinalvenen
a) Komplexe Fehlbildungen der Hohlvenen im Rahmen von Heterotaxiesyndromen
b) Isolierte Fehlbildungen der Hohlvenen
   1. Links persistierende obere Hohlvene
   2. Bilaterale obere Hohlvene
   3. Unterbrochene untere Hohlvene mit Azygoskontinuität
   4. Persistierende linke untere Hohlvene
   5. Bilaterale untere Hohlvene

B Umbilikalvenen
a) Agenesie des Ductus venosus
   1. Mit Leberbypass
   2. Ohne Leberbypass
b) Persistierende rechte Umbilikalvene
c) Bilaterale Umbilikalvene
d) Varix der Umbilikalvene

C Dottersackvenen
a) Komplette Agenesie des Pfortadersystems
b) (Partielle) Agenesie des linken oder rechten Pfortaderastes

D Lungenvenen
a) Totale Lungenvenenfehlmündung
b) Partielle Lungenvenenfehlmündung

Die wichtigsten und häufigsten Fehlbildungen des venösen Rückflusses zum Herzen werden im Folgenden besprochen.

8.9.1 Lungenvenenfehlmündung

Partielle Lungenvenenfehlmündung

Definition

Lungenvenenfehlmündungen sind sehr seltene Fehlbildungen. Sie können total oder partiell vorkommen und treten mit einer Prävalenz von 6,8:100.000 (Correa-Villasenor et al. 1991) Lebendgeburten auf bzw. machen 4,9 % aller Herzfehler aus (Patel et al. 2005).

Von einer partiellen Lungenvenenfehlmündung spricht man, wenn eine oder mehrere Lungenvenen in den linken Vorhof münden, die restlichen aber in eine Systemvene, den rechten Vorhof oder gemischt in beides. In über der Hälfte der Fälle liegt gleichzeitig ein Vorhofseptumdefekt vor (Yagel et al. 2010).

Ultraschallbefunde

Von der Fehlmündung betroffen sein können die Venen eines Lungenlappens, mehrere Lungenlappen einer Lunge, alle Lungenlappen einer Lunge oder mehrere Lungenlappen beider Lungen. Die Kombinationsmöglichkeiten sind also zahlreich. **Typische Befunde** sind:

- Die Venen des rechten Ober- und Mittellappens drainieren in die obere Hohlvene. Üblicherweise liegt ein Vorhofseptumdefekt vor.
- Alle Venen der rechten Lunge münden direkt in den dilatierten rechten Vorhof. Üblicherweise liegt ein Vorhofseptumdefekt vor.
- Alle oder einige Venen der rechten Lunge münden in die untere Hohlvene. Diese auch als Scimitar Syndrom (Türkischer Krummsäbel - wegen der charakteristischen Form im Thoraxröntgen) bezeichnete Form der Lungenvenenfehlmündung ist häufig mit pulmonaler Hypoplasie, direkter arterieller Versorgung aus der deszendierenden Aorta und Dextroposition vergesellschaftet.
- Alle oder eine der Venen der linken Lunge münden über ein Sammelgefäß in die V. brachiocephalica. Üblicherweise liegt ein Vorhofseptumdefekt vor.
- Alle oder eine der Venen der linken Lunge münden in den Koronarsinus. Üblicherweise liegt ein Vorhofseptumdefekt vor.

Assoziierte Befunde und Differenzialdiagnose

Sonderformen der partiellen Lungenvenenfehlmündung treten vor allem im Rahmen von Heterotaxiesyndromen auf:

- Eine Lungenveneneinmündung in den funktionell linken Vorhof bei **Rechtsisomerie** muss nach Ansicht einiger Autoren per Definitionem fehlerhaft sein, wenn man davon ausgeht, dass beide Vorhöfe anatomisch rechte Vorhöfe sind und der rechte Vorhof keine Lungenvenen empfangen darf. Hämodynamisch stellt diese Art der Lungenvenenfehlmündung jedoch kein korrekturpflichtiges Problem dar.
- Im Gegensatz dazu münden die Lungenvenen bei **Linksisomerie** oftmals getrennt in beide Vorhöfe (die linken Lungenvenen in den links gelegenen, die rechten Lungenvenen in den rechts gelegenen Vorhof). Da beide Vorhöfe anatomisch links sind, handelt es sich bei den in den rechts gelegenen Vorhof mündenden Venen per definitionem nicht um eine Fehlmündung, dennoch ist der Befund hämodynamisch oft korrekturbedürftig.

Wenn keine weiteren Fehlbildungen des Herzens oder der Lunge vorliegen, erfolgt die pränatale Diagnose einer partiellen Lungenvenenfehlmündung nur selten, da in den meisten Institutionen selbst im Rahmen der detaillierten Echokardiografie nur eine oder zwei, selten aber alle Lungenvenen dargestellt werden.

In einer retrospektiven Studie über alle innerhalb eines Jahres pränatal diagnostizierte Lungenvenenfehlmündungen eines großen kanadischen Zentrums waren alle 5 partiellen Lungenvenenfehlmündungen mit einem Scimitar Syndrom oder einem hypoplastischen Linksherz assoziiert (Valsangiacomo et al. 2003).

Klinische Konsequenzen und Management

Postnatal wird die Klinik durch den häufig vorhandenen **Vorhofseptumdefekt** bestimmt. Bei intaktem Vorhofseptum hängt die Klinik vom Ausmaß des Rechts-Links-Shunts ab: mündet nur eine Lungenvene fehl, bleibt dies klinisch meist inapparent. Die Fehlmündung aller Venen einer Lunge hingegen führt häufig zu einem Rechts-Links-Shunt >50 %. Obstruktive partielle Lungenvenenfehlmündungen sind selten. Der Links-Rechts-Shunt einer partiellen Fehlmündung wird meist gut toleriert und so bleibt die Fehlmündung üblicherweise bis in die vierte oder fünfte Lebensdekade klinisch inapparent (Hlavacek et al. 2009).

Totale Lungenvenenfehlmündung

Definition

Bei der totalen Lungenvenenfehlündung ist keine der Lungenvenen mit dem linken Vorhof verbunden. Alle Lungenvenen münden entweder in den rechten Vorhof oder die Systemvenen.

Die pränatale Diagnose einer isolierten totalen Lungenvenenfehlmündung ist immer noch eine Rarität. Bei fast allen in der Literatur beschriebenen Fällen lagen weitere komplexe Vitien vor, vor allem Rechtsisomerien und hypoplastische Linksherzen. In einer repräsentativen Studie hatten nur 4 von 2370 Feten mit Herzfehlern eine isolierte Lungenvenenfehlmündung (Allan et al. 2001). Die meisten dieser Fälle bleiben also pränatal unentdeckt.

Bei fast allen totalen Lungenvenenfehlmündungen sammeln sich die Venen nacheinander in einem Konfluens hinter dem Herzen, der dann entweder suprakardial, kardial, infrakardial oder gemischt mündet.

Die **suprakardialen** und **infrakardialen Fehlmündungen** kommen in den pränatalen Serien ähnlich häufig vor und machen 90 % der Fälle aus, während die kardiale Fehlmündung selten ist.

Suprakardiale Einmündungsstellen sind die V. brachiocephalica, die rechte und ggf. linke obere Hohlvene und die V. azygos. Typischerweise münden die Lungenvenen nacheinander in ein Sammelgefäß, das horizontal hinter dem Herzen liegt und im Vierkammerblick gut dargestellt werden kann (Berg et al. 2007). Eine vertikale Vene verlässt das Sammelgefäß und läuft links der Wirbelsäule zur Einmündungsstelle in die V. brachiocephalica, die ihrerseits in die rechte obere Hohlvene mündet. Verläuft diese vertikale Vene nicht vor der linken Pulmonalarterie, sondern dahinter, so entsteht eine Engstelle zwischen linker Pulmonalarterie und linkem Hauptbronchus, die zur Obstruktion des pulmonalvenösen Abflusses führen kann. Aber auch andere Einmündungsstellen können – wenn auch seltener – mit Obstuktionen des Abflusses vergesellschaftet sein. Mündet die vertikale Vene direkt in die rechte obere Hohlvene, kann der Abfluss direkt an der Einmündungsstelle obstruiert sein oder auf dem Weg dorthin zwischen rechter Pulmonalarterie und Karina (Hlavacek et al. 2009).

Bei der **kardialen Form** münden die Lungenvenen fast immer über den Koronarsinus in den rechten Vorhof. Obstruktionen sind hier selten und die chirurgische Korrektur ist relativ einfach. Die direkte Einmündung der Lungenvenen in den rechten Vorhof kommt fast ausschließlich bei Rechtsisomerien vor. Hier fehlt typischerweise der Koronarsinus und es besteht ein gemeinsamer Vorhof ohne Septierung, in dessen Dach die Lungenvenen über einen kurzen Konfluens münden (Hlavacek et al. 2009).

Die **infrakardiale** ist immer auch eine **infradiaphragmale Fehlmündung**. Hierbei läuft die vertikale Vene mit dem Ösophagus durch das Zwerchfell und mündet in die Portalvenen, den Ductus venosus oder sehr selten in die untere Hohlvene. Während die suprakardialen Lungenvenenfehlmündungen oft bereits intrauterine Obstruktionen im Farbdoppler aufweisen (Valsangiacomo et al. 2003), entstehen die infrakardialen Obstruktionen häufig erst nachgeburtlich mit dem Verschluss des Ductus venosus (Hlavacek et al. 2009).

Eine Sonderform der totalen Lungenvenenfehlmündung ist das **hypoplastische Linksherzsyndrom** mit Mitralatresie, intaktem interatrialem Septum und laevoatrialer Kardinalvene. Hierbei münden die Lungenvenen zwar regelrecht in den linken Vorhof, aufgrund des verschlossenen Foramen ovale fließt das Blut jedoch über eine atypische Kardinalvene ab, die im Dach des linken Vorhofes entspringt und in der rechten oberen Hohlvene oder V. azygos endet.

Ultraschallbefunde

Sonografisch fällt bei der totalen Lungenvenenfehlmündung zunächst im Vierkammerblick hinter dem Herzen ein zweites Gefäß auf: der pulmonalvenöse Konfluens (◘ Abb. 8.81a). In der Farbkodierung lässt sich dann die vertikale Vene nach suprakardial oder infrakardial weiterverfolgen. Um die Einmündungsstelle genau zu differenzieren, eignen sich in der Farbkodierung auch die parasagittalen Schnittebenen (◘ Abb. 8.81c).

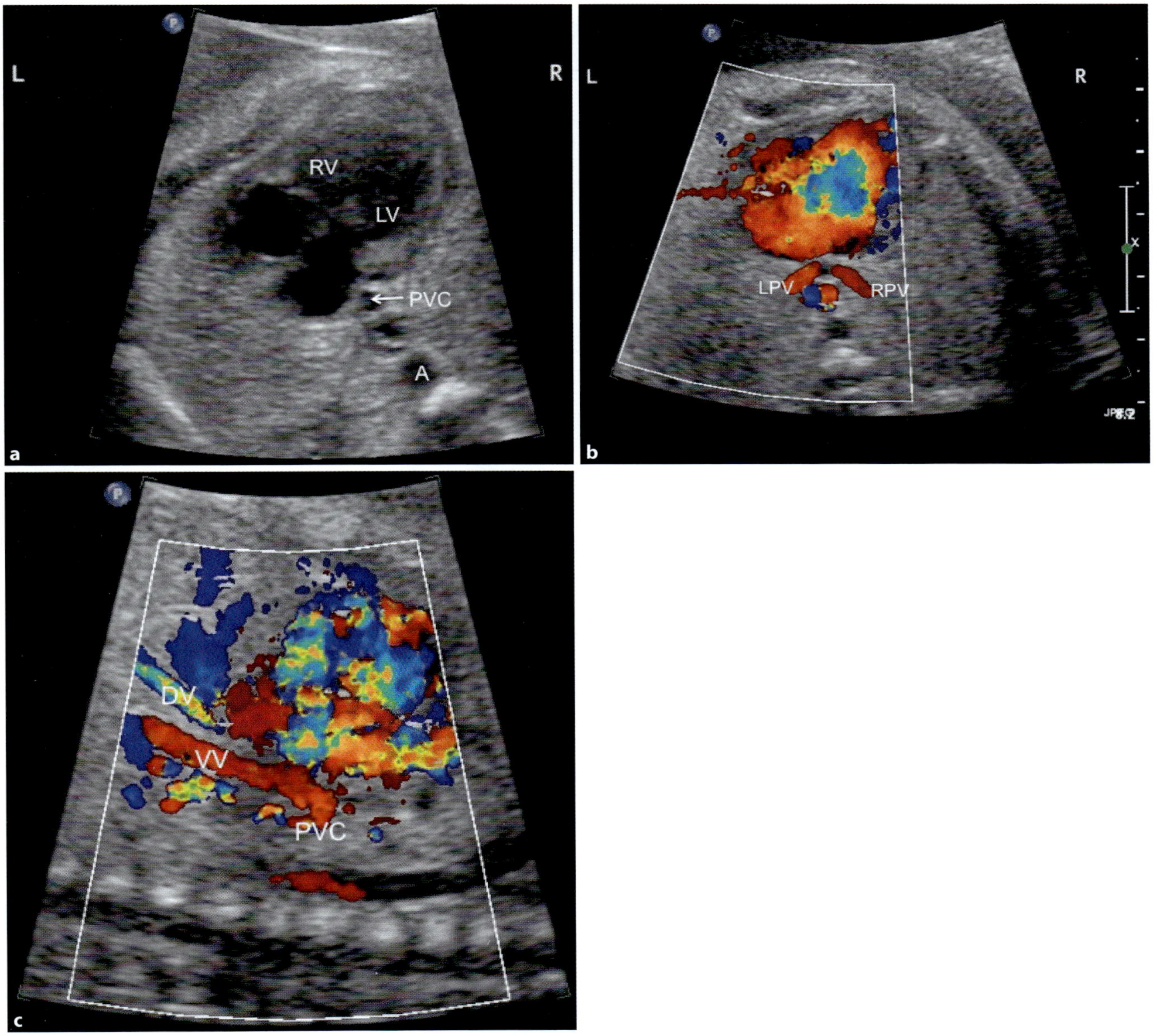

Abb. 8.81 Totale Lungenvenenfehlmündung bei einem Fetus mit Rechts-Isomerie, Dextrokardie und atrioventrikulärem Septumdefekt. Die Lungenvenen (*LPV, RPV*) sammeln sich hinter dem linken Vorhof in einem Pulmonalvenenkonfluenz (*PVC*) und münden dann über eine vertikale Vene (*VV*) in die Portalvenen. *LV* linker Ventrikel, *RV* rechter Ventrikel, *A* Aorta, *DV* Ductus venosus

Obstruktionen werden durch eine deutliche Flussbeschleunigung identifiziert. Vor der Obstruktion ist das pulmonalvenöse Flussmuster im gepulsten Doppler monophasisch mit niedriger Flussgeschwindigkeit (Abb. 8.82a). Nach der Obstruktion ist die Flussgeschwindigkeit deutlich erhöht (Abb. 8.82b). Liegt keine Obstruktion vor, ähnelt das Flussmuster dem normalen Lungenvenenflussmuster (Valsangiacomo et al. 2003).

Münden alle Lungenvenen in den Koronarsinus, so fällt die Dilatation desselben im Vierkammerblick zusätzlich zum pulmonalvenösen Konfluens hinter dem Herzen auf. Da in den meisten Fällen eine links persistierende obere Hohlvene Ursache eines dilatierten Koronarsinus ist, wird man zunächst im Dreigefäßtracheathymusblick nach einem überzähligen Gefäß links des Truncus pulmonalis fahnden. Findet sich dies nicht, so muss eine Lungenvenenfehlmündung oder eine Fehlmündung der subdiaphragmalen Systemvenen in den Koronarsinus vorliegen. Letztere weisen allerdings kein Sammelgefäß hinter dem Herzen auf (Barrea et al. 2011, Karl et al. 2011).

In über der Hälfte der Fälle mit totaler Lungenvenenfehlmündung sind die rechtsventrikulären Strukturen größer als die linken. Diese Veränderungen treten allerdings erst spät in der Schwangerschaft auf, wenn der pulmonale Blutfluss zunimmt. Sie können auch völlig fehlen, z. B. wenn der meist assoziierte Vorhofseptumdefekt für ausreichenden Druckausgleich sorgt oder wenn der pulmonalvenöse Zufluss zum rechten Ventrikel durch eine Obstruktion gebremst wird (Allan et al. 2001). Somit eignet sich die Größendiskrepanz zwischen den rechten und linken Herzstrukturen kaum als Marker für Lungenvenenfehlmündungen.

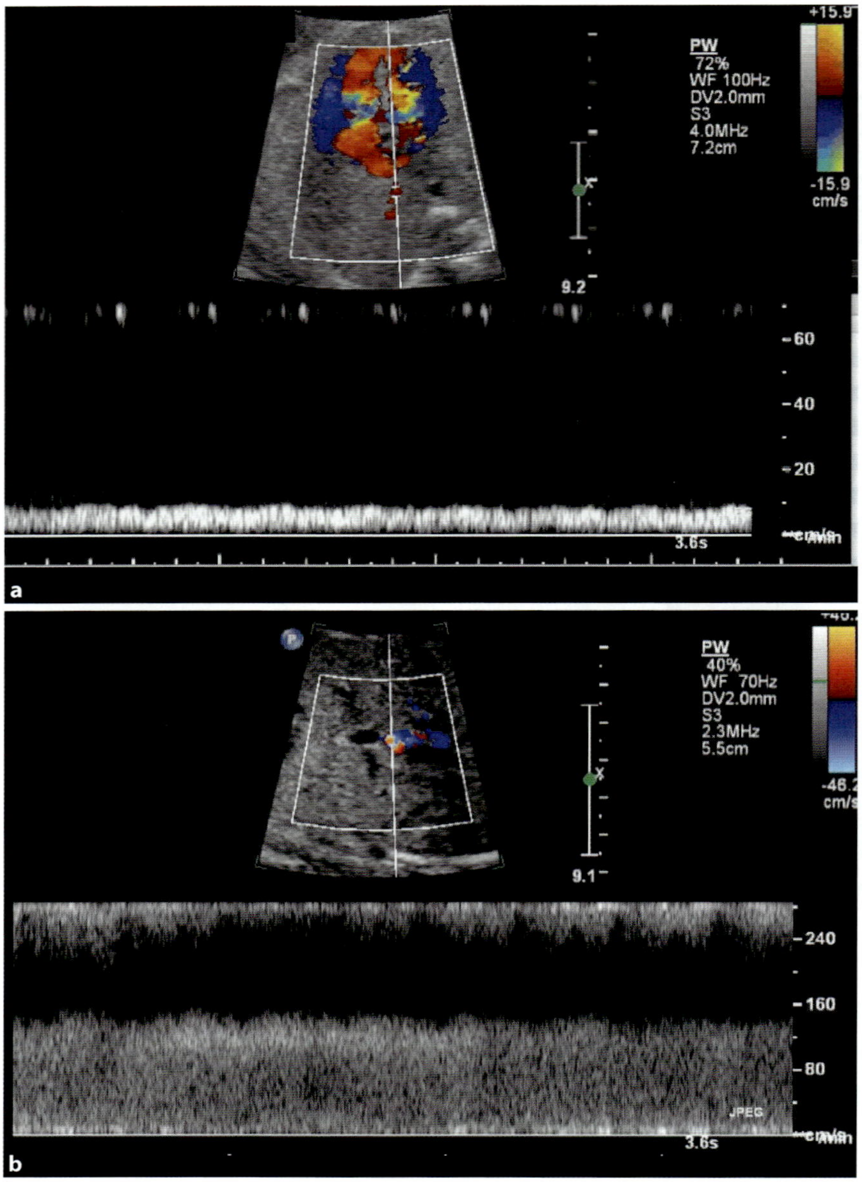

Abb. 8.82 Unterschiedliche Flussmuster bei totaler Lungenvenenfehlmündung. **a** Im pulmonalvenösen Konfluens ist das Flussmuster aufgrund des fehlenden Anschlusses an den Vorhof monophasisch und mit niedriger Geschwindigkeit. **b** Nach der Obstruktion ist die Flussgeschwindigkeit deutlich erhöht

Ein wichtiges Hinweiszeichen auf eine totale Lungenvenenfehlmündung ist ein zusätzliches Gefäß hinter dem Herz im Vierkammerblick.

Klinische Konsequenzen und Management

Die Prognose der totalen Lungenvenenfehlmündung hängt vor allem von den assoziierten Fehlbildungen ab, insbesondere den Rechtsisomerien und Mitralatresien, und von den pulmonalvenösen Obstruktionen. Isolierte, nicht obstruktive Lungenvenenfehlmündungen haben eine sehr gute Prognose. Im Gegensatz dazu erreicht die Mortalität bei Rechtsisomerien mit Lungenvenenfehlmündung in den meisten Studien >90 % (Berg et al. 2006, Valsangiacomo et al. 2003). Während postnatal bei nicht obstruierten Fehlmündungen Sauerstoffsättigungen von >90 % vorherrschen und die Kinder erst im Alter von 2–3 Monaten auffällig werden, sinkt die Sättigung bei pulmonalvenöser Obstruktion auf 20–30 % und die Kinder werden aufgrund ihrer Zyanose und Trinkschwäche bereits in der ersten Lebenswoche auffällig (Hlavacek et al. 2009). Dennoch ist das Vorliegen pulmonalvenöser Obstruktionen nicht in allen Studien ein ungünstiger prognostischer Faktor, wenn das perinatale Management entsprechend angepasst wird. **Prognostisch ungünstige Faktoren** in den meisten Studien sind

- univentrikluläre Anatomie,
- niedriges Alter bei der Korrekturoperation,
- diffuse pulmonalvenöse Obstruktion und
- pulmonaler Hypertonus (Hlavacek et al. 2009).

Assoziierte Befunde und Differenzialdiagnose

Die differenzialdiagnostische Abgrenzung der totalen hoch obstruktiven Lungenvenenfehlmündung von einer **Atresie der gemeinsamen Lungenvene** („atresia of the common pulmonary

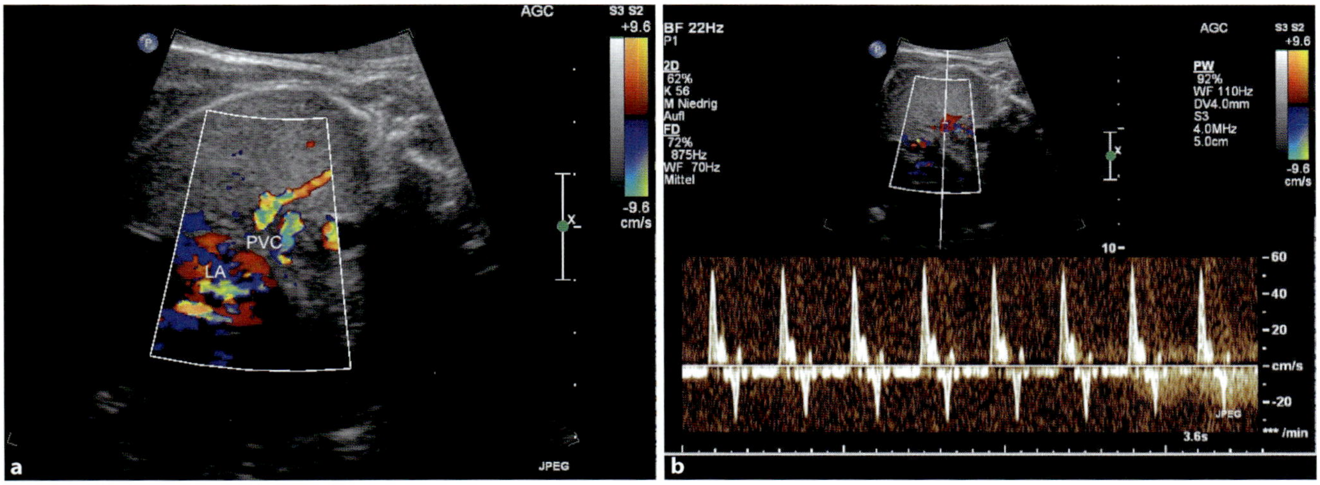

Abb. 8.83 Zufluss zum linken Vorhof bei einem Fetus mit Atresie der gemeinsamen Pulmonalvene. **a** In der Farbkodierung lässt sich bei sehr niedrigem Nyquist-Limit direkt neben dem linken Vorhof der Konfuens der winzigen Pulmonalvenen darstellen. **b** Im gepulsten Doppler zeigt sich ein venöses Flussmuster mit extrem hohem Widerstand

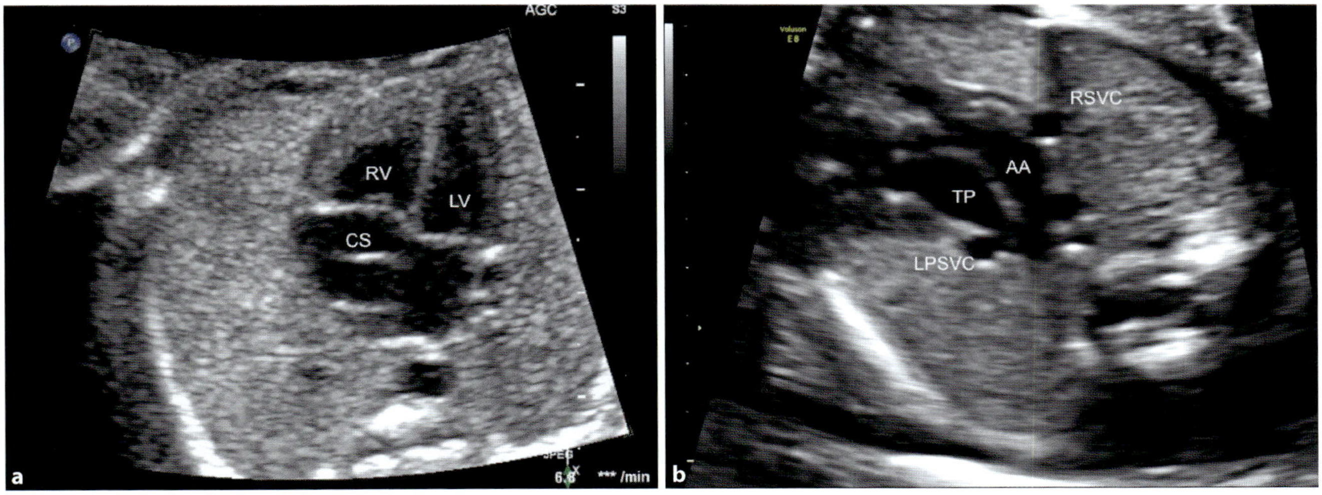

Abb. 8.84 Fetus mit links persistierender oberer Hohlvene (*LPSVC*). **a** Im Vierkammerblick fällt der verbreiterte Koronarsinus auf (*CS*). **b** Im Dreigefäßtracheablick lässt sich dann die LPSVC als überzähliges Gefäß links des Truncus pulmonalis (*TP*) darstellen. *AA* Aortenbogen, *LV* linker Ventrikel, *RSVC* rechte obere Hohlvene, *RV* rechter Ventrikel

vein") ist sehr schwierig. Bei dieser sehr seltenen Erkrankung sammeln sich die Lungenvenen direkt hinter dem linken Vorhof in einem Sammelgefäß, das keine oder eine hoch restriktive Einmündung in den linken Vorhof oder die Systemvenen hat. Sonografisch fällt zunächst auf, dass es keine Einmündung der Lungenvenen in den linken Vorhof oder in die Systemvenen gibt. In der Farbkodierung lässt sich bei sehr niedrigem Nyquist-Limit direkt neben dem linken Vorhof der Konfuens der winzigen Pulmonalvenen darstellen (Abb. 8.83a). Im gepulsten Doppler zeigt sich ein venöses Flussmuster mit extrem hohen Widerstand (Abb. 8.83b). Obwohl es keinen Abfluss der Lungenvenen gibt, überleben die Betroffenen bis zu einem Monat, wobei unklar ist, auf welchem Weg das oxygenierte Blut die Systemarterien erreicht (Hlavacek et al. 2009). Die Klinik ähnelt der einer hoch obstruktiven Lungenvenenfehlmündung mit pulmonalem Hypertonus und Lungenödem (Lucas et al. 1962). Nach extrakorporaler Membranoxygenierung sind von mehreren Zentren erfolgreiche Korrekturoperationen berichtet worden (Dudell et al. 1993).

Fazit

In postnatalen Serien sind ein Drittel der totalen Lungenvenenfehlmündungen mit anderen Fehlbildungen vergesellschaftet und zwei Drittel kommen isoliert vor. Dagegen haben die assoziierten Fehlbildungen in pränatalen Serien einen Anteil von >90 %, sodass davon ausgegangen werden muss, dass die meisten isolierten Lungenvenenfehlmündungen dem pränatalen Screening entgehen. Dies ist umso bedauerlicher, da die meisten totalen Lungenvenenfehlmündungen einen auffälligen Vierkammerblick mit mehr als einem Gefäß hinter dem Herz haben (Berg et al. 2007) und somit leicht zu entdecken wären (Berg et al. 2007).

8.9.2 Fehlbildungen der Hohlvenen

Links persistierende obere Hohlvene

■ **Definition**

Die links persistierende obere Hohlvene ist die häufigste Anomalie des systemvenösen Rückflusses. Sie wird bei 0,3–0,5 % der Autopsien gefunden und in 4–9 % der Patienten mit angeborenen Herzfehlern (Albert et al. 1956, Galindo et al. 2007, Parikh et al. 1996). Von den paarig angelegten vorderen Kardinalvenen atrophiert während der Embryonalentwicklung auf der linken Seite der Teil zwischen V. brachiocephalica und Koronarsinus, sodass die übrig gebliebene linke Kardinalvene über die V. brachiocepahlica in die rechte obere Hohlvene drainiert. Unterbleibt diese Rückbildung, so resultiert eine persistierende linke obere Hohlvene.

■ **Ultraschallbefunde**

Sonografisch fällt zunächst im kaudalen Vierkammerblick der dilatierte Koronarsinus auf, der während der gesamten Schwangerschaft üblicherweise 1–3 mm breit ist (Chaoui et al. 2003) (◘ Abb. 8.84a). Im Dreigefäßtracheablick lässt sich dann ein überzähliges Gefäß links des Truncus pulmonalis darstellen (◘ Abb. 8.84b).

In seltenen Fällen fehlt auch die rechte obere Hohlvene, sodass die V. brachocephalica in die links persistierende obere Hohlvene drainiert. In diesen Fällen folgen von links nach rechts im Dreigefäßtracheablick:

- linke obere Hohlvene,
- Truncus pulmonalis und
- Aorta.

Ein verbreiterter Koronarsinus findet sich vor allem bei links persistierenden oberen Hohlvenen, aber auch bei totaler Lungenvenenfehlmündung und Fehlmündung der infradiaphragmatischen Systemvenen in den Koronarsinus. Bei einer Verbreiterung des Koronarsinus ohne links persistierender oberer Hohlvene müssen also die anderen Fehlmündungen ausgeschlossen werden (Karl et al. 2011).

■ **Assoziierte Befunde und Differenzialdiagnose**

Die links persistierende obere Hohlvene ist häufig mit Herzfehlern, chromosomalen und nicht-chromosomalen Syndromen vergesellschaftet. In einer eigenen Studie waren 68/82 (83 %) mit Herzfehlern vergesellschaftet und nur 9 % kamen isoliert vor (Berg et al. 2006). Galindo et al. fanden in ihrem Kollektiv 81 % mit Herzfehlern und 19 % isolierte links persistierende obere Hohlvenen (Galindo et al. 2007). In beiden Studien war der Anteil von Feten mit Heterotaxiesyndromen >30 %.

Auch die Linksherzobstruktionen, insbesondere die Aortenisthmusstenosen, sind in bisherigen Studien überrepräsentiert gewesen (Berg et al. 2006, Galindo et al. 2007, Pasquini et al. 2005). Eine mögliche Erklärung für letztere Assoziation ist eine Einflussobstruktion in den linken Ventrikel durch den verbreiterten Koronarsinus.

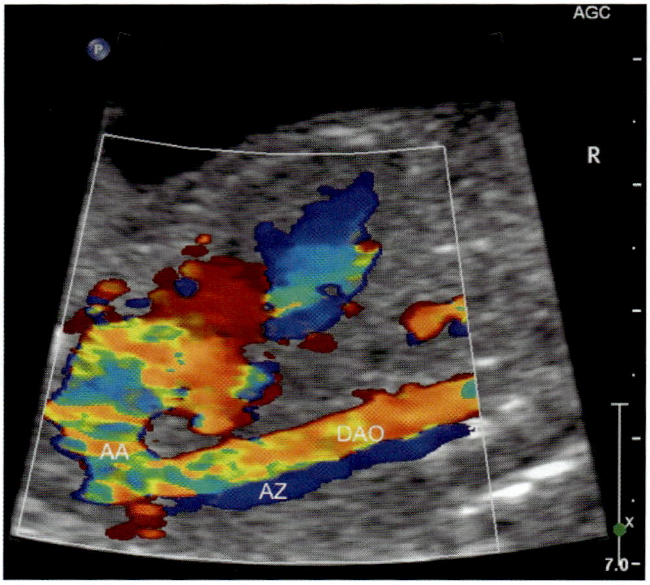

◘ **Abb. 8.85** Azygoskontinuität bei einem Fetus mit Linksisomerie. Im Parasagittalschnitt kommt die verbreiterte Azygosvene (*Az*) als in Gegenrichtung (*blau*) perfundiertes Gefäß neben der deszendierenden Aorta (*DAO*) zur Darstellung

Die links persitierde obere Hohlvene kommt gehäuft mit Herzfehlern und Syndromen vor. Die isolierte links persistierende obere Hohlvene hat jedoch keinen Krankheitswert.

Unterbrochene untere Hohlvene mit Azygoskontinuität

■ **Definition**

Das Fehlen des hepatischen Anteils der V. cava inferior mit Rückstrom des Blutes zum Herzen über eine verbreiterte V. azygos in die obere Hohlvene entsteht durch ein Ausbleiben der Anastomosierung von rechter unterer Kardinalvene und rechter Dottersackvene.

■ **Ultraschallbefunde**

Sonografisch fällt zunächst auf, dass die V. cava inferior kranial der Nierengefäße nicht nach vorne läuft und auch nicht in den rechten Vorhof mündet, sondern weiter parallel zur Aorta hinter dem Herz nach oben zieht und in die obere Hohlvene einmündet. Im Vierkammerblick entsteht dann das charakteristische sonografische Bild des „double vessel sign". Im Längsschnitt des Aortenbogens zeigt sich in der Farbkodierung ein in Gegenrichtung perfundiertes Nachbargefäß (◘ Abb. 8.85).

■ **Assoziierte Befunde und Differenzialdiagnose**

Diese Gefäßanomalie ist signifikant mit **Linksisomerie** assoziiert (Ho et al. 1991, Peoples et al. 1983, Rubino et al. 1995, Van Praagh et al. 1988), hat aber per se keinen Krankheitswert und kommt selten auch als physiologische Normvariante bei ansonsten unauffälligen Phänotypen vor (Berg et al. 2003, Celentano et al. 1999). In eigenen Untersuchungen konnten wir eine Azygoskontinuität bei 93 % der Feten mit Linksisomerie nachweisen (Berg et al. 2005, Berg et al. 2003). Bei Feten mit Rechtsisomerie ist diese venöse Anomalie selten (Freedom et al. 1973, Ruscazio et al. 1998, Soto et al. 1978, Winer-Muram et al. 1989). In unserem eigenen Kollektiv war sie nur bei einem von 22 Fällen mit Rechtsisomerie nachweisbar (Berg et al. 2006).

8.9.3 Agenesie des Ductus venosus

Definition

Die Agenesie des Ductus venosus resultiert aus der ausbleibenden Anastomosierung zwischen Umbilikalvene, Pfortadersystem und Lebersinusoiden in der 8. Woche der Embryonalentwicklung. Die Fehlbildung ist mit einer Prävalenz von 6:1000 Feten selten.

Fehlt der Ductus venosus, so kann das umbilikalvenöse Blut auf zwei alternativen Routen zum Herz gelangen (Berg et al. 2006):

1. **Ohne Leberbypass**. Die Umbilikalvene mündet in die Pfortader, mit der Folge, dass das gesamte Blut durch die Leber geleitet wird und über die Lebervenen das Herz erreicht. Sonografisch fällt hier im Querschnitt des Abdomens auf der Höhe der Einmündung der Umbilikalvene in den Portalsinus in der Farbkodierung das Fehlen des Ductus venosus auf (◘ Abb. 8.86a). Dieser Befund sollte nun im Sagittalschnitt bestätigt werden, wobei gleichzeitig die Umbilikalvene und die Lebervene mit ihrer Einmündung in den rechten Vorhof dargestellt werden müssen, da hier die typischeVerbindung durch den Ductus venosus fehlt (◘ Abb. 8.86b).
2. **Mit Leberbypass**. Die Umbilikalvene mündet als portosystemischer Shunt in die V. iliaca (◘ Abb. 8.87a), V. cava inferior (◘ Abb. 8.87b), V. cava superior, den Koronarsinus oder direkt in den rechten Vorhof (◘ Abb. 8.87c), sodass der Leberkreislauf komplett umgangen wird.

Ultraschallbefunde

Die sonografische Diagnose gelingt in diesen Fällen am einfachsten im Sagittalschnitt, wobei die Umbilikalvene im B-Bild und in der Farbkodierung bis zu ihrer Einmündung in die Systemvenen dargestellt wird. Bei dieser Variante fehlt der Leber der Teil des Blutflusses, der von der Nabelvene üblicherweise in das Pfortadersystem gelangt. Der Zufluss zur Leber über die A. hepatica ist reaktiv gesteigert, was sich in der Farbdoppler- (◘ Abb. 8.87) und auch im Spektral-Dopplersonografie anhand niedriger Flusswiderstände nachweisen lässt (Shen et al. 2011). Häufig ist in diesen Fällen eine Kardiomegalie, seltener ein Hydrops nachweisbar (Berg et al. 2006).

Klinische Konsequenzen und Management

Als isolierte Fehlbildungen haben Agenesien des Ductus venosus eine durchweg günstige Prognose. Allerdings sind sie in 24–65 % der Fälle mit Herzfehlern, Chromosomenanomalien und anderen Fehlbildungen vergesellschaftet, die die Prognose maßgeblich bestimmen. Zusätzlich sind die Varianten mit Leberbypass in 23–45 % der Fälle mit einer partiellen oder kompletter Agenesie des Pfortadersystems vergesellschaftet (Berg et al. 2006, Shen et al. 2011). Diese Assoziation betrifft vor allem die Fälle, in denen der portosystemische Shunt sehr breit ist (entsprechend dem Durchmesser der Nabelvene oder breiter) (Shen et al. 2011).

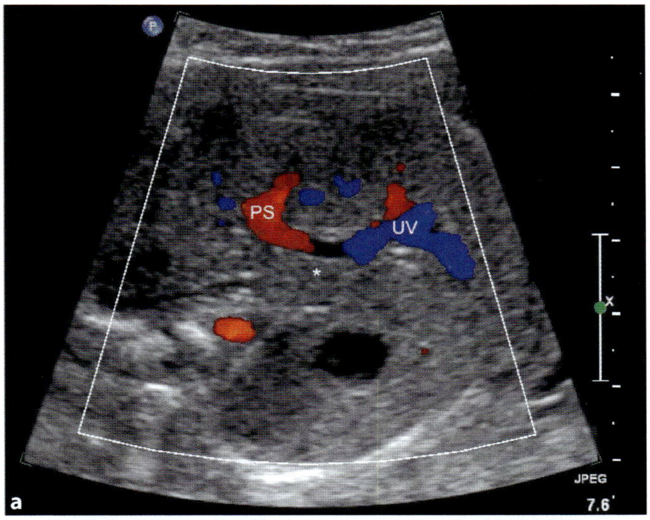

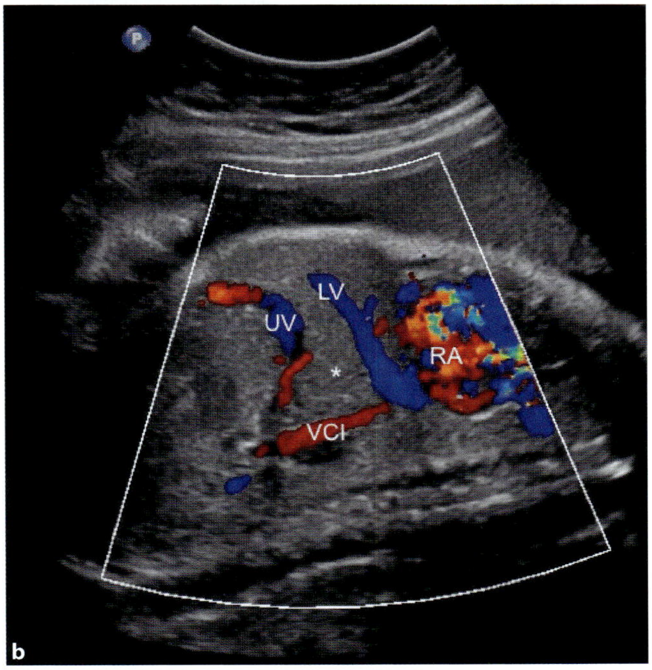

◘ **Abb. 8.86** Ductus venosus-Agenesie ohne Leberbybass mit direkter Einmündung der Umbilikalvene (*UV*) in den Portalsinus (*PS*). **a** Sonografisch fällt hier im Querschnitt des Abdomens das Fehlen des Ductus venosus (*Stern*) auf. **b** Im Sagittalschnitt fehlt die typische Verbindung zwischen Umbilikalvene (*UV*) und Lebervene (*LV*) durch den Ductus venosus

Assoziierte Befunde und Differenzialdiagnose

Bei der **totalen Agenesie des Pfortadersystems** handelt es sich um eine Fehlentwicklung der Dottersackvenen, die nicht mit den Lebersinusoiden oder der Umbilikalvene anastomosieren und somit kein Pfortadersystem bilden. V. lienalis und V. mesenterica superior münden hierbei in die V. cava inferior, die V. renalis, die V. azygos oder den rechten Vorhof, sodass ein portosystemischer Shunt entsteht.

Bei der **partiellen Agenesie** ist eine Pfortader angelegt, aber ein Teil des Blutes gelangt in die Systemvenen, sodass ein portohepatischer Shunt entsteht. Während die partielle Agenesie des Pfortadersystems häufig gut toleriert wird und nur in einzelnen Fällen der portohepatische Shunt interventionell

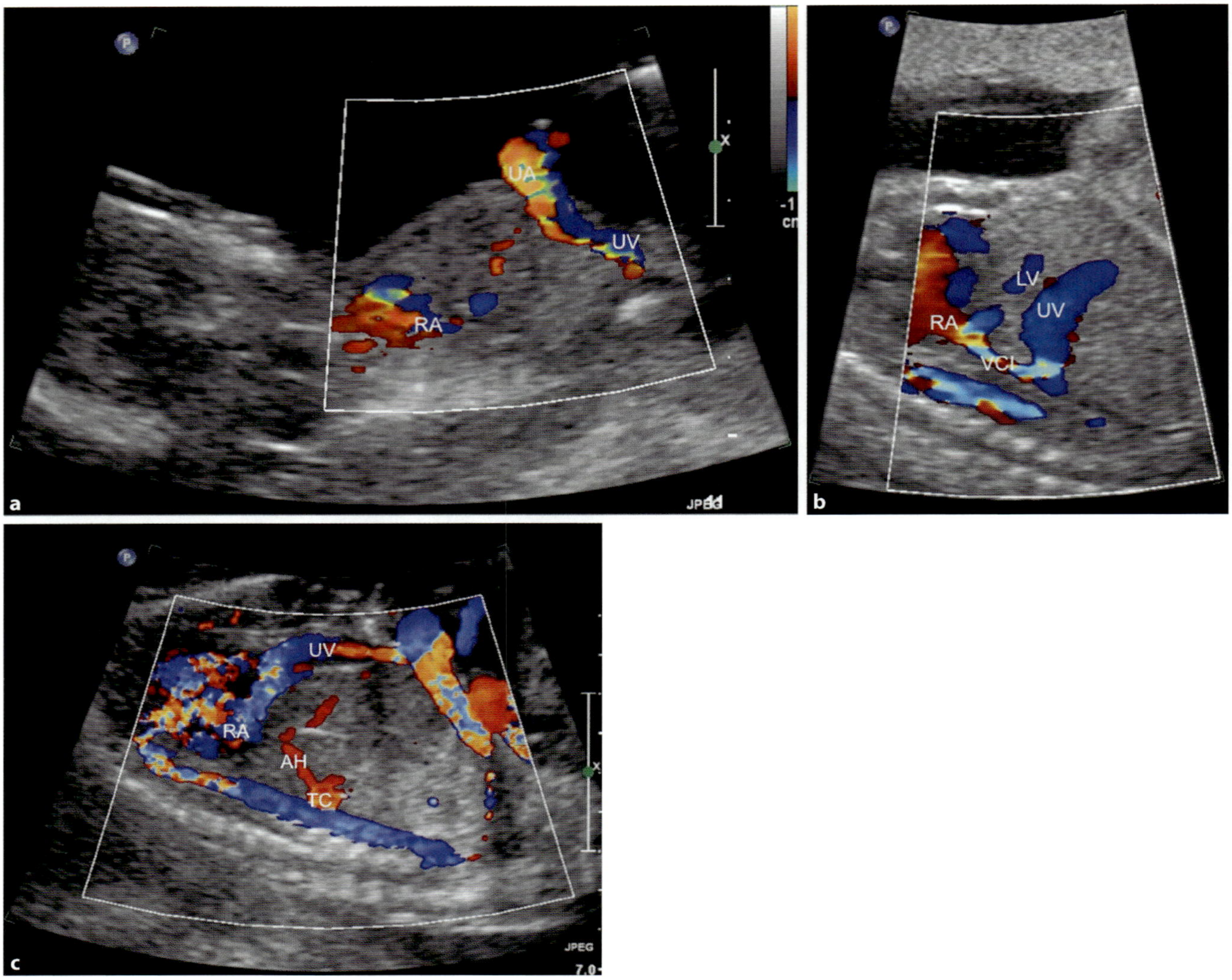

Abb. 8.87 Drei Varianten der Ductus-venosus-Agenesie mit Leberbypass. **a** Einmündung in die A. iliaca. Hier läuft die Umbilikalvene (*UV*) gemeinsam mit den Umbilikalarterien (UA) neben der Harnblase und mündet dort in die A. iliaca. **b** Einmündung in die V. cava inferior (*VCI*). Hier mündet die UV direkt in die VCI, oftmals ohne Verbindung zur Pfortader. **c** Einmündung in den rechten Vorhof (*RA*). Hier läuft die UV auf der Leberoberfläche entlang in den RA (*AH* A. hepatica, *LV* Lebervene, *TC* Truncus coeliacus)

verschlossen werden muss, kann es bei der totalen Agenesie noch nach Jahren klinischer Inapparenz zu schweren Stoffwechselentgleisungen bis hin zum Leberversagen und Leberkarzinom kommen.

8.9.4 Persistierende rechte Umbilikalvene

Definition

Mit einer Prävalenz von 1:526 Feten gehört die persistierende rechte Umbilikalvene zu den häufigeren venösen Anomalien. Sie entsteht, wenn anstatt der rechten Umbilikalarterie die linke obliteriert.

Ultraschallbefunde

Sonografisch fällt auf, dass die Umbilikalvene nach links Richtung Magen zieht (Abb. 8.88), die Gallenblase medial der Umbilikalvene liegt und die Umbilikalvene in den rechten Pfortaderast mündet anstatt in den linken.

Klinische Konsequenzen und Management

Bisherige Studien berichten von bis zu 25 % assoziierten Fehlbildungen und Syndromen, wobei häufig Anomalien des Situs beobachtet wurden. Als isolierter Befund hat die persistierende rechte Umbilikalvene keinen Krankheitswert (Weichert et al. 2011, Wolman et al. 2002).

8.9.5 Varix der Umbilikalvene

Definition

Die Varix der Umbilikalvene kommt mit einer Prävalenz von 1:1100 Feten vor (Byers et al. 2009). Sie liegt meist intraabdominal, kommt aber selten auch extraabdominal vor.

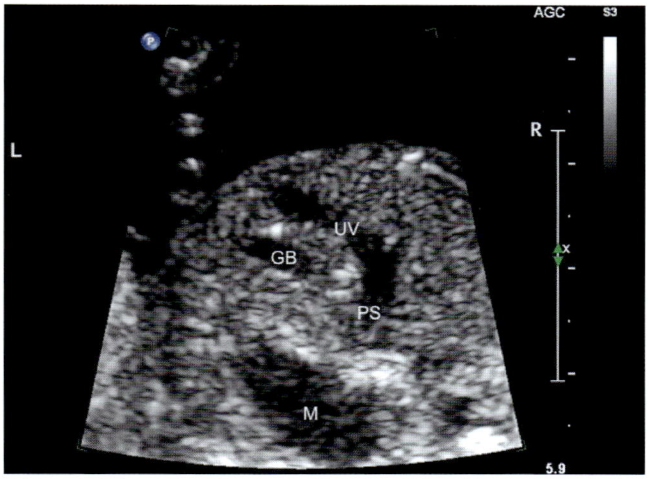

Abb. 8.88 Persistierende rechte Umbilikalvene. Die Umbilikalvene (*UV*) zieht nach links Richtung Magen (*M*) und mündet in den rechten Pfortaderast (*PS*); dadurch kommt die Gallenblase (*GB*) medial der Umbilikalvene zu liegen

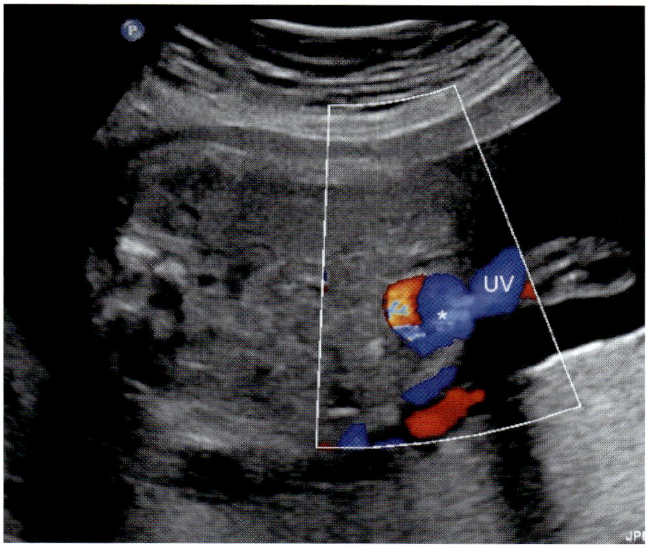

Abb. 8.89 Varix der Umbilikalvene. In der Farbkodierung fällt die Dilatation (*Stern*) der Nabelvene (*UV*) am Ansatz an der Bauchwand auf. In diesem Bereich herrscht turbulenter Blutfluss

Der mittlere Durchmesser der intraabdominalen Umbilikalvene liegt mit 15 SSW zwischen 2 mm und 4 mm und am Termin zwischen 7 und 8 mm, die einer Varix zwischen 8 und 30 mm. Ab welcher Größe man von einer Varix der Umbilikalvene spricht, ist nicht einheitlich geregelt. Manche Autoren sprechen von einer Varix, wenn der dilatierte Bereich der Umbilikalvene mindestens >50 % weiter als der nicht dilatierte ist, andere ab einem Durchmesser von >9 mm (Yagel et al. 2010).

Ultraschallbefunde

Die Farbdopplersonografie erleichtert die Unterscheidung von anderen zystischen Strukturen. In bis zu 20 % der Fälle ist der Fluss in der Varix turbulent (Abb. 8.89).

Klinische Konsequenzen und Management

Ältere Serien berichteten Fehlbildungsraten von 20–30 % und eine Mortalität von >40 %, bedingt durch intrauterinen Fruchttod und thrombotische Ereignisse. Neuere Studien konnten diese schlechte Prognose jedoch nicht bestätigen. Byers et al. (Byers et al. 2009) fanden zwar assoziierte Anomalien in 29 % ihrer 52 Fälle, es kam allerdings nur zu einem intrauterinen Fruchttod eines Fetus mit Trisomie 21. Andere Autoren kommen zu ähnlichen Ergebnissen (Mankuta et al. 2011). Auch die mit turbulentem Fluss assoziierten Fälle verliefen durchwegs unkompliziert.

Die isolierte Varix der Umbilikalvene scheint also nur in seltensten Fällen zu intrauterinen oder perinatalen Komplikationen zu führen.

Aufgrund der zahlreichen früheren Berichte ist allerdings eine sonografische Kontrolle in der Spätschwangerschaft sinnvoll, die vor allem Thrombosen innerhalb der Varix ausschließen soll. Auch die elektive vorzeitige Entbindung nach Abschluss der Frühgeburtlichkeit wird von einigen Autoren empfohlen.

8.10 Fetale Herzrhythmusstörungen

C. Berg

Arrhythmien sind häufige Auffälligkeiten in der fetalen Echokardiografie. Sie werden unterteilt in

- Extrasystolen,
- Bradyarrhythmien und
- Tachyarrhythmien.

Über 90 % dieser fetalen Rhythmusstörungen sind passagere supraventrikuläre Extrasystolen und werden gut toleriert.

Selten können Rhythmusstörungen jedoch schon intrauterin zur Herzinsuffizienz und konsekutiv zum Hydrops fetalis und intrauterinem Tod führen (Copel et al. 2000). Einige dieser betroffenen Feten profitieren von einer intrauterinen Therapie, bei anderen dagegen ist der Nutzen einer intrauterinen Therapie fraglich. In manchen Fällen wiederum ist eine intrauterine Therapie unnötig oder verschlechtert die kardiale Situation sogar, sodass eine präzise Differenzierung der jeweiligen Arrhythmie unerlässlich ist.

In den letzten Jahren wurden viele neue diagnostische Verfahren zur fetalen Rhythmusdiagnostik vorgestellt. Einige davon haben inzwischen Einzug in die Routine gefunden, da sie eine leichte Beurteilung der Zeit- und Erregungsabläufe zwischen Vorhof- und Kammerkontraktion ermöglichen, andere dagegen erfordern einen hohen apparativen und zeitlichen Aufwand und sind somit nur in hochspezialisierten Zentren vorhanden.

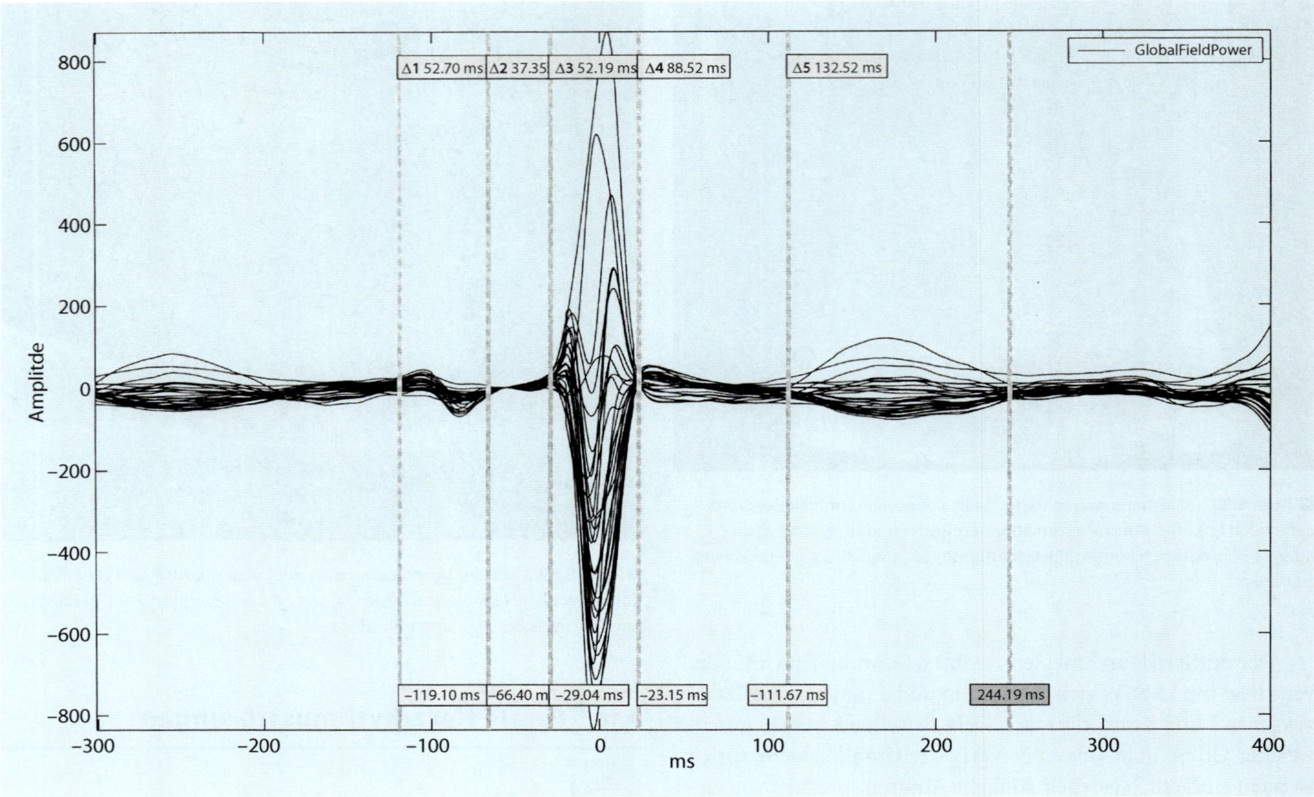

Abb. 8.90 Fetales Magnetokardiogramm. Der PQRST-Komplex wurde aus 30 Komplexen gemittelt (Mit freundlicher Genehmigung von U. Schneider, Jena)

8.10.1 Methoden der intrauterinen Herzrhythmusdiagnostik

Die Beurteilung des Herzrhythmus basiert auf der simultanen Aufzeichnung und Zuordnung elektrischer Impulse im Rahmen der atrioventrikulären Reizleitung, die zur Vorhof- und Kammerkontraktion führen. Dabei ist die Aufzeichnung elektrischer Impulse intrauterin nur schwer möglich, anders als beim Elektrokardiogramm (EKG) nach der Geburt. Auch wenn **transabdominale fetale EKGs** für die klinische Routine zugelassen wurden, so wird die Darstellung elektrischer Signale auch bei modernen Geräten durch einen relativ hohen Anteil von Störsignalen erschwert. Problematisch ist vor allem die Überlagerung fetaler und maternaler Signale sowie die erhebliche Signalabsorption durch die Vernix caseosa ab der 27. SSW, einer Zeit also, in der fetale Arrhythmien oft manifest werden (Api u. Carvalho 2008). Trotz technischer Weiterentwicklungen gelingt bislang lediglich die Aufzeichnung des QRS-Komplexes; eine komplette Darstellung auch der PQ-Strecke sowie der T-Welle gelingt mit den meisten Systemen nicht (Clifford et al. 2011).

Eine alternative nicht-invasive Methode ist die **Magnetokardiografie** (MCG), bei der magnetische Felder, die im Rahmen der kardialen Erregungsausbreitung entstehen, in einem abgeschirmten Raum erfasst werden. Durch Mittelung mehrerer Herzzyklen wird das typische Bild des gesamten PQRST-Komplexes dargestellt und exakte Messungen der Herz-Zeit-Intervalle können durchgeführt werden (Abb. 8.90). Die relativ hohen Kosten sowie der hohe technische Aufwand beschränkten den Einsatz jedoch auf die Grundlagenforschung in spezialisierten Zentren.

Aufgrund der Schwierigkeiten bei der Aufzeichnung elektrischer Impulse bedient sich die intrauterine Rhythmusdiagnostik der Darstellung mechanischer Veränderungen, z. B. von Wand- oder Klappenbewegungen oder der Darstellung der Blutflüsse, die Folge der elektrischen Erregungsausbreitung sind.

Eine hohe zeitliche Auflösung ist erforderlich, um die Zeitintervalle genau messen und so die für die Differenzierung fetaler Arrhythmien wichtige Beziehung zwischen atrialer und ventrikulärer Systole analysieren zu können. Eine zeitlich hoch auflösende Methode, den Herzrhythmus des Fetus darzustellen und zu analysieren, ist die **M-Mode-Sonografie** des fetalen Herzens, bei der die Bewegungen der Vorhofwände, der Atrioventrikular-, der Semilunarklappen und Ventrikelwände in Abhängkeit von der fetalen Lage und dem Insonationswinkel simultan mittels Ultraschall dargestellt werden (Abb. 8.91).

In Kombination mit der Farbdopplersonografie (farbkodierter M-Mode) können zusätzlich Informationen über Fluss und Flussrichtung in der zu untersuchenden Herzregion gewonnen werden (Abb. 8.92).

Die Vorteile der M-Mode-Echokardiografie sind die weite Verbreitung aufgrund des geringen technischen Aufwands, die hohe zeitliche Auflösung und die Ableitung des Rhythmus am Herzen selbst, im Gegensatz zu den dopplerbasierten Verfahren, bei denen mit zunehmender Entfernung der Messung vom Herzen die Messungenauigkeit zunimmt. Wichtige Voraussetzungen für eine suffiziente Beurteilung sind jedoch auch beim M-Mode

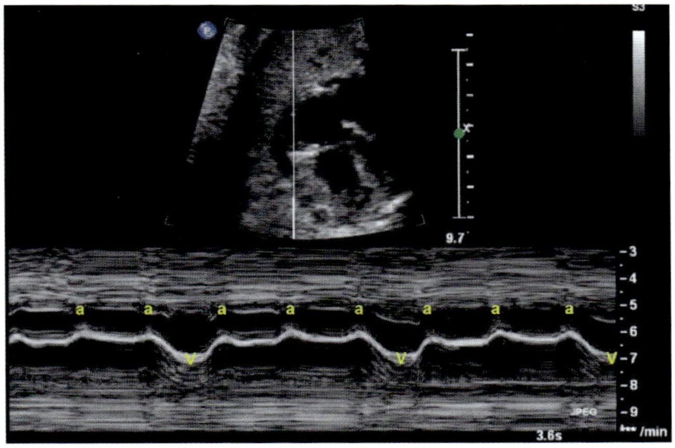

Abb. 8.91 M-Mode-Sonografie eines Fetus mit AV-Block III. Im oberen Teil des Spektrums wird der regelmäßige normfrequente Vorhofrhythmus abgeleitet (*a*), im mittleren Teil die AV-Klappen und im unteren Teil die Ventrikelaktionen (*V*), die dissoziiert mit einem bradykarden Kammerersatzrhythmus schlagen

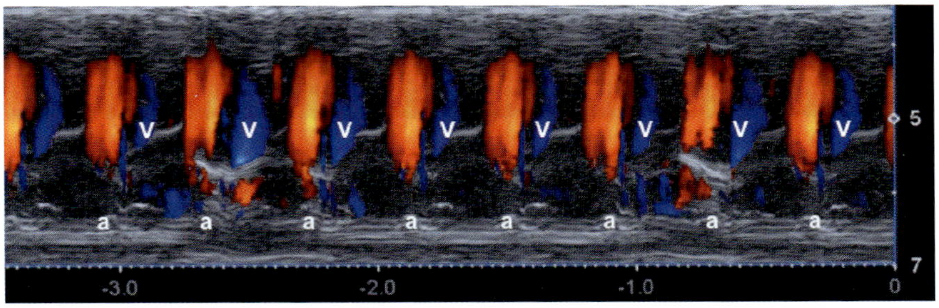

Abb. 8.92 Farbkodierter M-Mode eines fetalen Herzens mit Sinusrhythmus. Der Strahl ist durch die AV-Klappenebene und die Vorhöfe gelegt. Jede Vorhofaktion (*a*) ist von einem Einstrom in den Ventrikel begleitet (*rot kodiert*) und von einer Ventrikelkontraktion (*V*) mit Fluss im Ausflusstrakt (*blau kodiert*) gefolgt

weiterhin eine optimale fetale Lage sowie gute Bildqualität. Bei schlechter Bildqualität oder eingeschränkter Herzfunktion mit nur geringen Wandbewegungen der Vorhöfe und Ventrikel wird die Interpretation des Herzrhythmus bei dieser Methode deutlich erschwert (Berg et al. 2009).

In den letzten Jahren fand die **gepulste Dopplersonografie** Einzug in die Diagnostik fetaler Rhythmusstörungen. Hierbei wird durch die Positionierung eines großen Messfensters über der Mitralklappe und über dem linksventrikulären Ausflusstrakt gleichzeitig das Dopplersignal des linksventrikulären Ein- und Ausflusses gemessen. Alternativ kann das breite Messfenster gleichzeitig über extrakardiale arteriovenöse Gefäßpaare positioniert werden, wie z. B. über

- der V. cava superior und der Aorta ascendens,
- der Aortenbogen und V. brachiocephalica,
- der V. cava inferior und der Aorta descendens,
- der V. azygos und der Aorta descendens,
- der A. und V. pulmonalis oder
- der A. und V. renalis (Abb. 8.93).

Voraussetzung ist ein pulsatiler venöser Blutfluss, weshalb sich die V. umbilicalis für diese Zwecke nur bei fortgeschrittener Herzinsuffizienz und konsekutiv pulsatilem Flussmuster eignet.

Tipp

Besonders gut zur Rhythmusdiagnostik eignen sich die renalen Gefäße, da diese fast immer mit optimalem (möglichst geringem) Insonationswinkel messbar sind, die Gefäße annähernd parallel nebeneinander verlaufen und typischerweise venöse Pulsationen aufweisen (Berg et al. 2009).

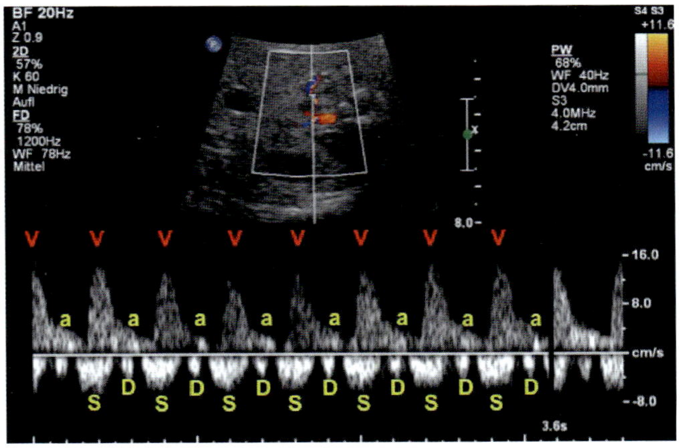

Abb. 8.93 Simultaner gepulster Spektraldoppler von A. und V. renalis bei einem Fetus mit Sinusrhythmus. Im negativen Teil des Spektrums sind die systolischen (*S*) und diastolischen (*D*) Pulsationen der V. renalis dargestellt. Im positiven Teil des Spektrums kommen die reversen A-Wellen der Vene (*a*) und die antegraden Systolen der Arterie (*V*) zur Darstellung. Jede A-Welle (*a*) ist von einer Ventrikelaktion (*V*) gefolgt

Mit zunehmender Entfernung vom Herzen wird jedoch die Messung der Herz-Zeit-Intervalle unzuverlässiger und ungenauer, bedingt durch die unterschiedliche Weiterleitungsgeschwindigkeit arterieller und venöser Pulswellen. Zusätzlich lassen sich auffällige Blutflussphänomene mit nur geringem Schlagvolumen mit zunehmender Entfernung vom Herzen kaum von normalen Blutflüssen abgrenzen.

Relativ neu ist die **gepulste Gewebe-** oder **Tissue-Dopplerechokardiografie** („tissue Doppler imaging"). Bei niedrigem Wandfilter und niedriger Pulsrepetitionsfequenz wird beim gepulsten Tissue-Doppler das Dopplermessvolumen in die laterale Ventrikelwand knapp unterhalb der AV-Klappenebene

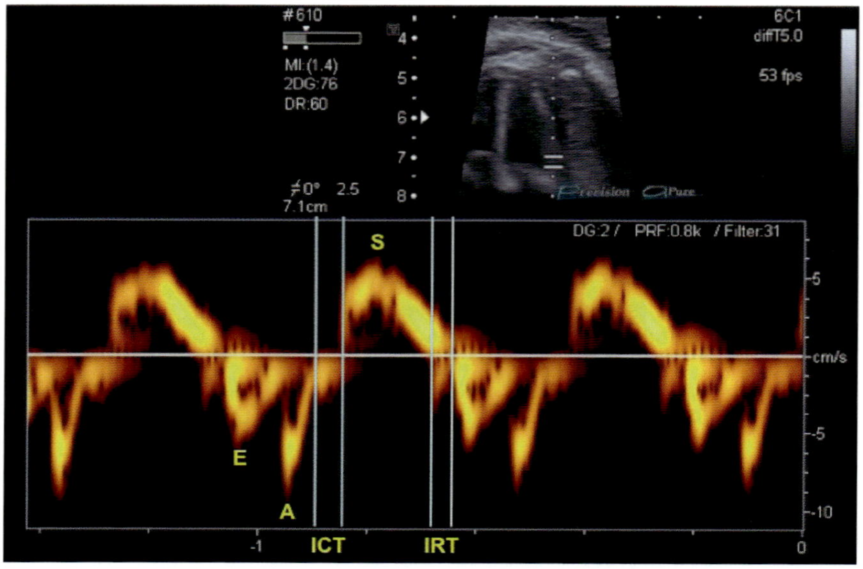

Abb. 8.94 Gepulste Tissue-Dopplerechokardiografie eines Fetus mit Sinusrhythmus. Das Sample Volume ist in der Ventrikelwand knapp unterhalb des Mitralklappenannulus platziert. Die diastolischen E'- und A'-Wellen, die S'-Welle der Ventrikelkontraktion sowie isovolumetrische Kontraktions (*ICT*)- und Relaxationszeit (*IRT*) sind ablesbar. Jede A-Welle (*A*) ist von einer Ventrikelaktion (*V*) gefolgt (Mit freundl. Genehmigung von PD Dr. A. Willruth)

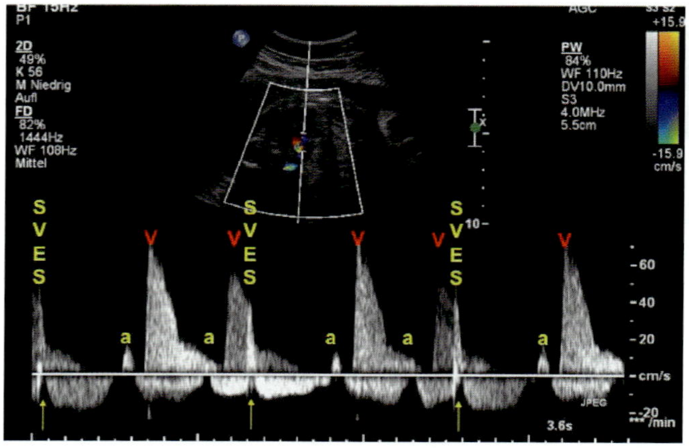

Abb. 8.95 Spektraldoppler der Nierengefäße bei einem Fetus mit supraventrikulären Extrasystolen (*SVES*) ohne AV-Überleitung, die in einem 2:1-Verhältnis zu den physiologischen Vorhofkontraktionen (*a*) auftreten. Dadurch fällt jede dritte Ventrikelaktion (*V*) aus. Die post-extrasystolische Pause ist nicht-kompensatorisch, die postextrasystolische Kontraktion führt zu einem verstärkten Blutfluss (postextrasystolische Potenzierung)

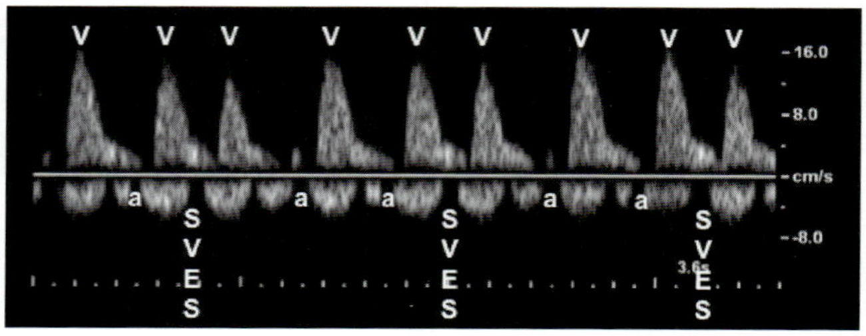

Abb. 8.96 Spektraldoppler der Nierengefäße bei einem Fetus mit einer 2:1 supraventrikulären Extrasystolie mit AV-Überleitung und nicht-kompensatorischer post-extrasystolischer Pause. Jede zweite Vorhofkontraktion (*a*) wird von einer SVES gefolgt, die übergeleitet wird und zu einer ventrikulären Systole (*V*) führt, gefolgt von einer nicht-kompensatorischen postextrasystolischen Pause

gelegt und so die myokardiale Wandbewegung aufgezeichnet. Aus diesem Dopplerspektrum lassen sich dann die distolischen E′- und A′-Wellen sowie die S′-Welle während der Ventrikelkontraktionen ableiten und die jeweiligen isovolumetrischen Kontraktions- und Relaxationszeiten messen (Abb. 8.94) (Tutschek u. Schmidt 2011). Auch die farbkodierte Gewebedopplerechokardiografie erlaubt durch simultane lokale Messungen, derzeit allerdings nur mittels einer Offline-Bearbeitung, eine Rhythmusanalyse sowie die Messung der Zeitintervalle, zudem den Nachweis von Dyssynchronien in Vorhöfen und Kammern.

8.10.2 Unregelmäßige Herzrhythmusstörungen

Unregelmäßige Herzrhythmusstörungen sind die häufigsten fetalen Arrhythmien und machen etwa 95 % aller pränatal diagnostizierten Arrhythmien aus. Ursächlich sind fast immer supraventrikuläre Extrasystolen.

Ventrikuläre Extrasystolen sind dagegen extrem selten und treten bei myokardialer Dekompensation im Rahmen von kritischen Ausflusstrakt-Obstruktionen, Aneurysmata oder Myokarditiden auf.

Supraventrikuläre Extrasystolen sind meist sporadisch und mit zunehmender Reifung des Reizleitungssystems und der Rhythmusgeber im weiteren Schwangerschaftsverlauf fast immer spontan rückläufig. Sie finden sich bei insgesamt 1,7 % der Feten zwischen der 36. und 41. Schwangerschaftswoche (Southall et al. 1980) und können auf die Ventrikel übergeleitet oder blockiert werden oder ein wechselndes Überleitungsverhalten zeigen, je nachdem, ob die Extrasystole auf einen refraktären oder nicht-refraktären AV-Knoten trifft. Die nächste Sinuserregung trifft in den meisten Fällen auf ein noch refraktäres atriales Myokard, sodass die entsprechende Vorhofsystole ausfällt und der Herzrhythmus mit der nächsten, in der Regel früher einfallenden Sinuserregung von neuem beginnt. Diese wird nun wieder im Atrium fortgeleitet und führt zu einer atrialen Systole. Somit entsteht eine nicht-kompensatorische postextrasystolische Pause (Abb. 8.95). Das Schlagvolumen nach der Pause ist durch den

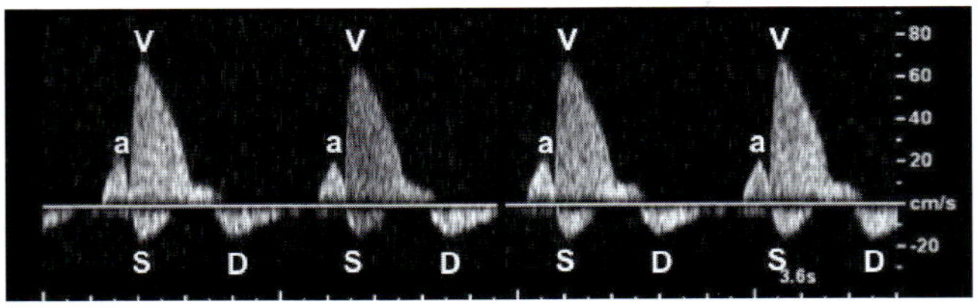

Abb. 8.97 Spektraldoppler der Nierengefäße bei einem Fetus mit Sinusbradykardie (80 SpM) im Rahmen eines Long-QT Syndroms. Im negativen Teil des Spektrums sind die systolischen (*S*) und diastolischen (*D*) Pulsationen der V. renalis dargestellt. Im positiven Teil des Spektrums sind die reversen A-Wellen der Vene (*a*) und die antegraden Systolen der Arterie (*V*) sichtbar; jede A-Welle (*a*) ist von einer Ventrikelaktion (*V*) gefolgt

Frank-Starling-Mechanismus und eine verstärkte elektromechanischen Kopplung erhöht.

Trifft die supraventrikuläre Extrasystole dagegen auf einen nicht-refraktären AV-Knoten, so wird diese übergeleitet und es resultiert eine vorzeitige Ventrikelkontraktion (Abb. 8.96).

Eine supraventrikuläre Extrasystolie wird vom Fetus problemlos toleriert und ist nicht behandlungsbedürftig, auch nicht, wenn sie bei blockierten bigeminalen Extrasystolen zu einer ventrikulärer Bradykardie um 60–80 SpM führt. Im Gegenteil, aufgrund der proarrhythmischen Wirkung der meisten Antiarrhythmika wäre eine transplazentare Therapie sogar fehlerhaft.

Supraventrikuläre Extrasystolen treten meist vereinzelt auf oder – selten – regelmäßig in einem festen Verhältnis zur normalen Vorhofkontraktion, z. B. 3:1, 2:1 oder 1:1. Diese blockierten supraventrikulären Extrasystolen werden zwar ebenfalls gut toleriert, führen aber zu einer regelmäßigen Bradykardie und müssen daher von zweit- oder drittgradigen AV-Blockierungen abgegrenzt werden. In 1–2 % der Fälle führen supraventrikuläre Extrasystolen über akzessorische Leitungsbahnen zu einer Re-Entry-Tachykardie oder – seltener – zu einer Tachykardie durch Vorhofflattern (Simpson et al. 2008). Deshalb sollte bei Diagnose eines unregelmäßigen Herzrhythmus eine detaillierte Echokardiografie mit exakter Differenzierung der Arrhythmie erfolgen.

Tipp

Bei supraventrikulären Extrasystolen sind 14-tägige Rhythmuskontrollen per Ultraschall oder Kardiogramm zum Ausschluss einer manifesten (Reentry-) Tachykardie sinnvoll.

8.10.3 Bradykarde Herzrhythmusstörungen

Zu den bradykarden Rhythmusstörungen gehören AV-Blockierungen II.° und III.° und die Sinusbradykardie, im weiteren Sinne auch blockierte supraventrikuläre Extrasystolen.

Die Diagnostik bei bradykarden Arrhythmien sollte schrittweise erfolgen, indem zunächst die langsame (regelmäßige oder unregelmäßige) Ventrikelfrequenz beschrieben und dann die Art des Vorhofrhythmus beurteilt wird, der entscheidend für die Differenzierung ist (Tab. 8.2). Bei der Sinusbradykardie ist der Vorhofrhythmus regelmäßig bradykard, bei supraventrikulären Extrasystolen unregelmäßig und beim AV-Block unverändert rhythmisch mit normaler Frequenz.

Tab. 8.2 Ventrikelrhythmus, Vorhofrhythmus und Überleitungsart bei den häufigsten bradykarden Rhythmusstörungen

Anhaltende Ventrikelfrequenz <110 SpM		
Sinusbradykardie (QT-Syndrom)	Blockierte SVES 1:1/2:1	AV-Block II°/III°
Ventrikel bradykard	Ventrikel bradykard	Ventrikel bradykard
Vorhöfe bradykard	Vorhof-Extrasystolen	Vorhöfe normofrequent
1:1 Überleitung	Blockiert	2:1 Überleitung / Dissoziation

Sinusbradykardien

Sporadisch auftretende passagere Sinusbradykardien bis zu einer Dauer von einigen Minuten oder sogar kurze asystole Phasen sind harmlose Befunde im I. und II. Trimester und bedürfen keiner weiteren Diagnostik. Sie gehen meist mit einem normalen fetalen Bewegungsmuster einher und sind dadurch gut von Bradykardien bei fetalen Erkrankungen oder Hypoxie mit entsprechend ernster Prognose zu unterscheiden.

Bei anhaltender Bradykardie <110 SpM sollte jedoch eine fetale Echokardiografie mit detaillierter Rhythmusdiagnostik erfolgen, auch wenn lebhafte Kindsbewegungen oder ein gut oszilliertes Kardiotokogramm (CTG) fetales Wohlbefinden vermuten lassen.

Die Sinusbradykardie ist definiert als anhaltende Bradykardie <110 SpM und einer 1:1 atrioventrikulären Überleitung (Abb. 8.97).

Diese seltene Form der Bradykardie findet sich bei schweren fetalen Erkrankungen als Zeichen einer drohenden Dekompensation (z. B. bei Hydrops oder Herzfehlern) oder bei Erkrankungen des Sinusknotens.

Desweiteren kann die Sinusbradykardie das einzige Zeichen eines Long-QT Syndroms sein, einer heterogenen Gruppe von Erkrankungen, bei der Veränderungen myokardialer Ionenkanäle zu einer verlängerten Repolarisation führen (Fouron 2004). Das Long-QT Syndrom tritt entweder sporadisch oder im Rahmen genetischer Syndrome wie dem Romano-Ward Syndrom oder dem Jervell-Lange-Nielsen Syndrom auf. Auch wenn typische Veränderungen des Long-QT Syndroms eher ventrikuläre Tachykardien oder AV-Blockierungen sind, so treten pränatal sowie in den ersten drei Lebensjahren nicht selten Sinusbradykardien auf (Beinder et al. 2001).

Die Sinusbradykardie im Rahmen eines Long-QT Syndroms wird gut toleriert, führt nicht zu einer Herzinsuffizienz und bedarf keiner intrauterinen Therapie. Dagegen sollte eine polymorphe ventrikuläre Tachykardie durch engmaschige Kontrollen im Verlauf ausgeschlossen werden, weil diese ein erhöhtes Risiko für einen intrauterinen Fruchttod und ein Versterben innerhalb des ersten Lebensjahres birgt.

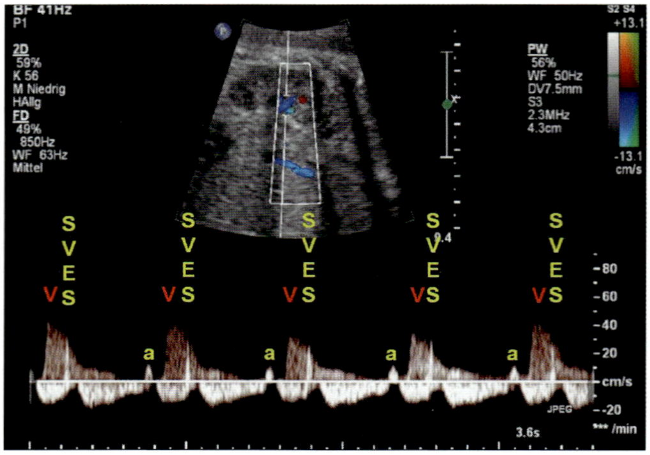

Abb. 8.98 Spektraldoppler der Nierengefäße bei einem Fetus mit bigeminalen supraventrikulären Extrasystolen (*SVES*) die in einem 1:1-Verhältnis zu den physiologischen Vorhofkontraktionen (*a*) auftreten. Dadurch fällt jede zweite Ventrikelaktion (*V*) aus

Da eine verlängerte QT-Zeit weder mit der M-Mode-Sonografie noch mit dem gepulsten Doppler dargestellt werden kann, sollten bei allen Feten mit einer Sinusbradykardie entweder intrauterin ein Magnetokardiogramm (MCG) oder postnatal ein Elektrokardiogramm (EKG) durchgeführt werden, da diese Kinder postnatal von einer Therapie mit Beta-Blockern profitieren, die die Mortalität der ersten Lebensjahre auf 3 % senkt (Beinder et al. 2001).

Blockierte supraventrikuläre Extrasystolen

Blockierte supraventrikuläre Extrasystolen treten entweder vereinzelt oder regelmäßig in einem festen Verhältnis zu den physiologischen Vorhofschlägen auf. Beim **Bigeminus** folgt auf jede physiologische Vorhofkontraktion eine supraventrikuläre Extrasystole (im Verhältnis 1:1) (Abb. 8.98).

Oft treffen diese Extrasystolen auf einen refraktären AV-Knoten und die atriale Erregung wird nicht übergeleitet. Die nun folgende Sinusknotenerregung trifft üblicherweise auf ein refraktäres atriales Myokard und wird daher blockiert, sodass eine nicht-kompensatorische postextrasystolische Pause entsteht. Es resultiert bei einer 1:1 Extrasystolie (Bigeminus) somit eine regelmäßige Ventrikelfrequenz von 60–80 SpM, die von einem Ventrikelersatzrhythmus bei einem AV-Block III.° differenziert werden muss. Dies gelingt durch die Darstellung des Vorhofrhythmus, der beim Bigeminus typischerweise Extrasystolen aufweist und deshalb arrhythmisch ist, während er beim AV-Block normofrequent und rhythmisch ist.

Die Synchronität von Vorhof und Kammer ist beim Bigeminus bei jedem zweiten Schlag erhalten, beim AV-Block III dagegen immer gestört.

Diese erhaltene Vorhof-Kammer-Synchronität ist insofern bedeutsam, da die Vorhofkontraktion beim Fetus einen überwiegenden Teil der Ventrikelfüllung bewirkt. Die Bradykardie beim Bigeminus weist mit 60–80 SpM eine noch relativ hohe Ventrikelfrequenz auf und ist nicht mit Herzfehlern oder Myokarditis assoziiert, weshalb sie gut toleriert wird und keiner intrauterinen Therapie bedarf. Auch tritt sie zumeist nur passager auf, während ein AV-Block III.° ständig nachweisbar ist.

Eine Überleitung der supraventrikulären Extrasystolen auf die Ventrikel ist beim Bigeminus selten und resultiert dann in ventrikulären Bigemini. Treten blockierte supraventrikuläre Extrasystolen in einem 2:1-Verhältnis zu den physiologischen Vorhofschlägen auf, so fällt jeweils nach zwei normalen Vorhof-Ventrikel-Kontraktionen scheinbar die dritte Ventrikelkontraktion aus (Abb. 8.95). Auch diese harmlose Arrhythmie muss jedoch von einem AV-Block II.° abgegrenzt werden.

AV-Block

Beim AV-Block ist der Vorhofrhythmus unverändert regelmäßig, die Überleitung auf die Ventrikel ist jedoch blockiert.

Beim **AV-Block I** ist das AV-Intervall verlängert, die Ventrikelfrequenz dagegen bei erhaltener AV-Überleitung unverändert normofrequent (Abb. 8.99). Eine pränatale Diagnostik gelingt im Spektraldoppler, Tissue-Doppler oder M-Mode durch die Messung des Zeitintervalls zwischen dem Beginn der Vorhof- und dem Beginn der Ventrikelkontraktion, das dem PR-Intervall im EKG entspricht. Entsprechende pränatale Normwerte für die jeweiligen Messmethoden wurden publiziert. Es ist wichtig, die Referenzbereiche der AV-Intervalle für die jeweiligen Messorte zu benutzen, da die Ausbreitungsgeschwindigkeit der arteriellen Pulsationen deutlich höher als die der venösen Pulsationen sind, somit nehmen die AV-Zeiten zu, je weiter die Messung vom Herzen entfernt erfolgt. Eine direkte Messung des PR-Intervalls ist nur mittels Magnetokardiografie möglich.

Der **AV-Block II.°** (Typ Mobitz I, bzw. Wenckebach) ist durch immer länger werdende AV-Intervalle gekennzeichnet bis schließlich eine Vorhoferregung im AV-Knoten blockiert und nicht übergeleitet wird und so eine Ventrikelaktion ausfällt (Abb. 8.100).

Beim **AV-Block Grad II.°** (Typ Mobitz II) ist das AV-Intervall unverändert, die AV-Überleitung wird aber in einem festen 2:1 (oder seltener 3:1) Verhältnis blockiert. Der AV-Block II.° führt zu einem unregelmäßigen Ventrikelrhythmus und muss wiederum von blockierten supraventrikulären Extrasystolen unterschieden werden.

Eine vollständig blockierte AV-Überleitung findet sich beim **AV-Block Grad III.°**. Die Vorhöfe und Ventrikel schlagen hierbei völlig unabhängig voneinander, die Ventrikelfrequenz hat einen autonomen Ersatzrhythmus um 40–60 SpM (Abb. 8.101).

Der **angeborene AV-Block III.°** ist selten und tritt bei etwa 1:11.000 bis 1:20.000 Lebendgeborenen auf (Api u. Carvalho 2008, Berg et al. 2005). In pränatalen Studien konnten gezeigt werden, dass ein signifikanter Anteil der betroffenen Feten schon intrauterin verstirbt (Berg et al. 2005), weshalb die wahre Prävalenz in pränatalen Kollektiven wahrscheinlich deutlich höher ist. Abhängig von assoziierten Befunden werden **Feten mit AV-Block** in zwei Hauptgruppen unterteilt:

- Immunologisch-bedingter AV-Block bei maternalen Autoantikörpern
- AV-Block bei Herzfehlern.

In der ersten Gruppe liegen fast immer maternale antinukleäre IgG-anti-Ro (SSA) oder anti-La (SSB) Antikörper vor, obwohl nur ein Teil der werdenden Mütter klinische Zeichen eines Lupus

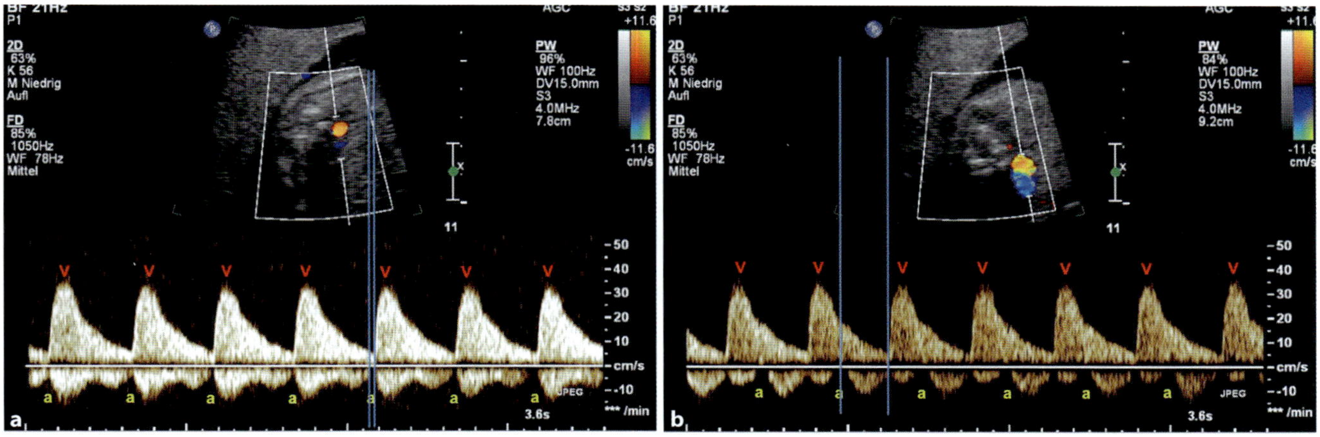

Abb. 8.99 Spektraldoppler der Nierengefäße bei einem Feten mit intermittierendem AV-Block I°, im Rahmen eines Long-QT-Syndroms. In **a** besteht ein Sinusrhythmus und das AV-Intervall (*blaue Linien*) ist unauffällig. Wenige Sekunden später besteht ein AV-Block I° mit deutlich verlängertem AV-Intervall (**b**)

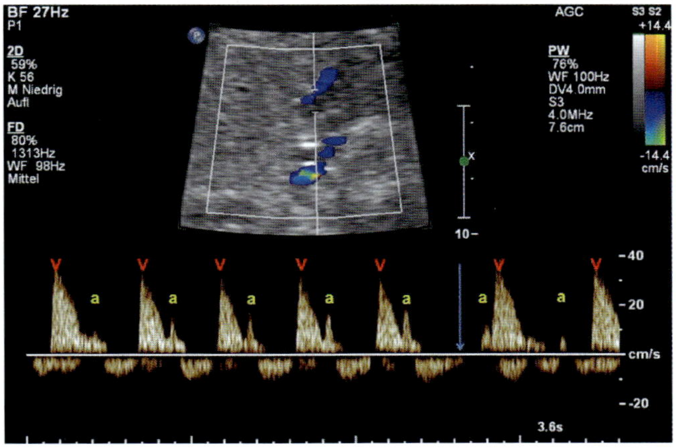

Abb. 8.100 Spektraldopplersonografie der Nierengefäße bei einem Fetus mit Long-QT Syndrom und AV-Block II.° Typ Wenckebach. Die Abstände zwischen Vorhofkontraktion (*a*) und Ventrikelkontraktion (*V*) werden sukzessive länger, bis schließlich eine atriale Kontraktion nicht mehr AV-übergeleitet wird, sodass eine Ventrikelaktion ausfällt (*Pfeil*)

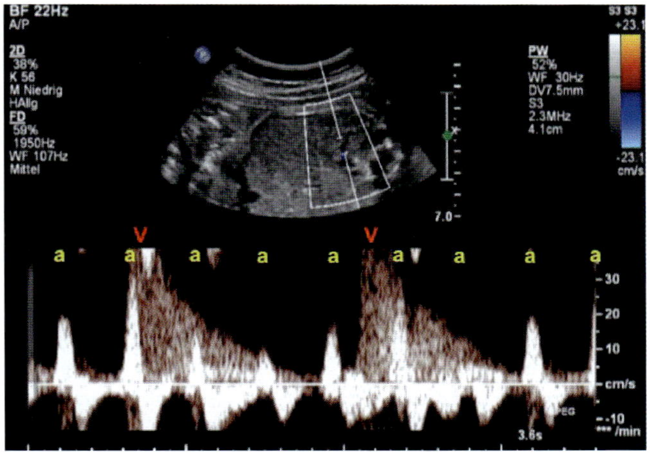

Abb. 8.101 Spektraldopplersonografie der Nierengefäße bei einem Fetus mit antikörperassoziiertem AV-Block III.°. Die Vorhöfe (a) schlagen mit einem regelmäßigen Rhythmus von 140 SpM. Die Ventrikelkontraktionen sind vom Vorhof komplett dissoziiert mit einer Frequenz von 47 SpM

erythematosus oder eines Sjögren Syndroms aufweist. Alles deutet darauf hin, dass Antikörper, die gegen das 52-kd-Protein des Ro-Antigens (anti-Ro52/SSA) sehr viel wahrscheinlicher einen fetalen AV-Block verursachen als die gegen das 60-kd-Protein gerichteten (Bergman et al. 2009). Die Antikörper schädigen inflammatorisch das Reizleitungssystem, speziell im Bereich des AV-Knotens mit konsekutiver bindegewebiger Umwandlung und AV-Block, führen aber auch zu einer Myokarditis mit konsekutiver Endokardfibroelastose und Kardiomyopathie (Bergman et al. 2009). Das Risiko einer anti-Ro (SSA)-positiven Schwangeren für einen AV-Block III.° bei ihrem Neugeborenen wird mit 1–2 % beziffert (Brucato et al. 2001), wobei das Wiederholungsrisiko dann 16 % beträgt (Buyon et al. 1995).

Der antiköper-induzierte AV-Block erfordert den plazentaren Übertritt der maternalen Autoantikörper auf den Fetus und tritt daher erst nach 16 SSW, zumeist zwischen 16 und 20 SSW auf.

Bis zu 20 % der Feten, die anti-Ro52/SSA-Antikörpern ausgesetzt sind, weisen intrauterin verlängerte AV-Intervalle und einen AV-Block I.° bei der Geburt auf. Allerdings verschwindet dieser AV-Block I.° bei fast allen Kindern wieder bis zum ersten Lebensmonat und nur höhergradige AV-Blockierungen (AV-Block II.° und III.°) kehren selten zum Sinusrhythmus zurück (Bergman et al. 2010, Jaeggi et al. 2011).

Serielle **Messungen der AV-Zeiten** mit dem Ziel, bei Auftreten eines AV-Block I.° durch Beginn einer transplazentaren Dexamethasonbehandlung eine Progression zum kompletten AV-Block zu verhindern, erwiesen sich als nicht effektiv, zum einen, weil auch bei normaler AV-Zeit innerhalb einer Woche ein kompletter AV-Block auftreten kann, zum anderen, weil es auch unter Dexamethasontherapie zur Progredienz eines AV-Block II.° zum AV-Block III.° kommen kann, und zum letzten, weil ein AV-Block I.° in der Regel nicht progredient ist (Friedman et al. 2010, Friedman et al. 2009, Jaeggi et al. 2011b).

Die Prognose des **antikörperassoziierten AV-Block III.°** ist relativ günstig: nur 10 % der Feten entwickeln einen Hydrops

Tab. 8.3 Ventrikelrhythmus, Vorhofrhythmus und Überleitungsart bei den häufigsten tachykarden Rhythmusstörungen

Anhaltende rhythmische Ventrikelfrequenz >180 SpM			
Sinustachykardie	Supraventrikuläre Tachykardie	Vorhofflattern	Ventrikuläre Tachykardie
Ventrikel tachykard	Ventrikel tachykard	Ventrikel tachykard	Ventrikel tachykard
Vorhöfe tachykard 180–200 SpM	Vorhöfe tachykard 220–280 SpM	Vorhöfe tachykard 380–480 SpM	Vorhöfe normofrequent
1:1-Überleitung	1:1-Überleitung	2:1-Überleitung/3:1 Überleitung	Dissoziation

und das Gesamtüberleben beträgt 80–90 %. Allerdings benötigen zwei Drittel der betroffenen Kinder vom ersten Lebensjahr an einen Schrittmacher und ein Teil entwickelt eine Kardiomyopathie (Eliasson et al. 2011, Berg et al. 2005).

Die zweite Gruppe der Feten mit AV-Block und assoziierten Herzfehlern umfasst vor allem **Linksisomerien** sowie (seltener) komplexe Herzfehler mit atrioventrikulärer und ventrikuloarterieller Diskordanz wie die korrigierte Transposition der großen Gefäße (Berg et al. 2005, Api u. Carvalho 2008). Bei der Linksisomerie führt die unterbrochene Reizleitung zwischen AV-Knoten und den Ventrikeln zum AV-Block (Ho et al. 1992). Die Rhythmusstörung kann bereits im ersten Trimester oder erst im Verlauf der weiteren Schwangerschaft manifest werden. Durch die häufige Kombination des AV-Blocks mit atrioventrikulären Septumdefekten entwickeln diese Feten häufig eine Herzinsuffizienz, welche die durch die niedrige Kammerfrequenz schon eingeschränkte Herzleistung nochmals verschlechtert. Zwei Drittel der betroffenen Feten entwickeln einen Hydrops fetalis mit sehr schlechter Prognose. Das Gesamtüberleben bei diesen Feten mit komplexen Herzfehlern und AV-Block liegt aber selbst ohne Entwicklung eines Hydrops fetalis bei unter 20 % (Berg et al 205).

In einigen Fallstudien wurde berichtet, dass bei antikörperassoziiertem AV-Block durch eine hoch dosierte transplazentare Gabe von Steroiden die Entwicklung eines AV-Blocks vermieden bzw. der Verschlechterung eines AV-Blocks entgegen gewirkt werden kann. Sogar Komplettremissionen wurden berichtet. Dagegen fand eine große retrospektive Multicenter-Studie bei 175 Feten mit AV-Block II.° und III.° keinen signifikanten Effekt einer täglichen, pränatalen Therapie mit 4 mg Dexamethason oder Betamethason. Nur die Untergruppe der Feten mit einem AV-Block II.° scheint von einer Therapie zu profitieren, da hierdurch das Risiko einer Progression zu einen AV-Block III.° vermindert wird (Eliasson et al. 2011).

Vor einer Gabe hochdosierter fluorinierter Steroide in der Schwangerschaft sind jedoch maternale Nebenwirkungen, insbesondere aber auch Auswirkungen auf die fetale Hirnentwicklung zu bedenken (Murphy et al. 2008).

Eine transplazentare Behandlung mit fluorinierten Steroiden sollte deshalb wohl überlegt sein und nicht vor Auftreten eines AV-Blocks II.° begonnen werden. Ziel es es dann, die Entzündung im fetalen Myokard einzudämmen und so eine weitere Zerstörung des Reizleitungssystems und das Auftreten eines kompletten AV-Blocks zu verhindern (Bergman et al. 2010). In allen anderen Situationen ist der prophylaktische Wert der Steroidtherapie umstritten.

Zwei prospektive Studie zur Prävention eines kompletten AV-Blocks durch die intravenöse Gabe von 400 mg IgG/kg maternalem Körpergewicht alle drei Wochen zwischen 12 und 24 SSW bei anti-SSA-positiven Schwangeren, die bereits ein Kind mit komplettem AV-Block geboren hatten, wurden vorzeitig abgebrochen, als 20 % der so behandelten Feten einen kompletten AV-Block entwickelten (Friedman et al. 2010, Pisoni et al. 2010).

Bei **bereits manifestem AV-Block** ist das Ziel einer intrauterinen Therapie, das Herzzeitvolumen zu erhöhen und/oder die Myokarditis durch Dexamethason einzudämmen. Die transplazentare Therapie mit β_2-Sympathomimetika, die unter physiologischen Bedingungen einen chronotropen und inotropen Effekt haben, wurde in einigen Studien bei Feten mit AV-Block III.° und Ventrikelfrequenzen <55 SpM eingesetzt, allerdings vielfach bei schon hydropischen Feten. Der Behandlungserfolg bezüglich des Gesamtüberlebens war minimal, obwohl in fast allen Studien die Ventrikelfrequenz gesteigert werden konnte (Berg et al. 2005). Wahrscheinlich führen der Anstieg von Herzfrequenz und Inotropie ihrerseits zu einem Anstieg des myokardialen Sauerstoffverbrauchs, was bei vielen dieser Feten infolge der schweren myokardialen Hypertrophie bzw. Kardiomyopathie nicht durch eine Zunahme der myokardialen Sauerstoffversorgung beantwortet werden kann. Aufgrund des fehlenden Vorteils und der erheblichen Nebenwirkungen für die Mutter ist die Therapie mit Betamimetika bei antikörperassoziiertem und herzfehlerassoziiertem AV-Block größtenteils verlassen worden.

Die Arbeitsgruppe aus Toronto berichtet über eine Überlebensrate von >95 % bei ihren mit Dexamethason behandelten Feten mit kompletten AV-Block, ohne dass neurologische Entwicklungsstörungen beobachtet wurden (Hutter et al. 2010). Sie vermuten, dass durch die bereits in utero erfolgte Eindämmung der Myokarditis das Ausmaß der assoziierten Kardiomyopathie gemindert und so auch das postnatale Überleben gebessert wird.

8.10.4 Tachykarde Herzrhythmusstörungen

Zu den tachykarden Rhythmusstörungen gehören
- die Sinustachykardie,
- die supraventrikuläre Tachykardie,
- das Vorhofflattern und
- die ventrikuläre Tachykardie.

Die Diagnostik bei einer tachykarden Rhythmusstörung sollte analog zur Bradykardiediagnostik schrittweise erfolgen, indem zunächst der schnelle Ventrikelrhythmus festgestellt und dann die Art des Vorhofrhythmus differenziert werden sollte (◘ Tab. 8.3). Im Falle einer **Sinustachykardie** schlägt der Vorhof schnell mit Frequenzen um 180–200 SpM, bei **supraventrikulärer Tachykardie** um 240–280 SpM, bei **Vorhofflattern** um 380–480 SpM. Bei der **ventrikulären Tachykardie** ist der Vorhofrhythmus unverändert regelmäßig und normfrequent.

Bei Sinustachykardie und supraventrikulärer Tachykardie besteht eine 1:1-AV-Überleitung, bei Vorhofflattern zumeist eine 2:1-, selten auch eine 3:1- oder 4:1-AV-Überleitung. Bei einer ventrikulären Tachykardie sind die Kontraktionen von Vorhöfen und Kammern dissoziiert.

Sinustachykardie

Bei der Sinustachykardie ist der Vorhofrhythmus regelmäßig mit Frequenzen um 180–200 SpM und einer 1:1-Überleitung vom Vorhof auf den Ventrikel. In den meisten Fällen sind diese tachykarden Phasen passager, mit starker kindlicher Aktivität („**jogging baby**") assoziiert und daher physiologisch.

Selten kann eine mütterliche Medikamenteneinnahme (z. B. Sympathomimetika) oder eine fetale Thyreotoxikose ursächlich sein (Api u. Carvalho 2008). Diese Sinustachykardien gehen mit einer normalen Herzfrequenzvariabilität im Kardiogramm einher, während eine Sinustachykardie bei maternaler oder fetaler Infektion zu einem „silenten" Oszillationsmuster im Kardiogramm führt.

Supraventrikuläre Tachykardie mit 1:1-AV-Überleitung

Supraventrikuläre Tachykardien treten mit einer Prävalenz von 1:4000–5000 Lebendgeburten auf. In mehr als 90 % der Fälle handelt es sich um eine atrioventrikuläre **Reentry-Tachykardie** über ein akzessorisches Bündel, getriggert durch supraventrikuläre Extrasystolen. Hierbei findet sich eine normale antegrade Reizleitung über den AV-Knoten von den Vorhöfen zu den Ventrikeln und eine schnelle retrograde Überleitung via einer akzessorischen Leitungsbahn von den Ventrikeln zurück zu den Vorhöfen. Dies führt zu Vorhoffrequenzen von 220–280 SpM mit einer starren 1:1-Überleitung auf die Ventrikel. Durch die schnelle Überleitungsgeschwindigkeit dieser akzessorischen Leitungsbahnen ist das Zeitintervall zwischen Ventrikel- und Vorhofkontraktion (VA-Intervall) kürzer als das Zeitintervall zwischen Vorhof- und Ventrikelkontraktion (AV-Intervall) (◘ Abb. 8.102).

Seltener sind **Vorhoftachykardien** (ektope atriale Tachykardien) sowie **permanente junktionale Reentry-Tachykardien** (mit einer langsamen akzessorischen Leitungsbahn in der Nähe des Koronarsinus). Beide haben ein langes VA-Intervall (◘ Abb. 8.102) und sind häufig therapierefraktär (Api u. Carvalho 2008, Gembruch 2009).

Die kritische Ventrikelfrequenz des Fetus scheint zwischen 210 und 220 SpM zu liegen (Gembruch et al. 1995). Oberhalb dieser Frequenz kommt es, wohl aufgrund der kritischen Verkürzung der Diastole (geringe passive diastolische Füllung sowie Abnahme der koronaren Perfusion), zu einer Rechtsherzinsuffizienz mit abrupter Veränderung des venösen Flussgeschwindigkeitsprofils – das triphasische Profil (S-, D- und A-Welle) ändert sich zu einem systolischen Fluss in Richtung Herz und einem Rückfluss während der gesamten Diastole.

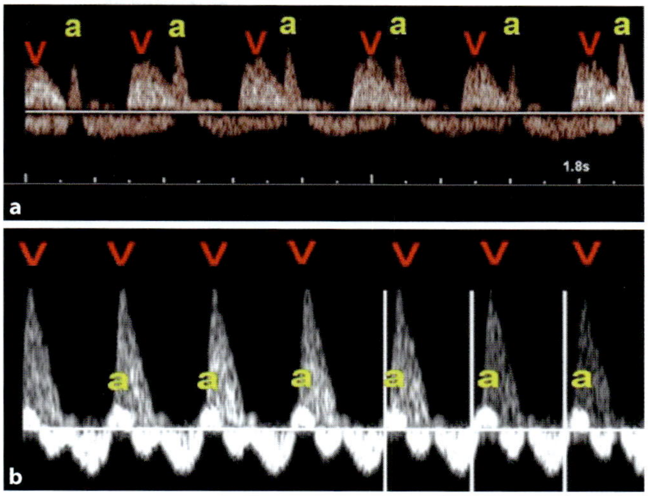

◘ **Abb. 8.102** Spektraldopplersonografie der Nierenarterien bei zwei Feten mit supraventrikulärer Tachykardie. **a** Der Abstand zwischen Ventrikelkontraktion (*V*) und Vorhofkontraktion (*a*) ist kürzer als *a* nach *V*, somit liegt ein schneller Reentry über ein akzessorisches Bündel vor. **b** Der Abstand *V* nach a ist länger als *a* nach *V*, somit handelt es sich um eine Vorhoftachykardie oder eine permanente junktionale Reentry-Tachykardie

Im Tierversuch ist diese Änderung im venösen Flussprofil mit einem ebenfalls abrupten Anstieg des venösen Drucks assoziiert. Dann folgen bei anhaltender Tachykardie innerhalb von Stunden bis Tagen Zeichen eines Hydrops mit Aszites, Hautödem, Pleura- und Perikarderguss. Zusätzlich kommt es zu einer meist reversiblen Kardiomyopathie mit Kardiomegalie und AV-Klappeninsuffizienz.

Sehr selten ist diese Kardiomyopathie so stark fortgeschritten, dass trotz erfolgreicher Kardioversion die fetale Herzinsuffizienz fortbesteht.

Bei **anhaltenden Tachykardien** oder **paroxysmalen Tachykardien** (abrupt einsetzend und abrupt endend) mit Zeichen einer Kardiomyopathie und/oder pathologischen Dopplerflussprofilen in den Phasen mit Sinusrhythmus sollte eine antiarrhythmische Therapie eingeleitet werden. Bei nicht hydropischen Feten mit AVRT führt die alleinige Therapie mit **Digoxin** in 50–63 % der Fälle zur Kardioversion (Krapp et al. 2003). Gelingt die Kardioversion mit Digoxin nicht, so stehen vor allem Flecainid, aber auch Amiodaron als Antiarrhythmika der zweiten Wahl zur Verfügung.

Liegt bereits ein **Hydrops fetalis** vor, so sollten primär **Flecainid** oder auch **Amiodaron** eingesetzt werden, da der transplazentare Transfer von Digoxin bei hydropischen Feten nur sehr gering ist, sodass therapeutische Spiegel im fetalen Kompartiment nicht zu erreichen sind (Krapp et al. 2003).

Bei **Vorhoftachykardien** oder **permanenten junktionalen Reentry-Tachykardien**, die beide mit einer langen VA-Überleitungszeit vergesellschaftet sind, ist Digoxin deutlich weniger wirksam. Hier sollte wie bei hydropischen Feten direkt mit Flecainid oder Amiodaron behandelt werden.

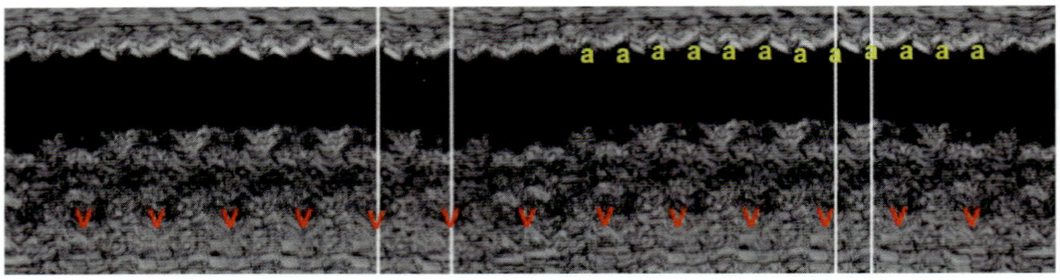

Abb. 8.103 M-Mode-Sonografie der Vorhofkontraktionen (*a*) und Ventrikelkontraktionen (*V*) eines Fetus mit Vorhofflattern und 2:1 AV-Überleitung. Die Vorhöfe (*a*) schlagen mit einer Frequenz von 426 SpM, die Ventrikel mit 213 SpM

Die **atrioventrikulare Reentry Tachykardie (AVRT)** über ein akzessorisches Bündel hat eine hohe Spontanremissionsrate im ersten Lebensjahr (80–90 %), die wahrscheinlich durch das Ausreifen des Reizleitungssystems bedingt ist. Lediglich die Vorhoftachykardien und permanent junktionalen Reentry-Tachykardien mit langer VA-Überleitung benötigen häufig eine längerfristige antiarrhythmische Therapie.

Vorhofflattern

Vorhofflattern entsteht durch eine kreisende Erregung innerhalb des Vorhofs. Die Vorhoffrequenz variiert zwischen 400 und 480 SpM mit meist 2:1-Überleitung auf die Ventrikel, sodass Ventrikelfrequenzen von 200–240 SpM resultieren (Abb. 8.103), seltener liegen AV-Blockierungen mit 3:1- oder 4:1-Verhältnissen vor.

Vorhofflattern tritt eher in höheren Schwangerschaftswochen auf als die supraventrikuläre Reentry-Tachykardie und führt seltener zur Herzinsuffizienz, vor allem bei den höhergradigen AV-Blockierungen (Krapp et al. 2003).

> **Eine transplazentare antiarrhythmische Therapie sollte aber selbst bei Vorhofflattern mit höhergradigen AV-Blockierungen und nur mäßig erhöhten Kammerfrequenzen begonnen werden.**

Ähnlich wie bei der supraventrikulären Reentry-Tachykardie mit kurzem VA-Intervall spricht das Vorhofflattern in etwa 50 % auf eine transplazentare Digoxin-Therapie an. Zeigt sich unter Digoxin keine Besserung, sollten wieder Antiarrhythmika der zweiten Wahl wie Flecainid oder Sotalol verwendet werden.

Postnatal kann das Vorfhofflattern relativ einfach entweder durch direkte Kardioversion, Digitalisierung oder Gabe anderer Antiarrhytmika beendet werden. Oft kommt es nach der Geburt auch zu einer Spontanremission. Die Rezidivrate ist niedrig, sodass nach erfolgreicher Kardioversion auf eine Langzeittherapie verzichtet werden kann (Gembruch 2009).

Ventrikuläre Tachykardie

Ventrikuläre Tachykardien sind in der Fetalperiode sehr selten. Bei der ventrikulären Tachykardie schlägt der Vorhofrhythmus regelmäßig normfrequent, der Ventrikelrhythmus ist davon vollständig dissoziiert und tachykard mit Frequenzen von 180–300 SpM (Abb. 8.104).

Eine ventrikuläre Tachykardie sollte vor allem dann in Betracht gezogen werden, wenn die Ventikelfrequenz außerhalb des für supraventrikuläre Tachykardie und Vorhofflattern typischen Frequenzbereiches von 220–280 SpM liegt.

Fetale Kardiomyopathien oder Herztumoren können sehr selten mit ventrikulären Tachykardien assoziiert sein. Transiente ventrikuläre Tachykardien (Torsades de pointes) kommen selten auch im Rahmen des Long-QT Syndroms vor, abwechselnd mit AV-Blockierungen, Sinusbradykardien und Sinusrhythmus (siehe dort). Im Gegensatz zu den AV-Blockierungen, die nicht behandelt werden können, und den Sinusbradykardien, die nicht behandelt werden müssen, führt die seltene ventrikuläre Tachykardie im Rahmen des Long-QT Syndroms zu Herzinsuffizienz und Hydrops und sollte daher umgehend mit Flecainid, Propanolol oder intravenöser Gabe von Magnesiumsulfat therapiert werden (Simpson et al. 2009).

Postnatal kann eine Therapie mit Beta-Blockern die Mortalität zusätzlich auf etwa 3 % senken. Ein Teil der Kinder benötigt jedoch später einen Schrittmacher, der die QT-Zeit verkürzt und dadurch das Risiko einer potenziell lebensbedrohlichen ventrikulären Tachykardie reduziert (Beinder et al. 2001).

Antiarrhythmische Therapie fetaler Tachykardien

Vor dem Beginn jeder antiarrhythmischen Behandlung sollte ein EKG geschrieben, die mütterlichen Elektrolytwerte sowie die Leber- und die Nierenwerte beurteilt werden. Proarrhythmische Effekte der Antiarrhythmika sind bei den in der Regel jungen und herzgesunden Schwangeren kaum zu erwarten.

Da kontrollierte Studien zur transplazentaren antiarrhythmischen Therapie fehlen, orientiert sich die Wahl des Antiarrhythmikum überwiegend an Erfahrungen aus der postnatalen Behandlung der entsprechenden Arrhythmie, der Plazentagängigkeit der verschiedenen Antiarrhythmika sowie den Erfahrungen aus pränatalen Fallberichten und kleinen Fallserien. Entscheidend für die **Auswahl des Antiarrhythmikums** sind folgende Fragen (Api u. Carvalho 2008):

- Ist der Fetus hydropisch?
- Liegen ein Vorhofflattern, eine ventrikuläre oder eine supraventrikuläre Tachykardie vor?
- Bei Vorliegen einer supraventrikulären Tachykardie: Liegt eine kurze oder eine lange VA-Überleitung vor?

Digoxin

Die größte Erfahrung in der transplazentaren Behandlung der Tachykardien besteht mit Digoxin. Digoxin ist bei nicht hydropischen Feten zu 80–100 % plazentagängig und verlangsamt die Reizleitung im AV-Knoten und die Ventrikelfrequenz. Bei hydropischen Feten ist die Plazentagängigkeit deutlich schlechter, sodass keine ausreichend hohe Serumspiegel erreicht werden können. Gleichzeitig nimmt mit zunehmender Schwangerschaftswoche die glomeruläre Filtrationsrate zu und Digoxin wird schneller eliminiert, sodass im III. Trimenon höhere An-

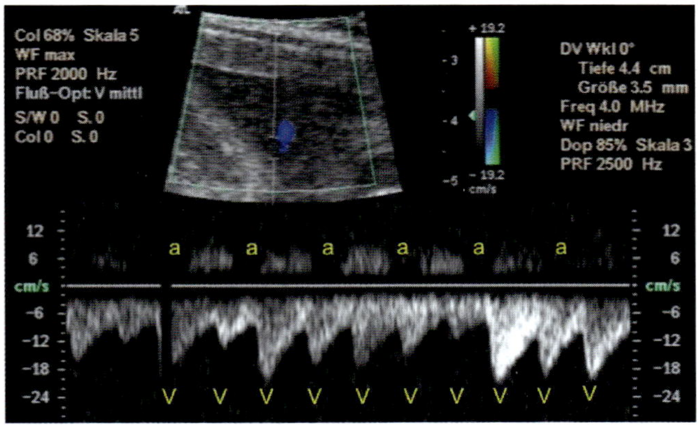

Abb. 8.104 Spektraldopplersonografie der Nabelschnurgefäße bei einem Fetus mit ventrikulärer Tachykardie im Rahmen eines Long-QT Syndroms. Die Vorhöfe (*a*) schlagen mit einem normofrequenten Rhythmus von 130 SpM, während die Ventrikel (*V*) dissoziiert davon eine Tachykardie von 210 SpM aufweisen

fangs- und Erhaltungsdosen von Digoxin nötig werden. Durch eine Kombination mit Flecainid oder Amiodaron erhöht sich dagegen der Digoxinspiegel (Gembruch 2009).

Zur effektiven antiarrhythmischen Therapie ist ein hoher maternaler Digoxinspiegel zwischen 2,0 und 2,5 ng/ml nötig.

Eine schnelle Aufsättigung kann innerhalb der ersten 48–72 Stunden durch eine intravenöse Digoxin-Gabe von 0,3–0,5 mg alle 8 Stunden erzielt werden. Die Erhaltungsdosis beträgt dann abhängig vom maternalen Serumspiegel 0,15 bis 0,2 mg oral alle 8 Stunden. Bei rein oraler Therapie werden in den ersten 2 Tagen 0,2 mg alle 6 Stunden appliziert, gefolgt von einer Erhaltungsdosis von 0,2 mg alle 8 Stunden. Therapeutische Serumspiegel werden so nach einer Woche erreicht.

Tipp

Digoxin ist das Mittel der Wahl zur Behandlung des Vorhofflatterns und der supraventrikulären Re-Entry-Tachykardie mit kurzer VA-Überleitungszeit bei nicht hydropischen Feten (Gembruch 2009).

Flecainid

Flecainid ist ein Antiarrhythmikum der Klasse Ic (Natriumkanalblocker) und verzögert die Überleitung in fast allen Leitungsbahnen, ohne die Repolarisierung zu verlängern. Die Bioverfügbarkeit nach oraler Gabe ist mit 90 % hoch und selbst in hydropischen Feten werden Serumspiegel von 80 % erreicht (Krapp et al. 2002). Die übliche orale Dosierung ist 100 mg Flecainid alle 8 Stunden, kann aber auch bei guter Verträglichkeit auf 400 mg/Tag erhöht werden. Eine Kardioversion wird üblicherweise nach 72 Stunden, manchmal aber auch erst nach 14 Tagen erreicht. Da Flecainid die Ventrikelfrequenz schon vor Eintreten einer Kardioversion verlangsamt, wird oft schon alleine dadurch die bestehende Herzinsuffizienz gebessert (Krapp et al. 2002).

Tipp

Flecainid ist das Antiarrhythmikum der ersten Wahl bei hydropischen Feten mit Tachykardie, bei nicht hydropischen Feten mit supraventrikulärer Tachykardie und langem AV-Intervall sowie bei Digoxin-refraktärer supraventrikulärer Re-Entry-Tachykardie.

Amiodaron

Amiodaron ist ein Antiarrhythmikum der Klasse III (Kaliumkanalblocker), verlängert die Repolarisation und wirkt nur minimal negativ-inotrop. Die Plazentagängigkeit ist mit 10–40 % gering, vor allem bei hydropischen Feten. Durch die lange Halbwertszeit von 1–3 Monaten kann langfristig trotzdem eine ausreichende Anreicherung im Fetus erreicht werden. Die mütterliche Anfangsdosis beträgt 1200–1600 mg Amiodaron täglich oral oder i.v. als Dauerinfusion für 4–6 Tage, gefolgt von einer Erhaltungsdosis von 200 mg alle 8 Stunden.

Durch seine lange Halbwertszeit eignet sich Amiodaron ideal zur direkten fetalen Therapie in die Nabelschnurvene, da die Anzahl der nötigen Punktionen gering ist. Die Injektion von Amiodaron (2,5–5 mg/kg geschätztes fetales Körpergewicht (ohne Hydrops)) in die fetale Nabelvene sollte langsam über 10 Minuten mehrfach täglich erfolgen, um schwere Bradykardien bzw. Asystolien, die mit hohen Bolusgaben assoziiert sein können, zu vermeiden. Langzeit-Nebenwirkungen von Amiodaron wie interstitielle Pneumonien oder Lungenfibrose sind bei der nur kurzzeitigen intrauterinen Anwendung nicht zu erwarten. Mögliche Nebenwirkungen sind jedoch maternale, fetale und neonatale Hypothyreosen, da Amiodaron 37 % Jod enthält und Thyroxin ähnelt. Auch wenn neonatale Hypothyreosen nach intrauteriner Amiodaronbehandlung selten (20 %), gut therapierbar und meist innerhalb von Monaten reversibel sind, wird Amiodaron lediglich als Antiarrhythmikum der zweiten und dritten Wahl beim Hydrops fetalis und/oder therapierefraktären Rhythmusstörungen eingesetzt (Gembruch 2009).

Tipp

Amiodaron wird als Antiarrhythmikum der zweiten und dritten Wahl beim Hydrops fetalis und/oder therapierefraktären Rhythmusstörungen eingesetzt.

Sotalol

Sotalol ist ein Antiarrhythmikum der Klasse III (Kaliumkanalblocker) und ein Betablocker, der die Repolarisation verlängert und mäßig negativ inotrop wirkt. Es ist sehr gut plazentagängig. Maternale Wirkspiegel werden im Feten schon 48–72 Stunden nach oralem Behandlungsbeginn erreicht. Um pro-arrhythmische Nebenwirkungen zu minimieren, wird zunächst mit 80–160 mg Sotalol oral alle 12 Stunden begonnen und danach die Dosierung langsam auf 160 mg alle 8 Stunden gesteigert. Da Sotalol ausschließlich renal eliminiert wird, sollte vor Therapiebeginn die maternale Nierenfunktion überprüft werden.

Tipp

Durch seine gleichzeitig pro-arrhythmischen Eigenschaften wird Sotalol nur bei hydropischen Feten mit Vorhofflattern sowie bei supraventrikulärer Tachykardie mit langem VA-Intervall empfohlen.

▪ Propanolol

Propanolol ist ein Betablocker mit nur mäßiger Plazentagängigkeit (25–35 % des mütterlichen Serumspiegels) und negativ inotroper und chronotroper Wirkung. Zur Therapie der ventrikulären Tachykardie wird eine orale Dosis von 40–80 mg Propanolol alle 8 Stunden empfohlen. Einige Autoren empfehlen zunächst eine schnelle Kardioversion mit Magnesium-Sulfat i.v. (2–4 g Aufsättigungsdosis in der ersten Stunde und 1 g/h Erhaltungsdosis über einige Tage), gefolgt von einer Umstellung auf Propanolol oral bis zur Entbindung (Simpson et al. 2009).

▪ Mütterliche Überwachung unter antiarrhythmischer Therapie

Nur bei der Therapie mit Digoxin, das eine nur geringe therapeutische Breite aufweist, müssen die **mütterlichen Serumspiegel kontrolliert** werden. Überdosierungen der anderen Antiarrhythmika können durch regelmäßige EKG-Kontrollen ausgeschlossen werden, wobei auf das PR-Intervall (Digoxin), das QRS-Intervall (Flecainid) und das QT-Intervall (Amiodaron und Soltalol) geachtet werden muss. Außerdem muss auf die typischen klinischen Zeichen einer Intoxikation geachtet werden.

Literatur

Abuhamad A, Chaoui R (2010) A practical guide to fetal echocardiography: Normal and abnormal hearts, 2. Aufl. Lippincott-Williams Wilkins, Philadelphia

Abuhamad A, Chaoui R (2010) Atrial, ventricular, and atrioventricular septal defects. A practical guide to fetal echocardiography, 2. Aufl. , Philadelphia, S. 206–228

Abuhamad A, Chaoui R (2010) Common arterial trunk. A practical guide to fetal echocardiography, 2. Aufl. Lippincott Williams, Philadelphia, S. 263–272

Abuhamad A, Chaoui R (2010) Complete and congenitally corrected transposition of the great arteries. A practical guide to fetal echocardiography, 2. Aufl. Lippincott Williams, Philadelphia, S. 282–297

Abuhamad A, Chaoui R (2010) Double outlet right ventricle. A practical guide to fetal echocardiography,2. Aufl. Lippincott Williams, Philadelphia, S. 273–281

Achiron R, Zimand S, Hegesh J, Lipitz S, Zalel Y, Rotstein Z (2000) Fetal aortic arch measurements between 14 and 38 weeks' gestation: in-utero ultrasonographic study. Ultrasound Obstet Gynecol 15:226–230

Albert M, Geissler W (1956) Persistent left superior vena cava and mitral stenosis. Z Gesamte Inn Med 11:865–874

Allan LD, Chita SK, Anderson RH, Fagg N, Crawford DC, Tynan MJ (1988) Coarctation of the aorta in prenatal life: an echocardiography, anatomical, and functional study. Br Heart J 59:356–360

Allan LD, Sharland G, Tynan MJ (1989) The natural history of the hypoplastic left heart syndrome. Int J Cardiol 25:341–343

Allan LD, Sharland GK (2001) The echocardiographic diagnosis of totally anomalous pulmonary venous connection in the fetus. Heart 85:433–437

Alsoufi B, Bennetts J, Verma S, Caldarone CA (2007) New developments in the treatment of hypoplastic left heart syndrome. Pediatrics 119:109–117

Anderson RH, Lenox CC, Zuberbuhler JR (1983) Morphology of ventricular septal defect associated with coarctation of aorta. Br Heart J 50:176–181

Api O, Carvalho JS (2008) Fetal dysrhythmias. Best Pract Res Clin Obstet Gynaecol 22:31–48

Apitz C, Anderson R, Redington A (2010) Tetralogy of Fallot with pulmonary stenosis. In: Anderson R, Baker E, Penny D, Redington A, Rigby M, Wernovski G (Hrsg) Pediatric Cardiology,3. Aufl. Churchill Livingstone Elsevier, Philadelphia, S. 753–774

Attenhofer Jost CH, Connolly HM, Edwards WD, Hayes D, Warnes CA, Danielson GK (2005) Ebstein's anomaly – review of a multifaceted congenital cardiac condition. Swiss Med Wkly 135:269–281

AxtFliedner R, Kreiselmaier P, Schwarze A, Krapp M, Gembruch U (2006) Development of hypoplastic left heart syndrome after diagnosis of aortic stenosis in the first trimester by early echocardiography. Ultrasound Obstet Gynecol 28:106–109

Azakie T, Merklinger SL, McCrindle BW, Van Arsdell GS, Lee KJ, Benson LN, Coles JG, Williams WG (2001) Evolving strategies and improving outcomes of the modified Norwood procedure: a 10-year single-institution experience. Ann Thorac Surg 72:1349–1353

Barrea C, Ovaert C, Moniotte S, Biard JM, Steenhaut P, Bernard P (2011) Prenatal diagnosis of abnormal cardinal systemic venous return without other heart defects: a case series. Prenat Diagn 31:380–388

Baschat AA, Gembruch U, Knöpfle G, Hansmann M (1999) First-trimester fetal heart block: a marker for cardiac anomaly. Ultrasound Obstet Gynecol 14:311–314

Beinder E, Grancay T, Menéndez T, Singer H, Hofbeck M (2001) Fetal sinus bradycardia and the long QT syndrome. Am J Obstet Gynecol 185:743–747

Berg C, Bender F, Soukup M, Geipel A, Axt-Fliedner R, Breuer J, Herberg U, Gembruch U (2006) Right aortic arch detected in fetal life. Ultrasound Obstet Gynecol 28:882–889

Berg C, Geipel A, Gembruch U (2009) Spectral Doppler imaging of the renal vessels facilitates the assessment of fetal arrhythmias. Ultrasound Obstet Gynecol 33:367–368

Berg C, Geipel A, Kamil D, Knüppel M, Breuer J, Krapp M, Baschat A, Germer U, Hansmann M, Gembruch U (2005) The syndrome of left isomerism: sonographic findings and outcome in prenatally diagnosed cases. J Ultrasound Med 24:921–931

Berg C, Geipel A, Kamil D, Krapp M, Breuer J, Baschat AA, Knöpfle G, Germer U, Hansmann M, Gembruch U (2006) The syndrome of right isomerism – prenatal diagnosis and outcome. Ultraschall Med 27:225–233

Berg C, Geipel A, Kohl T, Breuer J, Germer U, Krapp M, Baschat AA, Hansmann M, Gembruch U (2005) Atrioventricular block detected in fetal life: associated anomalies and potential prognostic markers. Ultrasound Obstet Gynecol 26:4–15

Berg C, Geipel A, Kohl T, Smrcek J, Germer U, Baschat AA, Hansmann M, Gembruch U (2005) Fetal echocardiographic evaluation of atrial morphology and the prediction of laterality in cases of heterotaxy syndromes. Ultrasound Obstet Gynecol 26:538–545

Berg C, Geipel A, Smrcek J, Krapp M, Germer U, Kohl T, Gembruch U, Baschat AA (2003) Prenatal diagnosis of cardiosplenic syndromes: a 10-year experience. Ultrasound Obstet Gynecol 22:451–459

Berg C, Gembruch U, Geipel A (2006) Fetale Heterotaxiesyndrome. Gynäkologe 39:31–38

Berg C, Gembruch U, Geipel A (2009) Associated anomalies in congenital heart disease. In: Yagel S, Silverman N, Gembruch U (Hrsg) Fetal cardiology, 2. Aufl. Informa Healthcare, New York, S. 635–657

Berg C, Gembruch U, Geipel A (2009) Outflow tract sectional planes in two-dimensional fetal echocardiography – part I. Ultraschall Med 30:128–144

Berg C, Gembruch U, Geipel A (2009) Outflow tract views in two-dimensional fetal echocardiography – part ii. Ultraschall Med 30:230–251

Berg C, Georgiadis M, Geipel A, Gembruch U (2007) The area behind the heart in the four-chamber view and the quest for congenital heart defects. Ultrasound Obstet Gynecol 30:721–727

Berg C, Kaiser C, Bender F, Geipel A, Kohl T, Axt-Fliedner R, Krapp M, Knöpfle G, Herberg U, Breuer J, Schmitz C, Gembruch U (2009) Atrioventricular septal defect in the fetus – associated conditions and outcome in 246 cases. Ultraschall Med 30:25–32

Berg C, Kamil D, Geipel A, Kohl T, Knöpfle G, Hansmann M, Gembruch U (2006) Absence of ductus venosus – importance of umbilical venous drainage site. Ultrasound Obstet Gynecol 28:275–281
Berg C, Knüppel M, Geipel A, Kohl T, Krapp M, Knöpfle G, Germer U, Hansmann M, Gembruch U (2006) Prenatal diagnosis of persistent left superior vena cava and its associated congenital anomalies. Ultrasound Obstet Gynecol 27:274–280
Berg C, Kremer C, Geipel A, Kohl T, Germer U, Gembruch U (2006) Ductus venosus blood flow alterations in fetuses with obstructive lesions of the right heart. Ultrasound Obstet Gynecol 28:137–142
Berg C, Lachmann R, Kaiser C, Kozlowski P, Stressig R, Schneider M, Asfour B, Herberg U, Breuer J, Gembruch U, Geipel A (2010) Prenatal diagnosis of tricuspid atresia: intrauterine course and outcome. Ultrasound Obstet Gynecol 35:183–190
Berg C, Thomsen Y, Geipel A, Germer U, Gembruch U (2007) Reversed end-diastolic flow in the umbilical artery at 10–14 weeks of gestation is associated with absent pulmonary valve syndrome. Ultrasound Obstet Gynecol 30:254–258
Bergman G, Eliasson H, Bremme K, Wahren-Herlenius M, Sonesson SE (2009) Anti-Ro52/SSA antibody-exposed fetuses with prolonged atrioventricular time intervals show signs of decreased cardiac performance. Ultrasound Obstet Gynecol 34:543–549
Bergman G, Wahren-Herlenius M, Sonesson SE (2010) Diagnostic precision of Doppler flow echocardiography in fetuses at risk for atrioventricular block. Ultrasound Obstet Gynecol 36:561–566
Bernasconi A, Azancot A, Simpson JM, Jones A, Sharland GK (2005) Fetal dextrocardia: diagnosis and outcome in two tertiary centres. Heart 91:1590–1594
Boudjemline Y, Fermont L, Le Bidois J, Villain E, Sidi D, Bonnet D (2002) Can we predict 22q11 status of fetuses with tetralogy of Fallot? Prenat Diagn 22:231–234
Braunwald E, Goldblatt A, Aygen MM, Rockoff SD, Morrow AG (1963) Congenital aortic stenosis. I. clinical and hemodynamic findings in 100 patients. II. Surgical and the results of operation. Circulation 27:426–462
Bronshtein M, Zimmer EZ (1998) Sonographic diagnosis of fetal coarctation of the aorta at 14–16 weeks of gestation. Ultrasound Obstet Gynecol 11:254–257
Bronshtein M, Zimmer EZ, Blazer S (2003) A characteristic cluster of fetal sonographic markers that are predictive of fetal Turner syndrome in early pregnancy. Am J Obstet Gynecol 188:1016–1020
Brown DL, Durfee SM, Hornberger LK (1997) Ventricular discrepancy as a sonographic sign of coarctation of the fetal aorta: how reliable is it? J Ultrasound Med 16:95–99
Brucato A, Frassi M, Franceschini F, Cimaz R, Faden D, Pisoni MP, Muscarà M, Vignati G, Stramba-Badiale M, Catelli L, Lojacono A, Cavazzana I, Ghirardello A, Vescovi F, Gambari PF, Doria A, Meroni PL, Tincani A (2001) Risk of congenital complete heart block in newborns of mothers with anti-Ro/SSA antibodies detected by counterimmunoelectrophoresis: a prospective study of 100 women. Arthritis Rheum 44:1832–1835
Buyon JP, Waltuck J, Kleinman C, Copel J (1995) In utero identification and therapy of congenital heart block. Lupus 4:116–121
Byers BD, Goharkhay N, Mateus J, Ward KK, Munn MB, Wen TS (2009) Pregnancy outcome after ultrasound diagnosis of fetal intra-abdominal umbilical vein varix. Ultrasound Obstet Gynecol 33:282–286
Callow LB (1992) Current strategies in the nursing care of infants with hypoplastic left heart syndrome undergoing first-stage palliation with the Norwood operation. Heart 21:463–470
Campbell M (1968) The natural history of congenital aortic stenosis. Br Heart J 30:514–526
Campbell M, Polani PE (1961) The aetiology of coarctation of the aorta. Lancet 1:463–468
Celentano C, Malinger G, Rotmensch S, Gerboni S, Wolman Y, Glezerman M (1999) Prenatal diagnosis of interrupted inferior vena cava as an isolated finding: a benign vascular malformation. Ultrasound Obstet Gynecol 14:215–218
Chaoui R, Heling KS (2005) New developments in fetal heart scanning: three- and four-dimensional fetal echocardiography. Semin Fetal Neonatal Med 10:567–577
Chaoui R, Heling K, Mielke G, Hofbeck M, Gembruch U (2008) Qualitätsanforderungen der DEGUM zur Durchführung der fetalen Echokardiografie. Ultraschall Med 29:197–200
Chaoui R, Heling KS, Kalache KD (2003) Caliber of the coronary sinus in fetuses with cardiac defects with and without left persistent superior vena cava and in growth-restricted fetuses with heart-sparing effect. Prenat Diagn 23:552–557
Chaoui R, Heling KS, Lopez AS, Thiel G, Karl K (2011) The thymic-thoracic ratio in fetal heart defects: a simple way to identify fetuses at high risk for microdeletion 22q11. Ultrasound Obstet Gynecol 37:397–403
Chaoui R, Heling KS, Sariglu N, Schwabe M, Dankof A, Bollmann R (2005) Aberrant right subclavian artery as a new cardiac sign in second- and third-trimester fetuses with Down syndrome. Am J Obstet Gynecol 192:257–263
Chaoui R, Kalache KD, Heling KS, Tennstedt C, Bommer C, Korner H (2002) Absent or hypoplastic thymus on ultrasound: a marker for deletion 22q11.2 in fetal cardiac defects. Obstet Gynecol 20:546–552
Chaoui R, Rake A, Heling KS (2008) Aortic arch with four vessels: aberrant right subclavian artery. Ultrasound Obstet Gynecol 31:115–117
Chaoui R, Schneider MB, Kalache KD (2003) Right aortic arch with vascular ring and aberrant left subclavian artery: prenatal diagnosis assisted by three-dimensional power Doppler ultrasound. Ultrasound Obstet Gynecol 22:661–663
Chessa M, Butera G, Bonhoeffer P, Iserin L, Kachaner J, Lyonnet S, Munnich A, Sidi D, Bonnet D (1998) Relation of genotype 22q11 deletion to phenotype of pulmonary vessels in tetralogy of Fallot and pulmonary atresia-ventricular septal defect. Heart 79:186–190
Clifford G, Sameni R, Ward J, Robinson J, Wolfberg AJ (2011) Clinically accurate fetal ECG parameters acquired from maternal abdominal sensors. Am J Obstet Gynecol 205(47):e1–e5
Comstock CH, Smith R, Lee W, Kirk JS (1998) Right fetal cardiac axis: clinical significance and associated findings. Obstet Gynecol 91:495–499
Connor JA, Thiagarajan R (2007) Hypoplastic left heart syndrome. Orphanet Journal of Rare Diseases 11:2–23
Copel JA, Liang RI, Demasio K, Ozeren S, Kleinman CS (2000) The clinical significance of the irregular fetal heart rhythm. Am J Obstet Gynecol 182:813–817
Correa-Villasenor A, Ferencz C, Boughman JA, Neill CA (1991) Total anomalous pulmonary venous return: familial and environmental factors. The Baltimore–Washington Infant Study Group. Teratology 44:415–428
Daebritz SH, Nollert GD, Zurakowski D, Khalil PN, Lang P, del Nido PJ, Mayer Jr JE, Jonas RA (2000) Results of Norwood stage I operation: comparison of hypoplastic left heart syndrome with other malformations. J Thorac Cardiovasc Surg 119:358–367
Drury NE, Veldtman GR, Benson LN (2005) Neonatal aortic stenosis. Expert Rev Cardiovasc Ther 3:831–843
Eliasson H, Sonesson S-E, Sharland G, Granath F, Simpson JM, Carvalho JS, Jicinska H, Tomek V, Dangel J, Zielinsky P, Respondek-Liberska M, Freund MW, Mellander M, Bartrons J, Gardiner HM (2011) Fetal Working Group of the European Association of Pediatrc Cardiology. Isolated atrioventricular block in the fetus: a retrospective, multinational, multicenter study of 175 patients. Circulation 124:1919–1926
Ferencz C, Rubin JD, Loffredo CA, Magee CA (1993) Epidemiology of congenital heart disease. The Baltimore-Washington Infant Study 1981–1989. Perspectives in pediatric cardiology. Futura Publishing Company, Philadelphia
Fesslova V, Nava S, Villa L (1999) Evolution and long term outcome in cases with fetal diagnosis of congenital heart disease: Italian multicentre study. Fetal Cardiology Study Group of the Italian Society of Pediatric Cardiology. Heart 82:594–599
Fouron J-C (2004) Fetal arrhythmias: the Saint-Justine hospital experience. Prenat Diagn 24:1068–1080
Frank S, Johnson A, Ross J (1973) Natural history of valvular aortic stenosis. Br Heart J 35:41–46
Franklin O, Burch M, Manning N, Sleeman K, Gould S, Archer N (2002) Prenatal diagnosis of coarctation of the aorta improves survival and reduces morbidity. Heart 87:67–69
Freedom RM, Fellows Jr KE (1973) Radiographic visceral patterns in the asplenia syndrome. Radiology 107:387–391
Friedman DM, Llanos C, Izmirly PM, Brock B, Byron J, Copel J, Cummiskey K, Dooley MA, Foley J, Graves C, Hendershott C, Kates R, Komissarova EV,

Miller M, Parè E, Phoon CK, Prosen T, Reisner D, Ruderman E, Samuels P, Yu JK, Kim MY, Buyon JP (2010) Evaluation of fetuses in a study of intravenous immunoglobulin as preventive therapy for congenital heart block: Results of a multicenter, prospective, open-label clinical trial. Arthritis Rheum 62:1138–1146

Fujinaga M (1997) Development of sidedness of asymmetric body structures in vertebrates. Int J Dev Biol 41:153–186

Galindo A, Gutierrez-Larraya F, Escribano D, Arbues J, Velasco JM (2007) Clinical significance of persistent left superior vena cava diagnosed in fetal life. Ultrasound Obstet Gynecol 30:152–161

Gardiner HM (2005) Progression of fetal heart disease and rationale for fetal intracardiac interventions. Semin Fetal Neonatal Med 10:578–585

Gardiner HM, Belmar C, Tulzer G, Barlow A, Pasquini L, Carvalho JS, Daubeney PE, Rigby ML, Gordon F, Kulinskaya E, Franklin RC (2008) Morphologic and functional predictors of eventual circulation in the fetus with pulmonary atresia or critical pulmonary stenosis with intact septum. J Am Coll Cardiol 51:1299–1308

Gaynor JW, Mahle WT, Cohen MI, Ittenbach RF, DeCampli WM, Steven JM, Nicolson SC, Spray TL (2002) Risk factors for mortality after the Norwood procedure. Eur J Cardiothorac Surg 22:82–89

Gedikbasi A, Oztarhan K, Gul A, Sargin A, Ceylan Y (2008) Diagnosis and prognosis in double-outlet right ventricle. Am J Perinatol 25:427–434

Gembruch U (2009) Fetal tachyarrhythmia. In: Yagel S, Silverman N, Gembruch U (Hrsg) Fetal Cardiology, 2. Aufl. Informa Healthcare, New York, S. 461–481

Gembruch U, Knöpfle G, Bald R, Hansmann M (1993) Early diagnosis of fetal congenital heart disease by transvaginal echocardiography. Ultrasound Obstet Gynecol 3:310–317

Gembruch U, Kohl T, Geipel A, Herberg U, Breuer J, Berg C (2006) Ebstein Anomalie des Fetus. Gynäkologe 39:39–47

Gembruch U, Krapp M, Baumann P (1995) Changes of venous blood flow velocity waveforms in fetuses with supraventricular tachycardia. Ultrasound Obstet Gynecol 5:394–399

Glauser TA, Rorke LB, Weinberg PM, Clancy RR (1990) Congenital brain anomalies associated with the hypoplastic left heart syndrome. Pediatrics 85:984–989

Goldberg CA, Gomez CA (2003) Hypoplastic left heart syndrome: New developments and current controversies. Semin Neonatol :461–468

Gómez-Montes E, Herraiz I, Mendoza A, Albert L, Hernández-García JM, Galindo A (2011) Pulmonary atresia/critical stenosis with intact ventricular septum: prediction of outcome in the second trimester of pregnancy. Prenat Diagn 31:372–379

Heling KS, Chaoui R, Bollmann R (2004) Advanced dynamic flow – a new method of vascular imaging in prenatal medicine. A pilot study of its applicability. Ultraschall Med 25:280–284

Hlavacek AM, Girish SS, Anderson RH (2009) Pulmonary venous abnormalities. In: Anderson RH, Baker EJ, Penny DJ, Redington AN, Rigby ML, Wernowski G (Hrsg) Pediatric Cardiology. Churchill Livingstone, Philadelphia, S. 497–522

Ho Sy, Anderson RH (1979) Coarctation, tubular hypoplasia and the ductus arteriosus. Br Heart J 41:268–270

Ho SY, Cook A, Anderson RH, Allan LD, Fagg N (1991) Isomerism of the atrial appendages in the fetus. Pediatr Pathol 11:589–608

Ho SY, Fagg N, Anderson RH, Cook A, Allan L (1992) Disposition of the atrioventricular conduction tissues in the heart with isomerism of the atrial appendages: its relation to congenital complete heart block. J Am Coll Cardiol 20:904–910

Hornberger LK, Sahn DJ, Kleinman CS, Copel J, Silverman NH (1994) Antenatal diagnosis of coarctation of the aorta: a multicenter experience. J Am Coll Cardiol 23:417–423

Hornberger LK, Sanders SP, Rein AJ, Spevak PJ, Parness IA, Colan SD (1995) Left heart obstructive lesions and left ventricular growth in the midtrimester fetus. A longitudinal study. Circulation 92:1531–1538

Hornberger LK, Weintraub RG, Pesonen E, Murillo-Olivas A, Simpson IA, Sahn C, Hagen-Ansert S, Sahn DJ (1992) Echocardiographic study of the morphology and growth of the aortic arch in the human fetus. Observations related to the prenatal diagnosis of coarctation. Circulation 86:741–747

Hutter D, Siverman ED, Jaeggi ET (2010) The benefits of transplacental treatment of isolated congenital complete heart block associated with maternal anti-Ro/SSA antibodies: a review. Scand J Immunol 72:235–241

Iacobelli R, Pasquini L, Toscano A, Raimondi F, Michielon G, Tozzi AE, Sanders SP (2008) Role of tricuspid regurgitation in fetal echocardiographic diagnosis of pulmonary atresia with intact ventricular septum. Ultrasound Obstet Gynecol 32:31–35

ISUOG (2006) Cardiac screening examination of the fetus: guidelines for performing the „basic" and „extended basic" cardiac scan. Ultrasound Obstet Gynecol 27:107–113

Jaeggi ET, Silverman ED, Laskin C, Kingdom J, Golding F, Weber R (2011) Prolongation of the atrioventricular conduction in fetuses exposed to maternal anti-Ro/SSA and anti-La/SSB antibodies did not predict progressive heart block. A prospective observational study on the effects of maternal antibodies on 165 fetuses. J Am Coll Cardiol 57:1487–1492

Karl K, Kainer F, Knabl J, Chaoui R (2011) Prenatal diagnosis of total anomalous pulmonary venous connection into the coronary sinus. Ultrasound Obstet Gynecol 38:729–731

Kathiriya IS, Srivastava D (2000) Left-right asymmetry and cardiac looping: implications for cardiac development and congenital heart disease. Am J Med Genet 97:271–279

Kim N, Friedberg MK, Silverman NH (2006) Diagnosis and prognosis of fetuses with double outlet right ventricle. Prenat Diagn 26:740–745

Kleinman CS (2006) Fetal cardiac intervention Innovative therapy or a technique in search of an indication? Circulation 113:1378–1381

Kohl T, Sharland G, Allan LD, Gembruch U, Chaoui R, Lopes LM, Zielinsky P, Huhta J, Silverman NH (2000) World experience of percutaneous ultrasound-guided balloon valvuloplasty in human fetuses with severe aortic valve obstruction. Am J Cardiol 85:1230–1233

Krapp M, Baschat AA, Gembruch U, Geipel A, Germer U (2002) Flecainide in the intrauterine treatment of fetal supraventricular tachycardia. Ultrasound Obstet Gynecol 19:158–164

Krapp M, Kohl T, Simpson JM, Sharland GK, Katalinic A, Gembruch U (2003) Review of diagnosis, treatment, and outcome of fetal atrial flutter compared with supraventricular tachycardia. Heart 89:913–917

Lee W, Allan L, Carvalho JS, Chaoui R, Copel J, Devore G, Hecher K, Munoz H, Nelson T, Paladini D, Yagel S, ISUOG Fetal Echocardiography Task Force (2008) ISUOG consensus statement: what constitutes a fetal echocardiogram? Ultrasound Obstet Gynecol 32:239–242

Lenz F, Chaoui R (2006) Changes in pulmonary venous Doppler parameters in fetal cardiac defects. Ultrasound Obstet Gynecol 28:63–70

Lin AE, Ticho BS, Houde K, Westgate MN, Holmes LB (2000) Heterotaxy: associated conditions and hospital-based prevalence in newborns. Genet Med 2:157–172

Lindinger A, Schwedler G, Hense HW (2010) Prevalence of congenital heart defects in neborns in Germany: Results of the first registration year of the PAN Study (July 2006 to June 2007). Klin Padiatr 222:321–326

Lucas Jr. RV, Woolfrey BF, Anderson RC, Lester RG, Edwards JE (1962) Atresia of the common pulmonary vein. Pediatrics 29:729–739

Mahle WT, Clancy RR, McGaurn SP, Goin JE, Clark BJ (2001) Impact of prenatal diagnosis on survival and early neurologic morbidity in neonates with the hypoplastic left heart syndrome. Pediatrics 107:1277–1282

Mahle WT, Spray TL, Wernovsky G, Gaynor JW, Clark 3rd BJ (2000) Survival after reconstructive surgery for hypoplastic left heart syndrome: A 15-year experience from a single institution. Circulation 102:136–141

Mäkikallio K, McElhinney DB, Levine JC, Marx GR, Colan SD, Marshall AC, Lock JE, Marcus EN, Tworetzky W (2006) Fetal aortic valve stenosis and the evolution of hypoplastic left heart syndrome: patient selection for fetal intervention. Circulation 113:1401–1405

Mankuta D, Nadjari M, Pomp G (2011) Isolated fetal intra-abdominal umbilical vein varix: clinical importance and recommendations. J Ultrasound Med 30:273–276

Maxwell D, Allan LD, Tynan MJ (1991) Balloon dilatation of the aortic valve in the fetus: a report of two cases. Br Heart J 65:256–258

McElhinney DB, Salvin JW, Colan SD, Thiagarajan R, Crawford EC, Marcus EN, del Nido PJ, Tworetzky W (2005) Improving outcomes in fetuses and neonates with congenital displacement (Ebstein's malformation) or dysplasia of the tricuspid valve. Am J Cardiol 96:582–586

Michefelder E, Gomez c, Border W, Gottliebson W, Franklin C (2005) Predictive value of fetal pulmonary venous flow patterns in identifying the need for

atrial septoplasty in the newborn with hypoplastic left ventricle. Circulation 112:2974–2979
Moene RJ, Gittenberger-de Groot AC, Oppenheimer-Dekker A, Bartelings MM (1987) Anatomic characteristics of ventricular septal defect associated with coarctation of the aorta. Am J Cardiol 59:952–955
Molina FS, Nicolaides KH, Carvalho JS (2008) Two- and three-dimensional imaging of coarctation shelf in the human fetus. Heart 94:584
Morris CD, Outcalt J, Menashe VD (1990) Hypoplastic left heart syndrome: natural history in a geographically defined population. Pediatrics 85:977–983
Murphy KE, Hannah ME, Willan AR, Hewson SA, Ohlsson A, Kelly EN, Matthews SG, Saigal S, Asztalos E, Ross S, Delisle MF, Amankwah K, Guselle P, Gafni A, Lee SK, Armson BA, MACS Collaborative Group (2008) Multiple courses of antenatal corticosteroids for preterm birth (MACS): a randomised controlled trial. Lancet 372:2143–2151
Nakada K, Kawaguchi F, Wakisaka M, Nakada M, Enami T, Yamate N (1997) Digestive tract disorders associated with asplenia/polysplenia syndrome. J Pediatr Surg 32:91–94
Nathan AT, Marino BS, Dominguez T, Tabbutt S, Nicolson S, Donaghue DD, Spray TL, Rychik J (2010) Tricuspid valve dysplasia with severe tricuspid regurgitation: fetal pulmonary artery size predicts lung viability in the presence of small lung volumes. Fetal Diagn Ther 27:101–105
Natowicz M, Chatten J, Clancy R, Conard K, Glauser T, Uri A, Lin A, Norwood W, Rorke LB, Huff D et al (1988) Genetic disorders and major extra-cardiac anomalies associated with the hypoplastic left heart syndrome. Pediatrics 82:698–706
Nii M, Hamilton RM, Fenwick L, Kingdom JCP, Roman KS, Jaeggi ET (2006) Assessment of fetal atrioventricular time intervals by tissue Doppler and pulse Doppler echocardiography: normal values and correlation with fetal electrocardiography. Heart 92:1831–1837
Paladini D, Volpe P, Marasini M, Russo MG, Vassallo M, Gentile M, Calabrò R (2006) Diagnosis, characterization and outcome of congenitally corrected transposition of the great arteries in the fetus: a multicenter series of 30 cases. Ultrasound Obstet Gynecol 27:281–285
Paladini D, Volpe P, Russo MG, Vassallo M, Sclavo G, Gentile M (2004) Aortic coarctation: prognostic indicators of survival in the fetus. Heart 90:1348–1349
Paranon S, Acar P (2008) Ebstein's anomaly of the tricuspid valve: from fetus to adult: congenital heart disease. Heart 94:237–243
Parikh SR, Prasad K, Iyer RN, Desai N, Mohankrishna L (1996) Prospective angiographic study of the abnormalities of systemic venous connections in congenital and acquired heart disease. Cathet Cardiovasc Diagn 38:379–386
Pasquini L, Fichera A, Tan T, Ho SY, Gardiner H (2005) Left superior caval vein: a powerful indicator of fetal coarctation. Heart 91:539–540
Pasquini L, Mellander M, Seale A, Matsui H, Roughton M, Ho SY, Gardiner HM (2007) Z-scores of the fetal aortic isthmus and duct: an aid to assessing arch hypoplasia. Ultrasound Obstet Gynecol 29:628–633
Patel CR, Lane JR, Spector ML, Smith PC, Crane SS (2005) Totally anomalous pulmonary venous connection and complex congenital heart disease: prenatal echocardiographic diagnosis and prognosis. J Ultrasound Med 24:1191–1198
Peoples WM, Moller JH, Edwards JE (1983) Polysplenia: a review of 146 cases. Pediatr Cardiol 4:129–137
Pisoni CN, Brucato A, Ruffatti A, Espinosa G, Cervera R, Belmonte-Serrano M, Sánchez-Román J, García-Hernández FG, Tincani A, Bertero MT, Doria A, Hughes GR, Khamashta MA (2010) Failure of intravenous immunoglobulin to prevent congenital heart block: Findings of a multicenter, prospective, observational study. Arthris Rheum 62:1147–1152
Poon LCY, Huggon IC, Zidere V, Allan LD (2007) Tetralogy of Fallot in the fetus in the current era. Ultrasound Obstet Gynecol 29:625–627
Pradat P, Francannet C, Harris JA, Robert E (2003) The epidemiology of cardiovascular defects, part I: a study based on data from three large registries of congenital malformations. Pediatr Cardiol 24:195–221
Rosenquist GC (1974) Congenital mitral valve disease associated with coarctation of the aorta. Circulation 49:985–989
Rosenthal E (2005) Coarctation of the aorta from fetus to adult: curable condition or life long disease process? Heart 91:1495–1502
Rubino M, Van Praagh S, Kadoba K, Pessotto R, Van Praagh R (1995) Systemic and pulmonary venous connections in visceral heterotaxy with asplenia. Diagnostic and surgical considerations based on seventy-two autopsied cases. J Thorac Cardiovasc Surg 110:641–650
Rudolph AM, Heymann MA, Spitznas U (1972) Hemodynamic considerations in the development of narrowing of the aorta. Am J Cardiol 30:514–525
Ruscazio M, Van Praagh S, Marrass AR, Catani G, Iliceto S, Van Praagh R (1998) Interrupted inferior vena cava in asplenia syndrome and a review of the hereditary patterns of visceral situs abnormalities. Am J Cardiol 81:111–116
Rychik J (2005) Hypoplastic left heart syndrome: From in-utero diagnosis to school age. Semin Fetal Neonatal Med 10:553–566
Sharland GK, Chan KY, Allan LD (1994) Coarctation of the aorta: difficulties in prenatal diagnosis. Br Heart J 71:70–75
Sharland GK, Chita SK, Fagg NL, Anderson RH, Tynan M, Cook AC, Allan LD (1991) Left ventricular dysfunction in the fetus: relation to aortic valve anomalies and endocardial fibroelastosis. Br Heart J 66:419–424
Shen O, Valsky DV, Messing B, Cohen SM, Lipschuetz M, Yagel S (2011) Shunt diameter in agenesis of the ductus venosus with extrahepatic portosystemic shunt impacts on prognosis. Ultrasound Obstet Gynecol 37:184–190
Shinebourne EA, Babu-Narayan SV, Carvalho JS (2006) Tetralogy of Fallot: from fetus to adult. Heart 92:1353–1359
Shone JD, Sellers RD, Anderson RC, Adams Jr P, Lillehei CW, Edwards JE (1963) The development complex of „parachute mitral valve", supravalvar ring of left atrium, subaortic stenosis and coarctation of the aorta. Am J Cardiol 11:714–725
Simpson JM (2000) Hypoplastic left heart syndrome. Ultrasound Obstet Gynecol 15:271–278
Simpson JM, Maxwell D, Rosenthal E, Gill H (2009) Fetal ventricular tachycardia secondary to long QT syndrome treated with maternal intravenous magnesium: case report and review of the literature. Ultrasound Obstet Gynecol 34:475–480
Simpson JM, Sharland GK (1997) Natural history and outcome of aortic stenosis dignosed prenatally. Heart 77:205–210
Simpson JM, Yates RW, Sharland GK (2008) Irregular heart rate in the fetus – not always benign. Cardiol Young Cambridge University Press 6:28–31
Soto B, Pacifico AD, Souza Jr AS, Bargeron Jr LM, Ermocilla R, Tonkin IL (1978) Identification of thoracic isomerism from the plain chest radiograph. AJR Am J Roentgenol 131:995–1002
Southall DP, Richards J, Hardwick RA, Shinebourne EA, Gibbens GL, Thelwall-Jones H, de Swiet M, Johnston PG (1980) Prospective study of fetal heart rate and rhythm patterns. Arch Dis Child 55:506–511
Talner CN (1998) Report of the New England Regional Infant Cardiac Program, by Donald C. Fyler, MD, Pediatrics, 1980 65(suppl):375–461. Pediatrics 102:258–259
Toro-Salazar OH, Steinberger J, Thomas W, Rocchini AP, Carpenter B, Moller JH (2002) Long-term-follow-up of patients after coarctation of the aorta repair. Am J Cardiol 89:541–547
Tegnander E, Williams W, Johansen OJ, Blaas HGK, Eik-Nes SH (2006) Prenatal detection of heart defects in a non-selected population of 30,149 fetuses – detection rates and outcome. Ultrasound Obstet Gynecol 27:252–265
Tometzki AJ, Suda K, Kohl T, Kovalchin JP, Silverman NH (1999) Accuracy of prenatal echocardiographic diagnosis and prognosis of fetuses with conotruncal anomalies. J Am Coll Cardiol 33:1696–1701
Tutschek B, Schmidt KG (2011) Pulsed-wave tissue Doppler echocardiography for the analysis of fetal cardiac arrhythmias. Ultrasound Obstet Gynecol 38:406–412
Tutschek B, Zimmermann T, Buck T, Bender HG (2003) Fetal tissue Doppler echocardiography: detection rates of cardiac structures and quantitative assessment of the fetal heart. Ultrasound Obstet Gynecol 21:26–32
Tworetzky W, Wilkins-Haug L, Jennings RW, van der Velde ME, Marshall AC, Marx GR, Colan SD, Benson CB, Lock JE, Perry SB (2004) Balloon dilation of severe aortic stenosis in the fetus: potential for prevention of hypoplastic left heart syndrome: candidate selection, technique, and results of successful intervention. Circulation 110:2125–2131
Valsangiacomo ER, Hornberger LK, Barrea C, Smallhorn JF, Yoo SJ (2003) Partial and total anomalous pulmonary venous connection in the fetus: two-dimensional and Doppler echocardiographic findings. Ultrasound Obstet Gynecol 22:257–263
Van Praagh S, Kakou-Guikahue M, Hae-Seong K, Becker J, Alday L, van Praagh R (1988) Atrial situs in patients with visceral heterotaxy and congenital

heart disease: conclusions based on findings in 104 postmortem cases. Coeur 19:484–502

Volpe P, Marasini M, Caruso G, Gentile M (2002) Prenatal diagnosis of interruption of the aortic arch and its association with deletion of chromosome 22q11. Ultrasound Obstet Gynceol 20:327–331

Volpe P, Paladini D, Marasini M, Buonadonna AL, Russo MG, Caruso G, Marzullo A, Vassalo M, Martinelli P, Gentile M (2003) Common arterial trunk in the fetus: characteristics, associations, and outcome in a multicentre series of 23 cases. Heart 89:1437–1441

Wald RM, Tham EB, McCrindle BW, Goff DA, McAuliffe FM, Golding F, Jaeggi ET, Hornberger LK, Tworetzky W, Nield LE (2007) Outcome after prenatal diagnosis of tricuspid atresia: a multicenter experience. Am Heart J 153:772–778

Walmsley R, Hishitani T, Sandor GG, Lim K, Duncan W, Tessier F, Farquharson DF, Potts JE (2004) Diagnosis and outcome of dextrocardia diagnosed in the fetus. Am J Cardiol 2004 94:141–143

Weichert J, Harge DR, Axt-Fliedner R (2010) The fetal ductus arteriosus and its abnormalities – a review. Congenit Heart Dis 5:398–408

Willruth AM, Geipel AK, Fimmers R, Gembruch U (2011) Assessment of right ventricular global and regional longitudinal peak systolic strain, strain rate and velocity in healthy fetuses and impact of gestational age using a novel speckle/feature-tracking based algorithm. Ultrasound Obstet Gynecol 37:143–149

Winer-Muram HT, Tonkin IL (1989) The spectrum of heterotaxic syndromes. Radiol Clin North Am 27:1147–1170

Wu MH, Wang JK, Lue HC (2002) Sudden death in patients with right isomerism (asplenism) after palliation. J Pediatr 140:93–96

Yagel S, Kivilevitch Z, Cohen SM, Valsky DV, Messing B, Shen O, Achiron R (2010) The fetal venous system, Part II: ultrasound evaluation of the fetus with congenital venous system malformation or developing circulatory compromise. Ultrasound Obstet Gynecol 36:93–111

Yoo S, Golding F, Jaeggi E (2009) Ventricular outflow tract anomalies: so-called conotruncal anomalies. In: Yagel S, Silverman N, Gembruch U (Hrsg) Fetal cardiology, 2. Aufl. Informa Healthcare, New York, S. 305–327

Yoo SJ, Min JY, Lee YH, Roman K, Jaeggi E, Smallhorn J (2003) Sonographic diagnosis of aortic arch anomalies. Ultrasound Obstet Gynecol 22:535–546

Thorax

A. Geipel, K. Hecher

U. Gembruch, K. Hecher, H. Steiner (Hrsg.), *Ultraschalldiagnostik in Geburtshilfe und Gynäkologie*,
DOI 10.1007/978-3-642-29633-8_9, © Springer-Verlag Berlin Heidelberg 2013

9.1 Normale Anatomie

Im thorakalen Querschnitt erscheinen die fetalen Lungen als beidseitige homogene Strukturen (◻ Abb. 9.1). Im Vergleich zur Lebertextur weisen sie eine etwas stärkere Echogenität auf. Diese nimmt mit fortschreitendem Gestationsalter zu.

Im Längsschnitt lässt sich zwischen Lunge und Leber das Zwerchfell als echoarme Struktur darstellen. Das fetale Lungenvolumen nimmt im Verlauf der Schwangerschaft zu, es kann durch 3/4D-Ultraschall oder auch eine fetale MRT-Untersuchung berechnet werden.

Die Beurteilung des Thoraxquerschnitts auf Höhe der **Vierkammerblick-Einstellung** gehört zu den obligaten Einstellungen in der fetalen Fehlbildungsdiagnostik. In dieser Schnittebene können beurteilt werden:
- der knöcherne Thorax,
- die Lungenstruktur sowie
- das Verhältnis von Herz- und Thoraxfläche.

9

Das Herz liegt überwiegend auf der linken Thoraxseite. Die Herzachse zeigt zur Mittellinie im 45°-Winkel nach links. In der Vierkammerblick-Ebene nimmt das Herz etwa 1/3, die Lungen 2/3 der Thoraxfläche ein (◻ Abb. 9.1). Dieses Verhältnis bleibt während der letzten beiden Trimester nahezu unverändert.

Verschiebungen des Größenverhältnisses sowie die Verlagerung von Herz und Mediastinum sind häufig Ausdruck einer intrathorakalen Pathologie oder eines Zwerchfelldefektes. Bezüglich der **Einteilung von Lungenfehlbildungen** existiert keine einheitliche Nomenklatur oder ein Klassifikationssystem. Die **häufigsten Anomalien** können in 3 große Kategorien eingeteilt werden:
- Bronchopulmonale Anomalien
- Vaskuläre Anomalien
- Kombinierte Anomalien von Lunge und Gefäßsystem (Biyam et al. 2010, ► Übersicht).

Häufige Lungenfehlbildungen (modifiziert nach Biyyam et al. 2010)

Bronchopulmonale Anomalien
- Agenesie und Hypoplasie der Lunge
- Kongenitale zystische adenomatoide Malformation (CCAM)
- Bronchialatresie
- Kongenitales lobäres Emphysem
- Bronchogene Zysten

Vaskuläre Anomalien
- Pulmonalatresie
- Andere Anomalien der Pulmonalarterien
- Lungenvenenfehlmündung
- Pulmonale AV-Malformationen (selten)

Kombinierte Anomalien von Lunge und Gefäßsystem
- Bronchopulmonale Sequestration (BPS, Lungensequester)
- Scimitar Syndrom

Viele bronchopulmonale Fehlbildungen fallen sonografisch als hyperechogene, teils zystisch, teils solide Raumforderungen auf. Bezüglich der histologischen Klassifikation gibt es beträchtliche Überschneidungen, auch Mischformen sind möglich. Zystische Läsionen, die klinisch als CCAM imponieren, können eine systemische Gefäßversorgung, andererseits bronchopulmonale Sequestrationen histologisch Aspekte einer CCAM aufweisen.

9.2 Agenesie und Hypoplasie der Lunge

9.2.1 Lungenagenesie

Die Lungenagenesie beschreibt das vollständige Fehlen von Lungenparenchym, Bronchialsystem und Lungengefäßen. Die Agenesie kann sowohl uni- als auch bilateral vorkommen. Während bei erstgenannter ein postnatales Überleben möglich ist, ist die Prognose bei der bilateralen Agenesie infaust.

Sonografisch lässt sich bei der **unilateralen Agenesie** im betroffenen Hemithorax kein Lungengewebe nachweisen, mittels Farbdoppleruntersuchung kann das Fehlen der ipsilateralen Aa. pulmonalis sowie der Lungenvenen bestätigt werden. Ferner findet sich ein Mediastinalshift zur betroffenen Seite (Viora et al. 2002).

Bei der seltenen **bilateralen Agenesie** finden sich ein angehobenes Zwerchfell sowie ein vermindertes intrathorakales Volumen. Die Differenzierung zur fetalen Zwerchfellhernie kann schwierig sein, ggf. ist eine zusätzliche MRT-Diagnostik hilfreich (Lee et al. 2010). In bis zu 50 % ist die Lungenagenesie mit anderen Fehlbildungen, beispielsweise des Skeletts, des kardiovaskulären oder urogenitalen Systems, kombiniert.

9.2.2 Lungenhypoplasie

Die fetale Lungenhypoplasie ist durch eine geringere Organgröße charakterisiert, die Luftwege, Alveolen und Lungengefäße sind in ihrer Anzahl und Größe vermindert. Die Inzidenz wird mit 1,1 auf 1000 Lebendgeburten und einer Mortalität von >50 % angegeben (Moessinger et al. 1989).

Die Lungenhypoplasie kann primär oder häufiger sekundär bedingt sein.

Die häufigste intrathorakale Ursache ist die fetale **Zwerchfellhernie**, bei der es zur Verlagerung von Magen, Darm und auch Leber kommen kann. Andere intrathorakale Ursachen sind ein ausgeprägter Hydrothorax, die zystisch adenomatoide Malformation der Lungen oder ein Lungensequester, selten auch kardiale oder mediastinale Raumforderungen (◻ Tab. 9.1).

Eine Lungenhypoplasie tritt sekundär bei vielen **Skelettdysplasien mit begleitender Thoraxdysplasie** auf (◻ Abb. 9.2). Ausgeprägte Thoraxhypoplasien werden beispielsweise bei der thanatophoren Dysplasie, der Osteogenesis imperfecta oder beim Jeune Syndrom beobachtet. Die häufigste extrathorakale Ursache der kombinierten Lungen- und Thoraxhypoplasie ist die schwere Oligo- oder Anhydramnie, die als Folge eines lang andauernden Blasensprung oder Erkrankungen des Urogenitalsystems (bilaterale Nierenagenesie, obstruktive Uropathie, poly- oder multizystische Nierendysplasie) auftreten kann (◻ Tab. 9.1).

Tab. 9.1 Differenzialdiagnose der fetalen Lungenhypoplasie

Thorax normal Lunge hypoplastisch Mediastinalshift	Intrathorakale Raumforderung: CCAM, Sequestration, Zwerchfellhernie, Hydrothorax
Thorax hypoplastisch Lunge hypoplastisch Fruchtwasser normal oder vermehrt	Skelettdysplasie
Thorax hypoplastisch Lunge hypoplastisch Oligohydramnie	Urogenitale Fehlbildung Länger bestehender Blasensprung

Eine seltene Ursache der Lungenhypoplasie ist das **Scimitar Syndrom**, das aus einer rechtsseitigen Lungenhypoplasie variablen Ausmaßes mit konsekutiv ipsilateralem Mediastinalshift sowie einer meist partiellen, seltener totalen Lungenvenenfehlmündung besteht. Pränatal imponiert eine Dextrokardie bei normaler Echogenität der Lungen. Typischerweise findet sich eine Lungenvenenfehlmündung über eine Sammelvene in die Vena cava inferior kurz vor Einmündung in das rechte Atrium. Der Gefäßverlauf erinnert radiologisch an einen türkischen Säbel, den „Scimitar". Häufig findet sich auch eine systemische Blutversorgung des hypoplastischen Lungenlappens aus der Aorta, allerdings kann diese in der pränatalen Sonografie meist nicht dargestellt werden (Bhide et al. 2010).

Die Diagnose **Lungenhypoplasie** wird in pathologischen Studien durch die Ratio Lungengewicht/Körpergewicht gestellt, was in der vorgeburtlichen Situation nicht möglich ist. Die Diagnose kann pränatal durch die Messung des Thoraxlängs- und Querdurchmessers bzw. des Thoraxumfanges abgesichert werden. Normwerte wurden durch verschiedene Arbeitsgruppen publiziert (Chitkara et al. 1987, Heling et al. 2001).

Allerdings geben diese **zweidimensionalen Messungen** nur indirekt Aufschluss über die fetale Lungengröße. Weitere zweidimensionale biometrische Messungen der fetalen Lunge wurden in Form von Lungenlängsdurchmesser, Lungenumfang und Lungenfläche publiziert. Insbesondere bei Pathologien wie der Zwerchfellhernie hat sich die Angabe der Ratio aus Lungenfläche/Kopfumfang („lung area to head circumference ratio", LHR) bewährt.

In einer Studie von 650 normalen Einlingsschwangerschaften wurden anhand von zwei verschiedenen Messtechniken Normwerte für die linke und rechte fetale Lungenfläche sowie die LHR für die 12. bis 32. SSW erstellt (Peralta et al. 2005). In der Vierkammerblick-Ebene wurden zum einen die Lungengrenzen manuell umfahren (**Trace-Methode**), zum anderen wurde die Lungenfläche durch die Multiplikation des größten Längsdurchmessers und des rechtwinklig dazu gelegenen größten Querdurchmessers (**Durchmessermethode**) berechnet (Abb. 9.3). Es kam zu einer Zunahme der linken und rechten Lungenfläche von 26 mm^2 und 58 mm^2 in der 12. SSW auf 220 mm^2 und 325 mm^2 in der 20. SSW und 594 mm^2 und 885 mm^2 in der 32. SSW. Während die Lungenfläche von der 12. bis zur 32. SSW um das 16-Fache anstieg, war nur ein 4-facher Anstieg der Maße des Kopfumfanges zu verzeichnen. Damit stiegen die linke und rechte LHR mit zunehmendem Gestationsalter von 0,38 und 0,53 in der 12. SSW auf 1,25 und 1,86 in der 20. SSW und 2,00 und 3,05 in der 32. SSW.

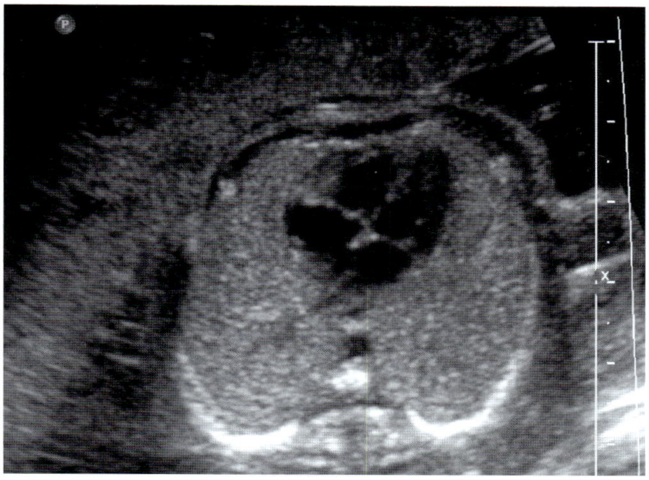

Abb. 9.1 Normaler Thoraxquerschnitt in der Vierkammerblick-Ebene im II. Trimenon

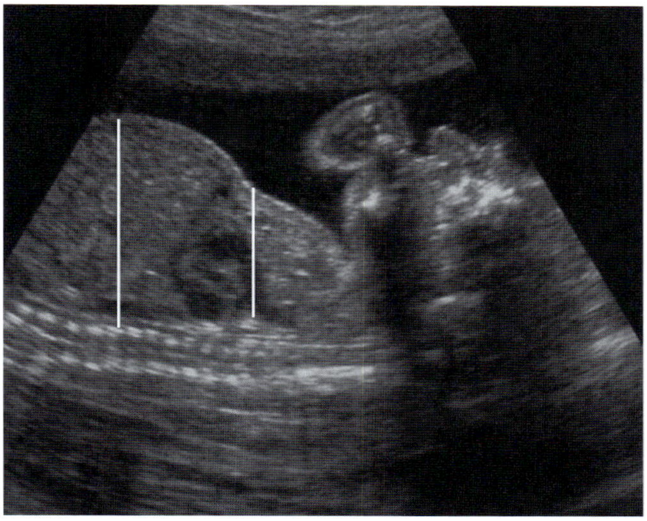

Abb. 9.2 Fetale Thoraxhypoplasie. Der sagittale Durchmesser des Thorax ist kleiner als der des Abdomens

Die Trace-Methode lieferte im Vergleich zur Durchmessermethode reproduzierbarere Ergebnisse, ferner überschätze die Durchmessermethode die Lungenfläche um ca. 45 %.

LHR-Berechnung

Die Gleichungen der zu erwartenden „lung area to head circumference ratio" (LHR) mit der Trace-Methode lauten (Peralta et al. 2005):

- Rechte LHR:
  $-2{,}218 + 0{,}268 \times GA - 0{,}003 \times GA^2$
- Linke LHR:
  $-1{,}424 + 0{,}176 \times GA - 0{,}002 \times GA^2$
- *LHR* „lung area to head circumference ratio", *GA* Gestationsalter

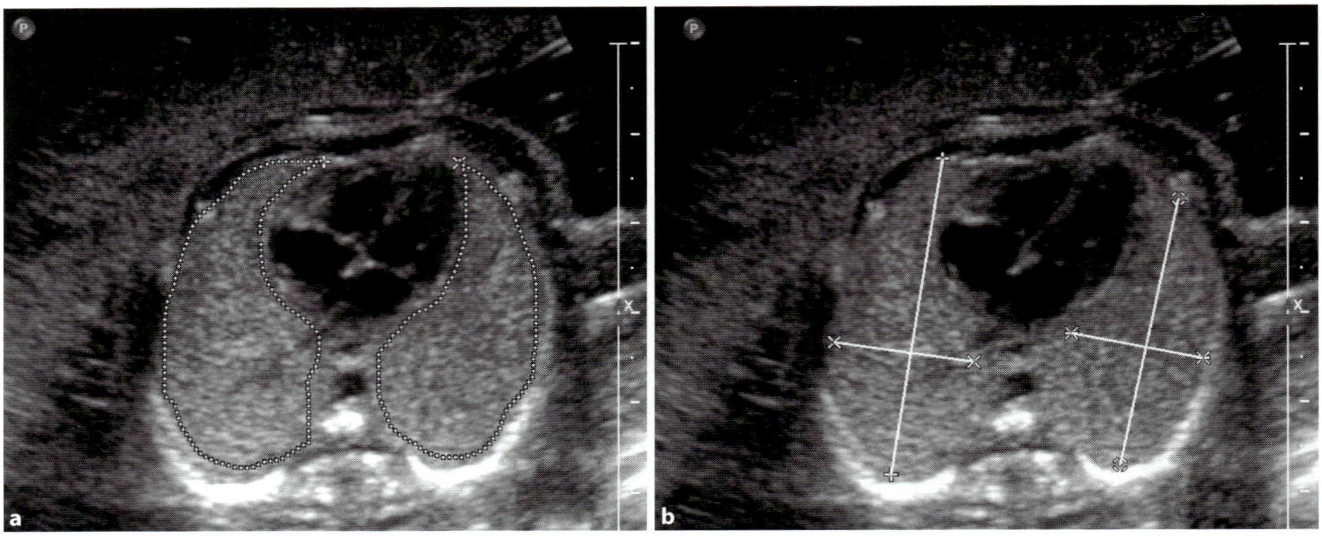

Abb. 9.3 Bestimmung der Lungenfläche. **a** Mit der Trace-Methode (a). **b** Mit der Durchmessermethode

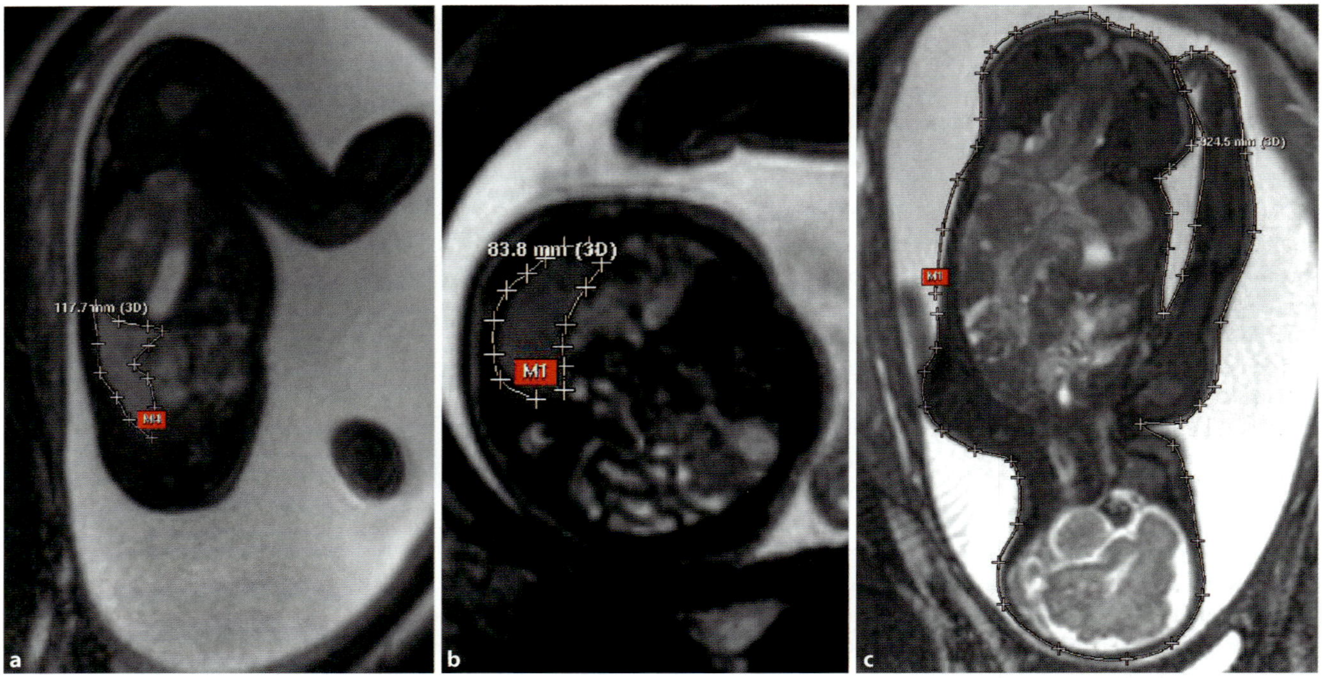

Abb. 9.4 Fetales MRT (B-FFE) bei Zwerchfellhernie. **a,b** Messung des fetalen Lungenvolumens. **c** Messung des fetalen Körpervolumens (Mit freundl. Genehmigung der Radiologischen Universitätsklinik Bonn)

Anstatt zweidimensionaler Messungen kann das totale fetale Lungenvolumen auch mittels **dreidimensionaler Sonografie** bestimmt werden. Normwerte wurden von verschiedenen Arbeitsgruppen publiziert (Kalache et al. 2003, Peralta et al. 2006). Auch hier sollten die volumetrisch erhobenen Messdaten ins Verhältnis zu den für das jeweilige Gestationsalter (GA) erwarteten Werten gesetzt werden.

Eine weitere, zunehmend eingesetzte Methode zur Evaluierung des fetalen Lungenvolumens stellt die **MRT-Diagnostik** dar. Der hohe Wassergehalt der fetalen Lungen resultiert in den T_2-gewichteten Aufnahmen in einer hohen Signalintensität und schafft damit einen guten Kontrast zum kindlichen Brustkorb. Die Schichtdicke der Aufnahmen variiert im Allgemeinen zwischen 2 und 4 mm. Insbesondere bei schwierigen Schallbedingungen, verursacht durch maternale Adipositas oder Oligohydramnie, oder bei speziellen Fragestellungen wie der fetalen Zwerchfellhernie kann die MRT-Untersuchung als ergänzende Diagnostik eingesetzt werden.

Wie auch bei den Ultraschallmessungen ist eine alleinige Volumenangabe nicht sinnvoll, vielmehr sollte sie auf das jeweilige Gestationsalter bezogen werden. Am besten ist auch hier die Angabe des gemessenen zum erwarteten Volumen bezogen auf das GA, eine biometrische Variable wie den biparietalen Durchmesser (BPD) oder – am akkuratesten – das fetale Körpervolumen (Cannie et al. 2008a) (Abb. 9.4). Cannie et al. publizierten Normwerte für

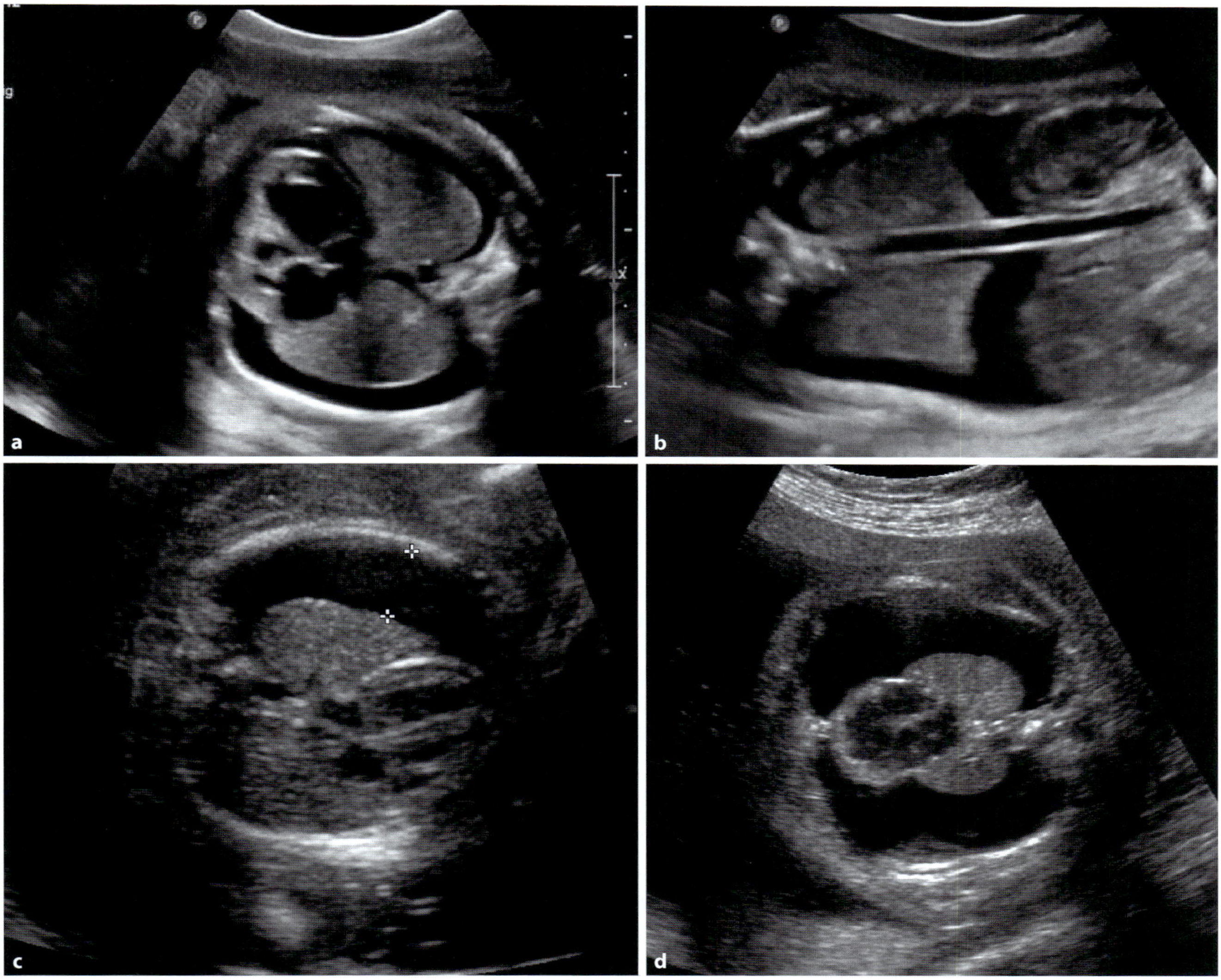

Abb. 9.5 Bilateraler Hydrothorax bei fetaler Kardiomyopathie. **a** Thoraxquerschnitt. **b** Thoraxlängsschnitt. **c** Linksseitiger fetaler Hydrothorax mit Mediastinalshift. **d** Bilateraler ausgeprägter Hydrothorax, hypoplastische Lungen

die 16. bis 40. SSW, dabei stieg das **totale fetale Lungenvolumen** (TFLV) von 1 ml bei einem fetalen Körpervolumen („total fetal body volume", TFBV) von 47 ml auf 132 ml bei einem TVBV von 3564 ml. Das Volumen der rechten Lunge betrug 56,8 % des TFLV. Der Vorteil dieser Methode liegt in der genaueren Einschätzung des Lungenvolumens (beobachteter/erwarteter Wert) auch bei wachstumsretardierten und makrosomen Feten (Cannie et al. 2008a).

9.3 Fetaler Pleuraerguss, Hydrothorax

Fetale Pleuraergüsse werden mit einer Häufigkeit von 1/10.000 bis 1/15.000 Schwangerschaften beobachtet. Es handelt sich um die unspezifische Ansammlung von Flüssigkeit im Pleuraspalt. Ätiologie, Pathogenese und Prognose können unterschiedlich sein.

Bei Neugeborenen wird der Pleuraerguss als **Chylothorax** bezeichnet, wenn in der Flüssigkeit bei oraler Nahrungszufuhr mehr als 1,1 mmol/l Triglyzeride enthalten sind und der Anteil an Lymphozyten >80 % ist (Rustico et al. 2007).

Da diese Parameter in utero nicht verwertbar sind, sollte in der pränatalen Situation eher vom **fetalen Hydrothorax** gesprochen werden.

Sonografisch stellt sich die Flüssigkeitsansammlung als echoarme Zone zwischen Lunge und knöchernem Thorax dar (Abb. 9.5a,b). In 65–75 % der Fälle liegen bilaterale Ergüsse vor (Picone et al. 2004, Yinon et al. 2010). Bei einseitigen Befunden ist ein Mediastinalshift zu beobachten (Abb. 9.5c).

Mit zunehmender Ergussbildung kommt es zur Kompression der fetalen Lungen (Abb. 9.5d). Ist dieser Zustand ausgeprägt und länger andauernd, kann es zur Entwicklung einer fetalen Lungenhypoplasie kommen. Histologische Studien konnten zeigen, dass in diesen Fällen die Anzahl der Zellen und Alveolen der Atemwege vermindert und daraus resultierend das Lungengewicht und die Organgröße reduziert sind. Gleichzeitig kommt es zur Reduktion der Gefäßzahl und einer Verdickung der Media der Gefäßwand als morphologisches Korrelat zur pulmonalen Hypertension.

Der Pleuraerguss kann in seinem Ausmaß stabil, rückläufig oder progredient sein. In Einzelfällen sind vollständige Spontan-

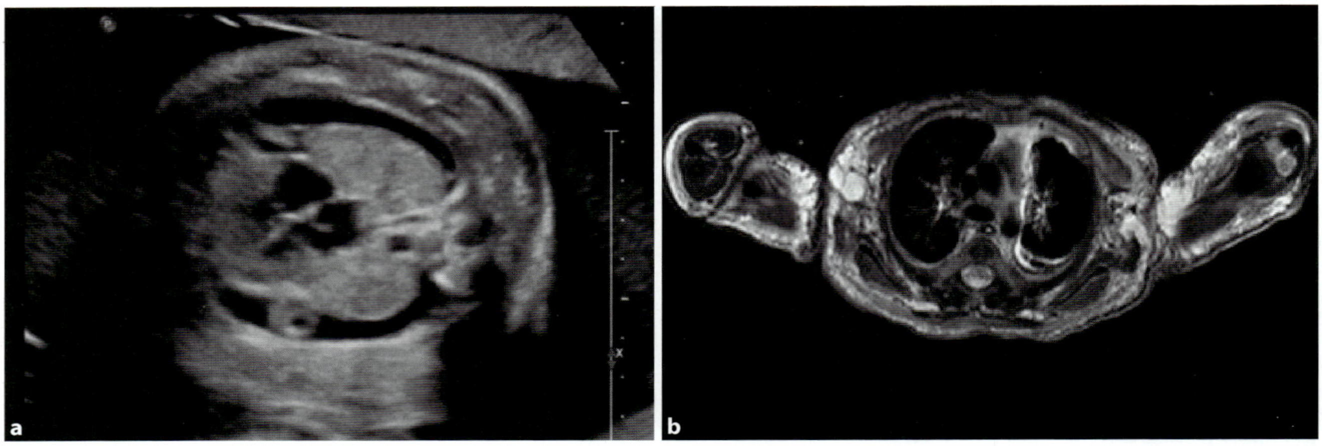

Abb. 9.6 Pulmonale Lymphangieektasie. **a** Pränataler Hydrothorax mit generalisiertem Hautödem. **b** Korrespondierendes postnatales MRT-Bild (T2 TSE) (Mit freundl. Genehmigung der Radiologischen Universitätsklinik Bonn)

remissionen beschrieben. Diese wurden häufiger im II. Trimenon (67 %) und bei nur unilateraler Ausprägung (65 %) beobachtet (Klam et al. 2005). Bei Progredienz der thorakalen Wasseransammlung kann sich, bedingt durch die Verminderung des Schlagvolumens und des fetalen Herzauswurfes, ein Hydrops fetalis ausbilden. Die Prognose ist dann deutlich ungünstiger, die Morbidität liegt bei 60–70 % (Rustico et al. 2007, Caserio et al. 2010). Das häufig begleitende Polyhydramnion ist ein weiterer, mit Frühgeburtlichkeit assoziierter Risikofaktor.

Der Hydrothorax kann pränatal isoliert (primärer Pleuraerguss), im Rahmen eines immunologischen und nichtimmunologischen Hydrops fetalis oder im Zusammenhang mit anderen Pathologien (sekundärer Pleuraerguss) auftreten.

Beim **primären Pleuraerguss** handelt es sich am häufigsten um einen Chylothorax, dieser kann durch eine Fehlbildung des Ductus thoracicus oder des pulmonalen Lymphgefäßsystems (pulmonale Lymphangiektasie) (Abb. 9.6), selten auch durch Obstruktionen des venösen Systems bedingt sein.

Sekundäre Pleuraergüsse können im Rahmen intrathorakaler Raumforderungen wie CCAM oder BPS (Abb. 9.7), fetaler Zwerchfellhernien oder mediastinaler Tumore vorkommen. Assoziierte Chromosomenstörungen sind beim isolierten Hydrothorax in 7–12 %, beim nicht isolierten Hydrothorax in bis zu 35 % beschrieben. Die häufigste Chromosomenanomalie ist beim isolierten Hydrothorax die Trisomie 21, beim nicht isolierten Hydrothorax das Turner Syndrom (Waller et al. 2005). Andere assoziierte Anomalien sind fetale Infektionen, Stoffwechseldefekte (z. B. Mukopolysaccharidosen) oder genetische Syndrome, insbesondere das Noonan Syndrom.

Tipp

Da etwa 10–20 % der Fälle mit anderen Anomalien assoziiert sind, sollte bei jedem Fetus mit Hydrothorax eine detaillierte Sonografie und Echokardiografie, eine Karyotypisierung und ggf. auch eine Infektionsserologie erfolgen (Yinon et al 2010).

9.3.1 Pränatales Management

Da der natürliche Verlauf der Erkrankung erheblich variieren kann, sind verschiedene Optionen des pränatalen Managements möglich.

Bei **geringgradigen Ergüssen** ohne Kompression von Lunge und Herz kann unter engmaschiger, zunächst wöchentlicher Kontrolle zugewartet werden. Finden sich bei einem Fetus in Terminnähe Pleuraergüsse, können diese vor einer geplanten Entbindung unter Ultraschallsicht punktiert werden, um die Belüftung der Lunge nachgeburtlich zu verbessern.

Bei **ausgeprägten, rasch progredienten Ergüssen** oder beim **bereits vorhandenen Hydrops fetalis** im II. oder frühen III. Trimenon sollte eine intrauterine Therapie in Erwägung gezogen werden. Mögliche Optionen sind serielle Thorakozentesen oder die Einlage eines thorakoamnialen Shunts. Umstritten ist, ob diese Eingriffe erst bei hydropischen Feten durchgeführt werden sollen oder bereits, wenn es zur schnellen Progredienz der Befunde, mit Ausprägung eines Mediastiallshifts oder eines Polyhydramnions, kommt (Picone et al. 2004, Yinon et al. 2010). In einer Serie von 54 Feten mit Hydrothorax ohne pränatale Therapie lag die Überlebensrate insgesamt bei 59 %, bei vorhandenem Hydrops jedoch nur bei 35 % (Rustico et al. 2007).

Die Durchführung einer **Thorakozentese** unter Ultraschallsicht ist technisch fast immer möglich, hat aber den Nachteil, dass es meist zu Reakkumulation der Flüssigkeit kommt und somit serielle Punktionen notwendig sind. Insbesondere bei vorhandenem Hydrops erscheint dieses Vorgehen wenig Erfolg versprechend. Die Überlebensraten nach seriellen Thorakozentesen lagen insgesamt bei 60 %, bei Hydrops fetalis bei 50 % (Rustico et al. 2007).

Um das Problem der rezidivierenden Punktionen zu vermeiden und eine dauerhafte Drainage der Flüssigkeit aus dem Thorax zu gewährleisten, bietet sich die Einlage eines **thorakoamnialen Shunts** an. Dabei wird unter Ultraschallsicht transabdominal über einen Trokar ein Polyethylenkatheter so platziert, dass ein Ende im Pleuraspalt, das andere außerhalb des Thorax liegt. Der Vorteil liegt in einer permanenten Ableitung der Flüssigkeit, sodass sich der intrathorakale Druck und damit die kardiale und pulmonale Kompression vermindern. Hierunter kann

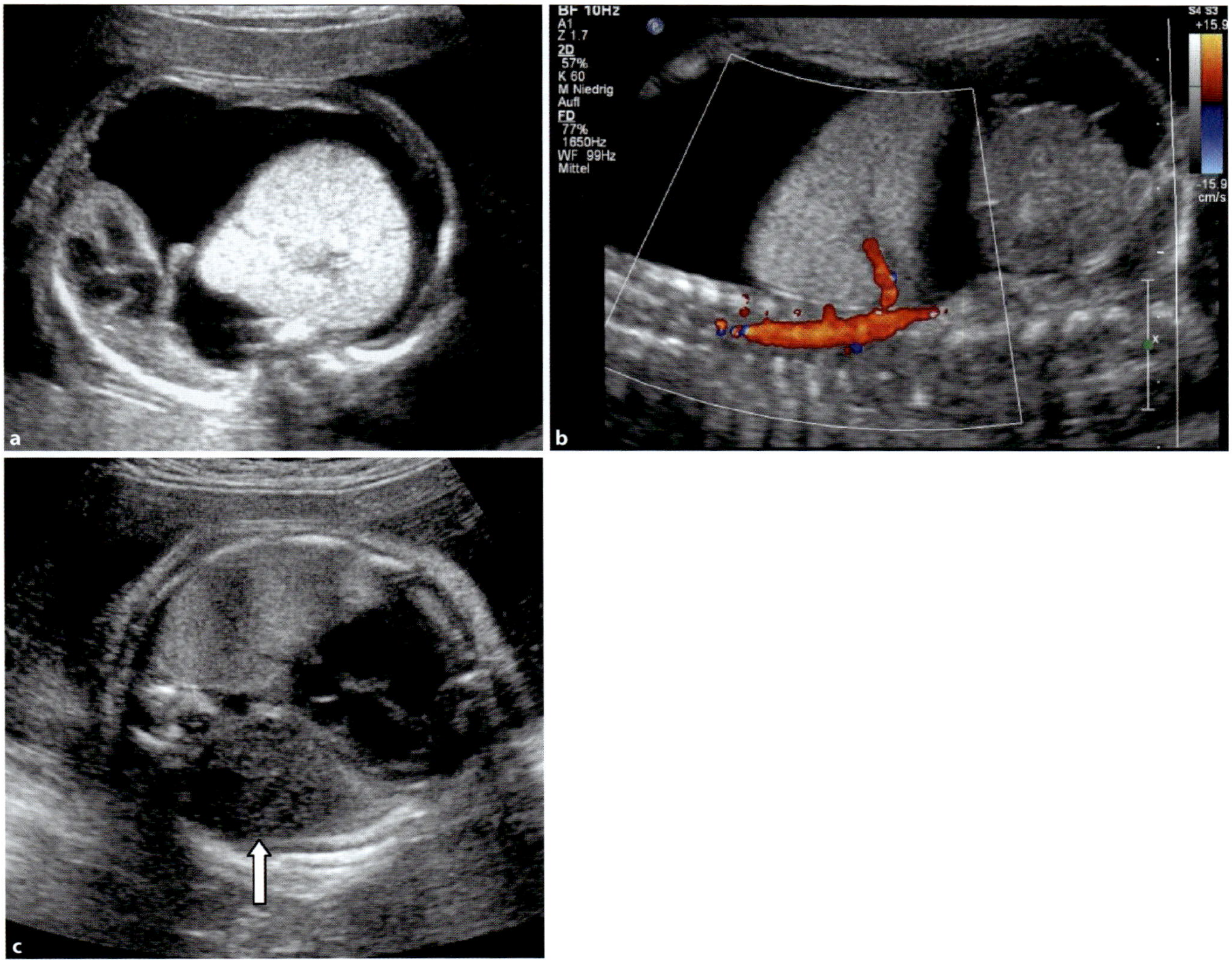

Abb. 9.7 **a** Fetale Lungensequestration mit Hydrothorax. **b** Darstellung der typischen systemischen Gefäßversorgung mit Abgang aus der Aorta **c** Sequestration (↑) ca. 5 Wochen nach Laserkoagulation des zuführenden Gefäßes

es auch zur Rückbildung schwerer hydropischer Veränderungen sowie zu einem Wachstum der fetalen Lungen kommen (Yinon et al. 2010). In ca. 20–30 % kommt es zur Dislokation oder Obstruktion der Katheter, sodass ein erneutes Legen notwendig wird (Rustico et al. 2007, Yinon et al. 2010). Analog zu anderen invasiven Eingriffen sind weitere potenzielle Komplikationen ein vorzeitiger Blasensprung, die Frühgeburt oder selten eine Chorioamnionitis (Picone et al. 2004).

Tabelle 9.2 gibt einen Überblick über das Outcome nach intrauteriner Shunteinlage bei hydropischen und nicht hydropischen Feten wieder. Schwangerschaftsabbrüche sowie intrauterine oder neonatale Todesfälle waren zum Teil durch assoziierte Pathologien, teilweise durch eine Befundprogredienz bedingt. Die Überlebensrate lag in der Gruppe der nicht hydropischen Feten (78 %) um etwa 20 % höher als in der Gruppe mit Hydrops (58 %). Insofern scheint die intrauterine Shunteinlage insbesondere die Prognose der Feten mit Hydrops zu verbessern. Yinon et al. verglichen die Überlebensrate von Feten (n=59) mit und ohne Rückbildung des Hydrops nach Shunteinlage. Während in der Gruppe der Feten mit Resolution des Hydrops die Überlebensrate bei 71 % lag, betrug diese in der Gruppe mit persistierendem Hydrops nur 35 %. Während das Gestationsalter bei der Shunteinlage keinen Einfluss auf die Überlebensrate hatte, war das Gestationsalter bei Geburt ein wichtiger Prognosefaktor. Das mittlere GA bei Geburt war sowohl bei nicht hydropischen als auch hydropischen Überlebenden signifikant höher als bei Nichtüberlebenden (Yinon et al. 2010).

Die Entbindung von Feten mit einem Hydrothorax sollte immer an einem Perinatalzentrum erfolgen, da der postnatale Verlauf durch eine schwere Lungenhypoplasie, Hypotension, Pneumothorax und rezidivierende Pleuraergüsse gekennzeichnet sein kann.

Etwa 75 % der Feten sind Frühgeborene. Die häufigste neonatale Todesursache ist die ausgeprägte Lungenhypoplasie.

Das Auftreten eines Pneumothoraxes wird in 22–24 % der Neugeborenen beschrieben (Picone et al. 2004, Caserio et al. 2010).

Im Zusammenhang mit Frühgeburtlichkeit <34 SSW und rezidivierenden Infektionen der Luftwege wurde eine erhöhte

Tab. 9.2 Outcome nach thorakoamnialer Shunteinlage bei fetalem Hydrothorax

Studie	Fälle (*n*)	Gestationsalter bei Behandlung (SSW)*	TOP/IUD	NND	Lebend
Ohne assoziierten Hydrops					
Rustico et al. 2007 (Review aus 59 Publikationen)	33	26 (16–35)	3 (9 %)	3 (9 %)	27 (82 %)
Yinon et al. 2010	29	28 (18–37)	4 (14 %)	4 (14 %)	21 (72 %)
Gesamt	***62***	***16–37***	***7 (11 %)***	***7 (11 %)***	***48 (78 %)***
Mit assoziiertem Hydrops					
Picone et al. 2004	54	30 (16–36)	16 (30 %)	7 (13 %)	31 (57 %)
Rustico et al. 2007 (Review aus 59 Publikationen)	125	26 (16–35)	24 (19 %)	24 (19 %)	77 (62 %)
Yinon et al. 2010	59	28 (18–37)	10 (17 %)	18 (30 %)	31 (53 %)
Gesamt	***238***	***16–37***	***50 (21 %)***	***49 (21 %)***	***139 (58 %)***

* mean (Range), *TOP* „termination of pregnancy", Interruptio, *IUD* intrauteriner Fruchttod, *NND* neonataler Tod

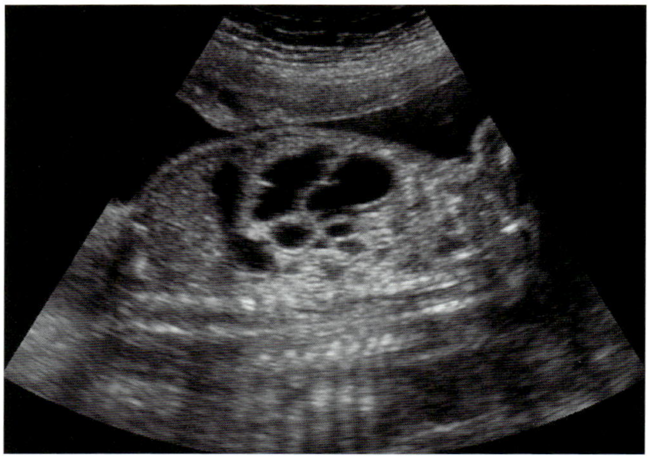

Abb. 9.8 Gemischt zystische adenomatoide Malformation der Lunge. Thorakaler Längsschnitt

Rate an Asthma bronchiale (27 %) bei überlebenden Kindern beschrieben (Caserio et al. 2010).

9.4 Kongenitale zystisch adenomatoide Malformation der Lunge

Die zystische adenomatoiden Malformation der Lunge (CCAM) ist die häufigste pränatal diagnostizierte zystische Lungenfehlbildung.

Es handelt sich um eine hamartöse Fehlbildung der Lunge, die durch ein übermäßiges Wachstum der terminalen Bronchioli gekennzeichnet ist. Originär wurden entsprechend der Anzahl, Größe und Histologie der Zysten nach Stocker et al. 3 Typen unterschieden, in einer neueren Klassifikation wurde diese auf 5 Typen erweitert (Stocker et al. 1977, Stocker et al. 2002).

Die klassische, auch den Ultraschallbefunden entsprechende *Einteilung nach Stocker*:

- ***Typ I:*** **mehrere Zysten zwischen 2 und 10 cm Größe, umgeben von multiplen kleineren peripheren Zysten.**
- ***Typ II:*** **multiple Zysten mit einer Größe bis zu 2 cm.**
- ***Typ III:*** **multiple mikroskopisch kleine Zysten von 0,3 bis 0,5 cm Größe.**

Eine CCAM ist meist einseitig und betrifft meist auch nur einen Lungenlappen. Es gibt keine Prädilektionsstelle bezüglich der Seite oder des Lungenlappens.

Die pränatale **Diagnose** erfolgt zumeist im II. Trimenon. Sonografisch fällt die CCAM als echoreiche thorakale Raumforderung auf. Bei den meist einseitigen Befunden imponiert häufig ein Mediastinalshift, bei ausgeprägten beidseitigen Befunden kann es zur Kompression des Mediastinums kommen. Bei Typ I oder II lassen sich verschieden Zysten unterschiedlicher Größe darstellen (Abb. 9.8). Die mikroskopisch kleinen Zysten von Typ III sind im Ultraschall nicht darstellbar, sodass sich dieser Typ als solide echoreiche Masse zeigt (Abb. 9.9).

In einer Serie von 170 Feten mit CCAM war die Läsion bei 53 % mikrozystisch, bei 22 % makrozystisch und bei 25 % gemischt zystisch (Cavoretto et al. 2008).

Differenzialdiagnostisch ist in erster Linie an die bronchopulmonale Sequestration (BPS), isolierte bronchogene Zysten oder eine Zwerchfellhernie zu denken (Tab. 9.1).

Die Gefäßversorgung der CCAM erfolgt über die A. pulmonalis, während diese bei der BPS über eine aberrierende systemische Arterie erfolgt, beides kann mittels Farbdoppler nachgewiesen werden kann. Die Assoziation zu Chromosomenstörungen oder extrapulmonalen Fehlbildungen ist eher untypisch (Cavoretto et al. 2008).

9.4.1 Pränatales Management

Der intrauterine Verlauf ist sehr variabel und reicht von der kompletten Remission der Befunde bis hin zum Hydrops fetalis.

Zur intrauterinen Prognoseabschätzung wurde von Crombleholme et al. die **CCAM-Volumen/Kopfumfang-Ratio** („CCAM volume to head circumference ratio", CVR) beschrieben. Feten mit einer CVR >1,6 wurden als Risikogruppe für die Entwicklung

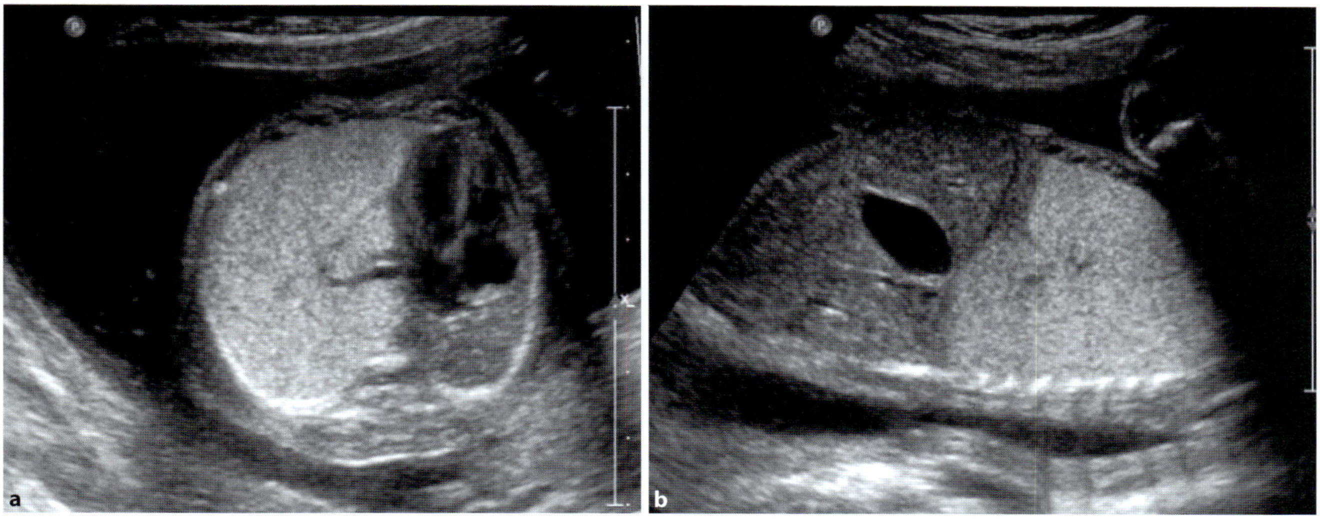

Abb. 9.9 Linksseitige mikrozystische adenomatoide Malformation der Lunge. **a** Querschnitt: echogene linksseitige Raumforderung, Mediastinalshift nach rechts. **b** Thorakaler Längsschnitt

Tab. 9.3 Outcome pränatal diagnostizierter Fälle mit zystisch adenomatoider Malformation (Adaptiert nach Cavoretto et al. 2008)

	Gestationsalter bei Diagnose (SSW)	Regression pränatal (*n*)	Gestationsalter bei Entbindung (SSW)	Überleben (*n*)	OP postnatal (*n*)
Expektatives Vorgehen ohne Hydrops, *n*=645	16–40	169/535 (29,5 %)	26–42	627 (97,2 %)	347/553 (62,7 %)
Pränatale Therapie* bei Hydrops, *n*=85	18–31	6 (15,4 %)	21–40	51 (60,0 %)	

*Thorakozentese n=12, thorakoamnialer Shunt n=43, EXIT n=3, fetale Lobektomie n=22, Laser n=5

eines Hydrops beschrieben. In einer prospektiven Untersuchung von 58 Feten mit CCAM trat dieser bei 75 % (12/16) der Feten mit einer CVR >1,6; aber nur bei 17 % der Feten (7/42) mit einer CVR ≤1,6 auf. In der letztgenannten Gruppe hatten 6/7 Feten eine makrozystische CCAM (Crombleholme et al. 2002).

Bei nicht hydropischen Feten ist die Prognose in der Regel gut. In einer Metaanalyse von 645 Feten mit CCAM ohne assoziierten Hydrops lag die Überlebensrate insgesamt bei 97 % (Tab. 9.3). In etwa 50 % der Fälle kommt es zur intrauterinen Rückbildung der Befunde, weitere 20–30 % sind größenregredient (Ierullo et al. 2005, Illanes et al. 2005, Cavoretto et al. 2008). Eine Regression der Befunde wurde bei mikrozystischer CCAM (67 %) zweimal so häufig beobachtet wie bei der makrozystischen Form (36 %) (Illanes et al. 2005).

Durch sehr große ausgedehnte Befunde mit Mediastinalshift kann es zur Behinderung des venösen Rückflusses zum Herzen und somit zum Hydrops fetalis kommen. Außerdem kann die Kompression der kontralateralen Lunge eine Lungenhypoplasie verursachen. Die Häufigkeit eines Hydrops fetalis wird mit 10–20 % angegeben.

Feten mit makrozystischer CCAM scheinen häufiger betroffen zu sein als Feten mit mikrozystischen Läsionen (Ierullo et al. 2005, Illanes et al. 2005, Cavoretto et al. 2008). In den meisten Fällen führt der Hydrops fetalis zu einer deutlichen Verschlechterung der Prognose, in Einzelfällen sind allerdings auch hier spontane Regressionen beschrieben (Ierullo et al. 2005).

Bei **makrozystischen Befunden** können einzelne Zysten per Thorakozentese entlastet werden, als effektivere Alternative bietet sich die Anlage eines thorakoamnialen Shunts an. Bei **mikrozystischen Befunden** wurde teilweise in offener Fetalchirurgie eine fetale Lobektomie durchgeführt, auch einzelne Fälle von Laserablationen wurden beschrieben. Insgesamt lag die Überlebensrate in einem Kollektiv von 85 hydropischen Feten mit verschiedenen pränatalen Interventionen bei 60 % (Tab. 9.3).

Ein **medikamentöser Therapieansatz** wird gegenwärtig in einer randomisierten plazebokontrollierten Studie in den USA evaluiert (CCAM steroids trial, ClinicalTrials.gov Identifier: NCT00670956). Verschiedene kleine Serien berichteten bei prognostisch ungünstiger mikrozystischer CCAML über die Regression nach Gabe von Bethametason (2-mal 12 mg i.m., im Abstand von 24 h). Daten aus 3 Zentren mit 31 Fällen wurden retrospektiv von Curran et al. zusammengefasst. Es kam in 80 % zur Rückbildung des Hydrops, die Überlebensrate betrug 87 % (Curran et al. 2010). Der genaue Wirkmechanismus ist unklar, eine Hypothese ist die Förderung der Reifung der bei mikrozystischer CCAM eher unreifen Lungenzellen.

Die Entbindung sollte am Perinatalzentrum erfolgen, da bis zu 20 % der Neugeborenen symptomatisch sind und eine entsprechende neonatologische Intensivtherapie bis hin zur sofortigen kinderchirurgischen Intervention benötigen.

Eine Ateminsuffizienz kann Folge einer großen thorakalen Raumforderung mit einem Verdrängungseffekt und Mediasti-

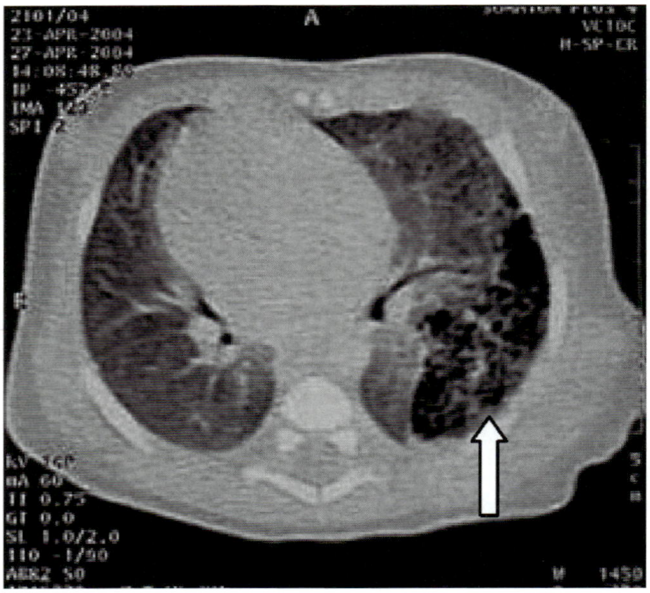

Abb. 9.10 Zystisch adenomatoide Malformation der Lunge (↑), postnatales CT

nalshift sowie einer Lungenhypoplasie sein. Bezüglich der nachgeburtlichen Bildgebung ist die Computertomografie (CT) die Methode der Wahl und dem Röntgenthorax in der Sensitivität überlegen (Shanti et al. 2008).

> **Auch bei asymptomatischen Neugeborenen sollte ein CT des Thorax durchgeführt werden (Abb. 9.10), da selbst bei vermeintlicher intrauteriner Regression in ca. 60 % die Befunde im CT nachweisbar sind (Illanes et al. 2005).**

Kontrovers wird die operative Entfernung der Läsionen bei asymptomatischen Neugeborenen diskutiert. Die meisten Autoren favorisieren die operative Sanierung im Alter von 6–12 Monaten, um langfristige Komplikationen wie Infektionen, Pneumothorax oder selten Malignität zu vermeiden und um ein kompensatorisches Lungenwachstum zu fördern (Shanti et al. 2008). In einer Serie von asymptomatischen Kindern mit CCAM, die zunächst konservativ überwacht wurden, entwickelten im Verlauf (medianes Alter 2 Jahre) 81 % Symptome, die sekundär die Operation erforderlich machten. Diese hatten eine höhere Komplikationsrate als primäre Operationen (Wong et al. 2009).

9.5 Bronchopulmonale Sequestration

Bei der bronchopulmonalen Sequestration (BPS) handelt es sich um atypisches, funktionsloses Lungengewebe mit einem inkompletten oder fehlenden Anschluss an den Bronchialbaum. Die arterielle Versorgung erfolgt über eine oder mehrere aberrierende systemische Arterien. Die atypischen Gefäße können direkt der Aorta oder einer ihrer Gefäßverzweigungen entspringen (Abb. 9.7a,b). Grundsätzlich unterscheidet man **zwei Formen der Sequestration**:

1. Intralobäre Seqestration (75 %)
2. Extralobäre Sequestration (25 %).

Die **intralobäre Sequestration** (ILS) findet sich in das normale Lungengewebe integriert und besitzt daher keine eigene Pleura. Die venöse Drainage erfolgt gemeinsam mit dem benachbarten Lungengewebe in das pulmonal-venöse System. Die systemisch-arterielle Zufuhr erfolgt beim ILS mehrheitlich über die thorakale oder seltener über die abdominale Aorta. Auch die Versorgung aus mehreren Arterien ist möglich.

Im Gegensatz zur ILS weist die **extralobäre Sequestration** (ELS) einen eigenen pleuralen Überzug auf. Die ELS ist außerhalb der Lunge, gelegentlich auch subdiaphragmal lokalisiert. Der venöse Abfluss erfolgt in ca. 75–80 % über die systemischen Venen, insbesondere über die Vv. azygos und hemiazygos. Die arterielle Versorgung erfolgt über zwerchfellnahe aortale Gefäßabgänge (Abb. 9.7b).

Die häufigste Lokalisation beider Formen ist im linken Hemithorax, wobei die ILS bevorzugt im linken unteren Lungenlappen, die ELS zwischen dem linken unteren Lungenlappen und Zwerchfell lokalisiert sind (Biyyam et al. 2010)

Sonografisch stellen sich bronchopulmonale Sequestrationen als solide, echoreiche Raumforderungen dar. Hinweisend, und damit zur mikrozystischen CCAM abgrenzend, ist der farbdopplersonografische Nachweis der aberrierenden systemischen Gefäßversorgung.

Insbesondere große, extralobär gelegene BPS können mit Pleuraergüssen und einem signifikanten Mediastinalshift einhergehen (Abb. 9.7a). In diesen Fällen kann es zur Progression mit Entwicklung eines Hydrops fetalis sowie einer Lungenhypoplasie kommen. Bei BPS ohne Pleuraergüsse oder kardiale Insuffizienzzeichen kann unter 2- bis 3-wöchiger sonografischer Kontrolle zugewartet werden.

Während ILS in der Regel nicht mit anderen Fehlbildungen vergesellschaftet sind, werden bei ELS in bis zu 30 % andere Anomalien, insbesondere Zwerchfelldefekte und Skelettanomalien, gefunden.

9.5.1 Pränatales Management

In einer Studie von Cass et al. war bei 13 Feten mit ELS in 46 % eine fetale Intervention notwendig, während dies bei keinem Fetus (n=9) mit ILS erforderlich war (Cass et al. 2011). In einer Serie von 95 Feten mit BPS ohne Differenzierung zwischen IBS and EBS war der Befund bei ca. 40 % spontan rückläufig (Tab. 9.4). Allerdings lassen sich diese Läsionen häufig nachgeburtlich noch radiologisch nachweisen.

Bei asymptomatischen Neugeborenen mit kleinen Befunden wurde teilweise auf eine operative Sanierung verzichtet. In den Fällen mit Befundpersistenz waren die Neugeborenen in der Regel symptomatisch, sodass eine Sequestrektomie durchgeführt wurde. Die Überlebensrate betrug insgesamt 96 % (Cavoretto et al. 2008).

Bei **Feten mit ausgedehnten Pleuraergüssen bei BPS** ist die Prognose aufgrund der sich entwickelnden fetalen Lungenhypoplasie meist ungünstig. Pränatale Therapieoptionen bestehen in der Entlastung der intrathorakalen Flüssigkeit oder aber der direkten Behandlung der BPS. Vereinzelt wurden rezidivierende Thorakozentesen durchgeführt, allerdings kam es meist rasch zu einer Reakkumulation der Flüssigkeit.

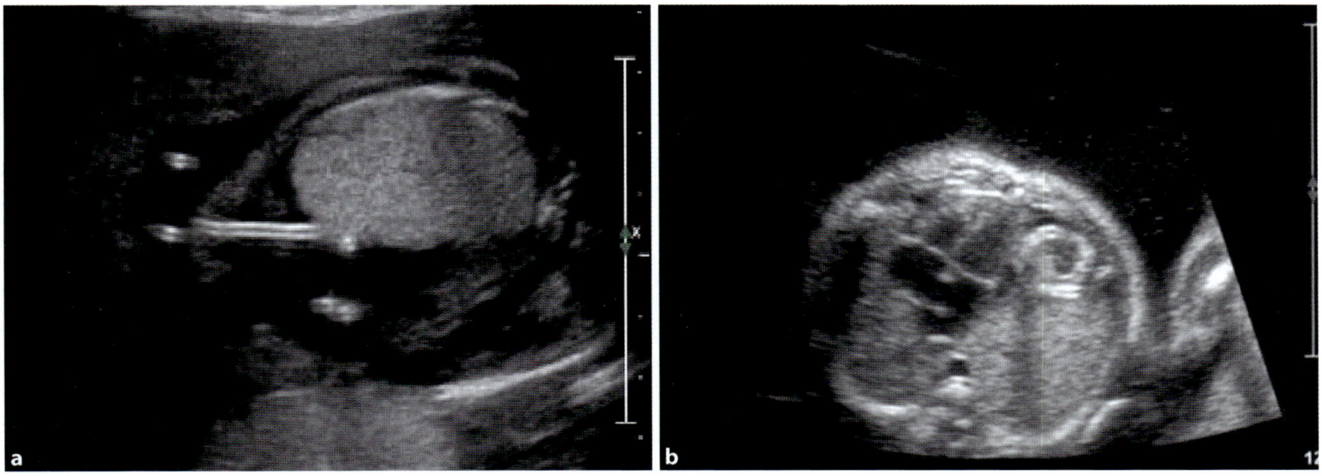

Abb. 9.11 Lungensequestration mit Hydrothorax und thorakoamnialem Shunt. **a** Direkt nach Shunteinlage. **b** 2 Tage nach Shunteinlage

Tab. 9.4 Outcome pränatal diagnostizierter Fälle mit fetalem Lungensequester (Adaptiert nach Cavoretto et al. 2008)

	Gestationsalter bei Diagnose (SSW)	Regression pränatal (*n*)	Gestationsalter bei Entbindung (SSW)	Überleben (*n*)	OP/Sequestrektomie (*n*)
Expektatives Vorgehen, *n*=95	18–36	38 (40 %)	30–42	91 (95,8 %)	53 (58,2 %)
Pränatale Therapie* bei Pleuraerguss/Hydrops, *n*=39	19–36	6 (15,4 %)	22–40	37 (94,9 %)	26/36 (72,2 %)

*Thorakozentese +/– thorakoamnialer Shunt (n=24), Laserkoagulation (n=10), Sklerosierung (n=4), fetale Lobektomie (n=1)

Eine andere Möglichkeit, den intrathorakalen Druck zu senken, ist die Anlage eines thorakoamnialen Shunts zur Drainage der Flüssigkeit (Abb. 9.11). In einem Fall wurde über die erfolgreiche offene fetalchirurgische Resektion nach Laparotomie und Hysterotomie in der 22. SSW berichtet.

In einigen Fällen wurde erfolgreich die Sklerosierung des versorgenden Gefäßes durch Injektion von Alkohol vorgenommen (Bermudez et al. 2007). In einer eigenen Studie sowie einer Literaturübersicht wurden von Cavoretto et al. insgesamt 10 Fälle, die eine intrauterine Gefäßokklusion des Sequesters mittels Laserablation erhielten, beschrieben (Tab. 9.4). In ca. 50 % der mittels Okklusion behandelten Fälle kam es intrauterin zu einer deutlichen Größenreduktion (Abb. 9.7c), sodass postnatal nur in der Hälfte der Fälle operiert wurde.

Insgesamt betrug die Überlebensrate in der pränatal auf verschiedene Weise therapierten Gruppe 95 % und war damit mit der Gruppe der Feten ohne Pleuraerguss vergleichbar (Cavoretto et al. 2008).

Bei der Geburt können sich große extralobäre Sequester durch die Verdrängungssymptomatik akut in Form einer Dyspnoe äußern. Die kleineren intralobären Sequester verursachen selten primär eine Klinik, können aber zu rezidivierenden, häufig therapieresistenten Pneumonien oder selten auch zu Hämoptysen führen. Bei **großen intralobären Sequestrationen** ist die Lobektomie das Verfahren der Wahl, bei extralobären Sequestrationen dagegen wird der Befund reseziert (Abb. 9.12). In manchen Fällen kann auch eine Embolisierung zuführender Gefäße mit sekundärer Resektion durchgeführt werden. Thorakoskopische und andere minimal invasive OP-Techniken haben in den letzten Jahren zu einer deutlichen Verringerung der perioperativen Morbidität geführt. Umstritten ist, ob asymptomatische Kinder mit sehr kleinen Läsionen operativ therapiert werden müssen.

Während die meisten Autoren grundsätzlich die operative Resektion im Alter von 3 bis 6 Lebensmonaten empfehlen, verhalten sich andere zurückhaltender und empfehlen eine operative Entfernung nur bei Symptomen (Stanton et al. 2009).

9.6 Fetale Larynxatresie, „congenital high airway obstruction syndrome"

Die fetale Larynxatresie ist die häufigste Ursache des „congenital high airway obstruction syndrom" (CHAOS). Seltenere Ätiologien betreffen laryngeale oder tracheale Membranen, Larynxzysten, eine Trachealatresie, eine Stenose oder Atresie der Subglottis sowie die laryngeale oder tracheale Agenesie.

Da die spezifische Form der Obstruktion pränatal meist nicht sicher unterschieden werden kann, wurde die Bezeichnung „**congenital high airway obstruction syndrom**" (**CHAOS**) eingeführt (Hedrick et al. 1994). Sonografische Hinweiszeichen können bereits im frühen II. Trimenon evident sein. Charakteristisch sind die beidseitig massiv vergrößerten, hyperechogenen Lungen

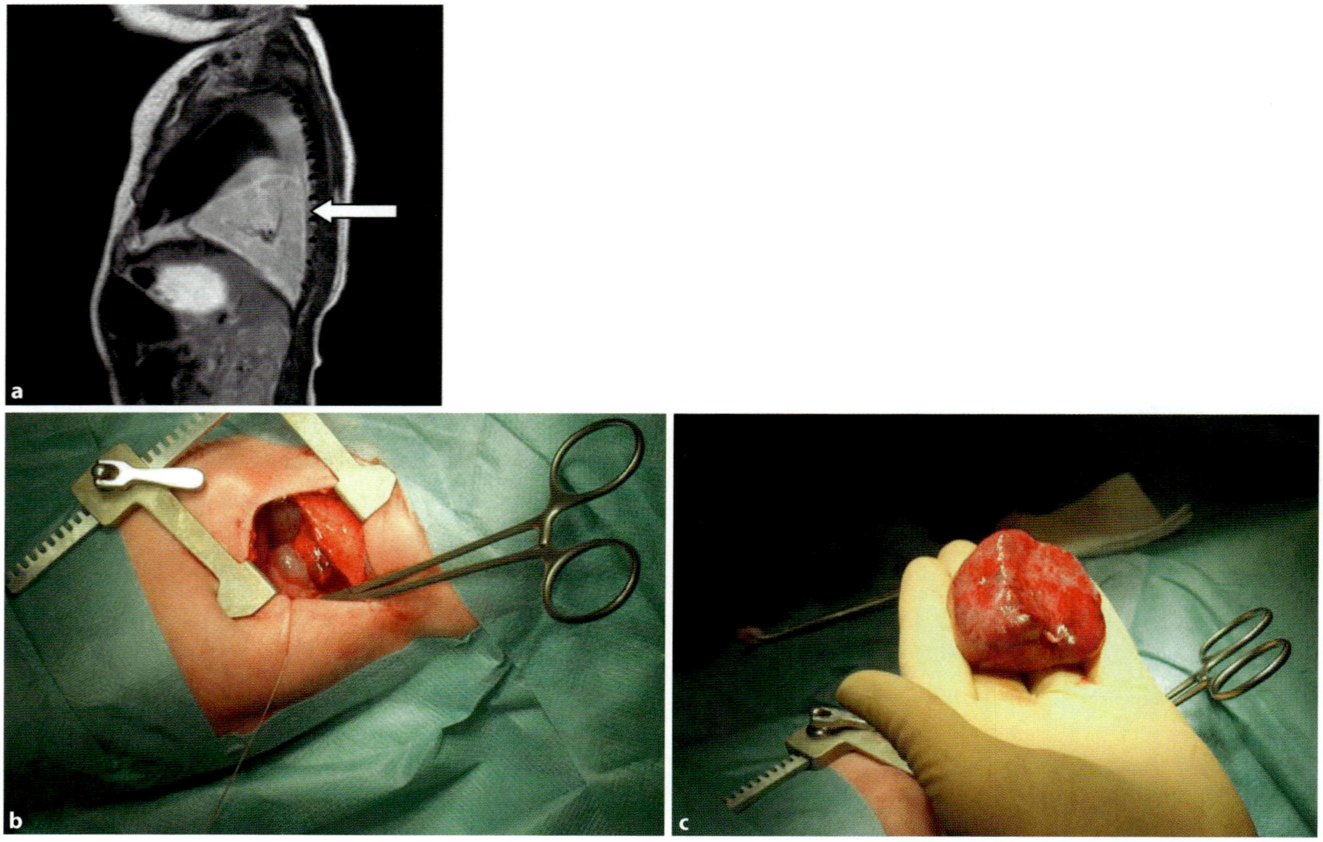

Abb. 9.12 **a** Lungensequestration (*Pfeil*, ventral davon die belüftete Lunge), postnatales MRT-Bild (T2 TSE). **b** Lungensequestration, intraoperativer Situs. **c** Resektat mit Gefäßstiel. (a Mit freundl. Genehmigung der Radiologischen Universitätsklinik Bonn)

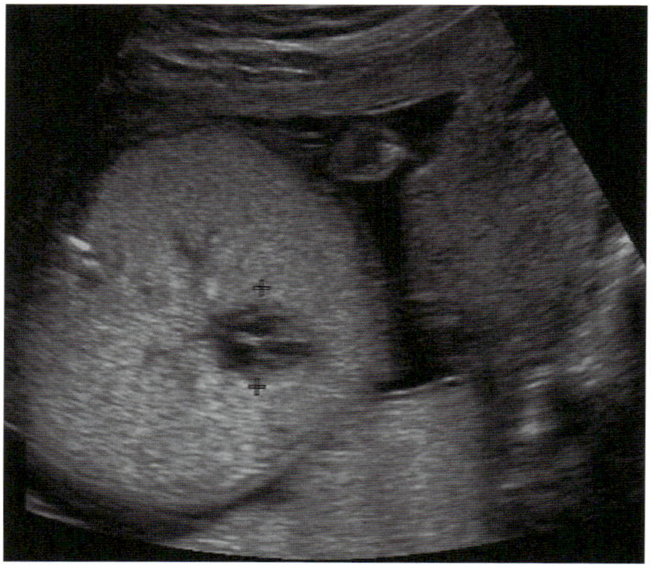

Abb. 9.13 Fetale Larynxatresie („congenital high airway obstruction", CHAOS): beidseitige massiv vergrößerte echoreiche Lungen, kardiale Kompression

(Abb. 9.13). Das Lungengewebe ist ödematös verändert, sonst aber histologisch normal aufgebaut. Das Zwerchfell erscheint abgeflacht oder invertiert, die Trachea flüssigkeitsgefüllt und dilatiert. Mittels Farbdopplersonografie lässt sich ggf. der fehlende Fluss in der Trachea während fetaler Atembewegungen nachweisen. In manchen Fällen kann auch Rückschluss auf die Höhe der Obstruktion gezogen werden (Kalache et al. 1997).

Differenzialdiagnostisch ist an eine **bilaterale mikrozystische CCAM** zu denken, allerdings ist hier die Trachea in der Regel nicht dilatiert. Die Fruchtwassermenge kann durch den fehlenden Beitrag der Lungenflüssigkeit am Gesamtvolumen des Fruchtwassers vermindert sein. Das Herz liegt bei einem fetalen CHAOS mittig komprimiert und imponiert im Vergleich zur Fläche der Lungen zu klein. Durch die Erhöhung des intrathorakalen Drucks kommt es zur Behinderung des venösen Rückflusses zum Herzen und somit häufig zur Entwicklung eines Hydrops fetalis. Die Prognose ist dann in der Regel sehr ungünstig (Cavoretto et al. 2008, Roybal et al. 2010).

In Einzelfällen wurden in der Literatur intrauterine Interventionen durch fetoskopische Laserablation oder endoskopische Tracheostomie beschrieben. Bei einem Teil der Feten kommt es jedoch weder zur Progression noch zur Entwicklung eines Hydrops. Auch Regressionen sind in Einzelfällen beschrieben. Diese Feten scheinen eine wesentlich günstigere Prognose zu haben (Roybal et al. 2010).

Im Zusammenhang mit Fällen von intrauterinen Befundregressionen wurden als Ursache für die Dekompressionen kleine laryngotracheale oder pharyngotracheale Fisteln beschrieben (Vidaeff et al. 2007, Roybal et al. 2010).

Bei ca. 50 % der Feten mit Larynxatresie finden sich weitere Fehlbildungen. Die fetale Larynxatresie kann auch als Bestandteil des **Fraser Syndroms**, einer autosomal rezessiven Erkrankung, vorkommen. Weitere Charakteristika des Fraser Syndromes sind Syndaktylien, Kryptophtalmus und urogenitale Fehlbildungen (Berg et al. 2001).

Das geburtshilfliche Management bei Feten mit isolierter Larynxatresie besteht in der geplanten Entbindung per EXIT(ex-utero intrapartum)-Prozedur, dabei verbleibt der Fetus so lange an der plazentaren Zirkulation, bis die Luftwege durch eine Tracheostomie gesichert werden können. Die vorgeburtliche fetale MRT-Diagnostik empfiehlt sich zusätzlich zur Bestimmung der Höhe der Obstruktion, um nachgeburtlich die Höhe der Tracheostomie besser festlegen zu können (Roybal et al. 2010). Bei kompletter Agenesie der Trachea kann ggf. ein Stoma in einen Hauptbronchus angelegt werden.

Bei Langzeitüberlebenden ist eine erhebliche Morbidität, bedingt durch die Abhängigkeit von einem Tracheostoma, der aufwendigen chirurgischen Rekonstruktion der Luftwege sowie dem verzögerten oralen Nahrungsaufbau zu verzeichnen. Außerdem ist durch das Fehlen der Stimmlippen bei Larynxatresie nur eine nonverbale Kommunikation möglich.

9.7 Seltene Fehlbildungen

9.7.1 Kongenitale Bronchialatresie

Es handelt sich um die lokalisierte Verengung oder Stenose eines Lappen- oder Segmentbronchus. Distal der Enge sind die Bronchi ektatisch, es kommt zur Schleimretention (Mucocele) sowie zu einer Überblähung der umgebenden Lungenareale durch einen Ventilmechanismus und Luftverschiebung in die Nachbarschaft. Betroffen ist überwiegend das linke posteriore Oberlappensegment.

Pränatal zeigt sich die flüssigkeitsgefüllte Lunge distal der Obstruktion als echoreicher Bezirk, der sonografisch nicht von anderen echoreichen Lungenläsionen zu unterscheiden ist.

Eine Bronchialatresie ist histopathologisch bei einem breiten Spektrum von Lungenfehlbildungen zusätzlich nachweisbar.

In einer Studie von nach chirurgischer Resektion gewonnenen Lungenpräparaten zeigte sich in 77 % der untersuchten Läsionen eine assoziierte Bronchialatresie, darunter in 69 % bei kongenitaler zystischer adenomatoider Malformation, in 67 % bei kongenitalem lobären Emphysem und in 100 % bei Mischformen aus CCAM und Sequester (Kunisaki et al. 2006).

9.7.2 Bronchogene Zyste

Bronchogene Zysten sind selten, sie sind Folge einer Entwicklungsstörung bei der Duplikatur des primitiven Vorderdarmes in Trachea und Ösophagus. Etwa 2/3 sind im posterioren Mediastinum und 1/3 ist im Lungenparenchym lokalisiert. Meist handelt es sich um unilokuläre, mit Schleim oder Flüssigkeit gefüllte Zysten.

Histologisch ist die Wand mit respiratorischem Flimmerepithel ausgekleidet, sie können selten auch inselartige Anteile von Lungenparenchym aufweisen.

Sonografisch fallen sie als echoarme, glatt begrenzte parakardiale Raumforderungen auf.

Differenzialdiagnostisch ist an Tumore, Lymphangiome oder neuroenterale, perikardiale sowie ösophageale Zysten zu denken.

Der intrauterine Verlauf ist in der Regel unkompliziert. (Bernasconi et al. 2007). Auch nach der Geburt sind die meisten Säuglinge asymptomatisch, gelegentlich besteht eine Kompressionssymptomatik mit Stridor oder Dysphagie oder Hämoptysen bei seltener intrapulmonaler Lage.

9.7.3 Arteriovenöse Malformationen

Vaskuläre Fehlbildungen der Lunge kommen selten vor. Sie können wie in anderen Organen als
- Hämangiome,
- arteriovenöse (AV) Malformationen oder
- Lymphangiome auftreten.

> **AV-Shunts des Fetus können bereits intrauterin zur kardialen Insuffizienz und konsekutiv zum Hydrops fetalis führen.**

Sonografische Hinweiszeichen können eine **Kardiomegalie** sowie die **Dilatation von Pulmonalarterie** und **-venen** sein (▣ Abb. 9.14). Mittels Farbdopplersonografie lässt sich über dem betroffenen Lungenareal ein turbulenter Blutfluss nachweisen (Heling et al. 2002).

Bei etwa der Hälfte der Patienten mit pulmonalen AV-Fisteln im Kindes- oder Erwachsenenalter sind diese multipel und in bis zu 20 % auch bilateral. Speziell bei multiplen Befunden ist an das Vorliegen eines Morbus Osler-Rendu-Weber (hereditäre Teleangiektasie, Teleangiectasia hereditaria haemorrhagica), einer autosomal-dominanten Erkrankung, zu denken. Neben angiomatösen Teleangiektasien von Haut, Schleimhäuten und inneren Organen sind bei ca. einem Drittel der Patienten mit M. Osler auch pulmonale AV-Fisteln vorhanden. Umgekehrt findet sich bei 50–60 % aller Patienten mit pulmonalen AV-Fisteln ein M. Osler als Grunderkrankung (Cottin et al. 2007).

Die intrauterinen Therapieoptionen, insbesondere bei Hydrops fetalis, sind begrenzt. Nachgeburtlich hat sich die selektive Embolisation der zuführenden Arterien als Therapie der Wahl etabliert.

9.8 Fetale Zwerchfellhernie

Es handelt sich um einen Verschlussdefekt des Zwerchfells, in dessen Folge es zur Hernierung von Bauchorganen in den Thoraxraum kommt. Die Häufigkeit wird mit 1: 2500 Lebendgeburten angegeben.

Der Defekt liegt überwiegend **linksseitig posterolateral im lumbokostalen Dreieck**. Etwa 15 % sind rechtsseitige Defekte, während beidseitige Defekte oder die vollständige Aplasie des Zwerchfells Raritäten darstellen.

Die Verlagerung der Bauchorgane führt zur Kompression der fetalen Lungen und zur Einschränkung der fetalen Atembewegungen. Die daraus resultierende pulmonale Hypoplasie ist die Hauptursache der hohen perinatalen Mortalität, die trotz

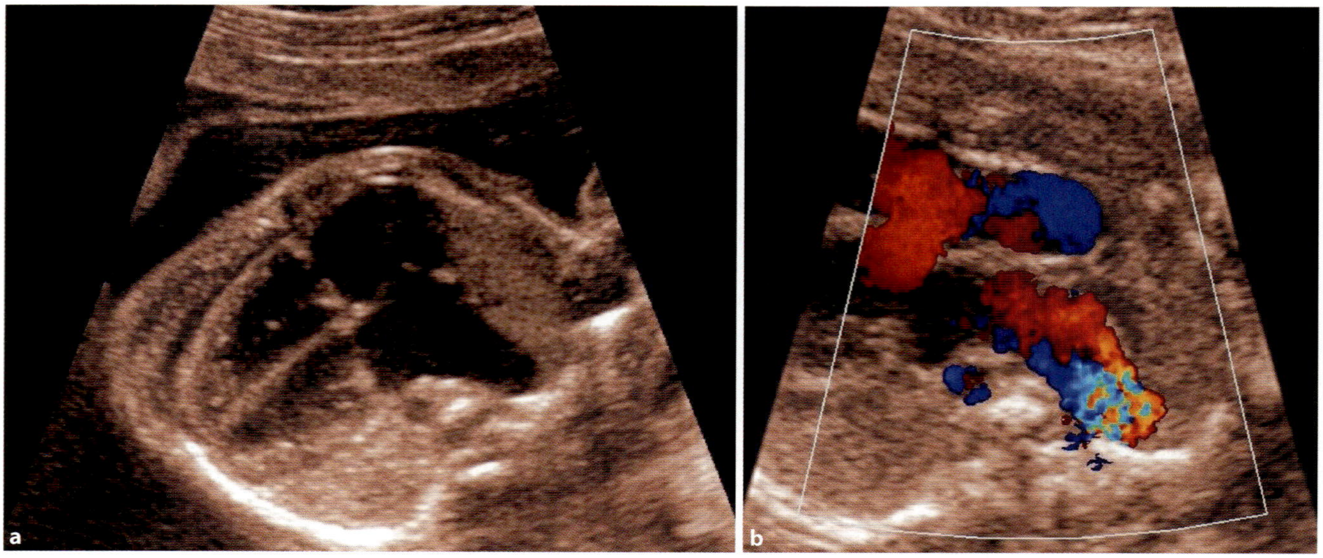

Abb. 9.14 AV-Malformation der Lunge. **a** Kardiomegalie, vergrößerter linker Vorhof. **b** Turbulenter Blutfluss im Bereich der AV-Malformation

intrauteriner Intervention und neonataler Intensivmedizin bei >30 % liegt (Done et al. 2008, Sinha et al. 2009). Die ipsilaterale Lunge ist dabei stärker betroffen als die kontralaterale. Eine postnatale MRT-Studie fand, dass bei Neugeborenen mit linksseitiger Zwerchfellhernie das rechte Lungenvolumen doppelt so hoch wie das linke war. In gleicher Weise betrug in einer pränatalen 3D-Studie das ipsilaterale Lungenvolumen nur 15 % des normalen Mittelwertes für das Gestationsalter, während das der kontralateralen Lunge bei 40 % des Normalwertes lag (Jani et al. 2007).

Die **hypoplastische Lunge** weist histopathologisch eine reduzierte Zahl an Luftwegen und Alveolen, weniger Gefäße sowie ein vermehrtes Interstitium mit eingeschränkter Compliance auf. Dies führt zu einer reduzierten Gasaustauschfläche und einem erhöhten Gefäßwiderstand. Bei ausgeprägter Zwerchfellhernie haben die Lungen eine gestörte Gefäßarchitektur. Die in ihrer Anzahl verminderten Arteriolen weisen eine verdickte Adventitia sowie Mediahypertrophie und in der Folge eine erhöhte Vasokonstriktionsneigung auf. Die nachgeburtliche respiratorische Insuffizienz mit Hypoxämie und Azidose stimuliert zusätzlich den pulmonalen Vasospasmus, was zur Initiierung eines Circulus vitiosus mit Verstärkung des pulmonalen Hypertonus führt (Hedrick et al. 2010).

Die respiratorische Situation bestimmt ganz entscheidend die postnatale Prognose.

Etwa zwei Drittel aller Fälle mit fetaler Zwerchfellhernie werden im Ultraschallscreening diagnostiziert (Claus et al. 2011).

Ist die **linke Seite** betroffen, zeigt sich im Thoraxquerschnitt typischerweise ein Mediastinalshift nach rechts. Magen, Darm und ggf. auch Leber sind intrathorakal nachweisbar (Abb. 9.15a,b). Die Position des echoarmen, flüssigkeitsgefüllten Magens ist in der Regel gut zu erkennen. Intrathorakale Darmanteile sind ggf. über den Nachweis einer Peristaltik sowie den im Vergleich zum Lungengewebe echoärmeren Kontrast diagnostizierbar. Die Abgrenzung von Leberanteilen subdiaphragmal ist aufgrund ähnlicher Echogenität schwieriger. Bei den rechtsseitigen Hernien findet sich der rechte Leberlappen intrathorakal und führt zu einer Verlagerung des Herzens nach links.

Rechtsseitige Zwerchfellhernien werden aufgrund der ähnlichen Kontrastierung von Leber und Lunge häufiger fehlinterpretiert. Die dopplersonografische Darstellung des Verlaufes der Umbilikalvene sowie der Lebergefäße kann als zusätzliches Kriterium zur exakten Bestimmung der Leberposition hilfreich sein.

Indirekte Hinweiszeichen auf einen fetalen Zwerchfelldefekt können ein aufgrund der Passagestörung dilatierter Magen oder ein Polyhydramnion sein.

Differenzialdiagnostisch sind in erster Linie andere Lungenpathologien wie die CCAM, die BPS, die Bronchialatresie oder bronchogene Zysten abzugrenzen (Tab. 9.1). Bei diesen Fehlbildungen sind die abdominalen Organe normalerweise nicht disloziert.

Eine schwierigere Abgrenzung ist die Eventration des Zwerchfells. Bei dieser muskulären Störung ist das Zwerchfell nur als dünne Membran ausgebildet, es kommt zum beidseitigen Zwerchfellhochstand. Begleitend ist häufig ein Pleura- und/oder Perikarderguss vorhanden (Claus et al. 2011).

9.8.1 Pränatale Beurteilung

Die **fetale Zwerchfellhernie** kann isoliert, in bis zu 40 % aber auch **in Kombination mit anderen Fehlbildungen** vorkommen. Diese betreffen in abnehmender Häufigkeit

- das Herz,
- renale Anomalien,
- das zentrale Nervensystem sowie
- gastrointestinale Fehlbildungen.

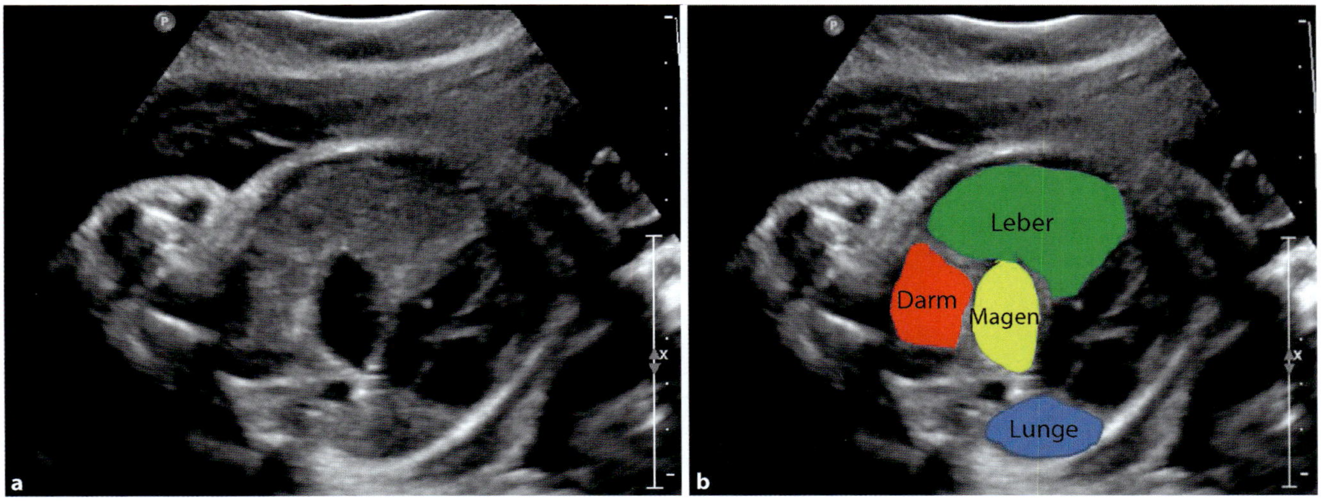

Abb. 9.15 Linksseitige Zwerchfellhernie mit Leberhernierung. **a** Vierkammerblickebene. **b** Grafische Darstellung der hernierten Organe und der Restlunge

Die Prävalenz von Chromosomenstörungen, insbesondere von Trisomie 18 und Tetrasomie 12p (Pallister-Killian Syndrom), steigt mit dem Nachweis assoziierter Fehlbildungen. Eine Karyotypisierung sollte jedoch auch bei isolierten Befunden empfohlen werden. Assoziierte Fehlbildungen, syndromale Formen (z. B. Fryns Syndrom, Cornelia-de-Lange Syndrom) oder genetische Anomalien erhöhen die fetale Mortalität, die Überlebensrate in dieser Gruppe beträgt < 15 % (Deprest et al. 2011).

Zur **pränatalen Risikostratifizierung** und adäquaten Beratung der Eltern wurden verschiedene **Prognosefaktoren** untersucht:

- Gestationsalter bei Diagnosestellung
- Ausmaß des Mediastinalshiftes
- Vorhandensein eines Polyhydramnions
- Lungengröße
- Intrathorakale Position des Magens
- Hernierung der Leber (Mullassery et al. 2010).

Bewährt haben sich insbesondere die Position der Leber sowie die Messung der fetalen Lungengröße.

Beide Faktoren dienen als die Hauptkriterien zur Rekrutierung für die pränatale Intervention in Form der **perkutanen endoluminalen trachealen Okklusion** (FETO) (Claus et al. 2011).

Das Vorhandensein von Leber im Thorax zeigt bei linksseitigen Zwerchfellhernien in der Regel einen großen Defekt mit frühzeitiger Hernierung von Abdominalorganen an und führt zur schweren pulmonalen Hypoplasie. Die Überlebensrate von Feten mit intrathorakaler Leberposition („**Liver up**") liegt in verschiedenen Studien zwischen 30 und 50 %, von denen mit subdiaphragmaler Leberposition („**Liver down**") zwischen 75 und 80 % (Jani et al. 2007, Jani et al. 2007, Sinha et al. 2009, Mullassery et al. 2010).

Die Leberposition ist auch ein Prädiktor für die Notwendigkeit einer postnatalen extrakorporalen Membranoxygenierung (ECMO) (Kilian et al. 2009, Hedrick 2010). In einer Untersuchung von Hedrick et al. benötigten 80 % der Feten mit „Liver up" eine ECMO, jedoch nur 25 % der Fälle mit „Liver down" (Hedrick 2010). Dabei wird die Bezeichnung „Liver up/down" in der Literatur uneinheitlich gehandhabt. Während manche Autoren den Nachweis jedes Leberanteils oberhalb des Zwerchfells als „Liver up" bezeichnen, verwenden ihn andere nur für massive Leberhernierungen mit >50 % Leberanteil im Thorax, andere wiederum bei dopplersonografischem Nachweis von Portalsinus, Lebervenen und Ductus venosus oberhalb des Zwerchfelles (Mullassery et al. 2010). In der Regel ist die Diagnose „Liver up/down" sonografisch zu stellen, eine zusätzliche MRT-Diagnostik kann aber bei der Quantifizierung des Leberanteils helfen.

Cannie et al. untersuchten die Ratio aus herniertem Lebervolumen/Volumen der Thoraxhöhle. Diese Ratio war ein unabhängiger Prädiktor der Überlebensrate (Cannie et al. 2008).

Da die LHR stark vom Gestationsalter abhängig ist und damit einzelne Cut-offs nicht sinnvoll sind, hat sich die Verwendung der beobachteten/für das Gestationsalter erwarteten LHR (o/e LHR) durchgesetzt.

Zur Beurteilung der fetalen Lungengröße hat sich die Messung der kontralateralen Lunge etabliert, in der Regel als „**Lung-to-Head-Ratio**" (LHR) angegeben. Dabei wird in der Vierkammerblick-Schnittebene die Fläche der kontralateralen Lunge ermittelt und ins Verhältnis zum Kopfumfang gesetzt (Abb. 9.16). Da die LHR stark vom Gestationsalter abhängig ist und damit einzelne Cut-offs nicht sinnvoll sind, hat sich die Verwendung der beobachteten/für das GA erwarteten LHR (**o/e LHR**) durchgesetzt. Bei Feten ohne Zwerchfellhernie entspricht die 2,5-te Perzentile für die linke und rechte Lunge etwa einer o/e LHR von 60 %. Die o/e LHR ist im Schwangerschaftsverlauf konstant (Jani et al. 2007). Dabei war auch bei Feten mit Zwerchfellhernie die Trace-Methode der Durchmessermethode (Multiplikation des größten Längsdurchmessers und des senkrecht dazu liegenden größten Querdurchmessers) sowie der 3D-Messung des Lungenvolumens als Prognosefaktor überlegen (Jani et al. 2007).

Bei **3D-Untersuchungen des fetalen Lungenvolumens** war die ipsilateral betroffene Lunge in >40 % nicht messbar (Claus et al. 2011). In einer Multizenterstudie mit 354 Feten mit isolier-

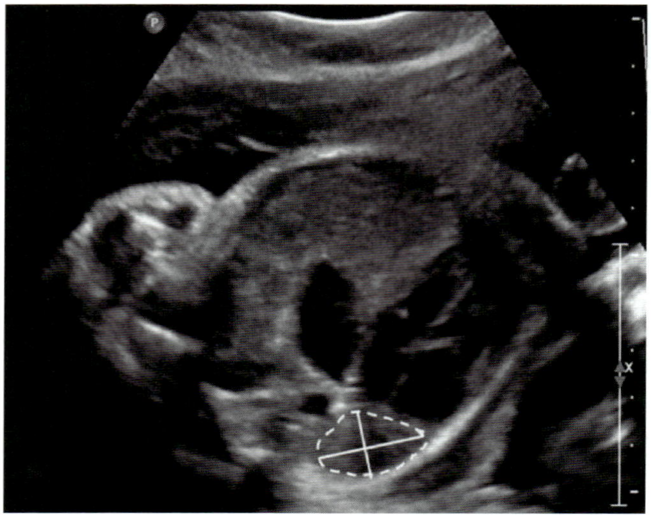

Abb. 9.16 Linksseitge Zwerchfellhernie, Markierung der rechtsseitigen Lunge mittels Trace- (*gestrichelte Linie*) und Durchmessermethode (*durchgehende Linie*)

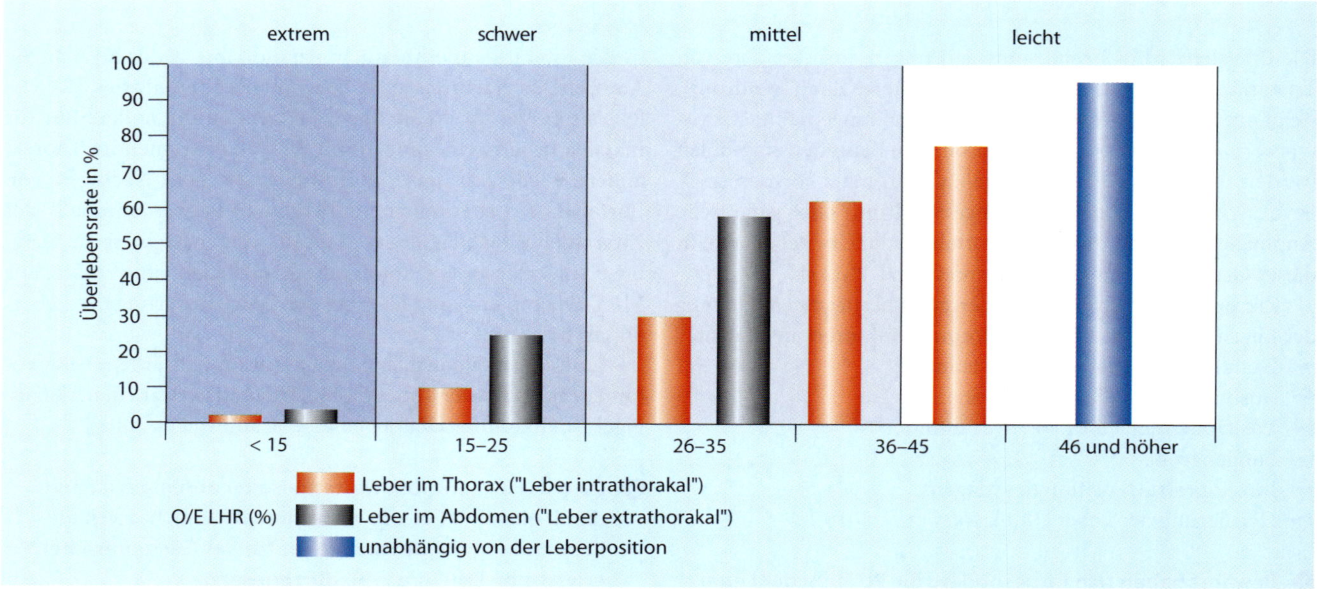

Abb. 9.17 Überlebensrate von Feten mit Zwerchfellhernie mit und ohne Leberhernierung in Abhängigkeit vom pränatalen o/e Lung-to-Head-Ratio (LHR). (Adaptiert nach Deprest et al. 2009)

ter Zwerchfellhernie betrug die mittlere o/e LHR 39 % (Range 7–79 %). In mehr als 90 % der Fälle lag sie unterhalb der 5. Perzentile des für das GA erwarteten Normalwertes. Die o/e LHR war neben dem Gestationsalter bei Geburt und der Seite des Defektes ein unabhängiger Prädiktor des Überlebens (Jani et al. 2007, Abb. 9.17). In einer weiteren multizentrischen Studie der Eurofetus Gruppe, die das Outcome von 329 Feten mit isolierter linksseitiger Zwerchfellhernie in Abhängigkeit der o/e LHR untersuchte, stieg die Überlebenswahrscheinlichkeit von 18 % bei einer o/e LHR <25 % auf 66 % bei einer o/e LHR von 26–45 % und 89 % bei einer o/e LHR von >45 % (Jani et al. 2007).

In einigen Zentren gehört die **pränatale MRT-Untersuchung** zur Abschätzung des fetalen Lungenvolumens zum Standardvorgehen (Abb. 9.4a–c). Insbesondere erlaubt die MRT-Untersuchung im Vergleich zum 3D-Ultraschall eine bessere Beurteilung der ipsilateralen Lunge (Done et al. 2008, Claus et al. 2011). Auch hier sollte das gemessenen Lungenvolumen („total fetal lung volume", TFLV) in Bezug zum erwarteten Normalwert bewertet werden (observed/expected).

Der Bezug zum Gesamtkörpervolumen des Fetus („total fetal body volume", TFBV) erlaubte dabei eine tendenziell bessere Beurteilung der Überlebenswahrscheinlichkeit als der Bezug auf das Gestationsalter (Cannie et al. 2008).

In einer retrospektiven Analyse wurde bei 148 Fällen mit isolierter Zwerchfellhernie das o/e TFLV untersucht. In der Gruppe mit Leberhernierung zeigte sich eine direkte Korrelation des o/e TVLV zur Überlebensrate: sie stieg von 12 % bei einem o/e TVLV ≤25 % auf über 70 % bei einem o/e TFLV von >45 % (Jani et al. 2008, Abb. 9.18). Es bestand auch eine gute Korrelation zwischen der im Ultraschall bestimmten o/e LHR und den im MRT ermittelten Parametern TFLV und kontralateralem FLV (Sandaite et al. 2011). Das TFLV war ebenfalls prädiktiv für die

Notwendigkeit einer postnatalen ECMO-Therapie (Kilian et al. 2009).

In der Neonatalperiode stellt die Entwicklung einer **pulmonal-arteriellen Hypertension** eines der Hauptprobleme dar. Verschiedene Untersucher haben daher versucht, pränatal die Lungengefäßsituation zu beurteilen. Evaluiert wurden mittels 2D- oder 3D-Techniken die Anzahl der Gefäße, der Gefäßdurchmesser, die Pulsatilität, die Flussgeschwindigkeit sowie das Ansprechen auf eine maternale Hyperoxygenierung (Done te al. 2008, Claus et al. 2011).

Beim Hyperoxygenierungstest wird die Pulsatilität im ersten Ast der kontralateralen Pulmonalarterie vor und nach maternaler Maskenatmung von 60 % Sauerstoff ermittelt (◘ Abb. 9.19). Ein Abfall der Pulsatilität ≥20 % nach Sauerstoffzufuhr wird als reaktiv betrachtet (Done et al. 2008). Allerdings sind diese Tests bei Feten mit ausgeprägter Hernierung und sehr kleinen Restlungen zum Zeitpunkt der Diagnosestellung technisch schwierig durchzuführen und eher im späten II. oder III. Trimenon praktikabel.

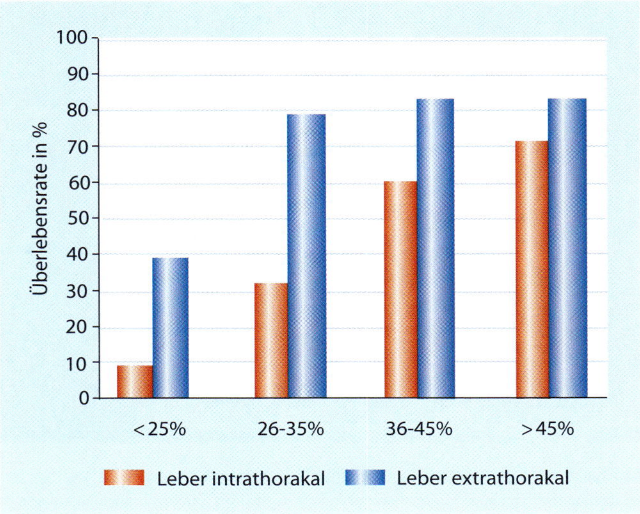

◘ **Abb. 9.18** Überlebensrate von Feten mit Zwerchfellhernie mit und ohne Leberhernierung in Abhängigkeit vom pränatalen o/e Gesamtlungenvolumen (TFLV). (Adaptiert nach Jani et al. 2008)

9.8.2 Fetale Chirurgie

Initial wurde durch die Arbeitsgruppe von Harrison versucht, nach Laparotomie und Hysterotomie den Defekt offen chirurgisch zu verschließen und die hernierten Organe nach abdominal zurückzuverlagern. Das Konzept wurde verlassen, als sich zeigte, dass Feten mit Leberhernierung meist postoperativ verstarben und die ohne Leberhernierung nicht von dem Eingriff profitierten (Harrison et al. 1997, Hedrick 2010).

In jüngerer Zeit wird versucht, das Lungenwachstum mittels **trachealer Okklusion** zu induzieren. Der Produktion von Lungenflüssigkeit sowie fetale Atembewegungen stimulieren das Wachstum und die Reifung der Lungen. Der Verschluss der Trachea führt über die Ansammlung der Lungenflüssigkeit zur Erhöhung des transpulmonalen Drucks und damit zur mechanischen Dehnung. Durch Proliferation und Differenzierung der Alveolarzellen kommt es zur Vergrößerung des Alveolarraumes, gleichzeitig wird auch die pulmonale Gefäßdifferenzierung stimuliert. Durch die verstärkte Differenzierung der Pneumozyten von Typ II zu Typ I resultiert ein primärer Surfactant-Mangel, der allerdings nach Entfernung des Verschlusses reversibel ist (Done et al. 2008, Deprest et al. 2011).

Die Entwicklung ging vom zunächst offen chirurgischen Vorgehen mit **Laparotomie** und **Tracheal Clip** zum vollständig endoskopischen und damit weniger invasiven Vorgehen. Das Konzept der perkutanen fetoskopischen endoluminalen Trachealokklusion (FETO) wird derzeit in randomisierten Studien geprüft (www.TOTAL-trial.eu, http://clinicaltrials.gov).

Der Eingriff wird in der Regel unter Lokal- oder Regionalanästhesie zwischen der 26. bis 30. SSW durchgeführt. Über einen Trokar wird unter fetoskopischer Sicht ein Latexballon kranial der Carina platziert (◘ Abb. 9.20). Der korrekte Sitz des Ballons kann im Verlauf sonografisch kontrolliert werden (◘ Abb. 9.21). Dieser muss vor Geburt wieder endoskopisch oder durch ultraschallgesteuerte Punktion entfernt werden, da die Geburt sonst per EXIT-Verfahren durchgeführt und der Ballon nachgeburtlich entfernt werden muss (Deprest et al. 2011). Der optimale Zeitpunkt der Okklusion und die Verweildauer des Ballons sind Gegenstand laufender Untersuchungen und werden meist zentrumsspezifisch gehandhabt. Das Lungenwachstum nach FETO kann ebenfalls anhand der o/e LHR oder dem o/e TVLF beobachtet werden (◘ Abb. 9.22). Beide Parameter zeigten eine positive Korrelation zur Überlebensrate (Claus et al. 2011, Cannie et al. 2009).

Jani et al. publizierte die Ergebnisse einer europäischen Multizenterstudie an 210 Feten mit Zwerchfellhernie und FETO. Einschlusskriterien waren eine schwere Lungenhypoplasie (o/e LHR <30 %) sowie der intrathorakale Nachweis von Leber (Jani et al. 2009). Der Eingriff wurde im Mittel in der 28. SSW durchgeführt, die mittlere Eingriffszeit lag bei 10 min. In 97 % konnte der Ballon beim ersten Versuch platziert werden, im Verlauf kam es bei 8 % zur Dislokation. Ein vorzeitiger Blasensprung wurde bei 47 % beobachtet. Die Häufigkeit des Blasensprungs korrelierte mit der Eingriffsdauer. In 44 % der Fälle wurde der Ballon geplant vor Geburt (im Mittel in der 35. SSW), in 56 % allerdings notfallmäßig (im Mittel in der 33. SSW) aufgrund von Frühgeburtsbestrebungen entfernt. Das mittlere Schwangerschaftsalter bei Geburt betrug 36 SSW, 31 % wurden vor der 34. SSW und 17 % vor der 32. SSW entbunden.

Von den behandelten Feten wurden 97 % lebend geboren. Die Gesamtüberlebensrate nach OP betrug 48 %. Die Überlebensrate bei linksseitiger Zwerchfellhernie lag um etwa 10 % höher als bei rechtsseitiger (49 % vs. 38 %). Sowohl die o/e LHR als auch das GA bei Geburt waren signifikante Prädiktoren für das Überleben (◘ Abb. 9.23) (Jani et al. 2009).

Im Vergleich zur Überlebensrate bei linksseitiger Zwerchfellhernie mit expektativem Vorgehen (Daten aus dem antenatalen Zwerchfellhernienregister) wurde die Prognose nach FETO um ca. 25 % verbessert. Die Daten aus den prospektiv randomisierten Studien stehen derzeit noch aus, es bleibt also abzuwarten, ob eine Verbesserung von Morbidität und Mortalität erreicht werden kann.

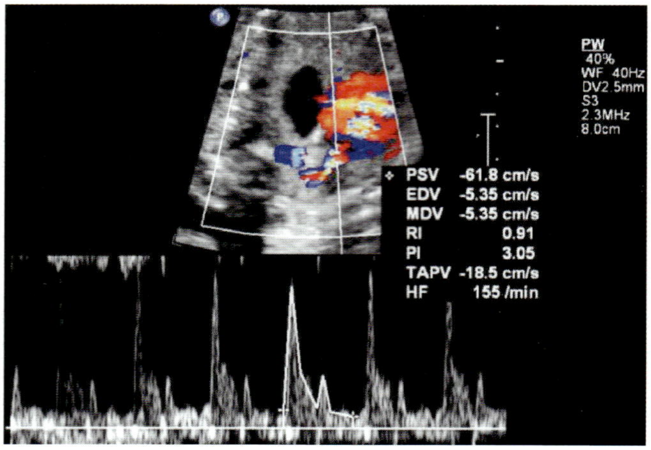

Abb. 9.19 Bestimmung der Pulsatilität im ersten Abgang der A. pulmonalis der kontralateralen Lungenseite im Rahmen der Hyperoxygenierung bei fetaler Zwerchfellhernie

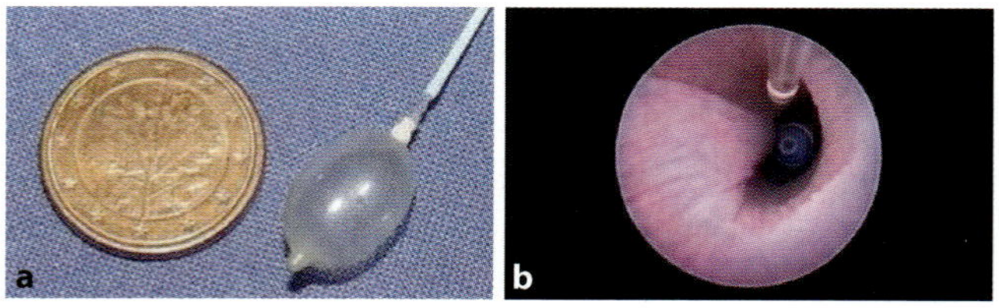

Abb. 9.20 Trachealballon. **a** in insuffliertem Zustand im Vergleich zu einer Ein-Cent-Münze. **b** Endoskopische Platzierung

9.8.3 Postnatales Management

Ein optimales perinatales Management erfordert die koordinierte Zusammenarbeit von Geburtshelfern, Neonatologen und Kinderchirurgen (Abb. 9.24). Daher sollten Feten mit pränatal diagnostizierter Zwerchfellhernie grundsätzlich an einem tertiären Referenzzentrum, optimaler Weise mit der Möglichkeit einer ECMO-Therapie, entbunden werden (Hedrick 2010).

Das postnatale Vorgehen hat sich in den letzten Jahren deutlich verändert. Wurde früher nach aggressiver Hyperventilation und Hyperoxygenierung die notfallmäßige chirurgische Versorgung des Defektes angestrebt, steht heute die kardiopulmonale Stabilisierung im Vordergrund.

Schonende Beatmungstechniken mit permissiver Hyperkapnie und geringer Sedation reduzieren Baro- und Volumentraumata. Die pulmonal-arterielle Hypertension wird zunehmend durch NO-Inhalation therapiert.

Spezielle Beatmungstechniken sind die oszillatorische Hochfrequenzbeatmung sowie die extrakorporale Membranoxygenierung (ECMO). Während manche Zentren die ECMO-Therapie eher liberal einsetzen, plädieren andere aufgrund der Komplikationsmöglichkeiten eher für einen restriktiven Einsatz. Bisher wurde kein Nutzen einer zusätzlichen Surfactantgabe bei Kindern mit Zwerchfellhernie, auch nicht bei ECMO-Therapie, nachgewiesen (Done et al. 2008, Hedrick 2010).

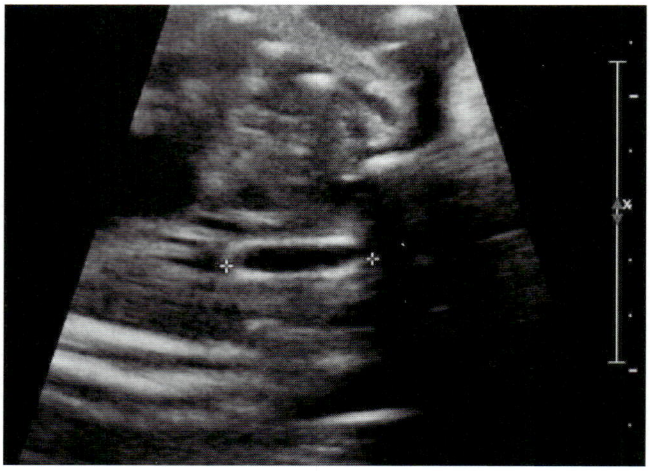

Abb. 9.21 Korrekte Lage des Trachealballons nach FETO, thorakaler Längsschnitt

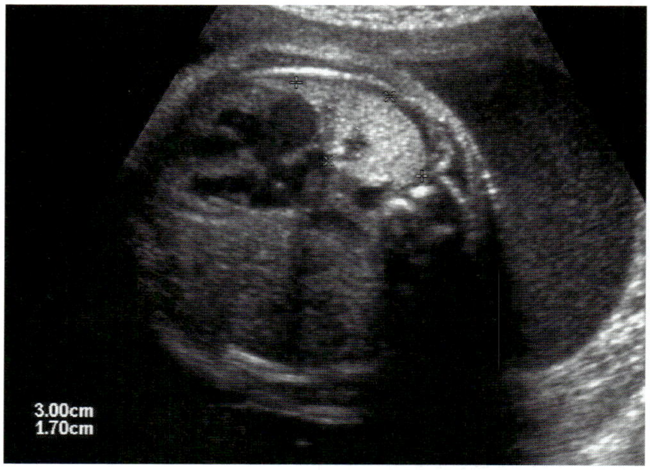

Abb. 9.22 Hyperechogene Lunge am 18. Tag nach Trachealballoneinlage bei linksseitiger Zwerchfellhernie

Durch das zunehmende Überleben von Feten mit schwerem Zwerchfelldefekt ist die Senkung der Langzeitmorbidität, hervorgerufen durch respiratorische, neurologische und gastrointestinale Störungen, ein weiterer wichtiger Aspekt (Valfré et al. 2011).

9.9 Cantrell-Pentalogie

Die Cantrell-Pentalogie ist eine sporadische Fehlbildung des vorderen Bauch- und Thoraxbereiches und umfasst klassischerweise:

- Supra-umbilikale Mittelliniendefekte der Bauchwand
- Defekte des unteren Sternums
- Das Fehlen des vorderen Zwerchfellanteils
- Defekte des zwerchfellnahen Perikards
- Kardiale Fehlbildungen

  Die Häufigkeit wird mit 1: 200.000 Geburten angegeben.

Die Ausprägung der Fehlbildungen ist variabel, verschiedene Kombinationen aus 3 oder mehr Hauptkriterien wurden berichtet.

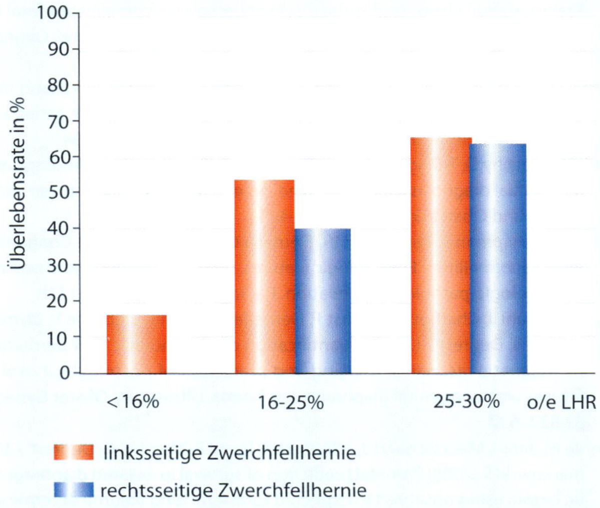

Abb. 9.23 Überlebensrate bei linksseitiger Zwerchfellhernie nach FETO in Abhängigkeit von der o/e LHR. (Modifiziert nach Jani et al. 2009)

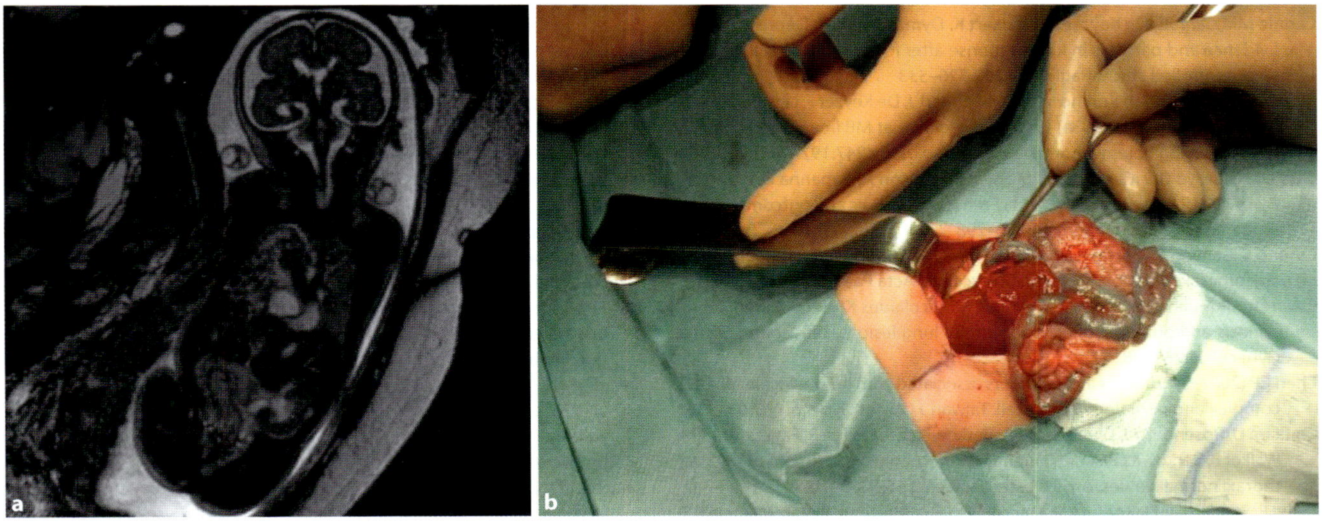

Abb. 9.24 Linksseitige Zwerchfellhernie mit Hernierung von Darm und Magen. **a** Vorgeburtliches MRT-Bild 34. SSW. **b** OP-Situs nach linksseitigem Subkostalschnitt (Aufsicht von kaudal): die ventral gelegene Zwerchfelllücke, darunter linker Leberlappen und Milz, der Dickdarm (mekoniumgefüllt) und Dünndarm sind nach außen verlagert

Das Vollbild aus den 5 Hauptkriterien ist die schwerste und seltenste Form. Die **Ektopia cordis** repräsentiert die schwerste Form des Mittelliniendefekts (Chen et al. 2007). Die kardialen Fehlbildungen sind nicht spezifisch. Beschrieben sind VSD, ASD oder seltener die Fallot'sche Tetralogie sowie ventrikuläre Divertikel (Grethel et al. 2007).

Die Morbidität und Mortalität der Erkrankung wird in erster Linie durch den Herzfehler bestimmt.

Zahlreiche andere assoziierte Fehlbildungen wurden beschrieben, darunter kraniofaziale Defekte, ZNS-Auffälligkeiten und gastrointestinale Fehlbildungen (Grethel et al. 2007). Da Mittelliniendefekte häufig mit Aneuploidien vergesellschaftet sind, wird eine Karyotypisierung empfohlen.

Die sonografische Diagnose wird aufgrund der Komplexität der Anomalie meist schon im I. Trimenon gestellt, bei dieser Erkrankung wurde auch gehäuft eine verdickte Nackentransparenz beobachtet (Staboulidou et al. 2005).

Leitsymptome sind die Ektopia cordis sowie der Bauchwanddefekt mit Eventeration von Magen, Darm oder auch Leber. Der Thoraxumfang erscheint zu klein. Die ausgeprägte Verlagerung des Herzens kann die Diagnose eines Herzfehlers erschweren.

Differenzialdiagnostisch ist an eine Amnionband-Sequenz oder an ein Syndrom der kurzen Nabelschnur („short umbilical cord", „limb body wall complex") zu denken.

Die postnatale Prognose wird weitestgehend von der Komplexität und der Korrigierbarkeit der Fehlbildungen bestimmt.

Literatur

Berg C, Geipel A, Germer U, Petersen-Hansen A, Koch-Dörfler M, Gembruch U (2001) Prenatal detection of Fraser syndrome without cryptophthalmos: case report and review of the literature. Ultrasound Obstet Gynecol 18:76–80

Gastrointestinaltrakt und Bauchdecke

W. Arzt, H. Steiner

U. Gembruch, K. Hecher, H. Steiner (Hrsg.), *Ultraschalldiagnostik in Geburtshilfe und Gynäkologie*,
DOI 10.1007/978-3-642-29633-8_10, © Springer-Verlag Berlin Heidelberg 2013

10.1 Normalbefund

Bei der Ultraschalluntersuchung des fetalen Abdomens werden sowohl die intraabdominalen Organe und Strukturen als auch die Bauchwand in Längs- und Querschnitten beurteilt. Dabei werden in Abhängigkeit vom Organ die Lage, Form, Größe, Echogenität sowie der Füllungszustand beurteilt. Zur Abgrenzung eines auffälligen von einem normalen Befund, wofür gute Kenntnisse in der Embryonal- und Fetalentwicklung hilfreich sind, wird in aller Regel die B-Bild-Sonografie angewandt. Zur genauen topografischen Zuordnung, zur Abgrenzung zystischer Strukturen, von Blutgefäßen und auch zur Funktionsdiagnostik kann es erforderlich sein, Farbdoppler- und gepulste Dopplersonografie einzusetzen.

10.1.1 Normalbefund Organe des Abdomens

Folgende Abdominalorgane bzw. intraabdominale Strukturen werden untersucht:

- **Magen** (Abb. 10.1)
  - Lage: im linken Oberbauch unterhalb des Herzens und des Zwerchfells
  - Form: mit Flüssigkeit gefüllte (=echoleere), ovaläre Formation
  - Größe: abhängig vom Füllungszustand
- **Leber** (Abb. 10.1)
  - Lage: im rechten Oberbauch unterhalb des Zwerchfells
  - Struktur: homogen
  - Größe: nimmt einen Großteil des oberen Abdomens ein
- **Gallenblase** (Abb. 10.2)
  - Lage: ovaläre, zystische Struktur rechts und unterhalb des intraabdominalen Anteils der V. umbilicalis
- **Dünn-/Dickdarm** (Abb. 10.3, Abb. 10.4)
  - Füllung: unterschiedlich
  - Peristaltik
  - Weite: geringeres Kaliber: Dünndarm; Haustrierung: Dickdarm
- **Zwerchfell** (Abb. 10.5)
  - Lage: zarte Trennlinie zwischen Thorax- und Abdominalhöhle
- (**Milz**: dorsal + links vom Magen)

Der **Magen** ist erstmals in der 9. SSW als kleine, zystische Struktur im linken Oberbauch sichtbar. In der 12.–14. SSW sollte er immer links unterhalb des Zwerchfells darstellbar sein (Abb. 10.6).

Die **Darmschlingen** sind in den ersten beiden Trimestern relativ homogen von mittelhoher Echogenität. Im letzten Trimester können zunehmend, mekoniumgefüllte Dünndarmschlingen gesehen werden. Der Dickdarm lässt sich immer deutlicher im Vergleich zum echoreicheren Dünndarmkonvolut als „Kolonrahmen" abgrenzen (Abb. 10.3).

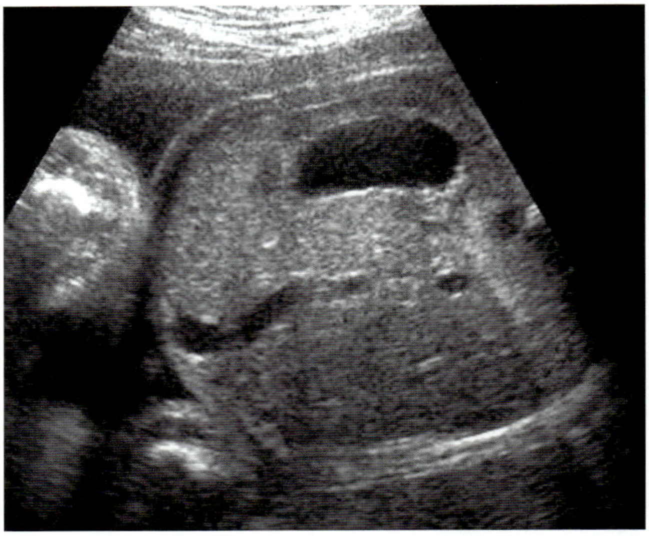

Abb. 10.1 Querschnitt durch das Abdomen. Der Magen stellt sich als echoleere Struktur im linken Oberbauch (schallkopfnah) dar. Im rechten Oberbauch die Leber, in der Mitte der intraabdominale Anteil der Nabelvene

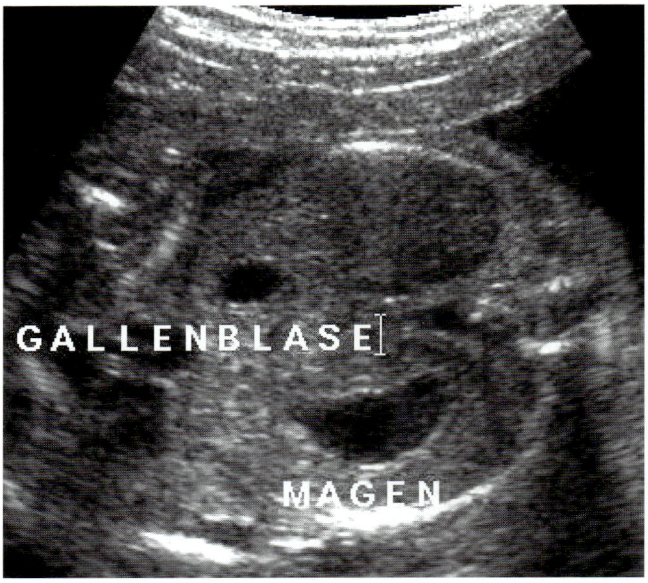

Abb. 10.2 Querschnitt durch das Abdomen. Der Magen nun schallkopffern, die Gallenblase stellt sich im rechten Oberbauch als längliche Struktur dar

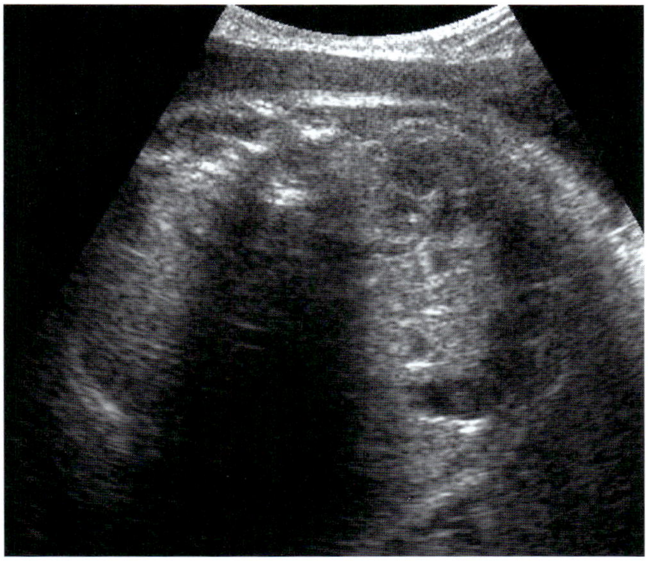

Abb. 10.3 Querschnitt durch das Abdomen bei dorsoanteriorer Lage. Das Kolon erscheint im Vergleich zum Dünndarm hypoechogen durch den hohen Flüssigkeitsgehalt

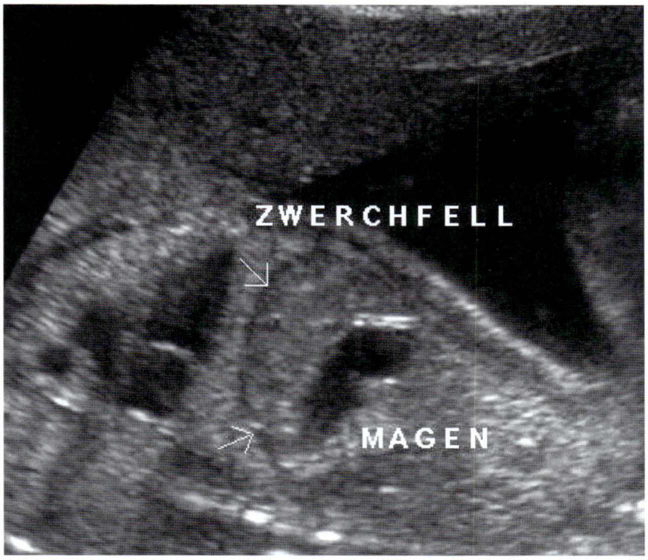

Abb. 10.5 Längsschnitt durch Thorax und Abdomen. Die *Pfeile* markieren das hypoechogene Zwerchfell

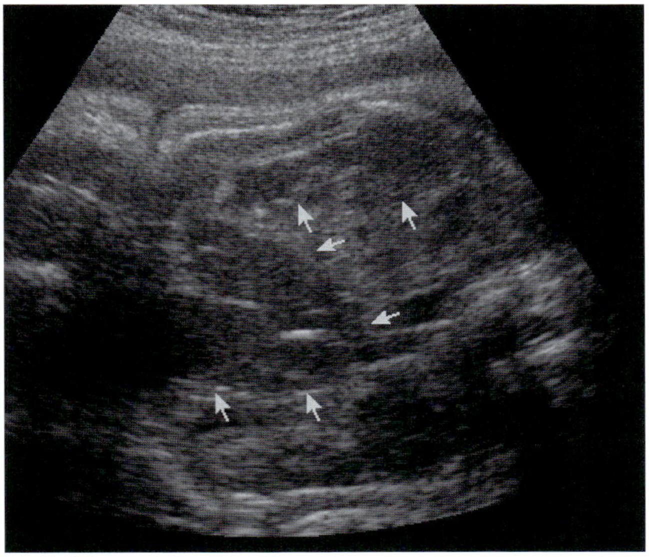

Abb. 10.4 Längsschnitt durch das Abdomen. Das Colon descendens und das Colon sigmoideum sind durch *Pfeile* markiert

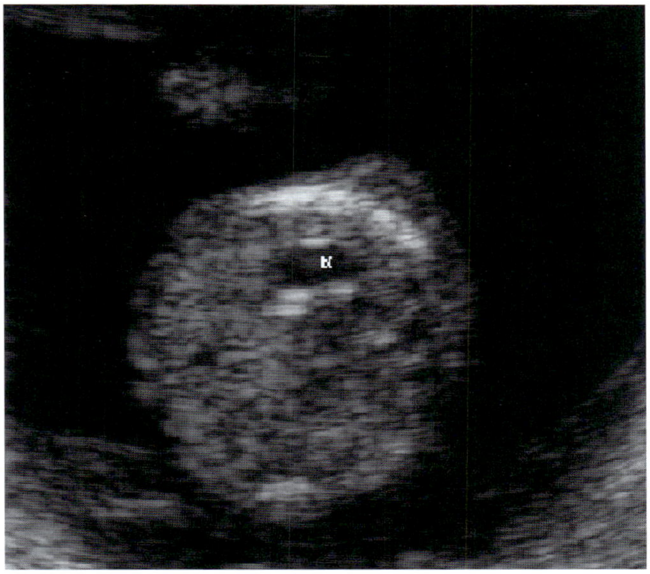

Abb. 10.6 Querschnitt durch das Abdomen. Auch beim Ersttrimesterultraschall (12 Wochen) ist der Magen darstellbar

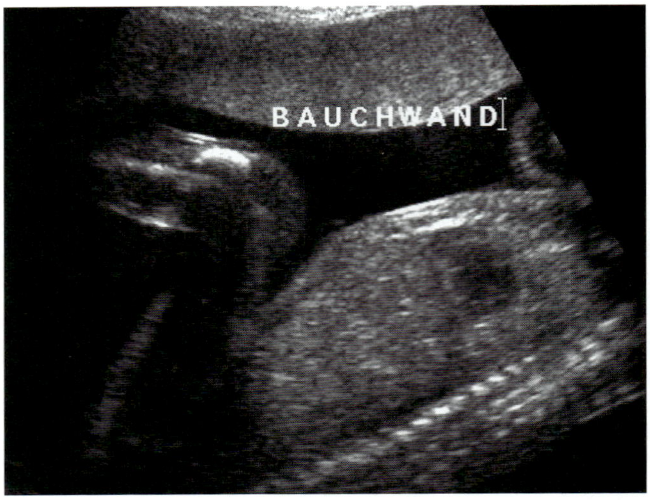

Abb. 10.7 Sagitalschnitt Abdomen und Thorax. Die Bauchdecke ist intakt

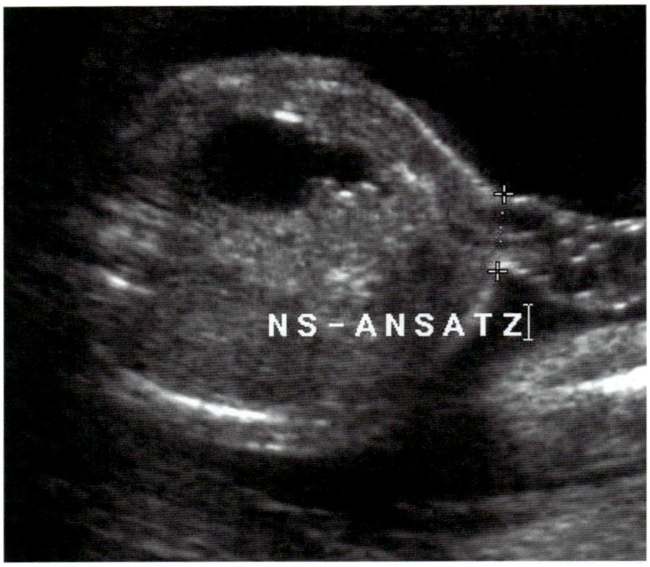

Abb. 10.8 Querschnitt durch das Abdomen mit Darstellung des fetalen Nabelschnuransatzes

10.1.2 Normalbefund Bauchwand

Die Integrität der Bauchwand mit dem unauffälligen Nabelschnuransatz soll sowohl im Längs- als auch im Querschnitt beurteilt werden (Abb. 10.7, Abb. 10.8, Abb. 10.9).

Auch der intraabdominale Situs der **Harnblase** soll nachgewiesen werden.

Bis zur 12. SSW besteht eine physiologische Omphalozele, die als echogene Masse an der Basis des Nabelschnuransatzes zu sehen ist. Die Retraktion des Dünndarmes ist normalerweise bis 11+5 SSW abgeschlossen.

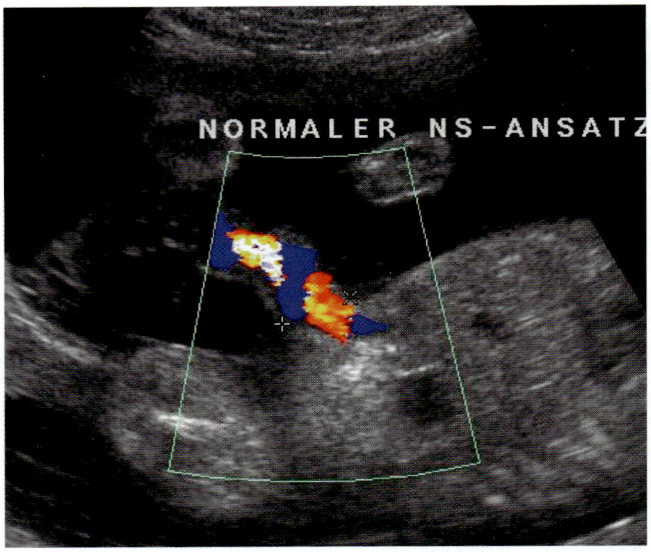

Abb. 10.9 Darstellung des fetalen Nabelschnuransatzes mittels Farbdopplersonografie

10.2 Normvarianten und Borderlinebefunde

10.2.1 Abgrenzung normale Weite der Darmschlingen – pathologische Befunde (Obstruktionen)

Aufgrund der unterschiedlichen Füllungszustände und der Peristaltik der verschiedenen Darmabschnitte kann die Abgrenzung normal kalibrierter Darmschlingen von pathologischen Befunden (Obstruktionen) bisweilen schwierig sein.

Tipp

Mehrzeitige Ultraschalluntersuchungen zur Erfassung einer fehlenden oder vorhandenen Befunddynamik sowie die Beurteilung zusätzlicher Parameter wie der Fruchtwassermenge sind unbedingt empfehlenswert.

Im Normalfall beträgt das Lumen von Dünndarmschlingen nicht mehr als 7 mm, das Lumen der Dickdarmschlingen maximal 20 mm (Pilu et al. 2002).

10.2.2 Hyperechogener Darm

Ein hyperechogener Darm kann bei ca. 0,5 % aller Schwangerschaften im II. Trimenon gefunden werden (Pilu et al. 2002). Die Echodichte des Darmes entspricht dabei ungefähr der des Knochens. Ursachen sind vor allem intraamniale Blutungen, seltener Infektionen.

Der hyperechogene Darm stellt einen Chromosomenmarker dar. Das Risiko für Trisomie 21 erhöht sich um das ca. 7-Fache gegenüber dem Hintergrundrisiko (Pilu et al. 2002). Daher ist bei Nachweis eines hyperechogenen Darms eine weiterführende sonografische Abklärung sinnvoll. Eine Karyotypisierung sollte diskutiert werden. Ein hyperechogener Darm gilt auch als Hinweiszeichen auf eine zystische Fibrose.

10.3 Pathologie

Folgende pathologischen Befunde können im fetalen Abdomen erhoben bzw. ausgeschlossen werden:

- **Obstruktionen**
  - Ösophagusatresie, Duodenalstenose/-atresie, Dünndarmatresie, Dickdarmatresie, Analatresie, Mekoniumperitonitis
- **Bauchwanddefekte**
  - Omphalozele, Gastroschisis/Laparoschisis, (Harnblasenexstrophie)
- **Zystische Strukturen**
  - Darmatresien, Ovarialzysten, Nierenzysten, Leberzysten, Milzzysten, Choledochuszysten, peritoneale Zysten
- **Flüssigkeitsansammlungen**
  - Aszites
- **Kalzifikationen**
  - v. a. in der Leber
- **Komplexe urogenitale Fehlbildungen/Kloakenfehlbildungen** (► Kap. 11)

10.3.1 Obstruktionen des Gastrointestinaltrakts

Obstruktionen können im gesamten Gastrointestinaltrakt (GIT, Ösophagus bis Anus) als Stenosen oder Atresien vorkommen. Die Erkennbarkeit der Anomalie und damit die pränatale Diagnose hängen vom Grad der Obstruktion sowie vom mit ansteigendem Gestationsalter zunehmenden Funktionszustand des GIT ab. Mehrfache Darmatresien in verschiedenen Darmabschnitten lassen sich in aller Regel pränatal nicht exakt feststellen.

Tiefe Obstruktionen können wegen der Rückresorption von Flüssigkeit im Kolon unerkannt bleiben. Darüber hinaus können Fistelbildungen (z. B. Ösophagotrachealfisteln) die Obstruktion ebenfalls verschleiern.

Die klinischen Konsequenzen aus den pränatalen Befunden und das Management werden zusammenfassend am Ende des Kapitels dargestellt (► Abschn. 10.5.1).

> **Je proximaler eine fetale Darmobstruktion, desto ausgeprägter ist die Begleitpolyhydramnie und umgekehrt!**

Ösophagusatresie

Die Ösophagusatresie wird als angeborener Verschluss des Ösophagus mit oder ohne Fistelbildung zur Trachea definiert. Es besteht also eine Kontinuitätsunterbrechung zwischen dem oberen und dem unteren Anteil des Ösophagus.

Die Ösophagusatresie kommt in ca. 1:3000 Geburten vor. Die isolierte Form ist selten, am häufigsten (ca. 85 %) besteht eine ösophagotracheale Fistel im distalen Ösophagus. Die Einteilung der verschiedenen Formen der Ösophagusatresie nach Vogt ist in Tab. 10.1 aufgelistet.

Tab. 10.1 Einteilung der Ösophagusatresie nach Vogt (Vogt 1929)

	Häufigkeit	Kennzeichen
Typ I	Ca. 1 %	Aplasie des Ösophagus
Typ II	Ca. 6 %	Atresie ohne ösophagotracheale Fistel
Typ IIIa	Ca. 1 %	Atresie mit Fistel im oberen Segment, unteres Segment endet blind
Typ IIIb	Ca. 85 %	Atresie mit Fistel im unteren Segment, oberes Segment endet blind
Typ IIIc	Ca. 5 %	Atresie mit Fistel im unteren und oberen Segment
Typ IV	Ca. 2 %	Fistel ohne Atresie („H-Fistel")

Chromosomenanomalien kommen in ca. 25 % der Fälle vor (vor allem Trisomie 18 und 21). In etwa 40–65 % bestehen Begleitfehlbildungen, die vor allem das Herz, den Magen-Darm-Trakt und den Harntrakt betreffen.

- **Diagnose**

Bei mehrmaligen Ultraschalluntersuchungen findet sich kein oder – bei Vorliegen einer Fistel – ein (zu) kleiner Magen. Schluckbewegungen des Fetus sind oft nicht nachweisbar. Manchmal lässt sich bei gezielter Untersuchung das Regurgitieren des Fetus sonografisch darstellen.

Meistens besteht (mit dem Gestationsalter zunehmend) eine ausgeprägte Polyhydramnie, die bei den Typen mit Fistelbildungen weniger ausgeprägt sein kann, wodurch die Diagnose erschwert wird. Die Detektionsrate der Ösophagusatresie ist daher nicht sehr hoch (44 %, Brantberg et al. 2007) – wobei die Diagnose häufig erst im III. Trimenon gestellt wird.

In etwa der Hälfte der Fälle ist der ösophageale Blindsack („pouch") im III. Trimenon als mediastinale, retrokardiale echoleere Formation sichtbar – ein Zeichen mit hoher Spezifität für eine Ösophagusatresie (Has et al. 2004).

Im Verdachtsfall kann die Durchführung einer fetalen MR-Untersuchung zum Nachweis des ösophagealen Blindsackes hilfreich sein (Salomon et al. 2009).

> **Die Kombination Polyhydramnie plus eine mehrmals fehlende Magendarstellung ist hoch suspekt in Bezug auf das Vorliegen einer Ösophagusatresie!**

Duodenalstenose/-atresie:

Diese Fehlbildung kommt in ca. 1:5000 Geburten vor und ist durch eine Verengung bzw. einen Verschluss des Duodenums mit Erweiterung der proximal davon gelegenen Abschnitte des Gastrointestinaltrakts charakterisiert.

Chromosomenaberrationen kommen in bis zu zwei Drittel der Fälle vor (am häufigsten Trisomie 21: ca. 40–50 % der Feten). In ungefähr 50–60 % bestehen Begleitmalformationen, vor allem Herzfehler, Nieren- und Skelettfehlbildungen (Choudhry et al. 2009).

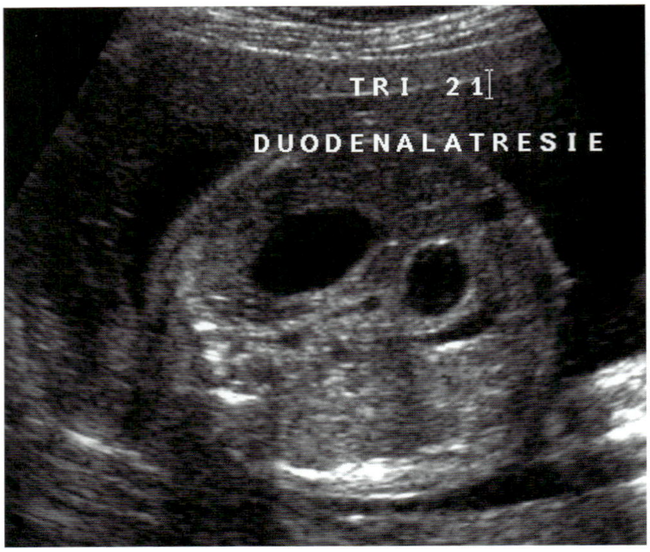

Abb. 10.10 Querschnitt durch das Abdomen mit „Double-Bubble-Zeichen". Die größere „Blase" entspricht dem Magen, die kleinere dem proximalen Duodenum

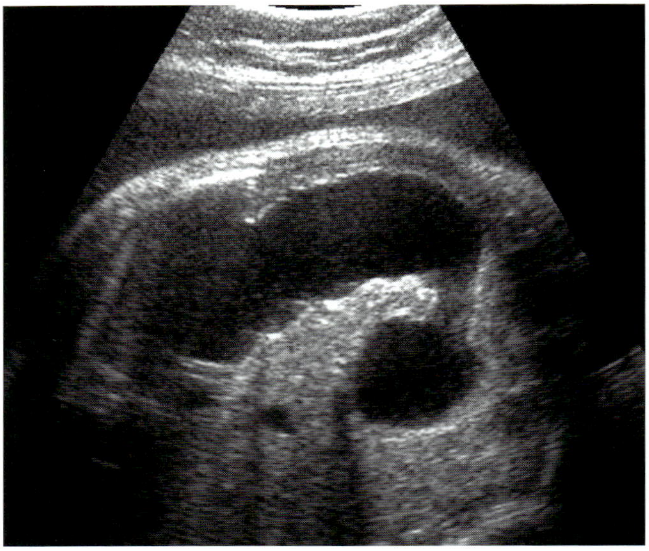

Abb. 10.11 Großer dilatierter Magen. Der Pylorus stellt sich als schlauchförmiger Übergang zum Duodenum dar

In etwa einem Fünftel der Fälle ist die Duodenalatresie mit einem Pancreas anulare assoziiert, das als hyperechogenes Band rund um das Duodenum imponieren kann (Dankovcik et al. 2008).

Diagnose

Typisches Leitbild ist das sog. „Double-Bubble-Phänomen", zwei echoleere Formationen im Oberbauch des Fetus (eine stellt den dilatierten Magen, eine das proximale Duodenum dar). Im distalen Darm ist meist keine Flüssigkeit zu finden. Spätestens ab dem III. Trimenon besteht praktisch immer eine Polyhydramnie (Abb. 10.10, Abb. 10.11).

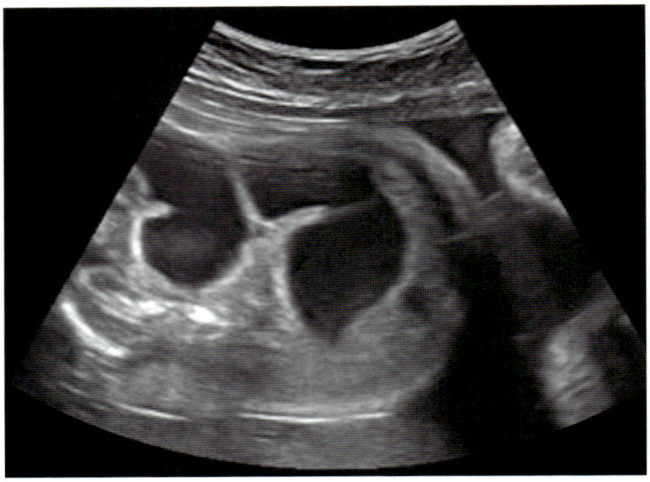

Abb. 10.12 Massiv dilatierte Dünndarmschlingen. Bei der Untersuchung zeigt sich typischerweise eine rege Peristaltik

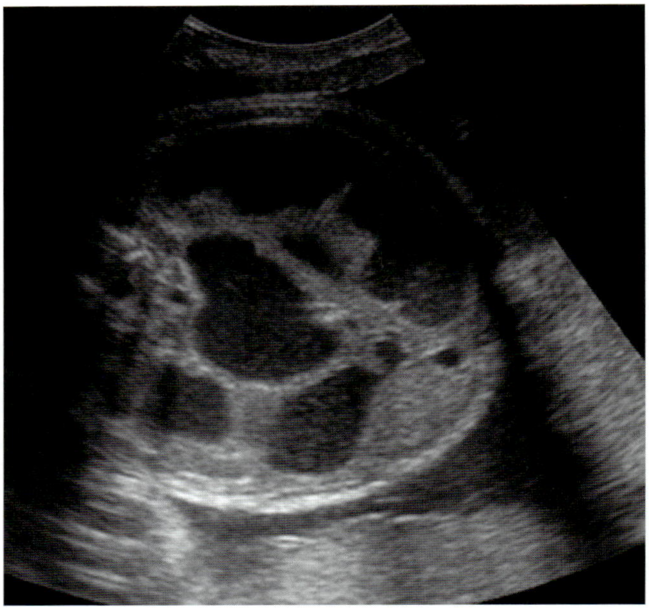

Abb. 10.13 Das Abdomen erscheint wie ausgefüllt von dilatierten hyperperistaltischen Dünndarmschlingen

Die Kombination „Double Bubble" und Polyhydramnie ist immer hoch suspekt in Bezug auf das Vorliegen einer Duodenalatresie!

Dünndarm-/Dickdarmatresien

Obstruktionen des Dünndarms kommen ca. 5-mal häufiger vor als Dickdarmobstruktionen. Am häufigsten sind Ileum- (ca. 35 %) und Jejunumatresien (ca. 30 %), die in ca. 50 % mit Begleitfehlbildungen assoziiert sind (Burjonrappa et al. 2011). Chromosomenaberrationen sind selten.

Obstruktionen der tieferen Darmabschnitte sind schwierig zu diagnostizieren, da sich hier meist eine normale Fruchtwassermenge findet. Dickdarmobstruktionen sind in ca. 40 % mit einer zystischen Fibrose assoziiert.

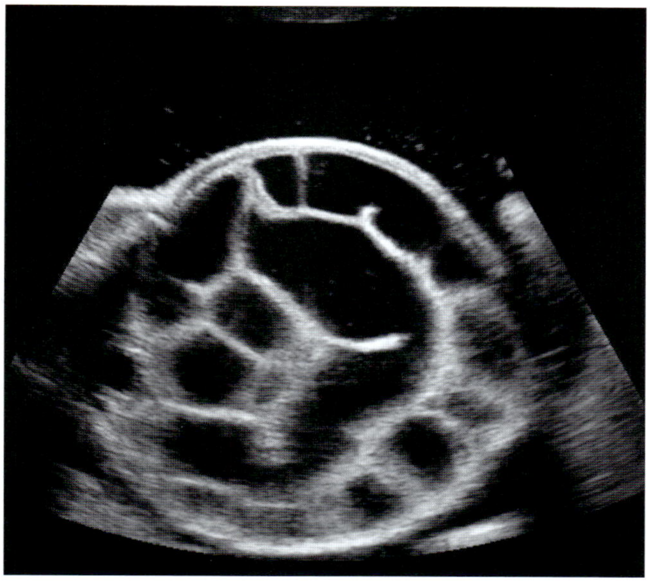

Abb. 10.14 Querschnitt durch das Abdomen. Massiv flüssigkeitsgefüllte Dünndarmschlingen bei Chloriddiarrhoe 32. Wochen (Mit freundl. Genehmigung von Prof. Gembruch, UFK Bonn)

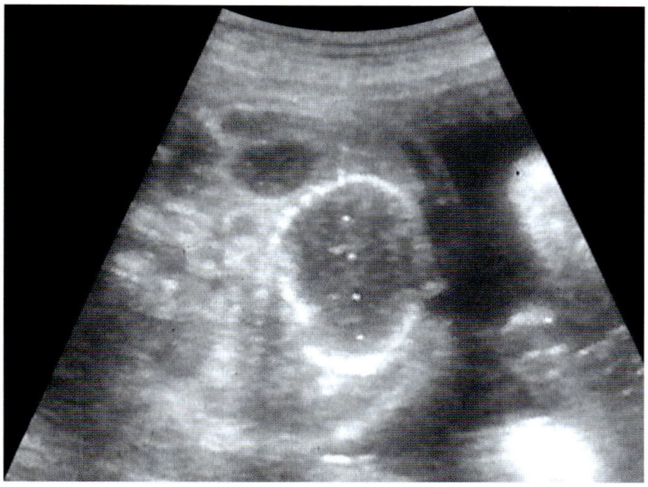

Abb. 10.15 Bild der Mekoniumperitonitis mit hyperechogenen Kalzifikationen

Diagnose

Es finden sich weit gestellte (Dünndarm >ca. 7 mm, Dickdarm >ca. 20 mm), flüssigkeitsgefüllte Darmschlingen proximal des stenosierten bzw. atretischen Darmabschnittes mit mehr oder weniger ausgeprägter Polyhydramnie (Abb. 10.12, Abb. 10.13). Je proximaler die Obstruktion, desto ausgeprägter ist die begleitende Polyhydramnie. Die Hyperperistaltik im proximalen Darmabschnitt ist häufig ein Diagnosekriterium.

Mithilfe der Farbdopplersonografie kann die retrograde Bewegung des Darminhalts dargestellt werden. Um passagere Darmdilatationen ohne anatomische Obstruktionen ausschließen zu können, sollte dieser Befund in mehrzeitigen Kontrollen bestätigt werden. Oft sind die dilatierten Darmschlingen mit echoarmen Strukturen gefüllt (Mekonium).

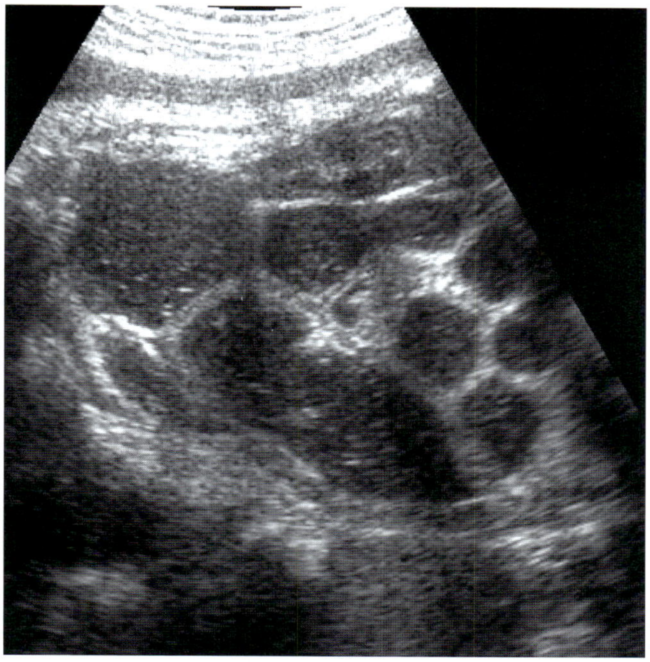

Abb. 10.16 Megakolon bei M. Hirschsprung. Die Peristaltik ist im Vergleich zu prästenotischen Dünndarmabschnitten verzögert

Bei Zunahme der Stauung der proximal von der Stenose/Atresie gelegenen Darmabschnitte besteht die Gefahr der Darmperforation mit Aszitesbildung und nachfolgender Mekoniumperitonitis.

Differenzialdiagnostisch kann ein ähnliches Bild von einer **Chloriddiarrhoe** verursacht werden (Abb. 10.14). Dabei handelt es sich um eine autosomal rezessiv vererbte Erkrankung mit massiven Chlorid- und Flüssigkeitsverlusten.

Mekoniumperitonitis

Diese sterile chemische Peritonitis ist häufig mit Aszites (50 %) sowie Polyhydramnie kombiniert und kann als Komplikation sowohl einer Dünndarm- als auch einer Dickdarmobstruktion vorkommen (postnatale Mortalität über 50 %!).

Im Ultraschall finden sich neben Aszites hyperechogene oder/und dilatierte Darmschlingen sowie Pseudozysten, später typischerweise intraabdominale, grobschollige Kalzifikationen (Abb. 10.15).

Morbus Hirschsprung

Beim Morbus Hirschsprung handelt es sich um eine Sonderform der Darmobstruktion mit einer Inzidenz von 1:3000 Geburten. Hierbei kommt es durch segmentales Fehlen der Ganglienzellen in der Kolonwand (Agangliose) zu einer Verengung des betroffenen Darmabschnittes mit prästenotischer Dilatation des Dickdarms (kongenitales Megakolon) und verzögerter Peristaltik. (Abb. 10.16).

Volvulus

Der intrauterine Volvulus ist eine seltene, aber bedrohliche Fetalerkrankung, die durch Drehung einer Darmschlinge um eine

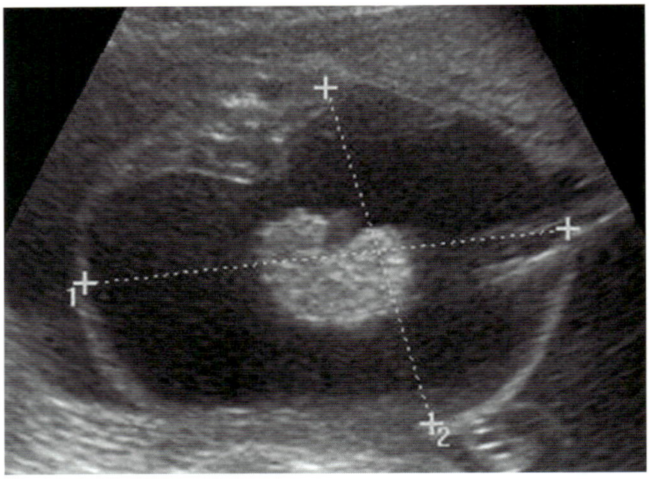

Abb. 10.17 Querschnitt durch das Abdomen. Ausgeprägter Aszites. Das Dünndarmkonvolut liegt „gefangen" in einem inneren Herniensack (Paraduodenalhernie)

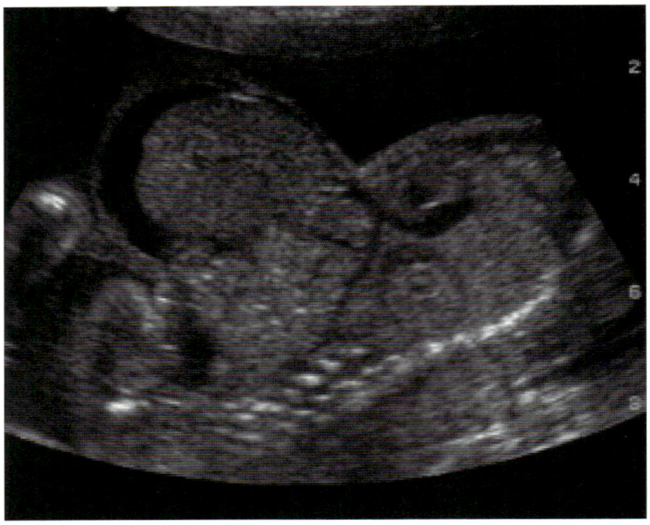

Abb. 10.18 Sagittaler Längsschnitt durch das Abdomen. Es zeigt sich eine große Omphalozele mit Leber als Inhalt des Bruchsacks

Mesenterialarterie verursacht wird. Es besteht ein hohes Risiko einer Darmnekrose mit konsekutivem intrauterinen Fruchttod. Häufige Ursachen sind intestinale Malrotationen oder Darmatresien.

Im Ultraschall finden sich dilatierte Darmschlingen ohne Peristaltik in einer an einen Strudel erinnernden Anordnung – das sog. „whirlpool sign" (Lenz et al. 2010).

Unspezifische Hinweiszeichen auf einen Volvulus können abnehmende Kindsbewegungen und auffällige Herztonkurven sein (Schiermeier et al. 2008).

Selten können innere Hernien zu einem Volvulus führen. Bei bestehendem Aszites sollte diese Differenzialdiagnose miteinbezogen werden (Abb. 10.17, Lederer et al. 2010).

Analatresie

Diese obstruktive Fehlbildung des untersten Gastrointestinaltrakts ist durch ein Fehlen der Analöffnung charakterisiert und

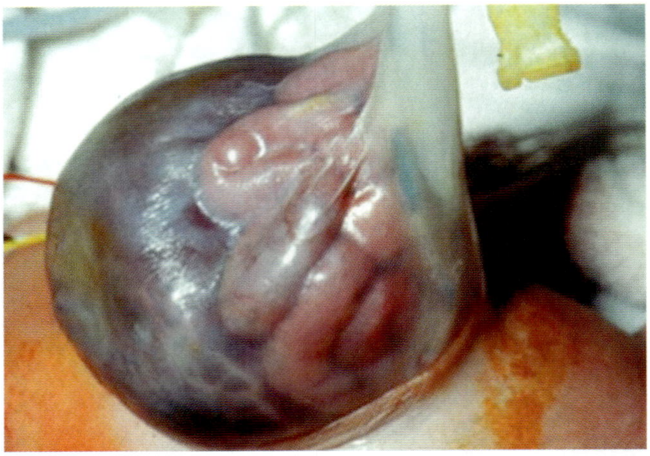

Abb. 10.19 Postpartaler Situs einer Omphalozele mit vorverlagerten Dünndarmschlingen und Leber vor die Bauchdecke

in etwa der Hälfte der Fälle mit Begleitfehlbildungen assoziiert (v. a. Herz, Harntrakt, Skelett).

Die **Diagnose** ist aufgrund der mit einer tiefen Obstruktion verbundenen normalen Fruchtwassermenge schwierig, manchmal finden sich dilatierte Dickdarmschlingen in der Spätschwangerschaft. Häufig besteht eine Fistelbildung in die Vagina bzw. in die Urethra.

10.3.2 Bauchwanddefekte

Bei den Bauchwanddefekten unterscheidet man die **Omphalozele** von der **Gastroschisis**. Die **Harnblasenexstrophie** als tiefstgelegene Spaltbildung ist eine sehr seltene Fehlbildung (1:30.000 Geburten).

Omphalozele

Bei der Omphalozele handelt es sich um einen zentralen Bauchwanddefekt im Bereich des Nabels mit einem Bruchsack, der aus Amnion und Peritoneum besteht. In diesem können sich Darmschlingen bzw. Leberanteile befinden. Die Nabelschnur setzt in der Regel am Bruchsack an.

Die Inzidenz wird in der Literatur sehr unterschiedlich angegeben, 1:5000 in der Schwangerschaft, bei Geburt 0,8:10.000 (Barisic et al. 2001) bis 1:3000–1:4000 (Wilson u. Johnson 2004).

Durch die hohe Rate an Begleitfehlbildungen und Chromosomenaberrationen kommt es relativ häufig zu intrauterinem Fruchttod bzw. einem Schwangerschaftsabbruch.

Bis zu einer Scheitelsteißlänge von 45 mm (12. SSW) ist eine Nabelhernie in aller Regel als physiologisch zu betrachten („physiologische Omphalozele"), außer sie ist auffallend groß.

Chromosomenaberrationen (vor allem Trisomie 18 und 13) kommen im Unterschied zur Gastroschisis häufig vor (ca. 50–60 %), wobei die Wahrscheinlichkeit einer Chromosomenanomalie mit der Größe der Zele abnimmt. Auch Begleitfehlbildungen (vor allem Herzfehler, Fehlbildungen des Harntrakts und des ZNS) sollen immer ausgeschlossen werden (Häufigkeit ca. 40 %).

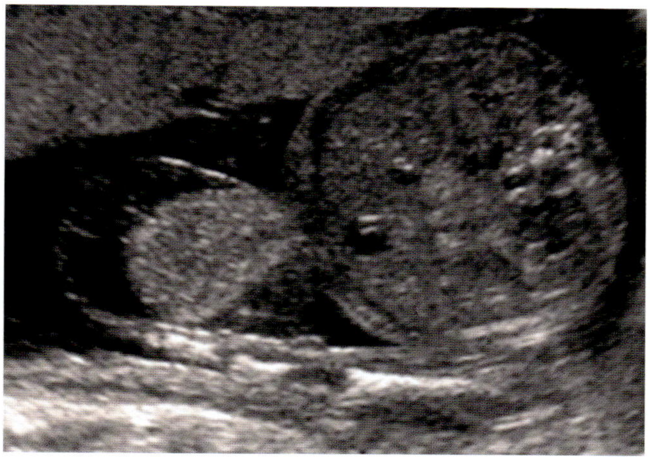

■ **Abb. 10.20** Hernie in die Nabelschnur mit eventeriertem Darm

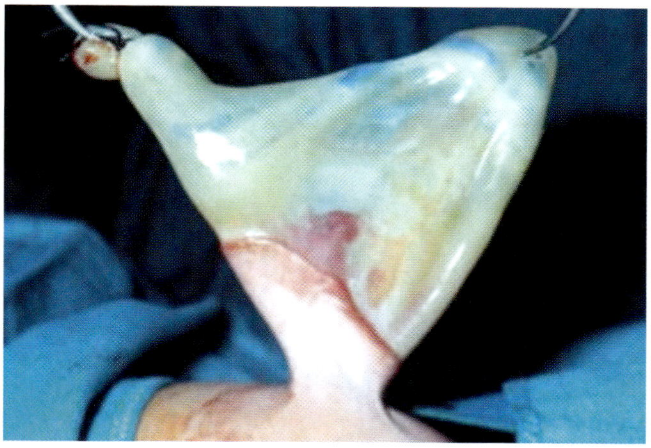

■ **Abb. 10.21** Postpartaler Befund einer „Hernia into the cord". Der Inhalt ist bereits wieder in das Abdomen verlagert, der Bruchsack wird dargestellt

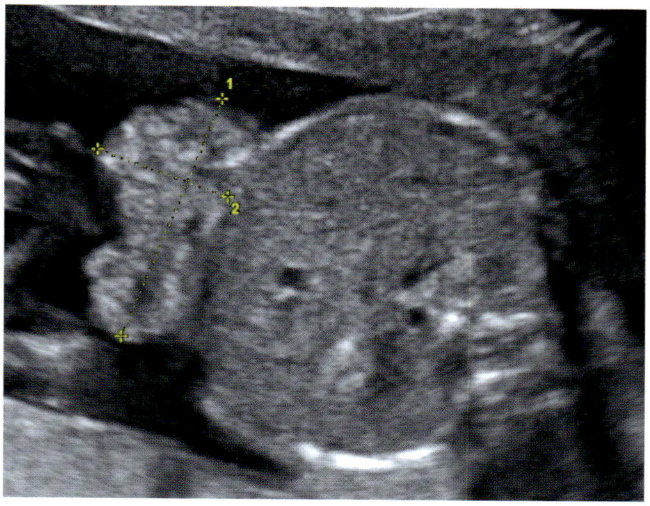

■ **Abb. 10.22** Querschnitt durch das Abdomen. Dünndarmschlingen flottieren in der Amnionhöhle

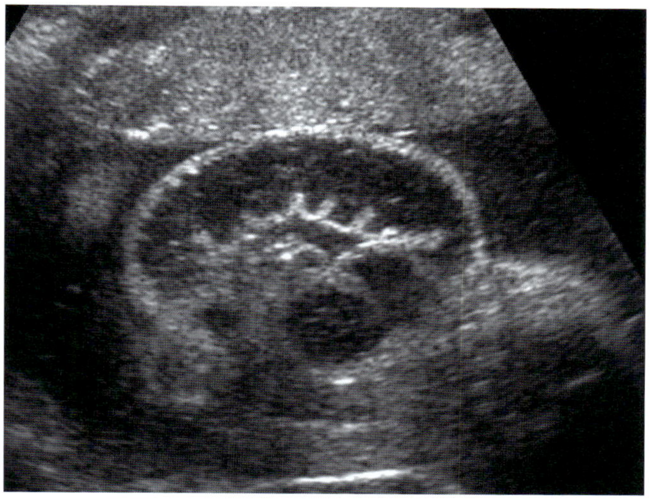

■ **Abb. 10.23** Dilatierte Dünndarmschlinge in der Amnionhöhle im III. Trimester

Die **Diagnose** wird durch eine Raumforderung im Bereich des Nabelschnuransatzes gestellt, die im Querschnitt die Ausmaße des fetalen Abdomens erreichen kann. Von diesem Bruchsack ausgehend ist der Nabelschnuransatz zu erkennen (■ Abb. 10.18, ■ Abb. 10.19).

Von der Omphalozele abzugrenzen ist die „**Hernia into the cord**", die als eher kleiner zentraler Defekt in der Nabelregion mit einem Bruchsack, dessen Inhalt nur aus Darm besteht, definiert ist (■ Abb. 10.20, ■ Abb. 10.21). Darmfehlbildungen und Chromosomenanomalien können ebenfalls vermehrt vorkommen. Da bei dieser Form des Bauchwanddefekts die Leber nicht in den Bruchsack verlagert ist, ist die postpartale operative Versorgung technisch weniger aufwendig, allerdings muss auf das Vorhandensein von begleitenden Malrotationen des Darmes besonderes Augenmerk gelegt werden.

> **Bei der Omphalozele ist im Unterschied zur Gastroschisis das Chromosomenrisiko erhöht!**

Gastroschisis

Die Gastroschisis (Laparoschisis) ist ein meist rechts vom normalen Nabelschnuransatz gelegener paraumbilikaler Bauchwanddefekt. Im Unterschied zur Omphalozele findet sich kein Bruchsack, die Darmschlingen flottieren frei im Fruchtwasser und sind somit während der gesamten Schwangerschaft den Einwirkungen des Fruchtwassers ausgesetzt.

Je kleiner der Bauchwanddefekt ist, desto häufiger kommt es zu Störungen der Darmdurchblutung durch mechanische Einengung der Gefäße an der Bruchpforte.

Die Häufigkeit nimmt in den letzten Jahren weltweit zu und wird derzeit mit ca. 1:2000 bis 1:4000 Geburten angegeben.

Das Risiko für Chromosomenaberrationen bei einem Fetus mit Gastroschisis ist mit dem normalen Hintergrundrisiko vergleichbar. In bis zu 30 % besteht allerdings zusätzlich eine Malrotation des Darmkonvoluts bzw. eine Darmatresie.

Die **Diagnose** wird durch frei im Fruchtwasser schwimmende Darmschlingen gestellt (■ Abb. 10.22, ■ Abb. 10.23, ■ Abb. 10.24, ■ Abb. 10.25), dadurch ist der Abdomenumfang oft kleiner als es der Schwangerschaftswoche entspräche. Eine

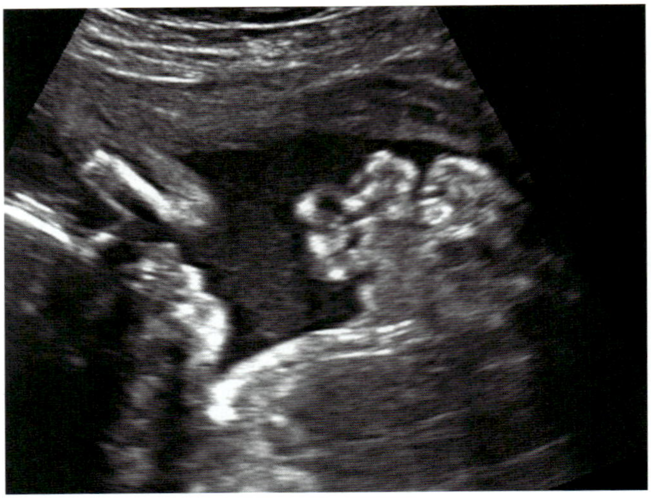

Abb. 10.24 Längsschnitt des Fetus mit freien Dünndarmschlingen vor der Bauchdecke

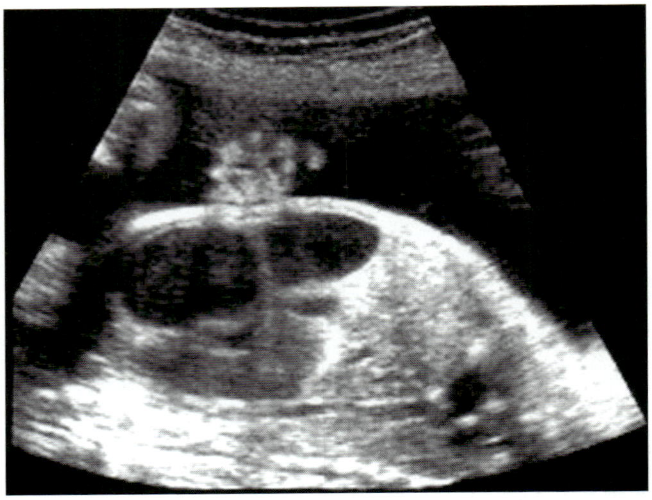

Abb. 10.26 Längsschnitt durch das Abdomen mit Dünndarmschlingen vor der Bauchdecke und dilatierten Darmschlingen intraabdominell („Closing Gastroschisis")

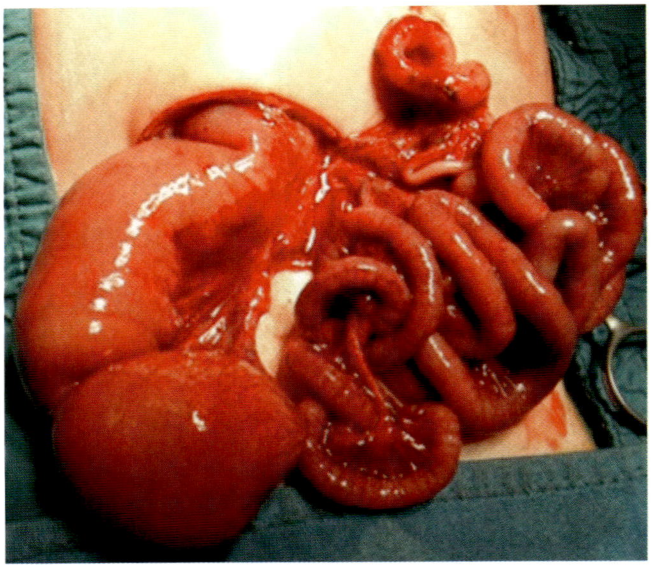

Abb. 10.25 Postpartaler operativer Situs mit vor der Bauchdecke liegenden Darmschlingen

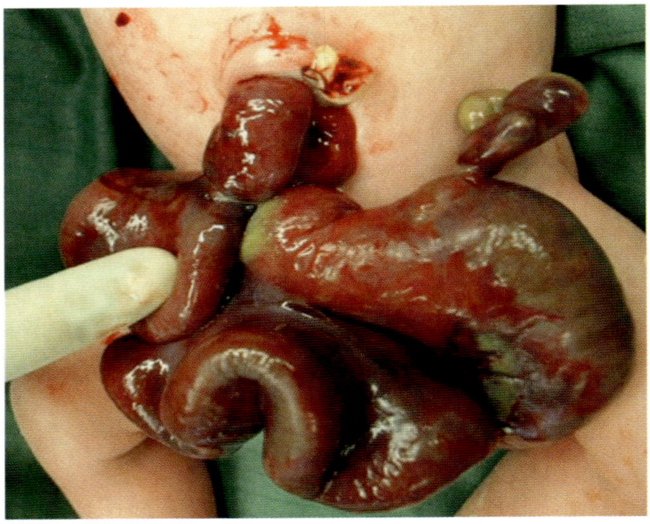

Abb. 10.27 Postpartaler Befund einer „Closing Gastroschisis" mit fibrinbelegten Dünndarmschlingen

rupturierte Omphalozele kann sonografisch schwer von einer Gastroschisis unterschieden werden.

Mit **Wachstumsrestriktionen** muss bei etwa der Hälfte der betroffenen Feten gerechnet werden (Horton et al. 2010). Das Wachstum der Feten mit Gastroschisis muss daher regelmäßig sonografisch überwacht werden. Da der Abdomenumfang durch die Eventeration der Darmschlingen geringer ist, kann dieser Parameter für das Wachstum nicht herangezogen werden. Die fetometrischen Werte des Schädels und der langen Röhrenknochen sowie die Dopplersonografie des fetoplazentaren Strombetts müssen kontrolliert werden. Zusätzlich sollten bei diesen Kontrollen die Fruchtwassermenge sowie die extra- und intraabdominalen Darmschlingen beurteilt werden. Vor allem eine Dilatation der intraabdominalen Darmschlingen, die etwa in 30 % der Fälle vorkommt, scheint ein guter Prädiktor für eine postnatale Darmobstruktion mit der Notwendigkeit einer nachfolgenden Darmresektion zu sein (Contro et al. 2010). Eine fetale Magendilatation ist hingegen kein Prädiktor für ein schlechteres Outcome (Alfaraj et al. 2011).

Eine Sonderform der Gastroschisis ist die „**Closing Gastroschisis**" (Abb. 10.26, Abb. 10.27), bei der es durch eine Einengung der Bruchlücke zu ausgedehnten Darmnekrosen und postnatal zu einer vitalen Bedrohung des Kindes kommen kann. Bei progredienter Dilatation der intraabdominalen Darmschlingen in der Schwangerschaft muss an diese Komplikation gedacht werden. Durch eine frühzeitige Entbindung können eine ausgedehnte Ischämie des Darms und somit ein Kurzdarmsyndrom vermieden werden (Kargl et al. 2012).

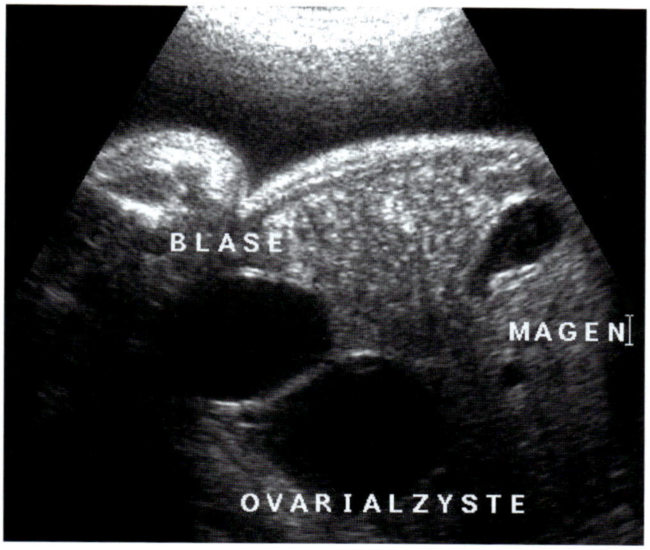

Abb. 10.28 Ovarialzyste neben der Harnblase. Die nicht mediane Lage und der Nachweis eines weiblichen Fetus ermöglichen die Diagnose

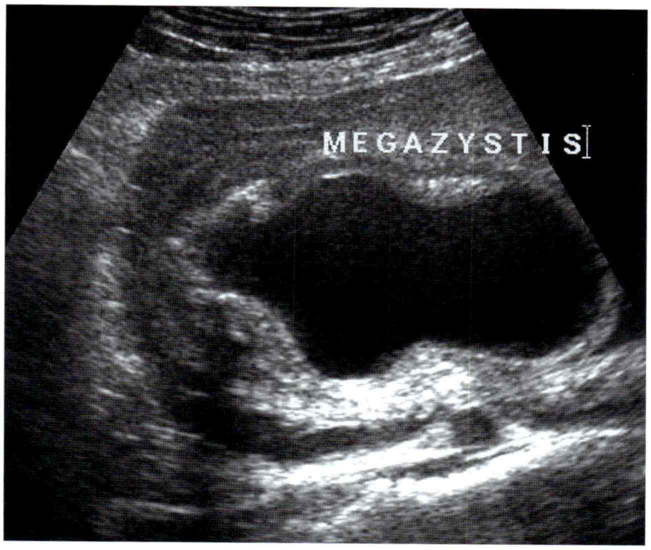

Abb. 10.29 Megazystis. Große, eher birnenförmige Harnblase

Tab. 10.2 Differenzialdiagnose zystischer Strukturen im fetalen Abdomen

Fehlbildung	Typische Merkmale	Abb.
Duodenalatresie	„Double Bubble", Polyhydramnie	Abb. 10.10, Abb. 10.11
Jejunumatresie	Proximal dilatierte Dünndarmschlingen, Polyhydramnie	Abb. 10.12, Abb. 10.13
Ovarialzyste	Weibliches Geschlecht, septierte oder unilokuläre Zyste kranial der Harnblase, nach Einblutung mit soliden Anteilen	Abb. 10.28
Megazystis	Übergroße Blase, mehrzeitig nachgewiesen	Abb. 10.29
Nierenzysten	Nierenparenchym mit Zysten durchsetzt	Abb. 10.30
Hydronephrose, Megaureter	Stauung des Nierenbecken-Kelch-Systems bzw. des Ureters	Abb. 10.31
Leberzyste	Zystische, meist unilokuläre Raumforderung in der Leber	Abb. 10.32
Milzzyste	Zyste dorsal links hinter dem Magen	Abb. 10.33
Choledochuszyste	Zyste im rechten Oberbauch, keine Polyhydramnie, keine Peristaltik	
Peritoneal-, Mesenterialzyste	Septierte oder unilokuläre Zyste (aufgrund eines gestörten Lymphabflusses?)	

10.3.3 Zysten im Abdomen

Die exakte topografische Zuordnung von zystischen Formationen im fetalen Abdomen ist grundsätzlich schwierig, sodass eine genaue Differenzialdiagnose pränatal oft nicht möglich ist.

Als Ursprungsorgane kommen Leber, Milz, Dünndarm, Ovar oder Niere in Betracht. Auch an seltene Choledochus- und Mesenterialzysten sollte gedacht werden. In unklaren Fällen kann eine MRT-Untersuchung zusätzliche Informationen liefern. Die Kriterien für die Differenzialdiagnose sind in der Tab. 10.2 aufgelistet.

10.3.4 Aszites

Aszites ist durch eine Ansammlung von vermehrter Flüssigkeit in der Abdominalhöhle definiert und kann im Rahmen eines Hydrops fetalis oder auch isoliert vorkommen.

Spontanremissionen sind – je nach Ätiologie – möglich.

Die **Diagnose** ist in der Regel nicht schwierig: freie Flüssigkeit in der fetalen Bauchhöhle (Abb. 10.34).

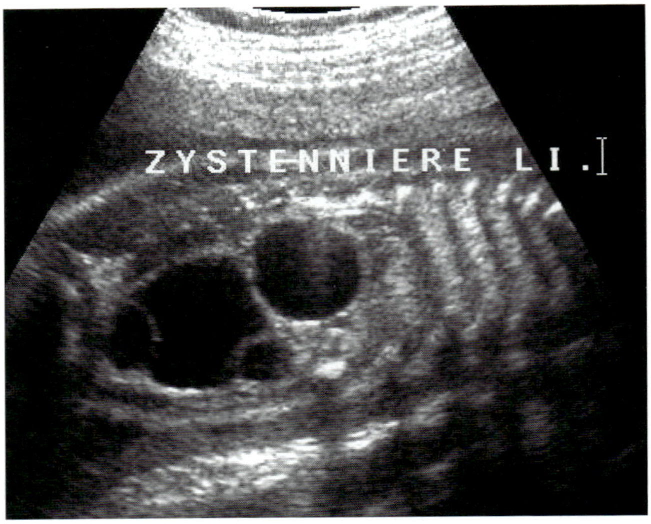

■ **Abb. 10.30** Längsschnitt durch die Niere. Das Parenchym ist durch Zysten ersetzt

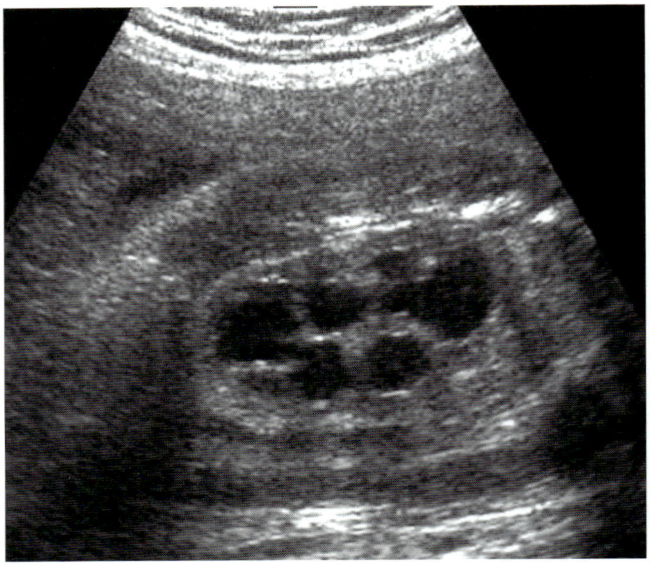

■ **Abb. 10.31** Längsschnitt durch die Niere. Bei hochgradiger Hydronephrose erscheinen die Kelche „zystisch"

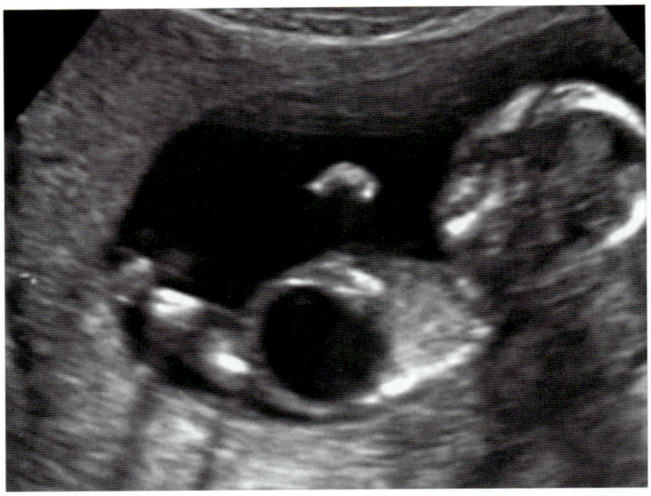

■ **Abb. 10.32** Längsschnitt durch den Fetus. Unilokuläre große Zyste in der Leber. Die endgültige Diagnose wurde durch intrauterine Punktion und zytologische Untersuchung des Zysteninhalts gestellt (Arzt et al. 1998)

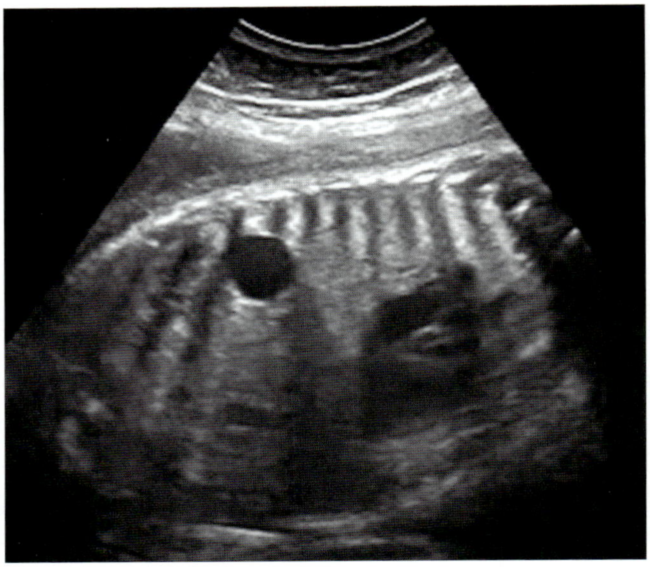

■ **Abb. 10.33** Unilokuläre Milzzyste im linken Oberbauch

10.3.5 Kalzifikationen

Verkalkungen kommen vorwiegend in der Leber vor und imponieren als stippchenartige, echogene Herde im Parenchym bzw. in der Kapsel der Leber (■ Abb. 10.35). In der Regel haben sie keine wesentliche pathologische Bedeutung, wenn Infektionen als mögliche Ursache ausgeschlossen werden.

10.4 Ergänzende Abklärung, Differenzialdiagnosen

Folgende seltene Syndrome sollten bei der Diagnose von Fehlbildungen des Gastrointestinaltrakts bzw. von Verschlussstörungen der fetalen Bauchwand in die differenzialdiagnostischen Überlegungen mit einbezogen werden:

- **Cantrell'sche Pentalogie** (syn. „**Upper Midline Syndrome**"): Bauchwanddefekt (Omphalozele), Zwerchfelldefekt, Sternumspalte, Ectopia cordis mit Perikarddefekt (Cantrell et al. 1958). Begleitfehlbildungen: v. a. Herzfehler (Vorhof-/Ventrikelseptumdefekt, Fallot'sche Tetralogie)
- **Beckwith-Wiedemann-Syndrom** (syn. **EMG-Syndrom**): Exomphalos (=Omphalozele), Makroglossie, Gigantismus, ev. mentale Retardierung (Wiedemann 1969). Häufigkeit ca. 1:14.000 Geburten.
- **VATER/VACTERL-Assoziation**: „Vertebral defects, Anal atresia, Cardiac defects, Tracheo-oesophageal fistula, Esophageal atresia, Renal defects, Limb defects". Häufigkeit ca. 1:70.000 Geburten.

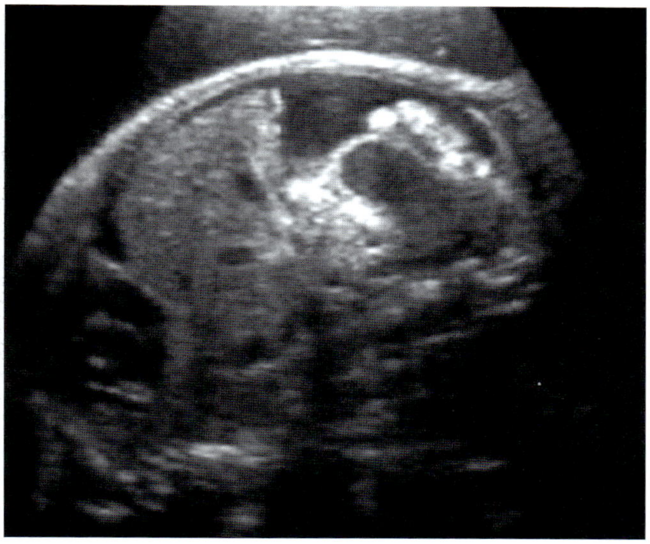

Abb. 10.34 Längsschnitt durch das Abdomen bei Aszites. Die Leber sowie die Darmabschnitte sind von freier Flüssigkeit umspült

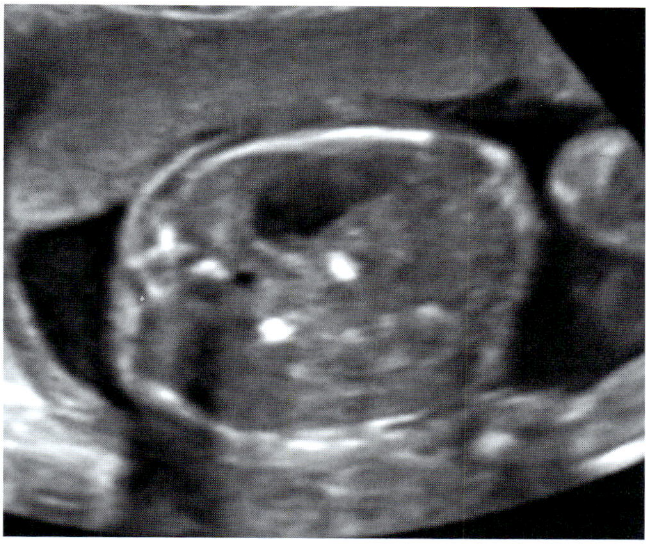

Abb. 10.35 Querschnitt durch den Oberbauch. Zum Knochen isoechogene Verkalkungen in der Leber

10.5 Klinische Konsequenzen und Management, Interdisziplinäre Konsile

10.5.1 Prozedere bei Obstruktionen im Gastrointestinaltrakt

Grundsätzlich sollten bei allen Obstruktionen im Gastrointestinaltrakt Begleitfehlbildungen (vor allem Herzfehler) sonografisch ausgeschlossen werden, da durch zusätzliche Fehlbildungen anderer Organsysteme die Prognose entscheidend beeinflusst wird.

Eine **invasive Diagnostik** (Karyotypisierung) ist vor allem bei der Ösophagus- und Duodenalatresie zu diskutieren bzw. anzubieten.

Bei **mehrzeitigen Verlaufskontrollen** sollen besonders die Dynamik der prästenotisch bzw. präatretisch dilatierten Darmschlingen und die Fruchtwassermenge beobachtet werden. Bei extremer Polyhydramnie ist eine Entlastungspunktion in Erwägung zu ziehen.

Bei **drohender Darmperforation** ist eine vorzeitige Entbindung anzustreben.

Durch eine Mekoniumperitonitis nach erfolgter Perforation eines Darmabschnitts kann es zu einer deutlichen Verschlechterung der Prognose kommen.

Die Entbindung sollte grundsätzlich immer in einem Perinatalzentrum stattfinden, eine primäre Sectio-Indikation besteht in den meisten Fällen nicht.

Die **Prognose** ist sehr wesentlich vom Sitz der Obstruktion, von der Anzahl und Länge des/der betroffenen Darmsegmente bzw. von der Länge des verbleibenden Darmes nach der Operation abhängig. Natürlich beeinflussen Begleitfehlbildungen und Chromosomenaberrationen das Outcome entscheidend.

10.5.2 Prozedere bei Bauchwanddefekten

Bei den Bauchwanddefekten sollten Begleitfehlbildungen anderer Organsysteme (vor allem Herz, Darm, Skelett) sonografisch ausgeschlossen werden, besonders wenn zusätzlich eine Polyhydramnie vorliegt (Katsusuke et al. 2011). Im Unterschied zur Gastroschisis besteht bei der Omphalozele ein deutlich erhöhtes Chromosomenrisiko, daher sollte eine invasive zytogenetische Abklärung angeboten werden.

Bei den Bauchwanddefekten sind regelmäßige Ultraschallkontrollen zur Beobachtung des fetalen Wachstums erforderlich. Bei der **Omphalozele** soll bei den Kontrolluntersuchungen zusätzlich eine Ruptur des Bruchsackes ausgeschlossen werden, bei der **Gastroschisis** soll ein besonderes Augenmerk auf die Fruchtwassermenge und die Dynamik der intra- und extraabdominalen Darmschlingen gelegt werden.

Bei der Gastroschisis wird der Entbindungszeitpunkt in der Literatur immer noch kontrovers diskutiert (Weichert et al. 2010). Durch Langzeitexposition der frei flottierenden Darmschlingen mit Fruchtwasser und aufgrund der Zunahme der harnpflichtigen Substanzen im Fruchtwasser in der Spätschwangerschaft besteht mit fortlaufender Schwangerschaftsdauer ein potenziell ansteigendes Risiko von entzündlichen Darmwandschädigungen, was eher für eine frühzeitige Entbindung spricht. Allerdings konnte in einer kontrolliert randomisierten Studie (Logghe et al. 2005) kein signifikanter Vorteil einer Entbindung vor der 36. Schwangerschaftswoche nachgewiesen werden.

Der Instillation von artifiziellem Fruchtwasser in der Schwangerschaft (Amnioninfusion bzw. -austausch) wird in der Literatur eine günstige antiinflammatorische Wirkung zugeschrieben (Weichert et al. 2010).

Die Entbindung sollte in einem Perinatalzentrum stattfinden. Obwohl eine vaginale Entbindung nicht kontraindiziert ist, kann eine Sectio aus organisatorischen Gründen Vorteile bringen, um eine chirurgische Versorgung des Neugeborenen unmittelbar

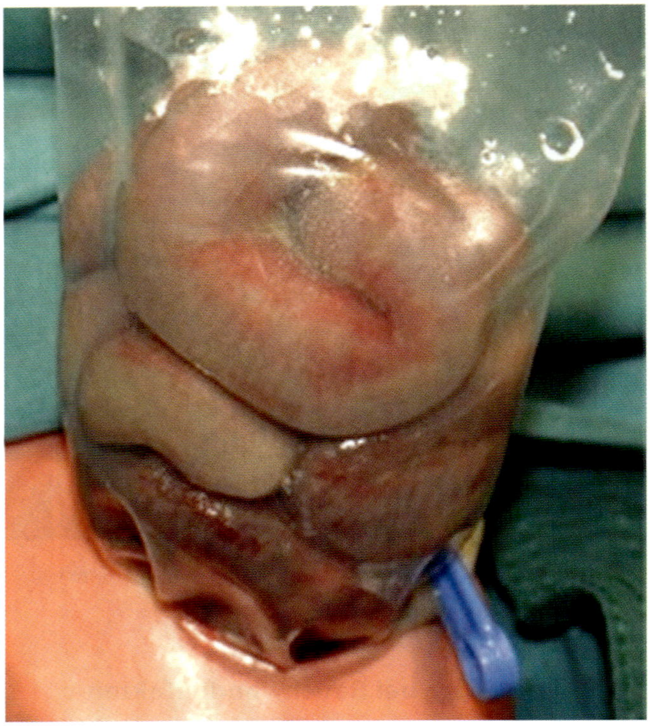

Abb. 10.36 Gastroschisis, postpartaler Aspekt. Die Darmschlingen werden in einem sterilen Kunststoffsack versorgt

postpartal unter optimalen Bedingungen gewährleisten zu können (Arnaoutoglou et al. 2008).

> **Grundsätzlich ist bei Bauchwanddefekten der frühzeitige direkte Bauchdeckenverschluss das primäre kinderchirurgische Ziel.**

Allerdings werden bei zu hohem intraabdominalen Druck bei der **Gastroschisis** die Darmschlingen in ein Silo gelagert, innerhalb von 5 bis 8 Tagen soll sich der Inhalt in die Bauchhöhle zurückverlagern, um den Bauchdeckenverschluss dann durchführen zu können (Abb. 10.36, Abb. 10.37).

Bei der **Omphalozele** wird je nach Größe des Bruchsacks die Reposition der Abdominalorgane einzeitig mit dem Verschluss der Bauchdecke im selben Eingriff angestrebt, bei größeren Omphalozelen wird der Bruchsack „aufgehängt", und die Bauchorgane werden über 1 bis 2 Tage reponiert.

Die **Prognose** der Gastroschisis wird wesentlich durch das Ausmaß der Darmwandschädigung beeinflusst, während die Prognose der Omphalozele hauptsächlich durch den Schweregrad der assoziierten Malformationen bestimmt wird (Christison-Lagay et al. 2011). Die Überlebensrate liegt sowohl bei der isolierten Omphalozele als auch bei der isolierten Gastroschisis bei über 90 %.

10.5.3 Prozedere bei Zysten im Abdomen

Während die sonografische Erkennung einer zystischen Raumforderung im fetalen Abdomen relativ einfach ist, kann die exakte

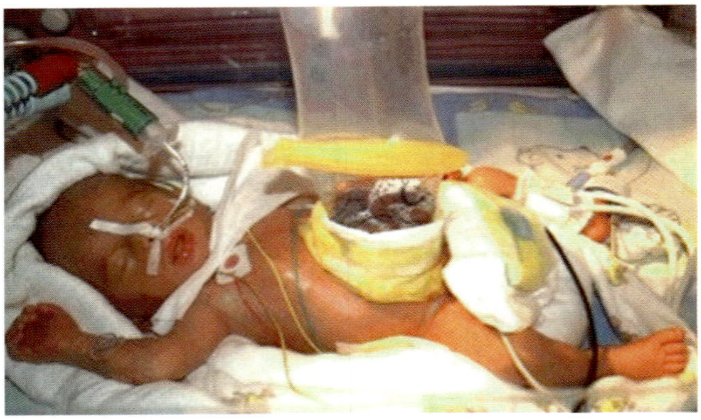

Abb. 10.37 Gastroschisis, postpartale Therapie. Die Dünndarmschlingen werden in einem „Silo" schrittweise über Tage bis zum endgültigen Bauchdeckenverschluss versorgt

Zuordnung zu einem Organsystem bzw. zu einer bestimmten intraabdominalen Struktur oft Schwierigkeiten bereiten. So bleibt der Ursprung einer Zyste in etwa einem Viertel der Fälle unklar (Ozyuncu et al. 2010). Aufgrund der morphologischen Ähnlichkeit von Zysten verschiedenen Ursprungs ist die Differenzialdiagnose oft zusätzlich schwierig.

Ca. 25 % der abdominalen Zysten verschwinden spontan während der Schwangerschaft. Ein Teil der verbleibenden Zysten lassen sich auch postnatal nicht sicher zuordnen. Dies vor allem auch deshalb, weil die Prognose für ein spontanes Abheilen günstig ist und vielfach kein Interventionsgrund besteht.

Tipp

Bei Verdacht auf Darmatresien bzw. bei bilateralen, zystischen Läsionen im Harntrakt und großen, raumfordernden Zysten anderer Lokalisationen sollte die Entbindung unbedingt in einem Perinatalzentrum stattfinden.

10.5.4 Prozedere bei Aszites

Ein fetaler Aszites sollte durch ein exaktes Organscreening inkl. fetaler Echokardiografie und venöser Dopplersonografie (zum Ausschluss einer fetalen Herzinsuffizienz) abgeklärt werden.

Eine fetale Anämie sowie Infektionen sollten ausgeschlossen werden. Auch an Chromosomenaberrationen sollte gedacht werden (vor allem Trisomie 21, X0 Syndrom).

Spontanremissionen kommen vor, wobei die Ursache dann meistens unbekannt bleibt.

Eine intrauterine Punktion des Aszites ist nur bei mütterlichen Beschwerden aufgrund eines massiv ausladenden fetalen Abdomens bzw. bei exzessiver Zunahme des Aszites mit Kompression der umgebenden Organe des Fetus sowie in Ausnahmefällen aus diagnostischen Gründen in Erwägung zu ziehen.

10.6 Fazit

Grundsätzlich sind gastrointestinale Malformationen und Bauchwanddefekte in der Regel sonografisch gut erkennbar, allerdings zeigen sich Obstruktionen im Gastrointestinaltrakt bzw. deren Folgen (Dilatation der Darmschlingen, Veränderungen der Fruchtwassermenge) oft erst am Ende des II. Trimenons bzw. im III. Trimenon.

Alle Hohlorgane des fetalen Abdomens (Magen, Dünn- und Dickdarm, Harnblase, Nierenbecken-Kelchsystem) sollten aufgrund einer möglichen Dynamik der Veränderungen immer mehrzeitig untersucht werden. Dem Ausschluss bzw. Nachweis von Begleitfehlbildungen und Chromosomenaberrationen kommt entscheidende Bedeutung für die Prognose zu.

Die pränatale Diagnose dieser Fehlbildungen ist wichtig, da die Prognose der betroffenen Kinder durch die Optimierung des prä- und perinatalen Managements deutlich verbessert werden kann (mehrzeitige sonografische Kontrolluntersuchungen während der Schwangerschaft zur rechtzeitigen Erkennung von fetalen Notsituationen, optimale Wahl des Entbindungszeitpunkts, Entbindungsorts und des Entbindungsmodus).

Durch frühzeitige Einbindung der Kinderchirurgen nach pränataler Diagnosestellung kann eine optimale kinderchirurgische Versorgung – wenn notwendig bereits unmittelbar postpartal – gewährleistet werden.

Literatur

Alfaraj MA, Ryan G, Langer JC, Windrim R, Seaward PGR, Kingdom J (2011) Does gastric dilation predict adverse perinatal or surgical outcome in fetuses with gastroschisis? Ultrasound Obstet Gynecol 37:202–206

Arnaoutoglou C, Pasquini L, Abel R, Kumar S (2008) Outcome of antenatally diagnosed fetal anterior abdominal wall defects from a single tertiary centre. Fetal Diagn Ther 24:416–419

Arzt W, Stock M, Yaman C (1998) Pränatale Diagnose und Therapie einer fetalen Leberzyste im 2.Trimenon. Geburtshilfe Frauenheilkd 58:129–131

Barisic I, Clementi M, Hausler M, Gjergja R, Kern J, Stoll C (2001) Evaluation of prenatal ultrasound diagnosis of fetal abdominal wall defects by 19 European registries. Ultrasound Obstet Gynecol 18:309–316

Brantberg A, Blaas H-GK, Haugen SE, Eik-Nes SH (2007) Esophageal obstruction - prenatal detection rate and outcome. Ultrasound Obstet Gynecol 30:180–187

Burjonrappa S, Crete E, Bouchard S (2011) Comparative outcomes in intestinal atresia: a clinical outcome and pathophysiology analysis. Pediatr Surg Int Apr 27(4):437–442

Cantrell JR, Haller JA, Ravitch MM (1958) A syndrome of congenital defects involving the abdominal wall, sternum, diaphragm, pericardium and heart. Surg Gynecol Obstet Nov 107(5):602–614

Choudhry MS, Rahman N, Boyd P, Lakhoo K (2009) Duodenal atresia: associated anomalies, prenatal diagnosis and outcome. Pediatr Surg Int Aug 25(8):727–730

Christison-Lagay ER, Kelleher CM, Langer JC (2011) Neonatal abdominal wall defects. Semin Fetal Neonatal Med Jun 16(3):164–172

Contro E, Fratelli N, Okoye B, Papageorghiou A, Thilaganathan B, Bhide A (2010) Prenatal ultrasound in the prediciton of bowel obstruction in infants with gastroschisis. Ultrasound Obstet Gynecol 35:702–707

Dankovcik R, Jirasek JE, Kucera E, Feyereisl J, Radonak J, Dudas M (2008) Prenatal diagnosis of annular pancreas: reliability oft he double bubble sign with periduodenal hyperechogenic band. Fetal Diagn Ther 24(4):483–490

Has R, Gunay S, Topuz S (2004) Pouch sign in prenatal diagnosis of esophageal atresia. Ultrasound Obstet Gynecol 23:523–524

Horton AL, Powell MS, Wolfe HM (2010) Intrauterine growth patterns in fetal gastroschisis. Am J Perinatol Mar 27(3):211–217

Kargl S, Wertaschnigg D, Scharnreitner I, Pumberger W, Arzt W (2012) Closing gastroschisis – eine Sonderform der Gastroschisis mit hoher Morbidität und Mortalität. Ultraschall Med (in Druck)

Ozawa K, Ishikawa H, Maruyama Y, Nagata T, Nagase H, Itani Y, Kurosawa K, Yamanaka M (2011) Congenital omphalocele and polyhydramnios: A study of 52 cases. Fetal Diagn Ther 30:184–188

Lederer A, Schimpl G, Schweintzger G, Jäger T, Steiner H (2010) A Case of Intrauterine Right Paraduodenal Hernia into the Fossa of Waldeyer with Neonatal Death. Ultraschall Med 31:302–303

Lenz F, Vogt M, Bollmann R (2010) The whirlpool sign in the diagnosis of fetal volvulus. Ultraschall Med Dec 31(6):612–613

Logghe HL, Mason GC, Thornton JG, Stringer MD (2005) A randomized controlled trial of elective preterm delivery of fetuses with gastroschisis. J Pediatr Surg Nov 40(11):1726–1731

Ozyuncu O, Canpolat FE, Ciftci AO, Yurdakok M, Onderoglu LS, Deren O (2010) Perinatal outcomes of fetal abdominal cysts and comparison of prenatal and postnatal diagnoses. Fetal Diagn Ther 28:153–159

Pilu G, Nicolaides K, Ximenes R, Jeanty P (2002) Diagnosis of fetal abnormalities – The 18–23 weeks scan. Diploma in Fetal Medicine & ISUOG Educational Series, Diploma in Fetal Medicine. Aufl. Fetal Medicine Foundation, ISUOG,

Salomon LJ, Sonigo P, Ou P, Ville Y, Brunelle F (2009) Real-time fetal magnetic resonance imaging fort he dynamic visualization of the pouch in esophageal atresia. Ultrasound Obstet Gynecol Oct 34(4):471–474

Schiermeier S, Reinhard J, Westhof G, Hatzmann W (2008) The significance of electronic CTG for intrauterine volvulus in the 32nd week of gestation. Z Geburtshilfe Neonatol Feb 212(1):30–33

Vogt E (1929) Congenital esophageal atresia. Am J Roe 22:463

Weichert J, Kahl FO, Schröer A, Bohlmann MK, Diedrich K, Hartge DR (2010) Kongenitale Gastroschisis – pränatale Diagnose und perinatales Management. Z Geburtshilfe Neonatol Aug 214(4):135–144

Wiedemann HR (1969) The EMG-syndrome: exomphalos, macroglossia, gigantism and disturbed carbohydrate metabolism. Z Kinderheilkd 106(3):171–185

Wilson RD, Johnson MP (2004) Congenital abdominal wall defects: an update. Fetal Diagn Ther 19:385–398

Niere und Urogenitaltrakt

U. Gembruch

U. Gembruch, K. Hecher, H. Steiner (Hrsg.), *Ultraschalldiagnostik in Geburtshilfe und Gynäkologie*,
DOI 10.1007/978-3-642-29633-8_11, © Springer-Verlag Berlin Heidelberg 2013

11.1 Einleitung

In diesem Kapitel werden die Fehlbildungen der Nieren und ableitenden Harnwege (Ureter, Blase und Urethra), der inneren und äußeren Genitalien sowie der Nebennieren beschrieben.

Die **Entwicklung** der Nieren, des Harn ableitenden Systems und der Genitalorgane verläuft komplex über mehrere Wochen der embryonalen Entwicklung in drei Schritten:
- früher Pronephros,
- Mesonephros und schließlich
- Metanephros, welcher zur bleibenden Niere differenziert.

Beginnend in der 5. und 6. Embryonalwoche kommt es durch reziproke Interaktion zwischen dem metanephrogem Blastem und der Ureterknospe zur Bildung der endgültigen Nieren. Dabei verzweigt sich die Ureterknospe, die vom Ductus mesonephricus (Wolff'scher Gang) ausgeht, ampullär, formt Ureter, Nierenbecken und Sammelrohre und induziert die Entwicklung der Nephrone und des Stromas aus dem metanephrogenen Parenchym. Dieser Prozess ist erst in der Spätschwangerschaft, zwischen der 34. und 38. SSW, beendet.

Wegen dieser komplexen und einen relativ großen Abschnitt der Embryonalzeit umfassenden Ausbildung des urogenitalen Systems sind Fehlbildungen nicht selten (ca. 5/1000 Lebendgeborenen). Diese sind oft assoziiert mit Fehlbildungen benachbarter oder anderer Organe und auch bei vielen syndromalen Erkrankungen beteiligt.

Ein Harnstau, zystische Veränderungen, Fehlen einer oder beider Nieren sind die Leitsymptome vieler dieser Erkrankungen bzw. Fehlbildungen und bei systematischer sonografischer Untersuchung im zweiten und dritten Trimester in der Regel gut nachweisbar, sodass diese Erkrankungen häufig und mit weiter zunehmender Tendenz bereits pränatal diagnostiziert werden (Boyd et al. 2011, Wiesel et al. 2005).

11.2 Normalbefunde und Normvarianten

11.2.1 Niere

Die sonografische Darstellung der Nieren ist mit hochauflösenden Schallköpfen bereits ab der 11. SSW möglich, wobei die Nieren zu dieser Zeit eine stärkere Echogenität als die benachbarten Organe (Leber, Darm) aufweisen (Abb. 11.1).

Mit zunehmendem Schwangerschaftsalter nimmt die **Echogenität der Nieren** ab. Es lassen sich die für die fetale Niere typische Lobulierung sowie die kortikomedulläre Differenzierung zwischen der echoreicheren Rinde (Cortex renalis) mit ihren zum Sinus renalis ziehenden echogenen Columnae renales und den hypodensen Markpyramiden erkennen (Abb. 11.2, Abb. 11.3). Letztere sollten nicht mit flüssigkeitsgefüllten dilatierten Kelchen verwechselt werden.

Das **Nierenbecken** ist ebenfalls ab der 12–14 SSW nachweisbar. Es imponiert als echoarmer, flüssigkeitsgefüllter Schlitz. Sein Nachweis hilft bei der Identifikation der Niere.

Während die **Größe des Nierenbeckens** immer in der Querschnittsebene streng antero-posterior gemessen werden soll (Abb. 11.4), erfolgt die Beurteilung der **Nierengröße** durch Messungen in allen drei Ebenen bzw. durch eine Volumetrie (Abb. 11.5). Nierengröße und Nierenbeckenweite nehmen im Laufe der Schwangerschaft zu, während das Verhältnis von Nieren- zu Bauchumfang bei 0,27–0,30 konstant bleibt.

Nierenarterie und **Nierenvene** liegen, in der Farbdopplersonografie gut darstellbar, eng beieinander und ziehen im Winkel um 90° nach lateral aus der Aorta descendens bzw. in die V. cava inferior (Abb. 11.1c, Abb. 11.2c, Abb. 11.3c). Ihre Darstellung kann bei der Identifikation der Niere hilfreich sein, obwohl bei einer Nierenagenesie adrenale und lumbare Gefäße das Vorliegen von renalen Gefäßen vortäuschen kann.

11.2.2 Harnblase

Während die **Harnleiter** (Ureteren) unter normalen Bedingungen sonografisch nicht darstellbar sind, ist die **Harnblase** schon ab der 11. SSW darstellbar. Dies ist als Zeichen einer fetalen Urinproduktion zu werten (Abb. 11.6a). Insbesondere in der frühen Schwangerschaft erleichtert die farbdopplersonografische Darstellung der beiden im Unterleib von hinten und unten nach ventral und kranial verlaufenden intrafetalen Abschnitte der beiden Nabelarterien das Auffinden der Harnblase, an der diese beiden Arterien seitlich entlang ziehen (Abb. 11.6b).

> **Das Vorliegen einer singulären Nabelarterie (Fehlen einer zweiten Nabelarterie) ist häufig mit Fehlentwicklungen des urogenitalen und kardiovaskulären Systems assoziiert.**

Alle 25 bis 30 Minuten leert bzw. füllt sich die Harnblase des Fetus. In Terminnähe, insbesondere bei weiblichen Feten – möglicherweise infolge einer gesteigerten Östrogeneinwirkung auf den Blasensphinkter –, leert sie sich allerdings in größeren Intervallen, was eine **Pseudomegazystis** hervorrufen kann. Eine verdickte Harnblasenwand kann Hinweis auf eine Blasenmuskelhypertrophie bei urethraler Obstruktion sein.

11.2.3 Äußeres Genitale

Während die **Gebärmutter** eines weiblichen Fetus erst in der Spätschwangerschaft und/oder bei Aszites sonografisch darstellbar ist, gelingt die Darstellung des **äußeren Genitales** und anhand dessen die sonografische Geschlechtsdifferenzierung nach der 14. SSW sehr gut (Abb. 11.7). Vor diesem Zeitraum ist die Sicherheit der sonografischen Geschlechtsdifferenzierung gemindert, da diese in der Regel anhand der Größen von Penis bzw. Klitoris nicht möglich ist. Allerdings ist in diesem Zeitraum der weiblich Phallus nach kaudal gerichtet, der männliche nach ventral und kranial (Abb. 11.8). Die Hoden deszendieren ab der 25. SSW. Bei 30 % der Feten war in der 25. SSW zumindest ein Hoden deszendiert, während vor der 25. SSW dies nicht der Fall war. Nach der 32. SSW war dies bei 97 % der Feten der Fall (Achiron et al. 1998). Die **Harnröhre** selbst ist erst im dritten Schwangerschaftsdrittel darstellbar.

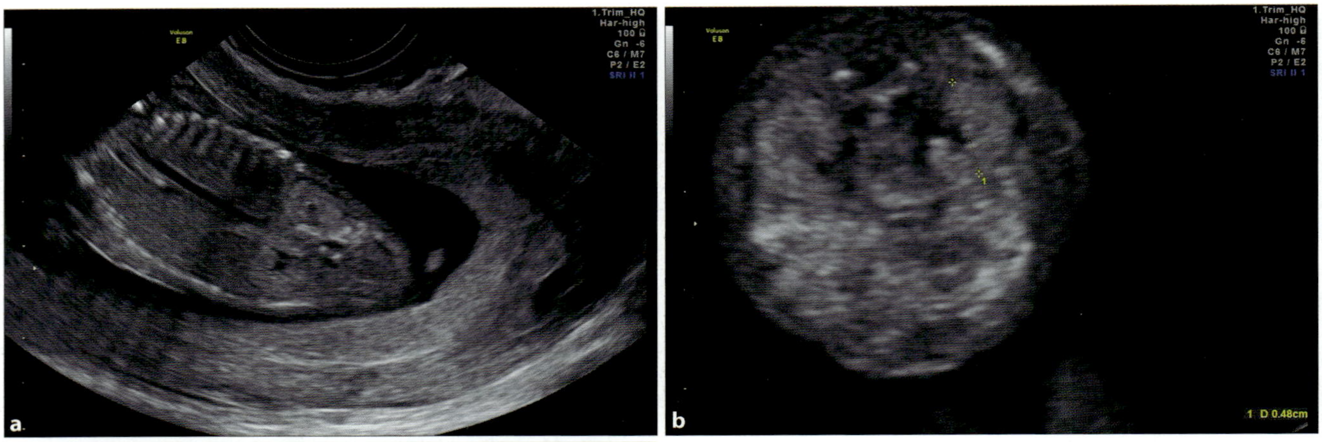

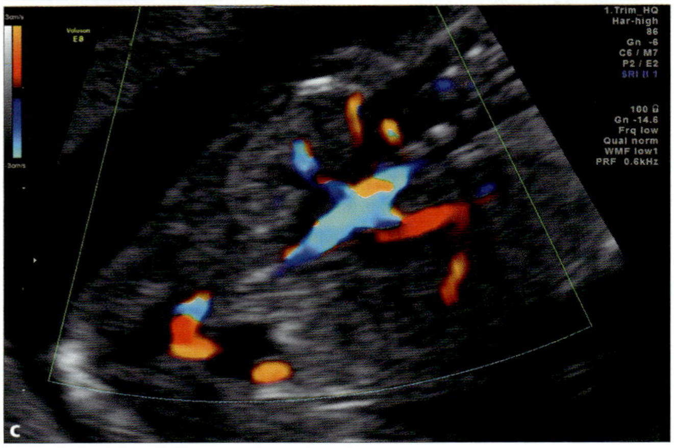

Abb. 11.1 Darstellung der Niere und der Nierengefäße bei einem Fetus der 12+3 SSW. **a** Transabdominal lassen sich im Koronarschnitt beide Nieren darstellen, die eine stärkere Echogenität als Darm, Leber und Lungen aufweisen. **b** Transvaginal sind in einer Transversalebene beide Nieren seitlich vor einem Wirbelkörper zu erkennen, ebenso wie ihr Nierenbecken (der anteroposteriore Nierendiameter beträgt 4,8 mm). **c** Durch die transvaginale Farbdopplersonografie lassen sich bereits die Nierengefäße darstellen. Im Bild sieht man die deszendierende Aorta *(blau kodiert)*, links unten die beiden Nabelarterien und die Harnblase, ferner die rechte Niere mit der Nierenvene *(blau kodiert)*

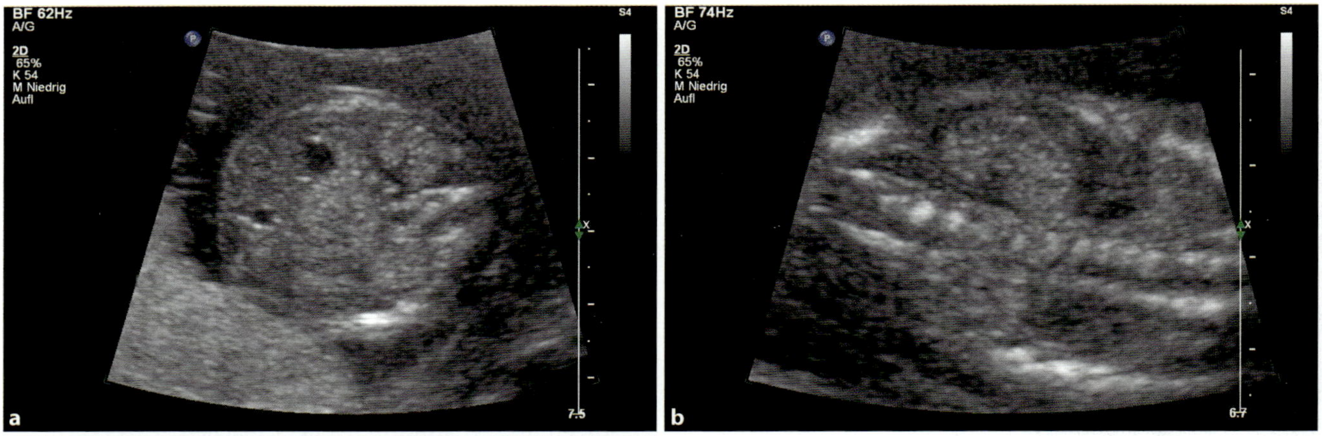

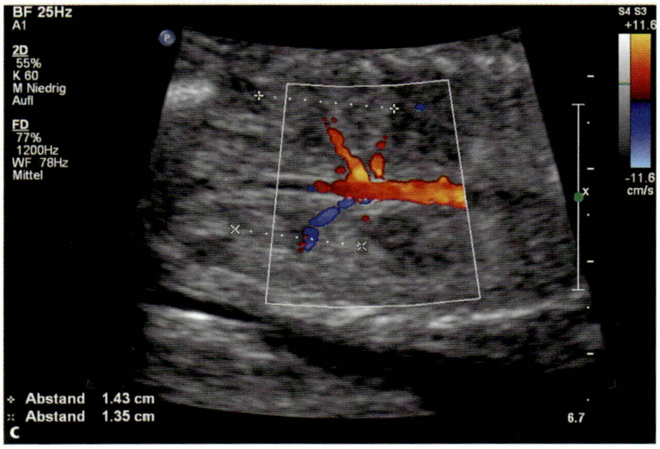

Abb. 11.2 Transabdominale Darstellung der Nieren in der 17+3 SSW. **a** In der Transversalebene sind beide Nieren seitlich des Wirbelkörpers in der jeweiligen Fossa renalis liegend zu sehen. Sie erscheinen relativ echogen und weisen ein Nierenbecken auf. Eine Differenzierung zwischen Mark und Rinde ist noch nicht zu erkennen. **b** Beide Nieren liegen im Koronarschnitt neben der Wirbelsäule; ihr Nierenbecken ist zu erkennen, ebenso bereits eine angedeutete kortikomedulläre Differenzierung. **c** Farbdopplersonografisch sind im Koronarschnitt die von der deszendierenden Aorta abgehenden und zum Hilum renale hin verlaufenden Nierenarterien zu erkennen (der Längsdurchmesser der Nieren beträgt 14,3 mm bzw. 13,5 mm)

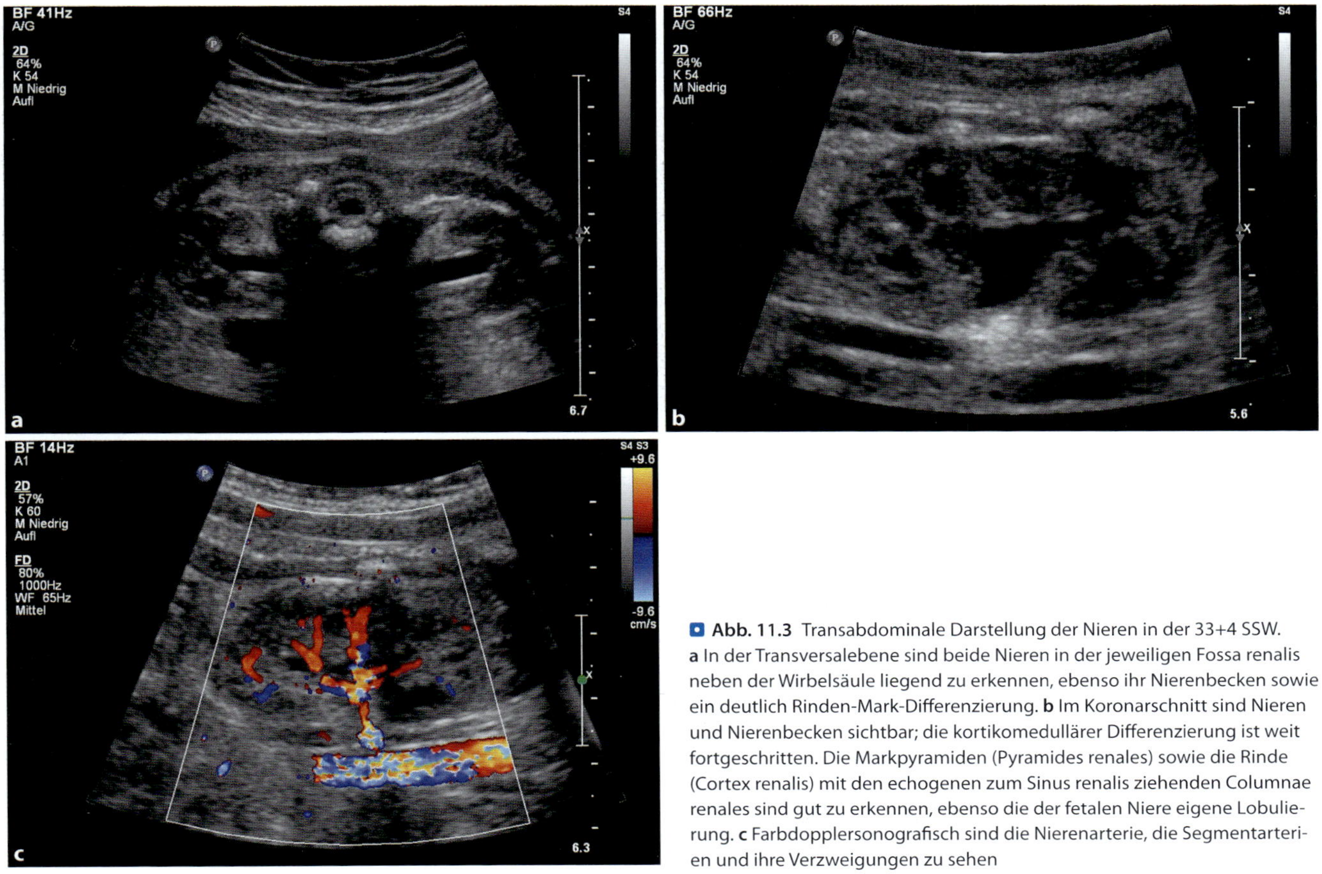

Abb. 11.3 Transabdominale Darstellung der Nieren in der 33+4 SSW. **a** In der Transversalebene sind beide Nieren in der jeweiligen Fossa renalis neben der Wirbelsäule liegend zu erkennen, ebenso ihr Nierenbecken sowie ein deutlich Rinden-Mark-Differenzierung. **b** Im Koronarschnitt sind Nieren und Nierenbecken sichtbar; die kortikomedullärer Differenzierung ist weit fortgeschritten. Die Markpyramiden (Pyramides renales) sowie die Rinde (Cortex renalis) mit den echogenen zum Sinus renalis ziehenden Columnae renales sind gut zu erkennen, ebenso die der fetalen Niere eigene Lobulierung. **c** Farbdopplersonografisch sind die Nierenarterie, die Segmentarterien und ihre Verzweigungen zu sehen

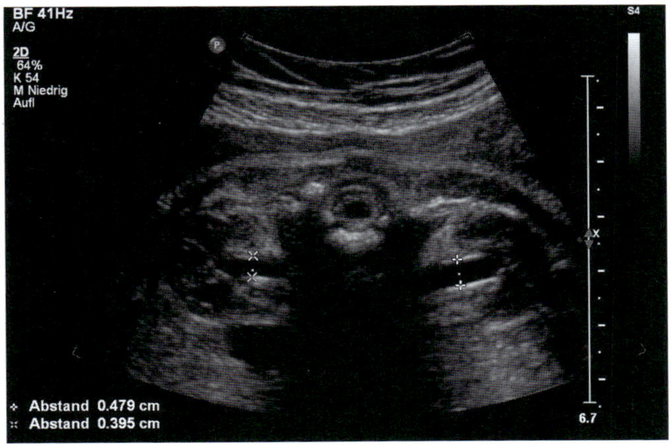

Abb. 11.4 Messung der antero-posterioren Nierenbeckenweiten (4,8 mm bzw. 4,0 mm) bei einem Fetus der 33+4 SSW

11.2.4 Nebennieren

Die dreieckig geformten **Nebennieren** sitzen den ipsilateralen Nieren kappenartig auf. Im Gegensatz zu den gelappten Nieren erscheint ihre Oberfläche glatt. Das innen liegende Mark ist hyperdens, die umgebende Rinde hypodens („ice cream sandwich") (Abb. 11.9). Auch weisen die Nebennieren keine einem Nierenbecken ähnelnde Struktur auf.

11.2.5 Urinproduktion/Fruchtwassermenge

Die Fruchtwassermenge eignet sich als ein guter Marker bezüglich der **fetalen Urinproduktion.** Dies gilt allerdings erst ab der 16. SSW, da vorher das Fruchtwasser überwiegend eine Transsudat ist und erst hiernach durch die dermale Keratinisierung Urin und Lungenwasser Hauptquellen des Fruchtwassers werden. Daher weisen auch Feten mit einer bilateralen Nierenagenesie bei der Ersttrimesteruntersuchung eine normale Fruchtwassermenge auf.

Die stündliche fetale Urinproduktion des humanen Fetus beträgt im Mittel 7,5 ml in der 24. SSW, 22 ml in der 30. SSW und 125 ml in der 39. SSW. Die **mittleren Fruchtwassermengen** betragen in der 16. SSW ca. 200 ml, 28. SSW ca. 1000 ml, 36. SSW ca. 900 ml und 40. SSW ca. 800 ml (Harman 2008).

Auch wenn es erfahrenen Untersuchern gelingt, subjektiv die Fruchtwassermenge zu beurteilen, hat sich die indirekte Quantifizierung der Fruchtwassermenge mittels **Messung der größten vertikalen Fruchtwassertasche** („maximal vertical pocket", MVP) und des **Amnion-Flüssigkeits-Indexes** („amniotic fluid index", AFI) durchgesetzt. Dies erlaubt auch bei wechselnden Untersuchern einen Vergleich der Ergebnisse und auch eine Schweregradeinteilung von Veränderungen der Fruchtwassermenge.

Zu beachten ist hierbei, dass die vertikalen Fruchtwassertaschen ohne die darin vorhandene Nabelschnur er-

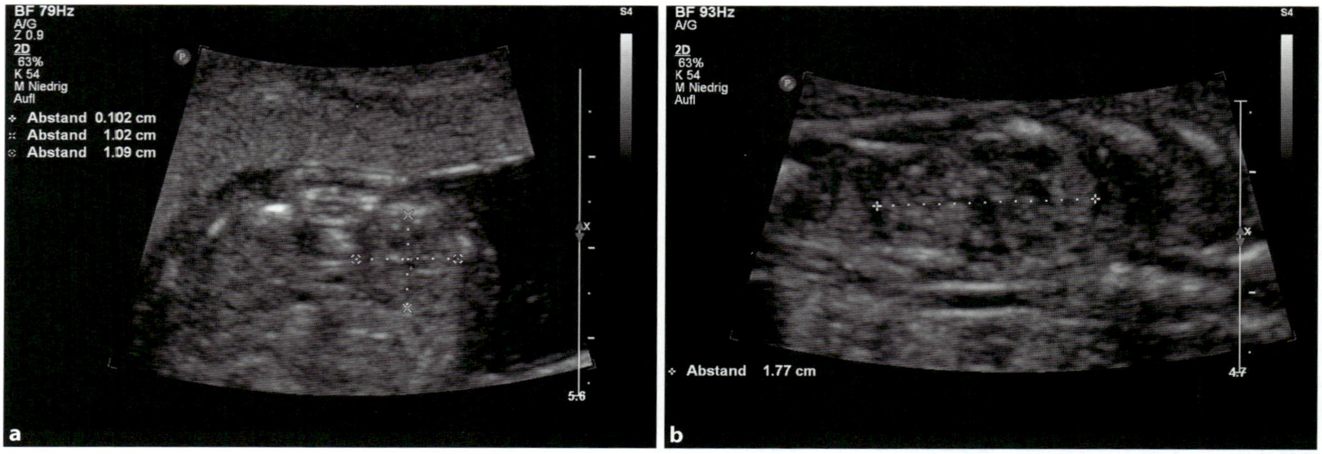

Abb. 11.5 Vermessung der Nieren und des Nierenbeckens in der 18+4 SSW. **a** Im Transversalschnitt werden der antero-posteriore (10,2 mm) sowie der transverse Diameter (10,9 mm) vermessen, ebenso die Nierenbeckenweite im antero-posterioren Diameter (1,0 mm). **b** Im Koronarschnitt wird der Längsdurchmesser (17,7 mm) der Niere ermittelt

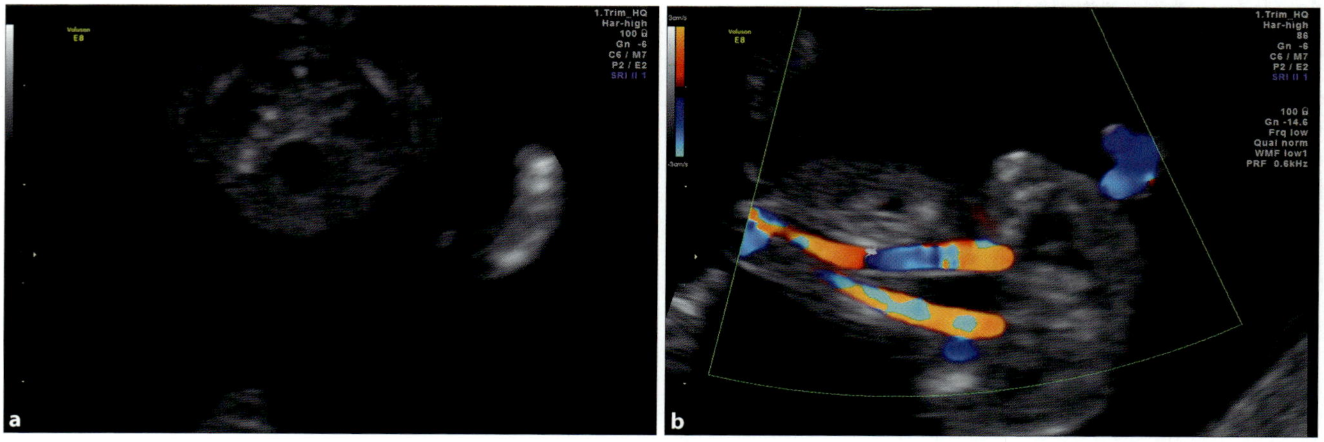

Abb. 11.6 Transvaginale Darstellung der fetalen Harnblase in der 12+3 SSW. **a** Im Transversalschnitt ist die gefüllte Harnblase gut zu erkennen. **b** Die beidseits seitlich der Harnblase zu Nabelschnurabgang verlaufenden Nabelarterien erleichtern Auffinden und Identifikation der Harnblase

fasst werden müssen. Letztere kann auch bei schlechten Sichtbedingungen mittels der Farbdopplersonografie identifiziert werden.

Auch wenn die Fruchtwassermengen sich im Laufe der Schwangerschaft ändern, können als grobe Umschreibung des Normbereichs der Fruchtwassermenge zwischen der 20. und 34. SSW für die MVP bzw. den AFI als Untergrenze des Referenzbereiches >2 cm bzw. >5 cm und als Obergrenze <8 cm bzw. <24 cm gelten.

Allerdings sind beide Methoden zur Diagnostik einer **Oligo-** oder **Polyhydramnie** recht ungenau, wie dies durch Farbverdünnungsmessungen gezeigt werden konnte. Ihre Sensitivität liegt bezüglich einer Oligohydramnie bei 5–10 % und einer Polyhydramnie bei 30 %, bei einer Spezifität von 97 % bzw. 95 % (Magann et al. 2004). Die Prädiktion von AFI und MVP (<3. und 5. Perzentile) bezüglich einer Oligohydramnie lag zwischen 11 % und 27 %, bezüglich einer Polyhydramnie (>95. und 97. Perzentile) zwischen 33 % und 46 %, bezüglich einer normalen Fruchtwassermenge zwischen 83 % und 94 % (Magann et al. 2004).

11.2.6 Pyelektasie

Bei rund 3 % der Feten kommt es zu einer Erweiterung des Nierenbeckens, nicht aber des Kelchsystems. Diese Veränderung wird allgemein als **Pyelektasie** bezeichnet, von einigen auch als **leichte Hydronephrose**.

Die Definition der Pyelektasie basiert auf der Messung des anteroposterioren Durchmessers des Nierenbeckens in einer exakt einzustellenden Transversalschnittebene (Abb. 11.4) und zwar >3 mm, >4 mm, >5 mm und >7 mm in den Schwangerschaftswochen 12–13, 14–22, 22–33 bzw. 33–40.

Sie tritt zumeist beidseitig und transient auf. Männliche Feten weisen ungefähr doppelt so häufig eine Pyelektasie auf als weibliche Feten.

Die Pyelektasie galt lange Zeit als ein „Softmarker" bezüglich einer fetalen **Trisomie 21** – sie ist bei 18 % der Feten mit Trisomie 21 im II. Trimester nachweisbar –, führt aber nach „Abarbeiten" der mittlerweile bekannten Liste weit besser diskriminierender Marker für das Down Syndrom isoliert auftretend zu keiner relevanten Risikoerhöhung.

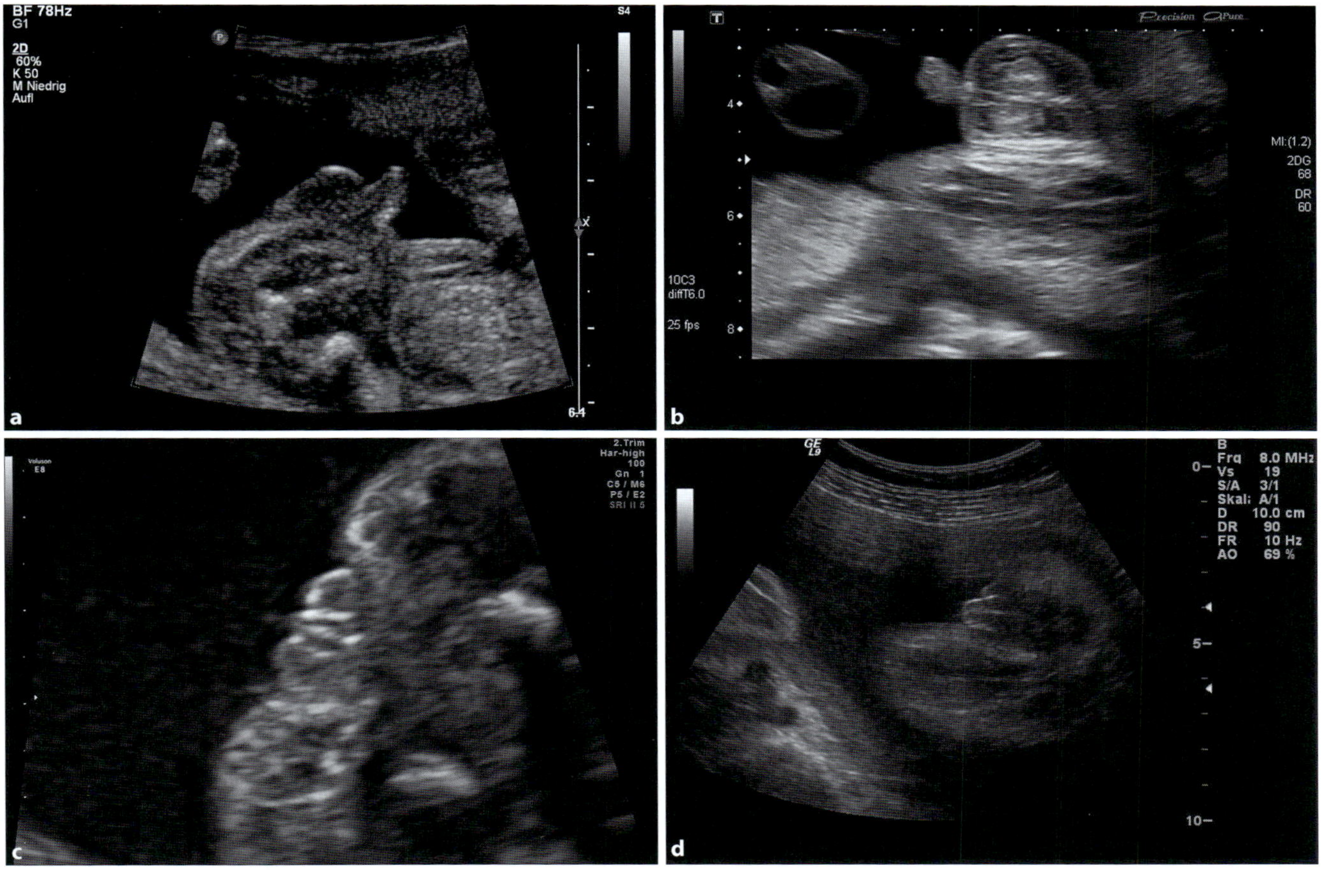

Abb. 11.7 Darstellung des äußeren Genitales. **a** Penis und Skrotum eines männlichen Fetus der 20+4 SSW im Sagittalschnitt. **b** Penis und Skrotum mit bereits deszendierten Hoden in der 28+5 SSW. **c** Labien und Klitoris eines weiblichen Fetus der 25+2 SSW

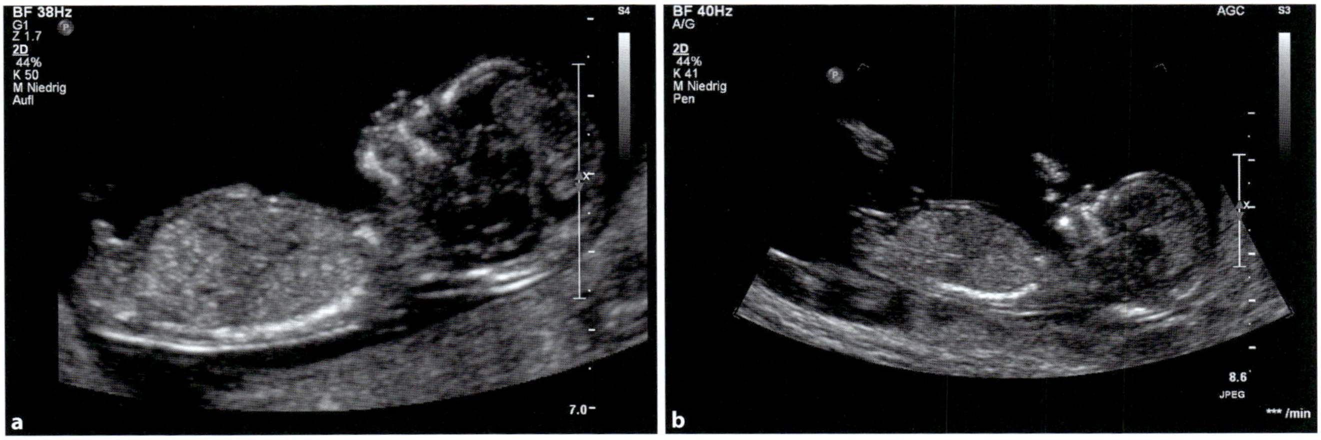

Abb. 11.8 Darstellung des äußeren Genitales vor der 14. SSW mit einem bei beiden Geschlechtern noch ähnlichen Phallus. **a** Beim männlichen Fetus (12+4 SSW, CRL 69 mm) ist der Phallus mehr nach kranial bzw. ventral gerichtet. **b** Beim weiblichen Fetus (13+0 SSW, CRL 72 mm) nach kaudal

Verlaufsuntersuchungen in 4- bis 6-wöchigen Intervallen werden empfohlen, da sich bei obstruktiven Uropathien das Bild einer Hydronephrose mit progredienter Kelchdilatation entwickeln kann. Selten liegt der Pyelektasie ein **vesiko-ureteraler Reflux** zugrunde, was sich manchmal durch Füllung von Ureter und Nierenbecken bei der fetalen Miktion nachweisen lässt.

Bei einer fetalen Pyelektasie empfiehlt es sich, postnatal die Nieren sonografisch zu untersuchen.

Tipp

Diese sonografische Untersuchung sollte frühestens ab dem 4. Lebenstag erfolgen, um falsch-negative Befunde infolge der physiologisch unmittelbar postnatal einsetzenden und wenige Tage anhaltenden Oligourie zu vermeiden.

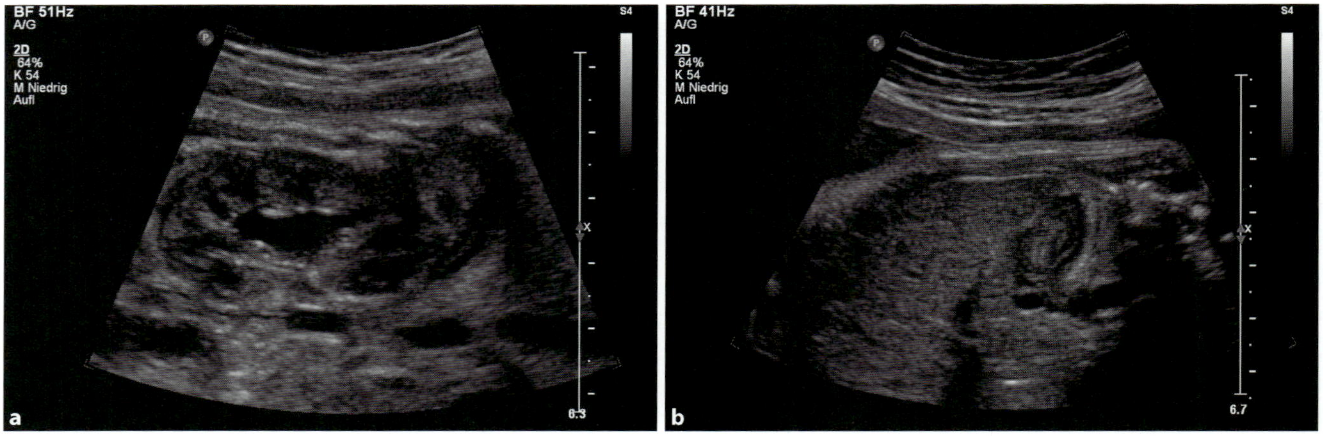

Abb. 11.9 Darstellung der Nebennieren bei einem Fetus der 33+4 SSW. **a** Im Koronarschnitt ist die der Niere kappenartig aufsitzende Nebenniere *(im Bild rechts der Niere)* zu erkennen, **b**) ebenso im Transversalschnitt. Das innen liegende Mark ist hyperchogen, die umgebende Rind hpoyechogen („ice cream sandwich")

11.2.7 Echogenität der Nieren

Echogen werden **Nieren** bezeichnet, wenn ihre Echogenität im II. und III. Trimester die der Leber übertrifft. Dies ist zu diesem Zeitpunkt bei bis zu 1,6 % der Feten zu beobachten (Han et al. 2003).

Zumeist handelt es sich um eine Normvariante, sofern die Nieren normal groß sind, eine normale kortikomedulläre Differenzierung aufweisen, eine normale Fruchtwassermenge vorliegt und Fehlbildungen ausgeschlossen werden.

Differenzialdiagnostisch sind in Erwägung zu ziehen

- polyzystische Nieren,
- zystische Nierenveränderungen bei syndromalen Erkrankungen,
- Nierentumore (meist einseitig),
- chromosomale Aberrationen, insbesondere eine Trisomie 13 und
- Zytomegalie(CMV)-Infektion.

Vielfach lässt sich die zugrunde liegende Erkrankung durch den sonografischen Nachweis weiterer Fehlbildungen diagnostizieren. Kontrolluntersuchungen alle 4–6 Wochen dienen einerseits zur indirekten Kontrolle der Nierenfunktion anhand der Fruchtwassermenge, andererseits zur Größenbeurteilung der Nieren. So können anhand der Hyperechogenität insbesondere eine polyzystische Nierenerkrankung, aber auch Nierentumore diagnostiziert werden, auch wenn sie sich durch Größenwachstum und veränderter Urinproduktion erst in der Spätschwangerschaft sichtbar manifestieren.

11.3 Renale Dysplasie

Die renale Dysplasie ist durch eine strukturelle Desorganisation und fehlende Differenzierung des Nierengewebes bzw. metanephrischen Gewebes charakterisiert. Undifferenziertes und atrophisches Epithel, primitive Sammelröhrchen sowie fibromuskuläres Bindegewebe lösen die normale Nierenstruktur, mehr oder weniger ausgeprägt, auf. Mikroskopisch sind zumeist kortikal gelegene Zysten und tubuläre Ektasien nachweisbar.

Die renale Dysplasie ist als Kontinuum aufzufassen, von der **Hypoplasie** über die multizystisch dysplastische Niere bis hin zur **renalen Aplasie**. Bei Doppelnieren ist manchmal nur ein Teil der Niere aufgrund eines Harnstaus dysplastisch.

Die renale Dysplasie ist auch die gemeinsame Endstrecke vieler Nierenerkrankungen, wobei in 90 % der Fälle eine **obstruktive Uropathie** vorliegt. In der Mehrzahl der Fälle handelt es sich hierbei um eine Urethraobstruktion, also eine Anomalie, bei der primär nicht die Interaktion zwischen dem metanephrogenen Blastem und der Ureterknospe gestört scheint. Andererseits wird eine inhärente Störung des metanephrogenen Mesenchyms und/oder eine gestörte Induktion des Mesoderm durch die Ureterknospe als Ursache der renalen Dysplasie auch bei einer Urethraobstruktion diskutiert.

Ein in der Embryonal- oder Fetalzeit früh einsetzender **Harnstau** kann zu einer unterschiedlich schweren renalen Dysplasie führen. Schon zum Zeitpunkt des Einsetzens der fetalen Urinproduktion, also zwischen 8 und 10 SSW kann bei kompletten Obstruktionen und konsekutiv erhöhtem Druck die Bildung der Nephrone gestört werden. Lokale Ischämie und Inflammation sind ebenfalls bei der Ausbildung einer renalen Dysplasie beteiligt (Fenghua et al. 2009).

Tierstudien am fetalen Lamm, bei denen durch Ureter- oder Urethraobstruktion eine subpelvine bzw. subvesikale Obstruktion simuliert, dann teilweise noch während der Schwangerschaft wieder beseitigt wird, haben den Nachteil, dass die Obstruktion erst später in der Schwangerschaft (meist zwischen 60. und 80. Tag; die Tragezeit beim Schaf beträgt 145–150 Tage) gelegt wird, also nach Mitte der Glomerulogenese, die beim fetalen Lamm um den 90. Tag endet. Somit ist die Obstruktion also nicht bereits zu Beginn der Nephrogenese wirksam. Ferner sind Obstruktionen beim humanen Fetus in der Mehrzahl der Fälle nur partiell, nicht wie im Tiermodell komplett ausgeprägt (Agarwal u. Fisk 2001).

Allerdings belegen diese unterschiedlichen Tierstudien, dass bei primär normal angelegten Nieren und Harntrakt eine Ob-

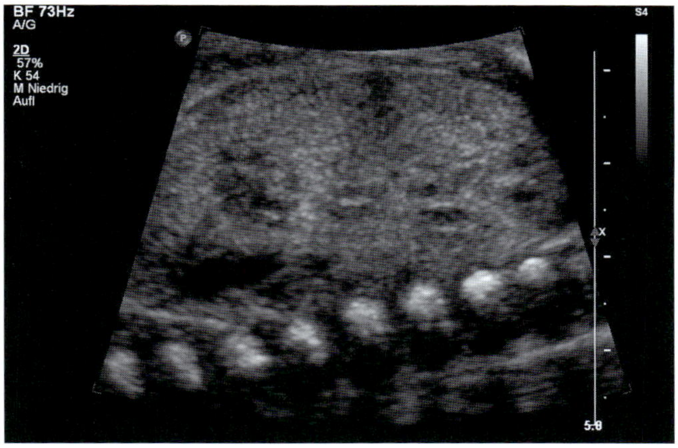

Abb. 11.10 Renale Dysplasie infolge posteriorer Urethralklappen bei einem Fetus der 23+5 SSW. Im Koronarschnitt erscheint die Niere hyperechogen, jegliche kortikomedulläre Differenzierung fehlt

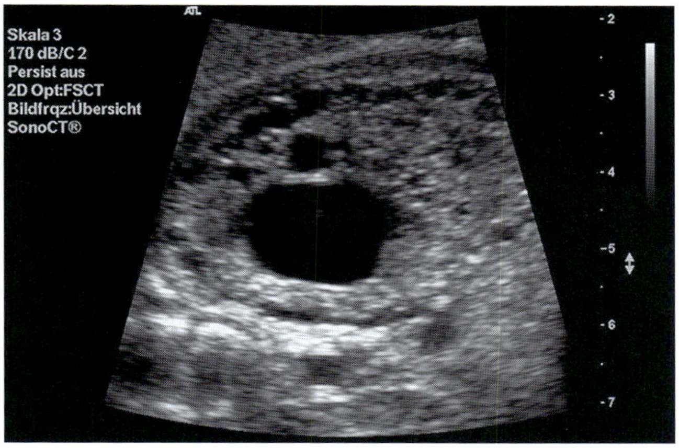

Abb. 11.11 Renale Dysplasie infolge posteriorer Urethralklappen bei einem Fetus der 29+1 SSW. Das Nierenbecken ist leicht dilatiert, kortikal sind perlschnurartig angeordnete Zystchen zu erkennen, die aber auch bereits das gesamte Nierenparenchym durchsetzen; jegliche kortikomedulläre Differenzierung fehlt

struktion und der damit verbundene Harnstau zu Hydronephrose und Hydroureter führen, aber auch zu einer renalen Dysplasie, wenn bereits vor Ende der Glumerulogenese wirksam.

Je früher eine Obstruktion in der Schwangerschaft funktionell wirksam wird, desto ausgeprägter ist die Störung der Nierenentwicklung bis hin zur schweren renalen Dysplasie mit Ausdünnung des Parenchymmantels. Eine komplette Obstruktion führt einer stärkeren Schädigung des Nierenparenchyms als eine partielle Obstruktion.

Im Tiermodell scheint ferner eine Beseitigung der Obstruktion während der Fetalzeit weitere Nierenschädigungen zu verhindern oder zumindest zu mindern – je eher dies nach Beginn der Obstruktion erfolgt, desto wirksamer (Edouga et al. 2001, Glick et al. 1984, Kitagawa 1999, 2003, Sun et al. 2010).

Abzugrenzen ist die **renale Dysplasie** von

- den polyzystischen Nierenerkrankungen und zystischen Nierenveränderungen bei anderen syndromal auftretenden Ziliopathien, die jedoch stets beidseitig auftreten,
- der ein oder beidseitig auftretenden multizystisch dysplastischen Niere.

Sonografie

Sonografisch imponieren die Nieren bei Vorliegen einer renalen Dysplasie hyperechogen (Abb. 11.10) und weisen zunächst kortikal, später auch weiter medial im Parenchym gelegene, teilweise perlschnurartig angeordnete, kleine (meist <5 mm) Zystchen auf (Abb. 11.11).

Bei ausgeprägter renaler Dysplasie ist die kortikomedulläre Differenzierung teilweise oder gänzlich aufgehoben, die Form der Niere aber erhalten. Diese Nieren sind, wenn der Harnstau sie nicht stark dilatiert, normal groß, im Spätstadium auch zu klein bis hypoplastisch.

Bei Vorliegen von kortikalen Zysten ist von einer weit fortgeschrittenen renalen Dysplasie auszugehen und auch von einer manifesten Niereninsuffizienz. Die Hyperechogenität des Nierenparenchyms allein erlaubt eine nicht so gute Prädiktion in Hinblick auf eine Niereninsuffizienz (Morris et al. 2009, Muller et al. 1999).

Tierversuche zeigen, dass Vollständigkeit und Zeitpunkt der Obstruktion bezogen auf die Glomerulogenese das Ausmaß der histologisch nachweisbaren Veränderungen (renale Dysplasie, tubuläre Atrophie, interstitielle Fibrose) und die Nierenfunktion entscheidend beeinflussen (Fenghua et al. 2009). In Abhängigkeit vom Zeitpunkt, Ausmaß und Dauer der Obstruktion mag die Beseitigung der tierexperimentell gesetzten Obstruktion das Fortschreiten der renalen Dysplasie zu verhindern oder wenigsten abzuschwächen (Chevalier et al. 1999, Edouga et al. 2001, Fenghua et al. 2009, Glick et al. 1984, Kitagawa 1999, 2003).

Übertragen auf den menschlichen Fetus, dessen aktive Phase der Nephrogenese bis 30 SSW anhält, erscheint die möglichst frühe und dauerhafte Beseitigung der Obstruktion in diesem Sinne besonders effektiv.

Inwieweit Untersuchungen der fetalen Nierenvaskularisation, die bei Fällen renaler Dysplasie vermindert ist (Bernardes et al. 2011), die Vorhersage bezüglich der postnatalen Nierenfunktion verbessern können, muss noch geklärt werden.

11.3.1 Biochemischen Nierenfunktionsanalysen im fetalen Urin und Blut

Bei der **obstruktiven Uropathie** sind Zystenbildung, Hyperechogenität und Oligohydramnie die sonografischen Zeichen für eine renale Dysplasie bzw. dem Vorliegen einer nach Geburt bereits terminalen oder noch kompensierten Niereninsuffizienz. Diese wird häufig durch das Vorliegen einer **Serumkreatinin-Konzentration** von >50 µmol/l nach Abschluss des ersten Lebensjahres definiert (Muller et al. 1993, 1996, 1999).

Obwohl bei Zystenbildungen fast immer eine renale Dysplasie vorliegt und bei dieser die Nieren auch hyperechogen sind – hohe Spezifität der sonografischen Veränderungen – und, wenn bilateral vorliegend, auch eine Oligohydramnie vorhanden ist, so ist die **Sensitivität** dieser sonografischen Zeichen bezüglich der renalen Dysplasie und eingeschränkter, im späteren Leben ggf.

Tab. 11.1 Prädiktion einer terminalen Niereninsuffizienz (renale Dysplasie) des Neugeborenen bzw. einer eingeschränkten Nierenfunktion im Alter von einem Jahr (Serum-Kreatinin-Konzentration: > 50 µmol/l) (Modifiziert nach Muller et al. 1999)

	Terminale Niereninsuffizienz des Neugeborenen		Eingeschränkte Nierenfunktion im Alter von 1 Jahr	
	Sensitivität	Spezifität	Sensitivität	Spezifität
Na^+ im Urin (>75 mmol/l)	100 %	98 %	5 %	100 %
$β_2$-Mikroglobulin im Urin >2 mg/l	100 %	82 %	83 %	80 %
> 5 mg/l			50 %	94 %
Cystatin C im Urin (>1 mg/l)	84 %	84 %	37 %	97 %
$β_2$-Mikroglobulin im Serum (>5 mg/l)	100 %	82 %	66 %	100 %
Sonografisch abnormales Nierenparenchym mit Oligohydramnie	98 %	92 %	21 %	97 %

Dialyse und Nierentransplantation erfordernder Nierenfunktion **unzureichend** (Morris et al. 2009, Muller et al. 1999).

Auch im II. Trimester sonografisch normal imponierende Nieren können mit einer renalen Dysplasie und einer bereits postnatal nachweisbaren Funktionseinschränkung einhergehen. Die Fruchtwassermenge ist bei inkompletter Urethraobstruktion auch in Fällen mit postnataler Niereninsuffizienz noch normal. Sie liegt meist im unteren Viertel des Normbereiches (Zaccara et al. 2005). Die zusätzliche **Analyse von Elektrolyten** (Na^+, Cl–, Ca^{2+}), Osmolalität, $β_2$-Mikroglobulin sowie Cystatin C im fetalen Urin – bei Urethraobstruktionen aus der fetalen Harnblase, bei supravesikalen Obstruktionen mit Hydronephrose auch aus dem Nierenbecken gewonnen – liefert weitere Informationen über die Nierenfunktion und deren Prognose.

Bei zunehmender Schädigung nimmt zunächst die tubuläre Funktion der Niere ab, sodass Elektrolyte nur noch unzureichend aus dem Primarfiltrat rückresorbiert werden. Gleiches gilt für Cystatin C und $β_2$-Mikroglobulin, die glomerulär komplett filtriert, normalerweise tubulär vollständig rückresorbiert und katabolisiert werden und daher im fetalen Harnblasenpunktat nicht mehr erscheinen.

Kritisch anzumerken ist, dass die vorliegenden „Normwerte" fast ausschließlich durch Harnblasenpunktionen im II. und III. Trimester bei Feten mit Urethraobstruktion gewonnen wurden, die wenigen Werte vor der 18. SSW von Feten mit Urethraobstruktion oder im Rahmen von intraperitonealen Bluttransfusionen bei Blutgruppeninkompatibilität, d. h. die Normkurven wurden nicht von gesunden Feten erstellt (Nicolaides et al. 1992).

Die Referenzwerte wurden nicht anhand von Daten gesunder Feten erstellt und die den Kurven zugrunde liegende Fallzahl war zwischen 12 und 20 SSW zu gering, um verlässliche Werte zu erhalten.

Ferner ist die Anzahl der Fälle, die den „**Normwerten**" zwischen der 12. und 20. SSW zugrunde liegen, zu gering, um verlässliche Referenzkurven zu konstruieren (Nicolaides et al. 1992). Die in der Literatur geläufigen Grenzen bezüglich einer Vorhersage der fetalen Nierenfunktion bei Urethraobstruktion (Na^+ <100 mmol/l, Cl <90 mmol/l, Ca^{2+} <1,2 mmol/l, Osmolalität <200 mosm/kg, Cystatin C <1 mg/l, $β_2$-Mikroglobulin <5 mg/l) (Johnson et al. 1994, Nicolini et al. 1991, Nicolaides et al. 1992, Morris et al. 2007, Muller et al. 1992, 1993, 1996, 1999) können daher nur **ab der 20. SSW aufwärts** gelten, weil sich bis dahin die tubuläre Funktion der Feten drastisch bessert. So ist zum Beispiel eine Na^+-Konzentration von 120 mmol/l im fetalen Urin der 14. oder 16. SSW normal, gleichzeitig ist dies aber auch bei Feten mit einer renalen Dysplasie nachzuweisen. Auch variieren die Grenzwerte in den einzelnen Publikationen.

Tipp

Zu beachten ist ferner, dass „frischer" Urin analysiert werden sollte, da die Elektrolytkonzentration in einer Probe 24 Stunden nach der ersten Harnblasenpunktion im Durchschnitt signifikant niedriger liegt, für Na^+ z. B. um 11 % (Nicolini et al. 1991).

Dies spricht für eine zumindest teilweise druckbedingte Einschränkung der tubulären Funktion und bedeutet, dass bei Nachweis „normaler" Werte auf weitere Punktionen verzichtet werden kann. Bei auffälligen Werten sollten jedoch nach 24 Stunden und ggf. nochmals nach 48 Stunden eine erneute Punktion erfolgen.

Ferner ist zu beachten, dass Sensitivität, Spezifität und Vorhersagewerte dieser Parameter, zusammengestellt in Tab. 11.1, sich einerseits auf das Vorliegen einer renalen Dysplasie mit postnataler terminaler Niereninsuffizienz beziehen, andererseits auf eine schlechte Nierenfunktion nach Abschluss des ersten Lebensjahres (Serumkreatinin-Konzentration >50 µmol/l), die ebenfalls in den ersten beiden Lebensdekaden in eine terminale Niereninsuffizienz übergeht.

So haben **Na^+- und Ca^{2+}-Konzentrationen im fetalen Urin** zwar die höchste Sensitivität bezüglich einer renalen Dysplasie, aber eine sehr geringe Sensitivität bezüglich einer Nierenfunktionseinschränkung. Diese ist durch die Bestimmung der Konzen-

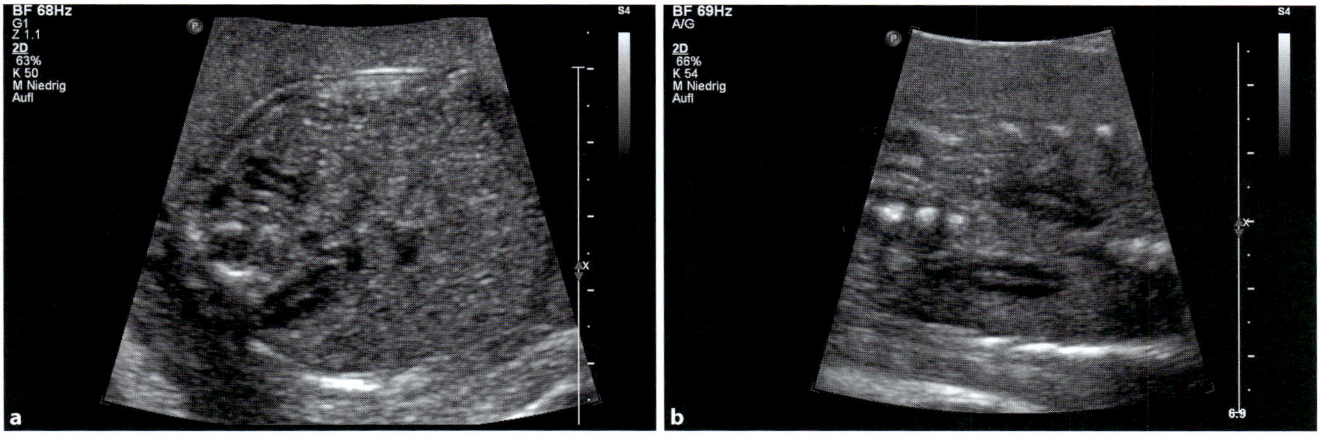

Abb. 11.12 Fetus mit bilateraler Nierenagenesie, fehlender Blasenfüllung, Anhydramnie und Thoraxdysplasie in der 21+6 SSW. Nieren lassen sich an der typischen Stelle nicht nachweisen; sowohl im Transversalschnitt (**a**) als auch im Koronarschnitt (**b**) lässt sich erkennen, dass die beiden Fossae renales durch vergrößerte und eine längliche Form aufweisende Nebennieren ausgefüllt sind. Im Gegensatz zu Nieren, die an ihrem Nierenbecken und ihrer kortikomedullären Differenzierung gut erkennbar wären, zeigen die Nebennieren ihr typisches Bild mit einem hyerdensen Mark und einer hypodensen Rinde („ice cream sandwich")

trationen von β_2-Mikroglobulin oder Cystatin C im fetalen Urin weit besser vorherzusagen.

Während Elektrolyte, Harnstoff und Kreatinin frei plazentagängig sind und daher auch bei schweren fetalen Nierenfunktionsstörungen deren Konzentrationen im Fetalblut nicht erhöht sind, sind **Cystatin C und β_2-Mikroglobulin** nicht plazentagängig. Sie weisen bei fortgeschrittener renaler Dysplasie mit Einschränkung auch der glomerulären Funktion bzw. Filtration erhöhte Konzentrationen im fetalen Blut auf (β_2-Mikroglobulin: >5 (>5,6) mg/l, Cystatin C: >2,0 mg/l) (Bökenkamp et al. 2001, Dommergues et al. 2000). Sie sind demnach im Fetalblut Parameter, die die glomeruläre Funktion widerspiegeln, im fetalen Urin Parameter der tubulären Funktion.

Nachteilig ist die sehr geringe Sensitivität dieser Parameter im Fetalblut bezüglich einer eingeschränkten postnatalen Nierenfunktion. Doch erlaubt die Bestimmung dieser Werte im Fetalblut den Nachweis einer Niereninsuffizienz und renalen Dysplasie auch bei Feten, bei denen kein Urin gewonnen werden kann (keine Harnblasenfüllung bei Blasenruptur oder liegendem vesikoamnialen Shunt, fehlender Urinproduktion, Nierenagenesie).

11.4 Nierenagenesie

Eine Nierenagenesie ist Folge einer ausbleibenden Induktion des metanephrogen Blastems durch die Ureterknospe und kann ein- oder beidseitig auftreten.

Die **bilaterale Nierenagenesie** (1:3000 Lebendgeborene) führt zu einer sich ab der 15.–16. SSW manifestierenden **Anhydramnie.** In den Wochen zuvor ist die Fruchtwassermenge noch normal, Nieren und insbesondere die Harnblase sind jedoch bereits ab der 11. SSW sonografisch darstellbar, sodass zumindest die Diagnose der bilateralen Nierenagenesie schon bei der Ersttrimesteruntersuchung erfolgen kann.

Diagnostische Probleme können bei einer Nierenagenesie die ihre dreieckige Form verlierenden, vergrößerten und die Fossa renalis ausfüllende **Nebennieren** bereiten (Abb. 11.12),

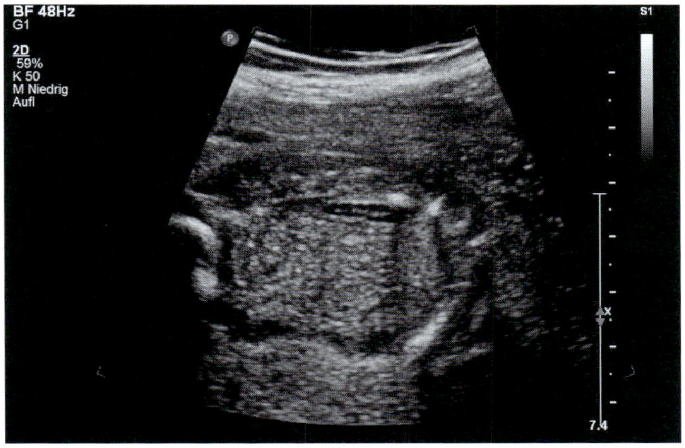

Abb. 11.13 Bei einem Fetus der 21+6 SSW mit unilateraler Nierenagenesie rechts (und kontralateraler MCDK) ist die linke Fossa renalis mit Darm ausgefüllt

die das Vorhandensein von Nierengewebe vortäuschen können, insbesondere bei durch Anhydramnie, ungünstiger Kindslage und verdickten Bauchdecken schlechten sonografischen Sichtbedingungen. Das Fehlen eines Nierenbeckens und einer – nach der 20. SSW üblicherweise nachweisbaren – kortikomedullären Differenzierung des Nierengewebes sind diagnostische Kriterien zur Abgrenzung gegenüber einer hypertrophierten Nebenniere.

Linksseitig kann bei einer Nierenagenesie die Kolonflexur zystisch verändertes Nierengewebe oder einen Hydroureter vortäuschen (Abb. 11.13). Ergänzende diagnostische Methoden, um bei Zweifel die **Diagnose einer bilateralen Nierenagenesie** zu erhärten, sind:

- Ein Einsatz eines besser auflösenden Ultraschallgeräts.
- Ein Einsatz der Farbdopplersonografie zur Darstellung von Nierenarterien (bei einer Nierenagenesie können allerdings adrenale und lumbare Arterien in dieser Region darstellbar sein, Abb. 11.14, Abb. 11.15, Abb. 11.16).
- Eine künstliche Fruchtwasserauffüllung zur Schaffung besserer Sichtverhältnisse mit anschließender indirekter

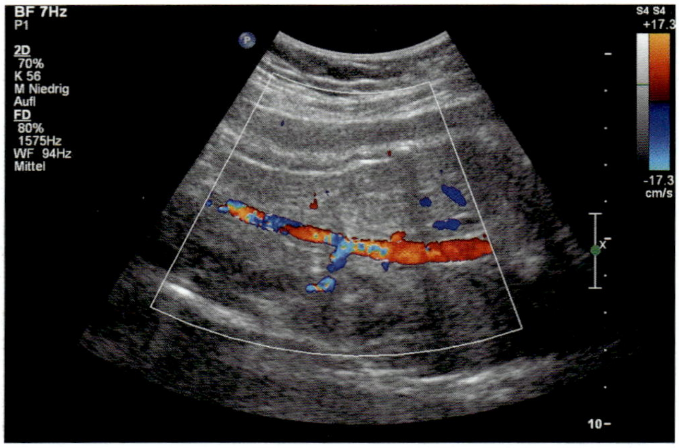

Abb. 11.14 Im Koronarschnitt lässt sich bei einem Fetus der 31+4 SSW mit unilateraler Nierenagenesie nur die kontralaterale Nierenarterie aus der deszendierenden Aorta entspringend darstellen, die ipsilaterale hingegen fehlt

Prüfung einer Nierenfunktion in Hinblick auf eine Füllung der Harnblase innerhalb von 60 min nach intraamnialer Flüssigkeitsinstillation und nachweisbarer Flüssigkeitsfüllung von fetalem Magen und Darm (Gembruch u. Hansmann 1988).
- Die perkutane Nabelvenenblutentnahme zur Bestimmung von β_2-Mikroglobulin und/oder Cystatin C im Fetalblut und zum Nachweis einer fetalen Niereninsuffizienz.

Auch bei mehrmaligen und länger dauernden Untersuchungen lässt sich bei einer bilateralen Nierenagenesie eine Füllung der Harnblase, deren Lokalisation mit Darstellung des intrabadominalen Verlaufs der Nabelarterien vermutet werden kann, nicht nachweisen (Abb. 11.17). Allerdings kann die Rektumampulle gelegentlich eine Flüssigkeitsfüllung aufweisen.

Folge der **früh einsetzenden schweren Oligohydramnie bis Anhydramnie**, die bei bilateraler Nierenagenesie, aber auch anderen Ursachen auftreten kann, ist die **Oligohydramnie- (Potter-)Sequenz**, bestehend aus
- Lungenhypoplasie,
- Gelenkkontrakturen mit Klumpfüßen und
- Gesichtsdysmorphien (breite, flache, schnabelförmige Nase, Hypertelorismus, Epikanthus, tiefe infraorbitale Falten, Mikrogenie, tief ansetzende Ohren).

Perinatal führen die **Lungenhypoplasie**, deren Entwicklung ja schon in der pseudoglandulären Phase (5. SSW bis 16 SSW) gestört wurde, und die **pulmonale arterielle Hypertonie** in der Regel zum Tod der betroffenen Neugeborenen. Tierexperimentell und durch Einzelbeobachtungen beim Menschen belegt, lässt sich die Entstehung einer Lungenhypoplasie über serielle Fruchtwasserauffüllungen verhindern (Nicksa et al. 2010).

Eine weitere **Folge einer bilateralen Nierenagenesie**, aber auch anderer früh in der Schwangerschaft zu einer Niereninsuffizienz führender Erkrankungen, wie die polyzystischen Nierenerkrankung, bilateralen multizystisch dysplastischen Nieren oder auch schwere Formen der renalen Dysplasie bei einer Urethraobstruktion ist eine mehr oder weniger stark **ausgeprägte biventrikuläre Myokardhypertrophie** (Abb. 11.18), wobei pathophysiologisch eine chronische Nachlasterhöhung und/oder Aktivierung des Renin-Angiotensin-Aldosteron-Systems diskutiert werden.

Die **sichere antenatale Diagnose** der bilateralen Nierenagenesie ist deshalb so wichtig, da bis zu 30 % der Feten in der Spätschwangerschaft versterben bzw. bei antenatal nicht gestellter Diagnose dies aufgrund folgender Punkte geburtshilfliche Eingriffe, wie z. B. eine Sectio caesarea, zur Folge haben würden:
- Wachstumsrestriktion,
- pathologisches fetales Herzfrequenzmuster,
- Beckenendlage,
- Blutungen und/oder
- vorzeitige Wehen.

Differenzialdiagnostisch sind andere Ursachen einer Anhydramnie (vorzeitiger Blasensprung, schwere fetale Wachstumsrestriktion mit Kreislaufzentralisation, CMV-Infektion) und/oder einer Nichtdarstellbarkeit der fetalen Harnblase (feto-fetales Transfusionssyndrom (Donor-Fetus), aber auch eine Blasenexstrophie) auszuschließen. Auch sind Beckennieren oder kleine multizystische Niere differenzialdiagnostisch zu erwägen.

Syndromal kann eine bilaterale Nierenagenesie fakultativ als Teil des autosomal-rezessiv vererbten **Fraser Syndroms** auftreten, wobei bei fakultativ auftretender Larynxatresie bilateral vergrößerte, das Herz komprimierende hyperechogen Lungen, manchmal mit konsekutivem Hydrops fetalis, diagnostisch wegweisend sind. Weitere sonografische Zeichen auf ein Fraser Syndrom sind Kryptophthalmus und Syndaktylie. Auch bei komplexeren urogenitalen Anomalien, wie kaudalen Regressionsdefekten und Sirenomelie, findet sich eine bilaterale Nierenagenesie. Bei der **Sirenomelie**, deren Prävalenz 1:60.000 Lebendgeborene beträgt, ist die fusionierte untere Extremität, variierend in ihrer Manifestation mit nur einem Oberschenkel, zwei Unterschenkelknochen und einem Fuß bis hin zu zwei Oberschenkel-, vier Unterschenkelknochen und zwei Füßen, bereits im ersten Trimester gut darstellbar (Abb. 11.19), ebenso wie singuläre Nabelarterie und fehlende Harnblasenfüllung bei bilateraler Nierenagenesie. Auch eine verdickte Nackentransparenz scheint häufig assoziiert zu sein. Später treten Oligohydramnie, Oligohydramnie-Sequenz und Wachstumsrestriktion hinzu, oft auch weitere extrarenale Fehlbildungen, wie Herzfehler, Bauchwanddefekte, Wirbelsäulen- und andere Skelettanomalien.

Eine **unilaterale Nierenagenesie** (1:500–1000 Lebendgeborenen) hat im Gegensatz zur bilateralen Nierenagenesie eine **gute Prognose**, auch wenn vesikoureteraler Reflux, Proteinurie, arterielle Hypertonie und Niereninsuffizienz in einigen Fällen die Langzeitprognose mindern. Die vorhandene Niere ist in der Lage, kompensatorisch die gesamte erforderliche Nierenfunktion zu übernehmen, und ist bereits bei Feten deutlich vergrößert. Allerdings sind bei einer unilateralen Nierenagenesie in bis zu 40 % der Fälle schwere oder leichtere Anomalien kontralateral vorhanden, beispielsweise eine multizystische Nierendegeneration (Abb. 11.20), eine subpelvine Ureterobstruktion, eine prävesikale Ureterobstruktion und ein vesikoureteraler Reflux, die je nach Befund zu einer entsprechenden Minderung der Prognose führen. Auch treten eine singuläre Nabelarterie sowie Uterusfehlbildungen bei einer unilateralen Nierenagenesie gehäuft auf.

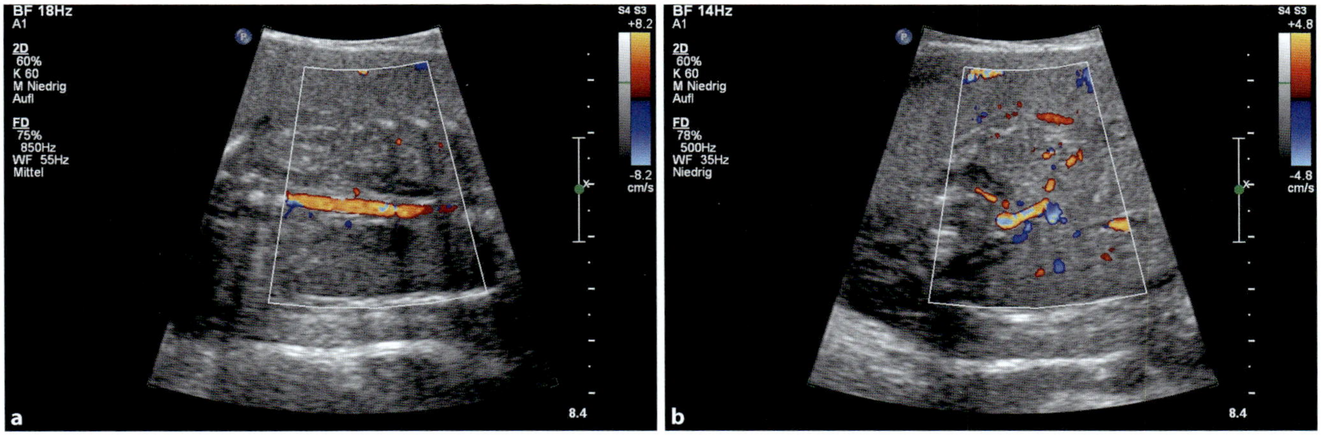

Abb. 11.15 Fetus mit bilateraler Nierenagenesie der 21+6 SSW (gleicher Fetus wie in Abb. 11.12). Nierenarterien sind in der Koronarebene (**a**) nicht zu verifizieren, in der Transversalebene (**b**) ebenfalls nicht, obwohl Nebennierenarterien zu erkennen sind

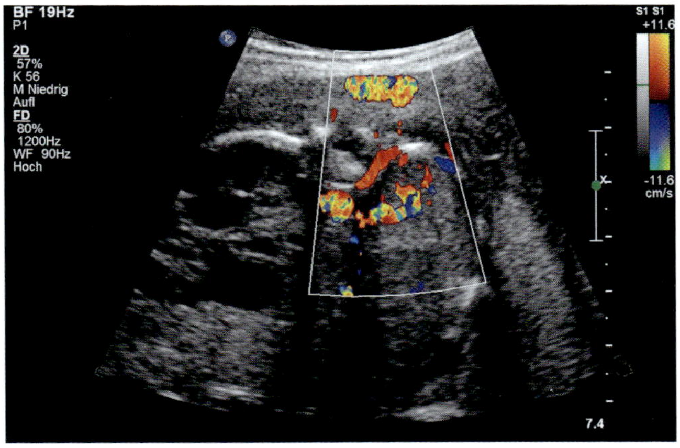

Abb. 11.16 Bei einem Fetus der 21+6 SSW mit unilateraler Nierenagenesie rechts und kontralateraler MCDK ist die linke Fossa renalis mit Darm ausgefüllt; sowohl aus der deszendierenden Aorta entspringende lumbare Arterien als auch mesenteriale Arterien können das Vorliegen von Nierenarterien vortäuschen

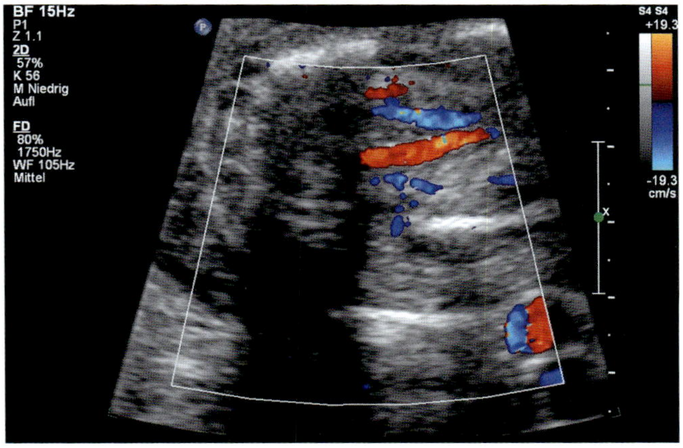

Abb. 11.17 Bei einem Fetus mit bilateraler Nierenagenesie der 21+6 SSW (gleicher Fetus wie in Abb. 11.12) lässt sich in typischer Position zwischen den beiden Nabelarterien auch bei mehrmaliger Untersuchung keine Harnblase nachweisen

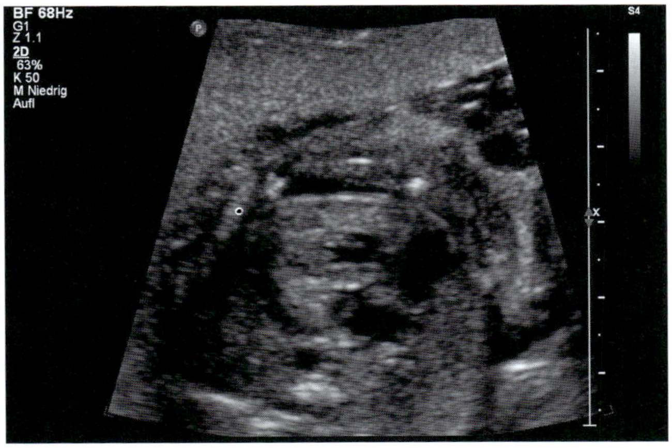

Abb. 11.18 In der Vierkammerblick-Ebene eines Fetus der 21+6 SSW mit bilateraler Nierenagenesie (gleicher Fetus wie in Abb. 11.12) lassen sich eine massive bilaterale Myokardhypertrophie, ein Perikarderguss sowie anhand der deutlich erhöhten CTR („cardio-thoracic ratio") eine Thorax- bzw. Lungenhypoplasie als Teil der Oligohydramnie-Sequenz erkennen

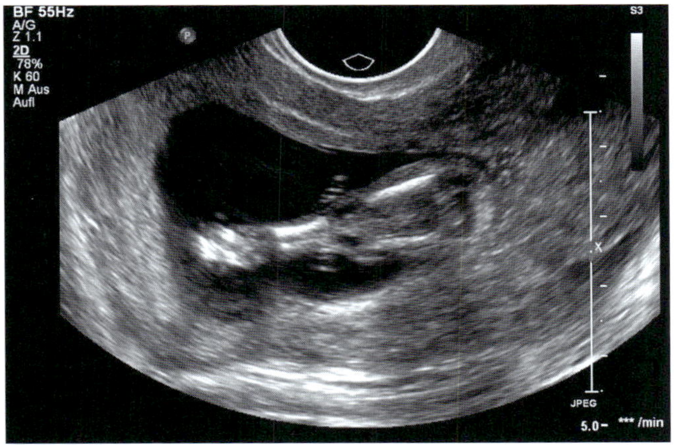

Abb. 11.19 Sirenomelie bei einem Fetus der 12+4 SSW, der auch eine bilaterale Nierenagenesie aufwies. Proximal sind zwei Femures vorhanden, distal nur noch zwei Knochen und ein Fuß

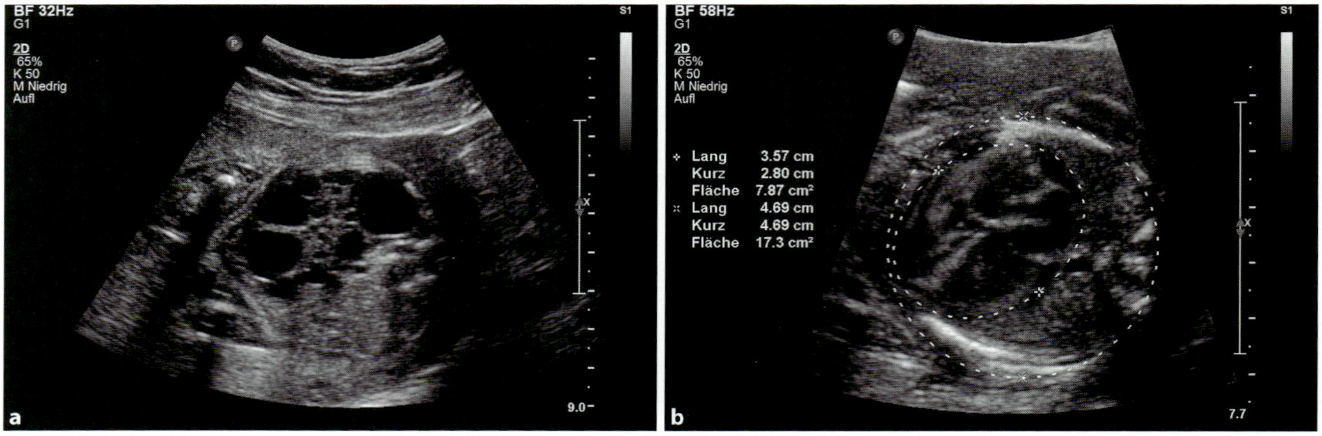

Abb. 11.20 Bei einem Fetus der 31+4 SSW besteht eine Anhydramnie mit ausgeprägter Oligohydramnie-Sequenz, wobei (**a**) eine unilaterale Nierenagenesie und kontralateral eine multizystisch dysplastische Niere zu erkennen sind. **b** im Vierkammerblick nimmt das Herz 45 % der Thoraxfläche ein, es besteht eine bilaterale Lungenhypoplasie

11.5 Multizystisch dysplastische Niere

Die Inzidenz der multizystisch dysplastische Niere (**MCDK**) beträgt 1:4000 Lebendgeborene. In bis zu 20 % der pränatal diagnostizierten Fälle ist ein beidseitiges Auftreten der MCDK zu beobachten, was aufgrund der fehlenden fetalen Nierenfunktion wie bei der bilateralen Nierenagenesie zur Oligohydramnie-Sequenz führt und nicht mit dem Überleben vereinbar ist.

Bei der MCDK findet sich anstelle der Niere eine aus multiplen nicht kommunizierenden Zysten unterschiedlicher Größe bestehende Raumforderung, die sich ausgehend von der Fossa renalis unter Verdrängung anderer Organe nach ventral, oben medial und in das Becken hin ausdehnt. Bei 90 % der Fälle ist die MCDK vergrößert. Meist tritt sie einseitig auf. Der Ureter fehlt aufseiten der MCDK.

Die **kontralaterale Niere** ist teilweise schon in der Fetalzeit kompensatorisch vergrößert, bis zum 10. Lebensjahr bei fast 80 % der Kinder (Schreuder et al. 2009). Ähnlich der unilateralen Nierenagenesie sind bei rund 40 % der Fälle relevante Anomalien des harnableitenden Systems assoziiert. Bei bis zu 10 % ist die Prognose aufgrund einer kontralateralen Nierenagenesie infaust. Bei zwischen 10 % und 40 % der Kinder mit einseitiger MCDK lässt sich auf der kontralateralen Seite ein vesiko-ureteraler Reflux (VUR) nachweisen, zumeist gering (VUR Grad I–II)(Hains et al. 2009), wobei in einer Metaanalyse 20 % einen Reflux aufwiesen, der bei 40 % der Kinder als schwer (VUR Grad III–IV) eingestuft wurde (Schreuder et al. 2009). Subpelvine Obstruktionen finden sich bei bis zu 15 % und prävesikale Obstruktionen bei bis zu 6 % der Kinder auf der Seite der funktionierenden Niere (Hains et al. 2009). Extrarenale Fehlbildungen sind bei bis zu 15 % der Kinder assoziiert (Schreuder et al. 2009).

Sonografisch findet sich in der Fossa renalis bzw. im Retroperitoneum ein mehr oder minder großer Tumor, der von unterschiedlich großen, nicht kommunizierenden Zysten unterschiedlicher Größe gebildet wird, und die normale Nierenform verlieren kann. Die Zystenwände, gebildet aus dysplastischem Parenchym, sind stark echogen (mikrozystische Dysplasie, Fibrose, Kompression). Ihr Anhäufen in der Mitte der Niere führt dort zu einem hyperechogenen Areal bei gleichzeitigem Fehlen eines Nierenbeckens. Die Zysten- und Nierengrößen können sich im Laufe der Schwangerschaft verändern (**Abb. 11.21**, **Abb. 11.22**).

Bei der **Ersttrimesteruntersuchung** (12–14 SSW) wird eine MCDK nur selten nachgewiesen. Auch im 18-bis-22-Wochen-Ultraschall werden nicht alle Fälle diagnostiziert. Dies ist wohl darauf zurückzuführen, dass die Zysten sich erst zu unterschiedlichen Zeitpunkten der Schwangerschaft so manifestieren, dass sie sonografisch nachweisbar werden. Die partielle oder auch komplette Regression einer MCDK wurde in der Spätschwangerschaft beobachtet.

Die **bilaterale MCDK** ist im I. Trimester infolge der fehlenden Urinproduktion indirekt durch die fehlende Darstellbarkeit einer Harnblase charakterisiert. Im Gegensatz zur bilateralen Nierenagenesie ist aber Nierengewebe in typischer Lokalisation vorhanden. Die Zysten lassen sich allerdings zu diesem Zeitpunkt nicht immer nachweisen. Ab der 15. SSW kommt es zur zunehmend schweren Oligohydramnie und zur Entwicklung einer Oligohydramnie-Sequenz.

Differenzialdiagnostisch ist die MCDK gegen eine höhergradige Hydronephrose bei subpelviner Obstruktion und/oder mit Hydroureter abzugrenzen. Die stark dilatierten Kelche einer Hydronephrose stehen aber im Gegensatz zur MCDK mit dem ebenfalls dilatierten Nierenbecken in Verbindung, das als flüssigkeitsgefüllter Raum die Nierenmitte ausfüllt. Die Nierenform ist auch bei einer fortgeschrittenen Hydronephrose meist erhalten. Auch eine kortikopyramidale Differenzierung ist in der Regel noch nachweisbar. Die beiden polyzystischen Nierenerkrankungen treten grundsätzlich bilateral auf, führen zu vergrößerten, ihre Nierenform aber beibehaltenden Nieren starker Echogenität, wobei keine größeren Zysten sichtbar sind. Weiterhin sind ein Meckel Syndrom, das mit beidseitig deutlich vergrößerten, stark echogenen, manchmal kleine, sonografisch sichtbare Zysten aufweisenden Nieren und extrarenalen Fehlbildungen einhergeht, sowie ein- oder beidseitige Hydroureteren abzugrenzen.

Die **Prognose** der bilateralen MCDK ist infaust. Bei einer unilateralen MCKD ist sie in der Regel gut, kann aber durch as-

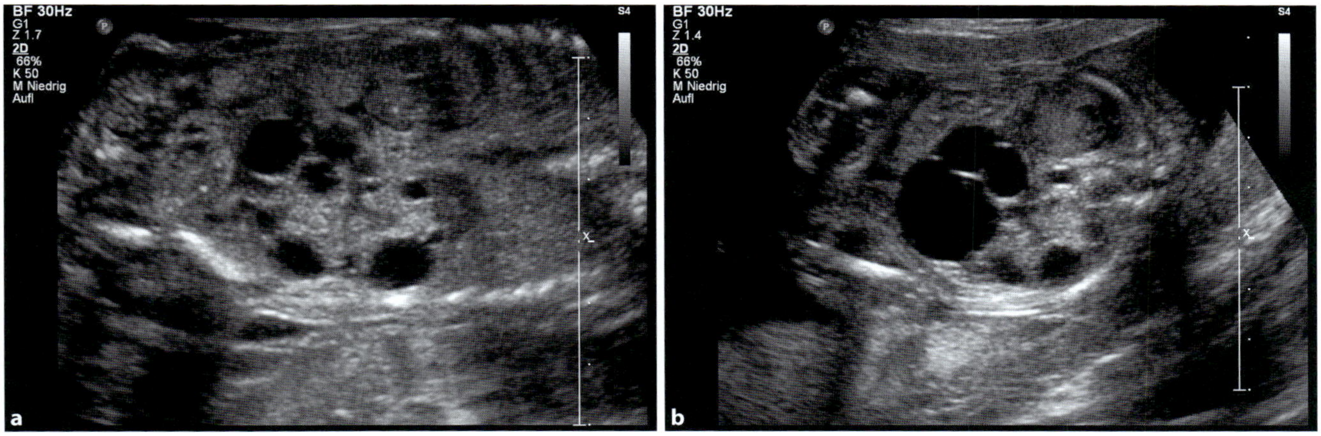

Abb. 11.21 Unilaterale MCDK bei einem Fetus der 20+3 SSW. **a** Im Koronarschnitt ist die vergrößerte, bereits die Mittelinie überschreitende MCDK zu erkennen, die mehrere unterschiedlich große Zysten aufweist, während der Bereich des Hilum renale durch echogenes Gewebe ausgefüllt ist (ein Nierenbecken ist nicht vorhanden). Kontralateral findet sich eine normale angelegte Niere, die Fruchtwassermenge war normal. **b** Auch in der Transversalebene sind die mehrere größere Zysten aufweisende MCDK und deren bereits starke Ausdehnung nach ventral und kontralateral zu erkennen sowie das stark echogene Gewebe im Zentrum der Niere. Die kontralaterale Niere ist unauffällig

soziierte Fehlbildungen, insbesondere Anomalien des harnableitenden Systems der kontralateralen Seite beeinträchtigt sein.

Sowohl ein vesikoureteraler Reflux als auch eine subpelvine Obstruktion aufseiten der kontralateralen Niere können den postnatalen Verlauf komplizieren und in einigen Fällen bereits antenatal zu einer Pyelektasie bzw. Hydronephrose führen. Deshalb müssen gerade diese Kinder postnatal und in der Kindheit nephrologisch engmaschig untersucht und ggf. antibiotisch und/oder operativ behandelt werden.

In den seltenen Einzelfällen einer subpelvinen Obstruktion der kontralateralen Niere mit sehr schwerer Hydronephrose sind in Abhängigkeit vom Schwangerschaftsalter das Legen eines pelvikoamnialen Shunt oder eine vorzeitige Entbindung zu diskutieren, um Schädigungen dieser einzigen funktionierenden Niere zu verhindern.

In der Mehrzahl der Fälle kommt es, vielfach schon in der Schwangerschaft beginnend, im weiteren Verlauf zu einer **Regression der MCDK**, sodass fast 60 % der Fälle, bei denen die MCDK bei Geburt noch nachweisbar war, im 10. Lebensjahr eine komplette Regression aufwiesen (Aslam u. Watson 2006). Eine Nephrektomie wird daher nicht generell durchgeführt, zumal das Auftreten einer arteriellen Hypertonie oder einer malignen Entartung zu einem Wilms-Tumor (Nephroblastom) im späteren Leben sehr selten sind. Letzteres ist nur in 1:2000 MCKD zu erwarten (Aslam u. Watson 2006, Hains et al. 2009).

Um diese **Komplikationen** allerdings frühzeitig erkennen und behandeln zu können, sollten bis in das Erwachsenenalter hinein sonografische Kontrolluntersuchungen zum Nachweis einer Größenänderung und zur Suche nach einem Wilms-Tumor erfolgen, ferner Kontrollen von Blutdruck und Serumkreatinin-Konzentration (Aslam u. Watson 2006).

Die Nephrektomie der MCDK im Säuglings- und Kleinkindesalter kann bei enormer Größe und Größenzunahme mit Kompression benachbarter Organe und Beeinträchtigung der Atmung erforderlich werden, ebenso bei Schmerzen, Hämaturie, Infektion und Nachweis eines Wilms-Tumors (Aslam u. Watson 2006, Hains et al. 2009).

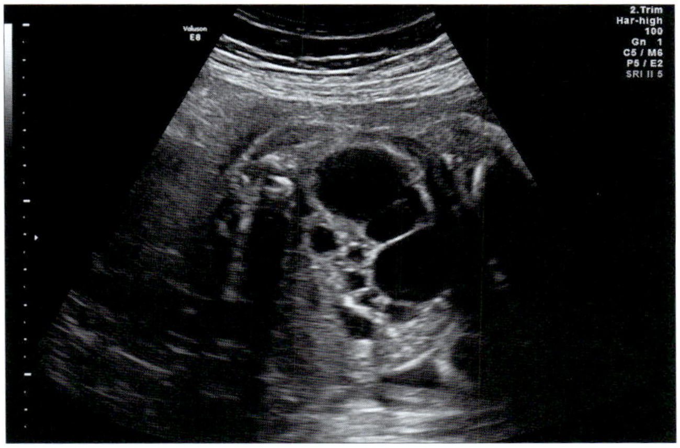

Abb. 11.22 Unilaterale MCDK bei einem Fetus der 27+5 SSW. Echogenes Gewebe im Nierenzentrum ohne darstellbares Nierenbecken sowie unterschiedlich große Zysten bei insgesamt massiv vergrößerter Niere (55×44×51 mm) prägen das charakteristische Bild einer MCDK

11.6 Isolierte Nierenzyste

Einfache, isoliert auftretende Nierenzysten sind in der Fetalzeit sehr selten. Häufig verschwinden sie spontan (Blazer et al. 1999). Allerdings ist eine detaillierte Sonografie von Nieren und Harntrakt erforderlich, um sie gegen weitgestellte Kelche einerseits und zystischen sowie obstruktiven Nierenerkrankungen andererseits abzugrenzen.

11.7 Hydronephrose

Zur Klassifizierung einer fetalen Hydronephrose wird allgemein die Schweregradeinteilung der Society of Fetal Urology genutzt (Tab. 11.2). Diese beinhaltet einerseits die quantitative und gestationsaltersabhängige Messung der Nierenbecken, andererseits die qualitative Beurteilung einer Kelchdilatation und einer Ausdünnung des Parenchyms.

Tab. 11.2 Schweregradeinteilung der fetalen Hydronephrose gemäß der Society of Fetal Urology. Der Schweregrad I wird in der Literatur auch als Pyelektasie oder leichte Hydronephrose bezeichnet

Schweregrad	Nierenbecken und -kelche	Nierenparenchymdicke
Grad 0	Normale Weite	Normal
Grad I	Leichte Dilatation	Normal
Grad II	Mittelgradige Nierenbecken- und beginnende Kelchdilatation	Normal
Grad III	Deutliche Nierenbecken- und ausgeprägte Kelchdilatation, das Nierenbecken überschreitet die Organgrenze	Normal
Grad IV	Massive Ausprägung von Grad III	Verdünnt (bis hin zur Sackniere)

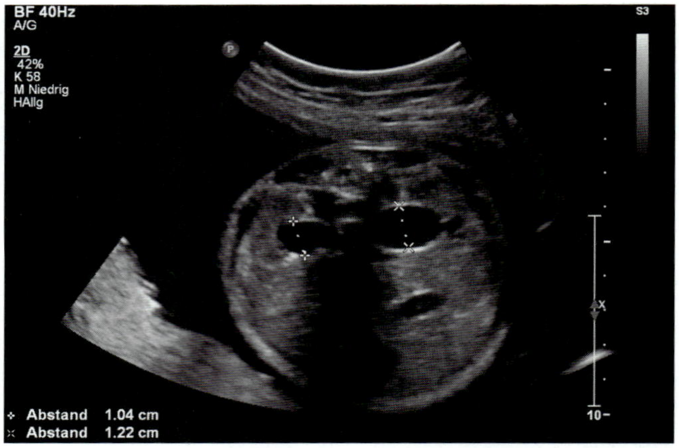

Abb. 11.23 Bilateral Hydronephrosen mit einer unilateral bestehenden leichten Kelchektasie (Hydronephrose Grad II) bei einem Fetus der 29+2 SSW. Die anteroposterioren Nierenbeckenweiten betragen 10,4 mm bzw. 12,2 mm. Beide Nierenbecken wölben sich nach außen vor

Definition und Differenzierung zwischen leichter Hydronephrose, physiologischer Hydronephrose und Pyelektasie variieren in der Literatur, ebenso die Grenzwerte für die Definition einer normalen Nierenbeckenweite und einer Pyelektasie.

Da sich die Nierenbeckenweiten der Feten mit einer transienten (physiologischen) Hydronephrose und der Feten mit einer pathologischen, postnatal fortbestehenden und teilweise zu therapierenden Hydronephrose überlappen, ist eine feste Grenzziehung auch nicht zu erwarten.

Eine **leichte Hydronephrose**, vielfach auch **Pyelektasie** oder **physiologische Hydronephrose** genannt, entspricht einer Hydronephrose Grad I gemäß o.a. Schweregradeinteilung. Sie wird in Abhängigkeit vom Schwangerschaftsalter definiert. Andere Autoren sprechen erst dann von einer Hydronephrose, wenn neben der Nierenbecken-, auch eine Kelchdilatation vorliegt.

Ein anteroposteriorer Nierenbeckendiameter bis 3 mm, bis 5 mm und bis 7 mm gilt bis zur 19., 24. bzw. am Termin als normal (Abb. 11.4, Abb. 11.5a).

Von einer **leichten Hydronephrose** oder **Pyelektasie** spricht man, wenn der anteroposteriore Nierenbeckendiameter >3 mm, >4 mm, >5 mm und >7 mm in den Schwangerschaftswochen 12–13, 14–22, 22–33 bzw. 33–40 misst, wobei auch andere Angaben in der Literatur zu finden sind, wie anteroposteriore Nierenbeckendiameter von 4–7 mm zwischen 15 und 19 SSW, von 5–9 mm zwischen 20 und 24 SSW und 7–10 mm nach der 30 SSW (Abb. 11.23). Eine leichte Hydronephrose findet sich bei 1 bis 3 % der Feten.

Eine **leichte Hydronephrose zu Beginn des II. Trimesters** (13–17 SSW), definiert als anteroposteriorer Nierenbeckendiameter >3 mm, ist in vielen Fällen transient (Bronshtein et al. 1990). Dies gilt auch für eine leichte (physiologische) Hydronephrose im II. Trimester. Bei ca. 10 % dieser Fälle kommt es im weiteren Schwangerschaftsverlauf zu einer Progression der Nierenbeckenweite bzw. des Schweregrads und somit zu einer pathologischen Hydronephrose.

Eine Nierenbeckenerweiterung ≥10 mm in der 20. SSW, eine anteroposteriore Nierenbeckendiameter/Cortex-renalis-Relation >0,5 oder assoziierte Kelcherweiterungen gelten als **Kriterien einer pathologischen Hydronephrose**. Nach 20 SSW sind bei anteroposteriore Nierenbeckendiameter ≥6 mm ein VUR, bei Nierenbeckendiameter >10 mm eine subpelvine Obstruktion die häufigste pathologische Ursachen. Bei einem VUR findet sich oft eine deutliche Zunahme der Weite von Nierenbecken und Ureter bei fetaler Miktion, bei einer subpelvinen Obstruktion ist in der Regel keine Veränderung der Nierenbeckenweite bei einer fetalen Miktion zu beobachten.

Untersuchungen zeigen, dass zwar mit dem Ausmaß der Nierenbeckenweite die Wahrscheinlichkeit einer zugrunde liegenden Pathologie zunimmt, dass es aber große Überschneidungen der Nierenbeckenweiten zu gesunden Feten gibt. Eine Grenzerhöhung von ≥7 mm auf ≥10 mm anteroposteriore Nierenbeckendiameter nach der 30. SSW würde zwar die Anzahl auffälliger Befunde deutlich reduzieren, allerdings würden dann auch 25 % der Kinder mit ureteropelviner Obstruktion und 50 % derjenigen mit VUR als unauffällig eingestuft (Mallik u. Watson 2008).

Tipp

Da ca. 10 % der Fälle einer leichten Hydronephrose im weiteren Schwangerschaftsverlauf progredient sind und zu einer pathologischen Hydronephrose werden (s. folgende Übersicht), empfiehlt sich eine Kontrolluntersuchung der Nieren zwischen der 30. und 32. SSW.

Obwohl nur 1 von 500 Feten mit einer leichten Hydronephrose bzw. Pyelektasie postnatal eine urologische Intervention zur Behandlung der Hydronephrose benötigt (Thomas 1990), gilt die Empfehlung, bei allen Feten mit einem zwischen 20 und 24 SSW gemessenen anteroposterioren Nierenbeckendiameter ≥6 mm

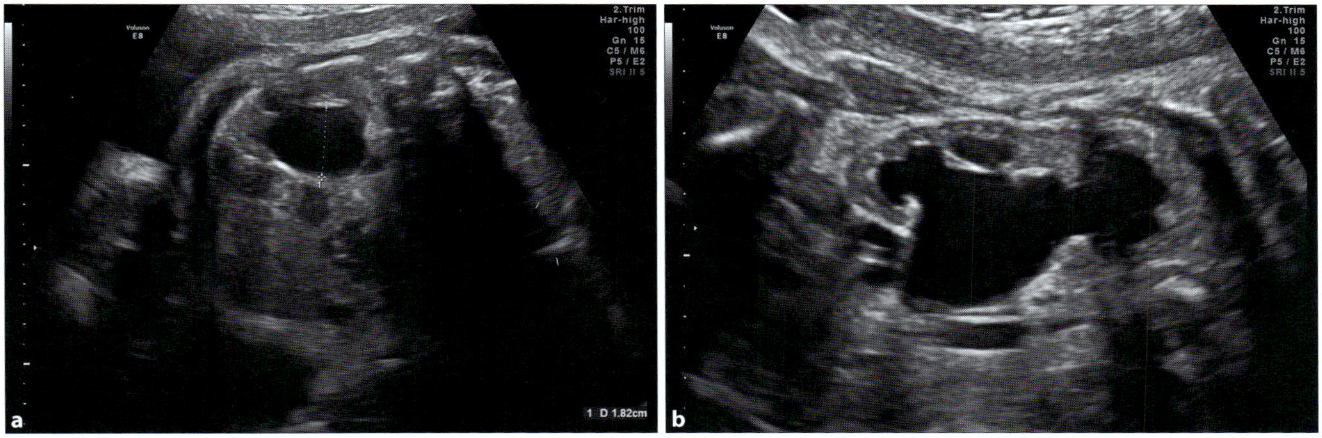

Abb. 11.24 Hochgradige unilaterale Hydronephrose bei UPJO eines Fetus der 32+4 SSW. **a** Die anteroposteriore Nierenbeckenweite beträgt 18,2 mm. **b** Im Koronarschnitt zeigen sich Nierenbeckenweitstellung mit Vorwölbung des Nierenbeckens nach außen, starke Kelchdilatation und eine bereits verdünntes Nierenparenchym (Hydronephrose Grad IV) mit normal erscheinender Echogenität und ohne kortikale Zysten

eine **Nachuntersuchung postnatal** durchzuführen. Allgemein gilt dabei der Grundsatz, dass diese Untersuchungen erst ab dem 4. Lebenstag durchzuführen sind, da die Urinproduktion des Neugeborenen in den ersten 48 Stunden vermindert ist und daher in dieser Phase eine relevante Harnabflussstörung übersehen werden kann. Auch sind die Nierenretentionswerte aufgrund der bis zur Geburt wirksamen transplazentaren Clearance erst nach 24–48 Stunden verwertbar. Nur in wenigen Fällen mit ausgeprägten Obstruktionen, insbesondere wenn eine sofortige Intervention in Betracht zu ziehen ist, kann eine sofortige Sonografie indiziert sein.

Differenzierung der pathologischen Hydronephrose

Unilaterale Hydronephrose
- Ureteropelvine (subpelvine) Obstruktion (UPJO)
- Ureterovesikale (prävesikale) Obstruktion (UVJO)
- Ureterozele
- Unilateraler vesikoureteraler Reflux (VUR)
- Megaureter (ohne Obstruktion, ohne Reflux)
- Doppelniere (mit Obstruktion oder VUR)

Bilaterale Hydronephrose
- Bilaterale ureteropelvine Obstruktion
- Bilaterale ureterovesikale Obstruktion
- Urethraobstruktion (LUTO)
  - Posteriore Urethralklappen
  - Urethraatresie
  - Anteriore Urethrobstruktion
  - Obstruktive Ureterozele
  - Bilaterale Ureterozelen
- Bilateraler vesikoureteraler Reflux (VUR)
- Prune Belly (Eagle Barrett) Syndrom
- Megazystis-Megaureter-Hypoperistaltik Syndrom (MMHS)

11.7.1 Ureteropelvine (subpelvine) Obstruktion

Eine ureteropelvine (subpelvine) Obstruktion (**UPJO**) ist die häufigste Ursache einer fetalen Hydronephrose. Sie bedingt eine Behinderung des Urinflusses am Übergang vom Nierenbecken in den Ureter. Mechanische Ursachen, wie Klappen, Polypen, muskuläre Hypertrophie oder Kreuzen aberranter Gefäße sind in einigen Fällen zu finden, oft ist die Obstruktion aber funktioneller Natur, d. h. es lassen sich anatomisch-histologisch keine Veränderungen nachweisen.

Eine komplette Obstruktion des **ureteropelvinen Übergangs** (UPJ) vor der 8–10 SSW führt zur Ausbildung einer **multizystisch dysplastischen Niere** (MCDK), inkompletten Obstruktionen (UPJO) im II. Trimester in Abhängigkeit von ihrer Schwere zur Hydronephrose und renalen Dysplasien unterschiedlichen Ausmaßes. Eine erst im III. Trimester einsetzende UPJO führt zur Hydronephrose, nicht aber zur renalen Dysplasie.

Bei einer zumeist **unilateral auftretenden UPJO** sind in der Regel Nierenbecken und Infundibulum dilatiert, ebenso die Kelche, d. h. es liegt eine Hydronephrose Schweregrad II, III oder IV vor. In der frühen Schwangerschaft oder seltener noch im II. Trimester kann in diesen Fällen ein normal weites Nierenbecken oder eine Pyelektasie vorgelegen haben. Unterhalb der UPJ findet sich keine Dilatation der Harnwege. Der anteroposteriore Nierenbeckendiameter ist in der Regel ≥10 mm, seine Relation zum Kortexdiameter >0,5. Das Nierenbecken kann sich nach außen vorwölben (Abb. 11.24).

In schweren Fällen (Schweregrad IV) stellt sich verdünntes komprimiertes Nierenparenchym mit zunehmender Aufhebung der Kelchstruktur bis hin zur zystisch erscheinenden Sackniere mit hauchdünnem Parenchymmantel dar.

Als **Komplikation einer UPJO** kann es zur Ausbildung eines Urinoms kommen. Durch Ruptur des Nierenparenchyms ergießt sich Urin in den perirenalen Raum mit Ausbildung eines teilweise sehr großen retroperitoneal gelegenen, in seiner Ausdehnung durch die Gerota-Faszie begrenzten **Urinoms**. In diesen Fällen können die Nierenbecken- und Kelchdilatationen stark abnehmen oder gar verschwinden, die Niere wird teilweise durch

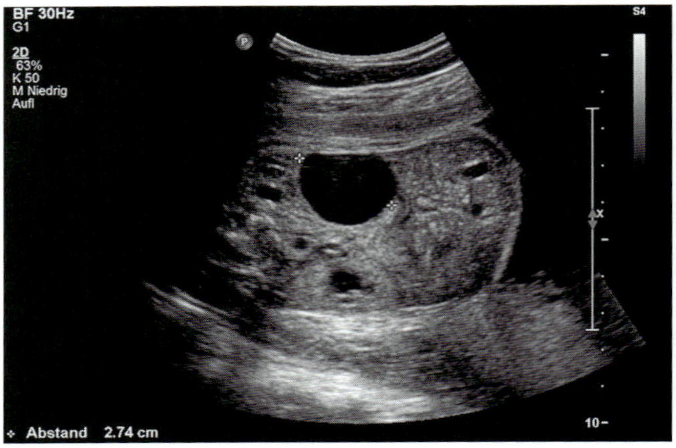

Abb. 11.25 Rechtsseitiges Urinom infolge partiell wirksamer posteriorer Urethralklappen bei einem Fetus der 24+5 SSW. Die rechtsseitige Niere ist nach dorsal und medial verdrängt und komprimiert, die linke zeigt bereits Hinweise für eine renale Dysplasie (verstärkte Echogenität und fehlende kortikomedulläre Differenzierung)

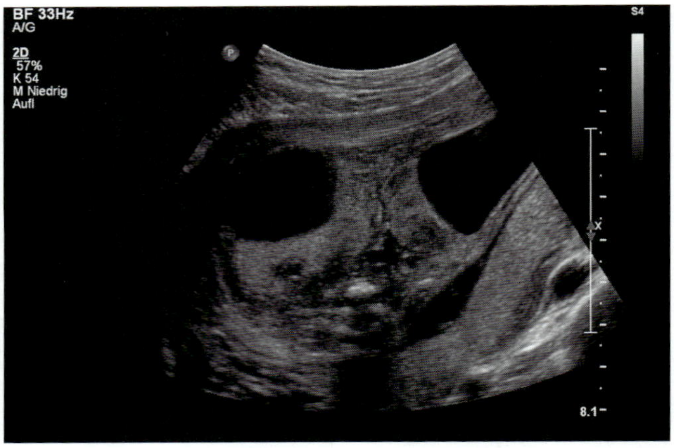

Abb. 11.26 Bilaterale Urinome und dysplastisch umgebaute Nieren infolge von posterioren Urethralklappen bei einem Fetus der 23+5 SSW. Die Urinome sind hier ungewöhnlich groß und haben sich unter Kompression des Nierengewebes nach ventral und lateral ausgedehnt. Beide Nieren sind echogen und haben ihre typische kortikomedulläre Differenzierung verloren

das Urinom komprimiert und nach ventral und medial verdrängt (Abb. 11.25, Abb. 11.26). Einerseits entlastet der in das Urinom hinein stattfindende Abfluss des Urins die Kompression des Nierenparenchyms, sodass eine weitere druckbedingte Schädigung des Nierengewebes vermieden wird, andererseits platzen die Nieren zumeist nur bei sehr schwerer und früh einsetzender Obstruktion, bei denen sich häufig eine renale Dysplasie bereits schon vor der Ruptur manifestiert hat.

> **Der Nachweis eines Urinoms ist in der Regel ein Hinweis auf eine schwere Funktionseinschränkung der involvierten Niere (Gorincour et al. 2006, Stathopoulos et al. 2010).**

In der Mehrzahl der Fälle ist das nach Platzen wieder darstellbare Nierenparenchym hyperechogen, bisweilen sind auch kortikale Zystchen nachweisbar. Sie dienen als Hinweis auf eine mehr oder weniger ausgeprägte **renale Dysplasie**. Punktionen oder Shunt-Einlage zur Entlastung des Urinoms erscheinen daher nicht sinnvoll.

Eine UPJO ist in bis zu 30 % der Fälle mit entsprechenden Veränderungen der kontralateralen UPJ assoziiert, indem auf der kontralateralen Seite ebenfalls eine UPJO, aber auch eine MCDK oder eine Nierenagenesie, ferner auch eine UPVO vorliegen können. Bei **bilateralen UPJO** sind diese in der Regel unterschiedlich stark ausgeprägt, sodass zumindest auf einer Seite eine noch relativ gute Restfunktion besteht. Selten können aber auch schwere bilaterale UPJO zur Oligohydramnie-Sequenz mit schwerer Lungenhypoplasie führen.

> **Ausmaß und Zeitpunkt des Einsetzens der Obstruktion bestimmen das sonografische Bild und die Prognose bezüglich der Nierenfunktion.**

Eine sehr früh einsetzende und **komplette Obstruktion** des ureteropelvinen Übergangs führt zur MCDK, eine am Ende des I. und im II. Trimester wirksame UPJO kann bis zur 30. SSW eine relevante Störung der Nephrogenese mit unterschiedlich stark ausgeprägter renaler Dysplasie bzw. mehr oder weniger ausgeprägten Nierenfunktionsstörung bewirken. Erst später einsetzende oder leichte UPJO können zu Hydronephrosen ohne Einschränkung der Nierenfunktion führen.

Nur in Einzelfällen einer UPJO (Grad II–IV) kommt es zu einer spontanen Remission in der Schwangerschaft. Bei Zunahme des Schweregrades der Hydronephrose im Schwangerschaftsverlauf bzw. bei Grad III und IV ist postnatal häufig eine operative Behandlung erforderlich. Allerdings korreliert das Ausmaß der Hydronephrose vor Geburt nicht mit dem der renalen Dysplasie oder der Nierenfunktionseinschränkung. Hierfür ist eher der Zeitpunkt des Beginns des Staus entscheidend als die sonografisch nachweisbare Schwere der Hydronephrose im III. Trimester.

Bei nur **unilateraler UPJO** ist die Prognose aufgrund der Kompensation durch die kontralaterale Niere exzellent, selbst wenn postnatal keine Restfunktion der betroffenen Niere mehr vorhanden ist. Bei **bilateraler UPJO** bestimmen Gestationsalter bei Manifestation und Schwere der Obstruktion das Outcome bezüglich Überleben und postnataler Nierenfunktion. In sehr schweren Fällen kann bei **beidseitiger renaler Dysplasie** bereits postnatal eine Niereninsuffizienz eintreten. In anderen Fällen tritt sie verzögert ein und führt in den ersten 10–15 Lebensjahren zur Dialysepflichtigkeit. Auch kann es bereits unmittelbar postnatal zum Versterben des Neugeborenen an den Folgen der **Oligohydramnie-Sequenz** (Lungenhypoplasie und/oder pulmonale arterielle Hypertonie) kommen.

> **Noch vor dem sonografischen Nachweis einer renalen Dysplasie (echogene Niere mit kortikalen „Zystchen") weist das Auftreten einer Polyhydramnie bei rund 20 % der Feten mit einer UPJO, insbesondere wenn diese beidseitig auftritt, auf eine drohende Nierenfunktionsstörung hin.**

Zur **Polyhydramnie** kommt es wohl durch eine Einschränkung der tubulären Rückresorption mit daraus resultierender verminderter Konzentrierung und vermehrter Produktion von Urin. Bei stärkerer Einschränkung der Gesamtnierenfunktion kommt es bei beidseitiger UPJO zur Ausbildung einer **Oligohydramnie**.

Bei **unilateralen Hydronephrosen** sollten 4- bis 6-wöchige **sonografische Kontrollen** erfolgen, um Störungen des Urinabflusses auf der kontralateralen Seite frühzeitig zu erkennen. Bei bilateraler Hydronephrose bzw. UPJO oder bei unilateraler subpelviner Obstruktion mit MCDK oder Nierenagenesie auf der Gegenseite sollten 2- bis 3-wöchige Kontrollen erfolgen. Bei ausgeprägten Befunden und einsetzender Oligohydramnie sind in Abhängigkeit vom Schwangerschaftsalter eine diagnostische Punktion des Nierenbeckens zwecks biochemischer Analyse des Urins, eine intrauterine Therapie durch ein- oder beidseitige Einlage eines Pigtail-Katheters als pelviko-amnialer Shunt oder aber eine vorzeitige Entbindung zur postnatalen palliativen Urinableitung und/oder Pyeloplastik zu erwägen.

Postnatal weisen bis zu 50 % der Feten mit Hydronephrose keine Harnabflussstörung mehr auf. Die postnatale Ultraschalluntersuchung sollte wegen des verzögerten Einsetzens der neonatalen Urinproduktion erst am 4. bis 7. Lebenstag erfolgen, in Ausnahmefällen bei sehr schweren Hydronephrosen, insbesondere wenn rasche therapeutische Maßnahmen in Erwägung zu ziehen sind, auch früher.

> **50 % der Feten, bei denen antenatal eine Hydronephrose infolge einer subpelvinen Obstruktion oder eines VUR diagnostiziert wurde, haben postnatal keine Hydronephrose mehr.**

Bei Nachweis einer Hydronephrose gilt es zwischen **UPJO** und **VUR** zu **differenzieren**. Aber auch bei Nachweis einer leichten bis mittelgradigen einseitigen UPJO ist ein exspektatives Vorgehen unter regelmäßiger Kontrolle der Nierenbefunde und -funktion gerechtfertigt. In der Mehrzahl der Fälle kommt es zu einer Abnahme der Hydronephrose und zu keiner Verschlechterung der Nierenfunktion.

Bei sehr schweren einseitigen sowie bei schweren beidseitigen Prozessen, bei starker Größenprogression oder bei Verschlechterung der Nierenfunktion sollte eine **Pyeloplastik** erfolgen, in Einzelfällen auch im Neugeborenen- und Säuglingsalter. Zwischen 10 und 50 % der Kinder, die exspektativ kontrolliert werden, müssen allerdings aufgrund einer Verschlechterung ihrer Nierenfunktion innerhalb der ersten 15 Lebensjahre operiert werden (Chertin et al. 2006). Nach Pyeloplastik zeigt sich bei diesen so behandelten Kindern eine gewisse Besserung der relativen Nierenfunktion (Chertin et al. 2009).

11.7.2 Ureterovesikale Obstruktion und vesikoureteraler Reflux

Eine ureterovesikale Obstruktion (**UVJO**) ist eine relative seltene Form der pränatal diagnostizierten Uropathien, häufig in Assoziation mit einer Ureterozele und einer Doppelnierenanlage mit Ureter duplex. Charakteristisch und gegenüber einer UPJO abgrenzend ist, dass nicht nur eine Hydronephrose, sondern auch ein **Hydro-** bzw. **Megaureter** sonografisch darstellbar ist. Eine sichere Abgrenzung gegenüber einem VUR ist nicht immer möglich. Größenzunahme von Ureter- und Nierenbeckenweite bei fetaler Miktion sprechen für einen vesikoureteralen Reflux (**VUR**).

Bezüglich Kontrollen in der Schwangerschaft und postnatal gelten zunächst die gleichen Empfehlungen wie bei einer UPJO.

11.7.3 Urethraobstruktion („lower urinary tract obstruction")

Formen und Diagnostik der LUTO

Urethraobstruktionen („lower urinary tract obstruction", LUTO) können infolge einer Urethraatresie und posteriorer Urethralklappen, selten auch wegen anteriorer Urethralklappen auftreten. Sonografisch finden sich eine **Megazystis mit Harnstau** im Bereich beider Ureteren und Nieren, d. h. der Prozess betrifft immer beide Nieren. Bei anteriorer Urethraobstruktion liegt zudem eine **Megalourethra** vor.

> **Die LUTO macht ca. 10 % der antenatal diagnostizierten Uropathien aus.**

Die **Urethraatresie** führt bereits sehr früh in der Schwangerschaft zu einer Megazystis mit bilateralem Harnstau im Bereich beider Ureteren und Nieren und daher in der Regel zu einer schweren renalen Dysplasie und Niereninsuffizienz. Sie ist bei Mädchen die häufigste Form der subvesikalen Obstruktion. Aufgrund ihrer früh wirksamen und kompletten Obstruktion führt sie zum Vollbild einer LUTO mit bilateraler Dysplasie, Niereninsuffizienz und schwerer Oligohydramnie-Sequenz.

Posteriore Urethralklappen (**PUV**) treten bevorzugt bei Jungen auf. Sie können asymptomatisch sein, zu einer inkompletten Obstruktion bis hin zur früh einsetzenden kompletten Obstruktion führen. Die Inzidenz von PUV wird mit 1:4000 Lebendgeburten angegeben (Richmond u. Atkins 2006), wobei einerseits Spätaborte, Schwangerschaftsabbrüche und Totgeburten, andererseits auch asymptomatische Neugeborene nicht oder nur teilweise erfasst wurden. Antenatale Erhebungen gehen von einer Prävalenz von 3,34:10.000 Geburten bzw. 2,24:10.000 Lebendgeburten aus (Morris u. Kilby 2011).

Die sich bereits im I. Trimester durch eine **Megazystis manifestierende komplette Urethraobstruktion** (LUTO) ist
- in 60 % der Fälle dem Vorliegen posteriorer Urethralklappen (PUV) und
- in 40 % dem einer Urethraatresie (UA) zuzuschreiben (Robyr et al. 2005).

Populationsbezogene Daten aus West Midland, die Fälle von kompletter und partieller LUTO einbeziehen, geben für die PUV 63 %, die Urethralatresie 10 %, die Urethralstenose 7 %, das Prune belly Syndrom 2,5 % an (Morris u. Kilby 2011).

Megazystis und bilateraler Harnstau in Ureteren und Nieren sind die Leitsymptome. Bei kompletter Obstruktion kommt es zu einer ab der 15 SSW einsetzenden **Oligo- bis Anhydramnie** – und in diesen Fällen auch zum Vollbild einer **Oligohydramnie-Sequenz mit Lungenhypoplasie** und **Gelenkkontrakturen** – sowie zu einer **Niereninsuffizienz** bei beidseitiger renaler Dysplasie.

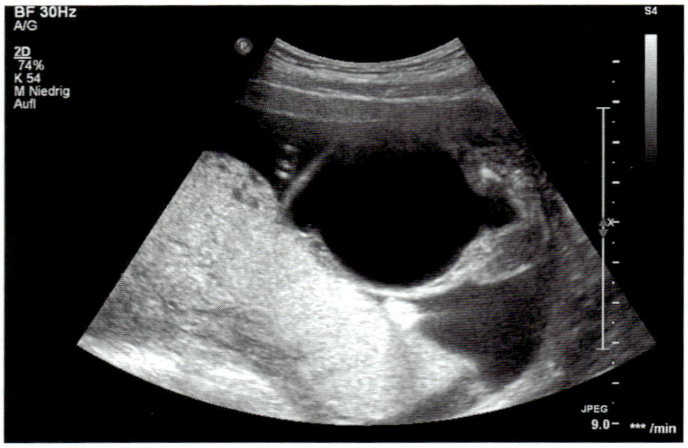

Abb. 11.27 Fetus der 17+4 SSW mit ausgeprägter Megazystis (Durchmesser: 44×43×41 mm) und „keyhole sign" mit normaler Fruchtwassermenge; die – bei bereits weiteren sonografisch nachweisbaren Auffälligkeiten (Retrogenie, größere bilaterale Plexuszysten, „clinched fingers") – eine durchgeführte Amniozentese ergab eine freie Trisomie 18 (47,XY,+18)

> **Für das Vorliegen einer Urethraobstruktion spricht am Ende des I. Trimester ein Blasendurchmesser >15 mm, die Megazystis bleibt bei diesen Feten bestehen (Liao et al. 2003).**

Chromosomenanomalien (Trisomie 13 und 18) treten in dieser Gruppe von Feten bei nur 11 % auf (Abb. 11.27). Hingegen sind diese Chromosomenstörungen bei einer Megazystis mit einem Blasendurchmesser zwischen 7 und 15 mm mit 23 % wesentlich häufiger (Liao et al. 2003). In der großen Mehrzahl der Fälle ist eine Megazystis mit einem Blasendurchmesser zwischen 7 und 15 mm aber transient und verschwindet in den nächsten Wochen spontan. Nur bei 10 % der Feten bleibt sie als Zeichen einer LUTO bestehen (Liao et al. 2003).

Die **sonografischen Zeichen einer LUTO** sind

- eine Megazystis,
- eine verdickte Blasenwand und
- eine dilatierte posteriore Urethra (Abb. 11.28).

Indirekt finden sich beidseits Hydroureteren und Hydronephrosen sowie in Abhängigkeit vom Schwangerschaftsalter und dem Ausmaß der Obstruktion (komplett oder partiell) eine normale Fruchtwassermenge oder eine Oligo- bis Anhydramnie (Abb. 11.29). Allerdings können gerade bei einer massiven Megazystis in der frühen Schwangerschaft die Harnleiter und Nieren auch durch die Megazystis zusammengedrückt werden, sodass Megaureteren und Hydronephrose erst später in der Schwangerschaft oder nach Entlastung der Harnblase sichtbar werden. Auch können Megaureter und Hydronephrose in der späteren Schwangerschaft fehlen, auch wenn eine vergrößerte und wandverdickte Blase infolge PUV vorliegen.

Die **große Harnblase (Megazystis)** vermittelt zunächst einen „prallen" Eindruck. Sie verdrängt die Bauchorgane. Die Bauchwand wird vorgewölbt. Die Blase reicht gelegentlich bis in den Oberbauch (Abb. 11.29a), in diesen Fällen wird auch das Zwerchfell nach oben gedrückt. Die Blasenwand ist aufgrund ihrer Hypertrophie sehr dickwandig, was in der Regel erst nach Entlastung bzw. bei nicht mehr maximaler Füllung sichtbar wird (Abb. 11.28a,d).

Tierexperimentell führt eine **Urethralobstruktion** sehr rasch zu einer **Hypertrophie der Blasenmuskulatur** mit dann einsetzendem fibrösen Umbau der Blasenwand resultierend in der verminderten Compliance („valve bladder") (Kitajima et al. 2010).

> **Als „verdickt" ist eine Blasenwand anzusehen, deren Wanddurchmesser 2 mm überschreitet (Abb. 11.28d).**

Nach Entleerung bzw. bei fehlender Urinproduktion wirkt die Blase „schlaff" und erscheint „in sich zusammengefallen" (Abb. 11.30), wobei ihre stark verdickte, teilweise trabekulierte Wand auf die vorliegende Urethraobstruktion hindeutet. Primär scheinen Größe der Harnblase und Dicke der Blasenwand mit dem Ausmaß der Urethraobstruktion zu korrelieren. Die Dilatation der posterioren Urethra („Schlüssellochphänomen", „keyhole sign") (Abb. 11.27, Abb. 11.30) scheint in Hinblick auf die Diagnose von PUV keine große Vorhersagekraft zu haben, da sie auch bei anderen Erkrankungen, wie einem vesikoureteralen Reflux oder einem Prune belly Syndrom, zu beobachten ist (Bernardes et al. 2009). Möglicherweise ist dieses Phänomen in diesen Fällen auf eine Hypotonie im Bereich des Blasenhalses zurückzuführen (Bernardes et al. 2009) bzw. auf eine neuromuskuläre Störung der Urethraperistaltik (Weber et al. 2011).

Eine **leichte bzw. partielle Obstruktion** durch **posteriore Urethralklappen** führt zu

- einer geringen Blasenvergrößerung,
- einer diskreten Wandverdickung und
- einer nur leichten Dilatation der darüberliegenden Harnwege.

Die Fruchtwassermenge ist in der Regel normal.

Bei sehr starker Druckerhöhung in der fetalen Harnblase und dem vorgeschalteten harnableitenden System kann es zum Platzen der Harnblase und Auftreten eines **urinösen Aszites** kommen, weiterhin zur Ausbildung von ein- oder beidseitigen **Urinomen**, eines **Blasendivertikels** oder eines **VUR**. Seltener als bei subpelviner Ureterobstruktion (UPJO) kommt es bei einer Urethraobstruktion mit massiver Hydronephrose zur Ausbildung eines ein- oder beidseitigen Urinoms (Abb. 11.31), wobei die gleichen prognostischen Überlegungen gelten wie bei einem Urinom infolge einer UPJO. Die Entstehung eines Urinoms bedeutet zwar eine Druckentlastung für das Nierenparenchym, tritt aber fast ausschließlich bei sehr schweren, in der Regel mit stärkeren Schädigungen der Niere einhergehenden Obstruktionen auf (Gorincour et al. 2006). Bei einer LUTO kommt in der Regel zu einer Schädigung beider Nieren.

Weniger selten ist auch die **Ruptur der Harnblase** zu beobachten, was zumindest passager zu einem teilweise massiven urinösen Aszites mit „Erschlaffung" der allerdings wandverdickten Harnblase führt (Abb. 11.32). Weiterhin tritt ein urinöser Aszites bei Urethraobstruktion nicht selten auch nach Punktionen der Megazystis auf.

Bereits zu Beginn des II. Trimester lassen sich bei früher kompletter Urethralobstruktion, welche bei einer Urethralatresie immer vorliegt, aber auch bei zahlreichen Feten mit PUV

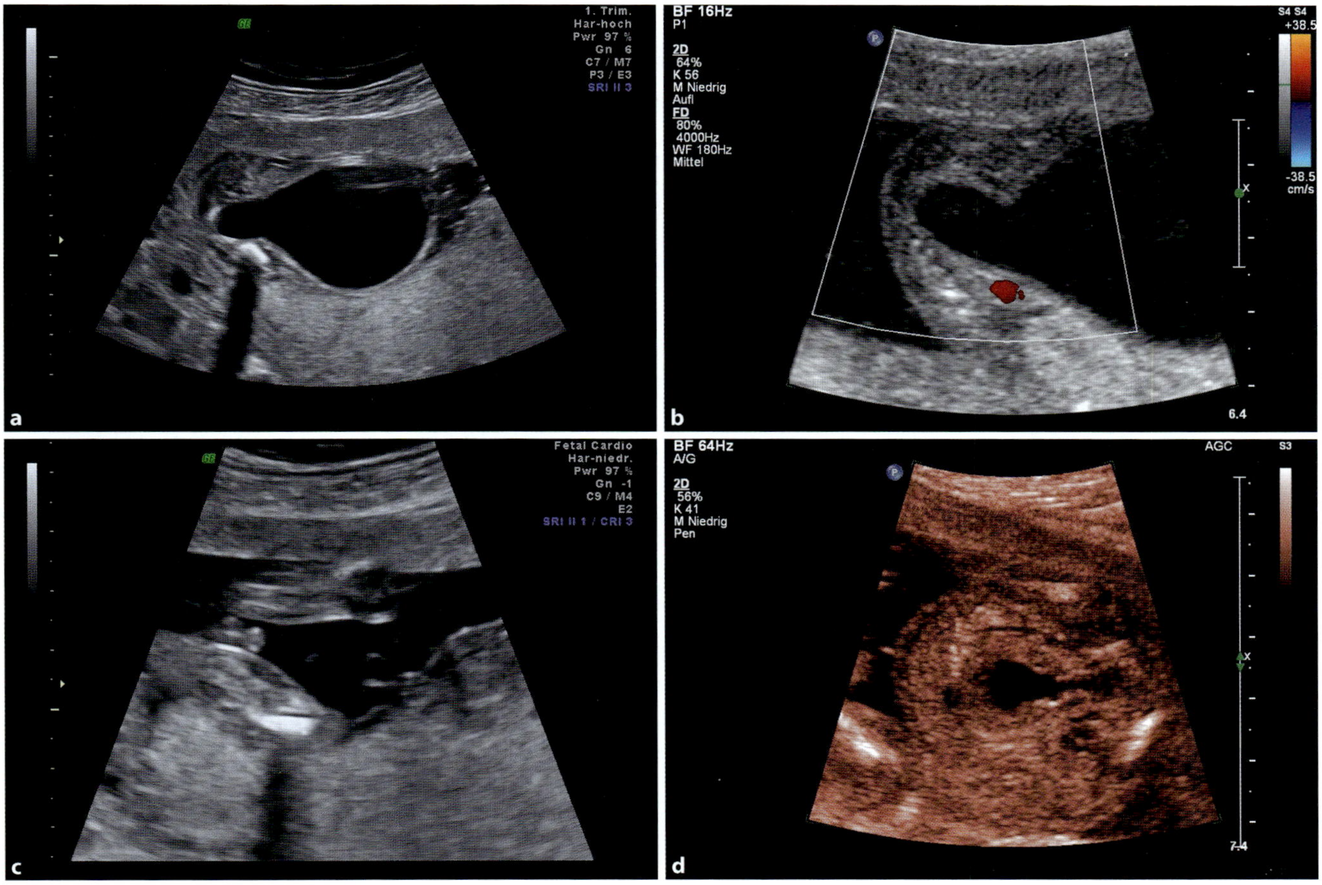

Abb. 11.28 Früh manifeste komplette Urethraobstruktion infolge posteriorer Urethralklappen (PUV) in der 15+4 SSW. **a** Eine massive Megazystis (Durchmesser: 36×41×34 mm) mit Dilatation der posterioren Urethra ist zu erkennen; die Fruchtwassermenge ist bereits deutlich reduziert. **b** Im Sagittalschnitt ist die Dilatation (8 mm) der posterioren Urethra („keyhole sign") besonders gut nachweisbar. **c** Die Darstellung von Penis und Skrotum lässt bei den erhobenen Befunden das Vorliegen posteriorer Urethralklappen wahrscheinlich erscheinen. **d** Nach diagnostischer Punktion der Harnblase wird die bereits massive Muskelhypertrophie der Blasenwand deutlich, deren Dicke 6 mm beträgt

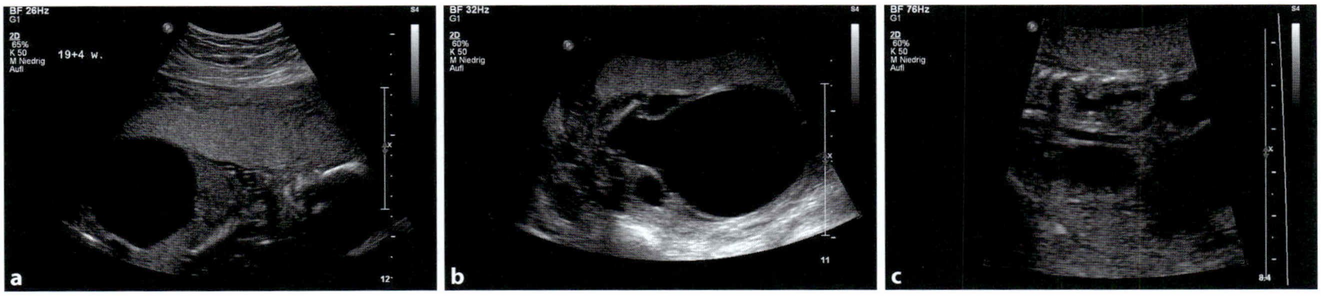

Abb. 11.29 Früh manifeste komplette Urethraobstruktion infolge posteriorer Urethralklappen (PUV) in der 19+4 SSW. **a** Es besteht eine Anhydramnie; die fetale Harnblase ist massiv dilatiert (Durchmesser: 56×56×53 mm), erreicht den Leberunterrand, komprimiert die benachbarten Organe und drängt das Zwerchfell nach kranial. **b** Im Koronarschnitt sind die Megazystis, die dilatierte posteriore Urethra („keyhole sign") sowie beidseits der Blase Hydroureteren zu erkennen. **c** Die Nieren weisen bereits eine ausgeprägte Hydronephrose (Grad III–IV) auf

vorhanden ist, sonografisch erste Zeichen einer **bilateralen renalen Dysplasie** nachweisen, die das Endstadium der Erkrankung darstellt. Die Nieren werden dann zunehmend echogen und es bilden sich besonders kortikal kleine Zysten (<5 mm), die später etwas größer werden (5–10 mm) können. Im Gegensatz zur MCDK sind die Nieren nur selten vergrößert und es ist weitaus mehr Nierengewebe als Zysten vorhanden. Die kortikomedulläre Differenzierung ist bei leichteren Veränderungen noch vorhanden, kann bei schweren Formen der renalen Dysplasie nicht mehr darstellbar sein. In der Regel findet sich ein – zumeist dilatiertes – Nierenbecken.

Die **kongenitale Megalourethra** ist eine sehr seltene Form einer funktionellen LUTO infolge einer **primären oder sekundären Hypoplasie der Penisschwellkörper** (Corpora cavernosa et spongiosa). Eine gekrümmte, skaphoide (Hypoplasie des Corpus spogiosum) wird von einer spindelförmigen (fusiformen) Mega-

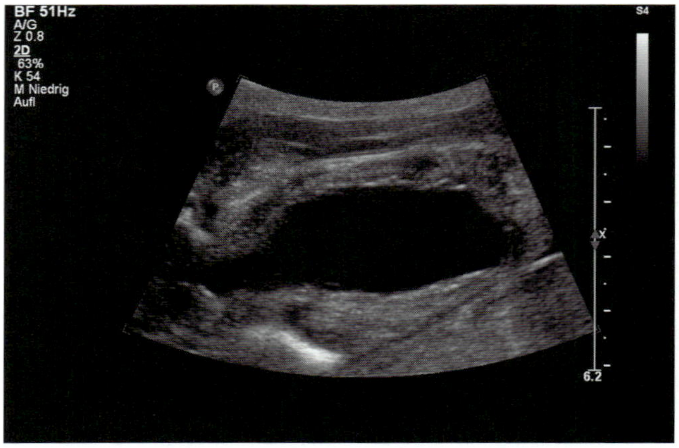

Abb. 11.30 Fetus mit posterioren Urethralklappen und mittlerweile reduzierter Urinproduktion bei schwerer Niereninsuffizienz infolge einer renalen Dysplasie in der 23+5 SSW. Die ehemals „pralle" Megazystis erscheint entrundet und „schlaff", die Urethradilatation ist vorhanden

lourethra unterschieden (Hypoplasie aller Schwellkörper) (Amsalem et al. 2011). Neben der Megalourethra, welche als zystische Struktur in der perinealen Region und der vorderen Bauchwand imponiert (Abb. 11.33), finden sich die Folgen einer LUTO, wobei ein kompletter Verschluss nur bei einigen Fällen sekundär eintritt: meist handelt es sich um eine ausgeprägte Megazystis mit und ohne „keyhole sign", ggf. auch Hydroureteren und Hydronephrose. In schweren Fällen kann es zur Oligo- bis Anhydramnie und zur Oligohydramnie-Sequenz kommen, ferner auch zu allen bei Urethralobstruktionen zu beobachtenden Schädigungen im Bereich des harnableitenden Systems und der Nieren.

Die Mehrzahl der Fälle der kongenitalen Megalourethra weist eine normale Fruchtwassermenge auf, was mit einer guten Prognose einhergeht.

Eine Diagnose während der Ersttrimesterdiagnostik wurde beschrieben. Zumindest in den pränatalen Serien ist eine Megalourethra jedoch **häufig mit weiteren Fehlbildungen assoziiert**, wie Analatresie oder mehrere dem Formenkreis der Va(c)ter(l)-Assoziation zugehörige Anomalien (Amsalem et al. 2011, Krapp et al. 2002).

Bei schwerer Obstruktion mit Oligohydramnie könnte die Einlage eines vesikoamnialen Shunts die Entwicklung einer Oligohydramnie-Sequenz verhindern oder zumindest mindern.

Differenzialdiagnose einer LUTO

Differenzialdiagnostisch sind alle Krankheitsbilder in Betracht zu ziehen, bei denen Megazystis, bilaterale Megaureteren und Hydronephrosen auftreten:

1. Eine obstruktive **Ureterozele** kann durch Verlegen des Urinabflusses auch des kontralateralen Ureters zu einer bilateralen Hydronephrose und Hydroureter führen. Zumeist ist eine Ureterozele mit einer Doppelnierenanlage mit Ureter duplex assoziiert. Ureterozele und Doppelnierenanlage lassen sich sonografisch in der Regel gut nachweisen.
2. Das **Eagle-Barrett Syndrom**, das **Prune belly Syndrom** im engen Sinne, tritt nur bei 1:40.000 Lebendgeborenen auf. Es ist durch ein partielles oder komplettes Fehlen der Bauchwandmuskulatur, eine bei desorganisierter Detrusormuskulatur massive Dilatation von Blase, Ureteren und Nierenbecken, manchmal auch der Urethra, sowie einem Kryptorchismus charakterisiert. Eine Obstruktion des harnableitenden Systems liegt nicht vor, die Harnblase ist dünnwandig und die Urethra ist insgesamt weitgestellt, ohne dass eine Obstruktionsstelle nachweisbar ist. Obwohl meist sporadisch auftretend, wurden auch ein familiäres Auftreten beschrieben, so ein genetischer Defekt resultierend in einer funktionellen Minderperistaltik der Urethra (Weber et al. 2011). Es kann zur Ausbildung einer Oligohydramnie kommen, bis hin zur Entwicklung einer Oligohydramnie-Sequenz.
   Allerdings wurde das Prune belly Syndrom in der Vergangenheit einer schweren LUTO gleichgesetzt – auch eine schwere LUTO führt nach Entlastung der Megazystis bzw. nach Sistieren der renalen Urinproduktion zum Vollbild eines laxen, eingefallenen Bauches, der dem Bild einer getrockneten Pflaume entspricht – oder es konnte in den publizierten Fallserien nicht immer von einer LUTO abgegrenzt werden.
3. Auch das extrem seltene **Megazystis-Mikrocolon-Hypoperistaltik Syndrom** (MMHS) kann dem sonografische Bild einer LUTO ähneln, wobei die Harnblasenwand nicht verdickt ist. Zugrunde liegt eine muskuläre Dysfunktion von Blase, Ureteren und Darm. Da eine Obstruktion fehlt, ist die Fruchtwassermenge normal. Die biochemische Urinanalyse zeigt normale Werte. Weibliche Feten sind vierfach häufiger betroffen als männliche Feten.
4. Auch die sehr seltene **Kloakenfehlbildung** kann dem Bild einer LUTO ähneln, wobei insbesondere im II. und III. Trimester der Nachweis einer wechselnden Blasen- und Enddarmfüllung sowie einer Enterolithiasis zur korrekten Diagnose führen könnte, ebenso wie der Nachweis begleitender Fehlbildungen.

Prognose einer LUTO

Die Prognose einer LUTO hängt entscheidend davon ab, ob es sich um eine komplette oder eine partielle Urethraobstruktion handelt und in welchem Schwangerschaftsalter sie sich sonografisch nachweisen lässt. Eine **komplette Obstruktion** wird in der Regel bereits in der frühen Schwangerschaft durch eine Megazystis und dann auch eine bald einsetzende Oligohydramnie auffällig, eine partielle Obstruktion oft erst später.

Die Prognose einer **partiellen LUTO** ist bezüglich Mortalität und Morbidität eher günstig. Eine lebensbedrohende Lungenhypoplasie tritt bei während der Schwangerschaft normalen Fruchtwassermenge nicht auf. Allerdings kann es bei einer schweren und frühen partiellen Urethraobstruktion zu einer Niereninsuffizienz kommen, auch in der Fetalzeit. Hingegen beträgt die perinatale Mortalität einer LUTO bei kompletter Obstruktionen der Urethra zwischen 60 % und 90 %, und zwar aufgrund der ausgeprägten Oligohydramnie-Sequenz, speziell aufgrund pulmonaler Hypoplasie und pulmonaler arteriellen Hypertonie.

Bei den die Perinatalzeit überlebenden und erfolgreich an ihren Harnröhrenklappen operierten Kindern, kommt es, auch

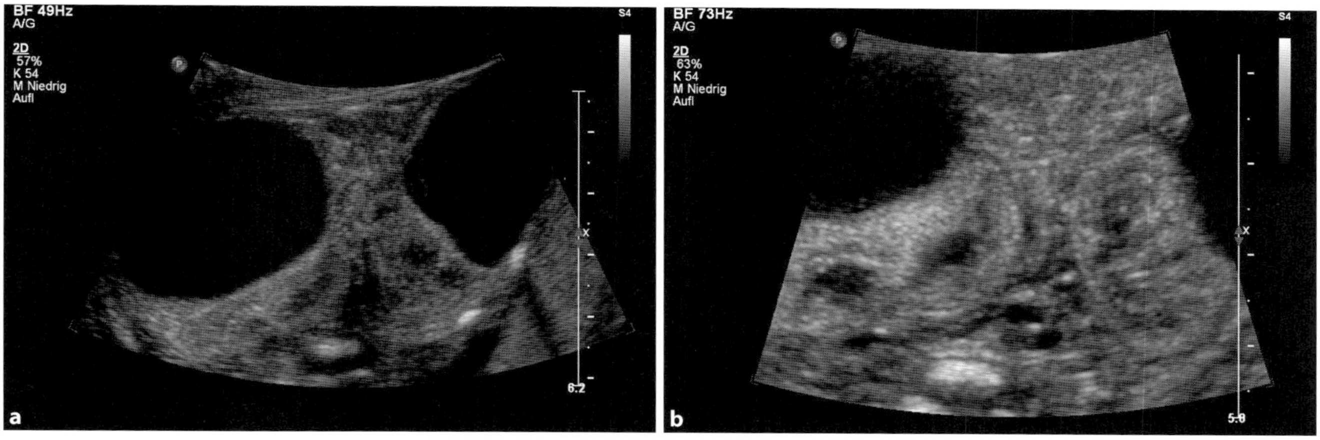

Abb. 11.31 Fetus mit posterioren Urethralklappen, schwerer Oligohydramnie, bilateralen Urinomen und renaler Dysplasie in der 23+5 SSW. **a** Die Urinome komprimieren die Nieren und drängen sie nach dorsal und medial. **b** Beide Nieren zeigen deutliche Zeichen einer renalen Dysplasie, und zwar eine verstärkte Hyperechogenität und eine fehlende bzw. verminderte kortikomedulläre Differenzierung

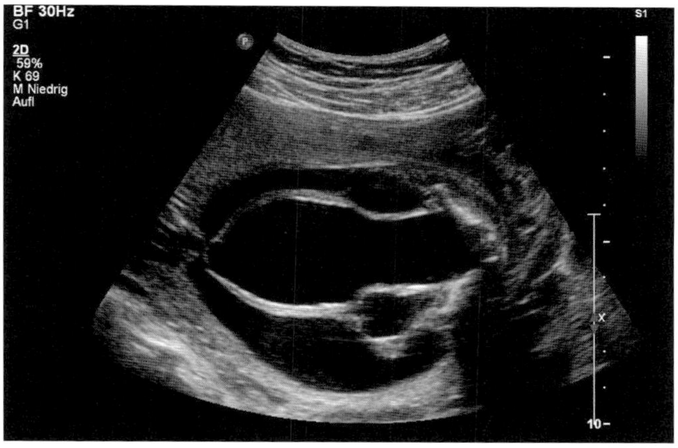

Abb. 11.32 Bei diesem Fetus mit PUV kam es nach der Dislokation eines in der 17. SSW gelegten vesikoamnialen Shunts in der 21+0 SSW zur Ausbildung eines ausgeprägten urinösen Aszites, der nach spontanem Blasenverschluss zwei Wochen später nicht mehr vorhanden war

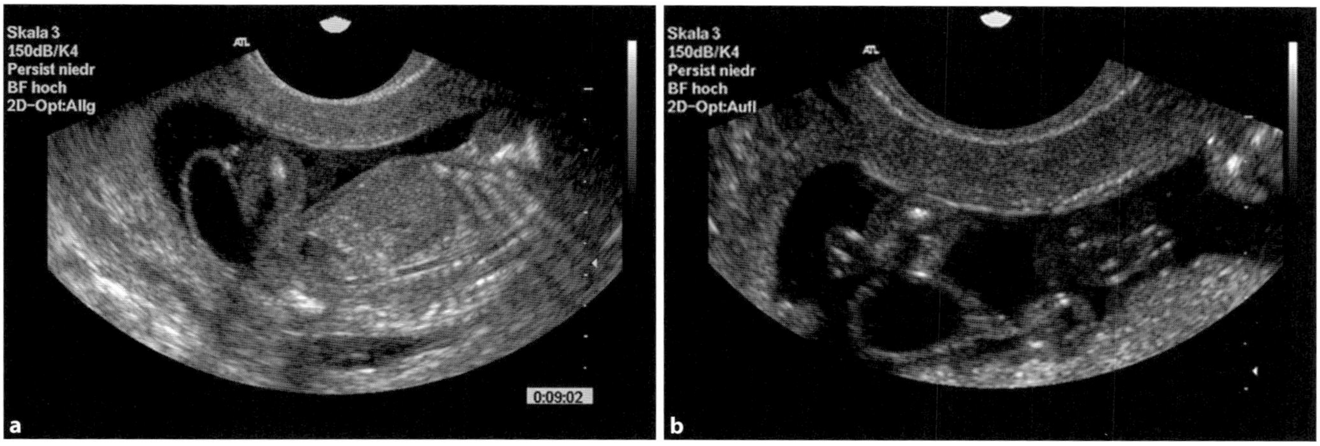

Abb. 11.33 Bei einem Fetus der 15+4 SSW fanden sich eine Megazystis sowie eine Megalourethra. **a** Mittels Längsschnitt ist die starke Dilatation der gesamten Urethra zu erkennen, (**b**) der die Glans penis aufsitzt

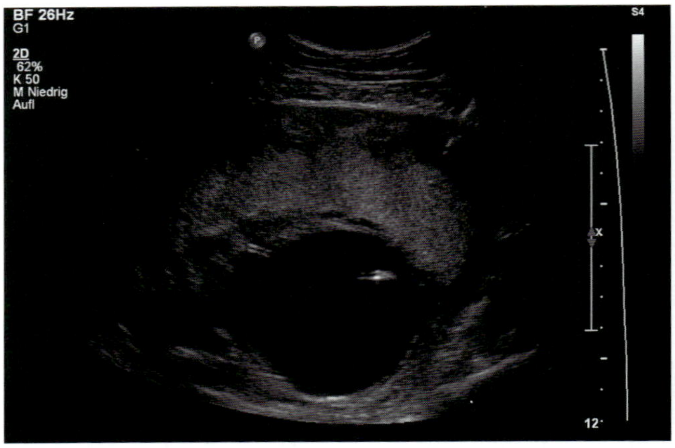

■ **Abb. 11.34** Diagnostische Punktion einer Megazystis in der 20+0 SSW bei einem Fetus mit kompletter Urethraobstruktion infolge posteriorer Urethralklappen (gleicher Fet wie in ■ Abb. 11.29); eine 22G-Signalnadel wird unter sonografischer Kontrolle und unter Vermeidung der Verletzung der an der Blase entlang ziehenden Nabelarterien in der fetalen Harnblase platziert und eine fetale Urinprobe wird aspiriert

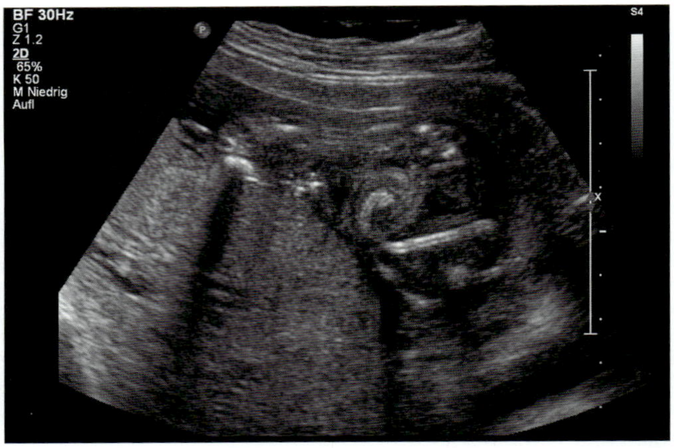

■ **Abb. 11.35** Liegender Double-pigtail-Katheter als funktionierender vesikoamnialer Shunt in der Harnblase eines Fetus der 17+3 SSW mit posterioren Urethralklappen (gleicher Fetus wie in ■ Abb. 11.28). Die Harnblase ist leer und dickwandig, die Fruchtwassermenge normal

wenn antenatal die Fruchtwassermenge normal war, bei bis zu 50 % zu einer fortschreitenden Niereninsuffizienz, die teilweise schon direkt nach Geburt, teilweise auch erst zu Beginn der zweiten Lebensdekade Dialyse und Nierentransplantation erfordert. Weitere Probleme dieser Kinder sind Blasenfunktionsstörung mit Urinretention, vesikoureteraler Reflux, Urininkontinenz und Infektionen. Sie können ihrerseits die Nierenfunktion verschlechtern (Freedman et al. 1999, Otukesh et al. 2009, Sarhan et al. 2008). Zudem weist die Mehrzahl der überlebenden Kinder mit LUTO postnatal ein vermindertes Längenwachstum und bei Urämie eine männliche Infertilität auf. Neurologische und kognitive Entwicklungsstörungen sind hingegen nicht gehäuft assoziiert (Freedman et al. 1999, Morris u. Kilby 2011).

Ante- und perinatales Management bei einer LUTO

Da zunehmend mehr Schwangere eine sonografische Ersttrimesteruntersuchung durchführen lassen, werden insbesondere **komplette Urethraobstruktionen** (Urethraatresie und schwere Obstruktion durch PUV) bereits früh in der Schwangerschaft anhand einer Megazystis sonografisch leicht und daher fast immer erkannt.

Partielle Obstruktionen hingegen scheinen nicht immer eine Megazystis am Ende des I. Trimesters und auch nicht immer um die 20. SSW herum aufzuweisen, sodass knapp 50 % der Fälle mit LUTO im Zweittrimesterscreening erkannt werden, 80 % werden bis zur 28. SSW diagnostiziert (Morris u. Kilby 2011). Unter der Vorstellung, dass perinatale Mortalität und Morbidität umso höher sind, je früher und ausgeprägter eine LUTO wirksam ist, weisen insbesondere die bereits im I. Trimester mit einer Megazystis und Harnstau einhergehenden Fälle einer LUTO die schlechteste Prognose auf. In diesen Fällen wird bereits in der Frühphase die Nephrogenese tiefgreifend gestört, was zu einer ausgedehnten renalen Dysplasie führt. Somit sind der Zeitpunkt des Sichtbarwerdens der Dilatation von Blase, Ureteren und Nierenbecken und die Vollständigkeit der Obstruktion wichtige prognostische Kriterien. Bei kompletter Urethraobstruktion kommt es bereits zwischen 15 und 16 SSW zur schweren Oligo- bis Anhydramnie und in deren Folge zum Vollbild der Oligohydramnie-Sequenz (Potter-Sequenz). In diesen Fällen sterben die Kinder wie bei der bilateralen Nierenagenesie infolge einer schweren Lungenhypoplasie direkt nach Geburt, einige versterben bereits antenatal. Auch gehen diese Fälle bereits in der Fetalzeit mit einer schweren renalen Dysplasie und mit einer Niereninsuffizienz einher.

Für die Kinder, bei denen keine schwere Oligohydramnie vorliegt, wie zum Beispiel bei partieller LUTO oder frühzeitig erfolgter intrauteriner Therapie mit einem vesikoamnialen Shunt (VAS), ist das Ausmaß der Nierenfunktionsstörung bzw. einer vorliegenden renalen Dysplasie prognostisch entscheidend. Wie bereits oben ausgeführt, sind in diesen Fällen

- Fruchtwassermenge,
- Echogenität und
- kortikale Zysten

sonografische Prognosefaktoren, deren Vorhersagekraft durch fetale Urinanalysen, ggf. auch durch eine fetale Blutentnahme (Bestimmung der Konzentration von β_2-Mikroglobulin und Cystatin C) verbessert werden kann (■ Abb. 11.34).

In Einzelfällen kann zur genauen **Diagnose der einer LUTO zugrundeliegenden Läsion** auch eine ultraschallgesteuerte Zystoskopie erfolgen (Morris et al. 2011, Ruano et al. 2011).

In Abhängigkeit von den Befunden und der Einschätzung der Prognose einerseits und der Intention der Eltern anderseits ist bei schweren Fällen einer LUTO der Schwangerschaftsabbruch eine Option. Ebenso kann eine intrauterine Therapie erwogen werden.

Etabliert ist hierbei die **Einlage eines vesikoamnialen Shunts** (VAS) in Form eines Double-pigtail-Katheters („Harrison stent") (■ Abb. 11.35). Alternativ können **Urethralklappen** im Rahmen einer fetalen Zystoskopie mittels Laser, Draht oder Wasserdruck zerstört werden. Die zystoskopisch gesteuerte Eröffnung von PUV bietet – im Gegensatz zum VAS – der Harnblase die Möglichkeit, sich physiologisch zu entleeren, und kann daher möglicherweise postnatale Blasenfunktionsstörungen vermeiden. Dies ließe sich auch VAS mit Ventil erreichen (Kitajima et al. 2010). VAS und Zystoskopie können in maternaler Lokalanästhesie, die Zystoskopie auch in Epiduralanästhesie und fetaler Analgesie ultraschallgesteuert durchgeführt werden.

Im Fall einer schweren Oligo- oder Anhydramnie ist zuvor eine intraamniale Flüssigkeitsinstillation erforderlich, um die zur Shunteinlage erforderliche Vorlaufstrecke zu haben. Die Farbdopplersonografie hilft, Verletzungen einer der Nabelarterien zu vermeiden.

Ein VAS sollte möglichst im Unterbauch platziert werden, um bei Entleerung der Harnblase, die ja bis an das Zwerchfell reichen kann, nicht herauszurutschen. Bei der Zystoskopie wird der Einstich so gewählt, dass Trokar bzw. Optik möglichst auf Blasenhals und dilatierte proximale Urethra gerichtet sind.

Wird die Entscheidung für eine intrauterine Therapie getroffen, so sollten **Harnblase und Harnwege** möglichst früh in der Schwangerschaft **entlastet** und die Fruchtwassermenge normalisiert werden. Die Einlage einer VAS ist ab 14 SSW möglich, die Durchführung einer Zystoskopie bereits in der16. SSW wurde beschrieben (Ruano et al. 2011).

Wie bei anderen intrauterinen Eingriffen können Komplikationen wie Blasensprung, Wehen und Infektion eintreten.

Auch nach erfolgreicher Shunteinlage kann dieser dislozieren, zumeist ins Fruchtwasser, seltener in die Blase bzw. nach intraabdominal. Neben einer **suboptimalen Shuntpositionierung** ist es wohl zumeist der Fetus selbst, der den Shunt ins Fruchtwasser disloziert (■ Abb. 11.36). In diesen Fällen kann die Shunteinlage wiederholt werden. Shuntdislokationen oder misslungene Shunteinlagen können einen manchmal massiven urinösen Aszites zur Folge haben (■ Abb. 11.32).

Seltene Komplikationen sind
- fetale Blutungen,
- eine iatrogene Gastroschisis an der Einstichstelle oder
- eine Fehleinlage des Shunts in die Uteruswand mit konsekutiver Oligohydramnie bei amnio-maternoabdominalem Shunt.

Unterschiede in der Effektivität zwischen VAS und zystoskopischer Klappenzerstörung konnten bisher nicht nachgewiesen werden (Agarwal u. Fisk 2001, Morris et al. 2011).

Die Shunteinlage ist einfacher und kann früher erfolgen als eine Zystoskopie. Bei Feten mit Urethraobstruktion ist sie derzeit die einzige Möglichkeit der fetalen Therapie.

Grundsätzlich sind zwei **Ziele der intrauterinen Therapie einer LUTO** zu unterscheiden:
- Bei Fällen einer frühen und kompletten LUTO, eine aufgrund einer früh einsetzenden Anhydramnie bzw. konsekutiven Lungenhypoplasie meist tödlichen Erkrankung, kann die intrauterine Therapie in vielen Fällen das Leben dieser Feten retten, weil nur durch den Eingriff dauerhaft eine **normale Fruchtwassermenge** geschaffen und eine Lungenhypoplasie verhindert werden kann (Agarwal u. Fisk 2001, Clark et al. 2003, Morris et al. 2011, Morris u. Kilby 2011, Ruano 2011).

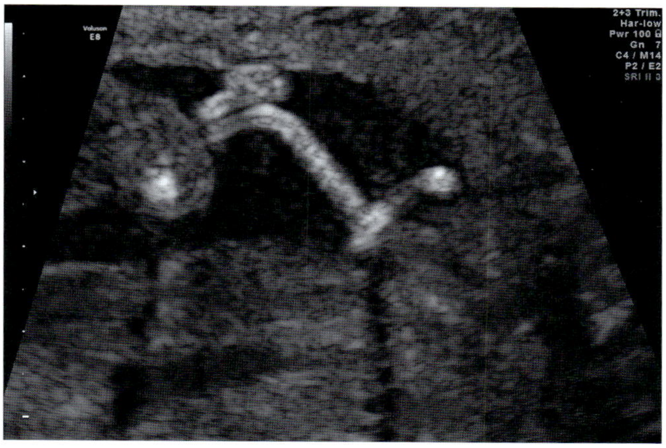

■ **Abb. 11.36** Dislozierter Shunt („double pigtail", „Harrison stent") im Fruchtwasser eines Fetus der 19+6 SSW bei kompletter Urethraobstruktion infolge posteriorer Urethralklappen

- Das zweite Ziel der intrauterinen Therapie ist die **Erhaltung einer normalen Nierenfunktion**.

Obwohl tierexperimentell gut dokumentiert, ließen die Ergebnisse einer VAS-Einlage bei menschlichen Feten positive Auswirkung auf den Erhalt einer normalen Nierenfunktion nicht klar erkennen (Clark et al. 2003, Morris et al. 2011, Morris u. Kilby 2011).

Auch wenn die verfeinerte Diagnostik eine weit bessere Auswahl der zu behandelnden Fälle erlaubt, scheint eine Beseitigung der Megazystis und des Harnstaus nicht regelhaft zu einer ausreichenden Nierenfunktion zu führen. Dies scheint in der großen Mehrzahl der Fälle auf den bisher gewählten Indikationen zum Shunting zu beruhen.

In der Regel werden nur Feten therapiert, die bereits im II. Trimester eine Oligo- bis Anhydramnie aufweisen. Dies sind aber diejenigen Feten, die in der Regel eine früh wirksame komplette oder fast komplette Obstruktion aufweisen, welche zumeist mit einer ausgeprägten renalen Dysplasie einhergeht. Zwar kann in diesen Fällen ein VAS die Fruchtwassermenge normalisieren und die perinatale Mortalität senken, allerdings nicht die Niereninsuffizienz verhindern, zumal die meisten Shunts in den bisherigen Studien erst zwischen 18 und 24 SSW platziert wurden.

Bezüglich der **Erhaltung einer Nierenfunktion** würden am ehesten Feten mit einer nur partiellen Obstruktion profitieren. Hier könnte eine frühe Shunteinlage oder eine zystoskopische Zerstörung der Urethralklappen weitere druckbedingte Störungen der Nephrogenese verhindern und somit, im Vergleich zu nicht behandelten Fällen, die Nierenfunktion deutlich bessern.

In Anbetracht der Schwere des Krankheitsbildes einer Niereninsuffizienz im Säuglings- und Kleinkindesalter einerseits und der leicht durchführbaren Applikation eines VAS andererseits scheint die antenatale Therapie von Feten mit partieller LUTO und normaler Fruchtwassermenge zur Morbiditätssenkung gerechtfertigt, sofern sich dies durch entsprechende Studien untermauern lässt (Agarwal u. Fisk 2001, Morris et al. 2011, Morris u. Kilby 2011, Ruano 2011, Ruano et al. 2011).

Auch zur **Vermeidung einer Störung der Blasenfunktion** („valve bladder") mit Blaseninstabilität, verminderter Compliance

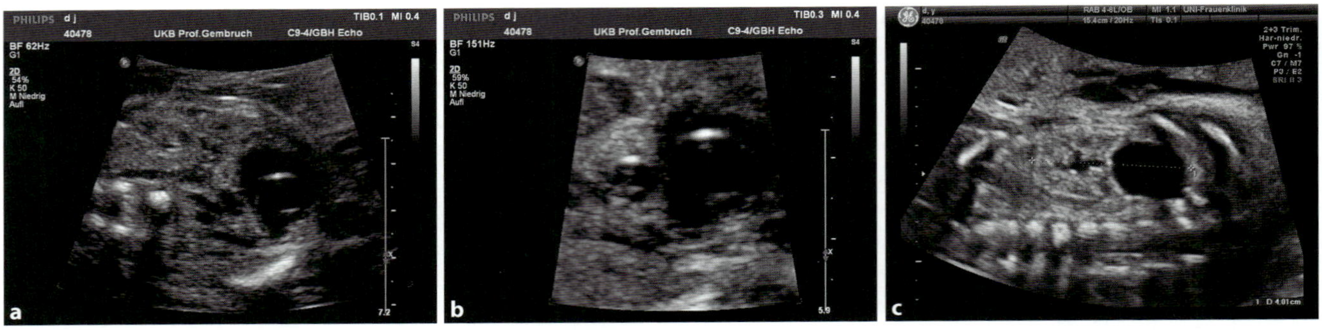

Abb. 11.37 Unilaterale Ureterozele, Ureter duplex und Doppelnierenanlage mit Hydronephrose des oberen Anteils der Niere. **a** Die dünne Membran der Ureterozele wölbt sich ins Blaseninnere vor (21+5 SSW) und (**b**) nimmt nach teilweiser Blasenentleerung einen Großteil des Blasenvolumens ein. **c** Im Koronarschnitt ist die Doppelniere mit einer bereits ausgeprägten Hydronephrose des oberen Nierenteils zu erkennen (24+3 SSW)

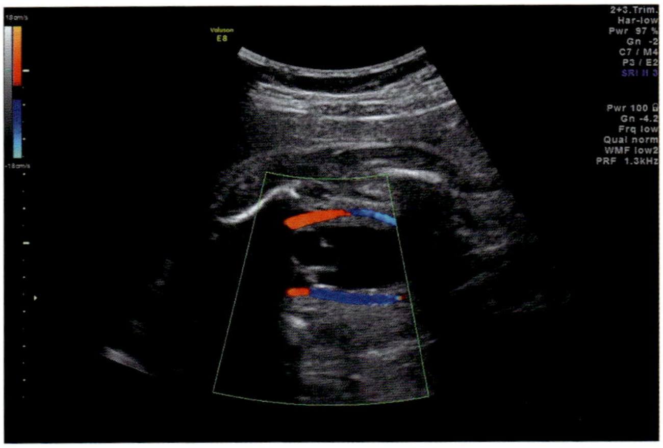

Abb. 11.38 Fetus mit Ureterozele in der 30+5 SSW: die sich in die Blase vorwölbende Ureterozele lässt sich gut erkennen; die Blase kann durch die ihr anliegenden Nabelarterien identifiziert werden

und Muskelschwäche erscheint eine frühe Entlastung sinnvoll, da der Umbau der fetalen Blasenwand mit Hypertrophie und Fibrose relativ rasch stattfindet (Kitajima et al. 2010) – hier erscheint eine Zerstörung der Urethralklappen gegenüber dem VAS vorteilhaft zu sein, da sie eine eher physiologische Blasendynamik ermöglicht. Alternativ könnte dies auch durch mit einem Ventil versehene Shuntmodelle erreicht werden (Kitajima et al. 2010).

11.8 Ureterozele

Einer Ureterozele liegt eine Dilatation des intramukösen Ureterteils zugrunde, wobei sich dieser in die Harnblase vorwölbt. Neben einer Ureterozele bei ansonsten unauffälligem Ureter findet sich diese auch bei ektop einmündendem Ureter, fast immer im Rahmen einer Doppelnierenanlage mit Ureter duplex. In seltenen Fällen kann ein ektoper Ureter nicht in die Harnblase, sondern in andere Regionen des Urogenitalsystems münden.

Sonografisch lässt sich die Ureterozele als Zyste innerhalb der Blase nachweisen, deren Größe sich in Abhängigkeit von der Ureterperistaltik und Blasenfüllung rasch ändern kann (Abb. 11.37, Abb. 11.38).

Bei entleerter Blase kann die Ureterozele die Blase ausfüllen. Bei obstruktiver Ureterozele findet sich meist ein Megaureter, der bei Doppelnierenanlagen zumeist in das obere Nierenbecken mündet, das unterschiedlich stark dilatiert ist (Abb. 11.37c). Aufgrund eines VUR kann aber auch der untere Teil der Doppelniere eine Hydronephrose aufweisen. Neben Größenänderungen kann auch die Entleerung des Harnleiters durch die Ureterozele in die Harnblase sonografisch und farbdopplersonografisch nachweisbar sein. Bei starker Blasenfüllung kann die Ureterozele auch in den Harnleiter hinein gedrückt werden.

Neben einer Obstruktion des zugehörigen Ureters und Nierenbeckens kann eine Ureterozele auch den kontralateralen Ureter oder den Blasenausgang verlegen, sodass es zu einer **bilateralen Hydroureteronephrosis** bis hin zur schweren Oligohydramnie kommen kann. In dieser Situation ist eine intrauterine Therapie mittels Shunteinlage oder ein mechanisches oder per Laser induziertes mehrfaches Perforieren der Ureterozele in Betracht zu ziehen (Ashmead et al. 2004, Hansen et al. 2002).

11.9 Polyzystische Nierenerkrankung und andere zystische bilaterale Nierenerkrankungen

Beide Formen der polyzystischen Nierenerkrankung (PKD) treten stets bilateral auf und können sich in unterschiedlichen Lebensaltern manifestieren.

11.9.1 Autosomal-rezessive polyzystische Nierenerkrankung

Die autosomal-rezessive polyzystische Nierenerkrankung (**ARPKD**) ist durch eine generalisierte Dilatation der Sammelrohre gekennzeichnet. Als Ziliopathie ist sie eine Multisystemerkrankung. Sie ist immer mit einer generalisierten portalen und interstitiellen Fibrose der Leber assoziiert. Die ARPKD weist im Gegensatz zur autosomal-dominanten polyzystische Nierenerkrankung (ADPKD, s. u.) zudem eine zystische Gallengangsdysgenesie auf.

Zugrunde liegen der ARPKD **Mutationen im PKHD („polycystic kidney and hepatic disease")1-Gen** (Chromosom 6, Genlokus 6p21.1-p12), das das Protein Fibrocystin kodiert. Wie auch das Polycystein-1 und -2, dessen mutationsbedingten Veränderungen der ADPKD zugrunde liegen, ist auch dieses Zytoprotein

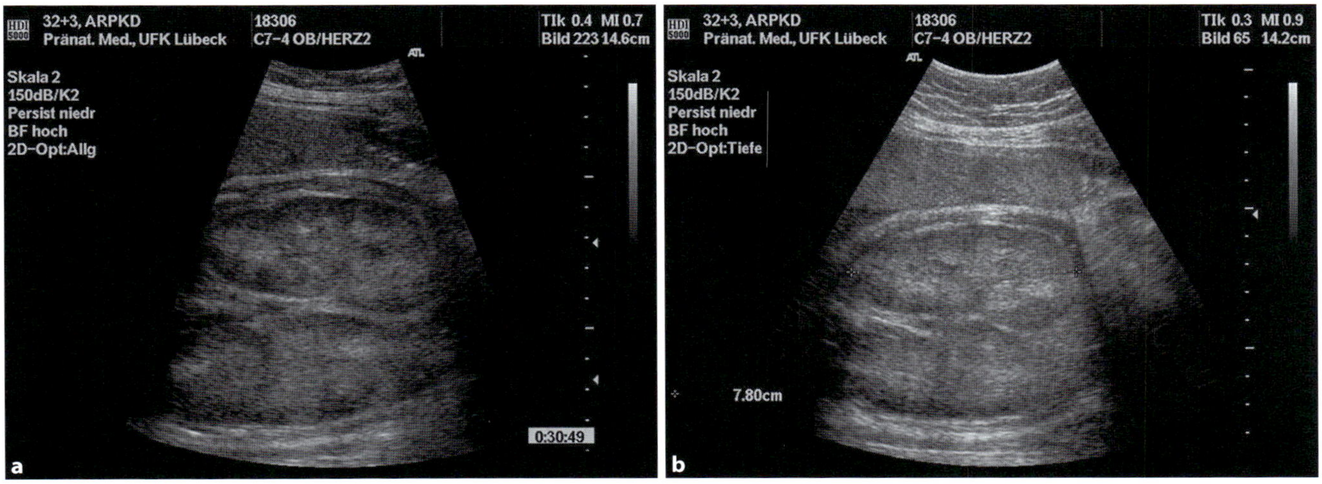

Abb. 11.39 Fetus der 32+3 SSW mit ARPKD. **a** Beide Nieren sind unter Beibehaltung ihrer Form massiv vergrößert; sie erscheinen hyperechogen, eine kortikomedulläre Differenzierung ist nicht mehr zu erkennen. **b** Ihre Länge beträgt 78 mm; es besteht eine Anhydramnie

an dem Proteinnetzwerk im Bereich primärer Zilien, Basalkörper und Zentrosome beteiligt.

Die ARPKD manifestiert sich – mit einer Penetranz von 100 % bei einer variablen Expressivität – häufig schon antenatal, wobei dann rund 90 % der Sammelrohre dilatiert sind, während bei der seltenen juvenilen Form, die erst mit 6 bis 12 Lebensmonaten symptomatisch wird, nur 25 % des Nierengewebes betroffen sind (Blyth u. Ockenden 1971).

Die ARPKD weist ein Inzidenz von nur 1:40.000 Lebendgeborenen auf.

Sonografisch imponiert die ARPKD durch hyperechogene und teilweise extrem vergrößerte Nieren (Abb. 11.39, Abb. 11.40), die teilweise konsekutiv zu einer Verdrängung anderer intraabdominaler Organe, einem Zwerchfellhochstand und einer massiven Vergrößerung des Abdomens führen können. In der Regel werden die betroffenen Nieren im Laufe der Schwangerschaft zunächst hyperechogen, wobei die einzelnen kleinen Zystchen, die sowohl in Rinde als auch im Mark der Niere lokalisiert sind, nur selten als solche sichtbar sind. Im Verlauf der Schwangerschaft können vereinzelte Zysten sonografisch darstellbar werden (Chaumoitre et al. 2006, Zerres et al. 1988, Zerres et al. 1998). Die Nierengröße ist zunächst normal, kann im Schwangerschaftsverlauf aber enorme Ausmaße erreichen (Chaumoitre et al. 2006, Zerres et al. 1988, Zerres et al. 1998).

Charakteristisch für die ARPKD sind das Fehlen einer kortikomedullären Differenzierung und die stärkere Echogenität des Nierenmarks gegenüber der Rinde (Chaumoitre et al. 2006). Diese Befunde sind durch das Auftreten von Zeichen einer Niereninsuffizienz mit Manifestation einer Oligo- bis Anhydramnie begleitet, wobei die fetale Harnblase klein bzw. bei fortgeschrittener Erkrankung nicht mehr gefüllt ist.

Ein Nierenbecken ist bei der ARPKD nachweisbar. Zeichen eines Harnstaus sind nicht vorhanden. Die histologisch nachweisbaren Veränderungen an Leber, Pankreas oder Gallenblase sind sonografisch nicht darstellbar.

Bei sehr früher Manifestation der Erkrankung bzw. der Niereninsuffizienz kann sich zudem eine Oligohydramnie-Sequenz entwickeln. Wie bei anderen Formen einer fetalen Nierenfunktionseinschränkung findet sich manchmal eine biventrikuläre Myokardhypertrophie. Sehr selten ist auch die Entwicklung eines Hydrops fetalis zu beobachten, wobei der Pathomechanismus hierbei ungeklärt ist.

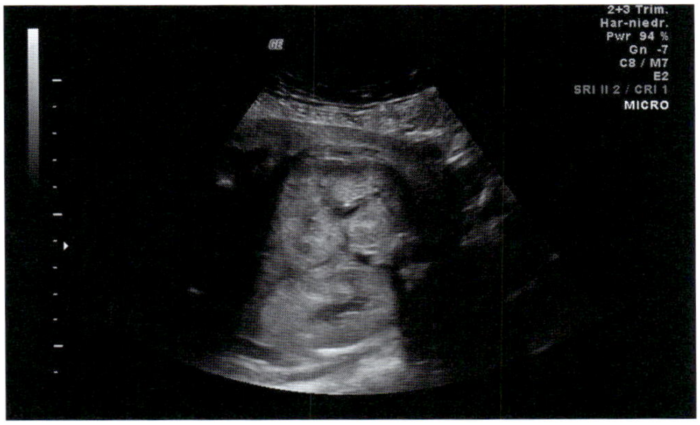

Abb. 11.40 Fetus der 31+2 SSW mit ARPKD. In der Transversalebene ist die massive Vergrößerung beider Nieren zu erkennen, die stark hyperechogen imponieren, ohne dass einzelne Zystchen verifizierbar sind; es besteht bereits eine Anhydramnie

Die Manifestation der sonografisch nachweisbaren Veränderung variiert stark. So wurde über bereits in der 12. SSW aufgrund ihrer Hyperechogenität diagnostizierte Fälle einer ARPKD berichtet, in anderen Fällen konnten trotz Kenntnis der Familienanamnese die Veränderungen erst im III. Trimester nachgewiesen werden.

Da bei familiärem Wiederauftreten die Schwere der Veränderungen und der sonografische Manifestationszeitpunkt nicht mit dem Indexfall übereinstimmen müssen, ist ein sicherer sonografischer Ausschluss des Wiederauftretens der Erkrankung bereits im I. oder II. Trimester nicht möglich.

Bei früher Manifestation einer ARPKD in der Schwangerschaft, insbesondere beim Auftreten einer Oligohydramnie, manifestiert

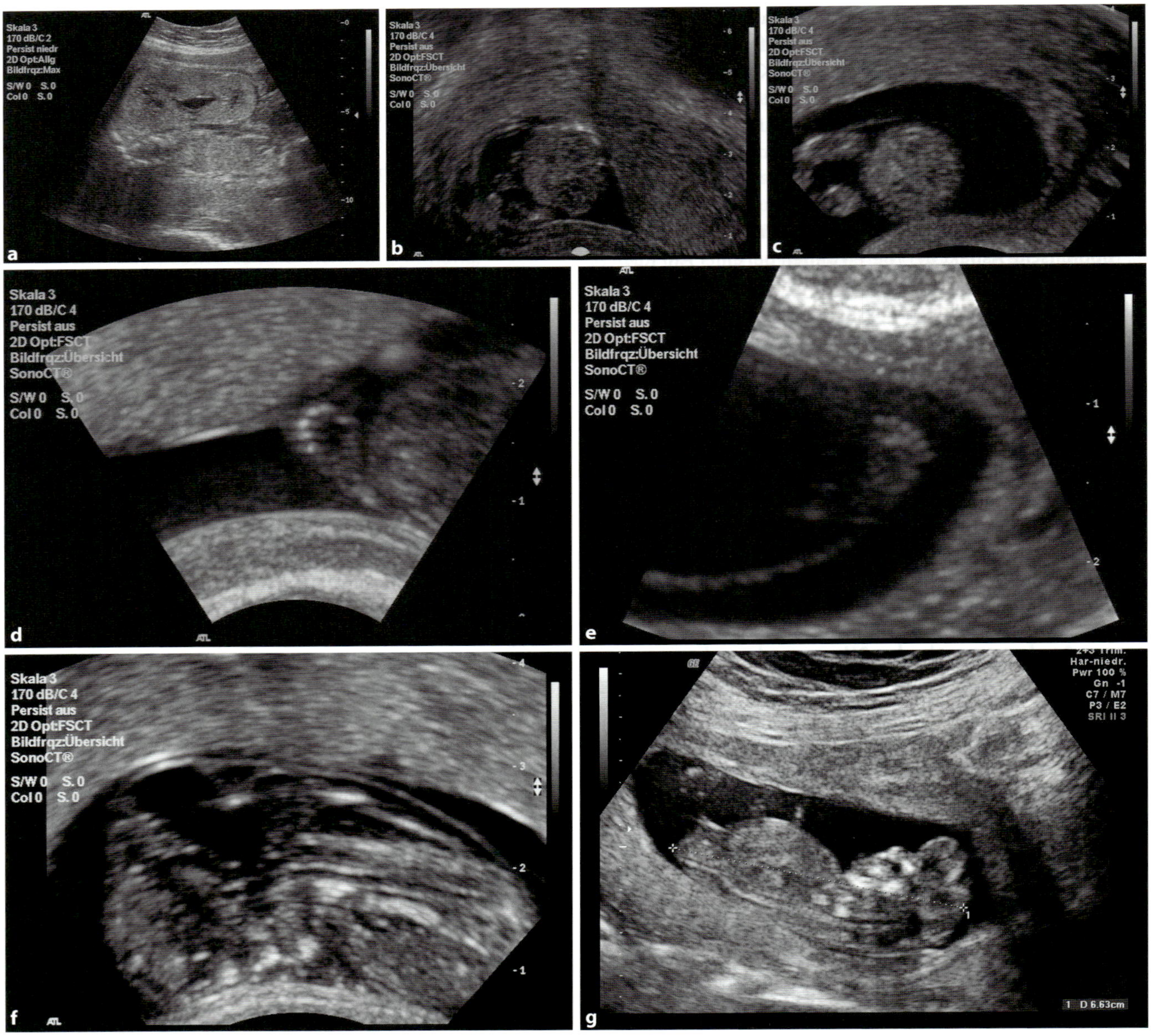

■ **Abb. 11.41** Familiäres Auftreten eines Meckel-Gruber Syndroms (MGS). **a** Die zystisch veränderten Nieren beim MGS in der Spätschwangerschaft (29+4 SSW) sind unter Beibehaltung ihrer Form stark vergrößert und ähneln denen bei einer ARPKD; eine kortinkomedulläre Differenzierung ist nicht mehr zu erkennen. Es besteht bereits eine Anhydramnie sowie eine Lungen- bzw. Thoraxdysplasie. **b** Ein Jahr später kam es zum erneuten Auftreten eines MGS, das durch eine frühe gezielte sonografische Diagnostik mit Nachweis von okzipitaler Meningomyelozele, Hexadaktylie und Meckel-Nieren bereits in der 12+1 SSW nachgewiesen werden konnte; die Nieren sind stark vergrößert und weisen eine ausgeprägte kortikomedulläre Differenzierung auf, die normalerweise erst um die 20. SSW herum sichtbar wird. **c** Auch in der Folgeschwangerschaft wurde früh in der 11+1 SSW ein MGS diagnostiziert, und zwar anhand von Meckel-Nieren (vergrößert, kortikomedullärer Differenzierung), Hexadaktylie an Händen (**d**) und Füßen (**e**) sowie einer Fehlbildung der Fossa posterior cerebri (**f**); nach zwischenzeitlicher Geburt eines gesundes Kindes wurde in der 13+2 SSW wiederum eine MGS mit zystisch umgebauten Meckel-Nieren, Hexadaktylie und (**g**) Exenzephalie diagnostiziert

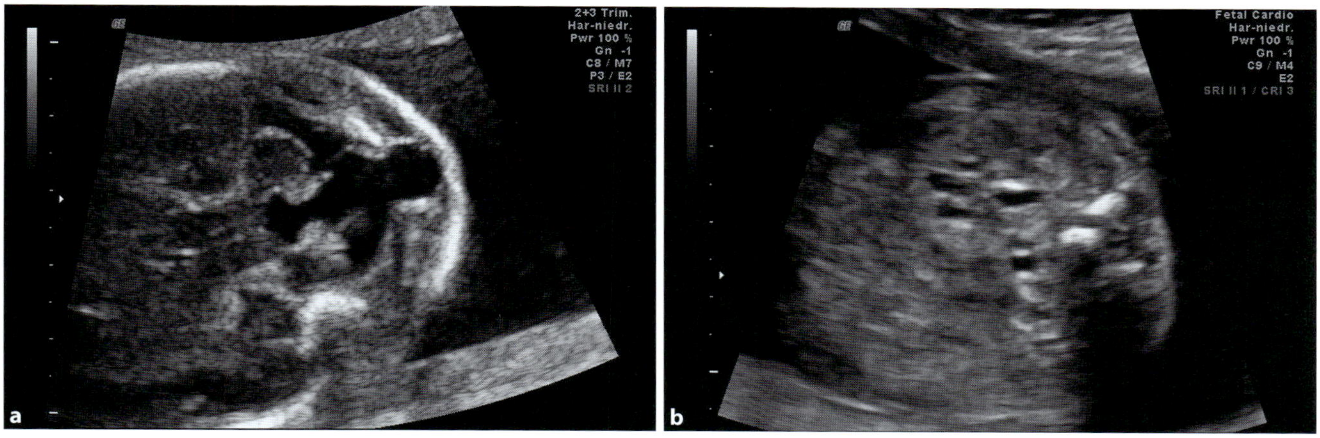

Abb. 11.42 Familiäres Auftreten eines Joubert-ähnlichem Krankheitsbildes. **a** Im transzerebellaren Transversalschnitt zeigten sich eine Kleinhirnhypoplasie und eine okzipitale Meningozele in der 21+0 SSW, **b** im abdominalen Transversalschnitt vergrößerte, leicht hyperechogene Nieren mit unzureichender kortikomedullärer Differenzierung

immer eine Oligohydramnie-Sequenz vorhanden. In Einzelfällen sind bereits pränatal zystische Leberläsionen nachweisbar (Ickowicz et al. 2006).

11.9.5 Weitere syndromale Erkrankungen mit bereits pränatal nachweisbaren Zystennieren

Bardet-Biedl Syndrom (BBS) und Joubert Syndrom (JS) sowie dem Joubert Syndrom verwandte Syndrome (JSRS) („molar tooth syndrome") (Sattar u. Gleeson 2011) sind ebenfalls den Ziliopathien zuzuordnen und können mit bilateralen Zystennieren einhergehen, die in einigen Fällen bereits pränatal sonografisch nachweisbar sind.

Das **Bardet-Biedl Syndrom** (BBS) ist ein genetisch heterogenes, multisystemisches Krankheitsbild mit Veränderungen, die sich gelegentlich pränatal, zumeist erst postnatal manifestieren und deren Vorhandensein fakultativ ist. Bis dato sind 14 Gene (BBS1–BBS14) mit autosomal-rezessivem Erbgang identifiziert. Renale Anomalien, Polydaktylie und Hydro(metro)kolpos sind die häufigsten antenatalen Anomalien, progressive Retinitis pigmentosa, Hypogenitalismus, Adipositas und Lernstörungen und Nierenfunktionsstörung manifestieren sich später. Selten kann auch die für das Meckel Syndrom charakteristische Gallengangsdysgenesie auftreten.

Das sonografische Bild antenatal auftretender Nierenveränderungen im Rahmen eines BBS kann denen des Meckel Syndroms oder Meckel-ähnlicher Krankheitsbilder gleichen. Polydaktylie und Hydrokolpos können weitere pränatal darstellbare Symptome des BBS sein, während die anderen Auffälligkeiten sich erst im späteren Leben manifestieren. Auch beim BBS können die Nieren bereits pränatal, meist aber erst in der zweiten Schwangerschaftshälfte hyperechogen und vergrößert bei fehlender kortikomedullärer Differenzierung sein und gelegentlich kleine Zystchen aufweisen (Chaumoitre et al. 2006). Insbesondere bei fehlender Enzephalozele konnte bei zunächst dem Meckel Syndrom zugeordneten Feten eine ursächliche Mutation verschiedener BBS-Gene nachgewiesen werden (Karmous-Benailly et al. 2005, Putoux et al. 2010). Pränatal beobachtet wurden im zweiten Schwangerschaftsdrittel vergrößerte, hyperechogene Nieren ohne kortikomedulläre Differenzierung. Meist steht die Nierenfunktionsstörung beim BBS aber nicht im Vordergrund und ist auch nicht sehr ausgeprägt, sodass die Nieren unauffällig erscheinen können oder bei auffälligen vergrößerten und hyperechogenen Nieren die Fruchtwassermenge normal ist. Eine weitere Differenzialdiagnose des BBS ist bei Vorliegen einer Hydrokolpos und Polydaktylie das **McKusik-Kaufman Syndrom (MKSS)**, das in der Regel zwar zu einer Obstruktion mit bilateraler Hydronephrose und -ureter führen kann, nicht aber zu Zystennieren wie beim BBS, und nicht die anderen sich erst im späteren Leben bei BBS entwickelnden Symptome aufweist. Allerdings zeigen molekulargenetische Studien bei Betroffenen mit MKKS nicht nur auf dem MKKS-BBS 6-Gen-Mutationen, sondern auch auf anderen BBS-Genen (Schaefer et al. 2011).

Joubert Syndrom (JS) und dem **Joubert Syndrom verwandte Syndrome** (JSRS), auch als „**molar tooth syndrome**" (MTS) bezeichnet, gehören ebenfalls zu den Ziliopathien. Auch hier findet sich ein genetisch sehr heterogener autosomal-rezessiver, selten ein X-chromosomaler Erbgang. Diese Erkrankungen gehen mit einer Hypoplasie der Vermis cerebelli einher. Das charakteristische Molar-Tooth-Zeichen mit den verdickten horizontal verlaufenden Pedunculi cerebelli superiores lässt sich neurosonografisch und durch MRI aber erst im III. Trimester nachweisen, auch wenn in Einzelfällen durch MRI schon in der 17. SSW vermutet (Saalem et al. 2011). Fehlen oder Hypoplasie des Kleinhirnwurms ohne Rotation mit Hirnstammanomalien kennzeichnen das Bild, häufig ist eine fortschreitende Netzhautdystrophie vorhanden. Selten treten eine Polydaktylie oder beidseitige Zystennieren (Abb. 11.42) auf, wobei es im späteren Leben zu einer progredienten Nierenfunktionsminderung kommen kann (Brancati et al. 2010).

Das „**renal cysts and diabetes (RCAD) syndrome**" ist eine nicht so seltene Multisystemerkrankung und beruht auf Mutationen des Genes, das den Transkriptionsfaktor HNF-1β („hepatocyte nuclear factor-1β") kodiert. Das RCAD-Syndrom ist ebenfalls eine den Ziliopathien zuzuordnende Multisystemerkrankung, die zu Fehlentwicklungen von Niere, Pankreas, Leber, Darm und Müller-Gang-Fusionsanomalien führen kann.

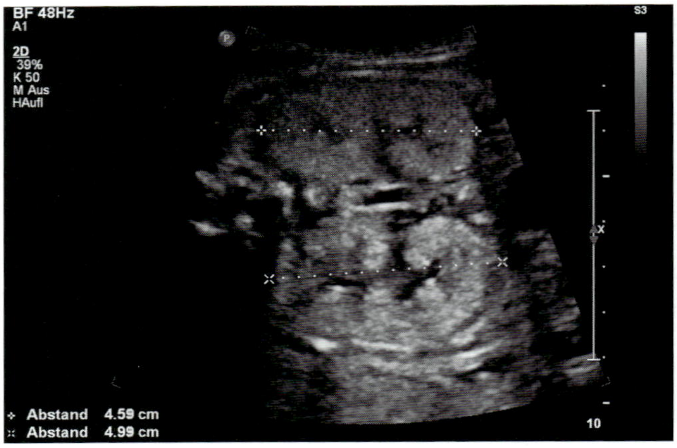

Abb. 11.43 Hyperechogene Nieren im Rahmen eines RCAD Syndroms (nachgewiesene Missense-Neumutation des HNF-1β-Gens) bei einem Fetus der 27+6 SSW, der zudem eine schwere Polyhydramnie aufwies. Im Koronarschnitt sind beide Nieren deutlich vergrößert und hyperechogen bei zugleich fehlender kortikomedullärer Differenzierung

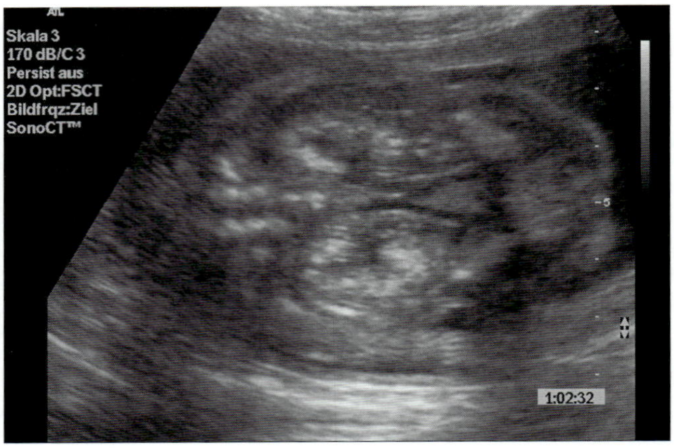

Abb. 11.44 Familiäres Auftreten eine besonderen Form einer kongenitalen Nephrose, dem Pierson Syndrom (Mark et al. 2006), mit bereits zu Beginn des zweiten Trimesters sonografisch auffälligen Nieren und in der Spätschwangerschaft auftretendem Hydrops fetalis; im Koronarschnitt der 19+6 SSW sind deutlich vergrößerte und stark hyperechogene Nieren mit fehlender kortikomedullären Differenzierung zu erkennen (mit freundlicher Genehmigung von von Dr. K. Mark, Weiden)

Die Krankheitssymptome, die Organbeteiligung, die Nierenbeteiligung, das Ausmaß der Nierenfunktionsstörung und die bei renaler Beteiligung anzutreffenden histologischen Veränderungen, wie die glomerulozystische Nierenerkrankung (GCKD) und eine zystische Nierendysplasie, variieren insbesondere in Abhängigkeit von der jeweiligen Genveränderung zwischen den Familien und auch innerhalb der Familien stark (Edghill et al. 2008). Neben einem zumeist früh einsetzenden Diabetes mellitus können auch Nierenveränderungen zu sehr unterschiedlichen Lebenszeitpunkten auftreten, in einigen Fällen bereits antenatal (Abb. 11.43). Ferner ist die Kombination von zystischen Nierenveränderungen, Nierenfehlbildungen, wie unilaterale Nierenagenesie und Hufeisenniere, und Uterusfehlbildungen häufig durch Mutationen des HNF-1β-Gens hervorgerufen (Oram et al. 2010).

Schließlich liegen Fallberichte über das Auftreten vergrößerter kleinzystisch umgebauter Nieren bei metabolischen Erkrankungen vor, die teilweise auch bereits im II. Trimester zu einer Oligohydramnie führen. Insbesondere findet sich diese metabolische plurizystische Nierenerkrankung beim autosomal-rezessiv vererbten **Acyl-CoA-Dehydrogenease-Mangel** (MADD), wie dem Glutarazidämie Typ II und der Carnitin-Palmitoyltransferase II(CPT II)-Mangel, wo es zu Fetteinlagerungen in verschiedene Organsysteme (Leber, Herz, renale Tubuli) kommt (Claus et al. 2011).

11.10 Weitere fetale Erkrankungen mit hyperechogenen Nieren

Die **kongenitale Nephrose vom finnischen Typ** tritt in Finnland gehäuft auf, aber auch in anderen Teilen der Welt. Zugrunde liegen Mutationen des NPHS1-Gens (Chromosomenregion 19q13.1), das für Nephrin kodiert. Der nicht finnische Typ der kongenitalen Nephrose ist allerdings genetisch und klinisch sehr heterogen (Machuca et al. 2010). Beim finnischen Typ und bei einigen Fällen des nicht finnischen Typs kommt es schon früh in der Schwangerschaft zu einem starken Proteinverlust ins Fruchtwasser, der zu einer exzessiven Erhöhung der AFP-Konzentration im Fruchtwasser und mütterlichen Blut bei normaler AChE-Konzentration im Fruchtwasser führt (Overstreet et al. 2002). Selten schon Anfang des II. Trimesters, meist erst am Ende des II. und im III. Trimester nehmen die Nieren an Größe zu und werden hyperechogen. Plazentomegalie und auch Hydrops fetalis können komplizierend auftreten. Im Ersttrimesterscreening kann eine verdickte Nackentransparenz vorliegen (Overstreet et al. 2002). Eine in der Spätschwangerschaft auftretende Oligohydramnie kann als Zeichen eines bereits antenatal einsetzenden Nierenversagens gewertet werden.

Eine weitere kongenitale Nephrose, die derjenigen vom finnischen Typ im sonografischen Bild und Verlauf ähnelt, ist das autosomal-rezessiv vererbte **Pierson Syndrom** (Mark et al. 2006), basierend auf Mutationen im LAMB2-Gen, das Laminin β_2 kodiert (Abb. 11.44).

Differenzialdiagnostisch ist bei vergrößerten hyperechogenen Nieren immer auch an das Vorliegen einer **Trisomie 13** des Fetus zu denken, wobei die Fruchtwassermenge und Blasenfüllung bei diesen Feten in der Regel normal ist (Abb. 11.45). Der sonografische Nachweis charakteristischer Fehlbildungen, wie postaxiale Hexadaktylie, Herzfehler, Omphalozele, faziale und zerebrale Fehlbildungen sowie einer Wachstumsrestriktion, führt in diesen Fällen zumeist zur korrekten Diagnose.

11.11 Ektope Nieren

Ektope Nieren sind bei rund 1:100.000 Lebendgeborenen vorhanden, werden aber selten entdeckt. Einfache ektope Nieren liegen atypisch im Retroperitoneum, aber auf der richtigen Seite. Sie ist meistens nach kaudal verlagert und imponiert als **Beckenniere** (Abb. 11.46).

Bei der wesentlich selteneren **gekreuzten renalen Ektopie** liegt eine Niere auf der anderen Seite, sodass beide Nieren auf der gleichen Seite des Körpers liegen. Diese Nieren können mitein-

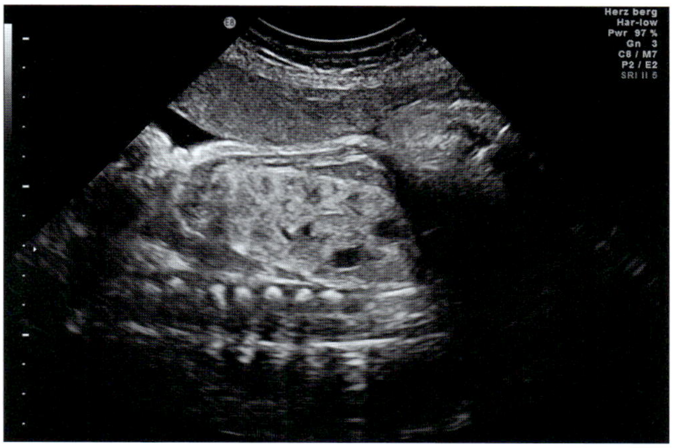

Abb. 11.45 Ein Fetus mit Trisomie 13 (Karyotyp: 47,XY,+13) der 34+6 SSW weist neben anderen Anomalien auch beidseits stark vergrößerte hyperechogene Nieren mit einer verminderten kortikomedullären Differenzierung auf

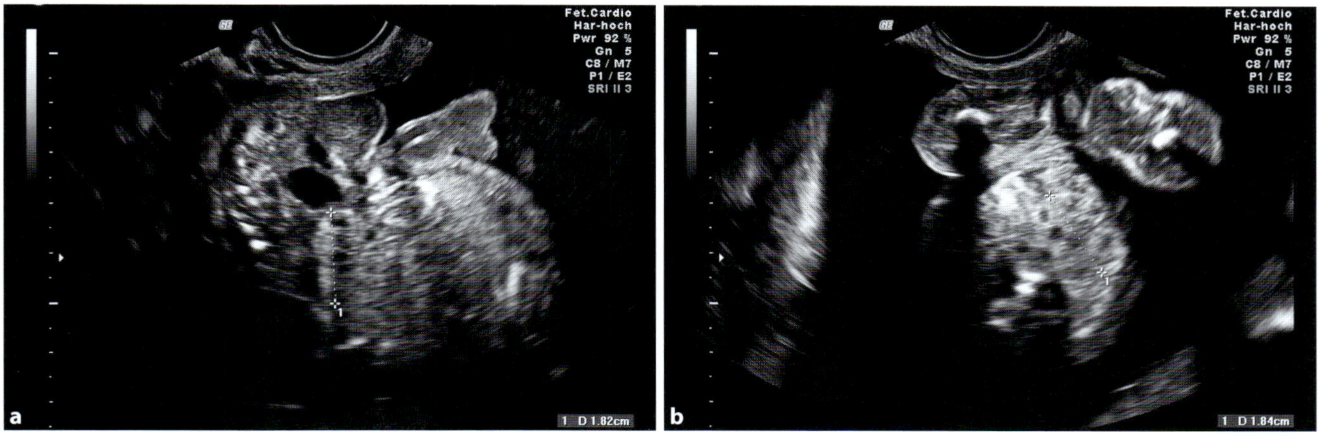

Abb. 11.46 Bei einem Fetus der 21+0 SSW ist (**a**) im Transversal- und (**b**) im Sagittalschnitt eine nach kaudal und ventral verlagerte und auch malrotierte Beckenniere sichtbar

ander verschmolzen sein. Der Ureter hingegen mündet auf der kontralateralen Seite korrekt in die Harnblase.

In der Regel weisen ektope Nieren ein normales Nierenparenchym mit Nierenbecken und kortikomedullärer Differenzierung auf, allerdings ist ihre Form aufgrund der Malrotation verändert. Nicht selten kommt es zum Harnstau oder vesikoureteralen Reflux, postnatal können rezidivierende Harnwegsinfektionen auftreten.

Pränataldiagnostisch wichtig ist die gehäufte Assoziation einer ektopen Niere mit extrarenalen Fehlbildungen, sodass eine detaillierte sonografische Untersuchung des Fetus erfolgen sollte.

11.12 Hufeisenniere

Bei der Hufeisenniere, deren Häufigkeit mit 1:750 Lebendgeborene angegeben wird, sind zumeist die unteren Pole beider Nieren miteinander verschmolzen, wobei der Isthmus aus Nierengewebe oder Bindegewebe besteht (Abb. 11.47). Zumeist liegen keinen weiteren Anomalien der Nieren oder der Ureteren vor. Sehr selten sind auch die oberen Pole der Nieren miteinander verschmolzen, sodass eine **Ringniere** vorliegt.

Pränataldiagnostisch wichtig ist die gehäufte Assoziation einer Hufeisenniere mit urogenitalen und extrarenalen Fehlbildungen, aber auch mit Chromosomenstörungen, wie Trisomie 13 und 18, sodass auch hier eine detaillierte sonografische Untersuchung des Fetus erfolgen sollte.

11.13 Doppelniere

Doppelnieren sind mit einer Prävalenz von 1:150 nicht selten. Sie weisen zwei getrennte Nierenbecken auf, auch wenn sie miteinander verschmolzen sind und die Form einer normalen Niere aufweisen.

Beim **Ureter duplex** finden sich zwei Nierenbecken und zwei Ureteren mit zwei getrennten Ostien. Bei Ureter fissus oder bifidus sind Nierenbecken und Ureteren nur im oberen Bereich geteilt und haben ein gemeinsames Ostium. Der Pelvis bifidus hat zwei Nierenbecken, die sich aber bereits am pyeloureteralen Übergang vereinigen.

Bereits antenatal häufiger im oberen als im unteren Nierenanteil finden sich verschiedene Harntransportstörungen, und zwar in Form einer multizystischen Dysplasie, einer Hydronephrose bei subpelviner Obstruktion, teilweise auch mit renaler Dysplasie, einer prävesikalen Obstruktion mit erweitertem Nierenbecken und Ureter und nicht selten auch einer Ureterozele. Auch kann ein vesikoureteraler Reflux bereits antenatal eintreten (Abb. 11.37c). Aufgrund der Einseitigkeit des Prozesses ist eine pränatale Therapie nicht indiziert. Allerdings gilt es, auch bei

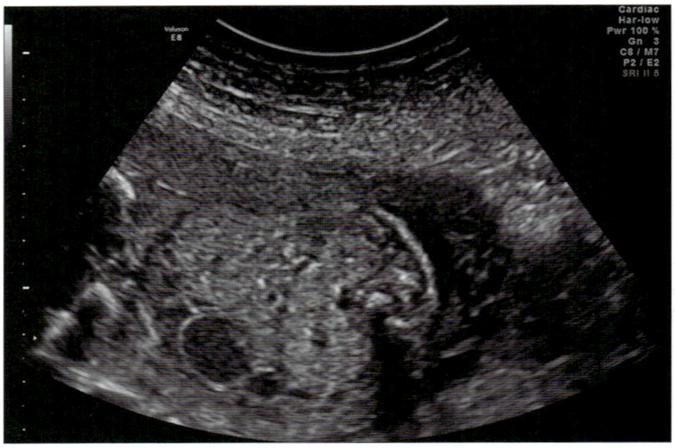

Abb. 11.47 Bei einem Fetus der 23+0 SSW ist in einer abdominalen Transversalebene eine Hufeisenniere mit breiter verbindender Brücke ventral der Wirbelsäule, Aorta descendens und V. cava inferior zu erkennen

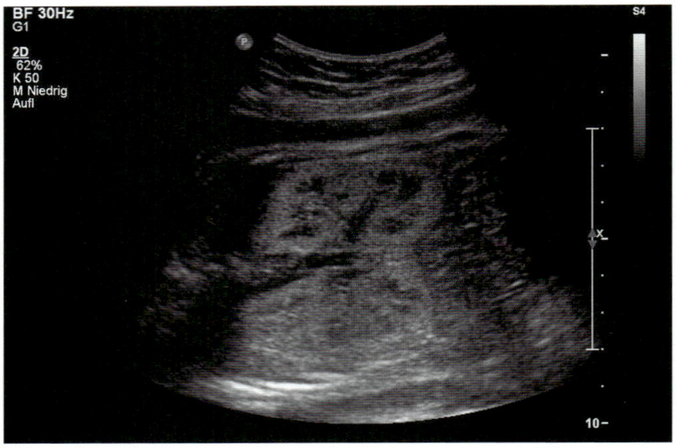

Abb. 11.48 Nach Langzeiteinnahme von Valsartan, einem AT_1-Antagonisten, zeigte der Fetus der 31+2 SSW beidseits massiv vergrößerte und hyperechogene Nieren mit fehlender kortikomedullärer Differenzierung. Ferner bestanden eine Anhydramnie und Oligohydramnie-Sequenz mit Lungen- und Thoraxdysplasie sowie Gelenkfehlstellungen. Im Fetalblut waren β_2-Mikroglobulin und Cystatin C massiv extrem erhöht (15,3 mg/l bzw. 3,38 mg/l). Postnatal waren Langzeitbeatmung und Peritonealdialyse über mehrere Monate erforderlich; derzeit besteht eine Niereninsuffizienz Grad IV

Doppelnieren extrarenale Fehlbildungen durch eine detaillierte Sonografie auszuschließen.

11.14 Niere bei ACE-Hemmern und AT_1-Antagonisten

Die Einnahme von Angiotensin-Converting-Enzyme(ACE)-Hemmern und AT_1-Antagonisten (Angiotensin-II-Rezeptor-Subtyp-1-Antagonisten, Sartane) in der Schwangerschaft führt gehäuft zu frühen Fehlgeburten, ferner auch zu Frühgeburt und Wachstumsrestriktion.

Neben dem Blutdruck beeinflusst das Renin-Angiotensin-Aldosteron-System auch die Nierenentwicklung des Fetus.

Im II. und III. Trimester kann die Einnahme von diesen Medikamenten nicht nur zu einer fetalen Niereninsuffizienz mit Oligo- bis Anurie – wohl Folge einer verminderten renalen Perfusion – und konsekutiven Oligohydramnie mit unterschiedlich stark ausgeprägter Oligohydramnie-Sequenz führen, sondern in Einzelfällen auch zu sonografisch bilateralen Zystennieren ähnlichen Befunden mit vergrößerten, stark echogenen Nieren mit teilweise verminderter oder gar fehlender kortikomedullärer Differenzierung mit unterschiedlich stark ausgeprägten histologischen Veränderungen im Bereich der renalen Tubuli und Gefäße (Hünseler et al. 2011) (Abb. 11.48).

Nach Absetzen dieser Medikamente kommt es häufig wieder zur Normalisierung der fetalen Nierenfunktion und Fruchtwassermenge, in Einzelfällen aber auch zu einer postnatal passageren oder auch bleibenden Niereninsuffizienz (Hünseler et al. 2011). Außerdem können bei diesem Krankheitsbild Ossifikationsstörungen der Schädelkalotte sowie schlaffe Paresen von Hand- und Fußmuskulatur sowie Hörstörungen auftreten (Hünseler et al. 2011).

11.15 Nierenvenenthrombose

Fetale und neonatale Nierenvenenthrombosen sind ein seltenes Ereignis, auch wenn eine Reihe von Einzelfällen beschrieben wurde. Sie kann einseitig, aber auch beidseitig auftreten und auch die V. cava inferior erfassen. Blutungen der Nebenniere können assoziiert sein. Charakteristisch ist das abrupte Auftreten der Befunde, oft begleitet von Symptomen kardialer Insuffizienz, wie Aszites und Pleuraergüssen, und von anderen Zeichen des „fetal distress“ (Smorgick et al. 2007).

Die Niere oder auch in Folge beide Nieren sind vergrößert und hyperechogen, eine kortikomedulläre Differenzierung und der Sinus renalis mit Nierenbecken ist nicht mehr differenzierbar (Abb. 11.49). Dopplersonografisch lässt sich kein venöser Blutfluss in der Nierenvene mehr nachweisen. Assoziiert sind maternale Erkrankungen, akute Zustandsverschlechterungen bei Pyelonephritis und Präeklampsie, feto-fetale Transfusion und Thrombophilie (Smorgick et al. 2007).

11.16 Mesoblastisches Nephrom und Wilms-Tumor

Das **mesoblastische Nephrom** ist ein in der Regel einseitig auftretender benigner Nierentumor, dessen überwiegend spindelförmigen Zellen das normale Nierenparenchym durchsetzen. Es ist der bei weitem häufigste renale Tumor in der Fetal- und Neonatalzeit. Der pränatale Nachweis eines Wilms-Tumors, eines rhabdoiden Tumors oder eines Klarzellsarkoms der Nieren sind Einzelfälle (Isaacs 2008). Sein sonografisches Erscheinungsbild als solider mehr oder weniger homogener Tumor ähnelt dem eines Myoms mit mehr hypoechogenem Inhalt und hyperechogenem Rand, in dem viele Gefäße verlaufen (Abb. 11.50). Der Tumor ist stark vaskularisiert. Obwohl benigne und postnatal

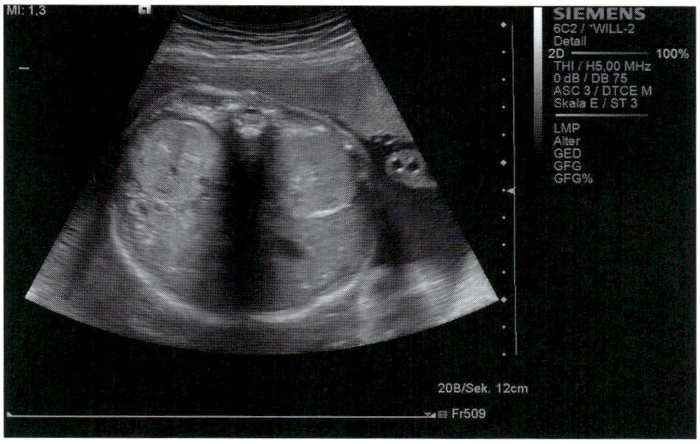

Abb. 11.49 Bilaterale Nierenvenenthrombose mit Einbeziehung auch der V. cava inferior in der 30+4 SSW. Bei den monochorialen Zwillingen war in der 31. SSW nur eine Niere sonografisch auffällig, drei Tage später waren beide Niere deutlich vergrößert und hyperechogen ohne erkennbare kortikomedulläre Differenzierung; ein akutes Auftreten von Aszites und bilateralen Pleuraergüssen und Zeichen des „fetal distress" (biophysikalisches Profil: 5 Punkte und silentes CTG) kamen hinzu

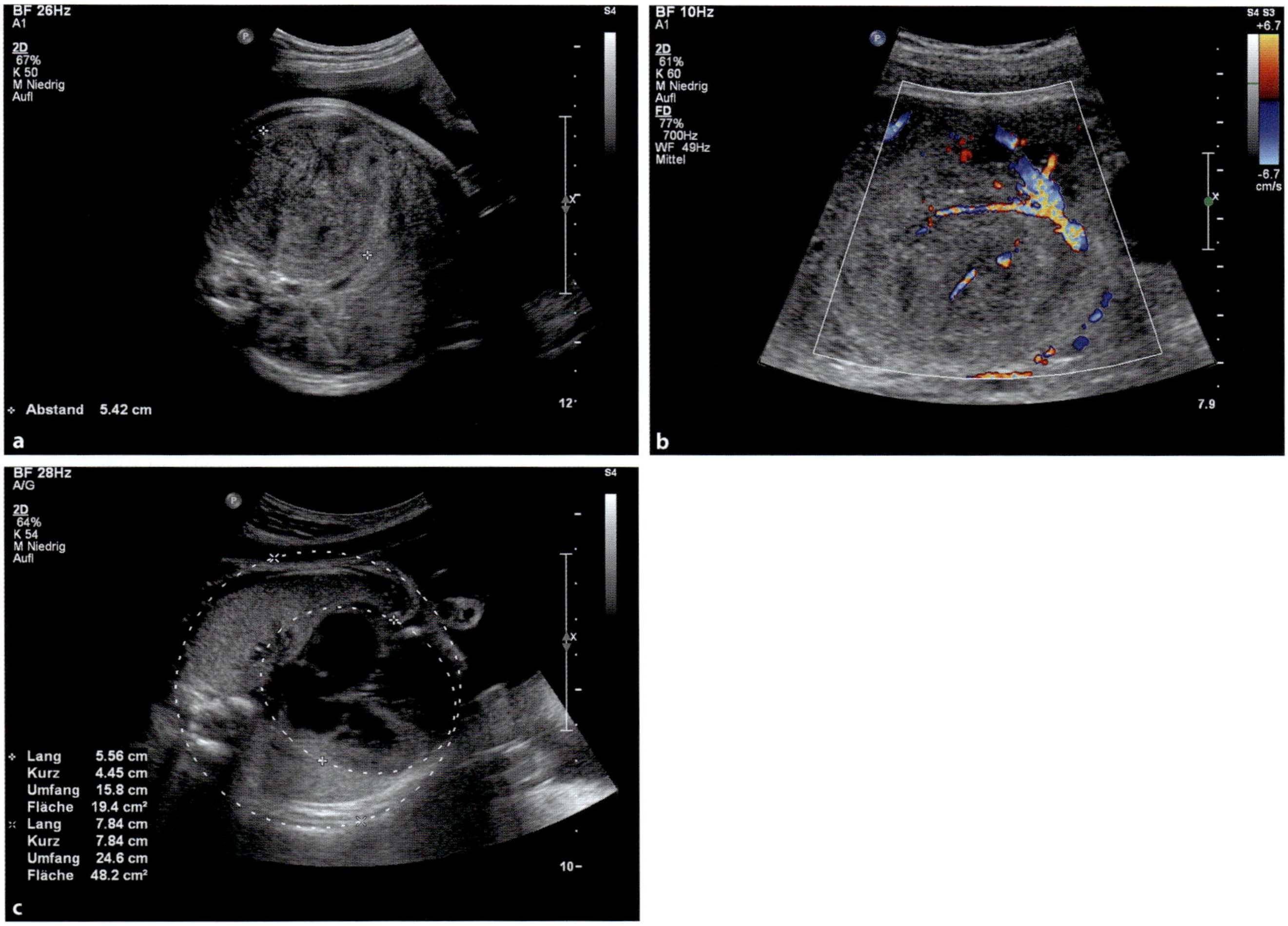

Abb. 11.50 Mesoblastisches Nephrom mit schwerer Polyhydramnie. **a** Im abdominalen Transversalschnitt ist in der 33+4 SSW rechtsseitig ein retroperitoneal gelegener sich nach ventral ausgehender kugelförmiger (Diameter: 54 mm) solider Tumor zu erkennen, der sonografisch – einem uterinen Leiomyom ähnlich – leicht hypoechogen erscheint und eine stärker echogene Kapsel aufweist. Die restliche Niere war, durch den Tumor komprimiert, noch zu erkennen. **b** Der gesamte Tumorrand ist mit arteriellen und venösen Gefäßen durchsetzt, die im Spektraldoppler eine niedrige Pulsatilität aufweisen und Äste in den Tumor abgeben. **c** Im Vierkammerblick ist eine deutliche Kardiomegalie infolge des erhöhten Herzzeitvolumens zu erkennen

zumeist mittels einer Nephrektomie im Neugeborenenalter gut behandelbar (England et al. 2011), kommt es bei rund 75 % der Fälle zu relevanten perinatalen Komplikationen. „High cardiac output" und/oder Hyperkalziurie führen über eine Polyurie zu einer oft schweren Polyhydramnie. In Einzelfällen kann es zu einer fetalen Herzinsuffizienz mit Ausbildung eines Hydrops kommen. Postnatal komplizieren Hyperkalziurie, pulmonale arterielle Hypertonie und ggf. Frühgeburtskomplikationen den Verlauf.

Differenzialdiagnostisch ähnlich imponiert ein **Nephroblastom** (**Wilms-Tumor**), der allerdings fast immer erst in der Kindheit sichtbar wird. Fallbeschreibungen antenatal diagnos-

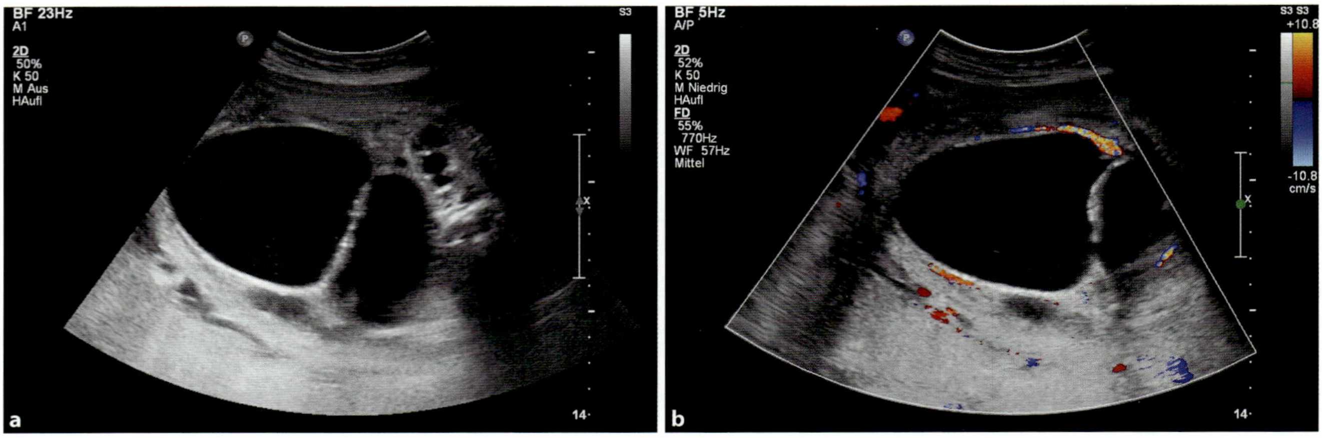

Abb. 11.51 Fetus mit Megazystis, Hydroureteren, Hydronephrose und Hydrometrokolpos bei einer kloakalen Anomalie in der 34+0 SSW. **a** Hinter der vergrößerten Blase ist der Hydrokolpos zu erkennen, ferner rechtsseitig eine Hydronephrose. **b** Mittels Farbdopplersonografie lassen sich die beiden Nabelarterien und somit indirekt die Harnblase des Fetus identifizieren

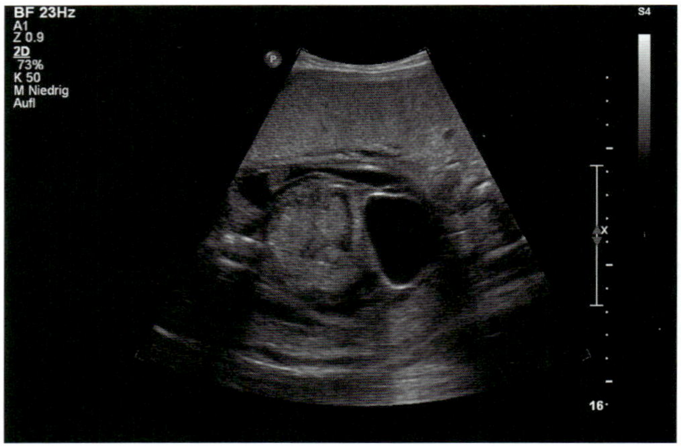

Abb. 11.52 Fetus der 29+3 SSW mit einem intraabdominal wachsenden Steißbeinteratom, das einerseits zu einer Urethraobstruktion mit Megazystis, beidseitigen Hydroureteren und Hydronephrosen geführt hat, andererseits auch zu einem Hydrops fetalis mit Aszites

tizierter Wilms-Tumore sind selten; in diesen Fällen wird er als überwiegend solider Tumor mit multiplen zystischen Arealen infolge von Nekrosen und Einblutungen beschrieben (Linam et al. 2010).

Ferner sind eine renale Dysplasie bei einer Doppelniere sowie ein Neuroblastom der Nebenniere abzugrenzen. Zur besseren Differenzierung renaler Tumore ist die Durchführung eines MRT indiziert (Linam et al. 2010).

11.17 Hydrokolpos

Ein isoliert auftretender Hydrokolpos, bei Einbeziehung des Uterus Hydrometrokolpos genannt, basiert zumeist auf ein verschlossenes Hymen, seltener auf ein queres Vaginalseptum oder einer Vaginalatresie mit konsekutivem Sekretstau. Die Prävalenz liegt bei ungefähr 1:30.000 Lebendgeborenen. Sonografisch imponiert ein Hydrokolpos als einkammerig zystischer, birnenförmiger Befund hinter der Blase und oberhalb der Blase, der sich verjüngend ins Becken zieht und bis an das Perineum reicht. Beim Hydrometrokolpos ist auch die Cavitas uteri flüssigkeitsgefüllt, wobei die nicht so stark dilatierte Cervix uteri die Grenze zwischen Vagina und Cavitas uteri sichtbar macht. Die Blase lässt sich nicht nur aufgrund ihrer Lage sondern auch durch den Nachweis der anliegenden Umbilikalarterien und ihres wechselnden Füllungszustandes gut gegen den Hydrokolpos abgrenzen (Abb. 11.51). Ein sonografisch ähnliches Bild kann eine – allerdings weit seltener auftretende – anteriore Meningo(myelo)zele im lumbosakralen Bereich (Sumi et al. 2011), deren einkammerige Zele aber meist nicht ganz an das Perineum reicht und eine Verbindung zur Wirbelsäule aufweist. Ein intraabdominal wachsendes **Steißbeinteratom** (Abb. 11.52) sowie ein retroperitoneal sich ausdehnendes **Lymphangiom** sind sonografisch in der Regel gut abgrenzbar. Ein MRT kann allerdings wertvolle zusätzliche Informationen liefern.

Eine **Vagina duplex** sowie auch ein **Uterus duplex** (Uterus didelphys) führt zu zwei bzw. vier (zwei kleine flüssigkeitsgefüllte Hydrometras sitzen der septierten großen Hydrokolpos auf, der Bereich der Cervices uteri erscheint eingeschnürt) getrennten bzw. septierten flüssigkeitsgefüllten Räumen hinter der Blase (Abb. 11.53).

Hierbei sind im Gegensatz zur einkammerigen Hydrokolpos weitere Fehlbildungen der Urogenitaltrakts und auch der unteren Wirbelsäule bis hin zur Kloakenmalformation häufig. Auch syndromale Erkrankungen, wie das **MKKS** und das **BBS** sind differenzialdiagnostisch in Betracht zu ziehen. Bei beiden Syndromen beruhen Hydrokolpos bzw. Hydrometra auf eine Atresie der Vagina oder der Cervix uteri, nicht aber auf eine Kloakenmalformation.

Auch bei Durchmischung von Uterus- und Vaginalsekret mit Urin und bei kloakalen Fehlbildungen mit Hydrometrokolpos mit Mekonium ist die Flüssigkeit der Hydrometrokolpos echogener als der Blaseninhalt, teilweise unter Ausbildung eines lageabhängigen **Detritusspiegels** (Abb. 11.54).

Aufgrund der bei Verbindung zum harnableitenden System großen Flüssigkeitsmengen, die in den Hydrometrokolpos gelangen, kann es in diesen Fällen zur Entleerung der Flüssigkeit über die Eileiter in die Bauchhöhle kommen, und somit zu einem nicht selten massiven **Aszites**, der auch relativ echogen erscheint. In diesen Fällen lässt sich biochemisch Urin und Mekonium im

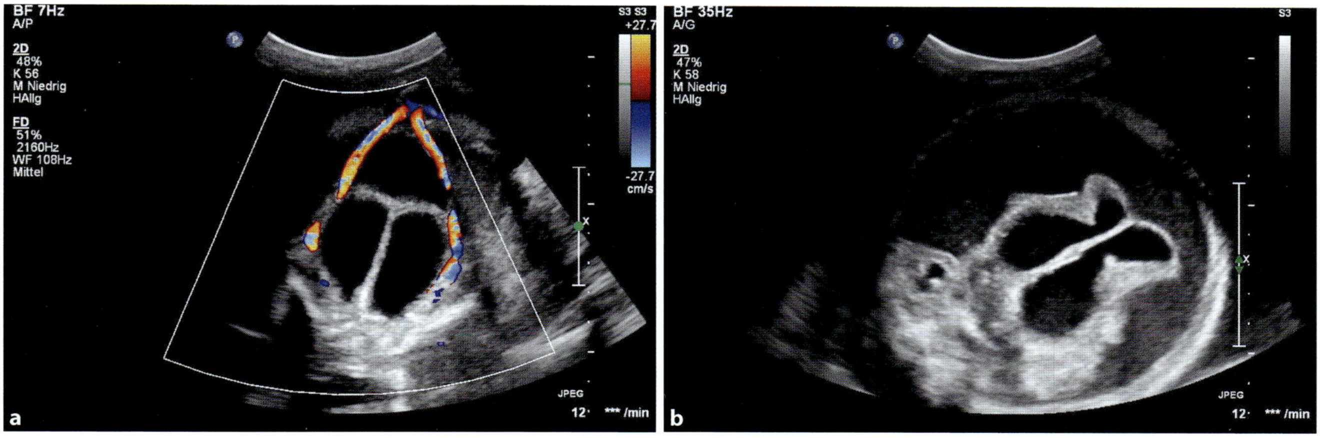

Abb. 11.53 Fetus der 30+3 SSW mit Hydrometrokolpos bei Vagina duplex und Uterus didelphys. Der massive Aszites, seine Echogenität und eine Enterolithiasis sprechen für das Vorliegen einer kloakalen Anomalie, auch wenn ein normales äußeres weibliches Genitale vorhanden ist. **a** In einer schräg von kaudal nach kranial verlaufenden abdominalen Transversalebene sind Hydrokolpos bei einer durch eine Septum geteilten Vagina duplex zu erkennen, ebenso die große der Bauchwand anliegende Harnblase mit den anliegenden Nabelarterien; der Aszites ist gegenüber der Flüssigkeit in der Scheide und in der Blase hyperdens. **b** In einem etwas schrägeren Transversalschnitt ist die zervikale Einschnürung am Übergang von der Vagina duplex in die beiden Hälften des Uterus didelphys zu erkennen

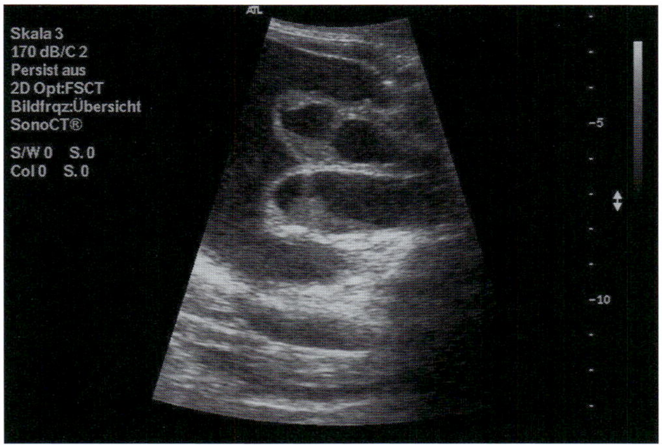

Abb. 11.54 Hydrometrokolpos bei Vagina- und Uterusduplikatur mit echogenem Inhalt und Detritusspiegelbildung sowie einem massiven Aszites mit echogener Flüssigkeit bei einem Fetus der 31+6 SSW, bei dem postnatal ein Cornelia de Lange Syndrom diagnostiziert wurde

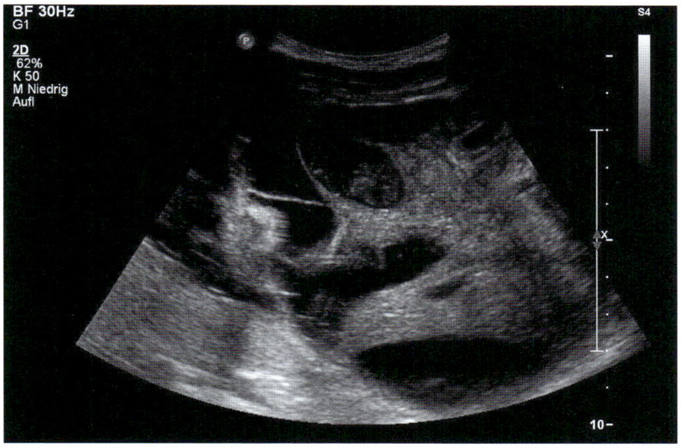

Abb. 11.55 Bei einem Fetus der 34+1 SSW (gleicher Fetus wie in **Abb. 11.50**) mit Hydrokolpos und kloakaler Anomalie zeigen sich dilatierte Darmschlingen mit Flüssigkeit und Mekonium, das zudem eine Enterolithiasis aufweist. Die Füllung der Darmschlingen veränderte sich während der Untersuchung ständig

Aszites nachweisen (Abb. 11.52). Füllung von Darmschlingen mit Urin kann zu sich rasch ändernden stärkeren Weitstellung von Kolonschlingen führen, insbesondere in der Spätschwangerschaft verbunden mit der Darstellung von flüssigkeitsumspültem Mekonium, das zudem Verkalkungen, eine **Enterolithiasis** ausweisen kann (Abb. 11.55).

Die **isolierte Hydro(metro)kolpos** hat eine sehr gute Prognose. Durch den Östrogenabfall nach Geburt kann es zum spontanen Verschwinden des Hydrokolpos kommen, wobei es aber später nach Einsetzen der Menstruationsblutungen bei verschlossenem Hymen zur Hämatokolpos kommen kann.

Ansonsten hat postnatal eine rasche Entleerung der Hydrokolpos durch Legen einer Drainage, Inzision des Hymens bzw. Resektion eines queren Vaginalseptums zu erfolgen, um Schmerzen, Infektion und Harnwegsobstruktion zu beseitigen bzw. vorzubeugen.

11.18 Exstrophie-Epispadie-Komplex

In der dritten Embryonalwoche mündet der Enddarm in die Kloake, von der Kloake zieht die Allantois in den Nabelstrang. Die vordere Bauchwand wird durch die zweischichtige, ekto- und endodermale Kloakenmembran gebildet. Durch das Einwachsen des Septum urorectale wird das Urogenitalsystem von der Kloake abgetrennt und die Kloakenmembran in die Rektal- und Urogenitalmembran unterteilt, die später einreißt. Durch Einwachsen mesenchymaler Zellen in die Kloakenmembran bildet sich die vordere Bauchwand, die Genitalhöcker vereinigen sich. Unterbleibt das Einwachsen der mesenchymalen Zellen, bildet sich keine vordere Bauchwand, die Genitalhöker und die Schambeinäste vereinigen sich nicht. Die persistierende Kloakenmembran reißt ein.

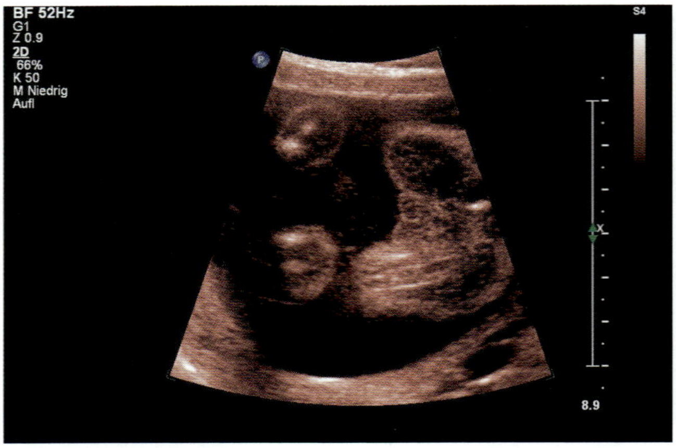

Abb. 11.56 Blasenexstrophie bei einem Fetus der 19+6 SSW mit OEIS-Komplex. Die Blasenschleimhaut liegt frei dem Fruchtwasser zugewandt und führt zu einer unscharfen Begrenzung der Bauchwand in diesem Bereich (Transversalschnitt im Beckenbereich)

Abhängig vom Zeitpunkt der Entwicklungsstörung kommt es zu

- Epispadie,
- Blasenexstrophie oder
- kloakalen Exstrophie, bei der der Enddarm zwischen den beiden Hälften der Blasenplatte prolabiert.

Ein Anus imperforatus und auch lumbosakrale Wirbelsäulenanomalien sind manchmal assoziiert.

Die **kloakale Exstrophie**, als schwerste Form des (Blasen-) Exstrophie-Epispadie-Komplex (EEC), wird oft auch als **OEIS-Komplex** bezeichnet, welcher Omphalozele, Kloakenexstrophie, imperforierten Anus und spinalen Defekte („omphalocele, exstrophy of the cloaca, imperforate anus, spinal defect") beinhaltet.

Der EEC scheint multifaktoriell bedingt, auch wenn eine familiäre Häufung beschrieben wurde. Die Häufigkeit einer Blasenexstrophie bei Geburt beträgt 1:30.000, die einer isolierten Epispadie 1:120.000 und die einer kloakalen Exstrophie 1:400.000.

Bei einer **Blasenexstrophie** lässt sich sonografisch keine Harnblase darstellen, die bei entsprechender Auflösung ab der 11. SSW gefüllt zwischen den beiden Nabelarterien dargestellt werden kann. Die systematische Darstellung der Harnblase im Erst- und Zweittrimesterultraschall erlaubt die sichere Diagnose der Blasenexstrophie. Allenfalls ein flüssigkeitgefüllter Enddarm kann das Vorliegen einer Harnblase vortäuschen. Bei genauer Betrachtung der vorderen Bauchwand ist diese unterhalb des Nabels nicht glatt, sondern zeigt eine raue irreguläre Struktur und ist leicht vorgewölbt (Abb. 11.56). Dieses Gewebe entspricht der Blasenhinterwand, deren Schleimhaut inflammatorisch knotig und polypös verändert ist. Die Nabelschnur inseriert tiefer als gewöhnlich, und zwar am Oberrand der exstrophierten Blasenplatte. Während Epispadie, kurzer gespaltener Penis bzw. gespaltene Klitoris, Vagina duplex und Uterus didelphys assoziiert sein können, ist der Enddarm abgetrennt und der Anus geöffnet. Das Analgrübchen sowie die Sphinktermuskulatur lassen sich darstellen.

Tipp

Zur Differenzierung der anatomischen Verhältnisse empfiehlt sich bei Beckenendlage eine transvaginale Sonografie durchzuführen. Auch die 3D-Sonografie erlaubt in einigen Fällen eine bessere Darstellung der anatomischen Verhältnisse.

Bei der **kloakalen Exstrophie**, dem OEIS-Komplex, hingegen finden sich eine Omphalozele, eine Blasenexstrophie, Analatresie und lumbosakrale Wirbelsäulenanomalie, wie Halbwirbel, Segmentationsdefekte und Menigomyelozelen (bei 30–70 % der Fälle), sowie intersexuelles Genital (Abb. 11.57). Ferner finden sich häufig auch Klumpfüße.

Infraumbilikale Omphalozele und Blasenexstrophie (die Harnblase lässt sich sonografisch nicht darstellen) ähneln dem Bild eines „Elephantenbauches" und sind gemeinsam mit dem Nachweis spinaler Anomalien (Spina bifida, sakrale Agenesie) diagnostisch richtungweisend (Tiblad et al. 2008).

Die fehlende Darstellbarkeit des Analgrübchens und der perianalen Muskulatur (Moon et al. 2009) weisen auf das Vorliegen einer Analatresie hin (Ochoa et al. 2012). Komplizierend können Harnwegsanomalien, zumeist Hydroureter und Hydronephrose, hinzukommen, die zu einer Oligohydramnie führen können. Häufig, wie auch bei anderen urogenitalen Anomalien, liegt eine singuläre Nabelarterie vor (Tiblad et al. 2008).

Die **Kloakenmalformation** ähnelt bis auf das Fehlen einer Omphalozele der kloakalen Exstrophie bzw. dem OEIS-Komplex. Bei der komplett gedeckten Form der Kloakenexstrophie, aber auch einem persistierenden **Sinus urogenitalis** (Abb. 11.58) finden sich bei schwerer Oligohydramnie eine oder mehrere zystische Strukturen im Unterleib, die mit einem, gegenüber der normalen Blasenfüllung, mehr echogenen Inhalt gefüllt sind und teilweise eine Peristaltik aufweisen (Ono et al. 2009). Zudem ist aufgrund der Durchmischung des Mekonium mit Urin gelegentlich eine Enterolithiasis nachweisbar und Rektum- und Sigmaschlingen können wechselnd dilatiert sein (Abb. 11.55). Urin im Darm mit Enterolithiasis bzw. Mekonium in der Blase und beides mit ggf. zusätzlich vorhandener Hydrokolpos können nachweisbar sein.

Sekundärer Harnstau, aber auch Fehlbildungen des harnableitenden Systems, wie Nierenagenesie und Hufeisenniere, und auch anderer Organe sind gehäuft assoziiert.

In all diesen Fällen kann ein **antenatales MRT** wertvolle diagnostische Befunde liefern, nicht nur bezüglich der Anatomie, sondern auch durch den Nachweis von Urin im Darm und/oder Mekonium in der Blase (Calvo-Garcia et al. 2011, Taori et al. 2010). Auch hierbei können zusätzlich Fehlbildungen des harnableitenden Systems und der Nieren die Prognose verschlechtern.

Operativ lassen sich Harnblase und äußeres Genitale rekonstruieren, auch wenn Folgeeingriffe an Blase, Harnleitern und Genitale erforderlich sein können. Eine engmaschige medizinische, aber auch psychologische Betreuung bis ins Erwachsenenalter ist erforderlich.

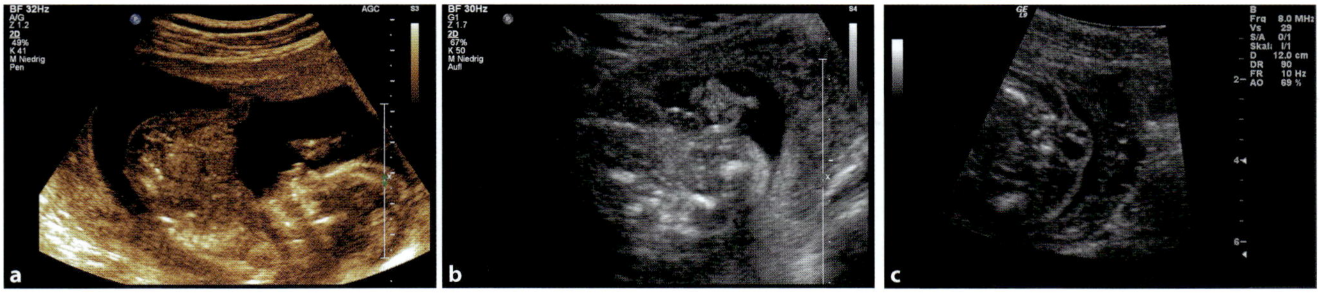

Abb. 11.57 OEIS-Komplex eines männlichen Fetus. **a** In der 16+4 SSW ist im Sagittalschnitt eine infraumbilikale Omphalozele sichtbar. **b** In der 20. SSW ist die Blasenexstrophie zu erkennen, (**c**) ebenso eine lumbosakrale Spina bifida aperta mit einer Meningomyelozele. Auch lagen eine Analatresie sowie eine Epispadie vor

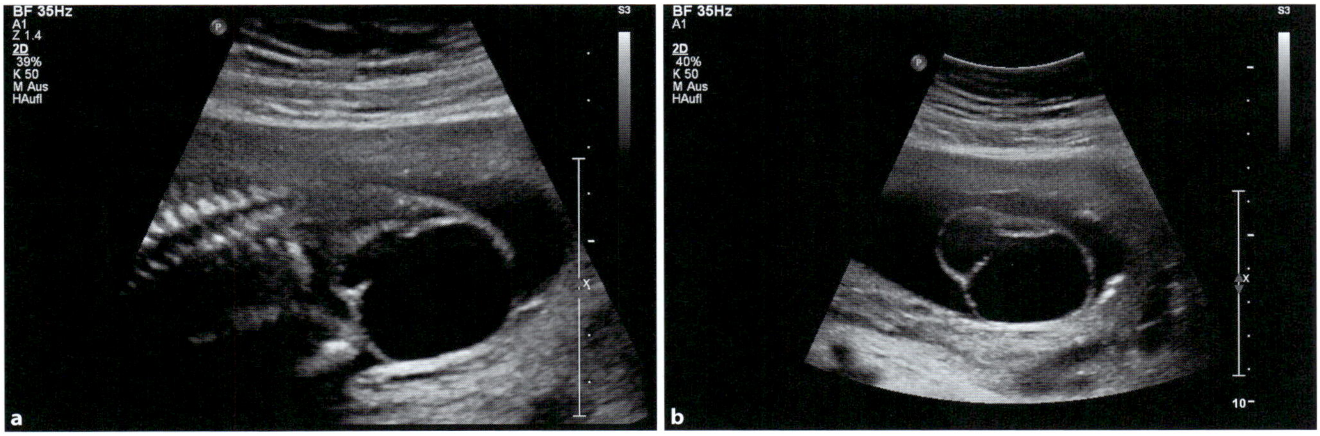

Abb. 11.58 Kloakenmalformation mit persistierendem Sinus urogenitalis bei einem Fetus der 21+4 SSW. **a** Kaudal und ventral findet sich eine große zystische, sich nach außen vorwölbende Masse, in die bei einer nicht perforierten Kloakenmembran Blase, Vagina und – in diesem Fall – auch Kolon drainieren; zudem wies der Fetus eine kaudale Wirbelsäulenregression auf. **b** Transversalschnitt durch die gemeinsame Kloake

11.19 Urachusanomalien und Allantoiszyste

Urachusanomalien basieren auf einer inkompletten Rückbildung des Allantoisganges. Am häufigsten lässt sich pränatal ein offen gebliebener Urachus nachweisen, der häufig mit einer **Allantoiszyste** in der Nabelschnur in Verbindung steht. Urachuszysten sind selten. Urachusdivertikel (interne Fistel) und Urachussinus (externe Fistel) werden fast immer erst postnatal nachgewiesen.

Urachus und Urachuszysten liegen in der Mittelachse zwischen dem Oberrand der Blase und dem Nabelansatz. Die Kommunikation zwischen dem offenen Urachus und der Allantoiszyste lässt sich sonografisch darstellen (Bureau u. Bolduc 2011): bei Miktion füllen sich Gang und insbesondere Allantoiszyste retrograd und ändern ihre Größe. Aufgrund der Urinabsorption ist die Wharton'sche Sülze im Bereich der Allantoiszyste ödematös-zystisch verdickt (Schaefer et al. 2010). Diese Anomalien sind bereits bei der Ersttrimesteruntersuchung nachweisbar, häufig mit einer Megazystis assoziiert (Sepulveda et al. 2010) (Abb. 11.59).

Eine früh einsetzende Urethraobstruktion scheint gehäuft mit einen offenen Urachus und einer Allantoiszyste assoziiert zu sein, wohl durch ihr Offenbleiben infolge des erhöhten Blasendrucks.

Gelegentlich sind bei einer Urethraobstruktion auch ein oder mehrere Nabelschnurzysten nahe dem fetalen Nabelschnuransatz vorhanden, möglicherweise infolge einer druckbedingten Dilatation von Allantoisresten. Auch kann eine Allantoiszyste perforieren, was zu einer Druckentlastung des harnableitenden Systems einerseits und zum Verschwinden der Zyste andererseits führt (Bureau u. Bolduc 2011). Regelmäßige sonografische Verlaufkontrollen werden empfohlen, insbesondere um Urethraobstruktionen bzw. deren Wiederauftreten zu erkennen. Die Prognose isoliert auftretender Urachusanomalien ist exzellent. Im Neugeborenenalter werden sie operativ entfernt. Abzugrenzen sind hierzu Blasendivertikel, die klein aber auch größer als die Blase sein können und meist in Assoziation mit einer Urethraobstruktion und Megazystis, selten auch ohne LUTO auftreten.

11.20 Ovarialzyste

Bei weiblichen Feten können sich durch die Stimulation des Ovars durch fetales FSH, maternales Östrogen und plazentares HCG größere Ovarialzysten ausbilden, zumeist einseitig, selten auch beidseitig.

Die **fetale Ovarialzyste** liegt intraabdominal seitlich und oberhalb der Blase, wobei größere Zysten zumeist der vorderen Bauchwand anliegen. Sie sind sowohl von der Blase als auch von den retroperitoneal gelegenen Nieren gut abgrenzbar. Zumeist sind die Ovarialzysten anechogen, glattwandig und ohne Binnenstrukturen (Abb. 11.60).

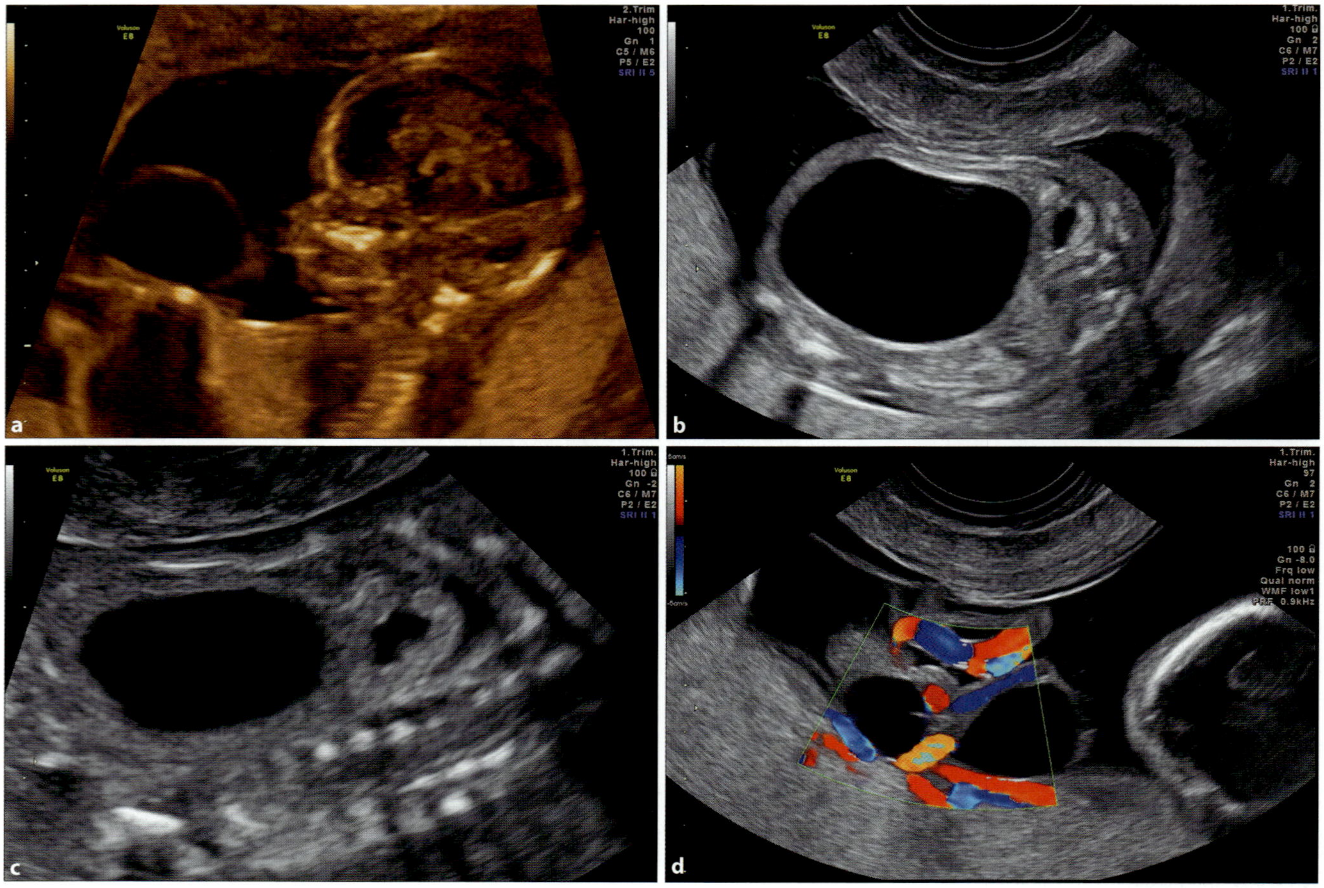

Abb. 11.59 Fetus der 14+4 SSW mit eine LUTO. **a** Im Sagittalschnitt sind Megazystis und Allantoiszyste zu erkennen, (**b**) im Transversalschnitt die massive Megazystis, (**c**) in einem mehr koronaren Schnitt neben der Megazystis eine deutlich hyperechogene Niere mit Pyelektasie. **d** In der Nabelschnur fanden sich zwei weitere Zysten

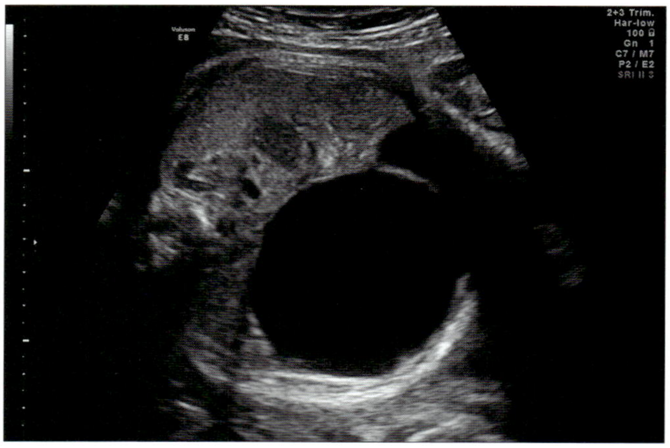

Abb. 11.60 Fetus der 34+0 SSW mit einer großen, 72×64×54 mm messenden, einkammerigen linksseitigen Ovarialzyste ohne Binnenechos

Zysten, die Binnenechos aufweisen, werden als **komplexe Ovarialzysten** bezeichnet. Es kann zur Spiegelbildungen kommen (Abb. 11.61), die Zyste kann Septen aufweisen (Abb. 11.62). Diese Veränderungen sind Folgen einer Einblutung (Abb. 11.63) und in mehr als 90 % die Folge einer abgelaufene Torsion des Ovars (Monnery-Noché et al. 2008). Auch nach Zystenpunktionen kann es zu Einblutungen mit echogenen Binnenstrukturen kommen. Die Zysten weisen im Mittel einen Durchmesser von 40 mm auf (Monnery-Noché et al. 2008), der aber zwischen 20 und 130 mm variiert.

Wenige Zysten bilden sich bereits in utero komplett zurück, die Mehrzahl der anechogenen Zysten erst nach Geburt. In 2 bis 18 % der Schwangerschaften mit einer fetalen Ovarialzyste wurde das Auftreten eine Polyhydramnie beschrieben.

Die wichtigste Komplikation fetaler Ovarialzysten allerdings ist die **Torsion des Ovars**, zu der es in bis zu 40 % der Fälle bereits antenatal kommt. Das Risiko einer Torsion nimmt mit der Zystengröße zu, jedoch kann sie auch bei kleinen (Durchmesser 20 mm) auftreten (Bagolan et al. 2002). In anderen Serien wurde allerdings kein Zusammenhang zwischen der Zystengröße und dem Risiko einer Ovarialtorsion gefunden (Monnery-Noché et al. 2008). Das Risiko einer Torsion scheint höher zu sein, wenn die Zyste bereits früh in der Schwangerschaft diagnostiziert wird. Nach Torsion des Ovars ändert sich das Bild der Ovarialzyste abrupt. Aus der zuvor anechogenen Zyste wird eine komplexe Zyste mit Binnenechos, Detritus und Septierung (Abb. 11.61, Abb. 11.62, Abb. 11.63).

Anechogene Zysten bilden sich postnatal in mehr als 50 % der Fälle spontan zurück.

Allerdings kann es auch postnatal zu einer Torsion des Ovars kommen, sodass engmaschige Kontrollen bzw. eine Zystektomie empfohlen werden. Bei persistierenden anechogenen Ovarialzys-

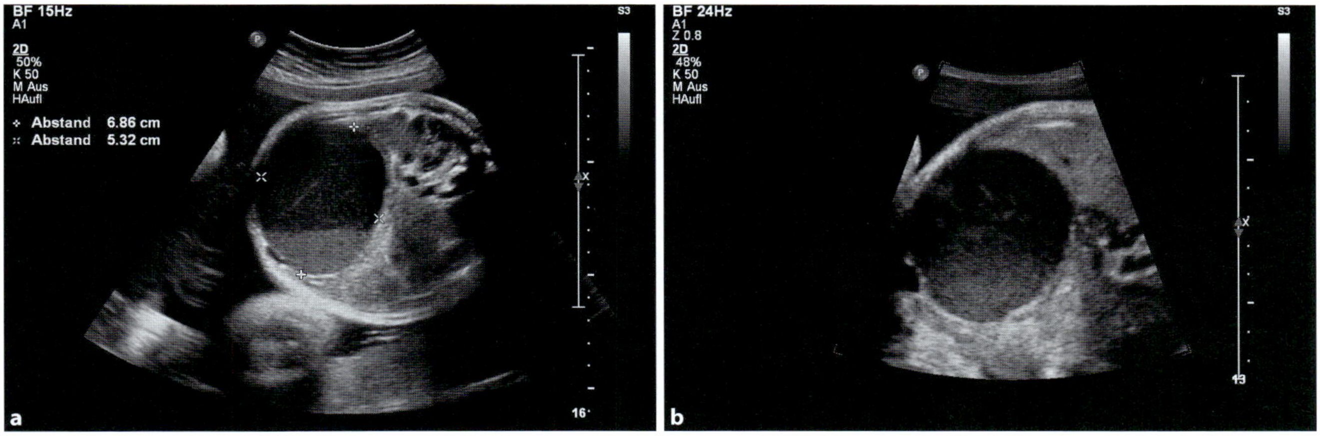

Abb. 11.61 Fetus der 35+1 SSW mit einer großen, 69×53×49 mm messenden, einkammerigen rechtsseitigen Ovarialzyste. **a** Sie weist deutlich Binnenechos auf sowie eine Spiegelbildung. **b** Nach Bewegung von Mutter bzw. Fetus verteil sich der als Bodensatz der Zyste abgelagerte Detritus

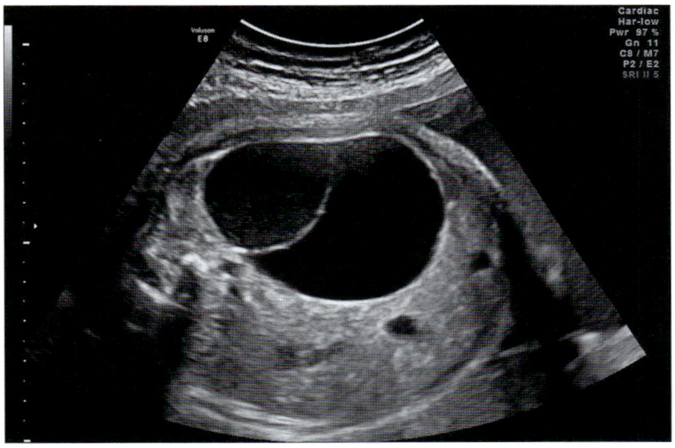

Abb. 11.62 Große, 60×64×59 mm messende, zweikammerige linksseitige Ovarialzyste bei einem Fetus der 29+5 SSW; der Inhalt einer der beiden Zystenteile ist hyperdens mit leichter Spiegelbildung

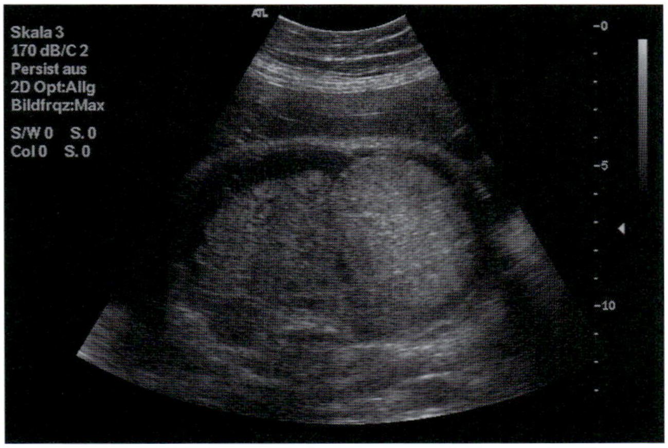

Abb. 11.63 Fetus der 35+4 SSW mit einer rechtseitigen einkammerigen, 65×50×57 mm messenden, akut eingebluteten, stark echogenen Ovarialzyste und konsekutivem Aszites; im weiteren Verlauf der Schwangerschaft verschwand der Aszites, die Ovarialzyste wurde kleiner und echoarmer

ten, insbesondere bei Kompression benachbarter Bauchorgane und des harnableitenden Systems, kann eine operative Zystektomie erforderlich werden, wobei das Ovarialgewebe möglichst erhalten werden sollte.

Bei den meisten komplexen Zysten mit echogenen Strukturen im Neugeborenenalter ist es allerdings schon antenatal zur Torsion des Ovars gekommen. Bei komplexen Ovarialzysten wird – sofern es sich nicht um eine rein hämorrhagische Zyste handelt (dies ist allerdings nur bei 11 % der komplexen Ovarialzysten der Fall (Monnery-Noché et al. 2008)) – die **Ovarektomie** empfohlen, weil in diesen Fällen einerseits kein vitales ovarielles Gewebe mehr vorhanden ist und es andererseits zu ernsten Komplikationen kommen kann (Bagolan et al. 2002, Monnery-Noché et al. 2008). Das nekrotische Gewebe kann an Darm und Netz adhärent sein, Volvulus, intestinale Obstruktion, Blutung und Adhäsionen wurden beschrieben (Monnery-Noché et al. 2008). Auch erlaubt dieses Vorgehen den sicheren Ausschluss eines Teratoms.

Intrauterin wird bei größeren Zysten mit einem Durchmesser von 40 mm und mehr die ultraschallgesteuerte Punktion und Aspiration des Zysteninhaltes über eine 20G- oder 22G-Spinalnadel empfohlen (Abb. 11.64), um so das Risiko einer Ovartorsion

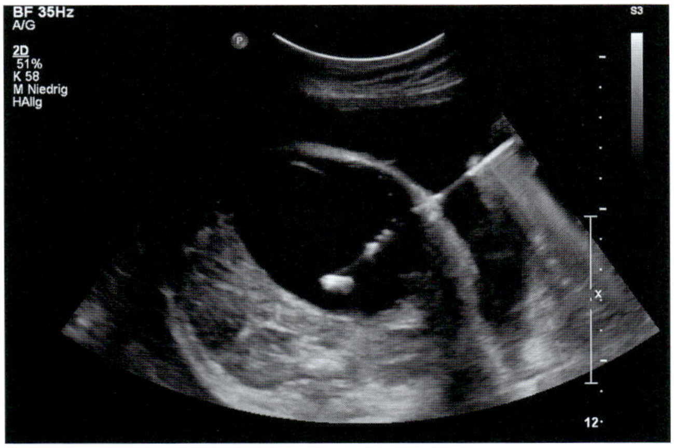

Abb. 11.64 Therapeutische Punktion und Aspiration des Inhaltes einer einkammerigen großen Ovarialzyste in der 34+0 SSW (gleicher Fetus wie in Abb. 11.60)

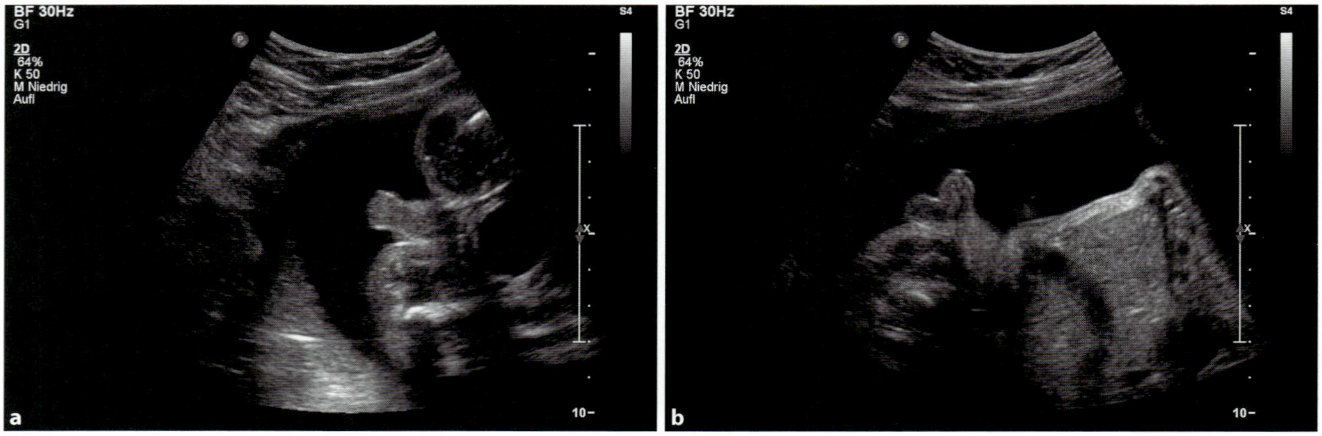

■ **Abb. 11.65** Fetus der 28+5 SSW mit einer Hypospadie. **a** Die Penisspitze ist abgerundet, bedingt durch die sich haubenförmig von dorsal aufliegende Vorhaut, deren beiden Falten seitlich zu erkennen sind („tulip sign"). **b** Im Sagittalschnitt sind Peniskrümmung und auch die Hypospadie selbst zu erkennen

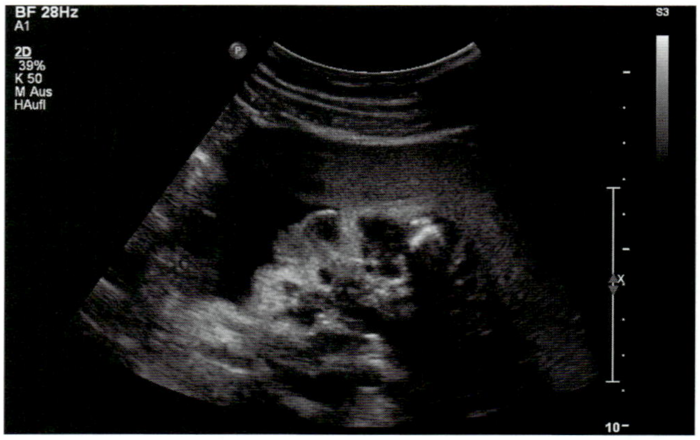

■ **Abb. 11.66** Epispadie bei einem männlichen Fetus (Karyotyp: 46,XY) der 26+3 SSW mit einer OEIS-Variante oder Pseudoexstrophie (infraumbilikale Omphalozele, Epispadie, imperforierter Anus, sakrale Wirbelanomalie, aber normal angelegte Harnblase)

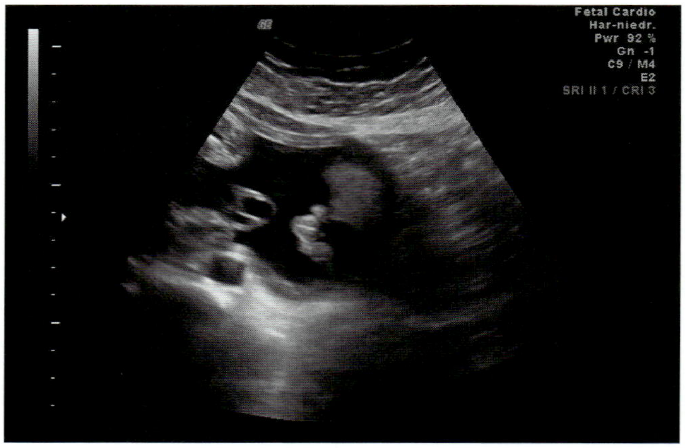

■ **Abb. 11.68** Hypertrophie der Klitoris bei einem weiblichen Fetus (Karyotyp: 46,XX) der 31+2 SSW

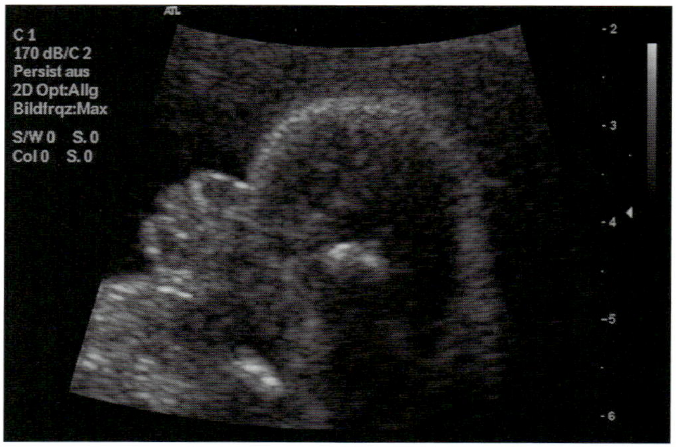

■ **Abb. 11.67** Äußeres weibliches Genitale mit Labien und Klitoris bei einem Fetus der 22+5 SSW mit männlichem Karyotyp (46,XY)

zu verringern (Bagolan et al. 2002). Allerdings kann es hierbei in ca. 50 % zur Wiederauffüllung der Zyste kommen (Bagolan et al. 2002), da die hormonelle Stimulation ja fortbesteht. Bei bereits sonografisch komplexen Ovarialzysten sollte keine Punktion erfolgen. Auch postnatal wird von einigen Autoren die sonografisch gesteuerte Aspiration des Zysteninhaltes bei einfachen Ovarialzysten empfohlen, um so eine Torsion zu verhindern, auch wenn hierzu keine größeren Studien vorliegen (Monnery-Noché et al. 2008).

11.21 Intersexuelles Genitale und Hypospadie

Bei einigen Feten gelingt es trotz ausreichender Darstellung des Perineums nicht, das äußere Geschlecht einzuordnen. Penis und Klitoris, Skrotum und Labien sind nicht klar zu differenzieren. Bei männlichem Karyotyp imponieren in diesen Situationen ein äußerlich weibliches Genitale mit Labien und Klitoris, eine Hypospadie (■ Abb. 11.65) oder Epispadie (■ Abb. 11.66), Penisverkrümmung (Chordee), ein Mikrophallus und ein Kryptorchismus, der nach der 34. SSW nicht mehr vorliegen sollte (Achiron et al. 1998), oder auch ein äußerlich weibliches Genitale (■ Abb. 11.67), bei weiblichem Karyotyp Klitorishypertrophie (■ Abb. 11.68) und prominente oder fusionierte Labien. Bei der kongenitalen autosomal-rezessiv vererbten adrenalen Hyperplasie (adrenogenitales Syndrom, AGS) finden sich zudem noch bilateral vergrößerte Nebennieren mit aufgehobener Kortex-Medulla-Differenzierung (Pajkrt et al. 2008).

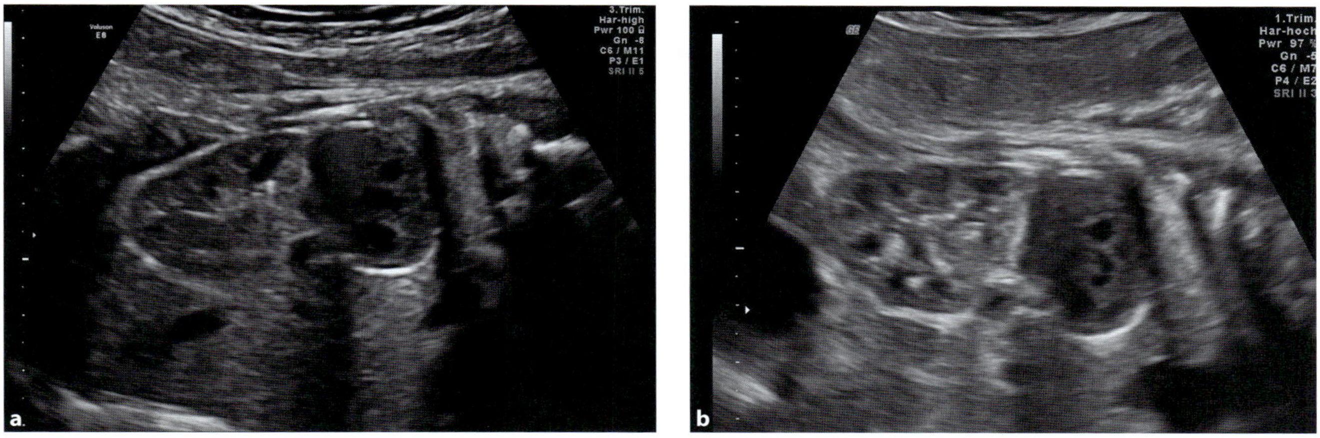

Abb. 11.69 Unilaterale Nebennierenblutung. **a** In der 35+0 SSW zeigt sich eine inhomogene Einblutung im Bereich der Nebenniere oberhalb der Niere. **b** In der 36+1 SSW hat sich die Binnenstruktur des Hämatoms bereits verändert. (Mit freundlicher Genehmigung von Prof. Dr. O. Kagan, Tübingen)

Hilfreich wäre eine Darstellung von Uterus, Ovarien oder nicht deszendierten Hoden, was aber pränatal äußerst selten gelingt. Bei 50–70 % der Kinder mit einem männlichen Pseudohermaphrodismus finden sich **Defekte im Bereich des Androgenrezeptors**. Bei einer Vielzahl nicht chromosomal und chromosomal bedingter syndromaler, aber auch metabolisch bedingter Erkrankungen findet sich ebenfalls ein intersexuelles äußeres Genitale.

Pränatal sollte daher eine detaillierte sonografische Diagnostik, eine Karyotypisierung, biochemische Untersuchungen im Fruchtwasser sowie ggf. auch eine Diagnostik in Richtung AGS erfolgen (Pajkrt et al. 2008). Bei letzterem wäre eine transplazentare Therapie mit Dexamethason zu erwägen.

Die **Hypospadien**, deren Prävalenz bei männlichen Neugeborenen um 1 % liegt, werden gemäß der Meatusposition in anteriore (glandulär oder koronar), mittlere (Penisschaft) und posteriore (penoskrotal, skrotal und perineal) Hypospadien unterteilt, wobei diese 50 %, 30 % und 20 % der Fälle ausmachen.

Gehäuft treten Hypospadien bei Feten mit früher Wachstumsrestriktion bei uteroplazentarer Dysfunktion auf (Yinon et al. 2010). Bei leichteren Formen der Hypospadie ähnelt das äußere Genitale einem Penis, wobei dieser verkürzt und an seinem Ende abgerundet erscheint und verkrümmt sein kann. Bei einer schweren Hypoplasie findet sich ein kurzer, stumpf endender Penis zwischen den beiden Skrotalfalten („tulip sign") (Abb. 11.65a).

Bei einer Hypospadie finden sich in etwa 40 % der Fälle andere urogenitale Anomalien, in 10 % ein Kryptorchismus und in bis zu 10 % der Fälle extragenitale Anomalien sowie chromosomal, wie Trisomie 13 und 18, Triplodie, Turner-Mosaik, und nicht chromosomal bedingten Syndrome, wie Charge Syndrom, Smith-Lemli-Opitz Syndrom, Noonan Syndrom oder auch eine Va(c)terl-Assoziation.

11.22 Nebennierenblutung

Die Häufigkeit von Nebennierenblutungen wird mit 2–3:10.000 Lebendgeborene angegeben. Sie treten rechts wesentlich häufiger als links auf, bilateral in rund 10 % der Fälle. Beim Neugeborenen können Nebennierenblutungen asymptomatisch verlaufen, aber auch zu relevanter Anämie bis hin zum hämorrhagischen Schock führen.

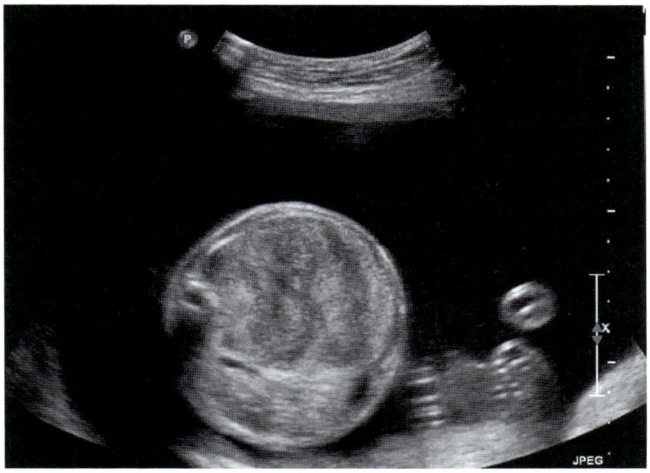

Abb. 11.70 Großes adrenales Neuroblastom eines Fetus der 25+4 SSW: der große, verdrängend wachsende Tumor erscheint solide, inhomogen und gegenüber seiner Umgebung scharf abgrenzt. (Mit freundlicher Genehmigung von Prof. Dr. K. Kalache, Berlin)

In Einzelfällen wurden Nebennierenblutungen bereits pränatal diagnostiziert. Sie imponieren als Masse in der Nebennierenregion, die ihre Größe und Echogenität rasch ändert (Vollersen et al. 1996).

Frische Blutungen erscheinen echoarm, werden dann aufgrund der Gerinnselbildung echogen und inhomogen, teilweise mit noch echoarmen liquiden, teilweise septierten Anteilen (Abb. 11.69). Innerhalb des Hämatoms lässt sich kein Blutfluss darstellen.

Als ursächlich werden einerseits venöse Druckschwankungen – die rechte Nebennierenvene mündet direkt in die V. cava inferior, die linke in die linke Nierenvene – andererseits adrenaler Stress bei chronischer und akuter Hypoxämie und Infektion, ferner eine hämorrhagische Diathese und Trauma angesehen. Bei der Mehrzahl der Feten lässt sich keine Ursache finden.

Abzugrenzen sind Nebennierenblutungen gegenüber einem Neuroblastom, einem linksseitigen subdiaphragmalen Lungensequester sowie renalen Veränderungen, insbesondere einer renalen Dysplasie bei einer Doppelniere.

Das charakteristische sonografische Erscheinungsbild, kurzzeitige Größen- und Echogenitätsveränderungen und fehlende Perfusion des Prozesses erlauben die sichere Differenzierung. In Zweifelsfällen lässt sich das Blut in und neben der betroffenen Nebenniere mittels MRT gut darstellen.

11.23 Neuroblastom

Neuroblastische Knötchen sind zwischen der 17 und 20 SSW bei allen Feten in den Nebennieren histologisch nachweisbar, verschwinden dann und sind bei Geburt bei nur 0,5–2,5 % der Neugeborenen vorhanden.

Vermutet wird, dass die Wachstumssteuerung dieser Knoten beim fetalen Neuroblastom vorübergehend gestört ist, was seine gute Prognose gegenüber im späteren Leben auftretenden Neuroblastomen erklärt.

In mehr als 90 % geht das fetale Neuroblastom von der Nebenniere aus, kann jedoch überall in den sympathischen Ganglien, zumeist paravertebral, entstehen (Isaacs 2007).

Die Diagnose wird fast immer erst im III. Trimester gestellt. Das Neuroblastom imponiert als inhomogener, solider, solid-zystischer oder rein zystischer Tumor im Bereich der Nebenniere, was auf Blutungen und Nekrosen zurückzuführen ist (◘ Abb. 11.70). Auch Kalzifikationen können nachweisbar sein. In Einzelfällen lassen sich auch Lebermetastasen nachweisen, sehr selten wurden Metastasen in Plazenta und Nabelschnur beobachtet (Isaacs 2007).

Differenzialdiagnostisch sind eine Nebennierenblutung, ein linksseitiger subdiaphragmaler Lungensequester sowie Nierenerkrankungen, wie renale Dysplasie, multizystische Niere und mesoblastisches Nephrom abzugrenzen.

Diagnostisch, auch zum Nachweis von Lebermetastasen, ist ein MRT sinnvoll.

Polyhydramnie, Plazentomegalie und auch Hydrops fetalis können den Verlauf komplizieren und auch zum Tode des Fetus führen (Allen et al. 2007, Isaacs 2007). Eine fetale Hypertonie kann durch die Katecholaminproduktion des Tumors hervorgerufen werden (Cun et al. 2008).

Auch bei der Mutter können in Einzelfällen Symptome durch die fetale Katecholaminproduktion auftreten, ebenso als Mirror Syndrom bei fetalem Hydrops (Allen et al. 2007).

Einige der fetalen Neuroblastome bilden sich postnatal spontan zurück. Biopsie, Staging und Tumorentfernung sind für fetale Neuroblastome, die zumeist im Tumorstadium I und II sind, ausreichend.

Literatur

Achiron R, Pinhas-Hamiel O, Zalel Y, Rotstein Z, Lipitz S (1998) Development of fetal male gender: prenatal sonographic measurement of the scrotum and evaluation of testicular descent. Ultrasound Obstet Gynecol 11:242–245

Agarwal SK, Fisk NM (2001) In utero therapy for lower urinary tract obstruction. Prenat Diagn 21:970–976

Allen AT, Dress AF, Moore WF (2007) Mirror syndrome resulting from metastatic congenital neuroblastoma. Int J Gynecol Pathol 26:310–312

Amsalem H, Fitzgerald B, Keating S, Ryan G, Keunen J, Pippi Salle JL, Berger H, Aiello H, Lucas O, Bernier F, Chitayat D (2011) Congenital megalourethra: prenatal diagnosis and postnatal/autopsy findings in 10 cases. Ultrasound Obstet Gynecol 37:678–683

Ashmead GG, Mercer B, Herbst M, Moodley J, Bota A, Elder JS (2004) Fetal bladder outlet obstruction due to ureterocele: in utero „colander" therapy. J Ultrasound Med 23:565–568

Aslam M, Watson AR (2006) Unilateral multicystic dysplastic kidney: long term outcomes. Arch Dis Child 91:820–823

Bagolan P, Giorlandino C, Nahom A, Bilancioni E, Trucchi A, Gatti C, Aleandri V, Spina V (2002) The management of fetal ovarian cysts. J Pediatr Surg 37:25–30

Bergmann C, Senderek J, Windelen E, Küpper F, Middeldorf I, Schneider F, Dornia C, Rudnik-Schöneborn S, Konrad M, Schmitt CP, Seeman T, Neuhaus TJ, Vester U, Kirfel J, Büttner R, Zerres K (2005) APN (Arbeitsgemeinschaft für Pädiatrische Nephrologie): Clinical consequences of PKHD1 mutations in 164 patients with autosomal-recessive polycystic kidney disease (ARPKD). Kidney Int 67:829–848

Bergmann C, von Bothmer J, Ortiz Brüchle N, Venghaus A, Frank V, Fehrenbach H, Hampel T, Pape L, Buske A, Jonsson J, Sarioglu N, Santos A, Ferreira JC, Becker JU, Cremer R, Hoefele J, Benz MR, Weber LT, Büttner R, Zerres K (2011) Mutations in multiple PKD genes may explain early and severe polycystic kidney disease. J Am Soc Nephrol 22:2047–2056

Bernardes LS, Aksnes G, Saada J, Masse V, Elie C, Dumez Y, Lortat-Jacob SL, Benachi A (2009) Keyhole sign: how specific is it for the diagnosis of posterior urethral valves? Ultrasound Obstet Gynecol 34:419–423

Bernardes LS, Francisco RP, Saada J, Salomon R, Ruano R, Lortad-Jacob S, Zugaib M, Benachi A (2011) Quantitative analysis of renal vascularization in fetuses with urinary tract obstruction by three-dimensional power-Doppler. Am J Obstet Gynecol 205:572.e1–572.e7

Bernardes LS, Salomon R, Aksnes G, Lortat-Jacob S, Benachi A (2011) Ultrasound evaluation of prognosis in fetuses with posterior urethral valves. J Pediatr Surg 46:1412–1418

Blazer S, Zimmer EZ, Blumenfeld Z, Zelikovic I, Bronshtein M (1999) Natural history of fetal simple renal cysts detected in early pregnancy. J Urol 162:812–814

Bökenkamp A, Dieterich C, Dressler F, Mühlhaus K, Gembruch U, Bald R, Kirschstein M (2001) Fetal serum concentrations of cystatin C and beta2-microglobulin as predictors of postnatal kidney function. Am J Obstet Gynecol 185:468–475

Boyd PA, Tonks AM, Rankin J, Rounding C, Wellesley D, Draper ES (2011) BINOCAR Working Group: Monitoring the prenatal detection of structural fetal congenital anomalies in England and Wales: register-based study. J Med Screen 18:2–7

Brancati F, Dallapiccola B, Valente EM (2010) Joubert syndrome and related disorders. Orphanet J Rare Dis 5:20

Bureau M, Bolduc S (2011) Allantoic cysts and posterior urethral valves: a case report. Ultrasound Obstet Gynecol 38:116–118

Calvo-Garcia MA, Kline-Fath BM, Levitt MA, Lim FY, Linam LE, Patel MN, Kraus S, Crombleholme TM, Peña A (2011) Fetal MRI clues to diagnose cloacal malformations. Pediatr Radiol 41:1117–1128

Chaumoitre K, Brun M, Cassart M, Maugey-Laulom B, Eurin D, Didier F, Avni EF (2006) Differential diagnosis of fetal hyperechogenic cystic kidneys unrelated to renal tract anomalies: a multicenter study. Ultrasound Obstet Gynecol 28:911–917

Chertin B, Pollack A, Koulikov D, Rabinowitz R, Hain D, Hadas-Halpren I, Farkas A (2006) Conservative treatment of ureteropelvic junction obstruction in children with antenatal diagnosis of hydronephrosis: lessions learned after 16 years of follow-up. Eur Urol 49:163–181

Chertin B, Pollack A, Koulikov D, Rabinowitz R, Shen O, Hain D, Hadas-Halpren I, Farkas A (2009) Does renal function remain stable after puberty in children with prenatal hydronephrosis and improved renal function after pyeloplasty? J Urol 182(4 Suppl):1845–1848

11

Clark TJ, Martin WL, Divakaran TG, Whittle MJ, Kilby MD, Khan KS (2003) Prenatal bladder drainage in the management of fetal lower urinary tract obstruction: a systematic review and meta-analysis. Obstet Gynecol 102:367–382
Claus F, Hindryckx A, de Ravel T, Sandaite I, De Catte L (2011) Postmortem fetal imaging of a metabolic pluricystic kidney disease. Fet Diagn Ther 30:317–318
Cun L, Zhe M, Xinfeng Z, Guowei T, Shaoping L, Chuanxi L (2008) Fetal neuroblastoma with fetal hypertension. Ultrasound Obstet Gynecol 31:106–107
Dommergues M, Muller F, Ngo S, Hohlfeld P, Oury JF, Bidat L, Mahieu-Caputo D, Sagot P, Body G, Favre R, Dumez Y (2000) Fetal serum beta2-microglobulin predicts postnatal renal function in bilateral uropathies. Kidney Int 58:312–316
Dowdle WE, Robinson JF, Kneist A, Sirerol-Piquer MS, Frints SG, Corbit KC, Zaghloul NA, van Lijnschoten G, Mulders L, Verver DE, Zerres K, Reed RR, Attié-Bitach T, Johnson CA, García-Verdugo JM, Katsanis N, Bergmann C, Reiter JF (2011) Disruption of a ciliary B9 protein complex causes Meckel syndrome. Am J Hum Genet 89:94–110
Ecder T, Schrier RW (2009) Cardiovascular abnormalities in autosomal-dominant polycystic kidney disease. Nev Rev Nephrol 5:221–228
Edghill EL, Oram RA, Owens M, Stals KL, Harries LW, Hattersley AT, Ellard S, Bingham C (2008) Hepatocyte nuclear factor-1beta gene deletions – a common cause of renal disease. Nephrol Dial Transplant 23:627–635
Edouga D, Hugueny B, Gasser B, Bussières L, Laborde K (2001) Recovery after relief of fetal urinary obstruction: morphological, functional and molecular aspects. Am J Physiol Renal Physiol 281:F26–F37
England RJ, Haider N, Vujanic GM, Kelsey A, Stiller CA, Pritchard-Jones K, Powis M (2011) Mesoblastic nephroma: a report of the United Kingdom Children's Cancer and Leukaemia Group (CCLG). Pediatr Blood Cancer 56:744–748
Fenghua W, Junjie S, Gaoyan D, Jiacong M (2009) Does intervention in utero preserve the obstructed kidneys of fetal lambs? A histological, cytological, and molecular study. Pediatr Res 66:145–148
Freedman AL, Johnson MP, Smith CA, Gonzalez R, Evans MI (1999) Long-term outcome in children after antenatal intervention for obstructive uropathies. Lancet 354:374–377
Gembruch U, Hansmann M (1988) Artificial instillation of amniotic fluid as a new technique for the diagnostic evaluation of cases of oligohydramnios. Prenat Diagn 8:33–45
Glick PL, Harrison MR, Adzick NS, Noall RA, Villa RL (1984) Correction of congenital hydronephrosis in utero IV: in utero decompression prevents renal dysplasia. J Pediatr Surg 19:649–657
Gorincour G, Rypens F, Toiviainen-Salo S, Grignon A, Lambert R, Audibert F, Garel L, Fournet JC (2006) Fetal urinoma: two new cases and a review of the literature. Ultrasound Obstet Gynecol 28:848–852
Hains DS, Bates CM, Ingraham S, Schwaderer AL (2009) Management and etiology of the unilateral multicystic dysplastic kidney: a review. Pediatr Nephrol 24:233–241
Han CCC, Woo BH, Tan JVK, Yeo GSH (2003) A single center review of antenatally diagnosed fetal echogenic kidney. Ultrasound Obstet Gynecol 22(suppl 1):16
Hansen WF, Cooper CS, Yankowitz J (2002) Ureterocele causing anhydramnios successfully treated with percutaneous decompression. Obstet Gynecol 99:953–956
Harman CR (2008) Amniotic fluid abnormalities. Semin Perinatol 32:288–294
Hünseler C, Paneitz A, Friedrich D, Lindner U, Oberthuer A, Körber F, Schmitt K, Welzing L, Müller A, Herkenrath P, Hoppe B, Gortner L, Roth B, Kattner E, Schaible T (2011) Angiotensin II receptor blocker induced fetopathy: 7 cases. Klin Pädiatr 223:10–14
Ickowicz V, Eurin D, Maugey-Laulom B, Didier F, Garel C, Gubler MC, Laquerrière A, Avni EF (2006) Meckel-Gruber syndrome: sonography and pathology. Ultrasound Obstet Gynecol 27:296–300
Irazabal MV, Huston 3rd J, Kubly V, Rossetti S, Sundsbak JL, Hogan MC, Harris PC, Brown Jr RD, Torres VE (2011) Extended follow-up of unruptured intracranial aneurysms detected by presymptomatic screening in patients with autosomal dominant polycystic kidney disease. J Am Soc Nephrol 22:2047–2056
Isaacs Jr H (2007) Fetal and neonatal neuroblastoma: retrospective review of 271 cases. Fetal Pediatr Pathol 26:177–184
Isaacs Jr H (2008) Fetal and neonatal renal tumors. J Pediatr Surg 43:1587–1595
Karmous-Benailly H, Martinovic J, Gubler MC, Sirot Y, Clech L, Ozilou C, Auge J, Brahimi N, Etchevers H, Detrait E, Esculpavit C, Audollent S, Goudefroye G, Gonzales M, Tantau J, Loget P, Joubert M, Gaillard D, Jeanne-Pasquier C, Delezoide AL, Peter MO, Plessis G, Simon-Bouy B, Dollfus H, Le Merrer M, Munnich A, Encha-Razavi F, Vekemans M, Attié-Bitach T (2005) Antenatal presentation of Bardet-Biedl syndrome may mimic Meckel syndrome. Am J Hum Genet 76:493–504
Kitagawa H, Pringle KC, Zuccolo J, Stone P, Nakada K, Kawaguchi F, Nakada M, Wakisaka M, Furuta S, Koike J, Seki Y (1999) The pathogenesis of dysplastic kidney in a urinary tract obstruction in the female fetal lamb. J Pediatr Surg 34:1678–1683
Kitajima K, Aoba T, Pringle KC, Seki Y, Zuccollo J, Koike J, Chikaraishi T, Kitagawa H (2010) Bladder development following bladder outlet obstruction in fetal lambs: optimal timing of fetal therapy. J Pediatr Surg 45:2423–2430
Krapp M, Geipel A, Germer U, Krokowski M, Gembruch U (2002) First-trimester sonographic diagnosis of distal urethral atresia with megalourethra in VACTERL association. Prenat Diagn 22:422–424
Liao AW, Sebire NJ, Geerts L, Cicero S, Nicolaides KH (2003) Megacystis at 10–14 weeks of gestation: chromosomal defects and outcome according to bladder length. Ultrasound Obstet Gynecol 21:338–341
Linam LE, Yu X, Calvo-Garcia MA, Rubio EI, Crombleholme TM, Bove K, Kline-Fath BM (2010) Contribution of magnetic resonance imaging to prenatal differential diagnosis of renal tumors: report of two cases and review of the literature. Fetal Diagn Ther 28:100–108
Machuca E, Benoit G, Nevo F, Tête MJ, Gribouval O, Pawtowski A, Brandström P, Loirat C, Niaudet P, Gubler MC, Antignac C (2010) Genotype-phenotype correlations in non-Finnish congenital nephrotic syndrome. J Am Soc Nephrol 21:1209–1217
Magann EF, Doherty DA, Chauhan SP, Busch FW, Mecacci F, Morrison JC (2004) How well do the amniotic fluid index and single deepest pocket indices (below the 3rd and 5th and above the 95th and 97th percentiles) predict oligohydramnios and hydramnios? Am J Obstet Gynecol 190:164–169
Mallik M, Watson AR (2008) Antenatally detected urinary tract abnormalities: more detection but less action. Pediatr Nephrol 23:897–904
Mark K, Reis A, Zenker M (2006) Prenatal findings in four consecutive pregnancies with fetal Pierson syndrome, a newly defined congenital nephrosis syndrome. Prenat Diagn 26:262–266
Monnery-Noché ME, Auber F, Jouannic JM, Bénifla JL, Carbonne B, Dommergues M, Lenoir M, Lepointe HD, Larroquet M, Grapin C, Audry G, Hélardot PG (2008) Fetal and neonatal ovarian cysts: is surgery indicated? Prenat Diagn 28:15–20
Moon MH, Cho JY, Kim JH, Min JY, Yang JH, Kim MY (2010) In utero development of the fetal anal sphincter. Ultrasound Obstet Gynecol 35:556–559
Moretti ME, Caprara D, Drehuta I, Yeung E, Cheung S, Federico L, Koren G (2012) The fetal safety of angiotensin converting enzyme inhibitors and angiotensin II receptor blockers. Obstet Gynecol Int 2012:658310
Morris RK, Kilby MD (2011) Long-term renal and neurodevelopmental outcome in infants with LUTO, with and without fetal intervention. Early Hum Dev 87:607–610
Morris RK, Malin GL, Khan KS, Kilby MD (2009) Antenatal ultrasound to predict postnatal renal function in congenital lower urinary tract obstruction: systematic review of test accuracy. BJOG 116:1290–1299
Morris RK, Malin GL, Khan KS, Kilby MD (2010) Systematic review of the effectiveness of antenatal intervention for the treatment of congenital lower urinary tract obstruction. BJOG 117:382–390
Morris RK, Quinlan-Jones E, Kilby MD, Khan KS (2007) Systematic review of accuracy of fetal urine analysis to predict poor postnatal renal function in cases of congenital urinary tract obstruction. Prenat Diagn 27:900–911
Morris RK, Ruano R, Kilby MD (2011) Effectiveness of fetal cystoscopy as a diagnostic and therapeutic intervention for lower urinary tract obstruction: a systematic review. Ultrasound Obstet Gynecol 37:629–637
Muller F, Bernard MA, Benkirane A, Ngo S, Lortat-Jacob S, Oury JF, Dommergues M (1999) Fetal urine cystatin C as a predictor of postnatal renal function in bilateral uropathies. Clin Chem 45:2292–2293
Muller F, Dommergues M, Bussières L, Lortat-Jacob S, Loirat C, Oury JF, Aigrain Y, Niaudet P, Aegerter P, Dumez Y (1996) Development of human renal function: reference intervals for 10 biochemical markers in fetal urine. Clin Chem 42:1855–1860

Muller F, Dommergues M, Mandelbrot L, Aubry MC, Nihoul-Fekete C, Dumez Y (1993) Fetal urinary biochemistry predicts postnatal renal function in children with bilateral obstructive uropathies. Obstet Gynecol 82:813–820

Nicksa GA, Yu DC, Kalish BT, Klein JD, Turner CG, Zurakowski D, Barnewolt CE, Fauza DO, Buchmiller TL (2011) Serial amnioinfusions prevent fetal pulmonary hypoplasia in a large animal model of oligohydramnios. J Pediatr Surg 46:67–71

Nicolaides KH, Cheng HH, Snijders RJ, Moniz CF (1992) Fetal urine biochemistry in the assessment of obstructive uropathy. Am J Obstet Gynecol 166:932–937

Ochoa JH, Chiesa M, Vildoza RP, Wong AE, Sepulveda W (2012) Evaluation of the perianal muscular complex in the prenatal diagnosis of anorectal atresia in a high-risk population. Ultrasound Obstet Gynecol 39:521–527

Ono K, Kikuchi A, Takagi K, Takahashi D, Yoshizawa K, Nishizawa S (2009) Prenatal sonographic features of complete covered cloacal exstrophy. Ultrasound Obstet Gynecol 34:481–482

Oram RA, Edghill EL, Blackman J, Taylor MJ, Kay T, Flanagan SE, Ismail-Pratt I, Creighton SM, Ellard S, Hattersley AT, Bingham C (2010) Mutations in the hepatocyte nuclear factor-1β (HNF1B) gene are common with combined uterine and renal malformations but are not found with isolated uterine malformations. Am J Obstet Gynecol 203(5):364.e1–364.e5

Otukesh H, Sharifiaghdas F, Hoseini R, Fereshtehnejad SM, Rabiee N, Kiaiee MF, Javadi R, Mojtahedzadeh M, Simfroosh N, Basiri A, Hooman N, Nasiri J, Delshad S, Farhood P (2010) Long-term upper and lower urinary tract functions in children with posterior urethral valves. J Pediatr Urol 6:143–147

Overstreet K, Benirschke K, Scioscia A, Masliah E (2002) Congenital nephrosis of the Finnish type: overview of placental pathology and literature review. Pediatr Dev Pathol 5:179–183

Pajkrt E, Petersen OB, Chitty LS (2008) Fetal genital anomalies: an aid to diagnosis. Prenat Diagn 28:389–398

Pei Y (2011) Practical genetics for autosomal dominant polycystic kidney disease. Nephron Clin Pract 118:c19–c30

Pirson Y (2010) Extrarenal manifestations of autosomal dominant polycystic kidney disease. Adv Chronic Kidney Dis 17:173–180

Putoux A, Mougou-Zerelli S, Thomas S, Elkhartoufi N, Audollent S, Le Merrer M, Lachmeijer A, Sigaudy S, Buenerd A, Fernandez C, Delezoide AL, Gubler MC, Salomon R, Saad A, Cordier MP, Vekemans M, Bouvier R, Attie-Bitach T (2010) BBS10 mutations are common in „Meckel"-type cystic kidneys. J Med Genet 47:848–852

Robyr R, Benachi A, Daikha-Dahmane F, Martinovich J, Dumez Y, Ville Y (2005) Correlation between ultrasound and anatomical findings in fetuses with lower urinary tract obstruction in the first half of pregnancy. Ultrasound Obstet Gynecol 25:478–482

Ruano R (2011) Fetal surgery for severe lower urinary tract obstruction. Prenat Diagn 31:667–674

Ruano R, Yoshisaki CT, Salustiano EM, Giron AM, Srougi M, Zugaib M (2011) Early fetal cystoscopy for first-trimester severe megacystis. Ultrasound Obstet Gynecol 37:696–701

Saleem SN, Zaki MS, Soliman NA, Momtaz M (2011) Prenatal magnetic resonance imaging diagnosis of molar tooth sign at 17 to 18 weeks of gestation in two fetuses at risk for Joubert syndrome and related cerebellar disorders. Neuropediatrics 42:35–38

Sarhan O, Zaccaria I, Macher MA, Muller F, Vuillard E, Delezoide AL, Sebag G, Oury JF, Aigrain Y, El-Ghoneimi A (2008) Long-term outcome of prenatally detected posterior urethral valves: single center study of 65 cases managed by primary valve ablation. J Urol 179:307–312

Sattar S, Gleeson JG (2011) The ciliopathies in neuronal development: a clinical approach to investigation of Joubert syndrome and Joubert syndrome-related disorders. Dev Med Child Neurol 53:793–798

Schaefer E, Durand M, Stoetzel C, Doray B, Viville B, Hellé S, Danse JM, Hamel C, Bitoun P, Goldenberg A, Finck S, Faivre L, Sigaudy S, Holder M, Vincent MC, Marion V, Bonneau D, Verloes A, Nisand I, Mandel JL, Dollfus H (2011) Molecular diagnosis reveals genetic heterogeneity for the overlapping MKKS and BBS phenotypes. Eur J Med Genet 54:157–160

Schaefer IM, Männer J, Faber R, Loertzer H, Füzesi L, Seeliger S (2010) Giant umbilical cord edema caused by retrograde micturition through an open patent urachus. Pediatr Dev Pathol 13:404–407

Schreuder MF, Westland R, van Wijk JAE (2009) Unilateral multicystic dysplastic kidney: a meta-analysis of observational studies on the incidence, associated urinary tract malformations and the contralateral kidney. Nephrol Dial Transplant 24:1810–1818

Sepulveda W, Rompel SM, Cafici D, Carstens E, Dezerega V (2010) Megacystis associated with an umbilical cord cyst: a sonographic feature of a patent urachus in the first trimester. J Ultrasound Med 29:295–300

Smorgick N, Herman A, Wiener Y, Halperin R, Sherman D (2007) Prenatal thrombosis of the inferior vena cava and the renal veins. Prenat Diagn 27:603–607

Stathopoulos L, Merrot T, Chaumoître K, Bretelle F, Michel F, Alessandrini P (2010) Prenatal urinoma related to ureteropelvic junction obstruction: poor prognosis of the affected kidney. Urology 76:190–194

Sumi A, Sato Y, Kakui K, Tatsumi K, Fujiwara H, Konishi I (2011) Prenatal diagnosis of anterior sacral meningocele. Ultrasound Obstet Gynecol 37:493–496

Sun J, Wang F, Deng G, Mo J (2010) Does intervention in utero preserve the obstructed kidneys of fetal lambs? A radiological and pathological study. Fetal Diagn Ther 28:196–200

Taori K, Krishnan V, Sharbidre KG, Andhare A, Kulkarni BR, Bopche S, Patil V (2010) Prenatal sonographic diagnosis of fetal persistent urogenital sinus with congenital hydrocolpos. Ultrasound Obstet Gynecol 36:641–643

Tiblad E, Wilson RD, Carr M, Flake AW, Hedrick H, Johnson MP, Bebbington MW, Mann S, Adzick NS (2008) OEIS sequence – a rare congenital anomaly with prenatal evaluation and postnatal outcome in six cases. Prenat Diagn 28:141–147

Torres VE, Harris PC, Pirson Y (2007) Autosomal dominant polycystic kidney disease. Lancet 369:1287–1301

van Gulick JJ, Gevers TJ, van Keimpema L, Drenth JP (2011) Hepatic and renal manifestations in autosomal dominant polycystic kidney disease: a dichotomy of two ends of a spectrum. Neth J Med 69:367–371

Vlak MH, Algra A, Brandenburg R, Rinkel GJ (2011) Prevalence of unruptured intracranial aneurysms, with emphasis on sex, age, comorbidity, country, and time period: a systematic review and meta-analysis. Lancet Neurol 10:626–636

Vollersen E, Hof M, Gembruch U (1996) Prenatal sonographic diagnosis of fetal adrenal gland hemorrhage. Fetal Diagn Ther 11:286–291

Weber S, Thiele H, Mir S, Toliat MR, Sozeri B, Reutter H, Draaken M, Ludwig M, Altmüller J, Frommolt P, Stuart HM, Ranjzad P, Hanley NA, Jennings R, Newman WG, Wilcox DT, Thiel U, Schlingmann KP, Beetz R, Hoyer PF, Konrad M, Schaefer F, Nürnberg P, Woolf AS (2011) Muscarinic acetylcholine receptor M3 mutation causes urinary bladder disease and a prune-belly-like syndrome. Am J Hum Genet 89:668–674

Wiesel A, Queisser-Luft A, Clementi M, Bianca S, Stoll C (2005) EUROSCAN Study Group: Prenatal detection of congenital renal malformations by fetal ultrasonographic examination: an analysis of 709,030 births in 12 European countries. Eur J Med Genet 48:131–144

Yinon Y, Kingdom JC, Proctor LK, Kelly EN, Salle JL, Wherrett D, Keating S, Nevo O, Chitayat D (2010) Hypospadias in males with intrauterine growth restriction due to placental insufficiency: the placental role in the embryogenesis of male external genitalia. Am J Med Genet A 152 A:75–83

Zaccara A, Giorlandino C, Mobili L, Brizzi C, Bilancioni E, Capolupo I, Capitanucci ML, Gennaro DEM (2005) Amniotic fluid index and fetal bladder outlet obstruction. Do we really need more? J Urol 174:1657–1660

Zerres K, Hansmann M, Mallmann R, Gembruch U (1988) Autosomal recessive polycystic kidney disease. Problems of prenatal diagnosis. Prenat Diagn 8:215–229

Zerres K, Mücher G, Becker J, Steinkamm C, Rudnik-Schöneborn S, Heikkilä P, Rapola J, Salonen R, Germino GG, Onuchic L, Somlo S, Avner ED, Harman LA, Stockwin JM, Guay-Woodford LM (1998) Prenatal diagnosis of autosomal recessive polycystic kidney disease (ARPKD): molecular genetics, clinical experience, and fetal morphology. Am J Med Genet 76:137–144

Skelettsystem

T. Schramm

U. Gembruch, K. Hecher, H. Steiner (Hrsg.), *Ultraschalldiagnostik in Geburtshilfe und Gynäkologie,*
DOI 10.1007/978-3-642-29633-8_12,

12.1 Normalbefunde

Die Strukturen des Skelettsystems werden sonografisch sichtbar, sobald die Kalzifizierung der Knochen beginnt. Sie können ab dem späten ersten Trimenon („first trimester assessment") sonografisch gut dargestellt und beurteilt werden (Khalil et al. 2011).

Die **Schädelknochen** sind in der 9. Schwangerschaftswoche als hyperechogene Strukturen zu sehen, die den Ossifikationszentren entsprechen. Die differenzierte Untersuchung der Nähte und Fontanellen kann bereits in der 12./13. Woche erfolgen. Die **Suturen** sind klar abgegrenzte echoarme Räume zwischen den einzelnen Schädelknochen (◘ Abb. 12.1). Im Verlauf der weiteren Schwangerschaft werden die Nähte schmaler.

In der zweidimensionalen Darstellung sind die Koronarnähte und die Lambdanaht als echoarme Lücken zwischen den Schädelknochen erkennbar.

Tipp

Die Wölbung des Schädels und der Schädelknochen sowie der Verlauf der Suturen und die Fontanellen lassen sich gut mit den Techniken der Volumensonografie darstellen (◘ Abb. 12.2, ◘ Abb. 12.3).

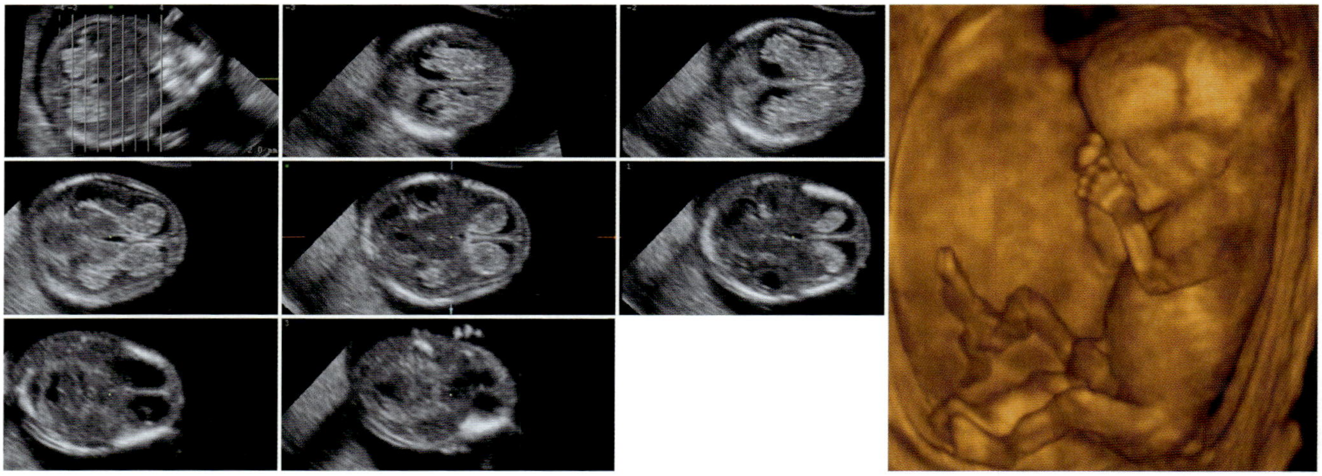

◘ **Abb. 12.1** Schädelknochen tomografisch und im Rendermodus: mit 12+0 Wochen, transvaginale Darstellung (TVS). Die Fontanellen und Nähte sind physiologisch weit

12

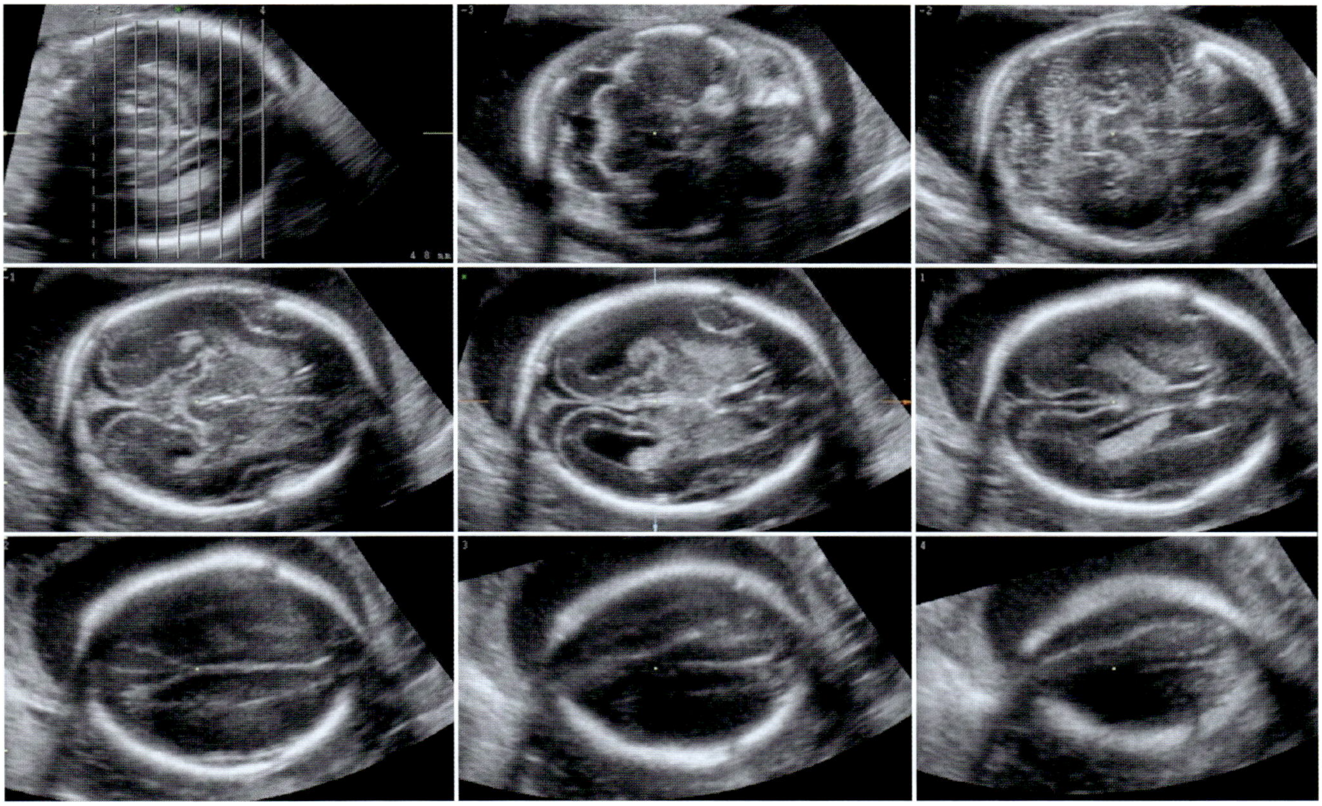

Abb. 12.2 Schädelknochen mit 21+0 Wochen tomografisch: Die Suturen sind eng

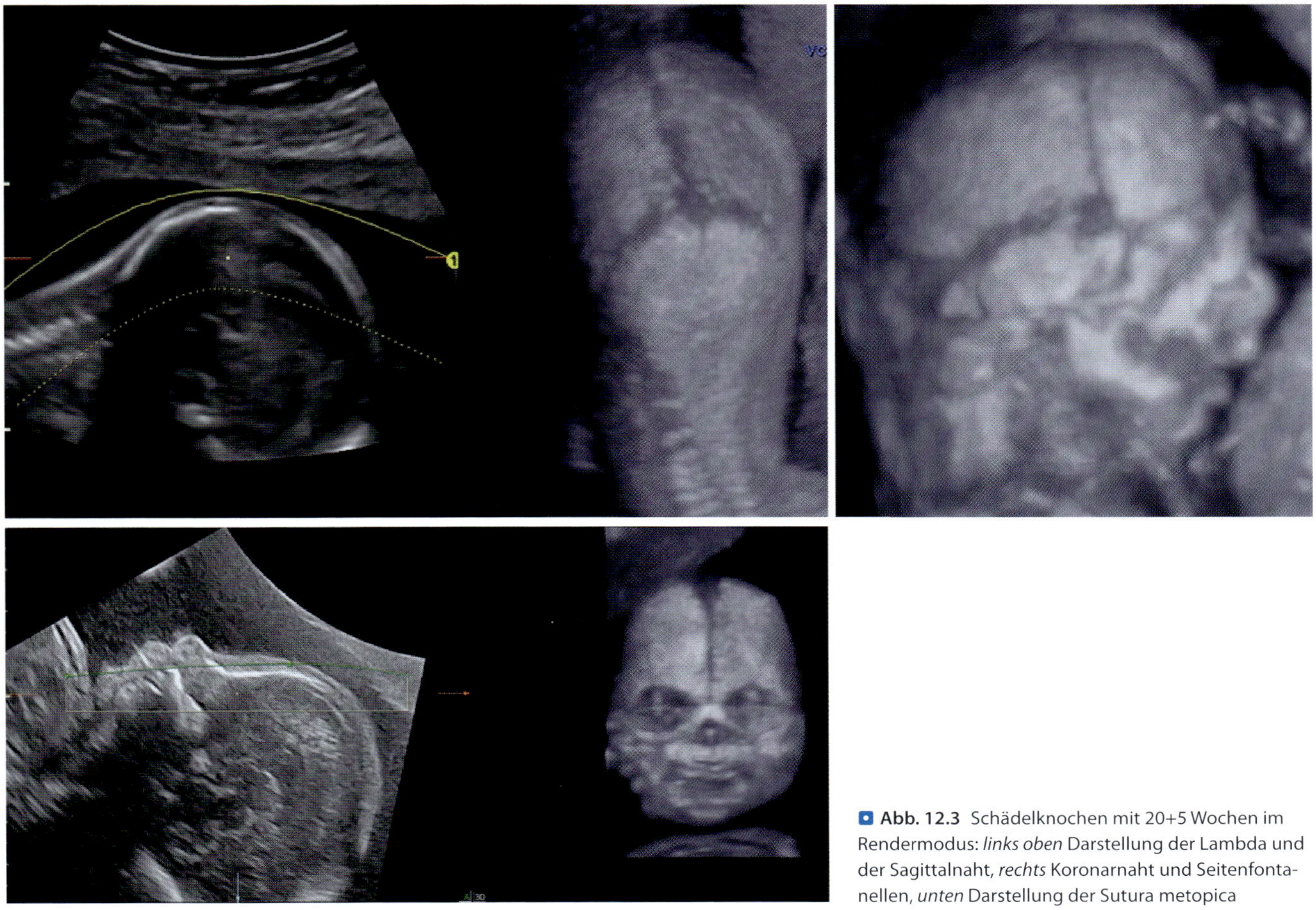

Abb. 12.3 Schädelknochen mit 20+5 Wochen im Rendermodus: *links oben* Darstellung der Lambda und der Sagittalnaht, *rechts* Koronarnaht und Seitenfontanellen, *unten* Darstellung der Sutura metopica

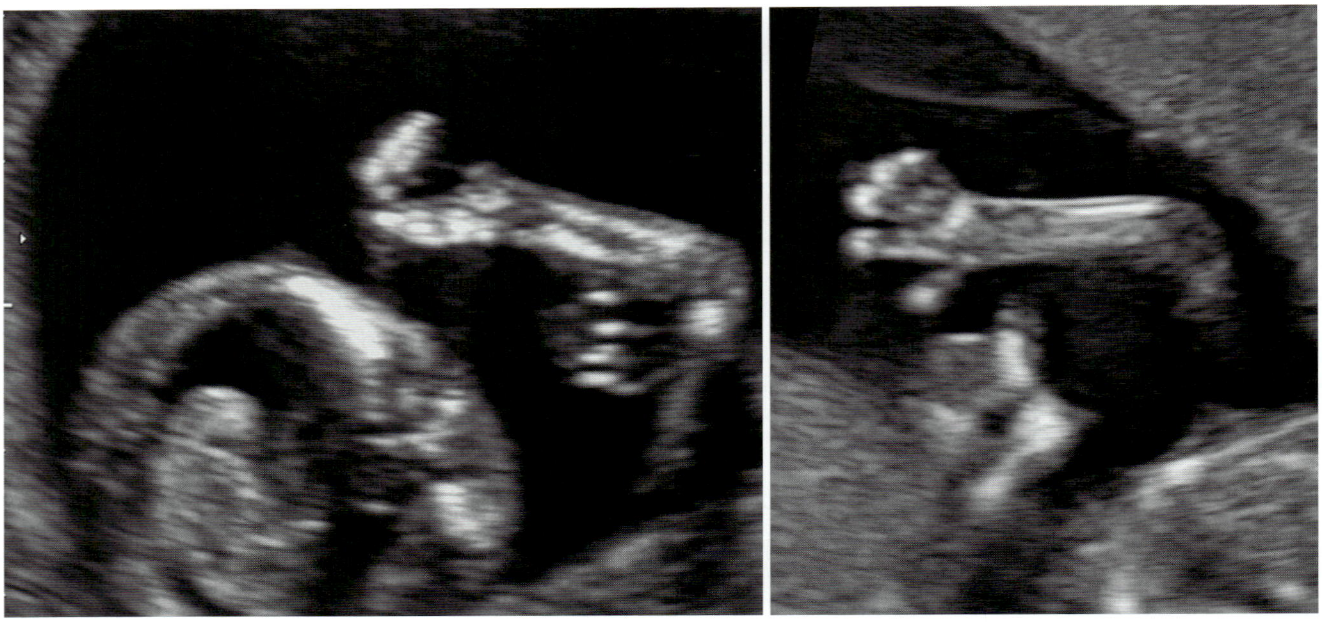

■ **Abb. 12.4** Unterarm und Hand mit 12+2 Wochen, 2D-Darstellung

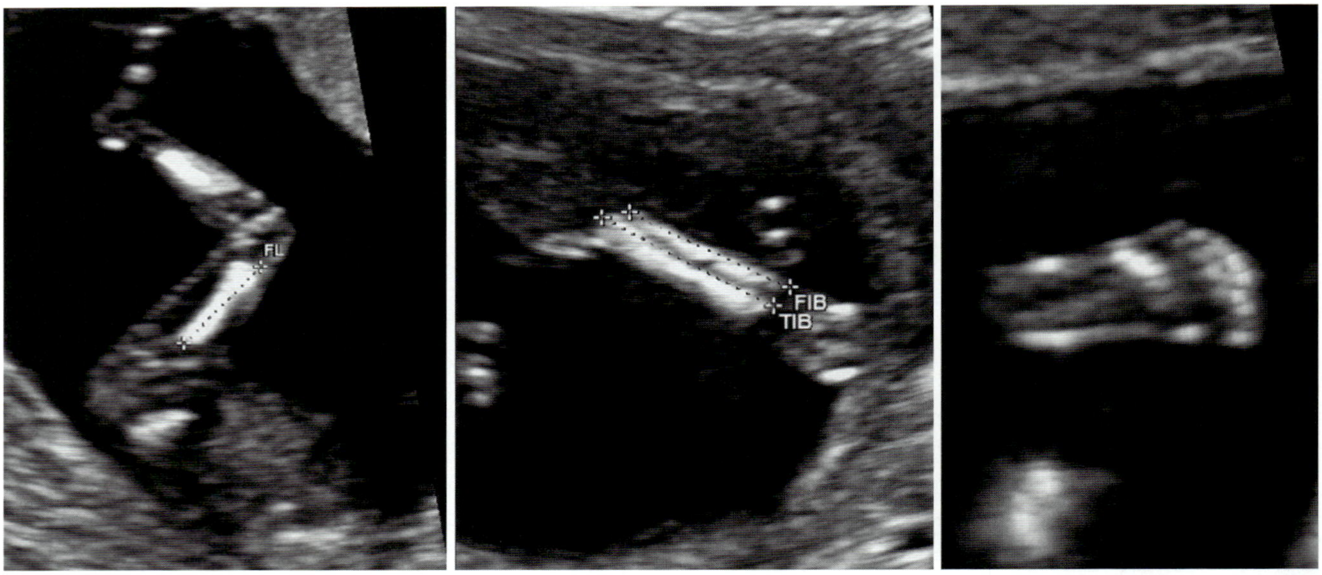

■ **Abb. 12.5** Femur, Unterschenkel mit Tibia und Fibula, Fuß 13+4 Wochen, 2D-Darstellung

Die **Extremitäten** sind in der 8./9. Woche erstmals sonografisch als paddelförmige Strukturen sichtbar. Ihre Entwicklung ist in der 10. Woche abgeschlossen (Moore 2007).

Tipp

Eine erste gute Möglichkeit der Beurteilung besteht in der 12./13. Woche (■ Abb. 12.4, ■ Abb. 12.5, ■ Abb. 12.6).

Die **Diaphysen** der langen Röhrenknochen, der Mittelhand und des Mittelfußes sowie die Phalangen der Finger und Zehen sind echoreich gegen den umgebenden Weichteilmantel abgegrenzt. Die Messung der langen Röhrenknochen erfolgt an den klar abgegrenzten Diaphysen. Die Längen sind ähnlich und zeigen ein lineares Wachstum (Snijders et al. 1994; Merz et al. 1996). Die Unterarmknochen lassen sich dadurch unterscheiden, dass die Ulna außen liegt (Kleinfingerseite) und dass sie proximal länger als der Radius ist. Von den Unterschenkelknochen befindet sich die Tibia zentral im Unterschenkel, beginnt weiter kranial, während die Fibula außen lokalisiert ist, etwas „zarter" imponiert und kaudaler als die Tibia endet.

Die **Epiphysen** und **Hand-** sowie **Fußwurzelknochen** sind als primär knorpelige Strukturen echoarm und lassen sich mit zunehmendem Gestationsalter sonografisch besser abgrenzen (■ Abb. 12.7, ■ Abb. 12.8, ■ Abb. 12.9, ■ Abb. 12.10, ■ Abb. 12.11).

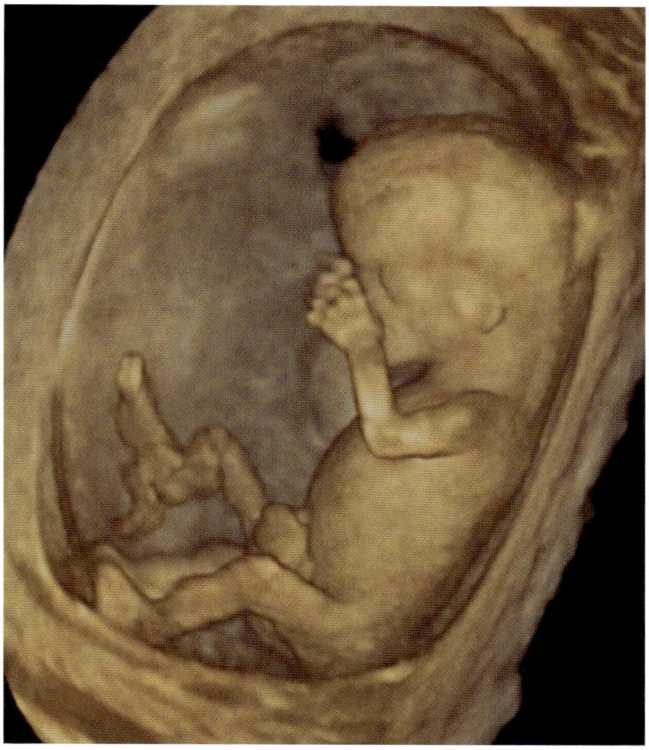

Abb. 12.6 Embryo mit 12+0 Wochen: Oberflächendarstellung mit Extremitäten (TVS)

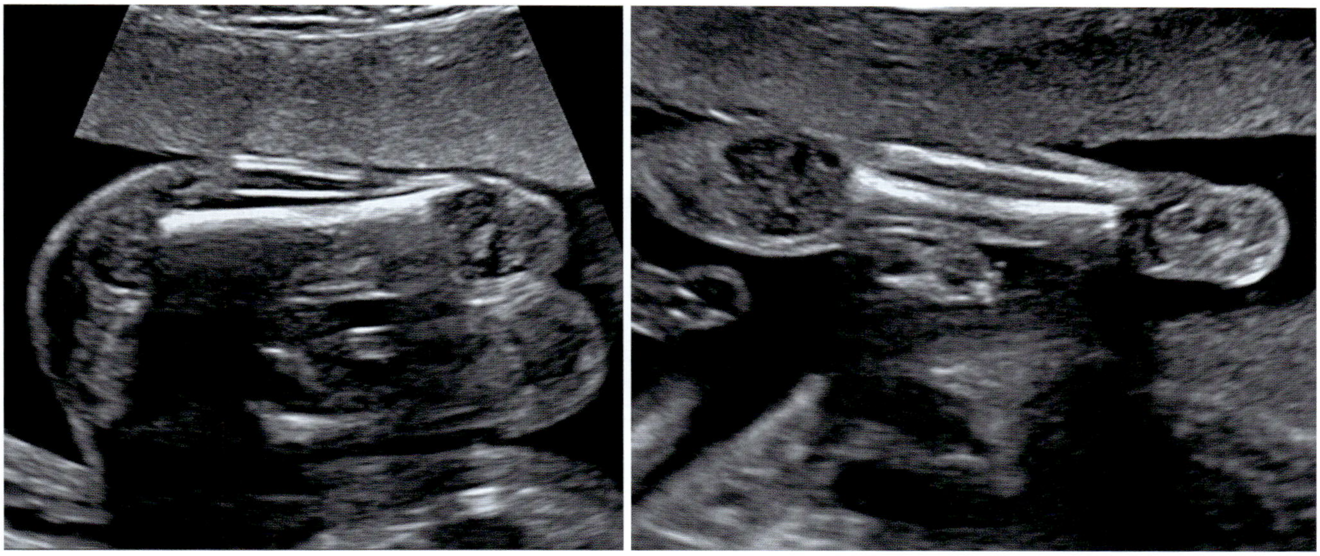

Abb. 12.7 Femur und Unterschenkel mit 20+2 Wochen: Echoarme Epiphysen, echoreiche Diaphysen (links Femur mit Hüft- und Kniegelenk, rechts Unterschenkel mit Knie- und Fußgelenk – frontaler/koronarer Schnitt)

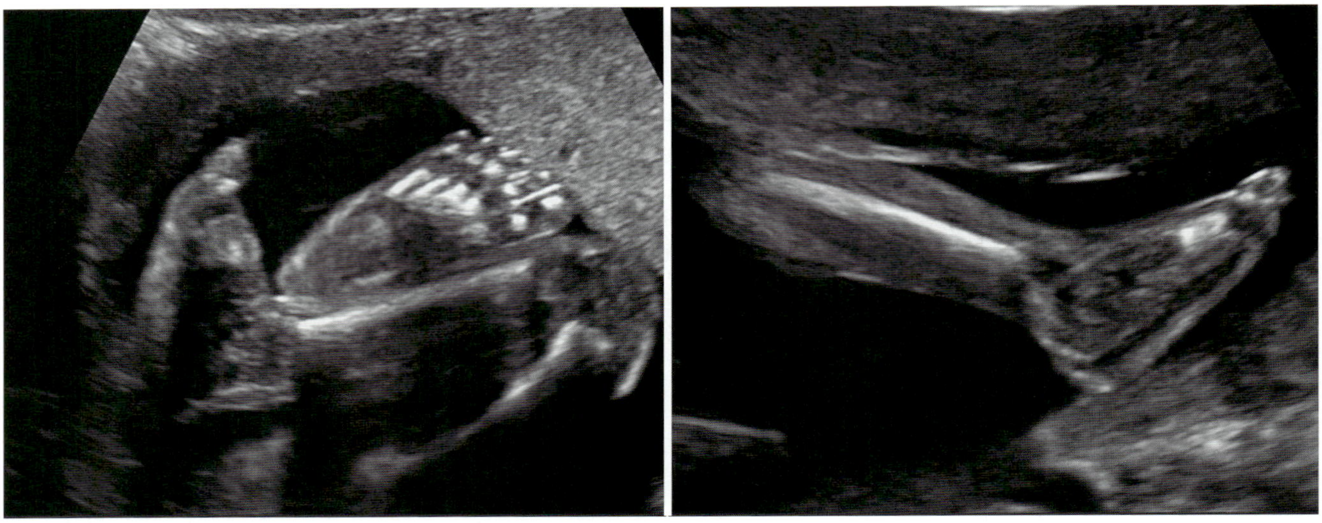

Abb. 12.8 Füße mit 20+1 Wochen: Plantarer und lateraler Aspekt

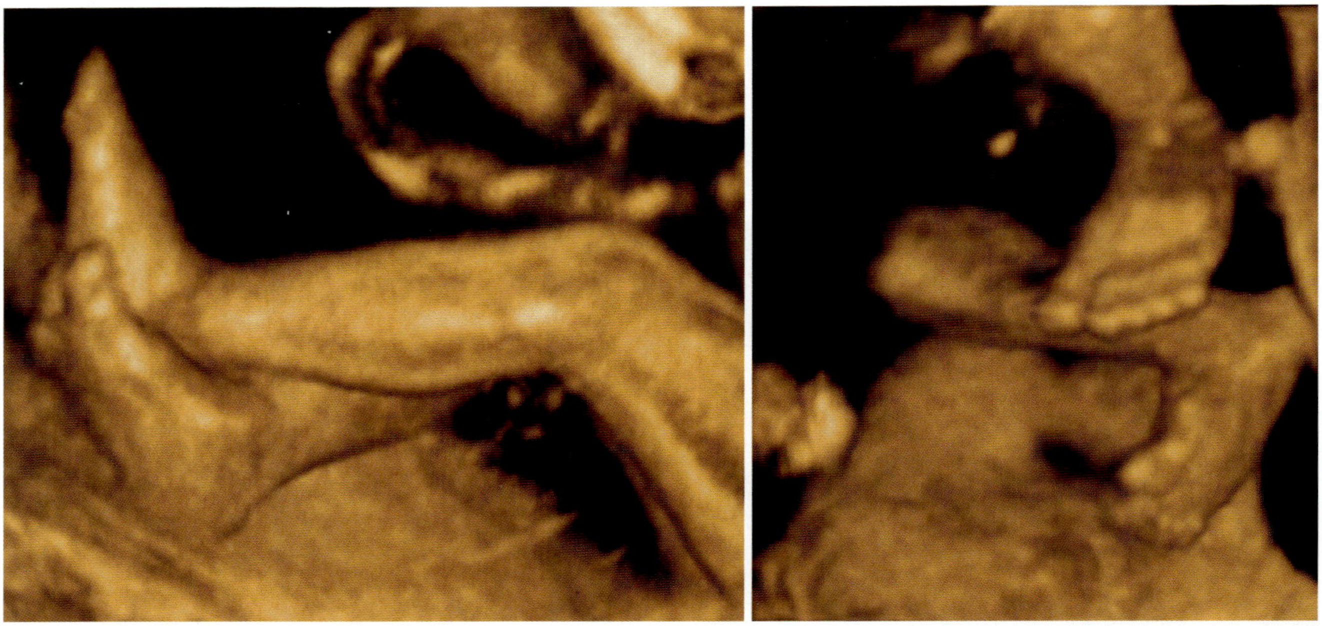

Abb. 12.9 Füße mit 20+1 Wochen: Oberflächendarstellung

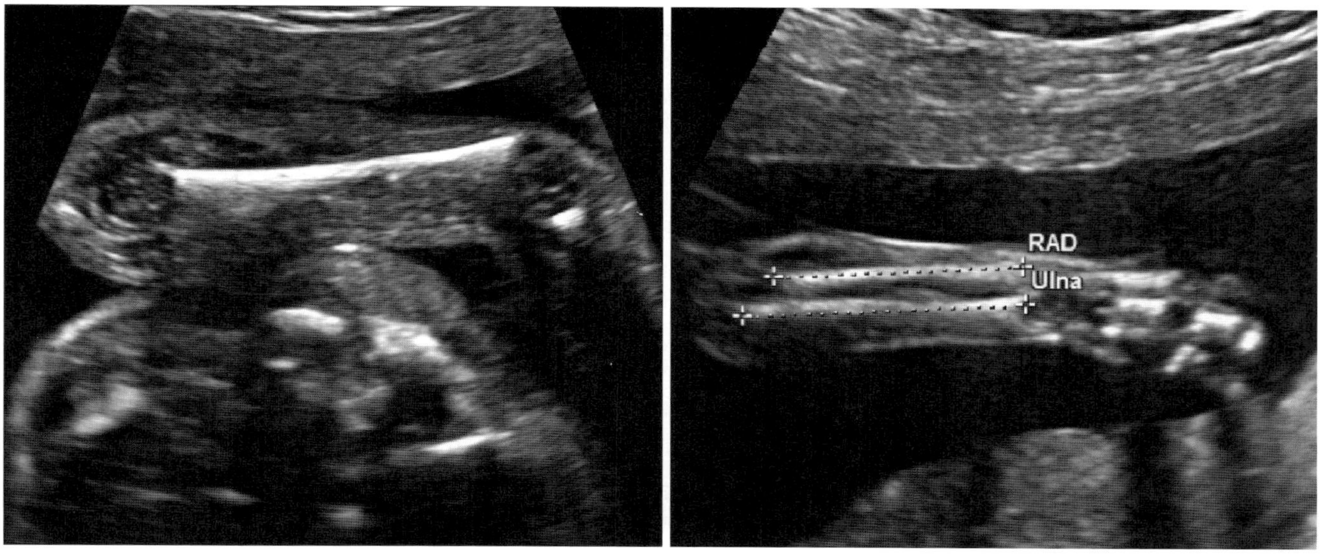

Abb. 12.10 Humerus und Unterarm mit 20+3 Wochen

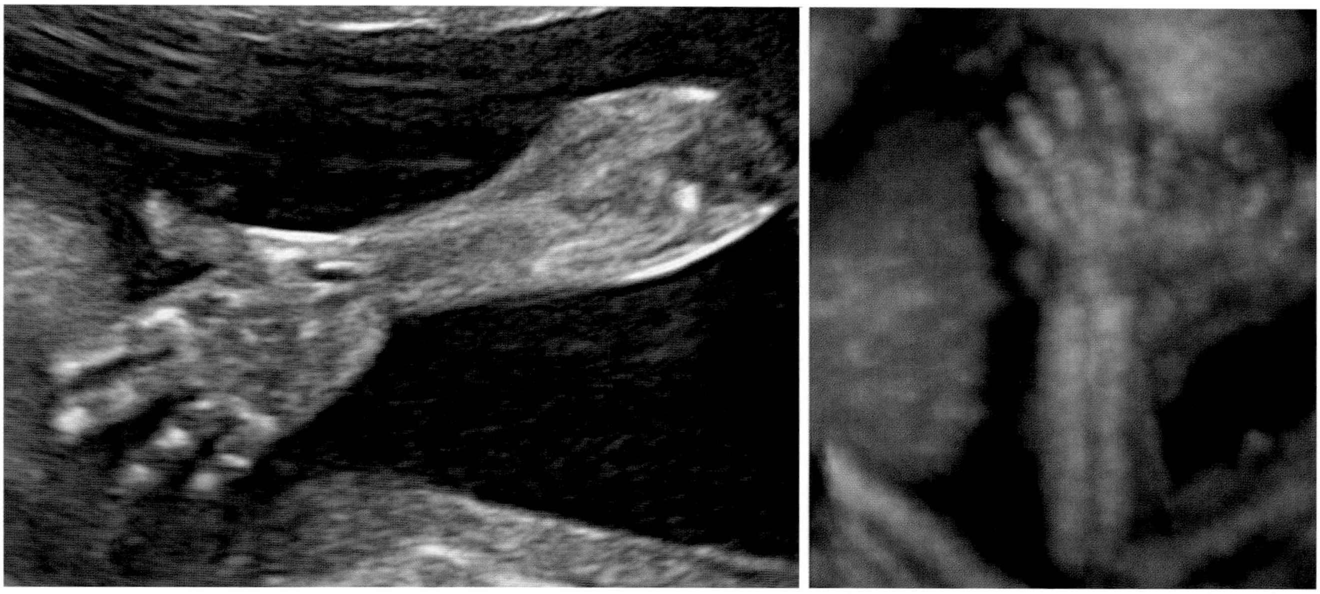

Abb. 12.11 Hände 20+1 Wochen. *Links* 2D-Darstellungen, *rechts* Volumensonografie (Skelett-Modus und Oberflächen-Modus)

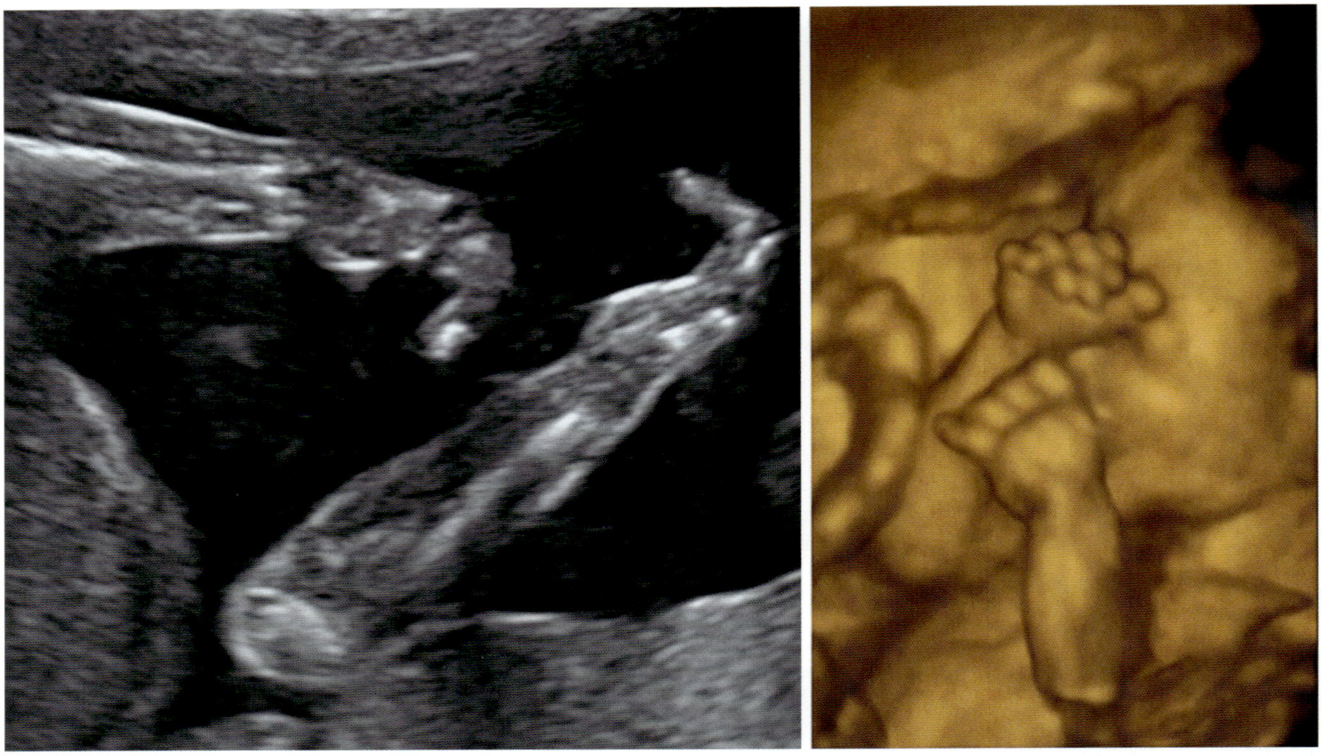

Abb. 12.11 (*Fortsetzung*) Hände 20+1 Wochen. *Links* 2D-Darstellungen, *rechts* Volumensonografie (Skelett-Modus und Oberflächen-Modus)

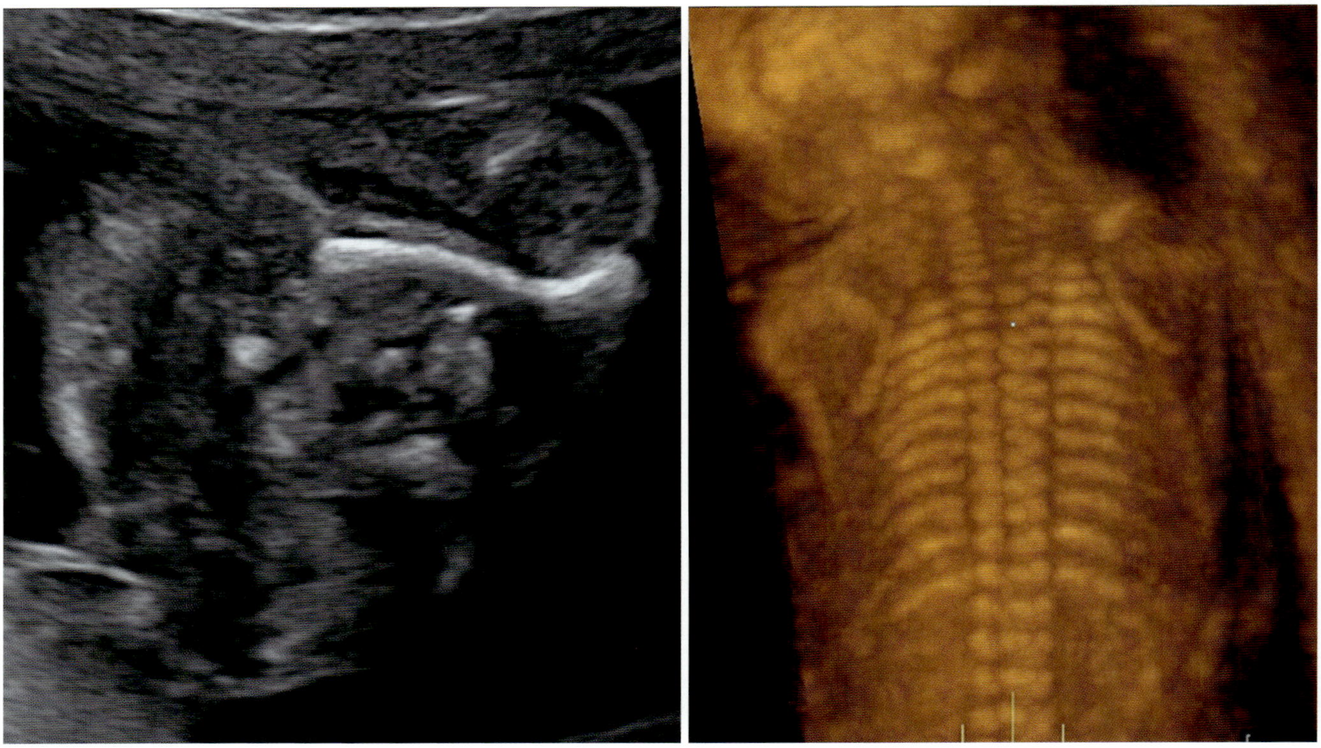

Abb. 12.12 Klavikula 2D, knöcherner Thorax mit Scapulae 3D-Darstellung im Knochenmodus

Erst jenseits der 24. Woche sind physiologische Kalzifizierungen in Talus sowie Calcaneus zu sehen und in bestimmter zeitlicher Reihenfolge in den Epiphysen der langen Röhrenknochen nachweisbar.

Zusätzlich zur Vollständigkeit des Skeletts wird die Stellung der Hände und Füße in Bezug zu Unterarm bzw. Unterschenkel überprüft.

Für das Ultraschallscreening ist die **Messung des Femurs** vorgeschrieben. Bei der differenzierten Diagnostik soll die Vollständigkeit der Extremitäten nachgewiesen werden. Dies gelingt, insbesondere bezogen auf die Hände, gut im späten ersten Trimenon, da dann bei fetaler Ruhe eine Beugehaltung der Extremitäten besteht, die Hände vor den Thorax oder das Gesicht gehalten werden und geöffnet sind. Die Füße sind möglicherweise noch leicht einwärts gedreht (◘ Abb. 12.6). Im zweiten Trimenon ist der Nachweis der Vollständigkeit oft dadurch erschwert und zeitaufwendiger, dass der Fetus auf den Armen liegt, die Finger unterschiedlich gebeugt oder die Hände zur Faust geballt sind. Die Beurteilung und Dokumentation gelingt dann oft besser durch die Techniken der Volumensonografie (◘ Abb. 12.11).

Die **Darstellung des knöchernen Thorax, der Claviculae, Scapulae und Beckenknochen** ergänzen die Untersuchung und sind insbesondere bei der Syndromdiagnostik von Bedeutung (◘ Abb. 12.12). Bei der differenzierten Untersuchung werden die langen Röhrenknochen wenigstens einer Seite sowie ein Fuß gemessen, zusätzlich können der knöcherne Thorax und die Claviculae gemessen werden.

Tipp

Bei pathologischen Messwerten sollten die Extremitäten beider Seiten biometrisch und morphologisch erfasst werden.

Zusätzlich zur rein morphologischen Beurteilung müssen die **Bewegungen des Fetus** in den einzelnen Abschnitten des Körpers, insbesondere Beugung und Streckung in den großen und kleinen Gelenken, beobachtet werden.

12.2 Pathologische Befunde

Entwicklungsstörungen des Skeletts umfassen:

- Kraniosynostosen
- Skelettdysplasien
- Dysostosen
- Reduktionsanomalien
- Veränderungen der großen und kleinen Gelenke

Klinisch und radiologisch sind die Grenzen zwischen den einzelnen Gruppen teilweise unscharf. In der Diagnostik dieser zum Teil sehr seltenen Erkrankungen ergänzen sich die systematische sonografische morphologische Untersuchung mit vollständiger Beschreibung des fetalen Skeletts und molekulargenetische Techniken. Die Systematik der genetisch gruppierbaren Erkrankungen orientiert sich daher weitgehend an molekulargenetischen Kriterien (Warman et al. 2011).

12.2.1 Fehlbildungen der Extremitäten

Entwicklungsstörungen einzelner Extremitätenabschnitte kommen mit einer Prävalenz von etwa 40 auf 10.000 Geburten vor (Eurocat 2012). Zwischen einigen der Fehlbildungen gibt es fließende Übergänge, sodass die Einteilung schwierig ist. Eine systematische und didaktisch hilfreiche Einteilung der sehr unterschiedlichen Entitäten und ihrer vielen Variationen kann nach Swanson erfolgen (◘ Tab. 12.1) (Swanson et al. 1983).

Unter dem Aspekt neuerer molekulargenetischer Befunde ergibt sich teilweise eine andere Zuordnung der einzelnen Entitäten (Warman et al. 2011). Die systematische Vorgehensweise bei der klinischen Untersuchung von Kindern bzw. Feten mit Fehlbildungen der Extremitäten ist gut beschrieben (Stoll et al. 2004).

Die meisten Fehlbildungen der Extremitäten können isoliert und als Symptom chromosomaler Aberrationen sowie non-chromosomaler Syndrome vorkommen. Bei vielen non-chromosomalen Syndromen sind molekulargenetisch nachweisbare Einzelgen-Mutationen bekannt.

Bei **Reduktionsanomalien** fehlen Teile der Extremität (Finger, Hand, Unter- oder Oberarm jeweils partiell oder komplett) oder seltener die ganze Extremität (Gold et al. 2011). Bei den Reduktionsanomalien können Aplasien oder Hypoplasien der betroffenen Extremitätenabschnitte vorkommen. Häufiger sind die oberen Extremitäten betroffen. Ätiologisch werden passagere Perfusionsstörungen bzw. Gefäßverschlüsse zum Zeitpunkt der Entwicklung der Extremitäten diskutiert (Gefäß-Disruption).

◘ **Tab. 12.1** Einteilung der Extremitätenfehlbildungen

Kategorie	Beispiel
Fehlende Bildung von Teilen (Reduktionsanomalie)	
Transversale Defekte	Peromelie
Longitudinale Defekte	Radiusaplasie
	Spalthand
Fehlende Differenzierung von Teilen	Syndaktylie
Doppelbildung	Polydaktylie
Überentwicklung von Teilen oder einer ganzen Extremität	Gigantismus
Unterentwicklung (Hypoplasie) von Teilen oder einer ganzen Extremität	
Schnürfurchenkomplex	Amnion-Band-Sequenz
Generalisierte Deformitäten	Arthrogryposis multiplex congenita

Nicht in dieser Einteilung aufgeführt sind die verschiedenen Formen des Klumpfußes.

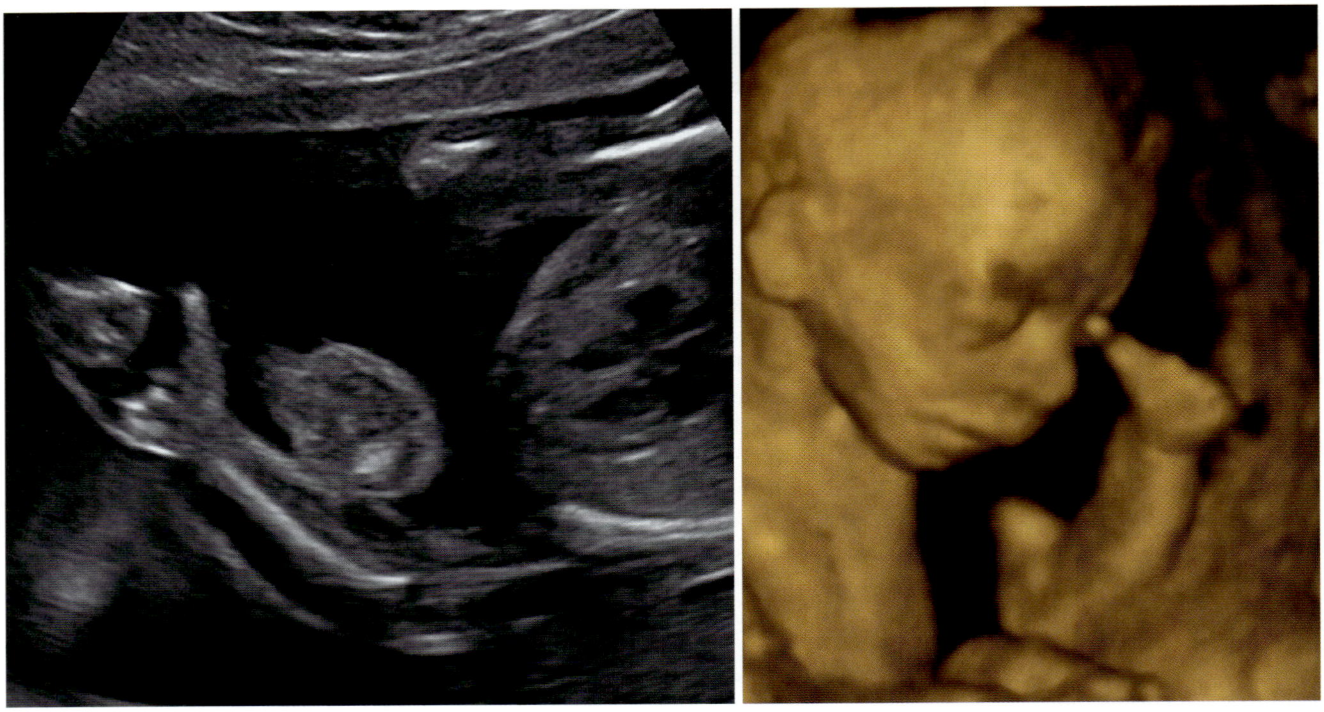

Abb. 12.13 Oligodaktylie der linken Hand (20+5 Wochen). Nur der Daumen ist vorhanden

Bei **proximalen interkalaren Defekten** fehlen Humerus oder Femur, kombiniert mit einem teilweisen oder kompletten Fehlen der Unterarm- oder Unterschenkelknochen (Phokomelie). Hände bzw. Füße sind meistens normal angelegt oder unwesentlich verändert.

Bei **transversalen terminalen Reduktionsanomalien** können einzelne oder mehrere Finger, eine Hand oder seltener ein Fuß fehlen (Abb. 12.13, Abb. 12.14, Abb. 12.15). Häufiger wird eine nahezu immer unilateral vorkommende **Peromelie** beobachtet, bei der die Unterarme bzw. -schenkel teilweise angelegt sind. Sie zeigen abgerundete Stümpfe mit kleinen bürzelförmigen, sonografisch darstellbaren rudimentären Anlagen der Finger bzw. Zehen am distalen Ende und Einziehungen. Die proximal gelegene Muskulatur ist konsekutiv hypoplastisch (Abb. 12.15). Differenzialdiagnostisch muss die **Amnion-Band-Sequenz** bedacht werden. Amputationen im Zusammenhang damit zeigen in der Regel keine Abrundung. Häufiger sind dabei mehrere Extremitäten in unterschiedlichem Ausmaß betroffen.

Peromelien kommen selten im Zusammenhang mit syndromalen Erkrankungen vor. Ein Beispiel ist das **Poland Syndrom**, dessen Hauptsymptome eine unilaterale Hypoplasie der Brustmuskulatur und eine Aplasie von Rippen sind, und bei dem alle möglichen Handfehlbildungen beschrieben sind.

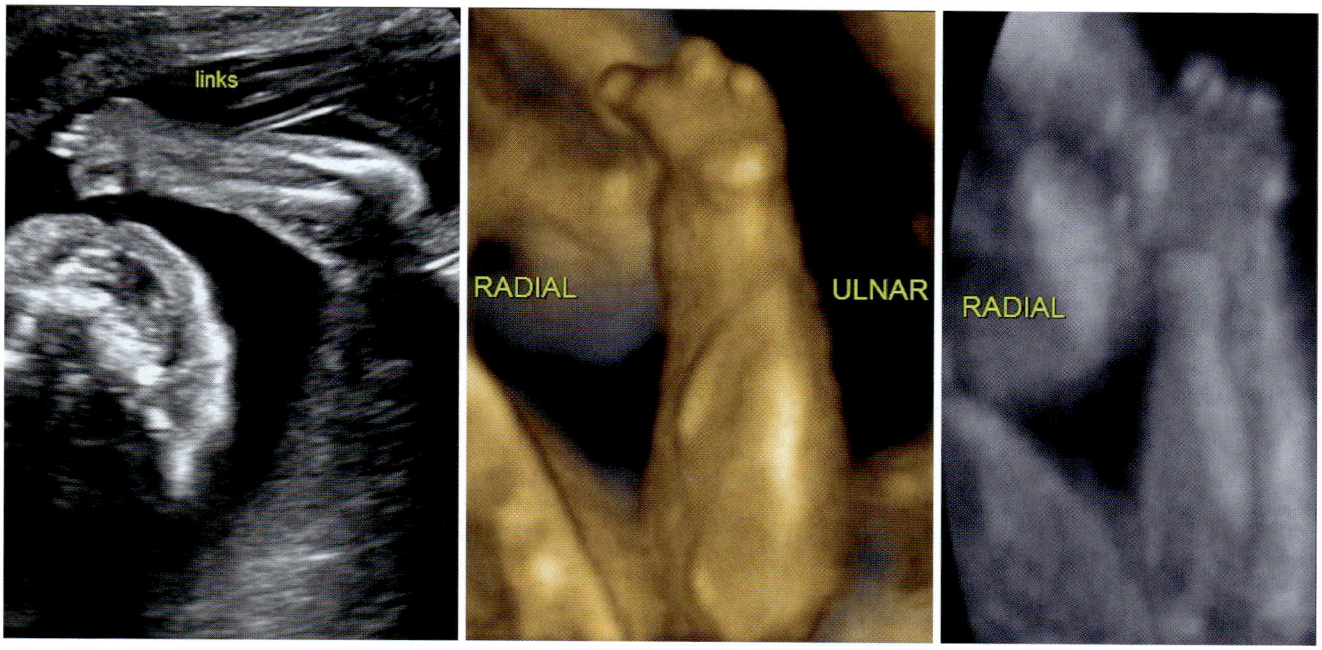

Abb. 12.14 Peromelie der linken Hand (22+6 Wochen), rudimentäre Fingeranlagen, erhaltener Unterarm

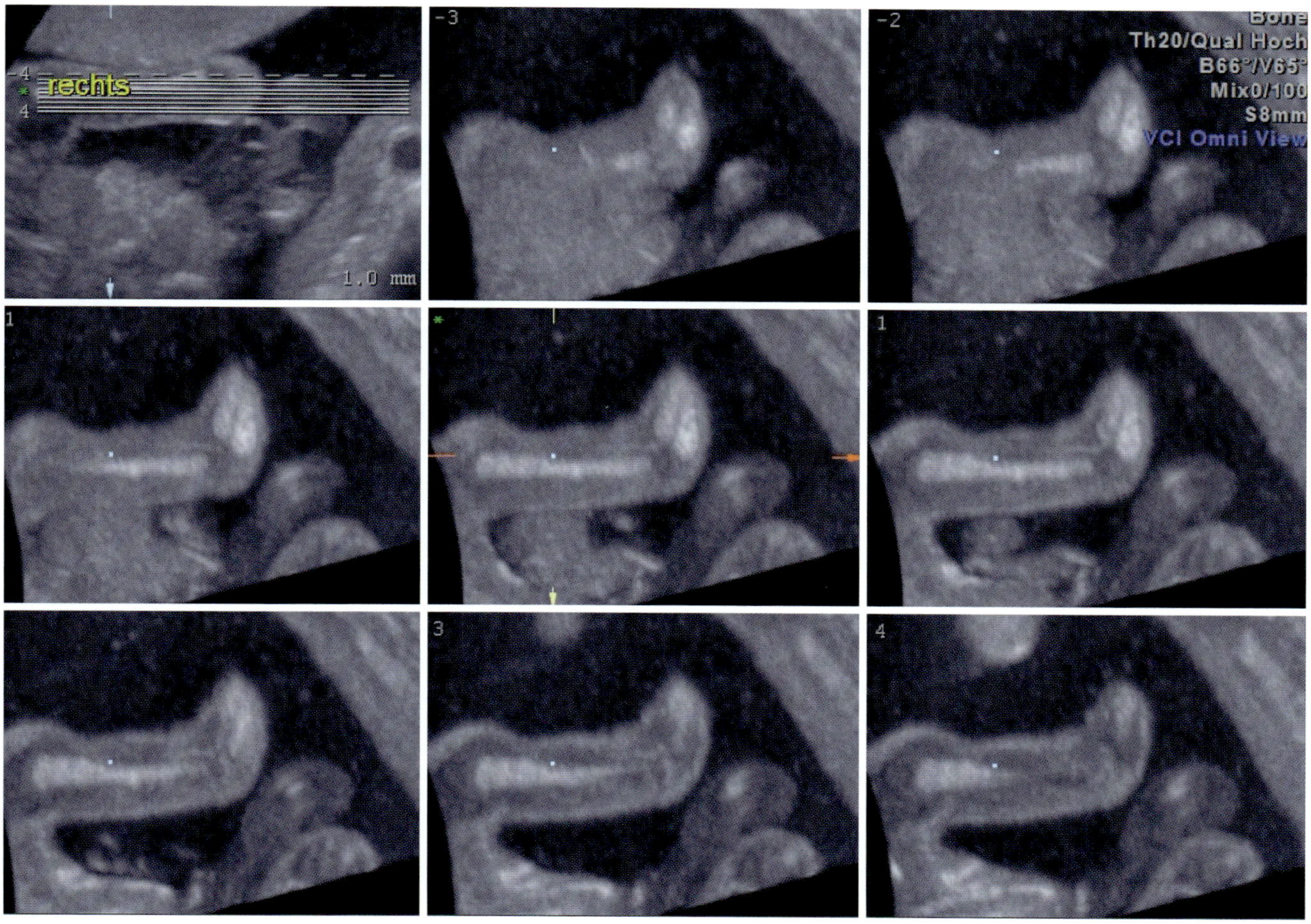

Abb. 12.15 Peromelie des rechten Unterarms (22+6 Wochen). Tomografische Dokumentation. Ulna und Radius sind rudimentär angelegt

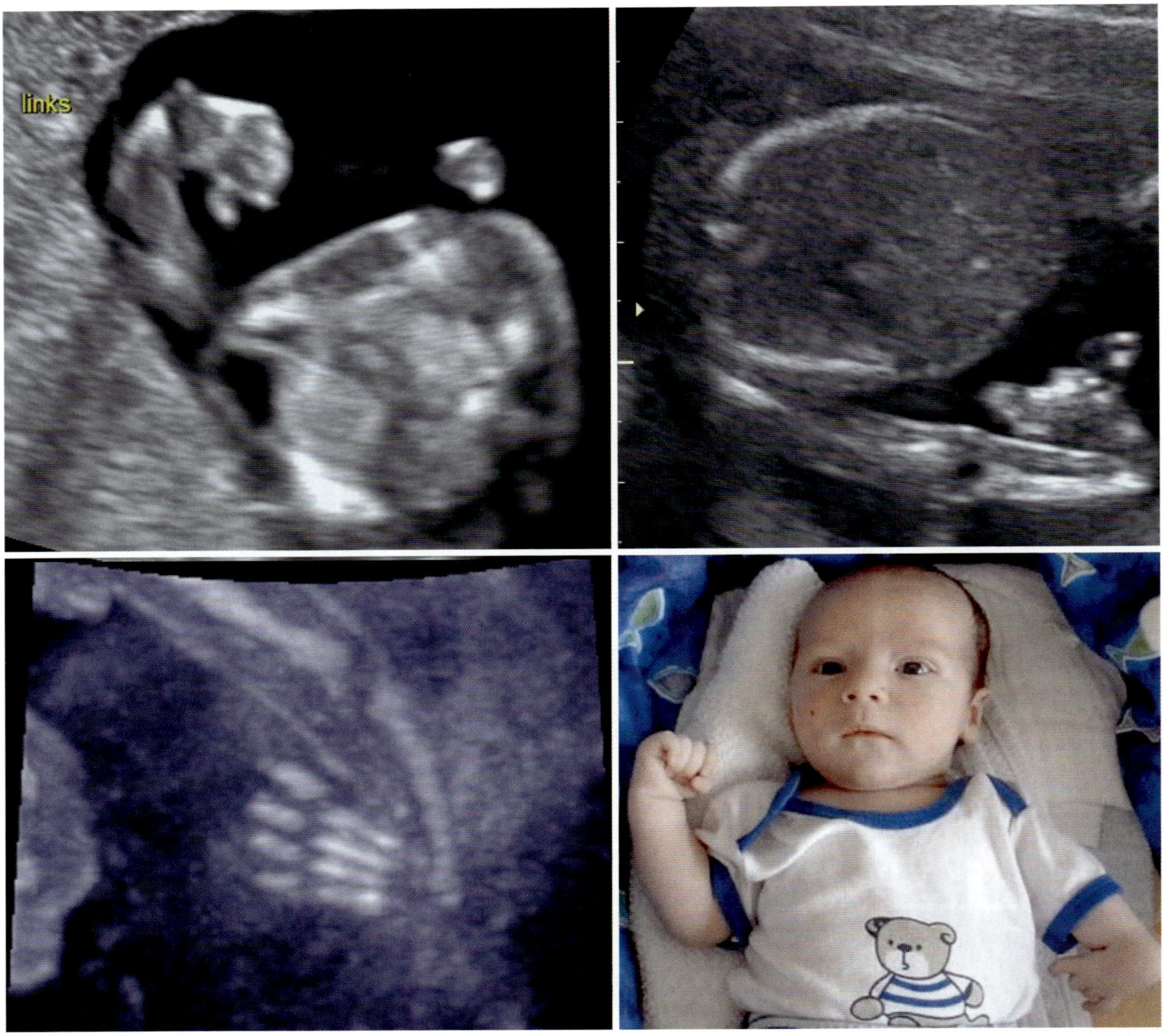

Abb. 12.16 Radiusaplasie. 12+1 Wochen bei Trisomie 18; mit 14+1 und 22+2 Wochen isolierte Radiusaplasie. Rechts unten nach der Geburt. Jeweils nur die Ulna angelegt, Deviation der Hand und Oligodaktylie

Bei **longitudinalen Reduktionsanomalien** werden präaxiale Störungen unterschieden von zentralen und postaxialen Veränderungen. Präaxiale Veränderungen betreffen den Radius, Daumen und die dazugehörige Muskulatur. Die Aplasie des Radius führt zu einer radialen Abweichung der Hand („Klumphand"). Häufig besteht eine Oligodaktylie infolge gleichzeitiger Aplasie des Daumens (Abb. 12.16). Die postaxiale Anomalie, die Aplasie der Ulna, ist seltener als die des Radius und kann ebenfalls mit einer Oligodaktylie assoziiert sein. Sie kommt syndromal bei dem Femur-Fibula-Ulna-Komplex (FFU) vor.

Bei **zentralen longitudinalen Reduktionsanomalien** fehlen die mittleren Finger bzw. Zehen oder Teilabschnitte davon in unterschiedlichem Ausmaß. Die resultierende Auffälligkeit Spalthand bzw. Spaltfuß (Ektrodaktylie) kann unilateral oder bilateral isoliert, teils nur die Hände oder Füße, teils beides betreffend, vorkommen (Abb. 12.17). Die vorhandenen Finger bzw. Zehen sind häufig syndaktyl. Bei zwei Typen dieser in fünf Unterformen eingeteilten Erkrankung („split hand foot malformation") sind Mutationen des p63-Gens und des FBXW4-Gens bekannt. Eine andere Mutation des p63-Gens ist ursächlich für Typ 3 des EEC-Syndroms, bei dem neben der Ektrodyktylie eine ektodermale Dysplasie und eine Gesichtsspalte vorliegen können. Ektrodaktylien kommen bei Cornelia-deLange Syndrom und zahlreichen anderen Entitäten vor. Ektrodaktylien können mit präaxialen Anomalien assoziiert sein, sodass nur ein Finger (Kleinfinger) vorhanden ist.

Unterbleibt die Differenzierung eines oder mehrerer Abschnitte von Extremitäten, werden **Synostosen** und **Syndaktylien** beobachtet. Sie sind bei isoliertem Vorkommen sonografisch schwer zu erfassen. Nur bei sehr ausgeprägten Formen wie bei Apert Syndrom ist die Diagnose gut möglich (siehe dort).

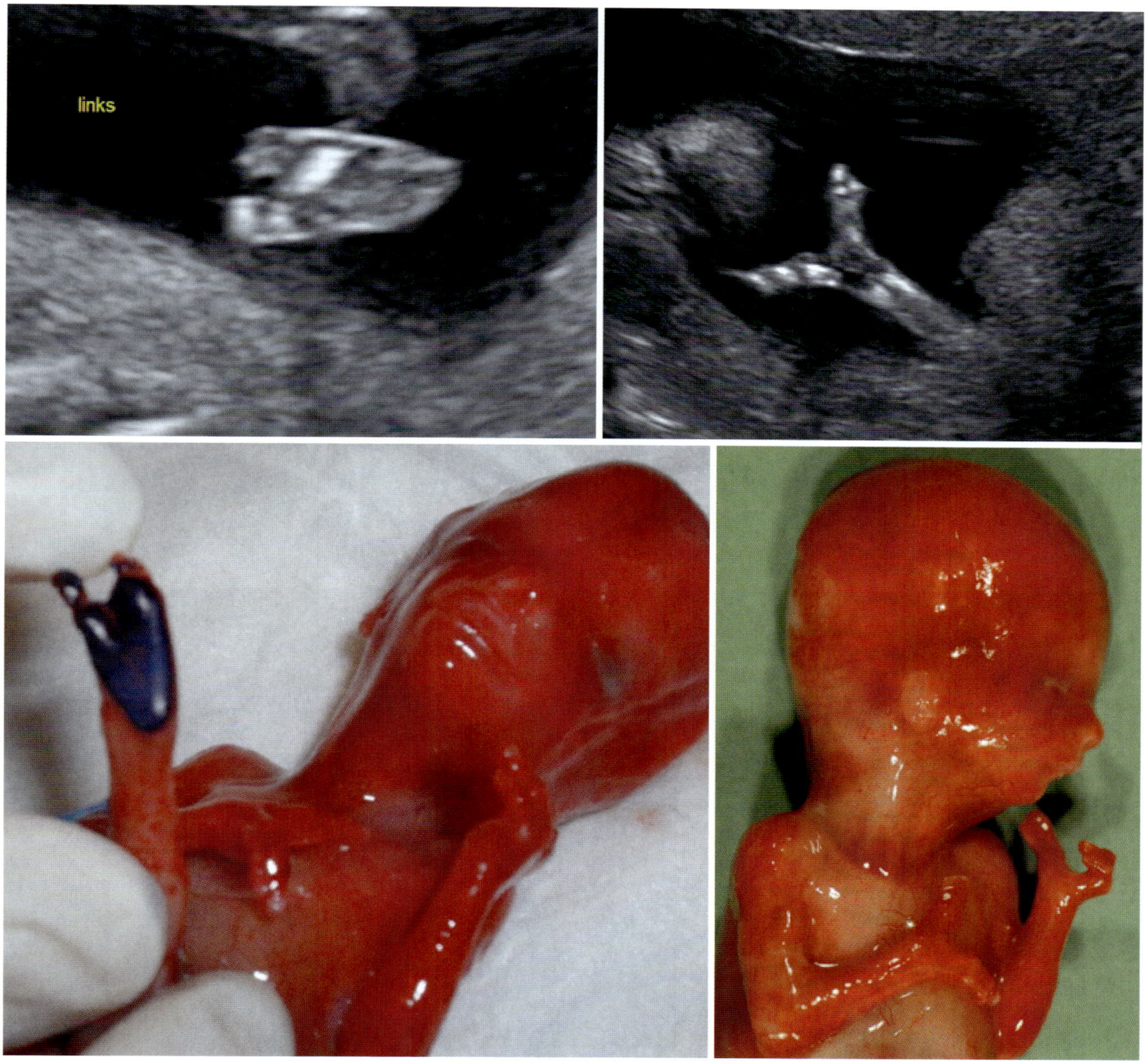

Abb. 12.17 Spalthände und Spaltfüße mit 14+4 Wochen

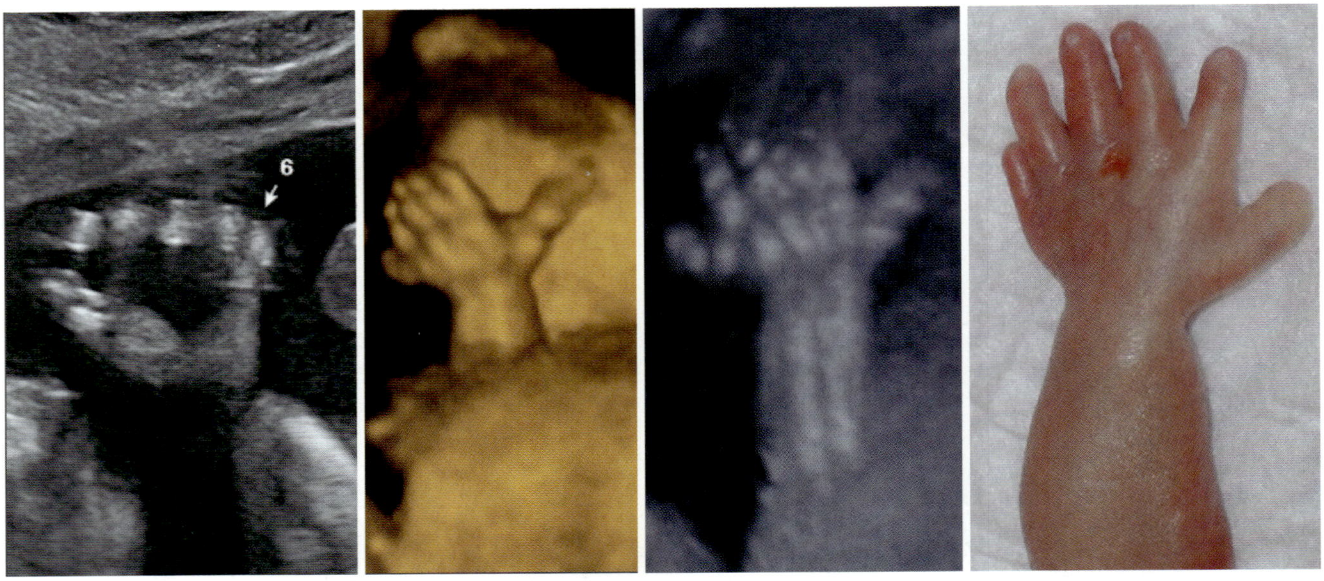

Abb. 12.18 Postaxiale Hexadaktylie einer Hand. Der zusätzliche Finger auf der ulnaren Seite ist komplett angelegt

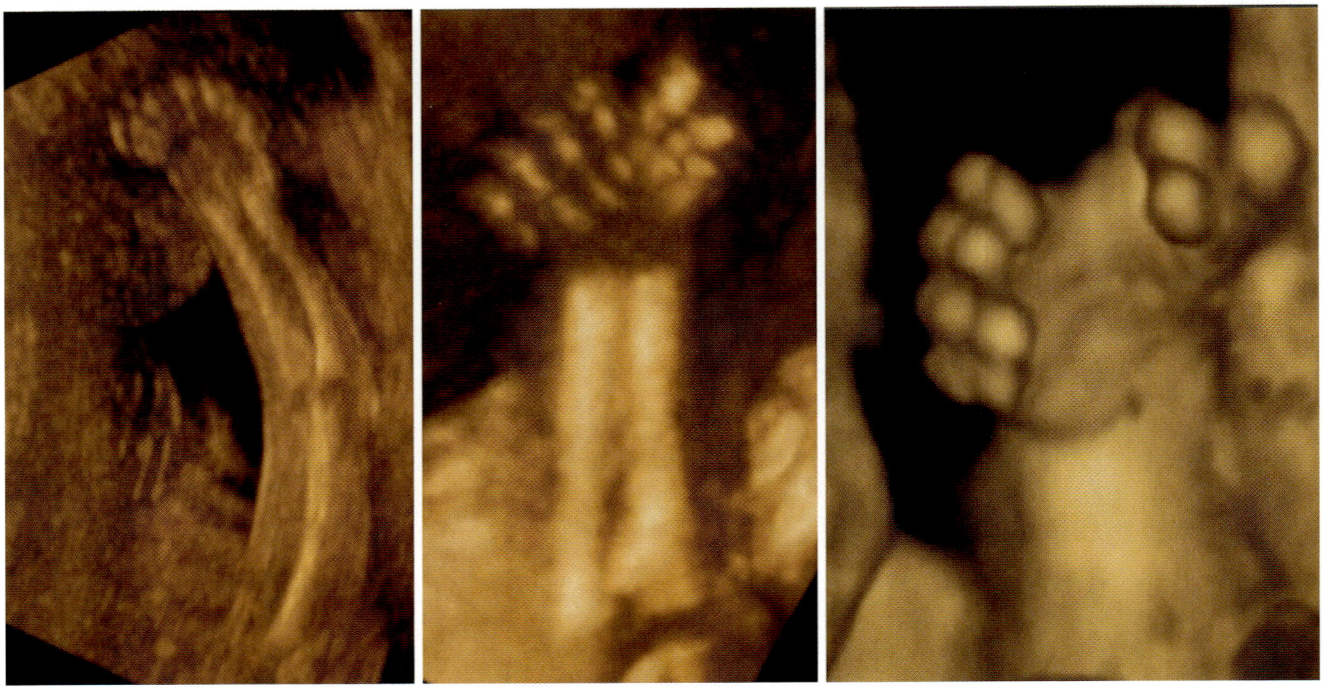

Abb. 12.19 Mirrorhand (19+6 Wochen). Doppelanlage der Ulna, Aplasie des Radius, sieben angelegte Finger-Strahlen (ulnare Dimelie)

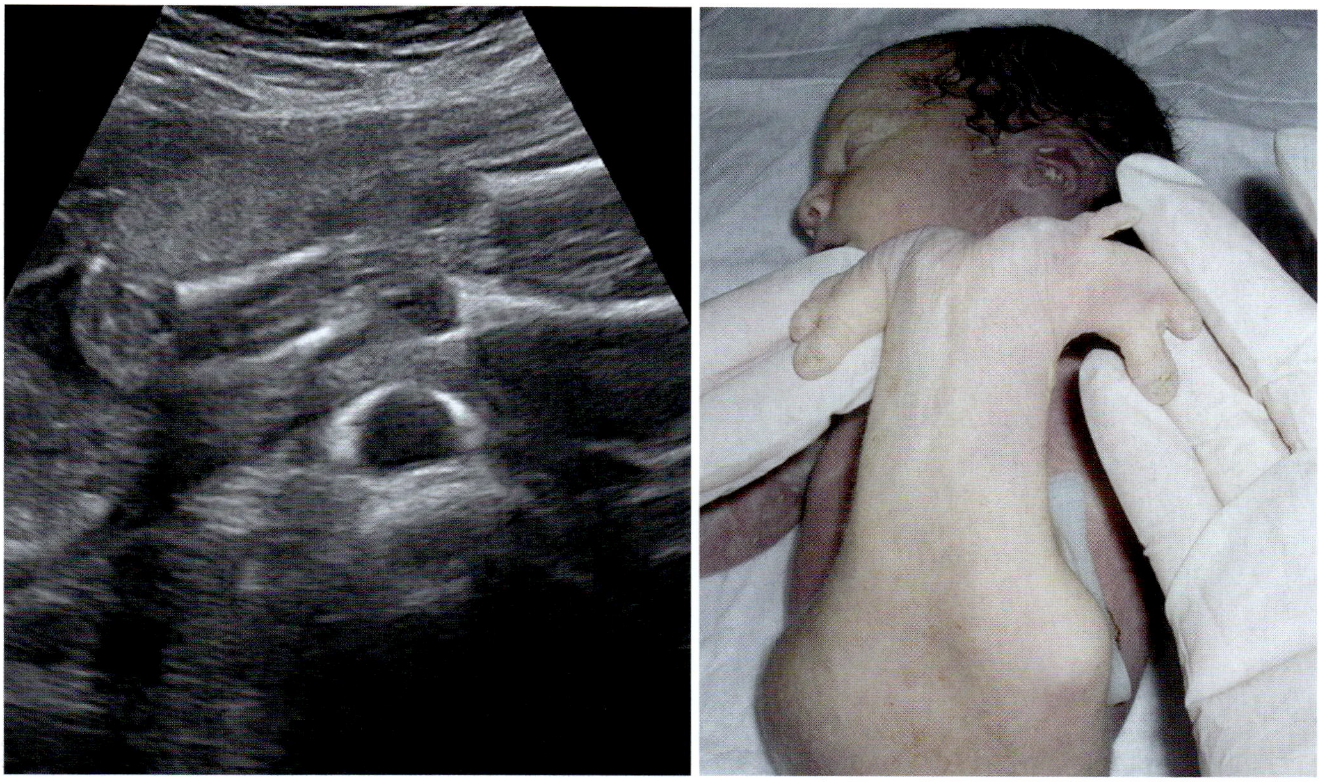

Abb. 12.20 Sirenomelie mit 22+3 Wochen bei Potter-Sequenz. 2 Femora und Tibiae (Sympus dipus)

Doppelbildungen können alle Extremitätenabschnitte bis hin zur Verdoppelung einer ganzen Extremität betreffen. Relativ häufig sind Polydaktylien, die sowohl präaxial (Daumen- bzw. Großzehen-Seite) als auch häufiger postaxial (Kleinfinger- bzw. Kleinzehenseite) bestehen können. Es können komplette und partielle zusätzliche Finger oder Zehen vorliegen.

Polydaktylien können wiederum assoziiert sein mit Syndaktylien. Sie kommen sowohl isoliert als auch als Symptom zahlreicher Syndrome, z. B. bei verschiedenen Skelettdysplasien der Short-Rib-Gruppe, vor (Abb. 12.18). Eine sehr seltene Doppelfehlbildung ist die komplette Verdoppelung von Hand oder Fuß (Spiegelhand bzw. -fuß) mit Verdoppelung der Ulna und Aplasie des Radius (Abb. 12.19).

Die sehr seltene **Sirenomelie** ist charakterisiert durch eine Fusion der unteren Extremitäten mit nur einem Femur und Unterschenkel. Sie ist in vielen Fällen assoziiert mit einer Nierenfehlbildung bis hin zur Nierenagenesie und mit weiteren Skelettfehlbildungen wie Agenesie des Sakrums (Abb. 12.20). Die Ätiologie ist unklar. Dysmorphologisch werden Übergänge zu Sequenzen wie der kaudalen Regression diskutiert.

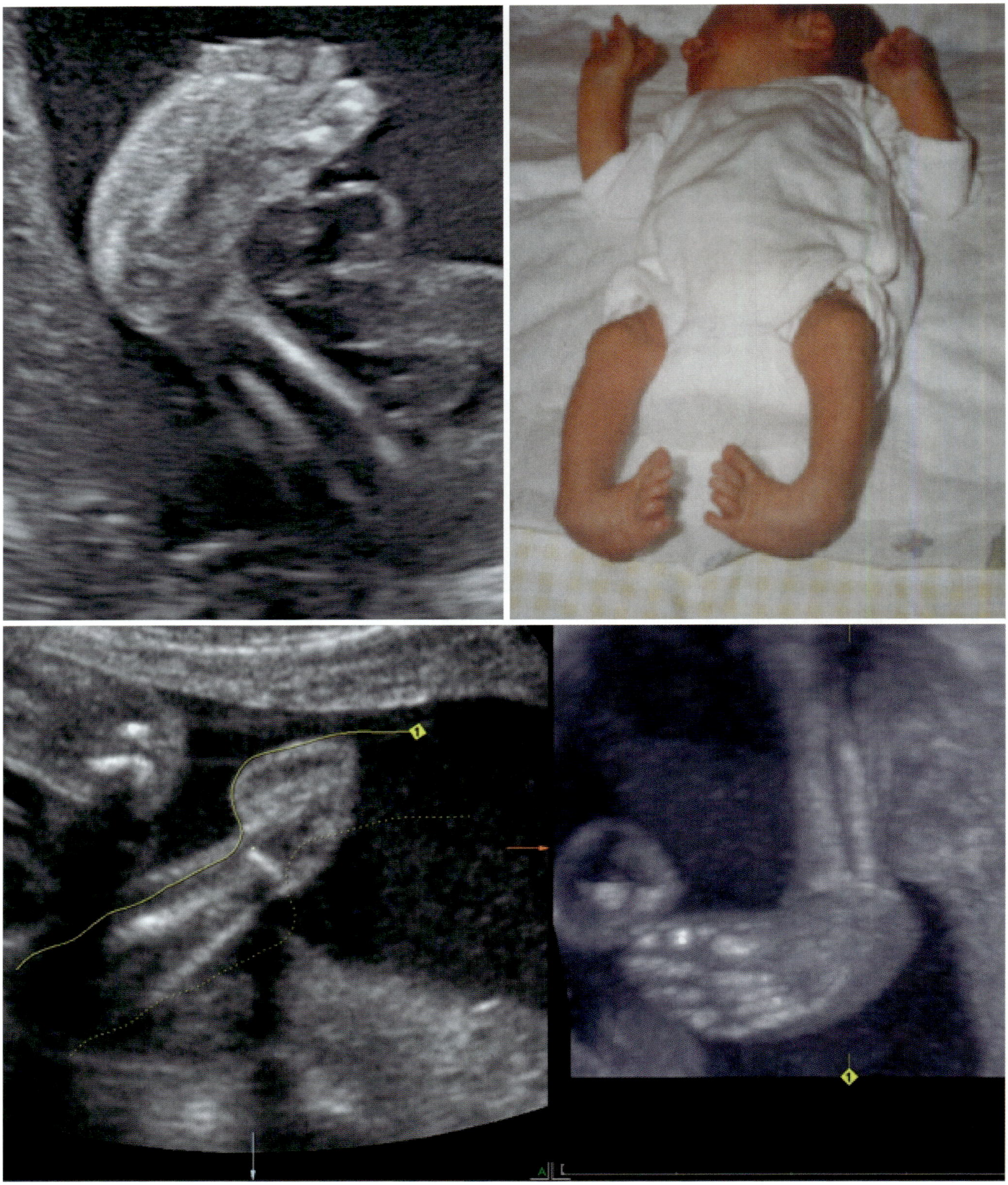

Abb. 12.21 Idiopathischer Klumpfuß (22+6 Wochen): typische Equino-Varus-Stellung. Im 2D-Bild und in der 3D-Rekonstruktion gleichzeitige Darstellung der plantaren Seite des Fußes und des Unterschenkelskeletts

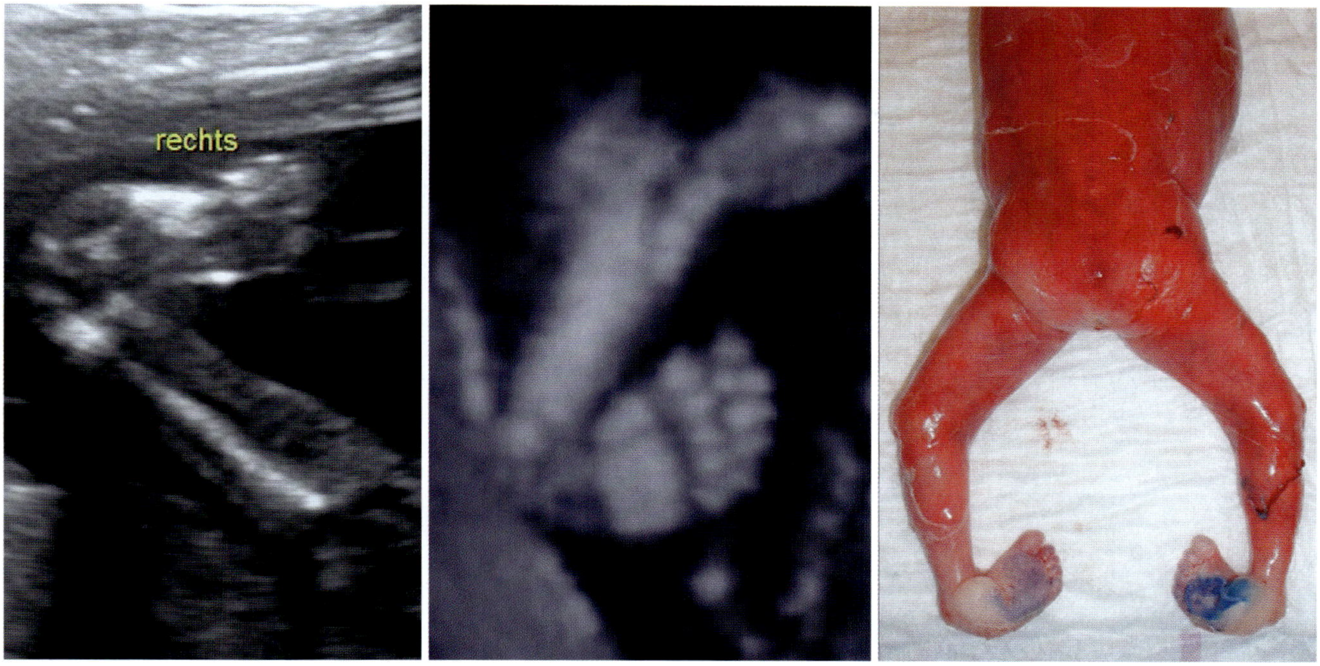

Abb. 12.22 Klumpfuß mit Rotation nach innen oben bei Tetrasomie 14q (21+1 Wochen)

Die Fehlstellungen eines oder beider Füße werden unter dem Begriff des **Klumpfußes** zusammengefasst. Die häufigste Variante ist der **Pes equinovarus**: der Fuß ist fixiert so nach innen gedreht, dass sonografisch gleichzeitig die Fußsohle bzw. das Fußskelett mit den Unterschenkelknochen dargestellt sind (Abb. 12.21). In 60 % der Fälle besteht eine bilaterale Fehlstellung. Pathomorphologisch liegt eine arthrogene Kontraktur vor, die gleichzeitig mit einer muskulären Dysbalance zu einer peritalaren Fehlrotation führt (Sharma et al. 2011). In etwa 50 % handelt es sich um idiopathische Fälle. Neurologische Erkrankungen wie Spina bifida aperta können zu konsekutiven Klumpfüßen führen. Seltener als der Pes equinovarus sind die Valgus-Fehlstellung sowie der „**Tintenlöscher-Fuß**" („rocker bottom foot"). Der Fuß ist dabei gebogen und nicht immer nach innen rotiert. „Rocker-bottom-Füße" werden bei Trisomie 18 und anderen Aneuploidien gefunden. Bei zahlreichen Syndromen und Skelettdysplasien treten verschiedene Varianten von Klumpfüßen auf (Abb. 12.22).

Tipp

Die Diagnose von Klumpfüßen kann sicher jenseits der 13. Woche gestellt werden, da in der 11. bis 13. Woche die Füße häufig noch physiologisch nach innen gedreht sind.

Die Prognose bei idiopathischen Klumpfüßen ist überwiegend günstig. Die Therapie ist meistens kombiniert redressierend und operativ durch Achillotenotomie nach Ponseti (van Bosse 2011).

! Insbesondere bei Beckenendlage kann der Fuß wie bei einer Klumpfußstellung gehalten werden. Eine längere Beobachtung der Fußstellung und -bewegung kann in dieser Situation den pathologischen Befund ausschließen.

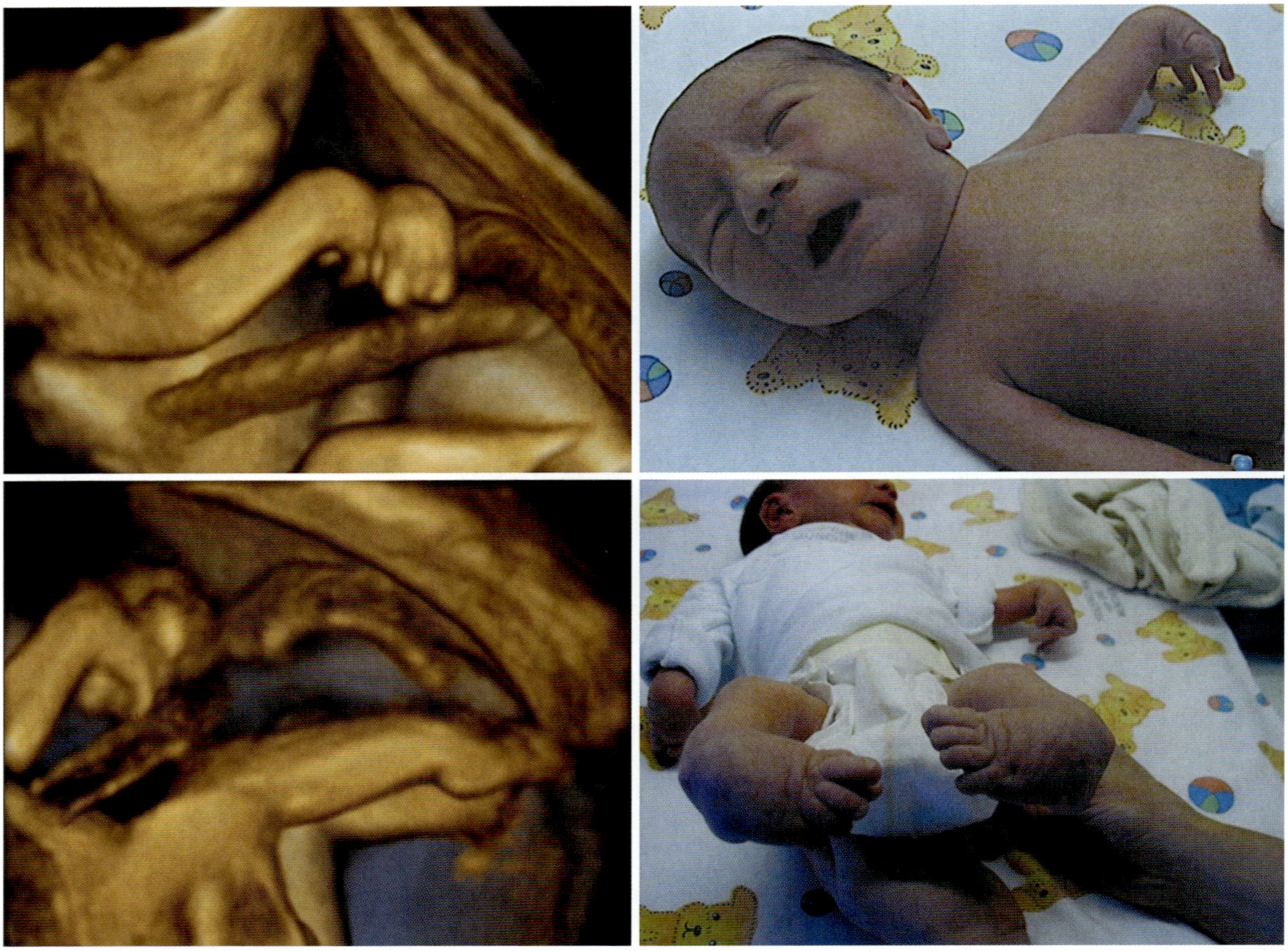

Abb. 12.23 Arthrogryposis multiplex congenita mit 25+1 Wochen und nach Geburt

Als **Arthrogryposis multiplex congenita** (AMC) wird eine mehrere oder alle großen und kleinen Gelenke betreffende Steifigkeit mit entsprechender Fehlstellung der betreffenden Extremitätenabschnitte bezeichnet. Ursächlich sind frühe Entwicklungsstörungen der Muskulatur in der 8. bis 11. Woche mit teils bindegewebiger Umwandlung. In nahezu der Hälfte der Fälle sind alle vier Extremitäten betroffen, in etwa 40 % nur die Beine, in 10 % nur die Arme. Selten ist auch die Muskulatur des Rückens betroffen. Feten mit AMC fallen sonografisch möglicherweise primär durch eine relative Bewegungsarmut auf. Die Extremitäten können in den großen Gelenken in fixierter Streckung oder Beugung sein. Die Finger sind meist in Beugung fixiert und teils überlappend (Kamptodaktylie). Die Fußstellung ist ähnlich wie bei Klumpfüßen verändert (Abb. 12.23). Abzugrenzen sind die isolierten Erkrankungsfälle von syndromalen Entitäten wie Trisomie 18 oder Pena-Shokeir Syndrom. Die bei etwa 1:3000 bis 1:5000 Geburten vorkommende Erkrankung kann kinderorthopädisch abhängig vom Schweregrad gut behandelt werden. Sie ist bei isoliertem Vorkommen nicht mit mentaler Retardierung assoziiert.

Zur diagnostischen Validität der Sonografie in der pränatalen Diagnostik von Extremitätenfehlbildungen liegen nur wenige Daten vor. Eine neuere Studie zur Diagnostik mit 11 bis 14 Wochen berichtet für isolierte Extremitätenfehlbildungen eine Erkennungsrate zwischen 50 und 80 % bei einem erweiterten Untersuchungsprotokoll (Syngelaki et al. 2011).

Im EUROCAT-Register werden für Reduktionsanomalien und Klumpfüße Erkennungsraten von 54 % bzw. 50 % berichtet (EUROCAT 2011). In der EUROSCAN-Studie wurden isolierte Reduktionsanomalien der Extremitäten in 25 % erkannt, solche, die mit anderen Fehlbildungen assoziiert waren, in 45 % (Stoll et al. 2000).

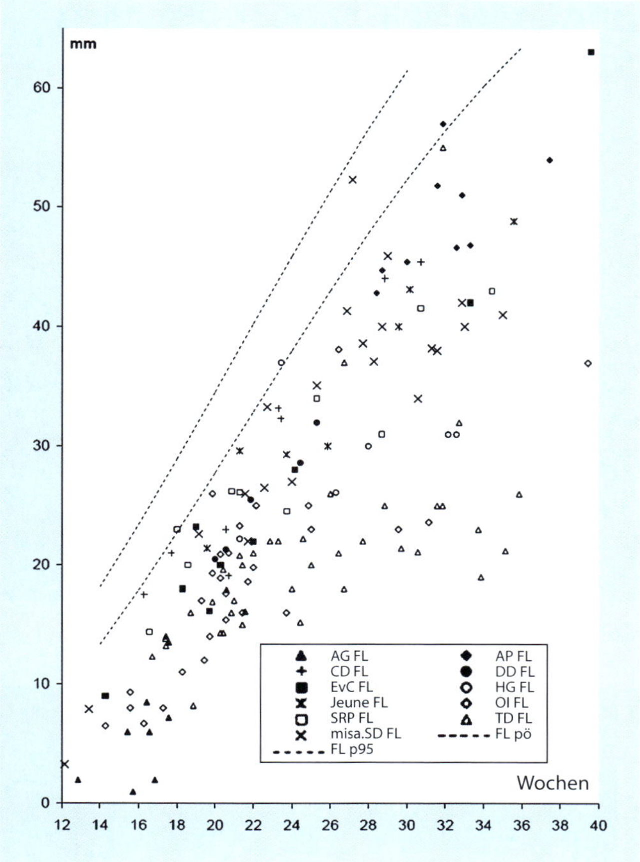

Abb. 12.24 Verteilung der Femur-Längen bei Skelettdysplasien (nach Schramm 2009) *AG* Achondrogenesie, *AP* Achondroplasie, *CD* kampomele Dysplasie, *DD* diastrophische Dysplasie, *EvC* Ellis-van Creveld-Syndrom, *HG* Hypochondrogenesie, *Jeune* Asphyxierende Thoraxdysplasie Jeune, *OI* Osteogenesis imperfecta, *SRP* Short Rib Polydaktylie-Syndrome, *TD* Thanatophore Dysplasie, *misc.* verschiedene Skelettdysplasien. Angezeigt sind die 5. und die 95. Perzentile für die Femur-Länge

Tab. 12.2 Sonografische Kriterien bei Skelettdysplasien

Screeninghinweis	Femur-Diaphyse ≤5. Perzentile, dorsonuchales Ödem
Extremitäten	Form der Mikromelie (rhizomel, mesomel, akromel) Krümmung, Biegung, Echogenität, Frakturen der langen Röhrenknochen Dysmorphiezeichen an Händen und Füßen: Verkürzung, Verplumpung, Polydaktylie, Syndaktylie, Fingerhaltung („Dreizack", Hitchhiker-Daumen)
Schädel und Gesicht	Größe und Form des Schädels, Makrozephalie, Kleeblattschädel Echogenität, Komprimierbarkeit der Schädelknochen Dysmorphie des Gesichts: eingesunkene Nasenwurzel, prominente Stirn, flaches Profil, Gesichtsspalte
Wirbelsäule	Länge des Achsenskeletts Höhe der Wirbelkörper: Platyspondylie Muster der Wirbelsäule: unruhig, rudimentäre Ossifikationszentren
Thorax	Größe und Form des Thorax: Hypoplasie, Fass- oder Glockenthorax Form, Stellung und Länge der Rippen: Verkürzung, Frakturen Verhältnis Thorax/Abdomen: Vorwölben des Abdomens
Weitere Kriterien	Andere Fehlbildungen: Herzfehler, gastrointestinale, urogenitale Fehlbildungen, Hydrops Polyhydramnie bei Thoraxhypoplasie (drittes Trimenon)

12.2.2 Skelettdysplasien

Skelettdysplasien sind eine sehr heterogene Gruppe generalisierter Entwicklungsstörungen des Knochen- und Knorpelgewebes. Sie manifestieren sich in pathologischer Größe, Form und Dichte des Skeletts, sodass Extremitäten, Thorax, Schädel und Achsenskelett auffällig sein können. Meist resultiert ein **disproportionierter Minderwuchs**.

Bisher wurden über 300 verschiedene Skelettdysplasien beschrieben (Warman et al. 2011). Etwa 50 bis 60 davon sind bei Geburt manifest und somit potenziell der sonografischen Diagnostik zugänglich.

In der Hälfte der Erkrankungen handelt es sich um letale Skelettdysplasien. Differenzialdiagnostisch sind andere chromosomale oder nicht-chromosomale Syndrome von Skelettdysplasien abzugrenzen.

Die Inzidenz der Skelettdysplasien liegt bei etwa 21–76/100.000 Geburten, in etwa 1 % aller intrauterinen Fruchttode werden Skelettdysplasien gefunden (Stoll et al. 1989; Rasmussen et al. 1996).

Die pränatale sonografische Diagnostik von Skelettdysplasien ist, abhängig von der jeweiligen Erkrankung, schon ab der 12./13. Woche möglich (Khalil et al. 2011).

Für das Ultraschallscreening ist die **Messung der Femur-Diaphyse** zur Erkennung von Skelettdysplasien am besten geeignet. Ihre Werte liegen in 98 % der Fälle deutlich unterhalb der 5. Perzentile (96 % <-2 Standard-Abweichungen), in den restlichen 2 % auf der 5. Perzentile der Biometriekurven (Abb. 12.24).

Die meisten Berichte über die pränatale sonografische Diagnostik von Skelettdysplasien beziehen sich auf Fälle aus dem zweiten und dritten Trimenon. Mit zunehmender Verbreitung der Diagnostik mit 11 bis 14 Wochen („Ersttrimesterscreening" ETS) werden Skelettdysplasien auch in diesem Zeitraum anhand der typischen Veränderungen der langen Röhrenknochen, des Thorax und des Schädels diagnostiziert. Bei einem Teil der Feten wird außerdem ein dorsonuchales Ödem gefunden (Khalil et al. 2011). Pathophysiologisch kann dieses Phänomen teilweise durch eine Veränderung der extrazellulären Matrix erklärt werden, die durch die den Skelettdysplasien zugrunde liegende pathologische Bildung von Kollagen bedingt ist, teilweise durch eine mechanische Kompression des Mediastinums.

In der differenzierten weiterführenden Diagnostik wird das ganze Skelett beurteilt (Schramm et al. 2009; Krakow et al. 2009) (Tab. 12.2).

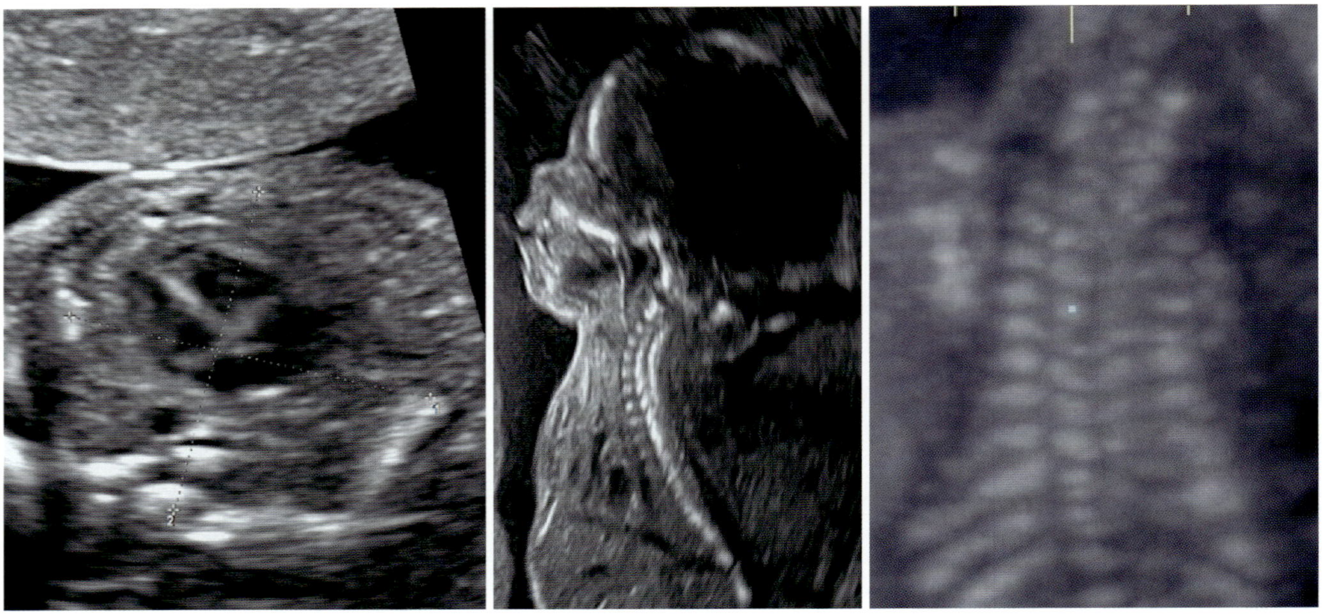

Abb. 12.25 Thanatophore Dysplasie Typ 1 (TD1) mit 20+6 Wochen. Thoraxhypoplasie, transversaler, sagittaler und koronarer Schnitt

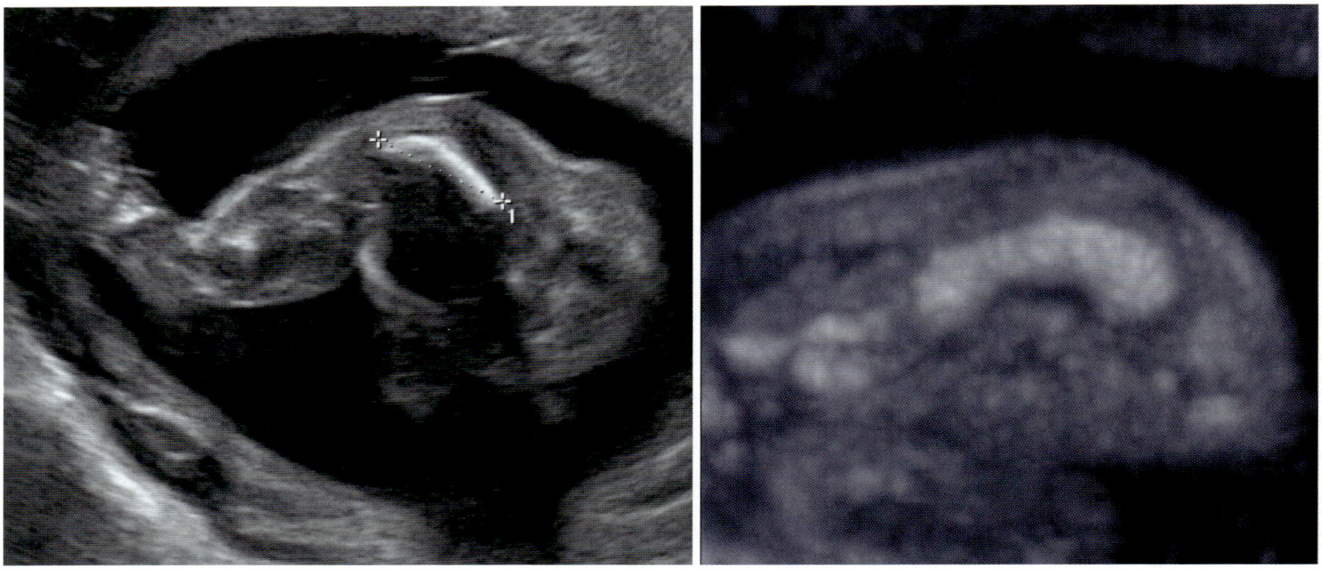

Abb. 12.26 TD1 (20+4 Wochen). Typisch gebogener Femur. Bessere Darstellung der „telefonhörerartigen" Biegung im 3D-Knochenmodus

Etwa 75 bis 80 % der pränatal erkannten und in der Literatur berichteten Fälle von Skelettdysplasien sind letal oder fakultativ letal (Schramm et al. 2009; Yeh et al. 2011).

Die Verdachtsdiagnose einer letalen Skelettdysplasie ergibt sich vor allem aus dem sonografischen Symptom einer schwerwiegenden Thoraxhypoplasie mit knöchernen Thoraxumfängen <5. Perzentile. Das normal große Herz steht in einem Missverhältnis zu den hypoplastischen Lungen. Die Rippen sind häufig kurz. Das Abdomen wölbt sich gegen den Thorax vor (Abb. 12.25). Die Sensitivität der Messung des knöchernen Thorax beträgt bis zu 99 %, die Spezifität 90 %. Fakultativ letale Skelettdysplasien werden damit nicht immer erfasst.

Die zehn häufigsten pränatal gesehenen Skelettdysplasien machen etwa 90 % der intrauterin auffälligen Fälle aus (Krakow et al. 2008; Schramm et al. 2009).

Thanatophore Dysplasie

Die **thanatophore Dysplasie** (TD) ist mit etwa 11–25 % in den in der Literatur berichteten Kollektiven neben den letalen Formen der Ostogenesis imperfecta die häufigste pränatal erkannte Skelettdysplasie. Sie ist durch eine ausgeprägte Thoraxhypoplasie sowie eine gleichmäßige Mikromelie aller langen Röhrenknochen charakterisiert (Abb. 12.25, Abb. 12.26). Die Z-Scores für die langen Röhrenknochen betragen −4 bis −16 Standardabweichungen. Bei Typ 1 der **thanatophoren Dysplasie** (TD1) sind die langen Röhrenknochen „telefonhörerartig" gebogen. Der we-

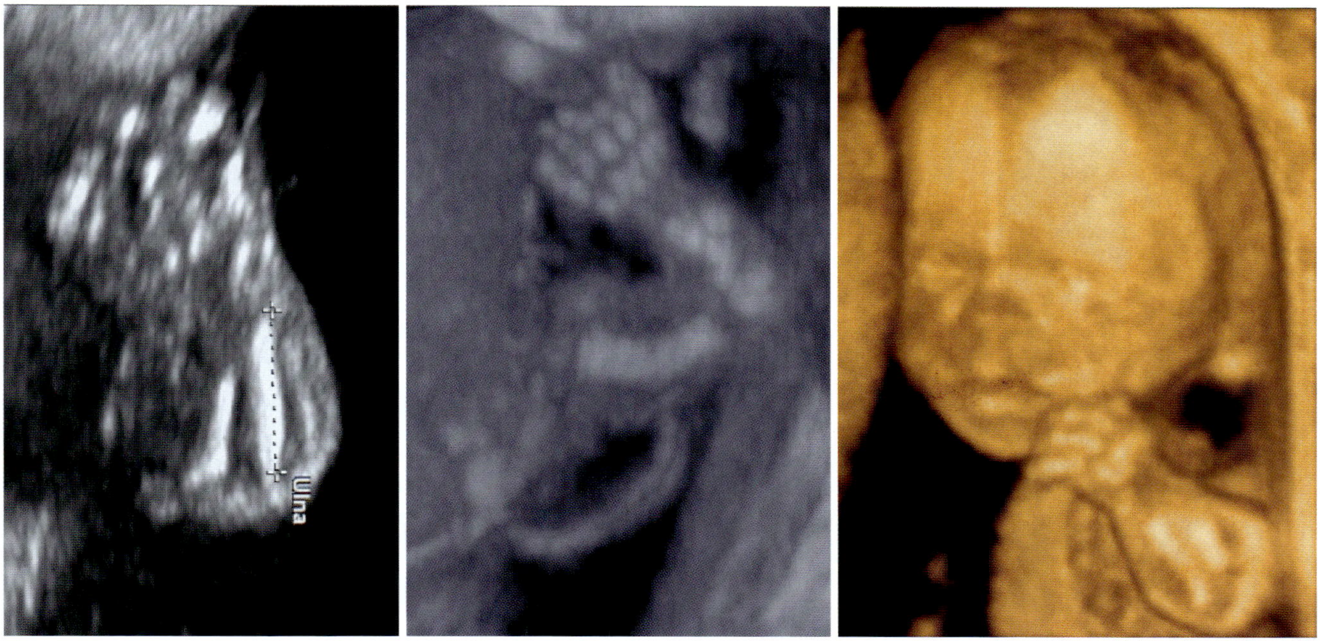

Abb. 12.27 Arm und Hand bei TD1 (20+4 Wochen). Deutliche Verkürzung und Verplumpung

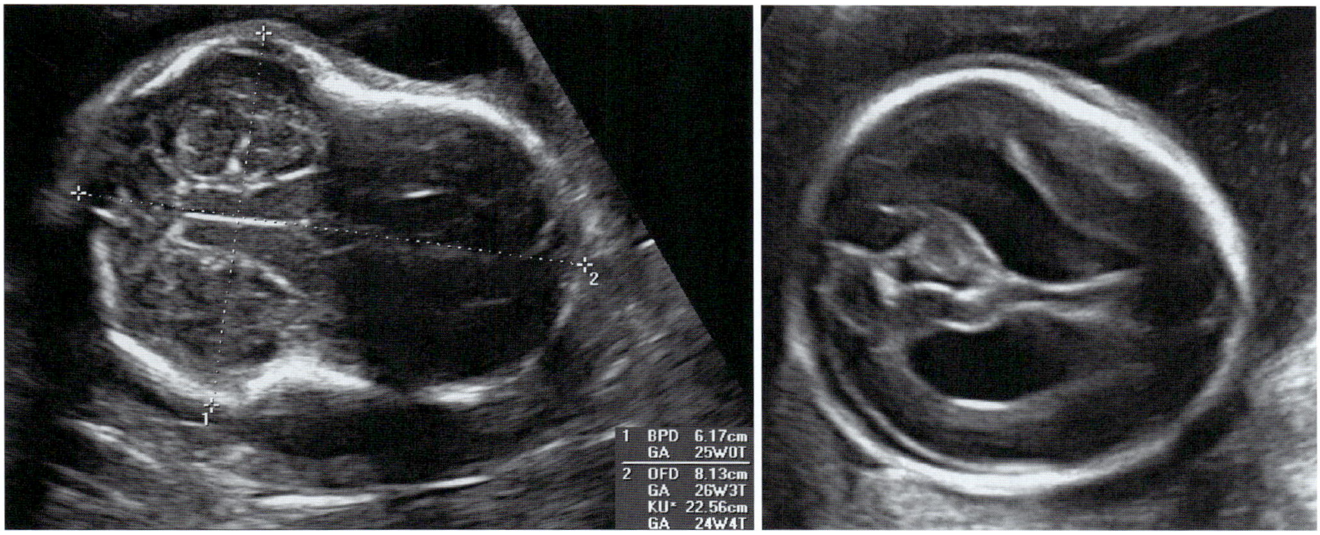

Abb. 12.28 Schädel bei TD2 mit 21+3 Wochen: Ventrikulomegalie, Makrozephalie

sentlich seltenere Typ 2 der thanatophoren Dysplasie (TD2) ist durch eine Mikromelie ohne Biegung gekennzeichnet.

Hände und Füße sind verkürzt und auffallend plump (Abb. 12.27). Der Schädel ist groß, in der Hälfte der Fälle besteht eine ausgeprägte Makrozephalie, häufig in Assoziation mit einer Ventrikulomegalie (Abb. 12.28). Bei der Darstellung des Gesichtsprofils fällt eine prominente Stirn („frontal bossing") sowie eine eingesunkene Nasenwurzel auf. Bei TD2 besteht in etwa 75 % der Fälle ein Kleeblattschädel (Abb. 12.29, Abb. 12.30).

Die Wirbelkörper lassen eine Platyspondylie erkennen. Die Intervertebralräume sind weit. Während im Normalfall um die 20. Woche die Höhe eines Wirbelkörpers etwa 4 mm beträgt, ist sie bei Feten mit thanatophorer Dysplasie etwa 2 mm (Abb. 12.31). Dennoch ist die Länge des Achsenskeletts (Scheitel-Steiß-Länge) normal.

Die thanatophore Dysplasie wird, ebenso wie die Achondroplasie und die Hypochondroplasie, durch Mutationen im Fibroblasten-Wachstums-Faktor-Rezeptor3-Gen (FGFR3) verursacht („allelische Reihe"). FGFR3 inhibiert das Längenwachstum. Mutationen führen zu einer Überaktivierung des Rezeptors.

Neugeborene mit thanatophorer Dysplasie versterben in der Regel kurz nach der Geburt aufgrund der Ateminsuffizienz infolge der extremen Lungenhypoplasie. In einigen Fällen wurde ein Überleben von mehreren Monaten, in einem Fall sogar von neun Jahren berichtet.

Das Wiederholungsrisiko aufgrund eines Keimzell-Mosaiks wird mit etwa 2 % angegeben (OMIM 2013).

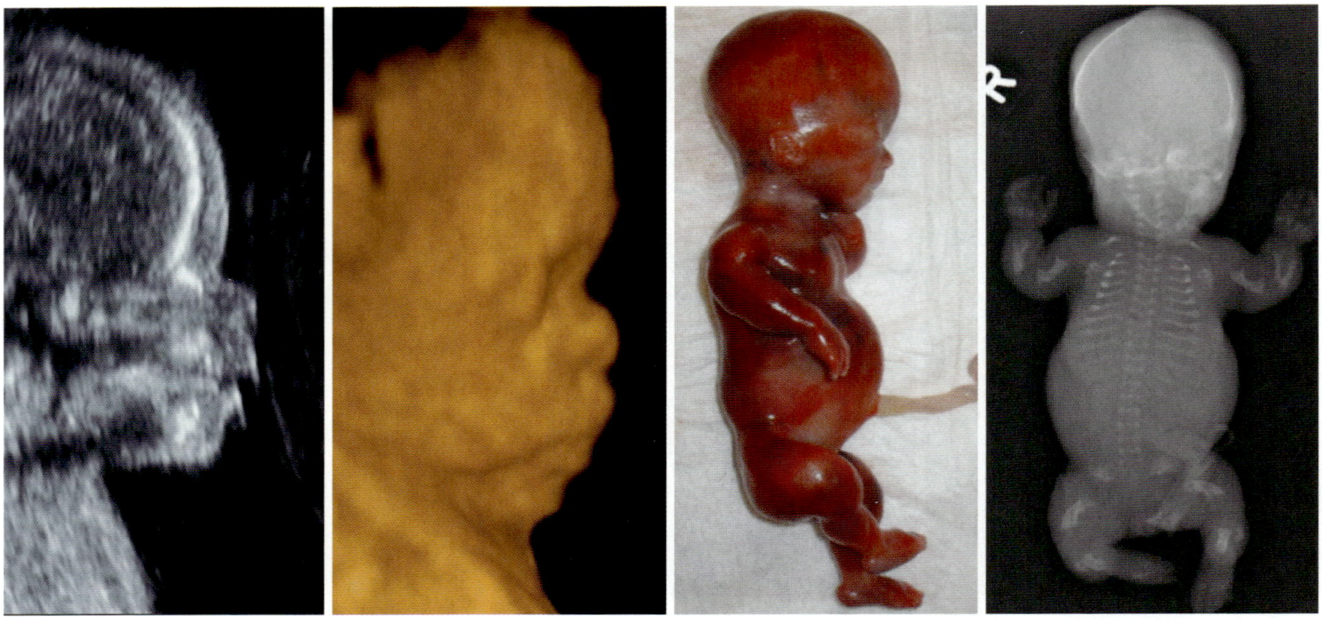

Abb. 12.29 TD1: Gesichtsprofil: eingefallene Nasenwurzel und „frontal bossing", Fetus und Röntgenbild mit den typischen im Text beschriebenen Veränderungen

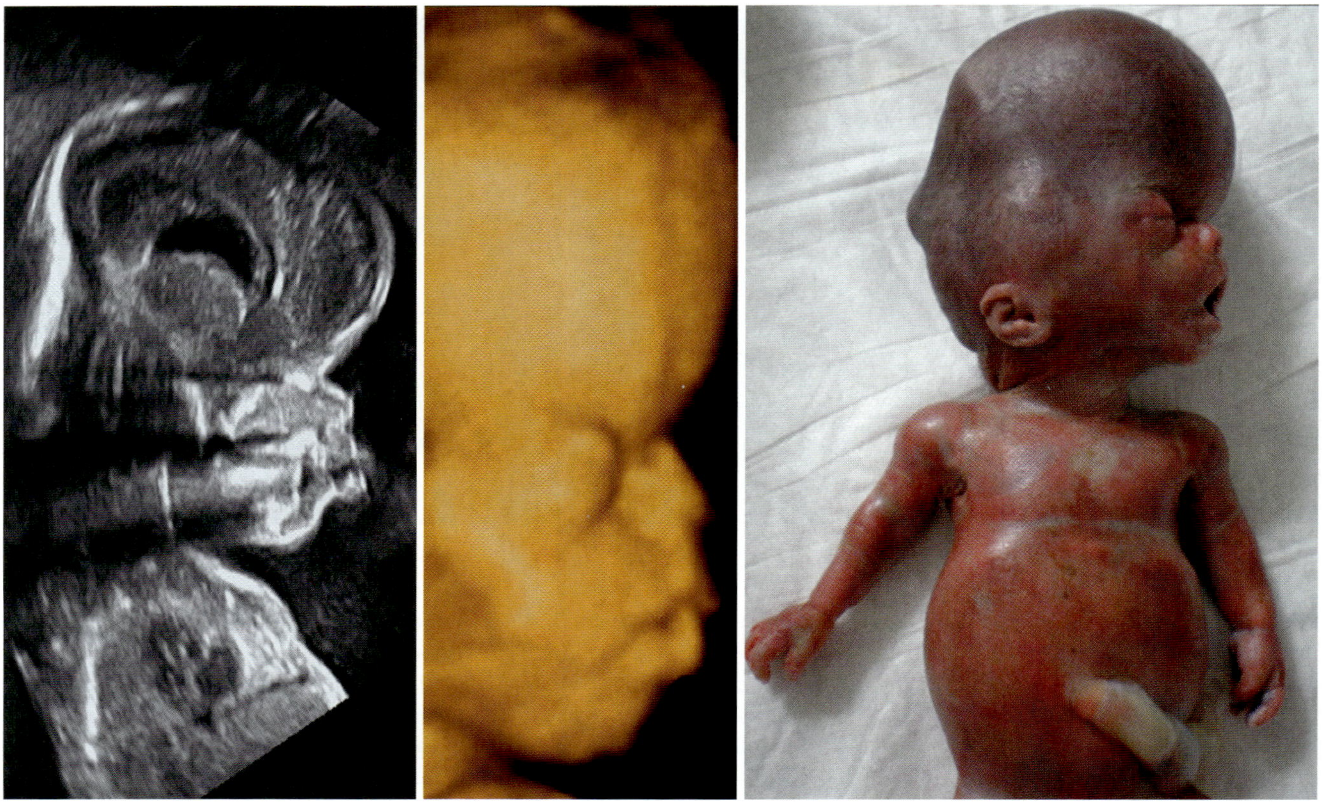

Abb. 12.30 TD2 (21+3 Wochen): Kleeblattschädel

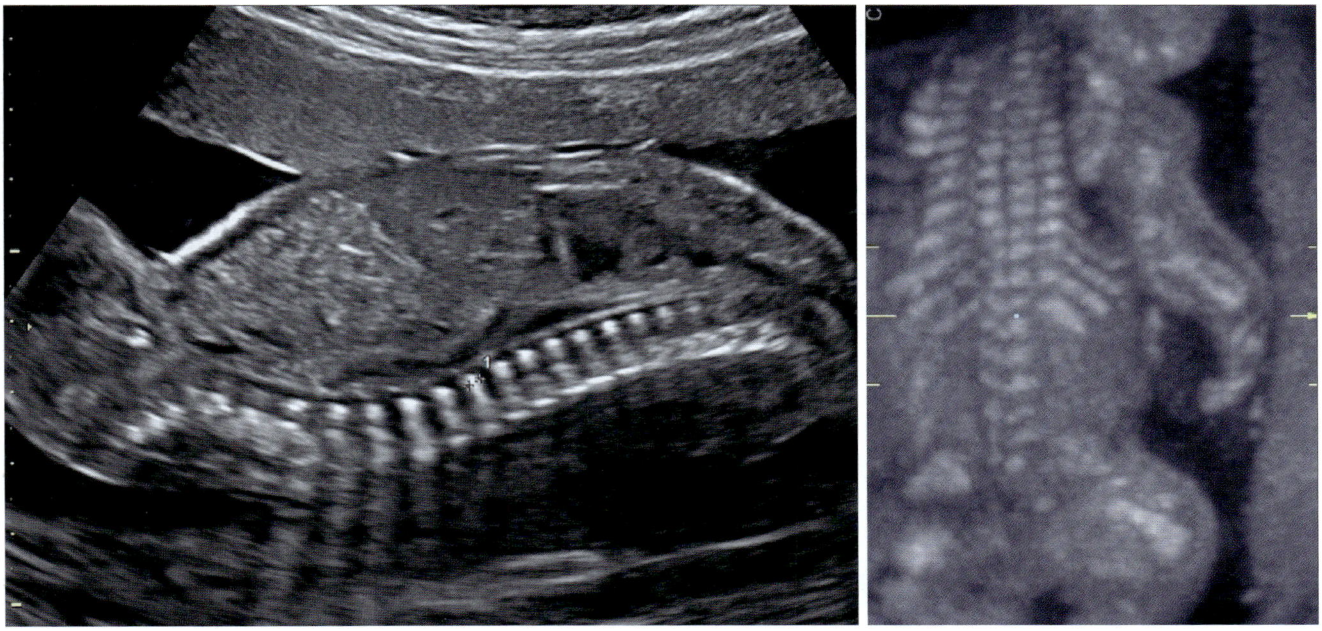

Abb. 12.31 TD1 (20+6 Wochen). Platyspondylie (1,9 mm Wirbelhöhe), weite Zwischenwirbelräume

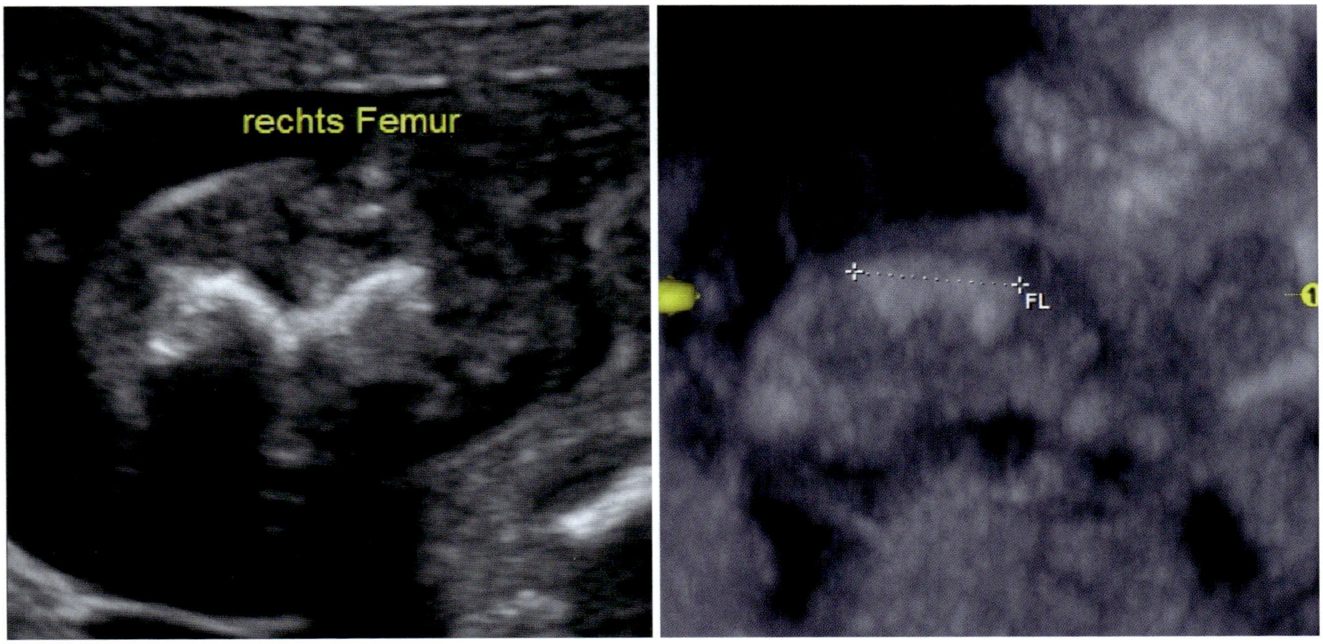

Abb. 12.32 Osteogenesis imperfecta Typ 2 (OI 2) (21+3 Wochen). Femur mit Fraktur und Kompression in 2D- und 3D-Knochenmodus

Osteogenesis imperfecta congenita

Unter den pränatal erkannten Skelettdysplasien ist die letale Form der **Osteogenesis imperfecta congenita** (OI) Typ 2 mit etwa 20–30 % ähnlich häufig wie die der TD.

Sie fällt ebenfalls durch eine gleichmäßige Mikromelie auf, wobei gleichzeitig die intrauterinen Frakturen zu einer Verplumpung und unregelmäßigen Außenkontur der langen Röhrenknochen führen, die teilweise wie eingestaucht wirken (Abb. 12.32). Die Z-Scores für die langen Röhrenknochen liegen zwischen −2 und −14 Standardabweichungen. Gelegentlich werden sonografisch nur wenige Frakturen oder nur gekrümmt erscheinende lange Röhrenknochen gefunden, sodass die Zuordnung zu einem bestimmten Typ der OI schwierig ist. Der hypoplastische Thorax erscheint glockenförmig, die Rippen sind meistens aufgrund der multiplen Frakturen unregelmäßig mit zahlreichen perlenkettenförmig angeordneten Auftreibungen (Abb. 12.33). Die Wirbelkörper sind zwar aufgrund der mangelnden Mineralisation etwas niedriger als üblich, dies ist aber sonografisch kaum erkennbar. Das Achsenskelett ist nicht verkürzt.

Ein wesentliches Kriterium der OI 2 ist die erhöhte Schalldurchlässigkeit des fetalen Schädels aufgrund der fehlenden

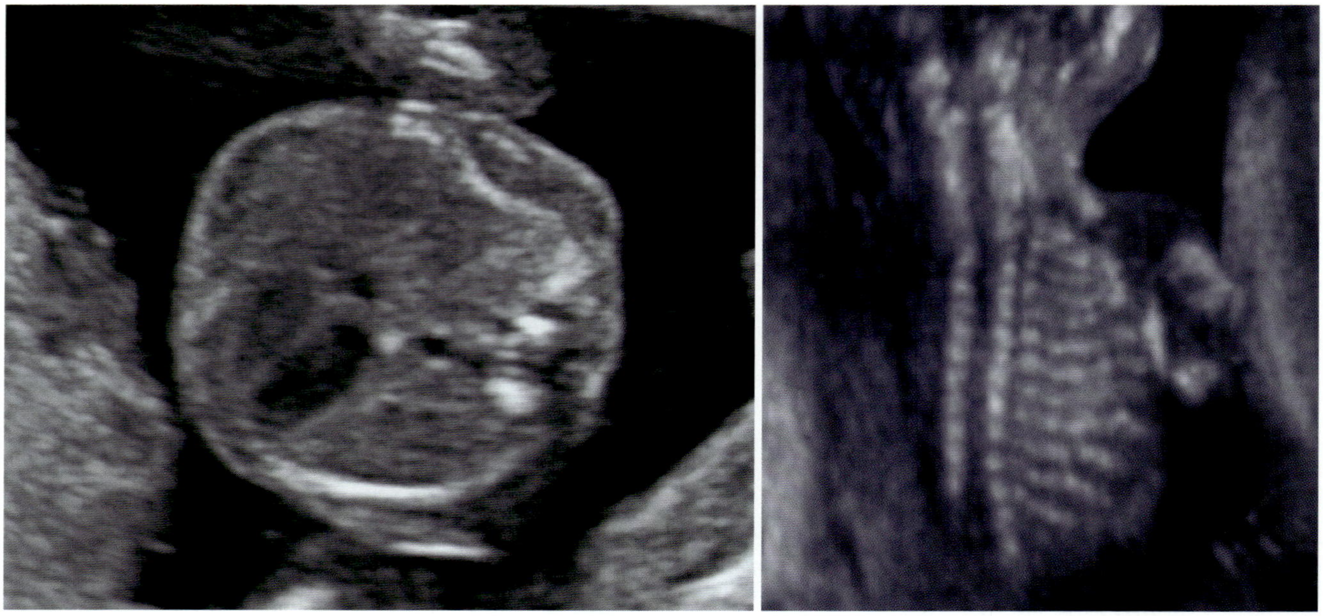

Abb. 12.33 OI 2 (16+0 Wochen). Hypoplastischer Thorax mit Rippenfrakturen in 2D und 3D-Knochenmodus

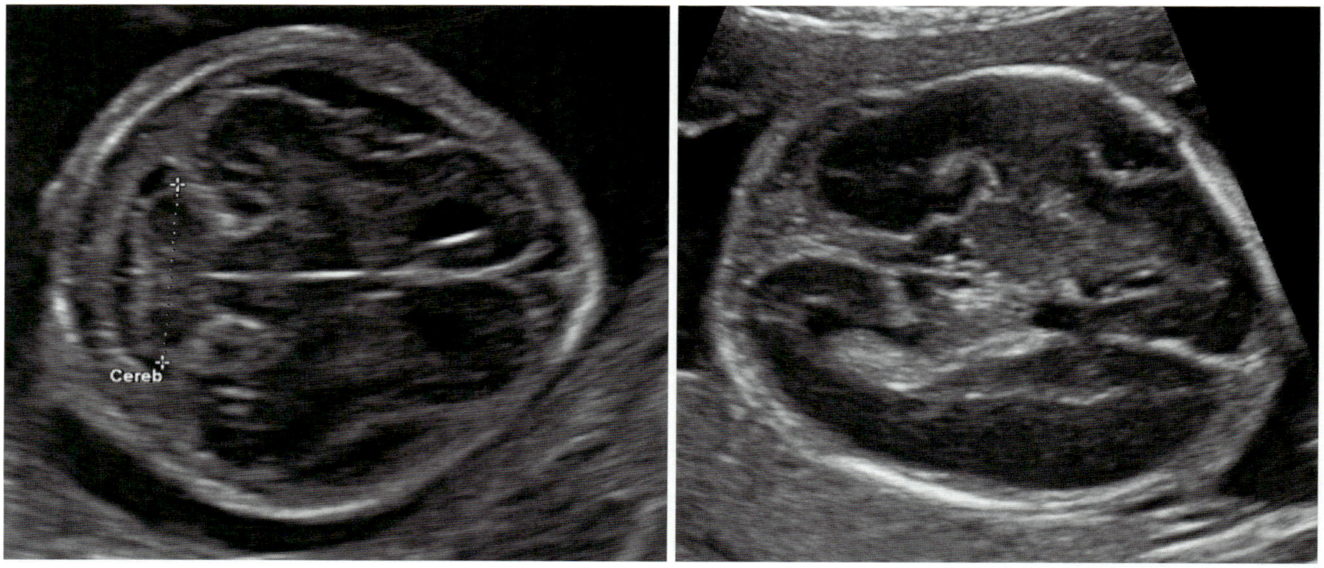

Abb. 12.34 OI 2: Sonotransluzente Schädel mit 19+0 und 21+6 Wochen. Keine Schallauslöschung auf der schallkopfzugewandten Seite des Gehirns

Kalzifikation der Schädelknochen. Sie führt zu einer exzellenten Darstellung auch der schallkopfnahen Gehirnhälfte. Der Schädel kann mit dem Schallkopf gut komprimiert werden, ein Phänomen, das im Normalfall nicht gelingt (Abb. 12.34). Typ 3 der OI kann sonografisch ähnlich wie Typ 2 imponieren. Neugeborene mit OI 2 versterben meistens aufgrund der ausgeprägten Lungenhypoplasie kurz nach Geburt (Abb. 12.35).

Der nicht letale Typ 4 der OI fällt durch unterschiedlich starke Krümmung meist einzelner, oft nur mäßig verkürzter langer Röhrenknochen auf (Abb. 12.36). Die Ossifikation des Schädels ist ebenso wie die von Thorax und Wirbelsäule normal. Eine Möglichkeit der medikamentösen Therapie besteht in der Gabe von Biophosphaten, die durch eine verminderte Osteoklastenaktivität zu einer geringeren Häufigkeit von Frakturen führt.

Die ursprünglich vier klinischen Typen der OI werden heute molekulargenetisch in insgesamt 15 Typen unterteilt.

In etwa 90 % wird die Gruppe der Osteogenesis imperfecta congenita (OI) durch eine Vielzahl von Mutationen der COL1A1- und der COL1A2-Gene verursacht, die die Typ-1-Kollagene exprimieren. In etwa 10 % werden autosomal-rezessiv vererbte Mutationen von Genen wie CRTAP und LEPRE 1 gefunden, die ebenfalls in der Kollagensynthese und -modifizierung wirksam sind.

Bei den autosomal dominanten Formen muss aufgrund möglicher Keimzellmosaike das Wiederholungsrisiko mit 5 bis 7 % angegeben werden (OMIM 2011).

Differenzialdiagnostisch muss zur OI 2 die letale Form der **Hypophosphatasie** abgegrenzt werde, die sehr ähnliche sonografische Symptome zeigt. Die meisten geborenen Kinder mit

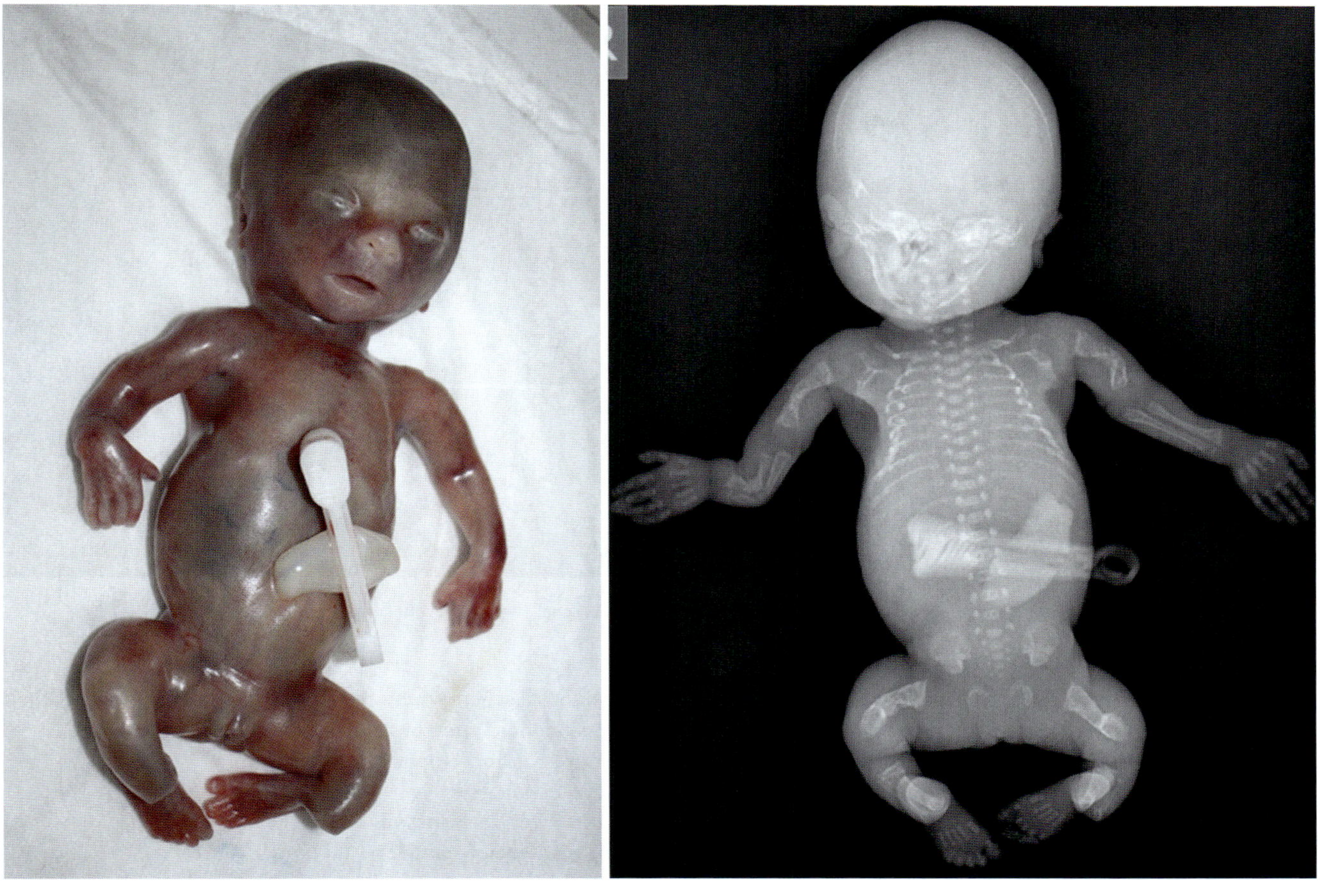

Abb. 12.35 OI 2 (22+0 Wochen). Fetus und Röntgenbild. Multiple Frakturen, fehlende Kalzifizierung der Schädelknochen (Mit freundlicher Genehmigung von Dr. Rehn, UFK Würzburg)

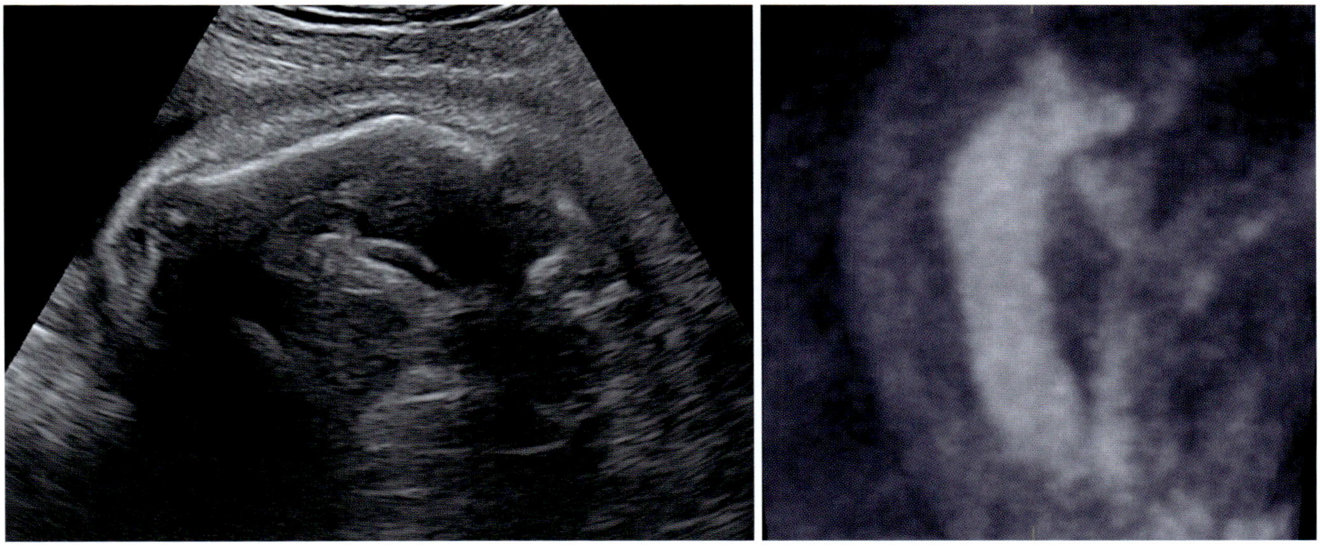

Abb. 12.36 OI 4 (31+0 Wochen). Femur in 2D- und 3D-Knochenmodus

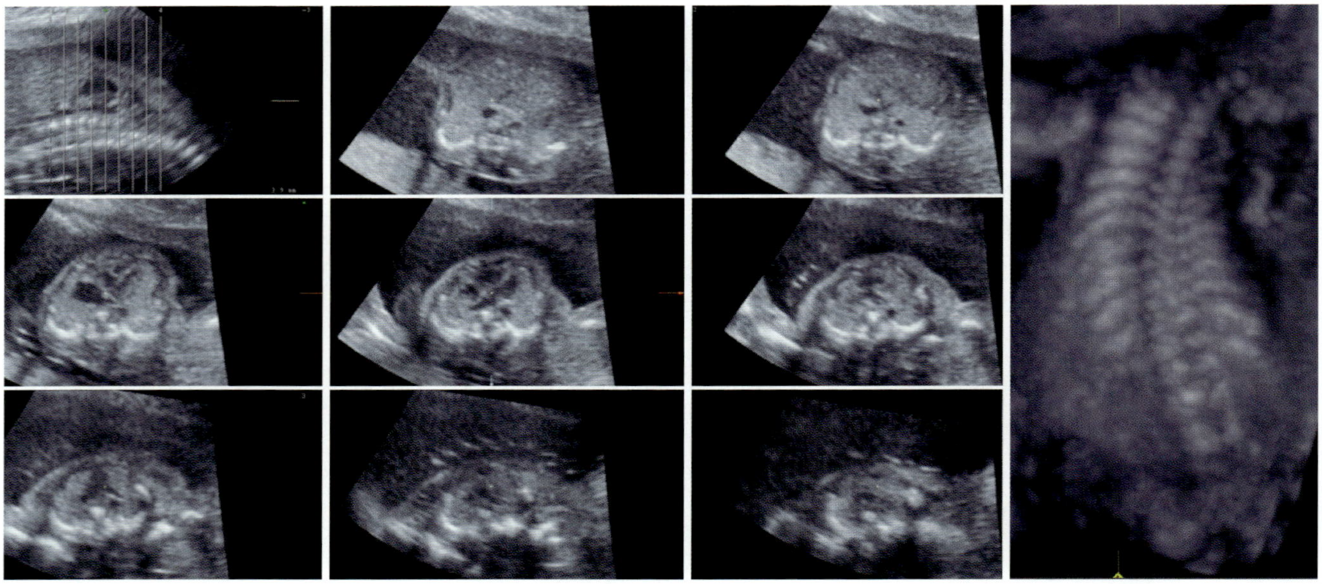

Abb. 12.37 Short-Rib Syndrom Typ 4 (Beemer) (20+1 Wochen). Ausgeprägt hypoplastischer Thorax und sehr kurze horizontal stehende Rippen

dieser Erkrankung versterben innerhalb des ersten Lebensjahres. Die autosomal-rezessiv vererbte Erkrankung ist auf einen Mineralisationsdefekt, verursacht durch Mutationen des „tissue-nonspecific alkaline phosphatase (TNSALP)-Gens", zurückzuführen.

12

Tipp

Niedrige Werte der knochenspezifischen alkalischen Phosphatase im Serum der Eltern und in Amnionzellen bzw. Chorion- oder Plazentazotten charakterisieren diese Erkrankung bereits pränatal.

Short-Rib-Dysplasien

Die Gruppe der **Short-Rib-Dysplasien** (etwa 16 % in pränatalen Kollektiven) ist gekennzeichnet durch extrem kurze Rippen bei normal langem glockenförmigem Thorax, unterschiedlich ausgeprägte Mikromelien, sowie in der überwiegenden Zahl der Fälle eine Polydaktylie von Händen und/oder Füßen.

Zu dieser sehr heterogenen Gruppe gehören die **eigentlichen Short-Rib-Polydaktylie Syndrome** (SRPS), von denen derzeit vier Typen beschrieben sind, die chondroektodermale Dysplasie (Ellis-van Creveld-Syndrom), die asphyxierende Thoraxdysplasie Typ Jeune sowie das oro-facio-digitale Syndrom Typ 4. Die Mikromelie ist charakterisiert durch Messwerte, die unterhalb von 75 % des Medians liegen. Die Differenzialdiagnose anhand der sonografischen Symptome ist schwierig. Bei den eigentlichen **SRPS** sind **vier Typen** beschrieben:

- Typ 1 Saldino-Noonan
- Typ 2 Majewski
- Typ 3 Verma-Naumoff
- Typ 4 Beemer-Langer

Es liegt eine extreme Verkürzung der horizontal stehenden Rippen sowie eine ausgeprägte Mikromelie vor. In den meisten Fällen besteht eine häufiger postaxiale (auf der ulnaren bzw. fibularen Seite), seltener präaxiale (radial oder tibial befindlichen) Polydaktylie. Diese kann allerdings auch fehlen. Klinisch gibt es zwischen den einzelnen Entitäten Überschneidungen. Oft besteht ein Hautödem, gelegentlich Aszites.

Die knöchernen Strukturen und Fehlbildungen innerer Organe lassen eine gewisse Differenzierung zu:

- **Typ 1 Saldino-Noonan**: polyzystische Nieren, Herzfehler, Analatresien
- **Typ 2 Majewski**: Mikromelieist mit typischer ovaler Verformung der Tibia, Gesichtsspalten, polyzystische Nieren, Herzfehler, Analatresien, Gehirnfehlbildungen
- **Typ 3 Verma-Naumof**: eingefallene Nasenwurzel, prominente Stirn, Kloakenfehlbildung
- **Typ 4 Beemer-Langer**: Mikromelie mit Krümmung der Röhrenknochen, Gesichtsspalten, polyzystische Nieren, Gehirnfehlbildungen (Abb. 12.37)

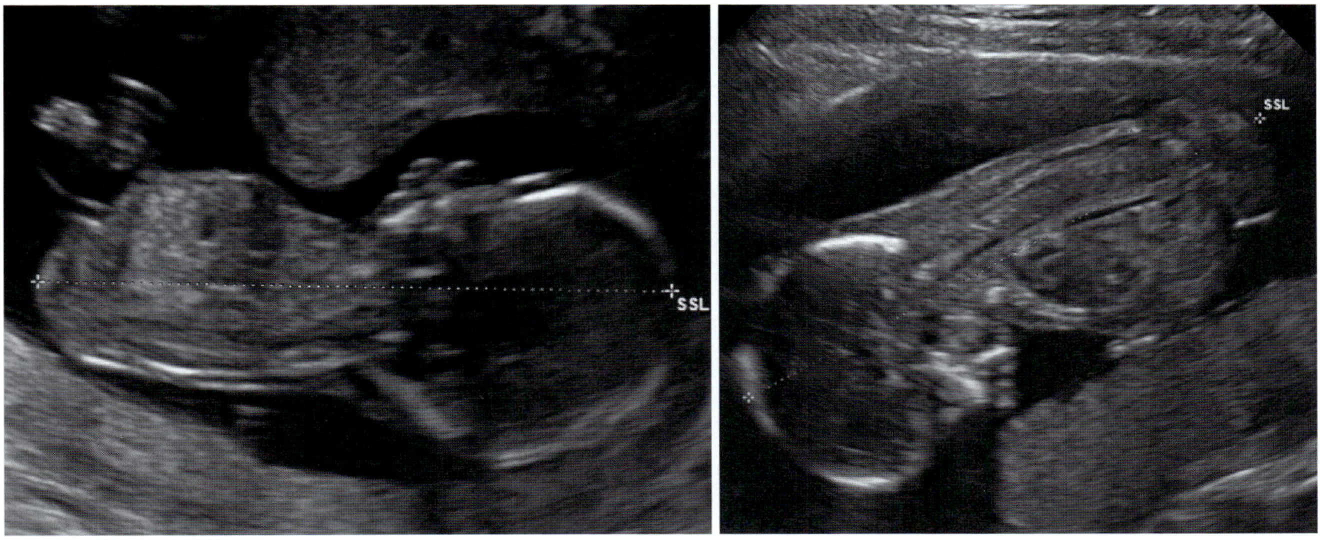

Abb. 12.38 Achondrogenesie Typ 2: 14+6 und 17+1 Wochen. CRL deutlich verkürzt (83 bzw. 100 mm). Hypomineralisation der Wirbelsäule

Die SRPS sind letale Erkrankungen. Neugeborene überleben allenfalls wenige Stunden, in einigen Fällen Tage.

Beim **Ellis-van Creveld Syndrom** (EvC) wird neben der im Vergleich zu den Short-Rib Syndromen nicht ganz so ausgeprägten Verkürzung der Rippen sowie der meist postaxialen, selten auch präaxialen Polydaktylie eine akromesomele (distalwärts zunehmende) Mikromelie beobachtet. Die Polydaktylie besteht immer an den Händen, in 20 % auch an den Füßen. In etwa 50 bis 60 % der Fälle kommen typische Herzfehler vor (vor allem ASD, VSD), gelegentlich eine Dandy-Walker-Malformation. Wenigstens 50 % der betroffenen Kinder sterben in der frühen Kindheit. Überlebende haben aufgrund des späteren Wachstums des Thorax eine normale Lebenserwartung. Die Körpergröße beträgt 105–152 cm.

Die **asphyxierende Thorax-Dysplasie** oder **-dystrophie** (ATD) **Typ Jeune** fällt durch eine schwere Verkürzung der horizontal stehenden Rippen, einen länglichen Thorax sowie eine mittelschwere Mikromelie auf. Fakultativ können eine Polydaktylie und eine Nierendysplasie beobachtet werden. Auch diese Erkrankung führt bei den meisten Neugeborenen zu einem frühen Tod.

Die Erkrankungen aus der SRP-Gruppe sind autosomal-rezessiv vererbt. Eine molekulargenetische Diagnostik ist für einen großen Teil der Fälle von Ellis-van Creveld Syndrom, Jeune-Dysplasie sowie die SRP-Typen 2 und 3 möglich. Die derzeit bekannten Mutationen werden allerdings nicht in allen Fällen gefunden.

Weitere letale Skelettdysplasien

Achondrogenesie und Hypochondrogenesie

Während bei den oben dargestellten Skelettdysplasien ein normal langes Achsenskelett besteht, ist bei der Gruppe der obligat letalen **Achondrogenesie** und der **Hypochondrogenesie** das Achsenskelett auffällig verkürzt (Abb. 12.38).

Obwohl die drei Typen der Achondrogenesie (1A, 1B, 2) molekulargenetisch unterschiedliche Ursachen haben, sind sie sonografisch nur schwer zu unterscheiden. Neben der Verkürzung des Achsenskeletts fällt die fehlende Darstellbarkeit der Wirbelkörper infolge fehlender Kalzifizierung auf (Abb. 12.39). Die extreme Mikromelie ist proportioniert, die Messwerte für die langen Röhrenknochen liegen bei 25 % des Medians. Hände und Füße sind plump (Abb. 12.40). Die Schädelmaße liegen im oberen Normbereich, das Gesichtsprofil ist auffallend flach. In den meisten Fällen besteht ein Hautödem, gelegentlich auch ein Hydrops universalis. Bei Feten mit Hypochondrogenesie ist die Mikromelie weniger ausgeprägt. Die Hypoplasie des Thorax führt auch bei diesen Skelettdysplasien zu einer auffälligen Vorwölbung des Abdomens.

Die Achondrogenesie Typen 1A und 1B sind autosomal-rezessiv vererbte Erkrankungen, der Typ 2 sowie die Hypochondrogenesie autosomal-dominant. Die Achondrogenesie Typ 1B wird wie die nicht-letale diastrophische Dysplasie durch Mutationen im „diastrophic dysplasia sulfate transporter" (DTDST)-Gen verursacht. Achondrogenesie Typ 2 und Hypochondrogenesie gehören wie die nicht-letale kongenitale spondyloepiphysäre Dysplasie (SED) in die Gruppe der durch Mutationen des COL2A1-Gens verursachten Typ-2-Kollagenopathien.

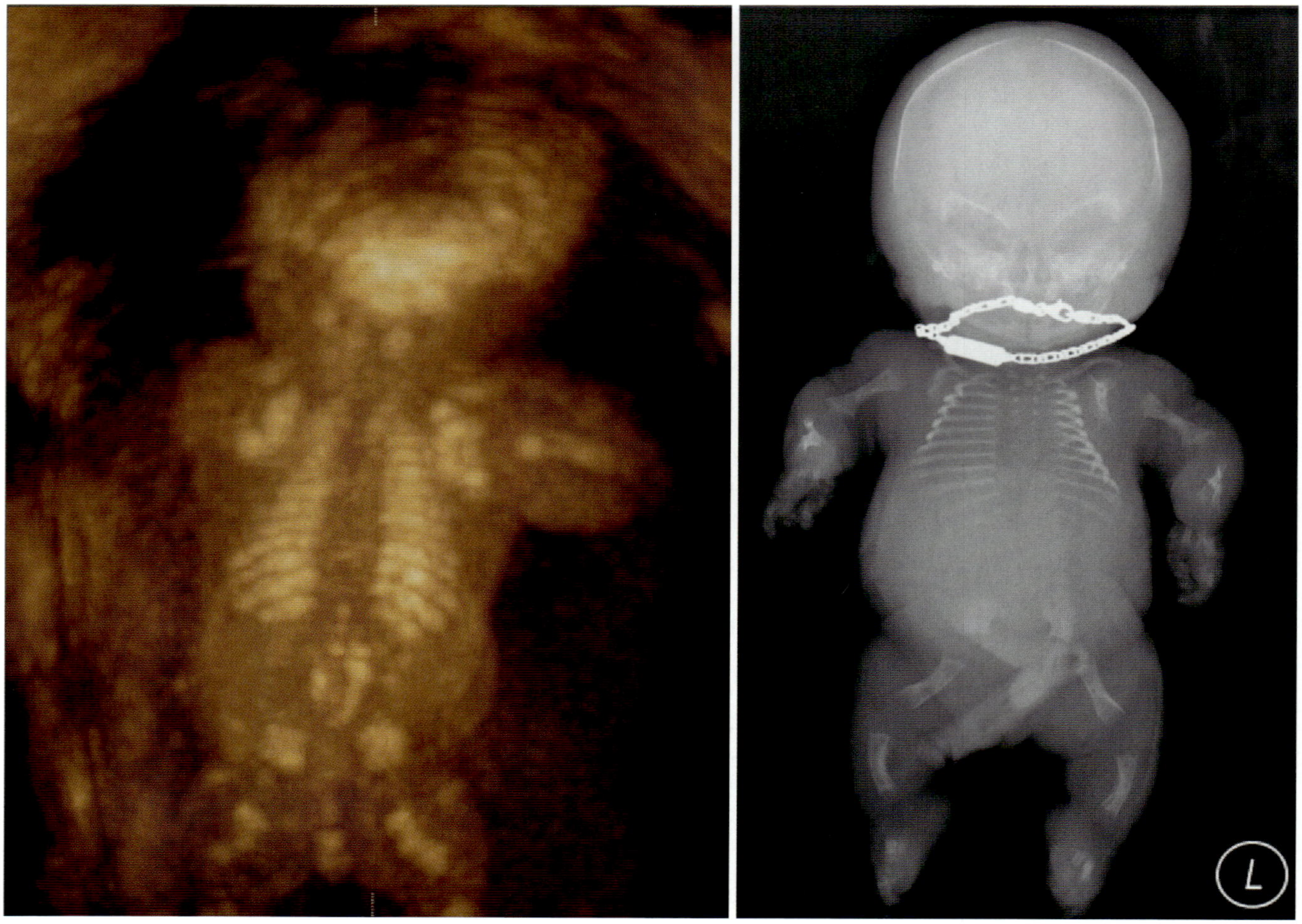

Abb. 12.39 Achondrogenesie Typ 2 (17+1 Wochen). 3D-Rekonstruktion im Knochen-Modus. Fehlende Kalzifizierung der Wirbelsäule

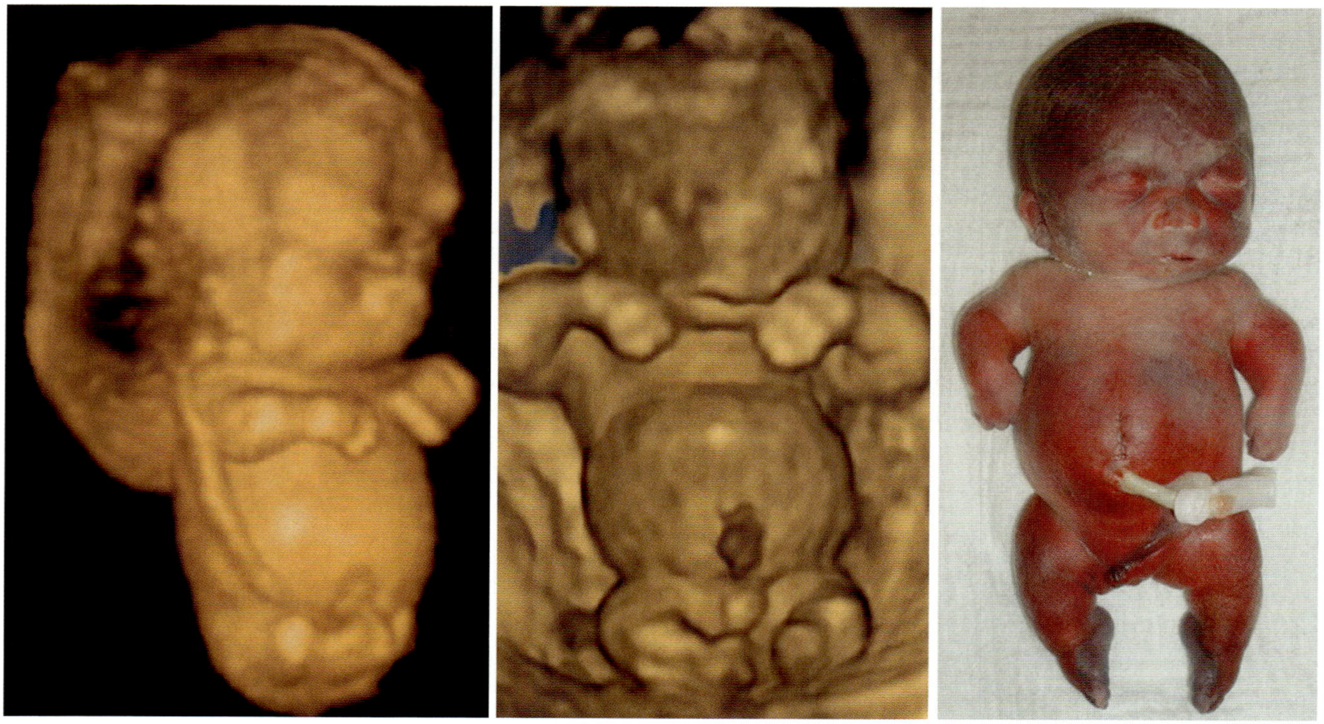

Abb. 12.40 Achondrogenesie Typ 2 mit 12+1 und 17+1 Wochen, Fetus mit 23 Wochen. Dorsonuchales Ödem, auffällig flaches Gesicht, extreme Mikromelie, Arm-, Hand- und Fußfehlstellung

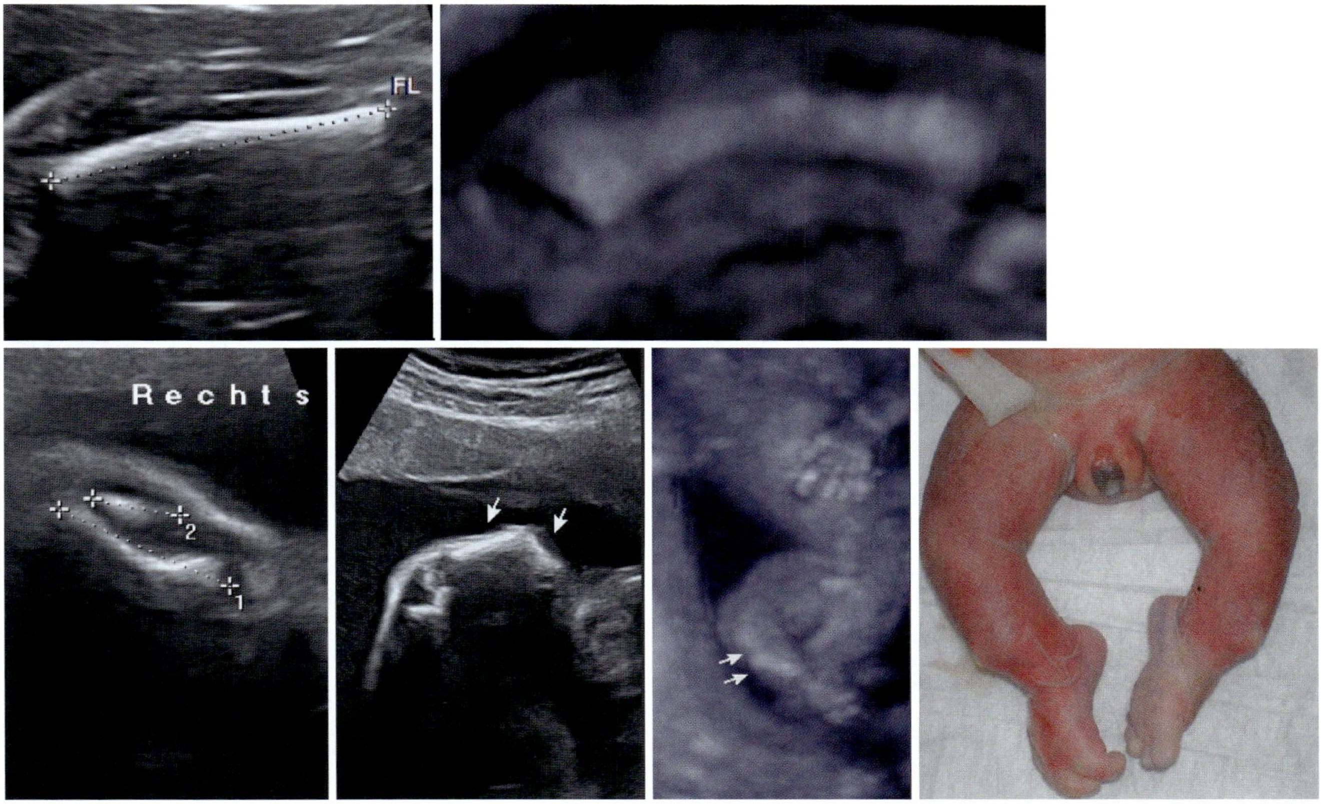

■ **Abb. 12.41** Kampomele Dysplasie (23+3 Wochen). Knickwinklige Verformung des Femur *(oben)*, ausgeprägter der Tibia. Stark verkürzte Fibula. Labien bei chromosomal männlichem Fetus („sex reversal").

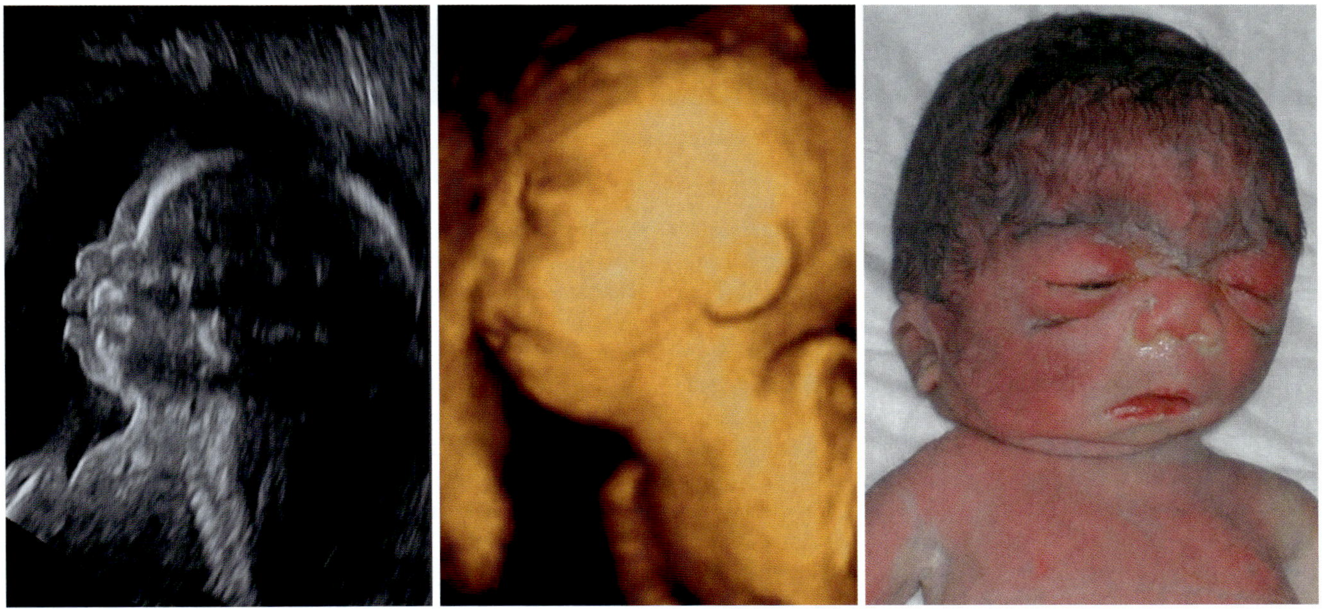

■ **Abb. 12.42** Kampomele Dysplasie (23+3 Wochen). Flaches Gesichtsprofil, Hypertelorismus, Mikrogenie, tief sitzende Ohren

Kampomele Dysplasie

Die **kampomele Dysplasie** ist durch eine milde Krümmung der Oberschenkel und eine pathognomonische Knick-Winkelbildung der Tibiae, charakterisiert. Die Fibulae sind meist extrem kurz. Die Verkürzung der langen Röhrenknochen betrifft vor allem die Beine und zeigt ein mesomeles Muster (Unterschenkel stärker verkürzt als Oberschenkel) (■ Abb. 12.41). Der Gehirnschädel ist relativ groß, das Gesicht klein mit flachem Profil, Hypertelorismus und Mikrogenie, tief sitzenden Ohren (■ Abb. 12.42). Der Thorax ist hypoplastisch mit 11 Rippenpaaren und hypoplastischen Scapulae und Claviculae. Die Wirbelsäule weist eine Platyspondylie sowie eine Kyphoskoliose auf.

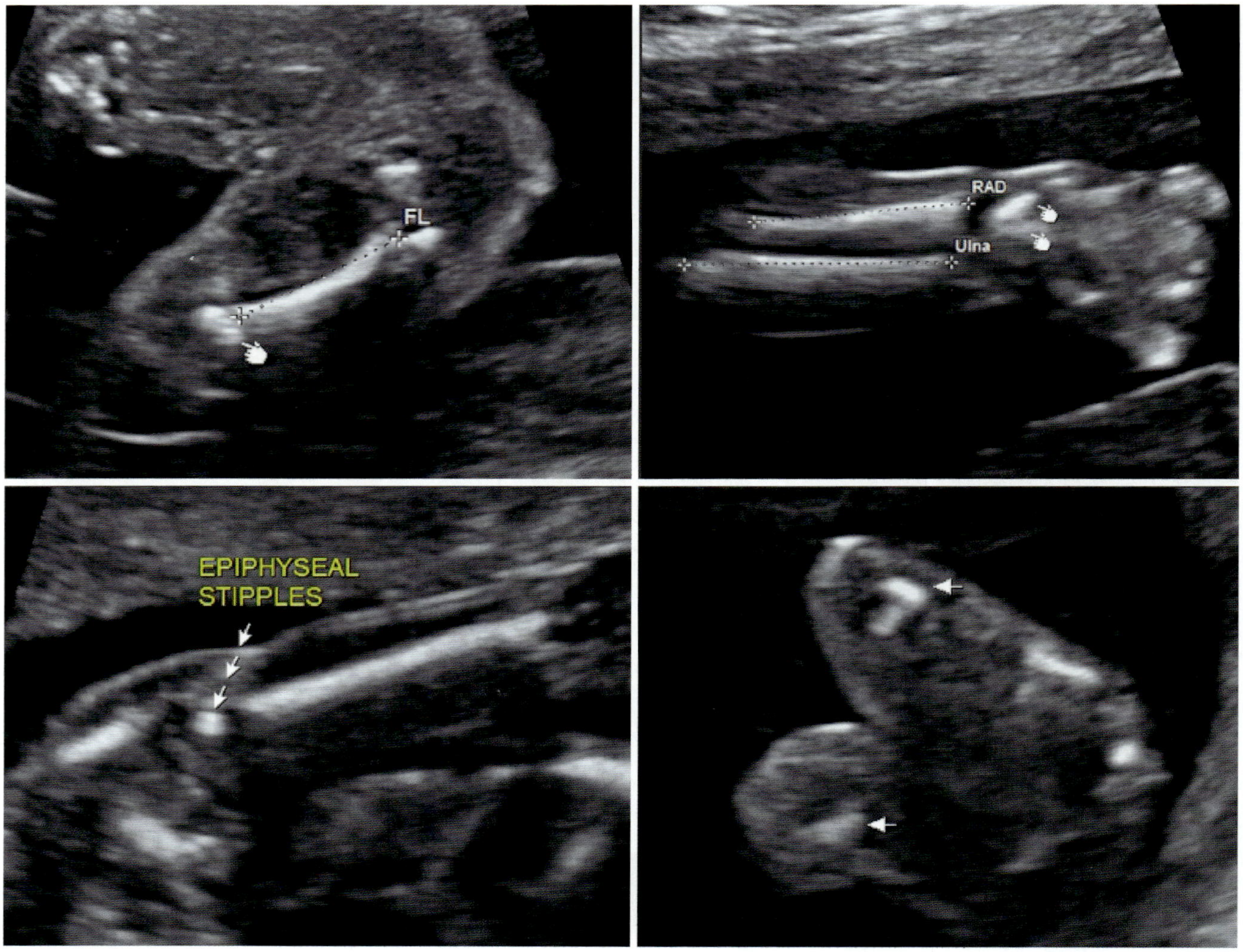

Abb. 12.43 Chondrodysplasia punctata, rhizomele Form (17+4 Wochen). Ossifikationen der Epiphysen von Femur und Humerus sowie der Handwurzel und des Calcaneus

Die Hände und Füße sind kurz. Es besteht eine Equinovarus-Fehlstellung der Füße. Die Haut ist faltig, es findet sich ein ausgeprägtes dorsonuchales Ödem. Häufig sind Hydronephrosen beider Nieren.

Die autosomal-dominante Erkrankung betrifft genotypisch weibliche wie männliche Feten im Verhältnis 1:1. Bei den genotypisch männlichen Feten wird in bis zu 75 % der Fälle ein äußerlich weibliches Genitale gefunden („sex reversal"). Die kampomele Dysplasie und das damit verbundene „sex-reversal" werden durch Mutationen des SOX9-Gens verursacht, das zusammen mit „steroidogenic factor 1" die Transkription des Anti-Mueller-Hormon (AMH)-Gens und die Expression von Kollagen 2A1 reguliert. Die meisten Neugeborenen mit kampomeler Dysplasie versterben bald nach Geburt.

Chondrodysplasia punctata

Die Gruppe der **Chondrodysplasia punctata** umfasst zehn verschiedene Entitäten mit überlappenden klinischen Symptomen, unterschiedlichen Erbgängen und molekulargenetisch erkennbaren Mutationen.

Die meistens letale rhizomele Form (autosomal-rezessiv) ist durch eine moderate Verkürzung der langen Röhrenknochen charakterisiert, die die Oberarme und -schenkel mehr als die unteren Abschnitte der Extremitäten betrifft. Pathognomonisch sind vorzeitige Verkalkungen der Epiphysen („epiphyseal stipples"), der Hand- und Fußwurzeln (Abb. 12.43). Außerdem besteht nahezu immer ein extrem flaches Gesichtsprofil mit sehr kleiner Nase und Mikrogenie, die Binder-Fazies (Abb. 12.44). Überlebende sind schwer geistig und neurologisch behindert.

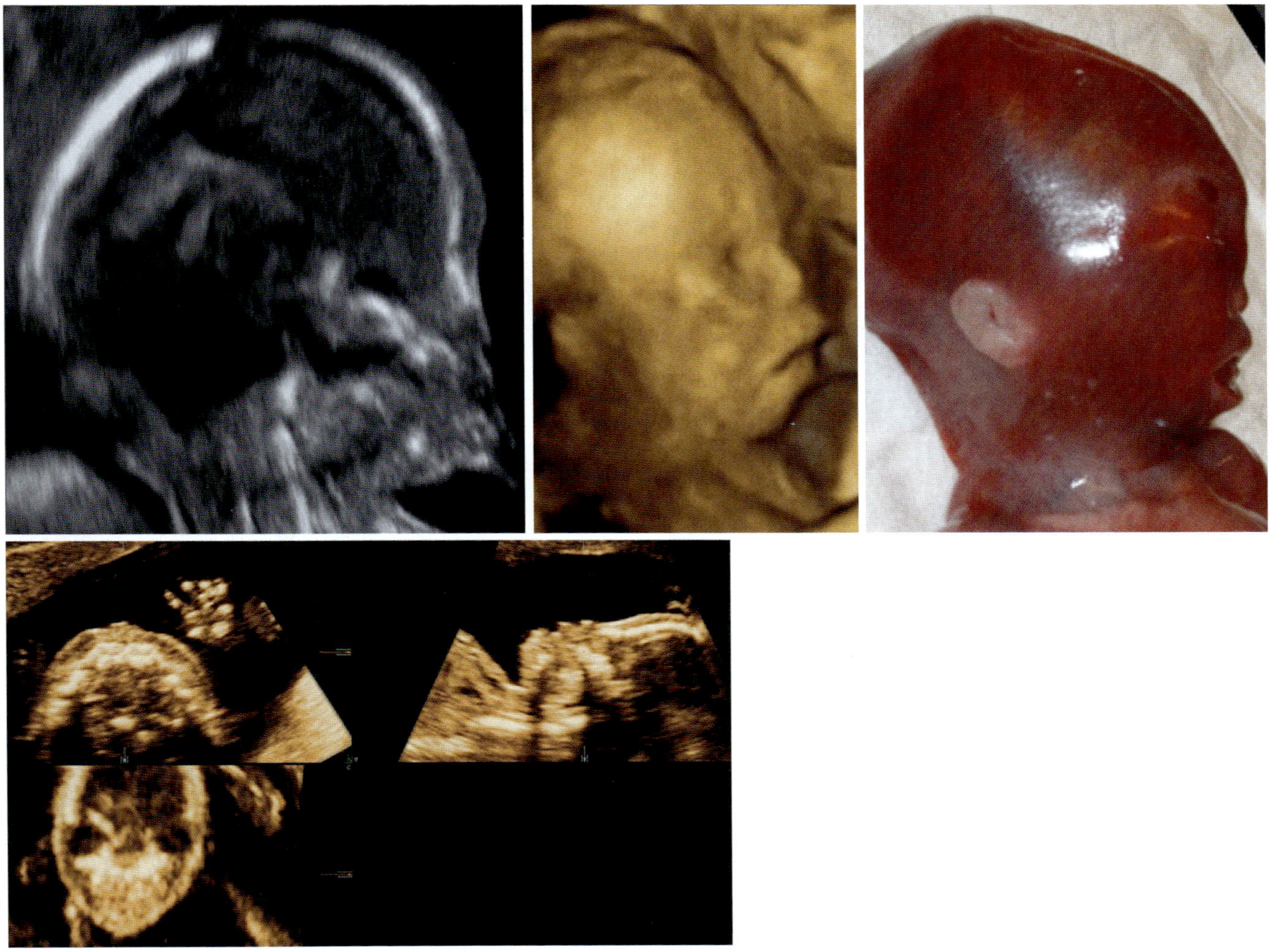

Abb. 12.44 Chondrodysplasia punctata, rhizomele Form (17+4 Wochen). Extrem flaches Gesicht (Binder-Fazies)

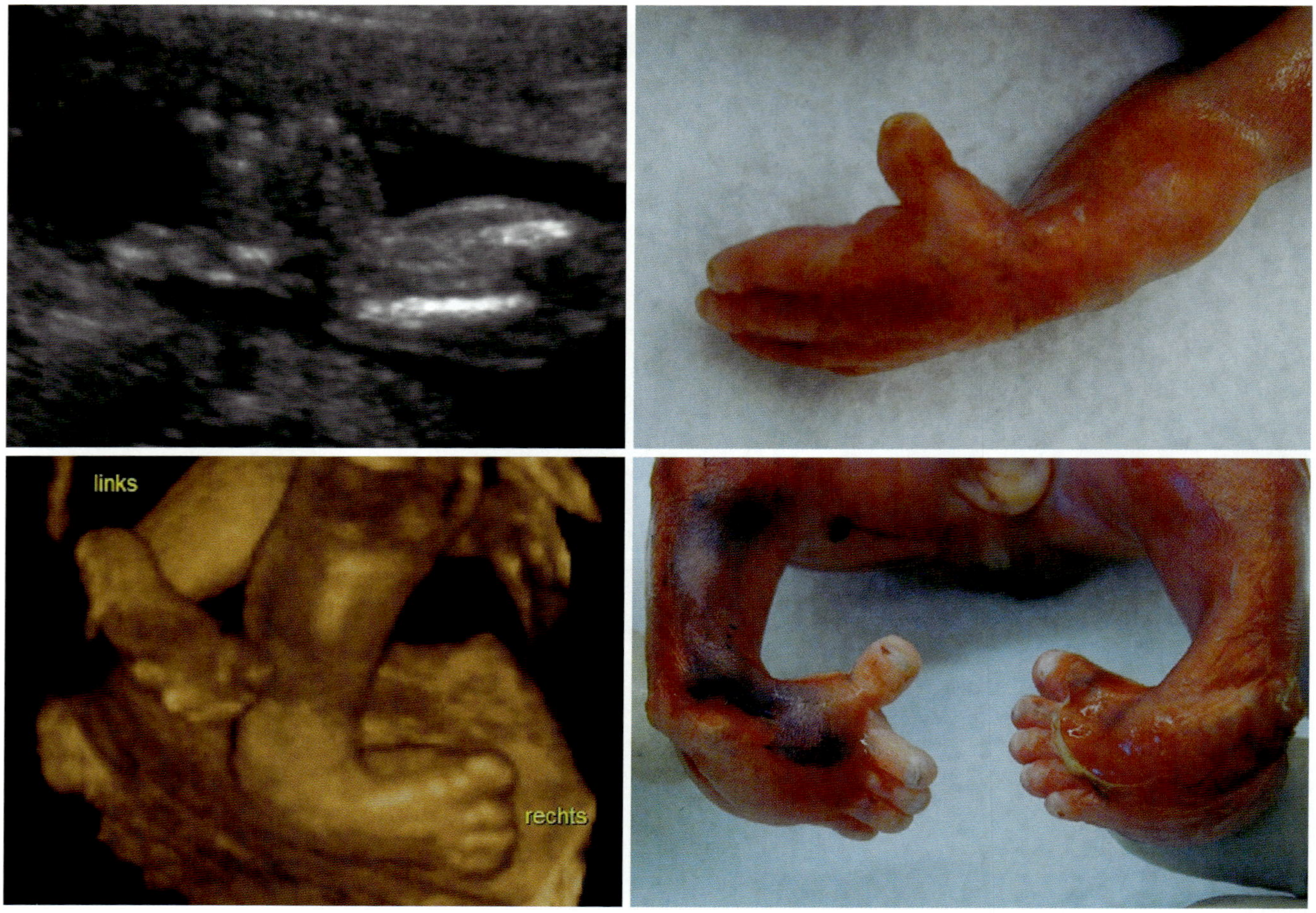

Abb. 12.45 Diastrophische Dysplasie (21+0). Typischer „Hitchhiker-Daumen", Klumpfüße und geringfügig abgespreizte große Zehen

12

Nicht letale Skelettdysplasien

▪ Diastrophische Dysplasie

Die **diastrophische Dysplasie** ist eine nicht-letale autosomal-rezessiv vererbte Skelettdysplasie mit erheblicher Mikromelie bei geraden Röhrenknochen, kurzen Fingern und Zehen sowie Klumpfüßen. Pathognomonisch ist die ulnare Deviation der Daumen und Großzehen („Hitchhiker-Daumen") (Abb. 12.45). Zusätzlich werden Gaumenspalten, dysmorphe Ohren und eine mäßig ausgeprägte Mikrognathie gefunden.

Die Erkrankung ist durch Mutationen des DTDST-Gens verursacht. Kinder mit diastrophischer Dysplasie haben eine normale Intelligenz. Die zu erwartende Körpergröße beträgt etwa 90–140 cm. Wie bei anderen Skelettdysplasien stehen medizinisch orthopädische Probleme wie Skoliose und Hüftdysplasie im Vordergrund.

▪ Achondroplasie

Die häufigste nicht-letale Skelettdysplasie ist die **Achondroplasie**. Die Inzidenz wird mit 5–15/100.000 Geburten angegeben. Sie wird mit der thanatophoren Dysplasie, der Hypochondroplasie und anderen in die sog. FGFR3-Gruppe der Osteochondrodysplasien eingeordnet. Bei der heterozygoten Form der Achondroplasie besteht eine rhizomele Mikromelie (Humerus und Femur stärker verkürzt als die Unterarme und die Unterschenkel). Die Messwerte für die langen Röhrenknochen liegen zwischen 5. Perzentile und 75 % des Medians. Der Gehirnschädel ist meistens makrozephal, die Stirn infolgedessen prominent. Die Nasenwurzel ist typischerweise eingezogen, das Mittelgesicht hypoplastisch. Gelegentlich besteht eine Megaloenzephalie oder eine Ventrikulomegalie. Der knöcherne Thorax ist annähernd normal groß, das Achsenskelett normal lang. Finger und Zehen sind brachydaktyl, pathognomonisch kann die „Dreizack"-Hand sein, bei der sich die annähernd gleich langen Finger 2 bis 4 in Extension nicht annähern (Abb. 12.46).

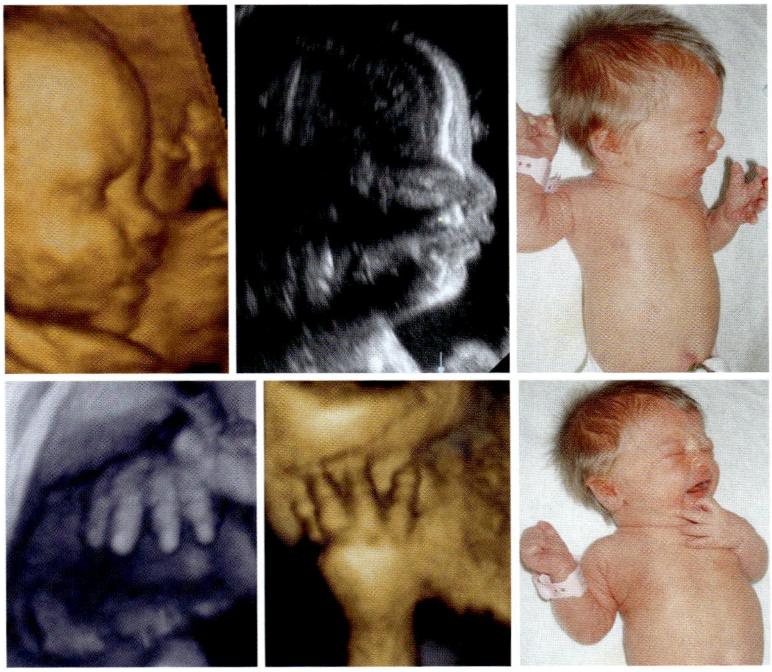

Abb. 12.46 Achondroplasie (31+4 Wochen). Prominente Stirn, eingezogene Nasenwurzel, Dreizack-Hand

Die pränatale sonografische Diagnose der heterozygoten Form der Achondroplasie wird meistens nur in den Fällen mit positiver Familienanamnese vor der 24. Woche richtig positiv gestellt, selten in den Fällen mit negativer Familienanamnese (Chitty et al. 2011). Die homozygote Form der Achondroplasie ist aufgrund ihrer phänotypischen Ähnlichkeit mit der thanatophoren Dysplasie pränatal gut erkennbar und wie diese letal.

Kinder mit Achondroplasie versterben zu etwa 7 % in der frühen Kindheit aufgrund kardiovaskulärer und neurologischer Komplikationen (Stammhirnkompression bei verengtem Foramen magnum). **Typische Probleme** von Menschen mit **Achondroplasie** sind

- neurologische Komplikationen wie shuntbedürftige Ventrikulomegalie,
- orthopädische Probleme aufgrund der mit Beginn der Gehfähigkeit der Kinder ausgeprägten lumbaren Lordosierung mit konsekutiver Fehlstellungen der Hüftgelenke sowie der zunehmenden Biegung der Ober- und Unterschenkelknochen,
- behinderte Atmung,
- rezidivierende Otitis media mit eventuell verminderter Hörfähigkeit.

Erwachsene sind durch eine Kompression des lumbosakralen Rückenmarks infolge einer Stenosierung des kaudalen Wirbelkanals bedroht. Die Körpergröße eines Erwachsenen beträgt etwa 130 cm. Die geistige Entwicklung ist in der Regel außer eventuell bei Komplikationen wie Hydrocephalus internus (ca 10 %) normal. Therapieansätze mit Wachstumshormon und chirurgischer Verlängerung der langen Röhrenknochen sind beschrieben. Es besteht eine normale Lebenserwartung.

Die Achondroplasie ist eine autosomal-dominante Erkrankung. Etwa 80 bis 90 % der Fälle sind Folge von Neumutationen des FGFR3-Gens, in ca. 10–20 % handelt es sich um Kinder heterozygot erkrankter Eltern. Die Mutationen können molekulargenetisch schnell analysiert werden. Das Wiederholungsrisiko der Achondroplasie für weitere Kinder gesunder Elternpaare ist aufgrund eines möglichen Keimzellmosaiks 0,02 %.

Das Risiko eines betroffenen Ehepaares beträgt 50 % für die heterozygote Form der Achondroplasie, sowie jeweils 25 % für ein homozygot betroffenes bzw. ein nicht betroffenes Kind (OMIM 2013).

Diagnostische Wertigkeit der Sonografie und Prognose

Zur diagnostischen Wertigkeit der Sonografie in der pränatalen Diagnostik von Skelettdysplasien wurden Daten in verschiedenen Arbeiten publiziert. Die Sensitivität des Ultraschallscreenings wird mit etwa 30 % für zwei Screening-Untersuchungen mit 18 und 32 Wochen angegeben (Ramosan et al. 2009). Für die differenzierte sonografische Diagnostik von Skelettdysplasien werden hohe Erkennungsraten berichtet: Die Übereinstimmung mit den endgültigen Diagnosen beträgt insgesamt zwischen 70 und 80 %, bei einzelnen häufigen oder sehr klar zu differenzierenden Entitäten wie TD oder OI Typ 2 bis zu 90 % (Krakow et al. 2008; Schramm et al. 2009). Falsch positive Befunde werden in den großen Kollektiven in etwa 5 % aller Feten mit dem primären sonografischen Verdacht einer Skelettdysplasie berichtet. Sie betreffen vor allem andere syndromale Entitäten mit Skelettbeteiligung und anatomisch unauffällige Feten, die entweder familiär bedingt klein sind oder eine Wachstumsrestriktion mit Beteiligung der langen Röhrenknochen haben.

> **Für die Prognose, die Entscheidung über das weitere Vorgehen während der Schwangerschaft, sowie das mögliche Wiederholungsrisiko ist eine Sicherung der Diagnose durch molekulargenetische Analytik aus Fruchtwasser, Chorion- bzw. Plazentazotten oder fetalen Lymphozyten essenziell.**

Tab. 12.3 Mutationen und Erbgänge bei den häufigsten pränatal erkannten Skelettdysplasien

	Gen	Erbgang
Thanatophore Dysplasie Typen 1 und 2	FGFR 3	Autosomal dominant
Achondroplasie	FGFR 3	Autosomal dominant
Osteogenesis imperfecta		
Typen 2, 3 und 4	COL1A1, COL1A2	Autosomal dominant
Typen 6 bis 15	SERPIN F1, CRTAP, LEPRE1, PPIB, SERPINH1, FKBP10, SP7, BMP1, TMEM38B, WNT1	Autosomal rezessiv
Short-Rib-Polydaktylie-Gruppe		
Typ 2	NEK1	Autosomal rezessiv
Typ 3	DYNC2H1	Autosomal rezessiv
Ellis-van Creveld Syndrom	EVC1, LBN	Autosomal rezessiv
Asphyxierende Thoraxdysplasie Jeune	IFT80, DYNC2H1, TTC21B, WDR19	Autosomal rezessiv
Achondrogenesie		
Typ 1 A	TRIP11	Autosomal rezessiv
Typ 1B	DTDST	Autosomal rezessiv
Typ 2	COL2A1	Autosomal dominant
Hypochondrogenesie	COL2A1	Autosomal dominant
Kampomele Dysplasie	SOX9	Autosomal dominant
Chondrodysplasia punctata	PEX7, DHPAT, AGPS EBP, NSDHL ARSE	Autosomal rezessiv, X-linked dominant, X-linked rezessiv
Diastrophische Dysplasie	DTDST	Autosomal rezessiv

Die Befunde der differenzierten Sonografie erlauben eine hinreichend sichere Entscheidung über die anzufordernden Laboratoriumsuntersuchungen.

In Fällen, in denen keine pränatale molekulargenetische Diagnose erstellt werden kann, sollte dies auf jeden Fall postnatal anhand der pädiatrischen, radiologischen bzw. pathologischen Befunde und Diagnosen versucht werden. Von einer Großzahl der genetischen Skeletterkrankungen sind die verursachenden Mutationen bekannt: In der maßgeblichen Einteilung und Klassifikation durch die International skeletal dysplasia society (ISDS) finden sich 456 Entitäten; bei 316 sind Mutationen in 226 verschiedenen Genen bekannt (Warman et al. 2011). Detaillierte und ständig aktualisierte Informationen über die molekulargenetische Diagnostik sind im Internet auf Online Mendelian Inheritance in Men (OMIM; www.omim.org) zu finden.

In Tab. 12.3 sind die häufigsten pränatal erkannten Skelettdysplasien mit Angaben zu Mutationen und Erbgängen aufgeführt.

12

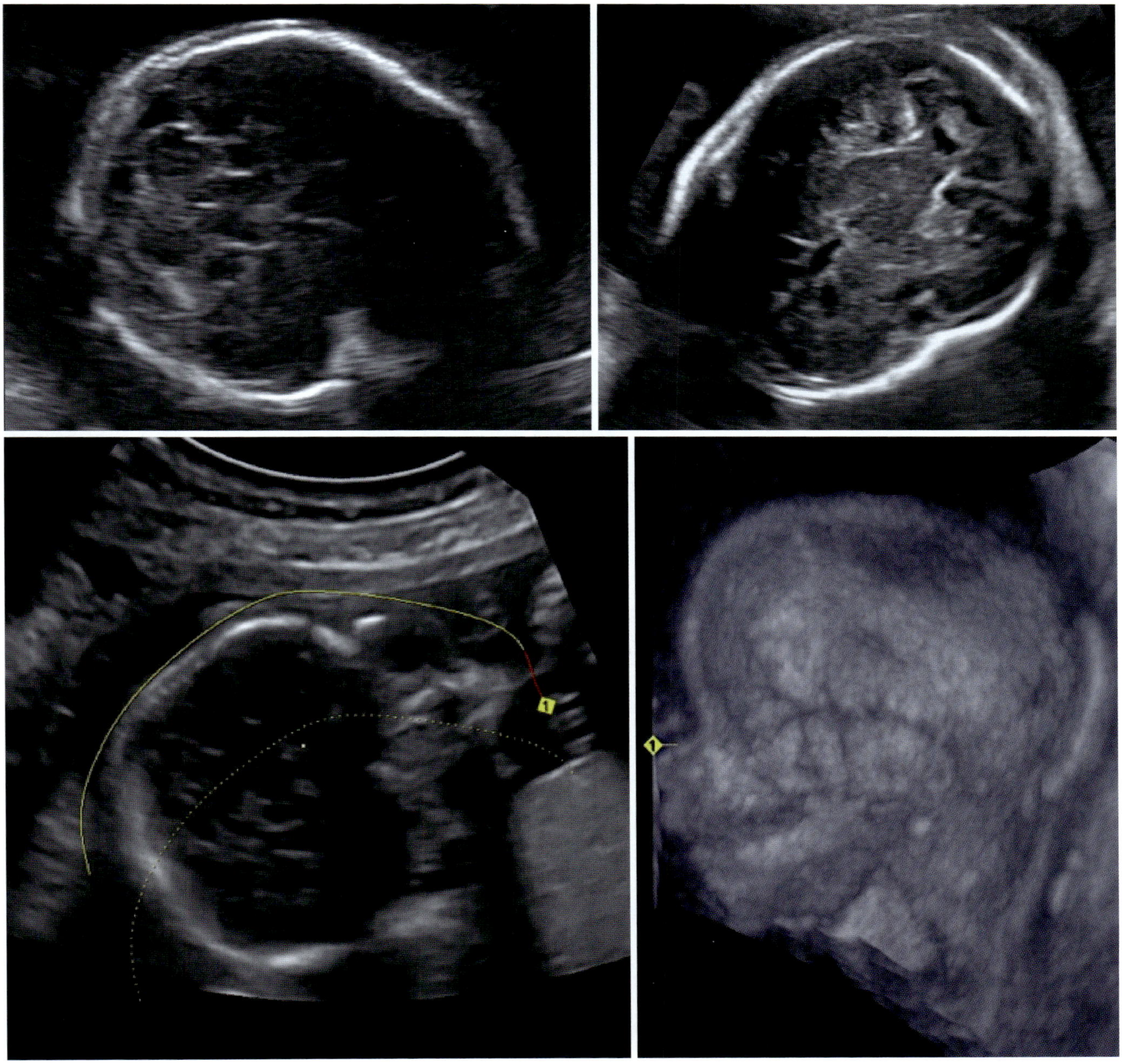

Abb. 12.47 *Oben* Muenke Syndrom (21+0 Wochen), Apert Syndrom (23+0 Wochen). Typische echoreiche Einziehung der Koronarnähte. Typische Schallauslöschungen hinter den Synostosen. *Unten* 3D-Rekonstruktion der Synostose der Koronarnaht bei Muenke Syndrom

12.2.3 Kraniosynostosen

Kraniosynostosen kommen mit einer Inzidenz von etwa 3 bis 5/10.000 Geburten vor.

Meistens handelt es sich um isolierte Erkrankungen, in etwa 15 % um syndromale Entitäten. Abgesehen von den engeren Kraniosynostose-Syndromen werden bei über 150 Syndromen Kraniosynostosen beschrieben.

Im Ultraschallscreening sind wichtige Hinweise der Verlust der echoarmen Spalten zwischen den Schädelknochen, die die Schädelnähte repräsentieren, sowie verdickte Ränder der Suturen, häufig auch veränderte Schädelmaße und -proportionen bzw. -formen. In einigen Fällen können auch Einziehungen im Bereich der Suturen vorhanden sein. Die hinter den synostotischen Nähten liegenden Gehirnabschnitte sind typischerweise wegen Schallauslöschung nicht gut darstellbar.

Tipp

In der differenzierten Diagnostik können die synostotisch verschlossenen Nähte mittels Volumenultraschall komplett dargestellt werden (Abb. 12.47).

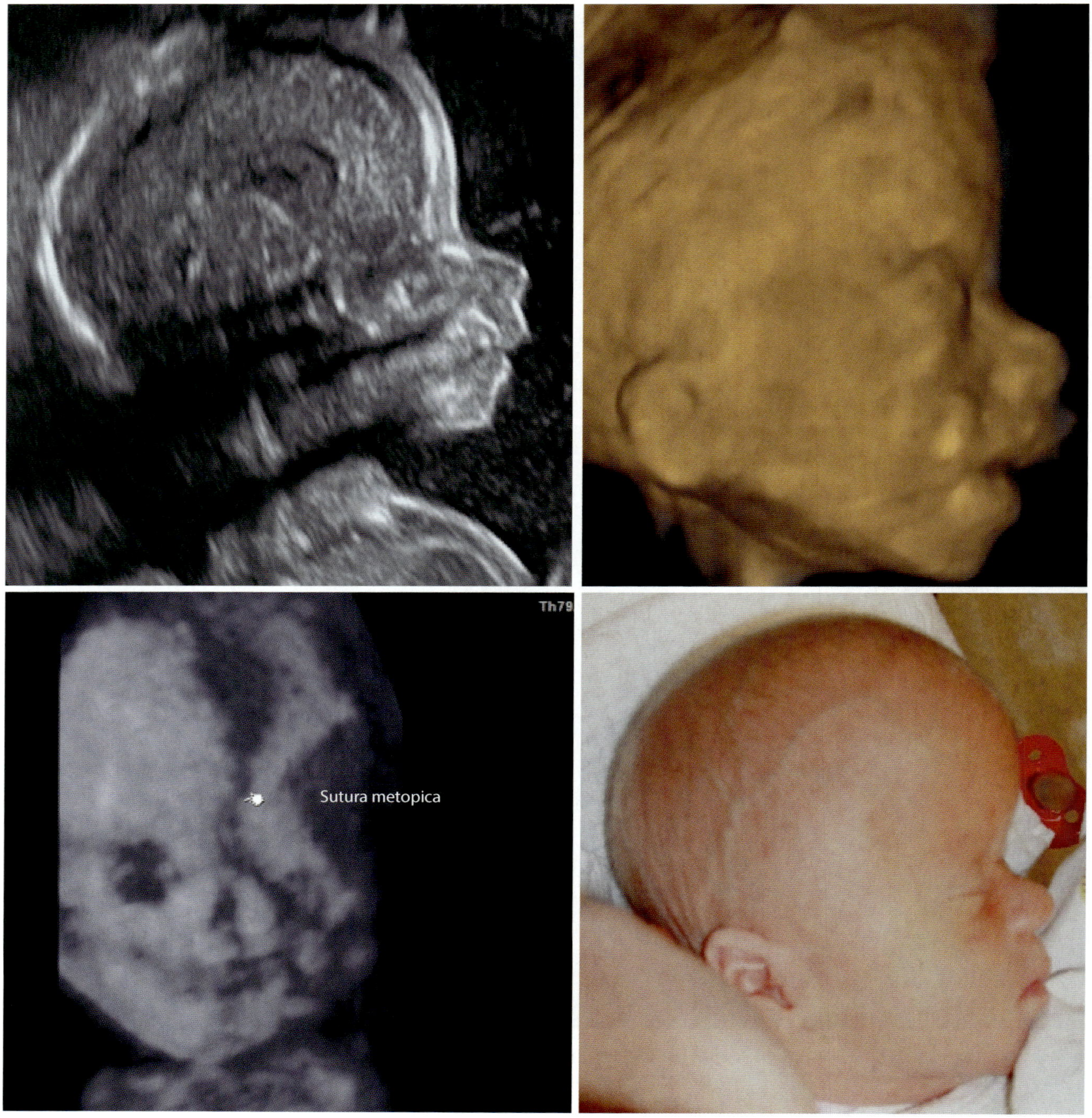

Abb. 12.48 Muenke Syndrom (21+0 Wochen). Mittelgesichtshypoplasie, eingesunkene Nasenwurzel, Exophthalmus, klaffende Sutura metopica, tief sitzende Ohren

Syndromale Kraniosynostosen zeigen typische Gesichtsdysmorphien. Da nahezu immer beide Koronarnähte synostotisch sind, liegt bei den syndromalen Kraniosynostosen eine Brachyzephalie vor. Weiterhin besteht meistens eine Hypoplasie des Mittelgesichts und ein mehr oder weniger ausgeprägter Exophthalmus sowie eine Prognathie (Abb. 12.48).

Bei einigen Entitäten, wie z. B. **Crouzon Syndrom** (kraniofaziale Dysostose) ist die Symptomatik auf den Schädel und das Gesicht beschränkt. Bei einem größeren Anteil erlauben Entwicklungsstörungen der Extremitäten, insbesondere der Hände und Füße, bis zu einem gewissen Grad eine sonografische Differenzierung zwischen den verschiedenen Syndromen. Am deutlichsten sind die Veränderungen bei **Apert Syndrom** (Akrozephalo-Syndaktylie Syndrom Typ 1). Der Schädel zeigt eine bilaterale koronare Kraniosynostose und eine Brachy-Turrizephalie. Gelegentlich sind auch die Sagittal- und die Lambdanaht betroffen. Die Veränderungen des Gesichts, die bei den syndromalen Kraniosynostosen oft schon vor dem Nachweis der Synostosen erkennbar sind, umfassen eine prominente Stirn, eingezogene Nasenwurzel, Mittelgesichtshypoplasie, Hypertelorismus und Exophthalmus. Infolge der Ko-

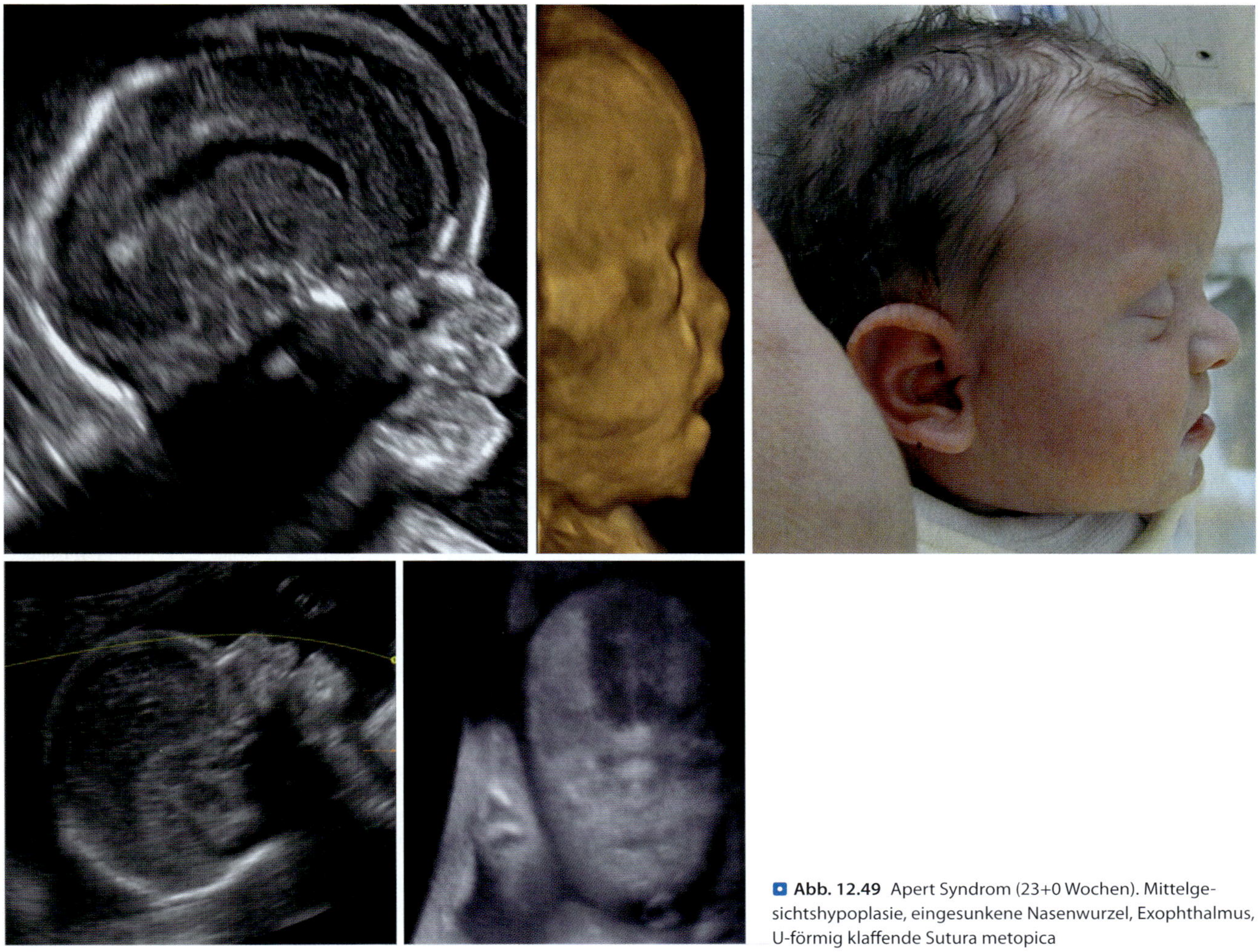

Abb. 12.49 Apert Syndrom (23+0 Wochen). Mittelgesichtshypoplasie, eingesunkene Nasenwurzel, Exophthalmus, U-förmig klaffende Sutura metopica

ronarsynostosen klaffen die Sutura metopica und die Sagittalnaht weit auseinander und schließen sich auch im späteren Leben nicht spontan (Abb. 12.49). Pathognomonisch sind die bilaterale knöcherne und häutige Syndaktylie der Hände und Füße (Abb. 12.50, Abb. 12.51). Gelegentlich werden auch Fehlbildungen des ZNS gefunden (Agenesie des Corpus callosum, Ventrikulomegalie). Die Veränderungen der Hände und Füße sind bei anderen syndromalen Kraniosynostosen weniger stark ausgeprägt. So findet sich bei den Typen 1 und 3 des **Pfeiffer Syndroms** (Akrozephalo-Syndaktylie Typ 5) ein ähnliches Aussehen des Gesichts wie bei Apert Syndrom. Daumen und Großzehen sind breit und nach medial abduziert. Die Finger und Zehen können verkürzt sein. Eine diskrete Syndaktylie sowie Polydaktylie kann vorliegen (Abb. 12.52). Bei Pfeiffer Syndrom Typ 2 besteht ein Kleeblattschädel (Abb. 12.53).

Bei **Muenke Syndrom** (bi- oder unilaterale Koronarsynostose) ist sonografisch vor allem eine Verbreiterung der Großzehen sichtbar. Klino- und Brachydaktylie sind meist nur diskret vorhanden (Abb. 12.54).

Molekulargenetisch werden bei **Crouzon** und bei **Apert Syndrom** Mutationen des FGFR2-Gens gefunden, für die verschiedenen Typen des Pfeiffer Syndroms sind spezifische Mutationen der FGFR1- und FGFR2-Gene bekannt, für das Muenke Syndrom solche des FGFR3-Gens. Neben diesen auch pränatal häufiger berichteten Entitäten existieren eine Reihe seltenerer Kraniosynostose-Syndrome wie das Antley-Bixler Syndrom, das autosomal-rezessiv vererbt wird (Mutationen des POR-Gens) oder das Sathre-Chotzen Syndrom (Mutationen des TWIST1-Gens).

Die klinische Problematik und die Prognosen der Erkrankungen sind unterschiedlich: Allen gemeinsam ist die Notwendigkeit der umfangreichen plastisch-chirurgischen und gegebenenfalls neurochirurgischen Behandlung bei Hydrocephalus internus. Aufgrund der Mittelgesichtshypoplasie sind Atemprobleme häufig. Eine mentale Retardierung und Entwicklungsverzögerung ist bei einigen syndromalen Kraniosynostosen beschrieben, z. B. bei Muenke Syndrom in etwa 35 % in geringem Ausmaß.

Beim **Apert Syndrom** stehen neben der Kraniosynostose die ausgeprägten Fehlbildungen der Extremitäten im Vordergrund, die zu lebenslangen körperlichen Behinderungen und Einschränkungen führen. In etwa 50 % wird eine Entwicklungsverzögerung sowie mentale Retardierung beobachtet, wobei möglicherweise der Zeitpunkt der Operation eine Rolle spielt.

Beim **Pfeiffer Syndrom** ist die Prognose mit den unterschiedlichen Typen assoziiert: Typ 1 hat eine normale Lebenserwartung, eine mentale Retardierung ist nicht zu erwarten. Neugeborene mit Pfeiffer-Typen 2 oder 3 versterben meistens bald nach der Geburt. Überlebende haben fast immer eine schwere geistige Behinderung und Entwicklungsverzögerung (Cohen 2011; Solomon u. Muenke 2011).

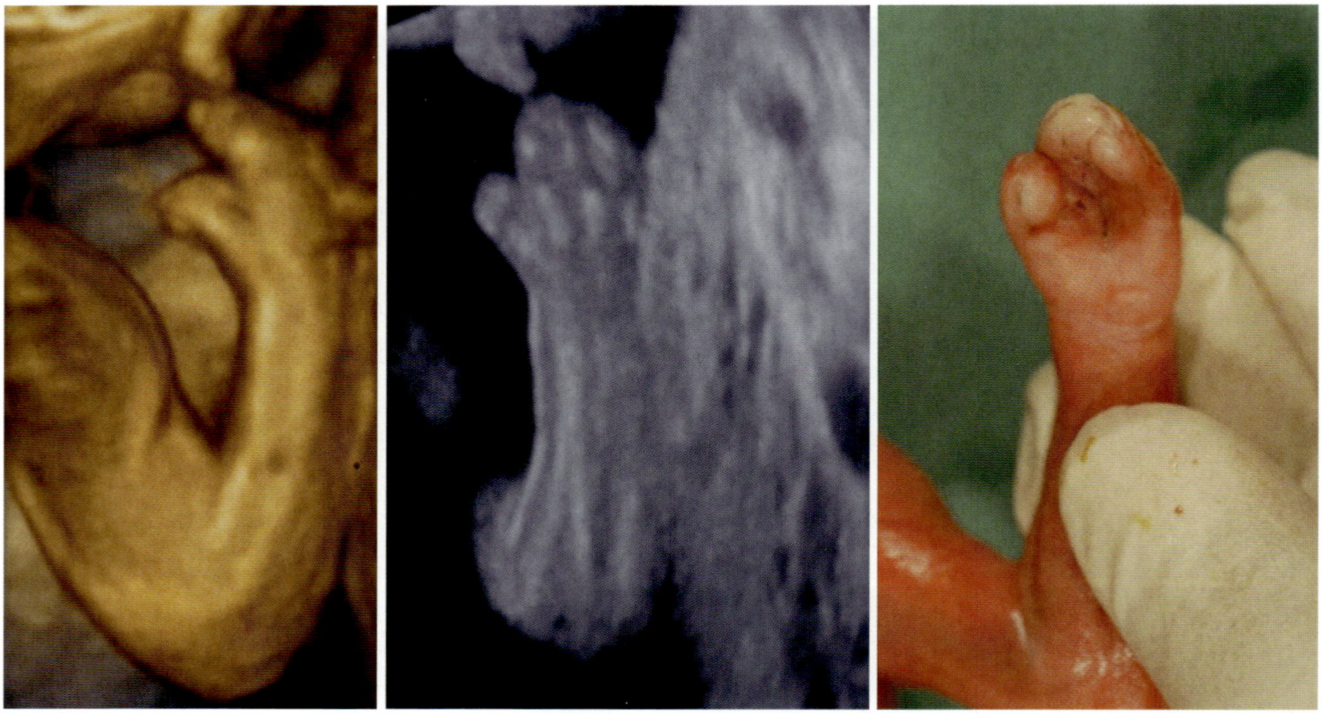

Abb. 12.50 Apert Syndrom (23+0 Wochen). Hand mit häutiger und knöcherner Syndaktylie („Fäustling"-ähnliche Form)

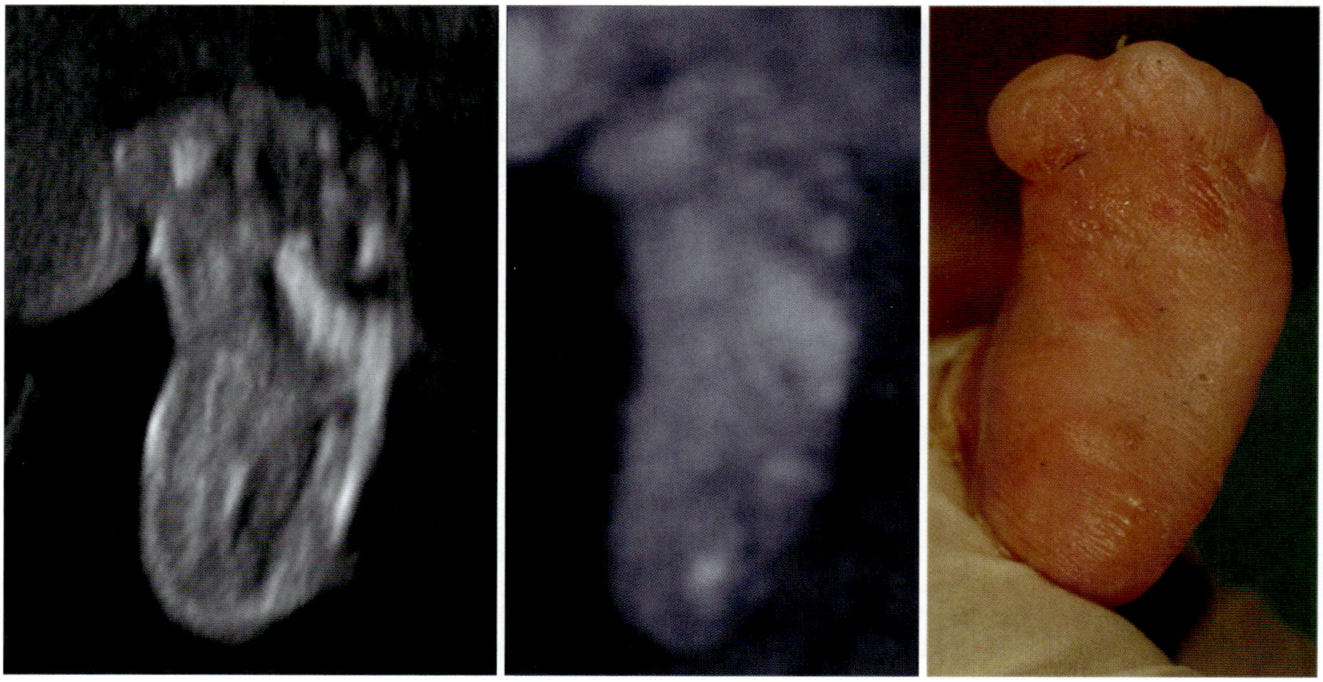

Abb. 12.51 Apert Syndrom (23+0 Wochen). Fuß mit häutiger und knöcherner Syndaktylie

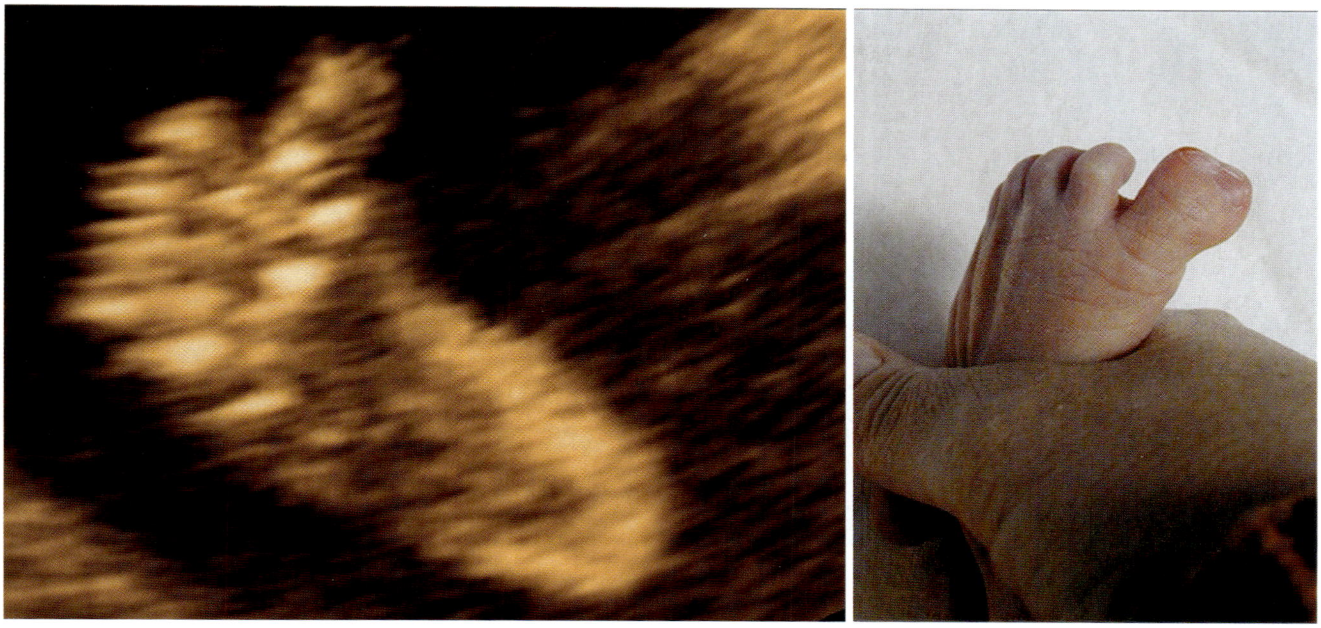

Abb. 12.52 Pfeiffer Syndrom Typ 2 (20+6 Wochen). Breite gedoppelte und abduzierte Großzehe, Beispiel eines geborenen Kindes (Ultraschallbild mit freundl. Genehmigung von R. Menkhaus, Minden)

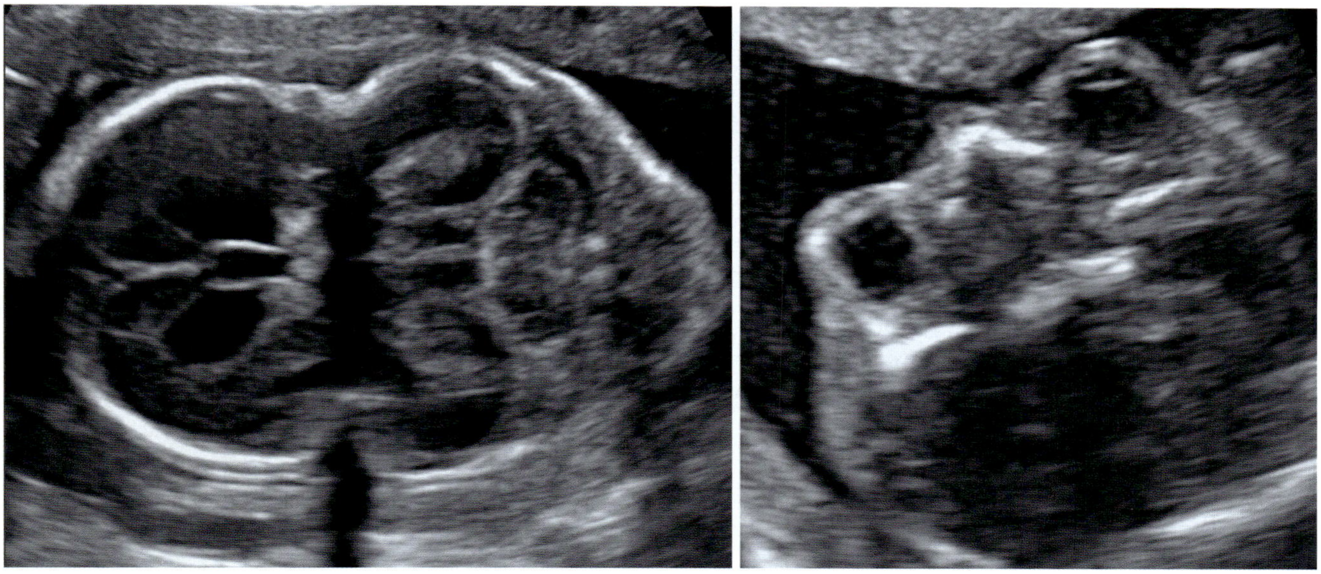

Abb. 12.53 Pfeiffer Syndrom Typ 2 (20+6 Wochen). Kleeblattschädel, Beispiel eines geborenen Kindes (Ultraschallbild mit freundl. Genehmigung von R. Menkhaus, Minden)

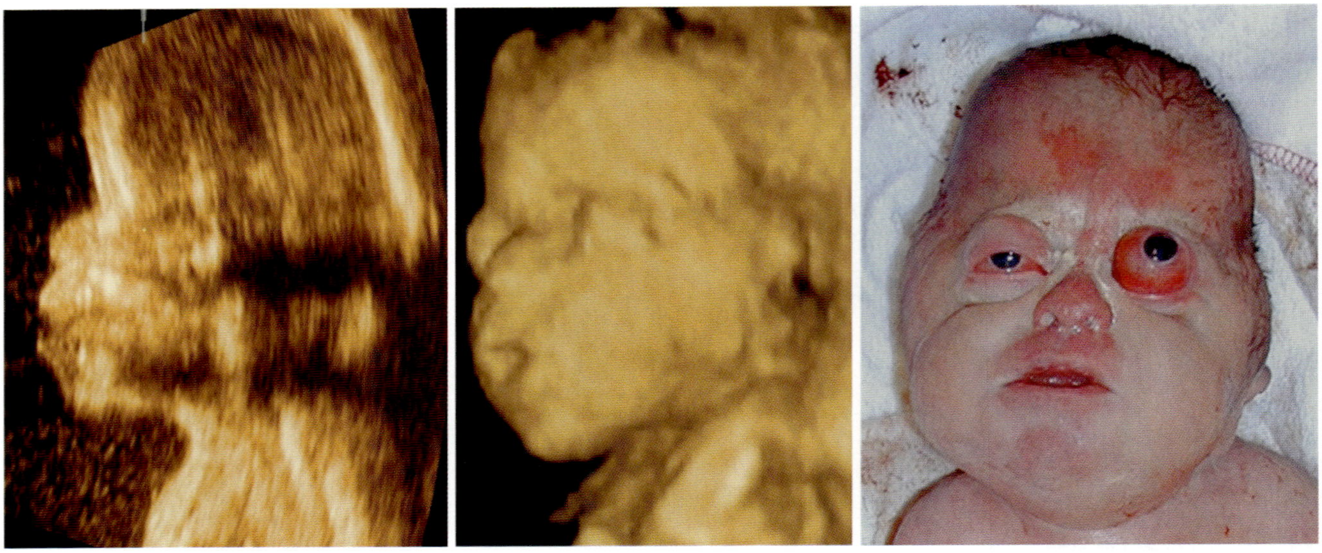

Abb. 12.53 (*Fortsetzung*) Pfeiffer Syndrom Typ 2 (20+6 Wochen). Kleeblattschädel, Beispiel eines geborenen Kindes (Ultraschallbild mit freundl. Genehmigung von R. Menkhaus, Minden)

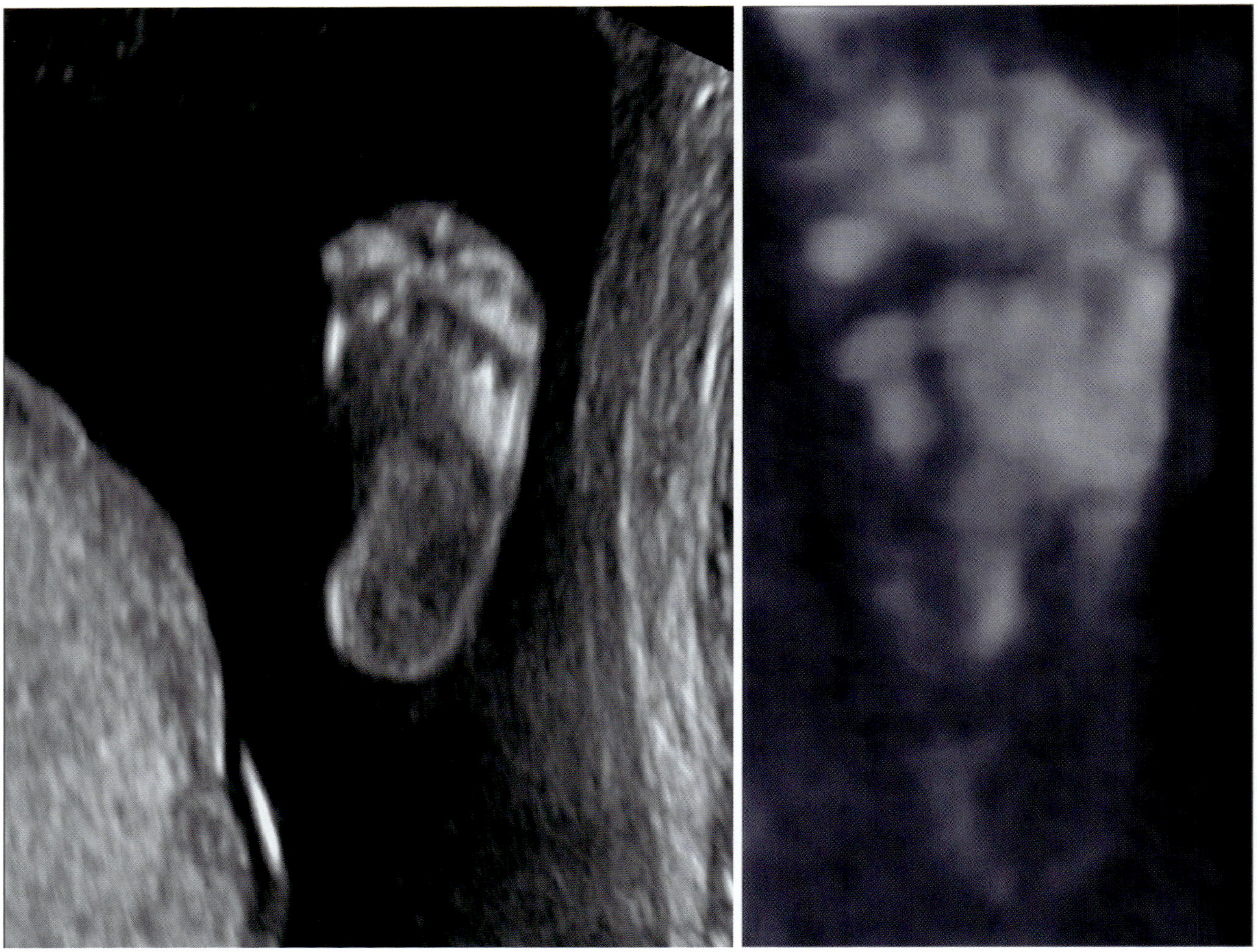

Abb. 12.54 Muenke Syndrom (21+0 Wochen). Fuß mit verbreiterter Großzehe

Literatur

Chitty LS, Griffin DR, Meaney C, Barrett A, Khalil A, Pajkrt E, Cole TJ (2011) New aids for the non-invasive prenatal diagnosis of achondroplasia: dysmorphic features, charts of fetal size and molecular confirmation using cell-free fetal DNA in maternal plasma. Ultrasound Obstet Gynecol Mar: 37(3):283–289

Cohen M (2011) Apert, Crouzon, and Pfeiffer Syndromes. In: Muenke M, Kress W, Collmann H, Solomon BD (Hrsg) Craniosynostoses: Molecular Genetics, Principles of Diagnosis, and Treatment. Monogr Hum Genet. Karger, Basel (19: 67 88)

Delahaye S, Bernard JP, Rénier D, Ville Y (2003) Prenatal ultrasound diagnosis of fetal craniosynostosis. Ultrasound Obstet Gynecol 21:347–353

Esser T, Rogalla P, Bamberg C, Kalache KD (2005) Application of the three-dimensional maximum mode in prenatal diagnosis of Apert syndrome. Am J Obstet Gynecol 193:1743–1745

EUROCAT Website Database (2010) http://www.eurocat-network.eu/ACCESSPREVALENCEDATA/PrevalenceTables Copyright: University of Ulster (data uploaded 06/07/2011)

Faro C, Benoit B, Wegrzyn P, Chaoui R, Nicolaides KH (2005) Three-dimensional sonografic description of the fetal frontal bones and metopic suture. Ultrasound Obstet Gynecol 26:618–621

Gold NB, Westgate M-N, Holmes LB (2011) Anatomic and etiological classification of congenital limb deficiencies. Am J Med Genet Part A 155:1225–1235

Khalil A, Pajkrt E, Chitty LS (2011) Early prenatal diagnosis of skeletal anomalies. Prenat Diagn 31(1):115–124

Krakow D, Alanay Y, Rimoin LP, Lin V, Wilcox WR, Lachman RS, Rimoin DL (2008) Evaluation of prenatal-onset osteochondrodysplasias by ultrasonografy: a retrospective and prospective analysis. Am J Med Genet A 146 A(15):1917–1924

Krakow D, Lachman RS, Rimoin DL (2009) Guidelines for the prenatal diagnosis of fetal skeletal dysplasias. Genet Med 11(2):127–133

Merz E, Wellek S (1996) Das normale fetale Wachstumsprofil – ein einheitliches Modell zur Berechnung von Normkurven für die gängigen Kopf- und Abdomenparameter sowie die großen Extremitätenknochen. Ultraschall Med 17(4):153–162

Moore KL, Persaud TVN (2007) The developing human. Saunders Elsevier,

OMIM® – Online Mendelian Inheritance in Man® (2011) www.omim.org und http://www.ncbi.nlm.nih.gov/omim [Accessed 11 July 2013]

Paladini D, Greco E, Sglavo G et al (2010) Congenital anomalies of upper extremities: prenatal ultrasound diagnosis, significance, and outcome. Am J Obstet Gynecol 202:596.e1–596.e10

Rasmussen SA, Bieber FR, Benacerraf BR, Lachman RS, Rimoin DL, Holmes LB (1996) Epidemiology of osteochondrodysplasias: changing trends due to advances in prenatal diagnosis. Am J Med Genet 61:49–58

Rice K, Ballas J, Lai E, Hartney C, Jones M, Pretorius D (2011) Diagnosis of Fetal Limb Abnormalities Before 15 Weeks. J Ultrasound Med 30:1009–1019

Romosan G, Henriksson E, Rylander A, Valentin L (2009) Diagnostic performance of routine ultrasound screening for fetal abnormalities in an unselected Swedish population in 2000–2005. Ultrasound Obstet Gynecol Nov: 34(5):526–533

Schramm T (2011) Prenatal Sonografic Diagnosis of Craniosynostosis. In: Muenke M, Kress W, Collmann H, Solomon BD (Hrsg) Craniosynostoses: Molecular Genetics, Principles of Diagnosis, and Treatment. Monogr Hum Genet,19 Karger, Basel, S. 184–198

Schramm T, Gloning KP, Minderer S, Daumer-Haas C, Hörtnagel K, Nerlich A, Tutschek B (2009) Prenatal sonografic diagnosis of skeletal dysplasias. Ultrasound Obstet Gynecol 34(2):160–170

Sharma R, Stone S, Alzouebi A, Hamoda H, Kumar S (2011) Perinatal outcome of prenatally diagnosed congenital talipes equinovarus. Prenat Diagn 31(2):142–145

Snijders RJ, Nicolaides KH (1994) Fetal biometry at 14–40 weeks' gestation. Ultrasound Obstet Gynecol 4(1):34–48

Solomon B, Muenke M (2011) Muenke-Syndrom. in Muenke M, Kress W, Collmann H, Solomon BD (eds): Craniosynostoses: Molecular Genetics, Principles of Diagnosis, and Treatment. Monogr Hum Genet. Basel, Karger, vol 19, pp 89–98

Stoll C, Dott B, Roth MP, Alembik Y (1989) Birth prevalence rates ofskeletal dysplasias. Clin Genet 35:88–92

Stoll C, Mastroiacovo P, de Wals P, Weatherall J, Garne E (2004) EUROCAT Guide 3 (2nd Ed) For the Description and Classification of Congenital Limb Defects

Stoll C, Wiesel A, Queisser-Luft A, Froster U, Bianca S, Clementi M (2000) Evaluation of the prenatal diagnosis of limb reduction deficiencies. Prenat Diagn 20(10):811–818

Swanson AB, Swanson GD, Tada K (1983) A classification for congenital limb malformation. J Hand Surg Am 8(5 Pt 2):693–702

Syngelaki A, Chelemen T, Dagklis T, Allan L, Nicolaides KH (2011) Challenges in the diagnosis of fetal non-chromosomal abnormalities at 11–13 weeks. Prenat Diagn 31(1):90–102

van Bosse HJ (2011) Ponseti treatment for clubfeet: an international perspective. Curr Opin Pediatr 23(1):41–45

Warman ML, Cormier-Daire V, Hall C, Krakow D, Lachman R, LeMerrerM, Mortier G, Mundlos S, Nishimura G, Rimoin DL, Robertson S, Savarirayan R, Sillence D, Spranger J, Unger S, Zabel B, Superti-Furga A (2010) Nosology and classification of genetic skeletal disorders: revision. Am J Med Genet Part A 155(943):968

Winter R, Baraitser M (2007) Winter-Baraitser Dysmorphology Database, Version 1.0.19 (London medical databases Ltd, London, UK)

Yeh P, Saeed F, Paramasivam G, Wyatt-Ashmead J, Kumar S (2011) Accuracy of prenatal diagnosis and prediction of lethality for fetal skeletal dysplasias. Prenat Diagn 31(5):515–518

Fetale Tumoren

A. Geipel

U. Gembruch, K. Hecher, H. Steiner (Hrsg.), *Ultraschalldiagnostik in Geburtshilfe und Gynäkologie*,
DOI 10.1007/978-3-642-29633-8_13, © Springer-Verlag Berlin Heidelberg 2013

13.1 Einführung

Fetale Tumore machen unter den angeborenen Fehlbildungen nur einen geringen Prozentsatz aus, gehen jedoch mit einer relevanten Morbidität und Mortalität einher.

Als **kongenital** werden Tumore bezeichnet, die pränatal oder bei Geburt (bis zu einem Lebensalter von 3 Monaten) diagnostiziert werden.

Die **Inzidenz** wird mit 7,2 auf 100.000 Lebendgeburten angegeben, die Inzidenz maligner Tumore beträgt etwa 36,5 auf 1.000.000 Geburten (Parkes et al. 1994). Aufgrund der Rarität kongenitaler Tumore existieren in der Literatur nur Einzelfallbeschreibungen und kleinere Fallserien.

Die **pränatale Diagnose** fetaler Tumore erfolgt überwiegend im späten II. oder III. Trimenon.

Der sonografische Befund umfasst

- die Beschreibung der Lokalisation,
- die Ausdehnung sowie
- ggf. die Infiltration oder Verdrängung benachbarter Organe.

Die Raumforderungen können überwiegend zystisch, solide oder eine Mischform aus beiden sein.

Weitere Kriterien sind

- die Echogenität,
- die äußere Begrenzung sowie
- die Vaskularisation, die mittels Farbdoppler beurteilt wird.

Charakteristisches sonografisches Erscheinungsbild und Lokalisation ermöglichen bei vielen Tumoren eine nahezu sichere pränatale Diagnosestellung. Andere gehen mit eher unspezifischen Erscheinungsbildern einher und lassen mehrere Differenzialdiagnosen zu (Lee et al. 2002).

13

Tipp

Bei speziellen Fragestellungen, insbesondere zur Diagnostik einer Tumorinfiltration oder von Sekundärkomplikationen wie Blutungen, kann eine zusätzliche **MRT-Untersuchung** hilfreich sein (Avni et al. 2009).

Mangels einer einheitlichen Klassifikation hat sich pränatal in Anlehnung an **Meizner** (2000) die **Einteilung nach Lokalisation** und sonografisch **vermuteter histologischer Diagnose** durchgesetzt.

Bei Diagnose eines pränatalen Tumors dient der Ultraschall ferner dem Ausschluss assoziierter Fehlbildungen und/oder einer fetalen Herzinsuffizienz.

In einer Serie von 84 pränatal diagnostizierten Tumoren waren in 3,6 % Aneuploidien und in 7,2 % andere Fehlbildungen nachweisbar (Kamil et al. 2008). In einzelnen neonatalen Serien werden in bis zu 17 % komplexere Fehlbildungen beschrieben (Halperin 2000).

Grundsätzlich können alle Organsysteme betroffen sein. In **abnehmender Häufigkeit** fanden sich in unserer eigenen Studie folgende **Lokalisationen**:

- Herz
- Gesicht/ Hals
- Abdomen
- Steißbein
- Extremitäten
- Thorax
- zentrales Nervensystem (ZNS) (Kamil et al. 2008) (Abb. 13.1)

Histologisch finden sich in pränatalen Serien am häufigsten Lymphangiome und Teratome (Sbragia et al. 2001, Chan et al. 2002).

In unserer Serie machten Lymphangiome (25 %), Rhabdomyome (22,6 %), Teratome (16,6 %) und Hämangiome (14,3 %) mehr als zwei Drittel aller diagnostizierten Tumore aus (Abb. 13.2). Dem hohen Anteil an kardialen Tumoren liegt jedoch ein Zuweisungs-Bias aufgrund der Spezialisierung der Abteilung auf dem Gebiet der fetalen Echokardiografie zugrunde (Kamil et al. 2008).

> **Kongenitale Tumore stellen überwiegend benigne Läsionen dar.**

> **Der häufigste maligne Tumor ist das adrenale Neuroblastom, das selten bereits in utero metastasieren kann (Avni et al. 2009)**

Die pränatale Diagnose eines fetalen Tumors erlaubt die interdisziplinäre Betreuung und Beratung der Schwangeren, die engmaschigere Überwachung der Schwangerschaft sowie die Optimierung des geburtshilflichen Managements. Dies kann zu einer Verbesserung des kindlichen Outcomes beitragen.

Raumforderungen im Halsbereich können beispielsweise zur Bildung eines Hydramnions führen, eine Entlastungspunktion kann hier ggf. eine drohende Frühgeburt verhindern.

Feten mit AV-Malformation müssen engmaschig auf Zeichen einer kardialen Insuffizienz überwacht werden.

In einigen Fällen kann eine intrauterine Therapie durchgeführt werden, welche transplazentar (z. B. Digoxin) oder direkt erfolgen kann. Bei begleitender Anämie können Bluttransfusionen zur intrauterinen Stabilisierung beitragen. In einigen Fällen können durch die Anlage einer Drainage größere Ergussmengen, z. B. bei Perikardteratomen, entlastet werden.

In Einzelfällen wurden intrauterine Operationen, wie Laserablationen von arterio-venösen Malformationen oder Tumordekompression in-utero, erfolgreich durchgeführt.

Die Diagnose eines fetalen Tumors ermöglicht auch eine bestmögliche Planung der Geburt, welche an einem Perinatalzentrum mit Stand-by aller erforderlichen Fachdisziplinen erfolgen sollte. Bei großen, raumfordernden Tumoren wird ebenso wie bei Feten mit einer kardialen Insuffizienz die primäre Sectio caesarea bevorzugt.

> **Bei Feten mit vermuteter Kompression der oberen Luftwege sollte die Entbindung per EXIT („ex-utero intrapartum treatment")-Verfahren durchgeführt werden, um vor dem Abnabeln die fetalen Luftwege zu sichern.**

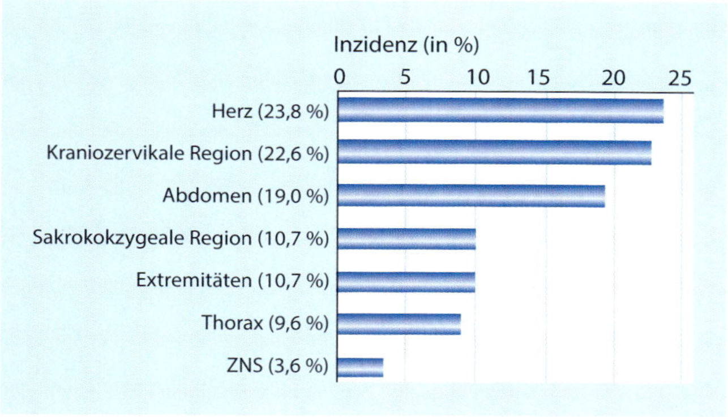

Abb. 13.1 Lokalisation fetaler Tumore (n=84) (Adaptiert nach Kamil et al. 2008)

Das nachfolgende Kapitel gibt einen Überblick über die wichtigsten fetalen Tumore in Abhängigkeit ihrer Lokalisation und Histologie.

13.2 Zentrales Nervensystem

Kongenitale Tumore im Bereich des zentralen Nervensystems (ZNS) sind selten. Sie verursachen etwa 5–20 % der durch Neoplasien bedingten Todesfälle in dieser Altersgruppe.

Im Gegensatz zu älteren Kindern, bei denen die meisten Tumore infratentoriell lokalisiert sind, ist bei Feten und Säuglingen die supratentorielle Lage häufiger (Isaacs 2002).

Sonografische Hinweiszeichen sind
- die Makrozephalie,
- die gestörte Hirnanatomie und/oder Hydrozephalie sowie
- eine sich aufgrund der hypothalamischen Dysfunktion entwickelnde Polyhydramnie.

Als **Differenzialdiagnosen** kommen in Betracht
- Hirnzysten,
- Porenzephalien,
- Veränderungen aufgrund von intrauterinen Infektionen oder
- Veränderungen aufgrund hämorrhagisch-ischämischer Läsionen.

Die Mehrzahl der Tumore wird im III. Trimenon diagnostiziert. In bis zu 13 % wurden weitere Fehlbildungen, insbesondere faziale Dysmorphien beschrieben (Schlembach et al. 1999).

Das Outcome hängt u. a. von der Größe und Lokalisation, dem histologischen Typ, der Resektabilität sowie vom Allgemeinzustand des Fetus ab. Einige Tumore sind einer Radio- oder Chemotherapie zugänglich. Die Gesamtüberlebensrate kongenitaler Hirntumore liegt unter 30 % (Isaacs et al. 2002).

Teratome machen etwa 50 % der pränatal diagnostizierten Hirntumore aus. Sie haben eine komplexe, die normale Hirnarchitektur zerstörende Struktur und zeigen häufig Verkalkungen (Abb. 13.3). Aufgrund der vorhandenen AV-Anastomosen kann es zur Entwicklung einer fetalen Herzinsuffizienz kommen. Sonografisch sind sie nicht von Astrozytomen und Kraniopharyngeomen zu unterscheiden.

Eine Sonderform stellt der **Epignathus**, ein vom Mundboden ausgehendes Teratom dar.

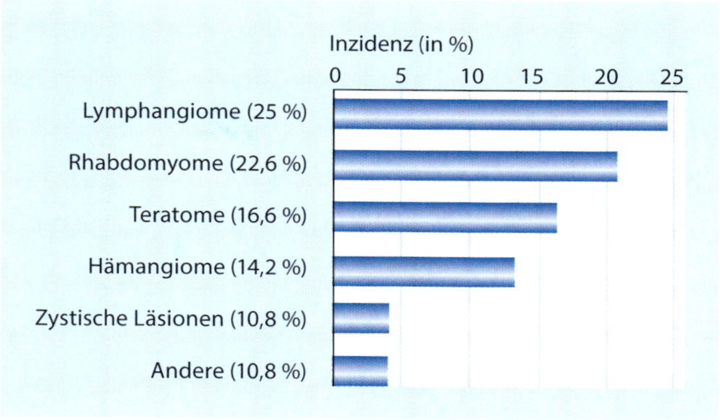

Abb. 13.2 Histologie fetaler Tumore (n=84) (Adaptiert nach Kamil et al. 2008)

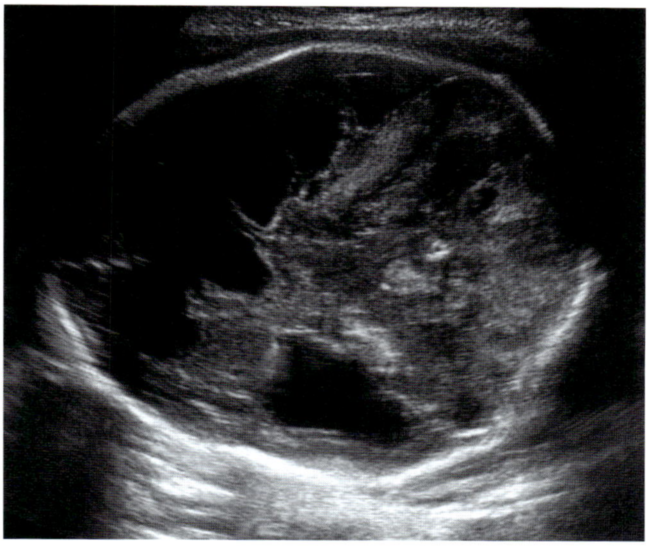

Abb. 13.3 Hirnteratom mit überwiegend soliden Anteilen, die normale Hirnarchitektur ist aufgehoben

Teratome werden im Gegensatz zu anderen Hirntumoren gelegentlich auch schon in der 20. Schwangerschaftswoche (SSW) diagnostiziert (Schlembach et al. 1999). Sie zeigen insbesondere im letzten Trimenon eine ausgeprägte Wachstumstendenz. Die Makrozephalie kann unter Umständen geburtshilfliche Komplikationen durch eine Dystokie hervorrufen. Die Prognose ist extrem ungünstig, die Überlebensraten liegen bei etwa 10 % (Schlembach et al. 1999).

Vergleichbar schlechte Überlebensraten haben Neugeborene mit **primitivem neuroektodermalem Tumor (PNET).**

Prognostisch günstiger sind **Chorion-Plexus-Papillome**, niedrig maligne Astrozytome und Lipome (Isaacs 2002). Sie machen etwa 5 % der perinatalen Hirntumore aus. Chorion-Plexus-Papillome gehen meist von den Seitenventrikeln, seltener vom 3. oder 4. Ventrikel aus und stellen sich als echoreiche Raumforderungen dar. Sie führen häufig zu einem sich schnell entwickelnden Hydrozephalus internus. Die sonografische Unterscheidung zu dem deutlich seltener vorkommenden Chorion-Plexus-Karzinom ist schwierig. Die nachgeburtliche Therapie besteht in der möglichst vollständigen Resektion, die Prognose ist bei Benignität gut.

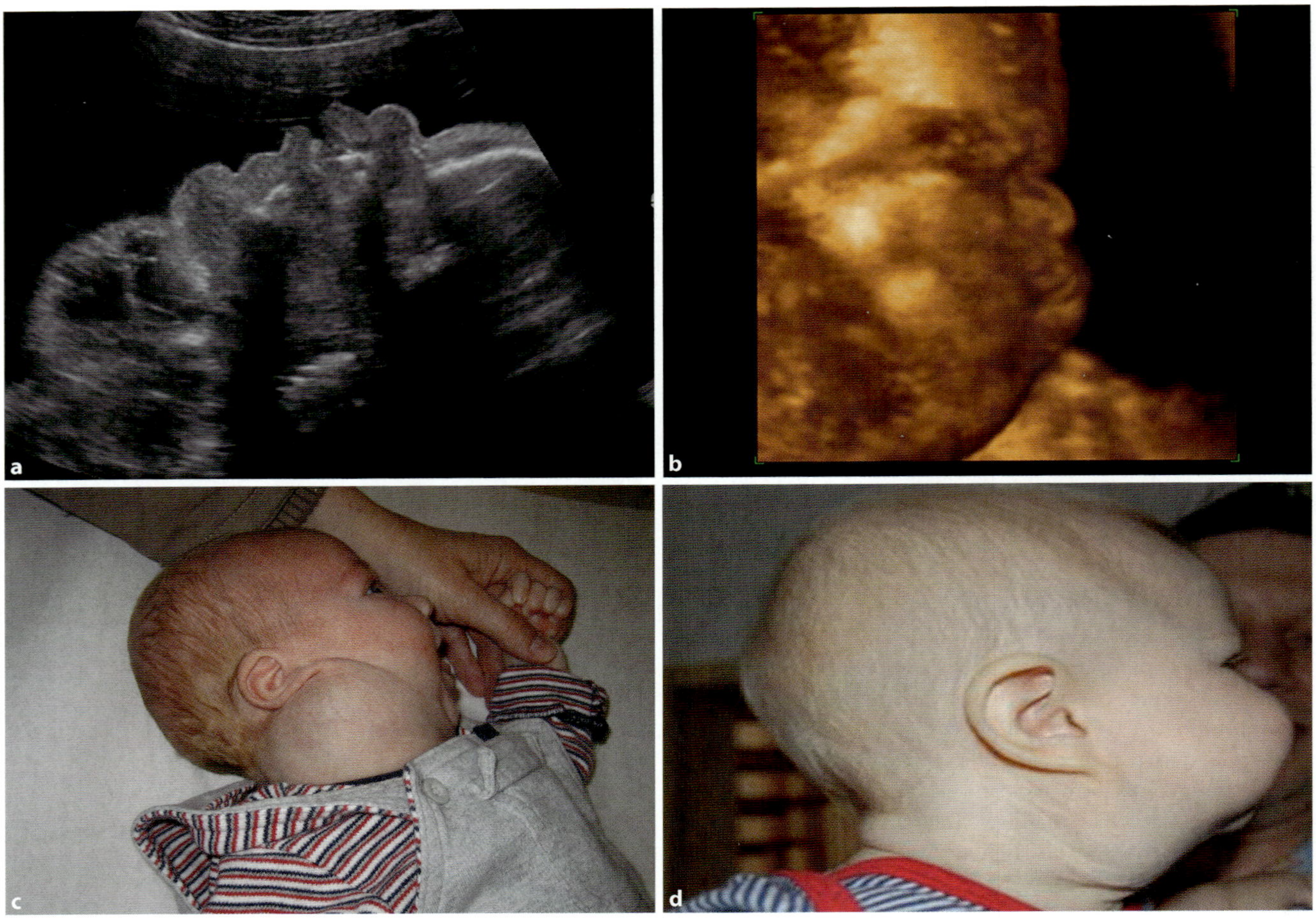

13

Abb. 13.4 **a** Lymphangiom des Halses. **b** Lymphangiom des Halses, 3D-Darstellung. **c** Halslymphangiom postpartal. **d** Halslymphangiom im Verlauf nach Sklerosierungstherapie

Intrakranielle **Lipome** stellen sich als umschriebene, echoreiche Tumore im Bereich der Mittellinie dar. In etwa der Hälfte der Fälle finden sich assoziierte Hirnfehlbildungen, darunter am häufigsten eine partielle oder komplette Corpus-callosum-Agenesie.

13.3 Kopf und Hals

Der Hals- und Kopfbereich war die zweithäufigste Lokalisation (19/84) fetaler Tumoren in unserem Studienkollektiv (Kamil et al. 2008). Am häufigsten wurden Lymphangiome und Teratome diagnostiziert. Seltenere Raumforderungen waren eine Struma, Hämangiome und die Ranula.

Tumore des Halsbereiches führen häufig zu einer Beeinträchtigung des fetalen Schluckvorganges, so dass sich ein Polyhydramnion entwickeln kann. Eine Amniodrainage war in 8/19 (42 %) der Fälle mit Kopf-/Halstumoren im Schwangerschaftsverlauf erforderlich, darunter bei allen Fällen mit Halsteratomen (n=4) (Kamil et al. 2008).

Lymphangiome stellen kongenitale benigne Lymphgefäßerweiterungen dar. Die lymphatischen Malformationen setzen sich aus unterschiedlich großen, oft mehrkammerigen, mit Lymphflüssigkeit gefüllten Hohlräumen zusammen. Die Häufigkeit wird mit 1:4000 bis 1:6000 angegeben. Lymphangiome können sich in der gesamten Haut und den mukösen Membranen manifestieren, wobei die Kopf-Hals-Region mit 75 % am häufigsten betroffen ist. Das Wachstum von Lymphangiomen ist diffus, auch eine Infiltration in die tiefer liegende Muskulatur ist möglich (Knipping u. Bau 2011). In der pränatalen Ultraschalluntersuchung imponieren Lymphangiome als multizystische, septierte, echoarme Tumore, die in der Regel keine arterielle oder venöse Perfusion zeigen (Abb. 13.4a,b).

> ***Anterolaterale Halslymphangiome*** **sind hinsichtlich ihrer Prognose von den eher posterolateral gelegenen zystischen Hygromen zu unterscheiden, da letztgenannte häufig mit Aneuploidien, syndromalen Erkrankungen und strukturellen Fehlbildungen einhergehen.**

Zystische Hygrome treten meist schon am Ende des I. Trimenons auf und können sich in einigen Fällen zurückbilden, in anderen Fällen kommt es zur Ausbildung eines generalisierten Hydrops fetalis und ggf. zum Versterben des Fetus (Axt-Fliedner et al. 2002, Gedikbasi et al. 2007).

Weitere **Differenzialdiagnosen** sind Hämangiome, Teratome oder Halszysten. Bei rund einem Drittel der zervikalen Lymphangiome kann eine **Polyhydramnie** nachgewiesen werden (Axt-Fliedner et al. 2002).

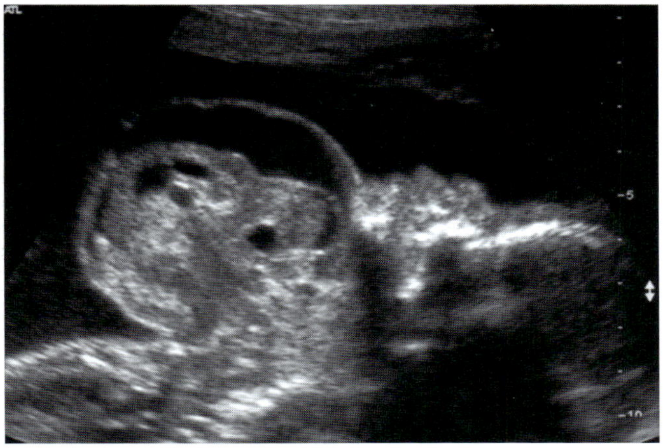

Abb. 13.5 Halsteratom mit großem soliden und kleinerem zystischen Anteil

Tab. 13.1 Lokalisationshäufigkeit perinataler Teratome (nach Barksdale und Obokhare 2009)

Lokalisation	Häufigkeit
Steißbein	50–60 %
Ovar	25–30 %
Mediastinum	~7 %
Kopf/ Hals	~6 %
ZNS	~5 %
Hoden	~5 %

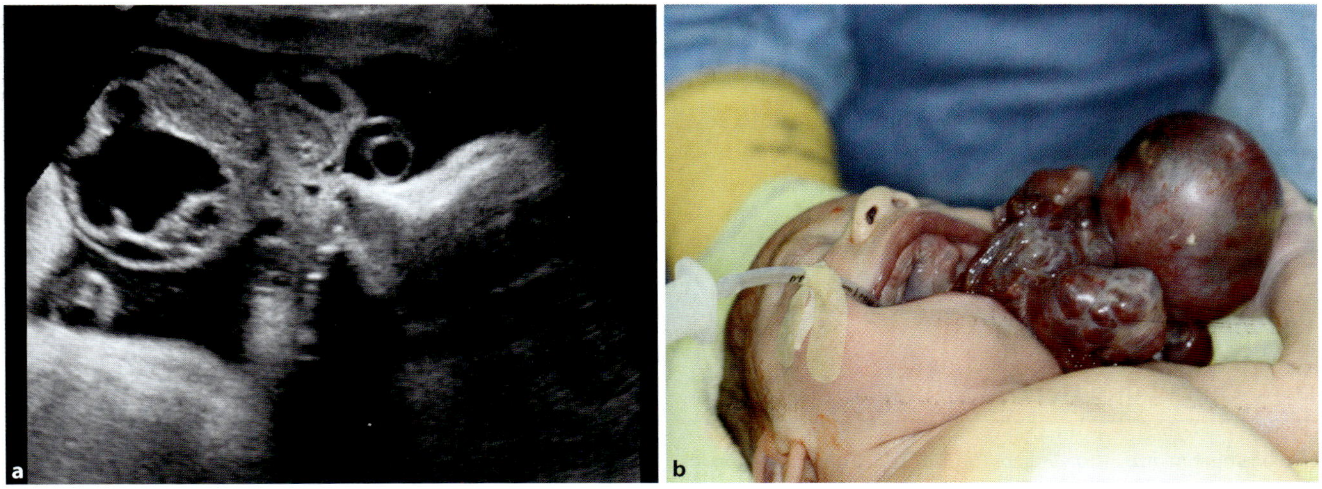

Abb. 13.6 **a** Epignathus, überwiegend exophytisch wachsend mit zystischen und soliden Anteilen. **b** Neugeborenes mit Epignathus, die Entbindung wurde per EXIT durchgeführt

Für das geburtshilfliche Management ist entscheidend, ob eine Kompression der oberen Luftwege vorliegt. In dem Fall kann ggf. eine zusätzliche MRT-Diagnostik durchgeführt werden. In diesen Fällen sollte die Entbindung per EXIT („ex utero intrapartum treatment“) -Verfahren durchgeführt werden, um die Sicherung der oberen Luftwege zu gewährleisten.

Im Gegensatz zu Hämangiomen weisen Lymphangiome keine Spontanregression auf. Nachgeburtlich nehmen die chirurgische Resektion und die Sklerosierungstherapie in Abhängigkeit von der Lokalisation und der Ausdehnung einen ähnlichen Stellenwert ein (Abb. 13.4c,d). Der Vorteil der Sklerosierung liegt in einer geringen Invasivität, der Vermeidung operationsbedingter Komplikationen sowie einer geringeren Narben- und Rezidivbildung. Insbesondere Lymphangiome des Kopf-Hals-Bereiches scheinen gut auf eine Sklerosierungstherapie anzusprechen.

Am besten etabliert ist die Therapie mit **OK-432** (Picibanil), einer lyophilisierten, inaktivierten Form eines niedrig virulenten Streptococcus-pyogenes-Stammes (Knipping u. Bau 2011). Diese Behandlungsmethode wurde in einzelnen Fällen auch bereits pränatal mit Erfolg angewandt (Mikovic et al. 2009).

Zervikale Teratome repräsentieren etwa 3–5 % der kongenitalen Teratome (Tab. 13.1). Sie werden überwiegend in der anterioren Halsregion gefunden und sind meist schon im II. Trimenon nachweisbar (Tonni et al. 2010). Die Tumore können zystische und solide Anteile, teilweise mit Verkalkungen aufweisen (Abb. 13.5). Histologische Details sind im Abschnitt Steißbeinteratome erläutert.

Eine Sonderform stellt der **Epignathus**, ein vom Gaumen oder Pharynx ausgehendes Teratom dar. Dieses kann überwiegend exophytisch (Abb. 13.6a), teilweise auch in den Schädel infiltrierend wachsen. Häufig entwickelt sich ein Polyhydramnion. Einige Feten werden hydropisch, bei manchen kommt es zum intrauterinen Fruchttod. Die Prognose ist insgesamt als eher ungünstig einzuschätzen (Kamil et al. 2008, Tonni et al. 2010).

Das geburtshilfliche Management gleicht dem Vorgehen bei anderen Tumoren der Halsregion. Bei vermuteter Trachealobstruktion sollte die Entbindung per EXIT erfolgen (Abb. 13.6b). In Abhängigkeit des fetalen Allgemeinzustandes besteht die postnatale Therapie in der möglichst vollständigen Resektion.

Bei der **Ranula** handelt es sich um Retentions- oder Pseudozysten der Glandula sublingualis, die auch als „Fröschleinge-

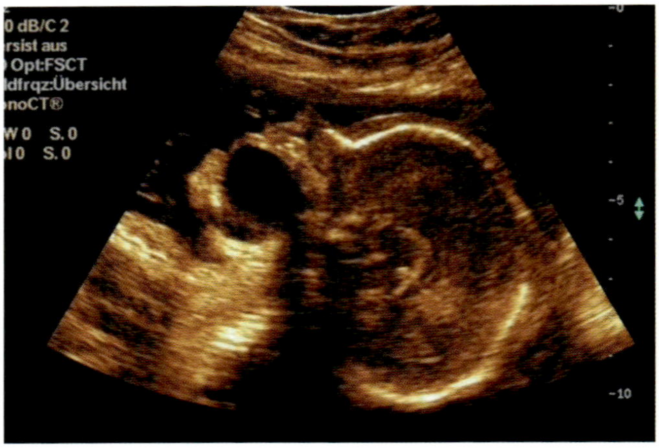

Abb. 13.7 Fetale Ranula als zystische Raumforderung im Bereich der Mundhöhle

schwulst“ bezeichnet wird. Sonografisch imponiert diese pränatal als echoleere, zystische Raumforderung im Bereich des Mundbodens (Abb. 13.7).

Differenzialdiagnostisch sind insbesondere Halszysten abzugrenzen. Vorgeburtliche Komplikationen treten auch bei größeren Befunden nur selten auf, sodass eine intrauterine Zystenaspiration meist nicht erforderlich ist (Gul et al. 2008). Bei sehr großen Zysten kann diese jedoch vor geplanter Entbindung erwogen werden, um die nachgeburtliche Versorgung zu erleichtern. Therapie der Wahl ist die operative Resektion.

13.4 Thorax und Herz

Die häufigsten intrathorakalen Raumforderungen sind bronchopulmonale Malformationen, wie die zystisch adenomatoide Malformation der Lunge (CCAM) und die Sequestration (BPS). Sie machen etwa 85 % der pränatal diagnostizierten Raumforderungen im Bereich des Thorax aus. Echte thorakale Neoplasien können das Mediastinum, das Perikard und das Herz betreffen.

Die häufigsten mediastinalen Tumore sind Lymphangiome und Teratome.

Lymphangiome entwickeln sich im vorderen Mediastinum und sind häufig im Bereich des Thymus lokalisiert. Die Diagnose erfolgt meist im II. Trimenon. Lymphangiome können eine unterschiedliche Wachstumsdynamik zeigen. Sie können sich über die Thoraxwand hinaus suprasternal, selten auch retrophayrngeal, ausdehnen. Große Tumoren können zu einer Kompression des Mediastinums und in der Folge zum Hydrops fetalis führen (Avni et al. 2009). Die postpartale Therapie gleicht der zervikaler Lymphangiome.

Differenzialdiagnostisch ist an ein mediastinales **Teratom** zu denken, auch dieses entspringt der vorderen Mediastinalregion. Das Mediastinum stellt die zweithäufigste extragonadale Lokalisation von Teratomen dar (Barksdale und Obokhare 2009) (Tab. 13.1).

Einen seltenen Manifestationort stellt das **Perikard** dar. **Perikardteratome** liegen typischerweise auf der rechten Seite und betreffen fast ausschließlich weibliche Feten. Die sonografische Diagnose erfolgt auch hier meist im II. Trimenon. Richtungsweisend ist die rechtsseitige intraperikardial gelegene, zystisch solide Raumforderung mit einem meist ausgeprägtem Perikarderguss (Abb. 13.8) (Kamil et al. 2006, Fagiana et al. 2010). Progrediente Perikardergüsse können zur Tamponade des Herzens und zum Hydrops führen. Die Durchführung rezidivierender Perikardiozentesen mit gutem fetalen Outcome wurde in Einzelfällen beschrieben (Kamil et al. 2006). Nachgeburtlich werden die Tumore reseziert. Diese Behandlung ist meist kurativ, maligne Befunde sind extrem selten (Fagiana et al. 2010).

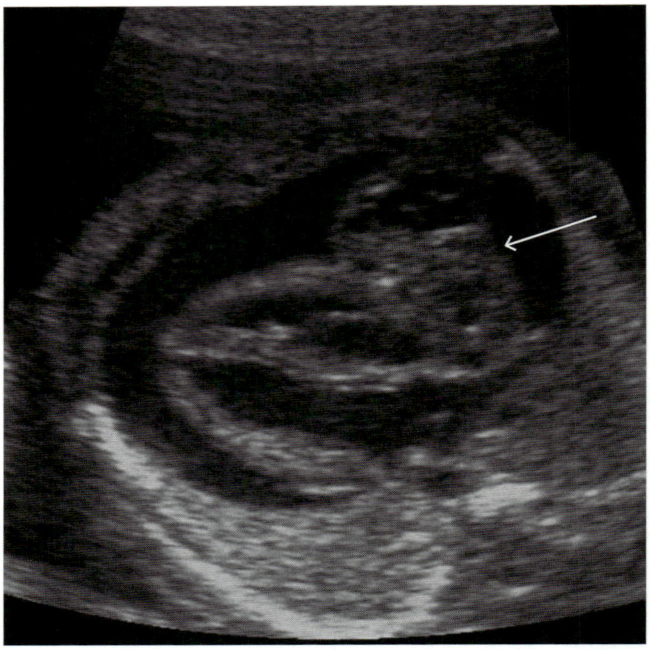

Abb. 13.8 Perikardteratom (*Pfeil*) mit begleitendem Perikarderguss in der Vierkammerblickebene

13.4.1 Kardiale Tumore

Tumoren des fetalen Herzens gehören zu den häufigsten kongenitalen Tumoren (Kamil et al. 2008). In Abhängigkeit ihrer Größe und Lokalisation können sie zu hämodynamischen Komplikationen oder Rhythmusstörungen führen.

Rhabdomyome stellen prozentual die größte Gruppe der pränatal diagnostizierten Tumore dar, gefolgt von **Fibromen** und **Teratomen** (Isaacs 2004).

Rhabdomyome erscheinen im Ultraschall als homogene, hyperechogene, teils multiple Raumforderungen von variabler Größe (Abb. 13.9). Sie sind meist im Bereich der Ventrikel oder des Ventrikelseptums lokalisiert. Histologisch handelt es sich um gutartige Hamartome, die aus Myozyten hervorgehen. In Einzelfällen wurden Rhabdomyome bereits ab der 15. SSW beschrieben, die Mehrzahl wird allerdings jenseits der 24. SSW diagnostiziert (Chao et al. 2008). Das Tumorwachstum verläuft oft biphasisch. Während es bis zur 32. SSW zu einem Wachstum kommt, besteht danach und im ersten Lebensjahr die Tendenz zur Spontanregression. Die meisten intrauterinen Verläufe sind asymptomatisch, nur selten kommt es zur Ausflusstraktobstruktion oder Arrhythmie. In einer Meta-Analyse pränatal diagnos-

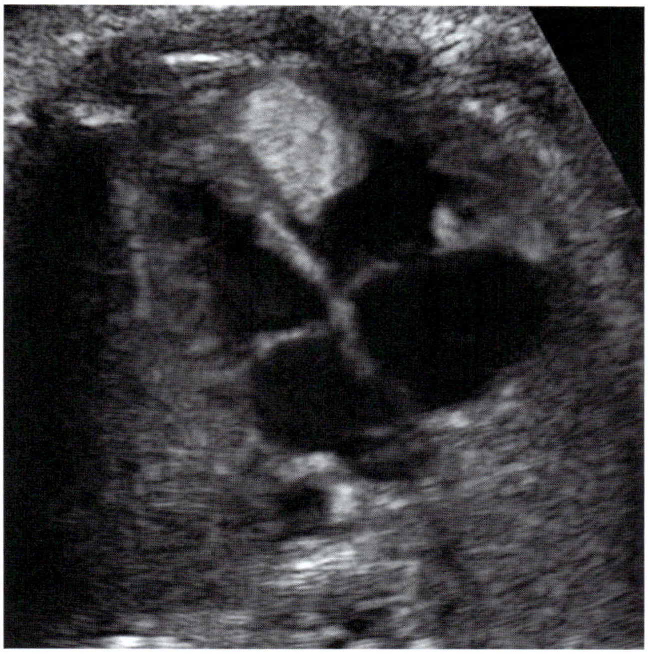

Abb. 13.9 Rhabdomyom als hyperechogene solide Raumforderung im Bereich des rechten Ventrikels

tizierter Rhabdomyome (n=147) betrug die Überlebensrate 77 %. Als negative prognostische Faktoren wurden eine Tumorgröße >20 mm, eine fetale Arrhythmie sowie die Entwicklung eines Hydrops benannt (Chao et al. 2008). Selten (<5 %) finden sich assoziierte Herzfehler, beschrieben sind insbesondere das hypoplastische Linksherz und die Fallot'sche Tetralogie. Extrakardiale Fehlbildungen werden nur sporadisch beobachtet.

Relevant für die Beratung ist, dass Rhabdomyome in 60–80 % der vorgeburtlichen Fälle das erste Hinweiszeichen einer tuberösen Sklerose (TS) sind (Isaacs 2004, Chao et al. 2008).

Insbesondere beim Nachweis von multiplen Rhabdomyomen besteht eine erhöhte Assoziation zur TS (Chao et al. 2008). Die TS ist eine autosomal-dominante Erkrankung mit einem sehr variablen klinischen Erscheinungsbild. In etwa 80 % handelt es sich um eine Neumutation in den Tumor-Supressor-Genen TSC1 und TSC2, bei etwa 20 % besteht eine positive Familienanamnese. Charakteristisch ist eine Hamartombildung in verschiedensten Organen. Neben der kardialen Manifestation sind häufig das Gehirn und die Nieren betroffen, teilweise sind diese Läsionen bereits in utero nachweisbar (Abb. 13.10).

Tipp

Es empfiehlt sich bei Schädellage des Fetus eine transvaginale Neurosonografie mit einem hochfrequenten Schallkopf durchzuführen.

Hautläsionen sowie **Hamartome der Retina** werden meist erst im nachgeburtlichen Verlauf diagnostiziert (Isaacs 2009). Als

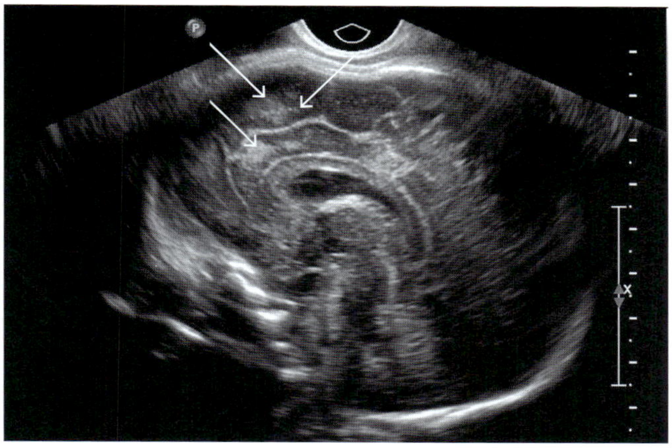

Abb. 13.10 Transvaginalsonografischer Nachweis von Hamartomknoten (*Pfeil*) im fetalen Gehirn bei Tuberöser Sklerose

weitere Bildgebung kann zur Frage des Hamartomnachweises im Gehirn eine fetale MRT-Untersuchung erfolgen. Der früheste Nachweis gelang in der 23. SSW, allerdings schließt ein negativer MRT-Befund eine TS nicht aus, da sich diese Läsionen häufig erst spät in der Schwangerschaft oder nachgeburtlich entwickeln.

Die Entbindung und postnatale Überwachung sollte an einem Perinatalzentrum erfolgen. Ca. 80 % der Kinder mit TS weisen eine Epilepsie auf. Bei etwa 1/3 der Patienten entwickelt sich eine mentale Retardierung (Isaacs 2009). Bei isolierten Rhabdomyomen ohne kardiale Dekompensation ist die Prognose im Allgemeinen gut, da es meist zu einer Spontanregression der Tumore kommt. Eine chirurgische Intervention wird nur bei Patienten mit Zeichen einer Herzinsuffizienz, einer signifikanten Ausflusstraktobstruktion oder persistierenden Rhythmusstörungen empfohlen.

Differenzialdiagnostisch ist bei einem kardialen Tumor an ein **Fibrom** zu denken. Bei diesem handelt es sich typischerweise um einen solitären Tumor, der vom interventrikulären Septum oder seltener von der Ventrikelwand ausgeht. Fibrome können ebenfalls zu einer Ausflusstraktobstruktion oder zu Herzrhythmusstörungen führen. Die nachgeburtliche Therapie besteht in der chirurgischen Resektion, da in der Regel keine spontane Rückbildung erfolgt (Isaacs 2004).

13.5 Abdomen

Abdominale Raumforderungen des Fetus können im Bereich
- der Leber,
- der Niere,
- der Nebenniere,
- der Gonaden sowie selten
- im Bereich des Darms und
- des Mesenteriums

lokalisiert sein (Kamil et al. 2008, Heaton und Liechty 2008, Avni et al. 2009).

Tumore der Leber sind in der Neonatalperiode selten, können aber bei Feten und Neugeborenen zu einer signifikanten Morbidität und Mortalität führen.

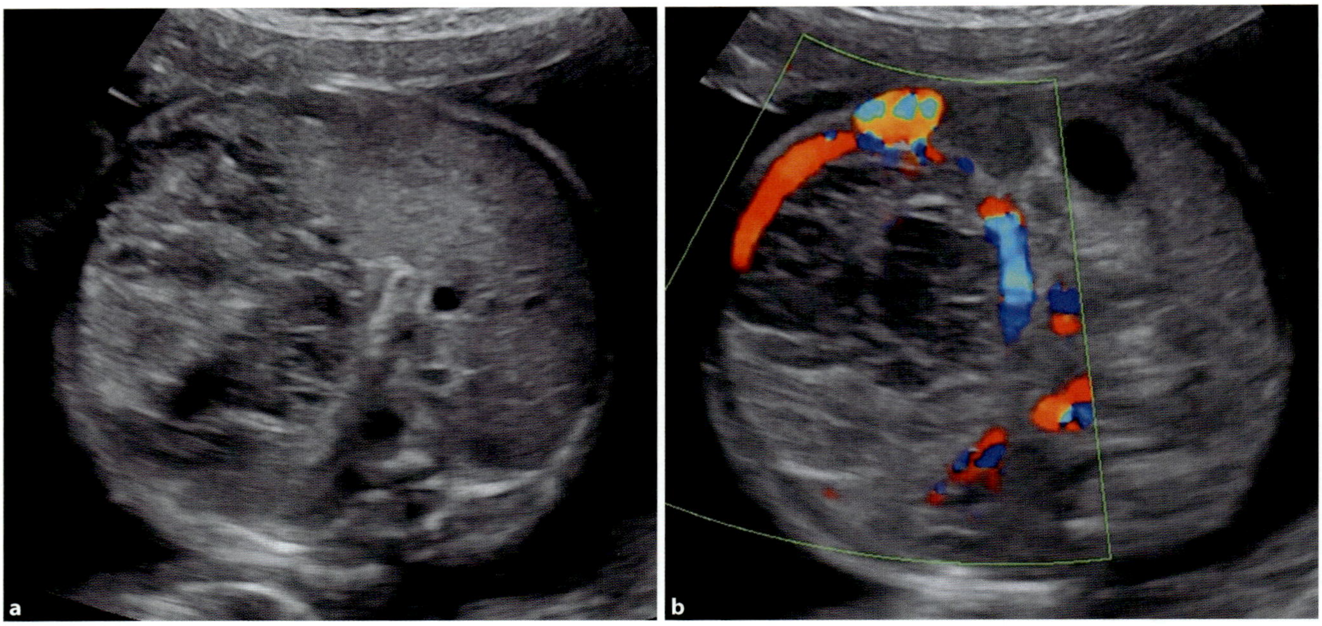

Abb. 13.11 a Hämangiom des linken Leberlappens mit Verkalkungsherden. b Leberhämangiom mit zuführendem Gefäß

Tab. 13.2 Spektrum und Outcome perinataler Lebertumore (Adaptiert nach Isaacs 2007)

	Hämangiom (*n*=117, 60.3 %)	Hamartom (*n*=45, 23.2 %)	Hepatoblastom (*n*=32, 16.5 %)
Diagnose pränatal	33 (28 %)	14 (31 %)	9 (28 %)
Diagnose postnatal	84 (72 %)	31 (69 %)	23 (72 %)
Überleben fetal	23 (70 %)	9 (64 %)	2 (22 %)
Überleben total	88 (75 %)	29 (64 %)	8 (25 %)

Am häufigsten kommen die benignen **Hämangiome**, synonym auch als **Hämangioendotheliome** bezeichnet, vor. Der zweithäufigste benigne Tumor ist das **mesenchymale Hamartom**.

Isaacs et al. untersuchte in einer retrospektiven Analyse 194 Feten und Neugeborene mit Lebertumoren (Isaacs 2007), von denen 56 pränatal (28,9 %) und 138 postnatal (71,1 %) diagnostiziert wurden. Es handelte sich um 117 Fälle (60,3 %) von Hämangiomen, 45 Fälle (23,2 %) von mesenchymalen Hamartomen und 32 Fälle (16,5 %) von malignen **Hepatoblastomen.** Die prä- und postnatalen Detektionsraten der verschiedenen Histologien unterschieden sich nicht (Tab. 13.2). Von den Hämangiomen waren 65 % unifokal und 35 % multifokal, letzteres beinhaltete auch Fälle von diffuser Hämangiomatose. Während unifokale Hämangiome nur in 5 % eine kutane Manifestation zeigten, war diese in 49 % der Fälle mit multifokalen Befunden der Fall. Die Gesamtüberlebensrate betrug 75 % (Isaacs 2007).

Pränatal werden überwiegend große unifokale Leberhämangiome diagnostiziert, Befunde mit einer diffusen Hämangiomatose sind dagegen selten (Gembruch et al. 2002).

Leberhämangiome stellen sich als runde, echoarme, teils vaskularisierte Raumforderungen im Leberparenchym dar, die zum Teil auch Verkalkungsherde aufweisen (Abb. 13.11). Im Farbdoppler lassen sich zuführende Arterien und abführende Venen typischerweise mit hohen Flussgeschwindigkeiten bei einer niedrigen Pulsatilität darstellen.

Die Größe dieser Tumore variiert einerseits zwischen kleinen umschriebenen Arealen und andererseits Läsionen, die einen Großteil der Leber einnehmen können. Kleine Läsionen, die sich als echoreiche, umschriebene Raumforderungen darstellen, können bereits intrauterin eine Spontanregression zeigen und verursachen in der Regel keine perinatalen Komplikationen (Gembruch et al. 2002).

Große Häamangiome und solche mit einer diffusen Hämangiomatose dagegen können aufgrund der AV-Malformationen zu einer fetalen Herzinsuffizienz und/oder zu einer Kasabach-Merrit-Sequenz mit mikroangiopathischer hämolytischer Anämie, Thrombozytopenie, Verbrauchskoagulopathie führen (Gembruch et al. 2002).

Als **therapeutische Maßnahme** können intrauterine Transfusionen im Einzelfall zu einer, meist nur kurzfristigen, Stabilisierung führen. Auch die Applikation von Steroiden ist beschrieben. Bei lebensfähigen Feten ist bei Zeichen der Herzinsuffizienz und/oder Hydrops die vorzeitige Entbindung zu erwägen. Postpartal wird bei symptomatischen Kindern die Gabe von Steroiden als erste Maßnahme empfohlen. Zur Verringerung des AV-Shunt-

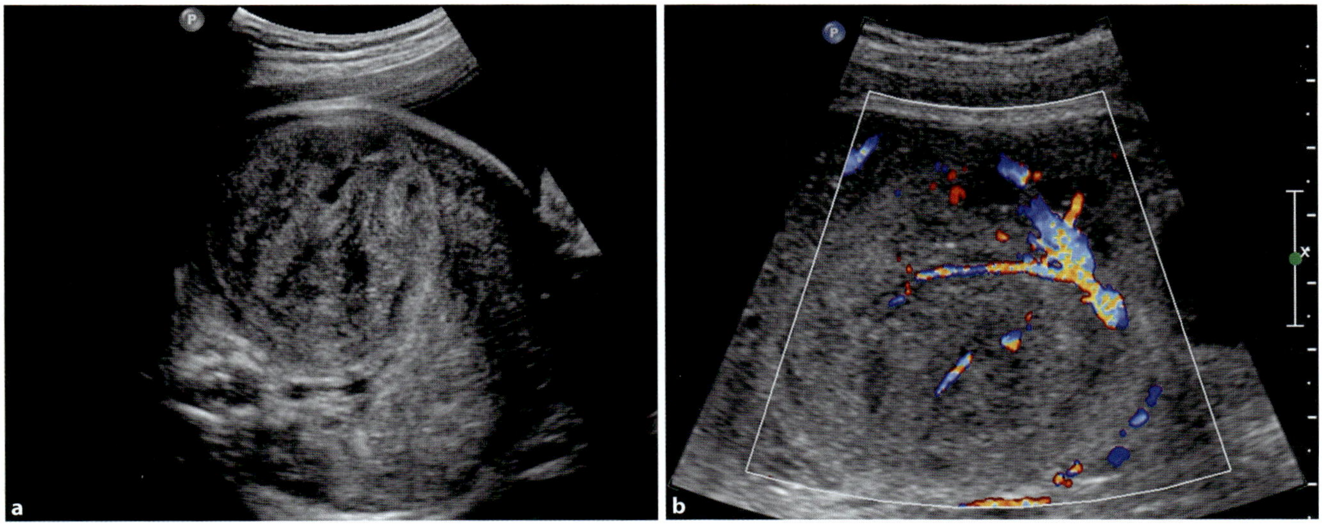

Abb. 13.12 a,b Unilaterales Mesoblastisches Nephrom (B-Bild, Gefäßdarstellung)

volumens kann entweder eine Ligatur der A. hepatica, alternativ eine radiologische interventionelle Gefäßokklusion vorgenommen werden. Bei umschriebenen Befunden wird, möglichst im Intervall, die chirurgische Exzision vorgenommen (Makin u. Davenport 2010). Zunehmend wird auch bei Leberhämangiomen über die erfolgreiche Erstlinientherapie mit Propranolol berichtet (Mhanna et al. 2011). Bei asymptomatischen Kindern wird in der Regel konservativ, unter sonografischer Überwachung vorgegangen und die Spontanregression abgewartet.

Die **Differenzialdiagnosen** des Hämangioms sind

- das mesenchymale Hamartom oder
- das Hepatoblastom.

Im Gegensatz zur mehr homogenen Struktur der Hämangiome, stellen sich **Hamartome** häufig als multizystische oder zystisch solide Raumforderungen dar (Isaacs 2007). Die Echogenität ist heterogen, ähnlich wie bei Hepatoblastomen. In etwa 75 % der Fälle ist der rechte Leberlappen betroffen. Bei großen Tumoren kann es zur Kompression der V. cava inferior oder der Umbilikalvene kommen. Häufig ist im III. Trimenon ein Polyhydramnion assoziiert. Wie bei Hämangiomen kann auf dem Boden eines ausgeprägten AV-Shuntings eine fetale Herzinsuffizienz entstehen (Isaacs 2007, Makin u. Davenport 2010). Sowohl Hamartome als auch die diffuse Hämangiomatose können mit plazentaren Anomalien, insbesondere mit Chorangiomen oder mesenchymalen Dysplasien, assoziiert sein. Die Überlebensrate perinataler Hamartome liegt bei etwa 64 % (Tab. 13.2) und ist damit 10 % geringer als bei Hämangiomen. Die Therapie der Wahl ist bei operablen Kindern die nachgeburtliche Resektion.

Die pränatale Diagnose maligner **Hepatoblastome** ist eine Seltenheit. Diese Tumore können in die Lunge, in das Gehirn, die Plazenta und in die Nebenniere metastasieren. Fetale Hepatoblastome stellen sich als inhomogene Raumforderungen dar und können von einem Hydrops und einem Polyhydramnion begleitet sein. Die Prognose ist dann besonders schlecht (Mahony u. Mc Parland 2009). Insgesamt beträgt die Überlebensrate beim kongenitalen Hepatoblastom etwa 25 % (Tab. 13.2, Isaacs 2007). Das nachgeburtliche Management besteht in einer initialen Chemotherapie und der chirurgischen Resektion, ggf. auch einer Lebertransplantation (Isaacs 2007, Makin u. Davenport 2010).

Renale Tumore machen im Spektrum kongenitaler Tumore eine Seltenheit aus. Das **mesoblastische Nephrom**, auch als renales Hamartom bezeichnet, ist der häufigste pränatal diagnostizierte Tumor.

Selten werden auch **Wilms-Tumore** pränatal diagnostiziert (Leclair et al. 2005). Die Diagnose dieser Tumore erfolgt meist im späten III. Trimenon.

Mesoblastische Nephrome stellen sich als einseitige, große solide Raumforderungen dar. Sie haben eine hypoechogene Konsistenz mit einem echogenen Saum (Abb. 13.12). Sonografisch sind sie nicht von Wilms-Tumoren zu unterscheiden (Avni et al. 2009), zur besseren Differenzierung kann eine zusätzliche MRT-Diagnostik durchgeführt werden (Linam et al. 2010). Bei 2/3 der Schwangerschaften kommt es zur Entwicklung eines Polyhydramnions, in etwa 25–35 % kommt es zur Frühgeburt (Lecleir et al. 2005, Linam et al. 2010). Es sollte daher eine Überwachung an einem Perinatalzentrum erfolgen. Nach vollständiger Resektion ist das Outcome beim mesoblastischen Nephrom exzellent. Das Outcome beim **Wilms-Tumor** hängt von der Histologie und dem Staging ab. Die Therapie besteht in einer Nephrektomie mit anschließender Chemotherapie und/oder Radiatio. Die Überlebensraten für die Stadien I–III betragen bei günstiger Histologie >90 % (Heaton u. Liechty 2008, Linam et al. 2010).

Das **Neuroblastom** ist der häufigste maligne Tumor bei Feten und Neugeborenen. Die Inzidenz wird mit 0,5 auf 100.000 Lebendgeburten angegeben (Dhir u. Wheeler 2010). Mehr als 90 % der antenatal diagnostizierten Neuroblastome gehen von der **Nebenniere** aus. Seltenere Lokalisationen sind der Hals, der Thorax oder das Becken. In der Regel handelt es sich um unilaterale Tumore, die am oberen Pol der Niere liegen (Abb. 13.13). Die pränatale Diagnose erfolgt typischerweise im III. Trimenon. Das sonografische Erscheinungsbild ist variabel und reicht von zystisch bis solide sowie Mischformen. Teilweise werden Kalzifikationen nachgewiesen. Ein Polyhydramnion ist häufig assoziiert (Avni et al. 2009, Mahony et al. 2009). In Einzelfällen wurde bei

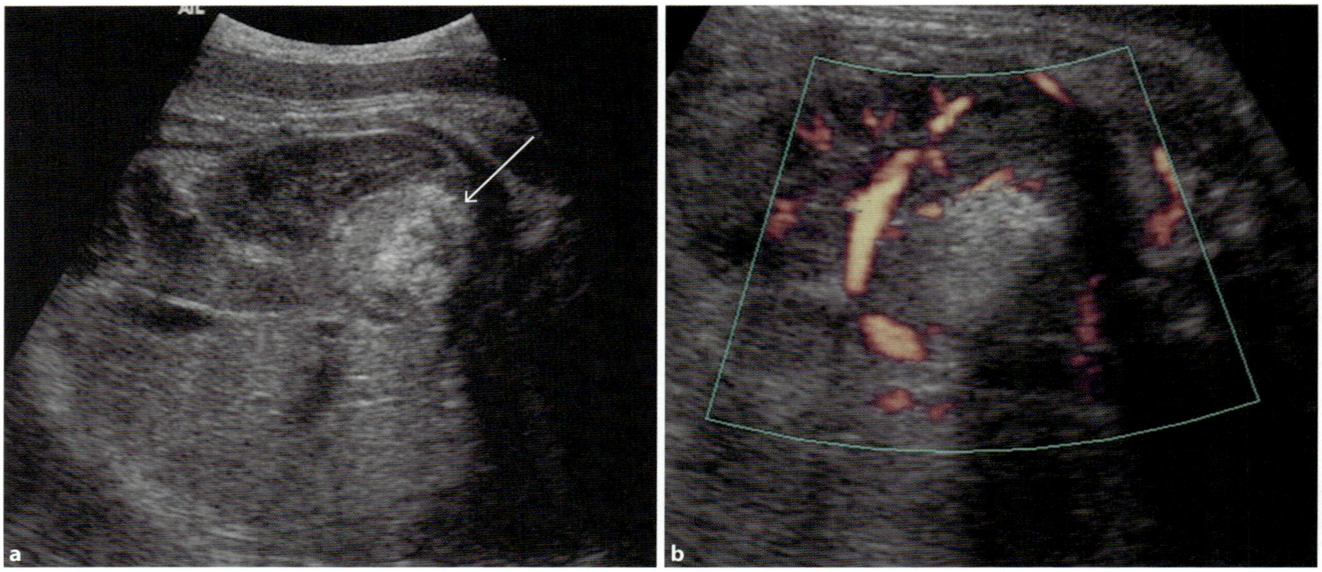

Abb. 13.13 a,b Adrenales Nephroblastom (*Pfeil*) als hyperechogene, am oberen Nierenpol gelegene Raumforderung

metastatischem Befall der Plazenta eine maternale Präeklampsie und/oder ein Hydrops fetalis beschrieben.

Die wichtigste **Differenzialdiagnose** ist die Nebennierenrindenblutung, welche in ca. 70 % die rechte Nebenniere betrifft. Andere Differenzialdiagnosen sind der infradiaphragmale Lungensequester oder Tumore der Niere, wie das mesoblastische Nephrom.

Im Hinblick auf die nachgeburtliche Diagnostik und ggf. notwendige Therapie sollte die Betreuung an einem Perinatalzentrum erfolgen.

Bei Geburt sind bis zu 50 % der Neuroblastome metastasiert, die häufigsten Metastasen finden sich in der Leber, im Subkutangewebe und in der Plazenta (Mahony et al. 2009). Die Prognose ist jedoch im Allgemeinen gut, die Überlebensrate liegt bei >90 %. Abhängig vom Stadium der Erkrankung erfolgt entweder die primäre Resektion oder eine Chemotherapie, auch das Abwarten des Spontanverlaufes mit Tumorregression ist beschrieben (Dhir u. Wheeler 2010).

13.6 Zystische Tumoren

Bei weiblichen Feten repräsentieren **Ovarialzysten** eine der wichtigsten Differenzialdiagnosen zystischer intraabdomineller Raumforderungen. Die Inzidenz von Ovarialzysten wird, basierend auf postmortalen pathologischen Untersuchungen, bei Neugeborenen mit bis zu 30 % angegeben. Allerdings handelt es sich meist um kleine Zysten, die in den ersten Lebensmonaten involutionieren und nicht von klinischer Relevanz sind (Heling et al. 2002).

Fetale Ovarialzysten werden typischerweise im III. Trimenon diagnostiziert (Median 33–35 SSW, Range 24–40 SSW) (Heling et al. 2002, Monnery-Noche et al. 2008). Sie sind meist lateral im unteren Abdomen lokalisiert. Die Zysten können einfach (echoarm, dünne Zystenwand) oder komplex (dicke Zystenwand, hyperechogene Binnenstruktur, Sediment) aufgebaut sein (Abb. 13.14). Bei komplexen Zysten besteht eine höhere Wahrscheinlichkeit der Ovarialtorsion, die in 40–50 % der Fälle als Komplikation beobachtet wird (Heling et al. 2002, Monnery-Noche et al. 2008). Allerdings ist in über 50 % der Fälle eine intrauterine oder postnatale Regression der Befunde zu erwarten, insbesondere bei einfachen Zysten (Heling et al. 2002). Selten kommt es zu pränatalen Komplikationen, z. B. einer intestinalen Obstruktion, die zur Bildung eines Polyhydramnions führen kann.

Als seltene **Differenzialdiagnosen** eines zystischen Abdominaltumors kommen Mesenterialzysten, Darmduplikaturen, Mekoniumpseudozysten, Choledochuszysten oder Urachuszysten in Betracht.

Das **Management bei Ovarialzysten** wird kontrovers diskutiert und reicht vom expektativen Vorgehen über die prä- oder postnatale Aspiration bis hin zur postnatalen Resektion (Monnery-Noche et al. 2008). Eine pränatale Aspiration ist meist nicht sinnvoll und notwendig, da es einerseits schnell zur Reakkumulation der Flüssigkeit kommt, andererseits Komplikationen durch eine Blutung oder Infektion auftreten können. Zur Ermöglichung eines Spontanpartus kann ggf. bei großen Befunden vor Geburt eine Zystenpunktion erwogen werden. Bei nachgeburtlicher Befundpersistenz und/ oder Komplikationen wird eine Zystenexzision, alternativ eine Ovarektomie durchgeführt. Letztere ist bei 40–50 % der Neugeborenen erforderlich, in erster Linie bei nach Ovarialtorsion (Monnery-Noche et al. 2008).

Mesenterialzysten sind seltene abdominale Läsionen und stellen sich als echoarme Raumforderungen dar (Abb. 13.15). Die Mehrzahl (50–60 %) ist im Bereich des Ileums lokalisiert, sie können jedoch an jeder Stelle des Gastrointestinaltrakts, vom Duodenum bis zum Rektum, vorkommen. Mesenterialzysten kommen sowohl unilokulär als auch multilokulär vor. Sie sind von benignem Charakter und von Endothelzellen ausgekleidet (Chung et al. 1991). Nur eine geringe Zahl von Mesenterialzysten wird in Anbetracht einer Vielzahl von Differenzialdiagnosen pränatal korrekt diagnostiziert. Zu nennen sind Ovarialzysten,

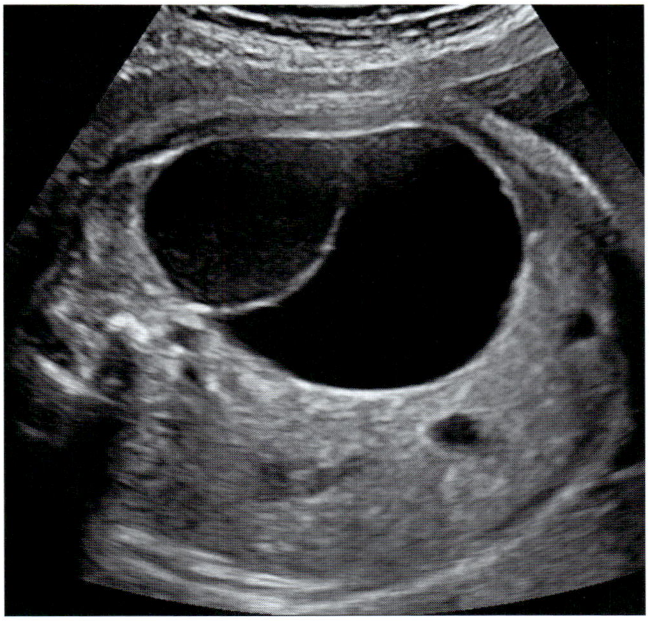

Abb. 13.14 Einfach septierte fetale Ovarialzyste in der 33. SSW

hepatische Zysten, Choledochuszysten, Mekoniumpseudozysten, Dünndarm-Duplikaturen oder Zysten des Omentum majus (Tan et al. 2009). Der pränatale Verlauf ist in der Regel unkompliziert, häufig kommt es zur Spontanregression (Kamil et al. 2008). Unerkannte Mesenterialzysten können im Laufe des Lebens symptomatisch werden. Hauptsymptome sind meist unspezifische Bauchschmerzen, selten auch ein akutes Abdomen. Die Therapie besteht dann in der operativen Entfernung (Tan et al. 2009).

Eine intraabdominelle Manifestation von **Lymphangiomen** ist insgesamt selten, bevorzugt sind diese dann im Bereich des Dünndarms lokalisiert. Sie erscheinen sonografisch als unilokuläre oder multilokuläre Tumoren, in der Binnenstruktur lassen sich oft Septen nachweisen (Abb. 13.16) (Teixera et al. 2007). Diese Malformation wurde in der Vergangenheit auch als Mesenterialzyste, zystisches Lymphangiom des Dünndarms oder Chylangiom beschrieben, stellt jedoch eine unterschiedliche Entität dar. Mesenteriale Lymphangiome können Bestandteil einer syndromalen Erkrankung, wie des Noonan und Turner Syndroms, sein. Die Mehrheit der Fälle verläuft klinisch inapparent. Bei isolierten Befunden haben die Neugeborenen eine gute Prognose. Die Therapie der Wahl ist die chirurgische Exzision (Teixera et al. 2007).

13.7 Extremitäten

Tumore im Bereich der fetalen Extremitäten sind selten, am häufigsten handelt es sich um **Lymphangiome** und **Hämangiome** (Kamil et al. 2008). Nur 2 % der fetalen Lymphangiome werden im Bereich der Extremitäten gefunden, während ca. 75 % im Bereich des Halses und ca. 20 % in der Axillarregion lokalisiert sind.

Das sonografische Erscheinungsbild ist unter der Region „Kopf/ Hals“ beschrieben.

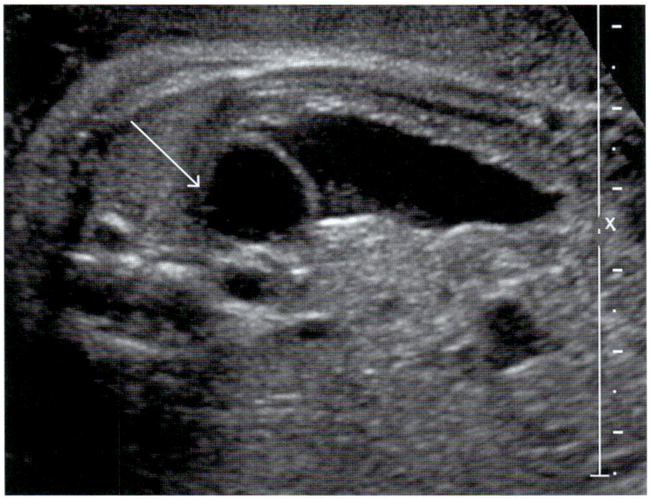

Abb. 13.15 Fetale Mesenterialzyste (*Pfeil*) im Bereich der Kurvatur des Magens

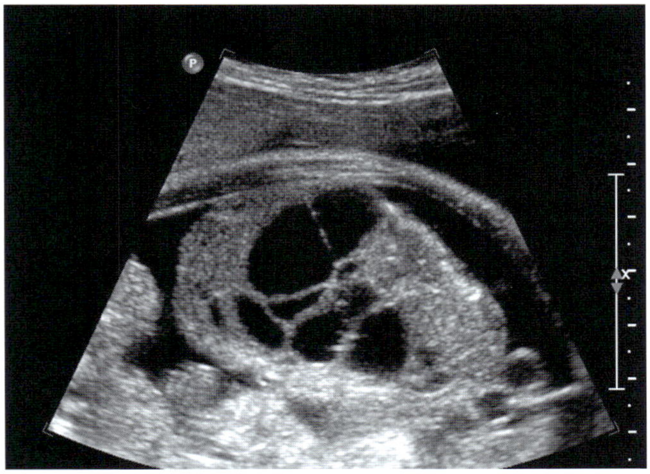

Abb. 13.16 Intestinales Lymphangiom mit Aszitesbildung

Lymphangiome der Extremitäten zeigen meist einen unkomplizierten intrauterinen Verlauf. In seltenen Fällen kann es jedoch zu einem rapiden Tumorwachstum mit Befall einer gesamten Extremität sowie Infiltration von Muskulatur und Retroperitonealraum kommen, sodass postpartal insbesondere mit Einschränkungen durch starke Narbenbildung zu rechnen ist (Schild et al. 2003, Kamil et al. 2008).

Die Extremitäten (n=4) sind nach der Leber (n=7) die zweithäufigste Lokalisation fetaler **Hämangiome** in unserer Serie (Kamil et al. 2008). Kongenitale Hämangiome oder **Hämangioendotheliome** sind proliferierende endotheliale Gefäßtumore, welche häufig in der Haut lokalisiert sind. Grundsätzlich können sie in allen Organen und Körperregionen vorkommen, sowohl singulär als auch multipel (Poetke u. Berlien 2010). Bei vorgeburtlicher Manifestation erfolgt die Diagnose meist im späten II. oder III. Trimenon. Im Ultraschallbild zeigen sich Hämangiome als solide homogene oder leicht heterogene Raumforderungen, die in der Farbdoppleruntersuchung Gefäße mit hohen Flussgeschwindigkeiten aufweisen (Abb. 13.17). Häufiger finden sich

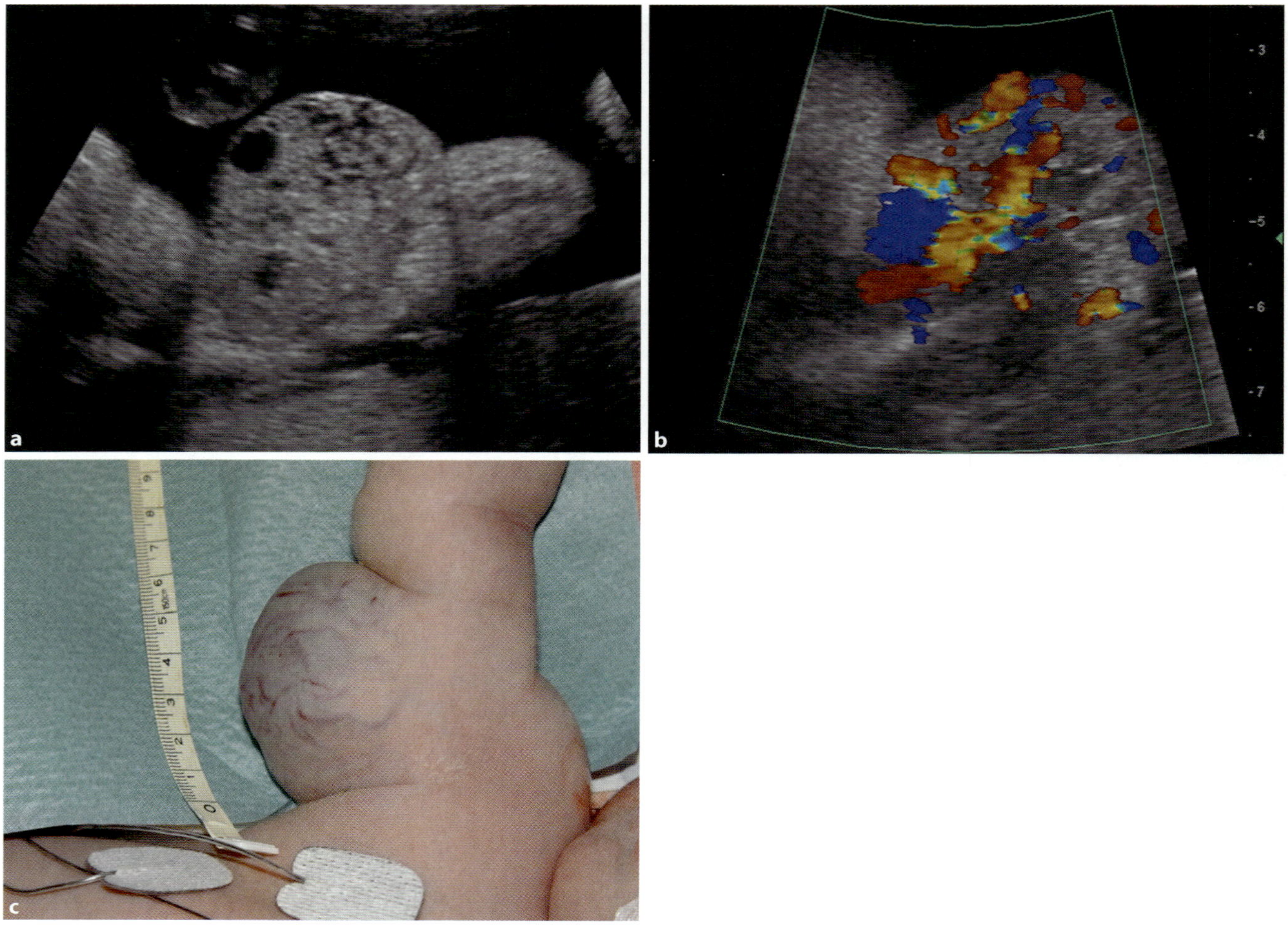

Abb. 13.17 **a** Hämangiom im Bereich des Oberarms. **b** Hämangiom, Darstellung der Vaskularisation mittels Farbdoppler. **c** Postpartaler Befund

auch Verkalkungsherde (Elia et al. 2008). Da es sich um AV-Malformationen handelt, können größere Tumore zu einer kardialen Belastung führen (Kamil et al. 2008).

Bei den kongenitalen Hämangiomen werden postnatal unterschiedliche Verlaufsformen unterschieden (Poetke u. Berlien 2010), wie

- das RICH („rapid involuting congenital hemangioma"),
- das NICH („non involuting congenital hemangioma") sowie
- das kaposiforme kongenitale Hämangioendotheliom.

Eine **Therapieindikation** ist abhängig vom Typ und der Verlaufsform.

RICH sind bei Geburt vollständig ausgebildete Tumore, sind bei beiden Geschlechtern gleich häufig, treten bevorzugt an den Extremitäten, am Stamm sowie am Kopf auf und zeigen meist eine komplette Regression innerhalb des ersten Lebensjahres. Bei pränatal diagnostizierten Hämangiomen handelt es sich daher in der Regel um RICH-Tumore.

NICH dagegen können bei Geburt nur mäßig ausgebildet sein, weisen eine männliche Prädominanz, Prädilektionsstellen im Nackenbereich und eine mit dem Körperwachstum korrelierende Progredienz auf. Nur in seltenen Fällen tritt eine Spontanregression ein (Krol und McArthur 2005, Poetke u. Berlien 2010).

Bei dem NICH ist ein Übergang in ein **kaposiformes kongenitales Hämangioendotheliom** beschrieben, ebenso können bei dieser Verlaufsform Gerinnungsstörungen auftreten. Komplikationen können durch Ulzerationen, Blutungen, ein exzessives Wachstum und kosmetische Beeinträchtigungen auftreten.

Mögliche Behandlungsoptionen sind die systemische oder topische Applikation von Kortikosteroiden, Chemotherapeutika, Laser oder die chirurgische Resektion. In jüngerer Zeit wurden hohe Ansprechraten unter einer Primärtherapie mit Propranolol berichtet, sodass viele Zentren diese Therapie als Erstlinienregime bei problematischen Hämangiomen empfehlen (Buckmiller et al. 2010).

13.8 Steißbein

Der häufigste Tumor in dieser Region ist das **Steißbeinteratom**, dessen Inzidenz wird mit etwa 1: 40.000 Lebendgeburten angegeben wird. Teratome enthalten histologisch Gewebe aller 3 Keimblätter (Ektoderm, Mesoderm, Endoderm). Bei den kongenitalen Teratomen handelt es sich überwiegend um reife und damit benigne Tumore. Daneben existieren unreife oder maligne Formen (Dottersacktumor). Mit zunehmendem Lebensalter steigt der Anteil an Malignität an. Es besteht eine

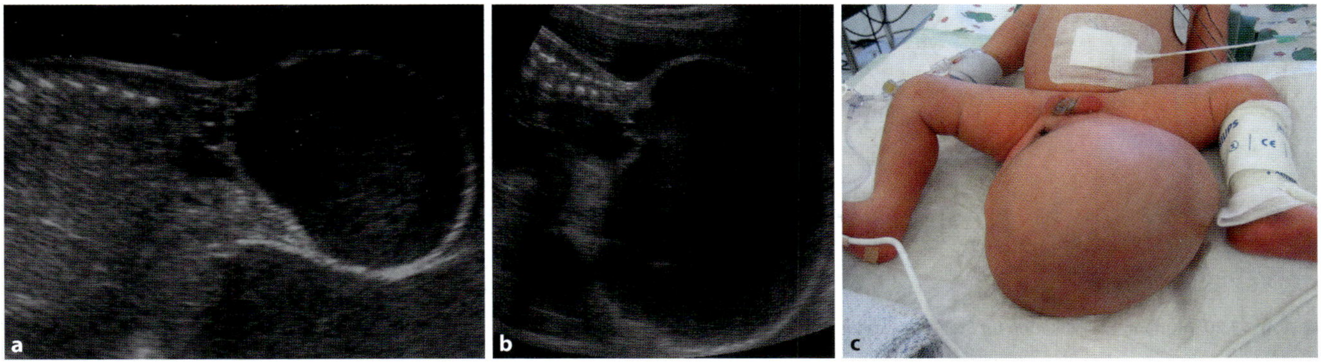

Abb. 13.18 Externes, zystisches Steißbeinteratom. **a** 24 SSW. **b** 32 SSW. **c** postpartal)

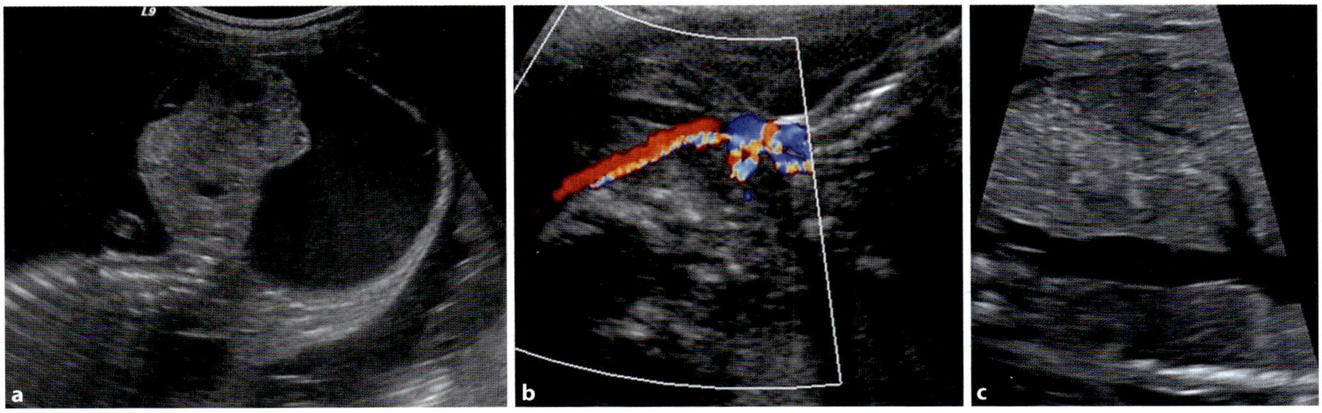

Abb. 13.19 **a** zystisch-solides Steißbeinteratom. **b** Solides Steißbeinteratom mit großen AV-Gefäßen. **c** Fetaler Abdomenlängsschnitt: deutlich erweiterte Vena cava inferior bei einem Fetus mit kardialer Insuffizienz aufgrund eines großen soliden Steißbeinteratoms

weibliche Prädominanz (Geschlechtsverteilung: weiblich zu männlich 4:1) (Barksdale u. Obokhare 2009). Tabelle 13.1 gibt einen Überblick über die häufigsten Lokalisationen perinataler Teratome.

Der Tumor geht in der Regel von der Steißbeinoberfläche aus und wächst überwiegend exophytisch zwischen Analöffnung und Steißbein, kann sich allerdings auch in das Becken oder Abdomen ausdehnen. Die sonografische Diagnosestellung erfolgt meist im II. Trimenon. Der Tumor kann von variabler Größe und Struktur – überwiegend zystisch, solide oder zystisch solide – sein (Abb. 13.18, Abb. 13.19a). Mittels Farbdoppleruntersuchung lässt sich die Vaskularisation des Tumors beurteilen (Abb. 13.19b).

Entsprechend der Tumorausdehnung werden in einer chirurgischen **Klassifikation nach Altmann** (1974) folgende Formen unterschieden (Abb. 13.20):

- **Typ I:** überwiegend postsakral (47 %)
- **Typ 2:** postsakral mit intrapelviner Ausdehnung (34 %)
- **Typ 3:** äußerlich sichtbar, jedoch überwiegend präsakral gelegen (9 %)
- **Typ 4:** vollständig präsakral (10 %)

Die pränatale Diagnosestellung gelingt bei externen Befunden anhand des typischen sonografischen Erscheinungsbildes meist einfach. Schwieriger ist die Diagnose bei überwiegend präsakralen Befunden, da die Schallauslöschung durch das knöcherne Becken die Darstellung des intrapelvinen Anteils erschwert. Im Einzelfall kann hier eine MRT-Diagnostik hilfreich sein.

Mögliche **Differenzialdiagnosen** sind sakrale posteriore und selten anteriore Myelomeningozelen, sakrale und retroperitoneale Lymphangiome, Lipome, Dermoide oder zystische Rektumduplikaturen. In 15 % finden sich assoziierte Anomalien, insbesondere des ZNS, des gastrointestinalen oder muskuloskelettalen Systems (Barksdale u. Obokhare 2009).

Während die Prognose Neugeborener mit **Steißbeinteratom** (SBT) in Abhängigkeit von der Ausdehnung, dem Diagnosezeitpunkt und der Dignität überwiegend günstig ist, haben Feten mit intrauteriner Diagnosestellung ein hohes Risiko für perinatale Komplikationen (Hedrick et al. 2004).

> **Teratome können wie andere AV-Malformationen zum „high-cardiac output“, einer kardialen Insuffizienz und in der Folge zum Hydrops fetalis führen.**

In einem Review unter Einschluss von 190 Fällen mit pränataler Diagnose eines Steißbeinteratoms lag die Gesamtmortalität bei 38 % (72/190). In 16,8 % (32/190) entwickelte sich ein Hydrops fetalis, in diesem Kollektiv betrug die Überlebensrate <10 % (Gucciardo et al. 2011). Manche Feten entwickeln zusätzlich zum gesteigerten Herz-Zeit-Volumen eine sekundäre Anämie. Diese kann durch die bestehende Mikroangiopathie als auch durch eine Einblutung in das Teratom bedingt sein. Aufgrund der hohen

Pathologische Plazenta und Nabelschnur

W. Henrich, E. Hafner

U. Gembruch, K. Hecher, H. Steiner (Hrsg.), *Ultraschalldiagnostik in Geburtshilfe und Gynäkologie*,
DOI 10.1007/978-3-642-29633-8_14,

14.1 Einleitung

Die Plazenta ist die Schnittstelle zwischen dem mütterlichen und dem fetalen Kreislauf. Sie erfüllt mit den Eihäuten und der Nabelschnur komplexe Aufgaben des Stoffaustausches zwischen Mutter und Fetus.

Voraussetzung für eine unkomplizierte Schwangerschaft ist eine normale Plazentation. In der Regel nistet sich der Throphoblast in die gut perfundierten fundusnahen Anteile des Uterus ein. Die Invasion ist auf die maternale Decidua basalis begrenzt. Die Nabelschnurgefäße sind durch die Wharton'sche Sulze geschützt und münden normalerweise zentral in das Plazentabett.

14.1.1 Ultraschall der Plazenta

Ultraschalluntersuchungen werden seit über fünf Jahrzehnten in der Geburtshilfe durchgeführt. Die Indikation, die schon ganz am Anfang die Überlegenheit des Ultraschalls gegenüber anderen Methoden deutlich machte, war die Bestimmung des Plazentasitzes (Campell u. Kohorn 1968, Galli et al. 1968, Kratochwil 1969, Jedberg et al. 1970). Trotzdem wird der Untersuchung der Plazenta üblicherweise weniger Aufmerksamkeit gewidmet als der des Fetus und des Uterus. Die genaue sonografische Untersuchung der Plazenta trägt entscheidend zur Feststellung bei, ob sich eine Schwangerschaft normal entwickelt (Merz 2005, Abramovicz u. Sheiner 2008, Pijnenborg et al. 2010).

Das sonografische Bild ist häufig mit den histopathologischen Befunden korreliert. Einerseits gehen pathologische Dopplerflussmessungen der Aa. uterinae oft mit einer Atherose der Gefäße im Plazentabett einher. Andererseits sind bei pathologischen Dopplerflusskurven der Umbilikalarterien das Volumen und die Vaskularität der terminalen Plazentavilli verringert (Sebire u. Sepulveda 2008).

Zur differenzierten **sonografischen Untersuchung der Plazenta** gehört die Beurteilung der:

- Lokalisation (Ausschluss Placenta praevia)
- Struktur und Reife (z. B. regressive Veränderungen, „jelly-like placenta")
- Größe und Dicke (z. B. Plazentahypotrophie, Plazentamegalie)
- Form (z. B. Nebenplazenta, kugelige Plazenta, Placenta circumvallata)
- Tumore (z.B Chorangiom)
- Implantationsstörungen (Plazenta accreta, increta, percreta)
- Nabelschnur (Anzahl der Gefäße, abnorme Nabelschnurinsertion, „coiling" der Nabelschnur)

Zum Verständnis der Plazentafunktion ist von Interesse

- Volumen,
- Wachstum und
- Durchblutung der Plazenta und die beidseitige uterine Perfusion.

14.2 Plazentasitz

Zwischen 4–5 Schwangerschaftswochen (SSW) ist in der transvaginalen Sonografie eine echoreiche, ringförmige, etwas asymmetrische, in der Dezidua gelegene Struktur zu erkennen, die der einwachsenden Plazenta entspricht. In den darauf folgenden Wochen kommt es zu Proliferation und abschnittweiser Regression der Plazenta (Spirt u. Gordon 2001). Ab dem II. Trimenon wird die Lage der Plazenta als normal bezeichnet, wenn sie nicht über oder in der Nähe des inneren Muttermundes liegt.

Dem genauen Plazentasitz (anterior, posterior, lateral, fundal) wird keine besondere klinische Bedeutung beigemessen. Allerdings findet man bei einer Seitenwandplazenta häufiger einen erhöhten Widerstand der Uterinaperfusion auf der kontralateralen Seite. Wichtig ist ab dem II. Trimenon der Abstand der Plazenta vom inneren Muttermund.

Im II. Trimenon sollte regelmäßig der **Abstand der Plazenta vom inneren Muttermund** mithilfe der Transvaginalsonografie in Millimetern gemessen werden. Die Messung sollte bei geleerter Harnblase erfolgen. Ein zu geringer Abstand entsteht, wenn die Plazenta zu tief im unteren Uterinsegment implantiert ist. Dies kann ein Grund für schmerzlose, teils starke Blutungen im II. Trimenon sein. Zwischen 18 und 22 SSW erreichen oder überlappen 2–4 % aller Plazenten das Os internum (Oppenheimer 2007). Am Termin kommt es in ca. 0,4 % aller Einlingsgeburten zu einer Placenta praevia (Sheiner et al. 2001, Rosenberg et al. 2010).

14.2.1 Placenta praevia

Definition

Ein Vorliegen der Plazenta vor dem inneren Muttermund (iMM) wird als Placenta praevia (PP) bezeichnet. Dabei unterscheidet man drei Formen.

- Bei einer **Placenta praevia totalis** ist der innere Muttermund vollständig durch Plazentagewebe verdeckt (Abb. 14.1a,b,c).
- Bei einer **Placenta praevia partialis** ist der innere Muttermund teilweise durch Plazentagewebe bedeckt. Dieses Bild ist sonografisch nicht darstellbar, da das partielle Vorliegen der Plazenta nur bei eröffnetem Muttermund klinisch bzw. amnioskopisch festgestellt werden kann.
- Bei einer **Placenta praevia marginalis** erreicht der Plazentarand den inneren Muttermund ohne ihn zu überlappen.

Liegt die Plazenta in einem Abstand von ≤ 2 cm vom inneren Muttermund entfernt, bezeichnet man dies als einen tiefen Plazentasitz (Abb. 14.1d).

Wichtig für das operative Vorgehen ist die Unterscheidung in eine Hinterwand-(HW)- oder Vorderwand(VW)-Placenta praevia totalis, da bei einer VW-Placenta praevia totalis die transplazentare Kindsentwicklung durch die unmittelbar nach uteriner Inzision auftretende Blutung erschwert sein kann und durch eine

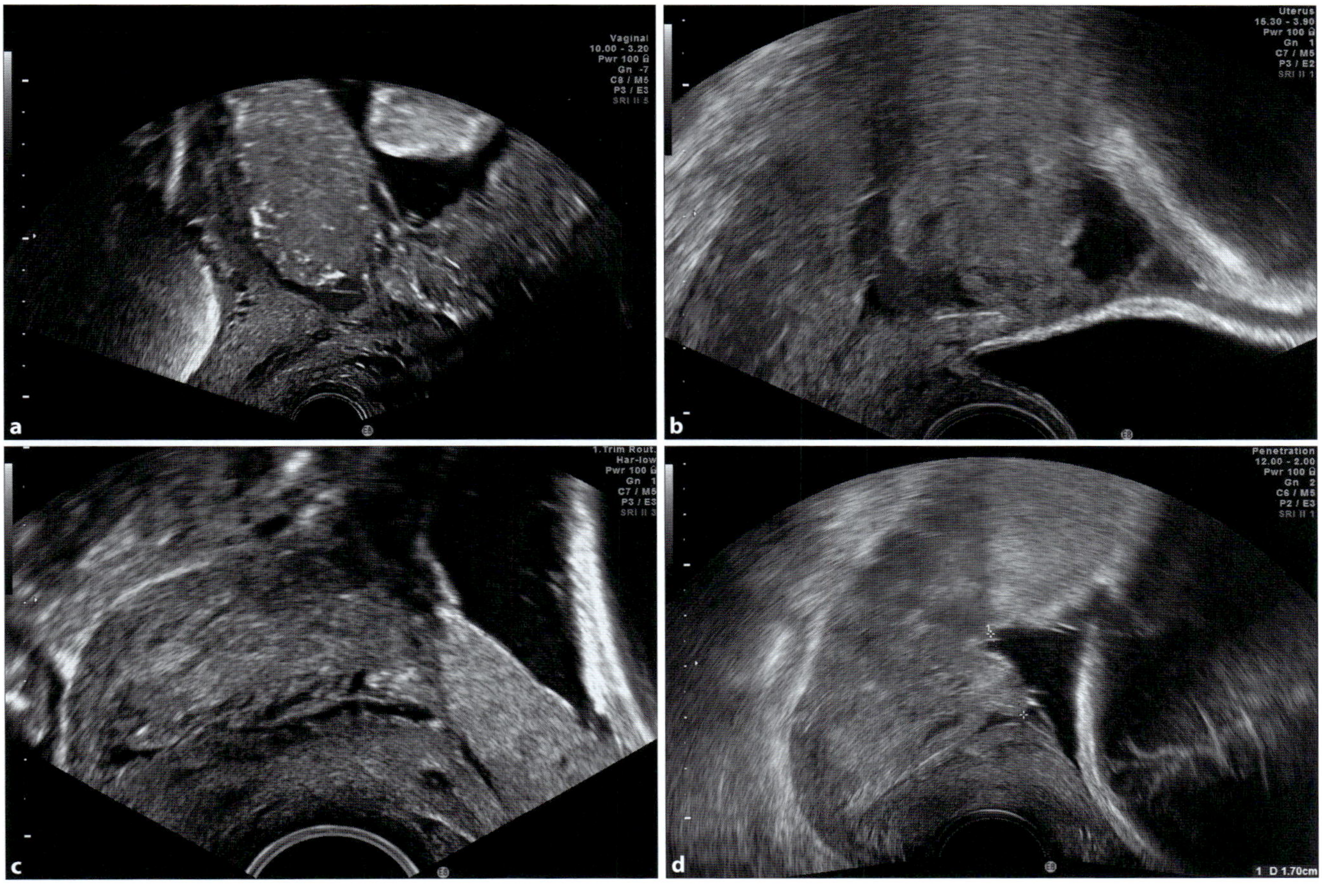

Abb. 14.1 **a** Vorder-/Hinterwand-Placenta praevia totalis mit regelrechter Demarkierung von der unreifen langen Zervix, 34 SSW, Transvaginalsonografie. **b** Hinterwand-Placenta praevia totalis 35 SSW, Transvaginalsonografie. **c** Vorderwand-Placenta praevia totalis 34 SSW, Transabdominalsonografie. **d** Tiefer Sitz der HW-Placenta (kaudaler Plazentarand < 2 cm vom inneren Muttermund). 35 SSW, Transvaginalsonografie

Nabelschnurläsion ein fetaler Blutverlust auftreten kann. Aus einer eigenen Serie von 34 Patientinnen mit einer VW-Placenta praevia totalis kam es bei 2 Neonaten zu einem transfusionsbedürftigen Blutverlust (Fuchs et al. 2008).

Häufigkeit

Die Häufigkeit einer Placenta praevia ist abhängig vom Gestationsalter. Zwischen 10–20 Schwangerschaftswochen (SSW) weisen bis zu 6 % aller Schwangeren eine Placenta praevia auf (Oyelese u. Smulian 2006). 90 % dieser Befunde ändern sich bis zum Termin aufgrund einer Dehnung und Wachstum des unteren Uterinsegments, sodass es scheinbar zu einer Migration der Plazenta nach kranial kommt. Des Weiteren werden Apoptosephänomene der kaudalen Plazentaausläufer beobachtet. Die Prävalenz einer Placenta praevia am Ende des III. Trimenons beträgt bis zu 0,4 % (Faiz u. Ananth 2003).

! Im I. Trimenon sollte man eine normale Plazentalokalisation nicht als PP fehlinterpretieren. Im I. Trimenon liegen häufig das anteriore und posteriore untere Uterinsegment aneinander, wodurch dieses Segment der Zervix zugerechnet und eine normale Plazentalage fälschlicherweise als PP angenommen wird (Abb. 14.2).

Der Grad der Überlappung korreliert mit dem Risiko für einen persistierenden Befund. Wird im I. Trimenon eine Placenta praevia festgestellt, sollte die Diagnose zurückhaltend vermittelt und der Befund mit 22 SSW kontrolliert werden. Denn bei einer Überlappung über den inneren Muttermund von weniger als 1,5 cm im Zweittrimesterscreening besteht nur in 20 % eine Placenta praevia am Termin. Dagegen persistiert eine Placenta praevia bei einer Überlappung von mehr als 2,5 cm in 40 % der Fälle (Becker et al. 2001) (Abb. 14.3).

Risikofaktoren und Symptome

Risikofaktoren für eine Placenta praevia sind Uterusvoroperationen, insbesondere vorangegangene Sectiones, eine Myomenukleation, Curettagen und andere uterine Eingriffe (Clark et al. 1985). Auch bei erhöhtem Nährstoffbedarf (Ananth et al. 2003), z. B. bei Mehrlingen und nach Kinderwunschbehandlung tritt eine Placenta praevia gehäuft auf. Die Prävalenz ist bei männlichen Feten um 14 % erhöht. Diskutiert wird eine verzögerte Implantation der männlichen Blastozyste (Demissie et al. 1999).

Das häufigste Symptom einer Placenta praevia ist eine **schmerzlose Blutung**. Das Blutungsrisiko steigt mit wachsendem Gestationsalter aufgrund zunehmender Scherkräfte bei Kontraktionen und durch die Zervixreifung. Eine Blutung vor 30 SSW tritt bei 30 % der Schwangeren mit PP auf und ist mit

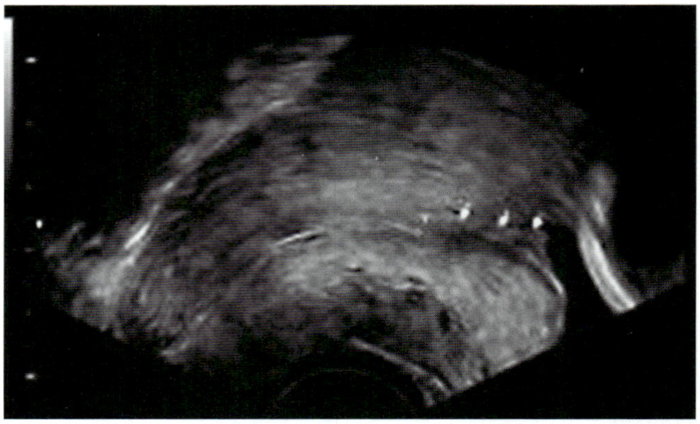

Abb. 14.2 Zervixlänge 43 mm, kranial davon das noch nicht entfaltete untere Uterinsegment (*Pfeile*). 22 SSW, Transvaginalsonografie

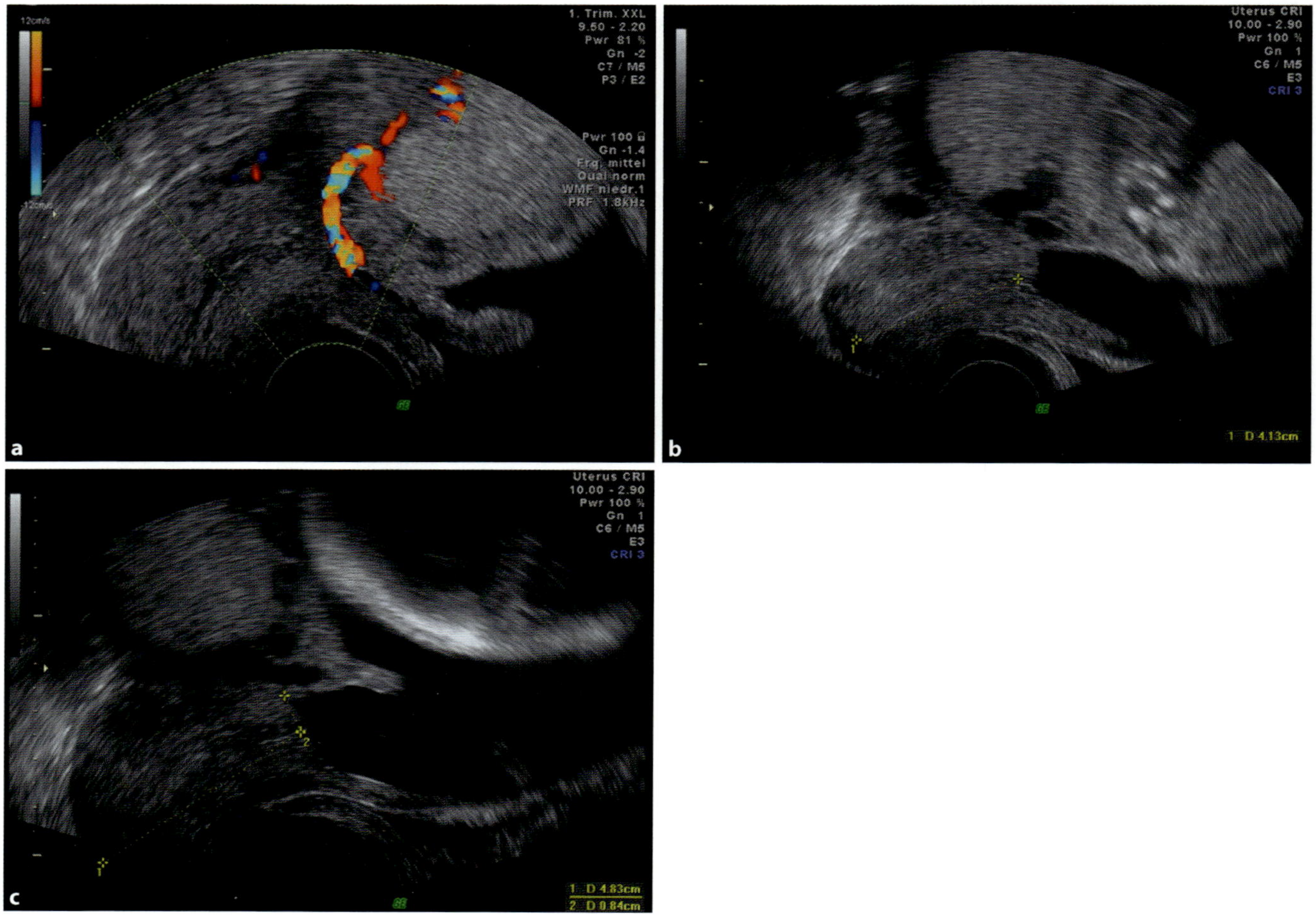

Abb. 14.3 Veränderungen der Plazentalokalisation im Schwangerschaftsverlauf bei derselben Schwangeren. **a** 20 SSW, Placenta praevia totalis mit 18 mm Überlappung des kaudalen Hinterwandplazentarandes über dem inneren Muttermund. **b** 30 SSW, Placenta praevia marginalis. **c** 39 SSW, tiefer Plazentasitz. Nach 41 SSW komplikationsloser Spontanpartus

einem komplizierten Verlauf (Hämorrhagie, Transfusionsbedarf, Frühgeburt und perinataler Mortalität) verbunden (McShane et al. 1985).

Schwangere mit Placenta praevia haben ein erhöhtes Risiko für folgende **Komplikationen** (Gemer u. Segal 1994):

- Lageanomalie des Fetus (BEL/QL)
- Wachstumsretardierung
- Vorzeitiger Blasensprung
- Vorzeitige Plazentalösung
- Placenta accreta/increta/percreta
- Anomalie des Nabelschnuransatzes (marginaler Nabelschnuransatz, Insertio velamentosa und Vasa praevia)

Diagnose

Das Ziel der Schwangerenvorsorge ist es, den Befund einer Placenta praevia frühzeitig vor dem Auftreten einer vaginalen Blutung oder vor anderen Komplikationen zu erkennen und das Management und die Geburt zu planen.

Bei allen Schwangeren muss der Plazentasitz sonografisch festgestellt und im Mutterpass dokumentiert werden. Dies ist bei tiefem Sitz bei ausreichend gefüllter Harnblase abdominalsonografisch möglich. Die Dokumentation im Mutterpass erfolgt mit Angabe der exakten Wandlokalisation (Vorder- oder Hinterwand), da diese Konsequenzen für die Operation (z. B. transplazentarer Zugang bei VW-Plazenta) hat. Besteht der Verdacht auf eine PP, kann die exakte Lage vaginalsonografisch bei entleerter Harnblase diagnostiziert werden (Herr et al. 2006). Liegt eine PP vor, sollten auch die Implantationstiefe und der Ansatz der Nabelschnur beurteilt werden, da irreguläre Nabelschnurinsertionen gehäuft auftreten und für den Fetus lebensbedrohlich sein können.

Im Gegensatz zur digitalen vaginalen Untersuchung ist die Vaginalsonografie nicht kontraindiziert und erhöht nicht das Blutungsrisiko (Timor-Tritsch u. Monteagudo 1993).

Von Koitus wird abgeraten. In Abhängigkeit des Gestationsalters erfolgen drei- bis vierwöchige Verlaufskontrollen zur Biometrie des Fetus zum Ausschluss einer Wachstumsretardierung und zur wiederholten Evaluation der Plazenta.

Tipp

Empfohlen wird eine frühzeitige Vorstellung in der Entbindungsklinik zur Planung der Operation. Eine großzügige Eisensubstitution ist ratsam, um einen hohen präoperativen Ausgangshämoglobinwert zu erzielen.

Bei leichter Blutung und unauffälligem CTG < 34 SSW ist ein konservatives Management zu erwägen, um die Schwangerschaft zumindest für die fetale Lungenreifeinduktion zu prolongieren. Bei jeder PP-Blutung muss eine vorzeitige Plazentalösung ausgeschlossen werden, da diese gehäuft auftritt (Tikkanen et al. 2006). Bei fehlendem sonografischen Hinweis für eine vorzeitige Plazentalösung und leichten vorzeitigen Wehen ist eine **Tokolyse** möglich (Cave! Blutungszunahme bei Plazentalösung). Nach einer Blutungsepisode kann in 50 % der Fälle mit Placenta praevia eine Schwangerschaftsverlängerung von mehr als vier Wochen erzielt werden (Cotton et al. 1980).

Bei rh(D)-negativen Schwangeren erfolgt nach vaginaler Blutung eine Anti-D-Prophylaxe. Bei kleineren Rezidivblutungen innerhalb von drei Folgewochen ist keine erneute Applikation nötig. Diese erfolgt nur bei erneuter starker Blutung.

Nach Sistieren der Blutung über einen Zeitraum von mehr als 48 Stunden führt eine weitere stationäre Überwachung nicht zwingend zu einem günstigeren Verlauf (Wing et al. 1996). Voraussetzung für eine ambulante Weiterbetreuung ist eine hohe Compliance der Schwangeren, die unmittelbare Erreichbarkeit einer Geburtsklinik im Falle einer wiederholten Blutung und häusliche Schonung.

Die elektive Sectio caesarea erfolgt zwischen 36–37 SSW (Bhide et al. 2003).

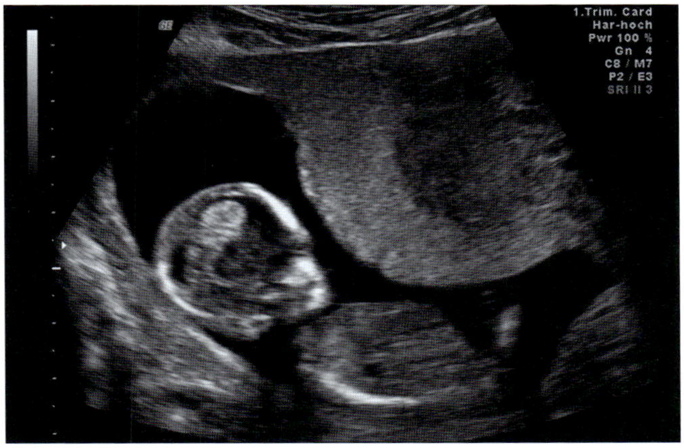

Abb. 14.4 Homogene Echogenität der Plazenta im I. Trimenon

Tipp

Vor der Schnittentbindung empfiehlt sich
- die Kontrolle der Plazentalage zur Planung der optimalen Schnittführung bei VW-Placenta praevia (nach Möglichkeit Umgehen der Plazenta),
- das Bereitstellen von Blutkonserven,
- ein möglichst erfahrenes Operationsteam sowie
- eine Vorinformation der Neonatologen wegen eines möglichen fetalen Blutverlustes mit Transfusionsbedarf.

Durch diese Maßnahmen liegt die maternale Mortalität bei Placenta praevia in Industrieländern unter 1 % (Clark 1999). Die neonatale Morbidität ist vorwiegend der iatrogenen Frühgeburtlichkeit zuzuschreiben (Crane et al. 1999). Das Wiederholungsrisiko für eine PP beträgt 4–8 % (Lavery 1990).

Unter Umständen kann bei geringeren Abständen zwischen innerem Muttermund und Plazenta eine normale Geburt unter intensiver Überwachung erwogen werden. So benötigten nur 31 % der Frauen mit einem spontanen Wehenbeginn und einem Abstand von 11–20 mm einen Kaiserschnitt. Bei einem Abstand von 1–10 mm waren es 75 % (Vegani et al. 2009).

14.3 Plazentastruktur, Plazentareifung

Das Ultraschallbild der Plazenta ändert sich im Laufe der Schwangerschaft. Im I. Trimenon sieht man ein homogenes Bild mit gleichförmiger Echogenität (Abb. 14.4) unterbrochen von vereinzelten echoleeren Arealen, die je nach Lage Lakunen oder Randsinus entsprechen (Abb. 14.5).

Die Plazenta kann deutlich vom echoärmeren Myometrium abgegrenzt werden. Am Ende des II. Trimenons kommt es zu abschnittweisen Verstärkungen der Echogenität, sodass manche Areale insbesondere im Bereich der Basalplatte, also dem Bereich, der dem Myometrium anhaftet, echogener erscheinen. Diese Veränderungen verstärken sich mitunter im III. Trimenon und es kommt zur Ausbildung von arkadenförmigen bis an die Chorionplatte reichenden Verkalkungen (Abb. 14.6).

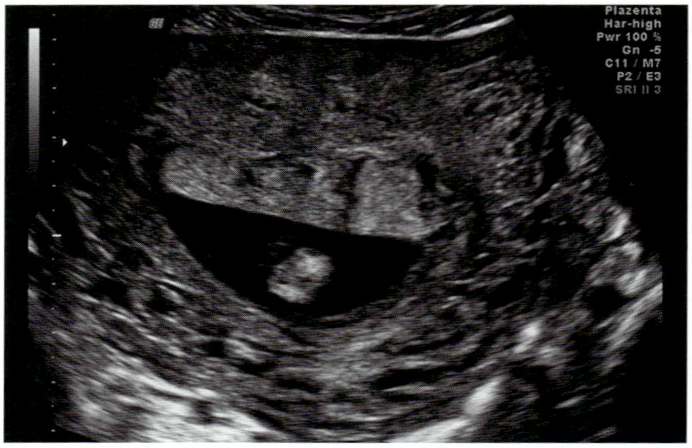

■ **Abb. 14.5** Plazenta in der 12. SSW mit echoleeren Arealen, die Lakunen entsprechen

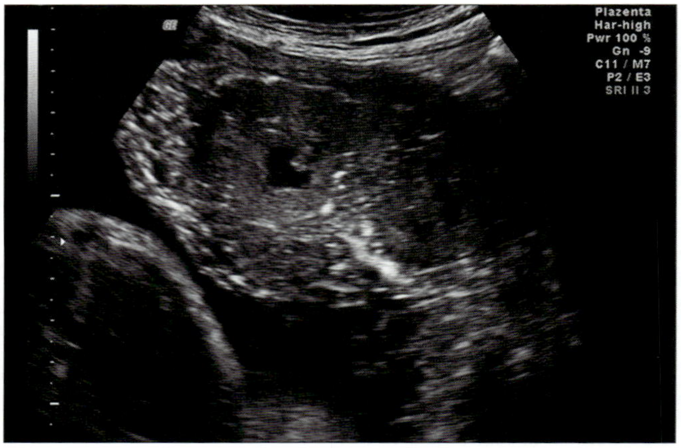

■ **Abb. 14.6** Arkadenförmige, bis an die Chorionplatte reichende Verkalkungen im III. Trimenon. Grannum 3

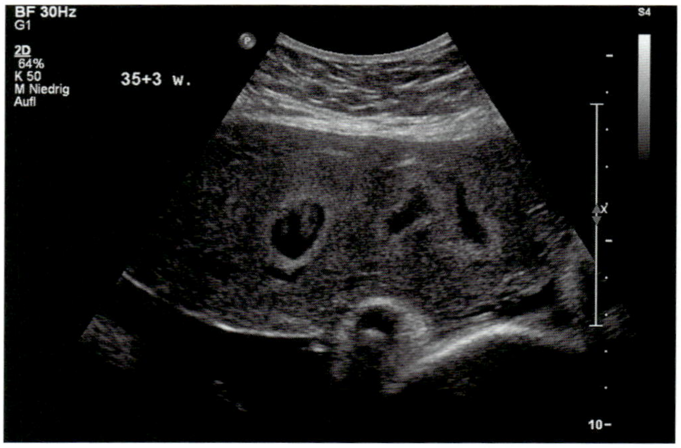

■ **Abb. 14.7** Intervillöse Thrombosierung (35 + 3 SSW)

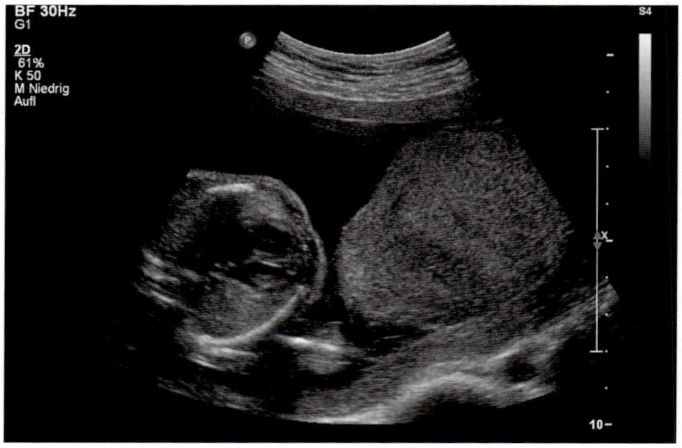

■ **Abb. 14.8** Kleine kompensatorisch verdickte Plazenta bei schwerer Wachstumsretardierung (24 + 1 SSW)

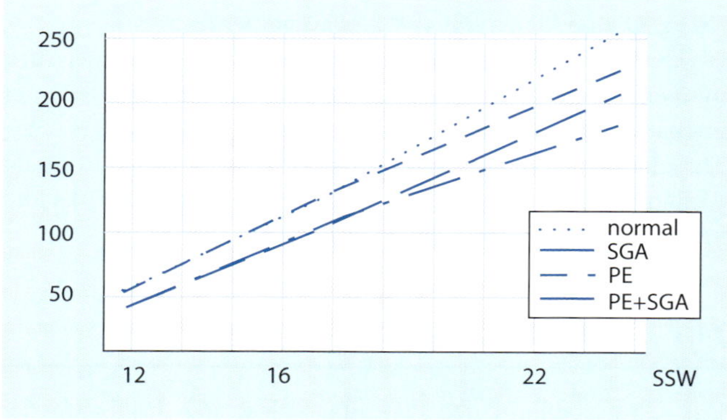

■ **Abb. 14.9** Wachstum der Plazenta bei normalen Schwangerschaften. *SGA* „small for gestational age", *PE* Präeklampsie (Daten aus Hafner et al. 2003)

Diese **Veränderungen der reifenden Plazenta** wurden von Grannum 1979 systematisch eingeteilt (Grannum 0–3) (Grannum et al. 1979). Grannum sah einen Zusammenhang zwischen Plazentareifegrad und fetaler Lungenreife. Andere Publikationen konnten diesen Zusammenhang bei Frühgeburten nicht betätigen, sondern fanden in vorzeitigem Grad 3 nach Grannum einen Hinweis auf mögliche perinatale Probleme (Kazzi et al. 1984, Quilan et al. 1982).

Starke **Plazentaverkalkung**en treten im Niedrigrisikokollektiv vermehrt bei jungen Schwangeren und bei Raucherinnen auf (Brown et al. 1988). Die Inzidenz einer Präeklampsie und einer Wachstumsretardierung ist verglichen mit normal gereiften Plazenten erhöht (McKenna et al. 2005, Hopper et al. 1984). Starke Plazentaverkalkungen im Niedrigrisikokollektiv zeigen keinen Bezug zu Hinweisen auf eine Plazentainsuffizienz im II. Trimenon wie erhöhtem AFP-, hCG-Wert und erhöhter Impedanz der Aa. uterinae (Walker et al. 2010). Auch andere Strukturauffälligkeiten der Plazenta, wie hypoechogene oder echogene regressive Läsionen, die meist intervillösen Thromben entsprechen, wurden mit ungünstigem Schwangerschaftsausgang in Zusammenhang gebracht (Kofinas et al. 2007, Proctor et al. 2010) (■ Abb. 14.7).

14.4 Plazentagröße und -dicke, Volumen, Wachstum

Die Plazenta zeigt während der normalen Schwangerschaft ein **kontinuierliches Dickenwachstum** bis zur 37. SSW. Die Dicke der Plazenta in Millimetern gemessen entspricht etwa der Schwangerschaftsdauer (Schlensker 1971). Bei zentraler Nabel-

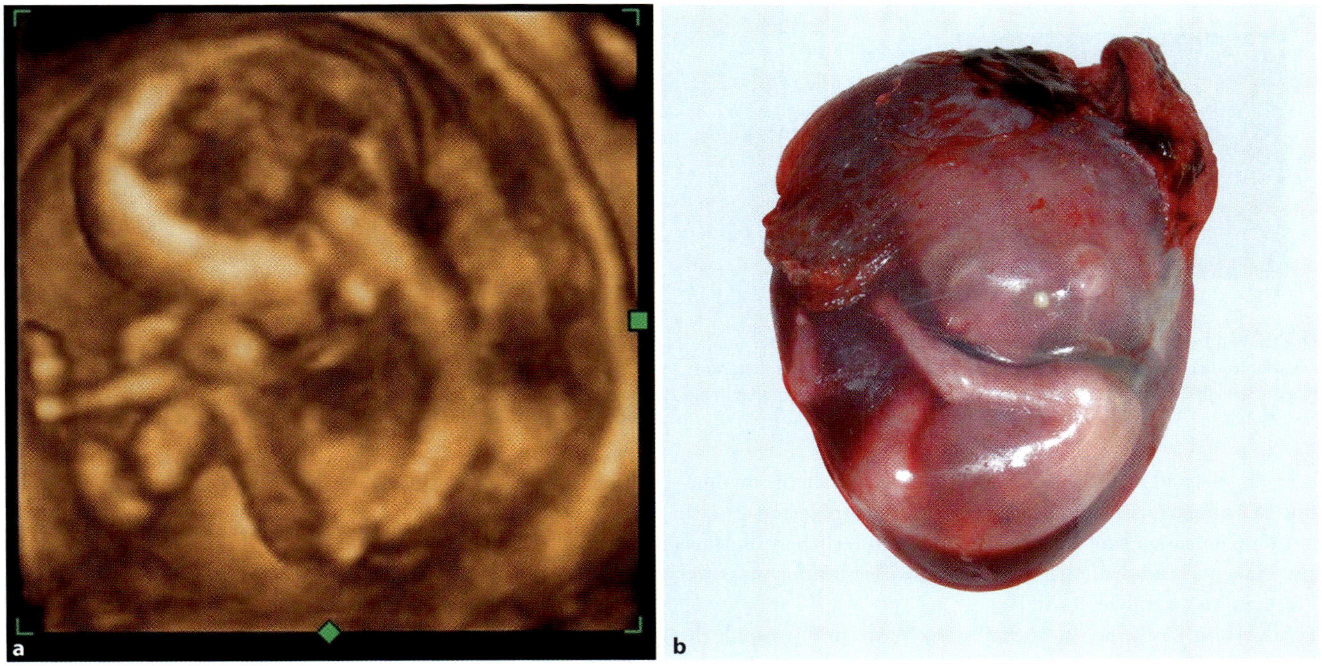

Abb. 14.10 **a** 3D-gerenderte Aufnahme eines Fetus mit maternaler Triploidie mit 17 + 2 SSW. Die Plazenta liegt dorsal der fetalen Wirbelsäule. **b** Derselbe Fetus nach stiller Geburt

schnurinsertion kann die Dicke der Plazenta am Nabelschnureingang gemessen werden, in der täglichen Routine wird eine unauffällige Plazenta (Dicke 2–4 cm) allerdings nicht vermessen. Zwar wurden Tabellen über die Plazentadicke in Bezug auf die Schwangerschaftsdauer publiziert (Schlensker 1971, Elchalal et al. 1999), doch werden üblicherweise nur besonders auffällige Plazenten vermessen.

Tipp

Die Plazenta ist zur Zeit des Organscreenings (mit 22 SSW) etwa 12 cm lang und 2,5 cm dick.

Eine **erhöhte Plazentadicke** ist ein unspezifischer Befund, der bei mütterlichem Diabetes und Anämie, abnorm starkem fetalen Wachstum, kompensatorisch bei Wachstumsretardierung, fetalem immunologischem und nicht immunologischem Hydrops, aber auch bei verschiedenen Infektionen wie Syphilis, Zytomegalie und Toxoplasmose auftreten kann (Kuhlmann u. Wasof 1996, Hohlfeld et al. 1991, La Torre et al. 2006, Degani 2006) (Abb. 14.8).

Seit Langem ist bekannt, dass das Plazentagewicht mit dem Gewicht des Neugeborenen korreliert (Aherne 1966, Hoogland et al. 1980). Während der Schwangerschaft kann die **Größe der Plazenta über eine Volumenmessung** bestimmt werden (Wolf et al. 1989). Es hat sich gezeigt, dass sich die sonografische Plazentagröße in Kombination mit der Plazentamorphologie zur Prädiktion von Schwangerschaftskomplikationen, wie z. B. einer Wachstumsretardierung, eignet (Jauniaux et al. 1994).

Sowohl das Volumen als auch das Wachstum der Plazenta zwischen der 14. bis 20 SSW hängen mit dem Gewicht des Neugeborenen sowie dem mütterlichem Gewicht zusammen (Thame et al. 2004, Hafner et al. 1998). Plazenten von SGA-Neugeborenen sind schon in der 12. SSW kleiner als die normalgewichtiger Neugeborener. Aber ihr Wachstum bis 22 SSW ist dem normalen Wachstum vergleichbar. Plazenten von Schwangeren, die im Schwangerschaftsverlauf eine Präeklampsie entwickeln, sind zunächst etwas größer als Planzenten normotensiver Schwangerer. Ihr Wachstum hinkt aber nach der 16. SSW dem normalen Wachstum hinterher (Hafner et al. 2003) (Abb. 14.9).

Schwangerschaften mit niedrigem PAPP-A-Wert im I. Trimenon (≤0,3 MOM) hatten nur dann ein deutlich höheres Risiko für eine fetale Wachstumsretardierung und eine Frühgeburt vor 32 Wochen, wenn der 2D-sonografisch gemessene längste Plazentadurchmesser mit 22 SSW unter 10 cm war. Wenn neben dem erniedrigten PAPP-A-Wert nur die Dopplerindizes der Aa. uterinae erhöht waren, hatte das keinen Einfluss auf das Risiko einer fetalen Wachstumsretardierung (Procter et al. 2009)

3D-sonografisch gemessene Plazentavolumina sind bei Schwangerschaften mit Chromosomenstörungen schon im I. Trimenon signifikant kleiner als bei normalen Schwangerschaften (Metzenbauer et al. 2002). Das gilt insbesondere für die Trisomie 13 und 18, aber auch für die maternale Triploidie (Digynie, ▶ Abschn. 14.7.1) (Wegrzyn et al. 2005, Gassner et al. 2003) (Abb. 14.10).

14.5 Durchblutung, Blutversorgung

Von den Aa. uterinae fließt das mütterliche Blut in die Aa. arcuatae, hierauf in die Radial- und schließlich in die myometranen und dezidualen Spiralarterien zur Plazenta. Am Beginn der

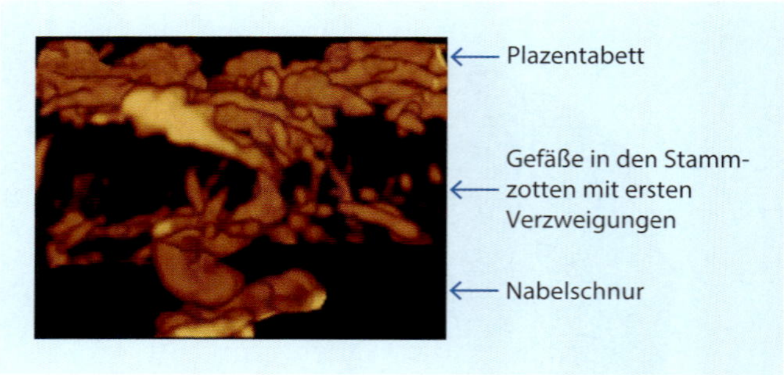

Abb. 14.11 3D-Power-Doppler der Plazentagefäße in der 22. SSW. Starke Durchblutung des Plazentabetts. Erste Verzweigungen der Stammzottengefäße innerhalb der Plazenta sichtbar. Die Stammzottengefäße münden in die Nabelschnur

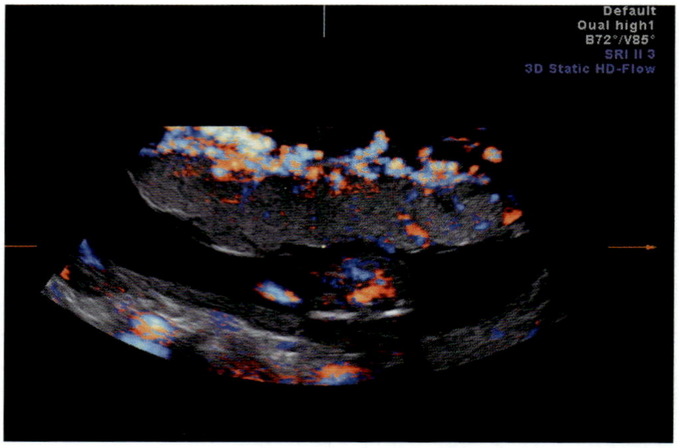

Abb. 14.12 Power-Doppleraufnahme einer Plazenta und des Plazentabetts. Die Plazenta zeigt kaum Farbsignale, da der Blutfluss unter der Empfindlichkeitsschwelle liegt. Vereinzelte Farbinformationen entsprechen den Plazentasepten und primären Stammzottengefäßen

Schwangerschaft werden die dezidualen, später auch die myometranen Spiralarterien durch Invasion der Trophoblasten zu weiten Kanälen umgebaut. Dies erhöht den mütterlichen Blutfluss zur Plazenta und erniedrigt den Gefäßwiderstand, sodass der Blutfluss insgesamt verstärkt ist.

Das Blut fließt in den intervillösen Raum und umspült die fetalen Plazentazotten. Im intervillösen Raum ist die Fließgeschwindigkeit beträchtlich reduziert, wodurch der Gasaustausch gewährleistet wird. Das Blut fließt über die endometrialen Venen zurück, die sich an der Basalseite und den Septen der Plazenta befinden. Die Stammzotten, in denen sich die fetalen Gefäße befinden, bilden während der Schwangerschaft Verzweigungen ersten, zweiten und dritten Grades (Abb. 14.11).

Diese Zottengefäße vereinigen sich in der Vena umbilicalis und teilen sich nach Passage des fetalen Kreislaufs über die beiden Nabelschnurarterien wieder in die Zottengefäße. Diese sind durch mindestens vier Zellschichten (2 der Gefäßendothelien und 2 der Zottenepithelien) vom maternalen Blut des intervillösen Raums getrennt (Crawford 1962, Wigglesworth 1969).

Während der Schwangerschaft kommt es zum exponentiellen Anstieg des Blutflusses in den Aa. uterinae von ca. 60 ml/min vor der Schwangerschaft auf über 600 ml/min (Konje et al. 2001). Dieser Anstieg ist nötig, um mit den metabolischen Anforderungen des rasch wachsenden Fetus Schritt zu halten.

Während dieser Zeit transformiert sich die Dopplerkurve der Aa. uterinae zu Flussmustern mit niedrigem Widerstand (McCowan et al. 1988). Diese Änderungen sind etwa in der 24. Schwangerschaftswoche abgeschlossen (Bower et al. 1993). **Dopplerkurven der Aa. uterinae** im I. Trimenon zeigen bei späterem Auftreten von Schwangerschaftskomplikationen ebenfalls signifikant höhere Widerstandswerte. Die Entdeckungsraten sind im Niedrigrisikokollektiv deutlich schlechter als im II. Schwangerschaftstrimenon (Melchiorre et al. 2009, Cnossen et al. 2008). Vor dem Widerstandsverlust in den Aa. uterinae findet eine deutliche Steigerung der Durchblutung im Plazentabett statt, die im 3D-Power-Doppler schon im I. Trimenon quantifiziert werden kann. Die Plazenta selbst zeigt kaum Farbsignale, da der Blutfluss im intervillösen Raum unterhalb der Empfindlichkeitsschwelle (<10 m/s) liegt. Vereinzelte Farbinformationen gehen auf maternale Gefäße in den Plazentasepten zurück (Abb. 14.12).

Schon in diesem frühen Stadium zeigt sich, dass bei Schwangeren mit späterer Präeklampsie die Durchblutung des Plazentabetts signifikant niedriger ist als bei unauffälligen Schwangerschaften (Hafner et al. 2010) (Abb. 14.13).

14.6 Plazentaform

Die meisten Plazenten sind zum Zeitpunkt der Geburt rundlich bis oval und bestehen aus einer zentralen Masse.

In ca. 8 % der Plazenten findet sich akzessorisches Plazentagewebe, so genannte **Nebenplazenten** (Earn 1981). Diese bestehen aus einer separierten Masse von Chorionzotten, die mit der Hauptplazenta über in den Eihäuten verlaufende Gefäße verbunden sind (Abb. 14.14).

> **Nebenplazenten sind immer sonografisch auszuschließen, da sie nach der Geburt in utero verbleiben und Anlass zu relevanten frühen oder späten peripartalen Blutungen geben können.**

Oft zeigen Nebenplazenten Lageanomalien und liegen z. B. in der Nähe oder vor dem inneren Muttermund. Im Falle einer Nebenplazenta ist eine transvaginale dopplersonografische Überprüfung des inneren Muttermunds erforderlich, da Verbindungsgefäße vor dem inneren Muttermund verlaufen können (Vasa aberrantia, Vasa praevia) und bei einer Gefäßruptur – während Wehen, aber auch am wehenfreien Uterus – eine Ursache für lebensgefährliche fetale Blutungen sein können.

In ca. 1 % der Fälle ist die Plazenta teilweise oder ganz von einem verdickten, membranösen Randsaum umgeben, der aus einer doppelten Lage von Amnion und Chorion gebildet wird (Benson et al. 1969, Wenworth 1968).

Die fetale Plazentaoberfläche ist in diesen Fällen in der Mitte abgeflacht, der Plazentarand erhöht, verdickt und aufgefaltet. Diese als „**placenta circumvallata**" bezeichnete Formanomalie soll sich durch eine besonders tiefe deziduale Implantation bilden, die dazu führt, dass die Chorionplatte kleiner als die Basalplatte ist.

Die klinische Bedeutung wird uneinheitlich eingeschätzt. Neben der Annahme einer geringen klinischen Bedeutung wird

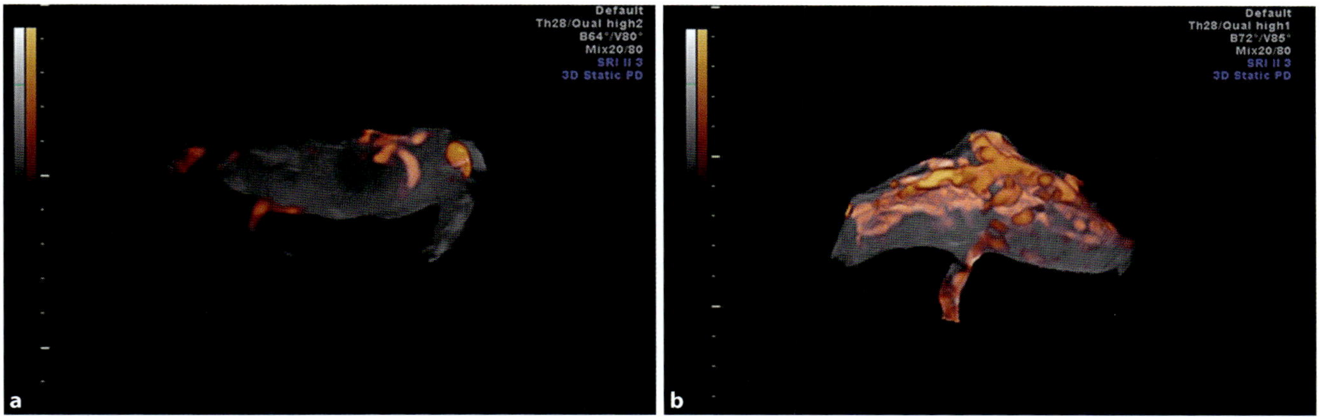

Abb. 14.13 a 3D-Rendering einer Plazenta und der Plazentabettdurchblutung in der 12. SSW bei einer Schwangeren mit primärer Hypertonie, späterer Präeklampsie und fetaler Wachstumsretardierung. **b** Zum Vergleich die Darstellung bei einer Schwangeren mit normalem Schwangerschaftsverlauf

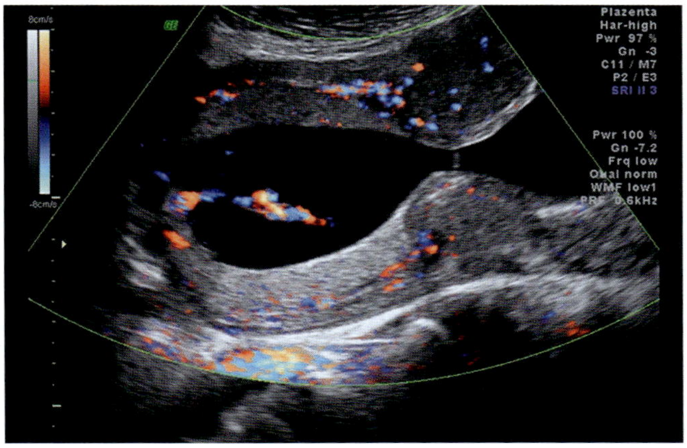

Abb. 14.14 Nebenplazenta in der 12 SSW an der ventralen Seite des Uterus. Die Plazenten sind mit Gefäßen verbunden, der Nabelschnurabgang liegt zwischen den Plazenten

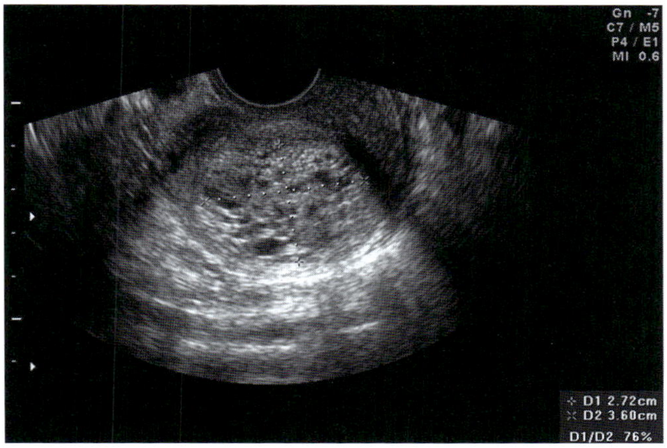

Abb. 14.15 Blasenmole bei Amenorrhoe 10 + 2 SSW. Plazenta mit echoleeren Zysten, früher auch als „Schneegestöber" bezeichnet

auch ein Zusammenhang mit vorzeitiger Plazentalösung, fetalen Blutungen sowie erhöhter fetaler Morbidität und Mortalität diskutiert (Wenworth 1968, Wilson u. Paalman 1967, Naftolin et al. 1973).

Kriterien für die pränatale Entdeckung der „placenta circumvallata" wurden publiziert (aufgefaltete Plazentakante, unregelmäßiger Rand), trotzdem werden diese Plazentaformanomalien meist verkannt (Harris et al. 1997).

14.7 Plazentatumore

Plazentatumore („gestational trophoblastic disease", GTD) werden klinisch in benigne und maligne Formen eingeteilt. Zu den vorwiegend **benignen Formen** gehören die Blasenmole und die Partialmole. Die **malignen Trophoblasttumore** werden auch als „gestational trophoblastic neoplasia" (GTN) bezeichnet. Sie unterteilen sich im Wesentlichen in die invasive Mole, die sich aus der Blasenmole entwickelt und das Chorionkarzinom (Lurain 2010). Die hauptsächlichen Risikofaktoren für GTN sind

- asiatische Ethnizität,
- höheres mütterliches Alter und
- eine vorausgegangene Schwangerschaft mit einem Trophoblasttumor.

14.7.1 Blasenmole und Partialmole

Basenmole

Die **Blasenmole** („complete mole") kommt mit einer Häufigkeit von 1:1500–2000 Schwangerschaften vor. Sie ist in ca. 80 % benigne. Sie geht mit besonders hohen Werten des ß-hcGs (>2,5 MOM) und manchmal mit der Entwicklung großer ovarieller Luteinzysten einher.

Das typische Ultraschallbild zeigt eine Vielzahl echoleerer Zysten, die im II. Trimenon einen Durchmesser von mehr als 10 mm erreichen können (Jones 1981). Dieser Befund wurde angesichts der schlechten Auflösung früherer Ultraschallgeräte als „Schneegestöber" bezeichnet (Abb. 14.15).

Dazu kommen ein **vergrößerter Uterus** und das **Fehlen embryonaler Strukturen** (Fleischer et al. 1978, Zhou et al. 2005). Auch Plazentalakunen zwischen den erweiterten Zotten können sichtbar sein. Die Farbdopplersonografie kann das B-Bild zur

Verdachtsdiagnose einer malignen Entartung konkretisieren (Gungor et al. 1998).

Die Blasenmole entsteht,

- wenn eine kernlose Eizelle durch ein diploides Spermium befruchtet wird (Störung der Meiose II),
- wenn eine kernlose Eizelle durch ein haploides Spermium befruchtet wird, das sich in der Eizelle dupliziert, oder
- wenn es zu einer Doppelbefruchtung durch zwei haploide Spermien kommt.

Somit hat die komplette Blasenmole immer einen diploiden Chromosomensatz, der aber genetisch ausschließlich väterlicher Herkunft ist (Tariverdian u. Paul 1999). Die Erkrankung ist mit einer Schwangerschaftsbeendigung und Curettage gut behandelbar.

> **Trotz uteriner Entleerung entwickeln 20 % der Frauen eine persistierende Trophoblastenerkrankung, weshalb die frühzeitige Diagnostik und Therapie entscheidend sind (Loh et al. 2004, Palmer 1994).**

Partialmole

Eine Partialmole („incomplete mole") kommt mit einer Häufigkeit von 1:700 Schwangerschaften vor. Histologisch finden sich nicht nur fokal, sondern durchaus auch in der gesamten Plazenta ein Zottenhydrops bzw. große, plumpe Zotten. Zusätzlich sieht man immer auch Embryonen oder Feten (Meiner et al. 1998, Jauniaux 1999).

Im Ultraschall sieht man bis zum Ende der 12. Woche verdickte Plazenten und eine frühe Wachstumsretardierungen bei einem besonders hohen mütterlichen Serum-hCG-Wert. Erst im II. Trimenon kommt es zu den typisch zystischen Transformationen der Plazentazotten. Die Feten sind in über 90 % stark wachstumsretardiert und zeigen strukturelle Auffälligkeiten (Jauniaux et al. 1997).

Ursächlich handelt es sich bei der Partialmole in der Regel um eine **diandrische Triploidie**. Sie entsteht durch die Befruchtung einer normalen Eizelle mit zwei Spermien oder einem diploiden Spermium (Tariverdian u. Paul 1999). Somit besteht der dreifache Chromosomensatz aus zwei väterlichen und einem mütterlichen Chromosomensatz. Partialmolen werden nur in 30 % der Triploidien gesehen. Die meisten Triploidien mütterlicher Herkunft (digyne Triploidie, 2 mütterliche Chromosomensätze und 1 väterlicher Chromosomensatz) gehen in der Regel nicht mit Molen einher (Jauniaux et al. 1997). Hier finden sich eher wachstumsretardierte bzw. dysproportionierte hypotrophe Feten und kleine Plazenten. Eine maligne Entartung findet sich selten.

Neben den Triploiden können auch andere Polyploidien und Chromosomopathien (wie z. B. Trisomie 16) zur Bildung einer Partialmole führen.

Bei der **mesenchymalen Plazentadysplasie**, die 1991 erstmals beschrieben wurde, handelt es sich um eine seltene Störung, die unter anderem zu Varikose der Gefäße an der Chorionplatte und Hyperkapillarisierung der Zotten führt. Die Plazenten sind besonders groß (2,8 Multiples of Median). In etwa der Hälfte der Fälle kommt es zu Wachstumsretardierung und in über 30 % der Fälle zum intrauterinen Fruchttod. Etwa 20 % der Fälle scheinen mit dem Beckwith Wiedemann Syndrom assoziiert zu sein. Im Ultraschall gleicht das Bild einer Partialmole (Jauniaux et al. 1997, Pham et al. 2006).

Persistierende Trophoblastenerkrankungen

Zu den persistierenden Trophoblastenerkrankungen gehört die **invasive Mole**, die durch Invasion in das Myometrium sowie angrenzendes Gewebe entsteht und in 15 % in die Lunge oder die Vagina metastasiert. Etwa 17 % der Blasenmolen entwickeln sich zur invasiven Mole (Lurain 1982).

Ferner zählt das **Chorionkarzinom** zu den persistierenden Trophoblastenerkrankungen. Das Chorionkarzinom kann über myometrane und vaskuläre Invasion in entfernte Organe, wie Lunge, Gehirn, Leber, Vagina etc., metastasieren. Die Inzidenz in Europa liegt bei etwa 1:40.000, in Asien bei 9,2:40.000 Schwangerschaften (Lurain 2010). Die Hälfte entsteht aus einer Blasenmole, aber auch jede andere Form einer Schwangerschaft kann Ausgangspunkt eines Chorionkarzinoms sein (Tubargravidität, Abortus, Termin- oder Frühgeburt).

14.8 Implantationsstörungen der Plazenta: Placenta accreta, increta, percreta

14.8.1 Definition

Bei Störungen der Plazentaimplantation kommt es zu einer abnormalen Adhärenz der Plazentazotten in das maternale Myometrium. Dies ist Folge eines partiellen oder vollkommenen Fehlens der maternalen Decidua, welches zu einer Invasion des Chorion frondosum in das Myometrium führt. Je nach Ausdehnung und Invasionstiefe der Plazenta wird unterschieden zwischen einer

- **Placenta accreta** (Invasion bis an die myometrane Innenwand),
- **Placenta increta** (Invasion in das Myometrium hinein) und
- **Placenta percreta** (Invasion bis zur Uterusserosa oder über die Uterusgrenzen hinaus in Blase, Darm oder Parametrien).

Prädisponierende Faktoren sind wie bei der Placenta praevia vorausgegangene Kaiserschnitte, Cürettagen, submuköse Myome oder eine Myomenukleation, Endometritiden sowie Plazentalösungsstörungen in der Anamnese. Störungen der Implantation und damit der postpartalen Plazentalösung treten bei etwa 1:1000 Geburten auf (Timmermans et al. 2007).

Infolge steigender Sectioraten ist ein drastischer Anstieg plazentarer Implantationsstörung zu verzeichnen. Etwa 20 % der Fälle sind kombiniert mit einer Placenta praevia.

14.8.2 Diagnostik

Alle Schwangeren mit erhöhtem Risiko einer Implantationsstörung sollten eine antenatale sonografische Beurteilung der Plazentaimplantation erhalten.

Richtungsweisend ist eine fehlende Abgrenzung zwischen Plazenta und Myometrium. Schon im I. Trimenon legt eine tiefe Implantation in der Region einer Sectionarbe eine Placenta increta nahe (Abb. 14.16). Als das verlässlichste Zeichen zur Di-

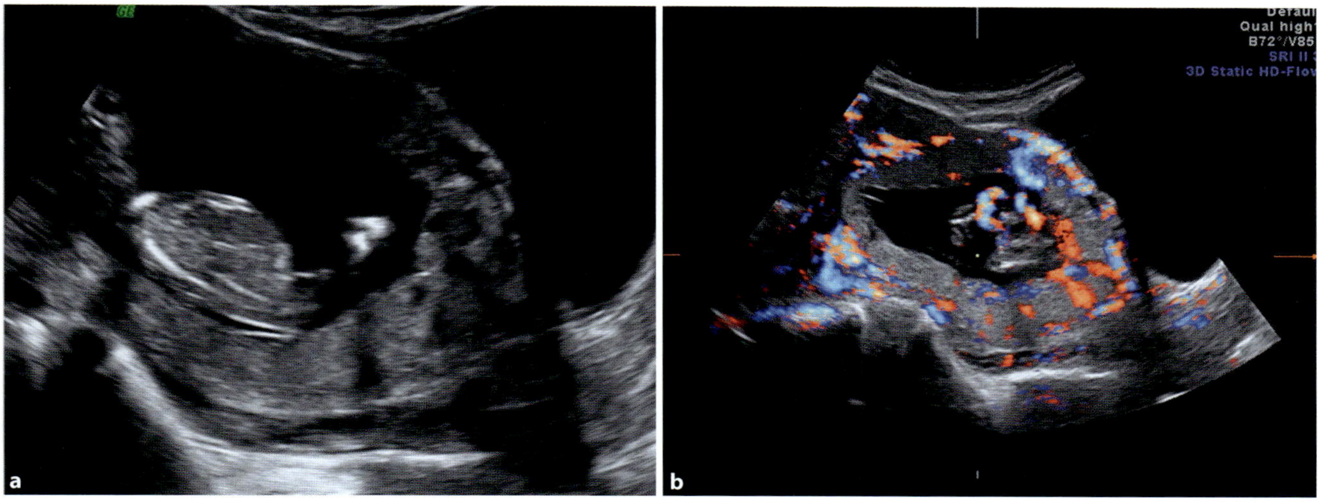

■ **Abb. 14.16** **a** Placenta praevia increta im I. Trimenon nach vorausgeganger Sectio. Die Plazenta zeigt irreguläre Lakunen. **b** In den Lakunen turbulenter Flow

agnose der Placenta increta gilt das Vorhandensein irregulärer Plazentalakunen mit turbulentem Flow (Comstock 2011).

Es ist das Zeichen mit der höchsten Sensitivität und der niedrigsten Falsch-Positiv-Rate (Comstock et al. 2006). Bei Vorhandensein von vier bis sechs solcher irregulärer Lakunen lag die Sensitivität für eine Placenta in/percreta bei 100 % mit einem negativen Vorhersagewert von ebenfalls 100 % (Yang et al. 2006). Am häufigsten besteht diese im vorderen unteren Uterinsegment (■ Abb. 14.17).

Tipp

Die transabdominale und transvaginale Untersuchung wird durch eine gefüllte Harnblase erleichtert, da die Blasenfüllung ein ideales Schallfenster bietet, die Blasenwand entfaltet und die Wandschichten besser beurteilt werden können.

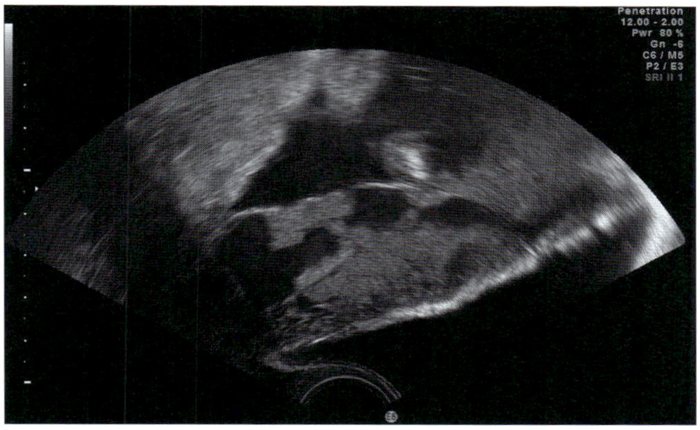

■ **Abb. 14.17** Vorderwand-Placenta praevia percreta mit großen Lakunen ohne Myometriumschicht zwischen Plazenta und Blasenhinterwand nach 2 Sectiones, Transvaginalsonografie

Auch die Darstellung eines unscharfen Kalibersprungs des Myometriums mit segmental gelegentlich weniger als 1–2 mm dünnen Myometriumschichten kann ohne Lakunen für die Verdachtsdiagnose richtungsweisend sein (■ Abb. 14.18).

Neben der B-Bild-Darstellung der ausgedünnten oder fehlenden Myometriumschicht kann mittels Farbdopplersonografie das Vorliegen einer Implantationsstörung mit vermehrter Gefäßperfusion verdeutlicht werden (■ Abb. 14.19, ■ Abb. 14.20).

Obwohl seltener als an der Vorderwand ist auch eine Implantationsstörung an der Hinterwand z. B. nach Myomenukleation oder Cürettagen möglich. Diese ist aufgrund der ungünstigen Insonation ohne die Harnblase als Vorlaufstrecke oder Sichtbehinderung durch den Fetus schwieriger zu diagnostizieren (■ Abb. 14.21).

Die 3D-Sonografie ermöglicht eine räumliche Darstellung des Befunds und der Hypervaskularisation (■ Abb. 14.22).

Der **diagnostische Wert des MRT** ist in diesen Fällen bisher nicht überzeugend und Gegenstand derzeitiger Forschung (■ Abb. 14.23) (Comstock 2005). Aufgrund der hochauflösenden Ultraschallsysteme scheint der Zugewinn bei einer Vorderwandimplantationsstörung durch die MRT gering zu sein. Bei einer Implantationsstörung im Bereich der Hinter- oder Seitenwand ist die MRT aufgrund der erschwerten Insonation hilfreich.

Eine **intrapartale Diagnose** erfolgt durch eine fehlende Plazentalösung nach vaginaler Geburt. Hier hilft die Farbdopplersonografie bei der Unterscheidung zwischen einer prolongierten Plazentaperiode ohne plazentare Implantationsstörung und dem Vorliegen einer Placenta accreta (Krapp et al. 2007). Bei Placenta accreta ist in diesen Fällen ein persistierender Blutfluss zwischen Plazentahaftfläche und Myometrium nachweisbar.

Im Rahmen einer Sectio caesarea kann unter der Uterusserosa durchscheinendes Plazentagewebe mit großlumigen subserösen Gefäßen und Lakunen eine Implantationsstörung signalisieren (■ Abb. 14.24).

14.8.3 Management bei Implantationsstörungen der Plazenta

Das Management einer Plazentalösungsstörung ist abhängig von dem Zeitpunkt der Diagnose und dem Geburtsmodus.

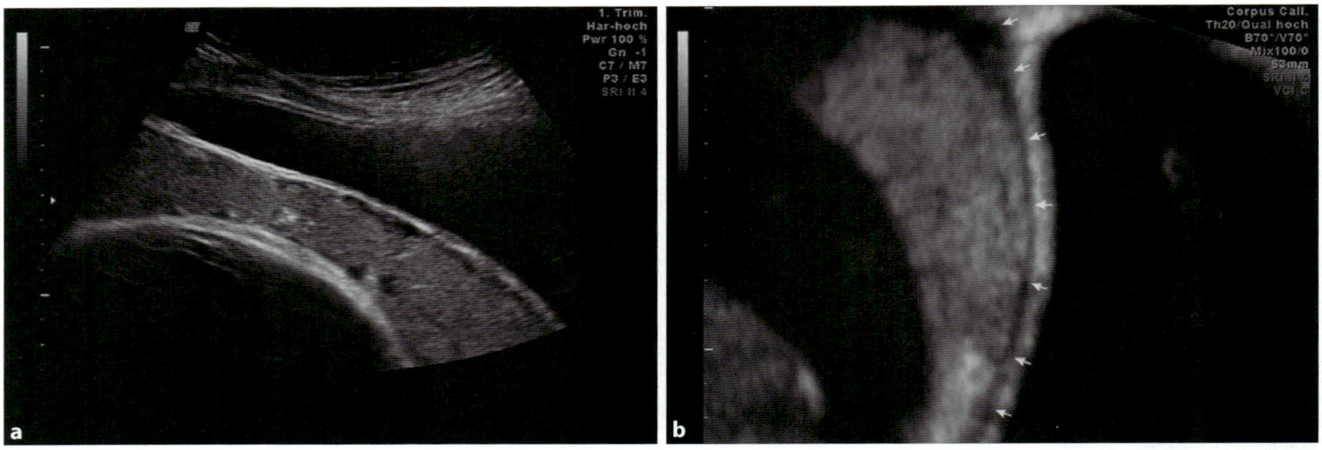

Abb. 14.18 **a** Segmental nicht darstellbare Myometriumschicht bei VW Placenta praevia percreta. In dem betroffenen Bereich ist lediglich eine <1 mm dünne subplazentare Schicht aus Peritoneum und Blasenhinterwand darstellbar. Plazentare Lakunen liegen hier nicht vor, Transabdominalsonografie. *Von links nach rechts*: Kopf, Plazenta, hyperechogene hauchdünne Myometriumschicht, Blasenwand, Blaseninhalt **b** Hauchdünne Myometriumschicht (*Pfeile*) im VCI-Modus („volume contrast imaging"), Transabdominalsonografie

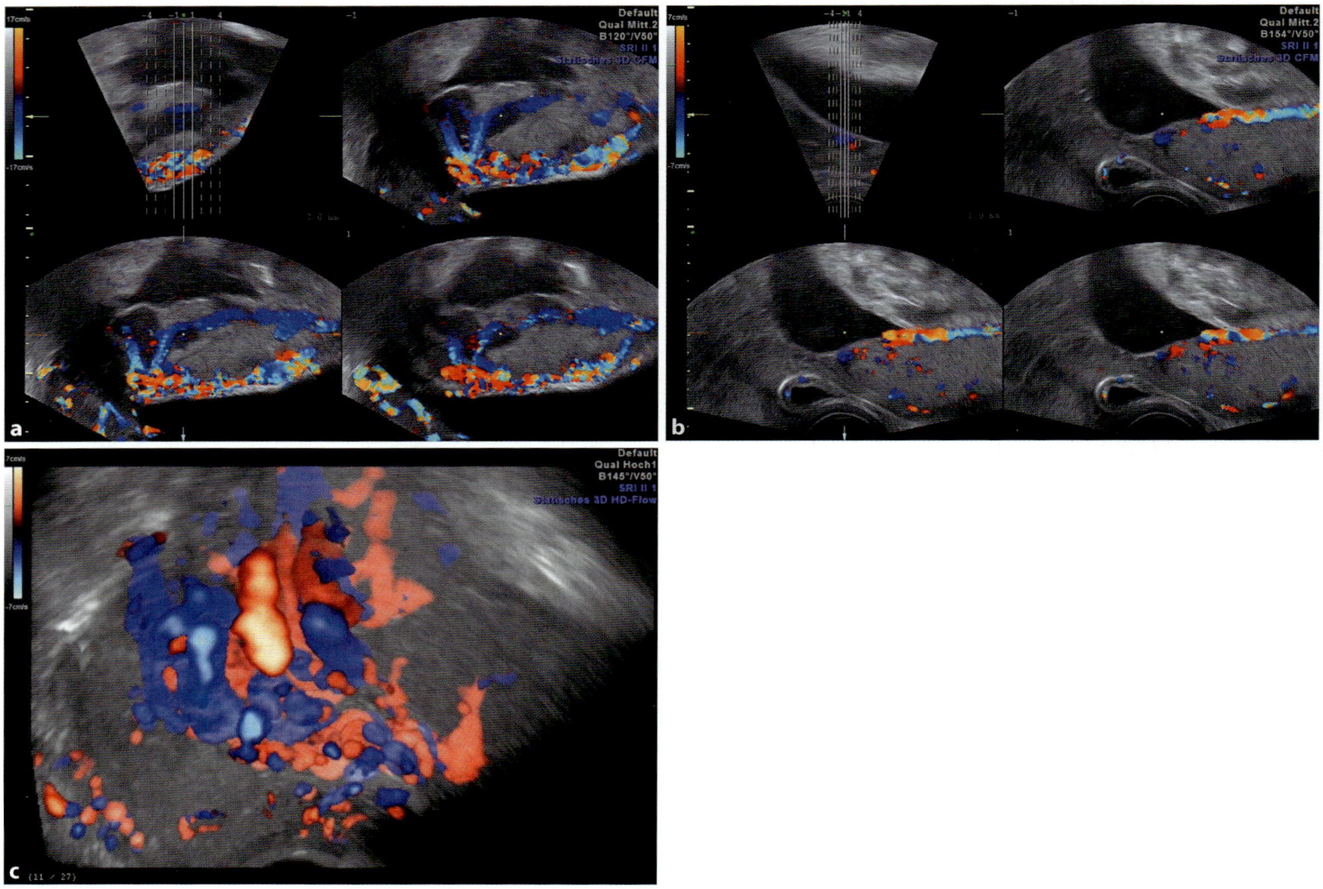

Abb. 14.19 a Farbdopplerdarstellung einer ausgeprägten Lakunenbildung und Hyperperfusion zwischen Serosa/Harnblasenhinterwand bei Vorderwand-Placenta praevia percreta. Transvagnialsonografie (gleiche Patientin wie in Abb. 14.4). **b** Zum Vergleich Normalbefund einer tief sitzenden Vorderwandplazenta ohne Implantationsstörung und regelrechter Myometriumschicht und Perfusion. **c** Ausgedehnte Zervixhyperperfusion als Zeichen der planzentaren Stromainfiltration bei Placenta praevia increta. Farbdopplermodus, Transvaginalsonografie. Das zervixnahe untere Uterinsegment, eine tiefe plazentare Infiltration unter der Blase und eine mögliche Zervixinvasion bei Placenta praevia kann vaginalsonografisch genauer als abdominalsonografisch untersucht werden

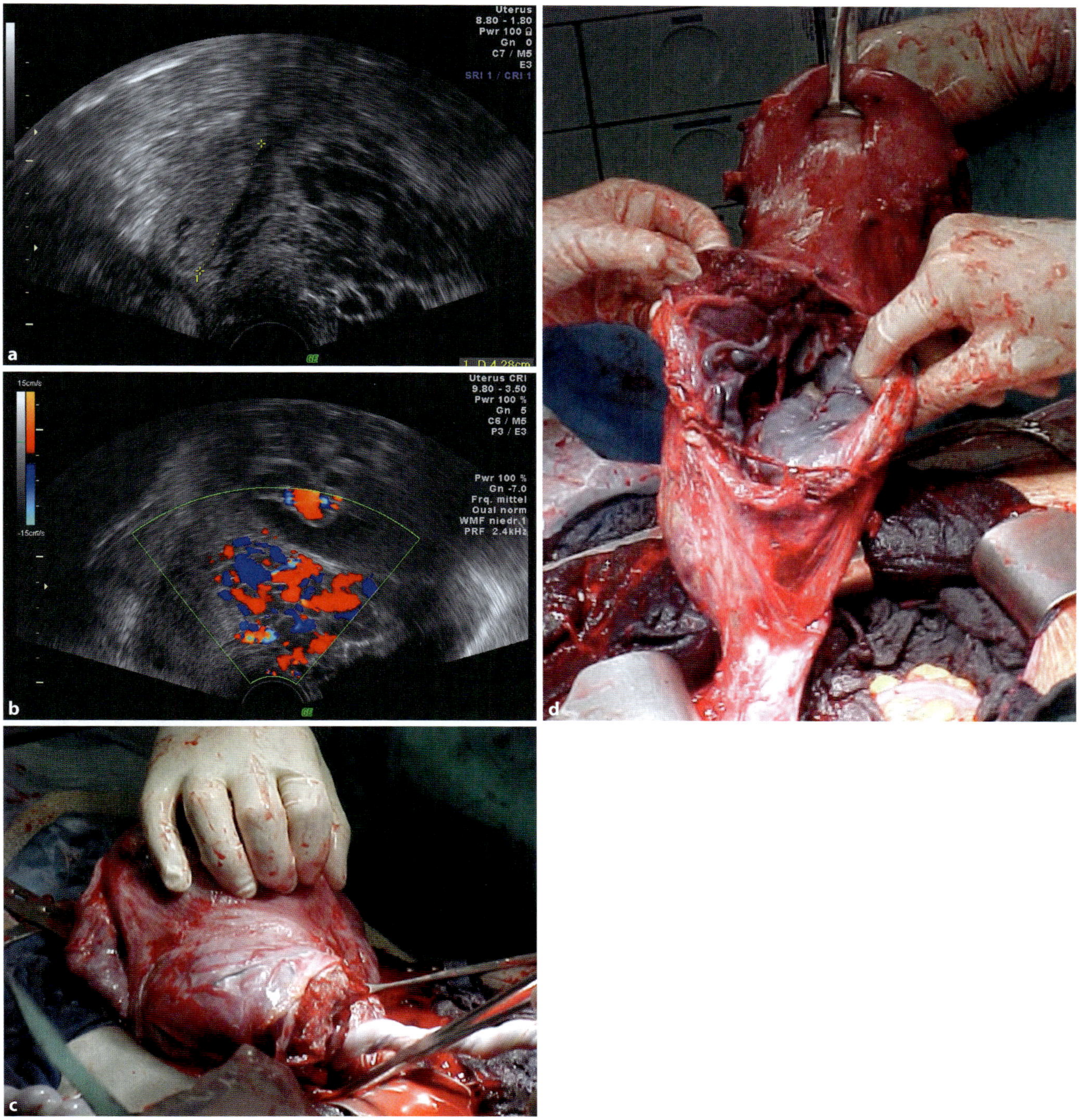

Abb. 14.20 **a** B-Bild echoleerer Formationen im Bereich der Zervix und Uterusvorderwand, die sich als stark vaskularisiert (**b**) bei Placenta praevia increta herausstellen. 33 SSW, Transvaginalsonografie. **c, d** Intraoperativer Situs mit einer starken Vaskularisation im Bereich des unteren Uterinsegments und Hysterektomie wegen unstillbarer Blutung aus dem unteren Uterinsegment und der Zervix bei Placenta praevia increta. 35 SSW

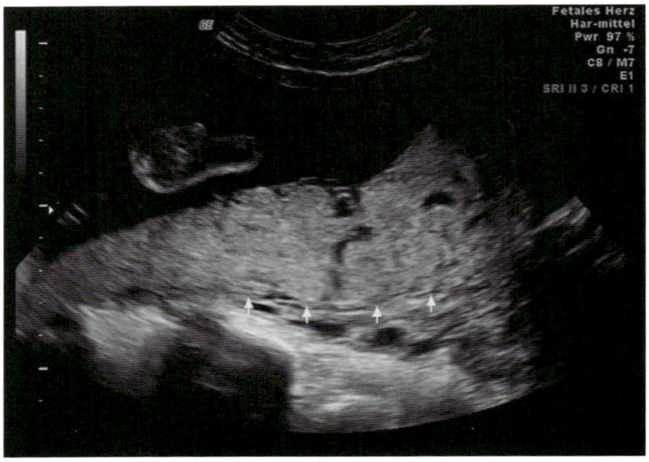

Abb. 14.21 Implantationsstörung bei Hinterwand-Placenta praevia. Die Plazenta reicht ohne nachweisbare Myometriumschicht bis an die Uterusserosa (*Pfeile*). Transabdominalsonografie

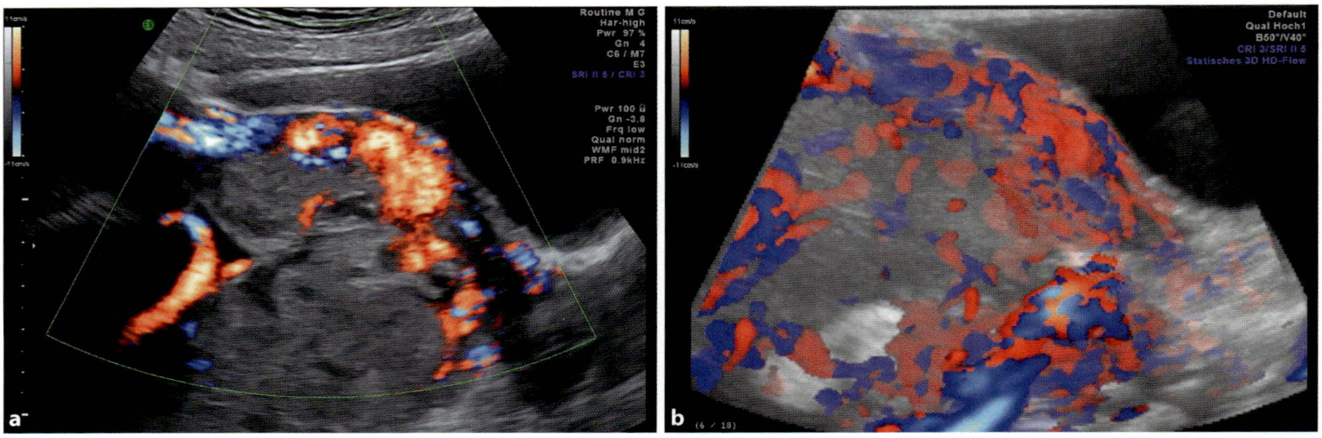

Abb. 14.22 **a** 2D-Farbdoppler einer VW-Placenta praevia percreta. Die Plazenta reicht bis an die Uterusserosa. Die Blasenwand ist nicht infiltriert (bestätigt durch den intraoperativen Situs während der Sectio caesarea). **b** 3D-Darstellung der Hypervaskularisation („glass body mode")

Mögliches Vorgehen bei antenataler Diagnose

Bei antenataler Diagnose einer ausgedehnten Implantationsstörung (Placenta increta, Placenta percreta) ist in der Regel eine Sectio caesarea erforderlich (Henrich et al. 2008). Folgendes Vorgehen bei der Sectio ist möglich:

1. Ausgedehnter Befund: Sectiohysterektomie, möglichst ohne vorherigen Versuch der Plazentalösung (Abb. 14.24)
2. Fokaler Befund: partielle Uteruswandresektion unter Belassen des Uterus bei lokal begrenzter Implantationsstörung.
3. Fokale, evtl. transmurale Nähte bei kleinen Blutungsarealen.
4. Konservatives Vorgehen mit Kindesentwicklung unter Umgehung der Plazentahaftstelle (z. B. Fundusinzision nach Längslaparotomie bei tief sitzender Vorderwand-Placenta percreta) und Belassen der Plazenta in utero (Abb. 14.25). Abwarten der zweizeitigen Plazentageburt oder spätere Hysterektomie unter günstigeren Bedingungen (verminderte Uterusperfusion)

Beim **konservativen Vorgehen** mit Belassen der Plazenta folgt nach der Geburt keine Manipulation an der Plazenta. Unter Gabe üblicher Uterotonika erfolgt ein zweischichtiger Verschluss der Uterotomie. Grundsätzlich ist bei belassener Plazenta eine Latenz von mehreren Wochen möglich, bevor es zur Ablösung und Geburt der Plazenta kommen kann (Abb. 14.25) (O'Brien et al. 1996, Henrich et al. 2002, 2011).

Bei postoperativer hämoglobinwirksamer Blutung nach Belassen der Plazenta kann mittels uteriner Embolisation definitiv oder über das Einführen eines Ballonkatheters in die Arteria iliaca interna als Überbrückungsmaßnahme eine Blutstillung erzielt werden (Bodner et al. 2006). Muss aufgrund von Blutungen eine zweizeitige Hysterektomie erfolgen, ist aufgrund der partiellen Rückbildung des Uterus die Operationsmorbidität und der Transfusionsbedarf signifikant niedriger (Comstock 2005). Hauptrisikofaktor des konservativen Managements sind Infektionen in bis zu 25 % (Timmermans et al. 2007).

Vorgehen bei intrapartaler Diagnose

Kommt es nach vaginaler Geburt zu einer fehlenden Plazentalösung mit Blutung, so ist eine **manuelle Plazentalösung ggf. mit Nachcurettage** unvermeidlich (Henrich et al. 2008).

Peripartale Curettagen sollten unter Ultraschallkontrolle erfolgen (Krapp et al. 2007), um Perforationen oder das Belassen

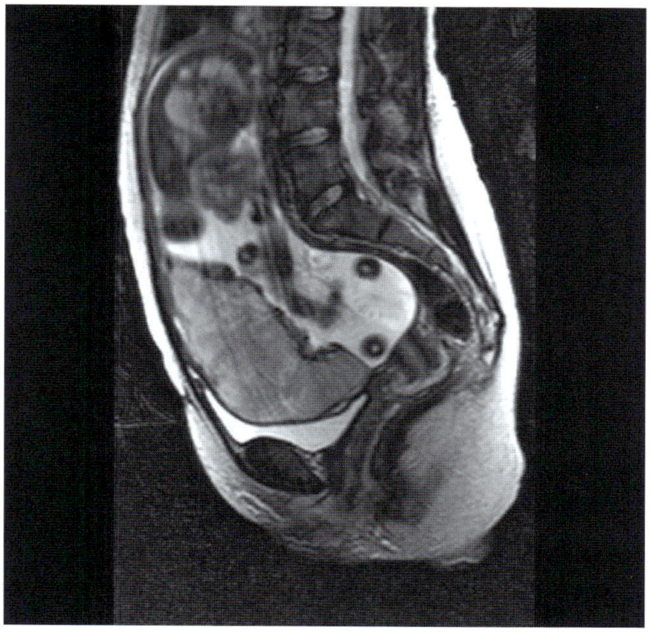

Abb. 14.23 MRT bei tiefsitzender Voderwand-Placenta increta nach vorausgegangener Sectio, Blasenwand intakt. Sagittalschnitt

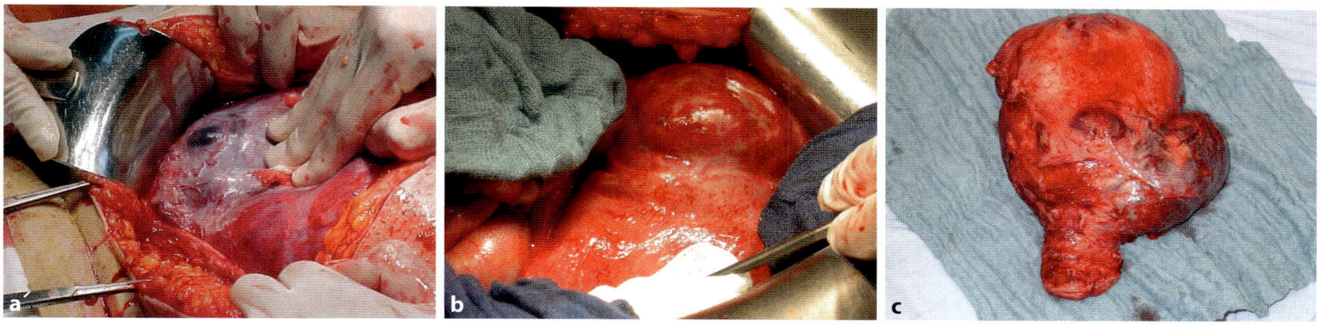

Abb. 14.24 a Intraoperatives makroskopisches Bild einer Vorderwandplacenta percreta mit durchscheinendem Plazentagewebe und vermehrter Gefäßzeichnung. b Situs einer sich vorbuckelnden Placenta praevia percreta. c HE-Präparat mit liegender Plazenta

von Plazentaresten zu vermeiden und einen abschließenden Befund bildlich zu dokumentieren. Bei fest eingewachsenen Plazentaanteilen ohne verstärkte Blutung ist auch nach vaginaler Geburt ein konservatives Vorgehen mit Belassen von Plazentaanteilen in utero gelegentlich unvermeidbar (Timmermans et al. 2007). Die Plazenta oder Anteile davon können nach bis zu mehreren Wochen dauerndem Zeitintervall unter engmaschiger ambulanter Kontrolle spontan geboren oder in einer zweiten Cürettage entfernt werden (Abb. 14.26). Bei anhaltender starker Blutung aus dem Plazentabett ist eine Embolisation der Aa. uterinae eine alternative Therapieoption. Ultima Ratio bei unstillbarer Blutung ist die Hysterektomie.

14.9 Pathologien des Nabelschnuransatzes: Insertio velamentosa und Vasa praevia

14.9.1 Definition

Als **Insertio velamentosa** (InsV) bezeichnet man einen Nabelschnuransatz, bei dem die Nabelschnurgefäße frei von der Wharton'schen Sulze und ausschließlich von Amnionhäuten umgeben in das Plazentabett inserieren.

Vasa praevia (VP) sind Gefäße in unmittelbarer Nähe des inneren Muttermunds, welche vor dem vorangehenden Teil des Fetus liegen. Diese können im Rahmen einer Insertio velamentosa, bei marginalem Nabelschnuransatz oder als Verbindungsgefäße zwischen separierten Anteilen bei Placenta bipartita auftreten (Bodner et al. 2006).

In diesem Zusammenhang sei auf **Vasa aberrantia** hingewiesen. Dies sind fetale Gefäße, die unabhängig von der Insertio velamentosa der Nabelschnur in der freien Eihaut verlaufen und ebenfalls direkt vor dem inneren Muttermund liegen können.

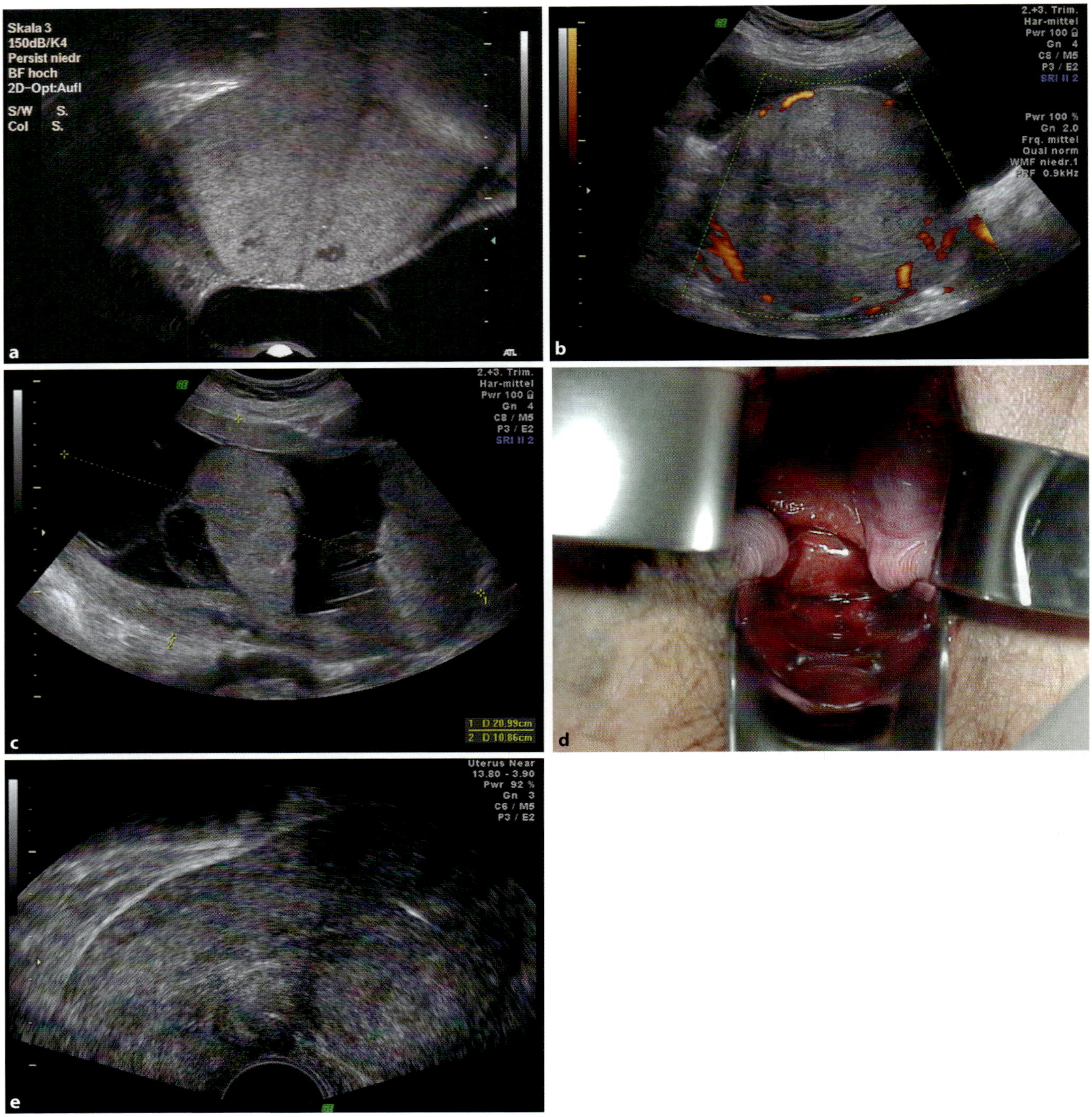

Abb. 14.25 **a** VW-Placenta praevia increta/percreta nach 2 vorausgegangenen Sectiones, 34 SSW. **b** In utero belassene Placenta nach Sectio caesarea. **c** Plazenta teilweise gelöst und im erweiterten Cavum uteri flottierend. **d** Spekulumeinstellung vor Spontanpartus der Plazenta 4 Wochen nach Sectio caesarea. **e** Uterus 4 Tage nach Spontanpartus der zuvor in utero belassenen Plazenta

14.9.2 Risikofaktoren

Die Prävalenz einer Insertio velamentosa liegt bei 1 %, die der Vasa praevia bei 0,4 % (Catanzarite et al. 2001) bei Einlingsschwangerschaften. Das Risiko ist deutlich erhöht bei

- Placenta praevia oder tiefsitzender Plazenta (Francois et al. 2003),
- bei Placenta bipartita,
- bei (monochorialen) Mehrlingsschwangerschaften,
- nach reproduktionsmedizinischen Maßnahmen (Lee et al. 2000) und
- Vorliegen einer singulären Nabelschnurarterie (SNA) (Oyelese et al. 2000, Kouyoumdjian 1980).

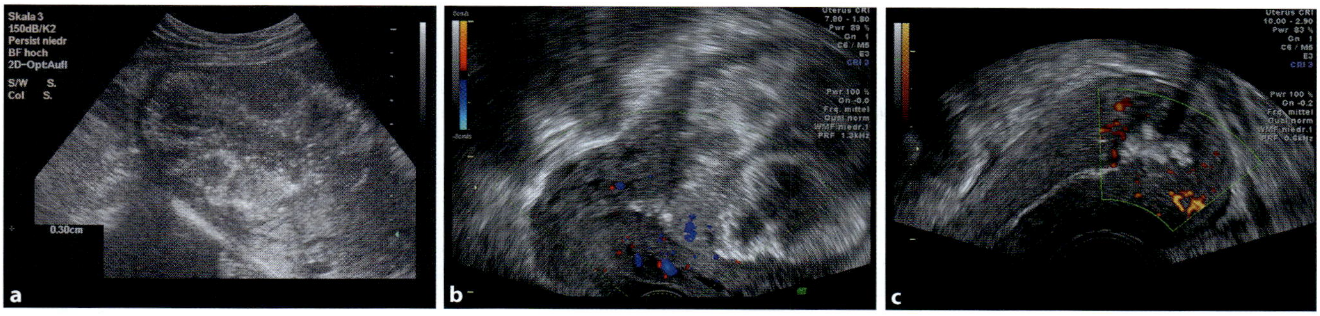

■ **Abb. 14.26** **a** Placenta increta nach Spontangeburt und frustranem Versuch der manuellen Placentalösung, keine Lochialblutung. **b** 4 Wochen nach Partus ist die Placenta geschrumpft aber weiterhin ohne Lösungszeichen. **c** Spontanpartus der vollständigen Placenta 10 Wochen nach Geburt des Kindes, ß-HCG-Wert negativ, keine verstärkte Blutung und keine Curettage notwendig

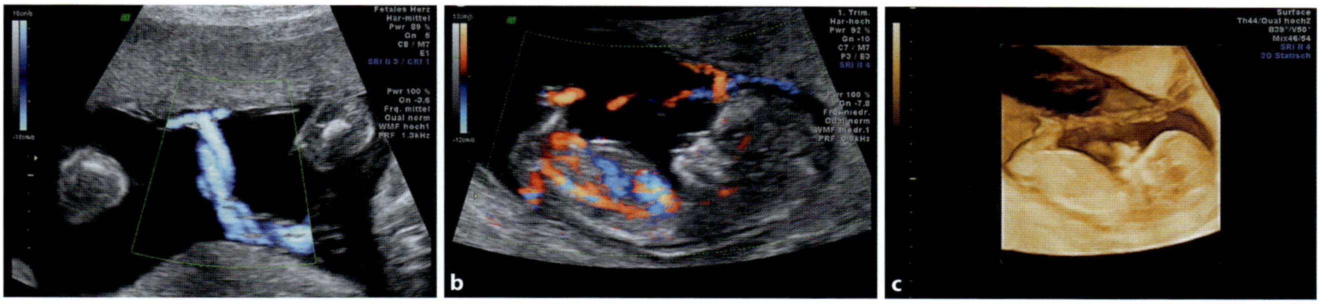

■ **Abb. 14.27** **a** Zentraler Nabelschnuransatz im Farbdopplermodus, 20 SSW. **b** 13 SSW. **c** 3D-Render-Modus

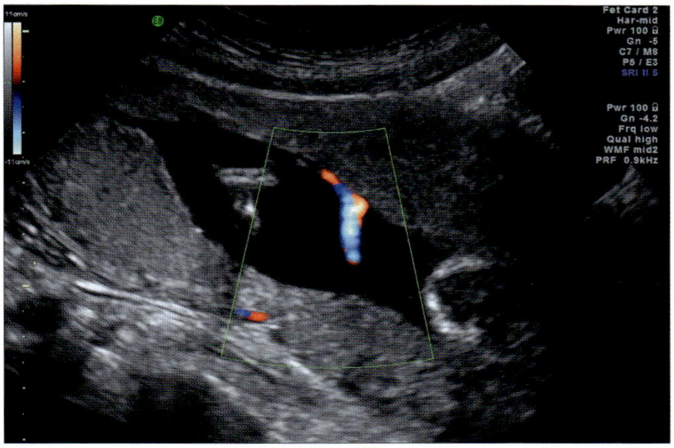

■ **Abb. 14.28** Insertio velamentosa an der Uterusvoderwand bei Hinterwandplazenta in der Farbdopplersonografie, 13 SSW

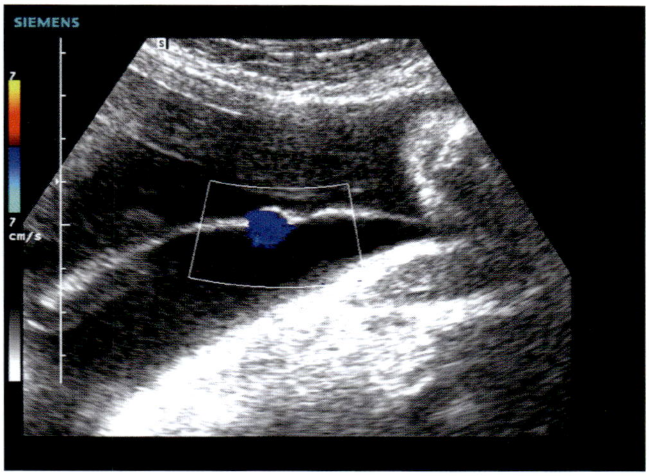

■ **Abb. 14.29** In der Trennwand verlaufende Nabelschnurvene bei monochorialer Geminigravidität, Transabdominalsonografie

14.9.3 Diagnose

Die pränatale Diagnose einer Insertio velamentosa ist durch die exakte Darstellung des Nabelschnuransatzes möglich (Raio et al. 1997) (■ Abb. 14.27a). Dies gelingt bereits im I. Trimenon (■ Abb. 14.27b,c, ■ Abb. 14.28a).

Hinweise für eine **Insertio velamentosa** sind Nachweise von frei verlaufenden Gefäßen in den Amnionhäuten oder der Trennwand zwischen Mehrlingen (■ Abb. 14.29). 12,5 % der Schwangerschaften mit einer singulären Nabelschnurarterie (SNA) sind mit einer Insertio velamentosa assoziiert.

Vasa praevia sind transabdominal bzw. vaginalsonografisch nahe des inneren Muttermunds darstellbar (■ Abb. 14.30a). Die Farbdopplersonografie erleichtert die Diagnose. Im Unterschied zu Vasa praevia sind bei einer vorliegenden Nabelschnur die Gefäße nicht fixiert. (■ Abb. 14.30b,c).

Vasa praevia können auch mit einem plazentaren Randsinus über dem inneren Muttermund verwechselt werden. Bei einer vaginalen Blutung aus einem plazentaren Randsinus handelt es sich in der Regel um mütterliches Blut (■ Abb. 14.31).

Die Darstellung des Nabelschnuransatzes zum Ausschluss einer Insertio velamentosa und Vasa praevia im Screening ist wünschenswert, bei Vorliegen eines der o. g. Risikofaktoren obligat, da diese Pathologie unerkannt eine lebensbedrohliche Gefäßanomalie für den Fetus bedeuten kann.

Das Risiko bei Insertio velamentosa und Vasa praevia besteht in einer Ruptur der Nabelschnurgefäße bei Blasensprung oder

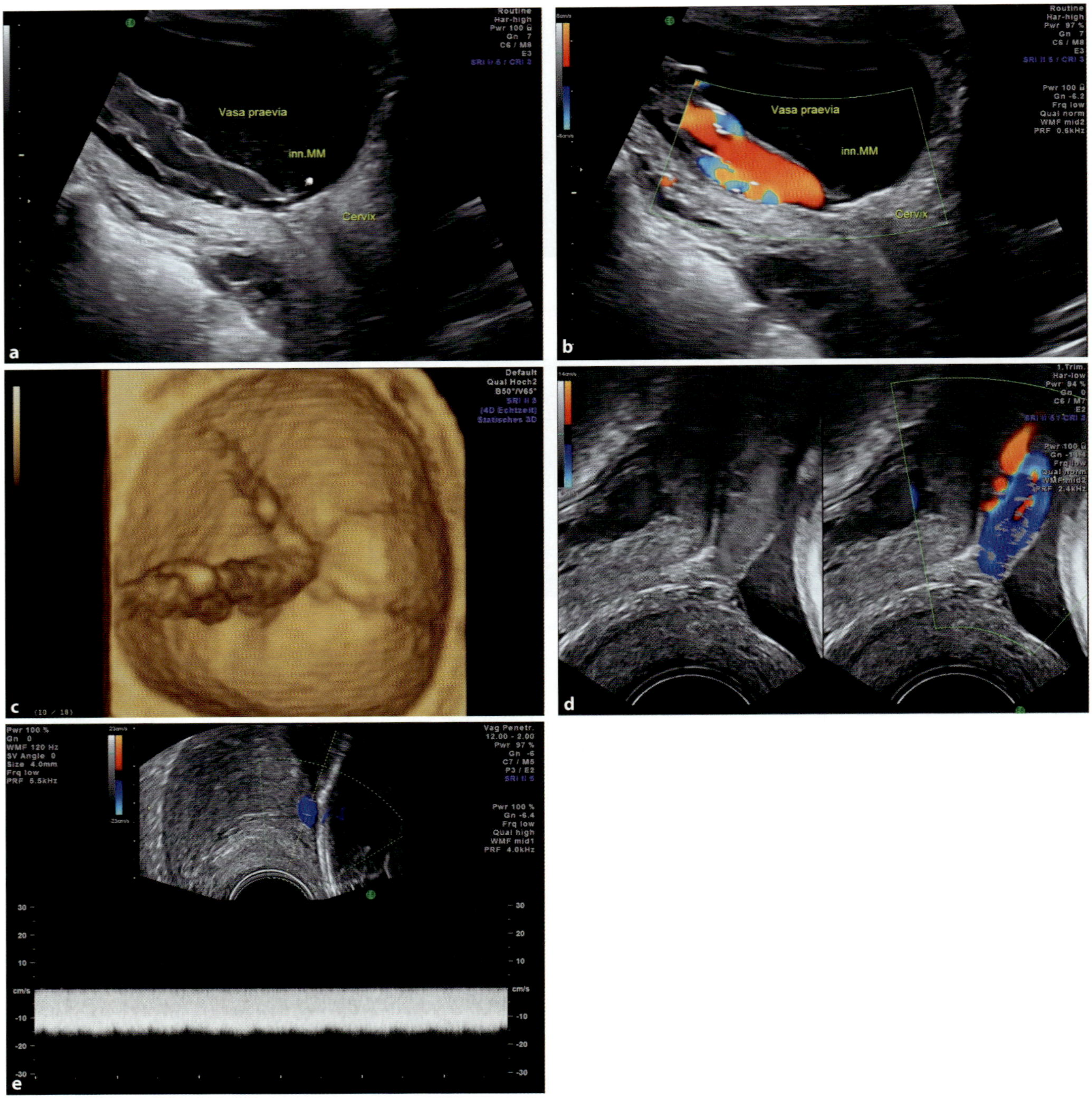

Abb. 14.30 Insertio velamentosa mit Gefäßinsertion im inneren Muttermund. **a** B-Bild. **b** Farbdoppler. **c** 3D-Render-Modus, Transabdominalsonografie. **d** Duplex-Mode (B-Bild und Farbdoppler). **e** pw-Doppler, Transvaginalsonografie

nach einer Amniotomie mit raschem Verbluten des Fetus (pathologisches CTG unmittelbar nach Blasensprung mit blutigem Fruchtwasser, ggf. sinusoidales CTG bei hochgradiger fetaler Anämie).

Die fetale Mortalität bei Vasa praevia ohne pränatale Diagnose liegt bei ca. 60 % (Sepulveda et al. 2003). Durch die pränatale Diagnose die Überlebensrate der betroffenen Feten auf 97 % gesteigert werden (Oyelese et al. 2004).

Auch ist das Risiko einer Gefäßkompression sub partu mit der Folge eines fetalen Sauerstoffmangels deutlich erhöht.

14.9.4 Management

Die Datenlage zu dem optimalen Management bei antenatal diagnostizierter Insertio velamentosa oder VP ist begrenzt.

Bei einer **Insertio velamentosa** ist der optimale Geburtsmodus von der Lokalisation in der Eihaut abhängig. Es gibt Hinweise, dass bei Insertion im unteren Uterinsegment vermehrt pathologische CTGs auftreten. Ratsam erscheint eine Geburt in einem Perinatalzentrum wegen des erhöhten Risikos fetaler Azidosen, Blutungen und sekundärer Sectiones.

Nach Empfehlungen der Vasa-praevia-Foundation ist eine stationäre Aufnahme bereits zwischen 30–32 SSW zu diskutieren. Durch die stationäre Überwachung soll eine Notsectio im Falle einer Ruptur der Nabelschnurgefäße bei vorzeitigem Blasensprung gewährleistet werden. 10 % der Schwangeren mit Vasa praevia wiesen einen Blasensprung vor Beginn regelmäßiger Wehen auf. Die Induktion einer fetalen Lungenreife sollte bei Frühgeburtssymptomen bis 34 vollendeten SSW erfolgen. Eine ambulante Kontrolle kann im Einvernehmen mit der Patientin bei fehlender Frühgeburtsanamnese, wehenfreiem Uterus, einer unreifen langen Zervix und ggf. einem unauffälligen Fibronektintest diskutiert werden. Bei Vasa praevia ist eine Sectio caesarea zwingend erforderlich. Sie wird zwischen 35–36 SSW empfohlen. Individuell kann sie unter stationärer Überwachung auch später vereinbart werden (Golic et al. 2012).

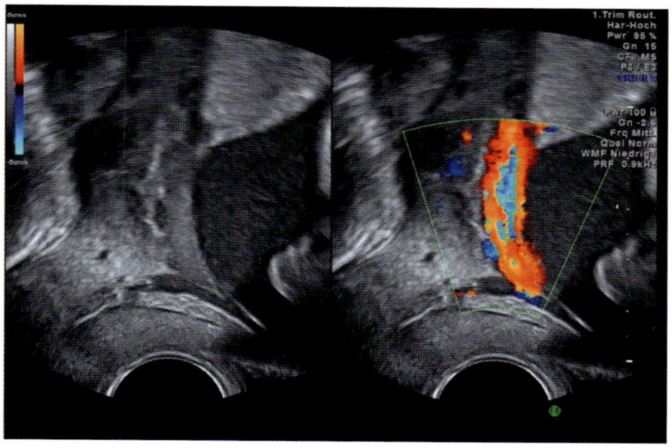

Abb. 14.31 Tiefsitzende Hinterwandplazenta mit plazentarem Randsinus über dem inneren Muttermund, keine fetalen Vasa praevia, Transvaginalsonografie-Duplex-Mode (*links* B-Bild, *rechts* Farbdoppler)

14.10 Fazit

- In der 22. SSW ist die normale Plazenta bis ca. 12 cm lang und 2,5 cm dick. Kleine und/oder dicke Plazenten gehen oft mit Schwangerschaftsproblemen (z. B. fetale Wachstumsretardierung) einher.
- Auffälligkeiten der Plazentastruktur (vorzeitige Verkalkung, hyperechogene oder zystische Läsionen) können mit ungünstigem Schwangerschaftsausgang (z. B. fetale Wachstumsretardierung) einhergehen.
- Trotz uteriner Entleerung entwickeln 20 % der Frauen mit Blasenmole eine persistierende Trophoblastenerkrankung. Frühzeitige Diagnostik und Therapie sind entscheidend
- Nur ein Teil der im I. Trimenon festgestellten Befunde mit Placenta praevia persistieren bis zur Geburt. Das Risiko einer Persistenz ist abhängig vom Gestationsalter und dem Grad der Überlappung des inneren Muttermunds.
- Bei Placenta praevia ist eine exakte sonografische Dokumentation und Berücksichtigung der Wandlokalisation wichtig.
- Bei Placenta praevia oder Schwangeren mit Uterusvoroperationen muss die Implantationstiefe der Plazenta untersucht werden.
- Bei tiefer Plazentaimplantation sollte über eine Sectio/Hysterektomie bzw. ein konservatives Management mit Belassen der Placenta in utero aufgeklärt werden.
- Bei allen Schwangeren, insbesondere bei Schwangeren mit Placenta praevia oder Implantationsstörungen sowie bei Feten mit singulärer Nabelschnurarterie sollte der Nabelschnuransatz untersucht werden, um eine Insertio velamentosa oder Vasa praevia auszuschließen.
- Bei Vasa praevia ist eine Hospitalisation im III. Trimenon (exakte SSW je nach individuellem Frühgeburtsrisiko) zu empfehlen und wie bei Placenta praevia eine primäre Sectio caesarea zwingend.

Literatur

Abramovicz JS, Sheiner E (2008) Ultrasound of the placenta: a systematic approach. Part 1: imaging. Placenta 29:225–240

Aherne W (1966) A weight relationship between the human foetus and placenta. Biol Neonat 10:113–118

Ananth CV, Demissie K, Smulian JC et al (2003) Placenta previa in singleton and twin births in the United States, 1989 through 1998: A comparison of risk factor profiles and associated conditions. Am J Obstet Gynecol 188:275–281

Becker RH, Vonk R, Mende BC et al (2001) The relevance of placental location at 20–23 gestational weeks for prediction of placenta previa at delivery: evaluation of 8650 cases. Ultrasound Obstet Gynecol 17:496–501

Benson RC, Fujikura T (1969) Circumvallate and circummarginate placenta: Uimportant clinical entities. Obstet Gyncol 34:799

Bhide A, Prefumo F, Moore J et al (2003) Placental edge to internal os distance in the late third trimester and mode of delivery in placenta praevia. BJOG 110:860–864

Bodner LJ, Nosher JL, Gribbin C et al (2006) Balloon-assisted occlusion of the internal iliac arteries in patients withplacenta accreta/percreta. Cardiovasc Intervent Radiol 29:354–361

Bower S, Schuchter K, Campbell S (1993) Doppler ultrasound screening as part of routine antenatal scanning: reduction of pre-eclampsia and intrauterine growth retardation. Br J Obstet Gynaecol 100:989–994

Brown HL, Miller JM, Khawli O, Gabert HA (1988) Premature placental calcifications in maternal cigarette smokers. Obstet Gynecol 71:914–917

Campbell S, Kohorn EI (1968) Placental localization by ultrasonic compound scanning. J Obstet Gynaecol Br Commonw 75:1007–1013

Catanzarite V, Maida C, Thomas W et al (2001) Prenatal sonographic diagnosis of vasa previa: ultrasound findings and obstetric outcome in ten cases. Ultrasound Obstet Gynecol 18:109–115

Clark SL, Koonings PP, Phelan JP (1985) Placenta previa/accreta and prior cesarean section. Obstet Gynecol 66:89–92

Clark SL (1999) Placenta previa and abruptio placentae. In: Creasy RK, Resnik R (Hrsg) Maternal Fetal Medicine: Principles and Practice. WB Saunders, Philadelphia, S. 616

Cnossen JS, Morris RK, ter Riet G, Mol BW, van der Post JA, Coomarasamy A, Zwinderman AH, Robson SC, Bindels PJ, Klejnen J, Khan KS (2008) Se of uterine artery Doppler Ultrasonography to predict pre-eclampsia and intrauterine growth restriction: a systematic review and bivariable meta-analysis. CMAJ 178:701–711

Comstock CH (2005) Antenatal diagnosis of placenta accreta: a review. Ultrasound Obstet Gynecol 26:89–96

Comstock CH, Love JJ, Bronsteen RA et al (2004) Sonographic detection of placenta accreta in the second and third trimester of pregnancy. Am J Obstet Gynecol 190:1135–1140

Comstock CH (2011) The antenatal diagnosis of placental attachment disorders. Curr pin Obstet Gynecol 23:117–122

Cotton DB, Read JA, Paul RH et al (1980) The conservative aggressive management of placenta previa. Am J Obstet Gynecol 137:687–695

Crane JM, Hof MC, van den Dodds L et al (1999) Neonatal outcomes with placenta previa. Obstet Gynecol 93:541–544

Crawford JM (1962) Vascular anatomy of the human placenta. Am J Obstet Gynecol 84:1543

Degani S (2006) Sonographic findings in fetal viral infections: a systematic review. Obstet Gynecol Surv 61:329–336

Demissie K, Breckenridge MB, Joseph L et al (1999) Placenta previa: preponderance of male sex at birth. Am J Epidemiol 149:824–830

Earn AA (1951) Placental anomalies. Can Med Assoc J 65:118

Elchalal U, Ezra Y, Levy Y, Bar-Oz B, Yanai N, Intrator O (1999) Sonographically thick placenta a marker for increased perinatal risk – a prospective cross-sectional study. Placenta 21:268–272

Faiz AS, Ananth CV (2003) Etiology and risk factors for placenta previa: an overview and meta-analysis of observational studies. J Matern Fetal Neonatal Med 13:175–179

Fleischer AC, James Jr AE, Krause DA, Millis JB (1978) Sonographic patterns in trophoblastic diseases. Radiology 126:215

Francois K, Mayer S, Harris C et al (2003) Association of vasa previa at delivery with a history of second-trimester placenta previa. J Reprod Med 48:771–774

Fuchs I, Dudenhausen JW, Sehouli J, Henrich W (2008) Placenta pathology: disorders of placental location, placental implantation and cord insertion. Ultraschall Med 29(1):4–17 (quiz 18–23)

Galli G, Moneta Caglio E, Troncone L, Garcea N (1968) Localization of the placenta: indications and methods (article in Italian). Ann Ostet Ginecol Med Perinat 90:677–733

Gassner R, Metzenbauer M, Hafner E, Valazza U, Philipp K (2003) Triploidy in a twin pregnancy: small placental volume as an early sonographic marker. Prenat Diagn 23:16–20

Gemer O, Segal S (1994) Incidence and contribution of predisposing factors to transverse lie presentation. Int J Gynaecol Obstet 44:219–221

Golic M, Hinkson L, Bamberg C, Rodekamp E, Brauer M, Sarioglu N, Henrich W (2012) Vasa Praevia: Risk-Adapted Modification of the Conventional Management – a Retrospective Study. Ultraschall Med. Sep 21. [Epub ahead of print]

Grannum P, Berkowitz RL, Hobbins JC (1979) The ultrasonic changes in the maturing placenta and theit relation to fetal pulmonic maturity. Am J Obstet Gynecol 133:915–922

Gungor T, Ekin M, Dumanli H, Gokmen O (1998) Color Doppler ultrasonography in the earlier differentiation of benign mole hydatidiforms from malignant gestational trophoblastic disease. Acta Obstet Gynecol Scand 77:860

Hafner E, Metzenbauer M, Höfinger D, Munkel M, Gassner R, Schuchter K, Dillinger-Paller B, Philipp K (2003) Placental growth from the first to the second trimester of pregnancy in SGA-fetuses and pre-eclamptic pregnancies compared to normal fetuses. Placenta 24:336–342

Hafner E, Metzenbauer M, Stümpflen I et al (2010) First trimester placental and myometrial blood perfusion measured by 3D power Doppler in normal and unfavourable outcome pregnancies. Placenta 31:756–763

Hafner E, Philipp T, Schuchter K, Dillinger-Paller B, Philipp K, Bauer P (1998) Second-trimester measurement of placental volume by three-dimensional ultrasound to predict small-for-gestational-age infants. Ultrasound Obstet Gynecol 12:97–102

Harris RD, Wells WA, Black WC, Chertoff JD, Poplack SP, Sargent SK et al (1997) Accuracy of prenatal sonography for detecting circumvallate placenta. Am J Roentgenol 168:1603–1608

Heer IM, Muller-Egloff S, Strauss A (2006) Placenta praevia – comparison of four sonographic modalities. Ultraschall in Med 27:355–359

Henrich W, Fuchs I, Ehrenstein T, Kjos S, Schmider A, Dudenhausen JW (2002) Antenatal diagnosis of placenta percreta with planned in situ retention and methotrexate therapy in a woman infected with HIV. Ultrasound Obstet Gynecol 20(1):90–93

Henrich W, Surbek D, Kainer F, Grottke O, Hopp H, Kiesewetter H, Koscielny J, Maul H, Schlembach D, von Tempelhoff GF, Rath W (2008) Diagnosis and treatment of peripartum bleeding. J Perinat Med 36(6):467–478

Henrich W, Stupin JH (2011) 3D volume contrast imaging (VCI) for the visualization of placenta previa increta and uterine wall thickness in a dichorionic twin pregnancy. Ultraschall Med 32(4):406–411

Hohlfeld P, MacAleese J, Capella-Pavlovski M, Forestier F (1991) Fetal toxoplasmosis: ultrasonographic signs. Ultrasound Obstet Gynecol :1241–1244

Hoogland HJ, De Haan J, Martin Jr CB (1980) Placental size during early pregnancy and fetal outcome: a preliminary report of a sequential ultrasonographic study. Am J Obstet Gynecol 138:441–443

Hopper KD, Komppa GH, Bice P, Williams MD, Cotterill RW, Ghaed N (1984) A reevaluation of placental grading and its clinical significance. J Ultrasound Med 3:261–266

Jauniaux E, Broen R, Snijders RJM, Noble P, Nicolaudes K (1997) Early prenatal diagnosis of triploidy. Am J Obstet Gynecology 176:550–554

Jauniaux E, Nicolaides KH, Hustin J (1997) Perinatal features associated with placental mesenchymal dysplasia. Placenta 18:701

Jauniaux E, Ramsay B, Campbell S (1994) Ultrrasonographic investigation of placental morphologic characteristics and size during the second trimester of pregnancy. Am J Obstet Gynecol 170:130–137

Jauniaux E (1999) Partial moles from postnatal to prenatal diagnosis. Placenta 20:379–388

Jedberg H, Notter G, Söderholm B, Vikterlöf KJ (1970) Placenta localization by different methods. Acta Obstet Gynecol Scand 49:265–270

Jones HW (1981) III Gestational trophoblastic disease. In: Jones H, Jones JS (Hrsg) Novaks's textbook of gynecology, 10. Aufl. Williams, Baltimore

Kazzi GM, Gross TL, Rosen MG, Jaatoul-Kazzi NY (1984) The relationship of placental grade, fetal lung maturity, and neonatal outcome in normal and complicated pregnancies. Am J Obstet Gynecol 148:54–58

Kofinas A, Kofinas G, Sutija V (2007) The role of second trimester ultrasound in the diagnosis of placental hypoechoic lesions leading to poor pregnancy outcome. J Matern Fetal Neonatal Med 20:859–866

Konje JC, Kaufmann P, Bell SC et al (2001) A longitudinal study of quantitative uterine blood flow with the use of color power angiography in appropriate for gestational age pregnancies. Am J Obstet Gynecol 185:608–613

Kouyoumdjian A (1980) Velamentous insertion of the umbilical cord. Obstet Gynecol 56:737–742

van Krapp M, Axt-Fliedner R, Berg C et al (2007) Clinical application of grey scale and colour Doppler sonography during abnormal third stage of labour. Ultraschall in Med 28:63–66

Kratochwil A (1969) Methods of placenta localization. Wien Klin Wochenschr 81:290–293 ((article in German))

Kuhlmann RS, Wasof S (1996) Ultrasound of the placenta. Clin Obstet Gynecol 39:519–534

La Torre R, Nigro G, Mazzocco M, Best AM, Adler SP (2006) Placental enlargement in womenwith primary maternal cytomegalyvirus infection is associated with fetal and neonatal disease. Clin Infect Dis 43:994–1000

Lavery JP (1990) Placenta previa. Clin Obstet Gynecol 33:414–421

Lee W, Lee VL, Kirk JS et al (2000) Vasa previa: prenatal diagnosis, natural evolution, and clinical outcome. Obstet Gynecol 95:572–576

Loh KY, Sivalingam N, Suryani MY (2004) Gestational trophoblastic disease. Med J Malaysa 59:697

Lurain JR, Brewer JI (1982) Invasive mole. Semin Oncol 9:174–180

Lurain JR (2010) Gestational trophoblastic disease I: epidemiology, pathology, clinical presentation and diagnosis of gestational trophoblastic disease, and management of hydatiform mole. Am J Obstet Gynecol 203:531–539

McCowan LM, Ritchie K, Mo LY et al (1988) Uterine artery flow velocity waveforms in normal and growth retarded pregnancies. Am J Obstet Gynecol 158:499–504

McKenna D, Tharmaratnam S, Mahsud S, Dornan J (2005) Ultrasonic evidence of placental calcification at 26 weeks' gestation: maternal and fetal oucomes. Acta Obstet Gynecol Scand 84:7–10

McShane PM, Heyl PS, Epstein MF (1985) Maternal and perinatal morbidity resulting from placenta previa. Obstet Gynecol 1985 65:176–182

Meiner A, Holland H, Reichenbach H, Horn LC, Faber R, Froster UG (1998) Tetraploidy in a growth retarded fetus with thick placenta. Prenat diagn 18:864–865

Melchiorre K, Leslie K, Prefumo A (2009) First-trimester uterine artery Doppler of small-for-gestational age pregnancies and intrauterine growth restriction. Ultrasound Obstet Gynecol 33:524–529

Merz E (2005) Ultrasound in Obstetrics and Gynecology 1: Obstetrics. Textbook and Atlas. Thieme Verlag,

Metzenbauer M, Hafner E, Schuchter K, Philipp K (2002) First-trimester placental volume as a marker for chromosomal anomalies: preliminary resultsfrom an unselected population. Ultrasound Obstet Gynecol 19:240–242

Naftolin F, Khudr G, Bernischke K et al (1973) The syndrome of chronic abruptio placenta, hydrorrhea, and circumvallate placenta. Am J Obstet Gynecol 116:347

O'Brien JM, Barton JR, Donaldson ES (1996) The management of placenta percreta: conservative and operative strategies. Am J Obstet Gynecol 175:1632–1638

Oppenheimer L (2007) Society of Obstetricians and Gynaecologists of Canada. Diagnosis and management of placenta previa. J Obstet Gynaecol Can 29:261–73

Oyelese Y, Catanzarite V, Prefumo F et al (2004) Vasa previa: the impact of prenatal diagnosis on outcomes. Obstet Gynecol 103:937–942

Oyelese Y, Smulian JC (2006) Placenta previa, placenta accreta, and vasa previa. Obstet Gynecol 107:927–941

Oyelese Y, Spong C, Fernandez MA et al (2000) Second trimester low-lying placenta and in-vitro fertilization? Exclude vasa previa. J Matern Fetal Med 9:370–372

Palmer JR (1994) Advances in the epidemiology of gestational trophoblastic tumors. J Reprod Med 39:155–162

Pham T, Steele J, Stayboldt C, Chan L, Bernischke K (2006) Placental mesenchymal dysplasia is associated with high rates of intrauterine growth restriction and fetal demise. Am J Clin Pathol 126:67–78

Pijnenborg R, Brosens I, Romero R (2010) Placental bed disorders. Cambridge University Press,

Proctor LK, Toal M, Keating S et al (2009) Placental size and the prediction of severe early-onset intrauterine growth restriction in women with low pregnancy-associated plasma protein-A. Ultrasound Obstet Gynecol 34:274–282

Proctor LK, Whittle WL, Keating S, Viero S, Kingdom JCP (2010) Pathologic basis of echogenic cystic lesions in the human placenta: role of ultrasound guided wire localization. Placenta 31:1111–1115

Quinlan RW, Cruz AC, Buhi WC, Martin M (1982) Changes in placental ultrasonic appearance II. Pathologic significance of Grade III placental changes. Am J Obstet Gynecol 144:471–473

Raio L, Saile G, Brühwiler H (1997) Discordant umbilical cord arteries: prenatal diagnosis and significance. Ultraschall in Med 18:229–232

Rosenberg T, Pariente G, Sergienko R, Wiznitzer A, Sheiner E (2011) Critical analysis of risk factors and outcome of placenta previa. Arch Gynecol Obstet 284(1):47–51

Schlensker KH (1971) Plazentographie mittels Ultraschall-Schnittbildverfahren. Geburtshilfe und Frauenheilkunde 31:879–897

Sebire NJ, Sepulveda W (2008) Correlation of placental pathology with prenatal ultrasound findings. J Clin Pathol 61:1276–1284

Sepulveda W, Rojas I, Robert JA et al (2003) Prenatal detection of velamentous insertion of the umbilical cord: a prospective color Doppler ultrasound study. Ultrasound Obstet Gynecol 21:564–569

Sheiner E, Shoham-Vardi I, Hallak M, Hershkowitz R, Katz M, Mazor M (2001) Placenta previa: obstetric risk factors and pregnancy outcome. J Matern Fetal Med 10:414–419

Spirt BA, Gordon LP (2001) Sonography of the placenta. In: Fleischer A, Manning FA, Jeanty P, Romero R (Hrsg) Sonography in obstetrics and gynecology, principles and practice,6. Aufl. Mc Graw-Hill, New York, S. 195–224

Stupin JH, Heinrich W (2012) Geburtshilfe. Lösungsstörungen der Plazenta. Geburtsh Frauenheilk 72(2):102–105

Tariverdian G, Paul M (1999) Genetische Diagnostik in der Geburtshilfe und Gynäkologie. Leitfaden für Klinik und Praxis. Springer-Verlag, Berlin Heidelberg New York, S. 195

Thame M, Osmond C, Benett F, Wilks R, Forrester T (2004) Fetal growth is directly related to maternal anthropomorphy and placental volume. Eur J Clin Nutr 58(6):894–900

Tikkanen M, Nuutila M, Hiilesmaa V et al (2006) Clinical presentation and risk factors of placental abruption. Acta Obstet Gynecol Scand 85:700–705

Timmermans S, Hof AC, Duvekot JJ (2007) Conservative management of abnormally invasive placentation. Obstet Gynecol Surv 62:529–539

Timor-Tritsch IE, Monteagudo A (1993) Diagnosis of placenta previa by transvaginal sonography. Ann Med 25:279–283

Vegani P, Ornaghi S, Pozi I, Beretta P, Russo FM et al (2009) Placenta previa: distance to internal os and mode of delivery. Am J Obstet Gynecol 201(3):266.e1–266.e5

Walker MG, Hindmarsh PC, Geary M, Kingdom JCP (2010) Sonographic maturation of the placenta at 30 to 34 weeks is not associated with second trimester markers of placental insufficiency in Low-risk pregnancies. J Obstet Gynaecol Can 32:1134–1139

Wegrzyn P, Falcon O, Peralta CF, Nicolaides KH (2005) Placental volume measured by three-dimensional ultrasound at 11 to 13+6 weeks od gestation:relation to chromosomal defects. Ultrasound Obstet Gynecol 26:28–32

Wenworth P (1968) Circumvallate and circummarginate placentas: Their incidence and clinical significance. Am J Obstet Gynecol 102:44

Wigglesworth JF (1969) Vascular anatomy of the human placenta and its significance for placental pathology. J Obstet Gynecol Br Commonw 76:979

Wilson D, Paalman RJ (1967) Clinical significance of circumvallate placenta. Obstet Gynecol 29:774

Wing DA, Paul RH, Millar LK (1996) Management of the symptomatic placenta previa: a randomized, controlled trial of inpatient versus outpatient expectant management. Am J Obstet Gynecol 175:806–811

Wolf H, Oosting H, Treffers PE (1989) Second-trimester placental volume measurement by ultrasound: prediction of fetal outcome. Am J Obstet Gynecol 160:120–126

Yang JI, Lim YK, Kim S (2006) Sonographic findings of placental lacunae and the prediction of adherent placenta in women with placenta praevia totalis and prior caesarean section. Ultrasound Obstet Gynecol 28:178–182

Zhou Q, Lei XY, Xie Q, Cardoza JD (2005) Sonographic and Doppler imaging in the diagnosis and treatment of gestational trophoblastic disease: a 12-year experience. J Ultrasound Med 24:15

Dopplersonografie in der Geburtshilfe

H. Steiner, T. Jäger

U. Gembruch, K. Hecher, H. Steiner (Hrsg.), *Ultraschalldiagnostik in Geburtshilfe und Gynäkologie*,
DOI 10.1007/978-3-642-29633-8_15, © Springer-Verlag Berlin Heidelberg 2013

15.1 Einleitung

Die Dopplersonografie stellt eine gut evaluierte Untersuchungsmethode sowohl des utero-plazentaren als auch des feto-plazentaren Kreislaufs dar. Ihr bewiesener Vorteil liegt im Einsatz bei indikationsbezogener Überwachung von Risikoschwangerschaften sowie bei der fetalen Echokardiografie. Als Screeninguntersuchung ist die Dopplersonografie der Aa. uterinae derzeit vor allem für die Prädiktion von Präeklampsien und IUGR von Bedeutung. Es ist somit wichtig, die Dopplersonografie indikationsbezogen und klinisch sinnvoll zum Einsatz zu bringen, was einerseits die Kenntnis der pathophysiologischen Veränderungen bei den entsprechenden klinischen Situationen und andererseits ausreichende theoretische und praktische Kenntnisse in der Durchführung der Dopplersonografie voraussetzt. Nur so wird die Dopplersonografie zu einem validen und gut reproduzierbaren klinisch aussagekräftigen Instrument.

15.2 Technische Grundlagen

15.2.1 Dopplereffekt

Mit seiner Schrift „Über das farbige Licht der Doppelsterne" beschrieb Christian Doppler 1842 erstmals das physikalische Prinzip, das der Dopplersonografie zugrunde liegt. Seine Beobachtung, dass Himmelskörper längerwelliges Licht ausstrahlen, wenn sie sich von der Erde wegbewegen und bei Annäherung an die Erde kürzerwelliges Licht abgeben, ist auf die Akustik übertragbar (Abb. 15.1).

15.2.2 Continous-wave-Doppler

Die anfangs angewandten **Continous-wave-Doppler** sind als isolierte Systeme nahezu ausgestorben, da hier die Bildgebung fehlt.

15.2.3 Gepulster Doppler

Beim **gepulsten Doppler** wird unter Verwendung eines Schallkopfes sowohl das B-Bild aufgebaut als auch ein Kristall zum Senden und Empfangen des Dopplersignals aktiviert. Erfolgt dies gleichzeitig, nennt man dies Duplex-Verfahren. Der Vorteil des gepulsten Dopplers liegt in der selektiven Ableitung eines Dopplersignals eines dargestellten und ausgewählten Gefäßes. Dies geschieht durch das Positionieren des Dopplerfensters („gate", „sample volume") über dem Gefäß. Dann werden regelmäßig Schallpulse gesendet und dazwischen wieder empfangen.

Die Häufigkeit des Aussendens der Schallimpulse wird als **Pulsrepetitionsfrequenz (PRF)** bezeichnet.

> **In der Geburtshilfe wird üblicherweise eine PRF von 2–8 kHz verwendet.**

Wichtig ist, dass hohe Blutströmungsgeschwindigkeiten mit den korrelierenden hohen Dopplerfrequenzen eine hohe PRF verlangen. Dies adjustieren wir mit dem entsprechenden Drehknopf.

Das physikalische Limit des gepulsten Dopplers wird als sogenanntes **Nyquist-Limit** definiert, welches besagt, dass eine Dopplerfrequenz bis zur Hälfte der PRF eindeutig bestimmbar ist. Einfacher beschrieben heißt es, dass eine Kurve ausreichend oft (PRF) abgetastet werden muss, um als solche eindeutig erkannt zu werden. Bei Überschreiten dieser Grenzfrequenz werden diese schnellen Frequenzen fehlinterpretiert und fälschlicherweise im Rückwärtskanal dargestellt (Aliasing).

Probleme bereitet dies im Alltag dann, wenn die zu messenden Blutströmungsgeschwindigkeiten sehr hoch (z. B. A. uterina, Ductus Botalli), der Insonationswinkel (Einstrahlwinkel auf das Gefäß) sehr gering ist, das Gefäß sehr weit entfernt vom Schallkopf liegt oder eine Kombination aus mehreren Faktoren vorliegt. Liegt das Gefäß in der Tiefe, muss die PRF aufgrund der längeren Laufzeit der Schallwellen niedriger gewählt werden.

Beispiele für eine zu niedrig, zu hoch und korrekt gewählte PRF sind in Abb. 15.2, Abb. 15.3 und Abb. 15.4 zu sehen.

15.2.4 Farbkodierte Dopplersonografie

Die **farbkodierte Dopplersonografie** ermöglicht eine Visualisierung von Strömungsrichtung und Geschwindigkeitsverteilung in einem gewählten Ausschnitt des B-Bildes. Dadurch können Gefäße identifiziert und dargestellt werden. Geräte mit dreidimensionaler Darstellungsmöglichkeit generieren „Angiogramme". Wir verwenden den Farbdoppler zur schnelleren und exakteren Identifizierung von Gefäßen, wie beispielsweise der Arteria uterina oder des Ductus venosus, um anschließend den gepulsten Doppler gezielt zu positionieren.

Geschieht dies wiederum gleichzeitig, so spricht man vom **Triple-Mode**. Zu erwähnen ist, dass bei Verwendung des Triple-Mode die Aktualisierung des B-Bilds und des Farbbildes langsamer vor sich geht und die Qualität des (gepulsten) Dopplersignals nachlässt, da alle drei Modi aktualisiert werden müssen. Das und die erhöhte Intensitätseinwirkung auf den Untersuchungsbereich im Falle eines Fetus empfehlen einen sparsamen Einsatz dieses Modus.

Weiter verwenden wir den Farbdoppler in der Fehlbildungsdiagnostik, um Gefäßanomalien auszuschließen oder darzustellen (Beispiel Abb. 15.5). Eine komplette fetale Echokardiografie erfordert ebenfalls den Einsatz des Farbdopplers.

Die Richtungskodierung ist üblicherweise derart eingestellt, dass zum Schallkopf gerichtete Strömungen rot kodiert dargestellt werden, vom Schallkopf wegführende Strömungen blau kodiert werden.

15.2.5 Power-Doppler

Beim Power-Doppler („Angio mode") werden nicht Strömungsrichtung und Geschwindigkeitsverteilung farbkodiert, sondern die Amplitudenfläche des Dopplerspektrums. Die Amplitude korreliert mit der Menge der korpuskulären Blutbestandteile und ist von der Strömungsrichtung und damit dem Insonations-

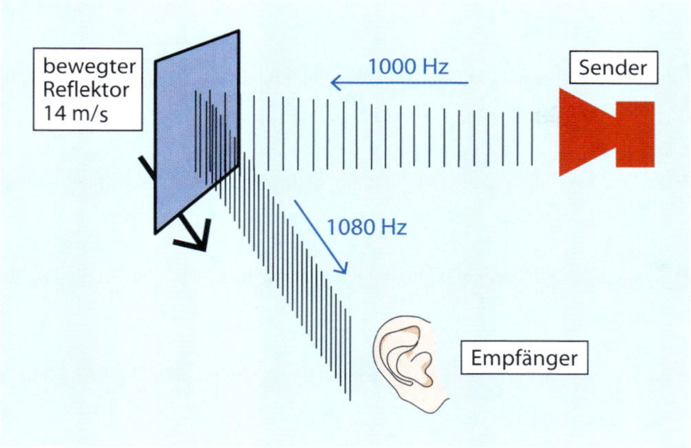

Abb. 15.1 Schematische Darstellung des Dopplereffektes mit Sender, beispielhafter Sendefrequenz (1000 Hz), bewegtem Reflektor (14 m/s), entsprechender Shiftfrequenz (1080 Hz) und Empfänger. Bei Bewegung des Reflektors auf den Empfänger zu erhöht sich die Shiftfrequenz, bei Bewegung vom Empfänger weg sinkt die Shiftfrequenz im Vergleich zur Sendefrequenz ab. (Mit freundl. Genehmigung von M. Schelling, München. Aus Steiner u. Schneider 2012)

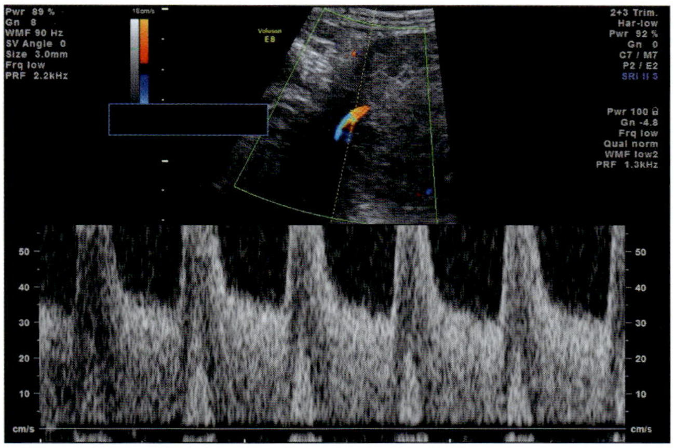

Abb. 15.2 Dopplersonogramm der A. uterina. PRF zu niedrig eingestellt, daher Aliasing sowohl in der Farbkodierung als auch im Signal des gepulsten Dopplers. Die Spitzengeschwindigkeiten werden „abgeschnitten" und erscheinen unten wieder

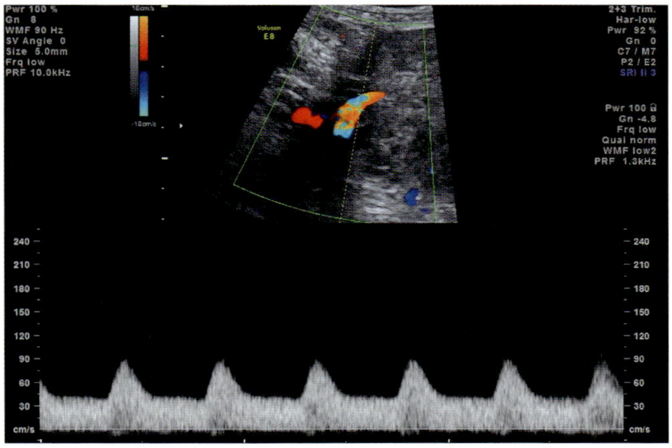

Abb. 15.3 Dopplersonogramm der A. uterina. PRF zu hoch eingestellt. Das Dopplersonogramm füllt die Skalierung nicht annähernd aus. Dadurch erhöht sich das Risiko, dass Informationen aus dem Signal verloren gehen und unnötige Messfehler durch fehlerhaftes „Abgreifen" entstehen

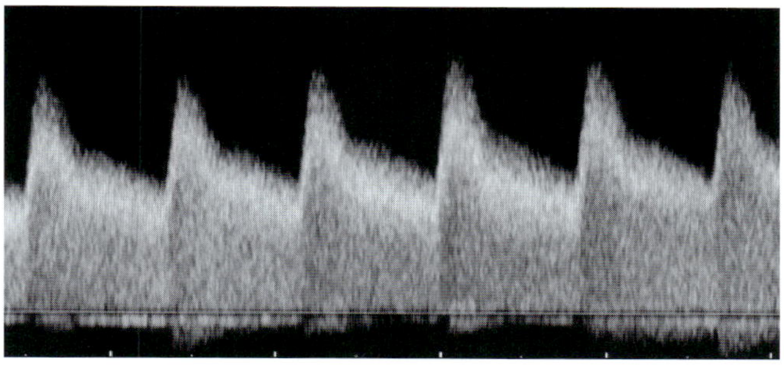

Abb. 15.4 Dopplersonogramm der A. uterina. PRF korrekt eingestellt. Man erhält ein skalenfüllendes Dopplersignal, welches gut für die weitere Analytik geeignet ist

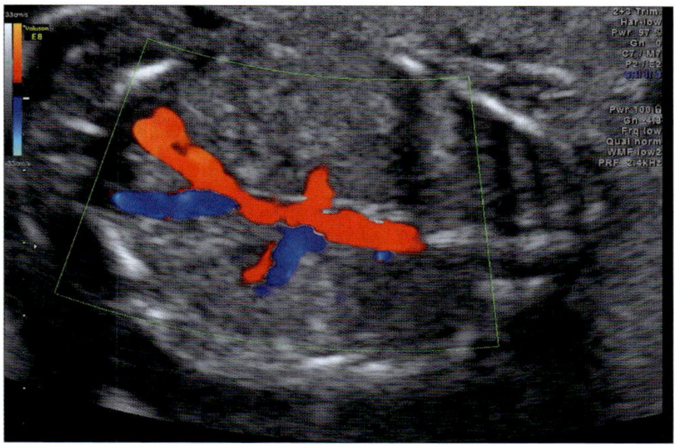

Abb. 15.5 Aorta und Iliakalarterien (comm.) sowie Aa. renales im Farbdoppler – *rote* Kodierung auf Schallkopf zuströmend, *blau* vom Schallkopf weg. Damit kann die Flussrichtung mit der Anatomie korreliert werden und trägt zur korrekten Interpretation bei. Das rot kodierte kleinere renale Gefäß im Schallkopffernen Bereich stellt die Nierenvene dar

winkel weitgehend unabhängig. Damit gelingt eine flächenhafte Darstellung von Strömungen und damit Gefäßen noch besser als beim Farbdoppler (Angiogramm).

Ein weiterer Vorteil gegenüber dem Farbdoppler ist die Darstellung kleiner Gefäße mit langsamen Strömungsgeschwindigkeiten. Verzichten muss man beim klassischen Power-Doppler allerdings auf die Richtungsinformation, allerdings bieten die neueren Systeme auch Richtungsinformationen an (Abb. 15.6).

15.2.6 Messtechnik

Voraussetzungen

Zu achten ist auf fetale und mütterliche Ruhebedingungen, um reproduzierbare und valide Ergebnisse zu erhalten. Auf Seiten der Schwangeren können Kreislaufalterationen (Vena-cava Syndrom, herzkreislaufwirsame Substanzen wie Betamimetika) und heftige Atembewegungen die Messungen beeinflussen. Von fetaler Seite sind dies heftige Atem- und Körperbewegungen, die Dopplermessungen zu diesem Zeitpunkt nicht zulassen.

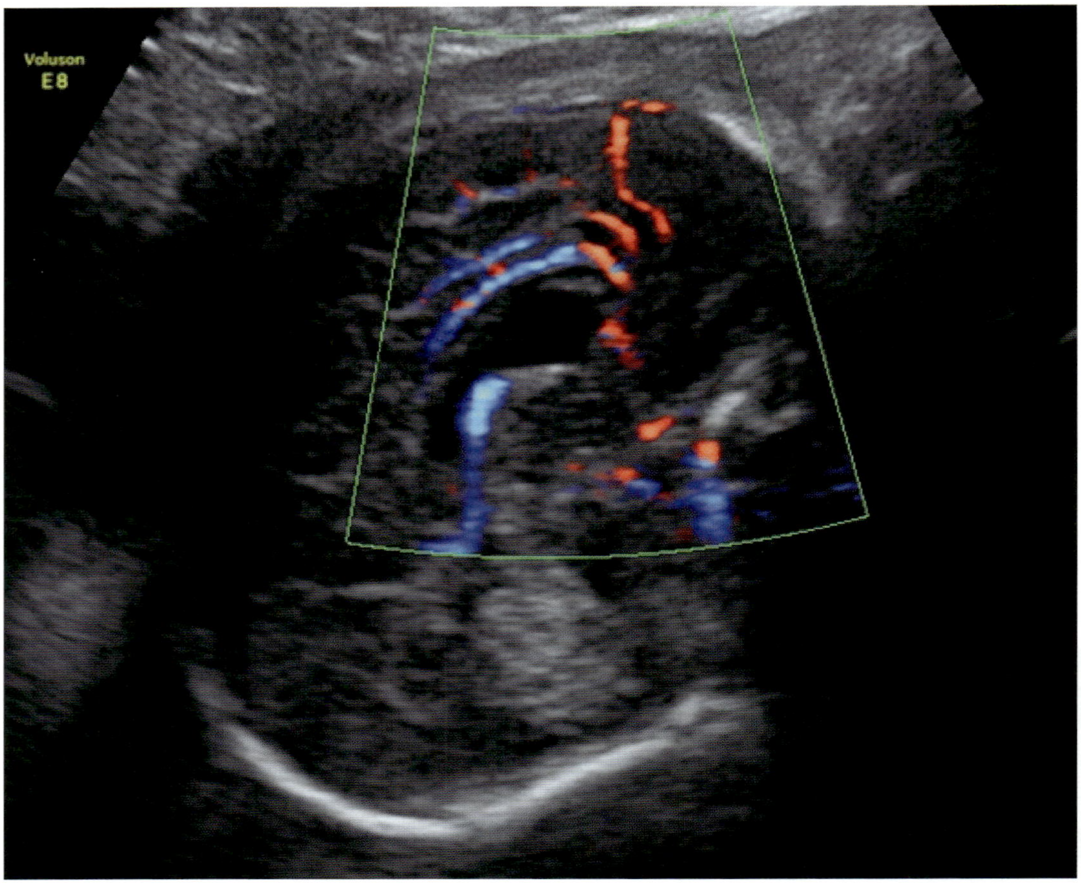

Abb. 15.6 Hirngefäße und A. pericallosa im bidirektionalen Power-Doppler

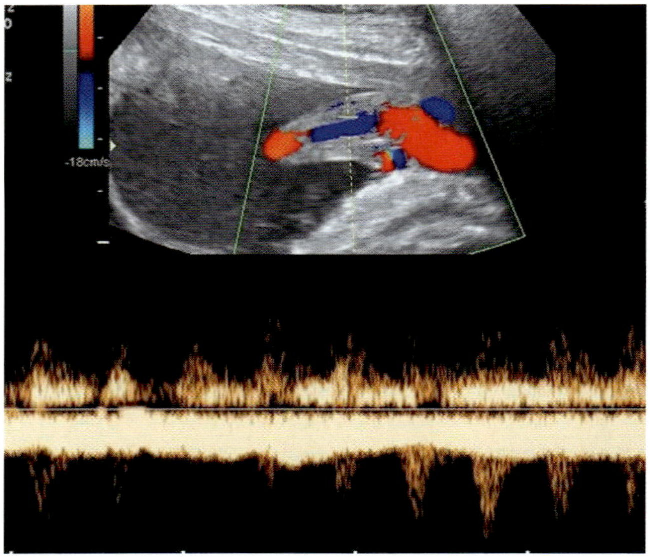

Abb. 15.7 Zu großer Insonationswinkel nahe 90 Grad. Schon im B-Bild bzw. im Farbdoppler wird dies ersichtlich. Dadurch wird ein unbrauchbares Dopplersignal abgeleitet. Das weitgehend lineare Flussprofil der Nabelvene ist zu erkennen, die pulsatilen Profile beider Nabelarterien im vorwärts- sowie rückwärtsgerichteten Frequenzspektrum sind nur zu erahnen

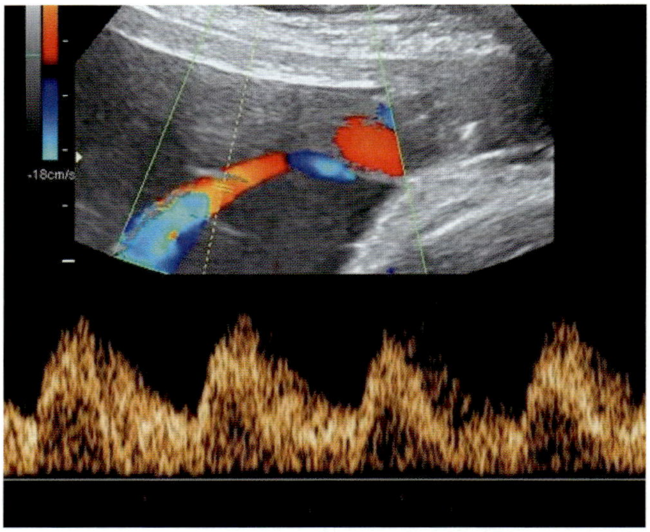

Abb. 15.8 Zu kleines Doppler-Gate. Ein unterrepräsentierter Anteil des Flussprofils wird aufgezeichnet. Damit wird potenziell die gemittelte Geschwindigkeit und damit der PI inkorrekt abgeleitet bzw. berechnet. Bei randständigem Abgreifen und minimalen Bewegungen oder Pulsationen des Gefäßes wird das Signal ungleichförmig – in der Abbildung der 3. Zyklus

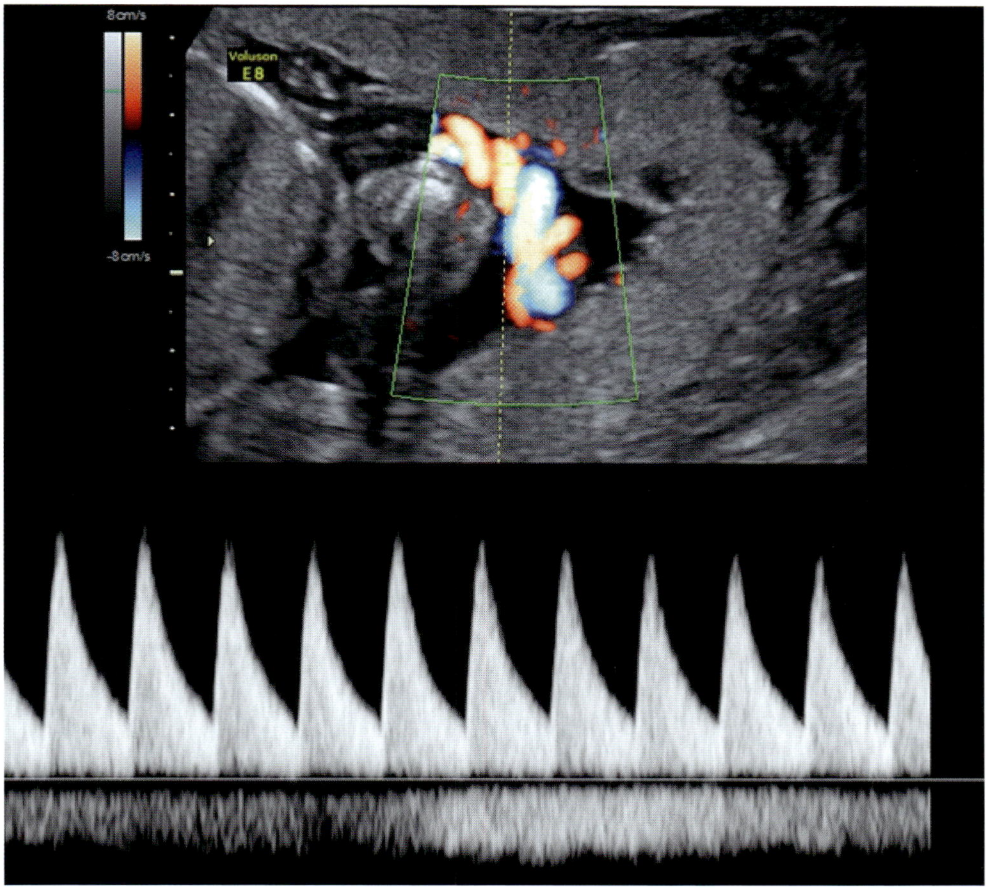

Abb. 15.9 Optimales Dopplersignal. Im Farbdoppler zeigen sich die Nabelarterien und die Vene. Der Insonationswinkel beträgt nahezu 0 Grad. Das groß gewählte Dopplerfenster ermöglicht die gleichzeitige Ableitung einer Arterie und der Vene im negativen Frequenzspektrum. Die Arterie zeigt im Normalfall ein sägezahnartiges, die Vene ein weitgehend laminares (gleichförmiges, nicht pulsatiles) Flussmuster

Tipp

Gelegentlich hilft es, bis zur Beruhigung des Fetus die materno-plazentare Untersuchung durchzuführen. Bei fetalen Herzfrequenzalterationen wie Tachy- und Bradykardie müssen diese bei der Auswertung berücksichtigt werden.

Ableitung der Gefäße

Bei allen dopplersonografischen Untersuchungen ist das bestmögliche Signal akustisch und optisch geleitet zu kontrollieren und optimieren. Ist das Gefäßmuster in Ableitung, wird am besten jeglicher Duplex- oder Triplexmode ausgeschaltet (Update- oder Freeze-Taste) und mittels äußerst diskreten Kippbewegungen verbessert. Das Doppler-Gate (der Bereich des Gewebes, aus dem das gepulste Dopplersignal abgeleitet wird) sollte möglichst gefäßdeckend angepasst werden. Außerdem ist auf einen möglichst kleinen Insonationswinkel zu achten.

Optisch ist eine gute Signalqualität durch gleich bleibende Signalformen über mehrere Zyklen mit weitgehend identen systolischen und diastolischen Maxima, durch scharfe „Ränder" und die Darstellung verschiedener Strömungsgeschwindigkeiten zu jedem Zeitpunkt (Spektrum) charakterisiert (Abb. 15.7–15.9). Akustisch sind wir meist weniger sensibel. Ein gutes Signal klingt rein und rauscharm.

Die verschiedenen Gefäßbereiche zeigen spezifische Strömungsmuster, die jedem Untersucher geläufig sein müssen, um eine fehlerhafte Zuordnung zu vermeiden.

Arteriae uterinae

Die utero-plazentare Blutströmung wird an den Uterinarterien untersucht. Sie ist den Messungen an der Arkadenarterien überlegen, weil sie besser reproduzierbar, repräsentativer für das Gesamtgefäßgebiet und damit aussagekräftiger ist.

Man positioniert den Schallkopf in der Leistengegend parallel zur Längsachse der Patientin und stellt die externen Iliakalgefäße an der Beckenwand dar. Hat man einen Farbdoppler zur Verfügung, so wird ein relativ großes Farbfenster aktiviert, der Schallkopf von den Iliakalgefäßen leicht nach medial gekippt, worauf sich meist die rot kodierte aszendierende Uterinarterie gut darstellt. Ist dies nicht so einfach oder hat man keine Farbe zur Verfügung verfolgt man die A. iliaca externa vom Abgang aus der A. iliaca communis ca. 5 cm distalwärts und kippt wiederum den Schallkopf etwas nach medial und identifiziert die Uterinarterie. Schwierig kann dies bei Adipositas und bei fortgeschrittener Schwangerschaft sein. Das Doppler-Gate ist knapp oberhalb der A. iliaca externa zu positionieren und das Signal abzuleiten. Die einzustellenden Schnittebenen sind in Abb. 15.10, Abb. 15.11, Abb. 15.12 und Abb. 15.13 dargestellt.

Manchmal stellen sich sehr viele Gefäße im Parametrium dar (Abb. 15.14). Dann hilft es, die Geschwindigkeit im Farbdopp-

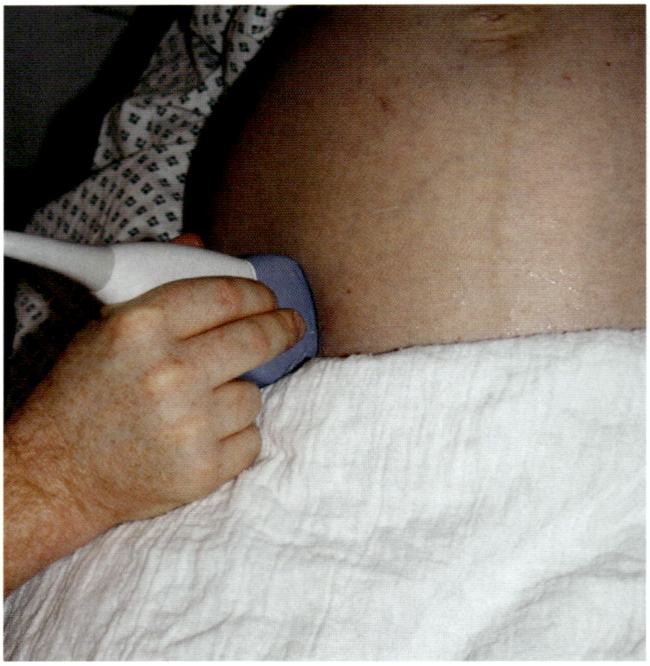

Abb. 15.10 Positionierung des Schallkopfs zur Ableitung der A. uterina. Es werden von dieser Ausgangsposition in der Leiste die Beckengefäße dargestellt

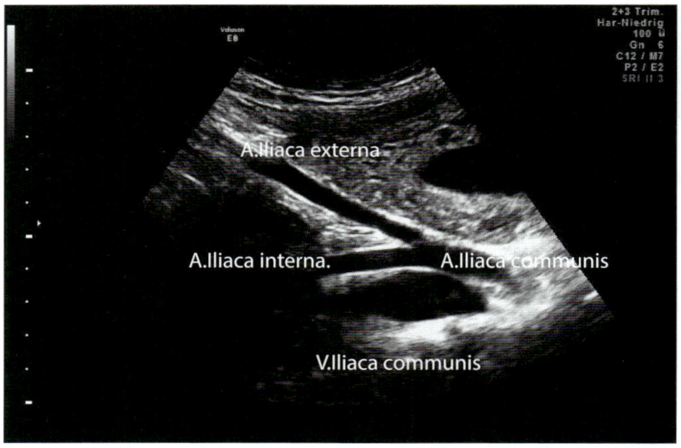

Abb. 15.11 Darstellung der Iliakalgefäße im B-Bild

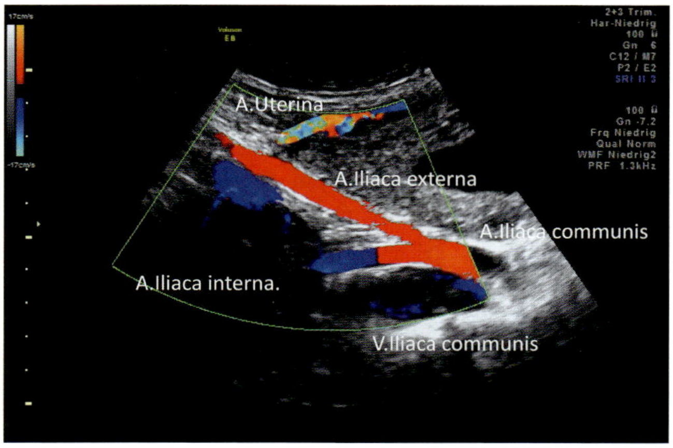

Abb. 15.12 Darstellung der Iliakalgefäße und der A. uterina mittels Farbkodierung

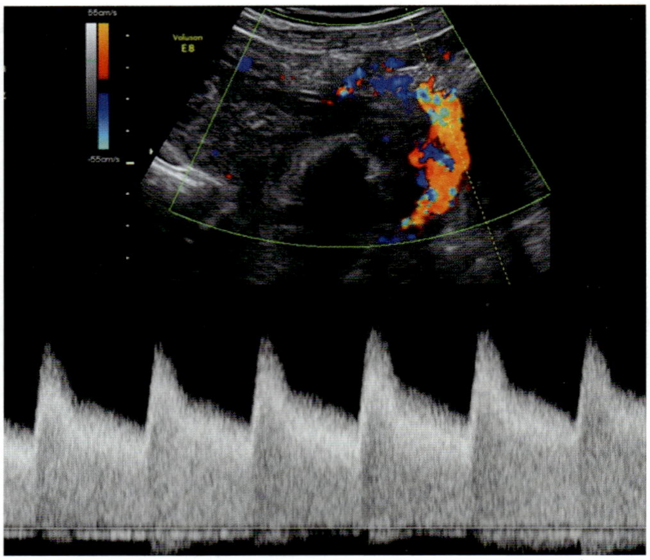

Abb. 15.13 Das Spektraldopplersignal der Uterinarterie wird abgeleitet

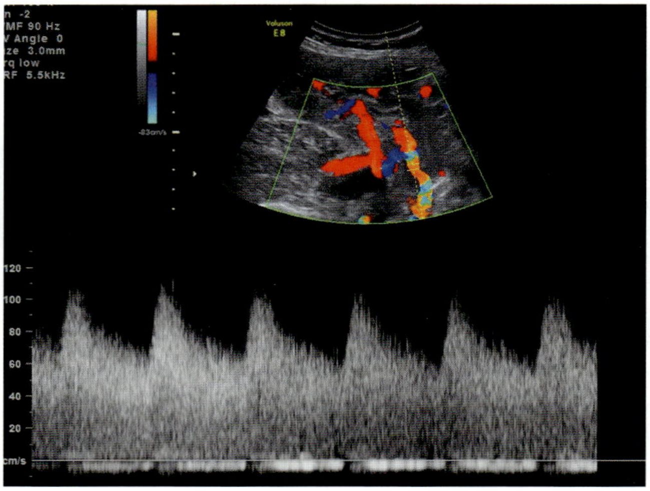

Abb. 15.14 Mehrere Gefäße stellen sich im Parametrium dar, das Hauptgefäß A. uterina mit Seitenästen. Abgeleitet wird das Hauptgefäß durch Erhöhung der Geschwindigkeit im Farbdoppler (PRF), damit Eliminierung der kleineren Seitenäste und Fokussierung auf den aufsteigenden Hauptstamm

ler zu erhöhen, um die kleineren Gefäße mit den niedrigeren Geschwindigkeiten zu eliminieren. Man konzentriert sich auf das aufsteigende Hauptgefäß.

Arteria und Vena umbilicalis

Ein Nabelschnurkonvolut möglichst frei im Fruchtwasser flottierend wird aufgesucht. Auch hier ist auf einen guten, das heißt kleinen Insonationswinkel zu achten. Arterien und Vene ist vor allem mit Farbe gut zu unterscheiden (Abb. 15.15). Bei großem Doppler-Gate wird das Signal beider Gefäße paralell abgeleitet (Abb. 15.16). Die Lokalisation der Ableitungsstelle in Bezug auf die Nähe zum Fetus oder zur Plazenta ist in aller Regel ohne klinische Bedeutung. In Ausnahmefällen (z. B. bei Mehrlingsschwangerschaften), kann das Dopplersonogramm der Arterie intrafetal paravesikal abgeleitet werden, um eine sichere Zuord-

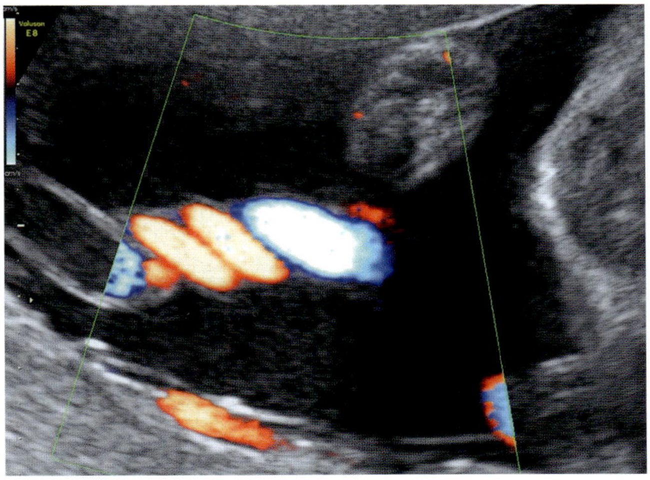

Abb. 15.15 Darstellung der A. umbilicalis und V. umbilicalis im Farbdoppler

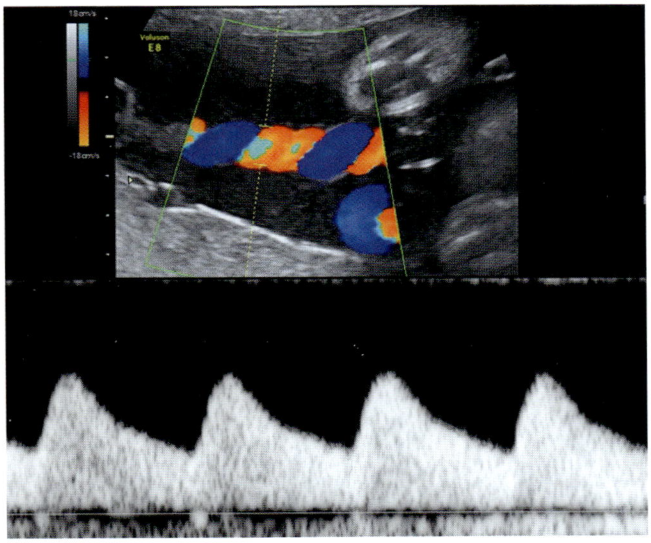

Abb. 15.16 Ableitung der A. umbilicalis im Spektraldoppler

nung zum jeweiligen Fetus zu ermöglichen. Der intrafetale Anteil der Vene wird im Bereich der Leber untersucht.

Arteria cerebri media (ACM)

Der fetale Kopf wird analog der Messung der Biometrie im Horizontalschnitt dargestellt. Dann kippt man den Schallkopf etwas schädelbasiswärts, um ausgehend vom Thalamus nach seitlich die Keilbeine aufzusuchen. An diesen entlang verläuft die A. cerebri media, die auch sonografisch im Farbdoppler leichter gefunden wird (Abb. 15.17 und Abb. 15.18). Die Ableitung soll im Mittelteil erfolgen. Üblicherweise ist es einfacher, die schallkopfnahe Arterie abzuleiten. Der Insonationswinkel stellt hier in aller Regel kein Problem dar.

Aorta fetalis

Die fetale Aorta ist häufig schwierig qualitativ ausreichend abzuleiten. Dies liegt am bei fetaler Längslage mit den gebräuchlichen Schallköpfen schlechten Insonationswinkel von nahe 90 Grad. Bei Schädellage ist der Schallkopf nun in Richtung Uterusfundus

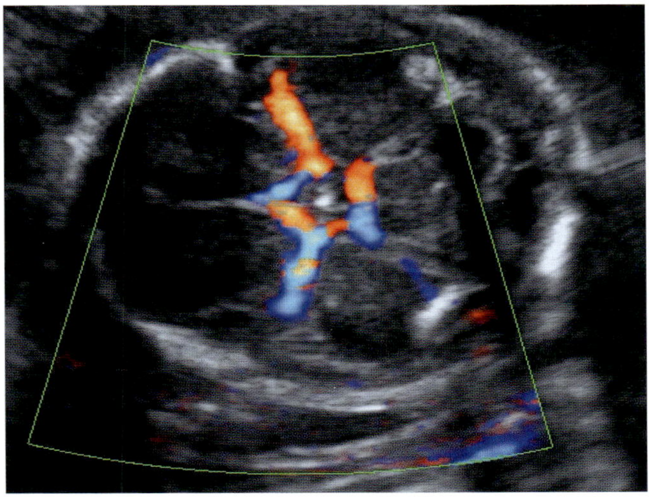

Abb. 15.17 Beide Aa. cerebri mediae werden entlang der Felsenbeinkante mittels Farbdopplersonografie dargestellt

und fetalem Steiß zu bewegen und dann solange zu kippen, bis ein akzeptabler Winkel erreicht ist. Die abdominale Aorta wird knapp unterhalb des Zwerchfells untersucht (Abb. 15.19a).

Ductus venosus

Der Ductus venosus (DV) ist im Transversal- und Sagittalschnitt darzustellen (Abb. 15.20). Im Querschnitt wird die Abdomen-Biometrieebene eingestellt und dann der Schallkopf etwas nach kranial abgekippt. Es stellt sich die intrafetale Vena umbilicalis dar, die sich in den DV verjüngt. Mittels Farbdopplersonografie identifiziert sich der Ductus venosus gleichsam von selbst, weil durch die Zunahme der Fließgeschwindigkeit von der Umbilikalvene in den Ductus venosus ein deutliches Farbaliasing (Umschlag der Farbkodierung) zu sehen ist. Dort sollte das Dopplersonogramm möglichst bei hoher Dopplerdurchlaufgeschwindigkeit (sog. Spreizen des Signals) abgeleitet werden. Im Sagittalschnitt ist der gesamte Verlauf des Ductus venosus aus der Umbilikalvene bis zur Mündung in die untere Hohlvene darzustellen. Dies gelingt vor allem gut bei dorso-posteriorer fetaler Lage.

Geräteeinstellungen

Die meisten aktuellen Geräte beinhalten verschiedene Voreinstellungen (Preset), die individuell geändert und gespeichert werden können. Für die feto-maternale Dopplersonografie reicht im Allgemeinen ein Preset, welches die Grundeinstellungen für den gepulsten Doppler und Farbdoppler beinhaltet, sodass Ausgangsleistung, Wandfilter und Fensterweite meist nicht verändert werden müssen. Dennoch ist es wichtig, den Einfluss dieser Parameter auf das Dopplersonogramm zu kennen, um valide Messungen zu erhalten und bei Schwierigkeiten reagieren zu können.

Für die Dopplersonografie am Herzen ist es vorteilhaft, ein eigenes Preset anzuwählen. Je besser man sein Gerät kennt (Einschulung!), desto schneller, sicherer und valider ist das Untersuchungsergebnis.

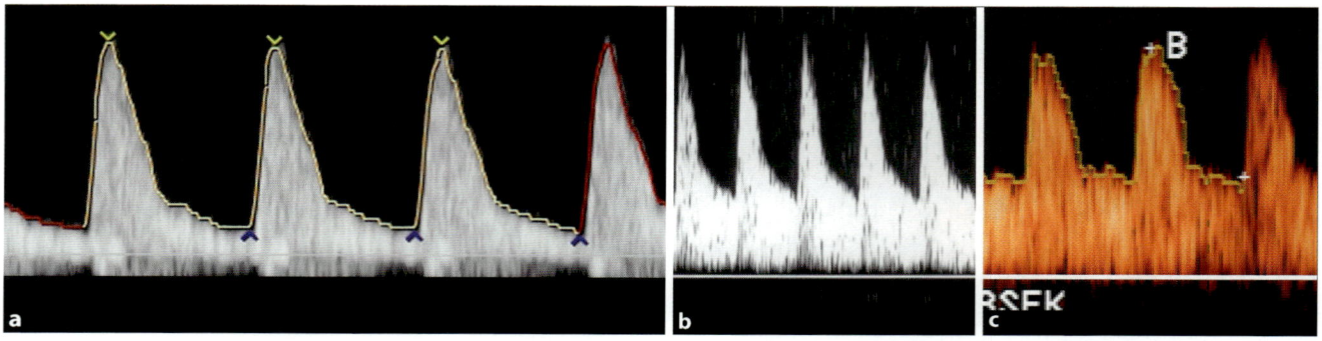

Abb. 15.18 Spektraldoppler der A. cerebri media. **a** Normales (hochpulsatiles) Dopplersonogramm mit gleichförmigen Zyklen geeignet für Index- und bei Winkelkorrektur auch für Geschwindigkeitsmessungen. **b** Dopplersignal mit Termineffekt, der Resistance-Index wird geringer. **c** Ausgeprägte Erhöhung der diastolischen Flussgeschwindigkeiten bei einem Fetus mit IUGR in der 26. SSW (Blutumverteilung)

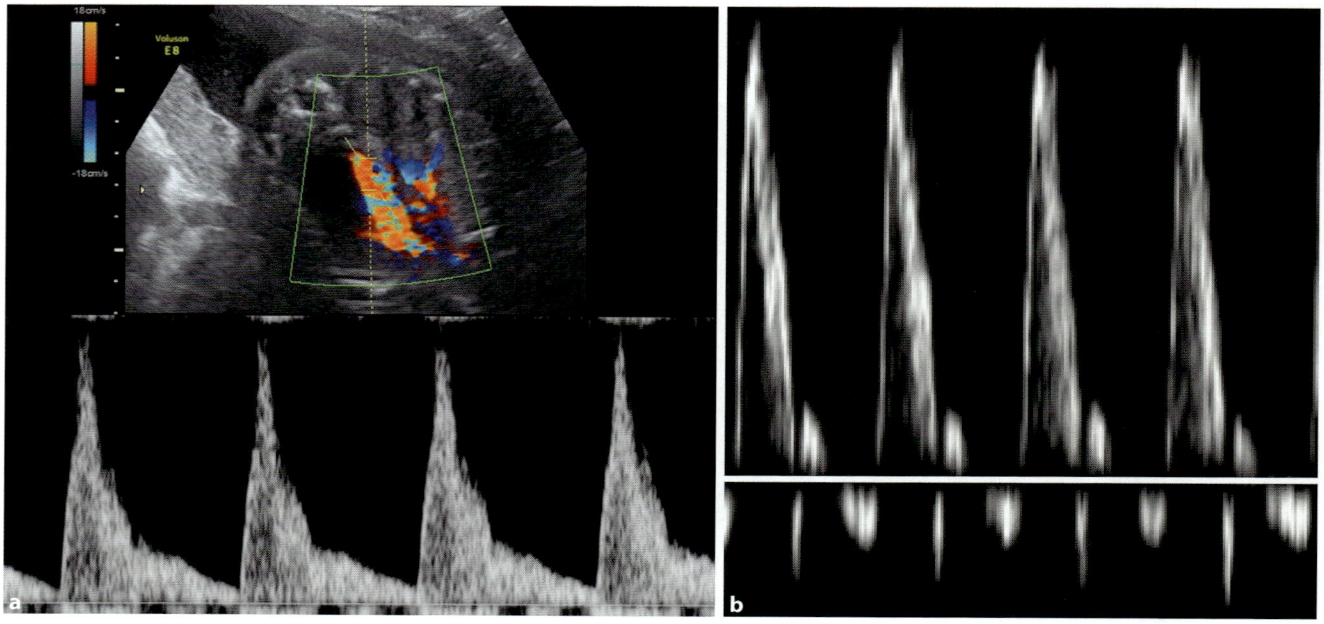

Abb. 15.19 Spektraldopplersonogramm der Aorta fetalis. Wichtig ist die Einstellung eines möglichst kleinen Einstrahlwinkels bei Längslage des Fetus – üblicherweise durch starkes Kippen des Schallkopfs. **a** Normale hochpulsatile Flusskurve. **b** Enddiastolischer Rückfluss bei ausgeprägter IUGR

Dopplerfenster

Generell stellt man in der feto-maternalen Dopplerdiagnostik mit Ausnahme der Echokardiografie primär ein großes (gefäßdeckendes) Dopplerfenster (5–10 mm) ein. Dies lässt eine Ableitung des gesamten Geschwindigkeitsspektrums über einem Gefäß zu. Dies ist besonders für die Analyse des Dopplersonogramms mittels Pulsatilitätsindex von Bedeutung, da nur dadurch die exakte Messung der in die Kalkulation eingehenden mittleren Geschwindigkeit gewährleistet ist.

Gefäßwandfilter

Der Gefäßwandfilter („wall motion filter") dient der Unterdrückung von niederfrequenten Gefäßwandbewegungen und Störsignalen. Er sollte möglichst niedrig eingestellt werden (≤100 Hz). Besonders bei niedrigen Shiftfrequenzen werden sonst Frequenzen fälschlicherweise weggefiltert, was zu falsch pathologischen Dopplersonogrammen führen kann. Das heißt, dass beispielsweise bei hohem Filter (auch bei kardiologischem Preset) ein diastolischer Flussverlust diagnostiziert wird, obwohl bei adäquater Filterwahl enddiastolisch ein Fluss nachzuweisen wäre. Es wird nicht nur die optische Signalanalyse („Block") verfälscht, sondern auch die qualitative (Indizes) und vor allem die quantitative Analyse (mittlere Geschwindigkeiten).

Winkeleinstellung

Der Insonationswinkel sollte sowohl bei geplanter qualitativer, als auch quantitativer Analyse möglichst klein gehalten werden, um Messfehler gering zu halten. Winkel >60 Grad erlauben keine valide Untersuchung. Ein schlechter Winkel fällt dem geübten Untersucher sofort auf, da die Dopplersignale bei gewählter Skalierung (PRF) sehr klein erscheinen.

Die Einstellung der Winkelkorrektur im B-Bild ist nur bei quantitativen Messungen erforderlich.

Pulsrepetitionsfrequenz/-skalierung

Die Skalierung ist häufig zu adjustieren, da die Blutströmungsgeschwindigkeiten an den fetalen und utero-plazentaren Gefäßen stark variieren. Sie sollte am Bildschirm so gewählt werden, dass

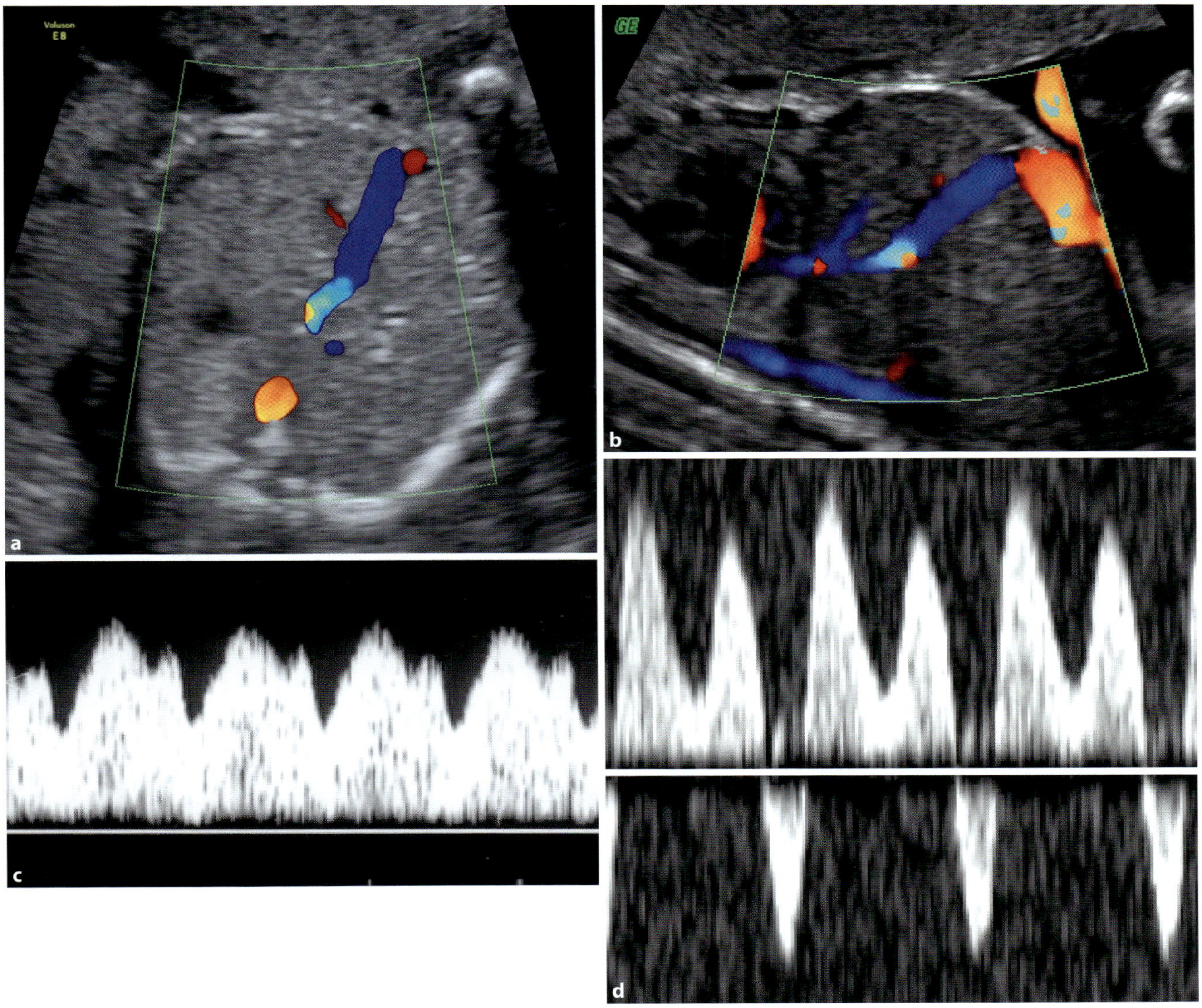

Abb. 15.20 **a** Intrafetaler Anteil der Vena umbilicalis *blau* kodiert dargestellt. Den Übergang in den Ductus venosus erkennt man am Aliasing-Transversalschnitt. **b** Intrafetaler Anteil der Vena umbilicalis im Flussverlauf zuerst *rot* kodiert aufwärtsgerichtet, dann *blau* kodiert. Der Übergang in den Ductus venosus am Aliasing durch die Zunahme der Flussgeschwindigkeit erkennbar. Longitudinalschnitt. **c** Typisches Flussprofil des Ductus venosus mit S-, D- und A-Welle. **d** Abnormes Flussprofil des Ductus venosus mit Rückfluss zum Zeitpunkt der A-Welle

die Darstellung des Dopplersonogramms möglichst formatfüllend ist, aber dennoch kein Aliasing (Darstellung der Frequenzspitzen im Rückwärtskanal) auftritt. Dadurch können Ablesefehler gering gehalten und die Qualität des abgeleiteten Signals optimiert werden. Generell sollte das Preset, was das Format anbelangt, das Dopplersonogramm und nicht das B-Bild betonen.

Signalanalyse

Die Analyse eines Dopplersignals erfolgt üblicherweise metrisch (Indizes, Geschwindigkeiten), kann aber auch visuell (Notch, ARED, Blutflussklassen) oder sogar auditiv (Experten) durchgeführt werden. Metrisch kann das gesamte Dopplersonogramm (z. B. Pulsatilitätsindex) oder auch nur die Hüllkurve (z. B. Resistance-Index) analysiert werden.

Für die Analyse werden die in **Abb. 15.21** charakterisierten Messparameter herangezogen.

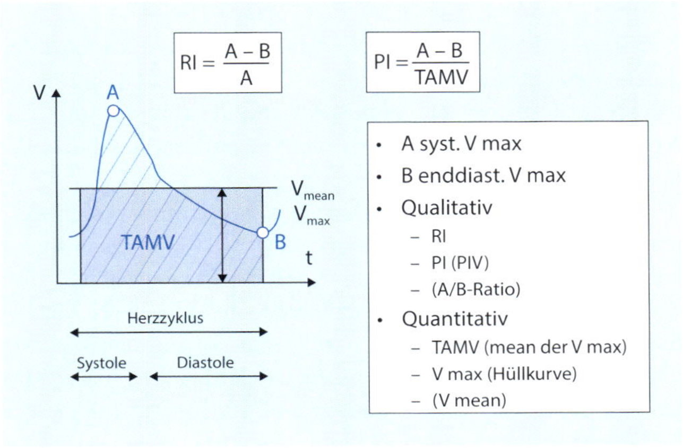

Abb. 15.21 Signalanalyse

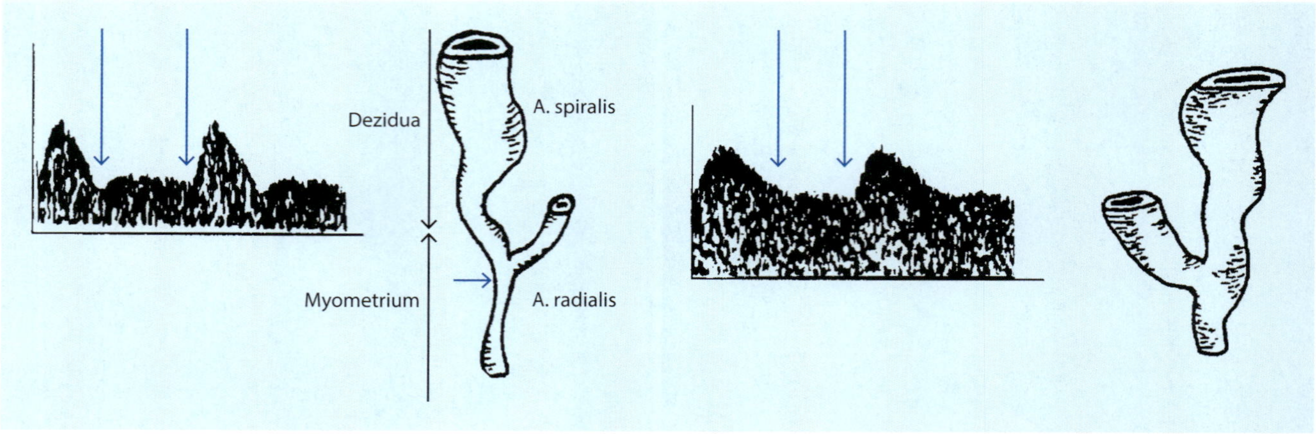

Abb. 15.22 Morphologische Entwicklung im utero-plazentaren Gefäßbett und hämodynamische Auswirkungen – auf die Dopplersonogramme. Uteroplazentare Gefäßmorphologie und Dopplersonogramme bei mangelhafter (*links*) und nach normaler Zytotrophoblastinvasion (*rechts*)

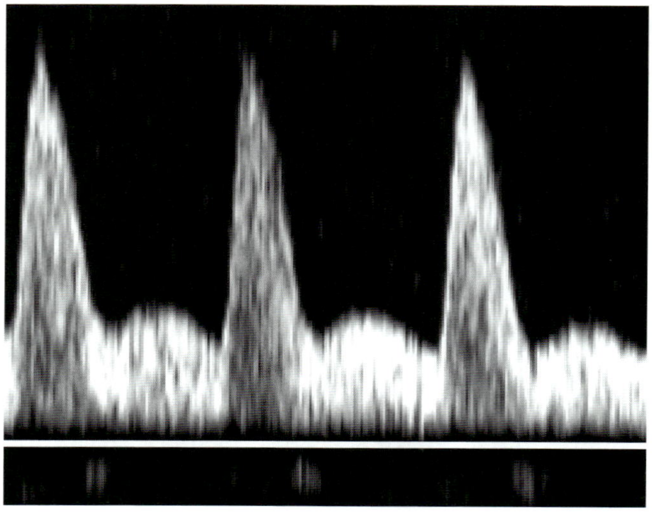

Abb. 15.23 Dopplersonogramm der A. uterina mit hoher Pulsatilität und deutlichem postsystolischem Notch

Die gebräuchlichen Indizes sind

- der **Resistance-Index** (RI = (A – B)/A) und
- der **Pulsatilitätsindex** (PI = (A – B)/ v_{mean}).

Der Vorteil des RI liegt in der einfachen Kalkulation und der guten Reproduzierbarkeit. Seine Grenzen liegen bei Strömungsmustern mit sehr hoher Pulsatilität (z. B. diastolischer Nullfluss). Hier empfiehlt sich die Anwendung des Pulsatilitätsindex.

Die (pulsatilen) venösen Dopplersonogramme werden mittels **Pulsatilitätsindex für Venen** (PIV = (S – a)/v mean max.) analysiert. In der Praxis wird am Gerät der PI angewählt.

Die gebräuchlichen Ultraschallsysteme kalkulieren die Indizes mittels integrierter Software gleichsam automatisch. Die Ergebnisse müssen aber kontrolliert werden, da hier in der Praxis häufige Fehlerquellen zu finden sind. Dies gelingt mit einiger Erfahrung vor allem beim RI dann, wenn man über einige Zeit die Messergebnisse zu antizipieren übt.

Tipp

Bei allen Indizes ist die optische Kontrolle der Messpunkte und der Hüllkurve am Monitor hilfreich.

15.3 Gefäßcharakteristik und typische Flussmuster

15.3.1 Arteriae uterinae

Die materno-plazentaren Strömungsverhältnisse werden am besten an den Uterinarterien gemessen. Das uterine Gefäßbett wird im Verlauf einer normalen Schwangerschaft kontinuierlich adaptiert. Dadurch ändern sich die Strömungsprofile ganz wesentlich. Aus einem präkonzeptionell hoch pulsatilen Signal wird vor allem im II. Trimenon durch den Wandumbau im nachfolgenden Stromgebiet (Radialarterien) ein niedrig pulsatiles. Die postsystolische Inzisur (sog. „Notch") verschwindet in den meisten Fällen, da die muskulo-elastischen Wandelemente ersetzt werden (Abb. 15.22).

Durch den Nachweis dieser Veränderungen wird die **physiologische Adaptation** der Strömung an die Erfordernisse der Schwangerschaft dokumentiert. Mit etwa 24 Schwangerschaftswochen sollte dieser Umbau abgeschlossen sein. Das Strömungsprofil und damit die Indizes bleiben dann konstant.

Die Persistenz hoher Pulsatilität und des Notchings sind Hinweise auf eine gestörte Trophoblasteninvasion, es besteht dann ein deutlich erhöhtes Risiko für die Entwicklung einer Präeklampsie und IUGR. Als pathologisch gelten Indizes über der 95. Perzentile sowie die Darstellung des Notchings nach der 24. SSW (Abb. 15.23).

Das Strömungsprofil ist neben dem Gestationsalter auch noch abhängig von der **Plazentalokalisation**. Das heißt, wenn die Plazenta extrem einseitig (rechts-links) situiert ist, wird sich das an den Strömungsprofilen auswirken, nämlich bei unauffälliger Plazentation sehr niedrige Indizes und fehlender Notch auf der Plazentaseite und hohe Indizes und Notch auf der kon-

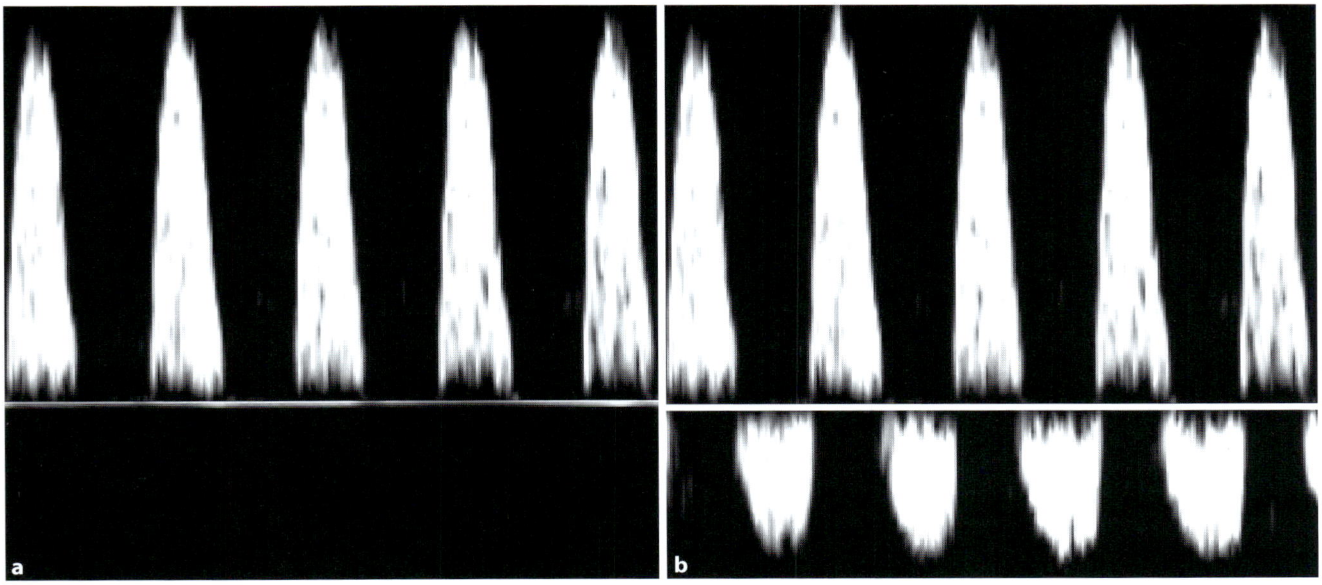

Abb. 15.24 Dopplersonogramm der A. umbilicalis mit sehr hoher Pulsatilität und diastolischem Flussverlust (**a**) sowie diastolischem Rückfluss (**b**). Auf eine niedrige Filterwahl (geburtshilfliches Preset, kein Herz-Preset!) ist hier besonders zu achten

tralateralen Seite. In diesem Fall ist der einseitige Befund eines Notchings zu relativieren.

Tipp

Im Allgemeinen ist es sinnvoll, beide Uterinarterien abzuleiten. Einige Autoren empfehlen bei seitenbezogen diskrepanten Indizes auch die Bewertung des Mittelwerts beider Seiten.

15.3.2 Arteria und Vena umbilicalis

Die Nabelarterie repräsentiert die feto-plazentare Strömung (Abb. 15.16). Die Blutströmung nimmt volumenmäßig im Verlauf der Schwangerschaft zu, der Widerstand im plazentaren Gefäßbett nimmt kontinuierlich ab. Das zeigt sich an den Indizes. Als pathologisch gelten Indizes über der 95. Perzentile.

Die rein visuelle Beschreibung (ähnlich dem Notch) als diastolischer Flussverlust („diastolischer Block“, Abb. 15.24a) und diastolische Flussumkehr („reverse flow“, Abb. 15.24b) ist hier gut anwendbar und gebräuchlich. Man bezeichnet letztere Phänomene auch als „**ARED flow**“ („absent or reversed end diastolic flow“). Sie sind mit sehr hoher perinataler Morbidität und Mortalität assoziiert. Pathologische Dopplersonogramme an den Nabelarterien erfordern eine weitere Diagnostik. Dopplersonografisch müssen die fetalen und maternalen Gefäße abgeleitet werden.

Die Nabelvene repräsentiert die Strömung von der Plazenta zum Fetus und ist im Normalfall in der zweiten Schwangerschaftshälfte kontinuierlich (Abb. 15.9). Als pathologisch gilt hier das Auftreten von Pulsationen. (Abb. 15.25).

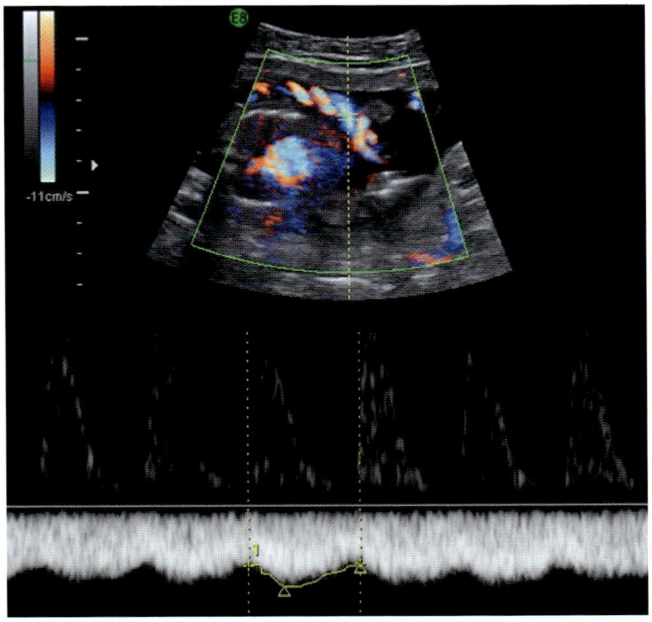

Abb. 15.25 Dopplersonogramm einer Nabelvene mit monophasischen Pulsationen

15.3.3 Arteria cerebri media

Die zerebrale Perfusion wird an der Arteria cerebri media (ACM) gemessen (Abb. 15.17, Abb. 15.18). Sie ist gut ableitbar, repräsentiert einen wesentlichen Anteil der Hirnperfusion und ist weitgehend unabhängig von fetalen Verhaltenszuständen.

Die Normkurven zeigen eine Abnahme der Impedanz und Zunahme der Geschwindigkeiten vor allem nach der 36. SSW (Abb. 15.18b). Dies wird als **Termineffekt** bezeichnet.

Als pathologisch wird ein Index unter der 5. (10.) Perzentile gewertet. Dies ist ein Zeichen der Blutumverteilung zum Gehirn (aber auch anderer Organe) bei Hypoxämie. Dieser auch als „brain sparing effect“ bezeichnete Zustand gilt als Adaptationsvorgang des Fetus an eine zunehmende Verschlechterung der Versorgung (Abb. 15.18c). Der Nachweis der Umverteilung gelingt noch exakter bei gleichzeitiger Messung der Perfusionsverhältnisse an Nabelarterie und/oder fetaler Aorta.

Man erwartet sich in diesen Gefäßen einen Anstieg des jeweiligen Index. Verschiedene Verhältnisindizes (Aorta/ACM-Ratio, Nabelarterie/ACM-Ratio) können angewandt werden.

Im Gegensatz zu Nabelarterie und fetaler Aorta wird hier ein diastolischer Flussverlust nicht als pathologisch gewertet.

15.3.4 Aorta fetalis

Die fetale Aorta ist das zentrale arterielle Gefäß. Leider ist die Ableitung des Strömungsmusters relativ schwierig und damit hat die Überwachung dieses Stromgebietes graduell gegenüber den Anfangszeiten der Anwendung der Methode vor allem aufgrund der geänderten Ultraschalltechnologie abgenommen (Abb. 15.19).

Physiologischerweise findet sich ab dem II. Trimenon eine diastolische Vorwärtsströmung. Ab der 20. SSW sind die Widerstandsverhältnisse und damit die Indizes relativ konstant. Die Flussmenge und damit die absoluten Geschwindigkeiten jedoch nehmen im Verlauf der 2. Schwangerschaftshälfte stetig zu.

Als pathologisch gelten in Analogie zur Nabelarterie Indizes über der 95. Perzentile, wobei die Zunahme der Verschlechterung bis zum „ARED flow“ gehen kann. Auch hier ist die rein visuelle Beschreibung als diastolischer Flussverlust („diastolischer Block“) und diastolische Flussumkehr („reverse flow“) gut anwendbar (Abb. 15.24).

Wichtig sind quantitative Messungen in der Diagnostik der fetalen Anämie, wohingegen qualitative Messungen bei dieser Fragestellung keine diagnostische Bedeutung haben.

15.3.5 Ductus venosus

Der Ductus venosus hat sich neben der Nabelvene als wichtigstes venöses Gefäß herauskristallisiert. Er wird im Timing der Entbindung bei Hochrisikoschwangerschaft eine wesentliche Rolle spielen, auch wenn die prospektiven Managementstudien im Gegensatz zur Bedeutung der Nabelarterie noch nicht vorliegen.

Physiologischerweise nehmen die Indizes des venösen Dopplersignals im Verlauf der Schwangerschaft ab. Die A-Welle (Vorhofkontraktion) zeigt im Normalfall immer eine Vorwärtsströmung (Abb. 15.20c). Als pathologisch gilt hier wiederum eine Zunahme der Pulsatilität bis hin zum Null- und Reverseflow der A-Welle (Abb. 15.20d).

15.4 Indikationen zur Dopplersonografie

15.4.1 Empfehlungen zur Dopplersonografie

Nach den Empfehlungen der Fachgesellschaften und den Mutterschaftsrichtlinien gelten folgende **Indikationen** (Ultraschallrichtlinien 1995, Standards in der Perinatalmedizin 2003):

- Verdacht auf Wachstumsretardierung (IUGR)
- Schwangerschaftsinduzierte Hypertonie/Präeklampsie/Eklampsie
- Zustand nach Präeklampsie/Eklampsie
- Zustand nach Mangelgeburt/intrauterinem Fruchttod
- Auffälligkeiten der fetalen Herzfrequenz
- Begründeter Verdacht auf Fehlbildung/fetale Erkrankung
- Mehrlingsschwangerschaften (mit diskordantem Wachstum)
- Abklärung bei Verdacht auf Herzfehler/Herzerkrankungen

Verdacht auf Wachstumsretardierung

Die primäre Diagnostik bei Verdacht auf Wachstumsretadierung (IUGR) ist die Biometrie. Hier ist der Abdominalumfang oder das geschätzte Gewicht (mehrparametrisch) anzuwenden. Die Dopplersonografie stellt den sekundären Test dar, um die fetale Gefährdung abzuschätzen. Hierbei ist sie den anderen Überwachungsverfahren, dem CTG und dem biophysikalischen Profil überlegen (Soothill et al. 1993, Enkin u. Keirse 1993). Bei höhergradiger Einschränkung der Versorgung („brain sparing“, deutliche Widerstandserhöhung bis „ARED flow“ in der NA) sind dennoch weitere Verfahren (Fruchtwassermenge, konventionelles oder sog. computerisiertes CTG, evtl. BPP und Bewegungsmuster) anzuwenden, um eine möglichst vollständige Überwachung zu gewährleisten und den Zeitpunkt der drohenden Dekompensation besser einzugrenzen (Gnirs 1995)

Das Vorgehen bei IUGR ist ausführlich in ► Kap. 21 dargestellt. Solange ein (wenn auch eingeschränktes) Wachstum festzustellen ist und die Dopplersonografiebefunde normal sind oder nur eine geringe Einschränkung zeigen, ist keine Intervention erforderlich. Eine Übertragung sollte allerdings vermieden werden.

Bei **Wachstumsstopp** (Messintervall ≥ 2 Wochen) soll die Entbindung erwogen werden. Die Einleitungs- oder Sektioindikation ist neben den Befunden der Dopplersonografie und des CTG unter anderem vom Gestationsalter, komplizierenden Faktoren wie Präeklampsie, Thrombophilien, Diabetes, u. a.m. abhängig.

In der chronischen Einschränkungskaskade bei IUGR ist ab dem Vorliegen eines „brain sparing“ stationär intensiviert zu überwachen. Wichtig ist es, den Trend zu dokumentieren, da die Variabilität in allen Überwachungsverfahren nicht unerheblich sein kann. Die Untersuchungsintervalle müssen mit dem Grad der Verschlechterung intensiviert werden. Endgültig interveniert werden sollte ab „ARED flow“ in der Nabelarterie nach Kortisongabe etwa ab 29 SSW mittels Schnittentbindung. Hier gelten in den einzelnen Perinatalzentren etwas variierende Gestationsalter.

Gesichert ist eine Verbesserung des perinatalen Outcomes durch die elektive Schnittentbindung auch ohne pathologisches CTG ab 31 Wochen (Almström et al. 1992).

Während es zahlreiche prospektiv randomisierte Studien zum Management basierend auf dem NA-Doppler gibt (Neilson u. Alfirevic 2004), fehlen noch solche, welche die Bedeutung der Venen in den Entscheidungsprozess integrieren. Aufgrund von longitudinalen Beobachtungsstudien gibt es allerdings in Hinblick auf das Kurzzeitoutcome starke Hinweise darauf, dass mit dem Auftreten einer Pathologie im DV ein guter Zeitpunkt für die Entbindung gegeben ist (Hecher et al. 2001). Das Abwarten bis zum Auftreten von Pulsationen in der Nabelvene (als ein Zeichen weiterer Verschlechterung) wird nicht empfohlen (Arduini et al. 1993).

Schwangerschaftsinduzierte Hypertonie/ Präeklampsie/(Eklampsie)

Bei oben genannten Schwangerschaftskomplikationen ist die Dopplersonografie anzuwenden, wie bei der IUGR skizziert. Beide Indikationen (IUGR und SIH/PE) werden in Studien häufig als Risiko- bzw. Hochrisikoschwangerschaftskollektive subsummiert.

Folgende **Besonderheiten** bei schwangerschaftsinduzierter Hypertonie (SIH) und Präeklampsie (PE) sind zu erwähnen:

1. Das Vorhandensein einer PE verkürzt das Toleranzintervall eines chronisch minderversorgten Fetus signifikant (Arduini et al. 1993). Das heißt, dass es bei einem „ARED flow" früher zum Auftreten eines pathologischen CTG kommt als ohne PE.
2. Bei bestehender PE hilft der Uterina-Doppler in der Risikoabschätzung. Ist der Uterina-Doppler pathologisch, ist die Wahrscheinlichkeit von schweren Komplikationen wie IUGR, intrauteriner Fruchttod, vorzeitige Plazentalösung signifikant höher als bei unauffälliger utero-plazentarer Perfusion (► Kap. 18). Das kann als Hilfe für die Festsetzung der Kontrollintervalle genützt werden.

Zustand nach Präeklampsie/Eklampsie Zustand nach Mangelgeburt/intrauterinem Fruchttod („Screeningindikation")

Hier wird gleich zu Beginn auf das ► Kap. 18 (prädiktiver Ultraschall) hingewiesen. Kurz soll Folgendes zusammengefasst werden:

Bei erhöhtem Risiko für das Auftreten einer PE ± IUGR ist die Dopplersonografie eine sinnvolle Maßnahme (Screening im Risikokollektiv). Darüber hinaus gibt es weitere anamnestische oder Befundrisiken für die Entwicklung einer PE. Davon werden derzeit die als „erweiterte Indikationen" gelisteten maternalen Erkrankungen als Dopplerindikation angesehen. Hier fallen sie auch in die Uterina-Screeningindikation.

Aus den zahlreichen älteren Studien geht hervor, dass schwere Verlaufsformen der PE (mit IUGR, IUFT, vorzeitige Entbindung) mit hoher Sensitivität (80–100 %) und Spezifität (70–90 %) bei Untersuchung im II. Trimenon vorausgesagt werden können (Steiner u. v. Kaisenberg 2011). Der positive Vorhersagewert liegt zwischen 25–35 %, der negative prädiktive Wert bei 99 %. Somit kann eine Schwangere nach dramatischem Schwangerschaftsverlauf in der Anamnese mit hoher Sicherheit beruhigt werden, andererseits müssen Screening-positive Schwangere engmaschig kontrolliert werden.

Als Screening-positiv gilt im II. Trimester das Vorhandensein eines Notch. Ein beidseitiger Notch erhöht die Wahrscheinlichkeit von Komplikationen. Auch ein erhöhter RI oder PI gilt als positiver Screeningtest.

Der in Hinblick auf die prädiktive Wertigkeit **beste Screeningzeitpunkt** ist die 24. SSW (Bower et al. 1993). Will man das Screening in das 20-SSW-Ultraschallscreening integrieren, so sind screeningpositive Schwangere mit 24 SSW zu kontrollieren, da die Prävalenz und auch die falsch-positiv Rate von pathologischen Uterina-Dopplersonogrammen zu einem früheren Zeitpunkt höher ist. Das basiert auf der zeitlichen Entwicklung der Plazentation, die mit 24 SSW abgeschlossen sein sollte.

In Hinblick auf eine potenzielle sekundäre Prävention (Ass) könnte das kombinierte dopplersonografische und Serumscreening im I. Trimester von Vorteil sein (► Kap. 18).

Im Gegensatz zum Screening auf schwere Verlaufsformen der PE ist das Screening auf isolierte IUWR und perinatalen Tod ohne PE weniger effektiv (Chien et al. 2000).

Auffälligkeiten der fetalen Herzfrequenz

Laut den Daten der bayrischen Perinatalerhebung der letzten Jahre schließt diese Indikation zahlenmäßig zur bislang häufigsten, jene der befundeten und anamnestischen IUWR-Indikation, nahezu auf. Dies soll vorerst nicht weiter kommentiert werden. Jedenfalls muss die Indikation zur CTG-Ableitung, die zu einem etwaigen Dilemma divergierender Überwachungstestergebnisse geführt hat, fundiert sein.

An dieser Stelle soll angemerkt werden, dass ein CTG-Screening im Nicht-Risikokollektiv nicht sinnvoll ist und durch keine prospektiven Studien unterstützt wird (DGGG-Leitlinie 2011). Selbst im Risikokollektiv ist bislang keine Reduktion der perinatalen Mortalität oder Morbidität durch die CTG-Anwendung belegt (Pattison u. McCowan 2004).

Sinnvoll ist die Anwendung einer weiteren Überwachungsmethode bei unklarer CTG-Ableitung jedenfalls, da die falsch-positiv Rate des (konventionellen) CTG bekanntermaßen sehr hoch ist. Bei nicht kongruenten Befunden muss eine möglichst breite Palette an Untersuchungen angewandt und die Wertigkeit der verschiedenen Untersuchungsergebnisse auch in Abhängigkeit vom Gestationsalter gewichtet werden. Das setzt eine profunde Kenntnis der Validität der jeweiligen Überwachungsmethode in Hinblick auf das spezifische Prüfkriterium voraus.

Begründeter Verdacht auf Fehlbildung oder fetale Erkrankung

Bei Fehlbildungsverdacht hilft die Dopplersonografie als Imaging-Methode (CD, PD) um vaskuläre Strukturen weiter abzuklären (Beispiel AV-Fisteln, Vena-Galeni-Aneurysma) und das Fehlen von Gefäßen und damit Organen (Beispiel Nierenagenesie) zu dokumentieren.

Bei den fetalen Erkrankungen hat sich die Dopplersonografie vor allem bei Verdacht auf fetale Anämien als nicht invasive Untersuchungsmethode etabliert. Hier sowohl bei Blutgruppenimmunisierungen als auch bei Parvovirusinfektion oder feto-maternaler Transfusion. Hier müssen die quantitativen Messungen angewandt werden. Hohe Geschwindigkeiten in den fetalen Gefäßen zeigen eine gute Korrelation zu einem Hämoglobin-Defizit bzw. einem erniedrigten Hämatokrit (Mari et al. 2000, Steiner et al. 1995). Die Messungen werden bevorzugt an der A. cerebri media (ACM) durchgeführt. Bei niedrigem

Gestationsalter, suboptimalem Zugang zur ACM oder unklaren Befunden empfiehlt sich auch die Messung an der fetalen Aorta.

Das Timing für die invasive Diagnostik bzw. die Transfusionen erfordert spezielle Erfahrung und daher werden diese Fälle üblicherweise in Spezialabteilungen betreut.

Abklärung bei Verdacht auf Herzfehler/ Herzerkrankungen

Bei Verdacht auf Herzfehler oder Herzerkrankungen ist neben der B-Bild-Echokardiografie die Anwendung des PW- oder CW- als auch des Farbdopplers obligat, um eine funktionell und anatomisch umfassende Abklärung durchführen zu können. Auch bei der Echokardiografie wegen anamnestischer Risiken kommt der Farbdoppler meist zur Anwendung, weil das Herz dadurch rascher und sicherer zu untersuchen ist.

Mehrlingsschwangerschaften

Mehrlingsschwangerschaften weisen ein hohes Risiko für IUGR, Präeklampsie, intrauterinen Fruchttod und eine generell erhöhte perinatale Mortalität und Morbidität auf. Die Risiken werden darüber hinaus durch die Chorionizität bestimmt.

Bei den monochorialen Mehrlingsschwangerschaften ist die Dopplersonografie sowohl zur Diagnose als auch zum Ausschluss von Komplikationen wie selektiver Wachstumsretardierung, Polyzythämie-Anämiesequenz und TRAP-Syndrom indiziert. Aus diesen Gründen ist die Beschränkung des Einsatzes der Dopplersonografie auf die Wachstumsdiskrepanz zu hinterfragen.

Bei allen Fragestellungen ist die Dopplersonografie ein diagnostisches Kriterium, vor allem in der Diagnostik oder im Ausschluss der Hypoxiegefährdung, möglicherweise auch additiv beim Fehlbildungsausschluss, sicher aber beim klinischen Staging beim feto-fetalen Transfusionssyndrom (FFTS), da die Stadien durch den Doppler definiert sind (Quintero et al. 1999).

15

Bei der unkomplizierten IUGR eines Fetus/beider Feten bei Mehrlingen wird die dopplersonografische Untersuchung in Analogie zu Einlingen durchgeführt. Die Besonderheit hier liegt in der Entbindungsentscheidung eines gefährdeten Fetus bei sehr frühem Gestationsalter und unauffälligem Zustand und Wachstum des zweiten Kindes.

Beim chronischen Zwillingstransfusionssyndrom finden sich anfänglich keine dopplersonografischen Auffälligkeiten an den Feten. Bei fortgeschrittenem Prozess treten dopplersonografisch beim Akzeptor die Zeichen der Volumenbelastung auf, nämlich im DV-Null-Reverseflow und „Fetal-distress-Zeichen“ wie Pulsationen in der NV. Beim Donor sind es die Befunde wie bei dekompensierender IUGR, nämlich Zunahme des Widerstands in der NA bis zum „ARED flow“. Bei der Polyzythämie-Anämiesequenz kommt zusätzlich die dopplersonografische Anämieeinschätzung zum Einsatz und ermöglicht dort die Diagnose. Auch bei der TRAP-Sequenz ist die zugrunde liegende Pathologie erst durch die Dopplersonografie fassbar.

15.4.2 Erweiterte Indikationen

Als erweiterte Indikationen gelten präexistente, gefäßrelevante maternale Erkrankungen wie

- Hypertonie,
- Nephropathie,
- Diabetes mellitus,
- Autoimmunerkrankungen mit Gefäßbeteiligung,
- Gerinnungsstörungen und
- alle Mehrlingsschwangerschaften aufgrund des hohen Risikos einer dopplersonografisch kontrollierbaren Komplikation (IUGR, IUFT, feto-fales Transfusionssyndrom bei monochorialen Schwangerschaften).

15.4.3 Dopplersonografie als Screening

Bei anamnestischen Indikationen (Zustand nach ...) ist die Dopplersonografie (DS) als **Screeninguntersuchung im Risikokollektiv** anzusehen (► Abschn. 15.4.1).

> **Für ein generelles Screening mittels Dopplersonografie in der Schwangerschaft gibt es derzeit keine ausreichende Evidenz.**

Die Untersuchungen der A. uterinae am Ende des I. Trimenons ist derzeit Gegenstand intensiver Evaluation.

15.4.4 Gefäßauswahl

Eine der wesentlichen Fragestellungen ist neben der Wahl der Signalanalyse jene der Auswahl der Gefäße. Die ◘ Tab. 15.1 gibt eine Grundanweisung entsprechend den Indikationen.

> **Es ist wichtig zu beachten, dass bei diskrepanten oder nicht erwarteten Befunden eine ausgedehntere Dopplerdiagnostik durchzuführen ist.**

Findet man etwa bei deutlich wachstumsretardierten Feten ohne Hinweis auf Fehlbildung normale Dopplerbefunde an NA und A. uterina, dann ist auch die ACM zu untersuchen, da sich nicht jede Plazentafunktionsstörung hämodynamisch an NA und A. uterina manifestieren muss („zelluläre Insuffizienz“), wohl aber der Effekt am Fetus dopplersonografisch fassbar sein kann.

15.5 Sicherheitshinweise

Dopplersonografische Verfahren weisen eine höhere Ultraschallenergieabgabe an das Gewebe auf als B-Mode- oder M-Mode-Techniken. Im Vergleich der Dopplerverfahren wiederum steigen die maßgeblichen Messgrößen (I-SPTA, akustische Ausgangsleistung) vom CW über den FD bis zum gepulsten Doppler an (Schneider 2000). Bislang gibt es keinen Hinweis aus klinischen Studien auf eine Schädigung von Feten in vivo. Grundsätzlich jedoch ist die Dopplersonografie am Fetus nur bei entsprechender Indikation durchzuführen, die Expositionszeit und Schallenergie nach dem ALARA-Prinzip möglichst gering zu halten. Dies besagt, dass die Ausgangsleistung möglichst niedrig gewählt werden soll („as low as reasonably achievable“). Üblicherweise gibt

Tab. 15.1 Gefäßauswahl nach Indikationen

Indikation	Gefäß
Verdacht auf Wachstumsretardierung (IUGR)	A. umbilicalis, A. uterina, wenn pathologisch A. cerebri media, evtl. Venen
Schwangerschaftsinduzierte Hypertonie/ Präeklampsie/(Eklampsie)	A. umbilicalis, A. uterina, wenn pathologisch A. cerebri media, evtl. Venen
Zustand nach Präeklampsie/Eklampsie	A. uterina, evtl. weitere Gefäße
Zustand nach Mangelgeburt/intrauterinem Fruchttod	A. uterina, NA, evtl. weitere Gefäße
Auffälligkeiten der fetalen Herzfrequenz	A. umbilicalis, evtl. A. cerebri media und Venen
Begründeter Verdacht auf Fehlbildung/fetale Erkrankung	Je nach Verdacht : A. umbilicalis, fetale Arterien, Venen, bei Anämieverdacht quantitative Messungen, evtl. Farbdoppler / Power-Doppler
Mehrlingsschwangerschaften (mit diskordantem Wachstum)	A. umbilicalis, A. cerebri media , evtl. Venen
Abklärung bei Verdacht auf Herzfehler/ Herzerkrankungen	Farbdoppler, Doppler präkardiale, intrakardiale, postkardiale Gefäße

es für die feto-maternale Dopplersonografie dafür eigene Presets an den Geräten, die auch angewählt werden sollten. Weiter ist zu beachten, dass Untersuchungen am Fetus mit Ausnahme beim begründeten Verdacht auf eine Fehlbildung oder relevante Erkrankung erst in der zweiten Schwangerschaftshälfte durchgeführt werden sollten. Dopplersonografische Untersuchungen in der Frühschwangerschaft haben derzeit keine klinische Bedeutung und sind aus Sicherheitsüberlegungen zu unterlassen. Dopplersonografische Untersuchungen am Fetus am Ende des I. Trimenons zur Risikoberechnung sind in Hinblick auf die Sicherheitsaspekte regelmäßig in Diskussion. Diesbezüglich ist festzustellen, dass Untersuchungen an der Trikuspidalklappe und am Ductus venosus nicht den potenziellen Gefährdungsgrad wie Untersuchungen an cerebralen Gefäßen aufweisen. Dennoch sollten diese Untersuchungen besonders dem ALARA-Prinzip folgen und von geübten UntersucherInnen durchgeführt werden.

Literatur

Almström H, Axelsson O, Cnattingius S et al (1992) Comparison of umbilical-artery velocimetry and cardiotocography for surveillance of small-for-gestational-age fetuses. Lancet 340:936–940

Arduini D, Rizzo G, Romanini C (1993) The development of abnormal heart rate patterns after absent end-diastolic velocity in umbilical artery: analysis of risk factors. Am J Obstet Gynecol 168:43–50

Bower S, Bewley S, Campbell S (1993) Improved prediction of preeclampsia by two-stage screening of uterine arteries using the early diastolic notch and color Doppler imaging. Obstet Gynecol 82:78–83

Chien PF, Arnott N, Gordon A (2000) How useful is uterine artery Doppler flow velocimetry in the prediction of pre-eclampsia, intrauterine growth retardation and perinatal death? An overview. BJOG 107(2):196–208

DGGG-Leitlinie (2011) Anwendung des CTG während Schwangerschaft und Geburt.AWMF Leitlinienregister 015036(51)

Enkin M, Keirse M (1993) Oxford Perinatal Database

Gnirs J (1995) Kineto-Kardiotokographie: Automatische Detektion der fetalen Bewegungsaktivität als integraler Bestandteil antepartualer CTG-Registrierungen und ihre Bedeutung für die fetale Zustandsdiagnostik. Habilitationsschrift Universität München

Hecher K, Bilardo CM, Stigter RH et al (2001) Monitoring of fetuses with intrauterine growth restriction: a longitudinal study. Ultrasound Obstet Gynecol 18(6):564–570

Mari G, Deter RL, Carpenter RL et al (2000) Noninvasive diagnosis by Doppler ultrasonography of fetal anemia due to maternal red-cell alloimmunization. Collaborative Group for Doppler Assessment of the Blood Velocity in Anemic Fetuses. N Engl J Med 342(1):9–14

Neilson JP, Alfirevic Z (2004) Doppler ultrasound for fetal assessment in high risk pregnancies. [Systematic Review] Cochrane Pregnancy and Childbirth Group Cochrane Database of Systematic Reviews. 2

Pattison N, McCowan L (2004) Cardiotocography for antepartum fetal assessment. [Systematic Review] Cochrane Pregnancy and Childbirth Group Cochrane Database of Systematic Reviews. 2

Quintero RA, Morales WJ, Allen MH et al (1999) Staging of twin-twin transfusion syndrome. J Perinatol 19:550–555

Soothill P, Ajayi R, Campbell S, Nicolaides K (1993) Prediction of morbidity in small and normally grown fetuses by fetal heart rate variability, biophysical profile score and umbilical artery Doppler studies. Br J Obstet Gynecol 100:742–745

Schneider KTM (2000) Sicherheitsaspekte. In: Steiner H, Schneider KTM (Hrsg) Dopplersonographie in Geburtshilfe und Gynäkologie. Springer, Berlin-Heidelberg-New York, S. 56–66

Standards in der Perinatalmedizin (2003) Dopplersonographie in der Schwangerschaft. Geburtsh Frauenheilk 63:21–25

Steiner H, von Kaisenberg C (2012) Plazentationsstörungen und feto-maternale Erkrankungn. In: Steiner H, Schneider KTM (Hrsg) Dopplersonographie in Geburtshilfe und Gynäkologie. Springer, Berlin-Heidelberg-New York, S. 78–84

Steiner H, Schaffer H, Spitzer D et al (1995) The relationship between peak velocity in the fetal descending aorta and hematocrit in rhesus isoimmunization. Obstet Gynecol 85:659–662

Steiner H, Schneider KTM (2012) Dopplersonografie in Geburtshilfe und Gynäkologie, 3. Aufl. Springer, Heidelberg Berlin

Ultraschallrichtlinien (1995) Dt. Ärzteblatt. 92:311–3

Dreidimensionale Ultraschalldiagnostik in der Geburtshilfe

R. Chaoui, K. S. Heling

U. Gembruch, K. Hecher, H. Steiner (Hrsg.), *Ultraschalldiagnostik in Geburtshilfe und Gynäkologie*,
DOI 10.1007/978-3-642-29633-8_16, © Springer-Verlag Berlin Heidelberg 2013

16.1 Einleitung

Die dreidimensionale Ultraschalldiagnostik existiert seit nunmehr 20 Jahren (Steiner et al. 1994) und hat in der Zwischenzeit in der Pränataldiagnostik einen festen Platz erobert.

Am Anfang ließ sich der Erfolg der neuen Technik an der plastischen Darstellung des fetalen Gesichts demonstrieren, was für viele gleich zu setzen war mit Babyfernsehen und Ultraschall-Spielerei. Sehr bald konnte sie aber, dank der verschiedenen Darstellungsarten des digitalen Volumendatensatzes und der Vielfalt der Anwendung in der Pränataldiagnostik, bei vielen klinischen Fragestellungen zum Einsatz kommen. Die Möglichkeiten, die die Methode bietet, gehen über die alltäglich genutzten hinaus.

In diesem Kapitel wird die 3D-Ultraschalldiagnostik zum einen von der methodischen Seite vorgestellt, zum anderen wird das mögliche Potenzial im klinischen Einsatz diskutiert. In ◘ Tab. 16.1 werden die Namen der verschiedenen Softwareversionen bzw. Anwendungsmöglichkeiten der verschiedenen Ultraschallfirmen aufgelistet.

16.2 Grundlagen der 3D- und 4D-Ultraschalluntersuchung

16.2.1 Aufnahme von Volumendatensätzen

Grundlage einer 3D- oder 4D-Untersuchung ist die Akquisition eines (3D) oder einer Reihe (4D) von digitalen Volumendatensätzen. Nach optimaler Einstellung des 2D-Bildes und Selektion einer zu untersuchenden Region mittels einer Box auf dem Monitor, aktiviert der Untersucher die Aufnahme des Volumendatensatzes. Es stehen drei Methoden der 3D-Aufnahme zur Verfügung: das statische 3D, das „live 3D" (auch 4D genannt) und die STIC-Technologie (Chaoui u. Heling 2006).

Statisches 3D-Volumen

Bei dieser Aufnahmetechnik wird innerhalb von Millisekunden bis zu 3 Sekunden ein einzelner Volumendatensatz aufgenommen. Dabei wird die Qualität des Datensatzes durch die Dauer der Aufnahme und den Akquisitionswinkel festgelegt. Ein statisches Volumen ist durch die hohe Auflösung ideal für eine mögliche Nachbearbeitung mit den unten erläuterten Methoden.

4D-Untersuchung

Hier werden einzelne Volumina live nacheinander aufgenommen und abgebildet, sodass man den Eindruck einer Live-Untersuchung bekommt. Auch wenn die Qualität der 4D-Sonografie sehr gut ist, bleibt sie geringer als die Qualität der einzelnen Volumina mittels statischer 3D-Sonografie. Durch die kindlichen Bewegungen können auch Artefakte entstehen, aber auch ständig neue Bilder, wovon das eine oder andere optimal verwendet werden kann.

STIC-Aufnahme:

Die Abkürzung steht für „**s**patial and **t**emporal **i**mage **c**orrelation", also die zeitliche und räumliche Korrelation von Bildern, die vor allem bei einer Volumenaufnahme des fetalen Herzens Anwendung findet. Es werden in einer relativ langen Zeitdauer im Sekundenbereich (7,5 bis 15 s) viele Volumendatensätze eines Herzens aufgenommen mit zahlreichen Herzzyklen akquiriert, wobei das Ultraschallgerät im Nachhinein technisch die Datensätze dem jeweiligen Zeitpunkt im Herzzyklus zuordnet. Am Ende steht ein virtueller 3D-Herzzyklus mit einer Endlosschleife zur Verfügung, sodass man das schlagende Herz betrachten und mit verschiedenen Modi darstellen kann (Chaoui u. Heling 2005).

Mechanische und Matrix-Schallköpfe

Die oben genannten Aufnahmen werden meistens mit mechanischen Schallköpfen durchgeführt: Eine Reihe von Kristallen wird mittels eines rotierenden Motors so bewegt, dass einzelne Bilder hintereinander aufgenommen und als Volumendatensatz aufgebaut werden. Dies ist bis auf einige Millisekunden Unterschied fast Echtzeit.

Dank der raschen Entwicklung von schnellen Prozessoren in der Computertechnik, werden zurzeit und in naher Zukunft sogenannte „Matrix-Schallköpfe" entwickelt. Anstelle von einer Reihe von Kristallen enthält der Schallkopf eine Fläche von Kristallen, die sofort ein Volumen in Echtzeit aufnehmen kann. In Zukunft wird mehr über diese Erneuerung berichtet werden. Die Erfahrungen in diesem Kapitel beruhen auf Aufnahmen mit herkömmlichen mechanischen Schallköpfen.

16.2.2 Möglichkeiten der Darstellung des Volumendatensatzes

Nachdem ein 3D-Volumen aufgenommen wurde, kann die Darstellung der Information (Display) sowohl auf dem Ultraschallbildschirm als auch in einer externen Station (Rechner mit spezieller Software oder DICOM-Viewer) unterschiedlich betrachtet und bearbeitet werden. Im Folgenden wird eine Übersicht der einzelnen Methoden dargestellt.

Einzelnes Bild, orthogonale Bilder und tomografische Darstellung

Ein Volumendatensatz (3D, 4D oder STIC) setzt sich aus digitalen Informationen mit zahlreichen Bildern zusammen und ermöglicht daher die freie Wahl in der Darstellung unendlich vieler Schnittebenen. Demnach können einzelne Schnittbilder in jeder gewünschten Orientierung, Richtung und Tiefe erhalten werden. Bei der Aufnahme eines Volumens sollte jedoch berücksichtigt werden, dass die Aufnahmeebene (A) die beste Information liefert, während die digital rekonstruierten B- und C-Schnittebenen von geringerer Qualität sind (◘ Abb. 16.1). Um die Qualität der letzteren zu verbessern, kann man anstelle von einer Schnittebene eine sehr dünne Schicht nehmen und somit viele Artefakte reduzieren. Dies wird als Voreinstellung „Volume Contrast Imaging" (VCI) angeboten (◘ Abb. 16.2). In ◘ Abb. 16.2 sieht man bei einer C-Ebene den Unterschied in der Bildqualität zwischen einer Nativ-Schnittbild-Ebene (◘ Abb. 16.2b) und einer VCI-Schicht-Ebene (◘ Abb. 16.2c).

Der Untersucher kann in einem Volumen je nach Fragestellung eine **unterschiedliche Darstellung der Schnittebenen** wählen:

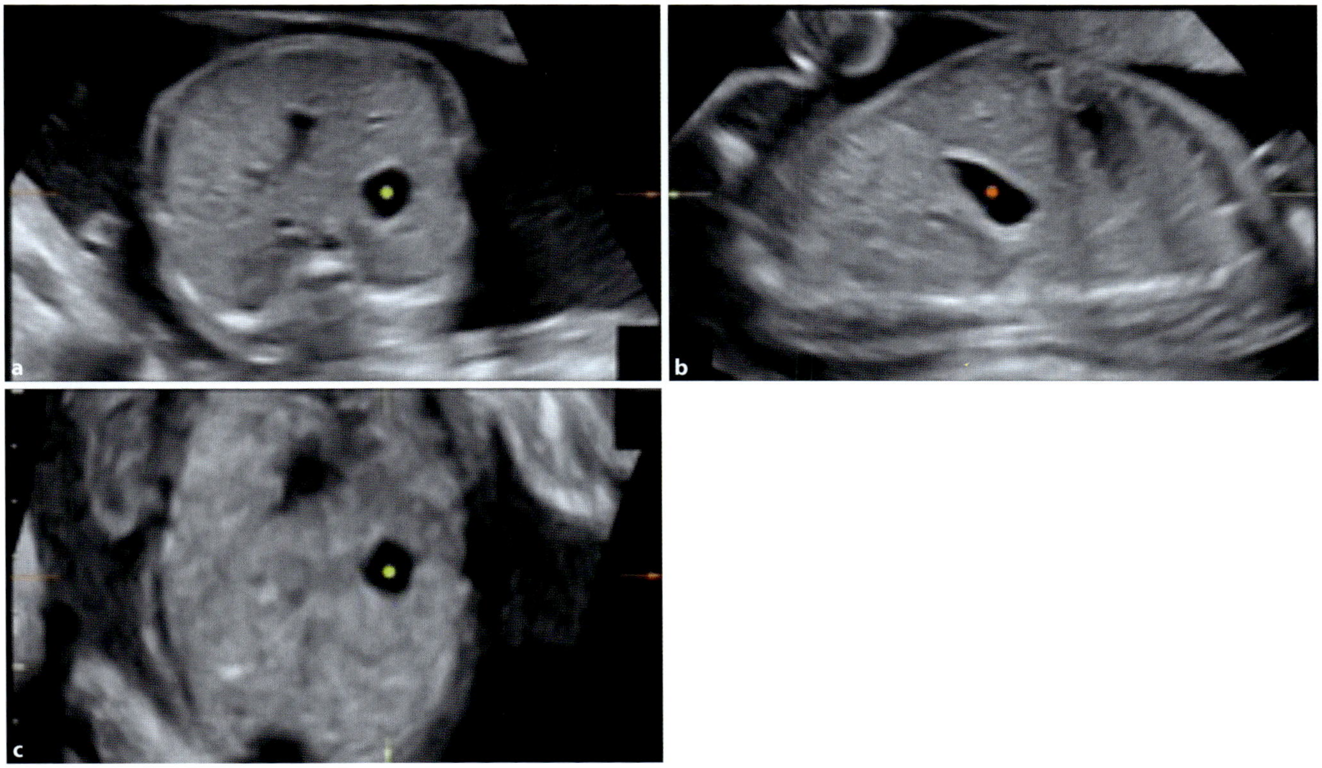

Abb. 16.1 Volumendatensatz eines fetalen Abdomens (22 SSW) in der orthogonalen Darstellung. Drei Ebenen A, B und C werden senkrecht zueinander dargestellt. Der Punkt stellt den gemeinsamen Treffpunkt aller drei Ebenen dar, in diesem Fall liegt dieser im Magen. Der Untersucher kann diesen Punkt bewegen, um im Volumen zu navigieren

Tab. 16.1 Zusammenstellung der verschiedenen Softwarenamen der unterschiedlichen Ultraschallfirmen. Die Tabelle erhebt kein Anspruch auf Vollständigkeit und entspricht dem Stand bei Drucklegung

Methode	Prinzip	Handelsname bei unterschiedlichen Ultraschallfirmen
Tomografie	Parallele Darstellung der Einzelbilder	Tomographic Ultrasound Imaging (TUI), Multislice, iSlice, Multiplanar Rendering
Volume contrast	Erhöhen der Qualität einer rekonstruierten Ebene durch die Auswahl einer dünnen Schicht	Volume Contrast Imaging (VCI), Volume Contrast Enhancement, Thick Slice Imaging
Oberflächen-Modus	3D-Darstellung der Oberflächenstruktur (z. B.Haut)	Surface Mode, Skin Mode,
Maximum-Modus	Durchsicht-Darstellung der Strukturen mit maximaler Intensität wie Knochen	Maximum Mode, Skelettal Mode, Maximum Intensity Projection
Minimum-Modus	Durchsicht-Darstellung der Strukturen mit minimaler Intensität (Flüssigkeit)	Minimum Transparent Mode,
Inversions-modus	Darstellung der Strukturen mit minimaler Intensität als echoreicher Körper	Inversion mode, Inversion 3D, negative surface display
Glass-Body-Modus	Räumliche Darstellung von Herz oder Gefäßen im Farbdoppler mit Umgebung (gläserner Mensch)	Glass Body Mode, SeeTru Mode
Anyplane	Beliebige Schnittebene im Volumen wird dargestellt	Omni-View, Oblique View, Curved Multiplanar View
VOCAL	Volumenberechnung durch Umfahren der Strukturen in mehreren Rotationsschritten	Vocal, XI Vocal

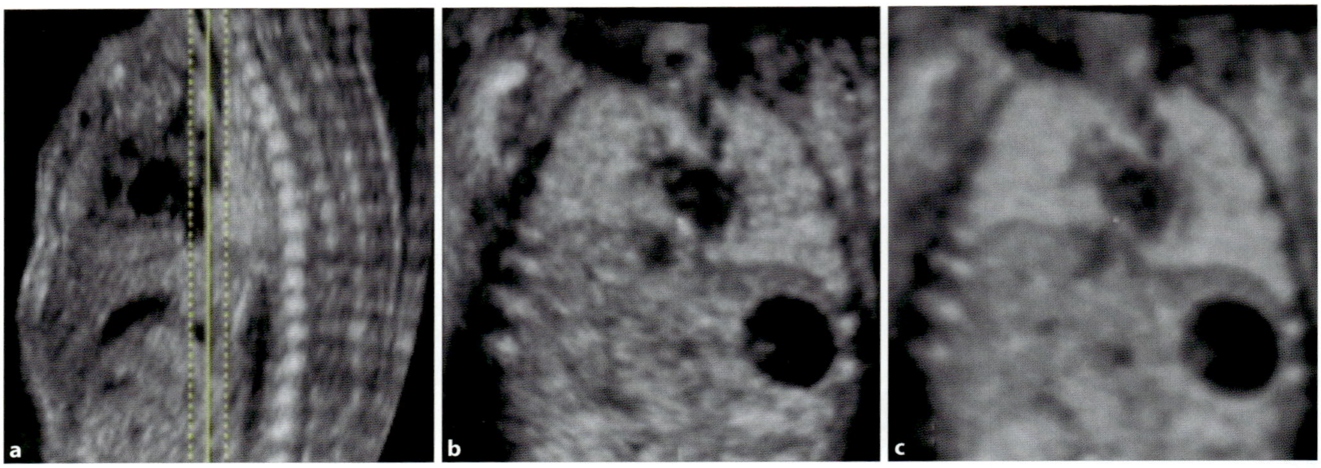

Abb. 16.2 In diesem Volumen eines fetalen Thorax wird die C-Ebene (Abb. 16.1), d. h. eine anteriore-posteriore (a.-p.) Darstellung von Leber, Lunge, Herz und Magen rekonstruiert. **a** Seitliche Darstellung des Thorax mit den Schnittebenen, die rekonstruiert werden. **b** Nativrekonstruktion des Thorax im a.-p.-Bild. **c** Durch Aktivierung des „Volume Contrast Imaging Mode“ (VCI-Modus), wird anstelle des Nativbilds wie in **b** eine dünne Schicht abgebildet, die durch eine Eliminierung der Artefakte eine höhere Auflösung ermöglicht

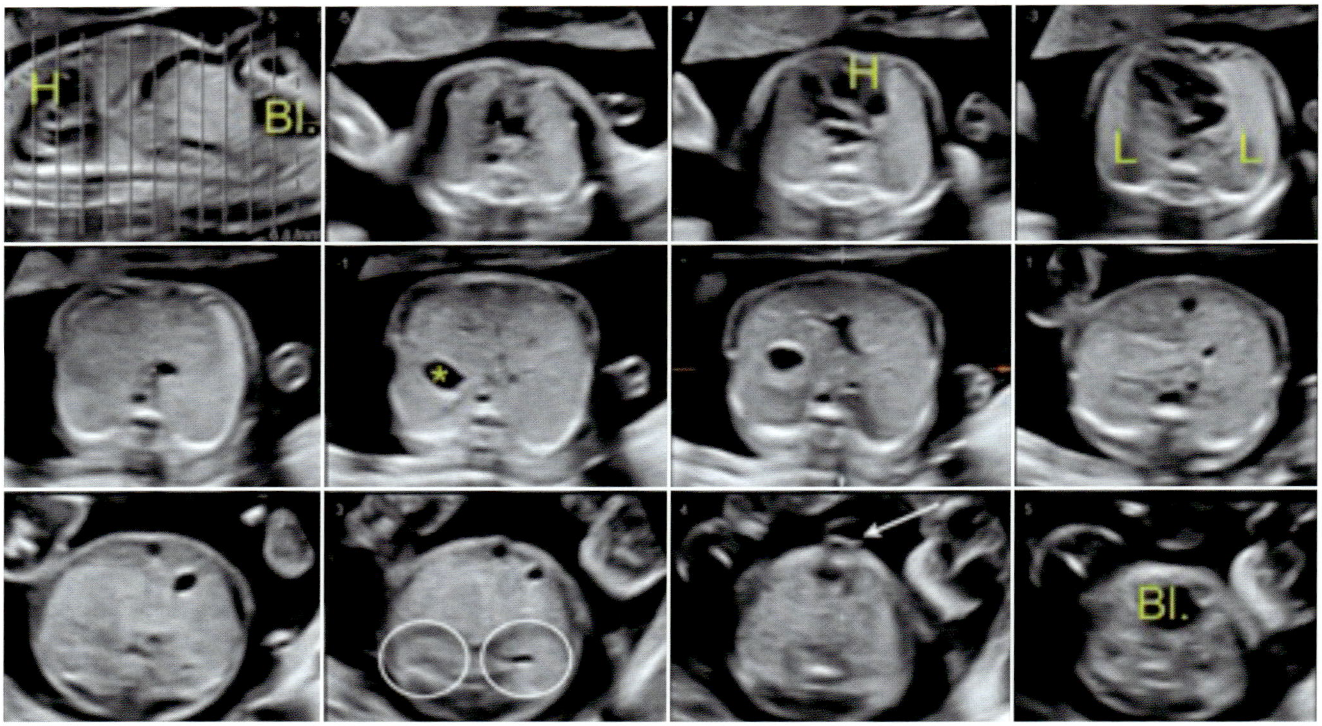

Abb. 16.3 Dieser Volumendatensatz eines fetalen Thorax und Abdomens wird hier mittels des tomografischen Modus in parallelen Schichten dargestellt. Mit diesem Übersichtsbild kann man die wichtigen Eckpunkte des Bauchs und Thorax in einem einzigen Bild darstellen, wie Herz (*H*), Lungen (*L*) Magen (*), Nieren (*Kreis*), Harnblase (*Bl.*), Nabelschnuransatz (*Pfeil*). Die Ebenen der Schnittlinien sind im Referenzbild *oben links* zusehen

1. als eine einzelne Schnittebene (Abb. 16.2),
2. als multiplanare orthogonale Bilder (Abb. 16.1), bei der drei Ebenen senkrecht zueinander gezeigt werden,
3. als Tomografie (Abb. 16.3), bei der parallele Schnittebenen gezeigt werden, oder
4. als vom Untersucher willkürlich gewählte gerade (Abb. 16.4) oder gebogene Schnittlinie (Abb. 16.5).

Die Anwendung der einzelnen Arten der Schnittebenen wird vorwiegend vorgenommen, um

1. ein Bild darzustellen, das nicht direkt oder nur schwer im „Live-Ultraschall“ gesehen wird (z. B. Abb. 16.4, Abb. 16.5),
2. die Beziehung benachbarter Strukturen zueinander aufzuzeigen (Abb. 16.3) oder
3. durch die Kontrastverbesserung die Schnittebene besser hervorzuheben.

Einer der größten Vorteile solcher 3D-Datensätze liegt jedoch in der Möglichkeit der „Offline-Analyse“ eines Volumens, am

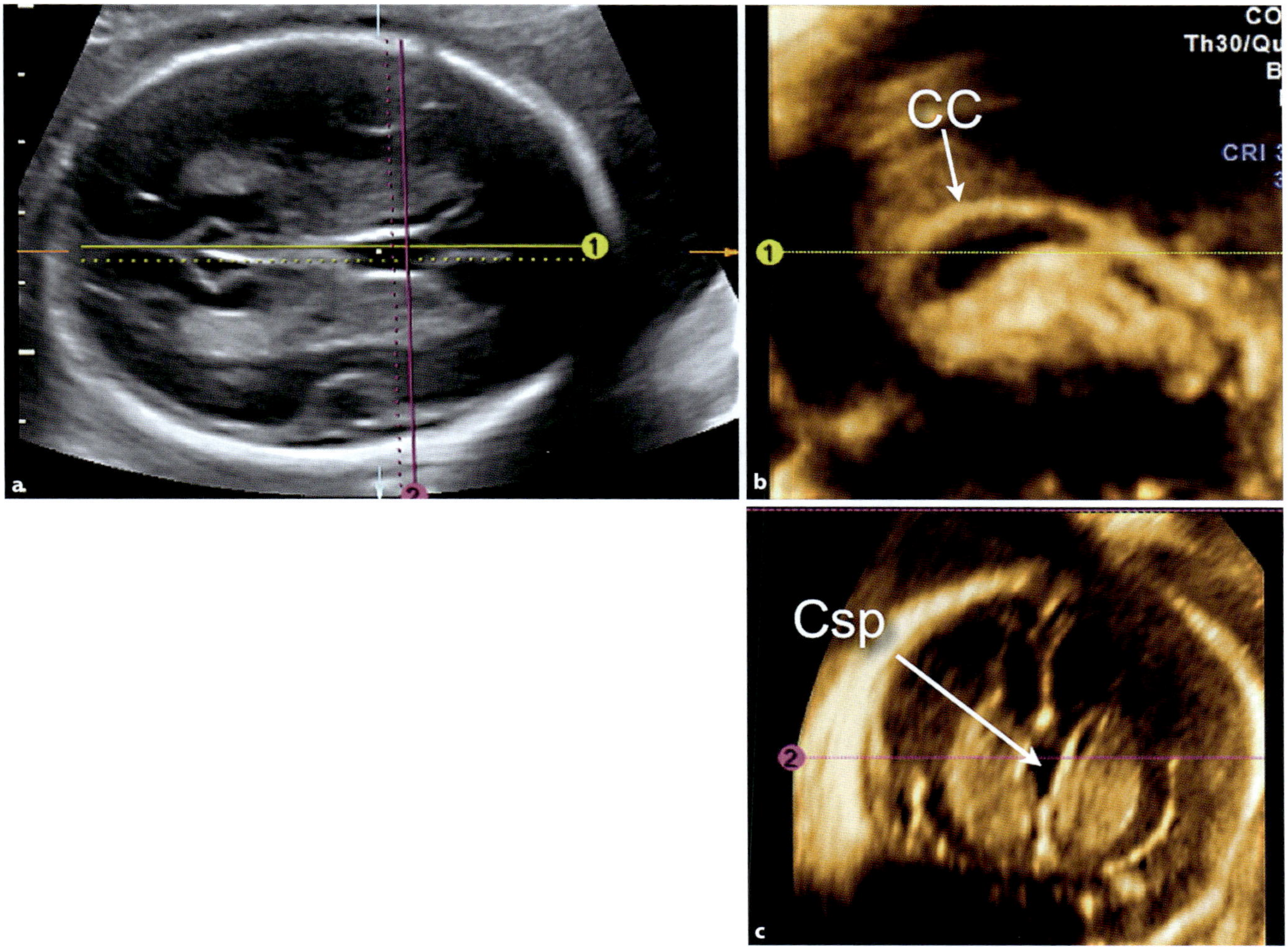

Abb. 16.4 Volumendatensatz eines fetalen Gehirns in der 22. SSW. Der Fetus lag in Schädellage und die Mittellinien-Strukturen sind nicht beurteilbar. Im Volumendatensatz kann der Untersucher eine Linie durch die interessierenden Strukturen ziehen (hier mittels OmniView) und ein rekonstruiertes Bild herstellen. In **a** das Referenzbild und **b** das Bild mit Corpus callosum (*CC*) im Längsschnitt und **c** das Bild mit Koronarschnitt durch das Cavum septi pellucidi (*Csp*)

Gerät oder an einem externen Rechner. Dies ermöglicht nicht nur, nachträglich eine Untersuchung zu simulieren, sondern auch z. B. die Übertragung von digitalen Datensätzen über das Internet zu einem anderen Untersucher.

Die Zuverlässigkeit einer Zweitmeinung durch eine komplette Offline-Analyse konnte sowohl für fetale Herzfehler als auch für Hirnanomalien in Studien gezeigt werden (Espinoza et al. 2010, Rizzo et al. 2011).

Oberflächen-Modus (Surface Mode)

Bei dieser Darstellungsart wird aus dem erfassten Volumen primär die interessierende Oberfläche z. B. die Haut, nicht jedoch die dahinter liegenden Organe abgebildet. Dieser Modus kommt in der Darstellung einer Oberflächenstruktur zum Einsatz, wobei sich idealerweise Flüssigkeit vor dieser Oberfläche befindet, wie z. B. beim Gesicht (Abb. 16.6), bei Händen oder Füssen (Abb. 16.7) oder beim äußeren Genitale (Abb. 16.8). Die Darstellung des Gesichtes, der Extremitäten oder des gesamten Fetus im I. (Abb. 16.9) und II. Trimenon ist die bekannteste und am häufigsten verwendete Darstellungsart im 3D- und 4D-Modus. Der Untersucher kann je nach Gerät und Software unter verschiedenen Oberflächenarten (weich, körnig, glatt, hell abgestuft u. a.) und Oberflächenfarben (grau, gelb, blau, hautfarben) wählen (Abb. 16.10). Die Bildbearbeitung und Wahl der Farbe und Beleuchtung ermöglicht dann die Erzeugung eines fotorealistischen Bildes vom aufgenommenen Volumendatensatz (Abb. 16.11). Die Bildqualität hängt von den Voreinstellungen im B-Bild (Kontrast, Auflösung u. a.) ab. Der Hauptvorteil dieser Technik liegt in der einfachen Handhabung und dem unmittelbar erkennbaren Ergebnis. Ein noch besseres Ergebnis erzielt man, wenn noch zusätzlich mit dem „elektronischen Skalpell" oder „Radierer" manche den Einblick verengende, störende Strukturen digital radiert oder retouchiert werden (Abb. 16.12).

Maximum-Modus

Bei dieser Darstellungsart wird die echoreichste Information eines Volumendatensatzes, meistens die der knöchernen Strukturen als 3D-Projektion hervorgehoben. Dieser Modus ist ideal für die 3D-Rekonstruktion des fetalen Skeletts (Abb. 16.13, Abb. 16.14), zumal z. B. Schädelknochen, Rippen und andere gebogene Knochen nicht optimal in einem 2D-Bild dargestellt werden können.

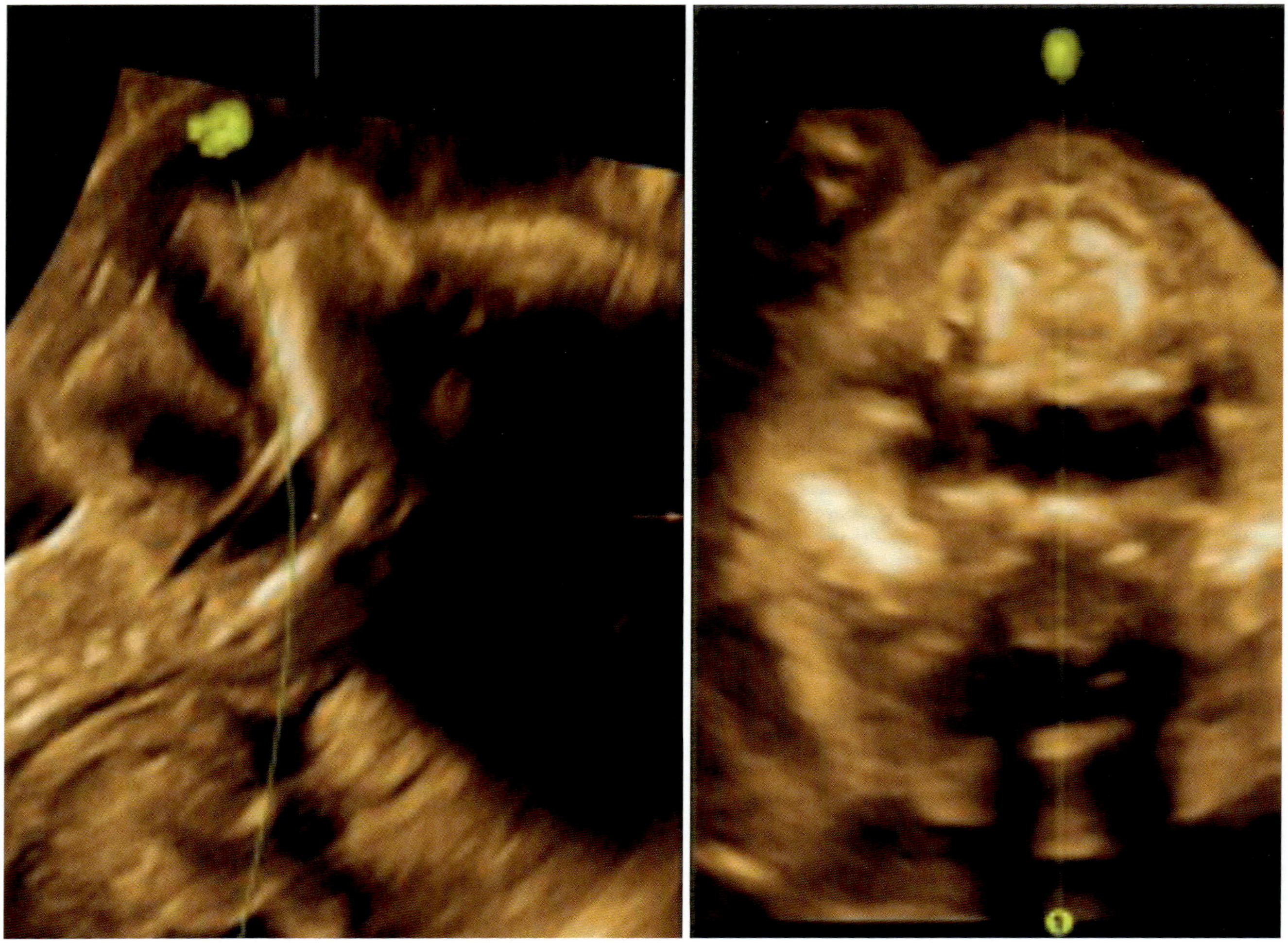

Abb. 16.5 Dieser Volumendatensatz wurde von unterhalb des Kinns aufgenommen, um den harten und weichen Gaumen 3D-sonografisch abzubilden. Der Gaumen hat eine gebogene Form und um ein direktes Bild davon zu erstellen, muss eine gebogene Linie gezogen werden (hier mittels Omniview). Die Linie kann gerade, gebogen oder Punkt-für-Punkt gezeichnet werden

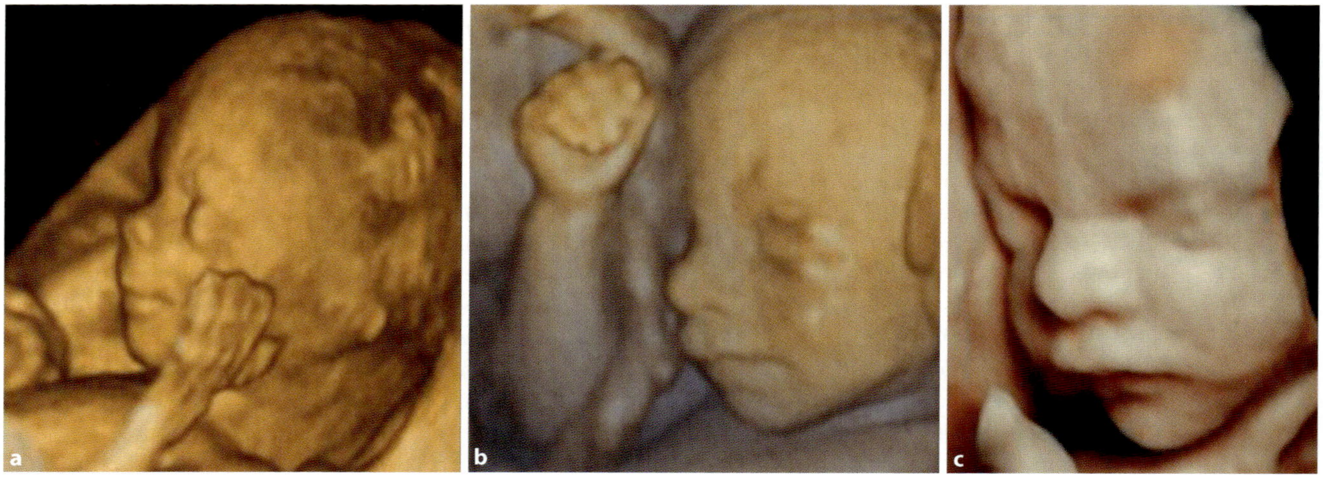

Abb. 16.6 Mit dem Oberflächen-Modus wird das fetale Gesicht am häufigsten abgebildet. Hier ist ein fetales Gesicht von unterschiedlichen Feten mit 12 SSW (**a**), mit 22 SSW (**b**) und mit 33 SSW (**c**) dargestellt. Man erkennt die Änderungen der Gesichtszüge im Verlauf der Schwangerschaft und die Zunahme des Fettgewebes im III. Trimenon

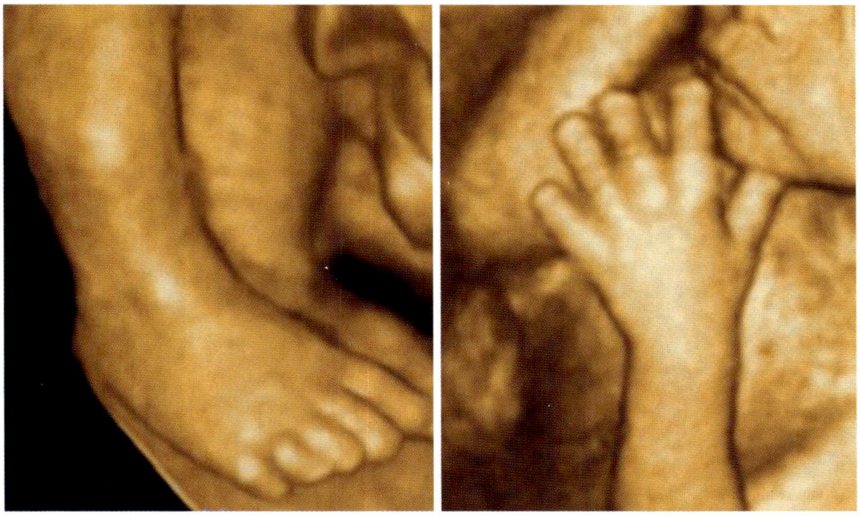

Abb. 16.7 Mit dem Oberflächen-Modus können die Extremitäten gut abgebildet werden. Mittels 3D-Sonografie kann sofort eine Übersicht geschaffen werden, wie sie in der 2D-Sonografie nicht möglich ist

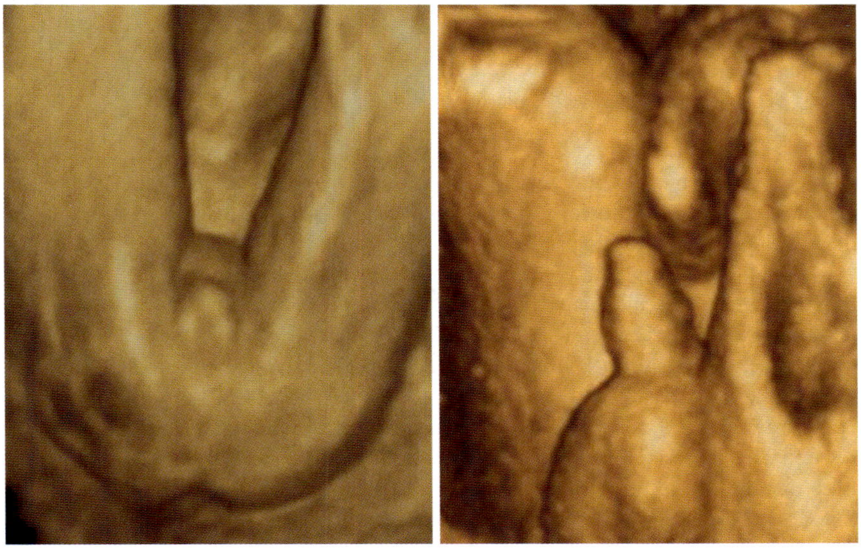

Abb. 16.8 Die Diagnose eines Mädchens oder Knabens bedarf keine 3D-Oberflächen-Modus-Technik. Dennoch ist dies für viele viel plastischer als in der 2D-Sonografie

Diese Technik wird angewandt zur Darstellung

- der Extremitäten (Abb. 16.13),
- der Wirbelsäule mit den Rippen (Abb. 16.14) und
- zur Untersuchung des Gesichtsschädels (Abb. 16.15, Abb. 16.16) (Nasenbein, Kiefer, Schädelknochen u.a).

Durch diese Technik entsteht ein einer Röntgenaufnahme ähnliches Bild des knöchernen Skeletts des Fetus. Die Volumenbox wird dabei so gelegt, dass nur die notwendige interessierende Region eingeschlossen wird, um Artefakte von benachbarten Strukturen zu reduzieren.

Minimum-Modus

Der Minimum-Modus ist eine weitere Darstellungsmöglichkeit, bei der die echoarmen Strukturen gut hervorgehoben werden. Bei Auswahl dieses Verfahrens können vor allem Strukturen mit höchster Transparenz (anechogen) als eine 3D durchsichtige Projektion dargestellt werden (Espinoza et al. 2004). Dabei erscheinen Gefäße, Blasen, Zysten und andere Hohlräume schwarz und heben sich gegenüber dem umliegenden, echoreicheren Gewebe gut ab (Abb. 16.17).

Tipp

Auch hier wird empfohlen, die Volumenbox möglichst klein zu wählen, um auf die interessierende Region zu fokussieren.

Von Interesse sind vor allem der Magen, die Harnblase, die Nieren im Fall von Stauung (Abb. 16.18) oder Zystenbildung, die Hirnventrikel (s. u.) und das Herz mit den zu- und abführenden Gefäßen (Heling u. Chaoui 2008).

Inversionsmodus

Diese Methode basiert auf dem Minimum-Modus und ersetzt aber die transparente Region mit einer Farb-Information (ähnlich einem Negativ/Positiv-Film) aus. Dadurch erscheinen echoarme Strukturen als echoreiche Körper. Das umliegende Gewebe

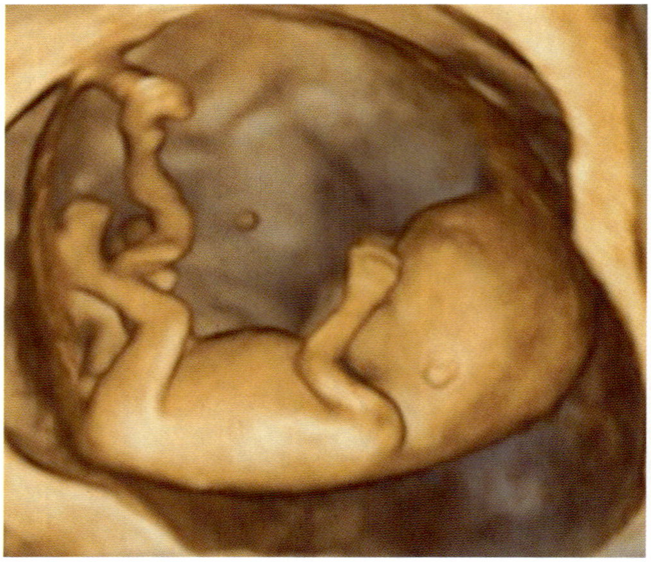

Abb. 16.9 Mittels Oberflächen-Modus kann bis zur ca. 16 SSW der gesamte Fetus abgebildet werden. Hier eine transvaginale Untersuchung in der 12. SSW. Körperform, Konturen, Extremitäten, Nabelschnuransatz u. a. können sofort beurteilt werden

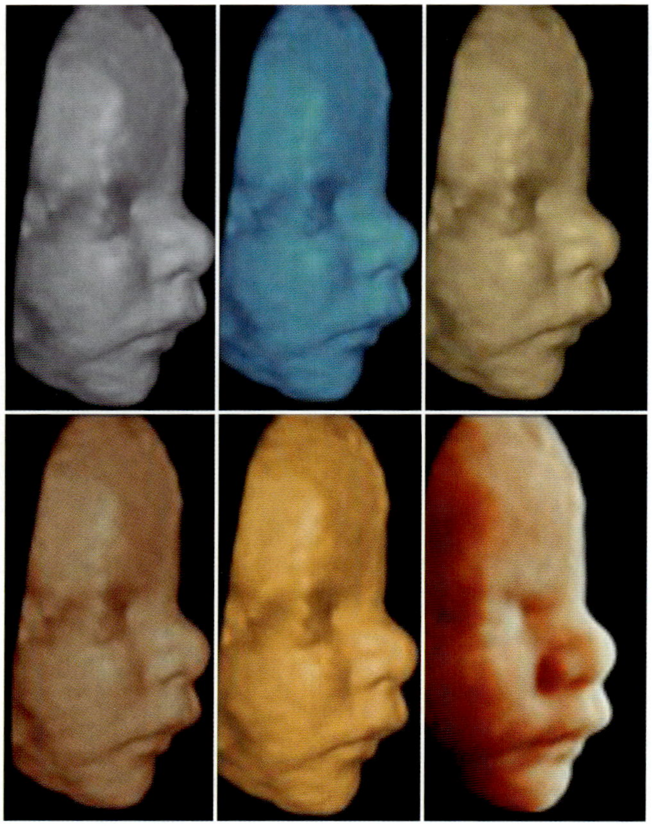

Abb. 16.10 Ultraschallbilder werden normalerweise im Graumodus abgebildet, können aber sowohl im 2D-Modus als auch im 3D-Modus in unterschiedlichen Farben wiedergeben werden. Das gleiche Bild kann vom Untersucher in verschiedenen Farb-Modi dargestellt werden. Dabei werden blau, rot und grün selten gewählt, aber dafür mehrere Töne in Sepia und „hautähnlichen" Farben

wird dann weggeblendet und unsichtbar gemacht. Diese Technik wurde auch „**negative surface display**" genannt. Dabei ähneln die erzielten Bilder Ausgusspräparate.

Artefakte, die aufgrund von Rippen oder Fruchtwasser auftreten können, müssen dann mithilfe des elektronischen Skalpells (s.o) ausgeschnitten werden (Lee et al. 2005).

Klinische Anwendungsbereiche sind das Urogenitalsystem wie Megazystis, Hydronephrose (Abb. 16.18) oder Zysten, Hirnventrikel (s. u.), sonstige fetale echoarme zystische Strukturen und vor allem das Herz und die großen Gefäße (Abb. 16.19). Eine der interessanten Anwendung ist die Untersuchung der Entwicklung des Ventrikelsystems beim Embryo und Fetus in den ersten 12 Wochen der Schwangerschaft (Abb. 16.20) (Kim et al. 2008). Der Hauptvorteil dieser Methode liegt darin, dass die Strukturen plastisch wie ein Ausgussbild dargestellt werden. Der Hauptnachteil aber bleibt: Es können keine Information von benachbarten Strukturen abgebildet werden.

16

Glass-Body-Modus

Wird ein Volumendatensatz bei einer Farbdoppleruntersuchung (inkl. Power- oder High-Definition-Doppler) in 3D oder STIC aufgenommen, so beinhaltet es sowohl B-Bild- als auch Farbdopplerinformation (Abb. 16.21). Volumendaten können dann auf drei Weisen dargestellt werden:

- nur als Farbinformation (Abb. 16.21b),
- nur als Graustufen oder
- als Kombination beider Möglichkeiten, auch „Glass-Body-Modus" (Abb. 16.21c) genannt.

Ein besseres Ergebnis erzielt man, wenn die Farbeinstellung vor der 3D-Aufnahme entsprechend optimiert wird. Mit dem Glass-Body-Modus können der Verlauf der Gefäße sowie deren räumliche Verhältnisse aufgezeigt werden. Durch die Voreinstellung der Farbe entscheidet der Untersucher, ob feine Gefäße abgebildet werden sollen (z. B. am Gehirn, Bauchorgane, Plazenta) oder vorwiegend die Herzventrikel mit den großen Gefäßen (s. u.).

Mit der Methode können alle fetalen Gefäße, die im Doppler dargestellt werden können, im 3D-Modus rekonstruiert werden, vorausgesetzt die 2D-Farbdopplereinstellung ist optimiert.

Biometrische Berechnung von Volumina

Die Biometrie stellt einen wichtigen Bestandteil der pränatalen Ultraschalluntersuchung dar. Dabei werden schon seit Jahren Distanzen, Umfänge und Flächen gemessen. Mit der 3D-Technik ist auch eine genaue Berechnung von Volumina bestimmter Strukturen möglich. **Volumenmessungen** können je nach Gerät und je nach Organabgrenzung unterschiedlich vorgenommen werden:

- im orthogonal multiplanar Modus durch **manuelle Messung** in einzelnen Ebenen oder
- mittels der **VOCAL-Software** (Virtual Organ Computer-Aided Analysis) (Abb. 16.22).

Weitere Methoden, die sich für die Volumenberechnung flüssigkeitsgefüllter Strukturen eignen, sind der **Inversionsmodus** bzw. die neu eingeführte automatische Methode „**Sonografic-Automated Volume Calculation**" (Sono-AVC) (Abb. 16.23). Die Sono-AVC wird vorwiegend in der Reproduktionsmedizin zur

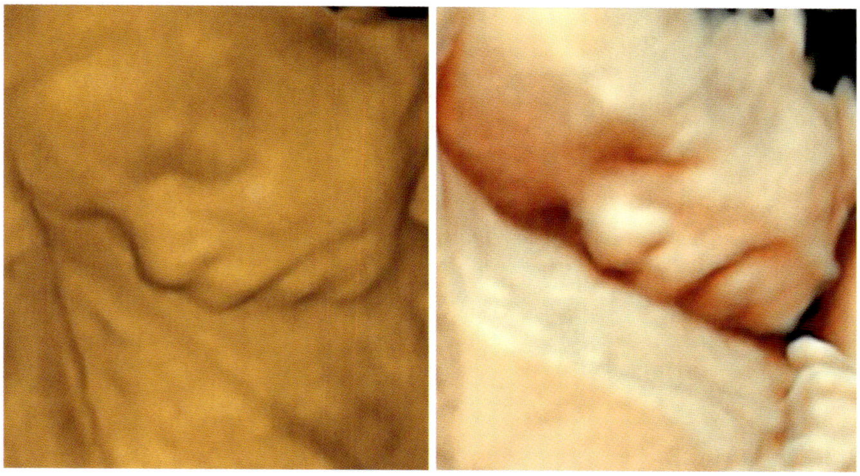

Abb. 16.11 Neuere Techniken der Bildbearbeitung werden immer wieder eingeführt. Das *linke Bild* zeigt das herkömmliche Bild und im *rechten* wurde eine neue Technik angewandt. Nicht nur kann eine hautähnliche Farbe gewählt, sondern kann auch inzwischen die Beleuchtung vom Untersucher festgelegt wird, wie z. B. am Schatten unter den Augen gesehen wird

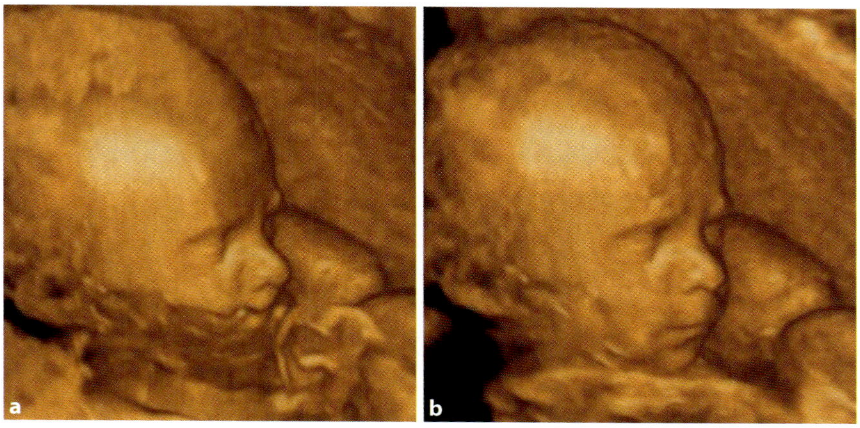

Abb. 16.12 Digitale Information kann auch entsprechend mit Filter herausgelöscht werden. Mit einem sogenannten „elektronischen Skalpell" kann dies auf dem Bild erfolgen. Im linken Bild (**a**) erscheint die Nabelschnur auf das Gesicht projiziert. Dies könnte viele Eltern beunruhigen. Mit einem elektronischen Skalpell wird dieser Bereich herausgeschnitten (**b**)

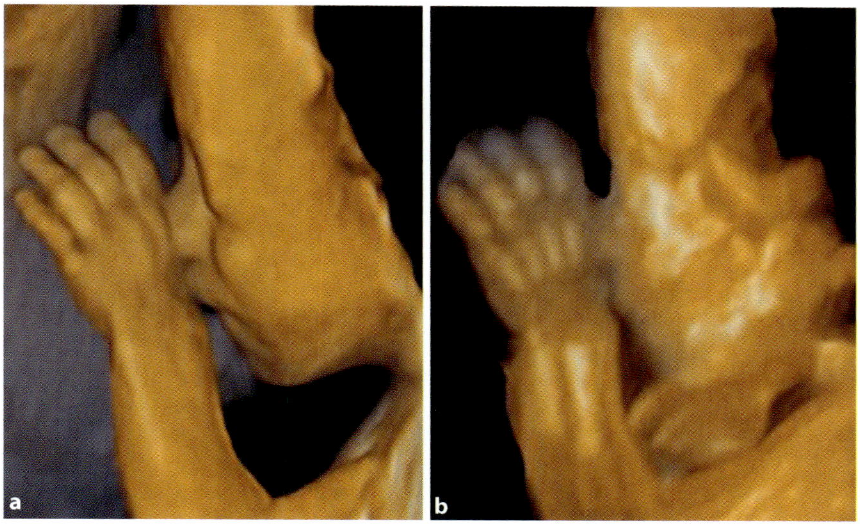

Abb. 16.13 Dieser 3D-Volumendatensatz zeigt im Oberflächen-Modus das fetale Profil mit der Hand (**a**). Der Wechsel auf den 3D-Maximum-Modus bringt die Knochen, vom Gesicht, Unterarm und Hand zur Darstellung (**b**)

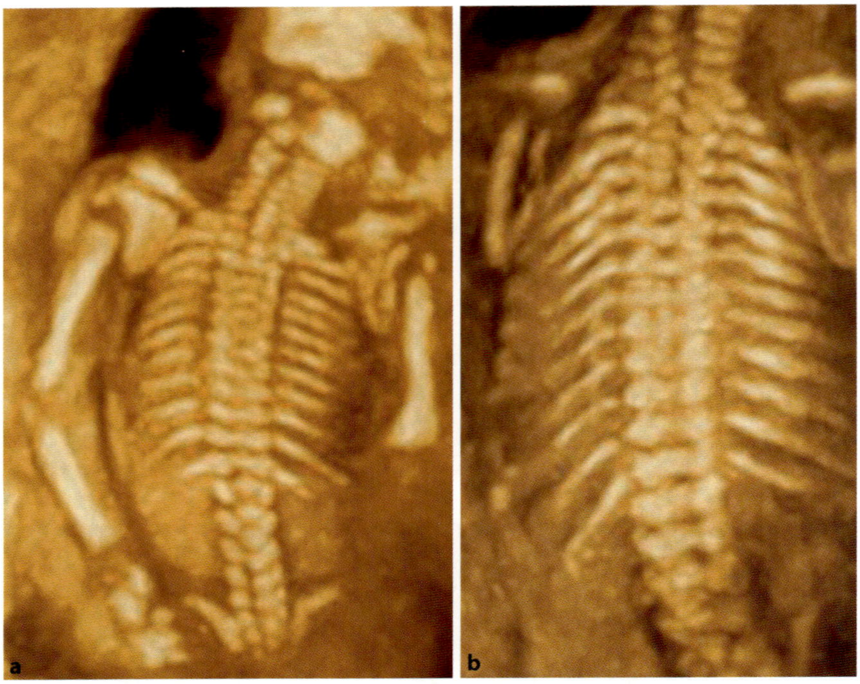

Abb. 16.14 Das fetale Skelett mit Wirbelsäule und Arme können mittels Maximum-Modus gut abgebildet werden. **a** Mit 16 SSW. **b** Mit 23 SSW

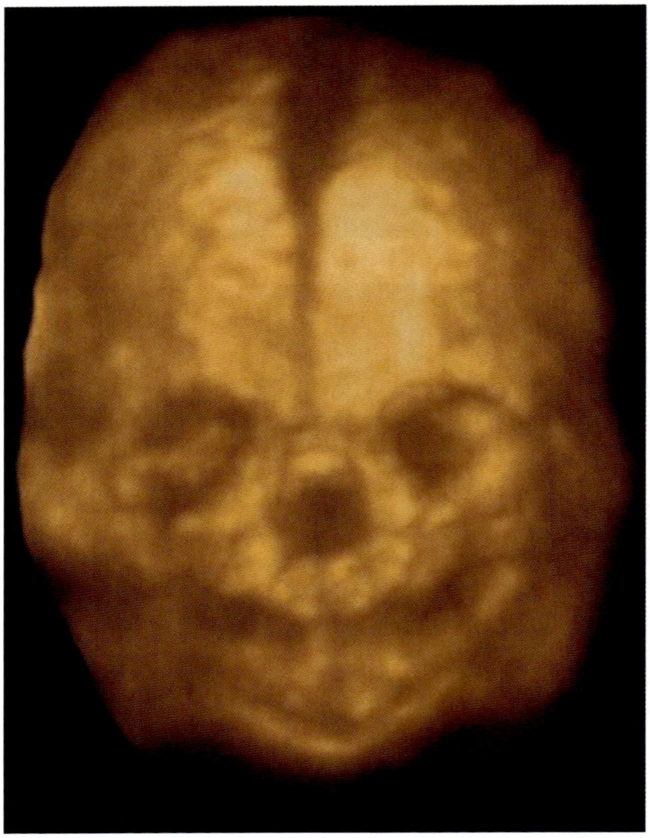

Abb. 16.15 Im Maximum-Modus können Gesichtsschädel und Schädelknochen so abgebildet werden, wie es sonst mit einer 2D-Aufnahme nicht möglich ist. Aufsicht auf das Gesicht von vorn bei einem normalen Fetus mit Frontalnaht, Orbitahöhlen, Nasenbein und Oberkiefer

schnellen Errechnung der Follikelvolumina angewandt, kann auch in der Pränataldiagnostik neben der Berechnung von Volumina auch zur 3D-räumlichen Darstellung flüssigkeitsgefüllter Räume, ähnlich wie beim Inversionsmodus, verwendet werden.

Volumenberechnungen und Referenzwerte für Plazenta, Fruchthöhle, den Fetus im I. Trimenon, das fetale Gehirn, die Leber und die Arme liegen vor. Klinisch besonders wichtig erscheint die Bestimmung des fetalen Lungenvolumens, z. B. bei fetalen Zwerchfelldefekten zu sein.

16.3 Dreidimensionale Sonografie bei klinischen Fragestellungen

Die oben genannten technischen Messmethoden werden seit einigen Jahren zunehmend mehr im klinischen Alltag der geburtshilflichen Sonografie angewandt. Sowohl beim normalen Fetus als auch bei Feten mit Fehlbildungen vermag die 3D- und 4D-Sonografie zusätzliche Informationen zu geben, die die 2D-Untersuchung oft ergänzend bereichern. Bei jedem Organ oder Körperteil können die unterschiedlichen Methoden kombiniert werden. Während bei der einen Fragestellung, die 3D-Methode nur eine plastischere Darstellung eines bekannten Befunds ermöglicht, trägt sie bei anderen Fragestellungen maßgeblich zu der präzisen Diagnosestellung bei. Im Folgenden wird das Potenzial der 3D-Sonografie bei verschiedenen klinischen Fragestellungen und Organen kurz illustriert.

16.3.1 3D-Sonografie des fetalen zentralen Nervensystems

Während die Basisuntersuchung des zentralen Nervensystems (ZNS) auf drei transversalen Schnittebenen des Gehirns und der

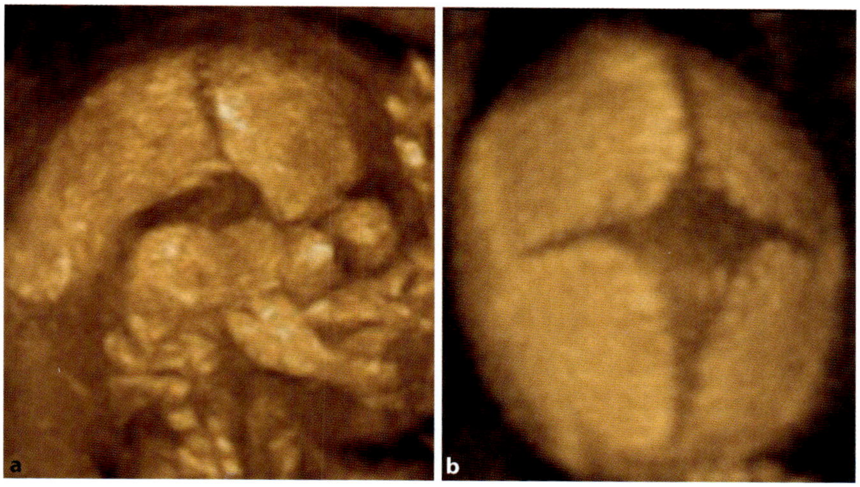

Abb. 16.16 **a** Im Maximum-Modus werden hier die Schädelknochen mit Kiefer von der Seite abgebildet. **b** Blick über die große Fontanelle von oben mit den Schädelknochen und Nähten

Darstellung der Wirbelsäule beruhen, verlangt die gezielte erweiterte Untersuchung des ZNS, die „fetale Neurosonografie", die Darstellung der Gehirnstrukturen zusätzlich in sagittalen und koronaren Ebenen (ISUOG-CNS-Guidelines 2007, Karl et al. 2011).

Mit der 3D-Sonografie ist dies leichter im klinischen Alltag durchführbar (Pilu et al. 2007). Vor allem vermag die Einzelbilddarstellung (Abb. 16.4) oder die Ultraschalltomografie (Abb. 16.24) eine zuverlässige Rekonstruktion der geforderten Bilder.

Das fetale Gehirn kann z. B. mit den typisch zu beurteilenden Strukturen mittels eines einzelnen tomografischen Bilds gut dokumentiert werden, wie in Abb. 16.24 zu sehen ist. Vor allem im klinischen Alltag lassen sich Strukturen der Mittellinie wie das Corpus callosum (Abb. 16.25, Abb. 16.26) oder der Kleinhirnwurm (Abb. 16.27) mittels 3D-Sonografie schnell und zuverlässig abbilden (Pilu et al. 2006). Abbildung 16.25 und Abb. 16.26 zeigen die einzelnen Schritte, wie aus einem Volumendatensatz des Gehirns das Corpus callosum rekonstruiert werden kann.

Zusätzlich zu den 3D-Schnittebenen können auch einzelne Methoden wie Oberflächen-Modus, Minimum-Modus, Inversionsmodus und Sono-AVC Anwendung finden, um das Ventrikelsystem darzustellen. Dabei zählen besonders gute Schallbedingungen sowie auch erweiterte Liquorräume zu den Voraussetzungen. Ein Beispiel hierfür zeigt Abb. 16.28.

Das normale und abnormale intrakranielle Gefäßsystem (Abb. 16.29, Abb. 16.30) lässt sich ebenfalls gut mittels Glass-Body-Modus abbilden.

16.3.2 3D-Sonografie des fetalen Kopfs und Gesichts

Das fetale Gesicht gehört zu den Haupteinsatzgebieten der 3D-Sonografie beim Fetus. Dabei wird vor allem der Oberflächen-Modus und bei bestimmten Fragestellungen des knöchernen Schädels auch der Maximum-Modus eingesetzt. Schnittebenen kommen gelegentlich zum Einsatz, mehr um den Umfang einzelner Befunde hervorzuheben.

Mit dem **Oberflächen-Modus** können das gesamte Gesicht mit Stirn, Augenregion, Nase, Lippen, Kinn und bei seitlicher

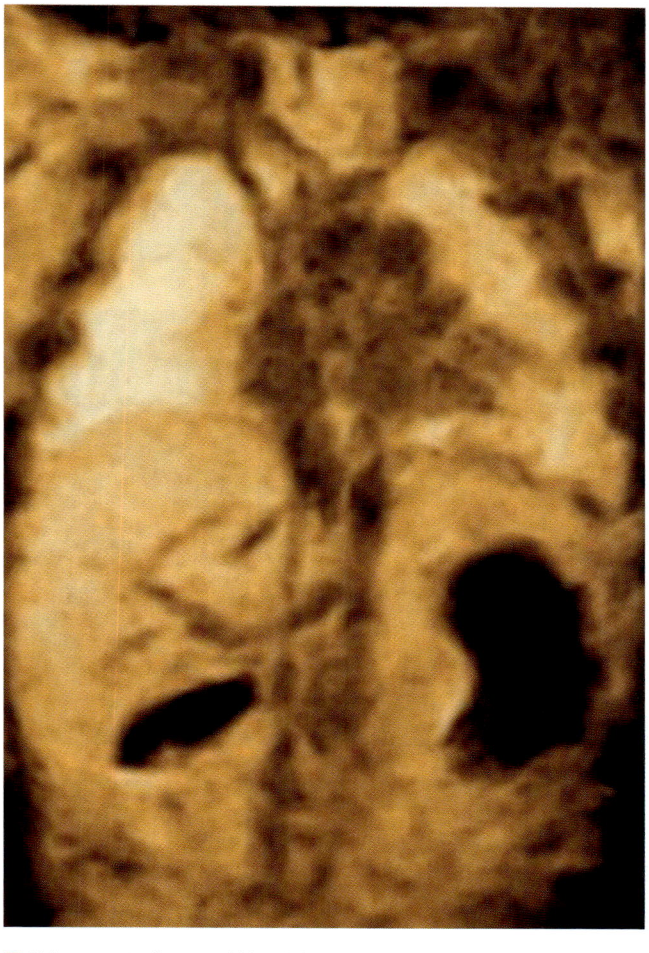

Abb. 16.17 In diesem Bild handelt es sich um eine anteriore-posteriore Projektion von Thorax und Abdomen im transparenten Minimum-Modus. Man erkennt die Echogenitätsunterschiede zwischen Lunge, Leber, aber vor allem wird diese Darstellung angewandt, um flüssigkeitsgefüllte Strukturen, wie hier Magen, Harnblase, Gallenblase und Herz mit Gefäßen abzubilden

Einstellung die Ohren je nach Schallbedingungen fast im gesamten Schwangerschaftsverlauf gut abgebildet werden (Abb. 16.6, Abb. 16.10, Abb. 16.11, Abb. 16.12, Abb. 16.31a, Abb. 16.32) (Rotten u. Levaillant 2004a, 2004b). Immer wie-

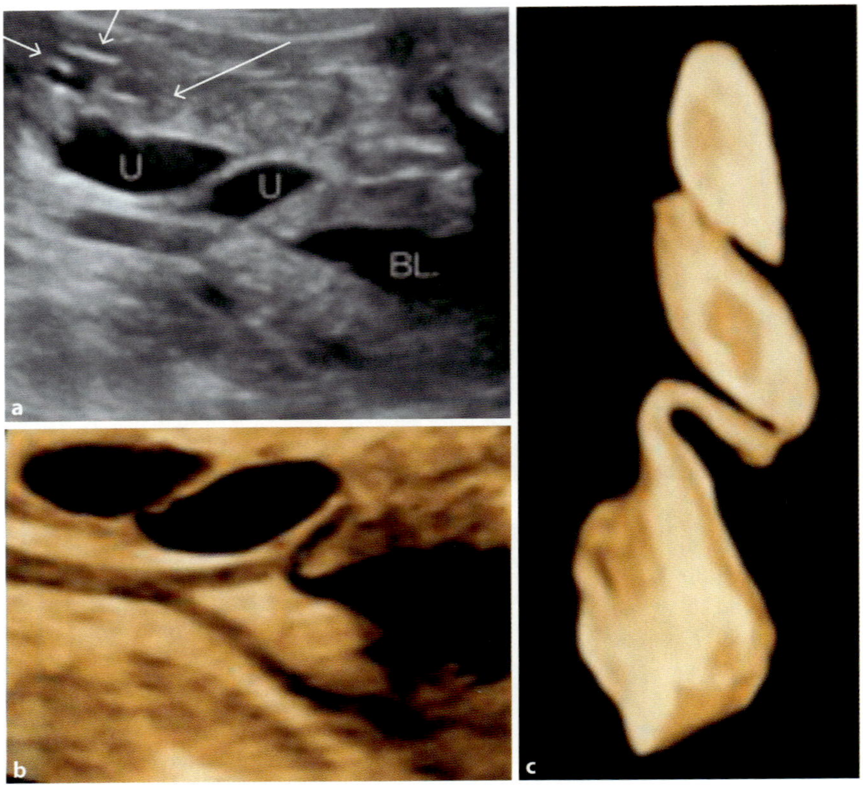

Abb. 16.18 Bei diesem Fetus lag eine Nierenstauung mit vesiko-ureteralem Reflux vor. **a** Im B-Bild sieht man die gestaute Niere (*Pfeile*), aber vor allem imponieren flüssigkeitsgefüllte Räume, die den geschlängelten Ureter (*U*) darstellen mit Einmündung in der Blase (*BL*). **b** Durch die Minimum-Modus-Projektion können die Harnblase und der teils zart, teils stark gestaute Ureter dargestellt werden. Die Aorta mit Bifurkation ist auch erkennbar. **c** Mittels Inversionsmodus wird das Bild **b** zu einem 3D-räumlichen Bild umgewandelt, wie eine Art digitaler Ausguss. Benachbarte Strukturen wurden mittels elektronischen Skalpells entfernt

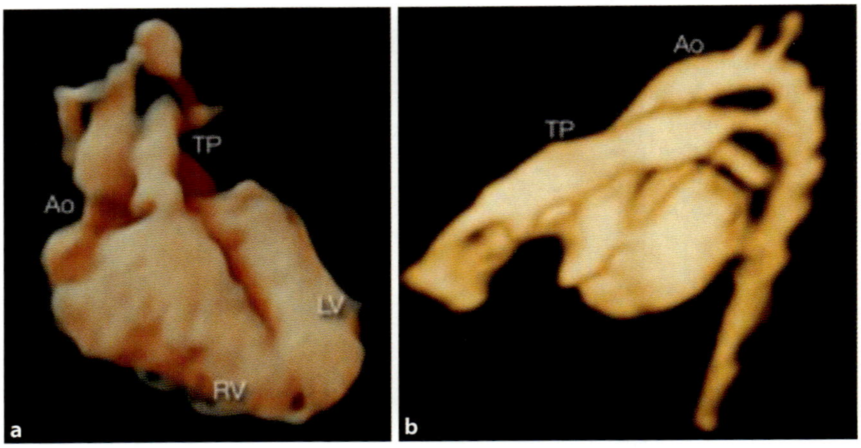

Abb. 16.19 Inversionsmodus kann an allen flüssigkeitsgefüllten Strukturen angewandt werden, u. a. wie hier am fetalen Herzen gezeigt wird. **a** Blick von vorn auf das Herz mit Darstellung von beiden rechte (*RV*) und linker Ventrikel (*LV*) und der Kreuzung von Aorta (*Ao*) und Truncus pulmonalis (*TP*). **b** Seitliche Darstellung der großen Gefäße zeigt die Kreuzung beider Gefäße

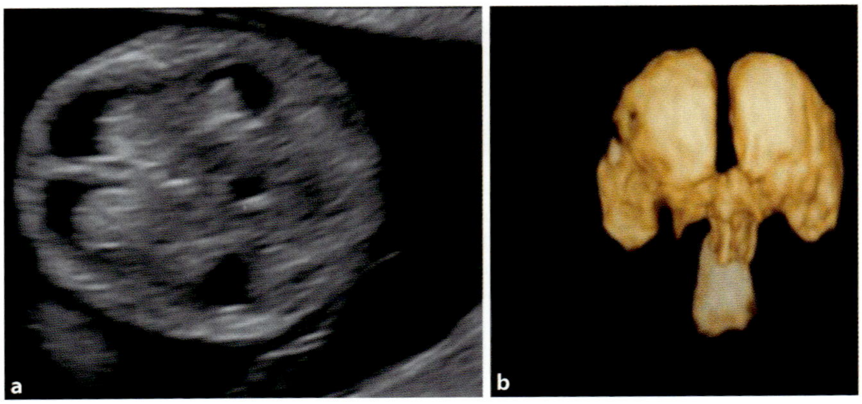

Abb. 16.20 Inversionsmodus kann auch am fetalen Gehirn im I. Trimenon angewandt werden. Die Entwicklung des Ventrikelsystems in dieser Zeit zeigt von Woche zu Woche ein wechselndes Bild. Hier bei einem fetalen Gehirn (**a**) mit 10 SSW transvaginal aufgenommen) wird das Ventrikelsystem wie ein Ausguss mittels Inversionsmodus ideal rekonstruiert (**b**)

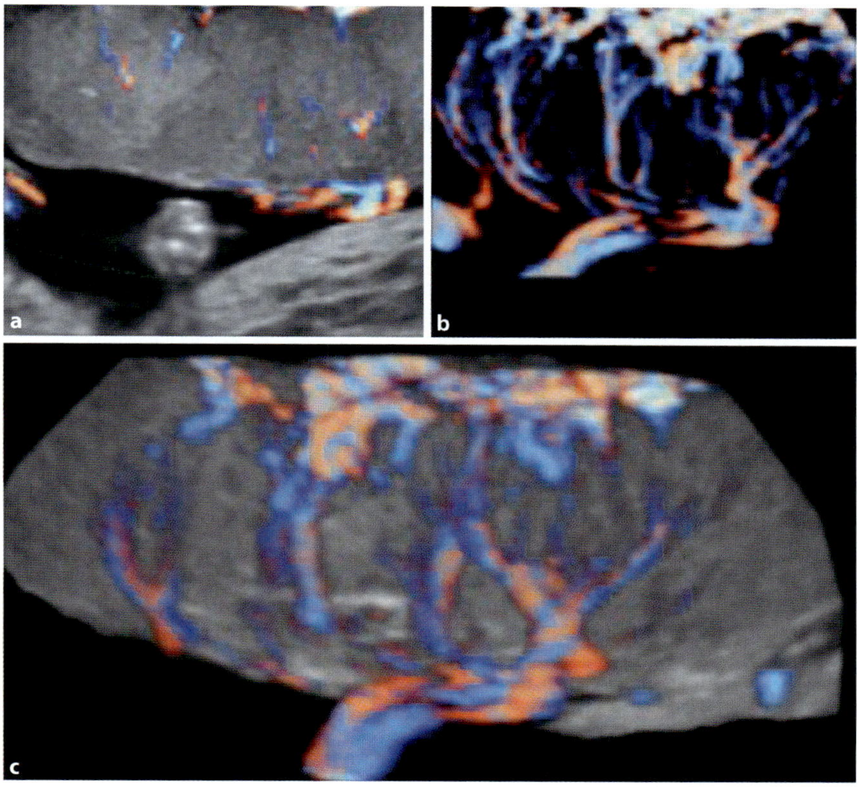

Abb. 16.21 Am Beispiel der Plazenta (**a**) sieht man, dass Gefäße im Allgemeinen räumlich verlaufen und nicht in einem einzigen Bild (hier mit „high definition flow“) abgebildet werden können. Mittels 3D-Volumendatensatz kann man die Gefäße allein projizieren wie im Bild (**b**) oder als Glass-Body-Modus im Bild (**c**) zusammen mit der Grauskala-Information. Man erkennt dann den Nabelschnur-Ansatz

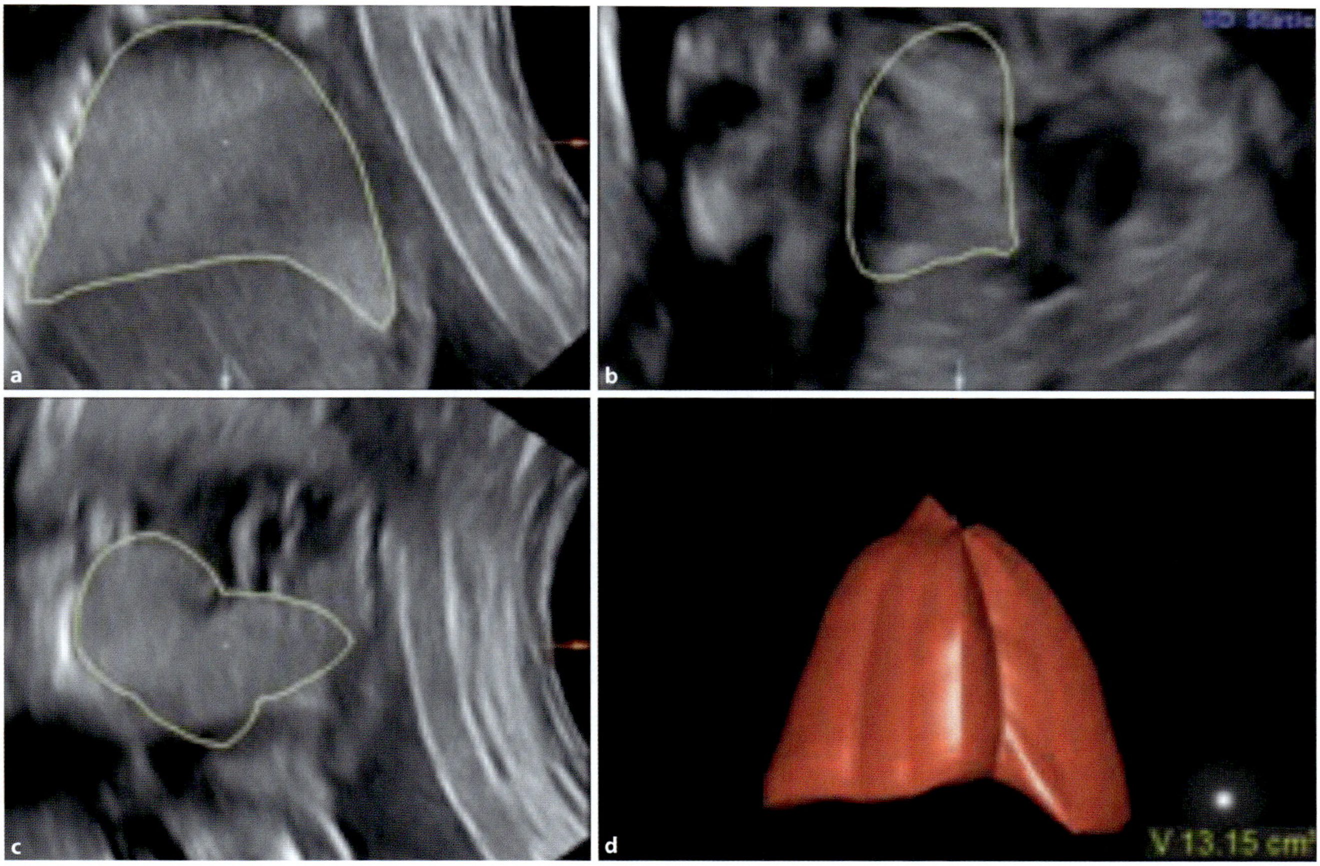

Abb. 16.22 Das 3D-Volumen ermöglicht durch manuelle Drehung und sequenzielle Markierung einer Region (hier die rechte Lunge) eine Messung des Volumens der interessierenden Region. „Virtual Organ Computer-Aided Analysis“ (VOCAL) gilt als zuverlässig, aber zeitintensiv. Für flüssigkeitsgefüllte Gebiete eignen sich andere semiautomatische Methoden

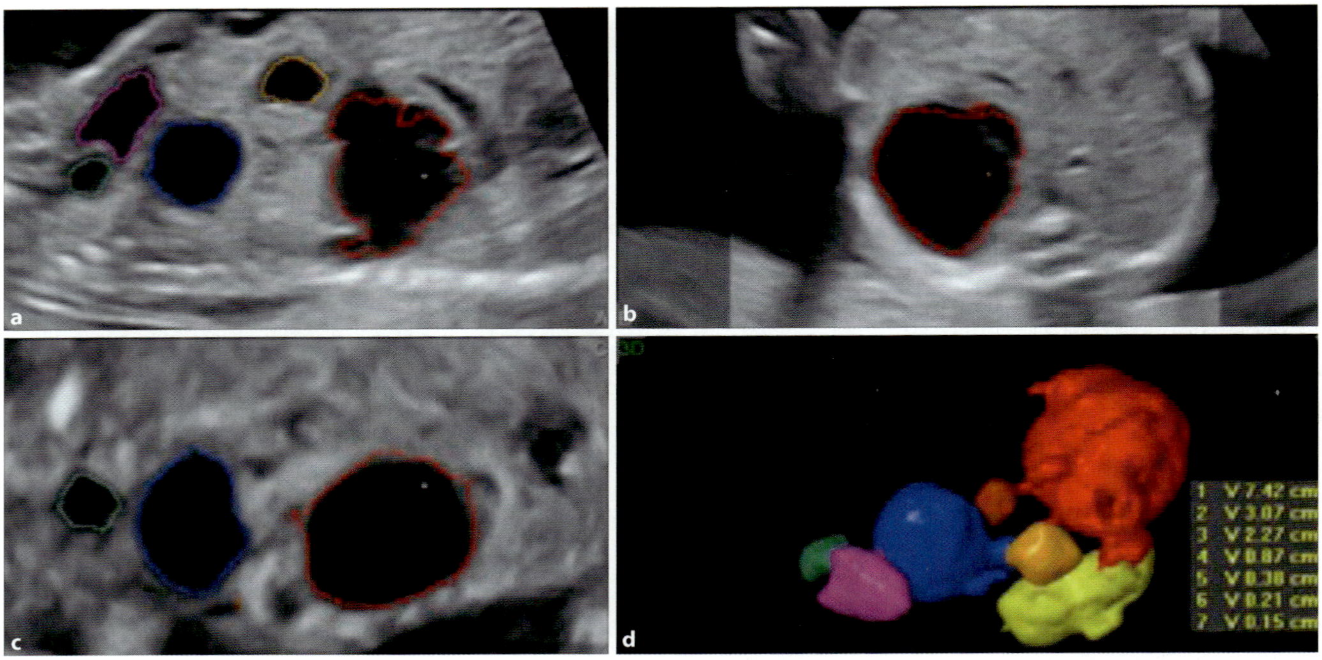

Abb. 16.23 3D-Volumen einer fetalen multizystischen Nierendegeneration. Mittels sonografischer automatischer Volumenkalkulation (Sono-AVC) kann eine gut abgegrenzte flüssigkeitsgefüllte Struktur rasch von der Software erfasst und das Volumen berechnet werden. So können einzelne Volumina binnen von Sekunden automatisch berechnet werden

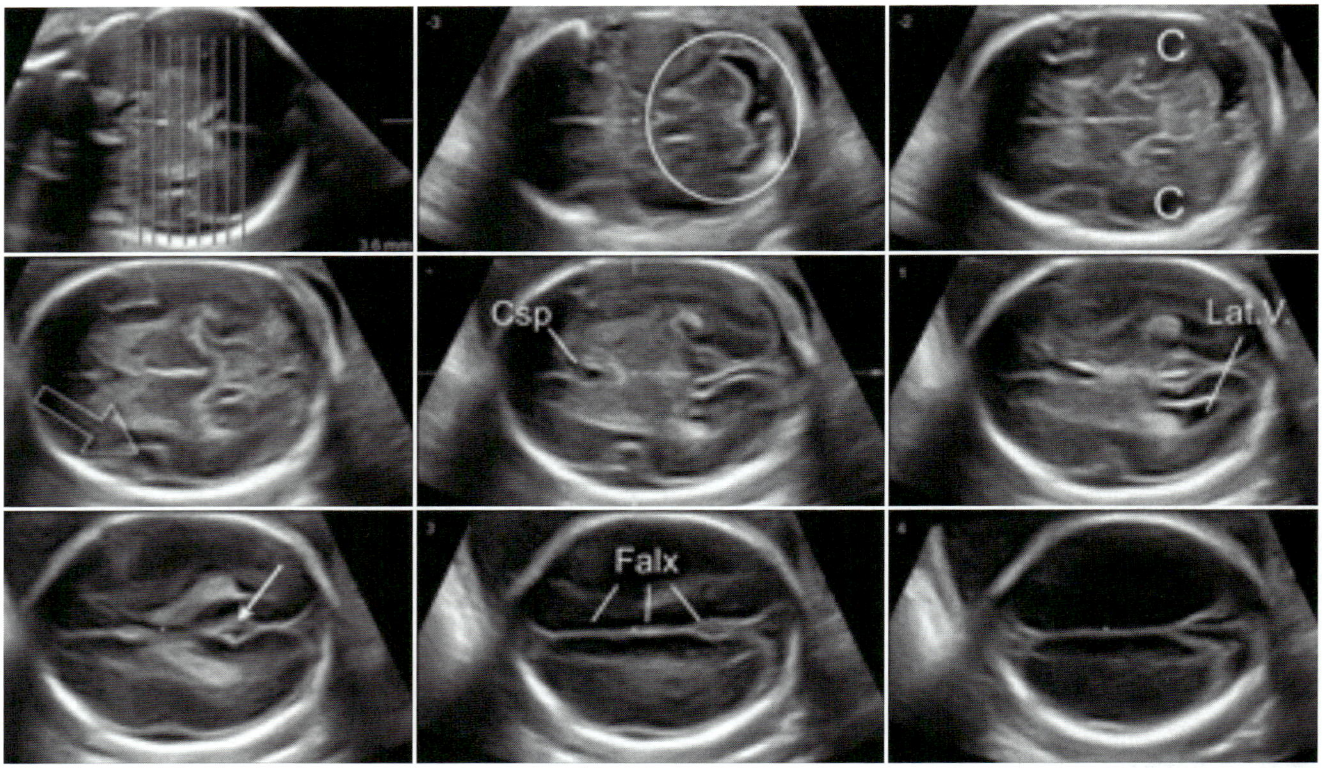

Abb. 16.24 Volumendatensatz eines fetalen Gehirns mit 22 SSW, dargestellt im tomografischen Modus. Die parallelen Ebenen geben Einblick in die Hirnanatomie und mit einem Bild können alle wichtigen Strukturen gesehen werden. Vom *oberen Bild* nach *unten* erkennt man: Zerebellum und Cisterna magna (*Kreis*), Kortex (*C*), Sylvi'sche Fissur (*offener Pfeil*), Cavum septi pellucidi (*Csp*), Hinterhorn des Lateralventrikel (*Lat. V*), Sulcus parieto occipitalis (*Pfeil*) und Falx cerebri (*Falx*)

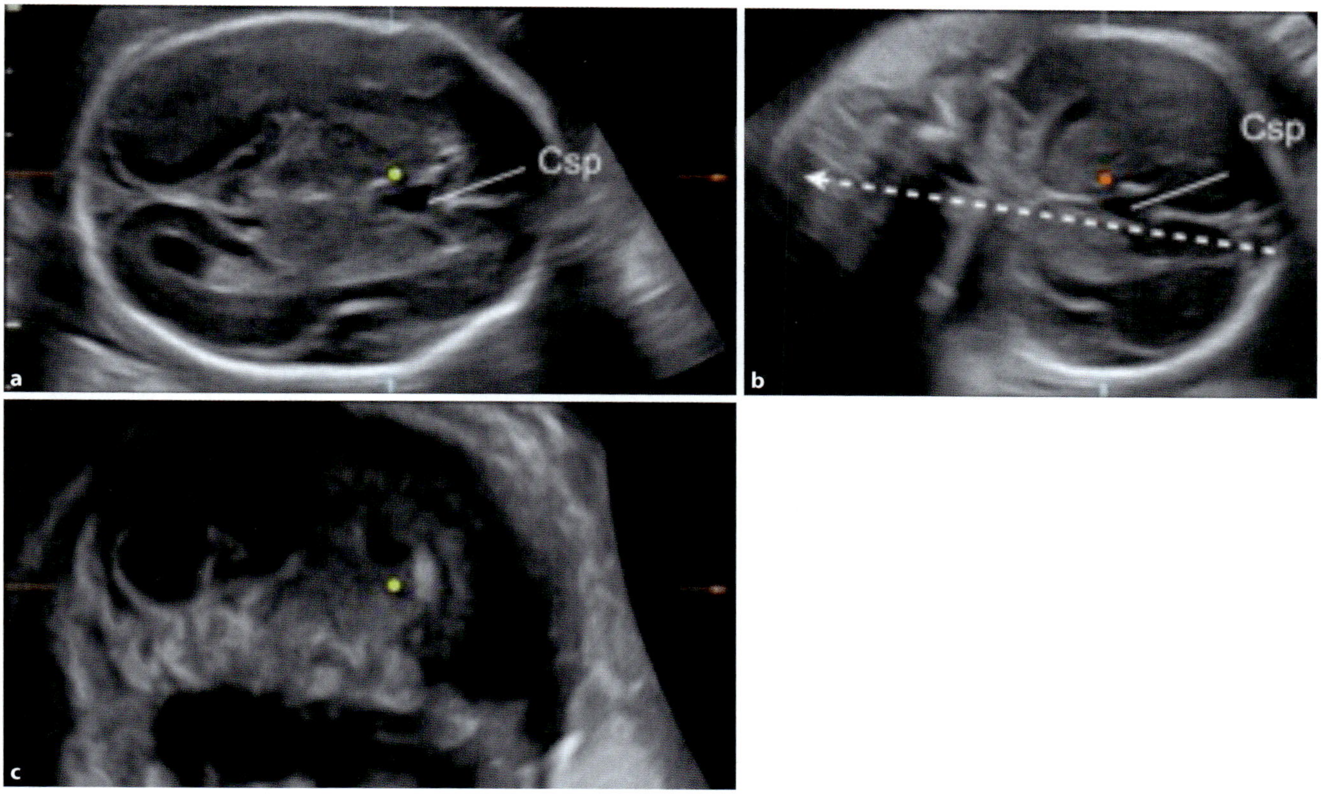

Abb. 16.25 Rekonstruktion des Corpus callosum aus einem Volume, Schritt für Schritt. Bei einem Fetus in Schädellage kann der Corpus callosum nicht dargestellt werden, da es in einer horizontalen Ebene liegt. Mithilfe eines Volumendatensatzes kann man diese Ebene rekonstruieren (s. auch Abb. 16.4). Zuerst wird der Intersektionspunkt auf das Cavum septi pellucidi (*Csp*) platziert und dann wird in allen drei Ebenen A, B und C das Volumen so rotiert, dass die Falx cerebri und sagittale Achse (*gestrichelter Pfeil* wurde gezeichnet) alle horizontal liegen. Das Ergebnis sieht man in Abb. 16.26

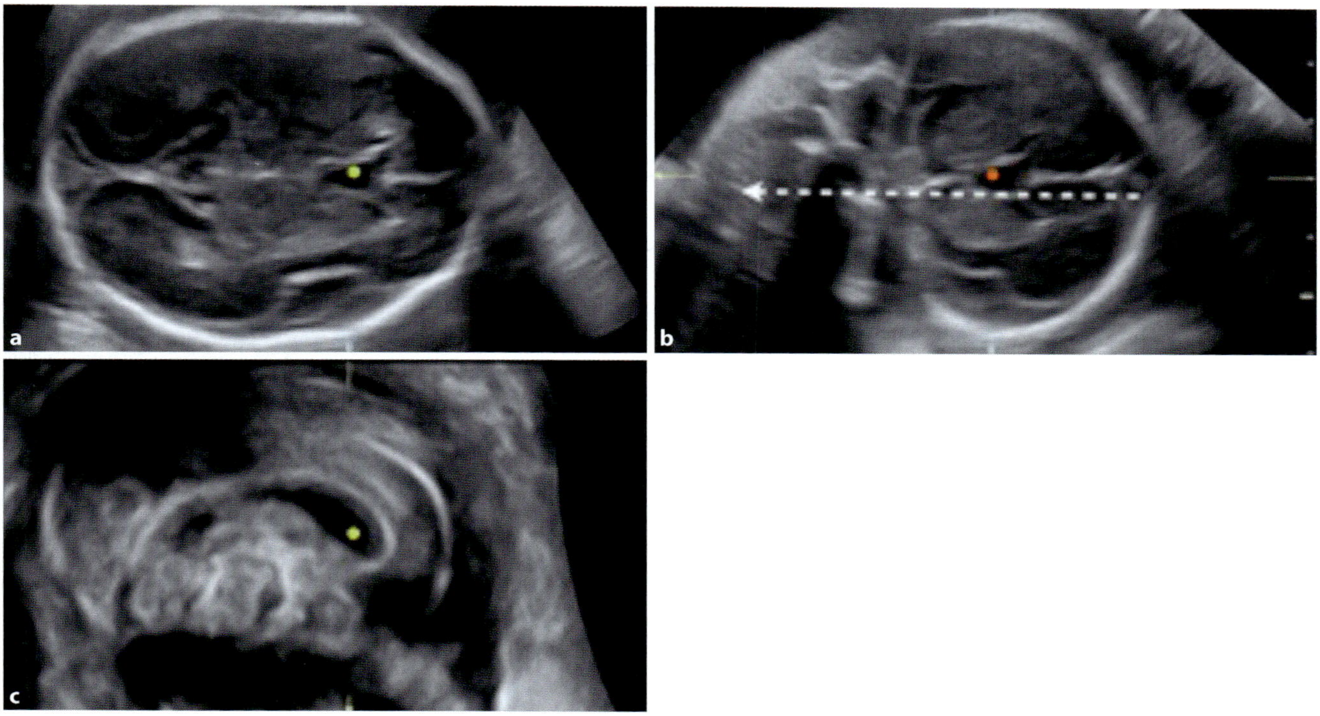

Abb. 16.26 Nach Anpassen der einzelnen Ebenen in A und B (vergl. Ebene A und B mit den Ebenen in Abb. 16.25) kann in der C-Ebene der Corpus callosum rekonstruiert werden (*CC*)

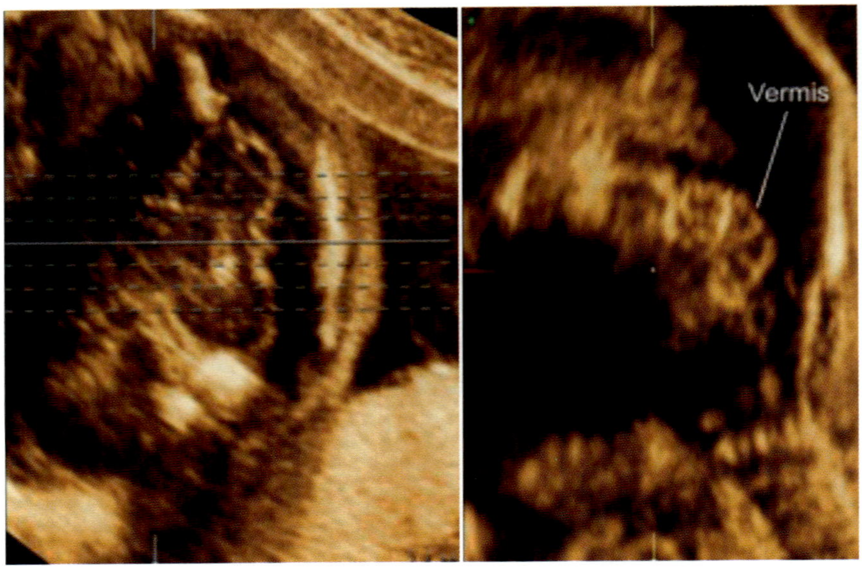

Abb. 16.27 Ähnlich wie in Abb. 16.25 und 16.26 kann der Wurm (Vermis) vom Kleinhirn auch aus einem Volumendatensatz rekonstruiert werden. *Links* das Bild des Kleinhirns mit Vermis und Hemisphären und *rechts* in der Mittellinie ein sagittales Bild der Vermis

der berichten Eltern über „unerwartete" Ähnlichkeiten zwischen dem pränatalen 3D-Bild und dem reellen Aussehen eines Kindes nach der Geburt. In Abb. 16.31 sind Beispiele zum 3D-Oberflächen-Modus bei normaler Lippe bei isolierter Lippenspalte und bei Lippen-Kiefer-Gaumen-Spalte dargestellt.

Mit dem **Maximum-Modus** ist man in der Lage vor allem zwischen 10 und 28 SSW sehr zuverlässig die knöchernen Strukturen des Schädels, die Nähte und die Fontanellen, abzubilden (Abb. 16.15, Abb. 16.16). Ferner können Ober- und Unterkiefer gut eingesehen werden. Diese Technik wird angewandt, um unter anderem Kraniosynostosen zuverlässig zu diagnostizieren. Besonderes Interesse fand vor einigen Jahren auch die Beurteilung der Frontalnaht (Abb. 16.15), die bei einer Reihe von Syndromen Auffälligkeiten zeigt (Chaoui et al. 2005). Die Rekonstruktion des harten Gaumens mittels Tomografie ist heute technisch möglich (Abb. 16.5), bleibt aber speziellen Fragestellungen vorenthalten.

16

Die **Live-** oder **4D-Aufnahme** sowohl mit dem mechanischen als auch mit dem Matrix-Schallkopf ermöglicht vor allem zuverlässig die Beurteilung der Mimik eines Fetus. Es ist die Öffnung der Augen zu sehen sowie das Gähnen, Daumenlutschen oder „Weinen" eines Fetus in utero live zu beobachten (Abb. 16.32). Ob anhand diesen Bewegungen in 4D Rückschlüsse auf die neurologische Entwicklung eines Fetus gezogen werden können (Kurjak et al. 2005), ist sehr fraglich.

16.3.3 3D-Sonografie der fetalen Extremitäten und des Skelettsystems

Die Extremitäten wie Arme, Hände, Finger, Beine, Füße und Zehen lassen sich optimal sowohl plastisch mittels Oberflächen-Modus (Abb. 16.7, Abb. 16.13a) als auch als „Röntgen-ähnlich" mittels Maximum-Modus (Abb. 16.13b) einsehen.

Auch wenn der Untersucher die Extremitäten oft durch ständige Bewegung des Schallkopfes in 2D gut beurteilen kann, ist eine 3D-Abbildung für die Schwangere, für einen weiteren Beobachter oder einfach zur Dokumentation eines bestimmten Befunds schnell und zuverlässig zu erkennen. Die Wirbelsäule, Rippen und andere Knochen sind mittels Maximum-Modus ähnlich wie die Schädelknochen zuverlässig als Projektion darstellbar und zeigen Auffälligkeiten auf, die sonst nicht immer gleich im 2D-Modus erkennbar wären (Abb. 16.33).

> **Gerade für Feten mit Skelettfehlbildungen ist die Darstellung der Auffälligkeit mittels Maximum-Modus eine mittlerweile häufig angewandte Art der Bildgebung geworden (Abb. 16.33).**

16.3.4 3D-Sonografie des fetalen Thorax und Abdomens

Die Anwendung der 3D-Sonografie zur Untersuchung der thorakalen und abdominalen Organe dient zum einen der Dokumentation von unauffälligen Befunden in Lage, Aussehen, Größe und Beziehung zueinander (Abb. 16.3). Die einfachste Dokumentation normaler Befunde erfolgt mittels 3D-tomografischer Sonografie, mit deren Hilfe Lunge, Herz, Zwerchfell, Leber, Magen, Nieren, Darm, Nabelansatz und Harnblase gleichzeitig beurteilt werden können (Abb. 16.3).

Eine bessere Detailerkennbarkeit bekommt man bei gezielter Darstellung von thorakalen (Abb. 16.2, Abb. 16.34) oder abdominalen Organen (Abb. 16.1, Abb. 16.35), indem einzelne Bereiche in einem Volumen aufgenommen und abgebildet werden.

Eine auffällige Lage der Organe, eine auffällige Echogenität von Lunge (Abb. 16.34) und Nieren, eine Herzverschiebung, zystische Veränderungen von Lunge und Nieren sowie Flüssigkeitsansammlungen (Aszites, Hydrothorax) können mit der tomografischen Darstellung abgebildet werden.

Der 3D-Oberflächen-Modus kann bei Vorliegen von Omphalozele, Gastroschisis (Abb. 16.36), Aszites (Abb. 16.35), Hydrothorax sowie anderen großen Flüssigkeitsansammlungen

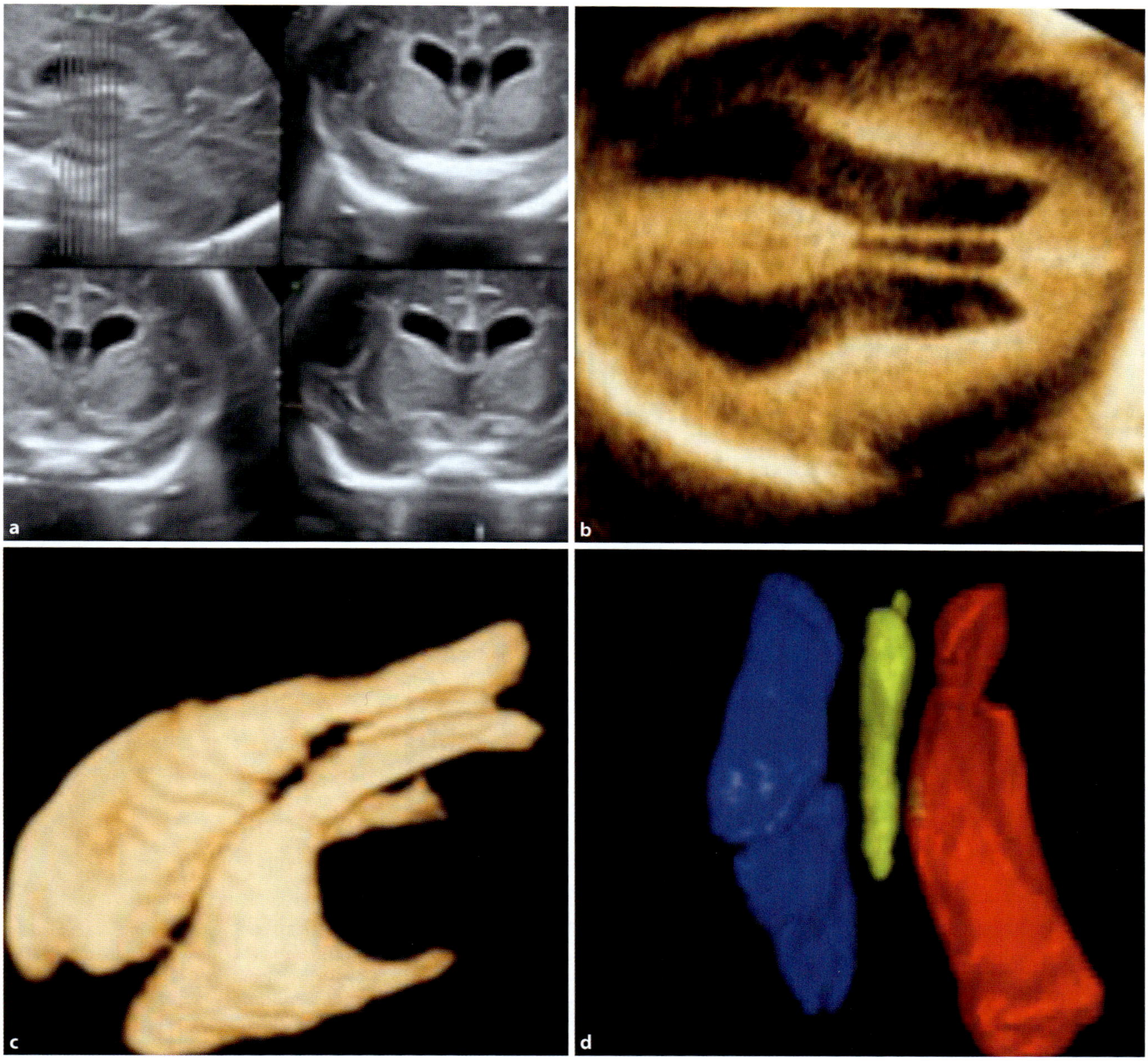

■ **Abb. 16.28** Bei diesem Fetus mit Ventrikulomegalie wurden unterschiedliche 3D-Darstellungsarten gewählt. **a** Tomografische Darstellung durch die Fontanelle aufgenommen. **b** Minimum-Modus mit Hervorhebung der flüssigkeitsgefüllten Lateralventrikeln mit Cavum septi pellucidi. **c** Inversionsmodus mit seitlicher Abbildung mit typischem Ausguss der Ventrikel. **d** Sono-AVC des Ventrikelsystems, eigentlich zur Volumenberechnung, kann auch zur 3D-Darstellung verwendet werden, hier von beiden Lateralventrikel und Cavum septi pellucidi

(Zysten, große Harnblase, großer Magen u. a.) optimal die Verhältnisse räumlich abbilden. In selektiven Fällen können der Minimum-Modus und der Inversionsmodus einzelne flüssigkeitsgefüllte Strukturen besonders hervorheben (■ Abb. 16.18). Dabei kann selektiv das Volumen dieser Strukturen mittels VOCAL (▶ Abschn. 16.2.2, Biometrische Berechnung von Volumina), Inversionsmodus oder Sono-AVC u. a. gemessen werden.

16.3.5 3D-Sonografie des fetalen Herzens

Das Herz nimmt auch in der 3D/4D-Diagnostik einen besonderen Platz ein, denn neben der 3D- und seltener 4D-, kommt hier die STIC-Aufnahmetechnik zum Einsatz (Chaoui u. Heling 2005). Mit der orthogonalen Bilddarstellung (■ Abb. 16.37) sowie mit der Tomografie können nicht nur beliebige Schnittebenen aus dem Volumen rekonstruiert (■ Abb. 16.38), sondern auch diese während Diastole und Systole betrachtet werden (■ Abb. 16.37, ■ Abb. 16.38, ■ Abb. 16.39, ■ Abb. 16.40). Kombiniert mit dem Farbdoppler können zusätzlich dann auch die Gefäßverhältnisse verfolgt werden (■ Abb. 16.39, ■ Abb. 16.40).

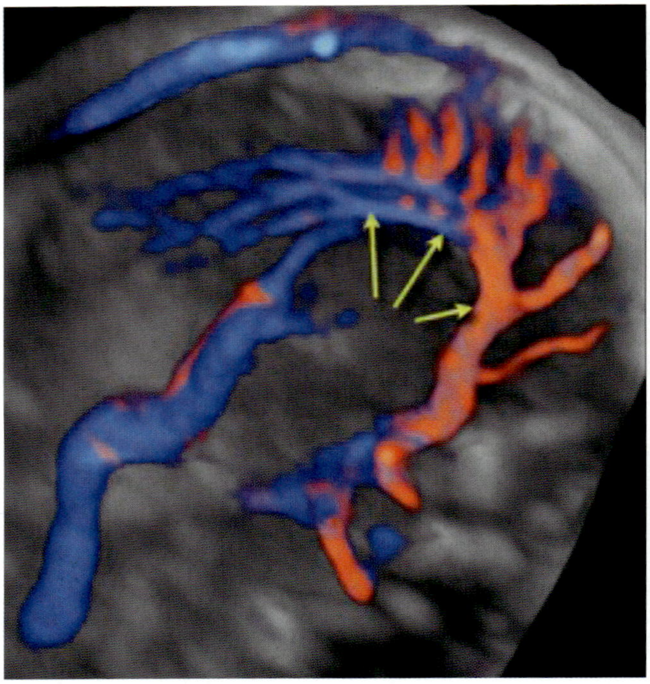

Abb. 16.29 Die Arteria pericallosa (*Pfeile*), die entlang des normalen Corpus callosum verläuft, kann mittels Glass-Body-Modus rekonstruiert werden

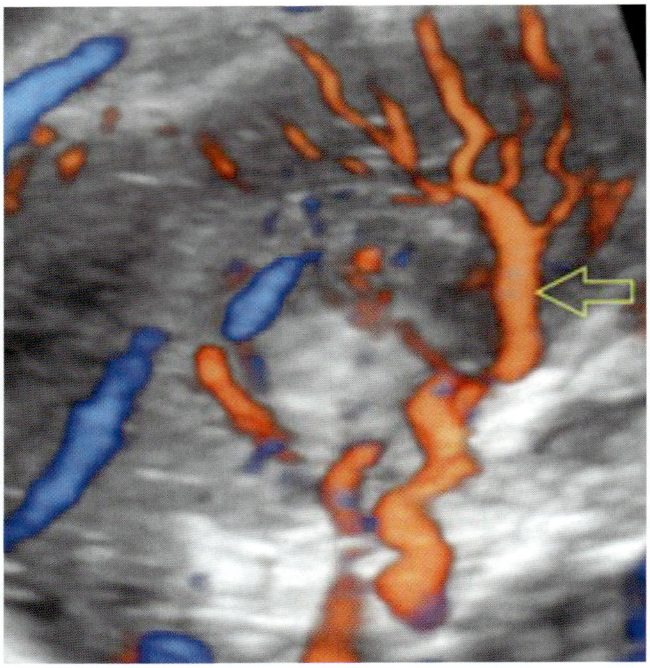

Abb. 16.30 Bei einem Fetus mit einer Agenesie des Corpus callosum zeigt die A. cerebri anterior (*offener Pfeil*) einen geraden Verlauf und man findet keine typische A. pericallosa wie in Abb. 16.29

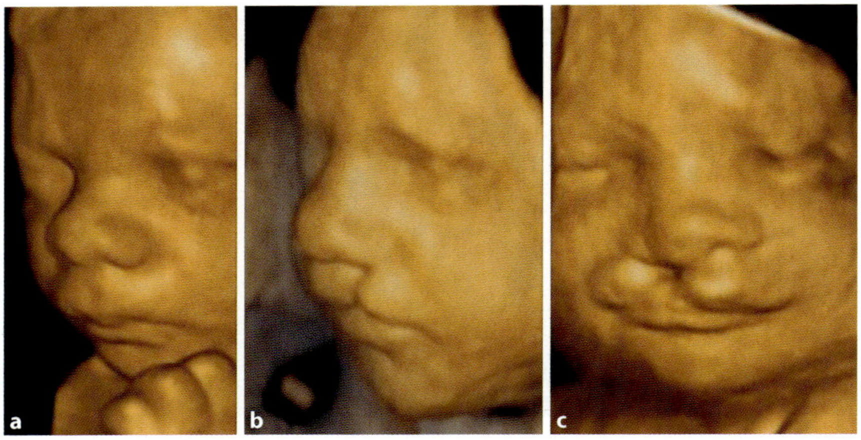

Abb. 16.31 Das Gesicht des Fetus, insbesondere Augen, Nase und Mundregion, können mittels 3D-Oberflächen-Modus optimal beurteilt werden. Hier wird dies am Beispiel von Spaltbildung verdeutlicht: **a** Fetus mit unauffälligem Gesicht. **b** Fetus mit einer Lippenspalte. **c** Fetus mit einer Lippen-Kiefer-Gaumenspalte

> **Die Stärke der 3D-Anwendung am Herzen ist nach wie vor die Möglichkeit ein Volumen offline, d. h. nachträglich, zu untersuchen und aus den Bildern die Information zu extrahieren (Abb. 16.38) und sogar eine Diagnose zu stellen (Espinoza et al. 2010).**

Die räumliche Abbildung der Herzhöhlen (Abb. 16.41), die Aufsichtbetrachtung der Klappen, die räumliche Anordnung der Gefäße sowie die räumliche Betrachtung der Blutflüsse innerhalb des Herzens und der Gefäße (Abb. 16.42) produzieren faszinierende Bilder.

Die Hauptanwendung der 3D-Sonografie am Herzen ist heutzutage vor allem die nachträgliche Beurteilung des Herzens an einem Offline-Rechner. So werden die Daten zum Beispiel genutzt, um einen Herzfehler besser zu beschreiben oder mit den Kinderkardiologen zu besprechen, oder man nutzt die Daten z. B. im Rahmen der ärztlichen Fortbildung zum Erlernen der fetalen Echokardiografie.

16.3.6 3D-Sonografie des fetalen und plazentaren Gefäßsystems

Das Gefäßsystem des Fetus wurde in den ersten Jahren der 3D-Sonografie intensiv untersucht (Chaoui et al. 2001). Nachdem zuerst nur die Gefäße mittels der 3D-Sonografie räumlich abgebildet werden konnten, konnte später mittels „Glass-Body-Modus" auch die räumliche Zuordnung zu den benachbarten Strukturen dargestellt werden (Abb. 16.23, Abb. 16.29).

Gefäßbaume verlaufen meistens räumlich und können nicht in den gesamten Abschnitten in 2D eingesehen werden, sodass sie mittels 3D besser abgebildet werden. Mit dieser Methode

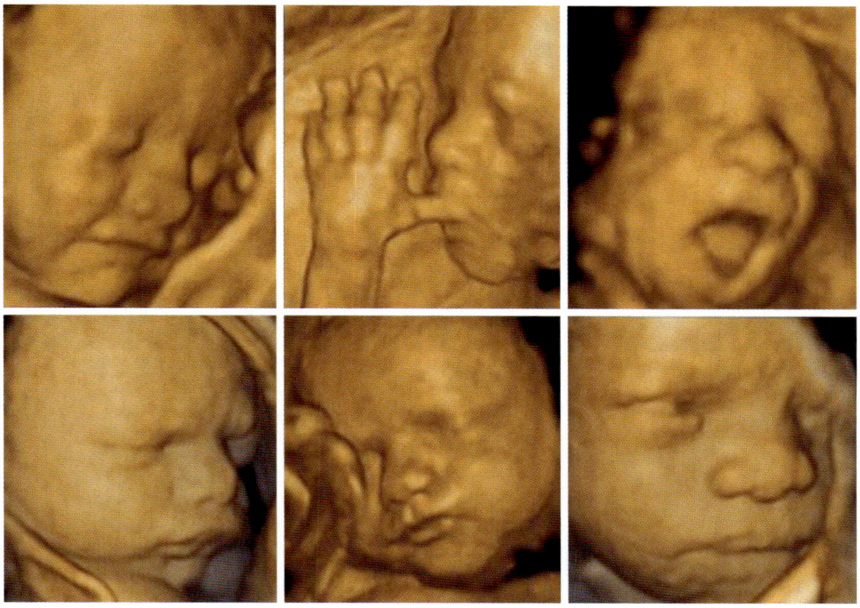

▪ **Abb. 16.32** In der 3D- und Live (4D)-Darstellung kann das fetale Verhalten viel besser als in der 2D-Aufnahme beurteilt werden. Lächeln und das Öffnen der Augen können mit keiner anderen Methode so eingesehen werden

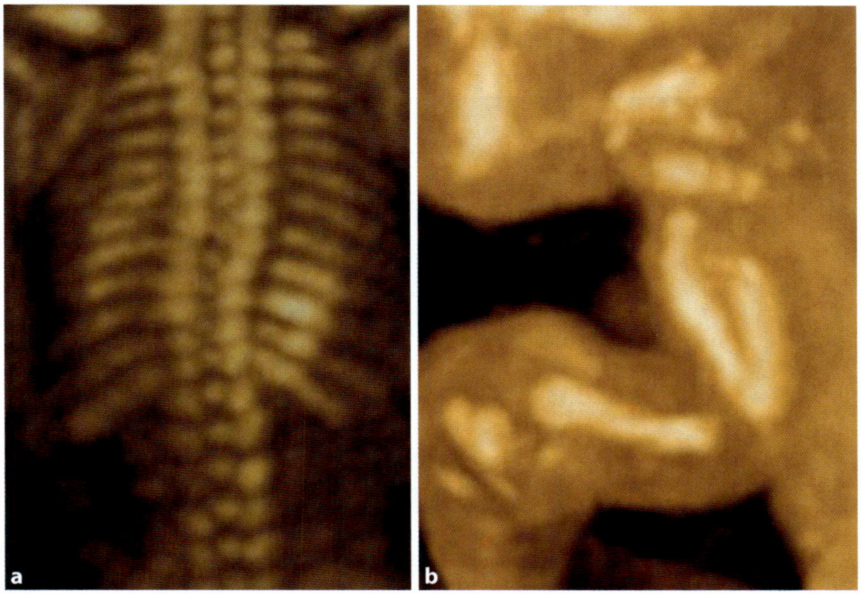

▪ **Abb. 16.33** **a** Die Wirbelsäule eines Fetus (22 SSW) mit Skoliose bei Keilwirbel lässt sich im Maximum-Modus optimal abbilden. **b** Fetus mit Skelettfehlbildung: Obere Extremität bei einem Fetus mit 18 SSW mit einer thranatophoren Dysplasie

kann die Nabelschnur am Ansatz an der Plazenta, am Fetus und im Verlauf gut visualisiert werden, genauso wie die intrakraniellen Gefäßen unter normalen und pathologischen Bedingungen (▪ Abb. 16.29), wie u. a. Aneurysma der V. Galeni (▪ Abb. 16.43) oder Agenesie des Corpus callosums (▪ Abb. 16.29b). Im Thorax-Abdomen-Abschnitt ermöglicht die Methode die optimale räumliche Zuordnung der V. cava inferior, der Aorta, des Ductus venosus (▪ Abb. 16.44) genauso am Herzen unter Einsatz der STIC-Technik (▪ Abb. 16.42). Die Methode bedarf großer Erfahrung des Untersuchers sowohl in der Farbvoreinstellung als auch in der 3D-Aufnahme.

16.3.7 3D-Sonografie in der Frühschwangerschaft

Die Frühschwangerschaft zwischen 5 und 14 SSW nimmt in der 3D-Sonografie zunehmend eine besondere Rolle ein. Einige der oben genannten Methoden können kombiniert Anwendung finden.

In dieser Zeitspanne ermöglicht die transvaginale Sonografie eine hohe Auflösung, aber wenig Spielraum, um die Einstellungen unter einem besonderen Winkel zu betrachten (▪ Abb. 16.45). Unter Einsatz des Oberflächen-Modus kann von Anfang an die Entwicklung des Embryos und Fetus in seiner Umgebung optimal eingesehen werden (▪ Abb. 16.46) und Bilder aus der Embryologie bestätigen. Mit dieser Übersicht können Kopf, Körper und Extremitäten sofort viel leichter als im 2D-Modus beurteilt werden.

Ferner kann durch die Einzelbildeinstellung auch unter schwierigen Schallbedingungen der Embryo oder Fetus von unter-

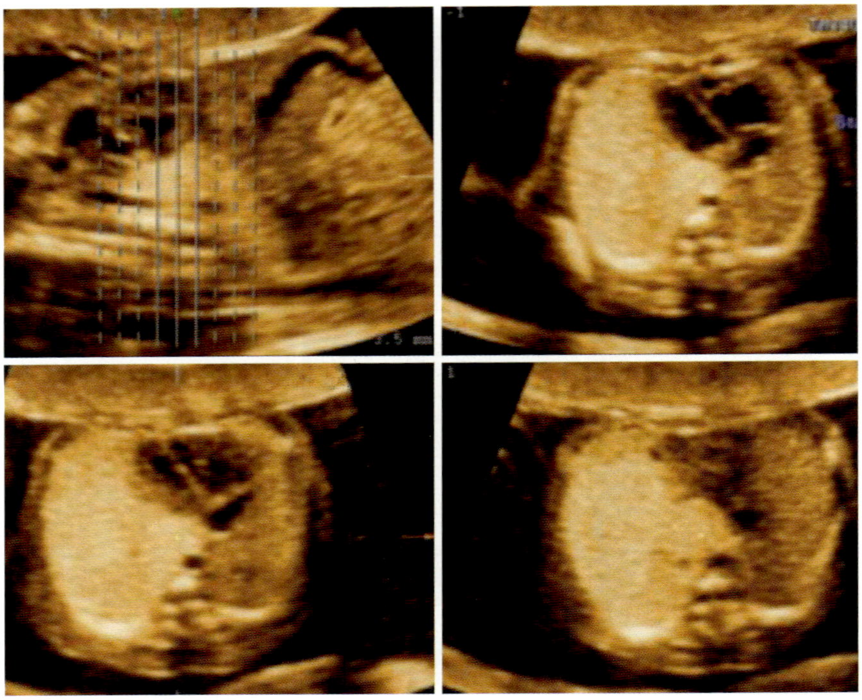

Abb. 16.34 Fetus mit einem Lungensequester entdeckt durch die Hyperechogenität des linken unteren Lungenlappens. Mittels 3D-Tomografie kann der Befund in seinem Umfang besser eingeschätzt werden, als nur in einem einzelnen Bild

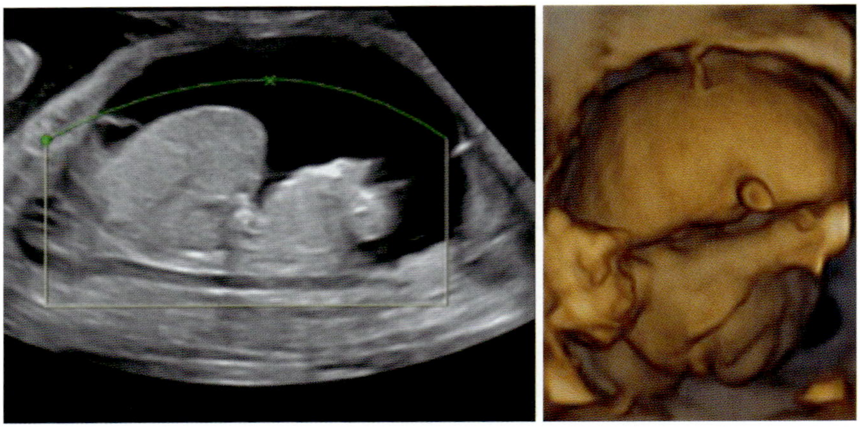

Abb. 16.35 Fetus mit einem Aszites. Mittels 3D-Oberflächen-Modus kann die virtuelle Endoskopie Leber, Darm und einige Verwachsungen zeigen

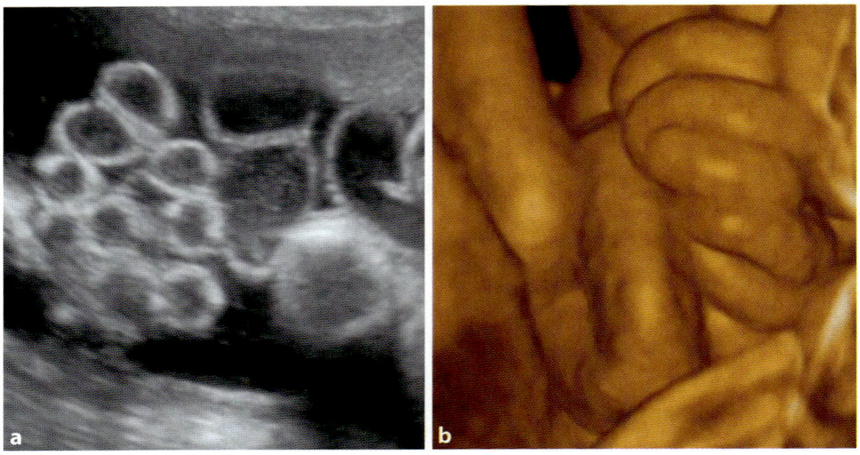

Abb. 16.36 Ultraschallbild einer Gastroschisis mit Dünn- und Dickdarmschlingen im B-Bild (**a**) und mittels Oberflächen-Modus (**b**) deutlich plastischer wiedergeben

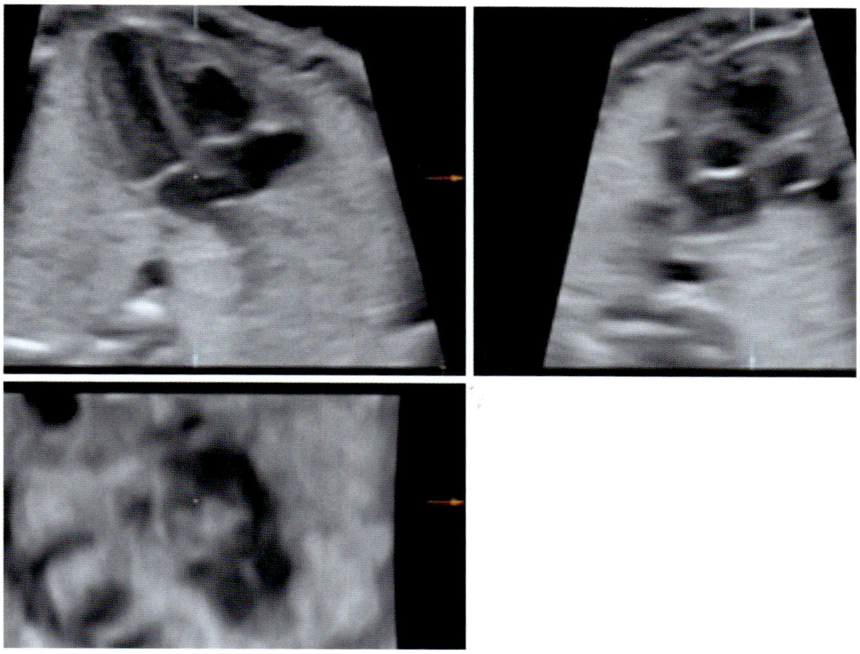

Abb. 16.37 STIC-Volumen eines fetalen Herzens mit 22 SSW hier dargestellt in der Systole (atrioventrikuläre Klappen geschlossen) im orthogonalen Modus

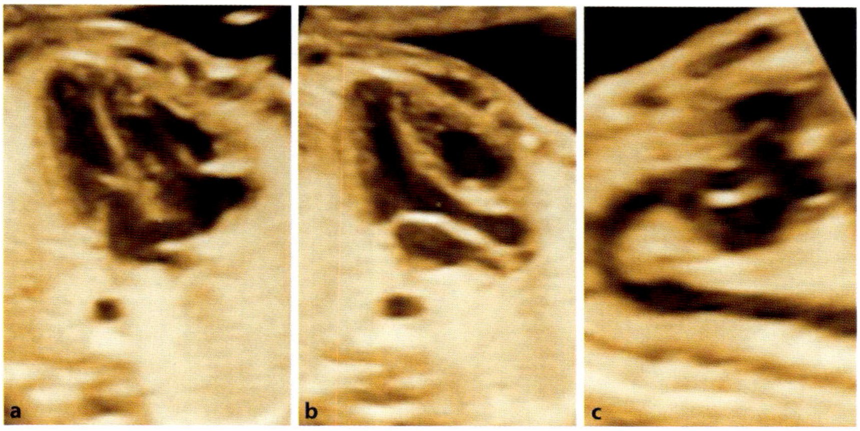

Abb. 16.38 Dasselbe STIC-Volumen wie in Abb. 16.37 wird verwendet und es werden selektiv einzelne Ebenen aus dem Volumen nach Belieben herausberechnet. **a** Vierkammerblick-Ebene in der Diastole. **b** Fünfkammerblick. **c** Aortenbogen

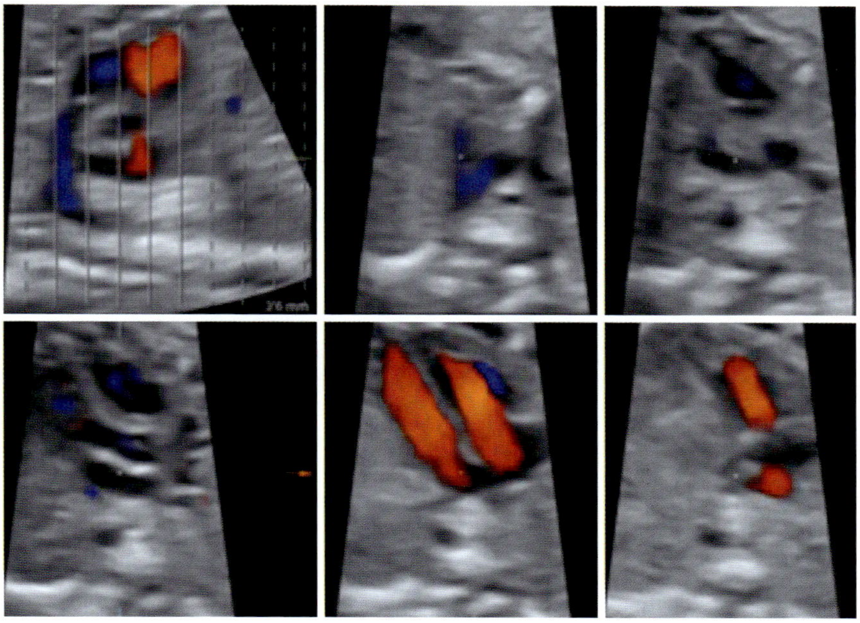

Abb. 16.39 STIC-Volumendatensatz mittels Farbdoppler aufgenommen. Die tomografische Darstellung ermöglich eine Übersicht und mittels Farbe kann die Systole und Diastole in den einzelnen Ebenen gesehen werden. Hier wurde die diastolische Phase ausgesucht (Ventrikel füllt sich mit Blut im *Bild unten in der Mitte*). In Abb. 16.40 ist die systolische Phase zu sehen

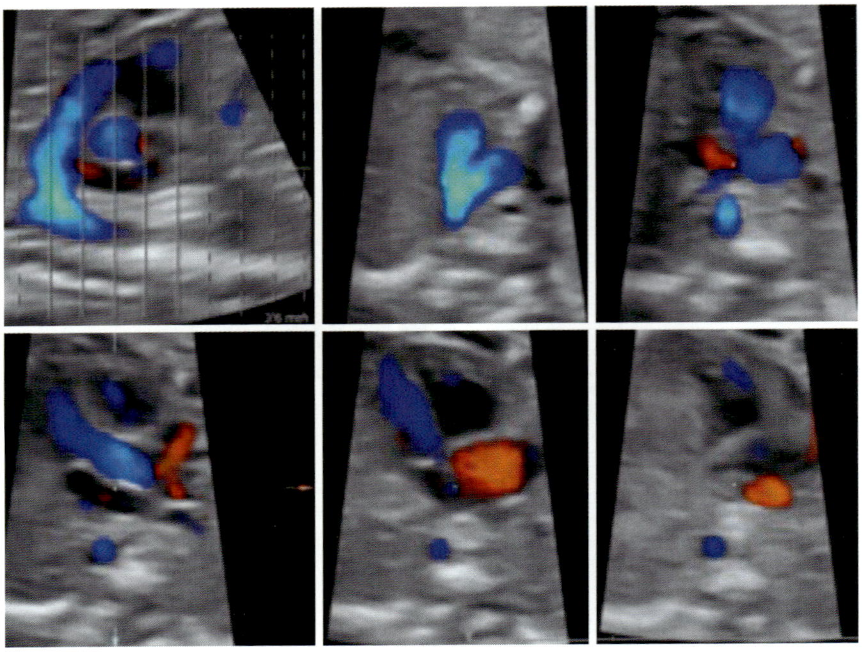

▪ **Abb. 16.40** Farbdoppler-STIC-Volumendatensatz im Tomografie-Modus von ▪ Abb. 16.39. In diesem Bild ist die systolische Phase mit antegradem Fluss (*blau*) über die großen Gefäße (*beide Bilder links und oberes Bild in der Mitte*)

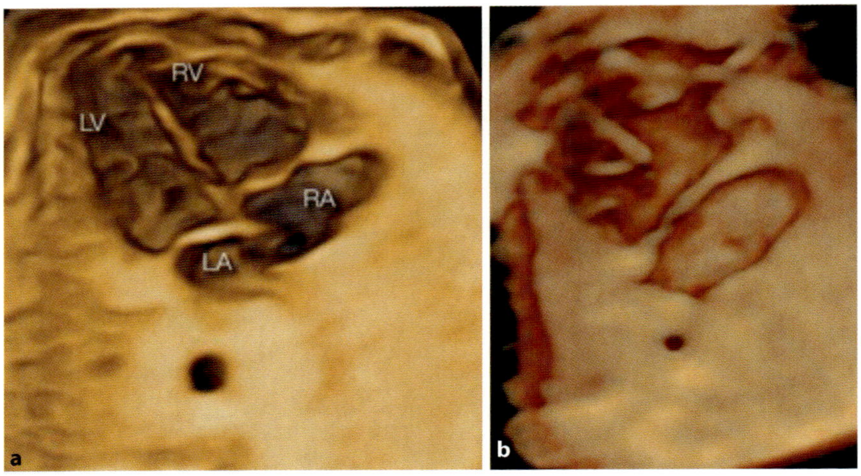

▪ **Abb. 16.41** Der Oberflächen-Modus kann auch am Herzen eingesetzt werden. **a** In Höhe des normalen Vierkammerblickes mit linkem und rechtem Vorhof (*LA,RA*) und linkem und rechtem Ventrikel (*LV,RV*) und beiden atrio-ventrikulären Klappen und Septen. **b** Beispiel eines pathologischen Befundes des Vierkammerblickes. Bei diesem Fetus mit komplettem atrio-ventrikulären Septumdefekt erkennt man die gemeinsamen Klappe und dem großen atrialen und ventrikulären Defekt

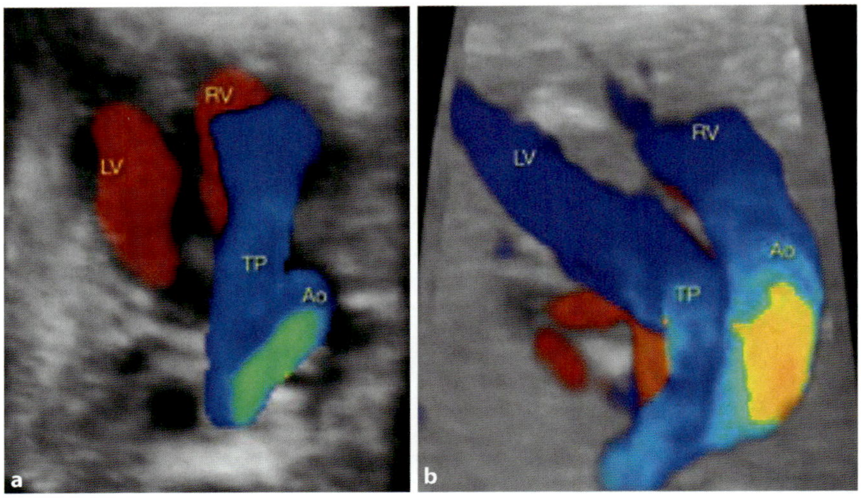

▪ **Abb. 16.42** Glass-Body-Modus eines normalen Herzens in der späten diastolischen und frühen systolischen Phase mit Blick vom oberen Mediastinum. **a** In der Tiefe erkennt man beide Ventrikel (*rot*) und in *blau* erkennt man das Kreuzen der großen Gefäße. **b** Am Beispiel der kompletten Transposition der großen Gefäße wird deutlich wie in diesem Modus der parallele Verlauf der Gefäße sofort gesehen wird. *Ao* Aorta, *RV* rechter Ventrikel, *LV* linker Ventrikel, *TP* Truncus pulmonalis

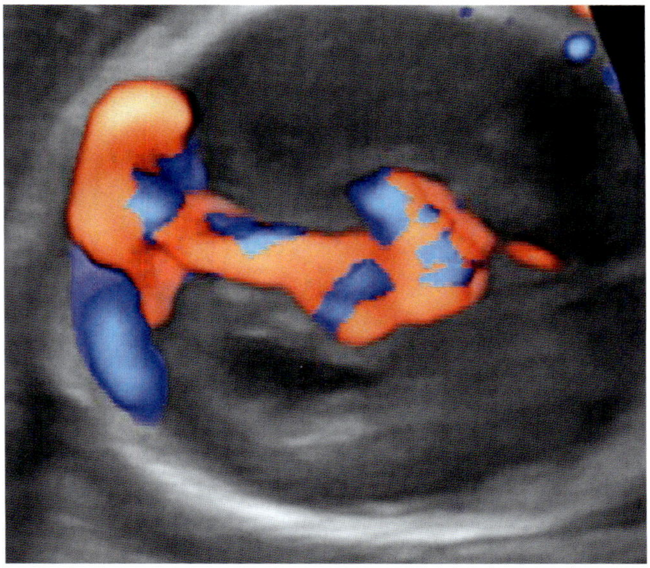

Abb. 16.43 3D-Darstellung im Glass-Body-Modus eines Gehirns mit Blick von oben auf ein Aneurysma der V. Galeni

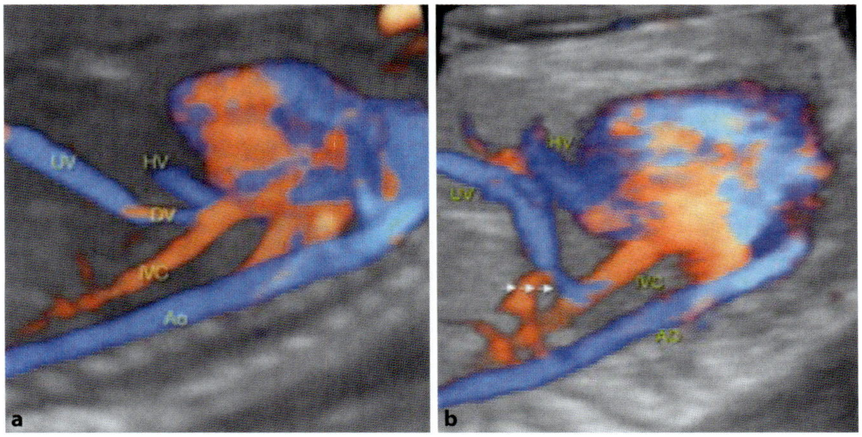

Abb. 16.44 3D-Darstellung im Glass-Body-Modus von Bauch und Thorax mit Blick von der linken Seite. **a** Bei diesem Fetus sieht man in dieser Projektion plastisch wie die Umbilikalvene (*UV*) mit dem Ductus venosus (*DV*), mit der V. cava inferior (*IVC*) und Lebervene (*HV*) am rechten Vorhof zusammenkommen. **b** Hier sieht man wie der Ductus venosus (*Pfeile*) fälschlicherweise in die V. cava inferior einmündet. *AO* Aorta

schiedlichen Blickrichtung eingesehen werden (Abb. 16.45). Bei Mehrlingen ermöglicht die 3D-Technik einen raschen Überblick, der mittels 2D-Technik nicht leicht zu erhalten ist (Abb. 16.47).

Interessant erscheint die Darstellung der Hirnstrukturen unter normalen und pathologischen Bedingungen (Abb. 16.48), sei es mittels Tomografie oder mittels Inversionsmodus (Abb. 16.20) (Kim et al. 2008) oder Sono-AVC.

Ob im Alltag die Rekonstruktion der Nackentransparenz aus einem Volumen zuverlässige Messungen liefert, bleibt noch zu prüfen. Aber bei einer verdickten Nackentransparenz ist diese manchmal leichter im Einzelbild-Rekonstruktion-Modus zu messen (Abb. 16.45).

16.4 Schlussfolgerungen

In weniger als 20 Jahren hat sich der Einsatz der 3D-Sonografie in der Diagnostik und Ausschluss von fetalen Erkrankungen etabliert. Kaum ein Organ oder eine Fragestellung kann heute nicht mit dem Einsatz der 3D-Sonografie komplettiert werden. Dabei ergänzt die Methode je nach Fragestellung

- das Einstellen von sonst im Live-Modus schwierig einzusehenden Schnittebenen,
- eine optimale Dokumentation im Tomografie-Modus der benachbarten Strukturen zueinander,
- eine sofortige plastische Übersicht eines Befunds im Oberflächen-Modus und
- bei speziellen Fragestellung eine Komplettierung der Diagnose.

Eine der großen Bereicherung ist die Möglichkeit, Datensätze als Volumen zu speichern, um eine nachträgliche Bearbeitung vorzunehmen.

Die Methode bedarf sowohl Erfahrungen in der räumlichen Vorstellung von Befunden als auch Interesse in der Manipulation von digitalen Daten.

In der ersten Phase investiert man erfahrungsgemäß viel Zeit im Erlernen der unterschiedlichen Funktionen, aber später, wenn die Methode beherrscht wird, kann die 3D-Sonografie viele Untersuchungen verkürzen und sicherer machen.

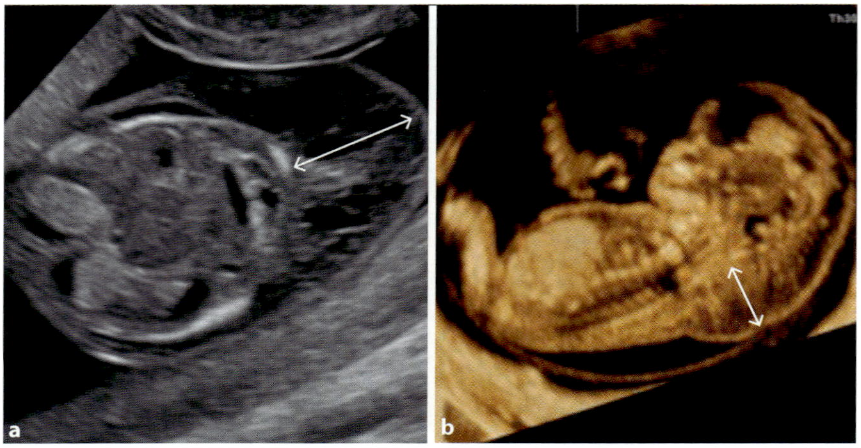

Abb. 16.45 3D-Anwendung kann vielfältig in der Frühschwangerschaft eingesetzt werden. **a** Im B-Bild Fetus mit einer verdickten Nackentransparenz (*Pfeil*) transvaginal untersucht. Ein Längsschnitt des Fetus transvaginal ließ sich nicht einstellen. **b** Nach Aufnahme eines 3D-Volumens konnte man die mediosagittale Ebene rekonstruieren und den Umfang des frühen Hydrops einschätzen

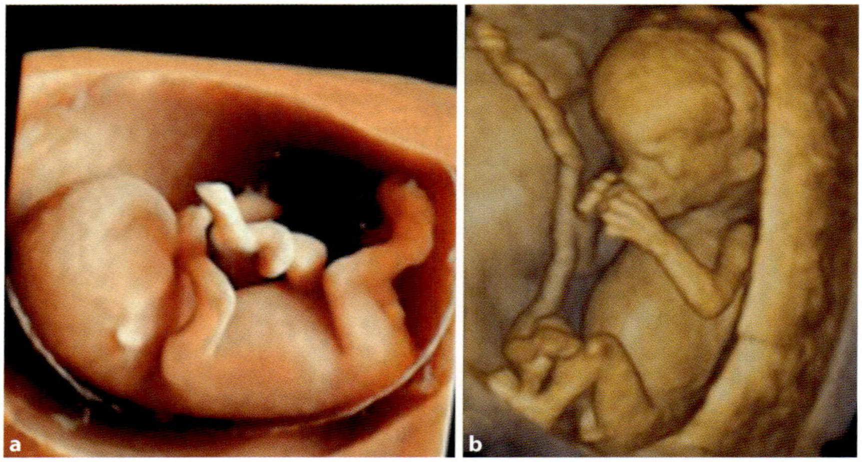

Abb. 16.46 3D-Darstellung von zwei Feten mit Oberflächen-Modus ermöglicht eine Gesamtübersicht mit Abbildung von Kopf, Rumpf, Extremitäten und Nabelschnur

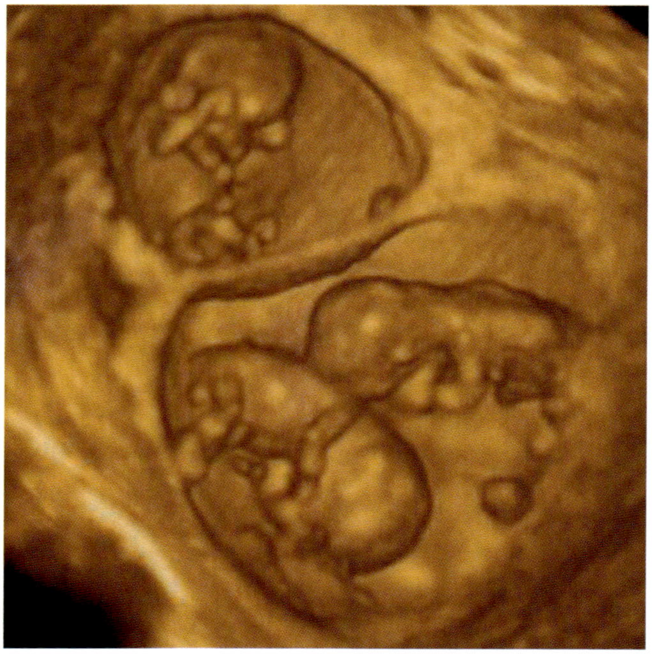

Abb. 16.47 3D-Oberflächen-Modus bei Mehrlingsschwangerschaften gibt eine rasche Übersicht über den Befund: hier Drillinge. Am Bild ist gleich zu erkennen, dass es dichoriale Drillinge sind. Dass die Zwillinge auch diamnial sind, lässt sich aber nicht in diesem Bild abbilden

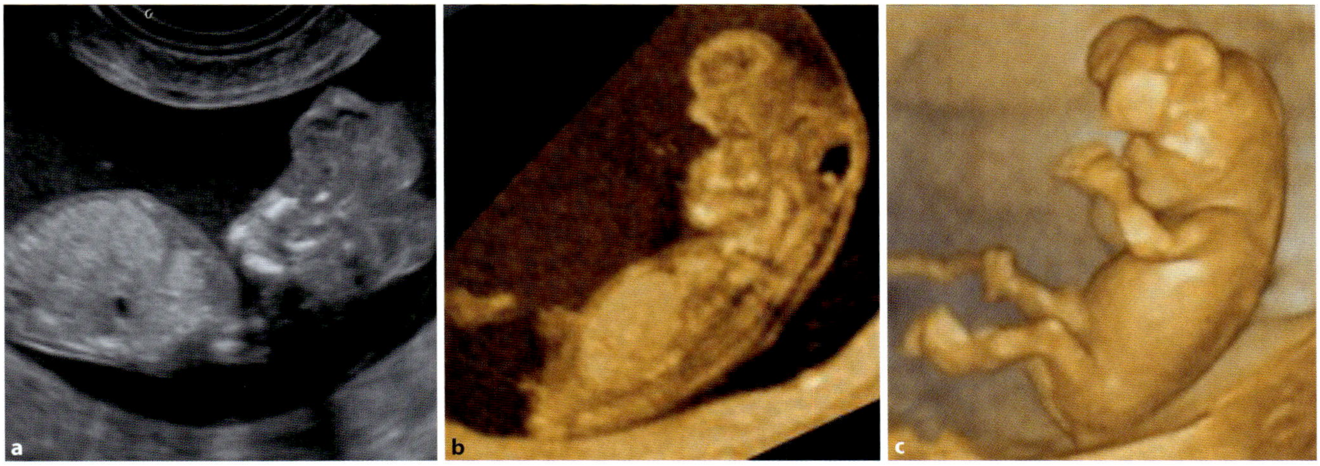

Abb. 16.48 Klinisches Beispiel der 3D-Anwendung bei einem Fetus 11 SSW mit Anenzephalus hier transvaginal untersucht. **a** Im B-Bild auffälliges Gesicht mit Exenzephalie, aber die mediosagittale Ebene ist nicht optimal einstellbar. **b** Nach Aufnahme eines Volumens lässt sich die mediosagittale Ebene rekonstruieren. **c** Im 3D-Oberflächen-Modus ist der gesamte Fetus mit den vorgelagerten Hirnanteilen deutlich zu erkennen

Literatur

Chaoui R, Heling KS (2005) New developments in fetal heart scanning: Three- and four-dimensional fetal echocardiografy. Semin Fetal Neonatal Med 10:567–577

Chaoui R, Heling KS (2006) Three-dimensional ultrasound in prenatal diagnosis. Curr Opin Obstet Gynecol 18:192–202

Chaoui R, Kalache KD, Hartung J (2001) Application of three-dimensional power Doppler ultrasound in prenatal diagnosis. Ultrasound Obstet Gynecol 17:22–29

Chaoui R, Levaillant JM, Faro C, Benoit B et al (2005) Three-dimensional sonografic description of abnormal metopic suture in second- and third-trimester fetuses. Ultrasound Obstet Gynecol 26:761–764

Espinoza J, Goncalves LF, Chaiworapongsa T, Lee W et al (2004) The use of the minimum projection mode in 4-dimensional examination of the fetal heart with spatiotemporal image correlation. J Ultrasound Med 23:1337–1348

Espinoza J, Lee W, Comstock C, Romero R et al (2010) Collaborative study on 4-dimensional echocardiografy for the diagnosis of fetal heart defects: the COFEHD study. J Ultrasound Med 29:1573–1580

Heling KS, Chaoui R (2008) The Use of the Minimum Mode in Prenatal Ultrasound Diagnostics – Possibilities and Limitations. J Turkish-German Gynecol Assoc 9:212–216

ISUOG-CNS-Guidelines (2007) Sonografic examination of the fetal central nervous system: guidelines for performing the „basic examination“ and the „fetal neurosonogram“. Ultrasound Obstet Gynecol 29:109–116

Karl K, Kainer F, Heling KS, Chaoui R (2011) Fetal neurosonografy: extended examination of the CNS in the fetus. Ultraschall Med 32:342–361

Kim MS, Jeanty P, Turner C, Benoit B (2008) Three-dimensional sonografic evaluations of embryonic brain development. JUltrasound Med 27:119–124

Kurjak A, Carrera J, Azumendi G, Medic M et al (2005) The antenatal development of fetal behavioral patterns assessed by four-dimensional sonografy. J MaternFetal Neonatal Med 17:401–416

Lee W, Goncalves LF, Espinoza J, Romero R (2005) Inversion mode: a new volume analysis tool for 3-dimensional ultrasonografy. J Ultrasound Med 24:201–207

Pilu G, Ghi T, Carletti A, Segata M et al (2007) Three-dimensional ultrasound examination of the fetal central nervous system. Ultrasound ObstetGynecol 30:233–245

Pilu G, Segata M, Carletti A, Ghi T et al (2006) Diagnosis of midline anomalies of the fetal brain with the three-dimensional median view. Ultrasound Obstet Gynecol 27:522–529

Rizzo G, Abuhamad AZ, Benacerraf BR, Chaoui R et al (2011) Collaborative study on 3-dimensional sonografy for the prenatal diagnosis of central nervous system defects. J Ultrasound Med 30:1003–1008

Rotten D, Levaillant JM (2004) Two- and three-dimensional sonografic assessment of the fetal face. 1. A systematic analysis of the normal face. Ultrasound Obstet Gynecol 23:224–231

Rotten D, Levaillant JM (2004) Two- and three-dimensional sonografic assessment of the fetal face. 2. Analysis of cleft lip, alveolus and palate. Ultrasound Obstet Gynecol 24:402–411

Steiner H, Staudach A, Spitzer D, Schaffer H (1994) Three-dimensional ultrasound in obstetrics and gynaecology: technique, possibilities and limitations. Hum Reprod 9:1773–1778

Fetale Magnetresonanztomografie

C. C. Remus, R. Milos, U. Wedegärtner

U. Gembruch, K. Hecher, H. Steiner (Hrsg.), *Ultraschalldiagnostik in Geburtshilfe und Gynäkologie*,
DOI 10.1007/978-3-642-29633-8_17, © Springer-Verlag Berlin Heidelberg 2013

17.1 Einleitung

Die fetale Magnetresonanztomografie (MRT) hat in den letzten Jahren erheblich an klinischer Bedeutung gewonnen (Glenn u. Barkovich 2006, Levine et al. 2003a, Levine et al. 2002).

In der pränatalen Diagnostik ist die fetale MRT als zusätzliches, komplementäres Verfahren zu sehen. Die Standardmethode in der pränatalen Bildgebung ist der Ultraschall. Nur in sonografisch unklaren Fällen kommt die MRT zum Einsatz. Die meisten fetalen MRT-Untersuchungen werden zur Abklärung unklarer ZNS-Befunde angefertigt. Des Weiteren werden aber auch Fragestellungen zu Thorax, Abdomen oder dem Urogenitalsystem bearbeitet. In diesem Kapitel werden verschiedene Aspekte der fetalen MRT-Bildgebung erläutert, die von technischen und sicherheitsrelevanten bis zu den diagnostischen Möglichkeiten reichen.

17.2 Sicherheitsaspekte der fetalen MRT

Seit ihrer Einführung waren mögliche schädigende biologische Effekte der Magnetresonanztomografie (MRT) Gegenstand unzähliger Studien. Auch auf dem Gebiet der fetalen MR-Bildgebung und den damit verbundenen potentiellen teratogenen Effekten wurden zahlreiche klinische und experimentelle Studien durchgeführt, mit dem Ergebnis, dass bisher noch keine fruchtschädigende Wirkung der MRT bei klinisch angewendeten Feldstärken konklusiv nachgewiesen wurde.

Kein Anhalt für eine schädigende Wirkung auf den Fetus durch MRT.

In Tierversuchen konnten auch bei hohen statischen Feldstärken keine Häufung teratogener Effekte oder erhöhte Abortraten nachgewiesen werden (Huisman 2008). Nach nun mehr über 20 Jahren Erfahrung mit der fetalen MR-Bildgebung zeichnen sich bisher keine negativen Langzeiteffekte dieser Technik ab (Shellock u. Crues 2004). Daher besteht die allgemeine Annahme, dass die MRT keinen schädigenden kurz- oder langfristigen Effekt auf die fetale Entwicklung hat.

17.2.1 Auswirkung des RF-Pulses

Neben der Auswirkung des statischen Magnetfeldes sind auch mögliche negative Einflüsse der Radiofrequenz-Pulse (RF-Pulse) und Gradientenfelder diskutiert worden. Die Hitzeentwicklung durch RF-Pulse ist, aufgrund des bekannten teratogenen Effekts eines intrauterinen Temperaturanstiegs (Edwards 2006), von besonderer Bedeutung. Während die Mutter einen Temperaturanstieg durch eine Wärmeabgabe über die Haut ausgleichen kann, ist der Fetus auf einen langsamen Temperaturausgleich über das Fruchtwasser und die Plazenta angewiesen. Eine aktuelle Studie hat jedoch gezeigt, dass es, bei Einhaltung vorgegebener Sequenzen und SAR-(„specific absorbition rate") Werte, zu keinem kritischen Temperaturanstieg (d. h. über 38 °C) kommt (Hand et al. 2010).

17.2.2 Einfluss der Gradientenfelder

Der potentiell schädigende Einfluss der Gradientenfelder besteht in der Generierung akustischer Signale, die bis zu 98 dB betragen und ohne Schutz zu einer Hörminderung führen können. Untersuchungen zeigen jedoch, dass Signale intrauterin um ca. 30 dB abgeschwächt sind und das Risiko einer akustischen Schädigung vernachlässigbar klein ist (Baker et al. 1994, Glover et al. 1995).

17.2.3 MRT im I. Trimenon

Nach wie vor bestehen Empfehlungen des Bundesamtes für Strahlenschutz sowie internationaler Aufsichtsbehörden, bei einer Schwangerschaft (SS) im I. Trimenon eine sorgfältige Abwägung des Nutzen-Risiko-Verhältnisses vorzunehmen und insbesondere bei Fehlen einer therapeutischen Relevanz von einer MRT abzusehen. Allerdings basiert dies nicht auf konkreten wissenschaftlichen Hinweisen, die eine fruchtschädigende Wirkung in der Frühschwangerschaft beim Menschen andeuten, sondern auf dem Verständnis, dass das I. Trimenon Zeitpunkt der vulnerablen Organogenese ist und eine absolute Sicherheit der MR-Untersuchung in dieser Phase schwer zu gewährleisten ist.

Wenn es vermeidbar ist, keine fetale MRT im I. Trimester!

17.2.4 Tesla-Stärken

Allgemein gilt jedoch, dass eine MRT, internationalen Richtlinien entsprechend, in jedem Schwangerschaftsalter durchgeführt werden darf, wenn die Indikation durch den behandelnden Arzt und den zuständigen Radiologen gestellt wird (Kanal et al. 2007, Shellock u. Crues 2004).

In der klinischen Routine werden vorwiegend 1,5 Tesla Scanner für die fetale MRT verwendet. Sie gewähren eine schnelle Bildaquise und gute Bildqualität. 3 Tesla Scanner können bei der Bildgebung des fetalen Skeletts und im experimentellen Setting, z.B. für die Diffusions-Tensor-Bildgebung (DTI) von Vorteil sein.

Eine ausführliche Aufklärung der Mutter über das Nutzen-Risiko-Verhältnis der Untersuchung und alternative diagnostische Optionen sollte durchgeführt und sorgfältig dokumentiert werden. Patienten können darüber aufgeklärt werden, dass bis heute kein schädigender Einfluss einer MRT auf den Fetus bei Einsatz klinischer Feldstärken bekannt ist.

MRT bei maximal 3 T Feldstärke durchführen.

17.2.5 Gadoliniumhaltiges Kontrastmittel

Intravenös applizierte gadoliniumhaltige Kontrastmittel (KM) sind plazentagängig, treten in die Zirkulation des Fetus ein und werden über die Nieren in das Fruchtwasser ausgeschieden (Shellock u. Kanal 1999). Aufgrund einer verzögerten Elimination des Gadoliniums aus dem Fetus wird angenommen, dass das Risiko eines schädigenden Effektes freier Gadolinium-Ionen beim Fetus erhöht ist. Zwar haben tierexperimentelle Studien bis heute keinen Nachweis eines teratogenen Effektes erbracht, dennoch ist die Unbedenklichkeit des Einsatzes gadoliniumhaltiger Kontrastmittel bei menschlichen Feten nicht bewiesen und wird daher bei schwangeren Patienten nicht empfohlen.

Keine i.v.-Kontrastmittelabgabe!

17.3 Technische Aspekte der fetalen MRT

Die fetale MRT sollte heutzutage an einem 1,5-T-MRT-Scanner mit einer Phased-Array-Spule durchgeführt werden. Die Probleme aufgrund der fetalen Bewegung wurden durch die Entwicklung ultraschneller Sequenzen und einer konsekutiven Verkürzung der Untersuchungszeit signifikant reduziert. Dies gilt insbesondere für die T2-gewichteten Sequenzen (HASTE). Das gesamte fetale Gehirn kann so in weniger als 20 Sekunden untersucht werden.

Aufnahme T1-gewichteter Bilder ist aufgrund der längeren Untersuchungszeiten immer noch anfällig für fetale Bewegungsartefakte.

Die Grundlage der fetalen MRT bilden T2-gewichtete Sequenzen, in denen die Flüssigkeit signalreich zur Darstellung kommt. Sie dienen einer hoch aufgelösten anatomischen Darstellung. Die anfälligeren T1-gewichteten Sequenzen sind jedoch eine wichtige Ergänzung, da diese zur Darstellung von Mekonium, einer Blutung oder der fortschreitenden zerebralen Myelinisierung unverzichtbar sind. Auch funktionelle MRT-Techniken wie die Diffusionswichtung oder die Diffusions-Tensor-Bildgebung finden zunehmend Anwendung in der klinischen Bildgebung.

17.4 Zentrales Nervensystem

17.4.1 Fehlbildlungen der Mittellinie

Corpus callosum

Das Corpus callosum entwickelt sich zwischen der 8. und 22. SSW und besteht aus Genu, Körper, Splenium und Rostrum. Das Rostrum entsteht zwischen der 18. und 20. SSW und beschließt damit die Entwicklung. Das Corpus callosum verbindet den Neokortex beider Großhirnhemisphären miteinander und bildet damit eine der drei Commissuren. Sonografisch ist das normal entwickelte Corpus callosum ab der 18.–20. SSW darstellbar.

Fehlbildungen des Corpus callosum finden sich bei 0,2–0,7 % der Bevölkerung, bei geistig behinderten Patienten bei bis zu 3 %. Diese Fehlbildung kann isoliert oder in Kombination mit anderen Malformationen (80–85 %) auftreten. In der Mehrzahl der Fälle handelt es sich um eine sporadische Fehlbildung. Es gibt jedoch mehrere genetische und chromosomale Erkrankungen, die mit einer Fehlbildung des Corpus callosum assoziiert sind.

Eine genaue Beurteilung des Corpus callosum mittels Ultraschall kann schwierig und unter gewissen Voraussetzungen unzureichend sein.

In der MRT kann das Corpus callosum bzw. eine Fehlbildung durch eine direkte sagittale und koronare Schnittführung zuverlässig ab der 20. SSW dargestellt werden.

Dabei hat die MRT gegenüber der Sonografie eine höhere Sensitivität bei der Detektion von Corpus-callosum-Agenesien (Sonigo et al. 1998). Bezüglich der Spezifität zeigte eine Studie zudem, dass 20 % der sonografisch vermuteten Corpus-callosum-Anomalien durch die MRT ausgeschlossen werden konnten. Ein weiterer Vorteil besteht in der zuverlässigen Darstellung assoziierter Fehlbildungen, die sich nach Autopsie bei 85 % der Patienten mit einer Corpus-callosum-Anomalie nachweisen lassen (Gupta u. Lilford 1995). Nachweis oder Ausschluss einer assoziierten Fehlbildung ist wichtig für das weitere Management der Patienten.

Häufig assoziierte Anomalien des ZNS umfassen

- die Chiari-II-Malformation,
- die Dandy-Walker-Malformation,
- Heterotopien,
- Holoprosenzephalie,
- Schizenzephalie und
- Enzephalozelen sowie
- Syndrome wie z. B. das Aicardi Syndrom.

Neben den assoziierten ZNS-Anomalien weisen 62 % der Patienten zudem extrakranielle Anomalien auf. Die Detektion zusätzlicher Anomalien erlaubt in 25 % der Fälle die Diagnose einer spezifischen Anomalie bzw. eines Syndroms und bestimmt wesentlich die Prognose des Fetus. Patienten mit einer isolierten Corpus-callosum-Anomalie zeigen mit hoher Wahrscheinlichkeit (85 %) eine normale neurologische Entwicklung, während kombinierte Pathologien meist eine schlechte Prognose haben. Informationen über zusätzliche Fehlbildungen können daher für das Patientenmanagement von entscheidender Bedeutung sein.

In der MRT gibt es direkte und indirekte Zeichen zur Beurteilung einer Corpus-callosum-Agenesie oder -Hypoplasie. Als direktes Zeichen gilt das Fehlen bzw. die Missbildung der Mittellinienstruktur (Abb. 17.1). Diese Pathologie ist ab der 20. SSW regelhaft darstellbar, Fehlinterpretationen sind jedoch möglich: eine konsekutive Hyperplasie der Columna der Fornix kann möglicherweise als erhaltenes Genu des Balkens missinterpretiert werden. Auch die Commissura posterior kann verdickt sein und sollte nicht mit dem Splenium verwechselt werden. Die Persistenz eines kleinen anterioren Balkenanteils wird auch mit der MRT oft nicht erkannt.

Indirekte Zeichen entsprechen denen der Sonografie:

- Fehlen des Septum Pellucidum,
- Verbreiterung der Ventrikelhinterhörner (Kolpozephalie),
- Aszension des III. Ventrikels.

Die Vorderhörner bleiben meist aufgrund der Begrenzung durch die Stammganglien in ihrer regelhaften Form bestehen.

17.4.2 Ventrikulomegalie

Ventrikulomegalie beschreibt eine Liquorzunahme in den Seitenventrikeln des fetalen Gehirns. Die Diagnose der Ventrikulome-

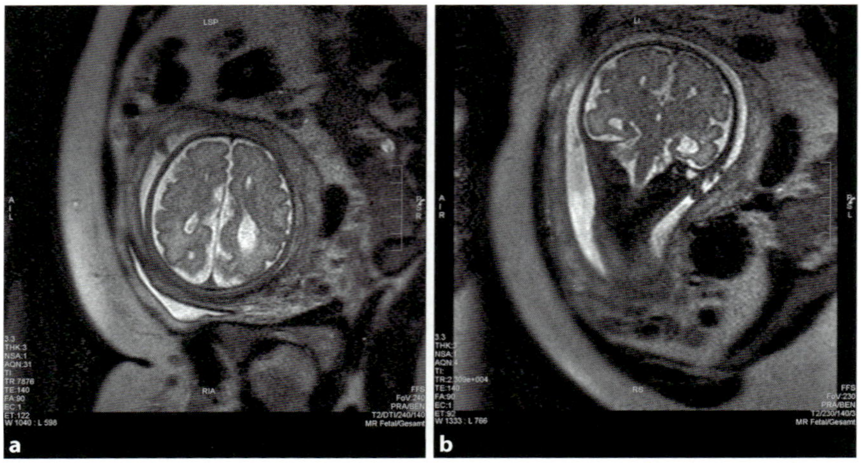

Abb. 17.1 Corpus-callosum-Agenesie beim einem Fetus in der 31 SSW in axialer (a) und koronarer (b) Orientierung

galie wird mittels der Sonografie gestellt. Sie liegt vor, wenn der Diameter des Seitenventrikelatriums über 10 mm beträgt. Die Ventrikulomegalie kann in unterschiedlichen Gradeinteilungen vorliegen:

- mild (10–12 mm),
- moderat (12–15 mm),
- schwer (>15 mm) (Cardoza et al. 1988, Hollander et al. 1998).

Eine zusätzliche Erweiterung des 3. und 4. Ventrikels kann, muss aber nicht begleitend zur Darstellung kommen. Der Entstehung der Ventrikulomegalie können unterschiedliche Prozesse zu Grunde liegen. Eine Ursache kann ein Ungleichgewicht zwischen Liquorproduktion und -resorption sein. Hierzu gehören auch obstruktive Prozesse, die den Liquorabfluss verhindern, z. B. Malformationen der hinteren Schädelgrube, inflammatorische Prozesse als Folge pränataler Infektion (Toxoplasmose, CMV) oder Blutungen. Andere Ursachen für eine Ventrikulomegalie sind Fehlbildungen der Mittellinie.

Mit einer Häufigkeit von 0,5–0,2 % ist die Ventrikulomegalie die häufigste ZNS-Anomalie im pränatalen Ultraschall (Achiron et al. 1993, Goldstein et al. 1990, Leitner et al. 2004). 60 % der Feten haben zusätzlich Anomalien, am häufigsten sind Agenesie des Corpus callosum und der Spina bifida (Gaglioti et al. 2009). Interessanterweise sind fast ein Drittel aller assoziierten Anomalien außerhalb des ZNS zu finden (Gaglioti et al. 2005). Eine normale neurologische Entwicklung eines Fetus mit isolierter Ventrikulomegalie ist in 28 % bei schwerer und in 87 % bei milder oder moderater (<15 mm) Ventrikulomegalie zu erwarten (Gaglioti et al. 2009). Liegen assoziierte Malformation vor, so ist die Prognose deutlich schlechter (Durfee et al. 2001).

Die Anzahl der assoziierten Fehlbildungen wird zum Zeitpunkt der Diagnosestellung im Ultraschall häufig unterschätzt. Studien zur isolierten Ventrikulomegalie beschreiben, dass über 10 % der assoziierten Fehlbildungen erst nach der Geburt detektiert werden (Breeze et al. 2007, Greco et al. 2002, Wax et al. 2003). Aktuelle Studien zeigen, dass eine zusätzliche MR-tomografische Bildgebung in 5–50 % der Fälle die Diagnose zusätzlicher Anomalien ermöglicht (Morris et al. 2007, Salomon et al. 2006).

Tipp

In der MRT sollten T2-gewichtete Sequenzen in allen 3 Orientierungen (transversal, koronar, sagittal) zur Abklärung der Ventrikulomegalie angefertigt werden. Zusätzlich sollte eine T1-gewichtete Sequenz zum Blutungsausschluss erfolgen. Die Ventrikelweite wird auf den transversalen Schichten auf Höhe der Septum pellucidum Zyste, oberhalb des Thalamus bestimmt.

17.4.3 Störungen der zerebralen kortikalen Entwicklung

Holoprosenzephalie

Holoprosenzephalie ist eine Malformation, die aufgrund ausgebliebener oder unvollständiger Teilung des Proenzephalons in die zwei telenzephalen Hemisphären und einer unvollständigen Abtrennung des Dienzephalons während der Embryogenese (ca. 5. Gestationswoche) resultiert. Nach deMyer wird die Holoprosenzepahlie in drei Formen unterteilt: alobäre, semilobäre und lobäre Holoprosenzepahlie.

Die schwerste Form ist die **alobäre Holoprosenzephalie** mit vollständig ausgebliebener Teilung der Hemisphären (Abb. 17.2). Bei vollständig fusionierten Hemisphären fehlen die interhemisphäriellen Strukturen wie Falx und Corpus callosum. Die Seitenventrikel sind zu einer Struktur, meist unter Einbeziehung des III. Ventrikels verschmolzen. Diese häufigste Form der Holoprosenzephalie endet bei einer Lebendgeburt meist innerhalb des ersten Lebensjahres tödlich.

Die **semilobäre Holoprosenzephalie** zeichnet sich durch eine partielle, anteriore Fusion der Hemisphären aus. Posteriore interhemisphärielle Strukturen sind vorhanden. Strukturen des Thalamus sind in der Regel wie bei der alobären Form fusioniert.

Von der **lobären Form** spricht man, wenn der III. Ventrikel vollständig angelegt ist und eine Vorderhornanlage der Seitenventrikel erkennbar ist (Abb. 17.3). Im Gegensatz zur semilobären Holoprosenzephalie sind Temporallappen und Hip-

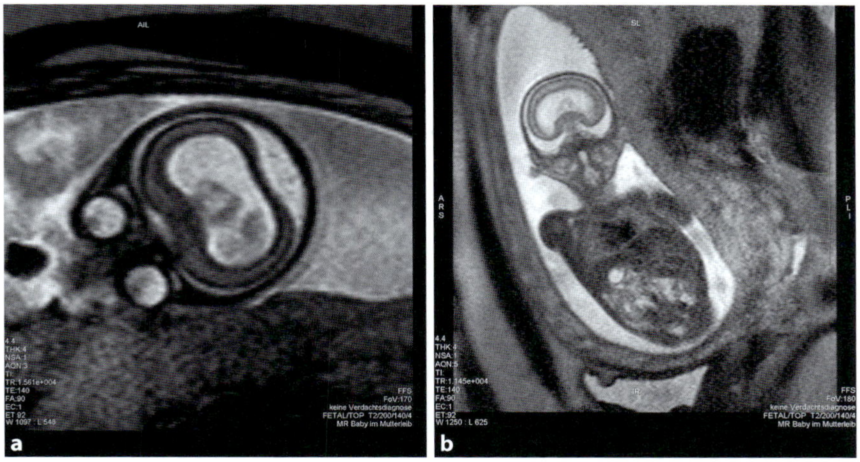

Abb. 17.2 Alobäre Holoprosenzephalie bei einem Fetus in der 20 SSW in axialer (**a**) und koronarer (**b**) Orientierung

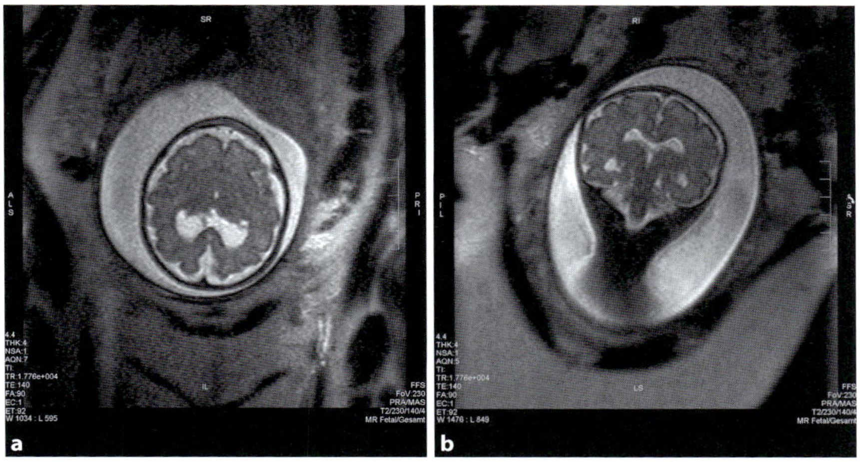

Abb. 17.3 Lobäre Holoprosenzephalie bei einem Fetus in der 39 SSW in axialer (**a**) und koronarer (**b**) Orientierung

pocampi normal entwickelt, das Frontalhirn ist hypoplastisch. Patienten mit einer lobären Holoprosenzephalie sind in der Regel lebensfähig, zeigen jedoch Entwicklungsverzögerungen und neurologische Dysfunktionen.

Das Septum pellucidum ist bei keiner der drei Formen angelegt.

Assoziiert sind vor allem **kraniofaziale Malformationen** (ca. 50 %) wie Hypertelorismus bis zur Zyklopie, Spaltbildungen und Fehlbildungen der Nase. Auch eine Hypo- oder Aplasie des Bulbus olfactorius und der Riechbahn treten assoziiert auf. Weitere häufige Fehlbildungen betreffen Herz, Nieren und Extremitäten.

Die Häufigkeit der Holoprosenzephalie wird mit ca. 1/10.000 Lebendgeburten und ca. 1–4/1000 Konzeptionen geschätzt, allerdings sind die Angaben aufgrund der unübersichtlichen Datenlage sehr variabel (Orioli u. Castilla 2010). Ätiologisch liegt dieser Missbildung in 25–50 % der Fälle eine chromosomale Anomalie (z. B. Trisomie 13/18) zugrunde, ca. 18–25 % sind auf Genmutationen zurückzuführen (Dubourg et al. 2010). Häufig liegt eine Holoprosenzephalie auch im Rahmen eines Syndroms vor (20 %). Als nicht genetischer Risikofaktor gilt der Typ-I-Diabetes, mit einem Holoprosenzephalie-Risiko von 1 % für den Fetus. Eine konsequente Einnahme von Folsäure in der Schwangerschaft zeigte hingegen eine negative Korrelation mit dem Auftreten einer Holoprosenzephalie.

Die alobäre und semilobäre Form der Holoprosenzephalie sind durch einen geübten Untersucher im Ultraschall zuverlässig spätestens ab der 20. SSW zu diagnostizieren. Die Bedeutung der pränatalen MRT ist daher bei dieser Fragestellung begrenzt.

Eine fetale MRT-Untersuchung kann jedoch besonders bei dem Verdacht auf eine lobäre Holoprosenzephalie, welcher meist durch das Vorliegen fazialer Dysmorphismen aufkommt, einen Informationszugewinn bieten. Da die Fusion des Frontalhirns sehr diskret ausgeprägt sein kann, empfiehlt sich die dünnschichtige Darstellung dieser Hirnareale in koronarer Schnittführung.

Schizenzephalie

Die Schizenzephalie ist eine hemisphärielle Spaltbildung, die eine Verbindung zwischen Seitenventrikel und äußeren Liquorräumen herstellt. Sie tritt mit einer Häufigkeit von ca. 1,5/100.000 auf und kann sowohl uni- als auch bilateral vorkommen. Im Unterschied zu porenzephalen Anomalien, sind die Spaltränder von Cortex überzogen, wobei dieser ebenfalls dysplastisch, meist mikropolygyrisch, konfiguriert ist. Die häufigsten Symptome sind motorische Dysfunktionen wie Hypotonie und Spastik, mentale Retardierung und Krampfleiden.

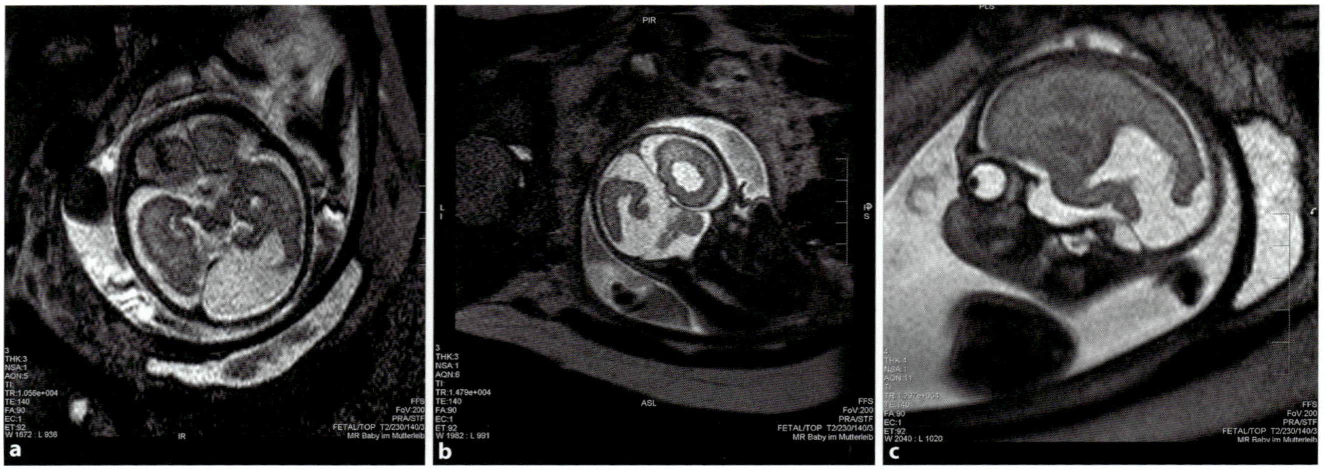

Abb. 17.4 Typ-II-Schizenzephalie mit „open lip"-Defekt in axialer (**a**), koronarer (**b**) und sagittaler (**c**) Schichtführung. Die Ränder der Spaltbildung sind mit Cortex bedeckt

Das am häufigsten betroffene Hirnareal ist die perisylvische Region. Es werden 2 Typen der Schizenzephalie unterschieden:

- **Typ-I-Schizenzephalie** oder „closed-lip", bei der die Wände der Spaltbildung eng aneinander liegen
- **Typ-II-Schizenzephalie** oder „open-lip", bei der die Spaltwände deutlich voneinander distant liegen und eine offensichtliche, liquorgefüllte Verbindung zwischen Subarachnoidalraum und Seitenventrikel besteht

Typ I geht in der Regel mit einem deutlich milderen Verlauf der neurologischen Beeinträchtigung einher. Assoziierte Malformationen sind das Fehlen des Septum pellucidum (in bis zu 2/3 der Fälle), Hydrozephalus, Anomalien des Corpus callosum, Polymikrogyrie im Bereich des Defekts oder kontralateral, Heterotopien und Hypoplasie des N. opticus.

Die Prognose der betroffenen Kinder hängt von Typ und Größe der Spaltbildung, dem uni- oder bilateralen Auftreten und den assoziierten Fehlbildungen ab. So ist die Prognose eines großen, bilateralen Typ-II-Defektes ungünstig, wohingegen ein unilateraler Typ-I-Defekt mit einer geringen Beeinträchtigung einhergeht.

Zur pränatalen Bildgebung der Schizenzephalie existieren bisher nur wenige Studien mit kleinen Fallzahlen. Viele dieser Schwangerschaften wurden terminiert, sodass eine Folgeuntersuchung nicht möglich war. Einzelne Fallberichte, z. B. von Fernandez-Mayoralas et. al. deuten jedoch darauf hin, dass eine pränatal eindeutig als „open-lip" klassifizierte Schizenzephalie sich postnatal zu einem „closed-lip"-Typ weiterentwickeln kann. Die Patientin in diesem speziellen Fallbericht hatte nur leichte motorische Einschränkungen und ein medikamentös beherrschbares Krampfleiden (Fernández-Mayoralas et al. 2010).

Tipp

Bei der MR-Bildgebung sollte darauf geachtet werden, dass das fetale Gehirn in drei Schichtebenen untersucht wird. Ansonsten besteht die Gefahr, dass die Spaltbildung in die gewählte Schichtebene fällt und nicht eindeutig sichtbar wird.

Eine „open-lip"-Schizenzephalie in der pränatalen MRT zeigt sich als eine Spaltbildung der Hemisphäre mit liquorgefüllter Verbindung zwischen Ventrikel und Subarachnoidalraum (Abb. 17.4). Die Ränder der Spaltbildung sind mit Cortex bedeckt, dieser zeigt jedoch in der Regel eine abnorme Gyrierung, im Sinne einer Polymikrogyrie, und kortikale Heterotopien. Auch die kontralaterale Hemisphäre sollte auf das Vorhandensein von kortikalen Fehlentwicklungen geprüft werden.

Das Cavum septum pellucidum fehlt in 2/3 der Fälle. Dies ist häufig der erste Hinweis auf das Vorliegen einer Schizenzephalie in der Sonografie. Zusätzlich sollte auch das Corpus callosum auf Hypo- oder Aplasie untersucht werden. Der ipsilaterale Seitenventrikel zeigt oft eine Erweiterung bzw. zeltförmige Konfiguration, mit Zeltspitze in Richtung des Defektes weisend, auf. Eine einseitige, zeltförmige Ventrikulomegalie sollte daher auch immer den Verdacht auf eine einseitige Schizenzephalie lenken. Eine dünne Membran, die den Defekt nach ventrikulär oder subarchnoidal deckt, kann gelegentlich in der MRT nachvollzogen werden (Oh et al. 2005).

Die pränatale Diagnose der „closed-lip"-Schizenzephalie in der MRT ist bisher nur in Einzelfällen beschrieben worden.

Differenzialdiagnostisch kann die MRT hilfreich in Bezug auf die Abgrenzung von der Holoprosenzephalie sein. Können beide Thalami voneinander abgegrenzt werden, sind also nicht fusioniert, handelt es sich bei dem Defekt nicht um eine alobäre Holoprosenzephalie. Ist die Falx cerebri sichtbar, ist eine Holoprosenzephalie eher unwahrscheinlich. Ebenso können zystische Raumforderungen, wie Arachnoidalzysten oder eine Porenzephalie, aufgrund der fehlenden Auskleidung mit kortikaler grauer Substanz in der MRT von der Schizenzephalie abgegrenzt werden.

Lissenzephalie Typ I

Lissenzephalie bedeutet „glattes Gehirn". Sie beschreibt eine neuronale Migrationsstörung, die mit einer aufgehobenen oder reduzierten Gyrierung und einem anormalen, verdickten Kortex einhergeht. Die Lissenzephalie Typ I umfasst die Agyrie, Pachygyrie und die Bandheterotopie. Die Maximalvariante der Lissenzephalie ist die **Agyrie** mit vollständig aufgehobener Gyrierung. Die **Pachygyrie** ist eine partielle Aufhebung bzw. Reduktion der Gyrierung, meist mit reduzierter Anzahl und Tiefe der Gyri. Sie kann sowohl fokal als auch generalisiert auftreten. Zu der Gruppe der Typ-I-Lissenzephalien gehört ebenfalls die **Bandheterotopie**, der sog. „Doppelkortex", der wie die Agyrie und Pachygyrie aus einer neuronalen Migrationsstörung resultiert (Abb. 17.5). Es kommt zu einem Migrationsstopp der Neuronen vor dem vierten Schwangerschaftsmonat, der sowohl die abnorme oder fehlende Gyrierung als auch den verdickten Kortex mit vier anstatt sechs kortikalen Schichten bedingt.

Die Lissenzephalie kann genetisch bedingt sein und tritt sowohl bei Mutation auf dem Chromoson 17 als auch auf dem X-Chromosom auf. Ist Chromosom 17 betroffen und liegen zusätzlich typische faziale Dysmorphien vor, so spricht man von einem **Miller-Dieker Syndrom**. Das Miller-Dieker Syndrom folgt einer autosomalen Vererbung und tritt in 80 % der Fälle durch eine Neumutation auf. Dabei kommt es zu agyrischen oder zu pachygyrischen Veränderungen. Die pachygyrischen Veränderungen sind vornehmlich bilateral, parieto-okzipital betont. Die X-chromosomal vererbten Varianten zeigen ihre volle Ausprägung überwiegend bei männlichen Nachkommen. Mütter haben oft eine Bandheterotopie und sollten daher auch in der MRT untersucht werden. Fehlende oder verminderte Gyrierung betreffen bei dieser X-chromosomalen Form der Lissenzephalie in der Regel das Frontalhirn.

Die Schwere der Veränderungen variiert mit dem Grad der Genmutation (Kato et al. 2004, Mochida 2009). Bei milderer Ausprägung der Mutation kommt es zu einer Bandheterotopie, die einer abgeschwächten Variante der Typ-I-Lissenzephalie entspricht. Während bei der Agyrie und Pachygyrie der Kortex meist lediglich verdickt erscheint, kann bei der Bandheterotopie eine zweite Schicht grauer Substanz innerhalb der weißen Substanz nachgewiesen werden, der sog. Doppelkortex. Dieser ist Ausdruck einer begonnenen, jedoch nicht zum Abschluss gekommenen neuronalen Migration. Die Dicke der Bandheterotopie korreliert mit der Schwere der Mutation und der neurologischen Symptomatik. Störungen der kortikalen Differenzierung gehen mit Beeinträchtigung der kortikalen Funktionen einher und resultieren klinisch in unterschiedlichen Ausprägungsgraden von Entwicklungsverzögerung und motorischer Dysfunktion. Fast alle Patienten leiden unter Epilepsie.

Bei der Bildgebung mit Ultraschall und MRT muss beachtet werden, dass die Agyrie ein physiologisches Stadium der fetalen Hirnentwicklung ist.

Die Gyrierung des Gehirns beginnt im 2. Schwangerschaftsmonat und ist erst nach der Geburt abgeschlossen. Daher sollte eine Beurteilung nicht zu früh in der Schwangerschaft und vor allem nur mit der Kenntnis der normalen Gyrierungsentwicklung erfolgen. Zusätzlich ergibt sich die Schwierigkeit, dass auch andere zerebrale Fehlbildungen mit einer verspäteten Gyrierung einhergehen können (Levine u. Barnes 1999).

Ausgeprägte Formen der Typ-I-Lissenzephalie können auch im Ultraschall diagnostiziert werden. Oft ist eine milde Ventrikulomegalie ein erstes Anzeichen. Indirekte Zeichen im Ultraschall

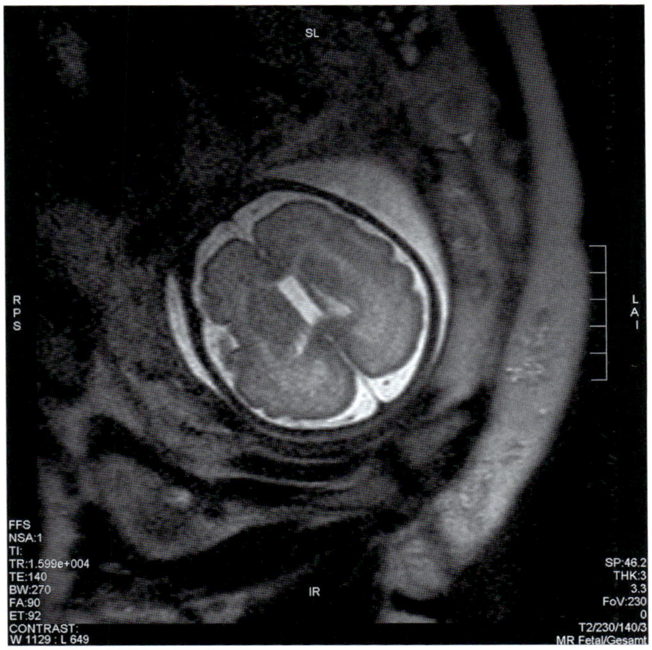

Abb. 17.5 Bandheterotopie, sog. „Doppelkortex" in axialer Orientierung

können auch eine abnormale sylvische Fissur und Insula, eine Corpus-callosum-Dysgenesie oder Mikrozephalie sein.

Tipp

Da häufig dezentere Formen im Ultraschall nicht auffallen, sollte bei positiver Familienanamnese für Lissenzephalie eine fetale MRT durchgeführt werden.

Das Miller-Dieker Syndrom ist meist durch eine schwerwiegende Form der Lissenzephalie charakterisiert und in der MRT gut zu detektieren. Durch die fehlende Gyrierung und eine flache sylvische Fissur ergibt sich in der axialen Schnittführung die typische „**figure-of-eight**" bzw. **Sanduhrform** (Abb. 17.6). Die Schizenzephalie kommt jedoch je nach Qualität des Gendefekts sehr variabel zur Ausprägung. Milde Formen können pränatal auch in der MR-Diagnostik übersehen werden. Die Pachygyrie kann auch fokal vorkommen und zeigt dann häufig eine anliegende fokale Gliosezone, die durch eine Relaxationszeitverkürzung (und damit durch eine Signalalteration) in T1 und T2 auffällt. Diese fokalen Pachygyrien erzeugen meist initial keine Symptome, sind jedoch häufig epileptogener Fokus. In der pränatalen MRT sollte auch auf assoziierte Fehlbildungen wie Polymikrogyrie, Zerebellumhypoplasie, Mikrozephalie und Agenesie des Corpus callosum geachtet werden. Besonders bei der pränatalen Diagnostik ist es oft schwierig, unterschiedliche kortikale Störungen voneinander abzugrenzen. Die Polymikrogyrie, welche auch häufig zusammen mit der Lissenzephalie auftritt, unterscheidet sich durch eine unregelmäßige Begrenzung zwischen Kortex und weißer Substanz. Bei der Lissenzephalie stellt sich diese Grenze glatt dar.

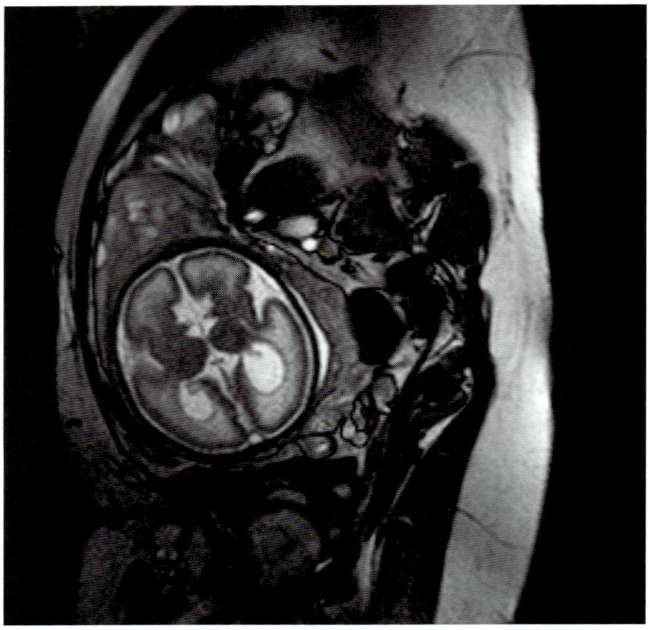

Abb. 17.6 Lissenzephalie Typ I bei einem Fetus in der 28 SSW in axialer Orientierung. Es zeigt sich für das Schwangerschaftsalter deutlich reduzierte Gyrierung des fetalen Gehirns mit einer angedeuteten „figure-of-eight"-Konfiguration

Lissenzephalie Typ II

Die sog. **Pflasterstein (Cobblestone)-Lissenzephalie** zeichnet sich durch einen histologisch und bildmorphologisch desorganisierten, verbreiterten Kortex aus, der, im Gegensatz zur Lissenzephalie Typ I, aus einer überschießenden Migration der Neurone resultiert (Abb. 17.7). Neben agyrischen und pachygyrischen zeigen sich auch polymikrogyrische Bereiche. Zusätzlich finden sich meist Myelinisierungsstörungen, die in der weißen Substanz als hyperintenses Signal in T2-gewichteten Sequenzen imponieren.

Die Typ-II-Lissenzephalie ist typischerweise mit dem Vorliegen **kongenitaler Muskeldystrophien (CMD)** vergesellschaftet. Dies erklärt sich aus der gemeinsamen Ätiopathogenese, die durch die Dysfunktion bestimmter Proteine bestimmt ist, welche nicht nur auf Muskelgewebe, sondern ebenso auf eine kontrollierte neuronale Migration Einfluss haben. Zu diesen CMD gehören

1. das Walker-Warburg Syndrom (WWS),
2. die kongenitale Muskeldystrophie Fokujama (FCMD) und
3. die „Muscle-Eye-Brain-Erkrankung" (MEB).

Die **Pflasterstein-Lissenzephalie** kann auch isoliert auftreten. Es bestehen dann keine muskulären oder okulären Auffälligkeiten, die Kinder zeigen jedoch eine mittlere bis schwere psychomotorische Behinderung.

Das **WWS** wird autosomal rezessiv vererbt und ist mit einer Häufigkeit von 1/30.000–50.000 selten. Neben der Lissenzephalie Typ II sind zerebelläre und retinale Malformationen, sowie eine Muskeldystrophie diagnostisch (Dobyns et al. 1989). Im Ultraschall fallen meist ein Hydrozephalus (93 %) und okuläre Malformationen auf. Die Muskeldystrophie führt innerhalb des ersten Lebensjahres zum Tod.

Die **FCMD** folgt ebenfalls einem autosomal-rezessiven Erbgang und tritt vor allem in Japan auf. Agyrische und pachygyrische Veränderungen treten typischerweise temporo-okziptial auf, eine Polymikrogyrie zeigt sich frontal und zerebellär. Zusätzlich finden sich häufig subkortikale Zysten. Hydrozephalus und okuläre Fehlbildungen können, seltener als beim WWS, vorkommen. Die Lebenserwartung dieser Patienten liegt bei ca. 18 Jahren. Patienten zeigen neben einer psychomotorischen Retardierung und Hypotonie meist eine Epilepsie und neigen typischerweise zu Fieberkrämpfen.

Die **Muscle-Eye-Brain-Erkrankung** ist klinisch und bildmorphologisch dem WWS sehr ähnlich. Die Lebenserwartung ist bei den schwer retardierten Kindern im Vergleich zum WWS allerdings deutlich höher. Eine eindeutige Unterscheidung der zwei Syndrome ist pränatal weder mit Ultraschall noch MRT möglich. Findet sich eine Enzephalozele und ein Hydrozephalus ist das vorliegen eines WWS jedoch wahrscheinlicher.

Polymikrogyrie

Die Polymikrogyrie ist eine Organisationsstörung der kortikalen Neurone mit einer vermehrten und verkleinerten Hirnrindenfurchung und einem ausgedünnten Rindenband. Sie kann genetisch bedingt sein oder im Rahmen einer pränatalen Infektion oder Hypoxie auftreten. In den meisten Fällen bleibt die Ursache unklar. Obwohl der genaue Pathomechanismus noch ungeklärt ist, vermutet man eine Fehlentwicklung nach Abschluss der neuronalen Migration und zu Beginn der Kortexorganisation. Das Zeitfenster wird dabei auf Beginn des II. Trimenons bis zum frühen III. Trimenon geschätzt (Barkovich et al. 1995). Je nach Ausprägungsgrad der polymikrogyrischen Veränderungen, können betroffene Patienten symptomfrei sein oder unter schwerer psychomotorischer Retardierung und therapieresistenten Epilepsien leiden.

Eine unilaterale Polymikrogyrie ist meist Hinweis auf eine nicht genetische Schädigung, häufig bei intrauteriner CMV-Infektion oder Durchblutungsstörungen. Bilaterale Veränderungen haben oft genetische Ursachen, eine diffuse Polymikrogyrie tritt meist im Rahmen syndromaler Erkrankungen auf (z. B. Aikardi Syndrom, Zellweger Syndrom).

Bei der pränatalen Diagnose der Polymikrogyrie ist die MRT dem Ultraschall überlegen.

Der Kortex erscheint aufgrund der dichten Fältelung in der Regel verdickt und kann so dem Bild einer Pachygyrie ähneln (Abb. 17.8). Ein Unterscheidungsmerkmal der zwei verwandten Fehlbildungen ist der Übergang zwischen grauer und weißer Substanz. Während dieser bei der Polymikrogyrie durch eine unregelmäßige Begrenzung ausgezeichnet ist, ist die Übergangszone bei der Pachygyrie immer glatt. Ist die Auflösung der Bilder nicht hoch genug oder wird die MRT zu einem zu frühen Zeitpunkt durchgeführt, kann dies zu einer Fehldiagnose führen.

Heterotopie

Heterotopien sind Neuronen, die aufgrund einer Störung der neuronalen Migration außerhalb des Kortex zu liegen gekommen sind. Sie können uni- oder bilateral auftreten und verursachen

17

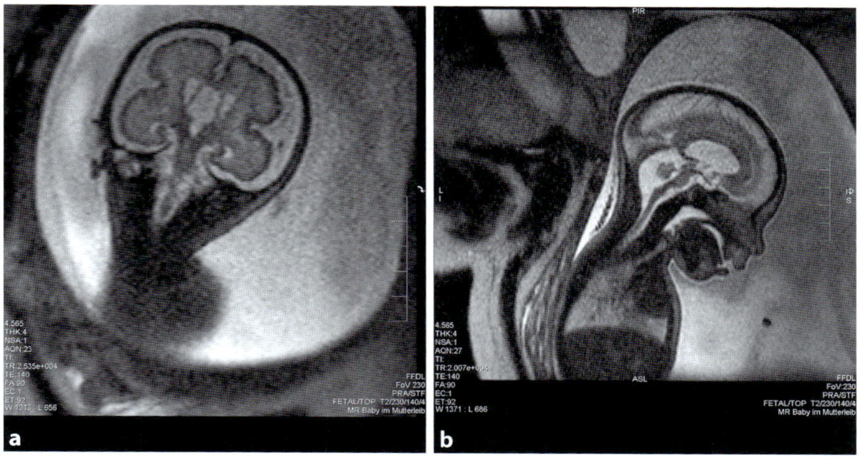

Abb. 17.7 Lissenzephalie Typ II bei einem Fetus in der 33 SSW in koronarer (**a**) und sagittaler (**b**) Orientierung. Das unregelmäßig konfigurierte, desorganisierte Rindenband ist deutlich verdickt, zusätzlich zeigen sich beide Hemisphären pachygyrisch

je nach Ausprägungsgrad keine Symptome bis hin zu Epilepsien und Entwicklungsstörungen. Häufig liegen assoziierte intrazerebrale Fehlbildungen vor (80 %). In einer Studie mit 31 Patienten hatten 74 % außerdem extrazerebrale Anomalien, davon am häufigsten kardiale Fehlbildungen (Srour et al. 2011).

Subependymale Heterotopie

Bei der subependymalen Heterotopie befinden sich die heterotopen Zellnester subependymal direkt in der Seitenventrikelwand. Dies ist der Bereich der germinalen Matrixzone, von der aus während der zerebralen Entwicklung die Neuronen Richtung Kortex wandern. Als Ursache wird eine fehlerhafte bzw. ausgebliebene Migration von Neuronen angenommen. Es werden aber auch fehlerhafte Proliferation oder fehlende Apoptose germinaler Matrixzellen als Ursache vermutet (Ferland et al. 2009, Fox et al. 1998). Subependymale Heterotopien können sporadisch auftreten oder genetisch bedingt sein. Am häufigsten liegt ein X-chromosomaler Erbgang vor.

Die Prognose der Patienten ist abhängig vom Ausprägungsgrad der Heterotopie. Häufig liegt eine Epilepsie vor. Bei der X-chromosomalen Variante sind männliche Nachkommen meist schwerer betroffen, ein großer Teil verstirbt schon in utero.

Im Ultraschall kann eine unregelmäßige Begrenzung der lateralen Ventrikelwand und ggf. eine hyperechogene Zone periventrikulär auffallen. In der MRT sind die Heterotopien, die rundlich aber auch queroval konfiguriert sein können, in der T1 und T2-Wichtung isointens zum Kortex. Dies ist auch das wichtigste Unterscheidungsmerkmal zu den subependymalen Knötchen der Tuberösen Sklerose. Diese weisen meist eine zum Kortex deutlich unterschiedliche Signalintensität auf. Postnatal finden sich bei den tuberösen Knötchen auch zentrale Signalauslöschungen als Ausdruck einer Kalzifizierung (meist erst gegen Ende des 1. Lebensjahres).

Wichtig ist die Unterscheidung der subependymalen Heterotopie von der bis zur 26. SSW physiologisch bestehenden germinalen Matrixzone (Gilles et al. 1983, Mitchell et al. 2000).

Bei einer frühen MR-Untersuchung muss die germinale Matrixzone von einer möglichen Heterotopie abgegrenzt werden. Im Gegensatz zur Heterotopie zeigt die Matrixzone keine Vorwölbung in den Seitenventrikel (Mitchell et al. 2000).

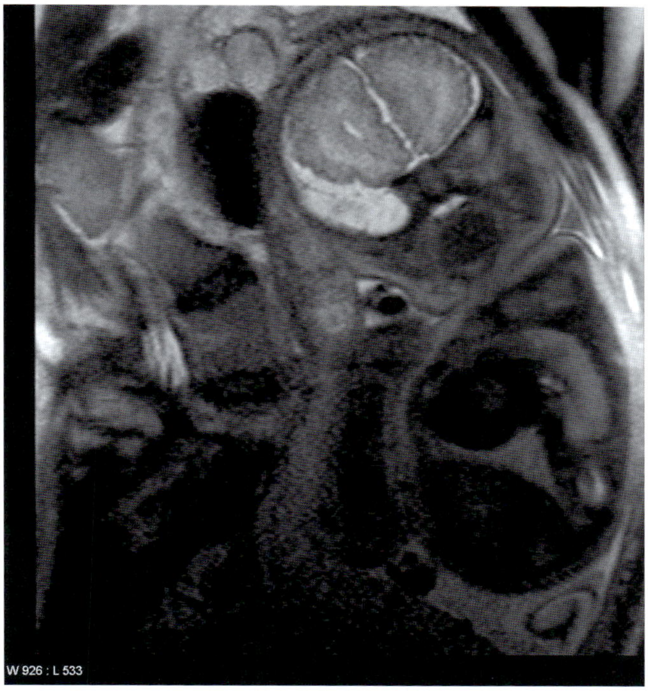

Abb. 17.8 Polymikrogyrie bei einem Fetus in der 35 SSW in koronarer Orientierung. Das ausgedünnte Rindenband erscheint aufgrund der vermehrten Gyrierung verdickt

Subkortikale Heterotopie

Subkortikale Heterotopien sind Zellnester kortikaler Neurone, deren Migration von der germinalen Matrixzone zum Kortex unterbrochen wurde. Die Zellnester liegen in der weißen Substanz, können rundlich oder länglich sein und bei entsprechender Größe einen raumfordernden Effekt haben. Sie sind seltener als die subependymalen Heterotopien und meist durch somatische Mutationen bedingt.

Häufig liegen noch weitere zerebrale Fehlbildungen vor, z. B. Corpus-callosum-Anomalien, Ventrikulomegalie, zerebelläre Anomalien oder kortikale Dysplasien (meist Polymikrogyrie).

Intrauterine Diagnosen sind nur in Einzelfällen beschrieben, meist, wenn die Heterotopien schon deutlich verdrängend wuchsen. Die Differenzialdiagnose der subkortikalen Heterotopie ist daher die **tumoröse Raumforderung**. Im Gegensatz zu einem Tumor hat die Heterotopie jedoch nie ein umgebendes Ödem.

Zusätzlich kann es hilfreich sein, den korrespondieren Kortex zu betrachten. Handelt es sich um eine Heterotopie, so ist das korrespondierende Rindenband häufig ausgedünnt und irregulär gyriert. Die subkortikale Heterotopie ist wie die subependymale Heterotopie immer kortexisointes.

17.4.4 Proliferationsstörungen

Mikrozephalie

Unter Mikrozephalie versteht man eine Verminderung des Kopfumfangs jenseits der 2. bzw. 3. Standardabweichung (SD) von der Norm (Braillon 2010).

Die Gruppe der Mikrozephalien ist sehr heterogen. Sie kann genetisch bedingt sein oder eine infektiöse, toxische oder metabolische Ursache haben. Eine Sonderform ist die **Mikrolissenzephalie** mit einer verminderten und abgeflachten Gyrierung. Bildmorphologisch zeichnet sie sich durch eine Verdickung des Kortex aus.

Assoziierte Malformationen der Mikrozephalie sind z. B. die ponto-zerebelläre Hypoplasie, Hypoplasie des Corpus callosum und die Ventrikulomegalie.

Bezüglich der Prognose ist sowohl der Grad der Mikrozephalie als auch das Vorliegen weiterer Fehlbildungen von Bedeutung. Während eine isolierte Mikrozephalie in utero zwischen 2. und 3. SD ein relativ geringes Risiko der mentalen Retardierung birgt (10,5 %), sind Kinder mit einer Mikrozephalie zwischen der 3. und 4. SD schon zu ca. 50 %, unterhalb der 4. SD von der Norm zu nahezu 100 % retardiert (Dolk 1991). Zeigen sich zusätzlich zur Mikrozephalie weitere zerebrale Anomalien, liegt das Risiko einer Behinderung bei über 90 % (Kurtz et al. 1980, Persutte 1998).

Insbesondere bei der Evaluation der Mikrolissenzephalie ist der richtige Zeitpunkt für die korrekte Diagnose entscheidend. Ideal ist eine Untersuchung zwischen der 34. und 35. SSW, ein Zeitpunkt zu dem normalerweise auch die sekundäre Gyrierung bereits ausgebildet ist. Liegt eine Mikrolissenzephalie vor, so sind die primären Sulci ungewöhnlich weit und flach, die sekundären Sulci fehlen.

17

Megalenzephalie

Megalenzephalie oder Makrozephalie wird diagnostiziert, wenn der Schädelumfang oberhalb der 2. Standardabweichung (SD) im Vergleich zum Durchschnitt liegt.

Man unterscheidet eine **primäre Megalenzephalie**, mit gleichmäßiger Volumenvermehrung des supra- und infratentoriellen Hirnparenchyms, von einer **sekundären Megalenzephalie**, der unterschiedlichste Ursachen zugrunde liegen können. Dazu gehören Tumore, intrakranielle Zysten, neurokutane Syndrome oder metabolische Erkrankungen des Fetus. Die primäre oder isolierte Makrozephalie tritt meist als familiäre, autosomal dominant vererbte Form auf.

Wird die Diagnose einer Makrozephalie gestellt, muss nach assoziierten Fehlbildungen, z. B. intrakraniell raumfordernden Prozessen, Hydrozephalus, Auffälligkeiten der Gyrierung, Megacisterna magna oder Fehlbildungen des Corpus callosum gefahndet werden.

Die syndromassoziierte Megalenzephalie zeigt in der Regel einen größeren Schädelumfang (meist oberhalb der 2,5 SD) als die isolierte Form. Bei isolierter Megalenzephalie, unterhalb der 2,5 SD ist die Wahrscheinlichkeit eines positiven Outcomes gut (Malinger et al. 2011). Eine aktuelle Studie konnte darüber hinaus keine signifikante Assoziation einer isolierten pränatalen Makrozephalie mit Entwicklungsverzögerungen zeigen (Biran-Gol et al. 2010).

Der Vorteil der MRT liegt, neben der potenziellen Identifikation weiterer Fehlbildungen, in der Möglichkeit, die tatsächliche Hirngröße und nicht nur eine Vergrößerung des Kallottenumfanges zu messen. So lässt sich mit der MRT eine Makrokranie von einer Megalenzephalie pränatal unterscheiden.

Dies ist von Bedeutung, da sich eine Erweiterung der äußeren Liqourräume in utero bei Geburt wieder normalisiert haben kann bzw. nach der Geburt mit einer guten Prognose einhergeht.

Hemimegalenzephalie

Die Hemimegalenzephalie ist eine seltene Störung, die durch eine einseitige Hemisphärenvergrößerung definiert ist. Sie kann mit einer Hemihypertrophie von Körperteilen oder einer Körperhälfte einhergehen oder isoliert auftreten. Pathophysiologisch handelt es sich um eine harmatöse Vergrößerung einer Hemisphäre mit einer komplexen Störung der neuronalen Proliferation, Migration und Organisation. Histologisch zeigt sich eine neuronale Zytomegalie in Kortex und weißer Substanz.

Die Störung kann sowohl isoliert als auch im Rahmen von neurokutanen Syndromen beobachtet werden: Neurofibromatose Typ 1, Klippel-Trénaunay-Weber Syndrom, Tuberöse Sklerose, Proteus Syndrom oder Hypomelanosis Ito.

Bildmorphologisch zeigt sich eine Vergrößerung einer Hemisphäre, wobei auch nur einzelne Teile dieser Hemisphäre von der Volumenzunahme betroffen sein können (▣ Abb. 17.9). Der Kortex zeigt sich dysplastisch, mit meist verdicktem Rindenband und häufig vergröberter Gyrierung im Sinne einer Pachygyrie. Zusammen mit dem Hirnparenchym ist meist auch der Seitenventrikel, häufig besonders das Hinterhorn, vergrößert. Es kann auch zu einer Verlagerung der Mittellinie, meist okzipital kommen. Seltener sind auch Hirnstamm und Kleinhirn von der Störung betroffen.

Im Ultraschall fällt meist die einseitige Hemisphärenvergrößerung auf. Obwohl eine kortikale Dysplasie meist nicht zu diagnostizieren ist, kann eine fehlerhafte Operkularisation der sylvischen Fissur ein Hinweis sein.

Eine weiterführende Diagnostik im MRT erlaubt eine genaue Beurteilung der kortikalen Fehlbildungen und assoziierter Fehlbildungen, die Hinweis auf ein möglicherweise assoziiertes Syndrom sein können. Marklagerhyperechogenität im Ultraschall bzw. -hyperintensität in der T1-gewichteten MRT sind Hinweis auf eine gestörte Myelinisierung und Gliose in der weißen Substanz.

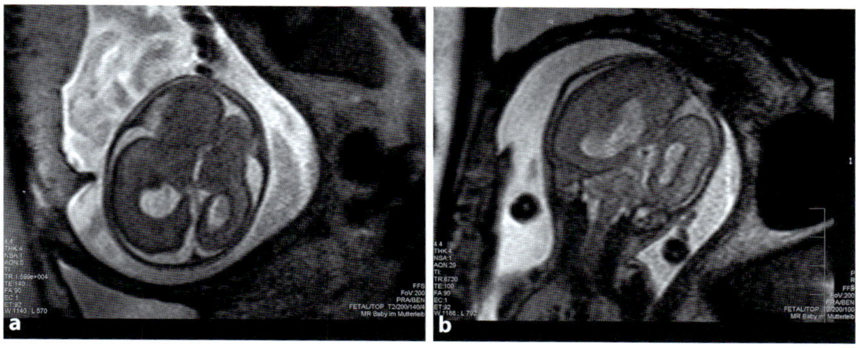

Abb. 17.9 Hemimegalenzephalie bei einem Fetus in axialer (**a**) und koronarer (**b**) Orientierung

17.4.5 Pathologien der hinteren Schädelgrube

Dandy-Walker-Malformation

Die Dandy-Walker-Malformation (DWM) ist definiert als eine Malformation mit Erweiterung der hinteren Schädelgrube, Verlagerung des Tentoriums und des Sinus transversus nach kranial, Hypoplasie oder Agenesie der Vermis und einer zystischen Aufweitung des IV. Ventrikels.

Sie tritt mit einer Häufigkeit von 1/25.000 bis 1/35.000 auf (Hirsch et al. 1984). Assoziierte Malformationen finden sich in bis zu 86 %, wobei die Ventrikulomegalie mit 36–67 % die häufigste ist (Ecker et al. 2000). Andere oftmals beobachtete Malformationen sind die Corpus-callosum-Agenesie (5–50 %) und extrakranielle Auffälligkeiten wie kardiale Anomalien (38 %), Anomalien der Extremitäten (28 %), der Nieren (28 %) und des Gesichts (26 %) (Forzano et al. 2007). Das Vorliegen solcher zusätzlicher Malformationen ist in der Regel Hinweis auf eine schlechte Prognose.

Valide prognostische Daten sind aufgrund von uneinheitlichen und stetig wechselnden Definitionen der DWM schwierig zu erheben.

Die Wahrscheinlichkeit einer normalen neurologischen Entwicklung oder einer starken Behinderung liegen jeweils bei etwa 40 %. In 20 % handelt es sich um Grenzfälle mit leichten neurologischen Defiziten. Interessanterweise hat sich in den letzten Jahren gezeigt, dass ein wichtiger prognostischer Marker der DWM eine **Vermishypoplasie mit Verlust der typischen Lobulierung** ist (Boddaert et al. 2003, Klein et al. 2003). Während 80–90 % der Patienten mit Vermishypoplasie, aber normaler Vermislobulierung keine neurologischen Defizite aufwiesen, zeigte der Großteil der Patienten mit Verlust der Lobulierung ein schlechtes neurologisches Outcome. Assoziierte Malformationen fanden sich ebenfalls vorwiegend in der zweiten Gruppe, wobei die Inzidenz einer gleichzeitigen Corpus-callosum-Anomalie 60–100 % betrug.

Mildere Formen der Vermishypoplasie mit weniger ausgeprägten Malformationen der hinteren Schädelgrube werden als **Dandy-Walker-Variante** bezeichnet und zeigen in der Regel eine deutlich bessere Prognose.

Eine ausgeprägte Dandy-Walker-Malformation (DWM) ist im Ultraschall gut zu diagnostizieren. Jedoch kann eine milde Form der Vermishypoplasie oft nicht sicher von einer Megacisterna magna oder einer einfachen Arachnoidalzyste abgegrenzt werden. Des Weiteren kann im III. Trimenon die Verknöcherung des Schädels die sonografische Visualisierung beeinträchtigen. Da das Patientenmanagement jedoch maßgeblich vom Vorhandensein weiterer Pathologien und einer exakten Beurteilung der Vermis abhängt, ist eine genaue Abklärung mittels MRT für das weitere Vorgehen relevant.

Im Allgemeinen zeigt der pränatale Ultraschall bei der Diagnose und Charakterisierung von Anomalien sehr gute Übereinstimmungen mit Autopsieergebnissen (77 %). Ausgenommen davon ist jedoch die Diagnose der DWM und -Variante. Studien zeigten falsch-positive Ergebnisse in bis zu 57–59 % der Fälle (Carroll et al. 2000, Harper et al. 2007). Allerdings ist auch die Genauigkeit der MR-tomografischen Diagnose von Malformationen der hinteren Schädelgrube begrenzt.

In einer aktuellen Studie zeigten sich exakte Übereinstimmungen von prä- und postnataler MRT in 59 %, eine Fehldiagnose wurde pränatal in 15 % der Fälle gestellt und zusätzliche, pränatal nicht diagnostizierte Fehlbildungen, zeigten sich in 26 % der Fälle (Limperopoulos et al. 2008).

Allgemeinen gilt: bei der prognostischen Beurteilung der DWM ist insbesondere die exakte Darstellung der Vermis und eine Identifizierung assoziierter Malformationen von Bedeutung. Dabei sollte jedoch bedacht werden, dass auch mit Unterstützung der MRT weder eine 100 % Charakterisierung der Läsionen noch eine eindeutige Prognose möglich ist.

Die diagnostischen Kriterien der DWM sind die Trias aus:

- Erweiterung der hinteren Schädelgrube mit Verlagerung des Tentoriums und des Sinus transversus nach kranial
- Hypoplasie oder Agenesie der Vermis
- Zystische Aufweitung des 4. Ventrikels

Zur Beurteilung der hinteren Schädelgrube sollten in allen 3 Ebenen schnelle (FSE) oder ultraschnelle (single shot) T2-gewichtete Sequenzen mit einer Schichtdicke von 3–4 mm angefertigt werden (Abb. 17.10). Um mögliche ischämische oder hämorrhagische Läsionen zu detektieren, sind zusätzliche T1- und T2*-gewichtete Sequenzen nötig.

Eine Beurteilung der Vermis erfolgt ab der 30. SSW in einer sagittalen und axialen Orientierung. Es sollten Lobus anterior und posterior, sowie die Fissura prima identifiziert werden. Ab der 32. SSW kann auch die sekundäre Fissur und die daraus re-

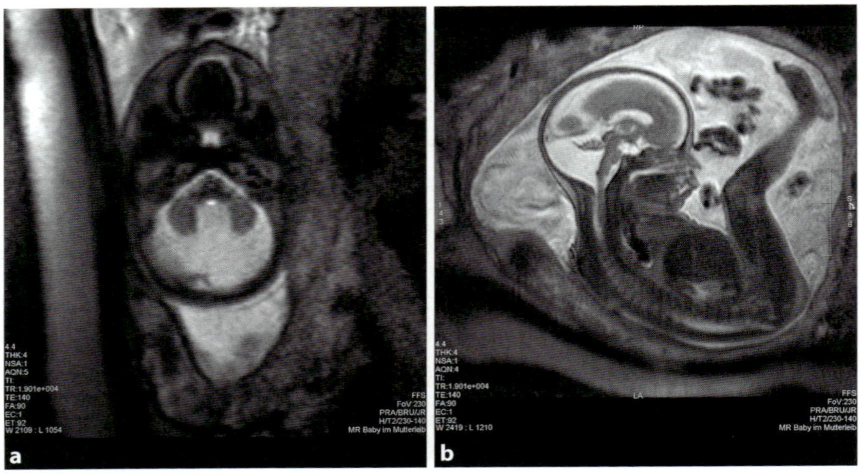

Abb. 17.10 Dandy-Walker-Malformation bei einem Fetus in der 25 SSW in axialer (**a**) und sagittaler (**b**) Orientierung. In der sagittalen Schichtführung zeigt sich deutlich die typische Kranialverlagerung des Tentoriums

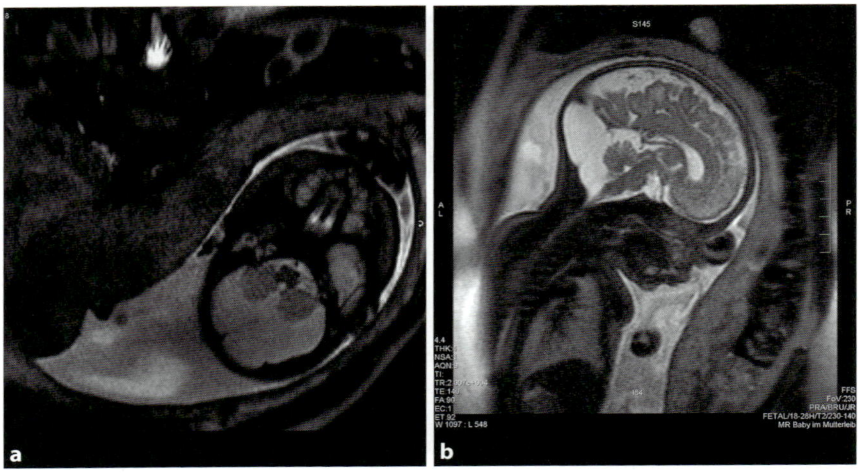

Abb. 17.11 Megazisterna magna bei einem Fetus in der 33 SSW in axialer (**a**) und sagittaler (**b**) Orientierung

sultierende trilobäre Vermisstruktur nachvollzogen werden. Eine Aufhebung der typischen Lobulierung im Rahmen einer DWM ist mit einer schlechten Prognose assoziiert (s. o.).

Die kranio-kaudale Vermislänge beträgt in der 30. SSW normalerweise 20 mm (Garel et al. 2004). Ebenfalls in einer sagittalen Orientierung sollte eine Kranialisierung des Tentoriums und die Insertion an der Torcular (Konfluenz der venösen Sinus) evaluiert werden. Eine normale Lage des Tentoriums schließt die Diagnose der DWM aus.

Differenzialdiagnostisch muss die **Dandy-Walker-Variante** von der DWM abgegrenzt werden. Die Dandy-Walker-Variante zeigt zwar ebenfalls eine hypoplastische, nach kranial verlagerte Vermis und einen vergrößerten IV. Ventrikel, jedoch haben das Tentorium und die großen Blutleiter eine korrekte Lage und die hintere Schädelgrube ist nicht vergrößert. Eine weitere Differenzialdiagnose der DWM ist die **Megacisterna magna**, welche retrozerebellär liegt und das Tentorium, und in seltenen Fällen ebenfalls seinen Ansatz an der Torcular, nach kranial verlagern kann. Im Gegensatz zur DWM kommt es nicht zu einer Hypoplasie der Vermis.

Megacisterna magna, persistierende Blake-Tasche, Arachnoidalzyste

Die Megacisterna magna (MCM) und die persistierende Blake-Tasche (PBT) werden, zusammen mit der DWM und der DWV, von einigen Autoren unter dem Oberbegriff des **Dandy-Walker-Complexes** zusammengefasst. Als weitere zystische Malformation gehört auch die Arachnoidalzyste bildmorphologisch zu dieser Gruppe. MCM, PBT und Arachnoidalzyste sind sich bildmorphologisch sehr ähnlich und eine genaue Differenzierung ist beim Fetus MR-tomografisch nicht immer möglich.

Die **Megacisterna magna** ist eine Vergrößerung der Cisterna magna, eines liquorgefüllten zisternalen Raumes, welcher üblicherweise hinter dem Vermis in der hinteren Schädelgrube liegt. Die MCM ist mit 50 % die häufigste zystische Malformation der hinteren Schädelgrube und kommuniziert frei mit dem Subarachnoidalraum und dem IV. Ventrikel (Abb. 17.11). Sie führt definitionsgemäß nicht zu einem Hydrozephalus. Bei einer sehr großen MCM kann die hintere Schädelgrube erweitert sein, insbesondere kann es zu einem Scalloping der Tabula interna des Os occipitale kommen. Das Tentorium ist in der Regel normal konfiguriert, in 10 % der Fälle zeigt sich jedoch eine Verlagerung der Torcular nach kranial. Vermis und Zerebellum können leicht nach kranial verlagert sein, zeigen jedoch keine Agenesie oder Hypoplasie.

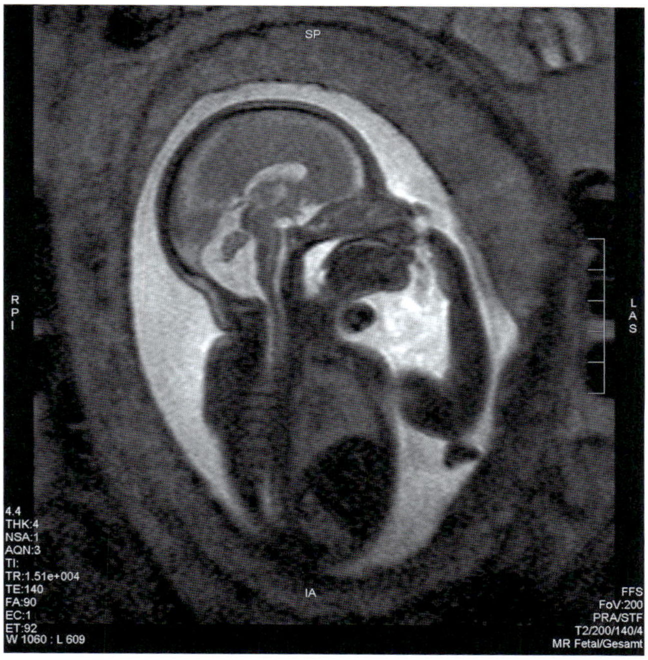

Abb. 17.12 Persistierende Blake-Tasche bei einem Fetus in sagittaler Orientierung

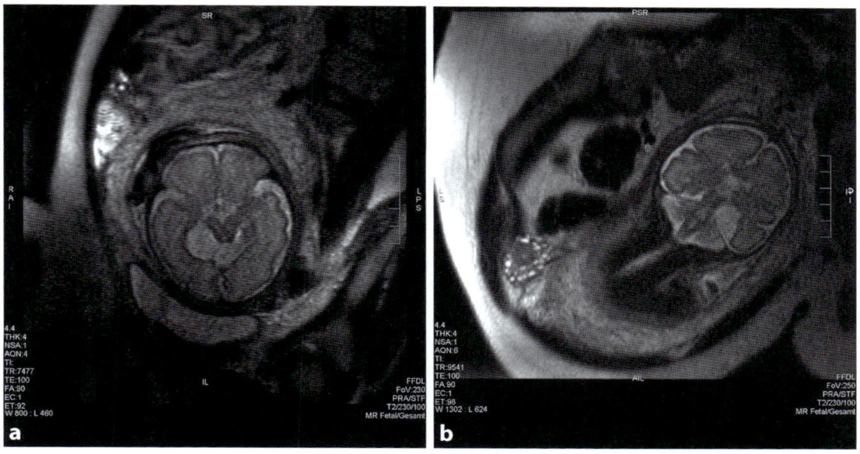

Abb. 17.13 Lateral im Kleinhirnbrückenwinkel gelegene Arachnoidalzyste in axialer (**a**) und koronarer (**b**) Orientierung

Die **persistierende Blake-Tasche** resultiert aus einer fehlenden Rückbildung der Blake-Tasche während der Embryonalentwicklung nach unterbliebener Perforation des Foramen magendii. Die Zyste mit breiter Öffnung zum IV. Ventrikel erstreckt sich nach infra- und retrozerebellär und kann Zerebellum und Vermis nach kranial verlagern (Abb. 17.12). Diese können dadurch hypoplastisch erscheinen. In den meisten Fällen kommt es jedoch nach Entlastung zu einer Entfaltung der intakten Kleinhirnanteile. Die PBT kann zu einer Liquorzirkulationsstörung mit Entwicklung eines Hydrozephalus führen, oft ist jedoch der Abfluss durch die Foramina Luschke ausreichend erhalten. Bildmorphologisch sind die breite Verbindung zum IV. Ventrikel und die dorsale Begrenzung der Tasche zum umliegenden Liquorraum wegweisend.

Arachnoidalzysten sind benigne Liquorkollektionen, die sich aufgrund einer entwicklungsbedingten Duplikatur der arachnoidalen Membranen entwickeln und in der Regel nicht frei mit dem Subarachnoidalraum oder dem Ventrikelsystem kommunizieren. Sie liegen meist in der Mittellinie dorsal oder kaudal der Vermis, können sich aber auch lateral, z. B. im Kleinhirnbrückenwinkel finden (Abb. 17.13). Wie bei der MCM kann es zu einer Erweiterung der hinteren Schädelgrube mit Scalloping der Kalotte kommen. Im Unterschied zur Arachnoidalzyste zeigt die MCM jedoch keine Abflachung des dorsalen Vermisanteils. Durch Kompression des IV. Ventrikels und Hirnstamms kann es zu Liquorzirkulationsstörungen und lokalen Kompressionsphänomenen kommen. Meistens sind Arachnoidalzysten allerdings asymptomatische Zufallsbefunde.

Chiari-I-Malformation

Die Chiari-I-Malformation (C-I-M) resultiert aus einer zu klein angelegten hinteren Schädelgrube und konsekutiver Herniation der Kleinhirntonsillen in das Foramen magnum. Oft findet sich assoziiert auch ein Hochstand des Dens axis (basiläre Impression), eine Abflachung der Schädelbasis (Platybasie) und eine Hydrosyringomyelie, vornehmlich im Zervikalmark. Durch die engen Raumverhältnisse in der hinteren Schädelgrube kommt es zu Liquorzirkulationsstörungen und in bis zu 25 % zu einem

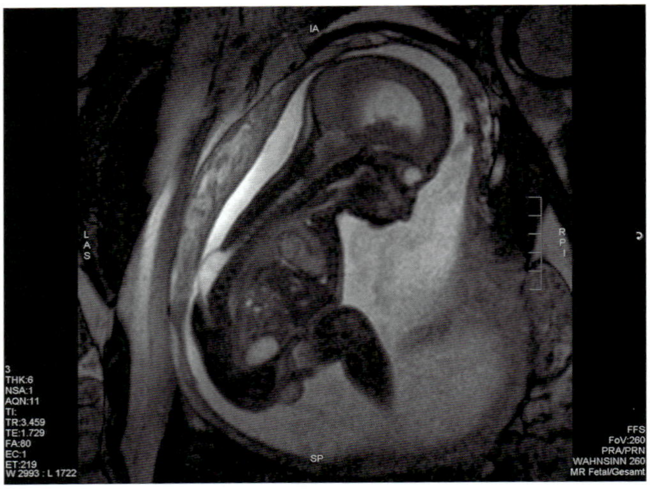

Abb. 17.14 Chiari-II-Malformation und Myelomeningozele bei einem Fetus in sagittaler Orientierung. Herniation von Kleinhirntonsillen durch das vergrößerte Foramen magnum und Vertikalisierung der Torcula

Hydrozephalus. Die Liqourabflussverlegung im Zentralkanal wird als mögliche pathogenetische Ursache der Syringomyelie diskutiert. Zum natürlichen Verlauf der Chiari-I-Malformation ist bisher nur wenig bekannt, es wird jedoch davon ausgegangen, dass insbesondere die Syringomyelie meist erst im Verlauf der Krankheit auftritt, also pränatal oder im Kindesalter oft noch nicht vorhanden ist.

Die Inzidenz der Chiari-I-Malformation mit einer Herniation der Kleinhirntonsillen >3 mm wird auf 1/1000–1/5000 geschätzt. Die Zahl der symptomatischen Fälle liegt deutlich darunter (Milhorat et al. 2007). Es wird davon ausgegangen, dass im Kindesalter 37–57 % der Betroffenen symptomfrei sind. Symptome treten in der Regel erst bei älteren Kindern oder jungen Erwachsenen auf, zu den häufigsten gehören Kopf- (55 %) und Nackenschmerzen (12 %) (Aitken et al. 2009). Weitere Symptome sind Ataxie, Ausfälle der unteren Hirnnerven und sensorische oder motorische Defizite. Es hat sich gezeigt, das weniger die genaue Größe der Herniation, sondern der Grad der Liqourzirkulationsstörung bzw. der spinalen Defekte den Verlauf der Erkrankung beeinflussen.

In den meisten Fällen tritt die Chiari-I-Malformation sporadisch auf, es sind jedoch auch genetische Ursachen bekannt. Die Diagnostik sollte mittels ultraschneller T2-gewichteter sagittaler Sequenzen durchgeführt werden. Diagnostisch für eine Chiari-I-Malformation ist eine Tonsillenherniation von >5 mm unter der Basion-Opistion-Linie (BO). Herniationen von 2–4 mm werden als Grenzfall oder sogenannte tonsilläre Ektopie bezeichnet.

Da es während des Wachstums noch zu einem tonsillären Aszensus kommt, wird jedoch aktuell diskutiert, ob der Grenzwert für das Vorliegen einer Chiari-I-Malformation im Kindesalter angehoben werden sollte.

Konklusive Studien zum Outcome in Korrelation mit der Herniationsgröße gibt es bisher nicht.

Wichtig scheint vor allem die genaue Beurteilung des Liquorsystems, insbesondere der Weite der perizerebellären und perimedullären Liqourräume. Auch auf das Vorliegen assoziierter Skelettanomalien wie Platybasie, basiläre Impression, atlantookzipitale Assimilation und Kraniosynostosen sollte geachtet werden.

Myelomeningozele und Chiari-II-Malformation

Die **Myelomeningozele** ist mit 0,4/1000 Lebendgeburten die häufigste offene dysraphische Störung. Sie ist meist lumbosakral lokalisiert und in 85–90 % der Fälle entwickelt sich bei den Patienten ein Hydrozephalus. Fast immer tritt die Myelomeningozele zusammen mit einer Chiari-II-Malformation auf.

Die Chiari-II-Malformation, oder auch Arnold-Chiari-Malformation, ist charakterisiert durch eine kleine hintere Schädelgrube, eine Herniation des Kleinhirnwurms und ggf. der Kleinhirntonsillen durch ein vergrößertes Foramen magnum nach kaudal, sowie kranialer Zerebellumanteile nach supratentoriell (Abb. 17.14). Zusätzlich zeigt sich eine Vertikalisierung des Tentoriums mit tief sitzender Torkula (im Unterschied zur Dandy-Walker-Malformation). Auch Hirnstamm und Zervikalmark sind nach kaudal verlagert. Aufgrund der Befestigung des oberen Zervikalmarks durch die Lig. denticulata an der Oberfläche des Spinalkanals kommt es dann zu einer Dorsalverlagerung der Medulla gegen das Zervikalmark, dem typischen zervikomedullären „Kinking". Der IV. Ventrikel ist in der Regel komprimiert. Supratentoriell können z. B. Abnormalitäten des Balkens, eine Polymikrogyrie oder Stenogyrie, besonders des medialen Okzipitallappens oder kortikale Heterotopien auftreten. Typisch sind auch ein Scalloping (Ausdünnung) der Schädelkalotte des gesamten Schädels, eine Verkürzung des inneren Gehörgangs, eine abgeflachte Okzipitalschuppe und Schlussstörungen des Atlasbogens.

Bei der Kombination aus Myelomeningozele und Chiari-II-Malformation sind dabei die Ausbildung des Hydrozephalus und die Ausprägung der Fehlbildungen der Chiari-II-Malformation für die Prognose der Patienten vordergründig von Bedeutung.

Laut einer Hypothese von McLone und Knepper bedingen der Neuralrohreffekt und das damit verbundene Entweichen von Liquor aus dem Liquorsystem die Chiari-II-Malformation. Normalerweise herrscht im Liquorsystem ein geregelter Druck, der die Distension der Hirnbläschen während der Entwicklung aufrecht erhält. Erniedrigt sich der Druck durch Liquorverlust während der Fetalphase, kann es zu oben genannten zerebralen Fehlentwicklungen und Deformation der knöchernen Strukturen, insbesondere der hinteren Schädelgrube kommen (McLone u. Dias 2003).

In der Regel können Myelomeningozelen und Chiari-II-Malformation gut im Ultraschall diagnostiziert werden. Im Fall ungünstiger Schallbedingungen wie Adipositas der Mutter, Oligohydramnion, tief stehendem fetalen Kopf oder posteriorer Lage der fetalen WS, kann das fetale MR jedoch eine gute Ergänzung sein. Außerdem ist es sinnvoll zur Diagnose zusätzlicher supratentorieller oder spinaler Veränderungen.

Im Rahmen einer großen Studie wird aktuell untersucht, in wie weit ein intrauteriner Verschluss der Myelomeningozele eine Verbesserung der Prognose bedeuten kann („management of myelomeningocele study", MOMS). Vorläufige Ergebnisse weisen auf einen positiven Effekt hin, jedoch muss das endgültige Ergebnis abgewartet werden, bis eine definitive Therapieempfehlung erfolgen kann. Dann jedoch wird dies möglicherweise routinemäßige präoperative MR-Diagnostik erfordern.

17

Die Diagnostik sollte vor allem das Ausmaß der Kleinhirn- und Hirnstammherniation, eine Vermessung des Foramen magnum und eine Beurteilung der supratentoriellen und spinalen Veränderungen umfassen. Besonders wichtig ist die genaue Vermessung der Ventrikelweite, da der resultierende Hydrocephalus maßgeblich die Prognose mitbestimmt.

Das „tight posterior fossa sign" zeigt im Gegensatz zum gesunden Fetus in der T2-gewichteten Sequenz kein oder nur kleinste Mengen Liquor, die das Kleinhirn umgeben(Ando et al. 2007).

Chiari-III-Malformation

Die Chiari-III-Malformation bezeichnet eine Chiari-II-Malformation mit hoch zervikaler Spina bifida oder tiefer okzipitaler Enzephalozele. Im Vergleich zur Chiari-II-Malformation ist sie deutlich seltener und hat eine schlechte Prognose mit hoher Letalität und schweren neurologischen Schäden. Wichtig vor einer operativen Sanierung ist die genaue Darstellung des Inhaltes der Enzephalozele, da häufig auch venöse Anomalien hernieren können. Hierfür empfiehlt sich die Durchführung einer postnatalen MR-Angiografie.

Joubert Syndrom

Das Joubert Syndrom ist eine autosomal-rezessiv vererbte Fehlbildung, die durch eine Vermishypo- oder -aplasie, verdickte und verlängerte superiore zerebelläre Pedunkel und eine tiefe Fossa interpeduncularis charakterisiert ist. Das Syndrom tritt mit einer Häufigkeit von ca. 1/100.000 Lebendgeburten auf und hat einen variablen klinischen Verlauf. Typisch sind neben Symptomen wie Apnoe- oder Hyperpnoeepisoden vor allem Ataxie, abnorme Augenbewegungen und geistige Retardierung. Zu den häufigen assoziierten Anomalien gehören Netzhautdystrophie, Nephronophtise (tubulointerstiielle Nephritis die zu Zystennieren führt), Leberfibrose, Polydaktylie und kraniofaziale Missbildungen. Das Joubert Syndrom wird daher heute zu der heterogenen Gruppe der zerebello-okulo-renalen-Syndrome gezählt. Es sind bisher 10 Genmutationen bekannt, die mit dem Joubert Syndrom assoziiert sind. Diese sind verantwortlich für weniger als 50 % der Erkrankungen.

Die pränatale Diagnostik mittels Ultraschall zeigt eine Vermishypoplasie, meist der unteren Vermisanteile, und als typisches Zeichen eine abnorme Verbindung zwischen IV. Ventrikel und Cisterna magna, die auch nach der 18. SSW persisiert. Ein falschpositives Ergebnis kann aus einer Beurteilung vor der 18. SSW oder einem zu tief angesetzten axialen Schnitt resultieren.

Typisch in der MR-Bildgebung ist das sog. „**molar tooth sign**" (MTS). In der axialen Bildgebung zeigen sich die verdickten, verlängerten und atypisch horziontal verlaufenden oberen Kleinhirnstiele mit vergrößerter interpedunkulärer Fossa und dem fehlenden oder hypoplastischen Vermis cerebelli, konfiguriert wie ein Backenzahn. Das MTS findet sich in 85 % der Fälle bei nachgewiesenem Joubert-Syndrom. Es ist jedoch nicht spezifisch und kann auch bei anderen Kleinhirnfehlbildungen angedeutet sein. In der sagittalen Schnittführung kann sich eine dreiecksförmige Erweiterung des IV. Ventrikels zeigen, dies wird als „**Umbrella-**" oder „**bat wing sign**" bezeichnet. In ca. 30 % der Fälle ist auch der Hirnstamm dysmorph, vornehmlich Mesenzephalon und Tectum. Zusätzlich können sowohl mit Ultraschall als auch MR-tomografisch oben genannte assoziierte extrazerebrale Fehlbildungen und weitere intrakranielle Anomalien nachgewiesen werden. Die prognostische Relevanz der mittels MRT oder Ultraschall darstellbaren Fehlbildungen ist bisher noch ungeklärt.

Insgesamt zeigt sich das Joubert Syndrom auch bildmorphologisch sehr variabel, was als Ausdruck der heterogenen genetischen Ursachen gewertet wird. Auch konnte bisher keine Korrelation von Fehlbildungen mit einem bestimmten Genotyp nachgewiesen werden(Brancati et al. 2010, Poretti et al. 2009).

Zerebelläre Hypoplasie

Die zerebelläre Hypoplasie ist eine Unterentwicklung einer oder beider Kleinhirnhemisphären, wobei die normale Kleinhirnarchitektur erhalten ist. In diese Gruppe gehört auch die pontozerebelläre Hypoplasie (PCH), mit einer Beteiligung des Hirnstamms und einer fortschreitenden Kleinhirndegeneration im Krankheitsverlauf.

Die Gruppe der zerebellären Hypoplasien ist sehr heterogen und lässt unterschiedlichste Pathomechanismen vermuten. Häufig liegen gleichzeitig intra- und extrakranielle Anomalien vor. Die unilaterale zerebelläre Hypoplasie ist meist durch einen Kleinhirninsult bedingt, Assoziationen mit systemischen Erkrankungen sind bisher nicht bekannt. Der bilateralen zerebellären Hypoplasie hingegen scheint in ca. 50 % der Fälle eine neurodegenerative oder neurometabolische genetische Anomalie zugrunde zu liegen. Häufig wird sie auch mit einer intrauterinen CMV-Infektion in Verbindung gebracht. Die PCH wird in 6 Subtypen unterteilt, ihr liegen unterschiedliche Genmutationen mit autosomal rezessiven Erbgängen zugrunde.

Während bilaterale zerebelläre Hypoplasien fast immer mit Entwicklungsstörungen einhergehen, treten diese bei unilateraler Pathologie nur in ca. 50 % der Fälle auf. Auch Verhaltensauffälligkeiten, neurologische Defizite und assoziierte ZNS-Anomalien sind häufiger bei bilateraler Hypoplasie (Tavano et al. 2007, Ventura et al. 2006). Die PCH hat eine schlechte Prognose und Betroffene sterben meist im Säuglingsalter oder in der frühen Kindheit. Neben einer stark ausgeprägten Entwicklungsverzögerung leiden die Kinder nach der Geburt unter bulbären Symptomen wie respiratorischer Insuffizienz, Fütterungsschwierigkeiten und angeborenen Kontrakturen (Maricich et al. 2011). Für die pränatale Diagnose einer zerebellären Hypoplasie ist die Kenntnis des normalen Wachstumsmusters des Kleinhirns, besonders des starken Wachstums im 6. Schwangerschaftsmonat wichtig. Viele zerebelläre oder pontozerebelläre Hypoplasien sind erst nach der 25. SSW detektierbar. Gemessen wird der Querdurchmesser des Kleinhirns im Ultraschall. Bei zerebellärer Atrophie mit bekannter genetischer oder infektiöser Ursache bringt eine zusätzliche pränatale MRT meist keinen großen Informationszugewinn. Handelt es sich jedoch um eine vermeintlich isolierte Hypoplasie, sollte – insbesondere wenn diese erst zum Ende der Schwangerschaft auftritt – eine MRT zur Beurteilung des Hirnstamms und Ausschluss einer PCH erfolgen. Bildmorphologisch zeigt sich beim Vorliegen einer PCH das Fehlen der pontinen Flexur (◘ Abb. 17.15).

Außerdem kann die MRT nützlich sein, um ischämisch-hämorrhagische Läsionen oder subtile assoziierte Fehlbildungen wie eine zerebelläre Polymikrogyrie zu detektieren.

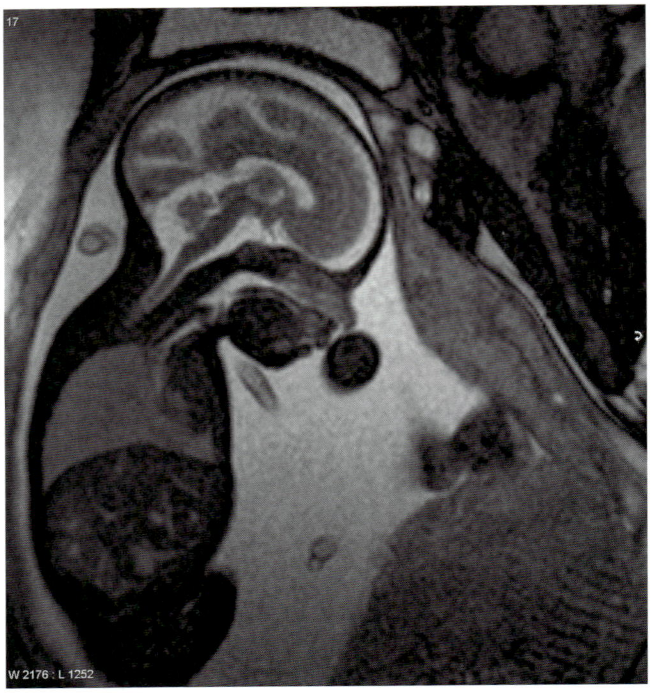

Abb. 17.15 Fehlende pontine Flexur und hypoplastisches Kleinhirn bei pontozerebellärer Hypoplasie in sagittaler Orientierung

17.4.6 Defekte der Schädelkalotte

Meningozele/Enzephalozele

Zephalozelen sind seltene Neuralrohrdefekte, die zu einem Defekt der Schädelkalotte mit Auswölbung intrakranieller Strukturen nach extrakraniell führen. Man unterscheidet die **Meningozele**, welche nur Meningen und Liqour enthält von der (Meningo-)**Enzephalozele**, welche zusätzlich hernierte Hirnanteile beinhaltet.

Die bevorzugte Lokalisation der **Zephalozele** ist abhängig von der ethnischen Zugehörigkeit. In Europa und Nordamerika ist die okzipitale Zephalozele mit 80 % die häufigste, von ihr sind meistens weibliche Feten betroffen(Drugan et al. 2001). Enzephalozelen der Schädelbasis sind mit ca. 15 % deutlich seltener. In Asien, Afrika, Australien und Lateinamerika sind diese im Vergleich häufiger anzutreffen, mit einer männlichen Prädominanz.

Assoziierte Fehlbildungen der Zephalozelen sind faziale Spaltbildungen, Augenfehlbildungen, Hypoplasie von Kleinhirn und Hirnstamm, Dandy-Walker Malformation und Lissenzephalie. Extrakraniell finden sich Fehlbildungen der Nieren, des Darms (Omphalozele) und der Extremitäten. Die Prognose der Patienten wird vor allem durch 2 Faktoren bestimmt: die Größe der hernierten Hirnanteile und Ausbildung eines Hydrozephalus (Kotil et al. 2008). Okzipitale Enzephalozelen neigen eher zur Ausbildung eines Hydrozephalus und zu Krampfanfällen. Anteriore Enzephalozelen haben meist ein besseres Outcome. Isolierte Meningozelen haben aufgrund einer fehlenden Herniation von Hirnanteilen eine gute Prognose.

Im Ultraschall fallen Meningozelen und Enzephalozelen als perikraniell gelegene Raumforderung auf. Meningozelen, welche nur Meningen und Liqour enthalten, sind echofrei. Enzephalozelen zeigen ein echoreiches bzw. heterogenes Signal. Eine definitive Unterscheidung ist allerdings nicht immer möglich.

> **Wichtiges Zeichen zur Abgrenzung des Defektes gegen eine Epidermoidzyste ist der bei den Zephalozelen vorhandene Kalottendefekt. Dieser ist jedoch oft weder im Ultraschall noch in der MRT sicher nachweisbar.**

Dopplerultraschall kann die Vaskularität der Läsion prüfen und so eine Gefäßmalformation ausschließen. Eine zusätzliche MRT ist insbesondere bei isolierten Zephalozelen sinnvoll. Aufgrund der höheren Auflösung kann eine genauere Bestimmung des Zeleninhalts erfolgen. Meningozelen sind homogen hyperintens in T2 und hypointens in T1 (Abb. 17.16). Enzephalozelen haben oft ein heterogenes Signal und zeigen die häufig erhaltene Gyrierung des hernierten Hirnparenchyms (Abb. 17.17). Die in T1 und T2 hypointense Schädelkallote ist gerade in Hinblick auf kleine Defekte schwierig zu beurteilen, sodass die Abgrenzung zur Epidermoidzyste auch in der MRT pränatal nicht immer gelingt. Der Vorteil der MRT liegt zusätzlich in einer möglichen Detektion assoziierter Gyrierungsanomalien oder Hypoplasien von Vermis und Zerebellum, die einen Einfluss auf die Prognose haben können.

17.4.7 Neurokutane Erkankungen

Tuberöse Sklerose (Morbus Bourneville-Pringle)

Die **tuberöse Sklerose** gehört zu den Phakomatosen (neurokutane Erkrankungen) und ist definiert durch das Vorhandensein typischer kutaner und intrakranieller Befunde. Sie ist mit ca. 1/6000–1/10.000 Geburten die zweithäufigste neurokutane Erkrankung nach der Neurofibromatose Typ 1.

Die Tuberöse Sklerose wird autosomal-dominant vererbt, in 60 % der Fälle entsteht sie durch eine Neumutation. Die genetische Heterogenität der Erkrankung und die Vielzahl der bekannten Mutationen machen die pränatale Diagnose bisher jedoch schwierig. Typisch ist eine hohe intrafamiliäre Variabilität des Ausprägungsgrades, so dass auch vermeintlich nicht betroffene Angehörige Träger der Mutation sein können.

Typische kutane Veränderungen sind hypomelanotische Flecken („ash leaf spots"), Angiofibrome im Bereich der Nasolabialfalte (Adenoma sebaceum), fibrotische Plaques im Kopfbereich, subunguale Fibrome (Koenen-Tumor) und Chargin Flecken.

Zusätzlich können Augen (retinale Harmatome), Nieren (Angiomyolipome) und sehr häufig der Herzmuskel (Rhabdomyome) betroffen sein. Kardiale Rhabdomyome wachsen meist bis zur Geburt, bilden sich dann jedoch zurück. Häufig ist eine im pränatalen Ultraschall diagnostizierte Raumforderung des Herzens der erste Hinweis auf das Vorliegen einer Tuberösen Sklerose.

Die intrazerebralen Anomalien der Tuberösen Sklerose sind vermutlich Ausdruck einer fehlerhaften Genexpression der Zellen der germinalen Matrix, welche im fetalen Gehirn subependymal lokalisiert ist. Dies führt zu einer Störung der Zellproliferation, Differenzierung und Migration der germinalen Neurone kann daher zu Veränderungen subependymal, in der weißen Substanz und auch kortikal führen. Typisch sind vor allem su-

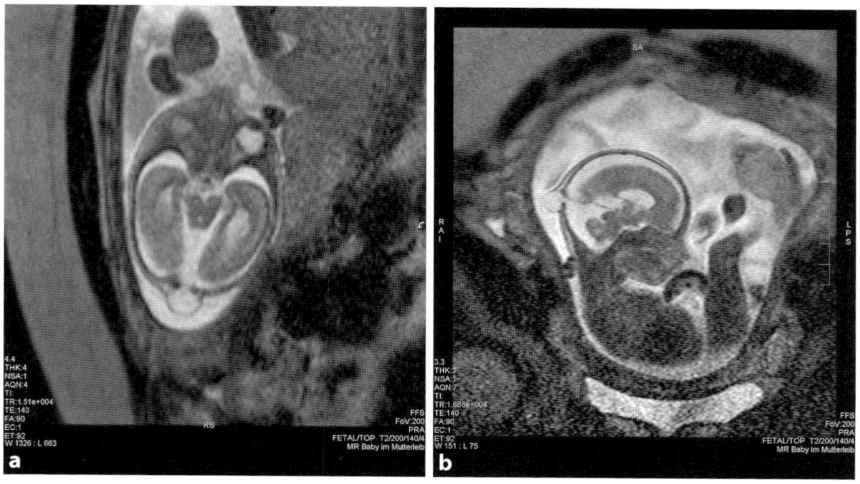

Abb. 17.16 Meningozele mit sichtbarem Kalottendefekt und meningealer Hernierung in axialer (**a**) und sagittaler (**b**) Orientierung

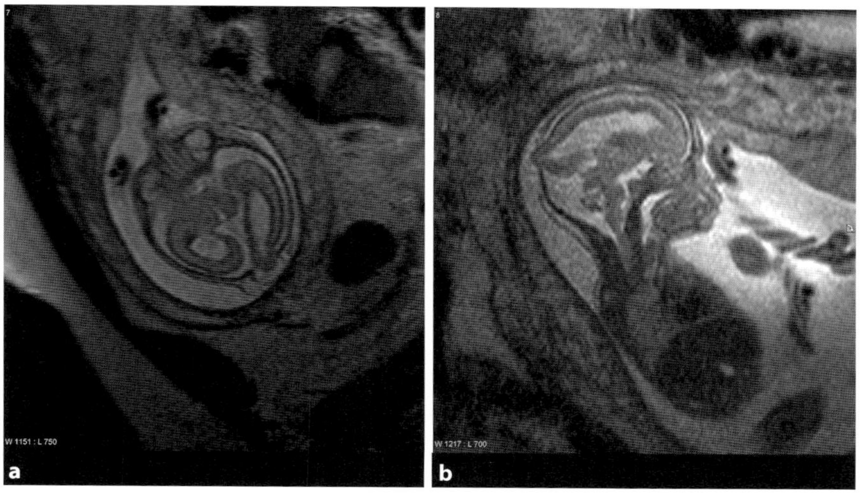

Abb. 17.17 Enzephalozele in koronarer (**a**) und sagittaler (**b**) Orientierung

bependymal gelegene Harmatome und Riesenzellastrozytome. Harmatöse Veränderungen können aber auch kortikal oder in der weißen Substanz liegen.

Die subependymalen Hamartome liegen angrenzend an die laterale Ventrikelwand und können im Ultraschall als hypoechogene Struktur auffallen, sind jedoch nicht sicher von einer Blutung bzw. der germinalen Matrix zu unterscheiden. Postnatal können sie verkalken, meist erst nach Ende des 1. Lebensjahres. In der MRT sind die Hamartome typischerweise hyperintens in T1 und hypointens in T2. Differenzialdiagnostisch ist die Abgrenzung zur subependymalen Heterotopie von Bedeutung. Diese ist, im Gegensatz zu tuberösen Knoten, immer isointens zum Kortex.

Außer den hamartösen Knötchen können subependymal auch Riesenzellastrozytome auftreten. Diese liegen typischerweise angrenzend an das Forman monroi, sind meist größer als 12 mm, haben die Tendenz zu wachsen und führen so häufig zur Ausbildung eines Hydrozephalus. Eine Entartung der Riesenzellastrozytome ist sehr selten. Kortikale Hamartome zeigen das gleiche Signalverhalten wie die subependymalen Knoten. Hamartöse Veränderungen in der weißen Substanz zeigen sich vor Myelinisierung des Marklagers in der T1-Wichtung auffällig hyperintens im Vergleich zum noch hypointensen Marklager. Pränatal konnten diese Veränderungen jedoch noch nicht nachgewiesen werden.

Insgesamt sind die Veränderungen der Tuberösen Sklerose in der MRT deutlich besser nachzuvollziehen als im Ultraschall, auch wenn Studien ergeben haben, dass im Vergleich mit einer postnatalen MR-Untersuchung oder pathologischer Korrelation viele Läsionen intrauterin nicht identifiziert werden.

Die Prognose der Patienten ist sehr variabel. 90 % der Patienten leiden an einer Epilepsie, viele zeigen Entwicklungsverzögerungen und Verhaltensauffälligkeiten (Webb et al. 1996). Bisher ist noch nicht geklärt, welche Bedeutung eine pränatale Diagnose auf die Prognose der Patienten hat. Generell ist zu erwarten, dass die pränatal aufgefallenen Läsionen postnatal in Größe und Zahl zunehmen. Jedoch gibt es bisher kein größeres Patientenkollektiv, dessen Entwicklung nach einer pränatalen Diagnose verfolgt werden konnte.

17.5 Magnetresonanztraktografie

Grundlage der MR-Traktografie ist das „Diffusion-Tensor-Imaging" (DTI), eine Methode, welche Bilder anhand der Direktionalität der im Gewebe diffundierenden Teilchen erzeugt. Dies

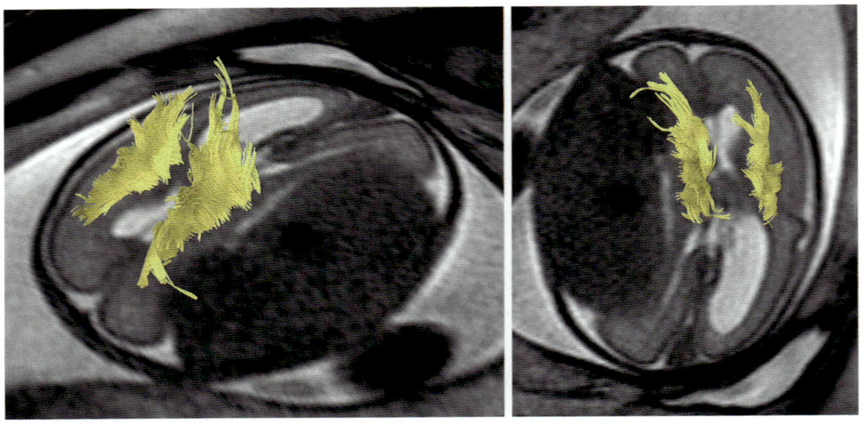

■ **Abb. 17.18** MR-Traktografie eines fetalen Gehirns

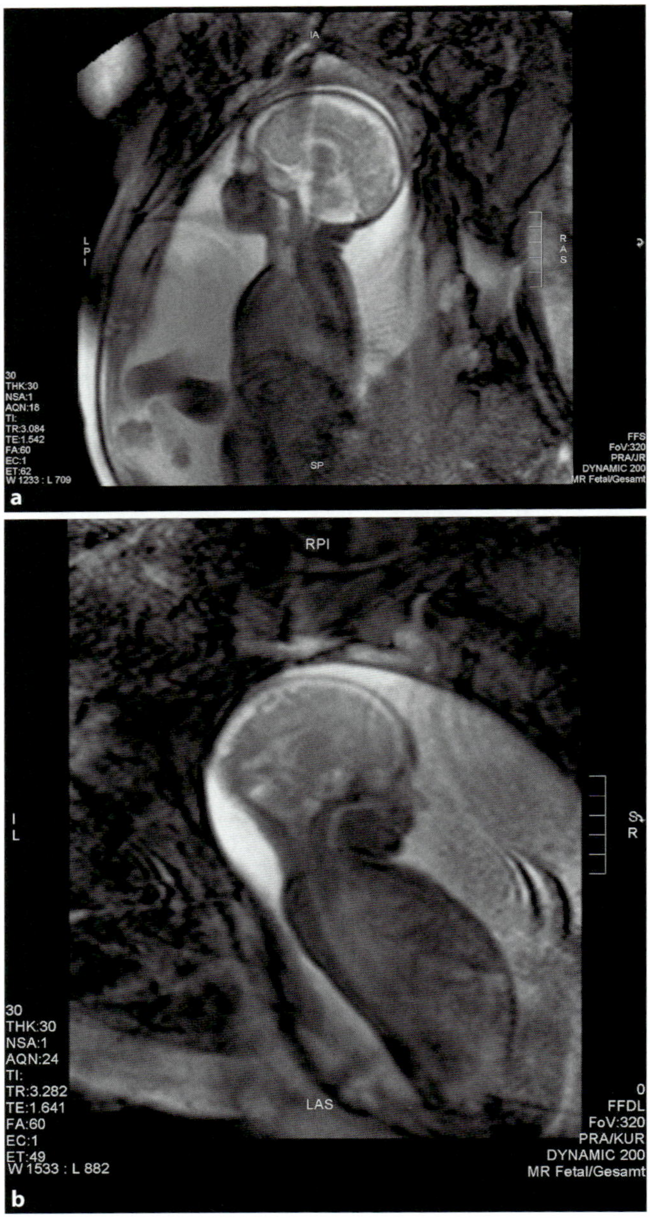

■ **Abb. 17.19** **a** Fetus in der 33. SSW mit einer Ösophagusatresie. Als Zeichen der Atresie zeigt sich eine Erweiterung des oberen Ösophagusdrittels, ein sog. ösophagealer „Pouch“. **b** Gesundes Kind mit normkalibrigem, flüssigkeitsgefülltem Ösophagus

erlaubt die Visualisierung dreidimensionaler Strukturen, z. B. axonaler Verbindungen des ZNS (■ Abb. 17.18). Bisher wurde es insbesondere für die Darstellung der postnatalen Hirnentwicklung verwendet (Basser et al. 2000, Dubois et al. 2008, Lee et al. 2005, Partridge et al. 2005, Watts et al. 2003). Erste Studien haben nun auch die Anwendbarkeit der MR-Traktografie am Fetus demonstriert (Huang et al. 2009, Kasprian et al. 2008, Meoded et al. 2011). Es konnte u. a. die Entwicklung bedeutender Strukturen der weißen Substanz wie z. B. des Corpus callosum dargestellt werden (Huang et al. 2009).

17.6 Abdomen

Bei der abdominalen MRT ist vornehmlich eine schnelle, flüssigkeitssensitive T2-gewichtete Sequenz von Bedeutung. Diese sollte nach Möglichkeit in allen drei Ebenen durchgeführt werden.

Die Darmschlingen füllen sich sichtbar ab der 25. SSW durch die orale Aufnahme von Fruchtwasser, dieses dient als natürliches Kontrastmittel in der flüssigkeitssensitiven T2-gewichteten Sequenz. Mit ergänzenden T1-gewichteten Sequenzen lässt sich das Mekonium, welches ab der 18.–20. SSW den Dickdarm füllt und in der T1-Wichtung hyperintens erscheint, nachweisen.

Bei einem gesunden Fetus sollten Ösophagus, Magen und Duodenum immer mit Flüssigkeit gefüllt und dementsprechend hyperintens in der T2w und hypointens in den T1w sein (Huisman u. Kellenberger 2008). Ist der Magen nur gering oder gar nicht mit Flüssigkeit gefüllt und liegt zudem ein Polyhydramnion vor, sollte unbedingt der Verdacht auf eine **Ösophagusatresie** gestellt werden (Shinmoto et al. 2000). Allerdings schließt ein flüssigkeitsgefüllter Magen eine Ösophagusatresie nicht aus, da dieser auch über eine tracheo-ösophagelae Fistel gefüllt werden kann. Selten lässt sich auch eine Erweiterung des oberen Ösophagusdrittels, ein sog. „Pouch“, nachweisen (■ Abb. 17.19).

Ist der **Magen** in den T1w hyperintens, so kann dies ein indirektes Zeichen für eine Blutung im Fruchtwasser oder Reflux des Darminhaltes bei Jejunalatresie sein. Ein auffällig dilatierter Magen kann ein Hinweis für eine Duodenal- oder proximale **Jejunalatresie** sein. Der Magen kann bei einer linksseitigen kongenitalen Zwerchfellhernie oder einer Magenhernie intrathorakal zur Darstellung kommen (Al-Assiri et al. 2005).

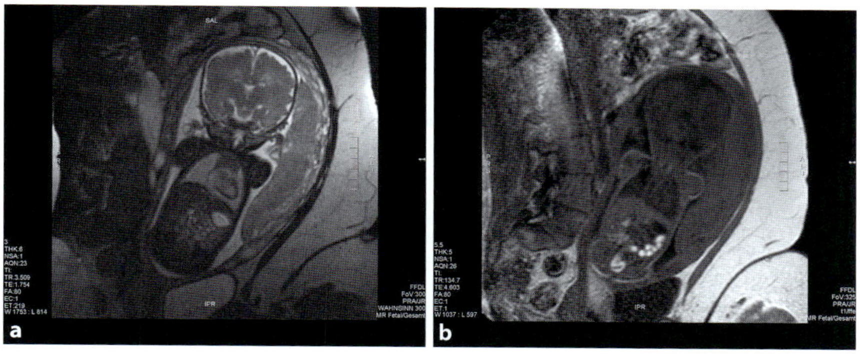

Abb. 17.20 **a** T2-gewichtetes Bild. Die flüssigkeitsgefüllten Dünndarmschlingen zeigen ein hyperintenses oder intermediäres Signal. Der mit Mekonium gefüllte Dickdarm stellt sich hypointens dar. **b** T1-gewichtetes Bild in gleicher Schichtposition. Das mit Mekonium gefüllte Colon descendens und Sigma stellen sich hyperintes dar. Die Dünndarmschlingen zeigen ein hypointenses Signal

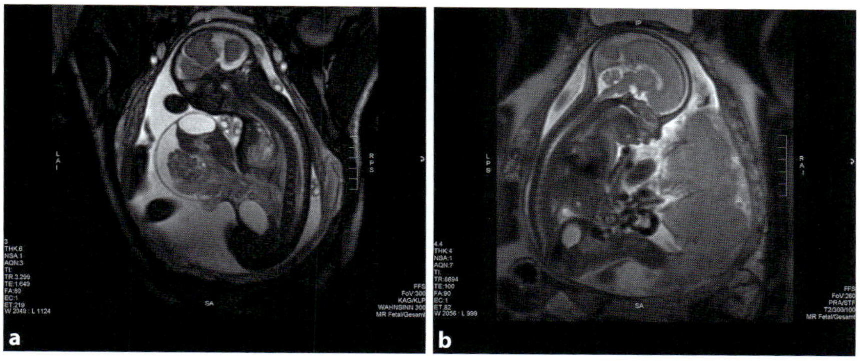

Abb. 17.21 **a** Omphalozele mit Protrusion von Leber, Darmanteilen und Magen in den Bruchsack. **b** Im Gegensatz zur Omphalozele hernieren bei der Gastroschisis Darmanteile durch eine Lücke in der Bauchwand. Ein Bruchsack ist nicht vorhanden

Der Fruchtwasser gefüllte proximale **Dünndarm** stellt sich ab der 25. SSW in der T2w hyperintens dar. Distale Dünndarmanteile und das Kolon hingegen zeigen aufgrund des Mekoniums ein intermediäres bis hypointenses Signal in der T2w, und ein hyperintenses Signal in der T1w (Abb. 17.20). Bei einer vorliegenden **Duodenalatresie** ist das sog. „Double-Bubble-Zeichen" pathognomonisch: Das proximal der Atresie gelegene Duodenum ist mit Flüssigkeit gefüllt und distendiert. MR-morphologisch hat es dann Ähnlichkeit mit dem vorgeschalteten, meist ebenso distendierten Magen. Die Signalintensität von veränderten Dünndarmschlingen kann einen Hinweis auf die Lokalisation der Pathologie geben (Huisman u. Kellenberger 2008, Shinmoto et al. 2000, Carcopino et al. 2006).

Zeigen sich Dünndarmschlingen distendiert und hyperintens in der T2w, ist dies verdächtig auf das Vorliegen einer **Jejunalatresie**. Bei einer distalen **Ileumatresie** sind die dilatierten Dünndarmschlingen von intermediärer Signalqualität in der T2w und hyperintens in der T1w. Eine wichtige Diagnose, die ebenfalls mit einer Hyperintensität der dilatierten Dünndarmschlingen in der T1w einhergeht, ist die **zystischen Fibrose** (Carcopino et al. 2006).

Aufgrund der Bildung von **Mekonium** nimmt der **Dickdarm** ab der 18.–20. SSW sein typisches T1w hyperintenses Signal an (Shinmoto et al. 2000). Das Mekonium bildet sich, von rektal beginnend aus und füllt retrograd den gesamten Dickdarm. Ab der 25. SSW sollte das gesamte Kolon mekoniumgefüllt zur Darstellung kommen. Erste Studien haben gezeigt, dass mittels der 3D-MRT eine Rekonstruktion des Mekoniums durchgeführt und somit eine dreidimensionale Darstellung des Dickdarms realisiert werden kann (Rubesova et al. 2009).

Die **Omphalozele** ist eine Hemmungsmissbildung ohne Rückbildung des physiologischen Nabelschnurbruches (deVries 1980). Die prolabierten Organe sind von einem Bruchsack umgeben. Neben Dünn- und Dickdarmschlingen können auch Teile der fetalen Leber in den Bruchsack verlagert sein, dies hat Bedeutung für die postnatale Prognose (Abb. 17.21a).

Die **Gastroschisis** ist ein meist rechts vom Nabel gelegener Defekt der Bauchwand (deVries 1980). Am häufigsten zeigt sich ein Prolaps von Dünndarmschlingen. Im Gegensatz zur Omphalozele ist kein Bruchsack vorhanden (Abb. 17.21b).

Aufgrund des guten Organkontrasts erlaubt die MRT insbesondere in dieser Fragestellung eine verlässliche Identifikation der intraabdominellen Lagebeziehungen und kann, bei schwierigen Ultraschallbedingungen, ergänzende Informationen bieten.

Die fetale **Leber** zeigt sich aufgrund des hohen Eisengehaltes hypointens in der T2w und leicht hypointens bis isointens in den T1w. Im Verlauf der Schwangerschaft nimmt die T2-Signalintensität immer mehr ab. Anders als bei Erwachsenen ist der linke Leberlappen beim Fetus physiologisch hypertrophiert, sodass die Leberlappen symmetrischen Charakter haben. Die großen hepatischen Gefäße und die Umbilikalvene lassen sich als hypointense Strukturen in der T2w abgrenzen (Huisman u. Kellenberger 2008). Gewisse Pathologien führen zu einer Signalveränderung der Leber, z. B. kommt es bei der **pränatalen Hämochromatose** zu einer Absenkung des Signals in der T2w (Cassart et al. 2011). Fetale lebereigene Tumore sind eine Rarität und nur im Rahmen von Fallberichten beschrieben. Das **fetale Hepatoblastom** ist sowohl in der T1- als auch in der T2-geichteten Sequenz als hypointens beschrieben worden. Aufgrund seiner Pseudokapsel ist es scharf vom gesunden Leberparenchym abgrenzbar (Al-Hussein et al. 2011).

Die **Milz** kann ab der 20. SSW dorsal des Magens identifiziert werden. Sie ist, bezogen auf das Lebersignal, hyperintens in der T2w und hypointens in der T1w. Eine **intrauterine Splenomegalie** kann diverse Ursachen haben, dazu gehören eine durch Rh-Inkompatibilität bedingte Anämie (Bahado-Singh et al. 1998) oder intrauterine Infektion (Chaoui et al. 2002).

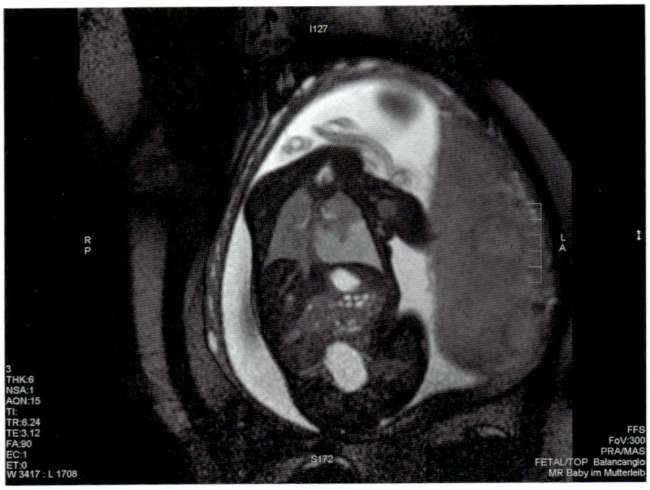

Abb. 17.22 Fetus in der 30. SSW mit einer soliden, T2w hyperintesen und klar abgrenzbaren Läsion der linken Lunge. Es handelt es sich um einen Lungensequester. Ein versorgendes Gefäß ist in dieser Schicht nicht abgrenzbar. Differenzialdiagnostisch würde das Bild auch zu einer CCAM passen

Das **Pankreas** lässt sich als retroperitoneale Struktur mit inhomogener Signalintensität nachweisen. Anatomische Varianten oder Fehlbildungen des Pankreas können MR-grafisch bisher nicht sicher nachgewiesen werden.

Die abdominale MRT des Fetus hat sich, als Ergänzung zur Sonografie, bisher als hilfreich erwiesen. Dies gilt insbesondere für Fälle bei denen der Ultraschall aufgrund ungünstiger Schallbedingungen nicht eindeutig war (Hill et al. 2005).

17.7 Lunge

Die fetale Lunge ist in der MRT gut abzugrenzen. Auf T2-gewichteten Sequenzen zeigt sie aufgrund des enthaltenen Fruchtwassers ein starkes Signal. Ebenso der flüssigkeitsgefüllte Bronchialbaum ist gut bis auf Segmentniveau darstellbar. Neueste Techniken erlauben im fortgeschrittenen fetalen Alter bereits gute Darstellungen des Bronchialsystems, bis hin zur virtuellen fetalen Bronchoskopie (Werner et al. 2011).

Pathologien im Bereich der Lunge sind auch mit dem Ultraschall gut darstellbar, häufig erleichtert das größere Field of View (FOV) der MR-Bildgebung jedoch die Diagnose.

Die **zystisch adenomatoide Malformation der Lunge** (CCAM) und **Lungensequestrierungen** stellen sich in der T2-gewichteten Bildgebung meist hyperintens im Vergleich zum umgebenden Lungenparenchym dar (Abb. 17.22). Die Differenzierung dieser Entitäten ist in der MRT nur durch Darstellung des versorgenden Gefäßes des Lungensequesters möglich (Liu et al. 2010). Dies kann jedoch auch mit der MRT häufig schwierig sein (Levine et al. 2003b).

Wird in der Sonografie der Verdacht auf eine **unilaterale Lungenatresie** gestellt, kann diese mit der MRT bestätigt oder ausgeschlossen werden, da auch kleinste angelegte Lungenanteile nachweisbar sind. Wichtig ist zusätzlich der Nachweis eines fehlenden ipsilateralen Hauptbronchus und der Pulmonalarterie. Da ca. 50 % der Kinder mit unilateraler Lungenatresie assoziierte kardiovaskuläre, gastrointestinale, skelettale oder urogenitale Fehlbildungen haben, sollte zusätzlich nach weiteren Anomalien gefahndet werden. Die isolierte bronchiale Atresie fällt in den T2-gewichteten Sequenzen durch eine einseitig aufgeblähte, hyperintense Lunge ins Auge. Die betroffene Seite zeigt sie sich hingegen verkleinert und hypointens.

Indiziert ist die MR-tomografische Lungenbildgebung jedoch vor allem bei **kongenitalen Zwerchfellhernien** (CDH). Das Zwerchfell ist im gesunden Fetus in der koronaren und sagittalen Schichtführung deutlich abgrenzbar. Eine Hernierung von Magen, Dünndarm und Kolon bei CDH sind häufig, seltener hernieren auch Leber, Gallenblase und Milz. Nachweis einer Leberhernierung und Größe der Hernie korrelieren mit dem Ausbildungsgrad der Lungenhypoplasie. Der flüssigkeitsgefüllte Magen und proximale Dünndarm zeigen sich signalreich in T2-gewichteten Sequenzen, Mekonium gefüllter distaler Dünndarm und Kolon sind hyperintens auf T1-gewichteten Sequenzen. Die genaue Position der Leber lässt sich auf T2- und T1-gewichteten Sequenzen leicht nachvollziehen.

Die MRT bietet zusätzlich die Möglichkeit einer validen Volumetrie der hypoplastischen Lungen (Büsing et al. 2008). Das Lungenvolumen wird dabei in Prozent – bezogen auf durchschnittliche Lungenvolumina einer Kohorte mit entsprechendem Schwangerschaftsalter – angegeben. Zusätzlich kann über eine Ganzkörpervolumetrie des Fetus noch für biometrische Maße korrigiert werden. Das gemessene Lungenvolumen korreliert mit der Überlebenswahrscheinlichkeit des Fetus und der Notwendigkeit einer postnatalen extrakorporalen Membranoxygenierung (Lee et al. 2011). Mittlerweile erlaubt jedoch auch eine 3D-Ultraschall-Volumetrie ein zuverlässiges, mit der MRT vergleichbares Ergebnis (Kehl et al. 2011).

17.8 Urogenitaltrakt

Urogenitale Fehlbildung machen ca. 14–40 % der im pränatalen Ultraschall detektierten Anomalien aus. Der Ultraschall ist eine exzellente Modalität zur Beurteilung des fetalen Harntraktes, kann jedoch bei ungünstigen Untersuchungsbedingungen in seiner Aussagekraft eingeschränkt sein. Ein Oligo- oder Anhydramnion, welches häufig mit urogenitalen Fehlbildung einhergeht, Adipositas der Mutter, ungünstige Position des Kindes und Überlagerung durch die Beckenknochen können eine Diagnosefindung erschweren. In diesen Fällen hat sich der komplementäre Einsatz der MRT als hilfreich erwiesen (Gupta et al. 2010). Es konnte gezeigt werden, dass bei uneindeutigen Ultraschallergebnissen eine ergänzende MRT in 26–33 % der Fälle zusätzliche Informationen bot, im Falle eines assozierten Oligohydramnions sogar in 40–50 % (Alamo et al. 2010, Cassart et al. 2004). Eine Abänderung des postnatalen Managements aufgrund ergänzender Informationen ergab sich in 11–33 %.

Abb. 17.23 Pränatal diagnostizierte polyzystische Nierendegeneration. Abgebildet ist die rechte Niere in koronarer (**a**) und sagittaler (**b**) Orientierung

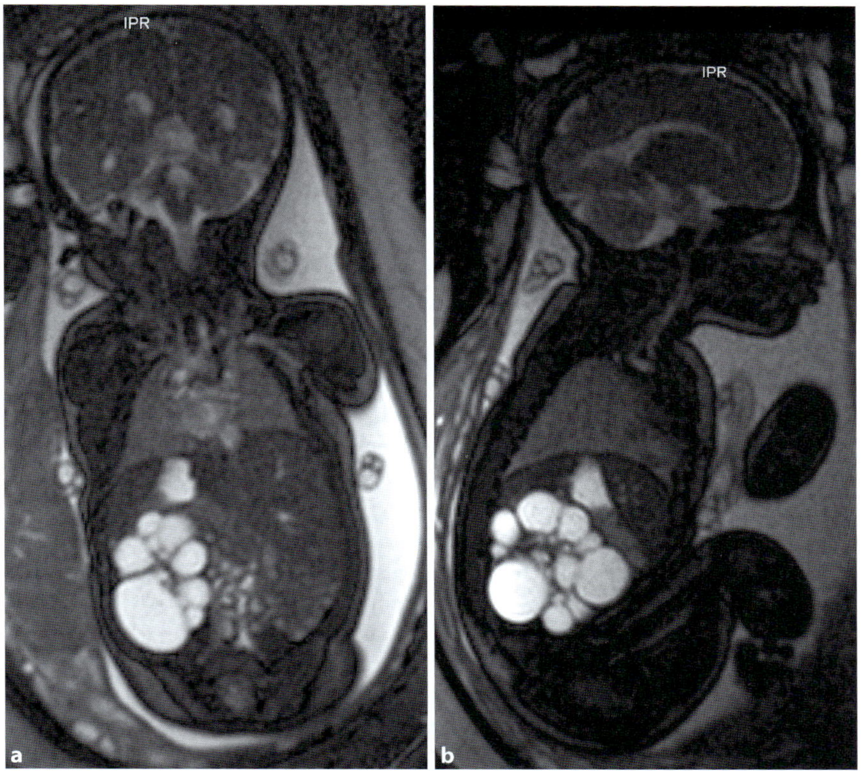

Abb. 17.24 Harnstau der rechten Niere in koronarer (**a**) und sagittaler (**b**) Orientierung

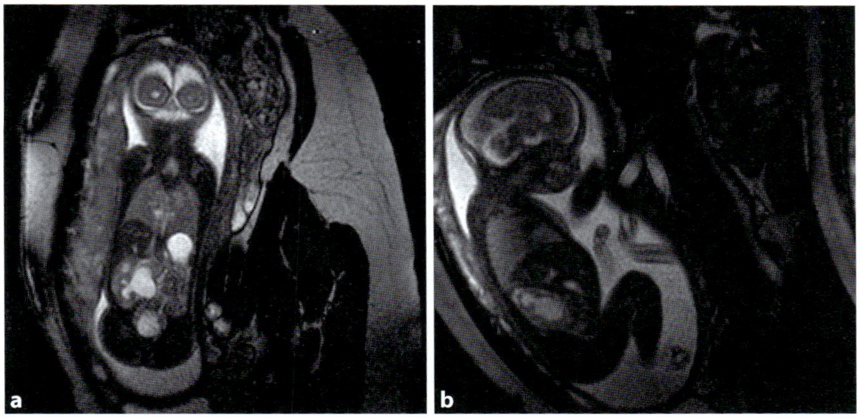

Für die Darstellung der ableitenden **Harnwege** kann die Technik der MR-Urografie, die bereits bei Erwachsenen und Kindern angewendet wird, auch für die intrauterine Diagnostik genutzt werden. Mittels T2-gewichteter Sequenzen, die ruhende Flüssigkeit aufgrund der langen T2-Relaxationszeit hyperintens abbilden, können die ableitenden Harnwege dargestellt werden. Außerdem bieten diese Sequenzen eine hohe Auflösung zu Beurteilung der anatomischen Verhältnisse.

Gesunde **Nieren** zeigen in der T2-Wichtung ein intermediäres Signal, können jedoch bei Bestehen zystischer Nierenparenchymveränderungen ebenfalls stark hyperintens erscheinen (Abb. 17.23). Bei regulärer Urinproduktion stellen sich Nierenbecken und Kelchsystem als signalintense Strukturen in der Niere da (Abb. 17.24). Normweite **Ureter** sind nicht abzugrenzen. Sind diese jedoch dilatiert erscheinen sie als hyperintense, gewundene tubuläre Strukturen.

Die **Blase** stellt sich als flüssigkeitsgefüllte, ovale Struktur im vorderen Becken dar. Ein fehlendes Flüssigkeitssignal („signal void") in der fetalen Blase ist ein wichtiger Hinweis auf das Vorliegen einer schweren Nierenfehlbildung.

Die **Urethra** ist intrauterin im Normalfall nicht abgrenzbar. Das Vorliegen eines Oligo- oder Anhydramnions ist meist erster Anhalt für eine schwerwiegende Fehlbildung der Harnwege.

Im Falle einer renalen Ursache fehlt ebenfalls das Flüssigkeitssignal in Nierenbecken-Kelchsystem und Blase. Liegt dem Oligohydramnion jedoch eine Ausflussobstruktion zugrunde, zeigt sich dies durch eine stark flüssigkeitsdistendierte Blase mit Rückstau in Ureter und Niere. Differenzialdiagnostisch sollte im Fall einer vergrößerten Blase das Vorliegen assoziierter Syndrome (Prune-Belly Syndrom, Megacystis Microcolon Intestinal Hyperperistalis Syndrom) in Betracht gezogen werden, die jedoch meist nicht mit einer Reduktion des Fruchtwassers einhergehen. Im

Falle eines Oligohydramnions sollte immer die Mitbeurteilung der potenziell hypoplastischen Lungen erfolgen.

Eine zusätzliche T1-gewichtete Sequenz dient der **Differenzierung von Urogenitalsystem und Gastrointestinaltrakt**, da Mekonium sich in der T1-Wichtung hyperintens darstellt. So gelingt z. B. die Abgrenzung eines dilatierten Ureters von umliegenden Dickdarmschlingen, oder die genaue Beurteilung der perinealen Region, z. B. bei vermutetem Sinus urogenitalis. Auch im seltenen Falle einer renalen Raumforderung kann die T1-gewichtete Sequenz diagnostische Wertigkeit besitzen (Hörmann et al. 2006).

Ein neuer Ansatz ist die **funktionelle Bewertung des Nierenparenchyms** in utero mittels diffusionsgewichteter Bildgebung (DWI). Einzelne Studien deuten ein diagnostisches Potenzial der DWI bei der Identifizierung fetaler Nephropathien an (Chaumoitre et al. 2007, Savelli et al. 2007). Bevor die funktionelle MRT der fetalen Niere jedoch zur klinischen Routine avanciert, muss die diagnostische Wertigkeit noch nachgewiesen werden.

Bei ungünstigen Untersuchungsbedingungen z. B. aufgrund von Oligo- oder Anhydramnion und unklarem Sonografiebefund kann die MRT des Urgogenitalsystems als komplementäre Diagnostik hilfreich sein. Indikationen sind insbesondere Fehlbildungen der Nieren mit verminderter Harnproduktion, pränataler Harnstau und Fehlbildungen der Geschlechtsorgane. Mithilfe stark T2-gewichteter Sequenzen gelingt auch pränatal ein MR-Urogramm, T1-gewichtete Sequenzen erlauben die Differenzierung von Darm und Urogenitaltrakt.

Literatur

Achiron R, Schimmel M, Achiron A, Mashiach S (1993) Fetal mild idiopathic lateral ventriculomegaly: is there a correlation with fetal trisomy. Ultrasound Obstet Gynecol 3(2):89–92

Aitken LA, Lindan CE, Sidney S, Gupta N, Barkovich AJ, Sorel M, Wu YW (2009) Chiari type I malformation in a pediatric population. Pediatr Neurol 40(6):449–454

Alamo L, Laswad T, Schnyder P, Meuli R, Vial Y, Osterheld M-C, Gudinchet F (2010) Fetal MRI as complement to US in the diagnosis and characterization of anomalies of the genito-urinary tract. Eur J Radiol 76(2):258–264

Al-Assiri A, Wiseman N, Bunge M (2005) Prenatal diagnosis of intrathoracic stomach (gastric herniation). J Pediatr Surg 40(2):E15–E17

Al-Hussein HA, Graham EM, Tekes A, Huisman TAGM (2011) Pre- and postnatal imaging of a congenital hepatoblastoma. Fetal Diagn Ther 30(2):157–159

Ando K, Ishikura R, Ogawa M, Shakudo M, Takada Y, Minagawa K, Tanaka H et al (2007) MRI tight posterior fossa sign for prenatal diagnosis of Chiari type II malformation. Neuroradiology 49(12):1033–1039

Bahado-Singh R, Oz U, Mari G, Jones D, Paidas M, Onderoglu L (1998) Fetal splenic size in anemia due to Rh-alloimmunization. Obstet Gynecol 92(5):828–832

Baker PN, Johnson IR, Harvey PR, Gowland PA, Mansfield P (1994) A three-year follow-up of children imaged in utero with echo-planar magnetic resonance. Am J Obstet Gynecol 170(1 Pt 1):32–33

Barkovich AJ, Rowley H, Bollen A (1995) Correlation of prenatal events with the development of polymicrogyria. AJNR Am J Neuroradiol 16(4 Suppl):822–827

Basser PJ, Pajevic S, Pierpaoli C, Duda J, Aldroubi A (2000) In vivo fiber tractography using DT-MRI data. Magn Reson Med 44(4):625–632

Biran-Gol Y, Malinger G, Cohen H, Davidovitch M, Lev D, Lerman-Sagie T, Schweiger A (2010) Developmental outcome of isolated fetal macrocephaly. Ultrasound Obstet Gynecol 36(2):147–153

Boddaert N, Klein O, Ferguson N, Sonigo P, Baraton J, Hertz-Pannier L, Parisot D et al (2003) Intellectual prognosis of the Dandy-Walker malformation in children: the importance of vermian lobulation. Neuroradiology 45(5):320–324

Braillon A (2010) Practice parameter: evaluation of the child with microcephaly (an evidence-based review): report of the quality standards subcommittee of the American Academy Of Neurology and the Practice Committee Of The Child Neurology Society. Neurology 74(13):1079–1080 (author reply 1080)

Brancati F, Dallapiccola B, Valente EM (2010) Joubert Syndrome and related disorders. Orphanet J Rare Dis 5:20

Breeze ACG, Alexander PMA, Murdoch EM, Missfelder-Lobos HH, Hackett GA, Lees CC (2007) Obstetric and neonatal outcomes in severe fetal ventriculomegaly. Prenat Diagn 27(2):124–129

Büsing KA, Kilian AK, Schaible T, Debus A, Weiss C, Neff KW (2008) Reliability and validity of MR image lung volume measurement in fetuses with congenital diaphragmatic hernia and in vitro lung models. Radiology 246(2):553–561

Carcopino X, Chaumoitre K, Shojai R, Panuel M, Boubli L, D'Ercole C (2006) Use of fetal magnetic resonance imaging in differentiating ileal atresia from meconium ileus. Ultrasound Obstet Gynecol 28(7):976–977

Cardoza JD, Goldstein RB, Filly RA (1988) Exclusion of fetal ventriculomegaly with a single measurement: the width of the lateral ventricular atrium. Radiology 169(3):711–714

Carroll SG, Porter H, Abdel-Fattah S, Kyle PM, Soothill PW (2000) Correlation of prenatal ultrasound diagnosis and pathologic findings in fetal brain abnormalities. Ultrasound Obstet Gynecol 16(2):149–153

Cassart M, Avni FE, Guibaud L, Molho M, D'Haene N, Paupe A (2011) Fetal liver iron overload: the role of MR imaging. Eur Radiol 21(2):295–300

Cassart M, Massez A, Metens T, Rypens F, Lambot MA, Hall M, Avni FE (2004) Complementary Role of MRI After Sonography in Assessing Bilateral Urinary Tract Anomalies in the Fetus. AJR Am J Roentgenol 182(3):689–695

Chaoui R, Zodan-Marin T, Wisser J (2002) Marked splenomegaly in fetal cytomegalovirus infection: detection supported by three-dimensional power Doppler ultrasound. Ultrasound Obstet Gynecol 20(3):299–302

Chaumoitre K, Colavolpe N, Shojai R, Sarran A, Ercole DC, Panuel M (2007) Diffusion-weighted magnetic resonance imaging with apparent diffusion coefficient (ADC) determination in normal and pathological fetal kidneys. Ultrasound Obstet Gynecol 29(1):22–31

deVries PA (1980) The pathogenesis of gastroschisis and omphalocele. J Pediatr Surg 15(3):245–251

Dobyns WB, Pagon RA, Armstrong D, Curry CJ, Holmes LB, Grix A, Greenberg F et al (1989) Diagnostic criteria for Walker-Warburg syndrome. Am J Med Genet 32(2):195–210

Dolk H (1991) The predictive value of microcephaly during the first year of life for mental retardation at seven years. Dev Med Child Neurol 33(11):974–983

Drugan A, Weissman A, Evans MI (2001) Screening for neural tube defects. Clin Perinatol 28(2):279–287 (vii)

Dubois J, Dehaene-Lambertz G, Perrin M, Mangin JF, Le Bihan D, Duchesnay E, Cointepas Y et al (2008) Asynchrony of the early maturation of white matter bundles in healthy infants: quantitative landmarks revealed noninvasively by diffusion tensor imaging. Hum Brain Mapp 29(1):14–27

Dubourg C, David V, Gropman A, Mercier S, Muenke M, Odent S, Pineda-Alvarez DE, Roessler E (2010) Clinical utility gene card for: Holoprosencephaly. Eur J Hum Genet 19(1):121–121

Durfee SM, Kim FM, Benson CB (2001) Postnatal outcome of fetuses with the prenatal diagnosis of asymmetric hydrocephalus. J Ultrasound Med 20(3):263–268

Ecker JL, Shipp TD, Bromley B, Benacerraf B (2000) The sonographic diagnosis of Dandy-Walker and Dandy-Walker variant: associated findings and outcomes. Prenat Diagn 20(4):328–332

Edwards MJ (2006) Review: Hyperthermia and fever during pregnancy. Birth Defects Res A Clin Mol Teratol 76(7):507–516

Ferland RJ, Batiz LF, Neal J, Lian G, Bundock E, Lu J, Hsiao YC, Diamond R, Mei D, Banham AH, Brown PJ, Vanderburg CR, Joseph J, Hecht JL, Folkerth R, Guerrini R, Walsh CA, Rodriguez EM, Sheen VL (2009) Disruption of neural progenitors along the ventricular and subventricular zones in periventricular heterotopias. Hum Mol Genet 18(3):497–516

17

Fernández-Mayoralas DM, Fernández-Jaén A, Jiménez-De-la-Peña M, Recio-Rodríguez M, Muñoz-Jareño N, Arroyo-González R (2010) Schizencephaly: pre- and postnatal magnetic resonance imaging. J Child Neurol 25(8):1020–1023

Forzano F, Mansour S, Ierullo A, Homfray T, Thilaganathan B (2007) Posterior fossa malformation in fetuses: a report of 56 further cases and a review of the literature. Prenat Diagn 27(6):495–501

Fox JW, Lamperti ED, Ekşioğlu YZ, Hong SE, Feng Y, Graham DA, Scheffer IE, Dobyns WB, Hirsch BA, Radtke RA, Berkovic SF, Huttenlocher PR, Walsh CA (1998) Mutations in filamin 1 prevent migration of cerebral cortical neurons in human periventricular heterotopias. Neuron 21(6):1315–1325

Gaglioti P, Danelon D, Bontempo S, Mombrò M, Cardaropoli S, Todros T (2005) Fetal cerebral ventriculomegaly: outcome in 176 cases. Ultrasound Obstet Gynecol 25(4):372–377

Gaglioti P, Oberto M, Todros T (2009) The significance of fetal ventriculomegaly: etiology, short- and long-term outcomes. Prenat Diagn 29(4):381–388

Garel C, Delezoide AL, Guibaud L, Sebag G, Gressens P, Elmaleh-Bergès M, Hassan M et al. (2004) MRI of the Fetal Brain: Normal Development and Cerebral Pathologies (V. Delezoide, Tran.) 1. Aufl. Springer Heidelberg Berlin New York, p. 267

Gilles FH, Leviton A, Dooling EC (1983) The Developing human brain. growth and epidemiologic neuropathology. J. Wright Psg Inc, , S. 349

Glenn OA, Barkovich J (2006) Magnetic resonance imaging of the fetal brain and spine: an increasingly important tool in prenatal diagnosis: part 2. AJNR Am J Neuroradiol 27(9):1807–1814

Glover P, Hykin J, Gowland P, Wright J, Johnson I, Mansfield P (1995) An assessment of the intrauterine sound intensity level during obstetric echo-planar magnetic resonance imaging. Br J Radiol 68(814):1090–1094

Goldstein RB, La Pidus AS, Filly RA, Cardoza J (1990) Mild lateral cerebral ventricular dilatation in utero: clinical significance and prognosis. Radiology 176(1):237–242

Greco P, Vimercati A, Selvaggi L (2002) Isolated mild fetal cerebral ventriculomegaly. Prenat Diagn 22(2):162–163

Gupta JK, Lilford RJ (1995) Assessment and management of fetal agenesis of the corpus callosum. Prenat Diagn 15(4):301–312

Gupta P, Kumar S, Sharma R, Gadodia A, Roy KK, Sharma JB (2010) The role of magnetic resonance imaging in fetal renal anomalies. Int J Gynaecol Obstet 111(3):209–212

Hand JW, Li Y, Hajnal JV (2010) Numerical study of RF exposure and the resulting temperature rise in the foetus during a magnetic resonance procedure. Phys Med Biol 55(4):913–930

Harper T, Fordham LA, Wolfe HM (2007) The fetal dandy walker complex: associated anomalies, perinatal outcome and postnatal imaging. Fetal Diagn Ther 22(4):277–281

Hill BJ, Joe BN, Qayyum A, Yeh BM, Goldstein R, Coakley FV (2005) Supplemental Value of MRI in Fetal Abdominal Disease Detected on Prenatal Sonography: Preliminary Experience. AJR Am J Roentgenol 184(3):993–998

Hirsch JF, Pierre-Kahn A, Renier D, Sainte-Rose C, Hoppe-Hirsch E (1984) The Dandy-Walker malformation. A review of 40 cases. J Neurosurg 61(3):515–522

den Hollander NS, Vinkesteijn A, Schmitz-van Splunder P, Catsman-Berrevoets CE, Wladimiroff JW (1998) Prenatally diagnosed fetal ventriculomegaly; prognosis and outcome. Prenat Diagn 18(6):557–566

Hörmann M, Brugger PC, Balassy C, Witzani L, Prayer D (2006) Fetal MRI of the urinary system. Eur J Radiol 57(2):303–311

Huang H, Xue R, Zhang J, Ren T, Richards LJ, Yarowsky P, Miller MI, Mori S (2009) Anatomical characterization of human fetal brain development with diffusion tensor magnetic resonance imaging. J Neurosci 29(13):4263–4273

Huisman TAGM (2008) Fetal magnetic resonance imaging. Semin Roentgenol 43(4):314–336

Huisman TAGM, Kellenberger CJ (2008) MR imaging characteristics of the normal fetal gastrointestinal tract and abdomen. Eur J Radiol 65(1):170–181

Kanal E, Barkovich AJ, Bell C, Borgstede JP, Bradley Jr WG, Froelich JW, Gilk T, Gimbel JR, Gosbee J, Kuhni-Kaminski E, Lester Jr JW, Nyenhuis J, Parag Y, Schaefer DJ, Sebek-Scoumis EA, Weinreb J, Zaremba LA, Wilcox P, Lucey L, Sass N, ACR Blue Ribbon Panel on MR Safety (2007) ACR guidance document for safe MR practices: 2007. AJR Am J Roentgenol 188(6):1447–1474

Kasprian G, Brugger PC, Weber M, Krssák M, Krampl E, Herold C, Prayer D (2008) In utero tractography of fetal white matter development. NeuroImage 43(2):213–224

Kato M, Das S, Petras K, Kitamura K, Morohashi K, Abuelo DN, Barr M, Bonneau D, Brady AF, Carpenter NJ, Cipero KL, Frisone F, Fukuda T, Guerrini R, Iida E, Itoh M, Lewanda AF, Nanba Y, Oka A, Proud VK, Saugier-Veber P, Schelley SL, Selicorni A, Shaner R, Silengo M, Stewart F, Sugiyama N, Toyama J, Toutain A, Vargas AL, Yanazawa M, Zackai EH, Dobyns WB (2004) Mutations of ARX are associated with striking pleiotropy and consistent genotype-phenotype correlation. Hum Mutat 23(2):147–159

Kehl S, Zirulnik A, Debus A, Sütterlin M, Siemer J, Neff W (2011) In vitro models of the fetal lung: comparison of lung volume measurements with 3-dimensional sonography and magnetic resonance imaging. J Ultrasound Med 30(8):1085–1091

Klein O, Pierre-Kahn A, Boddaert N, Parisot D, Brunelle F (2003) Dandy-Walker malformation: prenatal diagnosis and prognosis. Childs Nerv Syst 19:484–489

Kotil K, Kilinc B, Bilge T (2008) Diagnosis and management of large occipitocervical cephaloceles: a 10-year experience. Pediatr Neurosurg 44(3):193–198

Kurtz AB, Wapner RJ, Rubin CS, Cole-Beuglet C, Ross RD, Goldberg BB (1980) Ultrasound criteria for in utero diagnosis of microcephaly. J Clin Ultrasound 8(1):11–16

Lee SK, Kim DI, Kim J, Kim DJ, Kim HD, Kim DS, Mori S (2005) Diffusion-tensor MR imaging and fiber tractography: a new method of describing aberrant fiber connections in developmental CNS anomalies. Radiographics 25(1):53–65 (discussion 66–68)

Lee TC, Lim FY, Keswani SG, Frischer JS, Haberman B, Kingma PS, Habli M, Jaekle RK, Sharp G, Kline-Fath B, Rubio EI, Calvo M, Guimaraes C, Crombleholme TM (2011) Late gestation fetal magnetic resonance imaging-derived total lung volume predicts postnatal survival and need for extracorporeal membrane oxygenation support in isolated congenital diaphragmatic hernia. J Pediatr Surg 46(6):1165–1171

Leitner Y, Goez H, Gull I, Mesterman R, Weiner E, Jaffa A, Harel S (2004) Antenatal diagnosis of central nervous system anomalies: can we predict prognosis. J Child Neurol 19(6):435–438

Levine D, Barnes PD (1999) Cortical maturation in normal and abnormal fetuses as assessed with prenatal MR imaging. Radiology 210(3):751–758

Levine D, Barnes PD, Robertson RR, Wong G, Mehta TS (2003) Fast MR imaging of fetal central nervous system abnormalities. Radiology 229(1):51–61

Levine D, Barnewolt CE, Mehta TS, Trop I, Estroff J, Wong G (2003) Fetal thoracic abnormalities: MR imaging. Radiology 228(2):379–388

Levine D, Trop I, Mehta TS, Barnes PD (2002) MR imaging appearance of fetal cerebral ventricular morphology. Radiology 223(3):652–660

Limperopoulos C, Robertson Jr RL, Khwaja OS, Robson CD, Estroff JA, Barnewolt C, Levine D, Morash D, Nemes L, Zaccagnini L, du Plessis AJ (2008) How accurately does current fetal imaging identify posterior fossa anomalies. AJR Am J Roentgenol 190(6):1637–1643

Liu YP, Chen CP, Shih SL, Chen YF, Yang FS, Chen SC (2010) Fetal cystic lung lesions: evaluation with magnetic resonance imaging. Pediatr Pulmonol 45(6):592–600

Malinger G, Lev D, Ben-Sira L, Hoffmann C, Vinkler H, Viñals F, Herrera M et al (2011) Can syndromic macrocephaly be diagnosed in utero. Ultrasound Obstet Gynecol 37(1):72–81

Maricich SM, Aqeeb KA, Moayedi Y, Mathes EL, Patel MS, Chitayat D, Lyon G, Leroy JG, Zoghbi HY (2011) Pontocerebellar hypoplasia: review of classification and genetics, and exclusion of several genes known to be important for cerebellar development. J Child Neurol 26(3):288–294

McLone DG, Dias MS (2003) The Chiari II malformation: cause and impact Child's nervous system. Childs Nerv Syst 19:540–550

Meoded A, Poretti A, Tekes A, Flammang A, Pryde S, Huisman TAGM (2011) Prenatal MR diffusion tractography in a fetus with complete corpus callosum agenesis. Neuropediatrics 42(3):122–123

Milhorat TH, Bolognese PA, Nishikawa M, McDonnell NB, Francomano CA (2007) Syndrome of occipitoatlantoaxial hypermobility, cranial settling, and chiari malformation type I in patients with hereditary disorders of connective tissue. J Neurosurg Spine 7(6):601–609

Mitchell LA, Simon EM, Filly RA, Barkovich AJ (2000) Antenatal diagnosis of subependymal heterotopias. AJNR Am J Neuroradiol 21(2):296–300

Mochida GH (2009) Genetics and biology of microcephaly and lissencephaly. Semin Pediatr Neurol 16(3):120–126

Morris JE, Rickard S, Paley MNJ, Griffiths PD, Rigby A, Whitby EH (2007) The value of in-utero magnetic resonance imaging in ultrasound diagnosed foetal isolated cerebral ventriculomegaly. Clin Radiol 62(2):140–144

Oh KY, Kennedy AM, Frias AE, Byrne JLB (2005) Fetal schizencephaly: pre- and postnatal imaging with a review of the clinical manifestations. Radiographics 25(3):647–657

Orioli IM, Castilla EE (2010) Epidemiology of holoprosencephaly: Prevalence and risk factors. Am J Med Genet C Semin Med Genet 154(1):13–21

Partridge SC, Mukherjee P, Berman JI, Henry RG, Glenn OA, Lu Y, Miller SP et al (2005) Tractography-based quantitation of diffusion tensor imaging parameters in white matter tracts of preterm newborns. J Magn Reson Imaging 22(4):467–474

Persutte WH (1998) Microcephaly – no small deal. Ultrasound Obstet Gynecol 11(5):317–318

Poretti A, Dietrich Alber F, Brancati F, Dallapiccola B, Valente EM, Boltshauser E (2009) Normal cognitive functions in joubert syndrome. Neuropediatrics 40(6):287–290

Rubesova E, Vance CJ, Ringertz HG, Barth RA (2009) Three-Dimensional MRI Volumetric Measurements of the Normal Fetal Colon. AJR Am J Roentgenol 192(3):761–765

Salomon LJ, Ouahba J, Delezoide AL, Vuillard E, Oury JF, Sebag G, Garel C (2006) Third-trimester fetal MRI in isolated 10- to 12-mm ventriculomegaly: is it worth it. BJOG 113(8):942–947

Savelli S, Di Maurizio M, Perrone A, Tesei J, La Barbera L, Angeletti M, Francioso A et al (2007) MRI with diffusion-weighted imaging (DWI) and apparent diffusion coefficient (ADC) assessment in the evaluation of normal and abnormal fetal kidneys: preliminary experience. Prenat Diagn 27(12):1104–1111

Shellock FG, Crues JV (2004) MR procedures: biologic effects, safety, and patient care. Radiology 232(3):635–652

Shellock FG, Kanal E (1999) Safety of magnetic resonance imaging contrast agents. J Magn Reson Imaging 10(3):477–484

Shinmoto H, Kashima K, Yuasa Y, Ishimoto H, Morikawa Y, Tanimoto A et al (2000) MR imaging of non-CNS fetal abnormalities: a pictorial essay. Radiographics 20(5):1227–1243

Sonigo PC, Rypens FF, Carteret M, Delezoide AL, Brunelle FO (1998) MR imaging of fetal cerebral anomalies. Pediatr Radiol 28(4):212–222

Srour M, Rioux MF, Varga C, Lortie A, Major P, Robitaille Y, Décarie JC et al (2011) The clinical spectrum of nodular heterotopias in children: report of 31 patients. Epilepsia 52(4):728–737

Tavano A, Grasso R, Gagliardi C, Triulzi F, Bresolin N, Fabbro F, Borgatti R (2007) Disorders of cognitive and affective development in cerebellar malformations. Brain 130(Pt 10):2646–2660

Ventura P, Presicci A, Perniola T, Campa MG, Margari L (2006) Mental retardation and epilepsy in patients with isolated cerebellar hypoplasia. J Child Neurol 21(9):776–781

Watts R, Liston C, Niogi S, Uluğ AM (2003) Fiber tracking using magnetic resonance diffusion tensor imaging and its applications to human brain development. Ment Retard Dev Disabil Res Rev 9(3):168–177

Wax JR, Bookman L, Cartin A, Pinette MG, Blackstone J (2003) Mild fetal cerebral ventriculomegaly: diagnosis, clinical associations, and outcomes. Obstet Gynecol Surv 58(6):407–414

Webb DW, Fryer AE, Osborne JP (1996) Morbidity associated with tuberous sclerosis: a population study. Dev Med Child Neurol 38(2):146–155

Werner H, Dos Santos JRL, Fontes R, Daltro P, Gasparetto E, Marchiori E, Campbell S (2011) Ultrasound Obstet Gynecol 37: 113–115

Prädiktiver Ultraschall für Präeklampsie und intrauterine Wachstumsretardierung im II. Trimenon

A. Willruth, U. Gembruch

U. Gembruch, K. Hecher, H. Steiner (Hrsg.), *Ultraschalldiagnostik in Geburtshilfe und Gynäkologie*,
DOI 10.1007/978-3-642-29633-8_18, © Springer-Verlag Berlin Heidelberg 2013

18.1 Einleitung

Die **Präeklampsie** tritt in 2–7 % aller Schwangerschaften auf und ist jährlich für etwa 50.000 mütterliche Todesfälle weltweit verantwortlich. In Schwellen- und Entwicklungsländern ist die Präeklampsie Hauptursache der Müttersterblichkeit, in Industrieländern Hauptursache der iatrogenen Frühgeburtlichkeit. Die genaue Pathogenese der Präeklampsie, die allein humane Schwangerschaften betrifft, ist bis heute unbekannt.

Klinisch kann eine Präeklampsie entweder als „maternales Syndrom" mit Hypertonie und Proteinurie, als „fetales Syndrom" mit intrauteriner Wachstumsrestriktion, Oligohydramnie und beeinträchtigter Oxygenierung oder als Kombination aus beiden Syndromen imponieren (Papageorghiou 2008, Sibai et al. 2005). Es ist bekannt, dass maternale Faktoren das Präeklampsierisiko erhöhen (Tab. 18.1) (Duckitt u. Harrington 2005, Milne et al. 2009), wie z. B.:

- Positive Eigen- und Familienanamnese
- Präexistenter Hypertonus
- Insulinpflichtiger Diabetes mellitus
- Nulliparität

Tab. 18.1 Risikofaktoren einer Präeklampsie (Duckitt u. Harrington 2005, Milne et al. 2009), aber auch anderer plazentaassoziierter Erkrankungen

Parameter	RR einer PE	95 % CI
Antiphospholipid-Antikörper	9,72	4,34–21,75
Nulliparität	2,91	1,28–6,61
Positive Eigenanamnese für Präeklampsie	7,19	5,85–8,83
Weiter Altersabstand zwischen den Kindern (≥10 Jahre)	1,83	1,72–1,94
Alter (≥40 Jahre, Multiparität)	1,96	1,34–2,87
Alter (≥40 Jahre, Nulliparität)	1,68	1,23–2,29
Vorbestehende Adipositas (BMI ≥35)	2,47	1,66–3,67
Positive Familienanamnese für Präeklampsie	2,90	1,70–4,93
Präexsistenter insulinpflichtiger Diabetes mellitus	3,56	2,54–4,99
Präexsistenter Hypertonus		
– Systolischer Blutdruck ≥130 mmHg	*2,37*	*1,78–3,15*
– Diastolischer Blutdruck ≥80 mmHg	*1,38*	*1,01–1,87*
Zwillingsgravidität	2,93	2,04–4,21

PE Präeklampsie, *RR* relatives Risiko, *CI* Konfidenzintervall

Die schwere Verlaufsform der Präeklampsie kann zu ernsten maternalen Komplikationen (Lungenödem, intrazerebrale Blutung, Leberversagen, Nierenversagen, disseminierter intravasaler Gerinnung, eklamptischer Anfall) mit potenziell letalem Verlauf führen. Zu den fetalen bzw. neonatalen **Komplikationen einer Präeklampsie** zählen:

- Wachstumsrestriktion
- Intrauteriner Fruchttod
- Frühgeburtlichkeit

> **ist daher immer noch weltweit eine der Hauptursachen maternaler und fetaler perinataler Morbidität und Mortalität (Thangaratinam et al. 2008).**

Darüber hinaus ist eine Präeklampsie mit einem erhöhten Risiko für kardiovaskuläre und metabolische Erkrankungen im späteren Lebensabschnitt verbunden (Bellamy et al. 2007, Steegers et al. 2010). Bei Diagnosestellung „Präeklampsie" ist für den Geburtshelfer daher ein stringentes und zeitnahes Handeln zur Minimierung oder Vermeidung potenzieller Risiken essenziell.

Ein geeignetes Testverfahren, Schwangere herauszufiltern, die eine Präeklampsie in ihrer Schwangerschaft entwickeln, sollte schnell, valide (hohe Spezifität und Sensitivität), einfach, nicht invasiv und kostengünstig sein (Levine u. Lindheimer 2009). Idealerweise sollte es den betreuenden Frauenarzt in die Lage versetzen, die Entwicklung der Präeklampsie zu verhindern oder zumindest die Risiken für die werdende Mutter und das ungeborene Kind durch eine zielgerichtete Therapie u. a. mit Magnesiumsulfat, Steroiden oder Antihypertensiva und/oder einer rechtzeitigen Entbindung zu minimieren. Daher sollte einer frühzeitigen Identifizierung Hochrisiko-Schwangerer für Präeklampsie oberste Priorität eingeräumt werden (Giguere et al. 2010). Allerdings wäre die Möglichkeit, eine sich entwickelnde Präeklampsie vorherzusagen zurzeit nur bedingt vorteilhaft, da weder das Auftreten noch die Progression der Erkrankung zu verhindern sind (Steegers et al. 2010).

Ein symptomorientiertes klinisches Management sollte darauf abzielen, maternale Morbidität (z. B. eklamptischer Anfall) und Mortalität zu reduzieren. Die Entscheidung einer zeitnahen Entbindung vs. exspektativem Vorgehen sollte grundsätzlich von Schwangerschaftsalter, fetalem Zustand und Schweregrad der maternalen Symptome abhängig gemacht werden.

Eine **abnorme Plazentation in der Frühschwangerschaft** spielt bei der Pathogenese nicht nur der Präeklampsie, sondern auch der **fetalen (intrauterinen) Wachstumsrestriktion** („intrauterine growth restriction", IUGR) eine wichtige Rolle. Die IUGR liegt bei 3–5 % der Geburten vor. In den meisten Fällen ist die IUGR auf eine Plazentainsuffizienz zurückzuführen, seltener auf maternale Erkrankungen, kongenitale Anomalien, Infektionen oder Drogenabusus (Figueras u. Gardosi 2011). Risikofaktoren für die Entstehung einer intrauterinen Wachstumsrestriktion sind in Tab. 18.2 dargestellt. Darüber hinaus erhöht eine mangelnde Throphoblastinvasion außerdem das Risiko einer späteren Abruptio placentae.

18

Die **Präeklampsie** kann in zwei unterschiedliche Subgruppen unterteilt werden:

- „**Early-onset-Form**" (<34. SSW) als Folge einer gestörten Plazentation mit abnormer Plazentamorphologie und konsekutiver entstehender IUGR und
- „**Late-onset-Form**" (>34. SSW) mit milderem klinischen Verlauf und normaler Zottenentwicklung (Groom et al. 2007).

Daher wird die „Late-onset-Präeklampsie" teilweise primär nicht als plazentare, sondern als maternale Erkrankung verstanden, assoziiert mit einer eher hyperdynamen Kreislaufsituation als mit erhöhtem Systemwiderstand und Hypovolämie (Egbor et al. 2006). Es ist evident, dass eine fetale Wachstumsrestriktion sowohl isoliert, als auch in Kombination mit einer Präeklampsie unterschiedlichster Graduierung auftreten kann.

Von **untergewichtigen Feten** spricht man, wenn das sonografische Schätzgewicht die 10. Perzentile unterschreitet („small for gestational age", SGA). Der Ausdruck SGA-Fetus unterscheidet nicht zwischen konstitutionell kleinen Feten (genetisch determiniert) und den potenziell gefährdeten IUGR-Feten, die ihr vorgegebenes Wachstumspotenzial aufgrund negativer genetischer oder äußerer Einflüsse, am häufigsten infolge einer frühen Plazentationsstörung, nicht ausschöpfen können.

Die Risikofaktoren bezüglich des Auftretens einer IUGR lassen sich in maternale Risiken und Risiken aufgrund von Befunden in der Schwangerschaft unterteilen und ähneln, da ebenfalls Folge einer Plazentationsstörung, denen einer Präeklampsie (◘ Tab. 18.2).

Bei Verwendung der standardisierten, rein populationsbezogenen **Wachstumskurven** (z. B. Hadlock, Warsof) werden einige wesentliche Aspekte (ethnische Herkunft, maternales Gewicht und Länge, Geschlecht) bezüglich Wachstumsverhalten, Biometrie und Gewichtskalkulation nicht berücksichtigt. Die Einführung und Verwendung individueller Wachstumskurven, wie bereits 2002 vom „Royal College of Obstetricians and Gynecologists" (RCOG) empfohlen, verbessert die Detektionsrate, reduziert die Falsch-positiv-Rate an SGA-Feten, senkt die Rate unnötiger Folgeuntersuchungen und trägt schlussendlich zur Kostenreduktion bei (Gardosi et al. 2011). Ein Bias, der bei der Erstellung der Wachstumskurven unter Berücksichtigung von Geburtsgewichten früh geborener Kinder, bei denen gehäuft das Wachstum aus Schwangerschaftsverläufen mit pathologischem Outcome abgeleitet wird und somit nicht dem reellen Wachstumspotenzial der einzelnen Feten entspricht, wird durch diesen Ansatz vermieden (Figueras u. Gardosi 2011).

Ein wesentlicher Teil der Mutterschaftsvorsorge besteht darin, diejenigen Schwangerschaften zu identifizieren, die mit einem erhöhten Risiko einer fetalen Wachstumsrestriktion einhergehen oder bereits wachstumsrestringierte Feten zu detektieren, um sie einer intensivierten fetalen Zustandsdiagnostik zuzuführen.

Das **fetale Wachstum** gliedert sich grundsätzlich in **3 Phasen**: Das erste Schwangerschaftsdrittel ist durch vermehrte Zellteilung (Hyperplasie), das mittlere Schwangerschaftsdrittel durch Zellteilung und Zellwachstum (Hypertrophie) und das letzte Schwangerschaftsdrittel durch überwiegendes Zellwachstum charakterisiert.

◘ **Tab. 18.2** Risikofaktoren einer intrauterinen Wachstumsrestriktion (In Anlehnung an Grivell et al. 2009)

Maternal	**Alter (Extreme der reproduktiven Lebensphase, Alter <16 bzw. >40)**
	Reproduktive Maßnahmen
	Ernährung (Übergewicht, Adipositas vor der Schwangerschaft bzw. inadäquate Gewichtszunahme während der Schwangerschaft, chronische Unterernährung, Spurenelementmangel, insbes. Eisen, Folsäure, Jod)
	Lebensstil (Rauchen, Alkohol, Drogen)
	Schwere Infektionen (Pneumonie, Pyelonephritis, HIV, Malaria, Tuberkulose)
	Schwere internistische Begleiterkrankungen (z. B. essenzielle Hypertonie, Herz- und Nierenfunktionsstörung, gastrointestinale Erkrankungen, Autoimmunerkrankungen)
	Schwangerschaftsinduzierte Hypertonie, Präeklampsie
	Belastete Anamnese (Z.n. IUGR)
Fetal	**Chromosomenstörung**
	Strukturdefekte (z. B. Neuralrohrdefekte, Herzfehler)
	Infektionen (z. B. CMV, Röteln, Varizellen)
	Mehrlingsgravidität
Plazentar	**Kleine Größe, morphologische Veränderungen**
	Chromosomenstörung (Mosaik)
	Blutungen und retrochoriale Hämatome in der Schwangerschaft
	Nabelschnuranomalien (SUA, vermehrte Spiralisierung)
	Tumore

Eine eher **symmetrische Wachstumsrestriktion** liegt vor, wenn das Wachstum bereits sehr früh in der Schwangerschaft gestört wird, was häufiger bei endogenen (z. B. Aneuploidie, Strukturanomalie) oder exogenen Schädigung (z. B. virale Infektion, Alkohol, Drogen) der Schwangerschaft vorkommt, aber auch bei Donor-Feten im Rahmen eines feto-fetalen Transfusionssyndroms und schwersten, früh symptomatisch werdenden Plazentationsstörungen.

Eine **asymmetrische IUGR** ist durch eine Störung im späteren Schwangerschaftsverlauf gekennzeichnet. Hierbei kommt es durch verschiedene Mechanismen, wie Blutumverteilung (von der Peripherie zu den zentralen lebenswichtigen Organen: Herz, Gehirn und Nebennieren), vermehrter Freisetzung der hepatischen Glukogenreserven und verminderter Fettgewebsbildung, zu einem konsekutiven Zurückbleiben des abdominalen Wachstums gegenüber dem zunächst noch gleichbleibendem Wachstum des Kopfes.

Gegenstand der aktuellen Forschung ist, bei bestehender IUGR, die Prädisposition zu einer arteriellen Hypertonie, Hyperlipidämie, koronare Herzkrankheit, Diabetes mellitus und metabolischem Syndrom im Erwachsenenalter (Barker-Hypothese, Barker et al. 2002, Breeze u. Lees 2007).

18.2 Definition und diagnostische Kriterien

18.2.1 Präeklampsie

Präeklampsie wird definiert durch eine neu auftretende Hypertonie (≥140/90 mmHg) und Proteinurie (≥0,3 g/24 h) nach der 20. Schwangerschaftswoche bei einer zuvor normotensiven Schwangeren. Darüber hinaus bezeichnet man eine Verschlechterung eines präexistenten Hypertonus kombiniert mit einer de novo Proteinurie als **Pfropf-Präeklampsie**. Eine **schwere Präeklampsie** hingegen wird durch massiv erhöhte Blutdruckwerte (≥170/110 mmHg) und einen höhergradigen Proteinverlust (≥1 g/24 h) definiert (Waterstone et al. 2001, Steegers et al. 2010). Beim seltenen Auftreten einer Präeklampsie vor der 20. SSW sollte ursächlich eine Blasenmole ausgeschlossen werden (Trogstad et al. 2011).

Die multifaktorielle Ätiologie der Präeklampsie ist bis heute unklar. Die vorherrschende Hypothese stützt sich auf eine **gestörte Plazentation in der Frühschwangerschaft**. Hierbei kommt den gestörten Umbauprozessen der **Spiralarterien** eine initiierende Schlüsselrolle bei der Entstehung einer plazentaren Funktionsstörung mit konsekutiver fetaler Wachstumsrestriktion und/oder Präeklampsie zu. Die **Entwicklung des utero-plazentaren Gefäßbetts** erfolgt in 2 Schritten:

- Der erste Schritt erfolgt in der ca. 8.–10. Schwangerschaftswoche (SSW) und beginnt mit dem endovaskulären Verschluss der Spiralarterien durch Throphoblastzellen, gefolgt von Throphoblastinvasion und Destruktion der muskuloelastischen Mediaschicht der intradezidualen Anteile der Spiralarterien.
- Der zweite Schritt erfolgt in der ca. 14.–16. SSW und ist durch die Trophoblastinvasion ins innere Myometriumsdrittel gekennzeichnet.

Eine frühe Störung dieser anlaufenden Kaskade könnte in einer später auftretenden Präeklampsie kulminieren und das gehäufte Vorkommen bei Frauen mit Subfertilität und habituellen Aborten möglicherweise erklären.

In der Frühschwangerschaft scheint der **Trophoblast** durch physiologische Barrieren den sich entwickelnden Embryo gegen die hohen Sauerstoffkonzentrationen des mütterlichen Kreislaufs zu schützen. Ein vorzeitiger Verlust dieses Schutzmechanismus könnte, je nach Schwangerschaftsdauer, in einer frühen Fehlgeburt oder in einer Präeklampsie enden.

Als Ergebnis sich eher peripher ausbildender Konnektionen zwischen Spiralarterien und Lakunen ist ein Blutfluss im intervillösen Raum erstmalig ab ca. 7. SSW nachweisbar. Mit Anstieg des Blutflusses im intervillösen Raum kommt es lokal durch oxidativen Stress zur zunehmenden villösen Regression und Ausbildung des Chorion laeve. Störungen in dieser sensiblen Phase mit ungenügender Ausbildung des Chorion frondosum führen zu einer kleineren und strukturell abnormalen Plazenta. Somit ist der Grundstein für eine konsekutiv sich entwickelnde intrauterine Wachstumsrestriktion und/oder Präeklampsie gelegt (Steegers et al. 2010).

In Folge der gestörten Perfusion kommt es Hypoxie getriggert zur Ausbildung von Sauerstoffradikalen, die für eine gestörte Plazentafunktion mit gestörter Proteinbiosynthese verantwortlich gemacht werden (Burton et al. 2009). Eine gestörte Plazentaperfusion kann bereits im I. Trimenon bzw. frühen II. Trimenon mithilfe des gepulsten Dopplers nachgewiesen werden.

18.2.2 Wachstumsretardierung

Von einer **fetalen Wachstumsretardierung** oder **Wachstumsrestriktion** (IUGR) spricht man, wenn der Fetus sein prädisponiertes Wachstum nicht erreicht bzw. voll ausschöpft. IUGR-Feten machen jedoch nur eine Untergruppe der für das Schwangerschaftsalter zu kleinen Kinder („small for gestational age", SGA) aus. SGA-Feten bzw. SGA-Neugeborene haben ein geschätztes Gewicht bzw. Geburtsgewicht unterhalb der 10. Perzentile des entsprechenden Gestationsalters.

SGA-Feten sind im Vergleich zu AGA-Feten („appropriate for gestational age") mit einem erhöhten Morbiditäts- und Mortalitätsrisiko behaftet, da sich der weitaus größte Anteil der IUGR-Feten in der Gruppe der SGA-Feten befindet.

Eine fetale Wachstumsretardierung wird häufig antenatal im Rahmen der Vorsorgeuntersuchungen nicht diagnostiziert, insbesondere nicht, wenn diese über eine Biometrie um die 30. SSW herum erfolgt (Figueras u. Gardosi 2011). Eine weitere Untersuchung zwischen 34. und 36. SSW ist deshalb sinnvoll.

Andererseits bestätigt sich postnatal in nur ca. 50 % der Fälle eine antenatal aufgrund biometrischer Parameter diagnostizierte IUGR. Die andere Hälfte ist einfach aufgrund konstitutioneller Faktoren (z. B. weibliches Geschlecht, Ethnizität, Parität, BMI) klein und daher nicht mit einem erhöhten perinatalen Morbiditäts- und Mortalitätsrisiko behaftet (Breeze u. Lees 2007).

18.3 Methodik, physiologische und pathologische Dopplerflussprofile der Aa. uterinae

Untersuchungen der Aa. uterinae im II. Trimenon können mit Farbdoppler-, Spektraldopplertechnik oder dreidimensionaler Power-Dopplerangiografie erfolgen.

Mittels **gepulstem Spektraldoppler** können die uterinen Dopplerflussprofile sowohl transvaginal als auch transabdominal aufgezeichnet werden. Die Messungen erfolgen beidseits in dem aufsteigenden Hauptstamm der A. uterina. Dadurch ist gewährleistet, dass der Gesamtwiderstand im distal nachgeschalteten uterinen bzw. utero-plazentaren Gefäßbett erfasst wird.

Die **Farbdopplersonografie** erleichtert dem Untersucher das rasche Auffinden der A. uterina im II. Trimenon auf Höhe der Kreuzung mit der A. iliaca externa (Harrington et al. 1996). Anschließend werden mittels **gepulstem Doppler** 3 bis 5 gleichmäßige Blutflusskurven aufgezeichnet, wobei bei Ermittlung der Indizes ein Insonationswinkel <45° ausreichend ist.

Tab. 18.3 Referenzintervalle des mittleren Pulsatilitätsindex (PI) der Aa. uterinae bei Einlingsgravidität (Adaptiert nach Gomez et al. 2008)

SSW	5. Perzentile	50. Perzentile	95. Perzentile
11	1,18	1,79	2,70
12	1,11	1,68	2,53
13	1,05	1,58	2,38
14	0,99	1,49	2,24
15	0,94	1,41	2,11
16	0,89	1,33	1,99
17	0,85	1,27	1,88
18	0,81	1,20	1,79
19	0,78	1,15	1,70
20	0,74	1,10	1,61
21	0,71	1,05	1,54
22	0,69	1,00	1,47
23	0,66	0,96	1,41
24	0,64	0,93	1,35
25	0,62	0,89	1,30
26	0,60	0,86	1,25
27	0,58	0,84	1,21
28	0,56	0,81	1,17
29	0,55	0,79	1,13
30	0,54	0,77	1,10
31	0,52	0,75	1,06
32	0,51	0,73	1,04
33	0,50	0,71	1,01
34	0,50	0,70	0,99
35	0,49	0,69	0,97
36	0,48	0,68	0,95
37	0,48	0,67	0,94
38	0,47	0,66	0,92
39	0,47	0,65	0,91
40	0,47	0,65	0,90
41	0,47	0,65	0,89

Der Ultraschall wurde in den SSW 11 bis 14 transvaginal und 15 bis 41 transabdominal vorgenommen.

Tipp

Durch das standardisierte Vorgehen ist eine gute Reproduzierbarkeit mit geringer Intra- und Interobserver-Variabilität gewährleistet.

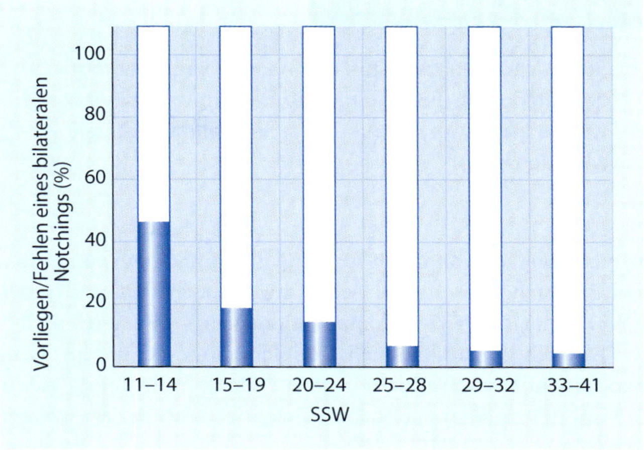

Abb. 18.1 Prävalenz (*blauer Balken*) oder Fehlen (*weißer Balken*) eines bilateralen Notching in den Aa. uterinae in Abhängigkeit des Schwangerschaftsalters. Die Ultraschalluntersuchungen erfolgten bis zur 14. SSW transvaginal, ab der 15. SSW transabdominal. (Adaptiert nach Gomez et al. 2008)

Durch die physiologische Throphoblastinvasion in das Myometrium kommt es in der Schwangerschaft zu einer **Abnahme der Pulsatilität der Aa. uterinae** (Tab. 18.3) und der Prävalenz eines bilateralen Notching. Die **Prävalenz des bilateralen Notching** bei gesunden Schwangeren beträgt

- 46,3 % in 11.–14. SSW,
- 19 % in 15.–19. SSW,
- 14 % in 20.–24. SSW,
- 6,6 % in 25.–28. SSW,
- 5,2 % in 29.–32. SSW und
- 4,6 % in 33.–41. SSW (Abb. 18.1) (Gomez et al. 2008).

Grundsätzlich ist die Pulsatilität der mehr plazentaseitigen A. uterina geringer als die der mehr plazentafernen A. uterina (Kurmanavicius et al. 1997). Extrem ausgeprägt kann die Differenz der Pulsatilität der beiden Aa. uterinae bei Uterusdoppelfehlbildungen (Uterus duplex, Uterus bicornis), häufig verbunden mit einem adversen Outcome, sein (Leible et al. 1998).

Bereits während der Ersttrimesteruntersuchung konnte durch Doppleruntersuchungen der Aa. uterinae an 265 gesunden Schwangeren eine signifikant inverse Korrelation zwischen dem **Geburtsgewicht** und dem **mittlerem RI** nachwiesen werden (Hollis et al. 2003). Ein inadäquater Umbau der Spiralarterien infolge einer gestörten Trophoblastinversion führt zu einem unzureichenden Abfall des utero-plazentaren Widerstandes bzw. zu einer gegenüber gleichaltrigen normalen Schwangerschaften erhöhten Pulsatilität in den Aa. uterinae und geht mit dem Risiko einer Präeklampsie und/oder IUGR im weiteren Schwangerschaftsverlauf einher.

Andererseits kommt es aufgrund von Alterungsprozessen der Plazenta in der Spätschwangerschaft oder erst bei Terminüberschreitung bei immer mehr Schwangeren zu einer relativen **Plazentainsuffizienz**, die in der Gruppe der Patientinnen mit Plazentationsstörung früher in der Schwangerschaft einsetzt.

Tipp

Somit ist die Pulsatilität in den Aa. uterinae im I. und auch II. Trimenon als Kontinuum aufzufassen, d. h. zunehmend höhere Indizes weisen auf eine zunehmend schlechtere Plazentation hin.

In Abhängigkeit von deren Ausmaß, allerdings auch von weiteren Faktoren, insbesondere der Schwangerschaftsdauer, treten die plazentaassoziierten Komplikationen auf – oder auch nicht.

Ähnlich der umbilikalen Dopplersonografie, die im Tierexperiment erst dann pathologische Flussprofile liefert, wenn 2/3 des umbilikalen plazentaren Gefäßbettes obliteriert werden (Trudinger et al. 1987), scheint das Flussprofil der Aa. uterinae erst auffällig zu werden, wenn beide Phasen der plazentaren Entwicklung gestört ablaufen. Tierversuche, in denen die uterinen Spiralarterien sukzessive mikroembolisiert wurden, zeigten, dass der Nachweis eines Notching in den Aa. uterinae mit einer substanziellen Reduktion des Blutflusses assoziiert war. Ein Notching trat erst dann auf, wenn die uterine Durchblutung auf ein Drittel reduziert und der Gefäßwiderstand um das Drei- bis Vierfache angestiegen war (Ochi et al. 1995, Ochi et al. 1998).

Ziel einer möglichst **frühzeitigen Identifizierung einer Plazentationsstörung** und damit einer Risikogruppe für eine sich im weiteren Schwangerschaftsverlauf manifestierenden Präeklampsie und/oder IUGR ist letztlich, durch eine angepasste Überwachung des fetalen und maternalen Zustandes, einer Modifikation des perinatalen Managements und ggf. präventive Maßnahmen die Rate der Morbidität und Mortalität für Mutter und Kind zu senken.

In einer aktuellen Metaanalyse zur **uterinen Dopplersonografie** im II. Trimenon beträgt die positive Likelihood Ratio eines bilateralen Notching zur Prädiktion einer Präeklampsie im Niedrigrisikokollektiv 6,5 (95 % CI 4,3–8,7) und 2,8 zur Prädiktion einer IUGR (95 % CI 1,7–3,9) bzw. im Hochrisikokollektiv 3,4 (95 % CI 1,1–5,7) und 3,8 (95 % CI 0,7–7,0) (Cnossen et al. 2008).

Tipp

Cut-off Werte zur Diskriminierung im II. Trimenon (23. SSW) sind ein mittlerer PI der Aa. uterinae von 1,5–1,6 (Albaiges et al. 2000, Papageorghiou et al. 2001) bzw. ein mittlerer RI von 0,57–0,58 (Frusca et al. 1997, Irion et al. 1998).

18

Eine multizentrische britische Studie analysierte in einem Niedrigrisikokollektiv bei Einlingsschwangerschaften transvaginal die Dopplerindizes der Aa. uterinae der 23. SSW. Bei PI-Werten oberhalb der 95. Perzentile betrug die Sensitivität

- 69 % für Präeklampsie mit IUGR,
- 24 % für Präeklampsie ohne IUGR,
- 13 % für IUGR ohne Präeklampsie,
- 41 % für Präeklampsie unabhängig einer IUGR und
- 16 % für IUGR unabhängig einer Präeklampsie.

Die Sensitivität stieg bei isolierter Betrachtung der Fälle, die eine Entbindung vor der 32. SSW erforderten, deutlich an:

- Präeklampsie mit IUGR 93 %,
- Präeklampsie ohne IUGR 80 % bzw.
- IUGR ohne Präeklampsie 56 % (Papageorghiou et al. 2001).

Mittels Dopplersonografie der Aa. uterinae im II. Trimenon können bei Niedrigrisiko-Einlingsschwangerschaften das Vorliegen einer IUGR bei Geburt (definiert in den Studien aber als SGA-Neugeborenes, Geburtsgewicht <10. Perzentile) lediglich mit einer 16–32 % Sensitivität, jedoch 94–96 % Spezifität detektiert werden (Albaiges et al. 2000, Harrington et al. 1996, Papageorghiou et al. 2001). Die Sensitivität zur Prädiktion einer IUGR ist bei schwereren Verläufen, die eine Entbindung vor der 34. SSW erforderlich machen, deutlich besser: sie beträgt 70 % (Geburtsgewicht <10. Perzentile) bzw. 77,8 % (Geburtsgewicht <3. Perzentile) (Albaiges et al. 2000).

Bei IUGR-Feten, die ≥34 SSW geboren wurden, war ein im III. Trimenon weiterhin pathologischer uteriner Doppler (RI >0,58 und/oder bilaterales Notching) mit einem vierfach höheren Risiko ($p < 0{,}001$) eines schlechteren neonatalen Outcomes (frühzeitigere Entbindung, Kaiserschnittentbindung, Neugeborenen-Intensivstation) behaftet (Vergani et al. 2002).

18.4 Andere sonografische Screeningverfahren

Hung et al. 1997 analysierten mittels **Farb- und Spektraldoppler** die **Spiralarterien** in der 13. bis 19. SSW und 20. bis 25. SSW. Primär erstellte diese Arbeitsgruppe Normkurven für Flussprofile der Spiralarterien an 175 gesunden Einlingsschwangerschaften. Sekundär berichteten sie in einer prospektiven Studie an 305 Einlingsschwangerschaften bei Verwendung der 50. Perzentile des PI-Wertes der Spiralarterien in 13.–19. SSW über 52 % und 50 % Detektionsraten einer schwangerschaftsassoziierten Hypertonie und IUGR bzw. 56 % und 57 % in 20.–25. SSW (Hung et al. 1997). Bei kritischer Betrachtung der Methode, durch Analyse der Spiralarterien Rückschlüsse auf die Inzidenz der Präeklampsie oder IUGR im weiteren Schwangerschaftsverlauf ziehen zu können, wird klar, dass die starke Variabilität der Spiralarterien-Indizes zur Limitierung beiträgt. Pathologische Untersuchungen, die sich mit Grad und Ausdehnung der Umbauprozesse der Spiralarterien bei Präeklampsie und IUGR beschäftigen, konnten nachweisen, dass es deutliche Unterschiede dieser Umbauprozesse in Abhängigkeit von der untersuchten Plazentaregion gibt (Brosens et al. 2011).

Als Hochrisikomarker für die Entstehung einer Präeklampsie und IUGR konnten erhöhte PI („pulsatility index"), RI, S/D (systolisch/diastolisch) Ratio und frühdiastolisches Notching der Aa. uterinae bereits im I. Trimenon ausgemacht werden (Gebb u. Dar 2011).

Die Einführung der **3D-Ultraschalltechnik** ermöglichte die zusätzliche **Analyse des Plazentavolumens** als potenzielles Screening-Tool. In einer Studie von Hafner et al. (Hafner et al. 2006), in der Plazentavolumen und Plazentaquotient (Plazentavolumen/Scheitelsteißlänge) im I. Trimenon mit Doppleruntersuchungen der Aa. uterinae im II. Trimenon korreliert wurden, konnten jedoch nur unbefriedigende Detektionsraten für Präeklampsie und IUGR erzielt werden. Erklärt wurden diese niedrigen Sensitivitäten durch die verwendete Methodik, bei der zwei indirekte Parameter der plazentaren Gefäßbettentwicklung (Plazentagröße, uterine Dopplerflussprofile) analysiert wurden.

Die Einführung der **3D-Technologie in Verbindung mit der Power-Dopplerangiografie** ermöglichte eine direktere **Analyse der utero-plazentaren Blutflüsse**. Eine spezielle Software (VOCAL™), die es dem Untersucher ermöglicht, in einem akquirierten 3D-Volumen Blutflüsse und Blutgefäßvolumen zu quantifizieren, bestimmt 4 Parameter in einer „region of interest" (ROI):

1. Der **mittlere Graustufenwert**, der die Menge des untersuchten Gewebes widerspiegelt.
2. Der **Vaskularisationsindex** (Farb-Voxel/Gesamt-Voxel; Voxel ist die kleinste funktionelle Einheit des Volumens und das 3D-Äquivalent eines Pixel) repräsentiert den prozentualen Anteil von Blutgefäßen in der ROI.
3. Der **Flow-Index** (Summe der Farb-Voxel-Signalintensität/Anzahl der Farb-Voxel) gibt Auskunft über den Anteil an Blutkörperchen in den Blutgefässen in der ROI.
4. Der **Vaskularisations-Flow-Index** (Summe der Farb-Voxel-Signalintensität/Summe der Gewebe-Voxel) repräsentiert die Anzahl an Blutkörperchen in der ROI.

Die 3D-Power-Dopplersonografie ermöglicht dem Untersucher, direkt das plazentare Gefäßbett mit ihren niedrigen Strömungsgeschwindigkeiten zu analysieren. Bei Einbeziehung der Spiralarterien in den ROI scheint dieses Verfahren höhere Detektionsraten als die klassische Doppleranalyse der Aa. uterinae aufzuweisen (Gebb u. Dar 2011).

Eine aktuelle Studie untersuchte mittels dieser neuen 3D-Technologie und VOCAL™-Software 208 gesunde Feten zwischen der 12. und 40. SSW und 13 IUGR-Feten zwischen der 22. und 39. SSW. Anhand der Durchblutungsindizes konnte eine geringere Durchblutung der IUGR-Plazenten im Vergleich zu den Kontrollfeten nachgewiesen werden (Noguchi et al. 2009).

Die Implementierung dieser Technologie in die klinische Routine ist jedoch aktuell durch fehlende Standardisierung, unklare Diskriminierung, mangelnde Kenntnis über den Einfluss des Plazentasitzes und der mütterlichen Bauchdeckendicke auf die jeweiligen Dopplerindizes limitiert.

18.5 Kombination der uterinen Dopplersonografie mit anderen Tests

Wegen der unbefriedigenden Detektionsraten für Präeklampsie und IUGR ist die isolierte Dopplersonografie daher keine geeignete Screeningmethode.

Die **Dopplersonografie der Aa. uterinae** weist zwar höhere Detektionsraten im II. als im I. Trimenon auf, führt jedoch so zu einer späten Identifikation der Risikoschwangeren mit fehlender Möglichkeit, therapeutisch in den Verlauf eingreifen zu können (Gebb u. Dar 2011). Allerdings hat sie einen enormen Vorhersagewert, was für die Risikostratifizierung bzw. Planung der weiteren Schwangerenüberwachung sehr hilfreich ist.

Gegenstand der aktuellen Forschung ist, eine Verbesserung der Sensitivität und positiven Prädiktion einer Präeklampsie durch die Kombination der Dopplersonografie mit **biochemischen Markern** aus mütterlichem Serum zu erreichen. Die am besten untersuchten biochemischen Marker sind

- „human chorionic gonadotropin" (HCG),
- Inhibin A,
- „soluble fms-like tyrosine kinase 1" (sFlt-1),
- α-Fetoprotein (AFP),
- Aktivin A,
- „pregnancy-associated plasma protein A" (PAPP-A) und
- „placental growth factor" (PlGF).

Eine Übersicht untersuchter Serummarker in Kombination mit der Dopplersonografie im II. Trimenon zum Präeklampsie-Screening zeigt ◘ Tab. 18.4.

Bei der „Early-onset-Präeklampsie", die mit einer gestörten Plazentation assoziiert ist, entsteht die mütterliche Erkrankung wahrscheinlich als Folge der plazentaren Ischämie. Hierdurch werden vermehrt endothelzellschädigende Faktoren (u. a. Abbauprodukte des Synzytiotrophoblast, Antiangiogenesefaktoren: sFlt-1, soluble endoglin) ausgeschüttet und verminderte Konzentrationen zirkulierender Angiogenesefaktoren (PlGF, VEGF) nachgewiesen.

Spencer et al. erzielten durch alleinige **Dopplersonografie der Aa. uterinae** im II. Trimenon Detektionsraten einer zukünftigen Präeklampsie von 66 % (FPR 10 %) und konnten durch **zusätzliche Analyse von Activin A und Inhibin A**, die als Marker für eine gesteigerte Gegenregulation bei einer frühen Plazentationsstörung angesehen werden, im mütterlichen Serum die Detektionsrate auf über 90 % steigern (Spencer et al. 2006).

In einer prospektiven britischen Studie an 3529 Einlingsschwangerschaften im II. Trimenon wurde die **Kombination aus maternaler Anamnese, uteriner Dopplersonografie (mittlerer PI) und mittlerem arteriellen Druck (MAP)** zur Vorhersage einer Präeklampsie untersucht. Die Performance dieses kombinierten Screening war wesentlich besser bei früh (schwerer) als bei spät auftretender (eher milder) Präeklampsie. Bei einer Falsch-positiv-Rate von 10 % betrugen die Detektionsraten einer frühen Präeklampsie 100 % und 56 % bei später auftretender Verlaufsform (Onwudiwe et al. 2008). Die Arbeitsgruppe schlussfolgerte, dass die zusätzliche Analyse maternaler Serummarker zur Erhöhung der Sensitivität des Präeklampsie-Screenings im II. Trimenon nicht erforderlich ist. Darüber hinaus sei die Kombination aus Doppler der Aa. uterinae, Erhebung der maternalen Anamnese und MAP einfach und preiswert.

Maternales „cardiac output" und Schlagvolumen nehmen aufgrund verändertem Preload (vergrößertem und optimaler funktionierendem linkem Vorhof), Afterload (abnehmender Widerstand), morphologischen ventrikulären Veränderungen (linksventrikuläre Herzmuskelzunahme) und veränderter diastolischer Funktion (abnehmende linksventrikuläre Relaxationszeit) mit steigendem Gestationsalter zu (Valensise et al. 2000). Studien, die sich mit der **maternalen kardialen Funktion bei normotensiver und präeklamptischer IUGR** beschäftigen, zeigten, dass bei beiden Pathologien ein erhöhter Systemwiderstand mit linksventrikulärer systolischer Funktionseinschränkung vorhanden ist. Eine eingeschränkte diastolische Funktion war insbesondere bei Müttern mit präeklamptischer IUGR nachweisbar. Der mittlere arterielle Blutdruck und das Schlagvolumen

Tab. 18.4 Charakteristika der utero-plazentaren Dopplerstudien in Kombination mit Serummarkern (teilweise bereits im I. Trimenon bestimmt) zur Prädiktion einer Präeklampsie im II. Trimenon

Autor	*N*	SSW	Methodik	PE-Form	Sensitivität	Spezifität	LR+	LR–
Spencer et al. 2007	5867	11+0–13+6 (Serum) 22–24 (Doppler)	m-PI+PAPP-A+PP13	Früh	70 %	80 %	3,5	0,38
				Spät	73 %	80 %	3,65	0,34
Yu et al. 2011	613	12+0–16+0 (Serum) 22–24 (Doppler)	m-PI+Inhibin A+Aktivin A	Gesamt	83 %	90 %	8,3	0,19
			m-PI+Inhibin A+PlGF	Gesamt	66 %	90 %	6,6	0,38
			m-PI+Aktivin A+PlGF	Gesamt	84 %	90 %	8,4	0,18
Spencer et al. 2006	– (24 PE; 144 Gesunde)	22+0–24+6	m-PI+Inhibin A+Aktivin A	Gesamt	92 %	90 %	9,2	0,09
Florio et al. 2003 (Hoch-Risiko-Kollektiv)	58	24	Notching+Inhibin A+Aktivin A	Gesamt	33,3 %	97,5 %	13,32	0,68
			Notching+ erhöhtes Inhibin A oder Aktivin A	Gesamt	66,7 %	72,5 %	2,43	0,46
Diab et al. 2008 (Hochrisikokollektiv)	108	23	m-PI+sFlt1/PlGF Ratio	Früh	100 %	90 %	10	0,0
				Gesamt	100 %	85 %	6,67	0,0
Stepan et al. 2007 (Hochrisikokollektiv)	63	19–24	m-PI >1,45 u/o bilaterales Notching+sFlt1+PlGF	Früh	83 %	95 %	16,6	0,18
				Gesamt	77 %	73 %	2,85	0,32
			m-PI >1,45 u/o bilaterales Notching+sFlt1/PlGF Ratio	Früh	67 %	51 %	1,37	0,65
				Gesamt	62 %	51 %	1,27	0,75
Espinoza et al. 2007	3296	22–26	m-PI+bilaterales Notching+PlGF	Früh	73,3 %	96,4 %	20,36	0,28
				Spät	27,3 %	96,4 %	7,58	0,75
Onwudiwe et al. 2008	3347	22–24	m-PI+mütterliche Anamnese+MAP	Früh	100 %	90 %	10	0,0
				Spät	56,4 %	90 %	5,64	0,48

m-PI mittlerer Pulsatilitätsindex der Aa. uterinae, *PE* Präeklampsie, *PAPP-A* „pregnancy-associated plasma protein A", *PP13* „placental protein 13", *sFlt1* „soluble fms-like tyrosine kinase-1", *PlGF* „placental growth factor", *MAP* „mean arterial pressure"

waren, entweder aufgrund der reduzierten linksventrikulären Kontraktilität und/oder eingeschränkten diastolischen Füllung, in der normotensiven IUGR-Gruppe reduziert (Bamfo et al. 2008). Eine weitere Studie von Valensise et al. 2008, die die maternale Herzfunktion in der 24. SSW an 1345 normotensiven asymptomatischen Erstgebärenden im Hinblick auf eine sich entwickelnde Early- oder Late-onset-Präeklampsie untersuchte, zeigte, dass beide Formen der Präeklampsie mit unterschiedlichen hämodynamischen Kreislaufzuständen einhergehen. Die Early-onset- trat im Vergleich zur Late-onset-Form signifikant häufiger bei Frauen mit einem niedrigeren BMI (24 ± 2 vs. 28 ± 6 kg/m^2; $p < 0{,}001$), mit höherem Systemwiderstand (1605 ± 248 vs. 739 ± 244 dyn $\times$ s $\times$ cm^{-5}; $p < 0{,}001$) und mit bilateralem uterinem Notching (60,0 % vs. 15,6 %; $p < 0{,}001$) auf. Hingegen trat die Late-onset-Form eher bei einem höheren BMI und niedrigerem Systemwiderstand auf.

18.6 Mehrlingsschwangerschaften

Mehrlingsschwangerschaften haben per se ein erhöhtes Präeklampsierisiko. Das Risiko wird bei Gemini zwei- bis dreifach höher beziffert. Zwillingsschwangerschaften haben ein deutlich größeres Plazentavolumen (ca. 1,8-fach gegenüber Einlingsplazenten). Dies wird für eine vermehrte Freisetzung von plazentaren Abbauprodukten und konsekutiv entstehender überschießender, systemischer Entzündungsreaktion verantwortlich gemacht, wodurch die Schwelle, ab der sich eine Präeklampsie entwickelt, abgesenkt wird. Diese Hypothese wird durch das bei Zwillingsschwangerschaft erhöht vorkommende sFlt-1, welches als antiangiogenese Molekül plazentaren Ursprungs PlGF und VEGF antagonisiert, gestützt.

Alternativ könnte das erhöhte Präeklampsierisiko bei Zwillingen durch das doppelt vorliegende paternale Erbmaterial (höherer Beitrag genetischer Faktoren) erklärt werden (Trogstad et al. 2011). Auch bei Zwillingsschwangerschaften kommt es physiologisch mit zunehmendem Schwangerschaftsalter, aufgrund von Alterungsprozessen der Plazenta, zu einer relativen Plazentainsuffizienz, welche mit abflachender Wachstumskurve bzw.

IUGR bei normalen Dopplerindizes einhergehen kann. Diese relative Plazentainsuffizienz und die Überdehnung des Uterus könnten darüber hinaus zum erhöhten Präeklampsierisiko bei Mehrlingen beitragen.

Bei Zwillingen scheint die Analyse der Dopplerindizes der Aa. uterinae ebenfalls ein geeignetes Verfahren zu sein, um eine potenziell drohende utero-plazentare Dysfunktion, Präeklampsie oder intrauterine Wachstumsrestriktion vorherzusagen.

Die uterinen Dopplerindizes sind bei Zwillingsschwangerschaften jedoch grundsätzlich niedriger als bei Einlingsschwangerschaften, da die größere plazentare Implantationsfläche bei Gemini zwangsläufig zu niedrigeren mittleren Widerständen der Aa. uterinae führt.

Tipp

Die unreflektierte Verwendung von existierenden Einlingsreferenzkurven der Indizes der Aa. uterinae führt bei Zwillingen zwangsläufig zu einer höheren Falsch-negativ-Rate, sodass es sinnvoll ist, zwillingsadaptierte Referenzkurven der Aa. uterinae (Tab. 18.5) zur Identifizierung des Niedrig- und Hochrisikokollektivs zu verwenden.

Neben der geringeren Pulsatilität ist bei Zwillingen auch die Häufigkeit des bilateralen Notching in den Aa. uterinae gegenüber Einlingen gleichen Gestationsalters reduziert (Geipel et al. 2011). Ein bilaterales Notching tritt in der 20. SSW bei Einlingsschwangerschaften in 9–12 % (Papageorghiou et al. 2001) und bei Zwillingsschwangerschaften in 3 % auf (Geipel et al. 2011).

Eine Präeklampsie tritt in ca. 6 % und IUGR (beide Feten <5. Perzentile) in ca. 9 % bei Zwillingsschwangerschaften auf (Yu et al. 2002). Eine höhere Konkordanzrate bei monozygoten im Vergleich zu dizygoten Zwillingen deutet darauf hin, dass die Entstehung einer Präeklampsie von genetischen Faktoren beeinflusst wird (Trogstad et al. 2011). Eine Studie an 666 Zwillingsschwangerschaften konnte aber keinen signifikanten Einfluss der Chorionizität auf die Inzidenz der Präeklampsie (monochorial 9,4 % vs. dichorial 7,3 %, $p = 0{,}48$) nachweisen (Savvidou et al. 2001).

Die Sensitivität der uterinen Dopplersonografie (PI > 95. Perzentile) im II. Trimenon bei Geminigravidität ($n = 360$; 324 dichorial, 36 monochorial) beträgt bei Verwendung von Zwillingskurven bzgl. des Auftretens einer Präeklampsie 33,3 % (Spezifität 96,7 %, positiver Vorhersagewert 38,9 %, negativer Vorhersagewert 95,8 %), einer IUGR 9,7 % (beide Feten < 5. Perzentile; Spezifität 95,3 %, positiver Vorhersagewert 16,7 %, negativer Vorhersagewert 91,6 %) bzw. 6,0 % (ein Fetus <5. Perzentile; Spezifität 95,1 %, positiver Vorhersagewert Wert 27,8 %, negativer Vorhersagewert Wert 76,6 %). Die Inzidenz von bilateralem Notching bei Zwillingsschwangerschaften beträgt 3,4 % (dichorial 3,5 %, monochorial 2,9 %, $p > 0{,}05$) und ist im Vergleich zu Einlingsschwangerschaften (9,3 %; $p = 0{,}003$) signifikant niedriger (Yu et al. 2002).

Tab. 18.5 Referenzintervalle des mittleren PI der Aa. uterinae bei dichorialer Geminigravidität (Adaptiert nach Geipel et al. 2011)

SSW	Anzahl (n)	5. Perzentile	50. Perzentile	95. Perzentile
17	5	0,635	0,977	1,505
18	7	0,592	0,912	1,404
19	10	0,558	0,859	1,324
20	47	0,531	0,817	1,259
21	152	0,508	0,783	1,206
22	104	0,489	0,754	1,161
23	52	0,474	0,730	1,124
24	19	0,460	0,709	1,092
25	18	0,449	0,691	1,065
26	20	0,439	0,676	1,041
27	13	0,430	0,662	1,020
28	22	0,422	0,651	1,002
29	17	0,416	0,640	0,986
30	17	0,410	0,631	0,972
31	10	0,404	0,623	0,959
32	13	0,399	0,615	0,948
33	6	0,395	0,609	0,938
34	7	0,391	0,603	0,928
35	9	0,388	0,587	0,920
36	1	0,385	0,592	0,912
37	5	0,382	0,588	0,905
38	1	0,379	0,584	0,899

Geipel et al. untersuchten 275 dichoriale Geminigraviditäten im II. Trimenon (18.–24. SSW) (Geipel et al. 2002). Bilaterales Notching wiesen 5,5 % der Schwangerschaften auf. Die Sensitivität des uterinen Doppler (RI >95. Perzentile) betrug in dieser Studie für das Auftreten einer Präeklampsie bei Verwendung von Zwillingskurven 36,4 % bzw. 18,2 % bei Einlingskurven, die Spezifität 88,0 % vs. 98,3 %, der positive Vorhersagewert 22,2 % vs. 50,0 % und der negative Vorhersagewert 93,6 % vs. 92,3 % (Geipel et al. 2002).

Eine Stratifizierung in Hoch- und Niedrigrisikokollektiv bei Gemini kann somit am besten unter Verwendung von zwillingsadaptierten Normkurven der Aa. uterinae und Vorhandensein eines bilateralen Notching vorgenommen werden (Geipel et al. 2011).

18.7 Klinische Konsequenzen und Management, Ansätze zur Prävention

Präeklampsie, als eine der Hauptursachen für maternale und perinatale Morbidität und Mortalität, ist auch heute noch Ge-

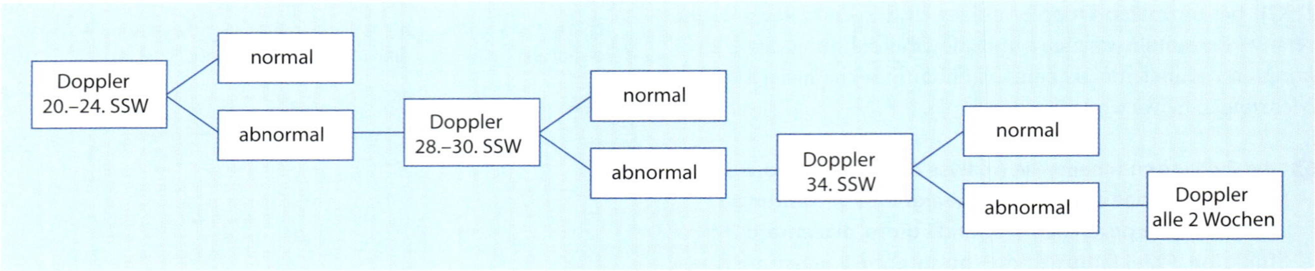

Abb. 18.2 Überwachung der Schwangerschaft in Abhängigkeit der Doppleruntersuchung der Aa. uterinae. Bei normalem Doppler: regelmäßige Schwangerenvorsorge. Abnormaler Doppler: persistierendes bilaterales Notching, PI >95. Perzentile

genstand intensiver Forschung, da die exakte Pathophysiologie noch immer nicht geklärt ist.

> **Abnorme Dopplerflussprofile der Aa. uterinae können besser zur Prädiktion einer Präeklampsie als einer IUGR herangezogen werden.**

Im II. Trimenon ist ein erhöhter PI in Kombination mit Notching in den Aa. uterinae mit einer positiven Likelihood-Ratio von 21,0 bei Hochrisiko- und 7,5 bei Niedrigrisiko-Schwangeren verbunden (Cnossen et al. 2008).

Die Dopplersonografie der Aa. uterinae im II. Trimenon, mit besseren Detektionsraten als im I. Trimenon, ist zwar geeignet, Fälle mit Präeklampsie und IUGR vorhersagen. Aufgrund der geringen Sensitivität ist sie jedoch nicht als isolierte Screeningmethode im Niedrigrisikokollektiv geeignet (Überwachung der Schwangerschaft: s. auch Abb. 18.2). Zudem führt sie zu einer erst späten Detektion mit fehlender Möglichkeit, noch prophylaktisch in den Verlauf eingreifen zu können.

Durch **additive Analyse von biochemischen Serummarkern** aus dem mütterlichen Blut konnten die Detektionsraten deutlich verbessert werden. Welche der untersuchten Parameter (u. a. endothelzellschädigende Faktoren, Antiangiogenesefaktoren, Angiogenesefaktoren) sich hierzu im II. und I. Trimenon besonders eignen, müssen erst prospektive Multicenter-Studien zeigen.

Die präklinische Phase der Präeklampsie ist durch Plättchenaktivierung und Imbalance der Thromboxan-Prostazyklin-Aktivität gekennzeichnet. Ein aktueller Cochrane-Review an 59 randomisierten kontrollierten Studien, der 37.560 Frauen (gemischtes Risikokollektiv) einschließt, weist auf die Effektivität eines Thrombozytenaggregationshemmers (in 51 der 59 Studien war **Acetylsalicylsäure** der untersuchte Aggregationshemmer) zur Prävention einer Präeklampsie hin (Duley et al. 2007). Durch die Einnahme von Acetylsalicylsäure konnte das Auftreten einer Präeklampsie in dem gemischten Risikokollektiv um 17 % reduziert werden (Duley et al. 2007). Eine weitere Metaanalyse, auf individuellen Patientendaten basierend, bestätigte die mäßige Risikoreduktion einer Präeklampsieentstehung durch Einnahme eines Thrombozytenaggregationshemmers (RR 0,90; 95 % Konfidenzintervall 0,84–0,97) (Askie et al. 2007).

In einer Metaanalyse (27 Studien mit 11.348 Frauen), die den **Einfluss des Gestationsalters**, ab dem mit der Aspirineinnahme begonnen wurde, untersuchte, zeigte sich, dass in den Kollektiven mit moderatem und hohem Risiko ein Therapiebeginn vor der 16. Schwangerschaftswoche mit einer höheren Reduktion des Präeklampsierisikos als in der fortgeschrittenen Schwangerschaft einherging (Bujold et al. 2010). Das relative Risiko betrug bei Beginn der Aspirineinnahme vor der 16. SSW 0,47 (95 % Konfidenzintervall 0,34–0,65), nach der 16. SSW 0,81 (95 % Konfidenzintervall 0,63–1,03).

Mehrere prospektiv randomisierte Studien an **Niedrigrisikokollektiven** zeigten zudem, dass eine prophylaktische Behandlung mit täglich 100–150 mg Acetylsalicylsäure beginnend im II. Trimenon bei Schwangeren mit pathologischen uterinen Dopplerwerten den Ausgang der Schwangerschaft nicht verbessert (Subtil et al. 2003, Yu et al. 2003).

Bei **Vorliegen von einem oder mehrerer Hochrisikofaktoren** (z. B. positive Anamnese für schwere Präeklampsie, Diabetes mellitus, präexistente Hypertonie, Nieren- oder Autoimmunerkrankung) oder moderaten Risikofaktoren (Nullipara, Mehrlingsgravidität, mütterliches Alter >40 Jahre, positive Familienanamnese für Präeklampsie, BMI >35 kg/m^2) empfiehlt daher das britische NICE (National Institute for Health and Clinical Excellence) die tägliche Einnahme von 75 mg Acetylsalicylsäure peroral ab der 12. SSW (Visintin et al. 2010). Eine Identifizierung des Risikokollektivs erst im mittleren Schwangerschaftsdrittel würde eine rechtzeitige Therapie mit Acetylsalicylsäure verhindern.

Eine zukünftige Screeningmethode kann daher nicht isoliert auf dopplersonografischen Verfahren mit unzureichenden Detektionsraten basieren. Eine Kombination aus uterinem Doppler, maternalen Risikofaktoren, mittlerem arteriellen Druck und zusätzlicher maternaler Serumparameter bereits am Ende des I. Trimenons erscheint als Screening am meisten Erfolg versprechend (North et al. 2011, Pedrosa u. Matias 2011).

Wie eine 2011 publizierte Studie bei Einlingsschwangerschaften (752 mit und 32.850 ohne Präeklampsie) nachwies (Akolekar et al. 2011), können bereits im I. Trimenon durch eine Kombination aus mütterlichen Faktoren, biophysikalischer (maternaler Blutdruck) und biochemischer Marker (PAPP-A, PlGF, Inhibin A, Activin A, soluble Endoglin) Early-onset-Präeklampsie (Entbindung <34. SSW), Intermediate-Präeklampsie (Entbindung 34.–37. SSW) und Late-onset-Präeklampsie (Entbindung >37. SSW) in 91 % (95 % CI 83,8–95,2 %), 79,4 % (95 % CI 70,5–86,2 %) bzw. 60,9 % (95 % CI 51,1–69,9 %) sehr gut detektiert werden (FPR 5 %).

> **Dieses Konzept hat das Potenzial, Schwangere mit einem erhöhten Risiko für Präeklampsie frühzeitig (bereits am Ende des I. Trimenons) zu identifizieren, einer niedrig dosierten Acetylsalicylsäure-Therapie und einer intensiveren Überwachung der Schwangerschaft zuzuführen (North et al. 2011). Das Zweittrimesterscreening der uterinen Dopplerflussprofile verliert deshalb wahrscheinlich in Zukunft an Bedeutung.**

Darüber hinaus haben Frauen mit einer milden Form der Präeklampsie ein relatives Risiko von 2,0 (95 % CI 1,83–2,19), mit einer moderaten 2,99 (95 % CI 2,51–3,58) und mit einer schweren 5,36 (95 % CI 3,96–7,27) zukünftig eine **ischämische Herzerkrankung** zu erleiden (McDonald et al. 2008). Dies gibt dem betreuenden Frauenarzt zusätzlich die Möglichkeit, relativ junge Frauen mit einem erhöhten kardiovaskulären Risiko frühzeitig zu identifizieren und ihnen eine Anpassung ihres Lebensstils zur Minimierung des potenziellen Risikos zu empfehlen.

Literatur

Akolekar R, Syngelaki A, Sarquis R, Zvanca M, Nicolaides KH (2011) Prediction of early, intermediate and late pre-eclampsia from maternal factors, biophysical and biochemical markers at 11–13 weeks. Prenat Diagn 31:66–74

Albaiges G, Missfelder-Lobos H, Lees C, Parra M, Nicolaides KH (2000) One-stage screening for pregnancy complications by color Doppler assessment of the uterine arteries at 23 weeks' gestation. Obstet Gynecol 96:559–564

Askie LM, Duley L, Henderson-Smart DJ, Stewart LA (2007) Antiplatelet agents for prevention of pre-eclampsia: a meta-analysis of individual patient data. Lancet 369:1791–1798

Bamfo JE, Kametas NA, Chambers JB, Nicolaides KH (2008) Maternal cardiac function in normotensive and pre-eclamptic intrauterine growth restriction. Ultrasound Obstet Gynecol 32:682–686

Barker DJ, Eriksson JG, Forsen T, Osmond C (2002) Fetal origins of adult disease: strength of effects and biological basis. Int J Epidemiol 31:1235–1239

Bellamy L, Casas JP, Hingorani AD, Williams DJ (2007) Pre-eclampsia and risk of cardiovascular disease and cancer in later life: systematic review and meta-analysis. BMJ 335:974

Breeze AC, Lees CC (2007) Prediction and perinatal outcomes of fetal growth restriction. Semin Fetal Neonatal Med 12:383–397

Brosens I, Pijnenborg R, Vercruysse L, Romero R (2011) The „Great Obstetrical Syndromes" are associated with disorders of deep placentation. Am J Obstet Gynecol 204:193–201

Bujold E, Roberge S, Lacasse Y, Bureau M, Audibert F, Marcoux S, Forest JC, Giguere Y (2010) Prevention of preeclampsia and intrauterine growth restriction with aspirin started in early pregnancy: a meta-analysis. Obstet Gynecol 116:402–414

Burton GJ, Yung HW, Cindrova-Davies T, Charnock-Jones DS (2009) Placental endoplasmic reticulum stress and oxidative stress in the pathophysiology of unexplained intrauterine growth restriction and early onset preeclampsia. Placenta 30(Suppl A):S43–S48

Cnossen JS, Morris RK, ter Riet G, Mol BW, van der Post JA, Coomarasamy A, Zwinderman AH, Robson SC, Bindels PJ, Kleijnen J, Khan KS (2008) Use of uterine artery Doppler ultrasonography to predict pre-eclampsia and intrauterine growth restriction: a systematic review and bivariable meta-analysis. CMAJ 178:701–711

Diab AE, El-Behery MM, Ebrahiem MA, Shehata AE (2008) Angiogenic factors for the prediction of pre-eclampsia in women with abnormal midtrimester uterine artery Doppler velocimetry. Int J Gynaecol Obstet 102:146–151

Duckitt K, Harrington D (2005) Risk factors for pre-eclampsia at antenatal booking: systematic review of controlled studies. BMJ 330:565

Duley L, Henderson-Smart DJ, Meher S, King JF (2007) Antiplatelet agents for preventing pre-eclampsia and its complications. Cochrane Database Syst Rev CD004659

Egbor M, Ansari T, Morris N, Green CJ, Sibbons PD (2006) Morphometric placental villous and vascular abnormalities in early- and late-onset pre-eclampsia with and without fetal growth restriction. BJOG 113:580–589

Espinoza J, Romero R, Nien JK, Gomez R, Kusanovic JP, Goncalves LF, Medina L, win S, Hassan S, Carstens M, Gonzalez R (2007) Identification of patients at risk for early onset and/or severe preeclampsia with the use of uterine artery Doppler velocimetry and placental growth factor. Am J Obstet Gynecol 196:326.e1–326.e13

Figueras F, Gardosi J (2011) Intrauterine growth restriction: new concepts in antenatal surveillance, diagnosis, and management. Am J Obstet Gynecol 204:288–300

Florio P, Reis FM, Pezzani I, Luisi S, Severi FM, Petraglia F (2003) The addition of activin A and inhibin A measurement to uterine artery Doppler velocimetry to improve the early prediction of pre-eclampsia. Ultrasound Obstet Gynecol 21:165–169

Frusca T, Soregaroli M, Valcamonico A, Guandalini F, Danti L (1997) Doppler velocimetry of the uterine arteries in nulliparous women. Early Hum Dev 48:177–185

Gardosi J, Figueras F, Clausson B, Francis A (2011) The customised growth potential: an international research tool to study the epidemiology of fetal growth. Paediatr Perinat Epidemiol 25:2–10

Gebb J, Dar P (2011) Colour Doppler ultrasound of spiral artery blood flow in the prediction of pre-eclampsia and intrauterine growth restriction. Best Pract Res Clin Obstet Gynaecol 25:355–366

Geipel A, Berg C, Germer U, Katalinic A, Krapp M, Smrcek J, Gembruch U (2002) Doppler assessment of the uterine circulation in the second trimester in twin pregnancies: prediction of pre-eclampsia, fetal growth restriction and birth weight discordance. Ultrasound Obstet Gynecol 20:541–545

Geipel A, Hennemann F, Fimmers R, Willruth A, Lato K, Gembruch U, Berg C (2011) Reference ranges for Doppler assessment of uterine artery resistance and pulsatility indices in dichorionic twin pregnancies. Ultrasound Obstet Gynecol 37:663–667

Giguere Y, Charland M, Bujold E, Bernard N, Grenier S, Rousseau F, Lafond J, Legare F, Forest JC (2010) Combining biochemical and ultrasonographic markers in predicting preeclampsia: a systematic review. Clin Chem 56:361–375

Gomez O, Figueras F, Fernandez S, Bennasar M, Martinez JM, Puerto B, Gratacos E (2008) Reference ranges for uterine artery mean pulsatility index at 11–41 weeks of gestation. Ultrasound Obstet Gynecol 32:128–132

Grivell R, Dodd J, Robinson J (2009) The prevention and treatment of intrauterine growth restriction. Best Pract Res Clin Obstet Gynaecol 23:795–807

Groom KM, North RA, Poppe KK, Sadler L, McCowan LM (2007) The association between customised small for gestational age infants and pre-eclampsia or gestational hypertension varies with gestation at delivery. BJOG 114:478–484

Hafner E, Metzenbauer M, Hofinger D, Stonek F, Schuchter K, Waldhor T, Philipp K (2006) Comparison between three-dimensional placental volume at 12 weeks and uterine artery impedance/notching at 22 weeks in screening for pregnancy-induced hypertension, pre-eclampsia and fetal growth restriction in a low-risk population. Ultrasound Obstet Gynecol 27:652–657

Harrington K, Cooper D, Lees C, Hecher K, Campbell S (1996) Doppler ultrasound of the uterine arteries: the importance of bilateral notching in the prediction of pre-eclampsia, placental abruption or delivery of a small-for-gestational-age baby. Ultrasound Obstet Gynecol 7:182–188

Hollis B, Prefumo F, Bhide A, Rao S, Thilaganathan B (2003) First-trimester uterine artery blood flow and birth weight. Ultrasound Obstet Gynecol 22:373–376

Hung JH, Ng HT, Pan YP, Yang MJ, Shu LP (1997) Color Doppler ultrasound, pregnancy-induced hypertension and small-for-gestational-age fetuses. Int J Gynaecol Obstet 56:3–11

Irion O, Masse J, Forest JC, Moutquin JM (1998) Prediction of pre-eclampsia, low birthweight for gestation and prematurity by uterine artery blood flow velocity waveforms analysis in low risk nulliparous women. Br J Obstet Gynaecol 105:422–429

Kurmanavicius J, Florio I, Wisser J, Hebisch G, Zimmermann R, Muller R, Huch R, Huch A (1997) Reference resistance indices of the umbilical, fetal middle cerebral and uterine arteries at 24–42 weeks of gestation. Ultrasound Obstet Gynecol 10:112–120

Leible S, Muñoz H, Walton R, Sabaj V, Cumsille F, Sepulveda W (1998) Uterine artery blood flow velocity waveforms in pregnant women with müllerian duct anomaly: a biologic model for uteroplacental insufficiency. Am J Obstet Gynecol 178:1048–1053

Levine RJ, Lindheimer MD (2009) First-trimester prediction of early preeclampsia: a possibility at last! Hypertension 53:747–748

McDonald SD, Malinowski A, Zhou Q, Yusuf S, Devereaux PJ (2008) Cardiovascular sequelae of preeclampsia/eclampsia: a systematic review and meta-analyses. Am Heart J 156:918–930

Milne F, Redman C, Walker J, Baker P, Black R, Blincowe J, Cooper C, Fletcher G, Jokinen M, Moran PA, Nelson-Piercy C, Robson S, Shennan A, Tuffnell A, Waugh J (2009) Assessing the onset of pre-eclampsia in the hospital day unit: summary of the pre-eclampsia guideline (PRECOG II). BMJ 339:b3129

Noguchi J, Hata K, Tanaka H, Hata T (2009) Placental vascular sonobiopsy using three-dimensional power Doppler ultrasound in normal and growth restricted fetuses. Placenta 30:391–397

North RA, McCowan LM, Dekker GA, Poston L, Chan EH, Stewart AW, Black MA, Taylor RS, Walker JJ, Baker PN, Kenny LC (2011) Clinical risk prediction for pre-eclampsia in nulliparous women: development of model in international prospective cohort. BMJ 342:d1875

Ochi H, Matsubara K, Kusanagi Y, Taniguchi H, Ito M (1998) Significance of a diastolic notch in the uterine artery flow velocity waveform induced by uterine embolisation in the pregnant ewe. Br J Obstet Gynaecol 105:1118–1121

Ochi H, Suginami H, Matsubara K, Taniguchi H, Yano J, Matsuura S (1995) Micro-bead embolization of uterine spiral arteries and changes in uterine arterial flow velocity waveforms in the pregnant ewe. Ultrasound Obstet Gynecol 6:272–276

Onwudiwe N, Yu CK, Poon LC, Spiliopoulos I, Nicolaides KH (2008) Prediction of pre-eclampsia by a combination of maternal history, uterine artery Doppler and mean arterial pressure. Ultrasound Obstet Gynecol 32:877–883

Papageorghiou AT (2008) Predicting and preventing pre-eclampsia – where to next? Ultrasound Obstet Gynecol 31:367–370

Papageorghiou AT, Yu CK, Bindra R, Pandis G, Nicolaides KH (2001) Multicenter screening for pre-eclampsia and fetal growth restriction by transvaginal uterine artery Doppler at 23 weeks of gestation. Ultrasound Obstet Gynecol 18:441–449

Pedrosa AC, Matias A (2011) Screening for pre-eclampsia: a systematic review of tests combining uterine artery Doppler with other markers. J Perinat Med 39:619–635

Savvidou MD, Karanastasi E, Skentou C, Geerts L, Nicolaides KH (2001) Twin chorionicity and pre-eclampsia. Ultrasound Obstet Gynecol 18:228–231

Sibai B, Dekker G, Kupferminc M (2005) Pre-eclampsia. Lancet 365:785–799

Spencer K, Cowans NJ, Chefetz I, Tal J, Meiri H (2007) First-trimester maternal serum PP-13, PAPP-A and second-trimester uterine artery Doppler pulsatility index as markers of pre-eclampsia. Ultrasound Obstet Gynecol 29:128–134

Spencer K, Yu CK, Savvidou M, Papageorghiou AT, Nicolaides KH (2006) Prediction of pre-eclampsia by uterine artery Doppler ultrasonography and maternal serum pregnancy-associated plasma protein-A, free beta-human chorionic gonadotropin, activin A and inhibin A at 22 + 0 to 24 + 6 weeks' gestation. Ultrasound Obstet Gynecol 27:658–663

Steegers EA, von Dadelszen P, Duvekot JJ, Pijnenborg R (2010) Pre-eclampsia. Lancet 376:631–644

Stepan H, Unversucht A, Wessel N, Faber R (2007) Predictive value of maternal angiogenic factors in second trimester pregnancies with abnormal uterine perfusion. Hypertension 49:818–824

Subtil D, Goeusse P, Houfflin-Debarge V, Puech F, Lequien P, Breart G, Uzan S, Quandalle F, Delcourt YM, Malek YM (2003) Randomised comparison of uterine artery Doppler and aspirin (100 mg) with placebo in nulliparous women: the Essai Regional Aspirine Mere-Enfant study (Part 2). BJOG 110:485–491

Thangaratinam S, Coomarasamy A, Sharp S, O'Mahony F, O'Brien S, Ismail KM, Khan KS (2008) Tests for predicting complications of pre-eclampsia: a protocol for systematic reviews. BMC Pregnancy Childbirth 8:38

Trogstad L, Magnus P, Stoltenberg C (2011) Pre-eclampsia: Risk factors and causal models. Best Pract Res Clin Obstet Gynaecol 25:329–342

Trudinger BJ, Stevens D, Connelly A, Hales JR, Alexander G, Bradley L, Fawcett A, Thompson RS (1987) Umbilical artery flow velocity waveforms and placental resistance: the effects of embolization of the umbilical circulation. Am J Obstet Gynecol 157:1443–1448

Valensise H, Novelli GP, Vasapollo B, Borzi M, Arduini D, Galante A, Romanini C (2000) Maternal cardiac systolic and diastolic function: relationship with uteroplacental resistances. A Doppler and echocardiographic longitudinal study. Ultrasound Obstet Gynecol 15:487–497

Valensise H, Vasapollo B, Gagliardi G, Novelli GP (2008) Early and late preeclampsia: two different maternal hemodynamic states in the latent phase of the disease. Hypertension 52:873–880

Vergani P, Roncaglia N, Andreotti C, Arreghini A, Teruzzi M, Pezzullo JC, Ghidini A (2002) Prognostic value of uterine artery Doppler velocimetry in growth-restricted fetuses delivered near term. Am J Obstet Gynecol 187:932–936

Visintin C, Mugglestone MA, Almerie MQ, Nherera LM, James D, Walkinshaw S (2010) Management of hypertensive disorders during pregnancy: summary of NICE guidance. BMJ 341:c2207

Waterstone M, Bewley S, Wolfe C (2001) Incidence and predictors of severe obstetric morbidity: case-control study. BMJ 322:1089–1093 (discussion 1093–4)

Yu CK, Papageorghiou AT, Boli A, Cacho AM, Nicolaides KH (2002) Screening for pre-eclampsia and fetal growth restriction in twin pregnancies at 23 weeks of gestation by transvaginal uterine artery Doppler. Ultrasound Obstet Gynecol 20:535–540

Yu CK, Papageorghiou AT, Parra M, Palma Dias R, Nicolaides Fetal Medicine Foundation Second Trimester Screening Group (2003) Randomized controlled trial using low-dose aspirin in the prevention of pre-eclampsia in women with abnormal uterine artery Doppler at 23 weeks' gestation. Ultrasound Obstet Gynecol 22:233–239

Yu J, Shixia CZ, Wu Y, Duan T (2011) Inhibin A, activin A, placental growth factor and uterine artery Doppler pulsatility index in the prediction of pre-eclampsia. Ultrasound Obstet Gynecol 37:528–533

Geburtshilfliche Zervixsonografie und Diagnostik der drohenden Frühgeburt

B. Hollwitz

U. Gembruch, K. Hecher, H. Steiner (Hrsg.), *Ultraschalldiagnostik in Geburtshilfe und Gynäkologie*,
DOI 10.1007/978-3-642-29633-8_19, © Springer-Verlag Berlin Heidelberg 2013

19.1 Einführung und historische Entwicklung der Methode

Eine ultrasonografische Beurteilung der Beckenorgane aus geburtshilflicher Sicht wurde zuerst mittels der Abdominalsonografie durchgeführt. Die Phänomene der Verkürzung und Eröffnung der Cervix uteri wurden dabei zunächst im Zusammenhang mit dem Geburtsfortschritt (Zador et al. 1976) und anschließend während der Schwangerschaft bei klinischer Diagnose einer Zervixinsuffizienz (Sarti et al. 1979) bereits in den siebziger Jahren vereinzelt beschrieben, ohne dass eine Routineanwendung resultierte.

Seit Mitte der fünfziger Jahre wurde bereits mit der **transvaginalen** Ultraschallanwendung experimentiert (Woo 2002), erste Erfahrungen mit ihrem Einsatz in der Geburtshilfe, u. a. die Darstellung der fetalen Herzaktion in der frühen 7. Schwangerschaftswoche (SSW), veröffentlichte bereits Kratochwil 1969 (Kratochwil 1969), spezielle marktfähige Vaginalsonden wurden jedoch erst Jahre später entwickelt. Mit der Einführung der hochauflösenden 5–8 MHz-Transducer in der zweiten Hälfte der 1980er-Jahre konnte sich die transvaginale Methode insbesondere in der Fertilitätsmedizin, anschließend auch in der Gynäkologie (Timor-Tritsch et al. 1988) rasch etablieren, da sie wegen der unmittelbaren Nähe zum Prädilektionsort eine genauere Detaildarstellung z. B. der Adnexe erlaubte.

Geburtshilflich schien die Methode somit zunächst zur Beurteilung von Lokalisation und Alter von intrauterinen und ektopen Frühschwangerschaften relevant.

Die **transvaginale** sonografische **Zervix**beurteilung **in der Schwangerschaft**, erstmals beschrieben von Brown et al. 1986, wurde zunächst von den Geburtshelfern lediglich als Ergänzung zur digitalen Tastuntersuchung verstanden (Böhmer et al. 1989a). Hierbei zeigte sich aber, dass die Ergebnisse der Sonografie von denen der Tastuntersuchung durchaus abwichen (Sonek et al. 1990). Die Korrelation zwischen der transvaginalen Zervixsonografie und der klinischen Diagnose „Zervixinsuffizienz" wurde dabei von deutschen Arbeitsgruppen erstmals untersucht (Balde et al. 1988, Böhmer et al. 1989b, Stolz et al. 1989). Im Verlauf erwies sich die neue Methode alsbald der Palpation und auch der abdominalen Sonografie zur Beurteilung der Zervixlänge (Jackson et al. 1992) überlegen. Andersen et al. formulierten 1990 erstmals den höheren prädiktiven Wert dieser transvaginal gemessenen Zervixlänge für eine Frühgeburt (Andersen et al. 1990).

19

19.2 Technik

Vor der transvaginalen Untersuchung (im Gegensatz zur Zervixbeurteilung von abdominal) sollte die Patientin ihre Harnblase entleeren, da eine gefüllte Blase den natürlichen Verlauf der Cervix uteri beeinflusst und diese länger erscheinen lässt (Okitsu et al. 1992, Andersen 1991). Ein minimaler Rest Blasenfüllung erleichtert allerdings die ap-Orientierung. Die Patientin wird in Steinschnittlagerung auf einer Untersuchungsliege oder dem gynäkologischen Untersuchungsstuhl gelagert.

Ein hochauflösender (mind. 5 MHz), mit einer sterilen, innerlich mit Ultraschallgel beschichteten, Einmalumhüllung überzogener Vaginalschallkopf wird langsam in die Scheide eingeführt, sodass er im vorderen Scheidengewölbe zu liegen kommt, ohne direkten Druck auf die Cervix uteri auszuüben, da dieser die Zervix scheinbar verlängert (◘ Abb. 19.1).

Nun wird unter Zuhilfenahme der Blase als Orientierung ein Sagittalschnitt der Cervix uteri eingestellt. Der **korrekte Sagittalschnitt** ist dadurch gekennzeichnet, dass die Schleimhaut des Zervikalkanals auf dessen ganzer Länge abgebildet ist. Die Endozervix-Schleimhaut kann sich im Vergleich zum Myometrium echogener oder auch echoärmer darstellen. Das innere Ende der Schleimhaut markiert den inneren Muttermund (MM) und grenzt die Zervix vom unteren Uterinsegment mit möglichem Pseudotrichter ab (◘ Abb. 19.2).

Die zwei Messpunkte sind so zu setzen, dass eine **lineare** Verbindung zwischen dem Os externum des Zervikalkanals (CK), welches sich durch eine meist echoreiche Struktur in Form eines flachen gleichschenkligen Dreiecks präsentiert, und dem oben beschriebenen tiefsten Punkt der Fruchthöhle am inneren MM entsteht. Die direkte Distanz zwischen diesen beiden Punkten entspricht dann der **Zervixlänge (CL)**. Bei stark gebogenem Zervikalkanal (ohne Druck auszuüben) kann eine Messung in zwei hintereinanderliegenden Strecken durchgeführt werden (Owen u. Iams 2003), ohne dass dies wirklich erforderlich wäre: Der klinisch bedeutsame, verkürzte CK zeigt ohnehin keine die gemessene Länge beeinflussende Krümmung mehr (To et al. 2001a).

Die systematische Zervixlängenmessung ergibt eine statistische Normalverteilung; die mittlere Zervixlänge beträgt in der 24. SSW ca. 35 mm und in der 28. SSW ca. 34 mm mit einem minimalen, nicht signifikanten Trend zu einer kürzeren Zervix bei Nulliparae (Iams et al. 1996).

Die Möglichkeit der Exploration des Os internum im Hinblick auf eine aufgetretene, nicht palpable, vorzeitige Eröffnung (Trichterbildung, engl. „funneling") und eine damit verbundene Vorwölbung der Eihäute in den Bereich der anatomischen Cervix uteri (engl. „sacculation"), ggf. sogar sanduhrförmig prolabierend (engl.: „bulging membranes"), stellt den Hauptvorteil der Methode im Vergleich zur digitalen Untersuchung dar (Okitsu et al. 1992, Andersen1991) (◘ Abb. 19.3).

Zilianti und Mitarbeiter beschrieben 1995, damals transperineal inspiziert, vier verschiedene Konturen des sich verbrauchenden und eröffnenden Zervikalkanals, vom unauffälligen, nach innen und außen rechtwinklig abgegrenzten ZK bis hin zum Fruchtblasenprolaps. Sie wiesen ihnen entsprechend ihrer schematischen Form die Buchstaben T, Y, V und U (Eselsbrücke: „**T**rust **Y**our **V**aginal **U**ltrasound") zu (Quintero u. Jeanty 2001, Zilianti et al. 1995) (◘ Abb. 19.4)

19.2.1 Etablierte und neue Messverfahren und Parameter

Wird ein echter innerer Trichter festgestellt, so ist dieser in seiner Breite und Tiefe zu dokumentieren sowie die Länge des verbleibenden, sich auch unter Belastung nicht öffnenden Zervixkanalanteils, die **effektive Zervixlänge**.

In umfangreichen Untersuchungen konnte dieser Parameter als der am besten mit dem Frühgeburtsrisiko korrelierte ermit-

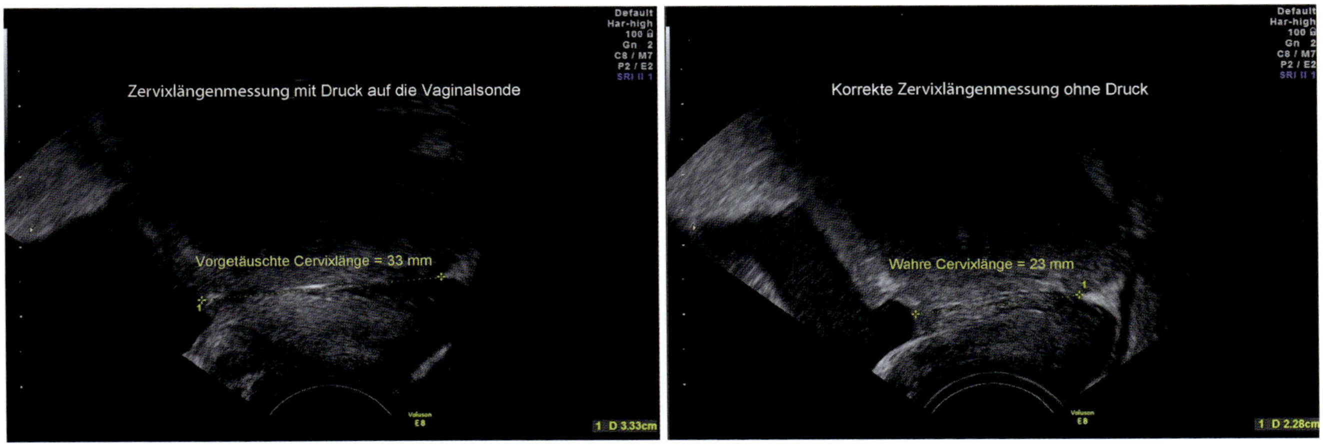

Abb. 19.1 Zervixlängenmessung mit und ohne direkten Sondendruck auf die Cervix uteri

telt werden. Das Hinzufügen von Trichtertiefe oder -weite in die multivariate Regressionsanalyse verbesserte den prädiktiven Wert der Untersuchung nicht signifikant (To et al. 2001b, Guzman et al. 2001, Odibo et al. 2001).

Es empfiehlt sich, jede Messung über einen Zeitraum von mehreren (ca. 3–5) Minuten durchzuführen, um eine eventuelle Verkürzung der Cervix uteri unter Druck nicht zu versäumen. Dieser Druck kann durch alle paar Minuten auftretende uterine Kontraktionen, durch Kindsbewegungen insbesondere bei Schädellage und bei Lageänderung in eine aufrechtere Position entstehen. In Abwesenheit spontaner Kontraktionen kann man die Patientin unter der Untersuchung zur Durchführung des Valsalva-Manövers anhalten oder eine Hilfsperson leichten Fundusdruck ausüben lassen. Bei einer durch diese Maßnahmen dokumentierbar veränderlichen Zervixlänge ist jeweils die kürzeste gemessene Distanz als „wahre" Zervixlänge festzuhalten.

Bei korrekter Technik ist die Messung der effektiven Zervixlänge von einer **hohen Reproduzierbarkeit** gekennzeichnet, sowohl was die Intra- als auch die Inter-Observer-Variabilität betrifft (Heath et al. 1998, Burger et al. 1997). Nicolaides und Mitarbeiter kamen in der größten diesbezüglichen Untersuchung an ~2700 schwangeren Frauen zu dem Schluss, dass die Abweichung zweier Messergebnisse 4 mm nicht übersteigt (Heath et al. 1998a).

Andere Arbeitsgruppen kamen zu widersprüchlichen Ergebnissen: Burger et al. konnten 1997 einen positiven Effekt gründlicher Ausbildung und der Anwendung klarer Qualitätsanforderungen illustrieren (Burger et al. 1997). Eine schwedische Arbeitsgruppe kam 2002 in einer allerdings noch kleineren Studie zu deutlich ungenaueren Ergebnissen (Valentin u. Bergelin 2002). Eine neuere Arbeit aus 2011 zeigt erneut die Zuverlässigkeit der Methode bei standardisierter Durchführung (Stein et al. 2011).

Translabial-transperinealer Ultraschall

Bei stattgehabtem vorzeitigem Blasensprung gilt die vaginale Tastuntersuchung wegen der Gefahr der Verschleppung von Keimen der perinealen Hautflora in die obere Vagina als obsolet.

Aus demselben Grund ist auch die transvaginale Ultraschalluntersuchung mit steril überzogenem Schallkopf umstritten und sollte nur äußerst zurückhaltend eingesetzt werden – zumal sich

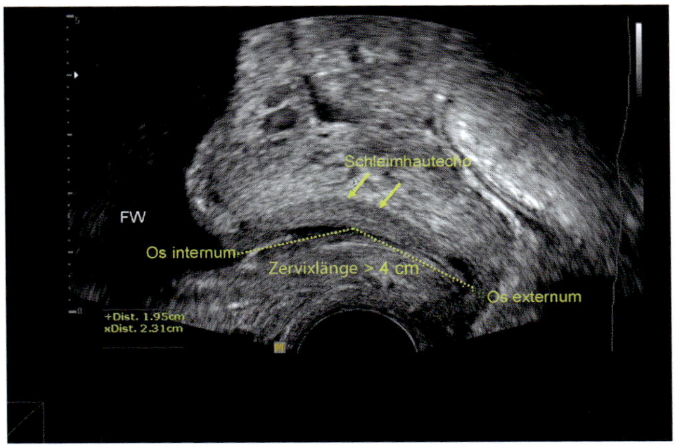

Abb. 19.2 Routineuntersuchung in der 22. SSW: Anatomisch und funktionell scheinbar unauffällige Cervix uteri mit gut abgrenzbarem Zervikalkanal

die Technik der translabial-transperinealen Sonografie nach einer entsprechenden Übungsphase durchaus als Alternative mit guter Übereinstimmung der Ergebnisse anbietet (Cicero et al. 2001).

Sludge

Am tiefsten Punkt der Amnionhöhle kann bei einem Teil der Schwangeren ein intraamniales Depot eines echoreichen, meist homogenen, amorphen Materials sonografisch dargestellt werden (Abb. 19.5). Romero und Mitarbeiter konnten durch Amniozentesen beweisen, dass es sich hierbei nicht um die bereits zuvor meist in Terminnähe beschriebenen Ablagerungen von Vernix caseosa oder Mekonium handelt, sondern um einen leukozyten- und bakterienreichen Debris (Romero et al. 2007), für den sie den Begriff „Sludge" einführten (Espinoza et al. 2005). Schnell wurde klar, dass der Nachweis dieses inflammatorischen Depots assoziiert ist mit

- intraamnialer Infektion (Romero et al. 2008),
- vorzeitiger Wehentätigkeit,
- vorzeitigem Blasensprung und
- bevorstehender Frühgeburt (Kusanovic et al. 2007).

Andere Arbeitsgruppen bestätigten diese Ergebnisse (Bujold et al. 2006, Ventura et al. 2011).

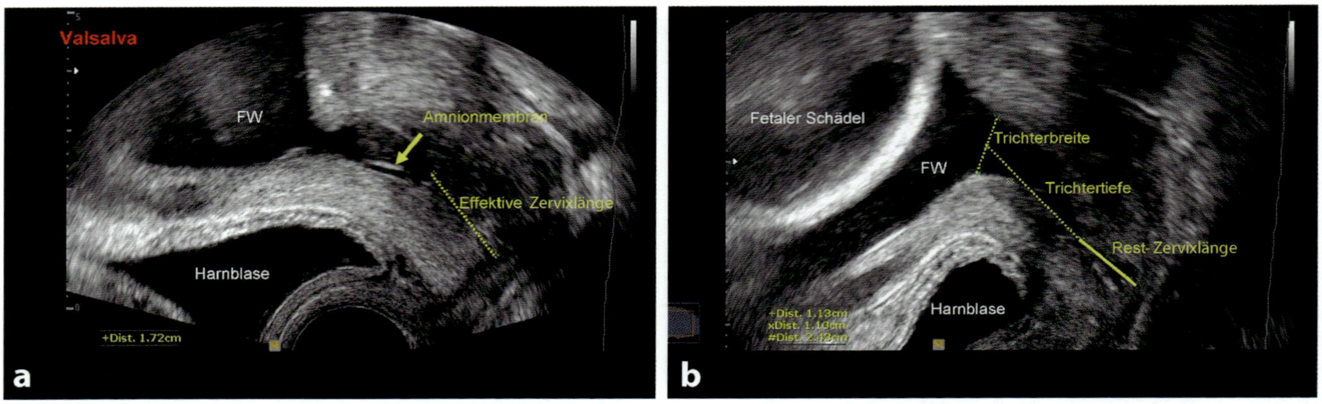

Abb. 19.3 **a** Gleicher Fall wie Abb. 19.2: Beim Valsalva-Manöver wird die verkürzte effektive Zervixlänge erkennbar. **b** 9 Tage später: klar erkennbarer Trichter über dem Rest des Zervixkanals

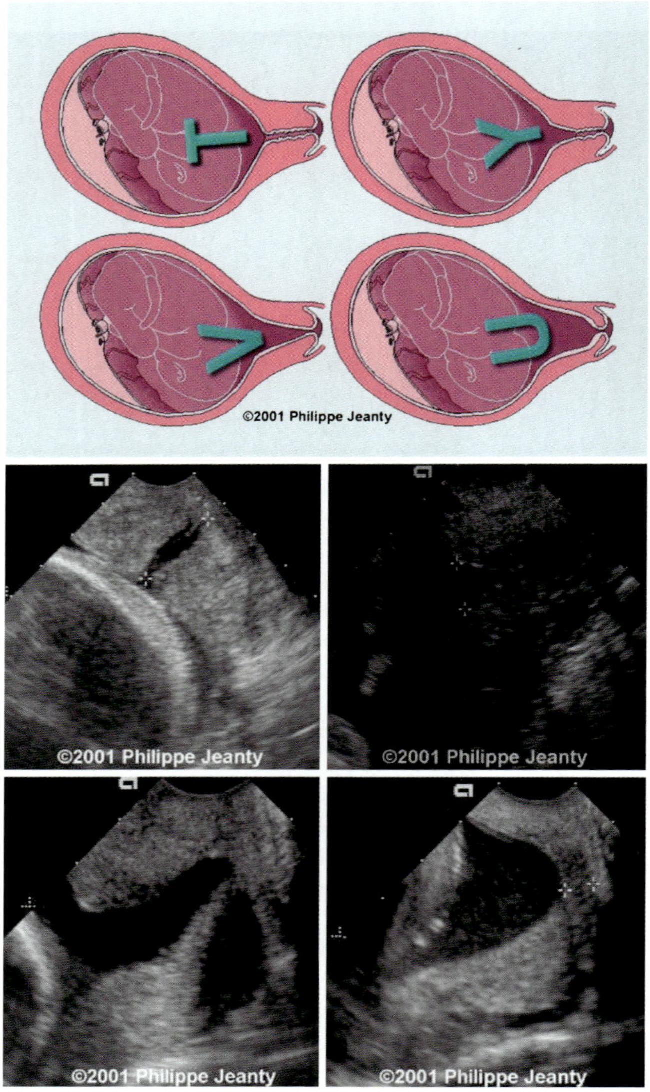

Abb. 19.4 Trichterformen (Mit freundlich. Genehmigung reproduziert vom TheFetus.net)

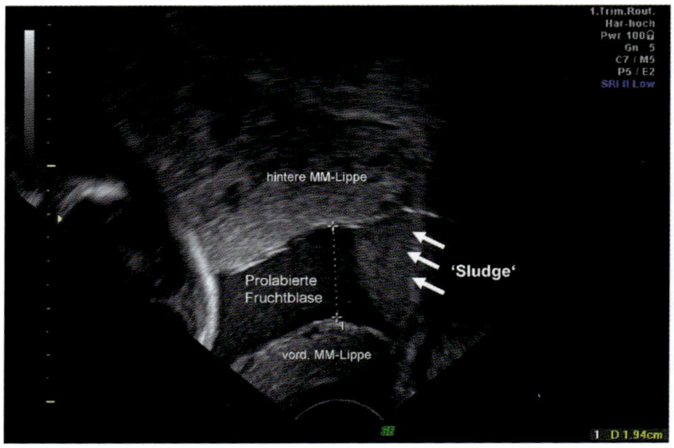

Abb. 19.5 Zervixsonogramm bei einer Zweitgebärenden mit Fruchtblasenprolaps („bulging membranes") und intraamnialem „Sludge" in der 23. SSW

19.3 Interpretation der Ergebnisse

19.3.1 Drohende Frühgeburt

Die Frühgeburtlichkeit verursacht in den Industrieländern den weitaus größten Teil der neonatalen Mortalität und Morbidität. Global ist sie noch vor den Infektionskrankheiten für ca. 28 % der neonatalen Mortalität verantwortlich und ist damit das drängendste geburtshilfliche Problem überhaupt (Lawn et al. 2005).

Spontane Frühgeburtsbestrebungen werden heute gedeutet als eine **multikausale Sequenz**. Ursächlich können sein:

- Intrauterine Infektion/Inflammatio
- Uterine Ischämie
- Uterusüberdehnung (z. B. bei Mehrlingsschwangerschaft)
- Immunologische Prozesse
- Echte Zervixverschlussinsuffizienz (z. B. nach Konisation)
- Hormonelle Störungen.

Ihnen **gemeinsam** ist dieselbe, bei der Geburt am Termin physiologische, pathogenetische **Endstrecke**:

- Zervixverkürzung
- Muttermunderöffnung
- Spontane Wehentätigkeit
- Vorzeitiger Blasensprung

Sie endet in einer spontanen Frühgeburt (< 37 + 0 SSW) oder einem Spätabort (Romero et al. 2006).

Iams et al. konnten 1996 in einer Analyse an über 2900 unselektierten Schwangeren die Korrelation zwischen transvaginal gemessener Zervixlänge und Frühgeburtlichkeit demonstrieren (Iams et al. 1996) (Abb. 19.6).

Spätere Metaanalysen untermauerten diese Aussage (Rozenberg et al. 2002).

Seitdem wurde die Wertigkeit der Methode umfassend untersucht, zunächst allerdings im Hinblick auf High-risk-Kollektive mit ungünstiger geburtshilflicher Anamnese (Vorgeschichte einer oder mehrerer Frühgeburten oder Spätaborte), für die man in der Durchführung einer Cerclage eine wirksame Therapieoption sah, zum anderen bei symptomatischen Schwangeren mit vorzeitiger Wehentätigkeit, für die über die Notwendigkeit einer Tokolyse zu entscheiden war.

Erst in jüngerer Zeit wird ein **generelles Screening aller Schwangeren diskutiert** und aktuell auch immer lauter gefordert, da neuere Studienergebnisse die deutliche Wirksamkeit einer Progesteron-Therapie bei Frauen mit kurzer Cervix uteri eindrucksvoll belegen konnten und darüber hinaus auch die Patientinnengruppe, die von einer Verschlussoperation profitieren kann, inzwischen besser charakterisiert ist, sodass die Zervixsonografie einen unverzichtbaren Baustein des aktuell evidenzbasierten Diagnose- und Therapiekonzeptes darstellt.

Risikokollektiv

Vor der Einführung der Zervixsonografie stand zur Vorhersage einer Frühgeburt bei asymptomatischen Schwangeren lediglich eine Vielzahl zum Teil bereits lange bekannter epidemiologischer Risikofaktoren zur Verfügung, von denen die meisten betroffenen sogar mehrere aufwiesen (Lettieri et al. 1993), darunter z. B. die Vorgeschichte einer traumatisierenden Operation an der Zervix oder eine bekannte Uterusfehlbildung, vor allem aber der Zustand nach einer oder mehreren vorausgegangenen Frühgeburten oder Spätaborten (Ross et al. 1986, Mercer et al. 1999). Der prädiktive Wert dieser Faktoren war jedoch stark limitiert (Mercer et al. 1996, Creasy et al. 1980).

In den Anfängen der Verbreitung der Methode konzentrierte man sich daher zunächst auf diese Patientinnengruppe, zumal erkennbar war, dass die Sensitivität im Risikokollektiv mit belasteter Anamnese wesentlich höher war als im Screeningkollektiv.

Der Grund wird darin vermutet, dass bei Frauen mit Risiko/Wiederholungstendenz letztlich diejenigen pathogenetischen Prozesse zur bekanntlich multikausalen und oftmals extremen Frühgeburtlichkeit führen, die stärker mit der Zervixverkürzung korrelieren (Guzman u. Ananth 2001). Außerdem erhöhen intensivierte, verkürzte Untersuchungsintervalle, wie sie vorbelasteten Patientinnen angeboten werden, die zunächst niedrige Sensitivität.

Der positive prädiktive Wert (PPV) der Zervixlänge ist ebenfalls unterschiedlich bei High-risk- und Low-risk-Frauen. Er steigt mit höherem Risikostatus, früherer Untersuchung und kürzerer Zervixlänge (Guzman u. Ananth 2001).

Die Interpretation der Studienergebnisse wurde und wird erschwert durch die Anwendung unterschiedlicher Zervixlängen-

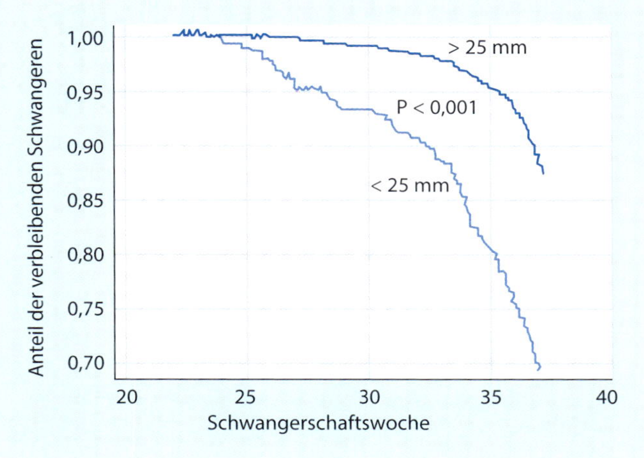

Abb. 19.6 Kaplan-Meier-Kurven für die weitere Schwangerschaftsdauer nach Zervixlänge (≤25 mm oder >25 mm) bei Untersuchung in der 24. SSW (Adaptiert nach Iams et al. 1996)

Schwellenwerte zu unterschiedlichen Untersuchungszeitpunkten und deren Korrelation mit unterschiedlichen Schweregraden der Frühgeburtlichkeit.

Durch Analyse der Grenzwertoptimierungs (ROC)-Kurve konnten Guzman et al. 2001 an der größten untersuchten Kohorte (*n*=469) demonstrieren, dass

1. die effektive Zervixlänge eine Frühgeburt besser voraussagte als andere gemessene Parameter,
2. eine frühere und damit klinisch bedeutsamere Frühgeburt besser vorhergesagt wurde als eine relative späte und
3. ein Cut-off von 25 mm für die Zervixlänge ein optimales Gleichgewicht zwischen Sensitivität und Falsch-Positiv-Rate ermöglichte (Guzman et al. 2001).

Die beste Sensitivität der Zervixlängenmessung bestand bei der Gruppe der Frauen mit der Vorgeschichte eines Spätabortes zwischen der 16. u. 24. SSW (Guzman et al. 2001). Zu beachten ist, dass diese Patientinnengruppe ein besonders hohes Risiko hat, erneut einen Spätabort im II. Trimenon oder eine extreme Frühgeburt zu erleiden und die Ultraschalldiagnostik entsprechend früh einsetzen muss, um ggf. rechtzeitig reagieren zu können (Szychowski et al. 2009).

Eine Therapie (Cerclage für CL < 16 mm, Bettruhe für < 20 mm) konnte die Inzidenz der Frühgeburt im **asymptomatischen Risikokollektiv** mit kurzer Cervix uteri senken (Guzman et al. 2001), sodass der Wert der Zervixsonografie zur Verlaufskontrolle und Therapieindikation im High-risk-Kollektiv inzwischen anerkannt ist.

Für Frauen mit anamnestischem Risiko für eine Frühgeburt (Z.n. Frühgeburt oder Spätabort, Z.n. Konisation o. ä.) ist die ultrasonografische Zervixlängenmessung die Methode der ersten Wahl zur Diagnose der erneuten Gefahr, insbesondere einer extremen Frühgeburt.

Als optimaler Schwellenwert zum Erkennen einer Risikokonstellation konnte 25 mm ermittelt werden.

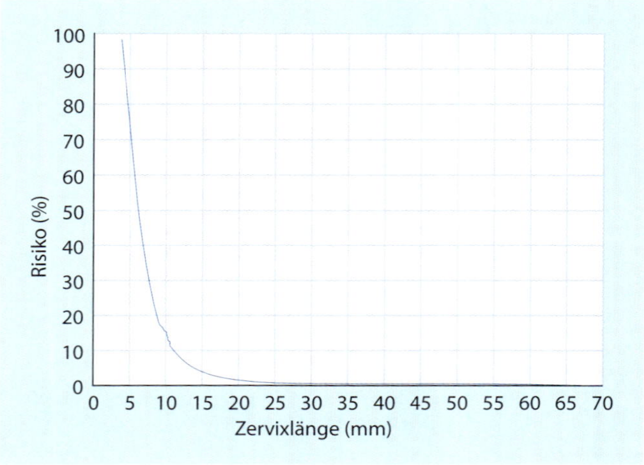

Abb. 19.7 Risiko einer Frühgeburt vor 32+0 SSW nach der Zervixlänge in der 23. SSW (Adaptiert nach Heath et al. 1998b)

Symptomatische Schwangere

Schon Mitte der neunziger Jahre konnte gezeigt werden, dass die Zervixsonografie der Palpation (Gomez et al. 1994) und der Tokografie (Timor-Tritsch et al. 1996) zur Unterscheidung zwischen echter (muttermundwirksamer) und nicht muttermundwirksamer Wehentätigkeit und damit zur Beurteilung des Frühgeburtsrisikos bei bestehender vorzeitiger Wehentätigkeit überlegen ist. Dies konnte anschließend von diversen Arbeitsgruppen bestätigt werden (Goffinet et al. 1997, Rizzo et al. 1998b, Leitich et al. 1999, Goffinet u. Kayem 2002, Tsoi et al. 2003, Fuchs et al. 2004a).

Der positive prädiktive Wert ist bei symptomatischen Frauen höher als bei asymptomatischen (Guzman u. Ananth 2001, Ness 2009).

Eine Zervixlänge < 15 mm erwies sich dabei als unabhängiger, signifikanter Prädiktor einer Frühgeburt binnen sieben Tagen (Tsoi et al. 2003).

Dies gilt ebenso für Schwangere mit einem vorzeitigen Blasensprung (Ness 2009, Rizzo et al. 1998a, Tsoi et al. 2004) und für Mehrlingsschwangerschaften (Ness 2009, Fuchs et al. 2004b).

Es gelang außerdem zu demonstrieren, dass die Zervixlängenmessung bei vorzeitiger Wehentätigkeit Einfluss auf das klinische Management und die Effizienz (kürzere Hospitalisierungsdauer) bei gleichem Outcome (Rageth et al. 1997) hat. Dies konnte in einer prospektiven, geblindeten Untersuchung bestätigt werden (Sanin-Blair et al. 2004). Eine Arbeitsgruppe konnte auch einen signifikanten Rückgang der Frühgeburten/Kinder mit niedrigen Geburtsgewichten demonstrieren (Zalar et al. 1996), sodass zusammenfassend die systematische vaginalsonografische Untersuchung von Frauen mit vorzeitiger Wehentätigkeit gefordert wird (Berghella et al. 2005a).

Screeningsituation

Die heutige Situation in den Industrieländern mit einem hohen Anteil Erstschwangerer wird durch die o. g. traditionellen, epidemiologischen, auf der geburtshilflichen Anamnese basierenden Risikokalkulationen naturgemäß nur unzureichend abgebildet: Nur ca. 30 % der Frauen, die eine Frühgeburt erleiden, weisen anamnestische Risikofaktoren auf (To et al. 2006). Nur 8–10 % haben eine Frühgeburt in der Vorgeschichte. Umso interessanter muss also eine anamneseunabhängige, einigermaßen objektive Screening-Methode wie die Zervixsonografie für die gegenwärtige klinische Wirklichkeit sein.

Es ist das Wesen einer jeden Screeninguntersuchung, dass ihre Sensitivität mit der Anzahl der bei einem Individuum durchgeführten Untersuchungen ansteigt. Ein nur einmaliges Screening der Low-risk-Population muss zwangsläufig zu einer niedrigeren Sensitivität führen als das oftmals wiederholt durchgeführte „Screening" im Risikokollektiv (Guzman u. Ananth 2001).

Auch der positiv prädiktive Wert der Zervixlängenmessung ist höher bei symptomatischen als bei asymptomatischen Frauen (Guzman u. Ananth 2001), wie in einer aktuellen Untersuchung erneut bestätigt werden konnte (Crane et al. 2011).

Darüber hinaus standen mit **Bettruhe, Tokolyse** und **Cerclage** nur therapeutische Interventionen mit im Gesamtkollektiv unzureichend belegter Wirksamkeit (Rozenberg et al. 2002), aber gut dokumentierten Nebenwirkungen zur Verfügung. Eine überprüfbar funktionierende Therapieoption ist jedoch eine Voraussetzung für ein effektives Screening. Diese Ergebnisse ließen die Zervixsonografie als Screeningtest lange ungeeignet erscheinen (Iams 1997). Noch 2003 kamen Hösli et al. als Antwort auf die von ihnen formulierte Frage nach einer Rolle als Screeningmethode für die Zervixlängenmessung zu dem Schluss, in Abwesenheit wirksamer Therapieoptionen sei ein Routinescreening im symptomfreien Low-risk-Kollektiv nicht angezeigt (Hösli et al. 2003).

Für die Patientinnengruppe mit einer extrem kurzen Zervixlänge im Screening stand allerdings bereits recht frühzeitig fest, dass hier, analog zur Situation im Risikokollektiv, der prädiktive Wert der Zervixlänge exponentiell höher war als in der Gesamtpopulation (Heath et al. 1998) (Abb. 19.7).

Die Zervixlänge erwies sich in dieser Studie als der mit Abstand härteste Risikofaktor. Obwohl das individuelle Risiko lange klein blieb (Risiko für Frühgeburt <32 + 0 bei CL 15 mm: 4 %, bei 10 mm: 10 %), waren nach dieser und einer weiteren Studie an fast 7000 Frauen die Likelihood Ratios für eine Frühgeburt insbesondere bei den extrem kurzen CL doch immerhin so hoch, dass insgesamt 48 % aller Frauen mit CL ≤15 mm (Hassan et al. 2000) und 78 % derer mit CL ≤10 mm (Heath et al. 1998) eine Frühgeburt erlitten. Dies wurde mit dem Verlust der Barrierefunktion der Cervix uteri bei starker Verkürzung und daraus resultierender erhöhter Infektanfälligkeit interpretiert.

19.3.2 Neuere Ergebnisse

Britische Arbeitsgruppen um Nicolaides entwickelten ein statistisches Modell zur Ermittlung der Frühgeburtswahrscheinlichkeit, das die aktuell gemessene Zervixlänge mit maternalen Faktoren verbindet und so an fast 60.000 Frauen eine deutliche Verbesserung der Sensitivität erzielen konnte. Dies betraf so-

19

wohl die Detektion einer allgemeinen Frühgeburtsgefahr (To et al. 2006) als auch im Besonderen die Vorhersage einer extremen Frühgeburt vor 28 abgeschlossenen SSW (Celik et al. 2008).

Diese Bemühungen wurden getriggert durch die ab 2003 bestehende Evidenz, dass sich durch eine Progesteron-Verabreichung erreichen lässt, was man für die Tokolyse vergeblich gehofft hatte: Eine signifikante Verlängerung der Schwangerschaftsdauer mit allen positiven Konsequenzen (s. u.).

Inzwischen liegen zu der Kombination aus Zervixlängenmessung und anschließender Progesteron-Therapie zwei umfangreiche Effizienz-Analysen vor (Cahill et al. 2010, Werner et al. 2011). Beide kamen zu dem Ergebnis, dass im Hinblick auf diese effektive Therapiemöglichkeit ein generelles Zervixsonografie-Screening eine kosteneffektive und die Morbidität vermindernde Maßnahme sei.

Damit dürfte die Einführung eines universellen Zervixsonografie-Screenings sowohl aus ärztlicher als auch aus ökonomischer Sicht angezeigt erscheinen.

Auch bei **Mehrlingsgravidität** korreliert die Zervixlänge nach dem Ergebnis eines neuen großen systematischen Reviews klar mit dem Frühgeburtsrisiko (Lim et al. 2011a) und konnte von To et al. in einer großen multivariaten Analyse an 1163 Frauen als einzig signifikanter, unabhängiger prädiktiver Faktor herausgearbeitet werden (To et al. 2006).

In Ermangelung einwandfrei nachgewiesen wirksamer Interventionen ist ein sonografisches Zervixlängenscreening Mehrlingsschwangerer im eigentlichen Sinne bisher nicht indiziert; zur weiteren Überprüfung möglicher Therapiekonzepte (z. B. randomisierte Studien zu Progesteron und Cerclage/Muttermundverschluss/Pessar im Hochrisikokollektiv) scheint aber die Zervixlöngenmessung die Basisuntersuchung zur Bestimmung individueller Risiken zu sein.

Ein generelles Frühgeburtsrisiko-Screening durch Zervixsonografie im II. Trimenon kann Frühgeburten verhindern helfen und erscheint dadurch kosteneffektiv. Für Mehrlingsschwangerschaften ist dies bisher nicht bewiesen, aber auch nicht ausgeschlossen.

19.3.3 Geburtsverlauf und Einleitungserfolg

Auch die Bedeutung der Zervixsonografie zur Vorhersage des Entbindungs- und Einleitungsverlaufs wurde untersucht:

Die Zervixlänge erwies sich dabei in prospektiven Untersuchungen aus der Arbeitsgruppe von Nicolaides bei 37 + 0 SSW (Ramanathan et al. 2003) und 41 + 0 SSW (Rao et al. 2008) als von prädiktivem Wert für einen spontanen Geburtsbeginn vor 41 + 3 resp. 42 + 0 SSW, für eine Einleitungsindikation und für eine später notwendige Sectio caesarea.

In randomisierten Untersuchungen konnten Bartha et al. 2005 und Park und Kollegen 2011 demonstrieren, dass eine Präinduktionsevaluation per Ultraschall bei einem CL-Cut-off von 30 resp. 28 mm im Gegensatz zum Bishop Score in der Lage war, durch Zuweisung der Frauen zu entweder Prostaglandin- oder Oxytocin-Einleitung den Prostaglandin-Bedarf bei gleichem Einleitungserfolg signifikant zu senken, was von den Autoren als vorteilhaft beurteilt wurde.

Bezüglich der **Wahrscheinlichkeit eines Einleitungserfolges** (Erreichen einer vaginalen Entbindung resp. der aktiven Phase der Eröffnung) **bzw. -versagens** kamen verschiedene Forschungsgruppen in prospektiven, nicht-randomisierten Untersuchungen beim Vergleich der Test-Performance von Sonografie und digitaler Untersuchung (Bishop Score) zu widersprüchlichen Ergebnissen, auch unter Berücksichtigung weiterer maternaler prädiktiver Parameter wie der Parität (Boozarjomehri et al. 1994, Gonen et al. 1998, Roman et al. 2004). Durch jeweils individuelle Festlegung des Cut-off Wertes für die Zervixlänge gelang es einigen Untersuchern, dem Ultraschall einen besseren prädiktiven Wert zu attestieren (Pandis et al. 2001, Daskalakis et al. 2006, Elghorori et al. 2006, Park 2007). Eine Metaanalyse aus 2006 konnte keinen Vorteil des Präinduktionsultraschalls herausarbeiten (Crane 2006). Die umfangreichste und aktuellste Metaanalyse von Hatfield et al. aus 2007 attestiert der Zervixlängenmessung genau wie dem Bishop Score nur einen niedrigen prädiktiven Wert, sodass sich die Methode bislang nicht als Standard etablieren konnte.

19.4 Therapeutische Implikationen

19.4.1 Zervixverschlussoperationen

Cerclage

Die systematische chirurgische Umschlingung der Cervix uteri mit nicht resorbierbarem Nahtmaterial wurde in den fünfziger Jahren des letzten Jahrhunderts durch die Arbeitsgruppen von Shirodkar und McDonald erarbeitet und propagiert (Shirodkar 1955, McDonald 1957). Eine Überlegenheit einer der beiden vorgeschlagenen Methoden konnte nie überzeigend demonstriert werden (Drakeley et al. 2003a, Odibo et al. 2007), sodass beide nach wie vor entsprechend der Expertise des Operateurs parallel zum Einsatz kommen.

Auch zur Frage, ob eine Anlage zweier Cerclage-Schlingen statt einer das Ergebnis verbessert, wie es von einigen postuliert wird, gibt es nur wenige, retrospektive und damit einem erheblichen Bias unterworfene Daten, die bei lediglich einem Trend zur Senkung der Spätabortrate bisher keinen signifikanten Effekt zeigen konnten (Woensdregt et al. 2008).

Die Methode etablierte sich trotz der auf der Hand liegenden immanenten Risiken des Eingriffs rasch. Die **elektive prophylaktische Cerclage** wurde zu einem fest stehenden Teil des geburtshilflichen Maßnahmenkatalogs zur Frühgeburtsvermeidung bei Frauen mit alleinigem anamnestischen Risiko, obwohl ihr Nutzen noch nie unter randomisierten Bedingungen bewiesen worden war. Die Ergebnisse einer groß angelegten randomisierten Untersuchung aus dem Jahr 1993 (MRC/RCOG 1993) waren ernüchternd. Im Verlauf wurde mehr und mehr deutlich, dass eine rein anamnestische Cerclageindikation zum inflationären Einsatz einer ressourceintensiven, potenziell gefährlichen Maßnahme ohne nachgewiesenen Benefit führt. Dies galt und gilt vor allem für die seit jeher als frühgeburtsgefährdet bekannten Mehrlingsschwangerschaften. Die Cochrane-Analyse von 2003 forderte deshalb noch, dass die Cerclage nur Frauen mit sehr hohem anamnestischen Risiko (mehrere Spätaborte oder Frühgeburten und/oder Z.n. traumatisierender Operation an der Portio) vorbehalten sein sollte (Drakeley et al. 2003).

Das Vorgehen einer systematischen, rein prophylaktischen Cerclage ist nach der Datenlage obsolet; dies gilt auch für Mehrlingsschwangerschaften.

Die Wertigkeit einer **allein durch Zervixlängenmessung indizierten therapeutischen Cerclage** wurde ab den späten neunziger Jahren einer kritischen Prüfung unterzogen: In einer nicht-randomisierten Studie vermuteten Nicolaides und Mitarbeiter durchaus einen positiven Effekt (Heath et al. 1998). In randomisierten Untersuchungen konnten dieselben Untersucher (To et al. 2004) wie auch Berghella et al. (2004) diesen später aber nicht bestätigen. Dies deckt sich auch mit entsprechenden Metaanalysen (Rozenberg et al. 2002, Drakeley et al. 2003b, Belej-Rak et al. 2003).

Durch weitere Arbeiten konnte erst relativ aktuell die Patientengruppe, für die der Benefit einer Cerclage feststeht, genauer identifiziert werden: Bereits 2002 schlugen Rozenberg und Ville als Fazit eines groß angelegten Reviews vor, dass die Indikation zu einer Cerclage wohl am besten durch serielle Zervixlängenmessungen im Risikokollektiv gestellt werde, was schließlich auch die Anzahl der Eingriffe und der damit verbundenen Morbidität und Kosten entscheidend senken könne, und forderten diesbezüglich weitere randomisierte Studien ein (Rozenberg et al. 2002). Erste randomisierte Daten hatten widersprüchliche Resultate ergeben (Althuisius et al. 2001, Rust et al. 2000).

In einer Metaanalyse von 2005 kamen Berghella und Mitarbeiter zu dem Ergebnis, dass mit einem Einling schwangere Frauen mit kurzer Zervix in der aktuellen Schwangerschaft und einem Anamneserisiko maximal profitieren, wohingegen die Anlage einer Cerclage bei Mehrlingen die Rate an Frühgeburten vor 35 + 0 sogar zu steigern schien (Berghella et al. 2005b) (Tab. 19.1).

Tab. 19.1 Einfluss einer Cerclage auf das Risiko einer Frühgeburt vor 35+0 SSW nach Berghella et al. 2005b

Subgruppe	RR	95 % CI
(1) Einlings-Schwangerschaft + kurze Zervix	0,74	0,57–0,96
(2) wie (1) + Z.n. Frühgeburt	0,61	0,40–0,92
(3) wie (1) + Z.n. Spätabort	0,57	0,33–0,99
(4) Geminigravidität (alle)	2,15	1,15–4,01

Auch andere Gruppen konnten bisher keinen positiven Effekt einer sonografisch indizierten Cerclage bei Gemini (Newman et al. 2002, Roman et al. 2005) oder Drillingen (Moragianni et al. 2009, 2011 zeigen, sodass ihre Durchführung bei Mehrlingsgravidität nicht empfohlen wird (Lim et al. 2011, Stock u. Norman 2010). Hervorzuheben ist aber, dass die wenigen randomisiert erhobenen Daten aus Subgruppenanalysen stammen (Berghella et al. 2005, Jorgensen et al. 2007).

19

Die Gründe für das anscheinende Versagen der Methode bei Mehrlingen sind noch unklar, können aber in der veränderten Pathogenese der sonografisch kurzen Cervix uteri und der Frühgeburtlichkeit bei Mehrlingsgravidität (erhöhte Uteruswandspannung) vermutet werden. Dennoch wird die Methode nach Einzelfallentscheidung immer wieder eingesetzt (Abb. 19.8), oft mit vermeintlichem Erfolg. Entsprechende randomisierte Studien mit ausreichender Power, insbesondere für das vielversprechende Hochrisikokollektiv (Campbell 2011), stehen noch aus.

Für die Einlingsschwangerschaft konnte Owen in einer 2009 publizierten randomisierten Studie schließlich demonstrieren, dass das favorisierte Konzept einer sonografisch indizierten Cerclage für Risikopatientinnen (Berghella et al. 2005, Blikman et al. 2008), angewandt bei Patientinnen, die mindestens eine Frühgeburt vor 34 + 0 SSW erlitten hatten und im II. Trimenon der aktuellen Schwangerschaft eine Zervixlänge von weniger als 25 mm zeigten, zu einer signifikanten Senkung der Spätabortrate und der perinatalen Mortalität führte. Die Rate an Frühgeburten bis 35 + 0 SSW wurde erst für die Patientinnen mit einer CL <15 mm signifikant vermindert. Es ließ sich schlussfolgern, dass eine Cerclage v. a. die extreme Frühgeburtlichkeit effektiv verhindern konnte und dass die Patientinnen mit der schwersten echten Zervixinsuffizienz am meisten profitierten (Owen et al. 2009).

Unter Einschluss dieser Arbeit kommen neueste Meta-Analysen zu dem Ergebnis, dass das Konzept einer ultraschallindizierten Cerclage für diese (wenigen) Risikopatientinnen ausreichende Sicherheit bietet (Berghella u. Mackeen 2011) und das geburtshilfliche Outcome verbessert (Berghella et al. 2011), und zwar unabhängig von der Länge der unter 25 mm verkürzten Zervix (Berghella et al. 2010). Das Vorgehen einer systematischen, rein prophylaktischen Cerclage ist nach der Datenlage obsolet; dies gilt auch für Mehrlingsschwangerschaften.

Eine Cerclage ist indiziert bei Patientinnen mit Einlingsschwangerschaft, anamnestischem Risiko und einer nachgewiesenen Zervixverkürzung unter 25 mm im II. Trimenon.

Totaler Muttermundverschluss

Der chirurgische Rekonstruktion des Muttermundes durch Deepithelialisierung des äußeren Zervikalkanals und anschließende mehrreihige Naht, sodass schließlich ein kompletter Verschluss der Zervix durch Granulations- und Narbengewebe resultiert, wurde zuerst 1961 von Szendi als Notfallprozedur bei drohendem Spätabort eingesetzt und beschrieben (Szendi 1961).

Saling griff dieses Konzept auf und perfektionierte es technisch, wandelte aber die Indikationsstellung grundlegend ab. Er postulierte, der wichtigste Mechanismus der Entstehung rezidivierender Frühgeburten seien die aufsteigenden Infektionen, denen man durch den totalen Muttermundverschluss (TMV; „total cervical occlusion", TCO) eine effektive Barriere entgegensetzen könne. Hierzu sei die Verschlussoperation vorzugsweise früh in der Schwangerschaft, aber nach der Periode der Embryogenese und der größten Gefahr eines Spontanaborts, also 12 + 0 SSW bis 16 + 0 SSW, elektiv durchzuführen, als sogenannter „**frühzeitiger totaler Muttermundverschluss**" (FTMV) im Gegensatz zum „**späten TMV**" bei entsprechender Klinik (Saling 1981).

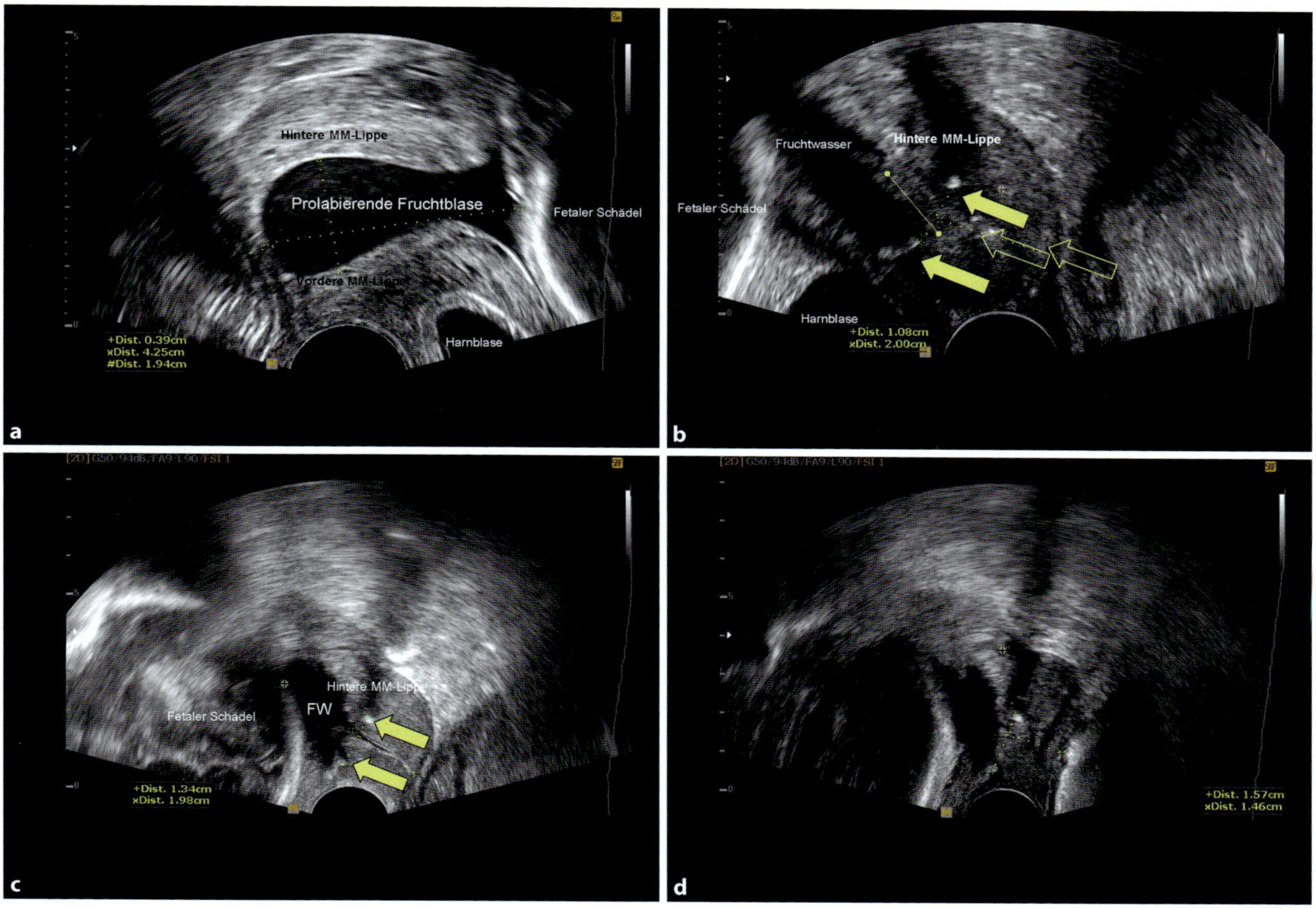

Abb. 19.8 Erfolgreiche Therapie einer drohenden extremen Frühgeburt durch Verschlussoperation. **a** Zervixsonogramm bei stationärer Aufnahme in der 24+3 SSW (Zweitgebärende, Geminigravidität). **b** Situs 20 Tage später (27+2), nach Infektausschluss und Verschlussoperation bei 25+1 SSW (*gefüllte Pfeile* Cerclagefäden, *transparente Pfeile* Nahtmaterial des Muttermundverschlusses). **c** Situs nach 8 Wochen (33. SSW): Kranialer Zervixanteil fast aufgebraucht. **d** Situs in der 35. SSW vor Cerclageentfernung: Keine Restzervix mehr kranial der Cerclage → Spontanpartus gesunder Gemini bei 35+4 SSW (73 Tage postoperativ)

Ab 1981 wurde in Deutschland der TMV auf der Basis der Salingschen Daten regional breit eingeführt, je nach persönlicher Expertise des Operateurs. Insbesondere für den FTMV bei Frauen mit einer Anamnese infektionsbedingter Spätaborte werden gute Ergebnisse berichtet (Saling u. Schumacher 1996, Saling 2001, Schulze 2008). Auch zusätzlich zur klassischen Cerclage wird ein TMV in einigen Kliniken eingesetzt, um verschiedene Mechanismen der Frühgeburt gleichzeitig anzugehen.

Randomisierte Studien wurden jedoch nie durchgeführt, sodass die Technik sich weltweit bisher nicht durchgesetzt hat. Die große Menge der retrospektiven Daten und das schlüssige Konzept gaben allerdings einer anderen europaweiten Arbeitsgruppe Anlass zur Planung einer internationalen, multizentrischen randomisierten Studie (Secher et al. 2007). Es konnte kein Benefit einer Verschlussnaht zusätzlich zur Cerclage verifiziert werden. Das Salingsche Konzept des frühzeitigen, mehretagigen Komplettverschlusses unter Deepithelialisierung des CK wurde allerdings nicht überprüft (Brix et al. 2013).

In Einzelfällen mit höchstem Risiko kann nach entsprechender Aufklärung individuell über einen Eingriff entschieden werden. Unter Umständen stellt hier das Konzept des totalen Muttermundverschlusses eine sinnvolle Ergänzung oder eine bessere Alternative dar. Der Beweis in einer randomisierten Studie steht jedoch noch aus.

Pessar

Die Einlage eines die Zervix stabilisierenden Pessarrings ist ein lange bekanntes, traditionell umstrittenes Verfahren (Newcomer 2000). Nachteile der Methode sind die Möglichkeit der Dislokation des Ringes sowie die häufig anzutreffende Zunahme des vaginalen Fluors. Befürchtet wird auch eine Besiedlung des Fremdkörpers mit potenziell mit einer Frühgeburt assoziierten Mikroorganismen.

Ihr Vorteil besteht in der atraumatischen und resssourcensparenden Einfachheit der Anwendung, die sie auch unter Public-Health-Aspekten attraktiv erscheinen lässt (Arabin et al. 2003): Das Pessar kann weltweit überall auf ambulanter Basis ohne Anästhesie eingesetzt werden.

Für Einlingsschwangerschaften mit allein einer sonografisch kurzen Zervix konnte in einer aktuell publizierten randomisierten Studie die Überlegenheit einer Pessar-Therapie bzgl. SS-Dauer und neonatalem Outcome über das rein expektative Vorgehen eindrucksvoll bewiesen werden (Goya et al. 2012).

Tab. 19.2 Überblick über die randomisierten Studien zu Progesteron in der Frühgeburtsprävention

Autor	N	Kriterium	Intervention	Endpunkt	RR (95 % CI))
Meis et al. 2003	463	Anamneserisiko	17OHP-C 250 mg i.m. q1w	FG <32+0 FG <35+0 FG <37+0	0,58 (0,37–0,91) 0,67 (0,48–0,93) 0,66 (0,54–0,81)
Da Fonseca et al. 2003	142	Anamneserisiko	Progesteron 100 mg vag. q1d	FG <34+0	0,15 (0,04–0,64)
O'Brien et al. 2007	620	Anamneserisiko	Progesteron 90 mg vag. q1d	FG ≤32+0	0,90 (0,52–1,56)
DeFranco et al. 2007 (Subgruppe von (3))	46	Anamneserisiko + CL <28 mm	Progesteron 90 mg vag. q1d	FG ≤32+0	0 % vs. 29,6 % (p=0,014)
Fonseca et al. 2007	250	CL <15 mm	Progesteron 200 mg vag. q1d	FG <34+0 Neonatale Morbidität	0,56 (0,36–0,86) n.s.
Hassan et al. 2011	458	CL 10–20 mm (nur Einlinge)	Progesteron 90 mg vag. q1d	FG <28+0 FG <33+0 RDS	0,50 (0,25–0,97) 0,55 (0,33–0,92) 0,39 (0,17–0,92)

Ob die Pessarbehandlung wegen ihrer geringeren Invasivität auch der Cerclage in bestimmten Populationen (z. B. Mehrlingsschwangerschaften) überlegen sein könnte, ist derzeit Gegenstand von randomisierten Studien (Hegeman et al. 2009) und zum jetzigen Zeitpunkt nicht bewiesen (Dharan u. Ludmir 2009, Abdel-Aleem et al. 2010).

19.4.2 Progesteron

Die bedeutende Rolle des Gelbkörperhormons beim Erhalt der Schwangerschaft ist bereits seit Jahrzehnten bekannt.

Die Wirksamkeit extern zugeführten Progesterons zur Unterstützung der Einnistung im Rahmen der assistierten Reproduktion schien nach einer Metaanalyse von 1989 gesichert (Dava 1989), sodass Progesteron (PG) als Therapeutikum in der Frühschwangerschaft zum Einsatz kommt. Zugelassen ist für diese Indikation die vaginale Gelapplikation.

Zur Frühgeburtsprävention konnte sich Progesteron dagegen zunächst nicht mehr etablieren, da eine weitere Untersuchung publiziert wurde, mit der Quintessenz, dass sein Einsatz nur unter Studienbedingungen erfolgen solle (Goldstein et al. 1989), obwohl andere Meta-Analysen bereits damals einen positiven Effekt postulierten (Keirse 1990).

Seitdem hat ein Paradigmenwechsel stattgefunden, ausgelöst durch neue randomisierte Studien, die ab 2003 erschienen:

Meis et al. publizierten 2003 eine randomisierte Studie am High-risk-Kollektiv mit Frühgeburtsanamnese, in der durch wöchentliche Injektionen von 17α-Hydroxyprogesteron-Capronsäure (17OHP-C) eine Reduktion der Frühgeburtsrate <35 + 0 und <32 + 0 um 33 % erzielt werden konnte.

Da Fonseca et al. (2003) konnten ebenfalls im Risikokollektiv durch tägliche vaginale Gabe von 100 mg natürlichem Progesteron noch einen weitaus größeren Benefit demonstrieren, während O'Brien et al. (2007) in der größten Studie an mehr als 600 Frauen für 90 mg Progesteron-Vaginalgel zunächst zu einem negativen Ergebnis gelangten.

Eine Subgruppen-Analyse (DeFranco et al. 2007) ergab aber einen signifikanten Effekt bzgl. der Vermeidung von Frühgeburten ≤32 + 0 SSW und neonatalem Atemnotsyndrom (RDS) für die Gruppe der Patientinnen mit einer Zervixlänge <28 mm, was Anlass zur Planung weiterer Studien auf der Basis der Zervixlängenmessung gab.

Fonseca und Nicolaides (2007) randomisierten 300 Frauen mit einer Zervixlänge ≤15 mm beim Zweittrimesterscreening zu entweder einer Therapie mit 200 mg Progesteron vaginal oder Placebo und sahen einen signifikanten Vorteil bzgl. der Frühgeburtlichkeit vor abgeschlossenen 34 SSW. Zwischenzeitliche Meta-Analysen bestätigten zwar den somit nachgewiesenen Effekt der Reduktion der frühen Frühgeburtlichkeit (Dodd et al. 2006, 2008, da Fonseca et al. 2009, Rode et al. 2009); ein Nachweis der Senkung der neonatalen Morbidität stand aber noch aus. Außerdem waren inzwischen seitens der Pharmakologen Zweifel an der Sicherheit des 17OHP-C geäußert worden (Christian et al. 2007), die sich aber in einer Nachbeobachtungsstudie an in utero exponierten Kindern nicht nachvollziehen ließen (Northen et al. 2007). Auf der Basis der Daten von Meis (2003) wurde dem 17OHP-C die Zulassung in den USA erteilt.

Die kürzlich publizierte Studie von Hassan et al. (2011) konnte nun an einer ausreichenden Patientenzahl den Effekt aus der Arbeit von Fonseca et al. (2007) mit einer Reduktion relevanter Frühgeburten um 45 % akkurat reproduzieren und außerdem einen Rückgang der neonatalen Morbidität konstatieren, ohne dass es relevante Nebenwirkungen oder Anhaltspunkte für fetale Schädigungen gab. Dies hatte die US-Zulassungsbehörde zur Bedingung für die Erteilung der Zulassung des Progesteron zur Frühgeburtsprävention gemacht. Sie wird in Kürze erwartet (Tab. 19.2).

Die Strategie der zervixsonografisch indizierten Progesteron-Therapie zur Frühgeburtsprävention ist wegen der verhältnismäßig geringen Prävalenz und ausreichender Spezifität der signifikant verkürzten Cervix uteri sowie wegen der eindrucksvollen Wirksamkeit des Medikaments kosteneffektiv, auch nach universellem Screening im Low-risk-Kollektiv (Cahill et al. 2010, Werner et al.

2011). 14 Therapien können eine Frühgeburt vor 33 + 0 SSW, 22 einen Fall von neonatalem RDS verhindern (Hassan et al. 2011).

Ein signifikanter Effekt der Gabe von Progesteron (Norman et al. 2009, Rode et al. 2011) oder 17OHP-C (Lim et al. 2011b) auf den Erhalt von Mehrlingsschwangerschaften konnte bisher weder für die High-risk- noch die Screening-Situation demonstriert werden.

Tipp

Ein Zervixultraschall zwischen 19+0 und 24+0 SSW identifiziert die 2 % der Einlingsschwangeren, die von einer prophylaktischen Progesteron-Therapie zur Frühgeburtsprävention profitieren.

- Progesteron-Prophylaxe bei Frauen mit kurzer Zervix, vorzugsweise als vaginale Gabe natürlichen Progesterons, reduziert die Inzidenz von Frühgeburten vor 33+0 SSW um 45 %.
- Progesteron-Prophylaxe kann die Inzidenz des neonatalen RDS und der allgemeinen neonatalen Morbidität senken.
- Vaginales Progesteron hat, soweit bekannt, keine behandlungsbedingten relevanten Nebenwirkungen und weist eine gute Patientinnen-Compliance auf.
- Progesteron-Prophylaxe für Frauen mit kurzer Zervixlänge ist kosteneffektiv gegenüber der gegenwärtigen Situation ohne Screening/Standardtherapie.

19.5 Vergleich mit anderen, neueren Diagnose-Tools

19.5.1 Fibronektin- und IGFBP-1-Test

Fetales Fibronektin (**FFN**) ist ein Glykoprotein der extrazellulären Matrix an der fetomaternalen Austauschfläche zwischen Chorion und Dezidua. Im Zervixsekret ist es normalerweise nur in sehr geringen Mengen nachweisbar. Ein Anstieg der zervikovaginalen FFN-Konzentration auf Werte über 50 ng/ml nach 22 + 0 SSW wird als positiver Test gewertet und zeigt ein erhöhtes Frühgeburtsrisiko an (Berghella et al. 2008). Dies trifft sowohl bei asymptomatischen Frauen als auch bei vorzeitiger Wehentätigkeit zu, wie eine große systematische Metaanalyse von Honest et al. bereits 2002 ergab.

Die beste Performance des Fibronektin-Tests konnte dabei für die symptomatischen Patientinnen ermittelt werden, mit einer Likelihood Ratio >5 für ein positives und <0,25 für ein negatives Testresultat (Honest et al. 2002). Die größte Stärke des Tests liegt in seinem hohen negativen prädiktiven Wert (Peaceman et al. 1997), welcher helfen kann, überflüssige und teure stationäre Aufenthalte zu vermeiden. Demgegenüber stehen nicht unbeträchtliche Kosten für den Test als solchen. Dieser steht inzwischen als Bedside-Test (Rapid-fFN, Hologic GmbH) zur Verfügung, was neuere Reviewer an der Validität der o. g. Angaben zur Testgenauigkeit zweifeln lässt, da diese sich noch auf den Vorgänger-Immunoassay beziehen (Sanchez-Ramos et al. 2009).

In einem großen systematischen Review kamen Sanchez-Ramos et al. 2009 zu dem Ergebnis, die Test-Performance sei nach wie vor begrenzt und es müsse weiter nach besseren Biomarkern der Frühgeburtlichkeit gesucht werden (Sanchez-Ramos et al. 2009). Dennoch erscheint der Test als erstes vom Untersucher unabhängiges Diagnostikum bezüglich einer drohenden Frühgeburt im Risikokollektiv als sinnvoll.

Die Hinzunahme des Fibronektin-Tests zur vaginalsonografischen Zervixlängenmessung bei Patientinnen mit vorzeitigen Wehen verbesserte nach Aussage einiger Autoren deren prognostischen Wert (Gomez et al. 2005), während andere dies nicht bestätigen konnten (Tsoi et al. 2006).

In gleicher Weise konnten zwei Arbeitsgruppen eine Verbesserung des prädiktiven Werts der Sonografie durch zusätzliche Analyse des FFN (Bolt et al. 2011) bzw. des **Plasma-Insulin-like growth factor-binding protein 1** (**IGFBP-1**) (Bittar et al. 2007) bei asymptomatischen High-risk-Patientinnen demonstrieren. Der IGFBP-1-Test ist ebenfalls am Markt erhältlich (ActimPartus, Alere GmbH) und wird in einigen neueren Arbeiten als mindestens ebenso zuverlässig wie der FFN-Test beurteilt (Ting et al. 2007, Riboni et al. 2011). Die Gesamtmenge der publizierten Daten ist jedoch deutlich geringer.

Ob sich die Durchführung des Fibronektin-Tests wirklich auf Patientenversorgung und Outcome auswirkt, d. h., ob sich dadurch, wie behauptet, wirklich eine bessere Effizienz (weniger Frühgeburten, besseres neonatales Outcome bei geringeren Therapiekosten durch präziser indizierte Hospitalisierung, Lungenreifeinduktion etc.) erreichen lässt, ist derzeit noch umstritten. Die diesbezügliche Cochrane-Analyse konnte aus fünf randomisierten Studien keine Empfehlung für den generellen Einsatz des Tests ableiten (Berghella et al. 2008), sodass die Zervixsonografie weiterhin als Goldstandard in der Frühgeburtlichkeitsdiagnostik anzusehen ist.

Neuere Arbeiten betonen demgegenüber Unzulänglichkeiten im Studiendesign (Vis et al. 2011) und stellen weitere Erkenntnisse aus in naher Zukunft vorliegenden Ergebnissen weiterer Studien in Aussicht (Chandiramani et al. 2011), v. a. im Hinblick auf die nun endlich bestehende Evidenz der Wirksamkeit lange umstrittener Therapien, d. h. Progesteron und Cerclage.

Literatur

Abdel-Aleem H, Shaaban OM, Abdel-Aleem MA (2010) Cervical pessary for preventing preterm birth. Cochrane Database Syst Rev 9:CD007873

Althuisius SM, Dekker GA, Hummel P et al (2001) Final results of the Cervical Incompetence Prevention Randomized Cerclage Trial (CIPRACT): therapeutic cerclage with bed rest versus bed rest alone. Am J Obstet Gynecol 185(5):1106–1112

Andersen HF (1991) Transvaginal and transabdominal ultrasonography of the uterine cervix during pregnancy. J Clin Ultrasound 19(2):77–83

Andersen HF, Nugent CE, Wanty SD et al (1990) Prediction of risk for preterm delivery by ultrasonographic measurement of cervical length. Am J Obstet Gynecol 163(3):859–867

Arabin B, Halbesma JR, Vork F et al (2003) Is treatment with vaginal pessaries an option in patients with a sonographically detected short cervix? J Perinat Med 31(2):122–133

Balde MD, Stolz W, Unteregger B et al (1988) Transvaginal echography. An application in the diagnosis of cervical incompetence. J Gynecol Obstet Biol Reprod (Paris) 17(5):629–633

Bartha JL, Romero-Carmona R, Martinez-Del-Fresno P et al (2005) Bishop score and transvaginal ultrasound for preinduction cervical assessment: a randomized clinical trial. Ultrasound Obstet Gynecol 25(2):155–159

Belej-Rak T, Okun N, Windrim R et al (2003) Effectiveness of cervical cerclage for a sonographically shortened cervix: a systematic review and meta-analysis. Am J Obstet Gynecol 189(6):1679–1687

Berghella V, Hayes E, Visintine J et al (2008) Fetal fibronectin testing for reducing the risk of preterm birth. Cochrane Database Syst Rev 4:CD006843

Berghella V, Keeler SM, To MS et al (2010) Effectiveness of cerclage according to severity of cervical length shortening: a meta-analysis. Ultrasound Obstet Gynecol 35(4):468–473

Berghella V, Mackeen AD (2011) Cervical length screening with ultrasound-indicated cerclage compared with history-indicated cerclage for prevention of preterm birth: a meta-analysis. Obstet Gynecol 118(1):148–155

Berghella V, Ness A, Bega G et al (2005) Cervical sonography in women with symptoms of preterm labor. Obstet Gynecol Clin North Am 32(3):383–396

Berghella V, Odibo AO, To MS et al (2005) Cerclage for short cervix on ultrasonography: meta-analysis of trials using individual patient-level data. Obstet Gynecol 106(1):181–189

Berghella V, Odibo AO, Tolosa JE (2004) Cerclage for prevention of preterm birth in women with a short cervix found on transvaginal ultrasound examination: a randomized trial. Am J Obstet Gynecol 191(4):1311–1317

Berghella V, Rafael TJ, Szychowski JM et al (2011) Cerclage for short cervix on ultrasonography in women with singleton gestations and previous preterm birth: a meta-analysis. Obstet Gynecol 117(3):663–671

Blikman MJ, Le TM, Bruinse HW et al (2008) Ultrasound-predicated versus history-predicated cerclage in women at risk of cervical insufficiency: a systematic review. Obstet Gynecol Surv 63(12):803–812

Bittar RE, da Fonseca EB, de Carvalho MH et al (2007) Predicting preterm delivery in asymptomatic patients with prior preterm delivery by measurement of cervical length and phosphorylated insulin-like growth factor-binding protein-1. Ultrasound Obstet Gynecol 29(5):562–567

Böhmer S, Degenhardt F, Gerlach C et al (1989) Vaginal sonography as a method of study in the evaluation of cervix insufficiency. A useful complement to vaginal palpation? Ultraschall Med 10(1):19–24

Böhmer S, Degenhardt F, Gerlach C et al (1989) Vaginal sonography versus vaginal palpation: initial experiences in 120 pregnant patients with suspected cervix insufficiency. Z Geburtshilfe Perinatol 193(3):115–123

Bolt LA, Chandiramani M, De Greeff A et al (2011) The value of combined cervical length measurement and fetal fibronectin testing to predict spontaneous preterm birth in asymptomatic high-risk women. J Matern Fetal Neonatal Med 24(7):928–932

Boozarjomehri F, Timor-Tritsch I, Chao CR et al (1994) Transvaginal ultrasonographic evaluation of the cervix before labor: presence of cervical wedging is associated with shorter duration of induced labor. Am J Obstet Gynecol 171(4):1081–1087

Brix N, Secher HJ, McCormack CD et al (2013) Randomised trial of cervical cerclage, with and without occlusion, for the prevention of preterm birth in women suspected for cervical insufficiency. BJOG 120(5):613–620

Brown JE, Thieme GA, Shah DM et al (1986) Transabdominal and transvaginal endosonography: evaluation of the cervix and lower uterine segment in pregnancy. Am J Obstet Gynecol 155(4):721–726

Bujold E, Pasquier JC, Simoneau J et al (2006) Intra-amniotic sludge, short cervix, and risk of preterm delivery. J Obstet Gynaecol Can 28(3):198–202

Burger M, Weber-Rossler T, Willmann M (1997) Measurement of the pregnant cervix by transvaginal sonography: an interobserver study and new standards to improve the interobserver variability. Ultrasound Obstet Gynecol 9(3):188–193

Cahill AG, Odibo AO, Caughey AB et al (2010) Universal cervical length screening and treatment with vaginal progesterone to prevent preterm birth: a decision and economic analysis. Am J Obstet Gynecol 202(6):548 e1–548 e8

Campbell S (2011) Universal cervical-length screening and vaginal progesterone prevents early preterm births, reduces neonatal morbidity and is cost saving: doing nothing is no longer an option. Ultrasound Obstet Gynecol 38(1):1–9

Celik E, To M, Gajewska K et al (2008) Cervical length and obstetric history predict spontaneous preterm birth: development and validation of a model to provide individualized risk assessment. Ultrasound Obstet Gynecol 31(5):549–554

Chandiramani M, Di Renzo GC, Gottschalk E et al (2011) Fetal fibronectin as a predictor of spontaneous preterm birth: a European perspective. J Matern Fetal Neonatal Med 24(2):330–336

Christian MS, Brent RL, Calda P (2007) Embryo-fetal toxicity signals for 17alpha-hydroxyprogesterone caproate in high-risk pregnancies: a review of the non-clinical literature for embryo-fetal toxicity with progestins. J Matern Fetal Neonatal Med 20(2):89–112

Cicero S, Skentou C, Souka A et al (2001) Cervical length at 22–24 weeks of gestation: comparison of transvaginal and transperineal-translabial ultrasonography. Ultrasound Obstet Gynecol 17(4):335–340

Crane JM (2006) Factors predicting labor induction success: a critical analysis. Clin Obstet Gynecol 49(3):573–584

Crane JM, Hutchens D (2011) Transvaginal ultrasonographic measurement of cervical length in asymptomatic high-risk women with a short cervical length in the previous pregnancy. Ultrasound Obstet Gynecol 38(1):38–43

Creasy RK, Gummer BA, Liggins GC (1980) System for predicting spontaneous preterm birth. Obstet Gynecol 55(6):692–695

Dodd JM, Flenady VJ, Cincotta R et al (2006) Prenatal administration of progesterone for preventing preterm birth. Cochrane Database Syst Rev 1:CD004947

Dodd JM, Flenady VJ, Cincotta R et al (2008) Progesterone for the prevention of preterm birth: a systematic review. Obstet Gynecol 112(1):127–134

da Fonseca EB, Bittar RE, Carvalho MH et al (2003) Prophylactic administration of progesterone by vaginal suppository to reduce the incidence of spontaneous preterm birth in women at increased risk: a randomized placebo-controlled double-blind study. Am J Obstet Gynecol 188(2):419–424

da Fonseca EB, Bittar RE, Damiao R et al (2009) Prematurity prevention: the role of progesterone. Curr Opin Obstet Gynecol 21(2):142–147

Daskalakis G, Thomakos N, Hatziioannou L et al (2006) Sonographic cervical length measurement before labor induction in term nulliparous women. Fetal Diagn Ther 21(1):34–38

Daya S (1989) Efficacy of progesterone support for pregnancy in women with recurrent miscarriage. A meta-analysis of controlled trials. Br J Obstet Gynaecol 96(3):275–280

DeFranco EA, O'Brien JM, Adair CD et al (2007) Vaginal progesterone is associated with a decrease in risk for early preterm birth and improved neonatal outcome in women with a short cervix: a secondary analysis from a randomized, double-blind, placebo-controlled trial. Ultrasound Obstet Gynecol 30(5):697–705

Dharan VB, Ludmir J (2009) Alternative treatment for a short cervix: the cervical pessary. Semin Perinatol 33(5):338–342

Drakeley AJ, Roberts D, Alfirevic Z (2003) Cervical cerclage for prevention of preterm delivery: meta-analysis of randomized trials. Obstet Gynecol 102(3):621–627

Drakeley AJ, Roberts D, Alfirevic Z (2003) Cervical stitch (cerclage) for preventing pregnancy loss in women. Cochrane Database Syst Rev 2003(1):CD003253

Elghorori MR, Hassan I, Dartey W et al (2006) Comparison between subjective and objective assessments of the cervix before induction of labour. J Obstet Gynaecol 26(6):521–526

Espinoza J, Goncalves LF, Romero R et al (2005) The prevalence and clinical significance of amniotic fluid „sludge" in patients with preterm labor and intact membranes. Ultrasound Obstet Gynecol 25(4):346–352

Fonseca EB, Celik E, Parra M et al (2007) Progesterone and the risk of preterm birth among women with a short cervix. N Engl J Med 357(5):462–469

Fuchs IB, Henrich W, Osthues K et al (2004) Sonographic cervical length in singleton pregnancies with intact membranes presenting with threatened preterm labor. Ultrasound Obstet Gynecol 24(5):554–557

Fuchs I, Tsoi E, Henrich W et al (2004) Sonographic measurement of cervical length in twin pregnancies in threatened preterm labor. Ultrasound Obstet Gynecol 23(1):42–45

Goffinet F, Kayem G (2002) Diagnosis and prognosis of preterm labor: physical examination and ultrasonography. J Gynecol Obstet Biol Reprod (Paris) 31(7 Suppl):5S22–5S34

Goffinet F, Rozenberg P, Kayem G et al (1997) The value of intravaginal ultrasonography of the cervix uteri for evaluation of the risk of premature labor. J Gynecol Obstet Biol Reprod (Paris) 26(6):623–629

Goldstein P, Berrier J, Rosen S et al (1989) A meta-analysis of randomized control trials of progestational agents in pregnancy. Br J Obstet Gynaecol 96(3):265–274

Gomez R, Galasso M, Romero R et al (1994) Ultrasonographic examination of the uterine cervix is better than cervical digital examination as a predictor of the likelihood of premature delivery in patients with preterm labor and intact membranes. Am J Obstet Gynecol 171(4):956–964

Gomez R, Romero R, Medina L et al (2005) Cervicovaginal fibronectin improves the prediction of preterm delivery based on sonographic cervical length in patients with preterm uterine contractions and intact membranes. Am J Obstet Gynecol 192(2):350–359

Gonen R, Degani S, Ron A (1998) Prediction of successful induction of labor: comparison of transvaginal ultrasonography and the Bishop score. Eur J Ultrasound 7(3):183–187

Goya M, Pratcorona L, Merced C et al (2012) Cervical pessary in pregnant women with a short cervix (PECEP): an open-label randomised controlled trial. Lancet 2012:

Guzman ER, Ananth CV (2001) Cervical length and spontaneous prematurity: laying the foundation for future interventional randomized trials for the short cervix. Ultrasound Obstet Gynecol 18(3):195–199

Guzman ER, Walters C, Ananth CV et al (2001) A comparison of sonographic cervical parameters in predicting spontaneous preterm birth in high-risk singleton gestations. Ultrasound Obstet Gynecol 18(3):204–210

Hassan SS, Romero R, Berry SM et al (2000) Patients with an ultrasonographic cervical length < or =15 mm have nearly a 50 % risk of early spontaneous preterm delivery. Am J Obstet Gynecol 182(6):1458–1467

Hassan SS, Romero R, Vidyadhari D et al (2011) Vaginal progesterone reduces the rate of preterm birth in women with a sonographic short cervix: a multicenter, randomized, double-blind, placebo-controlled trial. Ultrasound Obstet Gynecol 38(1):18–31

Hatfield AS, Sanchez-Ramos L, Kaunitz AM (2007) Sonographic cervical assessment to predict the success of labor induction: a systematic review with metaanalysis. Am J Obstet Gynecol 197(2):186–192

Heath VC, Southall TR, Souka AP et al (1998) Cervical length at 23 weeks of gestation: relation to demographic characteristics and previous obstetric history. Ultrasound Obstet Gynecol 12(5):304–311

Heath VC, Southall TR, Souka AP et al (1998) Cervical length at 23 weeks of gestation: prediction of spontaneous preterm delivery. Ultrasound Obstet Gynecol 12(5):312–317

Heath VC, Souka AP, Erasmus I et al (1998) Cervical length at 23 weeks of gestation: the value of Shirodkar suture for the short cervix. Ultrasound Obstet Gynecol 12(5):318–322

Hegeman MA, Bekedam DJ, Bloemenkamp KW et al (2009) Pessaries in multiple pregnancy as a prevention of preterm birth: the ProTwin Trial. BMC Pregnancy Childbirth 9:44

Honest H, Bachmann LM, Gupta JK et al (2002) Accuracy of cervicovaginal fetal fibronectin test in predicting risk of spontaneous preterm birth: systematic review. BMJ 325(7359):301

Hösli I, Tercanli S, Holzgreve W (2003) Cervical length assessment by ultrasound as a predictor of preterm labour – is there a role for routine screening? BJOG 110(Suppl 20):61–65

Iams JD (1997) Cervical ultrasonography. Ultrasound Obstet Gynecol 10(3):156–160

Iams JD, Goldenberg RL, Meis PJ et al (1996) The length of the cervix and the risk of spontaneous premature delivery. National Institute of Child Health and Human Development Maternal Fetal Medicine Unit Network. N Engl J Med 334(9):567–572

Jackson GM, Ludmir J, Bader TJ (1992) The accuracy of digital examination and ultrasound in the evaluation of cervical length. Obstet Gynecol 79(2):214–218

Jorgensen AL, Alfirevic Z, Tudur Smith C et al (2007) Cervical stitch (cerclage) for preventing pregnancy loss: individual patient data meta-analysis. BJOG 114(12):1460–1476

Keirse MJ (1990) Progestogen administration in pregnancy may prevent preterm delivery. Br J Obstet Gynaecol 97(2):149–154

Kratochwil A (1969) A new vaginal method of ultrasonotomography. Geburtshilfe Frauenheilkd 29(4):379–385

Kusanovic JP, Espinoza J, Romero R et al (2007) Clinical significance of the presence of amniotic fluid „sludge" in asymptomatic patients at high risk for spontaneous preterm delivery. Ultrasound Obstet Gynecol 30(5):706–714

Lawn JE, Cousens S, Zupan J (2005) 4 million neonatal deaths: when?Where? Why? Lancet 365(9462):891–900

Leitich H, Brunbauer M, Kaider A et al (1999) Cervical length and dilatation of the internal cervical os detected by vaginal ultrasonography as markers for preterm delivery: A systematic review. Am J Obstet Gynecol 181(6):1465–1472

Lettieri L, Vintzileos AM, Rodis JF et al (1993) Does „idiopathic" preterm labor resulting in preterm birth exist? Am J Obstet Gynecol 168(5):1480–1485

Lim AC, Hegeman MA, Huis In 't Veld MA et al (2011) Cervical length measurement for the prediction of preterm birth in multiple pregnancies: a systematic review and bivariate meta-analysis. Ultrasound Obstet Gynecol 38(1):10–17

Lim AC, Schuit E, Bloemenkamp K et al (2011) 17alpha-Hydroxyprogesterone Caproate for the Prevention of Adverse Neonatal Outcome in Multiple Pregnancies: A Randomized Controlled Trial. Obstet Gynecol 118(3):513–520

McDonald IA (1987) Suture of the cervix for inevitable miscarriage. J Obstet Gynaecol Br Emp 64(3):346–350

Meis PJ, Klebanoff M, Thom E et al (2003) Prevention of recurrent preterm delivery by 17 alpha-hydroxyprogesterone caproate. N Engl J Med 348(24):2379–2385

Mercer BM, Goldenberg RL, Das A et al (1996) The preterm prediction study: a clinical risk assessment system. Am J Obstet Gynecol 174(6):1885–1893 (discussion 1893–5)

Mercer BM, Goldenberg RL, Moawad AH et al (1999) The preterm prediction study: effect of gestational age and cause of preterm birth on subsequent obstetric outcome. National Institute of Child Health and Human Development Maternal-Fetal Medicine Units Network. Am J Obstet Gynecol 181(5 Pt 1):1216–1221

Moragianni VA, Aronis KN, Craparo FJ (2011) Biweekly ultrasound assessment of cervical shortening in triplet pregnancies and the effect of cerclage placement. Ultrasound Obstet Gynecol 37(5):617–618

Moragianni VA, Cohen JD, Smith SJ et al (2009) The role of ultrasound-indicated cerclage in triplets. Ultrasound Obstet Gynecol 34(1):43–46

MRC/RCOG (1993) Final report of the Medical Research Council/Royal College of Obstetricians and Gynaecologists multicentre randomised trial of cervical cerclage. MRC/RCOG Working Party on Cervical Cerclage. Br J Obstet Gynaecol 100(6):516–523

Ness A (2009) Prevention of preterm birth based on short cervix: symptomatic women with preterm labor or premature prelabor rupture of membranes. Semin Perinatol 33(5):343–351

Newcomer J (2000) Pessaries for the treatment of incompetent cervix and premature delivery. Obstet Gynecol Surv 55(7):443–448

Newman RB, Krombach RS, Myers MC et al (2002) Effect of cerclage on obstetrical outcome in twin gestations with a shortened cervical length. Am J Obstet Gynecol 186(4):634–640

Norman JE, Mackenzie F, Owen P et al (2009) Progesterone for the prevention of preterm birth in twin pregnancy (STOPPIT): a randomised, double-blind, placebo-controlled study and meta-analysis. Lancet 373(9680):2034–2040

Northen AT, Norman GS, Anderson K et al (2007) Follow-up of children exposed in utero to 17 alpha-hydroxyprogesterone caproate compared with placebo. Obstet Gynecol 110(4):865–872

O'Brien JM, Adair CD, Lewis DF et al (2007) Progesterone vaginal gel for the reduction of recurrent preterm birth: primary results from a randomized, double-blind, placebo-controlled trial. Ultrasound Obstet Gynecol 30(5):687–696

Odibo AO, Berghella V, Reddy U et al (2001) Does transvaginal ultrasound of the cervix predict preterm premature rupture of membranes in a high-risk population? Ultrasound Obstet Gynecol 18(3):223–227

Odibo AO, Berghella V, To MS et al (2007) Shirodkar versus McDonald cerclage for the prevention of preterm birth in women with short cervical length. Am J Perinatol 24(1):55–60

Okitsu O, Mimura T, Nakayama T et al (1992) Early prediction of preterm delivery by transvaginal ultrasonography. Ultrasound Obstet Gynecol 2(6):402–409

Owen J, Hankins G, Iams JD, et al. (2009) Multicenter randomized trial of cerclage for preterm birth prevention in high-risk women with shortened midtrimester cervical length. Am J Obstet Gynecol. 201(4):375 e1–8.

Owen J, Iams JD (2003) What we have learned about cervical ultrasound. Semin Perinatol 27(3):194–203

Pandis GK, Papageorghiou AT, Ramanathan VG et al (2001) Preinduction sonographic measurement of cervical length in the prediction of successful induction of labor. Ultrasound Obstet Gynecol 18(6):623–628

Park KH (2007) Transvaginal ultrasonographic cervical measurement in predicting failed labor induction and cesarean delivery for failure to progress in nulliparous women. J Korean Med Sci 22(4):722–727

Park KH, Kim SN, Lee SY, et al. (2011) Comparison between ultrasonographic cervical length and Bishop score in preinduction cervical assessment: A randomized trial. Ultrasound Obstet Gynecol.

Peaceman AM, Andrews WW, Thorp JM et al (1997) Fetal fibronectin as a predictor of preterm birth in patients with symptoms: a multicenter trial. Am J Obstet Gynecol 177(1):13–18

Quintero JC, Jeanty P (2010) Cervical Incompetence. TheFetus.net [web page] 2001 2010 [cited 2011 17-JUL-2011]; 1.0:[Available from: http://www.sonoworld.com/fetus/page.aspx?id=274.

Rageth JC, Kernen B, Saurenmann E et al (1997) Premature contractions: possible influence of sonographic measurement of cervical length on clinical management. Ultrasound Obstet Gynecol 9(3):183–187

Ramanathan G, Yu C, Osei E et al (2003) Ultrasound examination at 37 weeks' gestation in the prediction of pregnancy outcome: the value of cervical assessment. Ultrasound Obstet Gynecol 22(6):598–603

Rao A, Celik E, Poggi S et al (2008) Cervical length and maternal factors in expectantly managed prolonged pregnancy: prediction of onset of labor and mode of delivery. Ultrasound Obstet Gynecol 32(5):646–651

Riboni F, Vitulo A, Dell'avanzo M et al (2011) Biochemical markers predicting pre-term delivery in symptomatic patients: phosphorylated insulin-like growth factor binding protein-1 and fetal fibronectin. Arch Gynecol Obstet 285(1):61–66

Rizzo G, Capponi A, Angelini E et al (1998) The value of transvaginal ultrasonographic examination of the uterine cervix in predicting preterm delivery in patients with preterm premature rupture of membranes. Ultrasound Obstet Gynecol 11(1):23–29

Rizzo G, Capponi A, Vlachopoulou A et al (1998) Ultrasonographic assessment of the uterine cervix and interleukin-8 concentrations in cervical secretions predict intrauterine infection in patients with preterm labor and intact membranes. Ultrasound Obstet Gynecol 12(2):86–92

Rode L, Klein K, Nicolaides K et al (2011) Prevention of preterm delivery in twin gestations (PREDICT): A multicentre randomised placebo-controlled trial on the effect of vaginal micronised progesterone. Ultrasound Obstet Gynecol 38(3):272–280

Rode L, Langhoff-Roos J, Andersson C et al (2009) Systematic review of progesterone for the prevention of preterm birth in singleton pregnancies. Acta Obstet Gynecol Scand 88(11):1180–1189

Roman AS, Rebarber A, Pereira L et al (2005) The efficacy of sonographically indicated cerclage in multiple gestations. J Ultrasound Med 24(6):763–768 (quiz 770-1)

Roman H, Verspyck E, Vercoustre L et al (2004) Does ultrasound examination when the cervix is unfavorable improve the prediction of failed labor induction? Ultrasound Obstet Gynecol 23(4):357–362

Romero R, Espinoza J, Kusanovic JP et al (2006) The preterm parturition syndrome. BJOG 113(Suppl 3):17–42

Romero R, Kusanovic JP, Espinoza J et al (2007) What is amniotic fluid „sludge"? Ultrasound Obstet Gynecol 30(5):793–798

Romero R, Schaudinn C, Kusanovic JP et al (2008) Detection of a microbial biofilm in intraamniotic infection. Am J Obstet Gynecol 198(1):135 e1–135 e5

Ross MG, Hobel CJ, Bragonier JR et al (1986) A simplified risk-scoring system for prematurity. Am J Perinatol 3(4):339–344

Rozenberg P, Gillet A, Ville Y (2002) Transvaginal sonographic examination of the cervix in asymptomatic pregnant women: review of the literature. Ultrasound Obstet Gynecol 19(3):302–311

Rust OA, Atlas RO, Jones KJ et al (2000) A randomized trial of cerclage versus no cerclage among patients with ultrasonographically detected second-trimester preterm dilatation of the internal os. Am J Obstet Gynecol 183(4):830–835

Saling E (1981) Early total occlusion of os uteri prevent habitual abortion and premature deliveries (author's transl). Z Geburtshilfe Perinatol 185(5):259–261

Saling E (2001) The first 40 years – a subjective review. J Perinat Med 29(4):275–280

Saling E, Schumacher E (1996) Total surgical cervical occlusion. Conclusions from data of several clinica, which use total surgical cervical occlusion. Z Geburtshilfe Neonatol 200(3):82–87

Sanchez-Ramos L, Delke I, Zamora J et al (2009) Fetal fibronectin as a short-term predictor of preterm birth in symptomatic patients: a meta-analysis. Obstet Gynecol 114(3):631–640

Sanin-Blair J, Palacio M, Delgado J et al (2004) Impact of ultrasound cervical length assessment on duration of hospital stay in the clinical management of threatened preterm labor. Ultrasound Obstet Gynecol 24(7):756–760

Sarti DA, Sample WF, Hobel CJ et al (1979) Ultrasonic visualization of a dilated cervix during pregnancy. Radiology 130(2):417–420

Schulze G (2008) Results of early total cervix occlusion (ETCO) according to Saling in multiple pregnancies – a retrospective study of the period 1995 to 2005. Z Geburtshilfe Neonatol 212(1):13–17

Secher NJ, McCormack CD, Weber T et al (2007) Cervical occlusion in women with cervical insufficiency: protocol for a randomised, controlled trial with cerclage, with and without cervical occlusion. BJOG 114(5):649 e1–649 e6

Shirodkar VN (1955) A new method of operative treatment for habitual abortion in the second trimester of pregnancy. Antiseptic 52:299–300

Sonek JD, Iams JD, Blumenfeld M et al (1990) Measurement of cervical length in pregnancy: comparison between vaginal ultrasonography and digital examination. Obstet Gynecol 76(2):172–175

Stein W, Hellmeyer L, Schmidt S et al (2011) Intraobserver and Interobserver Reliability of Transvaginal Cervical Length Measurements and Quantitative Ultrasound Tissue Characterization of the Cervix in the Second and Third Trimester of Pregnancy. Ultraschall Med 32(Suppl 2):169–174

Stock S, Norman J (2010) Preterm and term labour in multiple pregnancies. Semin Fetal Neonatal Med 15(6):336–341

Stolz W, Balde MD, Unteregger B et al (1989) Evaluating the cervix in pregnancy using vaginal sonography. Studies of cervix insufficiency. Geburtshilfe Frauenheilkd 49(12):1063–1066

Szendi B (1961) Complete surgical stitching of the exterior part of the cervix uteri in the prevention of abortion in advanced pregnancy and premature labor. Zentralbl Gynakol 83:1083–1087

Szychowski JM, Owen J, Hankins G et al (2009) Timing of mid-trimester cervical length shortening in high-risk women. Ultrasound Obstet Gynecol 33(1):70–75

Timor-Tritsch IE, Bar-Yam Y, Elgali S et al (1988) The technique of transvaginal sonography with the use of a 6.5 MHz probe. Am J Obstet Gynecol 158(5):1019–1024

Timor-Tritsch IE, Boozarjomehri F, Masakowski Y et al (1996) Can a „snapshot" sagittal view of the cervix by transvaginal ultrasonography predict active preterm labor? Am J Obstet Gynecol 174(3):990–995

Ting HS, Chin PS, Yeo GS et al (2007) Comparison of bedside test kits for prediction of preterm delivery: phosphorylated insulin-like growth factor binding protein-1 (pIGFBP-1) test and fetal fibronectin test. Ann Acad Med Singapore 36(6):399–402

To MS, Alfirevic Z, Heath VC et al (2004) Cervical cerclage for prevention of preterm delivery in women with short cervix: randomised controlled trial. Lancet 363(9424):1849–1853

To MS, Fonseca EB, Molina FS et al (2006) Maternal characteristics and cervical length in the prediction of spontaneous early preterm delivery in twins. Am J Obstet Gynecol 194(5):1360–1365

To MS, Skentou C, Chan C et al (2001) Cervical assessment at the routine 23-week scan: standardizing techniques. Ultrasound Obstet Gynecol 17(3):217–219

To MS, Skentou C, Liao AW et al (2001) Cervical length and funneling at 23 weeks of gestation in the prediction of spontaneous early preterm delivery. Ultrasound Obstet Gynecol 18(3):200–203

To MS, Skentou CA, Royston P et al (2006) Prediction of patient-specific risk of early preterm delivery using maternal history and sonographic measure-

ment of cervical length: a population-based prospective study. Ultrasound Obstet Gynecol 27(4):362–367
Tsoi E, Akmal S, Geerts L et al (2006) Sonographic measurement of cervical length and fetal fibronectin testing in threatened preterm labor. Ultrasound Obstet Gynecol 27(4):368–372
Tsoi E, Akmal S, Rane S et al (2003) Ultrasound assessment of cervical length in threatened preterm labor. Ultrasound Obstet Gynecol 21(6):552–555
Tsoi E, Fuchs I, Henrich W et al (2004) Sonographic measurement of cervical length in preterm prelabor amniorrhexis. Ultrasound Obstet Gynecol 24(5):550–553
Valentin L, Bergelin I (2002) Intra- and interobserver reproducibility of ultrasound measurements of cervical length and width in the second and third trimesters of pregnancy. Ultrasound Obstet Gynecol 20(3):256–262
Ventura W, Nazario C, Ingar J et al (2011) Risk of Impending Preterm Delivery Associated with the Presence of Amniotic Fluid Sludge in Women in Preterm Labor with Intact Membranes. Fetal Diagn Ther 30(2):116–121
Vis JY, Wilms FF, Oudijk MA et al (2011) Why were the results of randomized trials on the clinical utility of fetal fibronectin negative? A systematic review of their study designs. Am J Perinatol 28(2):145–150
Werner EF, Han CS, Pettker CM et al (2011) Universal cervical-length screening to prevent preterm birth: a cost-effectiveness analysis. Ultrasound Obstet Gynecol 38(1):32–37
Woensdregt K, Norwitz ER, Cackovic M, et al. (2008) Effect of 2 stitches vs 1 stitch on the prevention of preterm birth in women with singleton pregnancies who undergo cervical cerclage. Am J Obstet Gynecol. 198(4):396 e1–7.
Woo J (1998/2002). A short history of the development of ultrasound in obstetrics and gynecology (online). Obstetric Ultrasound – A Comprehensive Guide 1998 2002 [cited 13-Jul-2011]; 1–21. Available from: http://www.ob-ultrasound.net/history1.html.
Zador I, Neuman MR, Wolfson RN (1976) Continuous monitoring of cervical dilatation during labour by ultrasonic transit-time measurement. Med Biol Eng 14(3):299–305
Zalar Jr. RW (1996) Transvaginal ultrasound and preterm prelabor: a nonrandomized intervention study. Obstet Gynecol 88(1):20–23
Zilianti M, Azuaga A, Calderon F et al (1995) Monitoring the effacement of the uterine cervix by transperineal sonography: a new perspective. J Ultrasound Med 14(10):719–724

Mehrlingsschwangerschaft

W. Diehl, K. Hecher

U. Gembruch, K. Hecher, H. Steiner (Hrsg.), *Ultraschalldiagnostik in Geburtshilfe und Gynäkologie*,
DOI 10.1007/978-3-642-29633-8_20, © Springer-Verlag Berlin Heidelberg 2013

20.1 Einleitung

Mit der Zunahme der Anwendung von Reproduktionstechniken für die Behandlung von Subfertilitätsproblemen in einer Population von Frauen, in der sich gleichzeitig die Schwangerschaft immer mehr zum Ende des reproduktionsfähigen Alters verschiebt, hat die Anzahl von Mehrlingsschwangerschaften deutlich zugenommen (Black et al. 2010). Bei natürlich konzipierten Zwillingen kann davon ausgegangen werden, dass 2/3 der Zwillinge dizygot, und somit dichorial sind, und dass 1/3 monozygot sind. Von den monozygoten Zwillingen sind aufgrund einer frühen Teilung der Anlage 1/3 dichorial und aufgrund einer späteren Teilung 2/3 monochorial. Diese Proportionen scheinen sich aber durch den Einsatz der Reproduktionstechniken zu verändern, sodass ca. 95 % aller dadurch konzipierten Zwillinge dizygot und ca. 80 % aller monozygoten Zwillinge monochorial sind (Verstraelen et al. 2005). Insgesamt tragen die Geminigraviditäten nach einer Subfertilitätsbehandlung mit einer Verkürzung des Schwangerschaftsalters bei der Entbindung zu einem Anstieg der milden Frühgeburtlichkeit bei.

Aufgrund des Risikos typischer Komplikationen bei Monochorialität sind die Diagnose und das Management solcher Situationen von zentraler Bedeutung in der heutigen Pränatalmedizin. Durch die routinemäßige Anwendung des Ultraschalls als unverzichtbare Untersuchungsmethode in der Pränatalmedizin und Geburtshilfe ist es heute möglich, bei Mehrlingsgraviditäten schon in der frühen Schwangerschaft die Chorionverhältnisse klar zu diagnostizieren. Dies ist von weittragender Bedeutung für die Risikostratifizierung und die Planung der Schwangerschaftsbetreuung, weil die Komplikationsraten für monochoriale Zwillinge – im Vergleich zu dichorialen Zwillingen und Einlingen – deutlich erhöht sind.

Durch eine Ultraschalluntersuchung in der frühen Gravidität und spätestens zum Zeitpunkt des Ersttrimesterscreenings (11 + 0 bis 13 + 6 SSW) kann das individuelle Risiko der Schwangerschaft beurteilt werden, um so im weiteren Verlauf rechtzeitig die für die monochoriale Plazenta typischen Komplikationen zu erfassen.

> **Diagnose „Zwillinge" ist heutzutage nicht mehr zeitgemäß. Der Zusatz der Chorionverhältnisse muss obligat dokumentiert werden.**

20.2 Zygosität, Chorionizität und Amnionizität

> **Die monochoriale Plazenta hat ihren Ursprung in der späten Teilung einer monozygoten Anlage.**

- **Teilung der Zellmasse vor dem 3. Tag post conceptionem**

Ob eine monochoriale Plazenta entsteht, ist somit abhängig vom Zeitpunkt der Teilung der monozygoten Anlage. Wenn die Teilung zum Zeitpunkt der Morula vor dem 3. Tag post conceptionem erfolgt, entstehen zwei getrennte Plazenten und somit dichoriale Verhältnisse. Es handelt sich dann um eine **monozygote dichoriale Geminigravidität**. In etwa ein Drittel aller spontan entstehenden monozygoten Gemini ist diese frühe Teilung zu erwarten. Da zwei getrennte Plazenten in einer solchen Situation entstehen, sind keine Gefäßanastomosen zwischen den Kreisläufen der Kinder vorhanden und die typischen Komplikationen der monochorialen Plazenta nicht zu erwarten. Obwohl die Feten monozygot (und somit genetisch identisch) sind, verhält sich diese Schwangerschaft wie jede andere dizygote dichoriale Geminigravidität.

- **Teilung der Zellmasse zwischen dem 4. und dem 8. Tag post conceptionem**

Die meisten monozygoten Anlagen erfahren aber eine spätere Trennung zwischen 4. und 8. Tag post conceptionem zum Zeitpunkt des Blastozysten. Hier findet die **monochoriale Plazenta** ihren Ursprung (Bernischke et al. 1973). Beide Feten haben dann zwei getrennte Amnionhöhlen, aber eine gemeinsame Plazenta mit Blutgefäßanastomosen. Innerhalb dieser Periode spielen viele Faktoren eine wichtige Rolle in der Plazentation, die sich auf das Outcome der Schwangerschaft gravierend auswirken können:

Je später innerhalb dieser Periode die Trennung erfolgt, desto näher aneinander sind beide plazentare Nabelschnuransätze der Feten zu vermuten. Die Lage der Nabelschnuransätze scheint mit der Verteilung der Plazentamasse, die später jedem Kind zur Verfügung steht, zu korrelieren. Bei einem velamentösen Nabelschnuransatz konnte ein Zusammenhang mit einer Wachstumsretardierung des betroffenen Fetus aufgrund einer verringerten Plazentamasse hergestellt werden (Lewi et al. 2007). Zusätzlich bestimmt die einzigartige Angioarchitektur der monochorialen Plazenta die mögliche Entwicklung der typischen Komplikationen, aufgrund des Vorhandenseins von arterio-venösen (unidirektionalen) Anastomosen und arterio-arteriellen und veno-venösen Anastomosen (beide bidirektional) zwischen den beiden Nabelschnuransätzen. Es besteht das Risiko der Entwicklung eines **Zwillingstransfusionssyndroms (FFTS)**, einer **selektiven Wachstumsretardierung (sIUGR)** oder einer **Anämie-Polyzythämie-Sequenz (TAPS)**, aber auch für die Entwicklung der extremsten Form einer interfetalen Transfusion in der Form der sog. **„twin reversed arterial perfusion" (TRAP)**. Auf diese Komplikationen wird in der weiteren Folge des Kapitels im Einzelnen ausführlich eingegangen.

- **Teilung der Zellmasse nach dem 9. Tag post conceptionem**

Eine Teilung der Anlage nach dem 9. Tag post conceptionem zum Zeitpunkt des bereits eingenisteten Blastozysten geschieht in ca. 3–5 % aller monochorialen Gemini und führt zur ausbleibenden Entwicklung einer Trennmembran zwischen den Fruchthöhlen und es handelt sich dann um **monoamniale Gemini** (Sebire et al. 2000). Diese haben oft einen nah beieinanderliegenden Nabelschnuransatz, wo oft dicke Anastomosen (meistens arterio-arterielle und veno-venöse Gefäßverbindungen) zu finden sind. Diese erlauben durch ihren bidirektionalen Charakter und ihrem großen Durchmesser die Verschiebung von beträchtlichen Blutvolumina von einem Kind zum anderen, können aber so eine unidirektionale Transfusion, die aufgrund von arteriovenösen Anastomosen erfolgt, kompensieren. Dafür sind aber die Raten an plötzlichen IUFTs und an neurologischen Auffälligkeiten er-

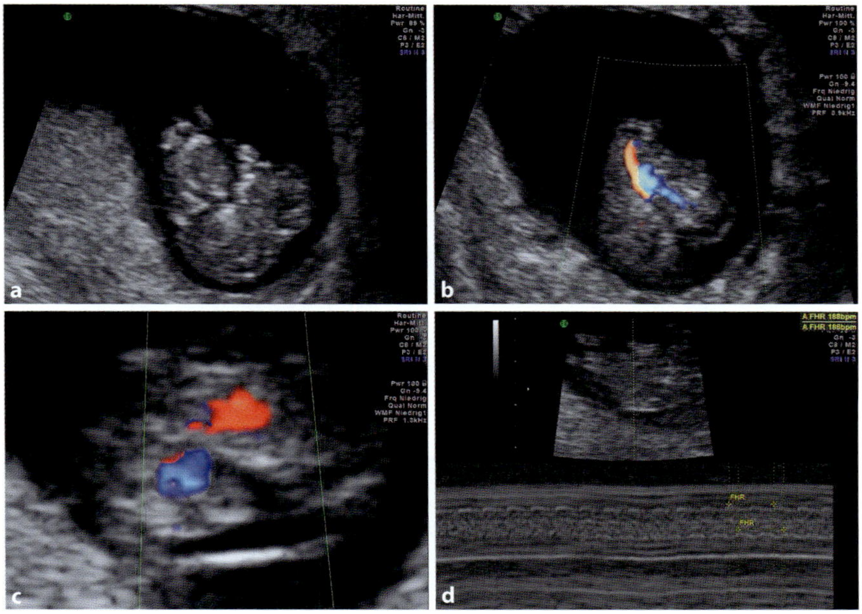

Abb. 20.1 Siamesische Zwillinge, Thorako-Abdomino-Pagus in der 10. SSW. **a** Zu Beginn ist keine Trennung zwischen beiden Feten ersichtlich. **b** Beim Hinzuschalten des Farbdopplers wird klar, dass beide fetale Kreisläufe miteinander verbunden sind. **c** Es sind dann auch zwei verschiedene Herzfrequenzen zu sehen. **d** Dies lässt sich auch im M-Mode dokumentieren

höht, wobei die gefürchtetste Komplikation bei diesen Zwillingspaaren die **Nabelschnurumschlingungen** („cord entanglement") ist, mit Vorhandensein von echten und komplizierten Knoten zwischen den Nabelschnüren.

- **Teilung der Zellmasse nach dem 13. Tag post conceptionem**

Bei einer noch späteren Teilung, nach dem 13. Tag post conceptionem zum Zeitpunkt der bereits vorhandenen Embryonalplatte, kommt es zu einer unvollständigen Separation von fetalen Anteilen. Es entstehen „**siamesische Zwillinge**". Je nach dem spezifischen ungetrennten Körperteil spricht man z. B. von Cephalopagus (Kopf), Thoracopagus (Brustkorb/Rumpf) oder Abdominopagus (Abdomen). Mit einer Inzidenz von <1 % sind diese Zwillinge sehr selten (Spitz 2005). Im Ultraschall kann keine unabhängige Bewegung zwischen den Feten unterschieden werden. Es fehlt die trennende Amnionmembran. Der Ansatz der Nabelschnüre ist meist eng beieinander und häufig ist nur ein Dottersack zu sehen. Farbdopplersonografisch kann oft im frühen Ultraschall innerhalb der gemeinsamen embryonalen Masse eine doppelte asynchrone Herzaktion dargestellt werden (Abb. 20.1).

Eine intrauterine Therapie ist nicht möglich. Bei einer frühen Diagnose entscheiden sich Eltern meistens für einen Schwangerschaftsabbruch. Siamesische Zwillinge haben zudem eine hohe intrauterine Mortalität. Eine Überlebensrate von insgesamt nur 25 % ist bei den weitergeführten Schwangerschaften zu erwarten (Mackenzie et al. 2002).

20.3 Nackentransparenz bei Mehrlingen/ Ersttrimesterscreening und Monochorialität

Zwischen der 11+0 und der 13+6 SSW, zum Zeitpunkt der Ultraschalluntersuchung zur Beurteilung des Risikos für das Vorliegen von Chromosomenfehlern (Ersttrimesterscreening (ETS, ► Kap. 5), können bei Mehrlingsschwangerschaften durch Ultraschall die Chorion- und Amnionverhältnisse mit großer Sicherheit festgestellt werden (Stenhouse et al. 2002).

Aber auch vor dem ETS können Mehrlingsgraviditäten und deren Chorionverhältnisse meist per transvaginalem Ultraschall diagnostiziert werden (Bora et al. 2008).

Dizygote Anlagen zeigen sehr früh zwei deutlich voneinander getrennte Chorionhöhlen (Abb. 20.2). Wenn bereits vor der 10. SSW zwei so deutlich voneinander getrennte Anlagen zu sehen sind, kann mit großer Sicherheit von einer dichorialen Plazentation ausgegangen werden.

Bei **monochorialen Anlagen** hingegen ist die Trennung der Fruchthöhlen im Ultraschall nicht so klar ersichtlich (Abb. 20.3). Wird aber die Schwangerschaft erst später, zum Zeitpunkt des ETS, erstmalig untersucht, lässt sich das Bild einer dichorialen Situation durch das Vorliegen des Lambda-Zeichens im Bereich der Grenze zwischen den anliegenden Anlagen unterscheiden. Dort nähern sich beide Schichten des jeweiligen Chorion laeve und sind zwischen den Schichten der jeweiligen Amnionmembranen, sodass insgesamt der Ansatz der sich entwickelnden Trennwand breit ist. Dieser enthält auf der einen Seite eine Amnionmembran, dann beide verschmolzene Schichten der Chorion laeve, und zuletzt die zweite Amnionmembran. Im Ultraschall ist dieser breite Ansatz gut erkennbar und wird als „**lambda sign**" bezeichnet (Abb. 20.4). Es konnte gezeigt werden, dass die sonografische Vorhersage der Chorionizität mit der Berücksichtigung des Vorhandenseins des Lambda-Zeichens eine sehr hohe Sensitivität (97 %) und Spezifizität (100 %) aufweist (Carroll et al. 2002). Das Lambda-Zeichen kann meist auch jenseits des ETS, z. B. in der 20. SSW zum Zeitpunkt der fetalen Organfeindiagnostik weiterhin dargestellt werden, in 7 % ist allerdings eine klare Zuordnung der Chorionizität dann nicht mehr möglich (Sepulveda et al. 1997). Bei Vorderwandplazenten kann sogar noch im II. Trimenon ein breiter Ansatz der Trennwand bei dichorialen Gemini beobachtet werden.

Im Gegensatz zur dichorialen Anlage bilden bei der **monochorialen diamnialen Geminigravidität** nur die beiden Amni-

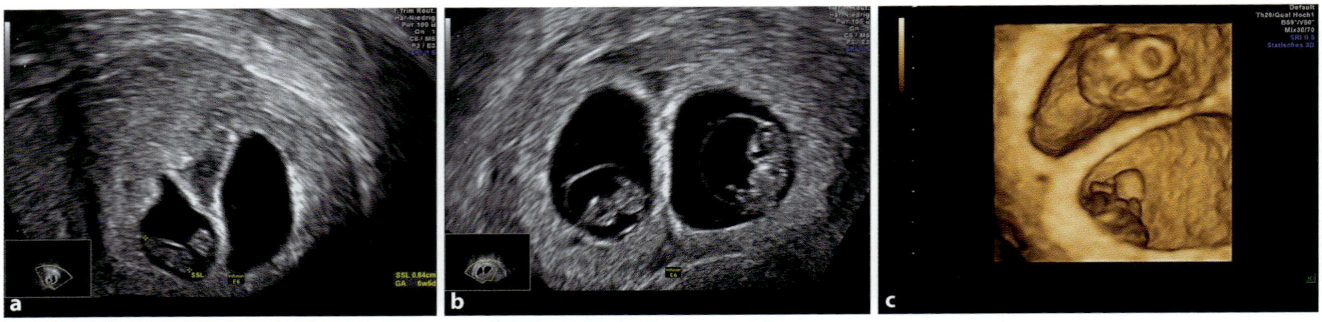

◘ **Abb. 20.2** Dichorionizität. In der Frühschwangerschaft kann mit großer Sicherheit die Chorionizität gesehen werden. **a** Bei dichorialen Gemini sind zwei deutlich voneinander getrennte Fruchtanlagen zu sehen. **b** Der breite Ansatz der Trennwand zwischen den beiden Fruchthöhlen ist deutlich darstellbar. **c** Dies ist auch im 3D-Ultraschall eindrücklich

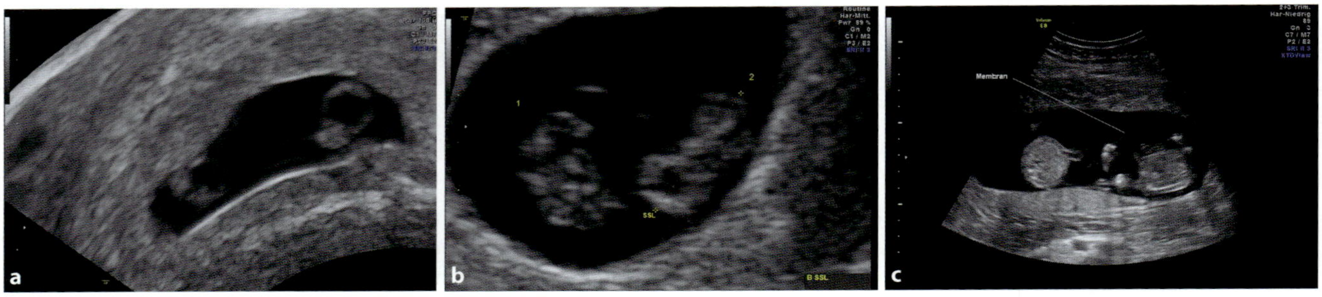

◘ **Abb. 20.3** Monochorionizität. **a** Im Gegensatz zur dichorialen Anlage sieht man bei monochrialen Zwillingen in der Frühschwangerschaft nur eine Chorionhöhle mit zwei Embryonen, Amnionhöhlen und Dottersäcke. **b,c** Die Trennwand zwischen monochorialen Zwillingen ist dünn und kann im Ultraschall übersehen werden

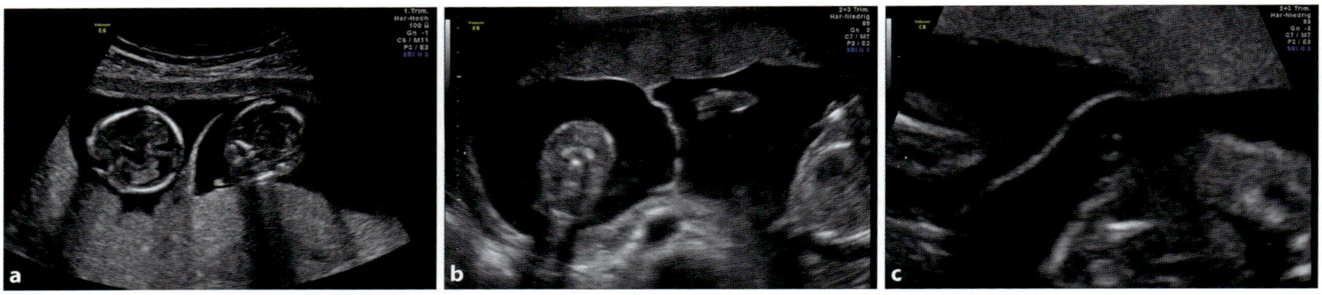

◘ **Abb. 20.4** Lambda-Zeichen. **a** Bei dichorialen Gemini kann schon beim Ersttrimesterscreening sonografisch ein breiter Ansatz der Trennwand zwischen den Feten beobachtet werden. Dies wird als Lambda-Zeichen bezeichnet. **b,c** Im II. Trimenon kann dieses Zeichen weiterhin darstellbar sein

onmembranen die Trennwand und diese erscheint im Ultraschall meistens sehr dünn. Das Chorion laeve zieht nicht zwischen diesen Schichten und der Ansatz ist sehr schmal. Im Ultraschall ist ein meist senkrecht zur Plazenta verlaufender und sehr dünner Ansatz zu sehen (auch „**T-sign**" genannt, ◘ Abb. 20.5). So sind beide Anlagen im Ultraschall klar voneinander zu unterscheiden.

Bezüglich der Risikokalkulation für das Vorliegen eines Chromosomenfehlers wird auf ▶ Kap. 5 verwiesen.

Eine **erweiterte Nackentransparenz** (NT), d. h. über der 95. Perzentile für die entsprechende Scheitel-Steiß-Länge (SSL) bei einem der monochorialen Gemini, bzw. eine Diskrepanz von mehr als 20 % zwischen den beiden NT-Messungen, kann als frühes Zeichen für eine kardiale Volumenbelastung aufgrund einer bereits zu diesem Zeitpunkt signifikanten feto-fetalen Transfusion interpretiert werden und hat somit am ehesten keinen Zusammenhang mit einem möglichen Chromosomenfehler (◘ Abb. 20.6). In etwa 30 % dieser Fälle konnte die Entwicklung eines schweren FFTS in der weiteren Folge der Schwangerschaft beobachtet werden (Kagan et al. 2007). Aber auch eine **unterschiedliche Fruchtwassermenge** (Diskrepanz >20 % in der Messung des tiefsten vertikalen Fruchtwasserdepots) und eine **unterschiedliche SSL** können bereits beim ETS auffallen. Diese Merkmale erhöhen das Risiko für die spätere Entwicklung eines schweren FFTS (Lewi et al. 2008).

In dieser Studie konnten auch weitere Kriterien identifiziert werden, die in der 16. SSW mit der späteren Entwicklung von Komplikationen (schweres FFTS oder sIUGR) korrelieren. Eine **Diskrepanz in der Messung des Bauchumfangs**, weiterhin eine **diskrepante Fruchtwassermenge** und das Vorhandensein einer **velamentösen Nabelschurinsertion** (meistens des kleineren Fe-

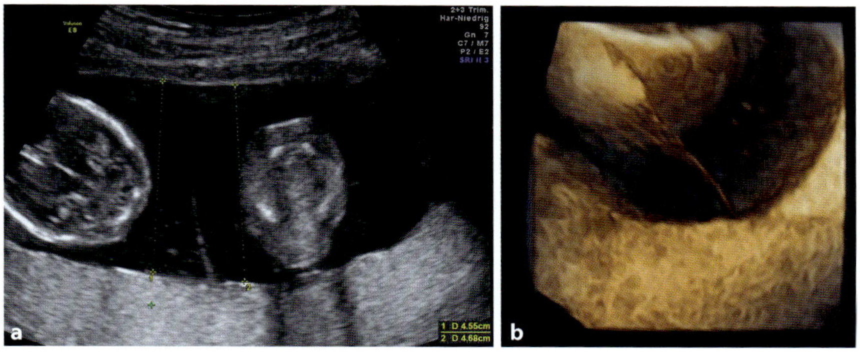

Abb. 20.5 Monochoriale Zwillinge. **a** Der Ansatz der sehr dünnen trennenden Eihaut zwischen den beiden Feten hat keine breite Basis und setzt schmal an der monochorialen Plazenta an. **b** Im 3D-Ultraschall kann dies zusätzlich deutlich erkannt werden

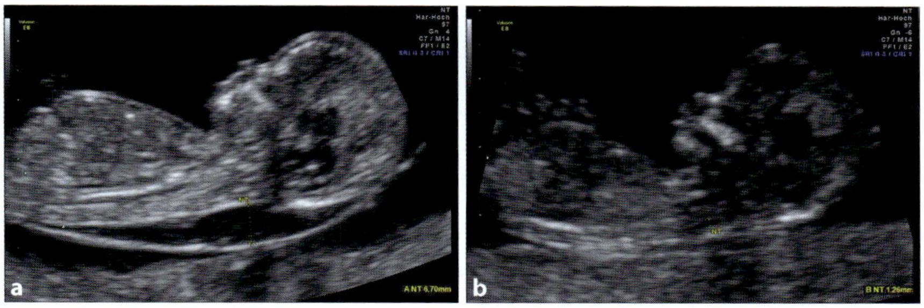

Abb. 20.6 Monochoriale Gemini und unterschiedliche Nackentransparenz (NT). **a** Ein Fetus zeigt eine deutlich erweiterte NT. **b** Der andere eine unauffällige NT. Dies deutete bereits beim Ersttrimesterscreening auf eine deutliche Volumenbelastung beim ersten Zwilling hin

tus) konnten als signifikante Prädiktoren zu diesem Zeitpunkt festgestellt werden. Wenn bei der Kombination beider Untersuchungen (ETS und in der 16. SSW) die Schwangerschaft durch das Vorhandensein dieser Kriterien als mit hohem Risiko stratifiziert wurde, haben diese im weiteren Verlauf in 73 % der Fälle Komplikationen entwickelt und die gesamte Überlebensrate betrug 69 %. Im Gegensatz dazu lag die Rate von unkomplizierten Schwangerschaften bei 86 % und die gesamte Überlebensrate bei 95 % in Abwesenheit der genannten Kriterien (Abb. 20.7).

Durch den Einsatz des Ultraschalls ist es möglich auch unter den monochorialen Gemini eine Population von Zwillingspaaren zu identifizieren, die einem erhöhtem Risiko für die Entwicklung von Komplikationen unterliegt.

Dies ist ein wichtiger Aspekt für die weitere Überwachung der Schwangerschaft und für die Beratung der werdenden Eltern.

Grundsätzlich sollten monochoriale Zwillingsschwangerschaften alle 2 Wochen sonografisch kontrolliert werden. Diese Überwachung kann aber gezielt engmaschiger (wöchentlich) durchgeführt werden, wenn durch die genannten Kriterien das Risiko als erhöht eingestuft wird.

20.4 Chorionizität und allgemeine und spezielle Risiken bei Mehrlingen

Monochoriale Gemini haben spezifische Risiken für die Entwicklung eines ausgeprägten FFTS (10 %), die Entwicklung einer sIUGR (15 %) und die Entwicklung einer TAPS (5 %) (Lewi et al. 2008), auf die in weiterer Folge gesondert eingegangen wird. Zusätzlich dazu haben sie ein erhöhtes Risiko für weitere Schwangerschaftskomplikationen (Tab. 20.1).

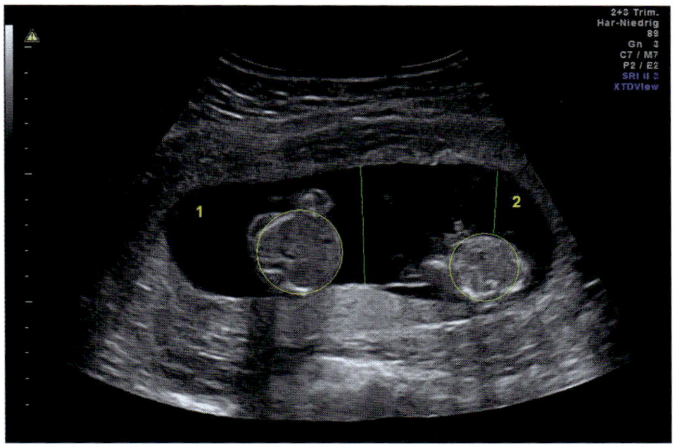

Abb. 20.7 Kriterien für ein hohes Risiko für Komplikationen bei einer monochorialen Geminigravidität. Es zeigt sich hier ein Unterschied der FW-Mengen (*grüne Linie*) und der Abdomenumfänge (*gelbe Kreise*)

Aufgrund des Vorkommens eines ausgeprägten FFTS kann die deutlich erhöhte Rate an IUFTs und Fehlgeburten bis zur 24. SSW bei monochorialen Zwillingen erklärt werden. Die erhöhte perinatale Mortalität hingegen steht vorwiegend im Zusammenhang mit der erhöhten Rate an frühen Frühgeburten bis zur 32. SSW (Sebire et al. 1997).

Das Wachstum wird einerseits durch das genetische Potenzial eines Fetus bestimmt, aber auch eine möglichst optimale Plazentation spielt eine maßgebliche Rolle für eine Entwicklung, in der die Entfaltung dieses Potenzials möglich wird. Bei monochorialen Zwillingen ist grundsätzlich das genetische Potenzial gleich. Hier hat aber die erhöhte Rate an Wachstumsdiskrepanzen einerseits mit einer unausgeglichenen Verteilung der Plazentamasse, die jedem Fetus zur Verfügung steht, andererseits aber auch mit der besonderen Angioarchitektur der Plazenta zu tun.

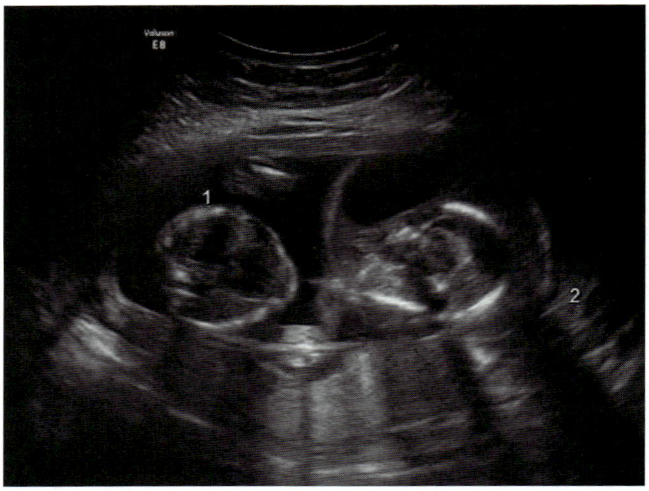

Abb. 20.8 Diskordante monochoriale Gemini. Einer der beiden Zwillinge zeigt ein ausgeprägtes zystisches Hygrom, während der Co-Zwilling sonografisch unauffällig erscheint

Risiko für die Entwicklung einer Präeklampsie im Verlauf der Schwangerschaft ist bei Zwillingen, unabhängig von der Chorionizität, um das Vierfache erhöht (Savvidou et al. 2001).

Durch den intrauterinen Tod eines Fetus besteht bei monochorialen Zwillingen ein hohes Risiko für das Versterben des überlebenden Zwillings oder für dessen neurologisches Handicap aufgrund akuter vaskulären Ereignisse (Ong et al. 2006, Hillman et al. 2011).

Die Prävalenz von allgemeinen Fehlbildungen unterscheidet sich zwischen Einlingen und dizygoten Gemini nicht wesentlich. Sie steigt aber auf das Doppelte bis Dreifache bei monozygoten Zwillingen (Sperling et al. 2007).

Diskordante Schwangerschaften mit nur einem betroffenem Fetus stellen eine große Herausforderung dar, vor allem in der monochorialen Situation, da bei einer letalen Fehlbildung durch das Versterben des einen Zwillings ein erhöhtes Risiko für das Versterben oder ein neurologisches Handicap des anderen Geminus besteht, weil durch Volumenverschiebungen über plazentare Gefäßanastomosen das Schicksal beider Feten miteinander verbunden ist.

Ein **selektiver Fetozid**, der bei dichorialen Zwillingen mittels intrakardiale Injektion von Kaliumchlorid durchgeführt werden kann, ist bei Monochorialität nur durch eine fetoskopische Laserkoagulation der Nabelschnurgefäße oder durch eine bipolare Koagulation der Nabelschnur des betroffenen Fetus möglich. Die Risiken des Eingriffs und das dadurch erhöhte Risiko für eine Frühgeburt des überlebenden Zwillings müssen mit den Eltern gegenüber den Risiken eines abwartenden Verhaltens sehr überlegt in Erwägung gezogen werden. Bei nicht letalen Fehlbildungen, wenn das Versterben des betroffenen Fetus nach klinischem Ermessen nicht als wahrscheinlich erscheint, kann hier ein abwartendes Verhalten bis zum Erreichen eines fortgeschrittenen Gestationsalters der beste Weg sein, um dem nicht betroffenen Kind hinsichtlich der Reife eine bestmögliche neonatologische Ausgangssituation zu ermöglichen (Abb. 20.8).

Tab. 20.1 Schwangerschaftskomplikationen bei dichorialen und monochorialen Zwillingen

	Dichoriale Gemini (%)	Monochoriale Gemini (%)
Intrauteriner Fruchttod (IUFT, <24. SSW) (Sebire et al. 1997)	2	12
Perinatale Mortalität (Sebire et al. 1997)	1	3
Prämaturitätsrisiko (25.–32. SSW) (Sebire et al. 1997)	5	10
Präeklampsie (Savvidou et al. 2001)	7	9
Risiko für IUFT oder neurologisches Handicap bei IUFT eines Zwillings (Hillman et al. 2011)	5	41
Malformationen (Sperling et al. 2007, Lewi et al. 2008)	1	6

20.5 Monochoriale Gemini und deren spezifischen Komplikationen

20.5.1 Natürliche Entwicklung monochorialer Zwillingsschwangerschaften und besondere Risikokonstellationen

In einer prospektiven Studie von 202 monochorialen, diamnioten Zwillingsschwangerschaften (untersucht ab der 12. SSW) wurde der Ausgang der Schwangerschaften und Komplikationsraten im Zeitalter der Möglichkeit zur intrauterinen fetoskopischen Therapie, nämlich einer Laserkoagulation der plazentaren Anastomosen oder einer Nabelschnurokklusion, untersucht (Lewi et al. 2008). Zusätzlich zu den normalen zweiwöchigen Kontrollen wurden eingehende Ultraschalluntersuchungen nach einem detaillierten Protokoll in der 11.–14., 16., 20. und 26. SSW durchgeführt. Es endeten 172 der Schwangerschaften (85 %) mit zwei überlebenden Kindern, 15 (7,5 %) mit einem überlebenden Kind und in 15 Fällen (7,5 %) überlebte keiner der Zwillinge. Die Mortalität betrug insgesamt 45/404 (11 %). Davon handelte es sich in der überwiegenden Mehrzahl, nämlich in 80 %, um fetale Verluste vor der 25. SSW. In 11 % zwischen der 25. SSW und der Geburt und in 9 % handelte es sich um neonatale Todesfälle. Ein Zwillingstransfusionssyndrom trat in 9 % der Fälle auf und war für 44 % aller fetalen und neonatalen Verluste verantwortlich. Die Inzidenz einer ausgeprägten fetalen Wachstumsdiskrepanz war 14 % und diese war für 11 % aller Verluste verantwortlich. Klinisch relevante diskordante angeborene Fehlbildungen traten in 6 % der Schwangerschaften auf. Das mittlere Gestationsalter bei Geburt betrug 35±2 Wochen. Von den 178 Zwillingspaaren, bei welchen nach der 24. SSW noch beide Feten lebten, hatten 6 % bei der Geburt ausgeprägte Differenzen in der Hämoglobinkonzentration. Das prospektive Risiko eines IUFT nach der 32. SSW lag bei 1,2 %, wobei in beiden Fällen (3 Feten) ausgeprägte Wachstumsretardierungen vorlagen. Dieses Risikoer-

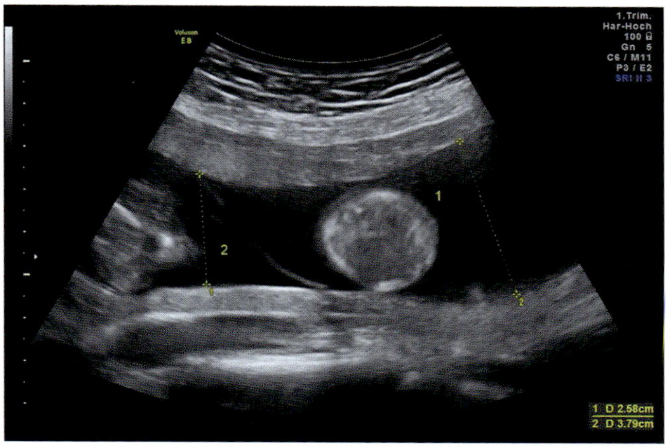

Abb. 20.9 Unterschiedliche Fruchtwassermengen bei monochorialen Gemini. Ein deutlicher Unterschied kann ein frühes Zeichen für die spätere Entwicklung eines FFTS sein

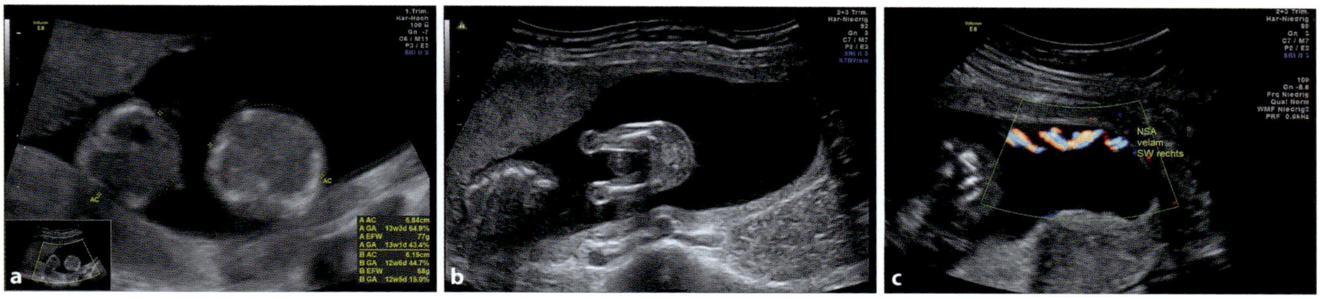

Abb. 20.10 Risikostratifizierung monochorialer Zwillinge. Eine Differenz des Bauchumfangs zwischen den beiden Feten (**a**), wie auch der Fruchtwassermengen (**b**) und das Vorhandensein einer Insertio velamentosa (**c**) im frühen Ultraschall deuten auf ein erhöhtes Risiko für die Entwicklung eines FFTS oder einer selektiven Wachstumretardierung hin. Solche Zwillingspaare sollten wöchentlich sonografisch kontrolliert werden

gebnis stimmt mit dem Ergebnis einer früheren Studie überein (Simoes et al. 2006).

Insgesamt zeigte sich somit, dass die invasive intrauterine Therapie die Inzidenz von IUFT beider Zwillinge reduzieren kann und dass die meisten Komplikationen und fetalen Verluste durch die plazentaren Gefäßanastomosen bedingt sind.

> **Eine vorzeitige elektive Entbindung unkomplizierter monochorialer Zwillinge ab der vollendeten 32. SSW erscheint bei einem engmaschigen fetalen Monitoring nicht gerechtfertigt.**

In einer weiteren Studie wurde der Wert von Ultraschalluntersuchungen im I. und frühen II. Trimester zur Vorhersage fetaler Komplikationen, definiert als FFTS, ausgeprägte Wachstumsdiskrepanz oder IUFT, untersucht (Lewi et al. 2008). Im I. Trimester waren deutlich unterschiedliche Scheitel-Steiß-Längen (SSL) und Fruchtwassermengen signifikante Prädiktoren für oben genannte Komplikationen (Abb. 20.9). In der 16. SSW waren dies deutlich unterschiedliche fetale Bauchumfänge, diskrepante Fruchtwassermengen und Nabelschnurinsertionen (velamentöse Insertion eines Fetus) (Abb. 20.10).

Die Kombination der Ergebnisse beider Ultraschalluntersuchungen ergab eine Sensitivität von 58 % mit einer falsch-positiven Rate von 8 %. In der mit einem hohen Risiko klassifizierten Gruppe hatten 73 % fetale Komplikationen und die Überlebensrate betrug nur 65 %, während die mit einem niedrigen Risiko klassifizierten Schwangerschaften in 86 % keine fetalen Komplikationen entwickelten und die Überlebensrate 95 % betrug. Die isolierte Vorhersage bezüglich der Entwicklung eines FFTS erscheint problematischer, da der positive prädiktive Wert nur 22 % betrug. Eine Diskrepanz in der Messung der Nackentransparenz beider Feten ergab in unserem Kollektiv kein signifikant erhöhtes Risiko für die Entwicklung eines FFTS, wohl aber eine Diskrepanz in der Messung der SSL. Erstes steht im Gegensatz zu den Ergebnissen der Studie von Kagan et al. (Kagan et al. 2007), zweites ist in Übereinstimmung mit deren Ergebnissen.

Weiterhin konnte in einer anderen Studie zum Zeitpunkt des Ersttrimesterscreenings eine signifikante Korrelation der Diskrepanz der a-Welle im Ductus venosus (Nullfluss oder „reverse flow“) zwischen den Feten und der späteren Entwicklung eines FFTS gezeigt werden (Matias et al. 2010).

Bei **monochorialer Plazenta** kann der **intrauterine fetale Tod** eines Zwillings aufgrund der plazentaren Anastomosen ernste Konsequenzen für den Co-Zwilling haben. Eine systematische Literaturrecherche zum Vergleich monochorialer und dichorialer Zwillingsschwangerschaften ergab folgende signifikante Unterschiede (Ong et al. 2006, Hillman et al. 2011):

- Das Risiko für einen konsekutiven Tod des Co-Zwillings betrug 15 % bei monochorialen und 3 % bei dichorialen Gemini.
- Das Risiko für neurologische Schäden bei einem überlebenden Co-Zwilling betrug 26 % bei monochorialen und nur 2 % bei dichorialen Gemini.

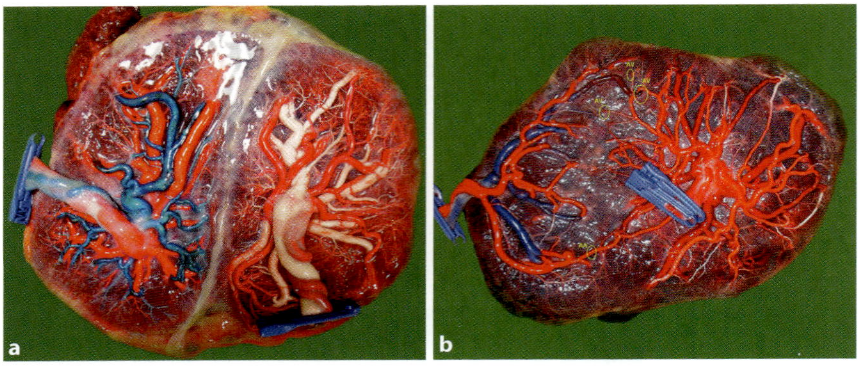

Abb. 20.11 Chorionizität. In dieser Ex-vivo-Perfusionsstudie zeigen sich bei einer fusionierten dichorialen Plazentation keine Anastomosen (**a**), im Gegensatz zur monochorialen Plazenta (**b**), in der das Vorhandensein von Anastomosen eindeutig zu erkennen ist (*gelbe Kreise*). Die monochoriale Gravidität verlief hier ohne Komplikationen bis zur Entbindung in der 37. SSW. (Mit freundlicher Genehmigung von Prof. Lisbeth Lewi, Leuven, Belgien)

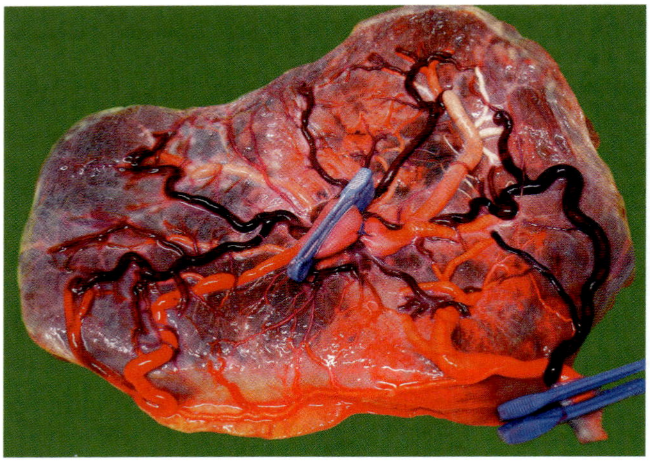

Abb. 20.12 Selektive Wachstumsretardierung. Der zweite Zwilling (Nabelschnuransatz *unten rechts*) hat einen sehr kleinen Plazentaanteil. Hier zeigte sich klinisch eine frühe Wachstumsretardierung dieses Zwillings, mit einem intermittierenden Nullfluss in der A. umbilicalis und die Entbindung erfolgte per Notkaiserschnitt in der 32. SSW bei pathologischem CTG. (Mit freundlicher Genehmigung von Prof. Lisbeth Lewi, Leuven, Belgien)

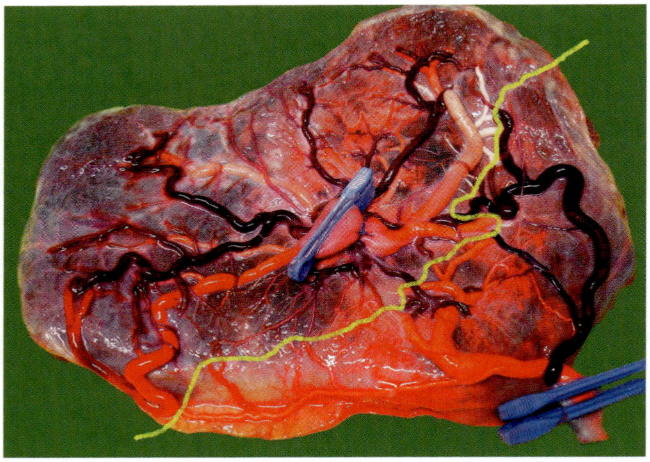

Abb. 20.13 Identische Plazenta wie in Abb. 20.12. Die ungleiche Verteilung wird deutlich. (Mit freundlicher Genehmigung von Prof. Lisbeth Lewi, Leuven, Belgien)

Insgesamt ist also bei monochorialen Gemini mit einem Risiko von 41 % für einen konsekutiven Verlust des Co-Zwillings oder neurologische Schäden zu rechnen, während dieses Risiko bei dichorialen Gemini nur 5 % beträgt.

Dort, wo direkt vergleichende Daten innerhalb von Studien vorlagen, war bei monochorialen gegenüber dichorialen Gemini das Risiko für IUFT des Co-Zwillings 6-fach und für neurologische Schäden 4-fach erhöht.

20.5.2 Angioarchitektur der monochorialen Plazenta

Es gibt bei der monochorialen Zwillingsplazenta praktisch immer Blutgefäßverbindungen zwischen den beiden umbilikalen Kreisläufen. Diese kommen als **arterio-venöse Anastomosen** in beiden Richtungen vor, wobei eine Arterie von einer Nabelarterie des einen Fetus kommend ein Plazentaareal versorgt, aber die dazugehörige Vene zur Nabelvene des anderen Fetus drainiert. Des weiteren gibt es direkte Kommunikationen in Form von arterio-arteriellen und veno-venösen Anastomosen (Abb. 20.11) (Lewi et al. 2013).

Durch diese Anastomosen ist das Schicksal monochorialer Gemini während der Schwangerschaft und unter der Geburt stets miteinander verbunden und voneinander abhängig, im Gegensatz zu dichorialen Gemini, deren Plazenten nicht durch Anastomosen verbunden sind.

> **Eine Diskordanz der Geburtsgewichte korreliert signifikant mit einer Diskordanz der plazentaren Anteile beider Feten (Lewi et al. 2007).**

In dieser **postnatalen Perfusionsstudie von monochorialen Plazenten** konnte auch gezeigt werden, dass ungleich verteilte Plazenten lebend geborener Zwillinge ohne Transfusionssyndrom ein ausgeprägteres interfetales Netzwerk mit oft dicken Anastomosen haben (Abb. 20.12). Dieses spezifische Muster von Anastomosen kann häufig den Einfluss der ungleichen Verteilung der Plazenta und die Diskrepanz im Wachstum der beiden Feten vermindern, da der Fetus mit dem kleinen Plazentaanteil gut oxygeniertes und mit Nährstoffen reiches Blut auch vom Anteil seines Co-Zwillings bekommen kann.

In einer weiteren Studie wurden die jeweiligen klinischen und plazentaren Charakteristiken **monochorialer, diamnioter Zwillingsschwangerschaften ohne FFTS** mit einer frühen, bereits in der 20. SSW diagnostizierten Wachstumsdiskrepanz und einer späten, nach der 26. SSW diagnostizierten Wachstumsdiskrepanz und einem konkordanten Wachstum miteinander verglichen (Lewi et al. 2008). Die Dopplersonografie zeigte in 73 % einen erhöhten umbilikalen Widerstand in der Gruppe mit früher Wachstumsdiskrepanz, in keinem Fall mit später Wachstumsdiskrepanz und in 3 % mit konkordantem Wachstum. Zwillinge mit einer frühen Wachstumsdiskrepanz hatten niedrigere Überlebensraten (83 %) im Vergleich zu jenen mit einer späten Wachstumsdiskrepanz (96 %) und ohne Wachstumsdiskrepanz (99 %) und wurden zu einem früheren mittleren Gestationsalter entbunden (33 Wochen vs. 35 Wochen). Die Diskordanz im Geburtsgewicht war in beiden wachstumsdiskrepanten Gruppen ähnlich, nämlich um die 30 %, während sie in der konkordanten Gruppe nur 9 % betrug. Eine ausgeprägte Differenz in der **Hämoglobinkonzentration** beider Zwillinge („twin anemia-polycythemia sequence": TAPS), welche nicht mit dem im II. Trimenon auftretenden und mit Blutvolumenverschiebungen einhergehenden FFTS zu verwechseln ist, trat niemals in der Gruppe mit früher Wachstumsdiskrepanz auf und nur in 3 % bei konkordantem Wachstum, aber in 38 % bei später Wachstumsdiskrepanz. Die Plazenten der bereits früh wachstumsretardierten Zwillinge waren im Vergleich zu den beiden anderen Gruppen deutlich ungleicher verteilt, hatten aber dafür größere arterio-arterielle Anastomosen. Die Summe der Durchmesser aller plazentaren Anastomosen war in dieser Gruppe signifikant größer (▣ Abb. 20.13). Diese Konstellation kann zwar einerseits die ungleiche Verteilung der Plazenta kompensieren, stellt aber andererseits ein hohes Risiko für plötzliche große Bluttransfusionen dar – vor allem bei intrauterinem Fruchttod (IUFT) eines Zwillings.

Zwillinge mit später Wachstumsdiskrepanz und TAPS hatten meistens eine gleichmäßige Verteilung der Plazenta und nur wenige, dünne und meist unidirektionale arterio-venöse Anastomosen, welche als Ursache für die aufgrund der gleichmäßig verteilten Plazentaanteile nicht zu erwartende Wachstumsdiskrepanz verantwortlich sein könnten.

Die Angioarchitektur der monoamnialen Plazenta zeigt häufig

- dicht beieinanderliegende Nabelschnuransätze,
- dicke arterio-arterielle und veno-venöse Anastomosen zwischen den beiden Ansätzen und

Es fehlt die trennende Amnionmembran (▣ Abb. 20.14), die für eine späte Spaltung der monochorialen Anlage sprechen.

20.5.3 Zwillingstransfusionssyndrom

Bei einer Unausgeglichenheit des Blutflusses über plazentare Anastomosen kommt es zum Entstehen des **feto-fetalen Transfusionssyndroms** (FFTS). Der Spender (Donor) zeigt die typischen Zeichen der Hypovolämie und der Empfänger (Rezipient) die der Hypervolämie (Huber et al. 2004, Zikulnig et al. 1999, Baschat et al. 2010). Klinisch äußert sich das ausgeprägte FFTS, welches typischerweise in der Mitte der Schwangerschaft (17.–25. SSW) auftritt, in einem zunehmenden und meist massiven Polyhydramnion. Dieses entsteht aufgrund einer Polyurie des Rezipienten.

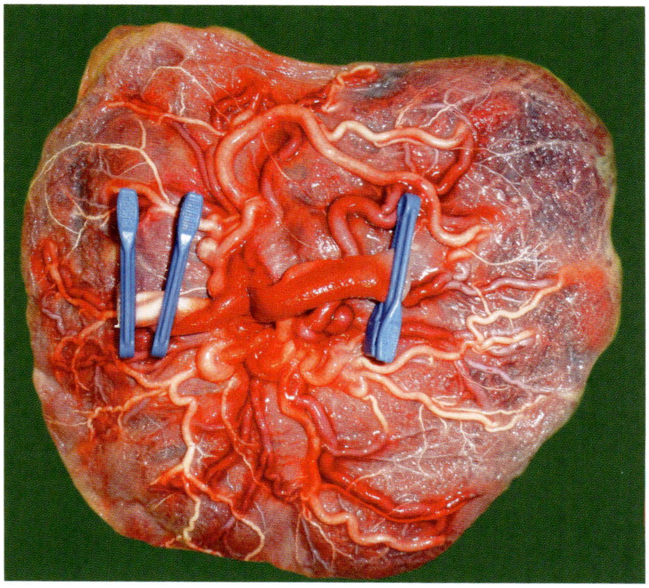

▣ **Abb. 20.14** Monoamniale Plazenta. Die Nabelschnuransätze sind dicht beieinander, es fehlt die trennende Amnionmembran dawischen und es sind dicke arterio-arterielle und veno-venöse Verbindungen zu sehen. (Mit freundlicher Genehmigung von Prof. Lisbeth Lewi, Leuven, Belgien)

Sonografisch zeigt sich das eindeutige Bild des Polyhydramnions (tiefstes vertikales Fruchtwasserdepot >8 cm) und der vollen Harnblase beim Rezipienten, während der Donor keine oder nur eine minimale Blasenfüllung aufweist und sich aufgrund der Anurie ein ausgeprägtes Oligohydramnion bis zum Anhydramnion ausbildet. Dadurch erscheint der Donor durch die Amnionmembran an der Uteruswand oder der Plazenta fixiert („stuck twin") (▣ Abb. 20.15).

Zur weiteren Differenzierung lässt sich das **schwere FFTS** noch in fünf Stadien unterteilen, basierend auf **sonografischen Kriterien nach Quintero** (1999):

- **Stadium I**: es liegen die oben beschriebenen sonografischen Kriterien bei noch sichtbarer Blasenfüllung des Donors vor (▣ Abb. 20.16).
- **Stadium II**: hier ist beim Donor keine Basenfüllung mehr nachweisbar (▣ Abb. 20.17).
- **Stadium III**: es liegen hochpathologische Dopplerbefunde vor, wie jeweils fehlender oder retrograder enddiastolischer Fluss in der A. umbilicalis (meist beim Donor) und/oder während der a-Welle im Ductus venosus (meist beim Rezipienten) (▣ Abb. 20.18).
- **Stadium IV**: der Rezipient ist bereits hydropisch (▣ Abb. 20.19).
- **Stadium V**: es ist durch den IUFT eines oder beider Kinder definiert.

Eine Progredienz innerhalb der Stadien kann nicht immer beobachtet werden, da in einigen der Fälle des Stadium III dieses bereits von Anfang an vorliegt.

Beim ausgeprägten FFTS im II. Trimenon beträgt die Mortalität, wenn keine Therapie erfolgt, 80–90 % aufgrund von Fehlgeburtlichkeit, intrauterinem Fruchttod und extremer Prämaturität.

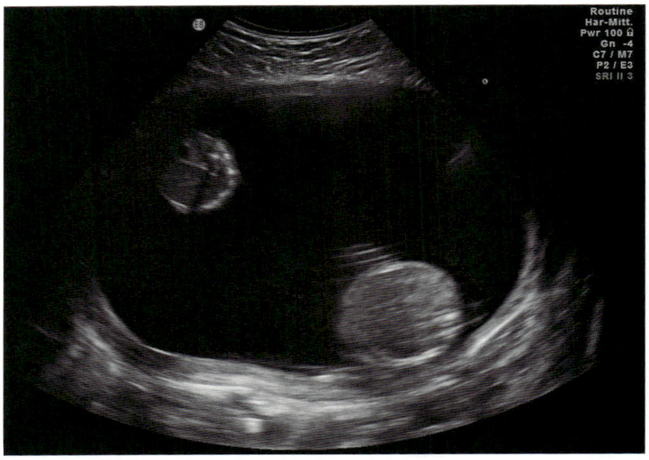

Abb. 20.15 Ausgeprägtes FFTS. Der Donor hat kein Fruchtwasser mehr (Anhydramnion) und kann sich daher nicht von der Stelle bewegen. Er ist ein „stuck twin" und ist *oben links* im Bild. Die Plazenta ist aufgrund des massiven Polyhydramnions sehr dünn ausgezogen an der Hinterwand

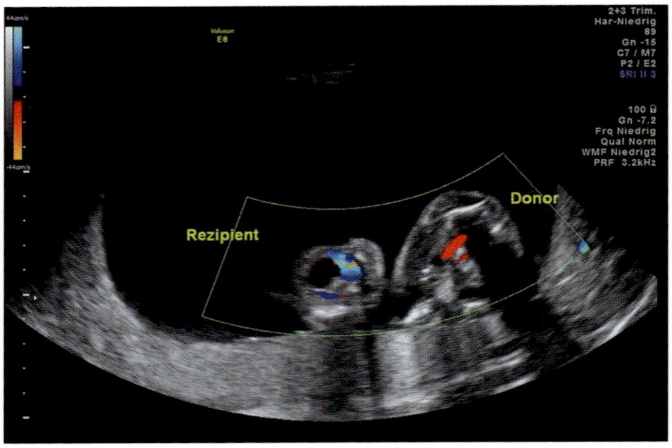

Abb. 20.17 FFTS. Der Donor zeigt keine Blasenfüllung (*rechts im Bild*), im Vergleich zu der prall gefüllten Harnblase des polyurischen Rezipienten (*links, neben dem Donor*). Es handelt sich in diesem Fall um ein schweres FFTS-Stadium II nach Quintero

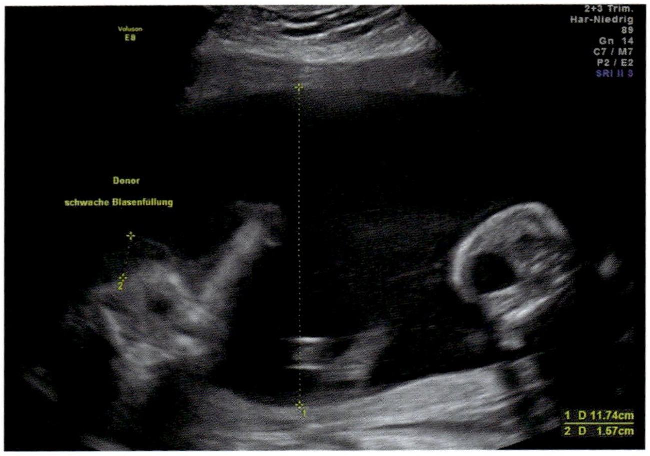

Abb. 20.16 FFTS. Der Donor zeigt eine schwache Blasenfüllung und, obwohl es einige sehr kleine Fruchtwasserdepots gibt, ist es praktisch ein Anhydramnion. Zum Vergleich sieht man die pralle Blasenfüllung des Rezipienten *rechts im Bild*. Es handelt sich um ein schweres FFTS-Stadium I nach Quintero

Die kausale **Therapie** ist die fetoskopische Laserkoagulation der Anastomosen, deren Ziel es ist, die monochoriale Hämodynamik in eine dichoriale umzuwandeln (Ville et al. 1995, Hecher et al. 1999).

Kriterien für eine Indikationsstellung zur Lasertherapie beim FFTS

- Alle Stadien des schweren FFTS mit einem tiefsten vertikalen Fruchtwasserdepot beim Rezipienten >8 cm (Abb. 20.20)
- Ausgeprägtes Oligohydramnion oder Anhydramnion beim Donor („stuck twin") (Abb. 20.21)
- Gestationsalter: 17.–25. (28.) SSW
- Zustimmung der Schwangeren nach ausführlicher Aufklärung
- Je nach weiteren Befunden und Plazentalokalisation (Vorderwand-Plazenta) sollte nach der 20. SSW ein tiefstes Fruchtwasserdepot >10 cm vorliegen (Abb. 20.22)

Dieser Eingriff wird minimal-invasiv in Lokalanästhesie durchgeführt (Abb. 20.23). Nach Identifizierung der Anastomosen auf der Chorionplatte werden diese entlang dem vaskulären Äquator mittels einer durch den Arbeitskanal des Fetoskops eingeführten 0,4 mm dünnen Laserfaser und einem Neodymium-YAG-Laser koaguliert. Die selektive Identifizierung aller Anastomosen kann bei Vorderwandplazenta technisch schwieriger sein. Es stehen jedoch hierfür spezielle Fetoskope mit einer Blickrichtung von 30 Grad und einem entsprechenden Lenkmechanismus für die Laserfaser zur Verfügung (Abb. 20.24). Eine vergleichende Studie hat keine unterschiedlichen Ergebnisse für Eingriffe bei Vorderwand- und Hinterwandplazenten ergeben (Huber et al. 2008). Insgesamt haben wir in diesem Kollektiv eine Überlebensrate von 64 % für beide Feten und von etwa 88 % für mindestens ein Kind pro Schwangerschaft erreicht.

Eine weitere nach Stadien analysierte Studie (Huber et al. 2006) ergab, dass die Lasertherapie für alle Stadien des schweren FFTS eine kausale und effektive Therapie darstellte. Die Überlebensraten nahmen allerdings mit zunehmendem Schweregrad ab (Tab. 20.2).

Die Analyse der Daten aus 600 konsekutiv durchgeführten Laserkoagulationen in unserem Zentrum ergab eine signifikante Steigerung der Überlebensraten mit zunehmender chirurgischer Erfahrung. Die Rate an Schwangerschaften mit 2 überlebenden Kindern hat sich innerhalb der 3 beobachteten Perioden von 50 bis auf 69 % und die mit zumindest einem überlebenden Kind von 80 auf 90 % gesteigert (Diehl et al. 2010). Des Weiteren sind keine schwerwiegenden maternalen Komplikationen bei bisher über 1100 fetoskopischen Eingriffen zu verzeichnen.

Lenclen et al. (2007) verglichen das neonatale Outcome von zwischen der 25. und 35. SSW geborenen monochorialen Zwil-

Tab. 20.2 Lasertherapie bei schwerem FFTS

	Überlebensraten nach FFTS-Stadium			
	Stadium I	Stadium II	Stadium III	Stadium IV
0 Überlebende (%)	7	17	18	30
1 Überlebender (%)	17	22	29	20
2 Überlebende (%)	76	61	54	50
≥1 Überlebende (%)	93	83	83	70
Gesamt Überlebende (%)	**85**	**72**	**68**	**60**

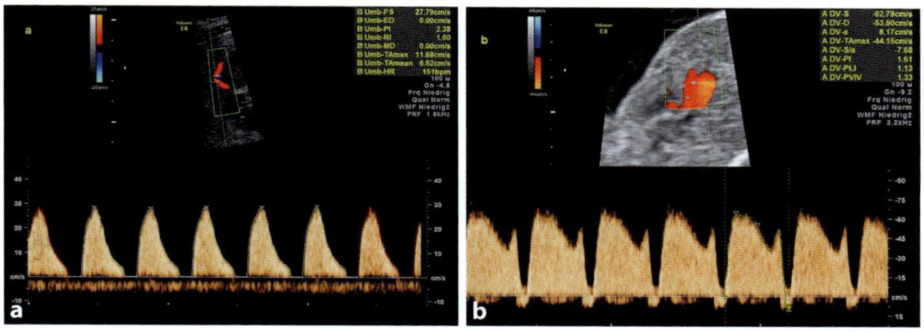

Abb. 20.18 FFTS. Das Stadium III nach Quintero ist charakterisiert durch einen pathologischen Doppler, meistens entweder aufgrund eines enddiastolischer Nullfluss in der Nabelschnurarterie des Donors (**a**) und/oder eines „reverse flow" (negative a-Welle) im Ductus venosus beim Rezipient (**b**) (▸ Text)

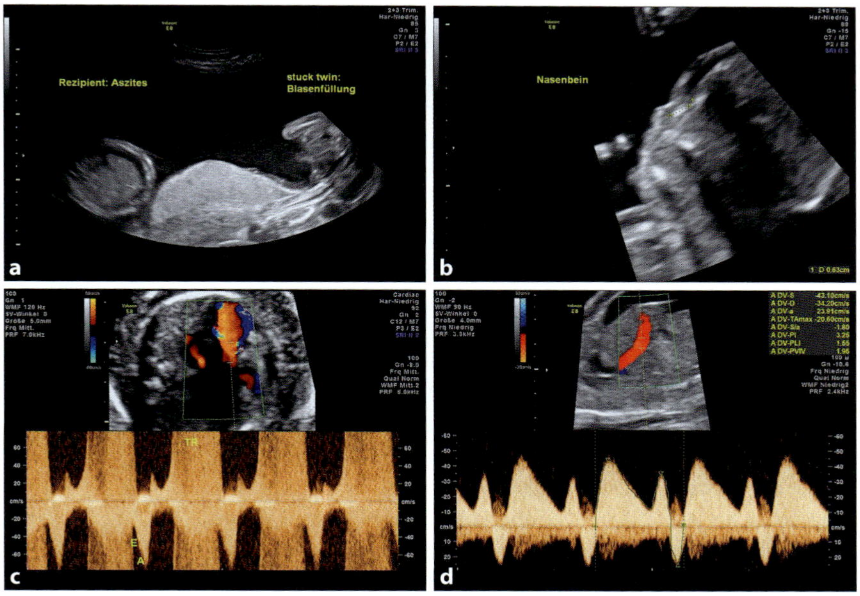

Abb. 20.19 FFTS. Im Stadium IV ist der Rezipient hydropisch. Die Herzinsuffizienz ist ausgeprägt und ein Aszites wird sichtbar (**a**). Auch ein generalisiertes Hautödem ist vorhanden (**b**) und die fetale Echokardiografie zeigt eine holosystolische Trikuspidalregurgitation (**c**) und der DV zeigt eine negative a-Welle (**d**)

lingen mit FFTS, welche entweder mit seriellen Amniodrainagen oder Laser behandelt wurden, mit jenen von dichorialen Zwillingen, welche ebenfalls zu diesem Schwangerschaftsalter zu früh geboren wurden. Die perinatale Mortalität betrug jeweils 48 %, 23 % und 12 %. Ausgeprägte zerebrale Auffälligkeiten (intraventrikuläre Blutung Grad III oder IV oder zystische periventrikuläre Leukomalazie) waren in jeweils 38 %, 16 % und 8 % nachweisbar.

Die Mortalität und neurologische Morbidität bei Frühgeborenen mit FFTS sind nach Amniodrainagen signifikant höher als bei Frühgeborenen mit FFTS nach Lasertherapie und bei dichorialen frühgeborenen Zwillingen.

Wenn die Kinder nach der 30. SSW geboren wurden, gab es keinen Unterschied zwischen der Lasergruppe und dichorialen Gemini. Bei Geburt vor 30 Wochen war die Rate an neonataler Morbidität in der Lasergruppe aber signifikant höher. In den meisten Fällen war dies einer nicht erfolgreichen oder vollständig möglichen Lasertherapie zuzuschreiben.

Diese Ergebnisse bestätigen, dass bei erfolgreicher Lasertherapie mit vollständiger Koagulation aller hämodynamisch wirksamen Anastomosen mit Ergebnissen zu rechnen ist, die mit denen dichorialer Gemini vergleichbar sind. Die neonatale Morbidität nimmt dann naturgemäß mit zunehmendem Schwangerschaftsalter ab.

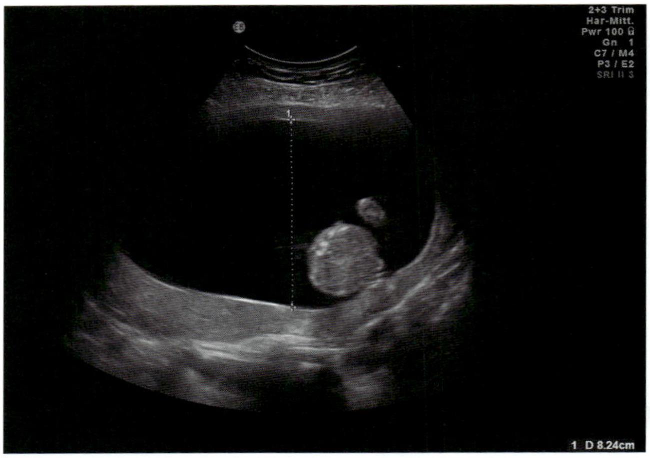

Abb. 20.20 Das Polyhydramnion zeigt ein maximales vertikales Depot über 8 cm (► Text)

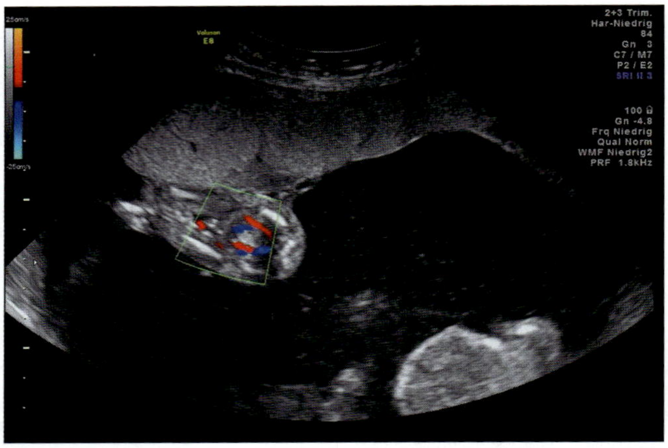

Abb. 20.21 Der Donor hat aufgrund der Oligo-Anurie (leere Harnblase) kein Fruchtwasser mehr um sich herum und liegt hier daher als „stuck twin" an der Vorderwandplazenta

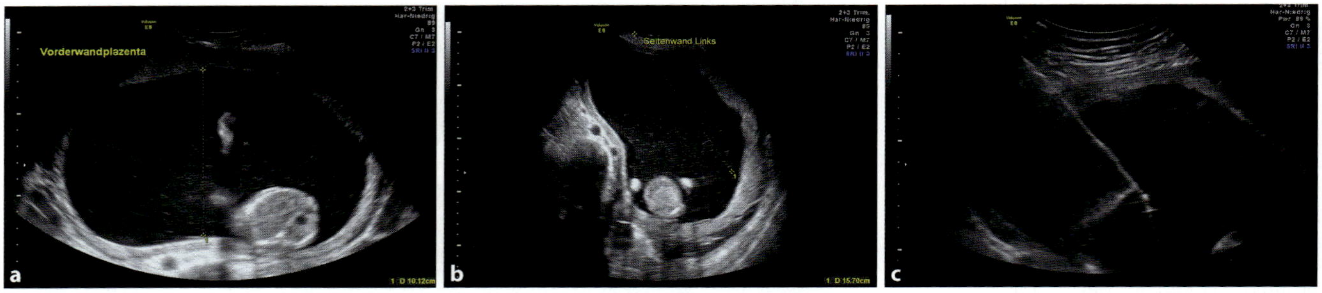

Abb. 20.22 Schweres FFTS mit Vorderwandplazenta. Das Polyhydramnion (**a**) ist massiv (über 10 cm tiefes vertikales Depot) und ein Lasereingriff ist nur von der linken Uterusseitenwand möglich (**b**). Die Messung der Distanz zeigt hier den möglichen Kurs des Fetoskops. Die Patientin liegt auf der Seite und der Schallkopf befindet sich lateral auf der linken Flanke. Fetoskop in situ (**c**)

Die Rate an signifikanten neurologischen Handicaps betrug in unserem Kollektiv bei konsequent durchgeführten Follow-up-Studien 6 %. Weitere 7 % der nach Lasertherapie überlebenden Kinder zeigten milde oder moderate neurologische Auffälligkeiten (Graef et al. 2006). Lopriore et al. (2007) berichteten von einer insgesamt höheren Rate an neurologischen Entwicklungsstörungen von 17 % bei einer Inzidenz von 7 % von Zerebralparesen, was wiederum mit unseren Ergebnissen für signifikante neurologische Auffälligkeiten übereinstimmt. Obwohl diese Ergebnisse deutlich besser sind als nach wiederholten Amniodrainagen, wonach in der Literatur Handicap-Raten zwischen 20 und 25 % berichtet wurden, sind eine entsprechende Aufklärung der Eltern und weitere Studien über eine Langzeitnachsorge wichtig.

Eine Metaanalyse (Rossi et al. 2008) und ein Cochrane Review (Roberts et al. 2008) randomisierter Studien zur Therapie des FFTS (Senat et al. 2004) bestätigten die signifikant höhere Überlebensrate und niedrigere neurologische Morbiditätsrate nach Lasertherapie im Vergleich zu Amniodrainagen und die höhere Rate an lebenden Kindern ohne neurologische Schäden im Alter von 6 Monaten.

> **Die fetoskopische Laserkoagulation der plazentaren Anastomosen ist somit die Therapie der Wahl bei allen Stadien des schweren Zwillingstransfusionssyndroms im II. Trimester.**

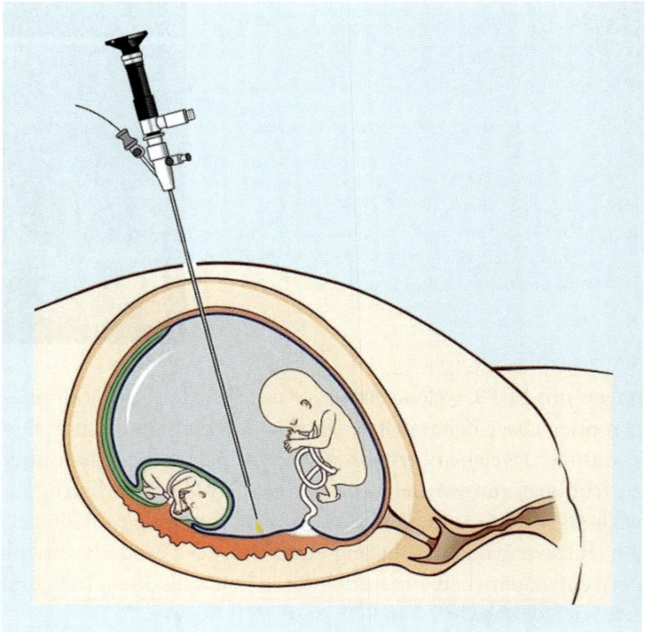

Abb. 20.23 Fetoskopische Laserkoagulation der plazentaren Anastomosen. In Lokalanästhesie wird perkutan das Fetoskop in die Fruchthöhle des Rezipienten eingeführt. Es folgt die Darstellung der Anastomosen und die Photokoagulation derselben auf der Chorionplatte. Danach wird die Optik entfernt und über den Schaft das exzessive Fruchtwasser drainiert

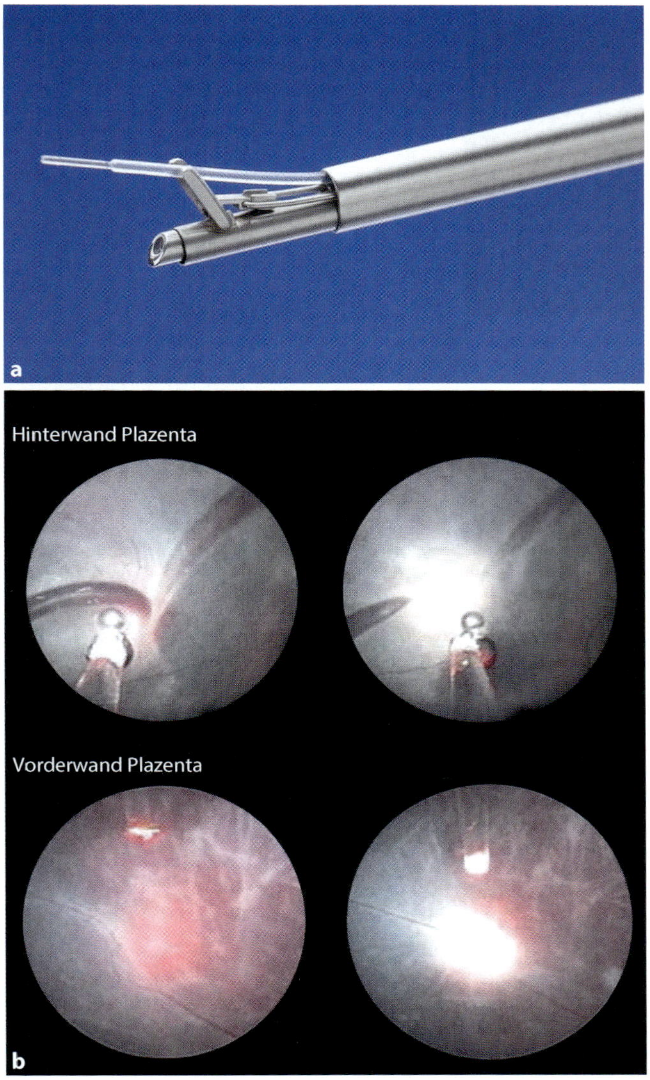

Abb. 20.24 Vorderwand-Fetoskop. **a** Bei der Vorderwandplazenta kommt ein Fetoskop mit einer 30°-Optik zum Einsatz. Dieses hat auch die Möglichkeit, die Laserfaser in Blickrichtung (nach oben) zu biegen („Albarran steering lever"), um den Einfallwinkel der Laserenergie zu verbessern. **b** Bei der Fetoskopie ist die Laserfaser bei 12 Uhr zu sehen, wenn das Vorderwand-Fetoskop zum Einsatz kommt. In der Abbildung sind plazentare arterio-venöse Anastomosen jeweils vor und nach der Laserbehandlung zu sehen

Die Laserkoagulation kann beim schweren FFTS nicht mehr als experimentelle Therapie angesehen werden, sondern ist nach den Kriterien der evidenzbasierten Medizin als derzeit beste therapeutische Intervention anzusehen. Sie sollte allerdings nur in ausgewiesenen pränatalmedizinischen Zentren mit einer diesbezüglich großen Erfahrung durchgeführt werden.

20.5.4 Selektive Wachstumsretardierung

In etwa 15 % der monochorialen Geminigraviditäten ist mit der Entwicklung einer selektiven Wachstumsretadierung (**sIUGR**) zu rechnen. Eine fetale Entwicklung mit einem sonografisch geschätztem Gewicht unterhalb der 10. Perzentile oder eine Gewichtsdiskrepanz von über 25 % zwischen den Feten ohne Zeichen eines FFTS wird als selektive Wachstumretardierung bezeichnet (Abb. 20.25).

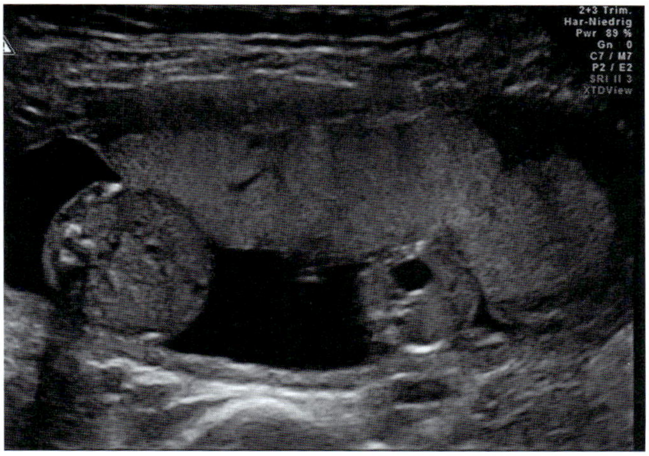

Abb. 20.25 Selektive Wachstumsretardierung (sIUGR). Besteht eine Gewichtsdiskrepanz von >25 % zwischen den beiden Feten oder liegt das Wachstum eines Kindes unter der 10er Perzentile, ohne Zeichen eines FFTS, wird von einer sIUGR ausgegangen. Der Unterschied der Bauchumfänge wird in dieser „ExtendedView"-Darstellung (Voluson GE) deutlich

Aufgrund einer ungleichen Verteilung der Plazentamasse, die meistens auf eine mangelhafte Plazentation des betreffenden Anteils und eine besondere Konstellation der vaskulären Anastomosen zwischen den beiden fetalen Kreisläufen beruht, ist der retardierte Fetus gefährdet und somit auf die plazentaren Anastomosen sogar angewiesen, um von den größeren Plazentaanteil auch Nährstoffe zu bekommen.

Wachstumsdiskrepante monochoriale Gemini mit diskordanten Fruchtwassermengen und mit intermittierendem (Gratacos et al. 2004) oder persistierendem enddiastolischem Nullfluss oder retrogradem Fluss in der A. umbilicalis des kleineren Fetus (Abb. 20.26) haben ein deutlich erhöhtes Risiko für perinatale Mortalität und Morbidität beider Zwillinge. Beim persistierenden Nullfluss kam es in 80 % der Fälle zu schwerwiegenden Komplikationen, wie zum Beispiel der Entstehung eines ausgeprägten FFTS, signifikater perinatalen Mortalität oder der Notwendigkeit zur Entbindung vor der 32. SSW (Huber et al. 2006).

Gratacos et al. (2007) machten den Vorschlag zur **Klassifizierung der selektiven IUGR monochorialer Gemini** aufgrund der Blutflusskurven in der A. umbilicalis des kleineren Zwillings. Es wurden drei Gruppen definiert (Tab. 20.3):

- **Gruppe 1** mit positivem enddiastolischen Fluss,
- **Gruppe 2** mit persistierend negativem oder retrogradem Fluss (ARED-Fluss) und
- **Gruppe 3** mit intermittierend negativem oder retrogradem Fluss (Abb. 20.26, Abb. 20.27).

Der letzte Befund ist typisch für Plazenten mit großen arterio-arteriellen Anastomosen (Abb. 20.28).

Die Gewichtsdiskordanz zwischen beiden Feten war in den Gruppen 2 und 3 deutlich ausgeprägter als in Gruppe 1. Eine Verschlechterung des Zustands des wachstumsretardierten Fetus trat

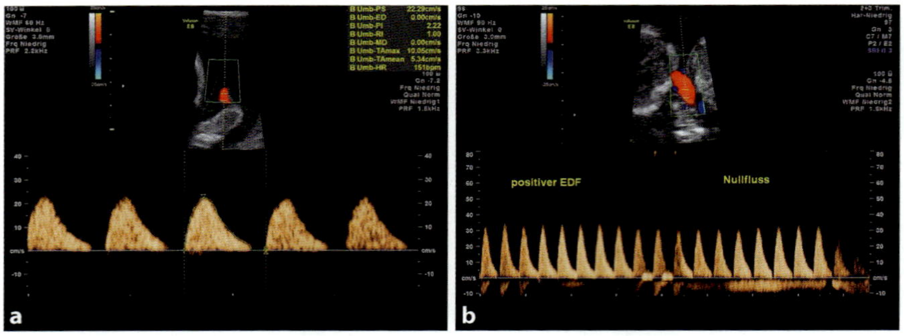

Abb. 20.26 Der umbilikale Doppler des wachstumsretardierten Zwillings zeigt einen kontinuierlichen (**a**) oder einen zyklisch intermittierenden enddiastolischen Nullfluss (**b**)

Tab. 20.3 Selektive Wachstumsretardierung: klinischer Verlauf nach Klassifikation

	A. umbicalis EDF	Anastomosen	Klinischer Verlauf	Prognose
Typ 1	EDF positiv (kontinuierlich)	Unidirektionale AV-Anastomosen in beiden Richtungen	Keine Zentralisation DV pathologisch sehr spät Wachstumsstillstand spät	Fortgeschrittenes Gestationsalter (32.–36. SSW)
Typ 2	AREDF (absent or reversed EDF) kontinuierlich	AV-Anastomosen Einige AA-Anastomosen Ungleiche Plazentaverteilung	Schwere Plazentainsuffizienz mit fetaler Zentralisation Durchschnittlich 10 Wochen bis zur Entbindung Keine unerwarteten IUFT	Moderate Frühgeburtlichkeit (28.–32. SSW)
Typ 3	Intermittierend AREDF (meistens zyklisch)	Dicke, hämodynamisch relevante AA-Anastomosen Unausgeglichene Plazentaverteilung	Keine Zentralisation Hohe Rate an unerwarteten IUFT Hohe Rate an neurologischem Handicap des Co-Zwillings	Schlechtere Prognose Hohe Rate an neurologisch auffälligen Überlebenden und hohe Rate an doppeltem IUFT

in der zweiten Gruppe mit 90 % der Fälle am häufigsten auf, während dies in Gruppe 3 nur in 11 % der Fall war und in Gruppe 1 nie eintrat. In der Gruppe 3 waren allerdings unerwartete IUFTs, definiert als IUFT ohne Vorzeichen, nämlich einer Verschlechterung der regelmäßig erhobenen fetalen Monitoringparameter, am häufigsten (in 15 % der kleineren und in 6 % der größeren Feten). Parenchymale zerebrale Schäden traten ebenfalls in dieser Gruppe am häufigsten auf und zwar in 20 % der größeren Feten. In Gruppe 2 kamen solche Schäden bei 14 % der kleineren Feten vor.

Diese klinischen Ergebnisse bestätigen, dass monochoriale Plazenten mit vielen Anastomosen (inklusive arterio-arterieller) zwar einerseits einen Schutz für den kleineren Feten durch Kompensation für den kleineren Plazentaanteil darstellen, andererseits aber durch eine Verschlechterung des Zustands eines Fetus beide gefährdet sind.

In diesem Zusammenhang stellt sich folglich die Frage, ob sich nicht der Ausgang dieser Schwangerschaften ebenfalls durch eine **Laserkoagulation der plazentaren Anastomosen** oder einer **bipolaren Koagulation der Nabelschnur** des wachstumsretardierten Fetus verbessern ließe. Bei einem vollständigen Verschluss der Anastomosen wäre zwar eine erhöhte Rate an postoperativen IUFT der wachstumsretardierten Feten zu erwarten, da diese dann von deren meist deutlich kleineren Plazentaanteilen nicht mehr ausreichend versorgt sein würden (Abb. 20.29), aber auch ein Schutz vor Schäden der größeren Feten bei IUFT der kleineren Feten. Allerdings ist aufgrund des mangelnden Polyhydramnions mit deutlich größeren technischen Schwierigkeiten beim Eingriff zu rechnen als beim FFTS.

Speziell bei der Lokalisation der Plazenta an der Vorderwand gelingt in den meisten Fällen eine vollständige Koagulation aller Anastomosen nicht. Diese Schwierigkeiten wurden in einer Studie von 18 Fällen mit Laserkoagulation gegenüber 31 Fällen mit abwartendem Verhalten bestätigt (Gratacos et al. 2008). Die Laserkoagulation konnte nur in 89 % durchgeführt werden. In 13 % musste ein zweiter Eingriff vorgenommen werden. Insgesamt überlebten 86 % der Feten bei abwartendem Verhalten und 64 % nach Lasertherapie. Ein IUFT des kleineren Fetus trat in 19 % in der ersten Gruppe auf und in 67 % nach Lasertherapie, wobei dieser in jeweils 50 % und 0 % zum IUFT des Co-Zwillings führte. Es gab keinen signifikanten Unterschied an periventrikulären Leukomalazien bei überlebenden Zwillingen. Die Ergebnisse dieser Studie zeigen, dass die Laserkoagulation bei Fällen mit selektiver IUGR zu einer signifikant höheren Rate an IUFT des kleineren Fetus führt, aber einen protektiven Effekt für den größeren Zwilling haben könnte.

Solange dies jedoch nicht in einer randomisierten Studie bestätigt werden kann, ist die Lasertherapie in diesen Fällen als experimentell anzusehen. Das individualisierte klinische Management dieser Schwangerschaften ist von den Ergebnissen eines engmaschigen fetalen Monitorings abhängig. Die elektive vorzeitige Entbindung durch Sectio sollte nach Risikoabwägung durchgeführt werden.

20.5.5 Twin anemia polycythemia sequence

In dieser besonderen Form der interfetalen Transfusion bei monochorialer Plazenta wird ein Zwilling anämisch und sein Co-Zwilling polyzythämisch – ohne die Entwicklung der für das Zwillingstransfusionssyndrom charakteristischen Volumenbelastung. Sie kommt typischerweise im III. Trimenon am häufigsten vor.

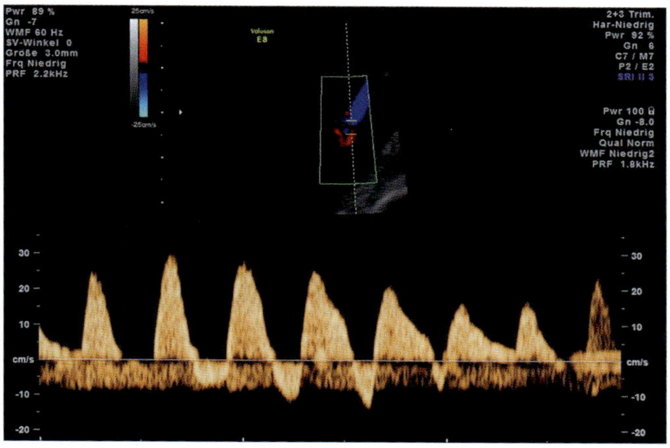

Abb. 20.27 Extreme Fluktuationen eines intermittierenden ARED-Flusses in der Arteria umbilicalis des wachstumsretardierten Fetus. Diese Fluktuationen sind durch das Vorhandensein von plazentaren arterio-arteriellen Anastomosen zu erklären

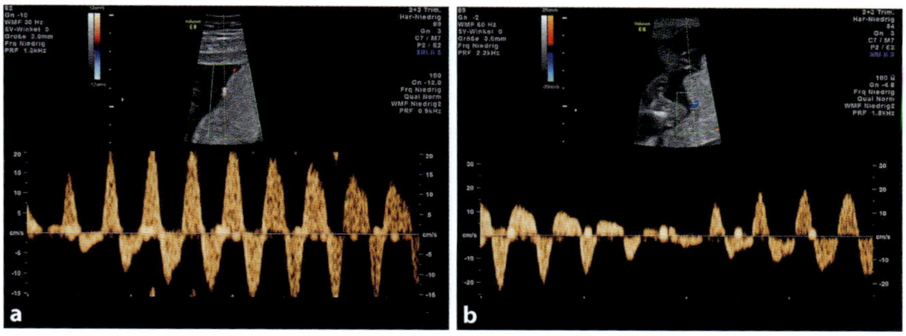

Abb. 20.28 Arterio-arterielle Anastomosen auf der Plazenta ermöglichen einen bidirektionalen Fluss, da die Gefäße direkt miteinander kommunizieren. Sie erklären den intermittierenden ARED-Fluss in den Nabelschnurarterien (Abb. 20.27)

Die „twin anemia polycythemia sequence" (**TAPS**) ist die Manifestation von sehr dünnen arterio-venösen Anastomosen, die zu deutlichen Unterschieden der Hämoglobinkonzentration der beiden Feten führen. In bis zu 5 % der monochorialen Zwillingsschwangerschaften kommt diese Komplikation vor (Lewi et al. 2008). Sie konnte in bis zu 13 % der Fälle nach Laserkoagulation bei schwerem FFTS beobachtet werden, wenn sehr dünne Anastomosen beim Eingriff übersehen wurden und offen geblieben sind (Robyr et al. 2008).

> **Durch die Messung der maximalen systolischen Blutflussgeschwindigkeit in der A. cerebri media der Feten kann pränatal diese Komplikation diagnostiziert werden (Abb. 20.30).**

Daraus können sich therapeutische Konsequenzen ergeben, wie zum Beispiel die frühzeitige Entbindung oder eine intrauterine Transfusion des anämischen Fetus, je nach Gestationsalter und individueller fallspezifischer klinischer Beurteilung (Gucciardo et al. 2010).

Da die Plazenten von Zwillingspaaren mit einer TAPS typischerweise sehr wenige und sehr dünne arterio-venöse Anastomosen aufweisen, scheint diese besondere Form der plazentaren Angioarchitektur eine geringe und langsame Transfusion zu ermöglichen. Das Ergebnis ist eine chronische Anämie beim Donor und eine Polyzythämie beim Rezipient, die sich pränatal mit einer erhöhten Flussgeschwindigkeit in der A. cerebri media (>1,5 MoM, „multiples of median") beim Donor und einer niedrigen Geschwindigkeit (<0,8 MoM) des gleichen Gefäßes beim Rezipient definieren lässt. Ein im Ultraschall echoreich erscheinender Bereich der monochorialen Plazenta entspricht

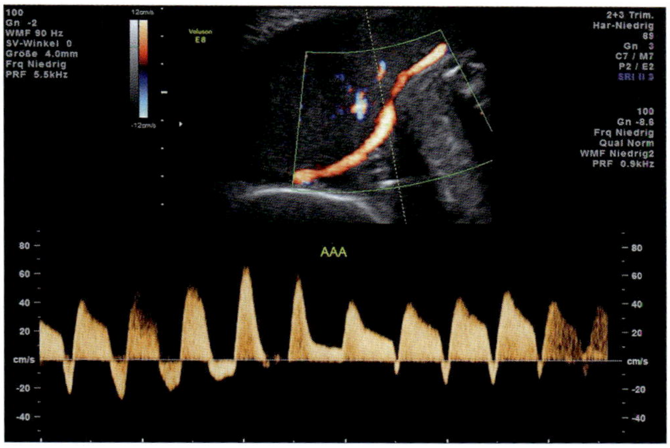

Abb. 20.29 Der Verschluss aller Anastomosen, vor allem aber der arterio-arteriellen, hätte eventuell einen protektiven Effekt für den überlebenden Zwilling, da akute Blutvolumenverschiebungen nicht mehr möglich wären. In der Abbildung ist eine dicke arterio-arterielle Anastomose mit deren Blutflussmuster dargestellt

dem anämischen Anteil des Donors, aber die Diagnose kann nur durch die Messung der jeweiligen Flussgeschwindigkeiten gestellt werden.

Postnatal wird die Diagnose durch einen Hämoglobinunterschied zwischen den beiden Zwillingen von mehr als 8 g/dl und das Vorhandensein von Retikulozyten beim anämischen Kind bestätigt.

Zusammenfassend kann festgehalten werden, dass die TAPS eine späte Komplikation bei monochorialen Zwillingen sein kann und dass die Messung der Flussgeschwindigkeit in der A. cerebri media, auch bei nicht diskrepanten Fruchtwassermengen und

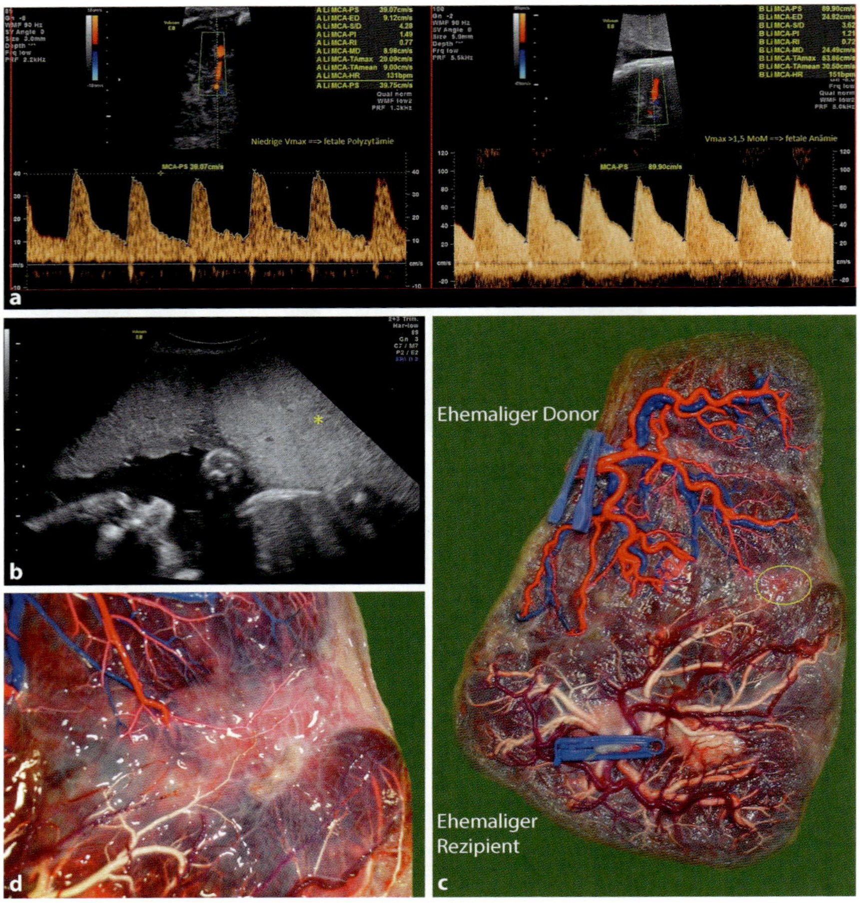

Abb. 20.30 Die jeweilige Messung der systolischen maximalen Flussgeschwindigkeiten in der A. cerebri media der Zwillinge (Donor 90cm/s, Recipient 39 cm/s) (**a**) und der Unterschied in der Echogenizität der Plazenta ermöglicht die Erfassung einer Anämie bzw. Polyzytämie bei der Entwicklung einer TAPS-Sequenz. Der echoreichere und ödematöse Bereich (*gelber Stern*) der monochorialen Plazenta entspricht dem Anteil des anämischen Zwillings (**b**). Auch nach einem Lasereingriff kann sich eine TAPS-Sequenz entwickeln und postnatal zeigen sich auf plazentarer Ebene offen gebliebene sehr dünne arterio-venöse Anastomosen, wie in diesem Fall eine Anastomose vom ehemaligen Donor zum ehemaligen Rezipient (*gelber Kreis*) (**c,d**). Ein pathologisches CTG des ehemaligen Donors hatte hier eine Not-Sectio in der 30. SSW als Konsequenz und klinisch zeigten die neugeborenen Zwillinge jeweils eine schwere Anämie und Polyzytämie. (Mit freundlicher Genehmigung von Prof. Lisbeth Lewi, Leuven, Belgien

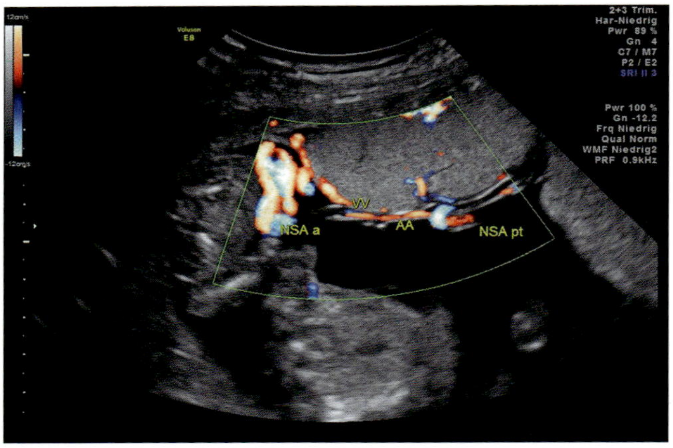

Abb. 20.31 Retrograde Perfusion des Acardius über jeweils eine arterio-arterielle und eine veno-venöse plazentare Anastomose. Im Bild sind der Nabelschnuransatz des pumpenden Zwillings (*NSA pt*), der Nabelschnuransatz des Acardius (*NSA a*) und beide Anastomosen (*AA* und *VV*) auf der Vorderwandplazenta zu sehen

fehlenden weiteren Zeichen eines FFTS, von besonderer Bedeutung in der Betreuung dieser Schwangerschaften ist. Wir berichteten neulich über eine erfolgreiche Laserkoagulation einer TAPS bei monoamnialen Gemini (Diehl et al. 2013).

20.5.6 Twin reversed arterial perfusion

Die retrograde arterielle Perfusion eines Zwillings (bekannt als **TRAP-Sequenz**) kommt in 1:35.000 Schwangerschaften und 1 % aller monochorialen Gemini vor. Es handelt sich dabei um die extremste Form der interfetalen Transfusion (Napolitani et al. 1960, James 1977). Über eine arterio-arterielle Anastomose auf der Chorionplatte pumpt ein Zwilling das Blut retrograd über die meist singuläre Nabelschnurarterie in das arterielle System des anderen Zwillings und von dort aus weiter in das venöse System, bis letztendlich über die Nabelschnurvene des perfundierten Zwillings eine veno-venöse Anastomose erreicht wird, über die das Blut dann zum ersten Zwilling zurückkehrt, ohne eine Oxygenierung in der Plazenta zu erfahren (Abb. 20.31). Es scheint so zu sein, dass bei meist sehr nah beieinanderliegenden Nabelschnuransätzen der Feten jeweils die arterio-arterielle und die veno-venöse Anastomosen die Ursache dieser retrograden Perfusion sind (Coulam et al. 2000) (Abb. 20.32).

Die Entwicklung des retrograd perfundierten Zwillings wird sehr früh stark gestört und es kommt zu einem massiven Hydrops mit komplettem Fehlen eines eigenen Herzens und meist unterschiedlich ausgeprägter Fehlentwicklung der oberen Körperhälfte (Abb. 20.33). Es handelt sich dann um einen **Acardius acranius**, der sich aus hämodynamischer Sicht zu einer parasitischen Masse entwickelt und vom anderen Zwilling versorgt wird. Die so entstehende schwere Kreislaufbelastung führt bei

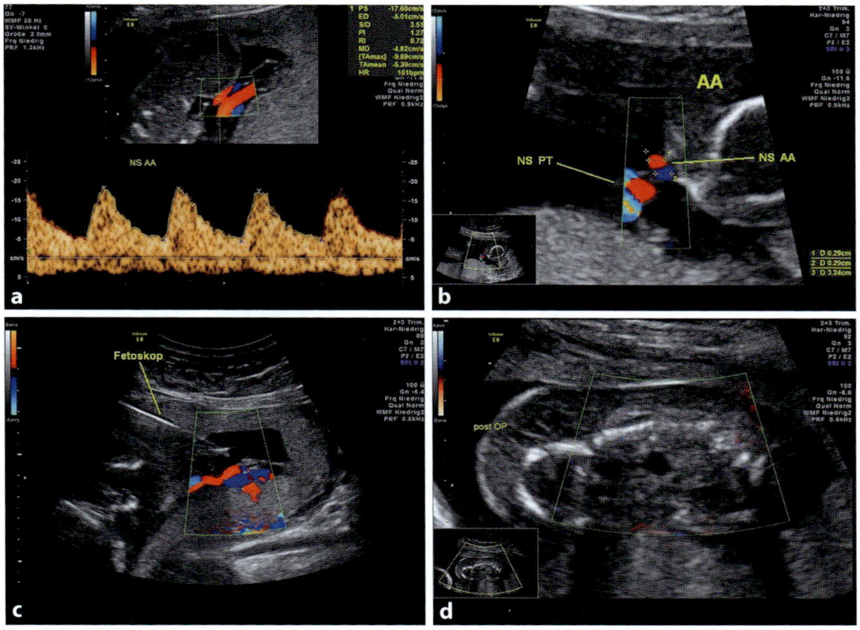

Abb. 20.32 TRAP-Sequenz. Die Nabelschnuransätze sind sehr nah beieinander (**a**). Im Querschnitt (**b**) sieht man die Nabelschnur des pumpenden Zwillings (*NS PT*), die Nabelschnur des Acardius (*NS AA*). Der Bereich beider Nabelschnuransätze auf der Hinterwandplazenta kann fetoskopisch gut erreicht werden (**c**). Direkt nach der fetoskopischen Laserkoagulation der Nabelschnur des Acardius acranius können in dessen Körper keine Dopplersignale mehr festgestellt werden (**d**)

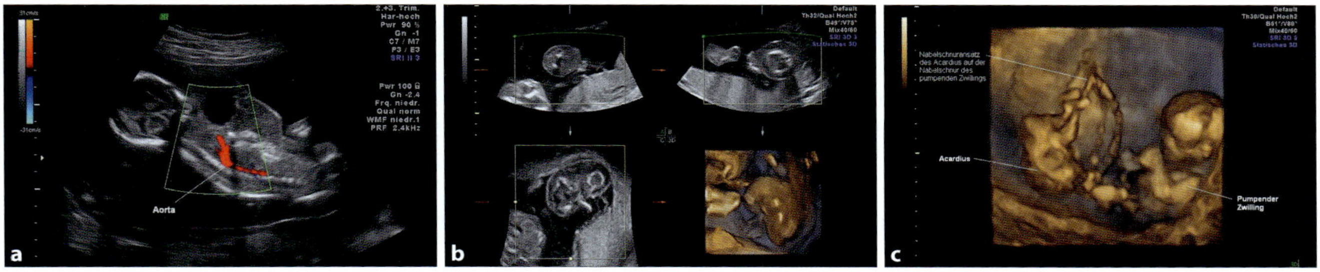

Abb. 20.33 Der Acardius acranius im Längsschnitt (**a**) zeigt einen massiven Hydrops und die retrograde Perfusion. In der 3D-Darstellung (**b**) wird die Morphologie des Acardius auch deutlich. In einigen Fällen befindet sich der Nabelschnuransatz des Acardius auf der Nabelschnur des pumpenden Zwillings (**c**)

dem sonst gesunden, sog. pumpenden Zwilling zu einer hyperdynamischen Herzinsuffizienz („high output cardiac failure"), die im fetalem Hydrops und intrauterinem Tod enden kann.

Das Risiko einer Fehlgeburt oder extremen Frühgeburt ist auch erhöht, da es durch das entstehende Polyhydramnion und den massiven Hydrops des Acardius zu einem Blasensprung kommen kann und in nur etwa 25 % der Fälle die 36. SSW erreicht wird. Es ist insgesamt mit einem Überleben der pumpenden Zwillinge in nur etwa 50 bis 60 % dieser Fälle zu rechnen (Moore et al. 1990, Arias et al. 1998, Lewi et al. 2006).

Im Ultraschall kann schon in der Frühschwangerschaft und beim Ersttrimesterscreening bei fehlender Herzaktion die Entwicklung eines massiven Hydrops des retrograd perfundierten Fetus beobachtet werden (Abb. 20.34). Das Bild imponiert oft wie bei einem frühen intrauterinen Tod. Durch das Hinzuschalten des Farbdopplers kann die retrograde Perfusion dokumentiert werden.

In einigen Fällen ist eine rudimentäre Herzaktion in der Form von eigenständigen Pulsationen im Bereich des Thorax in der Dopplersonografie zu erkennen. Der Acardius acranius ist meist hinter der trennenden Amnionmembran in einer Ecke der Fruchthöhle, im völligen Anhydramnion zu sehen. Der pumpende Zwilling kann bereits früh, je nach Schwere und

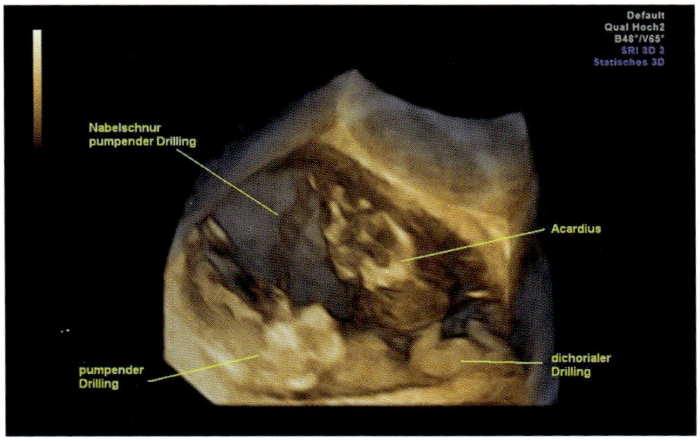

Abb. 20.34 Die frühe Erkennung einer TRAP-Sequenz ist im Zeitraum des Ersttrimesterscreenings möglich. In diesem Falle handelt es sich um dichoriale Drillinge. Der Nabelschnuransatz des pumpenden Zwillings (Drilling) ist an der Vorderwand zu sehen, wo auch der des Acardius zu finden war

Fortschritt, Zeichen einer Herzinsuffizienz mit holosystolischer Trikuspidal- und Mitralregurgitation zeigen und im fortgeschrittenen Stadium tritt typischerweise eine Pulmonalstenose auf (Abb. 20.35). Maßgeblich für die Beurteilung des fetalen Zustands ist der venöse Doppler. Im Ductus venosus können eine

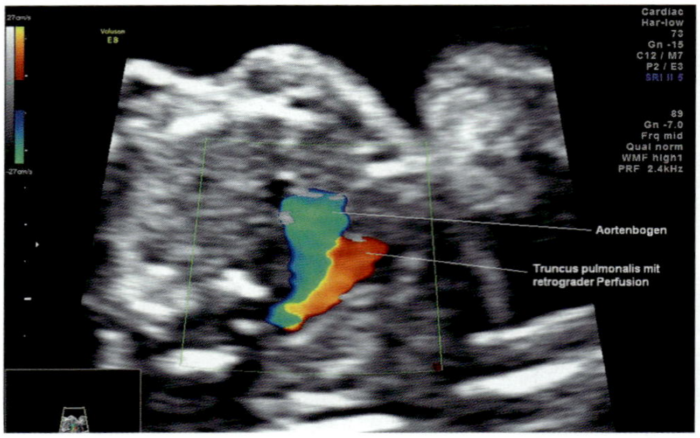

Abb. 20.35 Progressive Entwicklung der Herzinsuffizienz des pumpenden Zwillings. In diesem Fall hat der pumpende Zwilling eine schwere Pulmonalstenose entwickelt und der Truncus pulmonalis wird retrograd perfundiert

erhöhte Pulsatilität und eine negative a-Welle eintreten und sind als Zeichen einer signifikanten kardialen Belastung zu bewerten.

Zur Behandlung der TRAP-Sequenz sind bisher unterschiedliche invasive Eingriffe angewandt worden.

Die Autoren empfehlen die fetoskopische Laserkoagulation der plazentaren Anastomosen oder der Nabelschnur des Acardius als die bestmögliche Alternative zur Therapie.

Eine retrospektive Beobachtungsstudie konnte zeigen, dass bei einer Diagnose in der 12. SSW und einem abwartenden Verhalten bis zur 16.–18. SSW mit dem Ziel, dann eine invasive Therapie durchzuführen, in 33 % der Fälle bis dahin mit einem intrauterinen Tod des pumpenden Zwillings zu rechnen ist. Zwar sistierte die retrograde Perfusion des Acardius spontan in etwa einem Fünftel der Fälle, die meisten aber wurden bis zur 18. SSW weiterhin vom pumpenden Zwilling versorgt (Lewi et al. 2010).

Die Indikation zur Durchführung des Eingriffes in unserem Zentrum wird durch die Progredienz der Zeichen für eine schlechte Prognose (zunehmender Hydrops des Acardius, sehr niedriger Widerstand im umbilikalen arteriellen Blutfluss des Acardius, Zeichen für eine zunehmende Herzinsuffizienz des pumpenden Zwillings) gestellt, aber auch bei Wunsch der Patientin nach einem präventiven Vorgehen ab der 16. SSW, noch vor der Entwicklung der genannten Kriterien.

In seltenen Fällen geht die Nabelschnur des Acardius direkt aus der Nabelschnur des pumpenden Zwillings ab und die Anastomosen sind nicht auf der Chorionplatte zu sehen. Wenn dies der Fall ist und die Nabelschnur des Acardius aufgrund eines zu großen Gefäßdurchmessers oder einer hydropischen Nabelschnur nicht mittels Laserenergie koagulierbar ist, erfolgt die Anlage eines zweiten Zugangs zur Einführung einer bipolaren Koagulationszange. Mit dem bipolaren Forceps kann die Nabelschnur des Acardius gefasst und der Blutfluss gestoppt werden. Die Koagulation kann dann entweder mit Laserenergie oder mit bipolarem Strom erfolgen (Abb. 20.36). In etwa 80 % der Eingriffe in unserem Zentrum war die Koagulation der Anastomosen oder der Nabelschnur allein mit Laserenergie erfolgreich. Ein zweiter Zugang für eine bipolare Zange war nur in 15 % der Fälle erforderlich. Mit dieser Strategie konnte eine gesamte Überlebensrate der pumpenden Zwillinge von 80 % erreicht werden. Das mediane Gestationsalter bei Entbindung lag bei 37,4 SSW (Hecher et al. 2006).

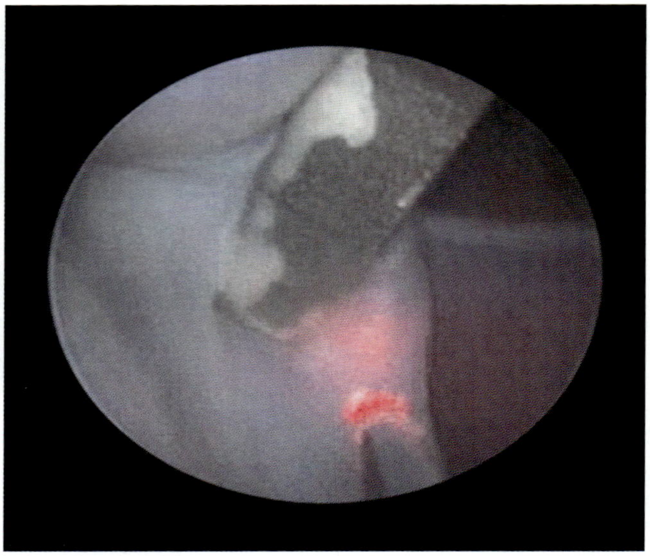

Abb. 20.36 Laserkoagulation der Nabelschnur des Acardius, unter Fassen derselben mit der Bipolarzange. In diesem Fall erfolgte der Eingriff in der 21. SSW und es musste die Nabelschnur des Acardius mit der Bipolarzange gefasst werden (*Zange bei 1 Uhr zu sehen*), um dann eine erfolgreiche Laserkoagulation der Gefäße zu erzielen (*Laserfaser bei 5 Uhr zu sehen*)

Vergleichbare Ergebnisse mit einer Überlebensrate von 86 % und einem mittleren Gestationsalter von 34,6 Wochen bei Geburt ließen sich auch durch eine ultraschallgesteuerte Radiofrequenz-Ablation der Umbilikalgefäße beim Acardius erreichen (Lee et al. 2007). Auch die durch Ultraschall gesteuerte intrafetale Laserkoagulation im 1. Trimenon ergibt neonatale Überlebensraten von 80 % (Pagani et al. 2013).

20.6 Monoamniale Gemini

Monoamniale Gemini entstehen bei einer späten Teilung einer monozygoten Anlage zwischen 9. und 12. Tag post conceptionem und kommen in etwa 5 % aller monochorialen Geminigraviditäten vor (Sebire et al. 2000).

Im Ultraschall in der Frühschwangerschaft kann keine trennende Amnionmembran gesehen werden (Abb. 20.37). Die Visualisation eines einzigen Dottersacks spricht auch für eine monoamniale Situation. Die Nabelschnuransätze auf der Plazenta können sehr nah beieinander sein und dazwischen sind oft dicke arterio-venöse Anastomosen in beiden Richtungen, aber auch arterio-arterielle und veno-venöse Anastomosen zu finden (Umur et al. 2003). Durch ihre großen Kaliber ist ein beträchtlicher Volumenaustausch in beiden Richtungen möglich. Es kommt daher nur in etwa 3 % aller monoamnialen Gemini zu einem schweren Zwillingstransfusionssyndrom (Heyborne et al. 2005).

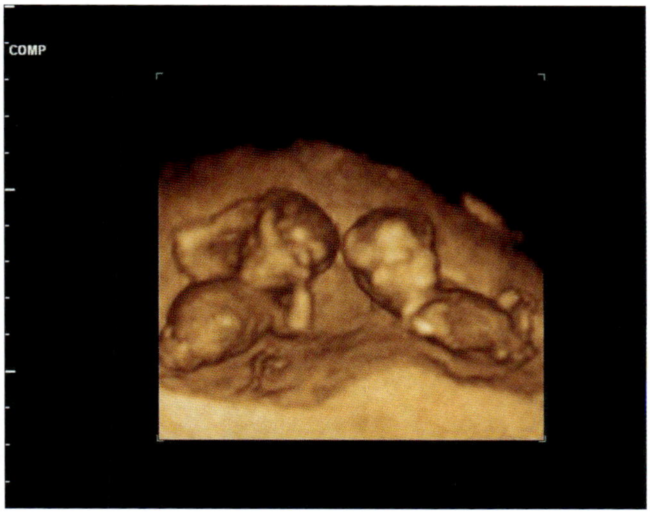

Abb. 20.37 3D-Darstellung monoamnialer Zwillinge. Eine trennende Amnionmembran ist hier im 3D-Modus nicht darzustellen. Die Plazenta ist an der Hinterwand und, obwohl Nabelschnurverschlingungen schon zum Zeitpunkt des Ersttrimesterscreenings häufig zu sehen sind, waren solche bei diesem Zwillingspaar erst später erkennbar

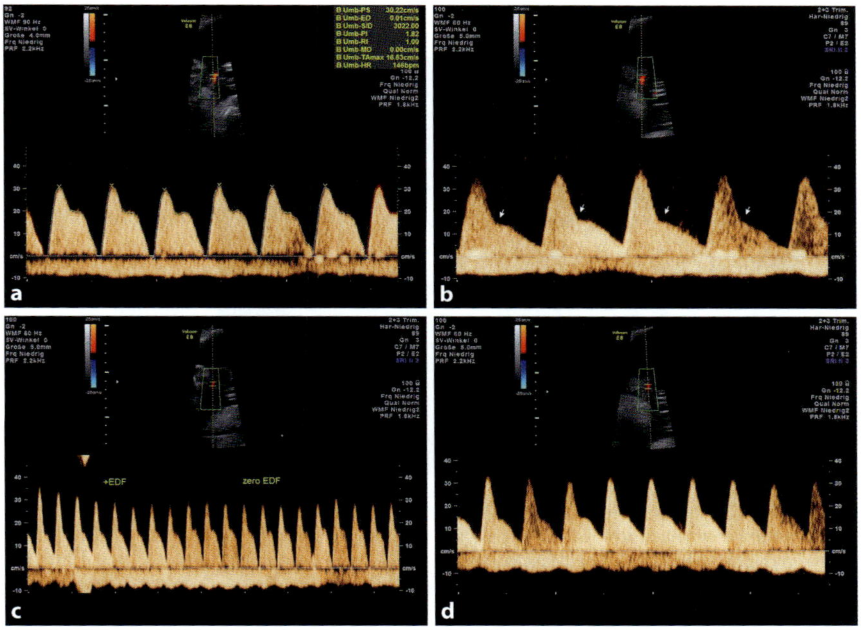

Abb. 20.38 Monoamniale Gemini mit Nabelschnurobstruktion bei Knotenbildung der verschlungenen Nabelschnüre. Eine Obstruktion der A. umbilicalis kann sich durch das Vorhandensein von postsystolischen Notches (**a,b**) äußern, aber auch ein intermittierender enddiastolischer Nullfluss (**c**), der sich phasenweise wieder normalisiert (**d**), kann ein Ausdruck dessen sein. Es sind auch monophasische Pulsationen der Nabelschnurvene zu sehen (**c,d**). Durch die Berücksichtigung der umbilikalen Notches erfolgt die Entbindung in der 32. SSW nach abgeschlossener Lungenreifeinduktion

Es ist in diesem Fall die fehlende Amnionmembran zwischen den beiden Feten, die für die hohe perinatale Mortalität dieser Schwangerschaften verantwortlich ist, da es fast immer zu Nabelschnurverwicklungen mit echten Knoten kommt. Bereits zum Zeitpunkt des Ersttrimesterscreenings können solche Knoten beobachtet werden (Sebire et al. 2000). Eine Kompression der Nabelschnüre kann zu einer akuten Unterversorgung und damit zum intrauterinen Tod beider Zwillinge führen.

Inwieweit die Beobachtung von diastolischen Notches oder eines Nullflusses in der A. umbilicalis (Abb. 20.38) einen intrauterinen Tod vorhersagen kann, bleibt noch ungeklärt. Aber gerade diese Veränderungen können – zusammen mit Auffälligkeiten im CTG – je nach Gestationsalter und klinischer Situation die Auslöser für eine frühzeitige, aber noch rechtzeitige Entbindung sein. Eine engmaschige fetale Monitorisierung kann die perinatale Überlebensrate erhöhen (Heybourne et al. 2005).

Bei monoamnialen Gemini ist die Rate an Fehlbildungen, im Vergleich zu diamnialen monochorialen Zwillingen deutlich erhöht (20 % vs. 6 %). Es ist meistens nur ein Zwilling betroffen (Allen et al. 2001, Lewi et al. 2008, Baxi et al. 2009).

Die Rate an unerwarteten intrauterinen Toden bei monoamnialen Zwillingen steigt nach der 32. SSW im Vergleich zu diamnialen Gemini mit 1,2 %, deutlich auf bis zu 4 % an, sodass ab der vollendeten 32. SSW eine frühzeitige Entbindung vertretbar wird, insbesondere weil die Mortalität aufgrund der Frühgeburtlichkeit zu diesem Zeitpunkt nur mehr etwa 1 % beträgt (Hack et al. 2009).

Ab der 33. Woche ist für die Kinder das Risiko in utero zu versterben also größer als das Risiko durch die Prämaturität und deren Komplikationen zu versterben. Eine Entbindung per primärer Sectio nach erfolgter Lungenreifeinduktion kann empfohlen werden (Abb. 20.39).

In einzelnen Fällen, je nach dopplersonografischem und klinischem Befund kann die Entbindung unter engmaschigem fetalem Monitoring verzögert werden. Die Eltern sind aber darüber zu informieren, dass ein IUFT

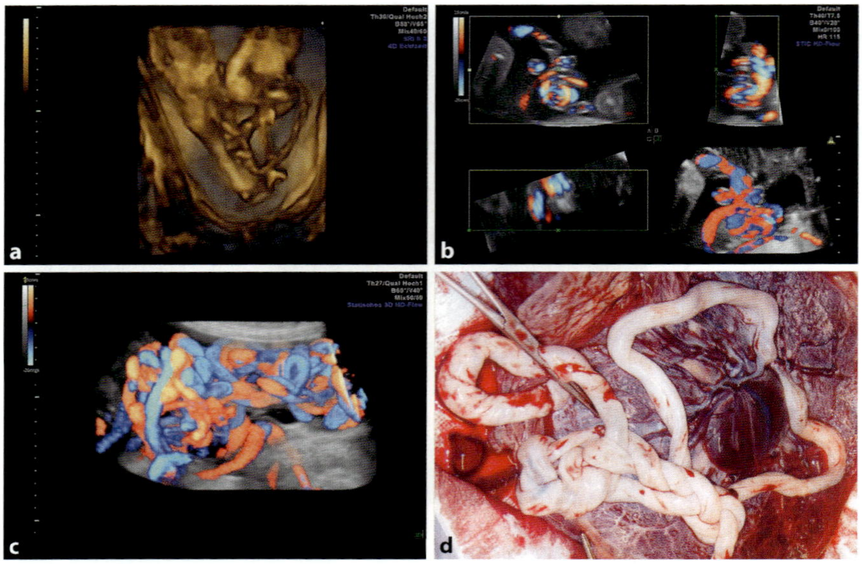

Abb. 20.39 Nabelschnurverschlingung bei monoamnialen Gemini. Schon in der Frühschwangerschaft sind Verschlingungen zwischen den Nabelschnüren zu sehen (**a,b**). In der 3D-Darstellung ist die Knotenbildung sehr eindrucksvoll (**c**). Das makroskopische Korrelat bei der Sectio: es sind echte und komplizierte Knoten vorhanden (**d**)

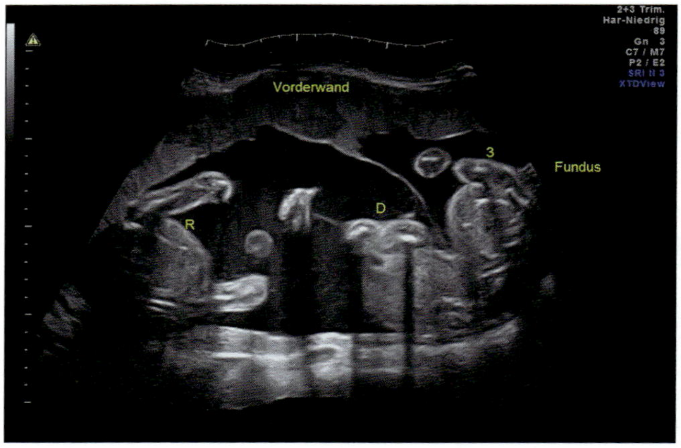

Abb. 20.40 Dichoriale Drillinge mit Zwillingstransfusionssyndrom. In dieser sagittalen Panoramaansicht (ExtendedView, GE) des Uterus wird deutlich, wie das monochoriale Paar (*R* und *D*) die Merkmale eines FFTS entwickelt haben. Der dichoriale Drilling (*3*) ist unbeteiligt im Fundusbereich

zwischen den Untersuchungen selbst unter stationären Bedingungen unvorhersehbar und jederzeit möglich ist.

Bei einer in der Frühschwangerschaft festgestellten fetalen Fehlbildung des einen Zwillings kann ein selektiver Fetozid erfolgen, wobei der Eingriff die selektive Nabelschnurkoagulation (mittels Laser oder Bipolarzange), die Durchtrennung der Nabelschnur („cord transsection") mittels Laserenergie und die Lösung der Verschlingungen beinhaltet. So können Nabelschnurkomplikationen im weiteren Verlauf der Schwangerschaft vermieden werden (Lewi et al. 2006, Middeldorp et al. 2008).

20.7 Höhergradige Mehrlinge

Wie zu Beginn des Kapitels erwähnt, ist die Anzahl von Drillings-, Vierlingsgraviditäten und Schwangerschaften mit höhergradigen Mehrlingen durch den liberalen Einsatz von medizinisch assistierten Reproduktionstechniken (ART) in den letzten Jahren gestiegen.

Es kann davon ausgegangen werden, dass beispielsweise aktuell etwa 80 % der Drillinge ihren Ursprung in der Subfertilitätsbehandlung haben (Ombelet et al. 2005). Daher ist es nicht verwunderlich, dass Drillings- und sogar Zwillingsgraviditäten immer mehr als eine Komplikation von ART wahrgenommen werden. Es ist z. B. nach IVF mit einem Transfer von 2 Embryonen die Proportion an dichorialen triamnialen Drillingen erhöht und diese können die für die monochoriale Plazenta typischen Komplikationen entwickeln, wie FFTS und TAPS. Es sollte daher nur mehr der Transfer von einem Embryo durchgeführt werden.

In unserem Zentrum haben wir eine Serie von 20 Drillingsschwangerschaften mit FFTS, davon 75 % nach ART untersucht und mittels Laserkoagulation der Anastomosen auf der monochorialen Plazenta die Behandlung durchgeführt (Diemert et al. 2010) (Abb. 20.40, Abb. 20.41). Bei **dichorialen Drillingen** wurde der Eingriff genauso wie bei monochorialen Gemini mit FFTS durchgeführt (siehe FFTS oben). Bei **monochorialen Drillingen mit zwei Rezipienten** musste die Fetoskopie in beiden Fruchthöhlen mit Polyhydramnion durchgeführt werden, um die jeweiligen Anastomosen zu erreichen. Bei **monochorialen Drillingen mit zwei Donatoren** reichte ein einziger Zugang in die Fruchthöhle des Rezipienten, um die Anastomosen auf dem vaskulären Äquator zu erreichen. Die gesamte Überlebensrate nach dem Eingriff lag bei 65 %, in 39 % der Fälle überlebten alle drei Kinder, in 72 % überlebten mindestens zwei Kinder und in 83 % überlebte mindestens ein Kind. Das Gestationsalter bei Entbindung betrug 31,9 SSW. Dies entspricht dem allgemeinen Entbindungsalter bei Drillingen, wobei zu bedenken ist, dass jede dritte Drillingsgravidität vor der 28. SSW entbindet.

In Anbetracht der hohen Risiken der Frühgeburtlichkeit bei höhergradigen Mehrlingsschwangerschaften besteht die Möglichkeit der Reduktion der Mehrlingsgravidität auf Zwillinge. Hier ist wieder die Festlegung der Chorionverhältnisse wegweisend für das weitere Vorgehen, aber auch die Inkaufnahme der eingriffsbedingten Risiken und die psychologischen Aspekte der

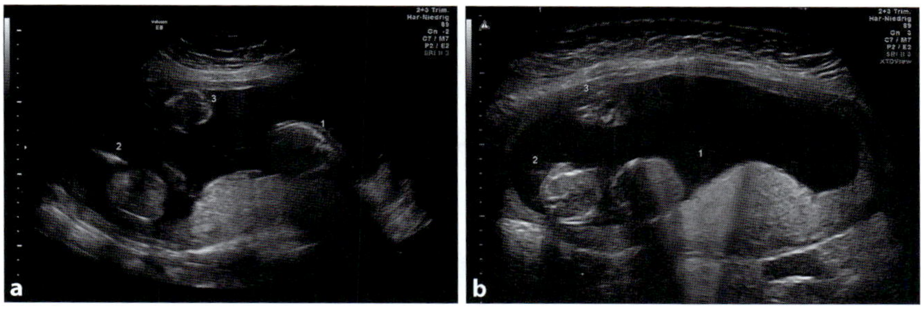

Abb. 20.41 FFTS bei monochorialen Drillingen. Die Plazenta sitzt an der Hinterwand und es zeigt sich ein Polyhydramnion bei zwei Feten, der dritte Fetus ist ein „stuck twin" an der Vorderwand (**a**). Es handelt sich also um zwei Rezipienten und einen Donor. In der „ExtendedView" (Voluson, GE) wird die Situation deutlicher dargestellt (**b**)

Entscheidung sind von wesentlicher Bedeutung. Nicht zuletzt sind auch die räumliche Anordnung der Plazenten und Fruchthöhlen innerhalb des Uterus und die Zugänglichkeit für eine sichere Punktion maßgeblich für eine Embryoreduktion.

Insgesamt ist hier mit einer Abortrate von etwa 5 % gerechnet werden. Die Rate an extremen Frühgeburten (zwischen der 25. und der 28. SSW) liegt bei 3,7 % (Stone et al. 2008). Es zeigt sich allerdings, dass die Anzahl von primär vorhandenen Feten die Abortraten nach der fetalen Reduktion beeinflusst: so liegt sie bei 12 % bei mehr als 5 Feten, bei etwa 5 % bei 4 Feten und bei 4,5 % bei 3 Feten.

Tipp

Der Eingriff sollte nach der Durchführung des Ersttrimesterscreenings in der 14. SSW durchgeführt werden, da zu diesem Zeitpunkt das individuelle Risiko der einzelnen Feten für das Vorliegen von Chromosomenfehlern eingeschätzt und das Vorhandensein von groben Fehlbildungen evaluiert werden kann. Eine gezielte invasive Diagnostik des betroffenen Fetus kann der Reduktion vorausgehen. Dadurch scheint sich der Schwangerschaftsausgang nicht signifikant zu verändern (Brambati et al. 1995).

Bei **Mehrlingsgraviditäten mit einer monochorialen Plazenta** ist eine intracardiale Instillation von KCl nicht möglich, da durch die offenen plazentaren Anastomosen beide Feten einen intrauterinen Tod erleiden würden. Hier ist das Ziel nur durch eine risikoreichere Nabelschnurkoagulation zu erreichen.

Bezüglich der **Überlebensraten von Drillingen** konnte gezeigt werden, dass aufgrund einer signifikant erhöhten perinatalen Mortalität (9,7 %) und Morbidität (z. B. 8 % Risiko für eine Zerebralparese) (Devine et al. 2001, Petterson et al. 1993), im Vergleich zu Zwillingen, durchaus eine Reduktion von Drillingen auf Gemini vertreten werden kann.

Die Durchführung einer prospektiv randomisierten Studie, um die Frage zu klären, ob eine klare Empfehlung zur Reduktion von Drillingen auf Zwillinge ausgesprochen werden kann, ist aufgrund der dazu statistisch erforderlichen Fallzahlen nicht realisierbar (Papageorghiou et al. 2006).

Metaanalysen deuten aber darauf hin, dass bei nicht signifikant unterschiedlicher Abortrate, die Rate an Frühgeburten (<28. SSW und <32. SSW) bei den auf Zwillinge reduzierten Drillingsschwangerschaften im Vergleich zu den unreduzierten Drillingsgraviditäten signifikant niedriger war (2,9 % vs. 9,8 % vor der 28. SSW und 8,9 % vs. 25,1 % vor der 32. SSW) (Wimalasundera 2010). Diese Ergebnisse scheinen eine Reduktion zu begründen, wenn es den Eltern darum geht, möglichst eine extreme Frühgeburt zu vermeiden und somit das bestmögliche perinatale Outcome anzustreben.

Es ist ein auf die werdenden Eltern und die Schwangerschaft individualisiertes Vorgehen angezeigt, unter Berücksichtigung aller klinischen, aber auch sozialen, psychologischen und ethischen Aspekte.

Bei **diskordanten trichorialen Drillingen** mit einer gravierenden Fehlbildung eines Fetus sollte eine ausführliche Beratung über die Möglichkeit der Reduktion auf eine Zwillingsschwangerschaft erfolgen. Eine sorgfältige Risikoabwägung zwischen der Letalität und Morbidität der Fehlbildung gegenüber den eingriffsbedingten Risiken bildet die Grundlage der Beratung und Entscheidungsfindung.

Die Risiken sind bei **monochorialen Mehrlingen** anders einzuschätzen, da durch das spontane intrauterine Versterben des betroffenen Zwillings ein hohes Risiko für den konsekutiven IUFT oder ein neurologisches Handicap beim überlebenden Zwilling besteht. Eine mütterliche medizinische Indikation zum selektiven Fetozid durch Nabelschnurkoagulation bei Monochorialität kann in der individuellen Situation gestellt werden.

Für **Vierlinge und höhergradige Mehrlinge**, sowie auch für nicht trichoriale Drillinge, gelten diese Überlegungen um so mehr, da hier die perinatale Mortalität und Morbidität noch höher ist (Evans et al. 2001) (Abb. 20.42).

Jedenfalls ist bei monochorialen Gemini und diskordanten Anomalien im Einzelfall immer zu bedenken, ob die Krankheit des betroffenen Fetus oder der Eingriff des selektiven Fetozids selbst für den sich normal entwickelnden Fetus das größere Risiko darstellt.

In einer Analyse der Literatur in Kombination mit eigenen Fällen verglichen Lust et al. (2008) die Ergebnisse nach expektativem Management mit dem nach selektivem Fetozid bei dichorialen ($n = 58$) und bei monochorialen ($n = 28$) Gemini mit einem Fetus mit einer Anenzephalie, wobei bei dichorialen Gemini in 17 Fällen ein selektiver Fetozid durch intrakardiale Kaliuminjektion durchgeführt wurde und bei monochorialen nur in 5 Fällen durch eine Koagulation der Nabelschnur. Insgesamt ergaben sich weder bei den dichorialen noch bei den monochorialen Gemini Unterschiede in den Überlebensraten der durch die Fehlbildung nicht betroffenen Feten. Bei den dichorialen Gemini war das Gestationsalter bei Geburt in der Gruppe mit selektivem Fetozid

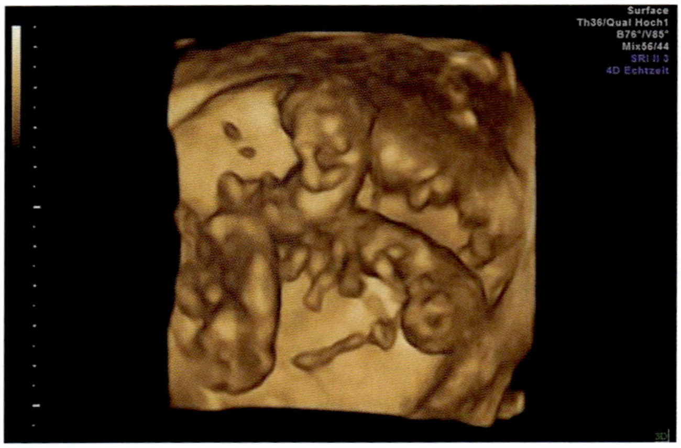

Abb. 20.42 Monochoriale Vierlinge. Spontan konzipierte, monochoriale Vierlinge in der 12. SSW. Aufgrund des sehr hohen Risikos für die Entwicklung von fetalen und/oder mütterlichen Komplikationen und nach ausführlicher Beratung und ausreichender Bedenkzeit entschieden sich die Eltern in diesem Fall für einen Schwangerschaftsabbruch

signifikant höher als in der Gruppe mit expektativem Vorgehen (38 vs. 35 Wochen), was sich auch entsprechend auf das Geburtsgewicht auswirkte. Bei monochorialen Gemini war nur das Geburtsgewicht in der Gruppe mit Fetozid signifikant höher, nicht aber das Gestationsalter bei Geburt (35 vs. 33 Wochen).

Die Autoren kamen zu dem Schluss, dass der selektive Fetozid bei dichorialen Schwangerschaften mit einem Anenzephalus die Therapie der Wahl ist, während bei monochorialen Schwangerschaften aufgrund der Komplexität des Eingriffs und der kleinen Fallzahl keine klare Empfehlung ausgesprochen werden kann.

20.8 Zusammenfassung

Durch die plazentaren Gefäßanastomosen hängt das Schicksal monochorialer Gemini voneinander ab. Daher hat die Feststellung der Chorion- und Amnionverhältnisse bei der Diagnose einer jeden Mehrlingsgravidität eine fundamentale Bedeutung und sollte bereits in der Frühgravidität, aber spätestens zum Zeitpunkt des Ersttrimesterscreenings erfolgen.

Bei der Feststellung einer monochorialen Plazenta ist eine engmaschige sonografische Überwachung der Schwangerschaft indiziert. Eine Aufklärung der Eltern bezüglich der möglichen Komplikationen sollte je nach Befund erfolgen.

Monochoriale Gemini haben ein ca. 10%iges Risiko für die Entwicklung eines schweren Zwillingstransfusionssyndroms (FFTS) und ein etwa 15%iges Risiko für die Entwicklung einer selektiven Wachstumsretardierung (sIUGR). Eine Anämie-Polyzythämie-Sequenz (TAPS) kann im III. Trimenon in ca. 5 % der Fälle eintreten.

Die feto-skopische Laserkoagulation der plazentaren Anastomosen stellt die Therapie der ersten Wahl beim ausgeprägten Zwillingstransfusionssyndrom dar. Sie sollte in Zentren mit einer hohen Fallzahl und somit ausreichender Erfahrung erfolgen.

Die Anwendung der gleichen chirurgischen Techniken und Erfahrungen ermöglichen bei der TRAP-Sequenz ebenso eine kausale Therapie.

Eine Risikostratifizierung ist bei einer selektiven Wachstumsretardierung anhand der Flussmuster der A. umbilikalis möglich. Die Beratung der Eltern und die weitere fetale Monitorisierung können so optimiert werden.

Die Strategie für das Management beim Vorliegen einer TAPS ist vom Schwangerschaftsalter abhängig und im fortgeschrittenen III. Trimenon ist die Entbindung durch primäre Sectio die Therapie der Wahl.

Monoamniale Gemini sollten aufgrund des erhöhten Risikos für Nabelschnurkomplikationen und eines intrauterinen Todes eines oder beider Kinder in Absprache mit der lokalen Neonatologie ab der 33. SSW per primärer Sectio entbunden werden. Unter einer sehr engmaschigen Überwachung und je nach dopplersonografischem Befund kann das Gestationsalter bei Entbindung etwas verlängert werden.

Eine **Reduktion von höhergradigen Mehrlingen** oder von Drillingen zu Zwillingen ist in Anbetracht der hohen Risiken einer extremen Prämaturität bei abwartendem Verhalten vertretbar und erfolgt bei dichorialen Verhältnissen durch eine intrakardiale Gabe von Kaliumchlorid. Bei monochorialen Verhältnissen kommt nur eine Nabelschnurkoagulation infrage. Eine Reduktion sollte in der 14. SSW erfolgen und eine adäquate psychologische Evaluation und Betreuung sollte sichergestellt werden.

Literatur

Allen VM, Windrim R, Barrett J, Ohlsson A (2001) Management of monoamniotic twin pregnancies: a case series and systemic review of the literature. Br J Obstet Gynaecol 108:931–936

Arias F, Sunderji S, Gimpelson R, Colton E (1998) Treatment of acardiac twinning. Obstet Gynecol 91:818–821

Baschat A, Gungor S, Glosemeyer P, Huber A, Hecher K (2010) Changes in umbilical venous volume flow after fetoscopic laser occlusion of placental vascular anastomoses in twin-to-twin transfusion syndrome. Am J Obstet Gynecol 203:479.e1–6

Baxi LV, Walsh CA (2009) Monoamniotic twins in contemporary practice: a single-center study of perinatal outcomes. J Matern Fetal Neonatal Med 27:1–5

Benirschke K, Kim CK (1973) Multiple pregnancy. N Eng J Med 288:1276e84

Black M, Bhattacharya S (2010) of multiple pregnancy and the effect of assisted conception. Seminars in Fetal & Neonatal Medicine. Epidemiology 15:306–312

Bora SA, Papageorghiou AT, Bottomley C, Kirk E, Bourne T (2008) Reliability of transvaginal ultrasonography at 7–9 weeks gestation in the determination of chorionicity and amnionicity in twin pregnancies. Ultrasound Obstet Gynecol 32:618–621

Brambati B, Tului L (1995) First trimester fetal reduction: its role in the management of twin and higher order multiple pregnancies. Hum Reprod Update 1(397):e408

Cabero L, Deprest J (2004) Prevalence of neurological damage in monochorionic twins with selective intrauterine growth restriction and intermittent absent or reversed end-diastolic umbilical artery flow. Ultrasound Obstet Gynecol 24:159–163

Carroll SG, Soothill PW, Abdel-Fattah SA, Porter H, Montague I, Kyle PM (2002) Prediction of chorionicity in twin pregnancies at 10–14 weeks of gestation. Br J Obstet Gynaecol 109:182–186

Coulam CB, Wright G (2000) First trimester diagnosis of acardiac twins. Early Pregnancy 4:261–270

Devine PC, Malone FD, Athanassiou A, Harvey-Wilkes K, D'Alton ME (2001) Maternal and neonatal outcome of 100 consecutive triplet pregnancies. Am J Perinatol 18:225e35

Diehl W, Diemert A, Glosemeyer P, Wegscheider K, Hecher K (2010) Development of survival rates after intrauterine laser therapy for severe mid-trimester twin-twin transfusion syndrome: experience with 600 cases. Ultrasound Obstet Gynecol 36(Suppl.1):67

Diehl W, Glosemeyer P, Tavares de Sousa M, Hollwitz B, Ortmeyer G, Hecher K (2013) Twin anemia-polycythemia sequence in a case of monoamniotic twins. Ultrasound Obstet Gynecol 42:108-111

Diemert A, Diehl W, Huber A, Glosemeyer P, Hecher K (2010) Laser therapy of twin-to-twin transfusion syndrome in triplet pregnancies. Ultrasound Obstet Gynecol 35:71–74

Evans MI, Berkowitz RL, Wapner RJ, Carpenter RJ, Goldberg JD, Ayoub MA, Horenstein J, Dommergues M, Brambati B, Nicolaides KH, Holzgreve W, Timor-Tritsch IE (2001) Improvement in outcomes of multifetal pregnancy reduction with increased experience. Am J Obstet Gynecol 184:97e103

Fusi L, McParland P, Fisk N, Nicolini U, Wigglesworth J (1991) Acute twin-twin transfusion: a possible mechanism for brain-damaged survivors after intrauterine death of a monochorionic twin. Obstet Gynecol 78:517–520

Graef C, Ellenrieder B, Hecher K, Hackelöer BJ, Huber A, Bartmann P (2006) Long-term neurodevelopmental outcome of 167 children after intrauterine laser treatment for severe twin-twin transfusion syndrome. Am J Obstet Gynecol 194:303–308

Gratacos E, Antolin E, Lewi L, Martinez JM, Hernandez-Andrade E, Acosta-Rojas R, Enriquez G, Cabero L, Deprest J (2008) Monochorionic twins with selective intrauterine growth restriction and intermittent absent or reversed end-diastolic flow (Type III): feasibility and perinatal outcome of fetoscopic placental laser coagulation. Ultrasound Obstet Gynecol 31:669–675

Gratacós E, Carreras E, Becker J, Lewi L, Enríquez G, Perapoch J, Higueras T, Cabero L, Deprest J (2004) Prevalence of neurological damage in monochorionic twins with selective intrauterine growth restriction and intermittent absent or reversed end-diastolic umbilical artery flow. Ultrasound Obstet Gynecol 24(2):159–163

Gratacos E, Lewi L, Munoz B, Acosta-Rojas R, Hernandez-Andrade E, Martinez JM, Carreras E, Deprest J (2007) A classification system for selective intrauterine growth restriction in monochorionic pregnancies according to umbilical artery Doppler flow in the smaller twin. Ultrasound Obstet Gynecol 30:28–34

Gucciardo L, Lewi L, Vaast P, Debska M, De Catte L, Van Mieghem T, Done E, Devlieger R, Deprest J (2010) Twin anemia polycythemia sequence from a prenatal perspective. Prenat Diagn 30:438–442

Hack KE, Derks JB, Schaap AH, Lopriore E, Elias SG, Arabin B, Eggink AJ, Sollie KM, Mol BWJ, Duvekot HJ, Willekes C, Go AT, Koopman-Esseboom C, Vandenbussche FP, Visser GH (2009) Perinatal outcome of monoamniotic twin pregnancies. Obstet Gynecol 113:353–360

Hecher K, Lewi L, Gratacos E, Huber A, Ville Y, Deprest J (2006) Twin reversed arterial perfusion: fetoscopic coagulation of placental anastomoses or the umbilical cord. Ultrasound Obstet Gynecol 28:688–691

Hecher K, Plath H, Bregenzer T, Hansmann M, Hackelöer BJ (1999) Endoscopic laser surgery versus serial amniocenteses in the treatment of severe twin-twin transfusion syndrome. Am J Obstet Gynecol 180:717–724

Heybourne KD, Porreco RP, Garite TJ, Phair K, Abril D (2005) Improved perinatal survival of monoamniotic twins with intensive inpatient monitoring. Am J Obstet Gynecol 192:96–101

Hillman SC, Morris RK, Kilby MD (2011) Co-twin prognosis after single fetal death. Obstet Gynecol 118:928-940

Huber A, Baschat AA, Bregenzer T, Diemert A, Tchirikov M, Hackelöer BJ, Hecher K (2008) Laser coagulation of placental anastomoses with a 30° fetoscope in severe mid-trimester twin-twin transfusion syndrome with anterior placenta. Ultrasound Obstet Gynecol 31:412–416

Huber A, Diehl W, Bregenzer T, Hackelöer BJ, Hecher K (2006) Stage-related outcome in twin-twin transfusion syndrome treated by fetoscopic laser coagulation. Obstet Gynecol 108:333–337

Huber A, Diehl W, Zikulnig L, Bregenzer T, Hackelöer BJ, Hecher K (2006) Perinatal outcome in monochorionic twin pregnancies complicated by amniotic fluid discordance without severe twin-twin transfusion syndrome. Ultrasound Obstet Gynecol 27:48–52

Huber A, Hecher K (2004) How can we diagnose and manage twin-twin transfusion syndrome? Best Pract Res Clin Obstet Gynaecol 18:543–556

James WH (1977) A note on the epidemiology of acardiac monsters. Teratology 16:211e6

Kagan KO, Gazzoni A, Sepulveda-Gonzalez G, Sotiriadis A, Nicolaides KH (2007) Discordance in nuchal translucency thickness in the prediction of sebere twin-to-twin transfusion syndrome. Ultrasound Obstet Gynecol 29:527–532

Lee H, Wagner AJ, Sy E, Ball R, Feldstein VA, Goldstein RB, Farmer DL (2007) Efficacy of radiofrequency ablation for twin-reversed arterial perfusion sequence. Am J Obstet Gynecol 196:459.e1–4

Lenclen R, Paupe A, Ciarlo G, Couderc S, Castela F, Örtqvist L, Ville Y (2007) Neonatal outcome in preterm monochorionic twins with twin-to-twin transfusion syndrome after intrauterine treatment with amnioreduction or fetoscopic laser surgery: comparison with dichorionic twins. Am J Obstet Gynecol 196(450.e1):450.e7

Lewi L, Cannie M, Blickstein I, Jani J, Huber A, Hecher K, Dymarkowski S, Gratacos E, Lewi P, Deprest J (2007) Placental sharing, birthweight discordance, and placental vascular anastomoses in monochorionic diamniotic twin placentas. Am J Obstet Gynecol 197:587.e1–e8

Lewi L, Deprest J, Hecher K (2013) The vascular anastomoses in monochorionic twin pregnancies and their clinical consequences. Am J Obstet Gynecol 208:19-30

Lewi L, Gratacos E, Ortibus E, Van Schoubroeck D, Carreras E, Higueras T, Perapoch J, Deprest J (2006) Pregnancy and infant outcome of 80 consecutive cord coagulations in complicated monocorionic multiple pregnancies. Am J Obstet Gynecol 194:782–789

Lewi L, Gucciardo L, Huber A, Jani J, Van Mieghem T, Done E, Cannie M, Gratacos E, Diemert A, Hecher K, Lewi P, Deprest J (2008) Clinical outcome and placental characteristics of monochorionic diamniotic twin pairs with early- and late-onset discordant growth. Am J Obstet Gynecol 199:511.e1–7

Lewi L, Jani J, Blickstein I, Huber A, Gucciardo L, Van Mieghem T, Done E, Boes AS, Hecher K, Gratacos E, Lewi P, Deprest J (2008) The outcome of monochorionic diamniotic twin gestations in the era of invasive fetal therapy: a prospective cohort study. Am J Obstet Gynecol 199(514.e1):514.e8

Lewi L, Lewi P, Diemert A, Jani J, Gucciardo L, Van Mieghem T, Done E, Gratacos E, Huber A, Hecher K, Deprest J (2008) The role of ultrasound examination in the first trimester and at 16 weeks' gestation to predict fetal complications in monochorionic diamniotic twin pregnancies. Am J Obstet Gynecol 199:493.e1–493.e7

Lewi L, Valencia C, Gonzales E, Deprest J, Nicolaides K (2010) The outcome of twin reversed arteial perfusion sequence diagnosed in the first trimester. Am J Obstet Gynecol 203(213.e1):213.e4

Lopriore A, Middeldorp JM, Sueters M, Oepkes D, Vandenbussche FPHA, Walther FJ (2007) Long-term neurodevelopmental outcome in twin-to-twin transfusion syndrome treated with fetoscopic laser surgery. Am J Obstet Gynecol 196:231.e1–231.e4

Lust A, De Catte L, Lewi L, Deprest J, Loquet P, Devlieger R (2008) Monochorionic and dichorionic twin pregnancies discordant for fetal anencephaly: a systematic review of prenatal management options. Prenat Diagnosis 28:275–279

Mackenzie TC, Crombleholme TM, Johnson MP, Schnaufer L, Flake AW, Hedrick HL, Howell LJ, Adzick NS (2002) The natural history of prenatally diagnosed conjoined twins. J Pediatr Surg 37:303e9

Matias A, Montenegro N, Loureiro T, Cunha M, Duarte S, Freitas D, Severo M (2010) Screening for twin-twin transfusion syndrome at 11 – 14 weeks of pregnancy: the key role of ductus venosus blood flow assessment. Ultrasound Obstet Gynecol 35:142–148

Middeldorp JM, Klumper FJ, Oepkes D, Lopriore E, Kanhai HH, Vandenbussche FP (2008) Selective feticide in monoamniotic twin pregnancies by umbilical cord occlusion and transection. Fetal Diagn Ther 23:121–125

Moore TR, Gale S, Benirschke K (1990) Perinatal outcome of fortynine pregnancies complicated by acardiac twinning. Am J Obstet Gynecol 163:907–912

Napolitani FD, Schreiber I (1960) The acardiac monster: a review of the world literature and presentation of 2 cases. Am J Obstet Gynecol 80:582e9

Ombelet W, De Sutter P, Van der Elst J, Martens G (2005) Multiple gestation and infertility treatment: registration, reflection and reaction – the Belgian project. Hum Reprod Update 11:3–14

Ong SSC, Zamora J, Khan KS, Kilby MD (2006) Prognosis for the co-twin following single-twin death: a systematic review. BJOG 113:992–998
Papageorghiou AT, Avgidou K, Bakoulas V, Sebire NJ, Nicolaides KH (2006) Risks of miscarriage and early preterm birth in trichorionic triplet pregnancies with embryo reduction versus expectant management: new data and systematic review. Hum Reprod 21:1912e7
Pagani G, D'Antonio F, Khalil A, Papageorghiou A, Bhide A, Thilaganathan B (2013) Intrafetal laser treatment for twin reversed arterial perfusion sequence: cohort study and meta-analysis. Ultrasound Obstet Gynecol 42:6-14
Petterson B, Nelson KB, Watson L, Stanley F (1993) Twins, triplets, and cerebral palsy in births in Western Australia in the 1980 s. BMJ 307:1239e43
Quintero R, Morales W, Allen MH, Bornick PW, Johnson PK, Kruger M (1999) Staging of twin-twin transfusion syndrome. J Perinat 19:550–555
Roberts D, Gates S, Kilby M, Neilson JP (2008) Interventions for twin-twin transfusion syndrome: a Cochrane review. Ultrasound Obstet Gynecol 31:701–711
Robyr R, Lewi L, Salomon LJ, Yamamoto M, Bernard JP, Deprest J, Ville Y (2006) Prevalence and management of late fetal complications following successful selective laser coagulation of chorionic plate anastomses in twin-to-twin transfusion syndrome. Am J Obstet Gynecol 194:796–803
Rossi AC, D'Addario V (2008) Laser therapy and serial amnioreduction as treatment for twin-twin transfusion syndrome: a metaanalysis and review of literature. Am J Obstet Gynecol 198:147–152
Savvidou MD, Karanastasi E, Skentou C, Geerts L, Nicolaides KH (2001) Twin chorionicity and pre-eclampsia. Ultrasound Obstet Gynecol 18(3):228–231
Sebire NJ, Snijders RJ, Hughes K, Sepulveda W, Nicolaides KH (1997) The hidden mortality of monochorionic twin pregnancies. Br J Obstet Gynaecol 104:1203–1207
Sebire NJ, Souka A, Skentou H, Geerts L, Nicolaides KH (2000) First trimester diagnosis of monoamniotic twin pregnancies. Ultrasound Obstet Gynecol 16:223–225
Senat M-V, Deprest J, Boulvain M, Paupe A, Winer N, Ville Y (2004) Endoscopic laser surgery versus serial amnioreduction for severe twin-to-twin transfusion syndrome. N Engl J Med 351:136–144
Sepulveda W, Sebire NJ, Hughes K, Kalogeropoulos A, Nicolaides KH (1997) Evolution of the lambda or twin-chorionic peak sign in dichorionic twin pregnancies. Obstet Gynecol 89:439–441
Simoes T, Amaral N, Lerman R, Ribeiro F, Dias E, Blickstein I (2006) Prospective risk of intrauterine death of monochorionic-diamniotic twins. Am J Obstet Gynecol 195:134–139
Slaghekke F, Kist WJ, Oepkes D, Middeldorp JM, Klumper FJ, Vandenbussche FPHA, Lopriore E (2009) TAPS and TOPS: two distinct forms of feto-fetal transfusion in monocorioic twin. Z Geburtshilfe Neonatol 213(6):248–254
Sperling L, Kiil C, Larsen LU, Brocks V, Wojdemann KR, Qvist I, Schwartz M, Jørgensen C, Espersen G, Skajaa K, Bang J, Tabor A (2007) Detection of chromosomal abnormalities, congenital abnormalities and transfusion syndrome in twins. Ultrasound Obstet Gynecol 29:517–526
Spitz L (2005) Conjoined twins. Prenat Diagn 25:814e9
Stenhouse E, Hardwick C, Maharaj S, Webb J, Kelly T (2002) Chorionicity determination in twin pregnancies: how accurate are we? Ultrasound Obstet Gynecol 19:350–352
Stone J, Ferrara L, Kamrath J, Getrajdman J, Berkowitz R, Moshier E, Eddleman K (2008) Contemporary outcomes with the latest 1000 cases of multifetal pregnancy reduction (MPR). Am J Obstet Gynecol 199:406.e1–406.e4
Umur A, van Gemert MJ, Nikkels PG (2003) Monoamniotic versus diamniotic monochorionic twin placentas: anastomoses and twin-twin transfusion syndrome. Am J Obstet Gynecol 189:1325–1329
Verstraelen H, Goetgeluk S, Derom C, Vansteelandt S, Derom R, Goetghebeur E, Temmerman M (2005) Preterm birth in twins after subfertility treatment: population based cohort study. BMJ 331:1173
Ville Y, Hyett J, Hecher K, Nicolaides K (1995) Preliminary experience with endoscopic laser surgery for severe twin-twin transfusion syndrome. N Engl J Med 332:224–227
Wimalasundera RC (2010) Selective reduction and termination of multiple pregancies. Semin Fetal Neonatal Med 15:327–335
Zikulnig L, Hecher K, Bregenzer T, Bäz E, Hackelöer BJ (1999) Prognostic factors in severe twin–twin transfusion syndrome treated by endoscopic laser surgery. Ultrasound Obstet Gynecol 14:380–387

Fetale Wachstumsrestriktion

A. Baschat

U. Gembruch, K. Hecher, H. Steiner (Hrsg.), *Ultraschalldiagnostik in Geburtshilfe und Gynäkologie*,
DOI 10.1007/978-3-642-29633-8_21,

21.1 Einleitung

Bei der fetalen Wachstumsrestriktion erreicht der Fetus nicht das genetisch vorgegebene Wachstumspotenzial und fällt daher pränatal durch ein Abflachen der Wachstumskurve oder kleiner als erwartete fetale Maße auf.

„Intrauterine growth restriction" (IUGR) ist derzeit die international am häufigsten verwendete Abkürzung und wird daher in diesem Kapitel verwendet. Bei der IUGR handelt es sich nicht um eine Einzeldiagnose, sondern um ein Merkmal des Fetus, dem mehrere Ursachen zugrunde liegen können:

- Normal gewachsener konstitutionell kleiner Fetus
- Plazentare Dysfunktion
- Fetale nonchromosomale Syndrome
- Chromosomenstörungen
- Fetale virale Erkrankungen
- Auswirkungen von Toxinen, wie beispielsweise bei maternalem Nikotinabusus

Die zugrunde liegende Ursache bestimmt maßgeblich das perinatale Outcome.

Unter Einbeziehung aller Grunderkrankungen findet sich bei IUGR eine 6- bis 10-fach erhöhte perinatale Mortalität von bis zu 120/1000. Nach Ausschluss von Fehlbildungen sinkt die Mortalität auf 80/1000 (Wolfe et al. 1987).

IUGR, die aufgrund einer plazentaren Dysfunktion besteht, nimmt in der Perinatalmedizin einen besonderen Stellenwert ein, da in diesen Fällen der Fetus intrinsisch normal entwickelt ist, aber das Risiko der intrauterinen Dekompensation besteht, welche dann zur Hypoxämie, Azidämie, irreversiblen Schädigungen oder sogar zum intrauterinen Fruchttod führen kann (Baschat 2010, Gardosi et al. 1998).

Da bei dem pränatalen Management der IUGR die Diagnostik und die fetale Überwachung im Vordergrund stehen, ist die Kenntnis der fetalen Adaptationsmechanismen und ihrer Beziehung zum postpartalen Outcome von entscheidender Bedeutung.

21.2 Regulierung des fetalen Wachstums

Fetales Wachstum wird auf mehreren Ebenen reguliert und bedarf der erfolgreichen Etablierung der plazentaren Einheit. In der Frühschwangerschaft sind entscheidende Meilensteine, diejenigen die Nährstoffzufuhr zum wachsenden Embryo gewährleisten, die die Kapazität der simplen Diffusion übersteigt:

- Adhärenz des Zytotrophoblasten
- Maternale Gefäßverbindungen in den intervillösen Raum
- Zunahme der plazentaren Syntheseleistung

Die **Zunahme der plazentaren Masse** ist dabei kritisch für die Synthesekapazität, während die **Gefäßreifung** für den feto-maternalen Substrataustausch von entscheidender Bedeutung ist.

Beginnend im I. Trimenon kommt es durch Trophoblastinvasion der maternalen Spiralarterien und durch zunehmende Verzweigung des fetalen Zottenbaums zu einer signifikanten Abnahme des Blutflusswiderstands in den maternalen und fetalen Kompartments der Plazenta. Gleichzeitig nimmt durch die Ausdünnung des villösen Trophoblasten die Diffusionsdistanz zwischen der maternalen und fetalen Zirkulation ab. Zusätzlich entwickeln sich aktive Transportsysteme für die Hauptnährstoffklassen (Glukose, Aminosäuren und Fettsäuren). Mit zunehmendem Schwangerschaftsalter kommt es durch Fortsetzung dieser Prozesse zu einer Zunahme des Blutflusses und der feto-maternalen Austauschfläche, um den plazentaren und fetalen Stoffwechsel gewährleisten und damit ein normales fetales Wachstum zu ermöglichen (Kingdom u. Kaufmann 1999). Die Zufuhr von Glukose reguliert die Ausschüttung von Insulin und des „Insulin-like growth factor" und ist damit ein Hauptfaktor in Bezug auf das fetale Gesamtwachstum. Aminosäuren werden für den Aufbau von Proteinen und der Muskelmasse verwendet. Fettsäuren sind als Vorläufer vieler bioaktiver Substanzen sowohl für die normale Funktion von Zellmembranen, die Synthese von Prostaglandinen, Thromboxan und Leukotriene sowie die normale Myelinisierung notwendig.

Neben der normalen plazentaren Entwicklung ist die **Partitionierung der Nährstoffe** durch aktive und passive Shuntmechanismen innerhalb des fetalen Kreislaufs für ein normales Wachstum des Fetus von Bedeutung. Nähr- und sauerstoffreiches Blut erreicht den Fetus durch die Umbilikalvene und trifft als ersten aktiven Shunt auf den Ductus venosus, der den Anteil des umbilikalvenösen Bluts, das direkt an das Herz weitergeleitet wird, reguliert. So werden – je nach Gestationsalter – zwischen 18–30 % des umbilikalvenösen Bluts direkt zum Herz geleitet, während der Rest zunächst zur Leber gelangt (Kiserud et al. 2000, Haugen et al. 2004). Durch die Flussbeschleunigung und Direktionalität des Blutflusses im Ductus venosus bleiben die den Herzvorhof passierenden Blutströme relativ getrennt (Mavrides et al. 2001). So wird gewährleistet, dass nährstoffreiches Blut aus der Umbilikalvene durch das Foramen ovale hauptsächlich in den linken Vorhof gelangt. Dieses sauerstoffreiche Blut versorgt dann über die Koronargefäße das Herz und über die präduktale Aorta das Gehirn und die obere Körperhälfte. Der Aortenisthmus ist der Bereich des Aortenbogens, an dem die Herzauswürfe der beiden Ventrikel in Kontakt kommen. Nach Zusammenführung dieser Blutflüsse in der Aorta descendens gelangt das entsättigte Blut über die A. umbilicalis wieder zur Plazenta. Die proportionale Verteilung des nährstoffreichen Blutes kann dabei durch aktive Mechanismen im Ductus venosus und Einflüsse der Nachlast auf das Foramen ovale und den Aortenisthmus weiter moduliert werden (► unten).

Bei normalem Verlauf der feto-plazentaren Entwicklung kommt es zunächst zu einem sigmoidalen Anstieg der plazentaren Wachstumskurve im II. Trimenon. Diese geht dem exponentiellen Wachstum des Fetus im III. Trimenon voraus. Während dieser Wachstumsphase nimmt der Fetus täglich etwa 1,5 % an Gewicht hinzu. Dieser Gewichtsanstieg ist initial durch Längenwachstum und Zunahme der Muskelmasse begründet und korreliert daher mit der Glukose und Aminosäurenzufuhr. Im Gegensatz dazu werden 80 % der Fettdepots nach der 28. SSW angelegt, was zu einem Anstieg des Körperfettanteils von 3,2 auf 16 % mit einer gleichzeitigen Abnahme des Wasseranteils nach der 32. SSW führt (Sparks et al. 1980). Diese Fettreserven sind wichtig, weil sie nach der Geburt als Depot für essenzielle Fettsäuren dienen. Das endgültige Wachstumspotenzial des Fetus ist genetisch vorbestimmt und korreliert zusätzlich mit maternalen Faktoren wie dem Body Mass Index und der Ethnizität (Gardosi et al. 1992, Bukowski et al. 2003).

21.3 Definition

Die Möglichkeiten das fetale Wachstum zu beurteilen, haben sich im vergangenen Jahrhundert deutlich verbessert. Im Jahre 1919 bezeichnete Ylppo als erster Neonaten mit einem Geburtsgewicht unter 2500 g als Frühgeburten (Ylppo et al. 1920). In den sechziger Jahren wurde in der pädiatrischen Literatur das **Konzept der Geburtsgewicht(GG)-Klassen** eingeführt (Dunn 1985):

- Niedriges Geburtsgewicht: GG < 2500 g
- Sehr niedriges Geburtsgewicht: GG < 1500 g
- Extrem niedriges Geburtsgewicht: GG < 1,000 g

Anschließend konnten Lubchenco, Usher und McLean nachweisen, dass nur der Vergleich des Geburtsgewichtes mit dem erwarteten Gewicht eine genaue Vorhersage des Outcome ermöglicht (Lubchenco et al. 1963, Usher et al. 1969, Battaglia et al. 1967, Bernstein et al. 2000, Barker 1992). Aus diesem Konzept heraus kam es zur Entwicklung von **Perzentilen für das Geburtsgewicht** und damit zur Möglichkeit das relative Wachstum als normal oder pathologisch einzustufen (WHO et al. 1974, Hoffman et al. 1968):

- „very small for gestational age": < 3. Perzentile
- „small for gestational age": < 10. Perzentile
- „appropriate for gestational age": 10 – 90. Perzentile
- „large for gestational age": > 90. Perzentile).

Obwohl Gewichtsperzentilen die Diagnostik von Wachstumsstörungen verbessern, werden Abweichungen der Körperproportionen oder das genetisch bedingte Wachstumspotenzial nur ungenügend beurteilt (Owen et al. 2002, Miller 1972, Weiner et al. 1989). Eine weitere Verbesserung der Diagnostik, die auch bei pränatal verwendeten Wachstumskurven angewendet werden kann, wird durch **Aufstellung individualisierter Wachstumskurven** („growth potential"), welche die maternale Ethnizität, Körpermaße und das kindliche Geschlecht mit einbeziehen, erreicht (Gardosi et al. 1992, Bukowski et al. 2003, Clausson et al. 2001).

Die pränatale Diagnose der Wachstumsrestriktion beruht auch auf dem Prinzip, die pränatal erhobenen Wachstumsmessungen entsprechend der Perzentilen zu beurteilen. Allerdings gibt es pränatal wichtige Umstände, die bei der Diagnostik in Erwägung gezogen werden müssen.

> **Fetales Wachstum ist ein dynamischer Prozess und die Diagnose einer Wachstumsstörung bedarf unter Umständen serieller Messungen.**

Im Vergleich zur nachgeburtlichen Untersuchung hat die pränatale Feindiagnostik ihre Grenzen. Da eine Wachstumsrestriktion eine breite Differenzialdiagnose hat, ist das Einbeziehen mehrerer pränataler Aspekte notwendig (Hecher et al. 1992, Zeitlin et al. 2000, Ott 2000, Strigini et al. 1997, Severi et al. 2002). Eine Ultraschallfeindiagnostik ist bei allen Patientinnen mit Verdacht auf IUGR angebracht, um den Fetus auf Anzeichen einer Aneuploidie, eines der vielen Syndrome, die das Wachstum einschränken, oder einer viralen Infektion zu untersuchen (Baschat et al. 2003).

21.4 Ursachen der fetalen Wachstumsrestriktion

Die Ursachen, die zur fetalen Wachstumsrestriktion führen, können prinzipiell in maternale, plazentare und fetale Pathomechanismen unterteilt werden. Diese beeinflussen entweder

- die Nährstoffzufuhr zur Plazenta (maternale Erkrankungen),
- den Transfer über die Plazenta (plazentare Ursachen) oder
- die Nährstoffaufnahme und Umsetzung (fetale Ursachen).

Oft überlappen sich diese Ursachen in ihren Einflüssen auf das klinische Bild und Outcome.

21.4.1 Maternale Ursachen

Maternale Ursachen der IUGR beinhalten vaskuläre Erkrankungen, wie beispielsweise Gestationshypertonie, Präeklampsie, diabetische Vaskulopatie, Kollagenosen und Thrombophilien. Bei diesen Grunderkrankungen kommt es durch Abnahme der maternalen Volumenexpansion und einer Erhöhung des Blutflusswiderstandes zu einer Herabsetzung der uteroplazentaren Durchblutung und damit der Nährstoffzufuhr (Ward et al. 1993, Silver et al. 1998, Bernstein et al. 1998, Croall et al. 1978, Duvekot et al. 1995). Weitere spezifische Umstände, die über diese Mechanismen wirken, sind beispielsweise Genmutationen des Angiotensiongen-Gens oder Leben in Höhenregionen mit niedrigerem Sauerstoffpartialdruck.

Maternale Mangelernährung kann auch zu IUGR führen. Studien, die während Hungerkatastrophen durchgeführt wurden, belegen, dass Einschränkung der Eiweißeinnahme vor der 26. SSW zu einer symmetrischen fetalen Wachstumsrestriktion führen kann, während kalorische Mangelernährung nur einen moderaten Effekt hat (Smith 1947, Lechtig et al. 1975).

Maternaler Drogenkonsum, z. B. Kokain (Little et al. 1989), kann durch einen direkten Einfluss auf das fetale Wachstum oder durch Abnahme der uteroplazentaren Durchblutung oder Oxygenierung direkt zu einer Wachstumsrestriktion führen. Alkoholabusus und die Einnahme von Kumarinderivaten in der Schwangerschaft führen neben der fetalen Wachstumsrestriktion auch zu spezifischen Fehlbildungssequenzen (Mills et al. 1984).

Da mit zunehmendem **maternalen Alter** auch die Prävalenz von internistischen Erkrankungen ansteigt, wird aufgrund dieser Assoziation bei Müttern über 35 Jahren ein erhöhtes Risiko für IUGR nachgewiesen (Lobi et al. 1971, Berkowitz et al. 1990).

> **Bei Vorliegen mehrerer Risikofaktoren kann es zu einem disproportionalen Anstieg des IUGR-Risikos kommen.**

So verdoppelt sich der negative Einfluss von Nikotinabusus bei untergewichtigen Kaukasierinnen, die zusätzlich eine geringe

Gewichtszunahme in der Schwangerschaft aufweisen (Cliver et al. 1995). Gleichzeitig machen sich positive Effekte der Therapie von etwaiger Hypertonie oder Aspirineinnahme bei diesen Frauen am deutlichsten bemerkbar (Goldenberg et al. 1995, Goldenberg et al. 1992).

21.4.2 Fetoplazentare Ursachen

Unter den fetoplazentaren Ursachen tragen **chromosomale Störungen und Syndrome** oder **infektiöse Erkrankungen** zu jeweils etwa 10 % aller Fälle bei (Khoury et al. 1988). Obwohl diese Fälle einen kleinen Anteil des gesamten Kollektivs ausmachen, sind sie insofern relevant, als bei ihnen das Outcome primär durch die Grunderkrankung bestimmt wird und das perinatale Management einen geringen Einfluss darauf hat.

IUGR tritt in 53 % von Feten mit einer Trisomie 13 und in 64 % bei Trisomie 18, oft bereits im I. oder frühen II. Trimenon, auf (Eydoux et al. 1989, Dugan et al. 1992). Skelettdysplasien und Syndrome, wie beispielsweise Cornelia-de-Lange und Russel-Silver, sind ebenfalls mit IUGR assoziiert.

Tipp

Die „Online-inheritance-in-man-Datenbank" beinhaltet über einhundert genetische Syndrome, die mit IUGR assoziiert sein können.

Unter den infektiösen Erregern können Herpes-, Zytomegalie-, Rubellaviren und die Toxoplasmose zu einer symmetrischen IUGR führen.

21.4.3 Plazentare Ursachen

Eine **plazentare Fehlentwicklung**, welche dann zur Mangelfunktion führt, ist eine relativ häufige Ursache und betrifft etwa 50 % aller Fälle von IUGR und etwa 3 % aller Schwangerschaften (Weiner 1989, Odegard et al. 2000, Kupferminc et al. 2000). In diesen Fällen geht die Abnahme der plazentaren Funktion, die dann zu einer Verringerung der fetalen Nährstoffzufuhr führt, dem Abfallen der fetalen Wachstumskurve voraus. Das Risiko einer plazentabedingten fetalen Mangelentwicklung ist bei Patientinnen mit erhöhtem plazentaren Blutflusswiderstand, Plazenta circumvallata, partieller Abruptio, Plazenta accreta, plazentaren Infarkten, Plazenta praevia, aber auch wenn ein plazentares Chromosomenmosaik vorliegt, erhöht (Cowles et al. 1994, Chapman et al. 1979).

Phasen der plazentaren Dysfunktion

Die Entwicklung einer fetalen Wachstumsrestriktion kann man in drei Phasen unterteilen. In der **präklinischen Phase** kommt es zu einer Restriktion des fetalen Wachstumspotenzials. Wenn die fetalen Maße aus den Normkurven herausfallen, wird die Wachstumsrestriktion klinisch nachweisbar und geht somit in die **klinische Phase** über.

> **Beurteilung der fetalen Adaptationsmechanismen bei klinischem Verdacht auf plazentare Dysfunktion korreliert mit dem fetalen Wohlbefinden und erlaubt daher neben der Diagnostik auch die Zustandsbeurteilung des Fetus. Sie ist insofern besonders wichtig.**

Der Fetus reagiert auf eine Einschränkung der Nährstoffzufuhr in einer Vielzahl von Organsystemen. Dabei sind die Auswirkungen auf den Stoffwechsel besonders wichtig, weil diese die Körperhomeostase entscheidend beeinflussen. Die kardiovaskulären Veränderungen und fetalen Verhaltensmuster sind für den Pränataldiagnostiker wichtig, da sie mittels der Doppler- und B-Mode-Sonografie beurteilt werden können.

Wenn die plazentare Dysfunktion das Ausmaß erreicht, um zu einer klinisch nachweisbaren Wachstumsrestriktion zu führen, ergibt sich im klinischen Verlauf für den Fetus das Risiko das die Adaptationsmechanismen essenzielle Organfunktionen nicht mehr gewährleisten. Unter diesen Umständen kann es zu einer Dekompensation des Fetus mit entsprechenden schweren metabolische Störungen und dem intrauterinen Fruchttod kommen (**Dekompensationsphase**).

Während der Ablauf der präklinischen Phase wesentlich durch die zugrunde liegenden Pathomechanismen bestimmt wird, sind die Charakteristika der klinischen und Dekompensationsphase vom Gestationsalter abhängig und unterscheiden sich zwischen der frühen (<34 SSW) und der späten (>34 SSW) IUGR.

- **Präklinische Phase**

Unter den verschiedenen Erkrankungen, die das normale Wachstumspotenzial des Fetus negativ beeinflussen können, wirken chromosomale Störungen und Syndrome über genetische Modifikation des Wachstumspotenzials und der Körperproportionen. Virenerkrankungen und Toxine können den Stoffwechsel beeinflussen und somit die Umsetzung der Nährstoffe blockieren.

> **Die plazentare Dysfunktion hat eine zentrale Bedeutung, weil sie eine der häufigsten Ursachen der IUGR ist, bei ihr der Fetus intrinsisch normal und das auslösende Krankheitsbild initial auf die Plazenta begrenzt ist.**

Wenn eine signifikante plazentare Dysfunktion vorliegt, kommt es zu einer Abnahme des umbilikalvenösen Nährstoffgehaltes und des Blutflussvolumens. Diese Abnahme der Nährstoffzufuhr führt zu einer venösen Blutflussumverteilung im Ductus venosus (Haugen et al. 2005, Kiserud et al. 2006, Rigano et al. 2001). Normalerweise gelangt der Hauptanteil des umbilikalen Venenflusses durch den Sinus venae portae zur Leber und erreicht den rechten Vorhof durch die hepatischen Venen. Ein geringerer Anteil gelangt durch Blutflussbeschleunigung im Ductus venosus durch das Foramen ovale in den linken Vorhof. Durch die venöse Umverteilung wird ein größerer Anteil des Umbilikalflussvolumens direkt in den linken Vorhof weitergeleitet. Durch diese vermehrte venöse Umverteilung zugunsten des fetalen Herzens verringert sich die Nährstoffzufuhr der Leber und es kommt zu einer Abnahme der Glykogenreserven. Aus diesem Grund verlangsamt sich das Wachstum der Leber und damit das Wachstum des fetalen Abdomenumfangs bei der plazentaren Insuffizienz als erstes.

21

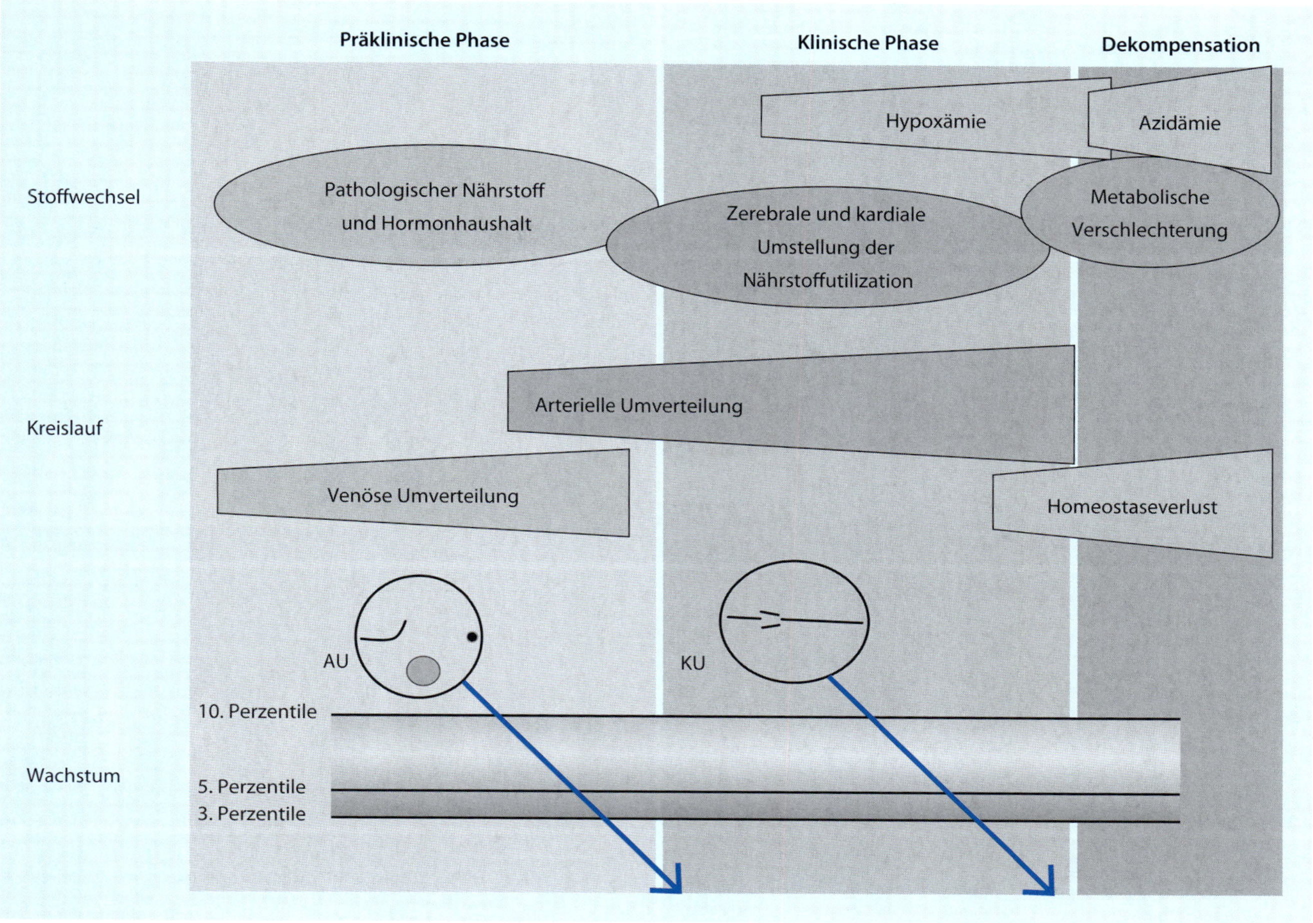

Abb. 21.1 Phasen der Wachstumsrestriktion. Die Konsequenzen der plazentaren Dysfunktion können in drei Phasen unterteilt werden. In der präklinischen Phase kommt es, bedingt durch die Abnahme der Nährstoffzufuhr und die Abnahme des Blutflussvolumens in der V. umbilicalis zur venösen Umverteilung. Die Verringerung der hepatischen Blut- und Glukosezufuhr führt zu einer Niederregulation der Wachstumshormone und der hepatischen Glykogenreserven und damit zu einem kleineren Abdomenumfang (*AU*). Der Nachweis der Wachstumsrestriktion, oft im Zusammenhang mit arteriellen Flussveränderungen, definiert die klinische Phase. Durch progressive Einschränkung der Nährstoffzufuhr kommt es dann auch zur Abnahme des Wachstums des Kopfumfangs (*KU*). Wenn die fetalen Kompensationsmechanismen ausgeschöpft sind, besteht das Risiko der Azidämie beziehungsweise der Asphyxie. Diese Dekompensation ist mit pathologischen Kreislauf- und Verhaltensmustern verbunden, die vom Schwangerschaftsalter entscheidend mitbestimmt werden

Es kommt zunächst zur **asymmetrischen Wachstumsrestriktion** (Divon et al. 1986).

Bei Persistenz der plazentaren Minderversorgung ist im Anschluss dann auch die weitere Körpermasse betroffen und es kommt zu einer **symmetrischen Abnahme der Größe**. Unter diesen Umständen ist dann nicht nur der fetale AU unterhalb der Normgrenze, sondern das gesamte fetale Schätzgewicht liegt oft unterhalb der 10. Perzentile. Mit der signifikanten Abnahme der fetalen Körpermasse wird der pränatale Nachweis einer Wachstumsrestriktion möglich (Abb. 21.1).

Klinische Phase

In dieser Phase ist die fetale Wachstumsrestriktion durch ein sonografisches Schätzgewicht unterhalb der 10. Perzentile oder eines Abdomenumfangs (AU) unterhalb der 5. Perzentile klinisch nachweisbar. Unter diesen Umständen kann es, bei entsprechender Schwere der plazentaren Dysfunktion, zu einer Reihe von kardiovaskulären und biophysikalischen Auffälligkeiten kommen.

Pathologische plazentare Blutflussmuster können im maternalen Kompartment mittels Dopplersonografie der Aa. uterinae und im fetalen Kompartment durch Untersuchung der A. umbilicalis nachgewiesen werden. Wenn die Trophoblastinvasion sich auf die intramyometrialen Anteile der Spinalaterie beschränkt, bleibt die physiologische Transformation aus (Brosens et al. 1977, Meekins et al. 1994) und es kommt zu Plazentainfarkten, fetaler Zottenfibrose und intervillösen Fibrinoidablagerungen, die die Austauschfunktion der Plazenta entscheidend einschränken (DeWolf et al. 1980, Aardema et al. 2001, Ferrazzi et al. 1999, Sebire et al. 2002).

Tipp

Die Persistenz eines erhöhten Gefäßwiderstands in den A. uterinae lässt sich durch eine Erhöhung des Pulsatilitätsindex (PI) und/oder eine frühdiastolische Inzisur (Notch) in der Flussgeschwindigkeitswellenform nachweisen.

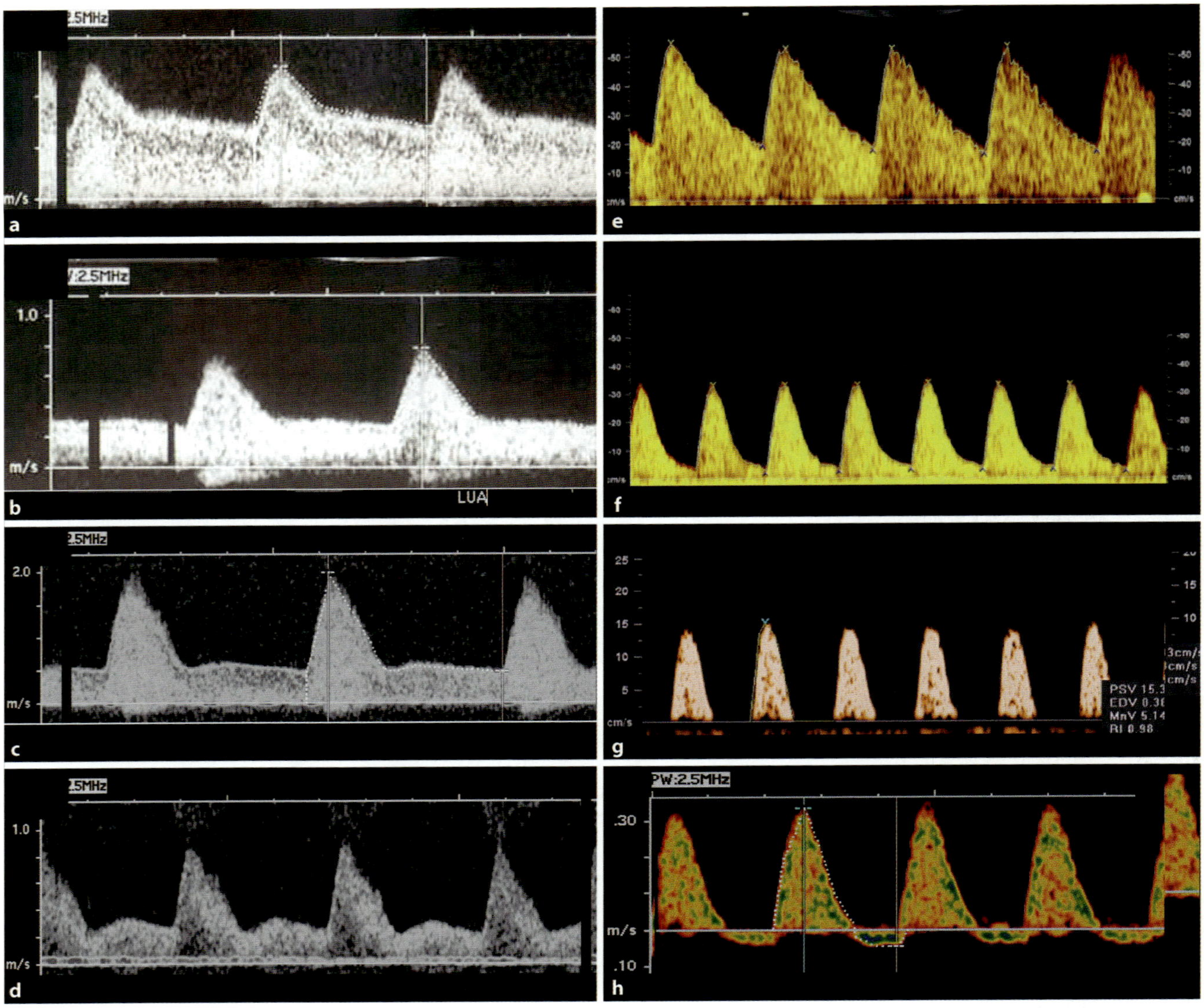

Abb. 21.2 Plazentare Blutflussmuster. Die Abbildung zeigt Blutflussmuster in der A. uterina (*links*) und der A. umbilicalis (*rechts*). Eine normale Trophoblastinvasion resultiert in einem Abfall des Blutflusswiderstandes in der A. uterina. Das damit verbundene Blutflussmuster zeigt einen relativ hohen diastolischen Blutfluss (**a**). Eine suboptimale Trophoblastinvasion ist mit einer Erhöhung des Pulsatilitätsindex (*PI*) (**b**), einer diskreten (**c**) oder ausgeprägten frühdiastolischen Inzisur (**d**) assoziiert. Das Fortbestehen dieser pathologischen Flussmuster jenseits des I. Trimenons erhöht das Risiko für eine Präeklampsie oder fetale Wachstumsrestriktion. Das normale Flussmuster in der A. umbilicalis zeigt mit dem Gestationsalter zunehmende enddiastolische Geschwindigkeiten, was zu einer Abnahme des PI führt (**e**). Wenn etwa 30 % des Zottenbaums eine Durchblutungsstörung aufweisen, kommt es zu einem Anstieg des PI (**f**). Bei Verlust von etwa 50 % des Zottenbaums kann es zum Sistieren des enddiastolischen Flusses kommen (**g**) und bei 70 % Störung sogar zu einem Rückfluss (**h**). Das Risiko für eine Azidämie, die klinische Progredienz und das perinatale Outcome werden vom Schweregrad der plazentaren Dysfunktion mitbestimmt

Wenn im fetalen Kompartment der Plazenta das Ausmaß der Obliteration der Zottengefäße etwa 30 % erreicht, kommt es zu messbaren Erhöhungen im Blutflusswiderstand mit Anstieg der Dopplerindizes in der A. umbilicalis (Morrow et al. 1989, Thompson et al. 1989). Darüber hinaus kann es zu einem diastolischen Nullfluss („absent end-diastolic velocity“, AEDV) oder gar einem Rückfluss (REDV) kommen, wenn 50–70 % des Zottenbaumes betroffen sind (Abb. 21.2).

Um die fetale kardiovaskuläre Reaktion zu belegen, bedarf es der **Untersuchung arterieller und venöser fetaler Blutflussmuster**. Dabei werden am häufigsten untersucht:
- A. cerebri media (ACM)
- Aorta deszendens (DAO)
- Aorthenisthmus
- Ductus venosus (DV)
- V. cava inferior
- V. umbilicalis

Die ACM und der Ductus venosus werden bevorzugt verwendet, da diese Gefäße an anatomisch definierten Punkten eine reproduzierbare Messung der Blutflussmuster erlauben.

Wenn es im Rahmen der plazentaren Insuffizienz zu einem Abfall des fetalen arteriellen pO_2 kommt, kann es zu einer Senkung des PI in der zerebralen Zirkulation („blood flow redistribution“) kommen (Abb. 21.3) (Arbeille et al. 1995). Mit Fortschreiten der plazentaren Insuffizienz kann dies dann zu

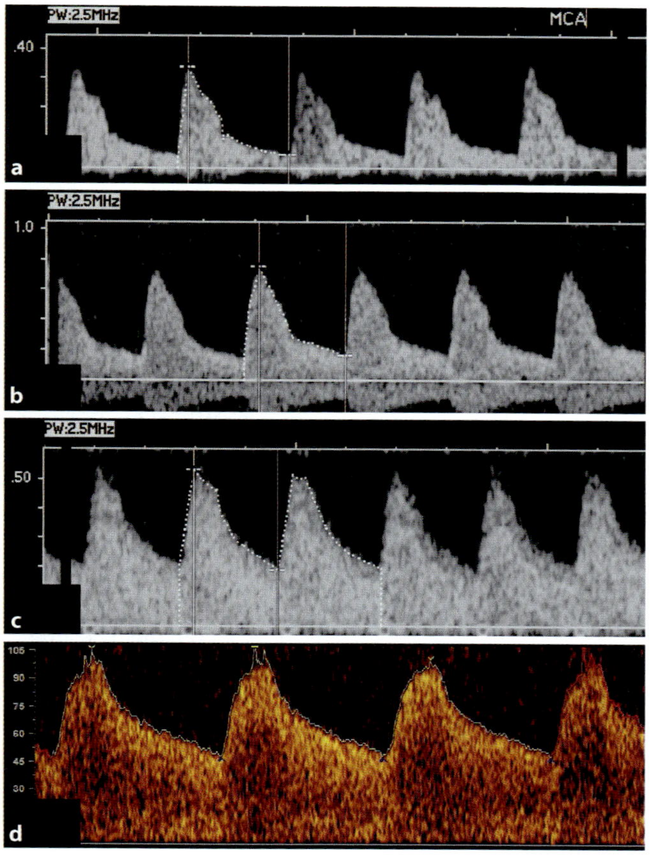

■ **Abb. 21.3** Blutflussmuster in der A. cerebri media. Normalerweise hat die A. cerebri media einen relativ geringen diastolischen Fluss (**a**). Bei progressiver Hypoxämie kommt es zu einer Zunahme des enddiastolischen Flusses als Ausdruck der Abnahme des peripheren Widerstandes (**b**,**c**). In extremen Fällen kann es neben dem „brain sparing“ auch zu einem Anstieg der systolischen Spitzengeschwindigkeit kommen (**d**)

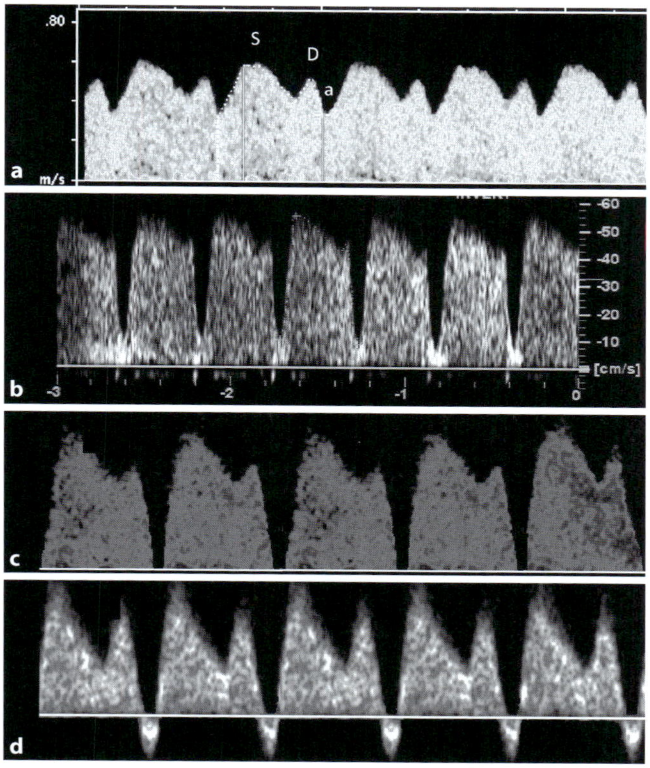

■ **Abb. 21.4** Blutflussmuster im Ductus venosus. Typischerweise ist im Ductus venosus ein stets antegrader Blutfluss während der Systole (*S*), Diastole (*D*) und der Vorhofkontraktion (*a*) nachweisbar (**a**). Bei Fortschreiten der plazentaren Dysfunktion ist als Zeichen der kardiovaskulären Progredienz eine Erhöhung des Pulsatilitätsindex für Venen (*PIV*) nachweisbar (**b**). Bei weiterer Dekompensation kann es zu einem Nullfluss (**c**) oder zu einem Rückfluss (**d**) während der atrialen Systole kommen

pathologischen venösen Flussmustern führen. Im Ductus venosus folgt darauf eine relative Abnahme des Vorwärtsflusses in der atrialen Systole und der Diastole. Dies führt zu einem Anstieg des Pulsatilitätsindex für Venen (PIV). In der Umbilikalvene werden, statt des üblichen konstanten Blutflusses, monophasische Pulsationen beobachtet (■ Abb. 21.4, ■ Abb. 21.5). Die beschriebenen Blutflussveränderungen sind zu einem gewissen Maße kompensatorisch. Durch das Abfallen des ACM-PI verringert sich die linksventrikuläre Nachlast (Wladimiroff et al. 1986). Gekoppelt mit dem erhöhten plazentaren Blutflusswiderstand führt dies zu einer zentralen Umverteilung des Herzauswurfes zugunsten des linken Ventrikels (Reed et al. 1987, Al Ghazali et al. 1987) und dadurch werden dem Myokard und dem Gehirn vermehrt gesättigtes Blut zugeführt (Rizzo et al. 1996, Griffin et al. 1984, Akalin-Sel et al. 1994). Auf der Ebene des Aortenisthmus führt diese Abnahme des zerebralen Blutflusswiderstands, insbesondere bei pathologischen Umbilikalisflussmustern, zu einem diastolischen Rückfluss (Bonnin et al. 1993). Dabei handelt es sich um entsättigtes Blut aus der Aorta descendens, welches über den Isthmus in die obere Körperhälfte rezirkuliert (Fouron et al. 1999).

■ Dekompensationsphase

Wenn fetale Adaptationsmechanismen nicht mehr in der Lage sind, die eingeschränkte plazentare Nährstoffzufuhr auszugleichen, besteht das Risiko der fetalen Dekompensation. Dieses Risiko besteht insbesondere bei AEDV in der A. umbilicalis (Ferrazzi et al. 2002).

Wenn es in diesem Rahmen zu einer Abnahme der kardialen Funktion kommt, kann eine effektive zentrale Umverteilung nicht länger aufrecht erhalten werden. Unter diesen Umständen werden unter anderem hochpathologische Venenflussmuster, eine Abnahme des Herzauswurfes und eventuell eine Normalisierung des ACM-PI beobachtet (Makikallio et al. 2002, Rizzo et al. 1991, Rizzo et al. 1995, Gudmundsson et al. 1996, Hecher et al. 1995, Baschat et al. 1997). Diese Flussmuster werden auch als **„late cardiovascular responses“** bezeichnet (Ferrazzi et al. 2002).

Bei Fortschreiten der plazentaren Dysfunktion kommt es letztendlich auch zu pathologischen biophysikalischen Parametern. Obwohl die plazentare Dysfunktion mit einer Verzögerung der zerebralen Reifung einhergeht, ist der Fetus dennoch in der Lage auf eine Verschlechterung des Säure-Base-Haushalts mit einer Einschränkung der Aktivität zu reagieren (Pillai et al. 1991). Diese Veränderung der biophysikalischen Parameter ist dabei unabhängig vom kardiovaskulären Status (Ribbert et al. 1993, Rizzo et al. 1987, Arduini et al. 1996, Baschat et al. 2001).

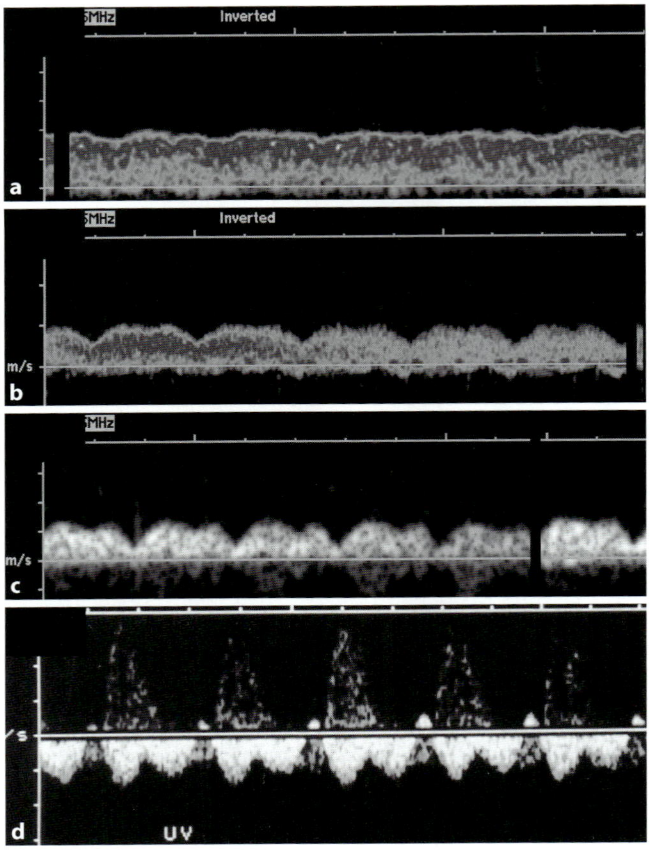

Abb. 21.5 Blutfluss in der V. umbilicalis. In der Umbilikalvene findet sich normalerweise ein konstanter Blutfluss (**a**). Bei Erhöhung des plazentaren Blutflusswiderstandes kommen oft monophasische Pulsationen (**b**) vor. Wenn pathologische präkordiale Venenflussmuster auftreten, können als Zeichen der zentralvenösen Druckerhöhung bi- und triphasiche Pulsationen auftreten (**c**,**d**)

Mit zunehmender Hypoxämie kommt es zunächst zu einer Abnahme der fetalen Gesamtaktivität (Ribbert et al. 1993), dann folgt eine Abnahme der Atembewegungen und anschließend ist der Fetus komplett inaktiv und zeigt keine normale Flexion der Extremitäten (Vintzileos et al. 1991, Manning et al. 1993). Die fetale Herztonkurve ist zu diesem Zeitpunkt meist nicht mehr reaktiv und die Beurteilung mittels des Computer-CTGs erlaubt eine Messung der Kurzzeitvariation. Eine Zusammenfassung der beschrieben kardiovaskulären Veränderungen ist in Tab. 21.1 zu finden.

21.5 Klinischer Verlauf bei Früh- und Spätformen der IUGR

Die Mehrzahl der Observationsstudien, die in Schwangerschaften mit IUGR durchgeführt wurden, beruht auf Einzelbeobachtungen. Für das klinische Management sind longitudinale Studien von größerer Relevanz, weil diese präzisere Rückschlüsse auf den zu erwartenden klinischen Verlauf zulassen. Durch diese Studien hat es sich gezeigt, dass es signifikante Unterschiede im klinischen Verlauf der frühen (<34. SSW) und späten Form der IUGR gibt (Baschat et al. 2010, Baschat et al. 2008).

Bei der **vor der 34. SSW etablierten Wachstumsrestriktion** findet sich im Frühstadium eine pathologische Erniedrigung der zerebroplazentaren Ratio (CPR-PI/A. umbilicalis-PI), welche einer IUGR etwa 2 Wochen vorher geht (Bahado-Singh et al. 1999, Harrington et al. 1999). Wenn die Wachstumsrestriktion klinisch auffällig wird, findet sich in der Regel auch eine Erhöhung des PI der A. umbilicalis und der Aorta descendens. Typischerweise folgt dann die fetale Kreislaufzentralisation.

Wenn es in weiterer Folge zu einem ARED-Flow in der A. umbilicalis oder der Aorta descendens kommt, erhöht sich die Wahrscheinlichkeit für pathologische Venenflussmuster. Bei klinischer Verschlechterung kommt es hier zunächst zu einer Erhöhung des PIV im Ductus venosus und der V. cava inferior. Anschließend kann es dann zum Null- oder Rückfluss während der atrialen Systole im Ductus venosus und multiphasischen Pulsationen in der Umbilikalvene kommen (Rizzo et al. 1996, Fouron et al. 2003, Hofstaetter et al. 2002, Weiner et al. 2000, Senat et al. 2000). Das Fortbestehen pathologischer Venenflussmuster führt zu einem pathologischen biophysikalischen Profil (Baschat et al. 2001, Hecher et al. 2001, Cosmi et al. 2005, Vintzileos et al. 1991, Guzman et al. 1996, Bilardo et al. 2004). Die klinische Latenzzeit zwischen pathologischen arteriellen und venösen Blutflussmustern liegt zwischen 4 und 6 Wochen und wird durch die Rate des PI-Anstiegs in der A. umbilicalis bestimmt (Turan et al. 2008).

Bei einer **spät auftretenden IUGR** ist das klinische Bild deutlich anders. Weil etwa 30 % des fetalen Zottenbaums verengt sein müssen, um zu einer Erhöhung des PI der A. umbilicalis zu führen (Giles et al. 1985), und da bei der späten IUGR das Ausmaß der plazentaren Pathologie höchstwahrscheinlich relativ gering ist, kann bei diesen Feten der Doppler der A. umbilicalis normal sein (Hecher et al. 1992, Yagel et al. 1999).

Es kann in diesen Fällen eine Erniedrigung der CPR oder des PI der ACM auftreten (Hernandez-Andrade et al. 2008, Cruz-Martinez et al. 2010). Die biophysikalischen Veränderungen sind bei diesen Feten ähnlich subtil und beinhalten primär ein Fehlen der Atembewegungen und ein nicht reaktives CTG (Cliver et al. 1995, Turan et al. 2008).

Aufgrund dieser wichtigen Unterschiede im klinischen Verlauf liegt bei der frühen IUGR das Augenmerk auf den A. umbilicalis und den venösen Dopplerparametern, während bei der späten Wachstumsrestriktion der Doppler der A. cerebri media die klinische Progredienz besser widerspiegelt (Abb. 21.6).

21.6 Auswirkung der plazentaren Dysfunktion auf andere Organsysteme

Neben den kardiovaskulären und biophysikalischen Reaktionen auf plazentare Dysfunktion gibt es weitreichende Auswirkungen in vielen Organsystemen, die zwar für das fetale Monitoring nicht relevant sind, aber das Ouctome entscheidend mitbestimmen.

Veränderungen im Hormonhaushalt sind wichtig, weil diese die Wachstumsdynamik und Organprogrammierung mitbestimmen. So kommt es zur Downregulierung der Insulin–Insulin-like-growth-factor-Achse, welche für den Wachstumsrückstand

Tab. 21.1 Zusammenfassung kardiovaskulärer Veränderungen bei fetaler Wachstumsrestriktion

Beschriebene Dopplerveränderungen	Physiologische Signifikanz
A.-uterina-Notching	Eine Trophoblasteninvasion ist begrenzt auf den myometralen Anteil der Spiralarterien. Die dadurch verzögerte Transformation zu einem niedrigresistenten hochkapazitären Gefäßbett erhöht das Risiko für eine Präeklampsie oder fetale Wachstumsrestriktion
Diastolisch verminderter, Null- oder Rückfluss in der A. umbilicalis	Eine Durchblutungsstörung im Zottenbaum führt zu einem proportionalen Anstieg des Blutflusswiderstandes im fetalen Kompartment der Plazenta und damit auch zu einer Einschränkung des feto-maternalen Gas- und Nährstoffaustausch.
Erhöhter Blutflusswiderstand in der A. iliaca	„Hind limb reflex": Durch einen Anstieg des Blutflusswiderstandes in der distalen Körperhälfte wird ein großer Anteil des Blutflusses in der Aorta deszendens über die Aa. umbilicalis der Plazenta zugeführt. Dadurch kommt es zu einer Abnahme der distalen Körperdurchblutung
1.) Abfallen der zerebroplazentaren Ratio 2.) Umverteilung des individuellen Herzkammerauswurfs 3.) Diastolischer Rückfluss im Aortenistmus 4.) Null-/Rückfluss in der A. umbilicalis	Zentralisation: wird als eine messbare zentrale Umverteilung des Herzauswurfes zugunsten des linken Ventrikels bezeichnet. Diese ist in ihrem Ausmaß proportional zu der relativen Abnahme der linksventrikulären Nachlast und resultiert in einer Erhöhung der myokardialen und zerebralen Perfusion. Dies ist einhergehend mit einer fetalen Hypoxämie
Abfallen des PI in der A. carotis oder A. cerebri media	Verminderung des zerebralen Gefäßwiderstandes, insbesondere bei einer fetalen Hypoxämie.
Erhöhung des PI in der A. mesenterica superior	Mit zunehmender Hypoxämie vermindert sich die Durchblutung des Darms
Abfallen des PI in der A. lienalis	Vasodilatation in der Milz erhöht die Durchblutung dieses, für die Hämatopoese essenziellen Organs
Abfallen des PI in der A. coeliaca	Höchstwahrscheinlich Ausdruck des niedrigeren Gefäßwiderstandes der beiden Hauptäste, der A. lienalis und A. hepatica.
Erhöhung des PI in der A. pulmonalis	Als für den Fetus nicht essenzielles Organ wird bei zunehmender Hypoxämie die Lungenperfusion weiter herabgesetzt. Der Anstieg des pulmonalen Gefäßwiderstandes begünstigt dabei die Verteilung des rechtsseitigen Herzauswurfes in die Aorta deszendens und damit zur Plazenta
Erhöhung des PI in der A. renalis	Bei chronischer Hypoxämie vermindert sich die fetale Nierendurchblutung und damit kommt es zu Oligurie und des Oligohydramnion
Dilatation des Ductus venosus bei erhöhtem PIV mit gleichzeitigem Abfall des PI in der A. hepatica	„Liver sparing": Die Leber wird durch die hepatischen Venen und Arterien doppelt durchblutet. Wenn durch eine extreme venöse Umverteilung nährstoffreiches Blut aus der V. umbilicalis vermehrt dem Herz zugeführt wird, kommt es zu einem kompensatorischen Anstieg der arteriellen Leberdurchblutung durch eine Gefäßweitstellung in den hepatischen Arterien
Abfallen des Widerstands in der A. adrenalis	„Adrenal sparing": vermehrte adrenale Perfusion im Rahmen des fetalen „stress response" auf chronische Unterernährung oder Hypoxämie.
Pulsationen in der V. umbilicalis bei erhöhten venösen Dopplerindizes	Zeichen der ineffizienten Vorwärtsfunktion des fetalen Herzens mit anschließendem Anstieg des zentralvenösen Drucks, der sich retrograd bis in die Umbilikalvene fortsetzt.
Normalisierung der zerebralen Dopplerindizes nach „brain sparing"	Vermutlich aufgrund des Verlusts der zerebralen Autoregulation bei fortschreitender kardiovaskulärer Dekompensation.
Nachweis des Koronarflusses bei pathologischen venösen Dopplerindizes	„Heart sparing": Anstieg der Koronardurchblutung durch eine akute Verschlechterung der Myokardhypoxämie.

mitverantwortlich ist. Die Werte des plazentaren Corticotropin-releasing-Hormons, Kortisols und Adrenalins sind erhöht. Gleichzeitig kommt es zu einem Abfallen des Vitamin D und Osteokalzin. Diese Veränderungen begrenzen das Skelettwachstum und die Knochenmineralisierung präpartal und in den ersten Lebensjahren.

Eine **fetale Hypothyreose** kann entweder aufgrund einer zentralen Downregulierung des Thyreotropin-relasing-Hormons (TRH), Verminderung der Thyroxinproduktion in der fetalen Schilddrüse oder einer peripheren Störung der Rezeptorfunktion entstehen. Die Schwere der Hypothyreose korreliert mit dem Ausmaß der plazentaren Dysfunktion und hat unter anderem auch Auswirkung auf die zerebrale Reifung.

Hämatologische Veränderungen reichen von einer **Polyzythämie**, die hauptsächlich bei der milden und der „late onset IUGR" beobachtet wird, bis zu einer **Anämie**, **Thrombozytopenie**, **Leukopenie** und **Immunschwäche** mit einer Erhöhung der Normoblasten, die bei ARED-Flow und „early onset IUGR" beobachtet werden. Trotz adäquater Substitution können diese schweren hämatologischen Veränderungen über die erste Lebenswoche hinaus persistieren.

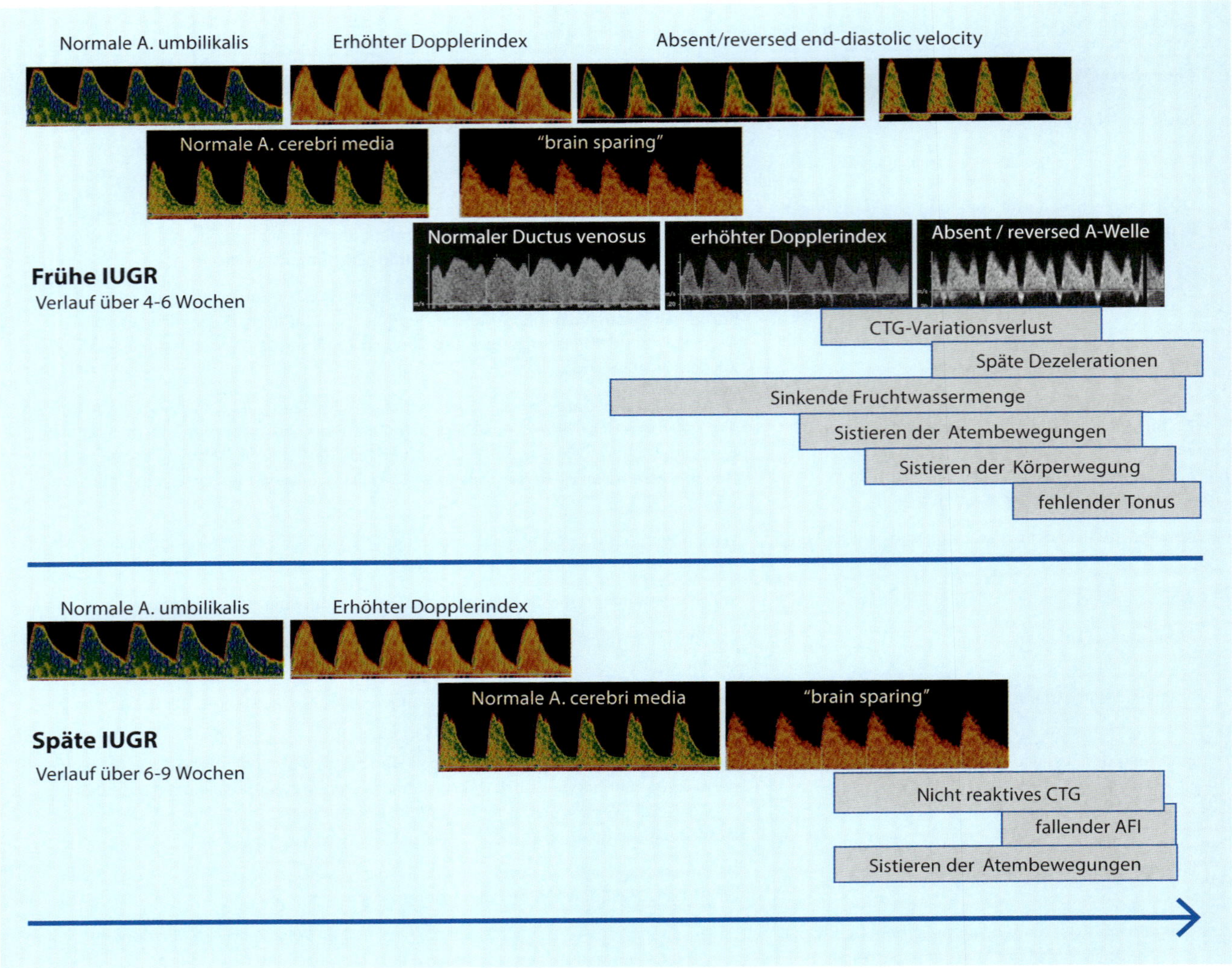

Abb. 21.6 Klinische Progredienz bei der frühen und späten IUGR. Diese Abbildung zeigt die klinische Progredienz bei der „early" (<34 SSW) und „late onset intrauterine growth restriction" (IUGR). Bei der „early onset IUGR" kann es, abhängig von dem plazentaren Blutflusswiderstand, zu einer rapiden oder etwas langsameren Progredienz kommen. Typischerweise treten arterielle und venöse Dopplerveränderungen sequenziell auf und es folgt eine Verschlechterung des biophysikalischen Profils. Im Gegensatz dazu schreitet die „late onset IUGR" langsamer voran und es findet sich ein relativ subtiler Verlauf, bei dem keine pathologischen Venendoppler auftreten

21.7 Diagnostik

21.7.1 Biometrie

Die Diagnose der Wachstumsrestriktion ist durch Ultraschallbiometrie individueller fetaler Maße oder durch Berechnung des geschätzten Gewichts möglich. Hierbei gehören zu den wichtigsten individuellen Biometrieparametern:

- Messungen des fetalen biparietalen Durchmessers (BPD)
- Messungen des Kopfumfanges (KU)
- Messungen des Abdomenumfanges (AU)
- Messungen der Femurlänge
- Messungen der Humeruslänge

Die Mehrzahl der Formeln für das fetale Schätzgewicht berücksichtigen Messungen des Kopfes (BPD oder KU) und des AU (Hadlock et al. 1985, Campbell u. Wilkin 1975, Vintzileos et al. 1987, Combs et al. 1993).

Im Vergleich zum **BPD** hat der **KU** eine geringere Variabilität und ist daher ein besserer Ultraschallparameter des Kopfwachstums (Hadlock et al. 1981).

Da bei der plazentaren Insuffizienz typischerweise das Wachstum der Leber früh betroffen wird, bietet die **Messung des AU** die sensitivste Methode eine IUGR nachzuweisen (Tamura u. Sabbagha 1980, Baschat et al. 2000). Ein AU unterhalb der 10. Perzentile hat im Vergleich zum sonografischen Schätzgewicht zwar eine höhere Sensitivität (98 % vs. 85 %) aber einen geringeren positiven prädiktiven Wert (36 vs. 51 %). Serielle Messungen beider Parameter präzisieren dabei die Diagnose weiterhin (Divon et al. 1986).

Das Verhältnis von Kopf- zu Abdomenumfang (**KU/AU-Ratio**) ist ein weiterer diagnostischer Parameter, der im Hinblick auf die

Diagnose des asymmetrischen Wachstums beschrieben wurde (Crane u. Kopta 1979, Seeds 1984). Normalerweise liegt die KU/AU Ratio vor der 32. SSW über 1,0 und fällt nach der 34. SSW. Bei einer asymmetrischen IUGR ist der KU größer als der AU und führt damit zu einer erhöhten KU/AU-Ratio (Campbell u. Thoms 1977). Die KU/AU-Ratio hat eine diagnostische Sensitivität von 70–85 % und vermindert die Falsch-Positiv-Rate. Allerdings liegen diese Sensitivität und der positiv prädiktive Wert unter dem des AU oder des fetalen Schätzgewichtes (Warsof et al. 1986).

Ein **Schätzgewicht unterhalb der 10. Perzentile** ist das diagnostische Kriterium für ein fetales Wachstum unterhalb der Norm („small for gestational age", SGA). Dieser statistisch festgelegte Wert korreliert nur bedingt mit einer vorliegenden Pathologie und erlaubt daher nur eine eingeschränkte Trennung zwischen dem kleinen, aber normal gewachsenen SGA und dem wachstumsretardierten IUGR-Fetus. Etwa 70 % aller SGA-Neonaten sind normal gewachsen und nur konstitutionell klein (Ott 1988). Bei den verbleibenden 30 % liegt eine IUGR mit einem entsprechend erhöhten perinatalen Risiko vor.

Wenn eine niedrigere Perzentile, wie beispielsweise die 3. Perzentile, gewählt wird, präzisiert sich nur die Diagnose der schweren IUGR (Sparks et al. 1980).

Dies ist relevant, da bereits ein Geburtsgewicht zwischen der 10.–15. Perzentile die perinatale Mortalität fast verdoppelt (Seeds u. Peng 1998). Die Diagnostik der IUGR durch die alleinige Gewichtsschätzung wird weiterhin dadurch eingeschränkt, dass dieses etwa 15 % vom aktuellen Gewicht abweichen kann und das die verwendeten Normkurven auf verschiedenen Kollektiven beruhen (Ott 1993, Bernstein et al. 1994, Hadlock et al. 1991). Um diese Problematik zu umgehen, wurden **individuelle Wachstumskurven** entwickelt, die das genetische Wachstumspotenzial mitberücksichtigen (Eick-Nes et al. 1982, Rossavik u. Deter 1984).

Weiterhin muss erwogen werden, dass fetales Wachstum ein dynamischer Prozess ist, und daher verbessert sich die Diagnostik eines pathologischen Wachstums durch serielle Messungen, die ein Abflachen der Wachstumskurve nachweisen (Mongelli et al. 1998, Bobrow u. Soothill 1999).

Unter Erwägung dieser Aspekte besteht bei einem fetalen Schätzgewicht unterhalb der 10. Perzentile, einem AU unterhalb der 5. Perzentile und einem AU-Intervallwachstum unter 14 mm im Abstand von 2 Wochen der Verdacht, dass eine IUGR vorliegt. Für die weiterführende Diagnostik bedarf es der Untersuchung der Fruchtwassermenge und der fetoplazentaren Dopplerparameter.

21.7.2 Fruchtwassermenge

Nach dem frühen II. Trimenon wird die Fruchtwassermenge hauptsächlich durch die Balance der fetale Urinproduktion und des Trinkens bestimmt. Plazentare Dysfunktion und fetale Hypoxämie können zu einer Abnahme der Nierenperfusion und damit zu einer Oligourie und einer Abnahme der Fruchtwassermenge führen (Veille u. Kanaan 1989).

Der Nachweis eines **Oligohydramnion** ist mittels des „amniotic fluid index" (AFI), des maximalen vertikalen Fruchtwasserdepots oder der subjektiv verminderten Fruchtwassermenge möglich. Dabei korreliert letztere Methode am besten mit der Fruchtwassermenge (Manning et al. 1981). Vor der 37. SSW besteht bei einem AFI unter 7 cm und danach unter 5 cm der Verdacht auf Oligohydramnie. Bei dem maximalen vertikalen Depot wird im biophysikalischen Profil nach Manning ein Wert unter 2 cm als pathologisch gewertet. Bei der subjektiv verminderten Fruchtwassermenge werden bei einem Fruchtwasserdepot <3 cm weitere Ultraschallkriterien hinzugezogen (räumliche Einschränkung fetaler Bewegungen, verminderte Blasen und Magenfüllung, variable Dezelerationen bei Kindsbewegungen).

Obwohl das Vorliegen einer Oligohydramnie nur bedingt eine IUGR oder fetale Azidämie widerspiegelt, hat diese dennoch einen diagnostischen und prognostischen Wert (Chamberlain et al. 1984, Chauhan et al. 1999). So geht eine IUGR mit einer erhöhten Fruchtwassermenge häufiger mit einer Aneuploidie oder Virusinfektion einher (Sickler et al. 1997). Bei der Geburtsplanung ist die Erwägung der Fruchtwassermenge ebenfalls von Bedeutung, da Feten mit Oligohydramnie ein erhöhtes Risiko für Komplikationen sub partu vorweisen (Groome et al. 1991).

21.7.3 Dopplersonografie

Die Bedeutung der Dopplersonografie in der Diagnostik der IUGR liegt in der Dokumentation der plazentaren Dysfunktion. Durch die Unterschiede im klinischen Verlauf bei der frühen und späten IUGR sind Untersuchungen der A. umbilicalis, der A. uterinae und der A. cerebri media notwendig.

Eine Erhöhung des Pulsatilitätsindex in der A. umbilicalis oder ein Abfallen der zerebroplazentaren Doppler-Ratio (CPR) ist bei der frühen IUGR als direktes Zeichen der plazentaren Gefäßpathologie zu werten (Gramellini et al. 1992, Baschat u. Gembruch 2003). Die Berechnung der CPR erlaubt dabei den frühesten Nachweis einer plazentaren Dysfunktion.

Bahado-Singh konnte weiterhin zeigen, dass die diagnostische Genauigkeit der CPR ab der 34. SSW abnimmt, da in diesen Fällen die A. umbilicalis oft normal ist (Bahado-Singh et al. 1999). Bei diesen späten Fällen von IUGR ist eine Erhöhung des PI in den Aa. uterinae oder ein isoliertes „brain sparing" bei Feten mit einem Schätzgewicht unter der 10. Perzentile Anzeichen einer plazentaren Insuffizienz.

Es ist dabei zu beachten, dass in diesen Fällen trotz einer normalen A. umbilicalis eine plazentare Dysfunktion mit erhöhtem perinatalen Risiko vorliegen kann.

Der Stellenwert der Dopplersonografie in Kombination mit der Biometrie und Messung der Fruchtwassermenge liegt in der **Differenzialdiagnostik** der plazentaren Dysfunktion und der damit genaueren prognostischen Einschätzung des perinatalen Risikos. Randomisierte Studien und Metaanalysen bestätigen, dass die Kombination der Biometrie mit der Dopplersonografie die perinatale Mortalität reduziert und dabei auch iatrogene Interventionen bei konstitutionell kleinen, aber normal gewachsenen

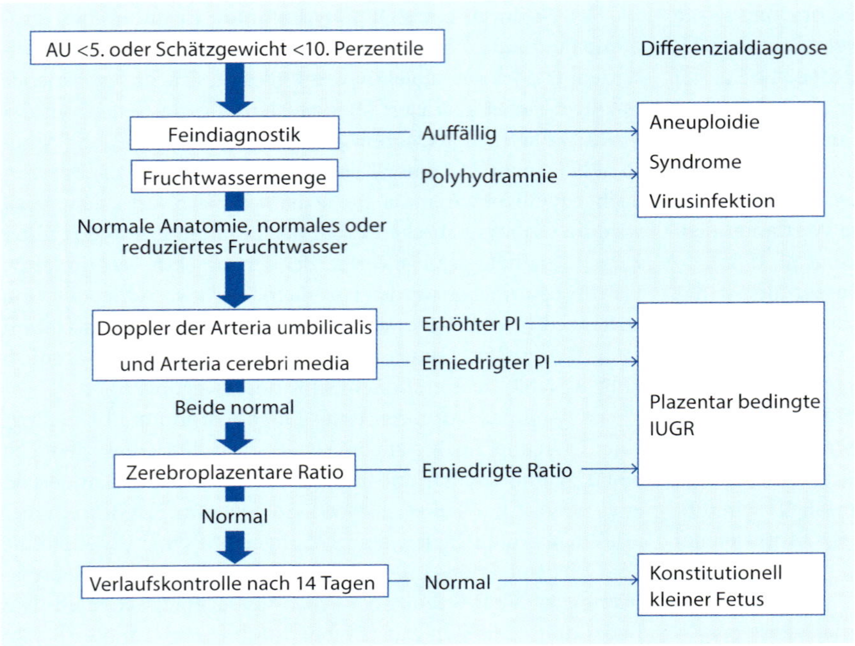

Abb. 21.7 Diagnostik bei Verdacht auf fetale Wachstumsrestriktion. Dieses Schema stellt die Differenzialdiagnose bei Verdacht auf fetale Wachstumsrestriktion dar

SGA-Fetus vermeidet (McGowan et al. 2000, Neilson u. Alfirevic 2002, Westergaard et al. 2001). Die Differenzialdiagnostik unter Einbeziehung der Biometrie, Fruchtwassermenge und Dopplersonografie ist in Abb. 21.7 beschrieben.

Die Dopplersonografie der arteriellen und venösen Gefäße erlaubt neben der Einschätzung des Schweregrads der plazentaren Dysfunktion eine Beurteilung des fetalen Zustandes und einer möglichen bevorstehenden Verschlechterung.

Dabei ist die **Untersuchung arterieller und venöser Gefäße** notwendig, da beispielsweise der A.-umbilicalis-Doppler nur eine ungenügende Vorhersage des pH erlaubt und eine Progredienz der fetalen Dekompensation nicht vorhersagen kann (Farine et al. 1995). Bei einer Erhöhung des PI in der A. umbilicalis liegt oft eine chronische Hypoxämie vor, die sich weiter verstärkt, wenn eine zusätzliche Kreislaufzentralisation auftritt (Baschat et al. 2000, Hershkovitz et al. 2000). Eine Erhöhung der venösen Dopplerindizes, insbesondere wenn diese seriell bestätigt wird oder gekoppelt mit multiphasischen Pulsationen in der Umbilikalvene auftritt, erhöhen das Risiko für eine fetale Azidämie.

Abhängig von dem Schwellenwert (2 oder 3 Standardabweichungen) liegt die Sensitivität für die Vorhersage eines pH<7,20 bei 70–90 % bei einer Spezifität von 70–80 % (Ricco et al. 1996, Hofstaetter et al. 2002, Hecher u. Campbell 1996, Baschat et al. 2004). Selbst bei Feten mit ARED-Flow in der A. umbilicalis ist das Risiko der Azidämie und des intrauterinen Fruchttodes auf die Feten beschränkt, die gleichzeitig auch einen enddiastolischen Rückfluss im Ductus venosus vorweisen (Baschat 2004, Baschat et al. 2003).

Die Vorhersage des neonatalen Outcomes mittels der Dopplersonografie ist relativ ungenau, da diese abhängig vom Gestationsalter bei der Geburt von der Prämaturität mitbestimmt werden (Bilardo et al. 2004, Baschat et al. 2000).

Eine Erhöhung des Ductus-venosus-PIV geht mit einer dreifachen Erhöhung der neonatalen Komplikationsrate einher. Eine weitere Verschlechterung des Venenflusses führt zu einer 11-fachen Erhöhung der Morbidität, wobei die Vorhersage der Mortalität nur eine Sensitivität von 38 % und eine Spezifität von 98 % hat (Baschat et al. 2003).

Eine klinische Progredienz zu pathologischen Venenflussmustern liegt bei Entbindung bei etwa 70 bis 80 % aller Feten mit früher Wachstumsrestriktion vor (Ferrazzi et al. 2002, Hecher et al. 1995, Baschat et al. 1997, Baschat et al. 2001, Cosmi et al. 2005, Bilardo et al. 2004). Dabei werden etwa 15–30 % dieser Patientinnen wegen einer begleitenden schweren Präeklampsie entbunden. Feten mit einem frühen Verlust von enddiastolischem Fluss in der A. umbilicalis neigen zu einer Progredienz innerhalb von 4 Wochen. Dagegen wird bei Feten mit einer später auftretenden Wachstumsrestriktion eine deutlich langsamere Progredienz über 9 Wochen beobachtet, bei der eine über die Kreislaufzentralisation hinausgehende Dopplerpathologie überaus selten ist (Baschat 2010, Hecher et al. 2001, Turan et al. 2008).

Zusammenfassend ist zu bemerken, dass bei Feten mit Wachstumsrestriktion alle üblichen Überwachungsmethoden den fetalen Zustand widerspiegeln. Dabei bietet das cCTG die beste Überwachung des fetalen Herzfrequenzmusters, das biophysikalische Profil die genaueste Beurteilung des fetalen Säure-Basen-Haushalts und die Dopplersonografie neben der Korrelation mit dem kindlichen Wohlbefinden die differenzierteste Aussage über die klinische Progredienz (Abb. 21.8). Bei der hohen klinischen Variabilität ist daher die Beurteilung all dieser Untersuchungsparameter für die Abstimmung bezüglich des Managements hilfreich.

21.7.4 Invasive Diagnostik

Mit der Verbesserung der nicht-invasiven Zustandsbeurteilung des Fetus ist die invasive Diagnostik durch Fetalblutentnahme

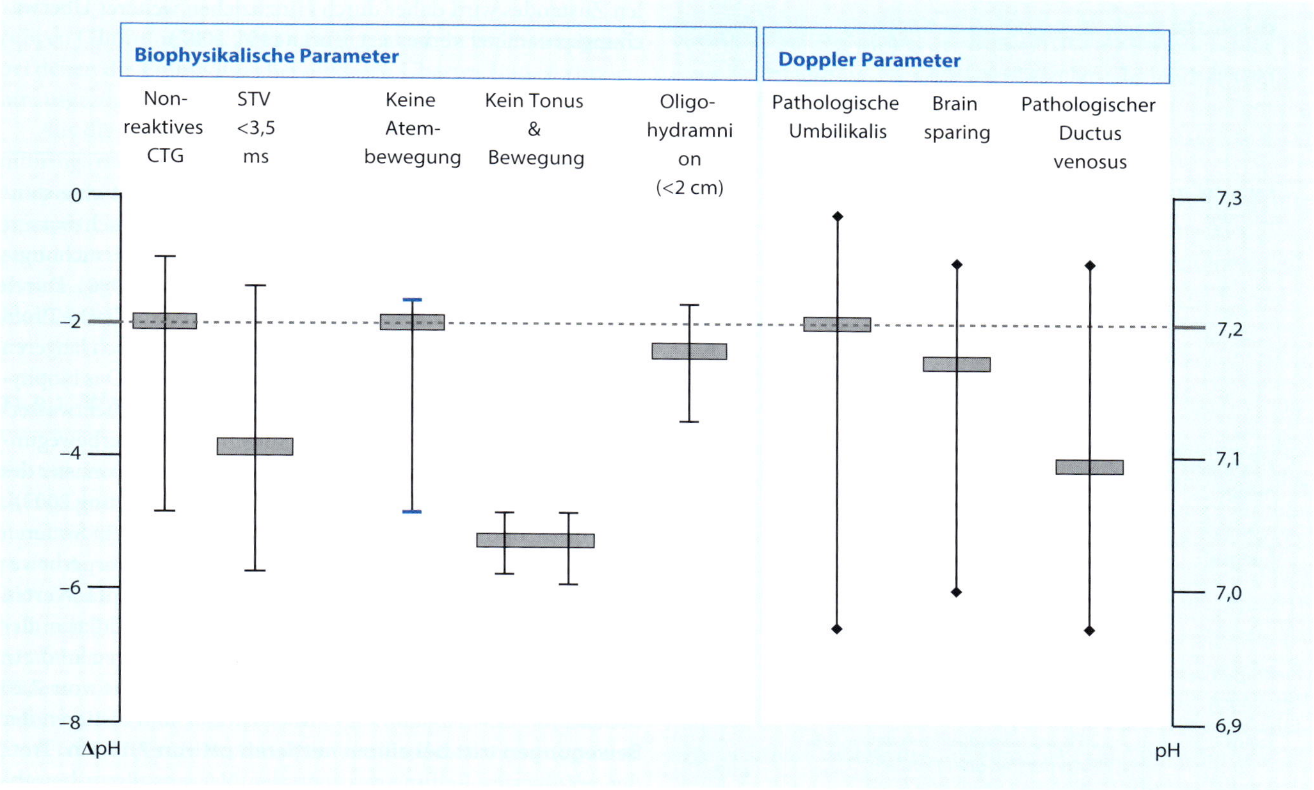

Abb. 21.8 Beziehung der Monitoringparameter zum fetalen pH. Diese Grafik zeigt die mittleren pH-Werte bei pathologischen biophysikalischen und Dopplerparametern, gemessen durch Kordozentese bei Feten mit Wachstumsrestriktion. Zu beachten ist die engere Beziehung der biophysikalischen Parameter mit dem pH-Wert. Eine Kurzzeitvariation <3,5 ms im computerisierten CTG und ein pathologischer Ductus-venosus-Blutfluss haben dabei vergleichbare pH-Werte

in den Hintergrund getreten. Allerdings benötigt das erhöhte Risiko einer Trisomie oder das viraler Infektionen weiterhin die Erwägung einer Amniozentese. Es wird daher empfohlen, neben einer maternalen TORCH-Serologie bei Entschluss zur Fruchtwasserentnahme neben dem Karyotyp auch eine PCR auf virale Genome durchzuführen.

Bei asymmetrischem Wachstum mit Einschränkung des Skelettwachstums oder bei Vorliegen von fetalen Anomalien ist nach humangenetischer Beratung auch gegebenenfalls eine molekulargenetische Analyse oder einen Array in Erwägung zu ziehen.

21.8 Beurteilung des fetalen Wohlbefindens

Nach Diagnose einer IUGR ist das Hauptziel der fetalen Zustandsbeurteilung das Risiko der Hypoxämie, der Azidämie, des intrauterinen Fruchttods und die Geschwindigkeit der klinischen Verschlechterung zu beurteilen (Baschat 2010, Soothill et al. 1992).

Obwohl eine Verschlechterung des fetalen Zustands auch neonatale Konsequenzen haben kann, wird das Risiko der neonatalen Mortalität und Morbidität maßgeblich durch das Gestationsalter bestimmt.

Daher gelingt das Abschätzen der neonatalen Risiken mittels pränataler Untersuchungsparameter nicht mit derselben Genauigkeit wie die der fetalen Risiken. Dies ist insbesondere beim Timing von Interventionen (▶ Abschn. 21.9) zu beachten. Da bei der IUGR eine klinische Verschlechterung der kardiovaskulären und Verhaltensparameter auftreten kann, sollten für die fetale Zustandsbeurteilung das CTG, das biophysikalische Profil und die Dopplersonografie verwendet werden.

21.8.1 Kindsbewegungen

Die einfachste Methode der fetalen Überwachung ist das Monitoring der fetalen Aktivität durch die Mutter. Obwohl eine Abnahme der Aktivität physiologisch durch eine normale fetale Reifung bedingt mit zunehmendem Gestationsalter auftritt, hat sich gezeigt, dass eine durch die Mutter subjektiv empfundene Abnahme der fetalen Aktivität mit einem erhöhten Risiko für einen Fruchttod oder ein pathologisches CTG sub partu einhergeht (Matthews 1975, Frøen et al. 2008).

21.8.2 Kardiotokografie

Bei der herkömmlichen Kardiotokografie (CTG) werden für die visuelle Analyse die „baseline", Variation, Akzelerationen und Dezelerationen beurteilt. Diese Charakteristika werden durch das Gestationsalter, den Reifestatus und die Sauerstoffsättigung in den Regulationszentren beeinflusst (Wheeler u. Murrills 19787, Dawes et al. 1982, Visser et al. 1981).

Obwohl ein reaktives CTG eine Hypoxämie weitgehend ausschließt, hat ein nicht-reaktives CTG nur eine etwa 50%ige Sen-

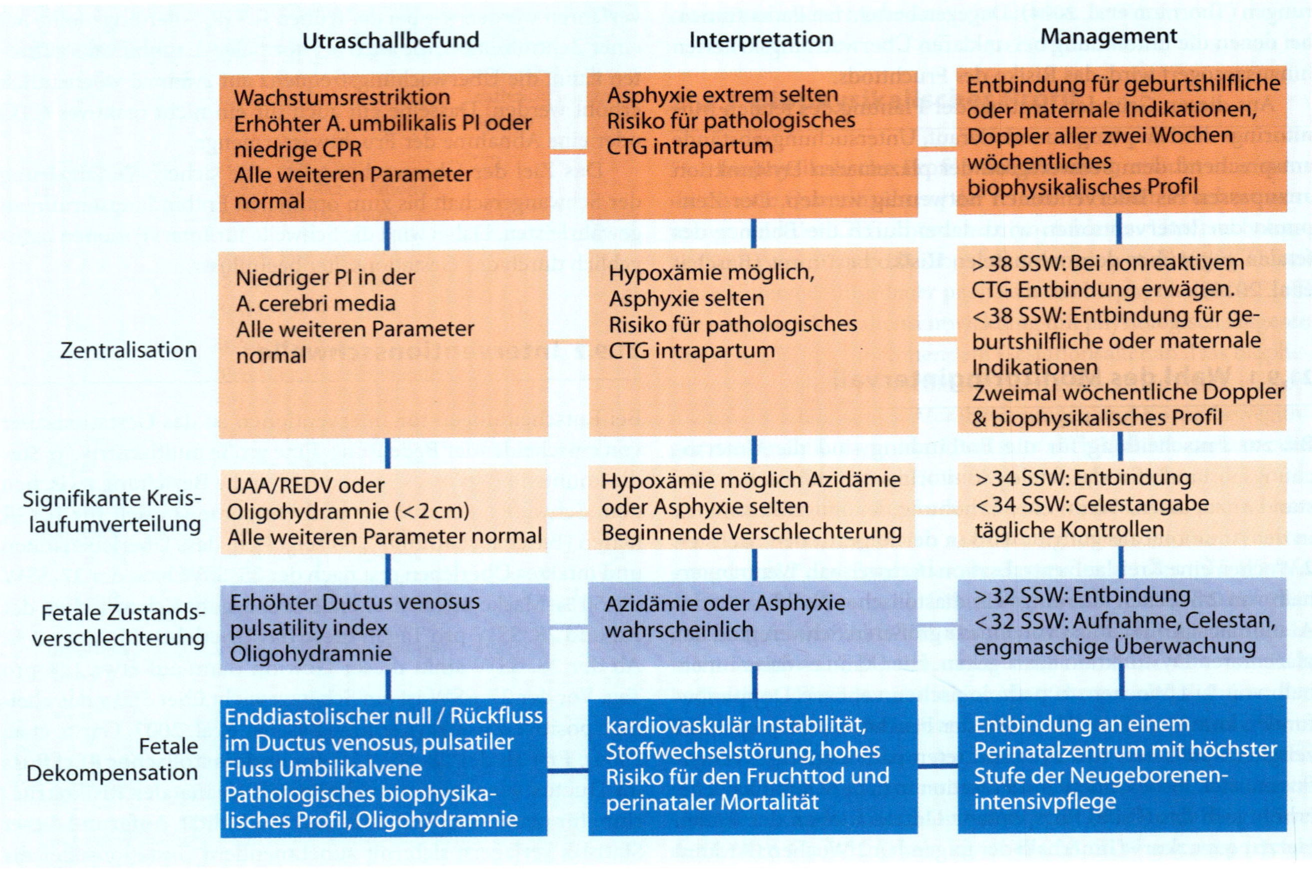

Utraschallbefund
Interpretation
Management
Wachstumsrestriktion Erhöhter A. umbilikalis PI oder niedrige CPR Alle weiteren Parameter normal
Asphyxie extrem selten Risiko für pathologisches CTG intrapartum
Entbindung für geburtshilfliche oder maternale Indikationen, Doppler aller zwei Wochen wöchentliches biophysikalisches Profil
Zentralisation
Niedriger PI in der A. cerebri media Alle weiteren Parameter normal
Hypoxämie möglich, Asphyxie selten Risiko für pathologisches CTG intrapartum
>38 SSW: Bei nonreaktivem CTG Entbindung erwägen. <38 SSW: Entbindung für geburtshilfliche oder maternale Indikationen Zweimal wöchentliche Doppler & biophysikalisches Profil
Signifikante Kreislaufumverteilung
UAA/REDV oder Oligohydramnie (<2 cm) Alle weiteren Parameter normal
Hypoxämie möglich Azidämie oder Asphyxie selten Beginnende Verschlechterung
>34 SSW: Entbindung <34 SSW: Celestangabe tägliche Kontrollen
Fetale Zustandsverschlechterung
Erhöhter Ductus venosus pulsatility index Oligohydramnie
Azidämie oder Asphyxie wahrscheinlich
>32 SSW: Entbindung <32 SSW: Aufnahme, Celestan, engmaschige Überwachung
Fetale Dekompensation
Enddiastolischer null / Rückfluss im Ductus venosus, pulsatiler Fluss Umbilikalvene Pathologisches biophysikalisches Profil, Oligohydramnie
kardiovaskulär Instabilität, Stoffwechselstörung, hohes Risiko für den Fruchttod und perinataler Mortalität
Entbindung an einem Perinatalzentrum mit höchster Stufe der Neugeborenenintensivpflege

Abb. 21.9 Integriertes Management der Wachstumsrestriktion. Dieses Management wird an der University of Maryland bei Feten mit Wachstumsrestriktion angewandt. (Adaptiert nach Baschat u. Harman 2001)

21.9.3 Betamethason

Ist eine Frühgeburt absehbar, ist die Durchführung der Lungenreifeinduktion empfohlen. In einer Studie mit fast 20.000 Neugeborenen konnten Bernstein und Mitarbeiter zeigen, dass die pränatale Gabe von Betamethason die Risiken der schweren Beatmungspflichtigkeit, der Hirnblutung und des neonatalen Todes bei Neonaten mit Wachstumsrestriktion signifikant senkt (WHO 1974, Ley et al. 1997).

Nach der Gabe von Kortikosteroiden ist es wichtig, den Einfluss auf die fetalen Untersuchungsparameter bei der Zustandsbeurteilung zu berücksichtigen.

Betamethason führt zu einer vorübergehenden Reduktion der Herzfrequenzvariation, zu einer 50 % Verringerung der Körperbewegungen und zu einem Sistieren der Atembewegungen (Derks et al. 1995). Diese Veränderungen normalisieren sich innerhalb von 72 h. Die maternalen und fetalen Dopplerparameter werden in diesem Zeitfenster zu einem geringeren Maße beeinflusst (Cohlen et al. 1996). Eine vorübergehende Kreislaufzentralisation kann nach 48 h auftreten (Piazze et al. 2001, Wijnberger et al. 2004).

21.10 Outcome

Die pränatal durch eine plazentare Dysfunktion erworbenen Risiken wirken sich auf das Kurzzeit- und Langzeitoutcome aus und erhöhen im Erwachsenenalter durch die **pränatale** Programmierung das Risiko für eine Reihe kardiovaskulärer und metabolischer Erkrankungen (Hoffman et al. 1968). Für den Perinatologen ist derzeit ein Verständnis der Kurzzeitrisiken von größerer Bedeutung, weil deren Zusammenhänge bisher mit dem fetalen Zustand eingehender untersucht wurden.

Die initial angenommenen vermeintlichen Vorteile einer fetalen Wachstumsrestriktion hinsichtlich der neonatalen Komplikationsrate haben sich nicht bestätigt (Procianoy et al. 1980, Piper u. Langer 1993, Thompson et al. 1992). Im Gegenteil, haben sich erhöhte Risiken für ein Atemnotsyndrom, bronchopulmonale Dysplasie, intrakraniale Blutung, nekrotisierende Enterokolitis und neonatale Mortalität im Vergleich zu normal gewachsenen Feten in mehreren großen Studien bestätigt (Dashe et al. 2000, McIntire et al. 1999, Ley et al. 1997, Spinillo et al. 1997, Aucott et al. 2004).

Die hämatologischen Komplikationen sind von besonderem Interesse, da sie die postpartalen Risiken mitbestimmen (Baschat et al. 2004, Kush et al. 2006).

Bei milderen Formen der Wachstumsrestriktion mit vornehmlich chronischer intrauterine Hypoxämie wird postparal hauptsächlich eine Polyzythämie beobachtet (Weiner et al. 1989). Bei schweren plazentaren Durchblutungsstörungen treten postnatal häufiger eine Anämie und Thrombozytopenie auf, die trotz therapeutischer Maßnahmen mit einem erhöhten Blutungsrisiko in der ersten Lebenswoche einhergehen (Baschat et al. 2004, Kush et al. 2006). Dabei erhöht ein präpartaler ARED-Flow in der A. umbilicalis das Risiko für eine Thrombozytopenie um das Zehnfache. Durch das insgesamt erhöhte Risiko für einen komplizierten postpartalen Verlauf führt eine Entbindung in einem Perinatalzentrum zu deutlich verbesserten Überlebensraten (Kitchen et al. 1979). Vor der 36. SSW ist dabei bei einer schweren fetalen Wachstumsrestriktion die Entbindung an einem Perinatalzentrum durchzuführen.

Das Langzeitwachstumspotenzial nach einer intrauterinen Wachstumsrestriktion ist von der Schwere der plazentaren Dysfunktion abhängig. Bei 75 % aller Kinder mit milderen Formen der plazentaren Insuffizienz wird im Alter von 8 Jahren ein normales Wachstum erreicht (Kitchen et al. 1979, Hediger et al. 1998). Allerdings fällt dieser Anteil bei Neonaten mit einem Geburtsgewicht unter der 3. Perzentile oder mit kleinerem Kopfumfang bis unter 50 % (Kumar et al. 1980).

Eines der wichtigsten Langzeitoutcomes ist die neurologische Entwicklung. Auch hier zeigt sich ein deutlicher Zusammenhang zwischen dem Schweregrad der intrauterinen Wachstumsrestriktion und dem Risiko für Störung der Motorik und des kognitiven Outcomes (Baschat 2011, Dobbing 1974). Dabei ist zu beachten, dass sich mit zunehmendem Gestationsalter bedingt durch die Reifung des zentralen Nervensystems die Vulnerabilität verändert. So sind vor der 28. SSW das Gestationsalter bei Geburt, eine Restriktion des Kopfwachstums und das Ausmaß des Wachstumsrückstandes die Hauptfaktoren, welche die Risiken für die Zerebralparese und das kognitive Outcome bestimmen. Im weiteren Schwangerschaftsverlauf macht sich dann der Einfluss der plazentaren Durchblutungsstörung bemerkbar. Bei der später auftretenden IUGR sind bereits Durchblutungsveränderungen im Aortenisthmus und in regionalen Bereichen der Zerebralzirkulation mit signifikanten neurologischen Entwicklungsveränderungen assoziiert (Baschat 2011). Ob die Möglichkeit besteht, diese Störungen durch perinatales Management zu beeinflussen, ist noch ungeklärt. Während die GRIT-Studie die Bedeutung der Prämaturität bestätigt, zeigen die Langzeitdaten identische kognitive Parameter in beiden Studienarmen (Walker et al. 2011). Die Rekrutierung zur TRUFFLE-Studie („Trial of Umbilical and Fetal Flow in Europe") ist bereits abgeschlossen und die ersten Ergebnisse sind bereits publiziert und werden zu diesem Thema weitere wichtige Informationen beisteuern (Lees et al. 2013).

Literatur

Aardema MW, Oosterhof H, Timmer A, van Rooy I, Aarnoudse JG (2001) Uterine artery Doppler flow and uteroplacental vascular pathology in normal pregnancies and pregnancies complicated by pre-eclampsia and small for gestational age fetuses. Placenta 22:405–411

Akalin-Sel T, Nicolaides KH, Peacock J, Campbell S (1994) Doppler dynamics and their complex interrelation with fetal oxygen pressure, carbon dioxide pressure, and pH in growth-retarded fetuses. Obstet Gynecol 84:439–444

Ghazali AW, Chita SK, Chapman MG, Allan LD (1987) Evidence of redistribution of cardiac output in asymmetrical growth retardation. Br J Obstet Gynaecol 96:697–704

Arbeille P, Maulik D, Fignon A, Stale H, Berson M, Bodard S, Locatelli A (1995) Assessment of the fetal PO2 changes by cerebral and umbilical Doppler on lamb fetuses during acute hypoxia. Ultrasound Med Biol 21:861–870

Arduini D, Rizzo G, Capponi A, Rinaldo D, Romanini C (1996) Fetal pH value determined by cordocentesis:an independent predictor of the development of antepartum fetal heart rate decelerations in growth retarded fetuses with absent end-diastolic velocity in umbilical artery. J Perinat Med 24:601–607

Arduini D, Rizzo G, Romanini C (1992) Changes of pulsatility index from fetal vessels preceding the onset of late decelerations in growth-retarded fetuses. Obstet Gynecol 79:605–610

Arduini D, Rizzo G, Romanini C (1993) The development of abnormal heart rate patterns after absent end-diastolic velocity in umbilical artery: Analysis of risk factors. Am J Obstet Gynecol 168:50

Aucott SW, Donohue PK, Northington FJ (2004) Increased morbidity in severe early intrauterine growth restriction. J Perinatol 24:435–440

Bahado-Singh RO, Kovanci E, Jeffres A, Oz U, Deren O, Copel J, Mari G (1999) The Doppler cerebroplacental ratio and perinatal outcome in intrauterine growth restriction. Am J Obstet Gynecol 180:750–756

Barker DJ (1992) Fetal growth and adult disease. Br J Obstet Gynaecol 99:275–276

Baschat AA (2004) Doppler application in the delivery timing of the preterm growth-restricted fetus:another step in the right direction. Ultrasound Obstet Gynecol 23:111–118

Baschat AA (2011) Neurodevelopment following fetal growth restriction and its relationship with antepartum parameters of placental dysfunction. Ultrasound Obstet Gynecol 37:501–514

Baschat AA, Berg C, Turan O, Turan S, Galan H, Thilaganathan B, Nicolaides K, Gembruch U, Harman CR (2008) Natural history of stillbirth in placenta based fetal growth restriction – implications for surveillance. Annual Meeting of the Society for Maternal-Fetal Medicine. Am J Obstet Gynecol 199:198

Baschat AA, Cosmi E, Bilardo CM, Wolf H, Berg C, Rigano S, Germer U, Moyano D, Turan S, Hartung J, Bhide A, Müller T, Bower S, Nicolaides KH, Thilaganathan B, Gembruch U, Ferrazzi E, Hecher K, Galan HL, Harman CR (2007) Predictors of neonatal outcome in early-onset placental dysfunction. Obstet Gynecol 109:253–261

Baschat AA, Galan HL, Bhide A, Berg C, Kush ML, Oepkes D, Thilaganthan B, Gembruch U, Harman CR (2006) Doppler and biophysical assessment in growth restricted fetuses: distribution of test results. Ultrasound Obstet Gynecol 27:41–47

Baschat AA, Gembruch U (2003) The cerebroplacental Doppler ratio revisited. Ultrasound Obstet Gynecol 21:124–127

Baschat AA, Gembruch U, Harman CR (2001) The sequence of changes in Doppler and biophysical parameters as severe fetal growth restriction worsens. Ultrasound Obstet Gynecol 18:571–577

Baschat AA, Gembruch U, Harman CR (2004) Haematologic consequences of placental insufficiency. Arch Dis Child Fetal Neonatal Ed 89:F94

Baschat AA, Gembruch U, Reiss I, Gortner L, Diedrich K (1997) Demonstration of fetal coronary blood flow by Doppler ultrasound in relation to arterial and venous flow velocity waveforms and perinatal outcome – the „heart-sparing effect". Ultrasound Obstet Gynecol 9:162–172

Baschat AA, Gembruch U, Reiss I, Gortner L, Weiner CP, Harman CR (2000) Relationship between arterial and venous Doppler and perinatal outcome in fetal growth restriction. Ultrasound Obstet Gynecol 16:407–413

Baschat AA, Gembruch U, Weiner CP, Harman CR (2003) Qualitative venous Doppler waveform analysis improves prediction of critical perinatal outcomes in premature growth-restricted fetuses. Ultrasound Obstet Gynecol 22:240–245

Baschat AA, Guclu S, Kush ML, Gembruch U, Weiner CP, Harman CR (2004) Venous Doppler in the prediction of acid-base status of growth-restricted

fetuses with elevated placental blood flow resistance. Am J Obstet Gynecol 191:277–284
Baschat AA, Towbin J, Bowles NE, Harman CR, Weiner CP (2003) Is adenovirus a fetal pathogen? Am J Obstet Gynecol 189:758–763
Baschat AA, Weiner CP (2000) Umbilical artery Doppler screening for detection of the small fetus in need of antepartum surveillance. Am J Obstet Gynecol 182:154–158
Battaglia FC, Lubchenco LO (1967) A practical classification of newborn infants by weight and gestational age. J Pediatr 71:159–163
Berkowitz GS, Skovron ML, Lapinski RH et al (1990) Delayed childbearing and the outcome of pregnancy. N Engl J Med 322:659
Bernstein IM, Horbar JD, Badger GJ, Ohlsson A, Golan A (2000) Morbidity and mortality among very-low-birth-weight neonates with intrauterine growth restriction. The Vermont Oxford Network. Am J Obstet Gynecol 182:198–206
Bernstein IM, Meyer MC, Capeless EL (1994) „Fetal growth charts":comparison of cross-sectional ultrasound examinations with birthweight. Maternal Fetal Med 3:182
Bernstein IM, Ziegler W, Stirewalt WS et al (1998) Angiotensinogen genotype and plasma volume in nulligravid women. Obstet Gynecol 92:171
Bilardo CM, Wolf H, Stigter RH, Ville Y, Baez E, Visser GH, Hecher K (2004) Relationship between monitoring parameters and perinatal outcome in severe, early intrauterine growth restriction. Ultrasound Obstet Gynecol 23:119–125
Bobrow CS, Soothill P (1999) Fetal growth velocity: a cautionary tale. Lancet 353:1460
Boers KE, Vijgen SM, Bijlenga D, van der Post JA, Bekedam DJ, Kwee A, van der Salm PC, van Pampus MG, Spaanderman ME, de Boer K, Duvekot JJ, Bremer HA, Hasaart TH, Delemarre FM, Bloemenkamp KW, van Meir CA, Willekes C, Wijnen EJ, Rijken M, le Cessie S, Roumen FJ, Thornton JG, van Lith JM, Mol BW, Scherjon SA, DIGITAT study group (2010) Induction versus expectant monitoring for intrauterine growth restriction at term: randomised equivalence trial (DIGITAT). BMJ 341:c7087
Bonnin P, Fouron JC, Teyssier G, Sonesson SE, Skoll A (1993) Quantitative assessment of circulatory changes in the fetal aortic isthmus during progressive increase of resistance to umbilical blood flow. Circulation 88:216–222
Brosens I, Dixon HG, Robertson WB (1977) Fetal growth retardation and the arteries of the placental bed. Br J Obstet Gynaecol 84:656–663
Bukowski R, Burgett AD, Gei A, Saade GR, Hankins GD (2003) Impairment of fetal growth potential and neonatal encephalopathy. Am J Obstet Gynecol 188:1011–1015
Campbell S, Thoms A (1977) Ultrasound measurement of the fetal head to abdomen circumference ratio in the assessment of growth retardation. Br J Obstet Gynaecol 84:165
Campbell S, Wilkin D (1975) Ultrasonic measurement of fetal abdomen circumference in the estimation of fetal weight. Br J Obstet Gynaecol 82:689
Chamberlain PF, Manning FA, Morrison I, Harman CR, Lange IR (1984) Ultrasound evaluation of amniotic fluid volume. I. The relationship of marginal and decreased amniotic fluid volumes to perinatal outcome. Am J Obstet Gynecol 150:245–249
Chapman MG, Furness ET, Jones WR et al (1979) Significance of the ultrasound location of placental site in early pregnancy. Br J Obstet Gynaecol 86:846
Chauhan SP, Sanderson M, Hendrix NW, Magann EF, Devoe LD (1999) Perinatal outcome and amniotic fluid index in the antepartum and intrapartum periods: A meta-analysis. Am J Obstet Gynecol 181:1473–1478
Clausson B, Gardosi J, Francis A, Cnattingius S (2001) Perinatal outcome in SGA births defined by customised versus population-based birthweight standards. BJOG 108:830–834
Cliver SP, Goldenberg RL, Cutter GR, Hoffman HJ, Davis RO, Nelson KG (1995) The effect of cigarette smoking on neonatal anthropometric measurements. Obstet Gynecol 85:625–630
Cohlen BJ, Stigter RH, Derks JB, Mulder EJ, Visser GH (1996) Absence of significant hemodynamic changes in the fetus following maternal betamethasone administration. Ultrasound Obstet Gynecol 8:252–255
Combs CA, Jaekle RK, Rosenn B et al (1993) Sonographic estimation of fetal weight based on a model of fetal volume. Obstet Gynecol 82:365
Cosmi E, Ambrosini G, D'Antona D, Saccardi C, Mari G (2005) Doppler, cardiotocography, and biophysical profile changes in growth-restricted fetuses. Obstet Gynecol 106:1240–1245
Cowles T, Tatlor S, Zneimer S, Elder F (1994) Association of confined placental mosaicism with intrauterine growth restriction [abstract]. Am J Obstet Gynecol 170:273
Crane JP, Kopta MM (1979) Prediction of intrauterine growth retardation via ultrasonically measured head/abdominal circumference ratios. Obstet Gynecol 54:597
Croall J, Sherrif S, Matthews J (1978) Non-pregnant plasma volume and fetal growth retardation. Br J Obstet Gynaecol 85:90–93
Cruz-Martinez R, Figueras F, Hernandez-Andrade E, Puerto B, Gratacós E (2010) Longitudinal brain perfusion changes in near-term small-for-gestational-age fetuses as measured by spectral Doppler indices or by fractional moving blood volume. Am J Obstet Gynecol 203(6):42.e1–42.e6
Dashe JS, McIntire DD, Lucas MJ, Leveno KJ (2000) Effects of symmetric and asymmetric fetal growth on pregnancy outcomes. Obstet Gynecol 96:321–327
Dawes GS, Houghton CRS, Redman CWG, Visser GHA (1982) Patterns of normal fetal heart rate. Br J Obstet Gynaecol 89:276–284
Derks JB, Mulder EJ, Visser GH (1995) The effects of maternal betamethasone administration on the fetus. Br J Obstet Gynaecol 102(1):40–46
DeWolf F, Brosens I, Renaer M (1980) Fetal growth retardation and the maternal arterial supply of the human placenta in the absence of sustained hypertension. Br J Obstet Gynaecol 87:678
Divon MY, Chamberlain PF, Sipos L, Manning FA, Platt LD (1986) Identification of the small for gestational age fetus with the use of gestational age-independent indices of fetal growth. Am J Obstet Gynecol 155:1197–1201
Divon MY, Girz BA, Lieblich R, Langer O (1989) Clinical management of the fetus with markedly diminished umbilical artery end-diastolic flow. Am J Obstet Gynecol 161:1523–1527
Dobbing J (1974) The later development of the brain and its vulnerability. In: Davis JA, Dobbing J (Hrsg) Scientific Foundations of Paediatrics. WB Saunders, Philadelphia, S. 565
Dugan A, Johnnson MP, Isada I et al (1992) The smaller than expected first trimester fetus is at increased risk for chromosomal anomalies. Am J Obstet Gynecol 167:1525
Dunn PM (1985) The search for perinatal definitions and standards. Acta Paediatr Scand 319:7
Duvekot JJ, Cheriex EC, Pieters FAA et al (1995) Maternal volume homeostasis in early pregnancy in relation to fetal growth restriction. Obstet Gynecol 85:361
Eik-Nes SH, Grottum P, Persson PH, Marsal K (1982) Prediction of fetal growth by ultrasound biometry. I. Methodology. Acta Obstet Gynecol Scand 61:53
Eydoux P, Choiset A, LePorrier N et al (1989) Chromosomal prenatal diagnosis: study of 936 cases of intrauterine abnormalities after ultrasound assessment. Prenat Diagn 9:255
Farine D, Kelly EN, Ryan G et al (1995) Absent and reversed umbilical artery end-diastolic velocity. In: Copel JA, Reed KL (Hrsg) Doppler Ultrasound in Obstetrics and Gynecology. Raven Press, New York, S. 187
Ferrazzi E, Bozzo M, Rigano S, Bellotti M, Morabito A, Pardi G, Battaglia FC, Galan HL (2002) Temporal sequence of abnormal Doppler changes in the peripheral and central circulatory systems of the severely growth-restricted fetus. Ultrasound Obstet Gynecol 19:140–146
Ferrazzi E, Bulfamante G, Mezzopane R, Barbera A, Ghidini A, Pardi G (1999) Uterine Doppler velocimetry and placental hypoxic-ischaemic lesion in pregnancies with fetal intrauterine growth restriction. Placenta 20:389–394
Fouron JC, Absi F, Skoll A, Proulx F, Gosselin J (2003) Changes in flow velocity patterns of the superior and inferior venae cavae during placental circulatory insufficiency. Ultrasound Obstet Gynecol 21:53–56
Fouron JC, Skoll A, Sonesson SE, Pfizenmaier M, Jaeggi E, Lessard M (1999) Relationship between flow through the fetal aortic isthmus and cerebral oxygenation during acute placental circulatory insufficiency in ovine fetuses. Am J Obstet Gynecol 181:1102–1107
Frigoletto FD (1977) Evaluation and management of deferred-fetal growth. In: Frigoletto FD (Hrsg) Clinical Obstetrics and Gynecology. Harper, Hagerstown, MD, S. 922

Froen JF, Gardosi JO, Thurmann A, Francis A, Stray-Pedersen B (2004) Restricted fetal growth in sudden intrauterine unexplained death. Acta Obstet Gynecol Scand 83:801–807

Frøen JF, Heazell AE, Tveit JV, Saastad E, Fretts RC, Flenady V (2008) Fetal movement assessment. Semin Perinatol 32:243–246

Gagnon R, Campbell K, Hunse C, Patrick J (1987) Patterns of human fetal heart rate accelerations from 26 weeks to term. Am J Obstet Gynecol 157:743–749

Gardosi J, Chang A, Kalyan B, Sahota D, Symonds EM (1992) Customised antenatal growth charts. Lancet 339:283–287

Garite TJ, Clark R, Thorp JA (2004) Intrauterine growth restriction increases morbidity and mortality among premature neonates. Am J Obstet Gynecol 191:481–487

Giles WB, Trudinger BJ, Baird PJ (1985) Fetal umbilical artery flow velocity waveforms and placental resistance:pathological correlation. Br J Obstet Gynaecol 92:31–38

Goldenberg RL, Hauth J, Cutter GR, Hoffman HJ, Davis RO, Nelson KG (1995) Fetal growth in women using low-dose Aspirin for the prevention of preeclampsia:effect of maternal size. J Matern Fetal Med 4:218–222

Goldenberg RL, Cliver SP, Cutter GR, Davis RO, Hoffman HJ, Wen SW (1992) growth retardation and preterm delivery. In J Tech Asess Health Care. Blood Pressure 8:82–90

Gramellini D, Folli MC, Raboni S, Vadora E, Merialdi A (1992) Cerebral-umbilical Doppler ratio as a predictor of adverse perinatal outcome. Obstet Gynecol 79:416–420

Griffin D, Bilardo K, Masini L, Diaz-Recasens J, Pearce JM, Willson K, Campbell S (1984) Doppler blood flow waveforms in the descending thoracic aorta of the human fetus. Br J Obstet Gynaecol 91:997–1006

Groome LJ, Owen J, Neely CL, Hauth JC (1991) Oligohydramics:antepartum fetal urine production and intrapertum fetal distress. Am J Obstet Gynecol 165:1077

Gudmundsson S, Tulzer G, Huhta JC, Marsal K (1996) Venous Doppler in the fetus with absent end-diastolic flow in the umbilical artery. Ultrasound Obstet Gynecol 7:262–267

Guzman ER, Vintzileos AM, Martins M, Benito C, Houlihan C, Hanley M (1996) The efficacy of individual computer heart rate indices in detecting acidemia at birth in growth-restricted fetuses. Obstet Gynecol 87:969–974

Hadlock FP, Deter RL, Carpenter RJ, Park SK (1981) Estimating fetal age:Effect of head shape on BPD. Am J Roentgenol 137:83

Hadlock FP, Harrist RB, Martinez-Poyer J (1991) utero analysis of fetal growth:a sonographic weight standard. Radiology 181:129

Hadlock FP, Harrist RB, Sharman RS et al (1985) Estimation of fetal weight with the use of head, body, and femur measurements – a prospective study. Am J Obstet Gynecol 151:333

Harrington K, Thompson MO, Carpenter RG, Nguyen M, Campbell S (1999) Doppler fetal circulation in pregnancies complicated by pre-eclampsia or delivery of a small for gestational age baby:2. Longitudinal analysis. Br J Obstet Gynaecol 106:453–466

Haugen G, Hanson M, Kiserud T, Crozier S, Inskip H, Godfrey KM (2005) Fetal liver-sparing cardiovascular adaptations linked to mother's slimness and diet. Circ Res 96:12–14

Haugen G, Kiserud T, Godfrey K, Crozier S, Hanson M (2004) Portal and umbilical venous blood supply to the liver in the human fetus near term. Ultrasound Obstet Gynecol 24:599–605

Hecher K, Bilardo CM, Stigter RH, Ville Y, Hackeloer BJ, Kok HJ, Senat MV, Visser GH (2001) Monitoring of fetuses with intrauterine growth restriction:a longitudinal study. Ultrasound Obstet Gynecol 18:564–5570

Hecher K, Campbell S (1996) Characteristics of fetal venous blood flow under normal circumstances and during fetal disease. Ultrasound Obstet Gynecol 7:68–83

Hecher K, Campbell S, Doyle P, Harrington K, Nicolaides K (1995) Assessment of fetal compromise by Doppler ultrasound investigation of the fetal circulation. Arterial, intracardiac, and venous blood flow velocity studies. Circulation 91:129–138

Hecher K, Spernol R, Stettner H, Szalay S (1992) Potential for diagnosing imminent risk to appropriate- and small-for-gestational-age fetuses by Doppler sonographic examination of umbilical and cerebral arterial blood flow. Ultrasound Obstet Gynecol 2:266–271

Hediger ML, Overpeck MD, Maurer KR et al (1998) Growth of infants and young children born small or large for gestational age:findings from the Third National Health and Nutrition Examination Survey. Arch Pediatr Adolesc Med 152:1225

Hernandez-Andrade E, Figueroa-Diesel H, Jansson T, Rangel-Nava H, Gratacos E (2008) Changes in regional fetal cerebral blood flow perfusion in relation to hemodynamic deterioration in severely growth-restricted fetuses. Ultrasound Obstet Gynecol 32:71–76

Hershkovitz R, Kingdom JC, Geary M, Rodeck CH (2000) Fetal cerebral blood flow redistribution in late gestation:identification of compromise in small fetuses with normal umbilical artery Doppler. Ultrasound Obstet Gynecol 15:209–212

Hoffman HJ, Stark CR, Lundin FE, Ashbrook JD (1974) Analysis of birthweight, gestational age, and fetal viability, U, S. births, 1968. Obstet Gynecol Surv 29:651

Hofstaetter C, Gudmundsson S, Hansmann M (2002) Venous Doppler velocimetry in the surveillance of severely compromised fetuses. Ultrasound Obstet Gynecol 20:233–239

Kahn B, Lumley LH, Zybert PA, Lorenz JM, Cleary-Goldman J, D'Alton ME, Robinson JN (2003) Prospective risk of fetal death in singleton, twin, and triplet gestations:implications for practice. Obstet Gynecol 102:685–692

Khoury MJ, Erickson D, Cordero JE, McCarthy BJ (1988) Congenital malformations and intrauterine growth retardation:A population study. Pediatrics 82:83–90

Kingdom JC, Kaufmann P (1999) Oxygen and placental vascular development. Adv Exp Med Biol 474:259–275

Kiserud T, Kessler J, Ebbing C, Rasmussen S (2006) Ductus venosus shunting in growth-restricted fetuses and the effect of umbilical circulatory compromise. Ultrasound Obstet Gynecol 28:143–149

Kiserud T, Rasmussen S, Skulstad S (2000) Blood flow and the degree of shunting through the ductus venosus in the human fetus. Am J Obstet Gynecol 182:147–153

Kitchen WH, McDougass AB, Naylor FD (1980) A longitudinal study of very low-birthweight infants. III: Distance growth at eight years of age. Dev Med Child Neurol 22:1633

Kitchen WH, Richards A, Ryan MM et al (1979) A longitudinal study of very low-birthweight infants. II: Results of controlled trial of intensive care and incidence of handicaps. Dev Med Child Neurol 21:582

Kumar SP, Anday EK, Sacks LM et al (1980) Follow-up studies of very low birthweight infants (1,250 grams or less) born and treated within a perinatal center. Pediatrics 66:438

Kupferminc MJ, Peri H, Zwang E, Yaron Y, Wolman I, Eldor A (2000) High prevalence of the prothrombin gene mutation in women with intrauterine growth retardation, abruptio placentae and second trimester loss. Acta Obstet Gynecol Scand 79:963–967

Kush M, Gortner L, Harman CR, Baschat AA (2006) Sustained hematological consequences in the first week of neonatal life secondary to placental dysfunction. Early Hum Dev 82:67–72

Lechtig A, Yarbrough C, Delgado H et al (1975) Effect of moderate maternal malnutrition on the placenta. Am J Obstet Gynecol 123:191

Lees C, Marlow N, Arabin B, Bilardo CM, Brezinka C, Derks JB, Duvekot J, Frusca T, Diemert A, Ferrazzi E, Ganzevoort W, Hecher K, Martinelli P, Ostermayer E, Papageorghiou AT, Schlembach D, Schneider KTM, Thilaganathan B, Todros T, van Wassenaer-Leemhuis A, Valcamonico A, Visser GHA, Wolf H on behalf of the TRUFFLE Group (2013) Perinatal morbidity and mortality in early-onset fetal growth restriction: cohort outcomes of the trial of randomized umbilical and fetal flow in Europe (TRUFFLE). Ultrasound Obstet Gynecol 42:400-408

Ley D, Wide-Swensson D, Lindroth M, Svenningsen N, Marsal K (1997) Respiratory distress syndrome in infants with impaired intrauterine growth. Acta Paediatr 86:1090–1096

Lin CC, Devoe LD, River P, Mouawad AH (1981) Oxytocin challenge test and intrauterine growth retardation. Am J Obstet Gynecol 14:282–288

Little BB, Snell LM, Klein VR et al (1989) Cocaine abuse during pregnancy:maternal and fetal implications. Obstet Gynecol 74:157

Lobi M, Welcher DW, Mellits ED (1971) Maternal age and intellectual function of offspring. Johns Hopkins Med J 128:347

Lubchenco LO, Hansman C, Boyd E (1963) Intrauterine growth as estimated from live born birth-weight data at 24–42 weeks of gestation. Pediatrics 32:793

Makikallio K, Jouppila P, Rasanen J (2002) Retrograde net blood flow in the aortic isthmus in relation to human fetal arterial and venous circulations. Ultrasound Obstet Gynecol 19:147–152

Manning FA (2002) Fetal biophysical profile:a critical appraisal. Clin Obstet Gynecol 45:975–985

Manning FA, Hill LM, Platt LD (1981) Qualitative amniotic fluid volume determination by ultrasound:antepartum detection of intrauterine growth retardation. Am J Obstet Gynecol 193:254

Manning FA, Platt FA, Sipos L (1980) Antepartum fetal evaluation:development of a fetal biophysical profile. Am J Obstet Gynecol 136:787

Manning FA, Snijders R, Harman CR, Nicolaides K, Menticoglou S, Morrison I (1993) Fetal biophysical profile score. VI. Correlation with antepartum umbilical venous fetal pH. Am J Obstet Gynecol 169:755–763

Matthews DD (1975) Maternal assessment of fetal activity in small-for-dates infants. Obstet Gynecol 45:488

Mavrides E, Moscoso G, Carvalho JS, Campbell S, Thilaganathan B (2001) The anatomy of the umbilical, portal and hepatic venous systems in the human fetus at 14–19 weeks of gestation. Ultrasound Obstet Gynecol 18:598–604

McGowan LM, Harding JE, Roberts AB, Barker SE, Ford C, Stewart AW (2000) A pilot randomized controlled trial of two regimens of fetal surveillance for small-for-gestational age fetuses with normal results of umbilical artery Doppler velocimetry. Am J Obstet Gynecol 182:81–86

McIntire DD, Bloom SL, Casey BM, Leveno MJ (1999) Birth weight in relation to morbidity and mortality among newborn infants. N Engl J Med 340:1234

Meekins JW, Pijnenborg R, Hanssens M, McFadyen IR, van Asshe A (1994) A study of placental bed spiral arteries and trophoblast invasion in normal and severe pre-eclamptic pregnancies. Br J Obstet Gynaecol 101:669–674

Miller HC (1972) Fetal growth and neonatal mortality. Pediatrics 49:392

Mills JL, Graubard BI, Harley EE et al (1984) Maternal alcohol consumption and birth weight. How much drinking during pregnancy is safe? JAMA 252:1875

Mongelli M, Sverker EK, Tambyrajia R (1998) Screening for fetal growth restriction:a mathematical model of the effect of time interval and ultrasound error. Obstet Gynecol 92:908

Morrow RJ, Adamson SL, Bull SB, Ritchie JW (1989) Effect of placental embolization on the umbilical artery velocity waveform in fetal sheep. Am J Obstet Gynecol 161:1055–1060

Neilson JP, Alfirevic Z (2002) Doppler ultrasound for fetal assessment in high risk pregnancies (Cochrane review). In:The Cochrane Library, Issue 1,. Oxford:Update Software

Nicolaides KH, Sadovsky G, Visser GHA (1989) Heart rate patterns in normoxemic, hypoxemic, and anemic second-trimester fetuses. Am J Obstet Gynecol 160:1034–1037

Odegard RA, Vatten LJ, Nilsen ST, Salvesen KA, Austgulen R (2000) Preeclampsia and fetal growth. Obstet Gynecol 96:950–955

Ott WJ (1988) The diagnosis of altered fetal growth. Obstet Gynecol Clin North Am 15:237

Ott WJ (1993) Intrauterine growth retardation and preterm delivery. Am J Obstet Gynecol 168:1710

Ott WJ (2000) Intrauterine growth restriction and Doppler ultrasonography. J Ultrasound Med 19:661–665

Owen P, Farrell T, Hardwick JC, Khan KS (2002) Relationship between customised birthweight centiles and neonatal anthropometric features of growth restriction. BJOG 109:658–662

Pazos R, Vuolo K, Aladjem S, Lueck J, Anderson C (1982) Association of spontaneous fetal heart rate decelerations during antepartum nonstress testing and intrauterine growth retardation. Am J Obstet Gynecol 144:574–577

Piazze JJ, Anceschi MM, La Torre R, Amici F, Maranghi L, Cosmi EV (2001) Effect of antenatal betamethasone therapy on maternal–fetal Doppler velocimetry. Early Hum Dev 60:225

Pillai M, James D (1991) Continuation of normal neurobehavioural development in fetuses with absent umbilical arterial end-diastolic velocities. Br J Obstet Gynaecol 98:277–281

Piper JM, Langer O (1993) Is lung maturation related to fetal growth in diabetic or hypertensive pregnancies? Eur J Obstet Gynecol Reprod Biol 51:15

Procianoy RS, Garcia-Prats FA, Adams JM et al (1980) Hyaline membrane disease and intraventricular haemorrhage in small for gestational age infants. Arch Dis Child 55:502

Reed KL, Anderson CF, Shenker L (1987) Changes in intracardiac Doppler flow velocities in fetuses with absent umbilical artery diastolic flow. Am J Obstet Gynecol 157:774–779

Ribbert LS, Nicolaides KH, Visser GH (1993) Prediction of fetal acidaemia in intrauterine growth retardation:comparison of quantified fetal activity with biophysical profile score. Br J Obstet Gynaecol 100:653–656

Ribbert LS, Snijders RJ, Nicolaides KH, Visser GH (1990) Relationship of fetal biophysical profile and blood gas values at cordocentesis in severely growth-retarded fetuses. Am J Obstet Gynecol 163:569–571

Ribbert LS, Visser GH, Mulder EJ, Zonneveld MF, Morssink LP (1993) Changes with time in fetal heart rate variation, movement incidences and haemodynamics in intrauterine growth retarded fetuses:a longitudinal approach to the assessment of fetal well being. Early Hum Dev 31:195–208

Rigano S, Bozzo M, Ferrazzi E, Bellotti M, Battaglia FC, Galan HL (2001) Early and persistent reduction in umbilical vein blood flow in the growth-restricted fetus: a longitudinal study. Am J Obstet Gynecol 185:834–838

Rizzo G, Arduini D (1991) Fetal cardiac function in intrauterine growth retardation. Am J Obstet Gynecol 165:876–882

Rizzo G, Arduini D, Pennestri F, Romanini C, Mancuso S (1987) Fetal behaviour in growth retardation: its relationship to fetal blood flow. Prenat Diagn 7:229–238

Rizzo G, Capponi A, Chaoui R, Taddei F, Arduini D, Romanini C (1996) Blood flow velocity waveforms from peripheral pulmonary arteries in normally grown and growth-retarded fetuses. Ultrasound Obstet Gynecol 8:87–92

Rizzo G, Capponi A, Rinaldo D, Arduini D, Romanini C (1995) Ventricular ejection force in growth-retarded fetuses. Ultrasound Obstet Gynecol 5:247–255

Rizzo G, Capponi A, Talone PE, Arduini D, Romanini C (1996) Doppler indices from inferior vena cava and ductus venosus in predicting pH and oxygen tension in umbilical blood at cordocentesis in growth-retarded fetuses. Ultrasound Obstet Gynecol 7:401–410

Rossavik IK, Deter RL (1984) Mathematical modeling of fetal growth. I. Basic principles. J Clin Ultrasound 12:529

Rowlands DJ, Vyas SK (1995) Longitudinal study of fetal middle cerebral artery flow velocity waveforms preceding fetal death. Br J Obstet Gynaecol 102:888–890

Sawai SK, Williams MC, O'Brien WF et al (1991) Sequential outpatient application of intravaginal prostaglandin E2 gel in the management of postdates pregnancies. Obstet Gynecol 78:19

Sebire NJ, Talbert D (2002) The role of intraplacental vascular smooth muscle in the dynamic placenta: a conceptual framework for understanding uteroplacental disease. Med Hypotheses 58:347–351

Seeds JW (1984) Impaired fetal growth:ultrasonic evaluation and clinical management. Obstet Gynecol 64:577

Seeds JW, Peng T (1998) Impaired fetal growth and risk of fetal death:is the tenth percentile the appropriate standard. Am J Obstet Gynecol 178:658

Selam B, Koksal R, Ozcan T (2000) Fetal arterial and venous Doppler parameters in the interpretation of oligohydramnios in postterm pregnancies. Ultrasound Obstet Gynecol 15:403–406

Senat MV, Schwarzler P, Alcais A, Ville Y (2000) Longitudinal changes in the ductus venosus, cerebral transverse sinus and cardiotocogram in fetal growth restriction. Ultrasound Obstet Gynecol 16:19–24

Severi FM, Bocchi C, Visentin A, Falco P, Cobellis L, Florio P, Zagonari S, Pilu G (2002) Uterine and fetal cerebral Doppler predict the outcome of third-trimester small-for-gestational age fetuses with normal umbilical artery Doppler. Ultrasound Obstet Gynecol 19:225–228

Sickler GK, Nyberg DA, Sohaey R, Luthy DA (1997) Polyhydramnios and fetal intrauterine growth restriction: Ominous combination. J Ultrasound Med 16:609–614

Silver HM, Seebeck M, Carlson R (1998) Comparison of total blood volume in normal, preeclamptic and nonproteinuric gestational hypertensive pregnancy by simultaneous measurement of red blood cell and plasma volumes. Am J Obstet Gynecol 179:87

Smith CA (1947) Effects of maternal undernutrition upon the newborn infant in Holland (1944–1945). Am J Obstet Gynecol 30:229

Soothill PW, Ajayi RA, Campbell S, Ross EM, Candy DC, Snijders RM, Nicolaides KH (1992) Relationship between fetal acidemia at cordocentesis and subsequent neurodevelopment. Ultrasound Obstet Gynecol 2:80–83

Sparks JW, Girard JR, Battaglia FC (1980) An estimate of the caloric requirements of the human fetus. Biol Neonate 38:113–119

Spinillo A, Capuzzo E, Piazzi G, Baltaro F, Stronati M, Ometto A (1997) Significance of low birthweight for gestational age among very preterm infants. Br J Obstet Gynaecol 104:668–673

Strigini FA, De Luca G, Lencioni G, Scida P, Giusti G, Genazzani AR (1997) Middle cerebral artery velocimetry: different clinical relevance depending on umbilical velocimetry. Obstet Gynecol 90:953–957

Tamura RK, Sabbagha RE (1980) Percentile ranks of sonar fetal abdominal circumference measurements. Am J Obstet Gynecol 138:475

The GRIT study group (2003) A randomised trial of timed delivery for the compromised preterm fetus: short term outcomes and Bayesian interpretation. BJOG 110:27–32

Thompson PJ, Greenough A, Gamsu HR, Nicolaides KH (1992) Ventilatory requirements for respiratory distress syndrome in small-for-gestational-age infants. Eur J Pediatr 151:528

Thompson RS, Stevens RJ (1989) Mathematical model for interpretation of Doppler velocity waveform indices. Med Biol Eng Comput 27:269–276

Thornton JG, Hornbuckle J, Vail A, Spiegelhalter DJ, Levene M, GRIT study group (2004) Infant wellbeing at 2 years of age in the Growth Restriction Intervention Trial (GRIT):multicentred randomised controlled trial. Lancet 364:513–520

Turan OM, Turan S, Gungor S, Berg C, Moyano D, Gembruch U, Nicolaides KH, Harman CR, Baschat AA (2008) Progression of Doppler abnormalities in intrauterine growth restriction. Ultrasound Obstet Gynecol 32:160–167

Turan S, Turan OM, Berg C, Moyano D, Bhide A, Bower S, Thilaganathan B, Gembruch U, Nicolaides K, Harman C, Baschat AA (2007) Computerized fetal heart rate analysis, Doppler ultrasound and biophysical profile score in the prediction of acid-base status of growth-restricted fetuses. Ultrasound Obstet Gynecol 30:750–756

Usher R, McLean F (1969) Intrauterine growth of live-born Caucasian infants at sea level: standards obtained from measurements in 7 dimensions of infants born between 25 and 44 weeks of gestation. J Pediatr 74:901

Veille JC, Kanaan C (1989) Duplex Doppler ultrasonographic evaluation of the fetal renal artery in normal and abnormal fetuses. Am J Obstet Gynecol 161:1502

Vintzileos AM, Campbell WA, Rodis JF et al (1987) Fetal weight estimation formulas with head, abdominal, femur and thigh circumference measurements. Am J Obstet Gynecol 157:410

Vintzileos AM, Fleming AD, Scorza WE, Wolf EJ, Balducci J, Campbell WA, Rodis JF (1991) Relationship between fetal biophysical activities and umbilical cord blood gas values. Am J Obstet Gynecol 165:707–713

Visser GHA, Dawes GS, Redman CWG (1981) Numerical analysis of the normal human antenatal fetal heart rate. Br J Obstet Gynaecol 88:792–802

Visser GHA, Redman CWG, Huisjes HJ, Turnbull AC (1980) Nonstressed antepartum heart rate monitoring:implications of decelerations after spontaneous contractions. Am J Obstet Gynecol 138:429–435

Visser GHA, Sadovsky G, Nicolaides KH (1990) Antepartum heart rate patterns in small-for gestational age third trimester fetuses:Correlations with blood gases obtained at cordocentesis. Am J Obstet Gynecol 162:698–703

Walker DM, Marlow N, Upstone L, Gross H, Hornbuckle J, Vail A, Wolke D, Thornton JG (2011) Long term outcomes in a randomized trial of timing of delivery in fetal growth restriction. Am J Obstet Gynecol 34:1–9

Ward K, Hata A, Jeunemaitre X, Helin C, Nelson L, Namikawa C, Farrington PF, Ogasawara M, Suzumori K, Tomoda S (1993) A molecular variant of angiotensinogen associated with preeclampsia. Nat Genet 4:59

Warsof SL, Cooper DJ, Little D, Campbell S (1986) Routine ultrasound screening for antenatal detection of intrauterine growth retardation. Obstet Gynecol 67:33

Weiner CP (1989) Pathogenesis, evaluation, and potential treatments for severe, early onset growth retardation. Semin Perinatol 13:320

Weiner CP, Robinson D (1989) The sonographic diagnosis of intrauterine growth retardation using the postnatal ponderal index and the crown heel length as standards of diagnosis. Am J Perinatol 6:380–383

Weiner CP, Williamson RA (1989) Evaluation of severe growth retardation using cordocentesis – hematologic and metabolic alterations by etiology. Obstet Gynecol 73:225–229

Weiner Z, Goldberg Y, Shalev E (2000) Internal jugular vein blood flow in normal and growth-restricted fetuses. Obstet Gynecol 96:167–171

Westergaard HB, Langhoff-Roos J, Lingman G, Marsal K, Kreiner S (2001) A critical appraisal of the use of umbilical artery Doppler ultrasound in high-risk pregnancies:use of meta-analyses in evidence-based obstetrics. Ultrasound Obstet Gynecol 17:466–476

Wheeler T, Murrills A (1978) Patterns of fetal heart rate during normal pregnancy. Br J Obstet Gynaecol 85:18–27

Wijnberger LD, Bilardo CM, Hecher K, Stigter RH, Visser GH (2004) Effect of antenatal glucocorticoid therapy on arterial and venous blood flow velocity waveforms in severely growth-restricted fetuses. Ultrasound Obstet Gynecol 23:584–589

Wladimiroff JW, Tonge HM, Stewart PA (1986) Doppler ultrasound assessment of cerebral blood flow in the human fetus. Br J Obstet Gynaecol 93:471–475

World Health Organization (1974) Report of a Scientific Group on Health Statistics Methodology Related to Perinatal Events, Document ICD/PE/74.4:1

Yagel S, Anteby EY, Shen O, Cohen SM, Friedman Z, Achiron R (1999) Simultaneous multigate spectral Doppler imaging of the umbilical artery and placental vessels:novel ultrasound technology. Ultrasound Obstet Gynecol 14:256–261

Ylppo A (1920) Zur Physiologie, Klinik und zum Schicksal der Fruhgeborenen. Ztschr Kinderh 24:1

Zeitlin J, Ancel PY, Saurel-Cubizolles MJ, Papiernik E (2000) The relationship between intrauterine growth restriction and preterm delivery:an empirical approach using data from a European case-control study. BJOG 107:750–758

Large-for-gestational-age-Feten

R. L. Schild

U. Gembruch, K. Hecher, H. Steiner (Hrsg.), *Ultraschalldiagnostik in Geburtshilfe und Gynäkologie*,
DOI 10.1007/978-3-642-29633-8_22,

22.1 Einleitung

Während der letzten Jahrzehnte kam es zu einer steten Zunahme des kindlichen Geburtsgewichts und dadurch auch zu einem Anstieg geburtshilflicher und neonataler Komplikationen. Die damit assoziierten Risiken betreffen nicht nur die Phase um die Geburt, sondern auch das spätere Leben. Dieses Kapitel geht auf die verschiedenen Aspekte bei Large-for-gestational-age(LGA)-Feten ein.

22.2 Definition

Fetales Überwachstum wird unterschiedlich charakterisiert: Entweder als **Makrosomie** mit einem Gewicht über 4000 g, 4200 g, 4500 g (je nach Definition) oder als „**large for gestational age**", wenn das kindliche Gewicht entweder über der 90., 95. oder 97,75. Perzentile, entsprechend 2 Standardabweichungen über dem mittleren Gewicht der Gestationswoche, liegt.

Die Gruppe der Kinder mit erhöhtem Geburtsgewicht ist insgesamt heterogen, was sowohl Körperproportionen als auch metabolische Aspekte betrifft (Henriksen 2008).

Andere Autoren schlagen eine Einteilung in Abhängigkeit des Schweregrades der Makrosomie vor (Boulet et al. 2003):

- Grad 1 bei 4000 bis 4499 g Geburtsgewicht
- Grad 2 bei 4500 bis 4999 g Geburtsgewicht
- Grad 3 bei ≥5000 g Geburtsgewicht

Die Risikofaktoren für ein verstärktes fetales Wachstum sind in der folgenden Übersicht aufgelistet.

Risikofaktoren für eine fetale Makrosomie

- Mütterlicher Diabetes
- Adipositas
- Multiparität
- Terminüberschreitung und Übertragung
- Männliches Geschlecht des Fetus
- Vorausgegangene Geburt eines Kindes mit einem Gewicht >4000 g
- Ethnische Herkunft (nordische Länder)
- Genetische Syndrome

Männliche Neugeborene weisen im Allgemeinen ein höheres Geburtsgewicht auf als weibliche. Dies trifft ganz besonders auf die Geschlechterverteilung bei Makrosomie zu: 70 % der Neugeborenen bei Makrosomie Grad 2 sind männlich (Zhang et al. 2008).

22.2.1 Prävalenz

Nimmt man einen Cut-off von 4000 g Geburtsgewicht, so wird eine Inzidenz von 5–20 % beschrieben, wobei die höchste Rate in den nordischen Ländern gefunden wird. Die Rate an Kindern mit einem Geburtsgewicht >4500 g wird mit 4 bis 5 % beziffert (Henrickson, 2008). Ein Geburtsgewicht von ≥5000 g weisen 0,1 % aller Neugeborenen auf (Chauhan et al. 2005).

22.2.2 Pathophysiologie

Fetales Überwachstum kann genetische Ursachen haben oder durch ein Überangebot an Nährstoffen entstehen. Zu letzteren zählen die **fetale Hyperglykämie** und **Hyperinsulinämie**, die für das gesteigerte Wachstum bei mütterlichem Diabetes und Beckwith-Wiedemann Syndrom verantwortlich zeichnen. Mehrere Hormone bzw. Botenstoffe wie das IGF(„insulin-like growth factor")-System und Leptin scheinen eine tragende Rolle in der Kontrolle des kindlichen Wachstums zu spielen. Die Forschung zu diesem Thema ist noch nicht abgeschlossen.

22.3 Diagnose

Diagnostische Methode der Wahl ist die transabdominale Ultraschalluntersuchung, die in erfahrenen Händen die klinische Untersuchung und die Bestimmung des Symphysen-Fundus-Abstandes weitgehend ersetzt hat. Als zuverlässigste Parameter hat sich neben der üblichen Gewichtsschätzung die **Bestimmung des Abdomenumfangs** herausgestellt, der den größten prädiktiven Vorhersagewert einer Makrosomie aufweist, da kindliche Wachstumsanomalien oft mit Änderungen in der Lebergröße assoziiert sind (◻ Abb. 22.1).

Die am häufigsten zur Vorhersage einer Makrosomie verwendeten Grenzwerte liegen zwischen 35 und 38 cm Abdomenumfang.

Ein Nachteil der Ultraschallmethode ist die Tatsache, dass die Sonografie das fetale Gewicht nur indirekt über Messung einzelner Körpersegmente bestimmen kann. Die **zur Gewichtsberechnung verwendeten Parameter** sind

- der biparietale Durchmesser (BPD),
- der Kopfumfang (KU) (◻ Abb. 22.2),
- der quere abdominelle Durchmesser (APD),
- der Abdomenumfang (AU) und
- die Femurlänge (FL).

Da der Fetus ein ungleichmäßig geformter geometrischer Körper von unterschiedlicher Dichte ist, können die Messungen der o. g. Körperabschnitte das Gewicht allerdings nur annäherungsweise bestimmen helfen.

Der **Körperfettgehalt** ist für die Mehrzahl der unterschiedlichen Gewichtsentwicklungen mitverantwortlich.

Die Vielzahl der bisher publizierten Formeln ist ein klares Indiz dafür, dass keine der verwendeten Formeln eine optimale Gewichtsschätzung liefern kann, und dass insbesondere in den Randbereichen der Gewichtsskala der größte Schätzfehler auftritt. Selbst unter idealen Ultraschallbedingungen liegt dieser in der Größenordnung von ±10 %. Auch ermöglicht die Biometrie keine Unterscheidung zwischen pathologisch und physiologisch großem Kind. Erschwert werden die Messungen zudem durch die häufige Assoziation zwischen LGA und Adipositas der Mutter.

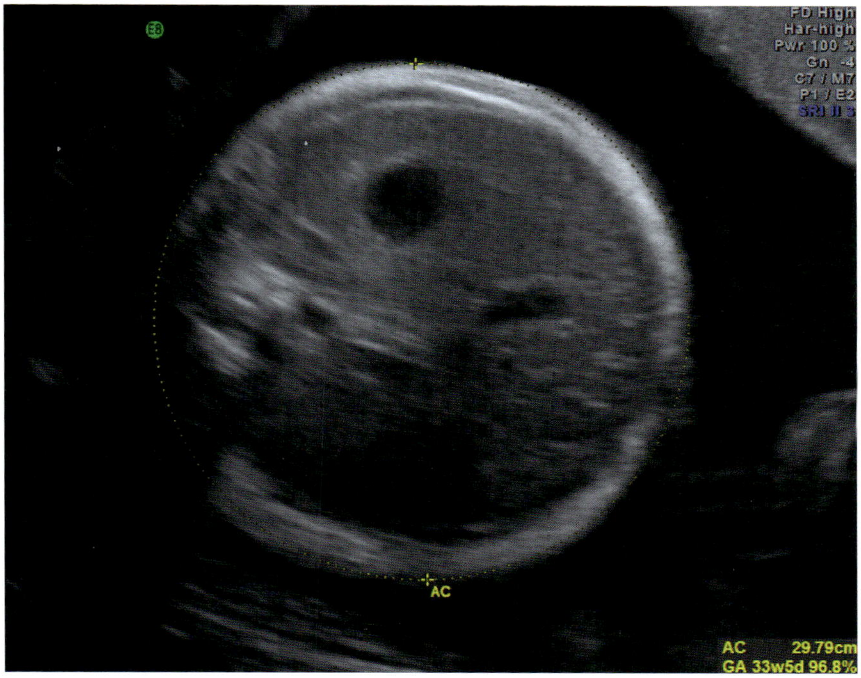

Abb. 22.1 Erhöhter Abdomenumfang mit 31+ SSW

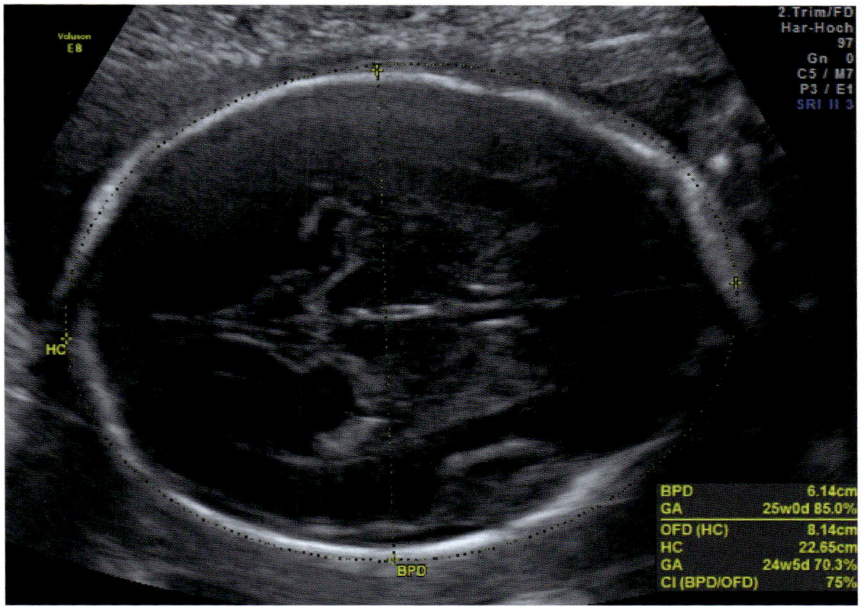

Abb. 22.2 Biometriemaße des fetalen Kopfs mit 23+ SSW

Tipp

Sehr adipöse Schwangere sollten am Besten in strenger Seitenlage untersucht werden, da in dieser Lage die Strecke von der mütterlichen Bauchdecke bis zum Kind meist deutlich kürzer als in Rückenlage ist. Außerdem stellt sich das fetale Abdomen in dieser mütterlichen Lage häufig „runder" und somit besser messbar dar. Das Hochziehen der der Bauchdecke durch die Schwangere selbst erlaubt ebenfalls vielfach, die Schalllaufstrecke signifikant zu verkürzen. Eine kürzere Strecke wirkt sich sehr positiv auf die Auflösung des Ultraschalls aus.

Der **Abdomenumfang** sollte entweder über die Messung der beiden Strecken APD und APAD oder mittels Setzen einer Ellipse um das Abdomen bestimmt werden. Eine manuelle Umfahrung des Umfangs ist nicht zu empfehlen, da sie ungenauere Messwerte liefert.

Nicht abschließend geklärt ist die Frage, ob bei verdicktem subkutanem Fettgewebe dieses bei der Berechnung des AU mitberücksichtigt werden sollte. Die Abb. 22.3 zeigt einen fetalen Hydrops mit sehr ausgeprägtem Hautödem als Extremform der Verdickung des Weichteilgewebes. Je nach Wahl des Umfangs erhält man deutlich diskrepante Werte.

Insbesondere dem Anfänger bereitet auch die **Messung des kindlichen Kopfs**, sobald dieser in das mütterliche Becken ein-

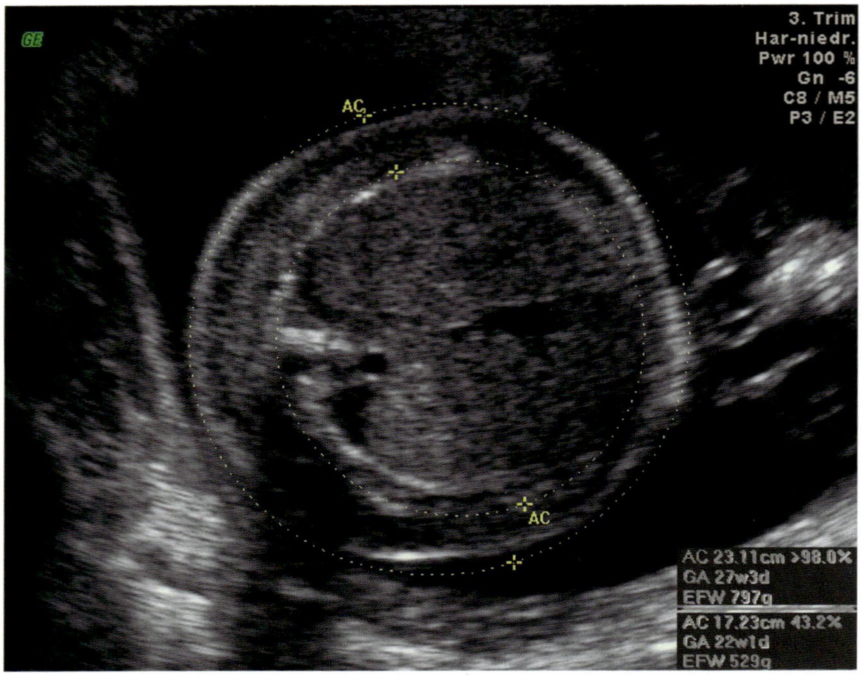

▣ **Abb. 22.3** Abdomenumfang bei Hydrops fetalis

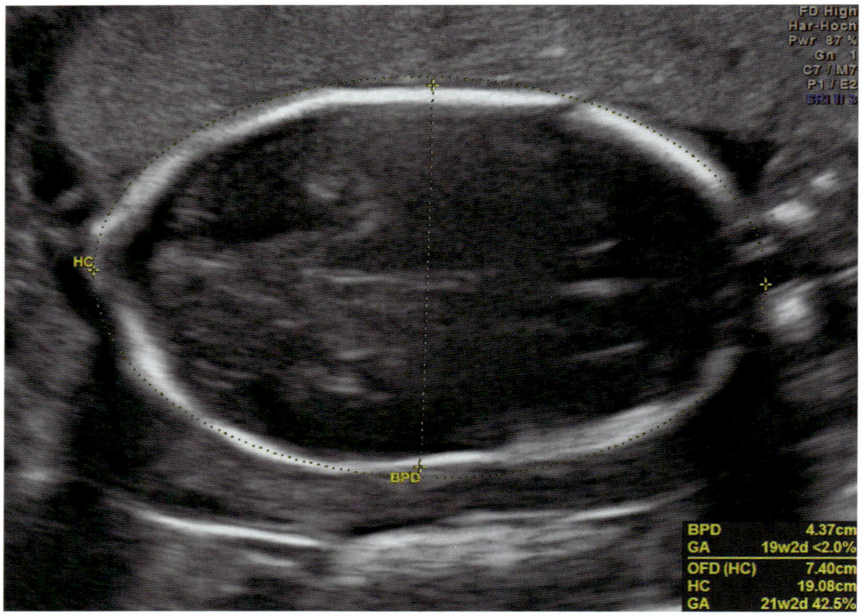

▣ **Abb. 22.4** Dolichozephaler Kopfumfang

getreten ist, Probleme, da sich die knöcherne Kontur nicht mehr gänzlich darstellen lässt.

Tipp

Wenn der kindliche Kopf schon in das Becken eingetreten ist, sollte er schräg von einer der beiden mütterlichen Leistenregionen aus untersucht werden. Mit dieser Technik und temporär etwas erhöhtem Schallkopfdruck auf die mütterliche Bauchdecke gelingt meist eine noch zufriedenstellende Bildakquise und damit auch Gewichtsmessung.

Der **biparietale Durchmesser** (BPD) ist bei Feten in persistierender Beckenendlage meist mehrere Millimeter kleiner als bei Schädellage, der Kopf weist eine längliche, schmale (dolichozephale) Form auf (▣ Abb. 22.4). Wählt man als Kopfmaß nur den biparietalen Durchmesser, wird die Kopfgröße falsch niedrig bestimmt.

Tipp

Bei persistierender Beckenendlage im III. Trimenon sollte man am besten eine Formel verwenden, in der der Kopfumfang in Kombination mit dem BPD oder als alleiniger Parameter berücksichtigt wird.

■ **Tab. 22.1** Formeln zur Bestimmung des kindlichen Gewichts bei Makrosomie

Formel nach	Parameter	Errechnetes Geburtsgewicht
Hart	AU, FL	$-3906{,}596 + 0{,}001 \times (FL)^3 + 2742{,}512 \times \log(AU) + 335{,}169 \times \log$(maternales Gewicht im frühen I. Trimenon) [g, cm]
Hadlock III	BPD, AU, FL	$10^{(1{,}335 - 0{,}0034 \times AU \times FL + 0{,}0316 \times BPD + 0{,}0457 \times AU + 0{,}1623 \times FL)}$ [g, cm]

AU Abdomenumfang, *BPD* biparietaler Durchmesser, *FL* Femurlänge

Die **Femurlänge** sollte in standardisierter Form gemessen werden, d. h. der Knochen sollte im rechten Winkel zur Schallachse liegen. Da die Schallgeschwindigkeit im Knochen deutlich über der im umliegenden Gewebe liegt, würde die Länge des Femurs bei vertikaler Position fälschlicherweise zu kurz gemessen werden.

Außerdem muss der Bildausschnitt auf dem Monitor ausreichend groß gewählt werden, da sich ansonsten die Schaftenden des Femurs nicht mehr abgrenzen lassen. Eine fälschlicherweise zu kurz gemessene Femurlänge führt zur Unterschätzung des tatsächlichen Gewichtes.

Tipp

Der Bildausschnitt zur Femurlängenmessung sollte nicht zu klein gewählt werden. Erlaubt die verwendete Ultraschallsonde keinen Winkel über 60°, so sollte nach Möglichkeit auf eine andere Sonde, wenn vorhanden, ausgewichen werden.

Die Gewichtsschätzung ist trotz aller Einschränkungen am genauesten, wenn sie nahe am Entbindungstermin von einem erfahrenen Untersucher bei akzeptablen Schallbedingungen (keine Adipositas, keine mehrfachen Voroperationen im Schallgebiet) durchgeführt wird.

Tipp

Auch unter optimalen Bedingungen kann es ratsam sein, makrosome Kinder von einem Fachkollegen – in Unkenntnis der Vorbefunde – untersuchen zu lassen, um durch eine wiederholte Gewichtsbestimmung den Schätzfehler klein zu halten und eine weitreichende geburtshilfliche Entscheidung nicht auf einer einzigen Messung basieren zu lassen.

Verständlicherweise erlaubt eine Ultraschallbiometrie im frühen bis mittleren III. Trimenon keine verlässliche Vorhersage des kindlichen Gewichtes bei Geburt.

Die ■ Tab. 22.1 listet die meines Erachtens derzeit besten Formeln zur Gewichtsschätzung bei fetaler Makrosomie auf.

■ **Tab. 22.2** 3D-Formel zur Bestimmung des kindlichen Gewichts

Formel nach	Parameter	Errechnetes Geburtsgewicht
Schild	Biparientaler Durchmesser (BPD), Volumen Oberarm, Oberschenkel, Abdomen	$-1478{,}557 + 7{,}242 \times$ Volumen Oberschenkel $+ 13{,}309 \times$ Volumen Oberarm $+ 852{,}998 \times \log$(Volumen Abdomen) $+ 0{,}526 \times BPD^3$ [cm, mL, g]

22.4 Ergänzende Abklärung

22.4.1 HC/AC-Ratio

Die Ratio Kopfumfang/Abdomenumfang bietet keine zusätzliche diagnostische Information, da LGA-Feten oft eine normale Ratio beibehalten.

22.4.2 MRT

Die Kernspintomografie hat gegenüber der Sonografie den entscheidenden Vorteil, dass sie den Körperfettgehalt besser beurteilen kann. Des Weiteren kann sie nach vorläufigen, ermutigenden Ergebnissen die tatsächliche Schulterbreite des Kindes bestimmen und damit möglicherweise eine Schulterdystokie vorhersagen helfen. Diese Methode ist jedoch sehr teuer und nicht überall zeitnah verfügbar.

22.4.3 3D-Sonografie

Mit dieser Methode können die Volumina definierter Körperabschnitte bestimmt werden. Da das Körpervolumen besser mit dem kindlichen Gewicht korreliert ist als es zweidimensionale Messungen sind, eröffnet diese relativ neue Technik neue Horizonte bei der Gewichtsschätzung. Berücksichtigt werden die (Teil-)Volumina von Oberarm, Oberschenkel und Abdomen, zum Teil zusammen mit konventionellen zweidimensionalen Messungen (■ Tab. 22.2, ■ Abb. 22.5, ■ Abb. 22.6).

Nachteile dieser Technik sind der größere Zeitaufwand und die technischen Voraussetzungen, die nicht an jedem Ultraschallgerät gegeben sind.

22.4.4 Kombinierte Methoden

So sinnvoll die Berücksichtigung maternaler Parameter wie ethnische Herkunft, Body-Mass-Index, Gewichtszunahme in der Schwangerschaft auch sein mag, so fehlt doch der Beweis, dass diese Parameter die Gewichtsschätzung des Kindes wesentlich verbessern konnten.

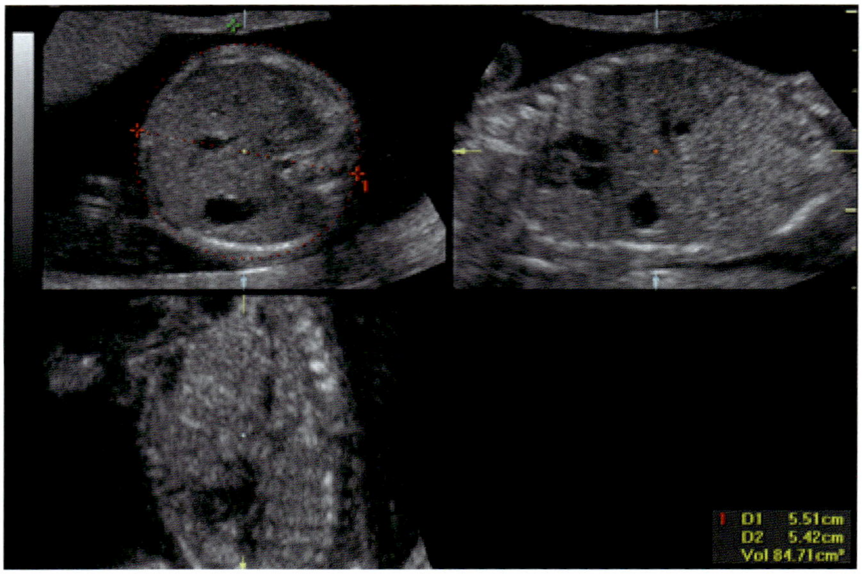

Abb. 22.5 3D-Messung des abdominalen Volumens

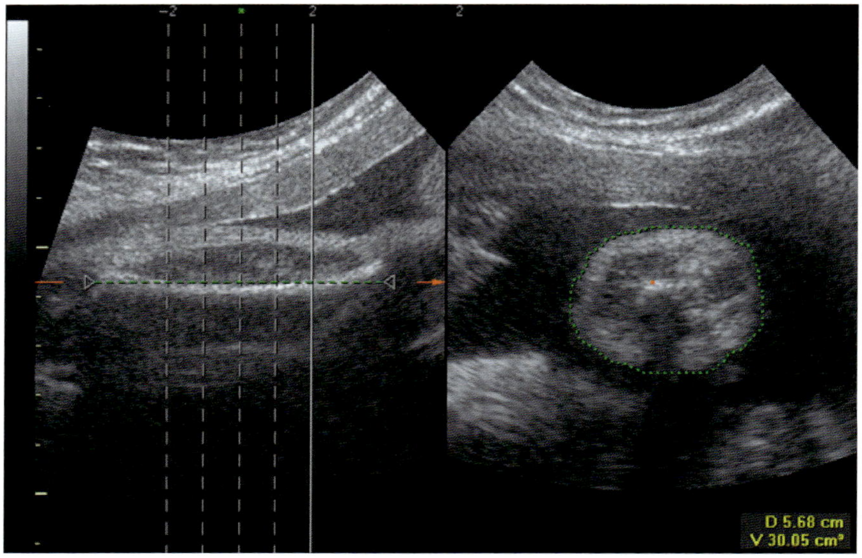

Abb. 22.6 3D-Messung des Oberschenkelpartialvolumens

22.5 Klinische Konsequenzen und Management

22.5.1 Genetische Anomalien und syndromale Erkrankungen

Um diese seltenen, mit fetaler Makrosomie assoziierten Auffälligkeiten auszuschließen, sollte neben der Biometrie des Kindes unbedingt eine weitergehende Beurteilung der kindlichen Anatomie erfolgen (Tab. 22.3).

22.5.2 Diabetische Mutter

Makrosome Feten weisen bei mütterlichem Diabetes als Besonderheiten auf:
- breitere Schultern,
- einen höheren Körperfettgehalt,
- eine geringere Kopf-Schulter-Ratio und
- eine vermehrte Hautdicke in den oberen Extremitäten.

Die dadurch erhöhte Gefahr einer **Schulterdystokie** kann mit heutigen Methoden nicht sicher vorhergesagt werden.

Während bei fetaler Makrosomie ohne mütterlichen Diabetes das kindliche Gewicht oft **unter**schätzt wird, besteht bei mütterlichem Diabetes ein Trend zur **Über**schätzung. Dieser Sachverhalt wird mit der prominenten Rolle des AU bei der Gewichtsschätzung erklärt. Der kindliche Abdomenumfang ist in diesen Schwangerschaften häufig in besonderem Maße vergrößert, da die kindliche Leber, wie auch die Muskulatur, das Myokard und das subkutane Fettgewebe besonders sensitiv auf Insulin reagieren. Ein AU-Wert größer der 75. Perzentile ist ein guter Kontrollparameter bei der Diabeteseinstellung, da das Risiko einer kindlichen Makrosomie signifikant erhöht ist.

■ **Tab. 22.3** Auswahl an syndromalen Erkrankungen, die mit einer Makrosomie assoziiert sein können

Sotos	Große Körperlänge, großer Kopfumfang, fasziale Dysmorphien, große Hände und Füße, Koordinationsschwierigkeiten
Beckwith-Wiedemann	Makroglossie, Omphalocele, Kerbenohren
Perlman	Beiderseitige Nierentumoren (Hamartome mit oder ohne Nephroblastomatose), Hypertrophie der Langerhans'schen Inseln, fasziale Dysmorphien
Simpson-Golabi-Behmel	Grobe Gesichtszüge, Hypertelorismus, breite, flache Nase, Makrostomie, Makroglossie, Nagelhypoplasie, Skelettanomalien
Weaver	Kamptodaktylie, fasziale Dysmorphien, beschleunigte Knochenreifung

22.5.3 Maternale Komplikationen

Die Sectio-Rate ist um den Faktor 2 erhöht, meist bedingt durch Auffälligkeiten im Geburtsverlauf und deren Konsequenzen. Weitere typische Komplikationen sind die erhöhte Rate an postpartaler Atonie mit erhöhtem Blutverlust und an Beckenbodenverletzungen höheren Grades.

22.5.4 Kindliche Komplikationen

Das Risiko einer **Schulterdystokie** steigt ab einem Gewicht von ca. 4000 g an, wobei der Anstieg bei einem Gewicht >4500 g deutlicher steiler wird. Mit dieser schweren intrapartalen Komplikation sind Verletzungen des Plexus brachialis, Klavikulafrakturen und peripartale Asphyxie des Kindes assoziiert.

Postnatal können eine **Hypoglykämie** und **Polyzythämie** beim Kind auftreten. Die Hypoglykämie ist bedingt durch den Wegfall des plazentaren Glukosetransports bei weiterhin inadäquat hoher Insulinausschüttung des kindlichen Pankreas.

In mehreren Studien konnte ein Zusammenhang zwischen hohem Geburtsgewicht und einer erhöhten **Adipositasrate im Erwachsenenalter** gezeigt werden.

22.5.5 Peripartales Management bei fetaler Makrosomie

Bei der Festlegung des peripartalen Managements muss bedacht werden, dass die Biometrie des Fetus eine nur annähernd genaue Gewichtsschätzung ermöglicht. Auch neue Ultraschallmethoden wie die 3D-Sonografie haben an diesem Umstand nichts Wesentliches ändern können.

Das Gewicht eines makrosomen Kindes wird nach vorherrschender Meinung eher unter- als überschätzt. Umgekehrt kann es bei mütterlichem Diabetes sein. In diesen Fällen fanden mehrere Studien einen Trend zur Überschätzung des Gewichtes, obwohl nicht immer sauber zwischen präexistentem Diabetes, diätetisch eingestelltem und insulinpflichtigem Gestationsdiabetes unterschieden wurde.

Derzeit gibt es keine evidenzbasierten Daten, die bei vermuteter fetaler Makrosomie eine elektive Entbindung nahelegen. Auch die Empfehlungen zu einer Sectio aufgrund fetaler Makrosomie haben keine profunde wissenschaftliche Basis.

Laut der aktuellen Leitlinie (AWMF, 2011) soll im Allgemeinen ab einem geschätzten Gewicht von >4500 g über eine Sectio als alternative Geburtsoption aufgeklärt werden. Die amerikanischen Leitlinien (ACOG, 2000) schlagen folgendes Vorgehen vor: Bei Fehlen eines maternalen Diabetes bestehen keine Einwände gegen eine vaginale Geburt bis zu einem geschätzten kindlichen Gewicht von 5000 g. Liegt hingegen ein mütterlicher Diabetes vor, so sollte ab einem Gewicht von 4500 g eine prophylaktische Sectio erwogen werden.

Die Geburt eines makrosomen Kindes sollte von erfahrenen Hebammen und Ärzten geleitet werden, um die potenziellen Komplikationen optimal behandeln und im Falle eines Geburtsstillstandes in der späten Eröffnungs- oder während der Austreibungsperiode zeitnahe die Indikation zu einer sekundären Sectio stellen zu können. Postnatal ist die Bestimmung der kindlichen Glukosewerte obligat, um neonatale Hyoglykämien frühzeitig erkennen und behandeln zu können.

22.6 Zusammenfassung

Die zunehmende Rate an fetaler Makrosomie ist assoziiert mit einem westlichen Lebensstil aus Überernährung, Bewegungsmangel und mütterlicher Adipositas. Durch geeignete Maßnahmen im Vorfeld der Schwangerschaft könnten diese einer Therapie zugänglichen Ursachen fetalen Überwachstums behandelt und ein weiterer Anstieg der Geburtsgewichte vermieden werden.

Ist ein fetales Überwachstum erst einmal klinisch manifest, sind weitere therapeutische Interventionen mit Ausnahme einer optimalen Diabeteseinstellung nicht Erfolg versprechend.

Die genaue Bestimmung des Geburtsgewichts ist trotz Einführung neuer Ultraschalltechniken immer noch mit einem relativ großen Schätzfehler behaftet. Einige wenige Formeln weisen einen geringeren Schätzfehler als die restlichen, in der Literatur beschriebenen. Auch für den Entbindungszeitpunkt bzw. die Entbindungsroute fehlen verlässliche Daten aus prospektiv randomisierten Studien.

Postnatal kann ein hohes Gewicht Auswirkungen auf den geburtsnahen Glukosestoffwechsel haben, langfristig ist bei diesen Kindern die Adipositasrate im Erwachsenenalter erhöht.

Literatur

Boulet SL, Alexander GR, Salihu HM, Pass M (2003) Macrosomic births in the United States: determinants, outcomes, and proposed grades of risk. Am J Obstet Gynecol 188:1372–1378

Chauhan SP, Grobman WA, Gherman RA, Chauhan VB, Chang G, Magann EF, Hendrix NW (2005) Suspicion and treatment of the macrosomic fetus: a review. Am J Obstet Gynecol 193:332–346

Hadlock FP, Harrist RB, Sharman RS, Deter RL, Park SK (1985) Estimation of fetal weight with the use of head, body, and femur measurements--a prospective study. Am J Obstet Gynecol 151(3):333-7

Hart NC, Hilbert A, Meurer B, Schrauder M, Schmid M, Siemer J, Voigt M, Schild RL (2010) Macrosomia: a new formula for optimized fetal weight estimation. Ultrasound Obstet Gynecol 35(1):42-7

Henriksen T (2008) The macrosomic fetus: a challenge in current obstetrics. Acta Obstet Gynecol 87:134–145

Schild RL, Fimmers R, Hansmann M (2000) Fetal weight estimation by three-dimensional ultrasound. Ultrasound Obstet Gynecol 16:445-452

Zhang X, Decker A, Platt RW, Kramer MS (2008) How big is too big? The perinatal consequences of fetal macrosomia. Am J Obstet Gynecol 198:517.e1–517.e6

Hydrops fetalis, Anämie und Thrombozytopenie

U. Gembruch

U. Gembruch, K. Hecher, H. Steiner (Hrsg.), *Ultraschalldiagnostik in Geburtshilfe und Gynäkologie*,
DOI 10.1007/978-3-642-29633-8_23,

23.1 Nicht immunologisch bedingter Hydrops fetalis (NIHF)

Definition

Als Hydrops fetalis werden **fetale Wassereinlagerungen** (Aszites, Hydrothorax, Perikarderguss und Hautödem) bezeichnet, die **in mindestens zwei fetalen Kompartimenten** nachweisbar sind (Abb. 23.1, Abb. 23.2, Abb. 23.3, Abb. 23.4).

Einige Autoren sprechen bereits dann von einem Hydrops fetalis, wenn Aszites bei einer Erkrankung auftritt, die bei weiterer Progredienz zum Hydrops führen würde, beispielsweise eine fetale Tachyarrhythmie.

Die Amnionhöhle bzw. eine Polyhydramnie, die bei 50–80 % der Feten mit Hydrops vorhanden ist, sollte ebenso wie die Plazenta bzw. eine Plazentomegalie (Abb. 23.5) nicht als fetales Kompartiment im Rahmen eines Hydrops angesehen werden.

Ein immunologisch bedingter Hydrops fetalis tritt infolge maternaler Blutgruppenantikörper und konsekutiver Alloimmunhämolyse und -anämie auf. Dieses Krankheitsbild wird im ► Abschn. 23.2 „Fetale Anämien" ausführlich beschrieben.

> **Bei über 80 % der hydropischen Feten handelt es sich um einen nicht immunologisch bedingten Hydrops fetalis (NIHF), also ein Hydrops ohne Nachweis von Erythrozytenantikörpern.**

Die Inzidenz des NIHF variiert zwischen 1:1500 und 1:4000 Geburten.

Ätiologie

Mehr als 150 fetale Krankheitsbilder werden als Ursache eines NIHF angesehen oder sind zumindest in Assoziation zu einem NIHF auftretend beschrieben. In Tab. 23.1 sind die generalisierten und fokalen fetalen Erkrankungen aufgelistet, bei denen basierend auf pathophysiologischen Erwägungen ein Kausalzusammenhang zum Auftreten fetaler Wassereinlagerungen anzunehmen ist. Andere Anomalien, wie ein Ventrikelseptumdefekt oder eine Fallot'sche Tetralogie, sind aufgrund pathophysiologischer Überlegungen nicht aufgeführt, da sie nicht als Ursache, sondern nur in Assoziation zu einer anderen kausal zum NIHF führenden Erkrankung standen.

> **Pathophysiologisch ist die Schwelle zum Auftreten fetaler Wassereinlagerungen bei Feten, insbesondere in frühen Schwangerschaftsaltern, geringer als postnatal.**

Auf Kapillarebene bewirken eine leichtere Permeabilität für Flüssigkeiten und Proteine sowie eine höhere Compliance des extravasalen Kompartiments schon bei gesunden Feten einen wesentlich höheren Anteil von Gewebswasser. So entsteht ein im Vergleich zum hydrostatischen Druck geringerer kolloidosmotischer Druck im Rahmen des Starling-Mechanismus. Diese Mechanismen führen dazu, dass mehr Flüssigkeit im arteriellen Teil des Kapillarsystems in den extravaskulären Raum driftet, als auf der venösen Seite des Kapillarsystems zurückfließt.

Dies bedingt und erfordert eine enorme Steigerung des Flüssigkeitsabflusses vom extravaskulären in das intravaskuläre Kompartiment bzw. die Venen über die Lymphgefäße. Die Lymphflussrate wird entscheidend durch die Höhe des Auslassdruckes des lymphatischen Systems bestimmt wird, also durch den venösen Druck.

Zudem nehmen die diastolischen und systolischen Eigenschaften des Myokards bzw. des Herzens im Laufe der Schwangerschaft stetig zu, sie sind aber bei weitem nicht so gut ausgebildet wie bei Neugeborenen oder gar Erwachsenen.

Bereits diskrete Störungen dieses Gleichgewichtes, insbesondere direkte und indirekte Minderungen der Lymphdrainage des extravasalen Kompartiments, wie sie bereits bei nur leichter venöser Druckerhöhung auftreten, führen daher beim Fetus rasch zu den Symptomen eines Hydrops fetalis (Gembruch u. Holzgreve 2000, 2009).

Im II. und III. Trimester kann ein **Hydrops fetalis et placentae** bei ca. 5 % der Schwangeren zu Wassereinlagerungen und Symptomen einer Präeklampsie führen („mirror syndrome", Ballantyne Syndrom), wobei diese Symptomatik weitgehend unabhängig von der Ätiologie des Hydrops und bei dessen erfolgreicher Behandlung (Bluttransfusion, antiarrhythmische Therapie) auch reversibel zu sein scheint (Braun et al. 2010).

Die **Ursachen eines NIHF** sind vielfältig (Tab. 23.1). In einem systematischen Review von 6361 Feten mit NIHF wurden unter Berücksichtigung pathophysiologischer Überlegungen folgende Krankheitsgruppen als ursächlich beschrieben (Bellini et al. 2009):

- kardiovaskulär (21,7 %),
- hämatologisch (10,4 %),
- chromosomal (13,4 %),
- syndromal (4,4 %),
- lymphatische Dysplasie (5,7 %),
- angeborene Stoffwechselerkrankungen (1,1 %),
- Infektionen (6,7 %),
- thorakal (6,0 %),
- urogenital (2,3 %)
- extrathorakale Tumoren (0,7 %),
- gastrointestinal (0,5 %),
- plazentar (einschließlich TTTS und TRAP) (5,6 %),
- verschiedenes (3,7 %) und
- idiopathisch (17,8 %).

Im **I. Trimester** überwiegen bei Weitem Chromosomenstörungen als Ursache eines NIHF, seltener sind generalisierte Lymphgefäßerkrankungen mit Hygromata colli, selten auch eine fetale Anämie bei Parvovirus B19-Infektion.

Im **II.** und **III. Trimester** sind Anämien, kardiale Erkrankungen (wenige Herzfehler, Tachyarrhythmien und kompletter AV-Block), fetale Tumore und arteriovenöse Malformationen mit resultierendem „high cardiac output failure" weit häufiger als chromosomale Anomalien.

Bei **Zwillingsschwangerschaften** ist ein fetofetales Transfusionssyndrom mit Hydrops des Akzeptors (Stadium IV nach Quintero) die häufigste Ursache, seltener der Hydrops infolge eines „high cardiac output failure" des pumpenden Fetus bei einer TRAP-Sequenz. Allerdings sollte bei Zwillingen stets auch an andere Ursachen eines Hydrops gedacht werden, wie Anämie, Infektion, Tachyarrhythmie oder chromosomale Anomalie.

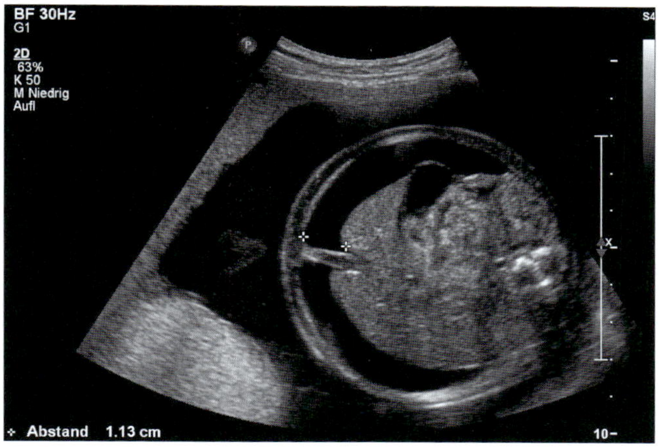

Abb. 23.1 Ausgeprägter Aszites und moderates generalisiertes Hautödem bei einem Fetus mit einer CCAML vom makrozystischen Typ in 21+4 SSW

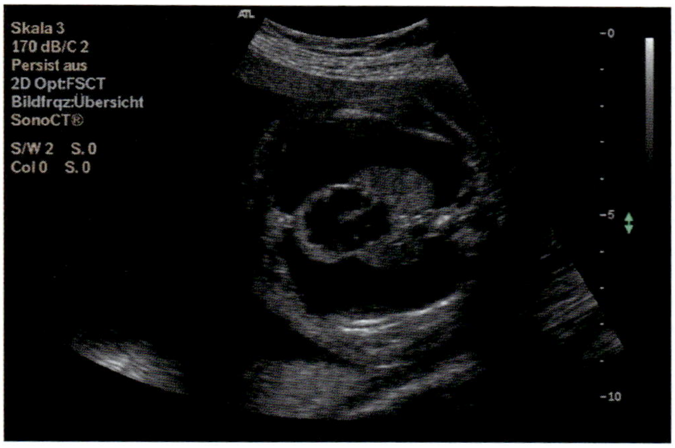

Abb. 23.2 Massiver bilateraler Hydrothorax eines bereits hydropischen Fetus in 24+3 SSW. Das Herz liegt medial, die beiden Lungen scheinen komprimiert bzw. hypoplastisch. Nach Einlage bilateraler thorakoamnialer Shunts („double pigtail") kam es zum Verschwinden der Pleuraergüsse und des Hydrops

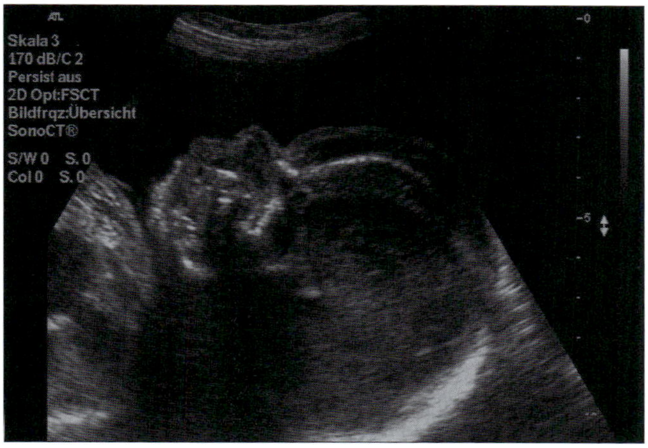

Abb. 23.3 Hautödem im Gesichtsbereich bei einem Fetus mit Ebstein-Anomalie und konsekutivem Hydrops fetalis in 27+5 SSW

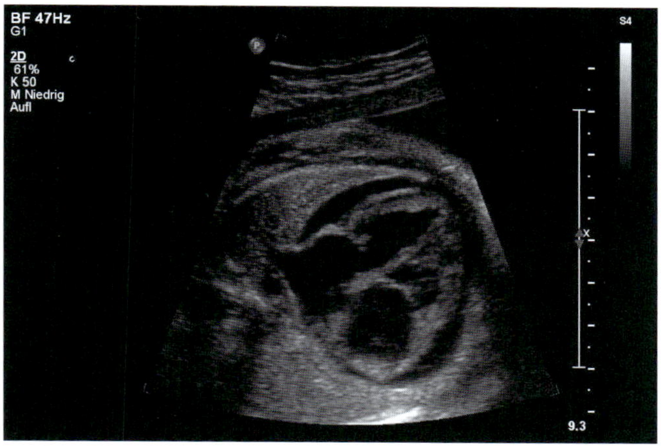

Abb. 23.4 Ausgeprägter Perikarderguss und Kardiomegalie bei einer supraventrikulärer Reentry-Tachykardie um 260 Schläge/min mit konsekutivem Hydrops fetalis in 30+3 SSW

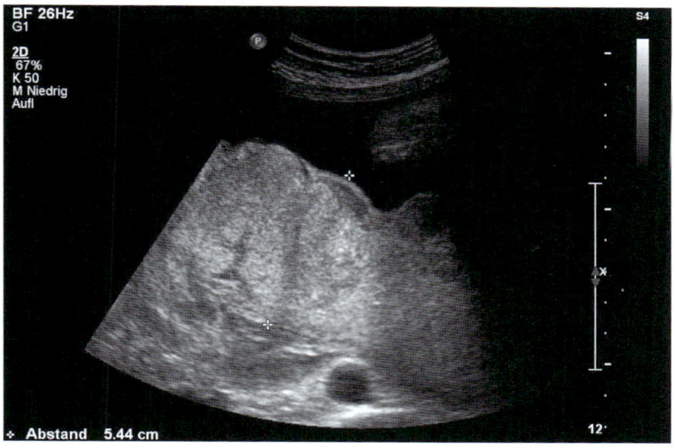

Abb. 23.5 Deutliche Plazentomegalie (Hydrops placentae) bei einem Fetus mit Trisomie 21, bilateralen Pleuraergüssen, leichtem Hautödem und Polyhydramnie in 31+0 SSW

Tab. 23.1 Nicht immunologisch bedingter Hydrops fetalis (NIHF): Ursachen und Assoziationen

Fokale Veränderungen im Fötus		
Schädel		Fetale Hirnblutungen
		Vena Galeni Aneurysma
		Hirntumor
Herz	Strukturelle Defekte	Trikuspidalklappendysplasie und Ebstein-Anomalie
		„Absent pulmonary valve syndrome" (APVS) (meist kombiniert mit Fallot Tetralogie und/oder Agenesie des Ductus arteriosus)
		Truncus arteriosus communis mit Insuffizienz der Trunkusklappe
		Vorzeitiger Verschluss des Foramen ovale (hoch restriktiver oder intaktes interatriales Septum) bei schwerer Obstruktion des linksventrikulären Ausflusstrakt durch Aortenstenose oder Aortenatresie
		Atrioventrikulären Septumdefekt isoliert oder in Verbindung mit M. Down
		Atrioventrikulären Septumdefekt isoliert oder in Verbindung mit Heterotaxie Syndrome (Situs ambiguus, linksatrialen Isomerie, rechtsatrialen Isomerie) und Bradyarrhythmie, meist kompletter AV-Block
		Obstruktion oder vorzeitiger Verschluss des Ductus arteriosus (spontan oder durch Indomethacin)
		Aortiko-linksventrikulärer Kanal
	Herztumore	Rhabdomyom, oft ein Teil von tuberöser Sklerose
		Hämangiom
		Hamartom
		Perikardteratom
	Primäre und sekundäre Kardiomyopathie	Dilatativ
		Restriktiv
		(Barth Syndrom, CDG I)
	Myokarditis	
	Herzinfarkt	
	Idiopathische arterielle Kalzifikation (IAC)	
	Arrhythmien	*Tachyarrhythmien:* supraventrikuläre Tachykardie Vorhofflattern ventrikuläre Tachykardie
		Bradyarrhythmien: Kompletter Herzblock, kombiniert mit Vorhofisomerie und strukturellen Defekt (siehe oben), in Anwesenheit von mütterlichen Autoimmun-Antikörper (anti-SSA, anti-SSB)

Tab. 23.1 (*Fortsetzung*) Nicht immunologisch bedingter Hydrops fetalis (NIHF): Ursachen und Assoziationen

Fokale Veränderungen im Fötus		
Lunge und Mediastinum	Primär- oder beidseitiger Hydro-/Chylothorax	
	Zystisch adenomatoide Malformation der Lungen (CCAML)	Makrozystische CCAML
		Mikrozystische CCAML
	Lungensequester	
	Larynxobstruktion (CHAOS)	
	Pulmonale Lymphangiektasie	
	Mediastinales Teratom	
	Fibrosakrom	
	Myofibroblastischer Tumor der Lunge	
	Zwerchfellhernie	
	Intrathorakale Duplikation des Intestinaltrakts	
Magen, Darm, Leber	Mekoniumperitonitis durch Darmperforation verursacht: spontan, Darmobstruktion (verschiedene Arten von Atresie des Darmtraktes, Volvulus) oder Infektion	
	Darmblutung durch Darmperforation verursacht	
	Hepatitis	
	Leberfibrose	
	Hämochromatose	
	Cholestase	
	Leberzirrhose mit portaler Hypertension	
	Angeborene portale Dysplasie	
	Polyzystische Lebererkrankung	
	Riesenzellarteriitis Hepatitis	
	Torsion einer Ovarialzyste	
Niere	Polyzystische Nierenerkrankungen (ARCKD, ADCKD)	
	Andere bilateral zystische Nierenerkrankungen	
	Kongenitale Nephrose (Finnischer Typ, Pearson Syndrom)	
	Renale tubuläre Dysgenesie	
	Thrombose der Nierenvenen und/oder der V. cava inferior	
	Urethraobstruktion mit Ruptur der Blase (urinöser Aszites)	
Tumore und arteriovenöse Malformationen	Teratom (sakrokokzygeal, mediastinal, intrazerebral, intraperikardial)	
	Mediastinales Fibrosakrom	
	Adrenales Neuroblastom	
	Hepatoblastom	
	Hamartom	
	Mesoblastisches Nephrom	
	Arteriovenöse Malformationen	Fetale Hämangiome (Leber, Hals, Brust)
		Diffuse neonatologische Hämangiomatose
		Klippel-Trenaunay-Parkes-Weber Syndrom
		Umbilikales Hämangiom
		Chorioangiom der Plazenta, ggf. mit multiplen fetalen Hämangiomen

Tab. 23.1 (*Fortsetzung*) Nicht immunologisch bedingter Hydrops fetalis (NIHF): Ursachen und Assoziationen

Fokale Veränderungen im Fötus		
Lymphgefäßanomalien	Kongenitale lymphatische Dysplasie	
	Hereditäres Lymphödem	
	Pulmonale Lymphangiektasie	
Hämatologische Erkrankungen mit fetaler Anämie		
Übermäßiger Erythrozytenverlust	Intrinsische Hämolyse	α-Thalassämie
		Erythrozyten-Enzym-Störung: Glukose-6-Phosphat-Dehydrogenase Mangel, Pyruvatkinase Mangel, Glukose-Isomerase Mangel, kongenitale erythropoetische Porphyrie (Morbus Günther)
		Erythrozytenmembran Störung: Hereditäre Sphärozytose, hereditäre Xerozytose
	Extrinsische Hämolyse	Kasabach-Merritt Sequenz (arteriovenöse Malformationen und Tumore)
	Blutung	Fetomaternale Blutung
		Blutungen in fetale Kompartimente (Darm, intrakranielle Tumore)
	Fetofetale Transfusion	
	TRAP Sequenz bei parasitärem Zwilling (Akranius-Akardius)	
Erythrozyten Unterproduktion	Leber- und Knochmarkverdrängung	Transiente myeloproliferative Erkrankung
		Angeborene Leukämie
	Aplastische Anämien und Dyserythropoese	Parvovirus B19-Infektion
		Blackfan-Diamond Syndrom
		Dyserythropoetische Anämien (CDA I und II)
	CDG I und II Syndrom	
Infektiöse Ursachen		
	Parvovirus B19-Virus	
	Zytomegalovirus	
	Syphilis	
	Toxoplasmosis	
	Herpes simplex-Virus	
	Lymphozytäre Choriomeningitis	
	Adenovirus	
	Coxsackievirus	
	Varizellen	
	Hepatitis A	
	Röteln	
	Respiratory syncytial Virus	
	Listeriosis	
	Chagas-Krankheit	
	Leptospirose	
Skelettdysplasien		
	Achondrogenesis Typ I (Parenti-Fraccaro)	
	Achondrogenesis Typ II (Langer-Saldino)	

Tab. 23.1 (*Fortsetzung*) Nicht immunologisch bedingter Hydrops fetalis (NIHF): Ursachen und Assoziationen

Fokale Veränderungen im Fötus		
	„Short rib polydactyly syndrome" (SRP Syndrom)	Saldino-Noonan
		Majewski
		Verma-Namoff
		Beemer
	Osteogenesis imperfecta Typ II	
	Lethale Osteopetrose	
	Asphyxierende Thoraxdysplasie (Jeune Syndrom)	
	Thanatophore Dysplasia	
	Achondroplasia	
	Hypophosphatasie	
	McGuire Osteochondrodysplasia	
	Intrauteriner Kleinwuchs mit dünnen Knochen und Frakturen (Kozlowski-Kann Syndrom)	
	Greenberg-Rimoin Chondrodystrophy	
	Desbuquois Syndrom	
	Letale Chondrodysplasie mit spondylokostale Dysostosis und nicht skelettalen Anomalien (Moerman-Vandenberghe-Fryns Syndrom)	
	Letale Kniest-Dyplasie	
	Chondrodysplasia punctata (Conradi-Hünermann)	
	Pyknoachondrogenesis	
	Wegmann-Jones-Smith Syndrom	
	Boomerang Skelettdysplasie	
	Letale Chondrodysplasie mit fortgeschrittenem Knochenalter (Blomstrand Syndrom)	
	Herva-Leisti-Kirkinen Syndrom (angeborene tödliche Kontrakturen)	
	Kongenitale infantile kortikale Hyperostose (Caffey Syndrom)	
Angeborene Stoffwechselerkrankungen („inborn errors of metabolism")		
Lysosomale Speicherkrankheiten	Sphingolipidosen	
	GM, Gangliosidosis	
	Galaktosialidosis	
	Morbus Farber (verbreitet Lipogranulomatose)	
	Morbus Gaucher (Glucocerebrosidase-Mangel)	
	Morbus Niemann-Pick Typ A	
	Morbus Wolman (Cholesterinester-Speichererkrankung)	
	Mukopolysaccharidose	Mukopolysaccharidose Typ I (Hurler Syndrom)
		Mukopolysaccharidose Typ IVa (Morquio A Syndrom)
		Mukopolysaccharidose Typ VII (β-Glukuronidase-Mangel)
	Mukolipidose	Mukolipidose Typ I (Sialidosis)
		Mukolipidose Typ II (I-Zell-Erkrankung)

Tab. 23.1 (*Fortsetzung*) Nicht immunologisch bedingter Hydrops fetalis (NIHF): Ursachen und Assoziationen

Fokale Veränderungen im Fötus		
Transportdefekte	Sialinsäure Speicherkrankheit	
	Morbus Niemann-Pick Type C	
	Andere lysosomale Krankheiten	
	Kohlenhydratmangel-Glykoprotein Syndrom	Glykogenspeicherkrankheit Typ II (Morbus Pompe)
	Kardiale Glykogenspeicherkrankheit mit normalen Maltaseaktivität	
	Carnitinmangel	
	Hyperthyreose des Fetus	
	Histiozytosis X (Langhans-Zell-Histiozytose)	
Syndrome und andere seltene Erkrankungen		
Autosomal-dominant vererbt	G-Syndrome (Opitz-Frias Syndrom)	
	Kongenitale myotone Dystrophie	
	Cornelia de Lange Syndrom	
	Noonan Syndrom	
	Yellow Nail Syndrom	
	Tuberöse Sklerose (bereits antenatal kardiale Rhabdomyome)	
Autosomal-rezessiven Erbgang	Fetale Hypo-/Akinesie Sequenz (Arthrogryposis multiplex congenita)	
	Pena-Shokeir Syndrom	
	Mehrere letale Pterygium colli Syndrome	
	Neu-Laxova Syndrom	
	Yunis-Varon Syndrom	
	Kryptophthalmus-Syndaktylie Syndrom (Fraser Syndrom) mit CHAOS	
	Cumming Syndrom	
	Orofaciodigital Syndrom Typ II (Mohr Syndrom)	
	Elejalde Syndrom	
	Familiäre hämophagozytäre Lymphohistiozytose (FHL)	
	McKusick-Kaufman Syndrom	
	Angio Osteohypertrophy Syndrom (Klippel-Feil-Trenaunay)	
	Beckwith-Wiedemann Syndrom	
	Rekurrierendes zystisches Hygromata colli	
	Repetitiver isolierter NIHF	
Chromosomenaberrationen		
	Trisomie 21	
	Trisomie 18	
	Trisomie 13	
	Turner Syndrom	
	Trisomie 15	
	Trisomie 16	

Tab. 23.1 (*Fortsetzung*) Nicht immunologisch bedingter Hydrops fetalis (NIHF): Ursachen und Assoziationen

Fokale Veränderungen im Fötus		
	Tetraploidie	
	Trisomie 10 Mosaik	
	46,XX/XY Mosaik	
	49,XXXY	
	Partielle Duplikation des Chromosoms 5	
	Partielle Duplikation des Chromosoms 11	
	Partielle Duplikation des Chromosoms 15 und 17	
	Partielle Duplikation des Chromosoms 18	
	Partielle Deletion des kurzen Arms von Chromosom 13	
	Partielle Deletion des kurzen Arms von Chromosom 18	
	Umlagerung des langen Arms von Chromosom 22	
	Viele weitere chromosomale Aberrationen	
Plazenta- und Nabelschnur-Anomalien		
	Chorioangiom	
	Chorioangiom als Teil von Wiedemann-Beckwith Syndrom	
	Subchoriales Plazentahämatom	
	Hämorrhagische Endovaskulitis der Plazenta	
	Plazenta-und Nabelschnur-Venenthrombose	
	Angiomyxom der Nabelschnur	
	Aneurysma der Arteria umbilicalis	
	Nabelschnurtorsion	

All diese Erkrankungen können – auch bei monochorialer Plazentation – nur einen der beiden Feten betreffen bzw. aufgrund des unterschiedlichen Schweregrades nur bei einem der beiden Feten zu einem Hydrops führen.

Bildgebung/Sonografie

Zu den sonografischen Befunden bei einem NIHF zählen

- fetale Wassereinlagerung in mehreren fetalen Kompartimenten, ferner
- häufig eine Polyhydramnie,
- selten auch eine Oligohydramnie sowie eine Plazentomegalie.

Bei diskret ausgeprägtem Aszites sind zunächst **Wassereinlagerungen** im Bereich des Unterbauches zu erkennen. Bei ausgeprägteren Befunden finden sich zunehmend im Aszites frei flottierende Darmschlingen sowie flottierende fadenartige Strukturen des Netzes. In schweren Fällen sind eine Kompression des Darmkonvoluts in Richtung Retroperitoneum, ein stark vorgewölbter Bauch, ein nach kranial verdrängtes Zwerchfell und bei männlichen Feten ein Hydrozele zu beobachten. Pleuraergüsse bzw. Hydrothoraces können zunächst unilateral beginnen, häufiger rechts als links, sind in den meisten Fällen jedoch bilateral vorhanden. Bei Anämien und kardialen Erkrankungen treten Pleuraergüsse meist später als Aszites und Hautödem auf. Perikardergüsse sind von Pleuraergüssen abzugrenzen. Sie treten häufiger bei kardialen Erkrankungen und Infektionen auf. Ein generalisiertes Hautödem (>5 mm Hautdicke) bzw. Anasarka beginnt oft in der Nacken- und Kopfregion, ehe es den gesamten Körper involviert.

Die Diagnose einer **Plazentomegalie** bzw. einer hydropischen Plazenta beruht im I. Trimester auf einer Plazentadicke von ≥18 mm, im zweiten und dritten Trimester von ≥50 mm.

Eine **Polyhydramnie** tritt bei vielen Feten mit Hydrops auf, wohl aufgrund einer erhöhten Urinproduktion infolge eines erhöhten hydrostatischen Venendrucks.

Diagnostik

In Anbetracht der großen Zahl möglicher Ursachen eines NIHF sollten die **diagnostischen Schritte** nach einem strengen Protokoll erfolgen (Tab. 23.2). Die Abfolge der diagnostischen Schritte gilt es, nach Möglichkeit einzuhalten, da invasive Probenentnahmen nicht risikofrei wiederholt werden können und insbesondere nach einer intrauterinen Bluttransfusion der Ausschluss seltener Anämien schwierig oder unmöglich wird.

Zu Beginn der Diagnostik stehen nach ausführlicher **Eigen-** und **Familienanamnese** umfangreiche maternale Blutentnahmen sowie eine möglichst detaillierte sonomorphologische Untersuchung des Fetus und der Plazenta, inklusive arterieller und venöser Dopplersonografie und fetaler Echokardiografie. **Lebensbedrohliche, aber behandelbare Krankheitsbilder** sollten zuerst ausgeschlossen werden. Dazu zählen

- eine Anämie,
- eine Tachyarrhythmie sowie
- ein fetofetales Transfusions-Syndrom bei Zwillingen.

Ohne großen Aufwand kann die **sonografische Diagnose** einer Vielzahl weiterer Ursachen eines NIHF erfolgen, z. B.

- einer CCAML,
- eines Lungensequesters,
- eines fetalen oder plazentaren Tumors (Teratom, Rhabomyom, Chorangiom),
- arteriovenöser Malformationen,
- Herzfehler und
- weiterer diverser Anomalien.

Diese liefern teilweise Hinweis auf eine chromosomal- oder nicht chromosomal bedingte syndromale Erkrankung.

Eine detaillierte **dopplersonografische Untersuchung von A. umbilicalis, A. cerebri media** und **Ductus venosus** sowie eine **Echokardiografie** sind erforderlich, um den Zustand des Fetus exakt einzuschätzen, eine Anämie auszuschließen, kardiale Belastungen (primär oder sekundär) anhand einer Kardiomegalie und der Pulsatilität des Blutflusses im Ductus venosus zu erkennen und ursächliche oder assoziierte Herzfehler und Arrhythmien zu diagnostizieren.

Unmittelbar danach sollte eine **mütterliche Blutabnahme** erfolgen, um maternale Blutgruppenantikörper, Infektionen und eine fetomaternale Transfusion auszuschließen.

Beim Großteil der Feten führen diese Untersuchungen schon zum Nachweis der zugrunde liegenden Erkrankung.

> **Besonders wichtig ist in diesem Zusammenhang der rasche Nachweis bzw. Ausschluss einer fetalen Anämie, da dies eine fetale „Notfallsituation" darstellt und daher eine intrauterine Erythrozytentransfusion möglichst rasch erfolgen sollte.**

Invasive diagnostische Maßnahmen sind

- Fetalblutentnahme,
- Amniozentese und
- Chorionzottenbiopsie.

Die dabei durchzuführenden Bestimmungen sind gemäß besonderer anamnestischer und bereits vorliegender Befunde der sonografischen Untersuchungen zu modifizieren.

Bei Verdacht auf eine fetale Anämie oder Infektion, chromosomale Aberrationen und molekulargenetisch oder biochemisch nachweisbare Krankheitsbilder können invasive diagnostische Eingriffe folgen. Oft erfolgen diese Probenentnahmen erst im Rahmen therapeutischer Notfallmaßnahmen, wie einer intravenösen Bluttransfusion oder einer Einlage eines thorakoamnialen Shunts.

Differenzialdiagnostisch sind Erkrankungen abzugrenzen, die ebenfalls mit fetalen Wasseransammlungen einhergehen, welche in der Regel aber auf ein fetales Kompartiment beschränkt bleiben. Dazu gehören beispielsweise ein **isoliertes Nacken**- oder **Stirnödem** und ein **Hygroma colli**, auch wenn sie in einigen Fällen das erste Symptom einer später zum Vollbild des Hydrops führenden Erkrankung sein können.

Ein **isolierter Aszites** kann urinös sein, im Rahmen einer Mekoniumperforation, bei einer Hydrometrokolpos, als Begleitbefund bei einer großen Omphalozele oder als „idiopathischer" Aszites auftreten – letzterer nicht selten als Folge einer lokalen Lymphabflussstörung. Postnatal ist dieser als Chylaskos in einigen Fällen zunächst noch vorhanden.

Auch **Pleuraergüsse** können isoliert auftreten, sei es infolge lokaler Lymphabflussstörungen oder als Begleitsymptom eines Lungensequesters. In beiden Fällen kann diese primär nur intrapleural auftretende Wasseransammlung über eine Obstruktion der Lymphwege, des venösen Blutflusses und bei extremen Hydrothoraxes auch durch eine Herztamponade zu einem generalisierten Hydrops fetalis führen.

Perikardergüsse <2 mm systolisch finden sich häufig und haben eine günstige Prognose.

▪ Prognose

Viele Krankheitsbilder haben, unabhängig vom Auftreten eines Hydrops fetalis, eine extrem **schlechte oder infauste Prognose**. Dazu zählen viele chromosomale Anomalien, Syndrome, letale Skelettdysplasien oder eine α-Thalassämie. Bei anderen Krankheitsbildern ist das Auftreten eines NIHF Zeichen einer besonders schweren oder weit fortgeschrittenen Erkrankung und deshalb mit einer ungünstigen Prognose verbunden, wie bei fetalen Tumoren, arteriovenösen Malformationen, kongenitale zystische Lungenmalformation (CCAML), oder in Fällen eines Turner Syndroms mit Hygromata colli und Hydrops bereits Ende des I. Trimesters.

Als **günstig** sind fetale Erkrankungen einzuschätzen, bei denen bei Auftreten eines Hydrops fetalis die Möglichkeit einer intrauterinen und/oder perinatalen Therapie besteht. Dies sind die Anämien, die Tachyarrhythmien, Hydrothoraces, CCAML, Lungensequester, das Steißbein- und Perikardteratom und – mit Einschränkung – die schwere Aortenobstruktion mit Restriktion des Foramen ovale. Bei monochorialen Zwillingen sind es das feto-fetale Transfusionssyndrom und die TRAP-Sequenz.

Diese Erkrankungen werden im Folgenden zusammengefasst, wobei bezüglich weiterer Informationen auf die entsprechenden Kapitel dieses Buches verwiesen wird.

23.1.1 Anämie

Anämien, die bereits zu einen Hydrops geführt haben, sind **fetale „Notfallsituationen"**, da sie mit extrem niedrigen Erythrozytenkonzentrationen einhergehen können. Es sollte so rasch wie möglich eine **intrauterine Transfusion** durchgeführt werden.

Die bei Weitem häufigste Anämie, die zu einem NIHF führen kann, ist die **PV B19-bedingte fetale Anämie**, welche bereits am Ende des I. Trimesters auftritt. Auch wenn zu diesem Zeitpunkt

Tab. 23.2 Diagnostisches Vorgehen bei nicht immunologischem Hydrops fetalis (NIHF)

Mütterliche Anamnese	Ethischer Hintergrund	
	Krankheiten	Anämie
		Infektion
		Diabetes mellitus
		Bindegewebskrankheit
	Blutsverwandtschaft	
	Familienanamnese	
Geburtshilfliche Anamnese	Vorherige betroffene Geschwister	
	Fehlgeburten/Totgeburten	
Schwangerschaftsverlauf	Gravida/Para	
	Gestationsalter	
	Mehrlingsschwangerschaft	
	Infektiöse Erkrankungen	
	Medikation	
Mütterliche Blutuntersuchungen	Blutgruppenbestimmung	
	Indirekter Coombs-Test	
	Komplettes Blutbild mit Indizes, wie MCV	
	Blutausstrich zur Beurteilung der Erythrozytenmorphologie	
	Nachweis fetaler HbF-Zellen	
	Syphilis, Parvovirus B19, Cytomegalovirus, Toxoplasmose und andere Infektionen	
	Mütterliche Blutchemie	
	Zusätzliche Untersuchungen (wenn indiziert)	Hämoglobin-Elektrophorese
		G6PD-, Pyruvatkinase-Mangel-Screening
		PMM-Aktivität der elterlichen Leukozyten (CDG I)
		Molekulargenestische Untersuchungen der Eltern (Carrier-Status)
		Anti-SSA und anti-SSB-Antikörper (bei fetalem AV-Block)

Tab. 23.2 (Fortsetzung) Diagnostisches Vorgehen bei nicht immunologischem Hydrops fetalis (NIHF)

Fetale Untersuchungen	Ultraschall	Zwei- oder drei-dimensionaler Ultraschall
	Fetale Echokardiografie	Zwei-dimensionaler Ultraschall (Dimension, Herzstrukturen, Rhythmus)
		Farbdoppler und gepulster Doppler (intra- und postkardial zum Nachweis von Blutflussanomalien, wie Regurgitationen und Stenosen der AV- und Semilunarklappen, Obstruktion des Ductus arteriosus, Shunts, „high cardiac output")
		M-mode (Dimension, Rhythmus, Kontraktilität)
		Venöser Doppler (Herzfunktion, Rhythmus)
		Arterieller Doppler (hohe Herzleistung, arteriovenöse Malformationen)
		Ergänzend: MPI, TDI, speckle tracking
	Kardiotokografie	Fetaler Zustand
		Arrhythmien, insbesondere zum Ausschluss paroxysmaler Tachyarrhythmien
		Fetale Anämie
	Amniozentese	Karyotyp
		Antigen Nachweis durch PCR und Kultur für Syphilis, Zytomegalievirus, Parvovirus-B19, Toxoplasmose und andere Infektionen
		α-Fetoprotein (Finnische Nephrose)
		Molekulargenetische und biochemische Untersuchungen für metabolische Erkrankungen
		Amnionzellmorphologie und Kultur zum Nachweis von angeborenen Stoffwechselstörungen
	Fetalblut	Karyotyp
		Komplettes Blutbild mit Indizes
		Zahl und Anteil von Retikulozyten und Normoblasten
		Peripherer Blutausstrich
		Leukozytendifferenzierung
		Blutgruppenbestimmung
		Direkter Coombs-Test
		Leberfunktionstest
		Albuminkonzentration
		Antigen-spezifischen IgM, IgA und PCR für Infektionsfälle
		Zusätzliche Untersuchungen (wenn indiziert): Hämoglobin Elektrophorese Osmotische Fragilität Heinz-Körper Erythrozyten-Enzym-Bestimmung Erythrozytenmembranskelettproteine Untersuchungen zum Nachweis angeborener Stoffwechselstörungen
	Chorionzottenbiopsie	Karyotyp
		Zusätzliche Untersuchungen (wenn indiziert)
		Biochemische und molekulargenetische Untersuchungen
		Morphologische Untersuchung zum Nachweis von Speicherkrankheiten

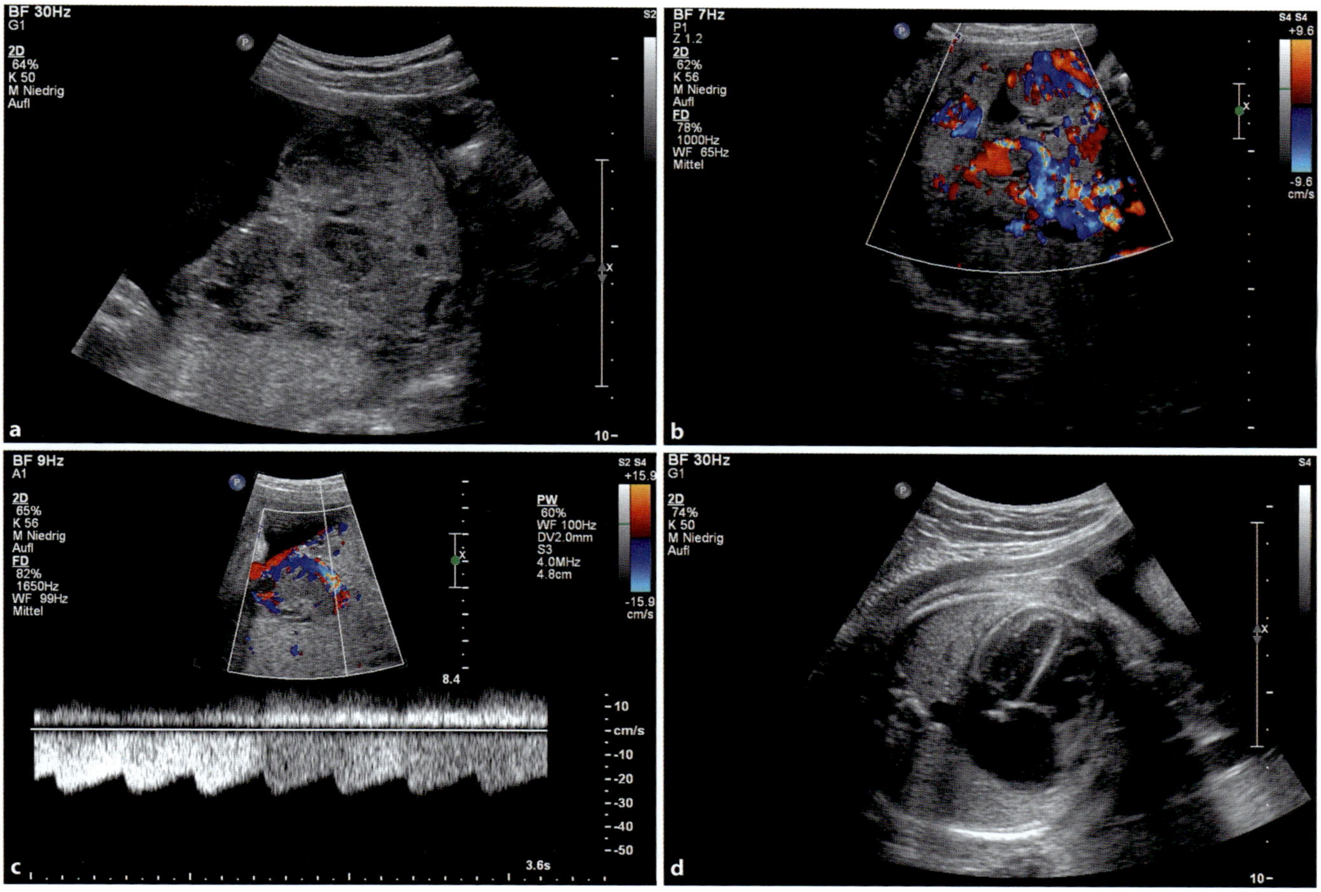

Abb. 23.6 Fetus der 30+5 SSW mit Aszites, leichten Hautödem und Kardiomegalie. **a** In der Plazenta sind mehrere plazentare Chorangiome nachweisbar. **b** Die Chorangiome zeigen in der Farbdopplersonografie eine starke Vaskularisation. **c** Als Hinweis auf das Vorliegen von arteriovenösen Malformationen weisen die den Chroangiomen Blut zuführenden fetalen Arterien eine sehr geringe Pulsatilität auf. **d** Als Zeichen des „high cardiac output failure" einerseits und in diesem Fall auch einer schweren Anämie infolge einer Kasabach-Merritt-Sequenz andererseits besteht eine deutliche Kardiomegalie

nur in Einzelfällen erfolgreiche intrauterine Transfusionen beschrieben wurden (Kempe et al. 2007), nimmt die Anzahl erfolgreicher Transfusionen nach 16 SSW deutlich zu. Diagnose, fetale Überwachung, Management und intrauterine Therapie der PV-B19-induzierten Anämie sind im ► Kap. 25 „Fetale Infektionen" und im ► Abschn. 23.2.4 ausführlich dargelegt. In diesem Abschnitt finden sich auch Ausführungen über weitere seltene Anämien, die zu einem NIHF führen können.

23.1.2 Arteriovenöse Malformationen

Arteriovenöse Malformationen können zu einem teilweise enorm ausgeprägten „**high cardiac output failure**" führen. Große Hamartome der Leber oder anderer Organe, intrazerebrale arteriovenöse Malformationen, wie das Aneurysma der Vena Galeni (▫ Abb. 23.6), eine diffuse Hämangiomatose, aber auch ein Chorangiom der Plazenta (▫ Abb. 23.7) können in Einzelfällen zu einem Hydrops fetalis führen, ebenso wie arteriovenöse Shunts in Teratomen und anderen Tumoren.

Neben dem „high cardiac output" aufgrund der arteriovenösen Kurzschlüsse kann es bei diesen Krankheitsbildern vielfach auch zu einer leichten bis moderaten Anämie kommen, die die „high cardiac output"-Situation verstärkt. Dies geschieht infolge einer mikroangiopathischen Hämolyse im Rahmen einer – auch zu einer teilweise schweren Thrombozytopenie führenden – Kasabach-Merritt Sequenz.

23.1.3 Arrhythmie

Bei Feten sind fetale Tachyarrhythmien zu Tachyarrhythmie

- 70 % eine supraventrikuläre Tachykardie,
- 30 % ein Vorhofflattern und
- 1 % eine ventrikuläre Tachykardie.

Sie können – insbesondere vor der 34. SSW – rasch zu einem Hydrops fetalis führen. Dieser geht lange Zeit nicht mit einer Hypoxämie einher, sodass genügend Zeit bleibt, mittels einer **antiarrhythmischen Therapie** des Fetus eine bleibende Kardioversion in einen Sinusrhythmus zu erreichen. Anschließend bildet sich der Hydrops unterschiedlich schnell zurück, insbesondere abhängig vom Ausmaß der Tachykardie-induzierten Kardiomyopathie (▫ Abb. 23.8) (Gembruch 2009).

Neben Digoxin, das im Stadium des Hydrops die Plazenta nicht ausreichend passiert, werden Flecainid und Amiodaron

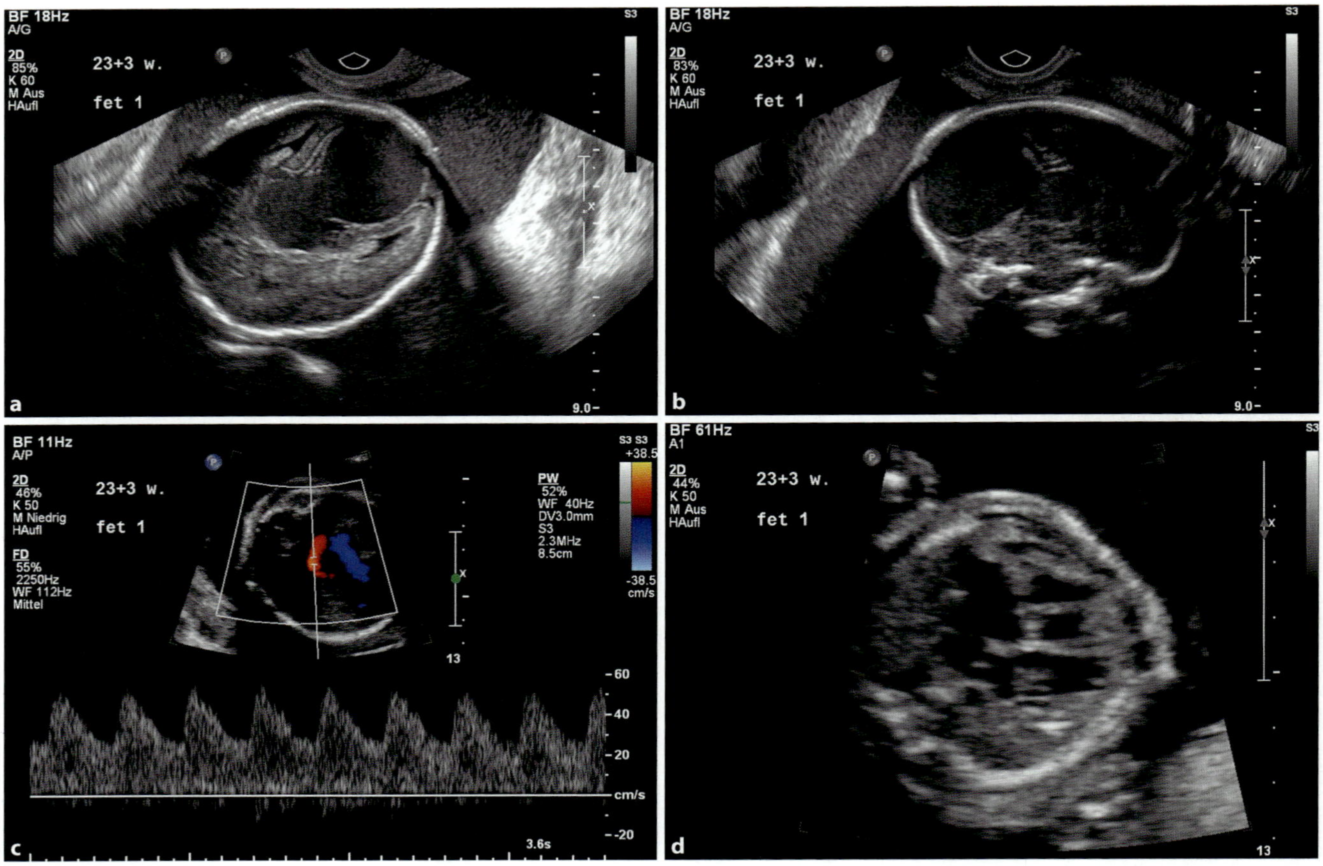

Abb. 23.7 Hydropischer Fetus der 23+3 SSW bei dichorialen Zwillingsschwangerschaft mit gesundem 2. Fetus. **a** Ursache des Hydrops war ein „high cardiac output failure" infolge einer zerebralen arteriovenösen Malformation mit Ausbildung eines Aneurysmas der V. Galeni, hier im Transversalschnitt mit Verdrängung der benachbarten Hirnstrukturen. **b** In einem parasagittalen Schnitt lässt sich extreme Größe der venösen Dilatation gut erkennen. **c** Die zuführenden Arterien weisen in der Spektraldopplersonografie eine sehr niedrige Pulsatilität auf. **d** Es bestand eine ausgeprägte Kardiomegalie. Der Fetus verstarb eine Woche später

bevorzugt eingesetzt (Krapp et al. 2003, Gembruch 2009). In Einzelfällen kann eine fetale Direktbehandlung mittels Injektion von Amiodaron in die V. umbilicalis indiziert sein (Gembruch 2009).

Tipp

Auch wenn diese antiarrhythmischen Behandlungen überwiegend transplazentar erfolgen, sollten sie nur an Zentren mit entsprechender Erfahrung durchgeführt werden, da nur so die erreichbaren Erfolgsraten von einer Kardioversion und Überleben von ≥95 % erreicht werden.

Gleiches gilt für das Monitoring und die Behandlung von **Feten mit komplettem AV-Block**. Dieser kann im Rahmen eines Linksisomerismus auftreten und ist oft mit einem AVSD vergesellschaftet. Die Prognose der betroffenen Kinder ist bei Auftreten eines NIHF extrem schlecht. Die meisten versterben intrauterin oder aber bei vorzeitiger Entbindung postnatal, auch bei frühzeitiger Schrittmacherimplantation.

Erfolgreicher, wenn auch mit einer ebenfalls hohen Mortalität und Morbidität verbunden, sind intrauterine Behandlungsversuche (Salbutamol, Dexamethason) bei Feten mit Hydrops infolge eines durch Autoimmunantikörper (anti-SSA/Ro und anti-SSB/La) induzierten kompletten AV-Blocks.

23.1.4 Herzfehler

Herzfehler führen aufgrund der Parallelschaltung des fetalen Kreislaufs bzw. der beiden Ventrikel äußerst selten zu einem Hydrops fetalis, sind aber häufiger mit einem Hydrops fetalis im Rahmen chromosomal und nicht chromosomal bedingter Syndrome und anderer genetischer Krankheitsbilder assoziiert.

Eine kongestive primäre oder sekundäre Herzinsuffizienz lässt sich bei Feten durch Zeichen einer myokardialen Funktionseinschränkung, einer diastolischen und einer systolischen Dysfunktion nachweisen. Meist sind **Kardiomegalie** und **erhöhte Pulsatilität im Ductus venosus** und den anderen System- und Lungenvenen die am einfachsten nachzuweisenden Zeichen einer Herzinsuffizienz bei fetalem Hydrops. Bei „low cardiac output" kann es auch zu einer nachweisbaren Pulsatilitätserhöhung in der A. umbilicalis kommen (Gembruch u. Holzgreve 2009, Huhta 2010).

Auch wenn der Ausfall einer Herzkammer nicht zum Hydrops führt, so hat das fetale Herz aufgrund seiner eingeschränk-

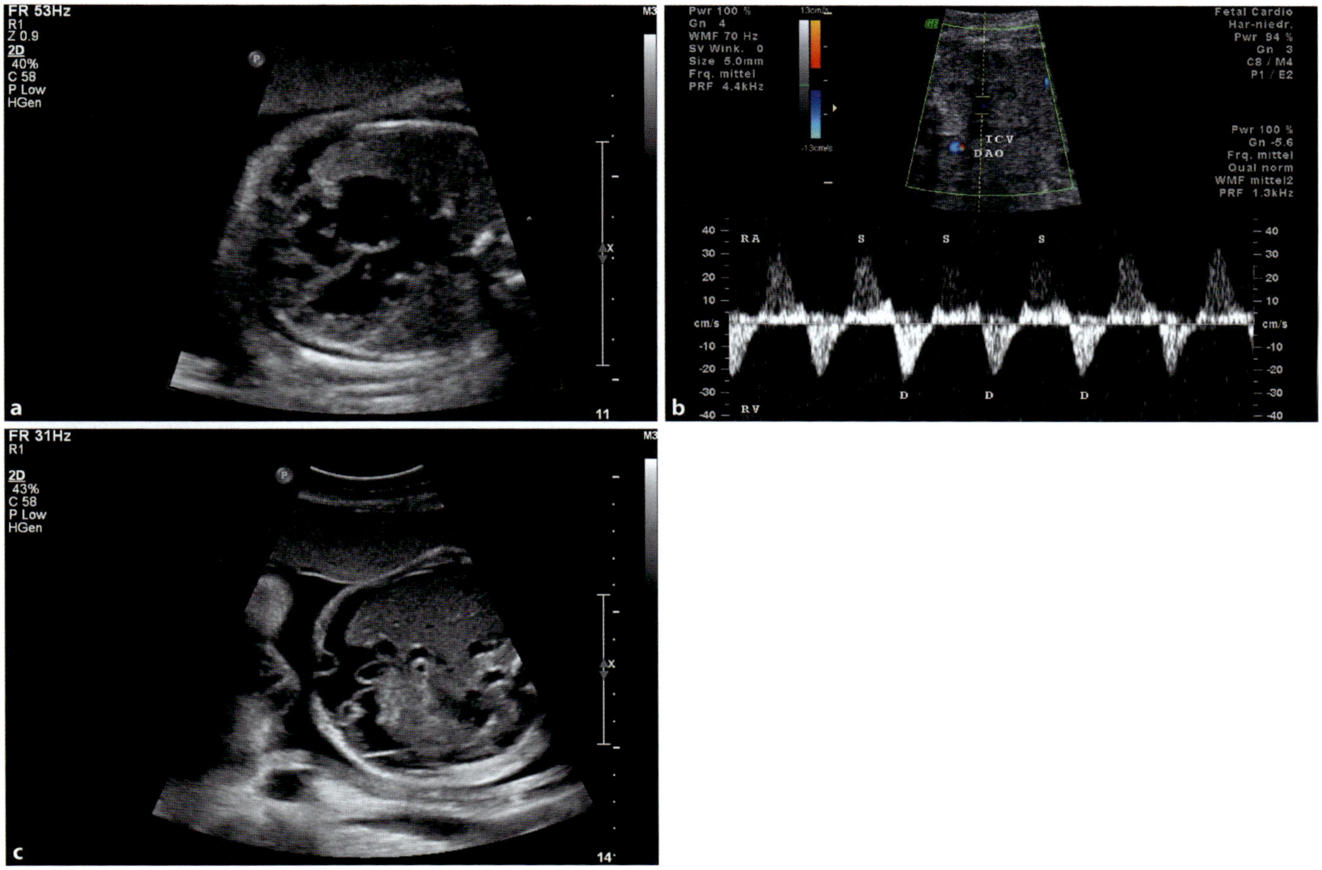

Abb. 23.8 Fetus in 31+0 SSW mit Hydrops fetalis bei schwerer SVT-induzierter Kardiomyopathie infolge einer über Wochen bestehenden atrioventrikulären Reentry-SVT; trotz erfolgreicher medikamentöser Kardioversion in einen konstanten Sinusrhythmus kam es im weiteren Verlauf der Schwangerschaft zur Zunahme der Hydrops und postnatal zum Tod des Kindes bei therapierefraktärer Herzinsuffizienz. **a** Kardiomegalie, biventrikuläre Myokardhypertrophie und rechtsseitiger leichter Pleuraerguss; die Dopplerechokardiografie zeigte schwere Insuffizienzen beider AV-Klappen. **b** Das venöse Blutflussmuster ließ einen systolischen Rückfluss erkennen, hier nachgewiesen in den Nierengefäßen (*RA* renal artery, *RV* renal vein), der in seltenen Fällen schwerster AV-Klappeninsuffizienzen auftreten kann. **c** Es ließ sich ein moderater Aszites nachweisen

ten diastolischen und systolischen Funktion Schwierigkeiten, auf Volumenüberladungen bei Semilunar- und AV-Klappeninsuffizienzen und Erhöhungen des Afterload adäquat zu reagieren. So gibt es einige wenige Herzfehler, die primär zu einem Hydrops fetalis führen können (Gembruch u. Holzgreve 2000, 2009).

Generell gilt bei diesen Herzfehlern, dass das Auftreten des Hydrops fetalis eine besondere Schwere und/oder Progredienz anzeigt und als gewichtiger ungünstiger Prognosefaktor gilt.

In diesem Zusammenhang ist die **Ebstein-Anomalie mit schwerer Trikuspidalinsuffizienz** zu nennen (Abb. 23.9), bei der es in einigen Fällen – bedingt durch eine relative Restriktion des Foramen ovale und/oder durch eine linksventrikuläre Funktionseinschränkung sowie durch ventrikuläre „interdependance" oder „non-compaction" – zu einem Hydrops fetalis und nachfolgendem Tod des Fetus kommen kann. Eine **Fallot'sche Tetralogie mit „absent pulmonary valve syndrome"** führt bei offenem Ductus arteriosus wegen der massiven biventrikulären Volumenbelastung fast immer bereits im I. Trimester zum Hydrops und Tod des Fetus. Bei Feten mit Agenesie des Ductus arteriosus ist die Volumenbelastung vermindert, kann aber ebenfalls zum Auftreten einer Hydrops im II. Trimester führen.

Eine starke Volumenbelastung tritt in Einzelfällen bei zwei sehr seltenen Herzfehlern auf, nämlich bei einer **fehlenden Aortenklappe** und bei einem **aorto-linksventrikulären Tunnel**.

Häufiger tritt bei **schweren aortalen Obstruktionen** (Aortenatresie und schwere valvuläre Aortenstenose) ein Hydrops dann auf, wenn bei schwerer Mitralinsuffizienz ein Verschluss des Foramen ovale resultiert, meist mit einer massiven Dilatation des linken Vorhofs und einer Dilatation der Lungenvenen assoziiert (Abb. 23.10). Der rechte Ventrikel scheint in dieser Situation, in der der linke Ventrikel zumeist extrem dilatiert ist, wohl infolge der ventrikulären Inderdependanz, nicht immer in der Lage zu sein, den erhöhten Preload adäquat zu kompensieren, sodass es zur venösen Druckerhöhung mit konsekutivem Hydrops und einem „low cardiac output" kommen kann. Auch die Kompression des rechten Vorhofs scheint das Auftreten einer Herzinsuffizienz zu begünstigen. Hier können eine antenatale Eröffnung des Vorhofseptums und/oder eine Ballondilatation der Aortenklappe lebensrettend sein (Vogel et al. 2011).

Akute Nachlasterhöhungen, wie bei einer schweren **Obstruktion des Ductus arteriosus**, meist durch Einnahme von Indo-

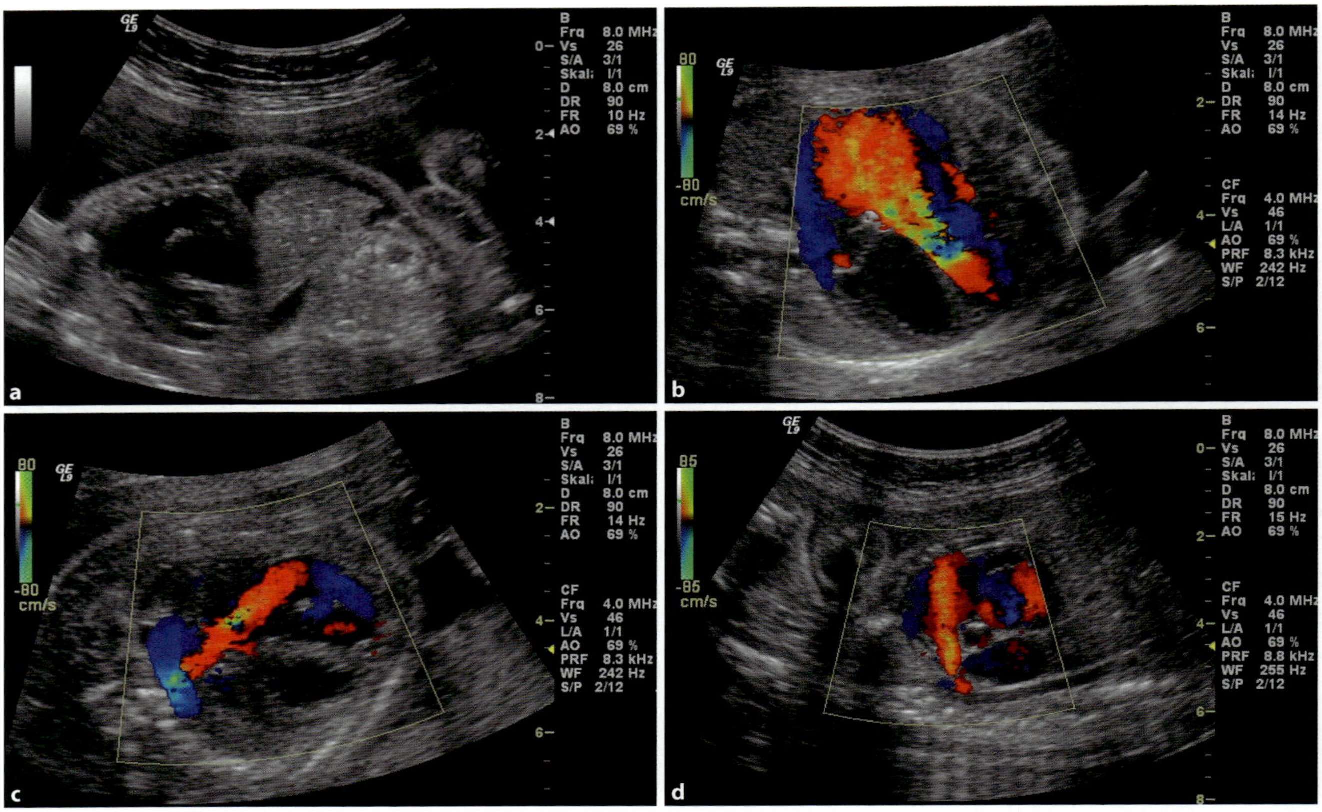

▣ **Abb. 23.9** Ebstein-Anomalie mit Hydrops eines Fetus in 25+3 SSW. **a** Im Sagittalschnitt des Fetus sind Aszites und vergrößertes Herz zu erkennen. **b** Im Vierkammerblick sind die massive Kardiomegalie, die funktionelle Atrialisation einer großen Teils des rechten Ventrikels bei zusätzlicher Dilatation der rechten Vorhofs sowie eine schwere Trikuspidalinsuffizienz, deren Jet infolge der versetzten Trikuspidalklappenebene weit apikal beginnt, sichtbar. **c** Der rechte Ventrikel füllt sich teilweise über eine diastolische Pulmonalinsuffizienz als Hinweis auf die schwere rechtsventrikuläre Dysfunktion. **d** Im Ductus arteriosus und Truncus pulmonalis ist dementsprechend ein ausschließlich retrograder Fluss vorhanden, hier in der „kurzen Achse" an der Herzbasis dargestellt

methacin und anderen NSAID's im III. Trimester hervorgerufen, können ebenfalls zu einem Hydrops führen, auch die Kombination einer biventrikulären Druck- und Volumenüberlastung, wie bei einem **Truncus arteriosus communis** mit stenotischer und insuffizienter Trunkusklappe.

Ferner können in Einzelfällen eine primäre oder sekundäre Kardiomyopathie, wie beim Barth Syndrom und CDG I, eine Myokarditis sowie die idiopathische arterielle Kalzifikation, aber auch Herz- und Perikardtumoren zu einem Hydrops fetalis führen (Gembruch u. Holzgreve 2000, 2009).

23.1.5 Thorakale Raumforderungen

Ebenfalls können in Einzelfällen über die Kaskade einer funktionellen Lymphabflussobstruktion und venöser Druckerhöhung bis hin zur Herztamponade ebenfalls zum Hydrops fetalis und auch zur Lungenhypoplasie führen

- eine CCAML,
- ein Lungensequester,
- eine Larynxatresie („congenital high airway obstruction syndrome", CHAOS) sowie
- große Mediastinalteratome (extrem selten).

Das Auftreten eines Hydrops bei all diesen Erkrankungen geht generell mit einer sehr schlechten Prognose einher (Gemburch u. Holzgreve 2000).

Die **Punktion** oder **dauerhafte Drainage** großer Zysten bei der CCAML (▣ Abb. 23.11) oder eines Pleuraergusses bei einem Lungensequester (▣ Abb. 23.12) können hier lebensrettend sein (Witlox et al. 2011).

Bei **Lungensequester** mit Hydrothorax und Hydrops kann auch die **Laserkoagulation** der aus der deszendierenden Aorta abgehenden zuführenden Arterie zur raschen Remission der Wassereinlagerungen führen.

Bei der kleinzystischen **CCAML** mit sekundärem Hydrops fetalis scheint die **offene Fetalchirurgie** mit Resektion der CCAML ein möglicher Erfolg versprechender Weg zu sein, auch wenn, wie bei allen bereits Kreislauf kompromittierten hydropischen Feten (Steißbeinteratom, kompletter AV-Block), die Mortalität dieser Eingriffe gegenüber kreislaufstabilen Feten, wie bei Spina bifida aperta, sehr hoch ist (Adzik 2009, 2010). Viele Fälle sprechen aber gut auf eine transplazentare Kortikosteroidbehandlung an (Loh et al. 2012), sodass dies bei mikrozystischer CCAML und Hydrops zunächst versucht werden sollte. Über Einzelfälle einer erfolgreichen Sklerotherpie mit Monoethanolamin wurde berichtet (Lee et al. 2012).

Bei einem **CHAOS** mit sekundärem Hydrops kann die **fetoskopische Eröffnung des Larynx** einen Abfluss der Lungenflüs-

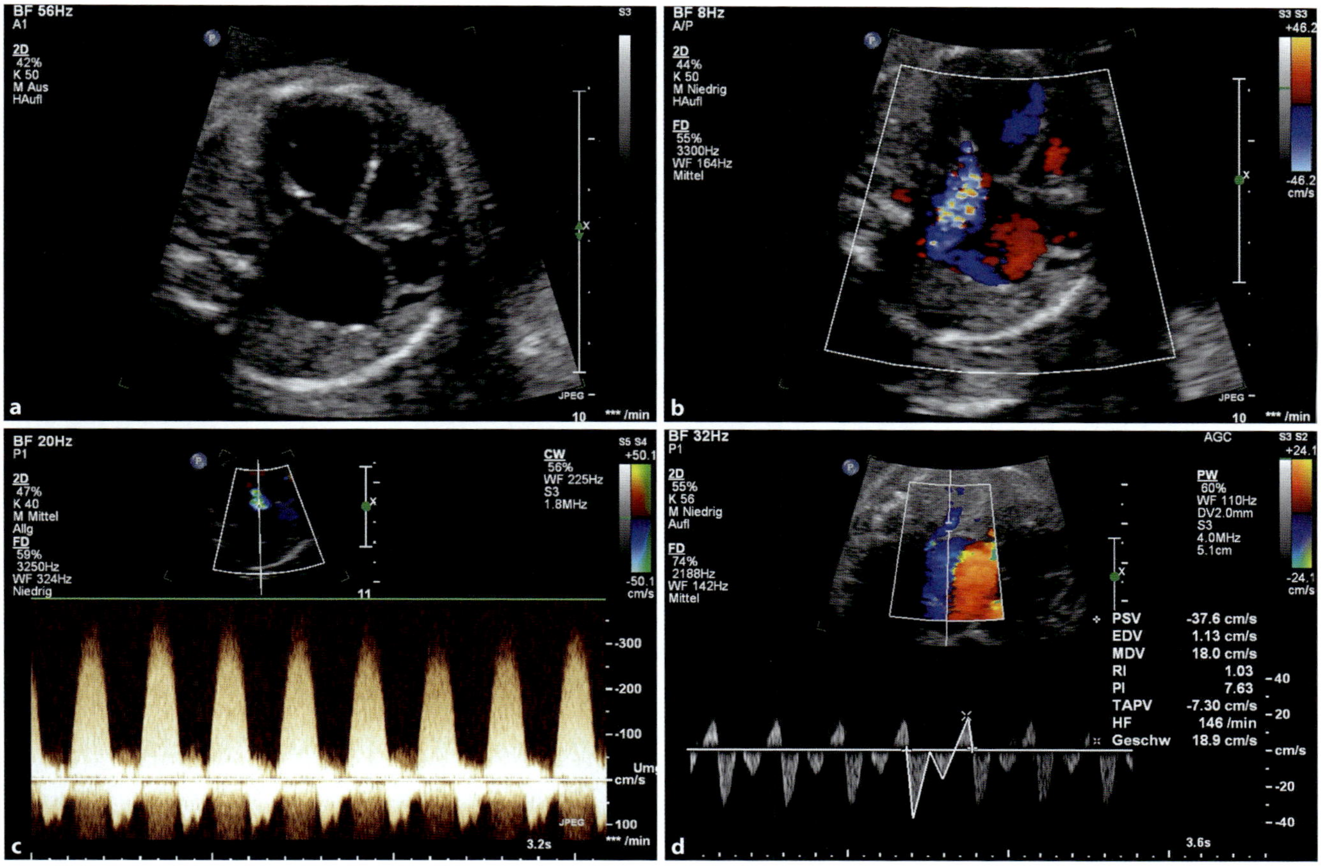

Abb. 23.10 Schwere fetale valvuläre Aortenstenose mit Mitralinsuffizienz und sekundärem Verschluss des Foramen ovale sowie konsekutivem Hydrops fetalis, Polyhydramnie und Plazentomegalie in 26+0 SSW. **a** Im Vier-Kammer-Blick sind der ballonierte linke Ventrikel und der stark dilatierte linke Vorhof zu erkennen. **b** Es besteht eine schwere holosystolische Mitralinsuffizienz. **c** Die „continuous wave"-Dopplerechokardiografie zeigt eine holosytolische Mitralinsuffizienz mit noch relativ hoher Spitzengeschwindigkeit von 3,6 m/s (Druckgradient: 51,8 mmHg) und steilem Druckanstieg als Hinweise auf eine noch gute linksventrikuläre Funktion. **d** Hochgradig pulsatiles Blutflussgeschwindigkeitsprofil der pulmonalen Venen, typisch für ein hoch restriktives oder intaktes interatriales Septum

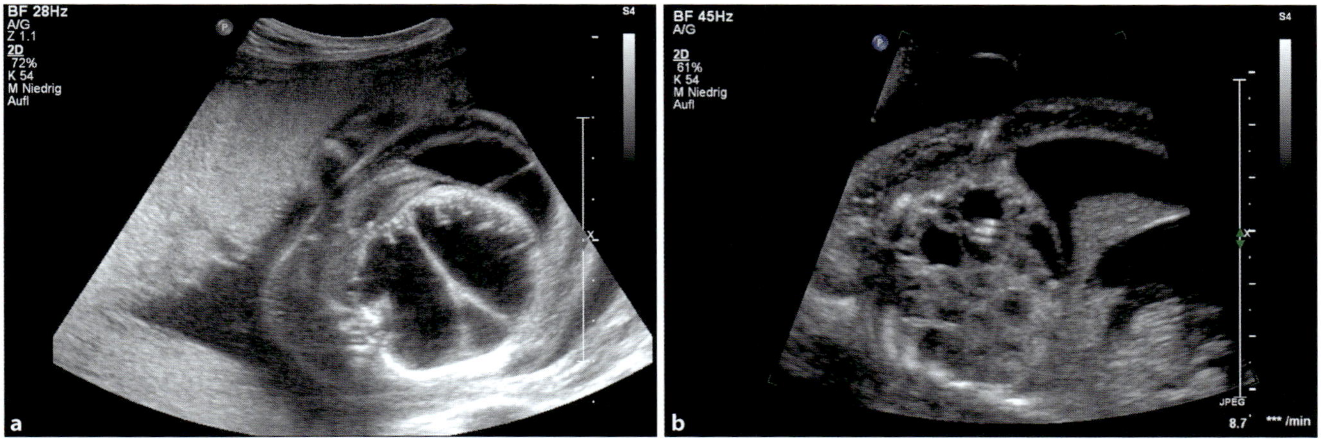

Abb. 23.11 **a** Großzystische CCAML mit massivem Mesenterialshift und konsekutivem Hydrops fetalis bei einem Fetus in 21+2 SSW (gleicher Fall wie in Abb. 23.1). **b** Im Sagittalschnitt lässt sich der ausgeprägte Aszites erkennen; ein Double-pigtail-Katheter drainiert eine der großen Zysten ins Fruchtwasser und führt bereits zur Dekompression der anderen intrathorakalen Organe

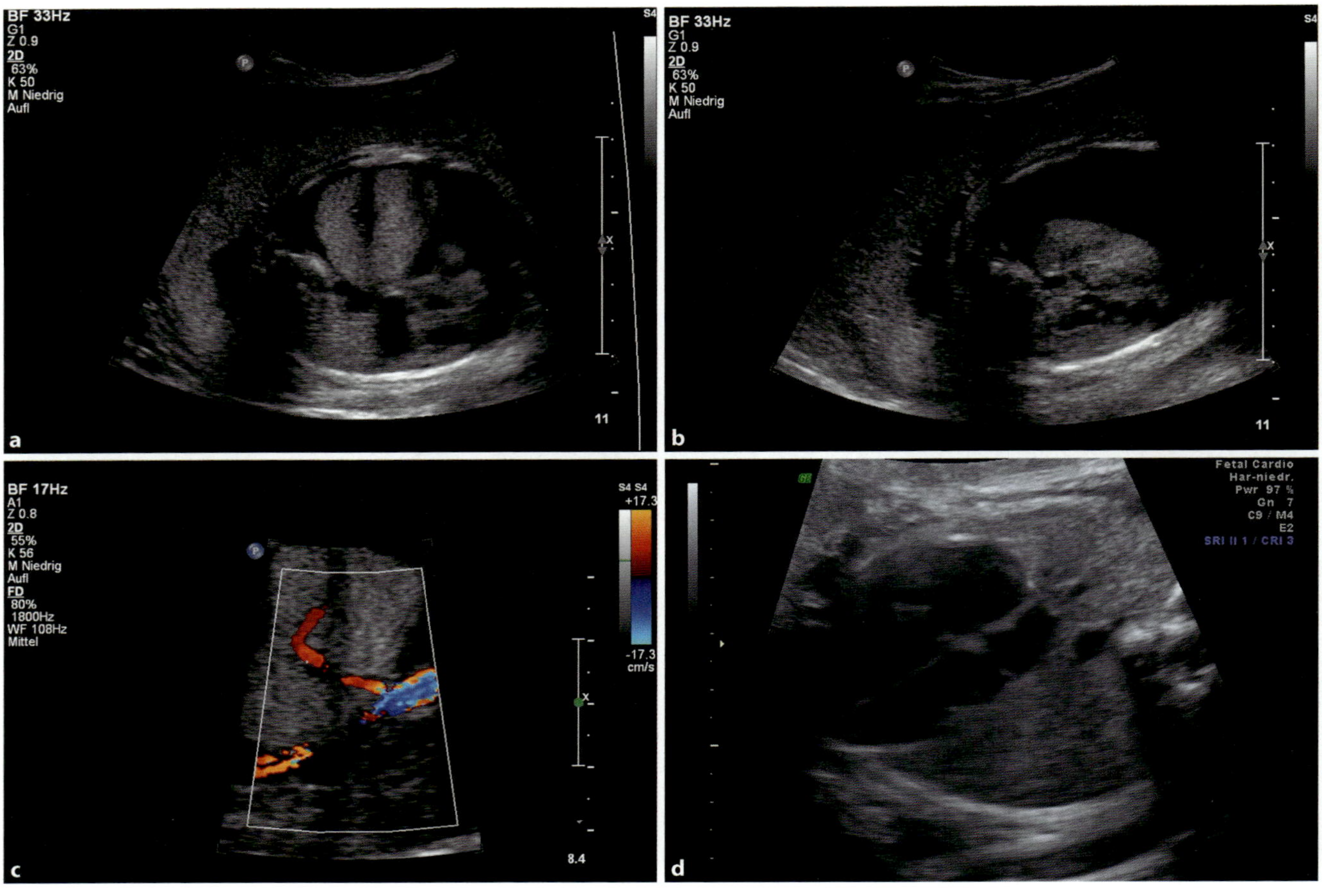

Abb. 23.12 Fetus in 29+5 SSW mit linksseitigem extralobulären supradiaphragmalen Lungensequester mit linksseitigen Pleuraerguss, Mediastinalshift und konsekutivem Hydrops fetalis. **a** Im Transversalschnitt sind der große linksseitige Lungensequester, der linksseitige Pleuraerguss, die rechte Lunge sowie das nach rechts verdrängte Herz zu erkennen. **b** Etwas mehr kranial ist die linke Lunge zu nachweisbar. **c** Die aus dem thorakalen Teil der deszendierenden Aorta entspringende, zuführende, den pulmonalen Sequester versorgende Arterie ist im Sagittalschnitt nachweisbar. **d** 3 Wochen nach Einlage (32+5 SSW) eines throrakoamnialen Shunts sind die fetalen Wassereinlagerung sowie der Mediastinalshift nicht mehr nachweisbar. Beide Lungen sind gut entfaltet

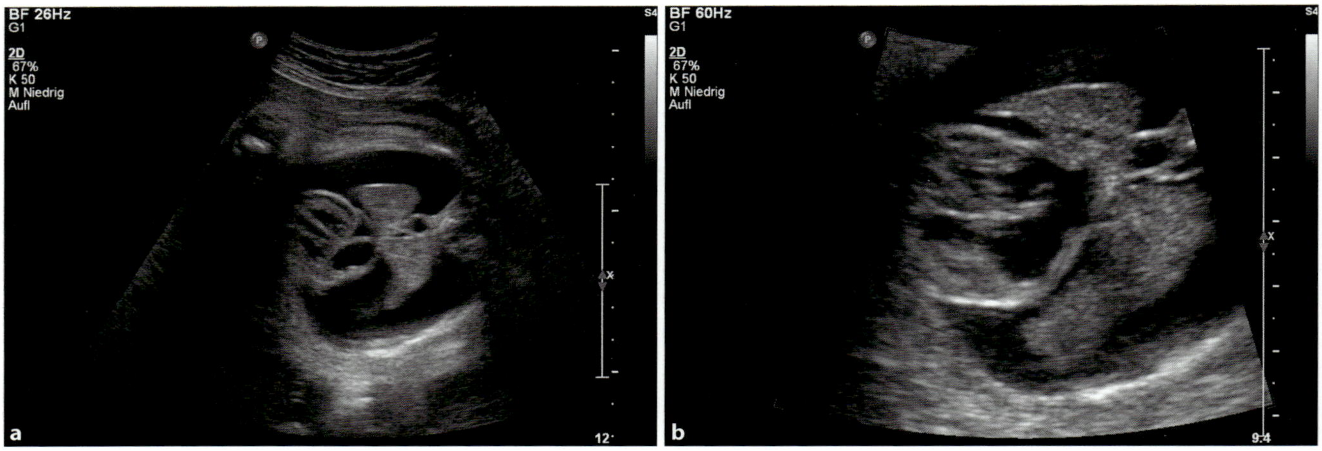

Abb. 23.13 Bilaterale Hydrothoraces bei einem Fetus in 31+0 SSW mit konsekutiven Hydrops fetalis im thorakalen Transversalschnitt. **a** Neben den bilateralen Hydrothoraces ist bereits ein deutliches generalisiertes Hautödem vorhanden. **b** Darstelllung von Herz und beiden Lungen und den umgebenden Pleuraergüssen

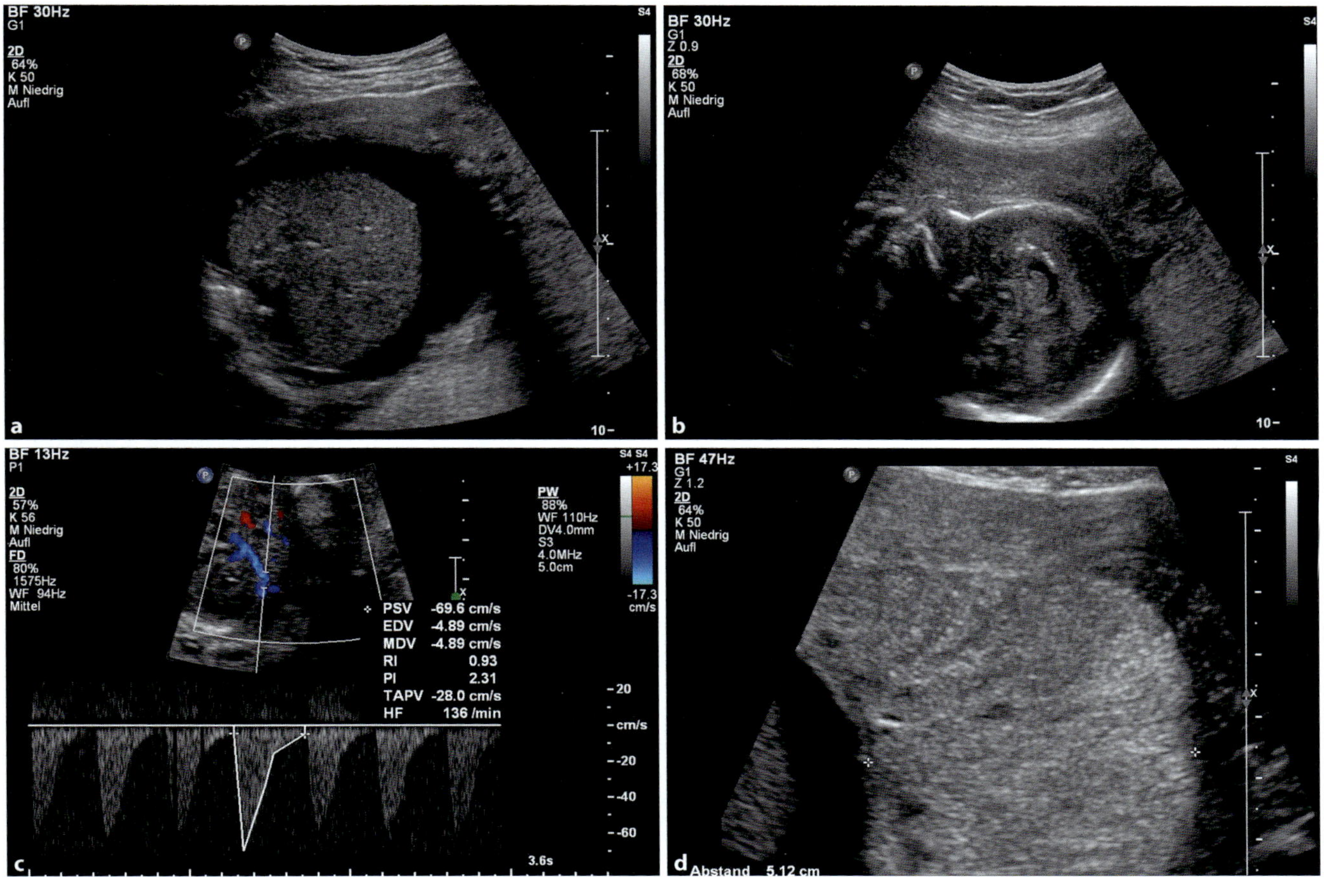

Abb. 23.14 Hydropischer Fetus in 25+3 SSW mit nachgewiesener fetalen CMV-Infektion. **a** Im abdominalen Querschnitt sind ein massiver Aszites und eine Hepatomegalie zu erkennen, ferner besteht eine schwere Oligohydramnie und eine deutliche Plazentomegalie. **b** Im Sagittalschnitt des fetalen Hirns sind frontoparietal grobschollige Kalzifikationen sichtbar. **c** Deutlich erhöhte systolische Spitzengeschwindigkeit in der A. cerebri media als Hinweis auf eine, in diesem Fall moderate CMV-induzierte Anämie des Fetus. **d** Massive Plazentomegalie (maximale Dicke: 51,2 mm)

sigkeit und sekundär ein Absinken des intrathorakalen Drucks und ein Verschwinden des Hydrops ermöglichen (Kohl et al. 2009).

23.1.6 Primärer Hydrothorax

Hydrothoraces können vielfältige Ursachen haben und sekundär als Symptom eines Hydrops unterschiedlicher Ätiologie auftreten. Pleuraergüsse treten isoliert oder zusammen mit anderen Wassereinlagerungen im Rahmen von chromosomal und nicht chromosomal bedingten Anomalien auf (Ruano et al. 2011).

Beim **primären Hydrothorax** liegt eine lokale bzw. mehr oder weniger generalisierte Lymphabflussstörung vor. Die konsekutive intrathorakale Druckerhöhung führt zu einer weiteren Obstruktion der pleuralen Lymphdrainage, zu einer venösen Druckerhöhung und schließlich zu einer kardialen Einflussbehinderung im Sinne einer Tamponade. Einerseits können die zumeist zwischen der 20. und 28. SSW auftretenden, häufig bilateralen Hydrothoraces eine Störung der Lungenentwicklung mit Lungenhypoplasie und postnatal persistierender pulmonaler arterieller Hypertonie zur Folge haben, andererseits führt, wie bei vielen anderen Erkrankungen, eine nur leichte venöse Druckerhöhung rasch zu einem generalisierten Hydrops fetalis (Abb. 23.13).

Spätestens in diesem Stadium sollte eine **dauerhafte beidseitige Drainage** der Hydrothoraces durch Einlage eines thorakoamnialen Shunts erfolgen. In der Regel kommt es hiernach zur raschen Ausdehnung der zusammengepressten Lungen, bei bereits hypoplastischen Lungen bleiben Pleuraergüsse allerdings teilweise bestehen. Ggf. führt dies auch zur Verbesserung der kardialen Funktion durch den wieder möglichen adäquaten Anstieg des Preload und zum Verschwinden von Hydrops, Polyhydramnie, Hydrops placentae und ggf. auch eines maternalen Mirror Syndroms.

In Studien wird durch Einlage throakoamnialer Shunts die Überlebensrate der Feten mit primären Hydrothorax und Hydrops von 10 % auf 50–70 % erhöht (Bianchi et al. 2010, Yinon et al. 2010).

Prognostisch ungünstig ist das isolierte Auftreten von Pleuraergüssen, Aszites und Hautödem oder eines generalisierten Hydrops als Symptom hereditärer Lymphödem-Syndrome, deren molekulargenetische Abklärung – mittlerweile sind 4 Genloci in diesem Zusammenhang bekannt (*ITGA9*, *VEGFR3*, *FOXC2*, *PTPN11*, *SOX18* und *CCBE1*) – nun auch pränatal möglich und in die Behandlungsalgorithmen von Hydrothoraces ohne und mit Hydrops fetalis zu integrieren ist (Yang et al. 2012).

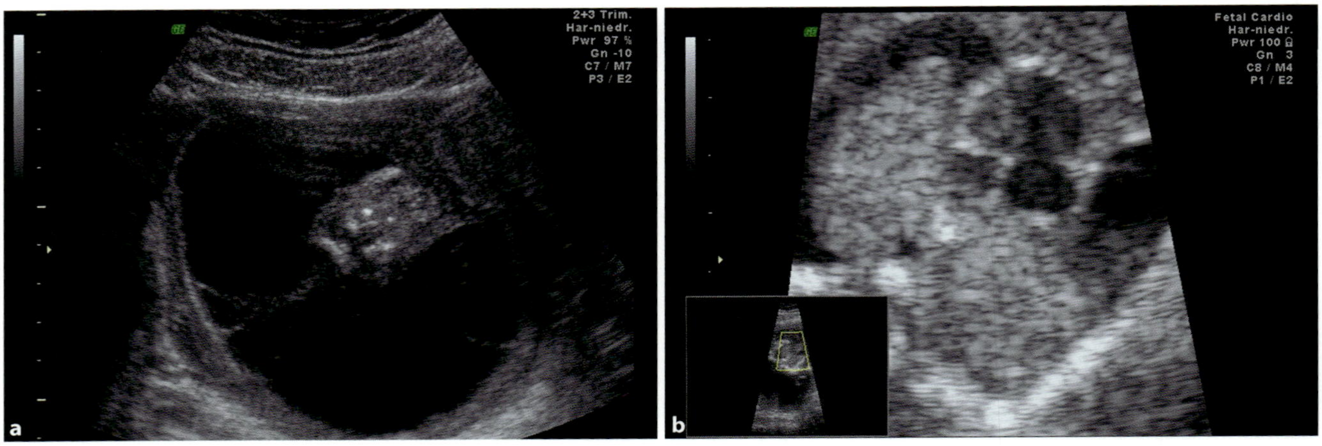

Abb. 23.15 Fetus in 16+2 SSW mit massivem Hygroma colli, generalisiertem Hydrops fetalis und schwerer Oligohydramnie bei zytogenetisch gesicherter Monosomie X (Turner Syndrom). **a** Querschnitt im Bereich des Halses des Fetus mit den dünnwandig septierten Nackenzysten, typisch für ein Hygroma colli. **b** Bilaterale moderate Pleuraergüsse sowie ein generalisiertes Hautödem waren ebenfalls nachweisbar. Eine Woche später war der Fetus verstorben

23.1.7 Infektionen

Neben der schon erwähnten, mit einer schweren Anämie einhergehenden fetalen PV B19-Infektion können weitere Infektionen des Fetus mit einem Hydrops fetalis einhergehen. Auch wenn bei einigen dieser Feten eine Anämie vorliegen kann, ist diese fast nie so stark ausgeprägt, dass sie das Auftreten eines Hydrops allein erklären kann.

Fetale Hepatitis, schwere Hypoproteinamie, Myokardiditis, „capillary leak" sind mögliche Pathomechanismen bei einer fetalen Syphilis, CMV-, HSV-, Coxsackie-, LCHM- und Toxoplasmose-Infektion (Abb. 23.14). Auch Einzelfälle einer fetalen Listeriose wurden in Assoziation mit einem Hydrops beschrieben.

23.1.8 Chromosomal und nicht chromosomal bedingte Erkrankungen

Das fetale **Turner Syndrom** (Monosomie X) kann eine mehr oder weniger generalisierte Entwicklungsstörung der Lymphwege bereits Ende des ersten und im frühen zweiten Trimenon zu einem Hydrops fetalis führen. Dieser geht charakteristischerweise mit einem oft massiven Hygroma colli, später auch mit einer Oligohydramnie einher, und führt in dieser Kombination fast immer zum Tod des Fetus (Abb. 23.15). Ferner ist auch die **Trisomie 21** in Einzelfällen mit einem Hydrops fetalis und/oder einem uni- oder bilateralen Hydrothoraces assoziiert, wofür ebenfalls lokale Lymphabflussstörungen oder aber auch eine transitorische myeloproliferative Disorder (TMD) verantwortlich sind. Daneben gibt es noch eine Vielzahl weiterer chromosomaler Erkrankungen, die im Einzelfall zu einem Hydrops fetalis führen können.

Viele genetisch abgrenzbare und entsprechend vererbbare Erkrankungen gehen gelegentlich mit einem Hydrops einher. Zu nennen sind das Noonan Syndrom, das multiple Pterygium Syndrom, die mit einer fetalen Hypokinesie-Sequenz bzw. einer Arthrogryposis einhergehenden Erkrankungen, wie das Pena-Shokeir Syndrom und die myotone Dystrophie, das Beckwith-Wiedemann Syndrom und viele andere.

23.1.9 Idiopathischer Hydrops fetalis

Die Diagnose eines idiopathischen Hydrops fetalis ist erst nach umfangreichem Ausschluss aller infrage kommenden Erkrankungen zu stellen, einschließlich der bei fehlendem Indexfall zumeist erst postnatal zu diagnostizierenden Speicherkrankheiten und seltenen Syndromen. Gleiches gilt für Totgeburten mit Hydrops fetalis, bei denen nicht selten erst umfangreiche histopathologische Untersuchungen gemäß entsprechender Protokolle die Ätiologie von Hydrops und Tod klären.

23.1.10 Hydrops bei Zwillingen

Bei monochorialen Zwillingen ist das Auftreten eins Hydrops fast immer Folge eines fetofetalen Transfusionssyndrom (TTTS), seltener einer TRAP („twin reversed arterial perfusion") Sequenz. Beide Krankheitsbilder sind ausführlich im ► Kap. 22 „Mehrlingsschwangerschaften" beschrieben.

Daneben können bei dichorialen und monochorialen Zwillingen auch alle genannten anderen Ursachen des Hydrops bei einem oder beiden Feten vorliegen. Monozygote Zwillinge sind zumeist diskordant für Fehlbildungen. Auch können monozygote und monochoriale Zwillinge im Rahmen von Infektionen unterschiedlich stark betroffen sein.

23.1.11 Prognose, Outcome und Entbindung

Das fetale und perinatale Outcome der Feten mit NIHF hängt ganz entscheidend von der zugrunde liegenden Erkrankung ab. Innerhalb gleicher fetaler Grunderkrankungen haben Feten mit Hydrops fetalis fast immer eine schlechtere Prognose als jene ohne Hydrops, da sich ein Hydrops in der Regel erst spät im Krankheitsverlauf bzw. bei sehr schwerem Verlauf der Erkrankung entwickelt und vielfach Folge einer sekundären Herzinsuffizienz ist. Auch sind nur einige der zu einem Hydrops führenden Erkrankungen intrauterin behandelbar. Die besten Prognosen in der Gruppe der Feten mit NIHF haben Feten mit Tachyarrhythmien oder Anämien, speziell bei der Anämie infolge einer fetalen PV B19-Infektion, und mit primären Hydrothoraces.

Tipp

Alle Kinder mit Hydrops fetalis sollten – auch nach dessen vollständiger Remission – an einem spezialisierten Zentrum entbunden werden, denn in einigen Fällen
- ist auch bei Geburt die Ätiologie noch ungeklärt,
- besteht die Möglichkeit des Wiederauftretens intrauterin erfolgreich behandelter Erkrankungen (Reentry-Tachykardie, Anämie, Chylothorax),
- stehen postnatal medikamentöse oder operative Behandlungen an,
- sind aufwendige diagnostische Maßnahmen erforderlich,
- treten mögliche schwere Krankheitssymptome beim Neugeborenen, wie Lungenhypoplasie, pulmonale arterielle Hypertonie und Herzinsuffizienz auf.

Die Wahl von Zeitpunkt und Modus der Entbindung richtet sich nach den aktuellen Befunden. In Einzelfällen können unmittelbar antenatal erfolgende Entlastungspunktionen fetaler Ergüsse bis hin zu einer EXIT-Prozedur erforderlich sein.

23.2 Fetale Anämie

23.2.1 Einleitung

Durch Fortschritte in der Prophylaxe, der Diagnostik, der Überwachung und der Therapie konnte in den letzten Jahrzehnten die **Prognose fetaler Anämien** deutlich **verbessert** werden. Insbesondere die Genotypisierung fetaler Blutgruppenantigene aus der im maternalen Blut zirkulierenden freien fetalen DNA und die nicht invasive dopplersonografische Diagnostik bzw. Überwachung von Risikoschwangeren haben die invasiven risikobehafteten diagnostischen Amniozentesen zur Feststellung der fetalen Blutgruppeneigenschaften sowie zur Diagnose einer fetalen Anämie unnötig gemacht.

Dennoch bleiben Diagnostik, Differenzierung, Überwachung und Therapie fetaler Anämien wichtige Bestandteile der pränatalen Medizin, zumal sie noch immer zu Hydrops und Tod von Feten führen, obgleich für fast alle Fälle die Möglichkeit einer intrauterinen Therapie besteht.

23.2.2 Definition, Inzidenz, Ätiologie und Pathophysiologie

Die fetale Anämie ist durch das parallele Absinken der fetalen Erythrozyten- und Hämoglobin- sowie Hämatokritwertes definiert. Auf das Gestationsalter bezogene Normwerte sind anzuwenden, da die Konzentrationen dieser Parameter mit zunehmendem Alter des Fetus linear ansteigen, während die Retikulozytenzahl linear abfällt (Nicolaides et al. 1989).

Als **Grenzwerte** bezüglich des **Auftretens eines Hydrops fetalis infolge einer Anämie** gelten Hämoglobin-Konzentrationen zwischen 4,0 g/dl und 5,0 g/dl, welche jedoch abhängig von der Geschwindigkeit des Hämoglobin-Abfalls und von der jeweiligen Ursache der Anämie variieren.

Eine Vielzahl von Erkrankungen kann zu einer fetalen Anämie führen. Möglichkeiten der Differenzierung basieren auf dem Vorliegen plazentagängiger maternaler Antikörper gegen fetale Blutgruppenantigene, die zu einer Hämolyse der fetalen Erythrozyten mit konsekutiver Anämie führen können. Diese Gruppe wird als **alloimmunhämolytische Anämie**, bei Auftreten fetaler Wassereinlagerungen auch als **immunologisch bedingter Hydrops fetalis (IHF)** bezeichnet. Mehrere maternale Blutgruppenantikörper können bei Blutgruppeninkompatibilität zu einer hämolytischen Anämie des Fetus führen. Kell- und Anti-D-Antikörper gelten als die am ehesten zur Hämolyse führenden Antikörper, gefolgt von Anti-c, -E, -C und -e (s. folgende Übersicht).

Diese Antigene sind im Gegensatz zu den Antigenen des AB0-Systems schon während der Fetalzeit stark ausgeprägt (Weiner 2011).

Durch die seit nunmehr fast über 50 Jahre hinweg erfolgenden postnatalen Anti-D-Prophylaxe und deren Erweiterung um eine zusätzliche antenatale Anti-D-Gabe bei Rhesus-D-negativen Schwangeren zu Beginn des III. Trimesters einerseits, sowie durch die abnehmende Zahl von Geburten einer Frau andererseits, haben in den letzten Dekaden absolute und relative Häufigkeiten schwerer Krankheitsverläufe von Rhesus (anti-D) Inkompatibilität im Vergleich zu anderen Blutgruppeninkompatibilitäten abgenommen. Ebenso reduzierten sich Blutgruppeninkompatibilitäten im Vergleich zu anderen Ursachen fetaler Anämien.

In einem holländischen Kollektiv von Schwangeren, bei denen irreguläre Antikörper nachweisbar waren, fanden sich bei 23 % Antikörper gegen das Blutgruppenantigen E, bei 18,8 % gegen K, bei 18,7 % gegen D, bei 10,4 % gegen c, bei 7,5 % gegen C, bei 5,8 % gegen Fya, bei 5,7 % gegen Cw, bei 3,5 % gegen S, bei 2,5 % gegen Jka und bei 3,7 % gegen verschiedene relevante Antikörper (van der Schoot et al. 2003).

Dies führte auch zu einer Abnahme der Häufigkeiten von IHF gegenüber dem nicht immunologisch bedingten Hydrops fetalis (NIHF).

Andererseits führen die abnehmende Häufigkeit der Rhesus-Inkompatibilität auf nur noch 6:1000 Lebendgeburten und die raschen Fortschritte bei Diagnostik und Überwachung sinnvollerweise zu einer Zentrierung der Betreuung dieser Schwangeren auf wenige erfahrene Zentren (Moise et al. 2008).

Ursachen fetaler Anämie (ohne und mit konsekutivem Hydrops fetalis)

Immunologisch bedingte hämolytische Anämie, ausgelöst durch maternale plazentagängige IgG-Antikörper (Alloimmunisierung), die bei ihrem Vorliegen
- Häufig zu einer fetalen Anämie führen
  - Rhesus-Gruppe: D, c, E, C, e
  - Kell (anti-K, anti-k (Cellano))
- Selten zu einer fetalen Anämie führen
  - Jk^a (Kidd)

  - Fy^a (Duffy)
  - Kp^a und Kp^b (Kell)
  - Js^a und Js^b (Kell)
  - S
- Sehr selten zu einer fetalen Anämie führen
  - M, N, s, Jk^b(Kidd), Lu (Lutheran), Do^a, Di^a und Di^b (Diego), Fy^b(Duffy), U^1 (Kell), Yt
- Nie zu einer fetalen Anämie führen
  - Le^a und Le^b(Lewis), p

Nicht immunologisch bedingte Anämie

- Hämolytisch
  - α-Thalassämie
  - Erythrozytenmembrandefekte*
  - G6PD-Mangel*
  - Kasabach-Merritt Sequenz
- Aplastische Anämie
  - Angeboren: Blackfan-Diamond*, Fanconi*
  - Parvovirus B 19
  - Zytomegalie (CMV)
  - Transitorische myeloproliferative Disorder (TMD)
  - Kongenitale dyserythropoetische Anämie (CDA I und II)
- Blutungsanämien
  - Fetomaternale Transfusion (FMT)
  - Blutungen (Steißbeinteratom, Darmperforation, Hirnblutung)
  - Blutverschiebungen bei fetofetaler Transfusion (TAPS)

*Mehr oder weniger gut dokumentierte Einzelfälle
G6PD Glukose-6-Phosphat-Dehydrogenase-Mangel, *TAPS* „twin anemia polycythemia sequence"

Fetale Anämien verändern die fetale Hämodynamik, den Sauerstofftransport und den Metabolismus bis hin zum „fetal programming". Zumeist setzen fetale Anämien langsam ein und haben einen chronischen Verlauf.

Die Steigerung des Herzzeitvolumens („high cardiac output") und der Erythropoese einerseits sowie eine – bei leichten Anämien nur diskrete – Kreislaufumverteilung zugunsten Herz, Hirn und Nebennieren sind **kardiovaskuläre Kompensationsmechanismen** des Fetus.

Akut einsetzende Anämien führen zudem zum akuten Volumenmangel und bei relevanter Absenkung der kardialen Vorlast zu einem „low cardiac output failure", auch wenn aufgrund des extrem erleichterten und rasch erfolgenden Flüssigkeitsaustausches zwischen extravasalen interstitiellen und intravasalen Kompartimenten Volumenabfall und -anstieg in der Fetalzeit weit besser toleriert und schneller kompensiert werden als nach Geburt.

Bei einer **hämolytischen Anämie** kommt es zu einer starken Steigerung der Erythropoese sowohl intra- als auch extramedullär (Leber, Milz, aber auch andere Organe), verbunden mit einer erhöhten Erthropoietin-Konzentration sowie stark erhöhten Retikulozyten- und Normoblasten-Konzentration. Lediglich bei der Kell-Inkompatibilität bleibt, ähnlich wie bei den aplastischen Anämien, der Anstieg der Erythrozytenvorläuferzellen im Fetalblut aus, da die Kell-Antikörper auch die Vorläuferzellen im Knochenmark angreifen und zerstören. Dies passiert auch schon bei relativ niedrigen Antikörperkonzentrationen im maternalen Blut.

Zum **Auftreten eines Hydrops fetalis** kommt es im Rahmen einer Alloimmunhämolyse erst bei schweren Anämien. Die Ausbildung eines Hydrops wird hauptsächlich auf eine kardiale Dysfunktion infolge der verminderten Sauerstofftransports bei schwerer fetaler Anämie zurückgeführt, auch wenn dies anhand der gebräuchlichen kardialen Funktionsparameter oft schwierig zu erkennen ist (Weiner 2011) und die Pulsatilität im Ductus venosus bei anämischen Feten mit Hydrops in der Regel erst bei weit fortgeschrittener kardialer Dekompensation ansteigt.

Der Nachweis eines bei anämischen Feten unveränderten fetoplazentaren Blutvolumens und dessen Anstieg erst bei Auftreten eines Hydrops sprechen ebenfalls für eine **Herzinsuffizienz** als Ursache des Hydrops bei fetaler Anämie (Pasman et al. 2009). Die kardiale Belastung bei fetaler Anämie wird durch den Nachweis sehr stark erhöhter Konzentrationen von NT-proBNP (N-terminales pro-Brain natriuretisches Peptid) bestätigt (Merz et al. 2012a). Ein weiterer zusätzlicher Faktor bei der Genese des Hydrops fetalis könnte die hepatische Kongestion infolge der verstärkten extramedullären Erythropoese und Hepatomegalie sein.

23.2.3 Sonografische und dopplersonografische Befunde

Die Diagnose einer fetalen Anämie erfolgt heutzutage durch den Nachweis erhöhter systolischer Spitzengeschwindigkeiten in der fetalen A. cerebri media (MCA-PSV). Hierbei handelt es sich nicht um eine klassische Blutumverteilung, denn die pO_2-, pCO_2- und pH-Werte sind normal, ebenso die Dopplerindizes (PI, RI) in A. umbilicalis, A. cerebri media, Aorta descendens, A. renalis, Ductus venosus und Aa. uterinae. Hämoglobinabfall und pCO_2-Wert korrelieren mit der MCA-PSV, nicht aber der pO_2-Wert (Picklesimer et al. 2007).

Ein **gesteigerter Herzauswurf** und eine **Abnahme der Blutviskosität** sind zunächst die entscheidenden Pathomechanismen, auf die der in allen fetalen Gefäßen nachweisbare **Anstieg der Blutflussgeschwindigkeiten** zurückzuführen ist.

Auch bei schwerer und früh einsetzender fetaler Wachstumsrestriktion kann nicht nur die Pulsatilität in der A. cerebri media erniedrigt, sondern auch die MCA-PSV erhöht sein. Ursächlich scheint hier ganz überwiegend ein verstärkter linksventrikulärer Auswurf bei gleichzeitig erhöhter rechtsventrikulärer Nachlast bzw. plazentarem Widerstand zu sein, auch wenn einzelne schwer wachstumsrestringierte Feten anämisch sein können (Mari et al. 2007).

Zu den **Hinweiszeichen einer fetalen Anämie**, die allerdings bei weiten nicht so sensitiv wie die Dopplersonografie der A. cerebri media und in der Regel erst bei schwerer Anämie zu beobachten sind, zählen

- die Kardiomegalie mit biventrikulärer Dilatation,
- eine Hepatomegalie,
- eine Splenomegalie,
- eine vermehrte Echogenität des Darms (diese kann auch bei nicht anämen Feten im Rahmen von fetalen Infektionen, wie bei einer PV B19- oder CMV-Infektion, auftreten),
- eine Polyhydramnie,

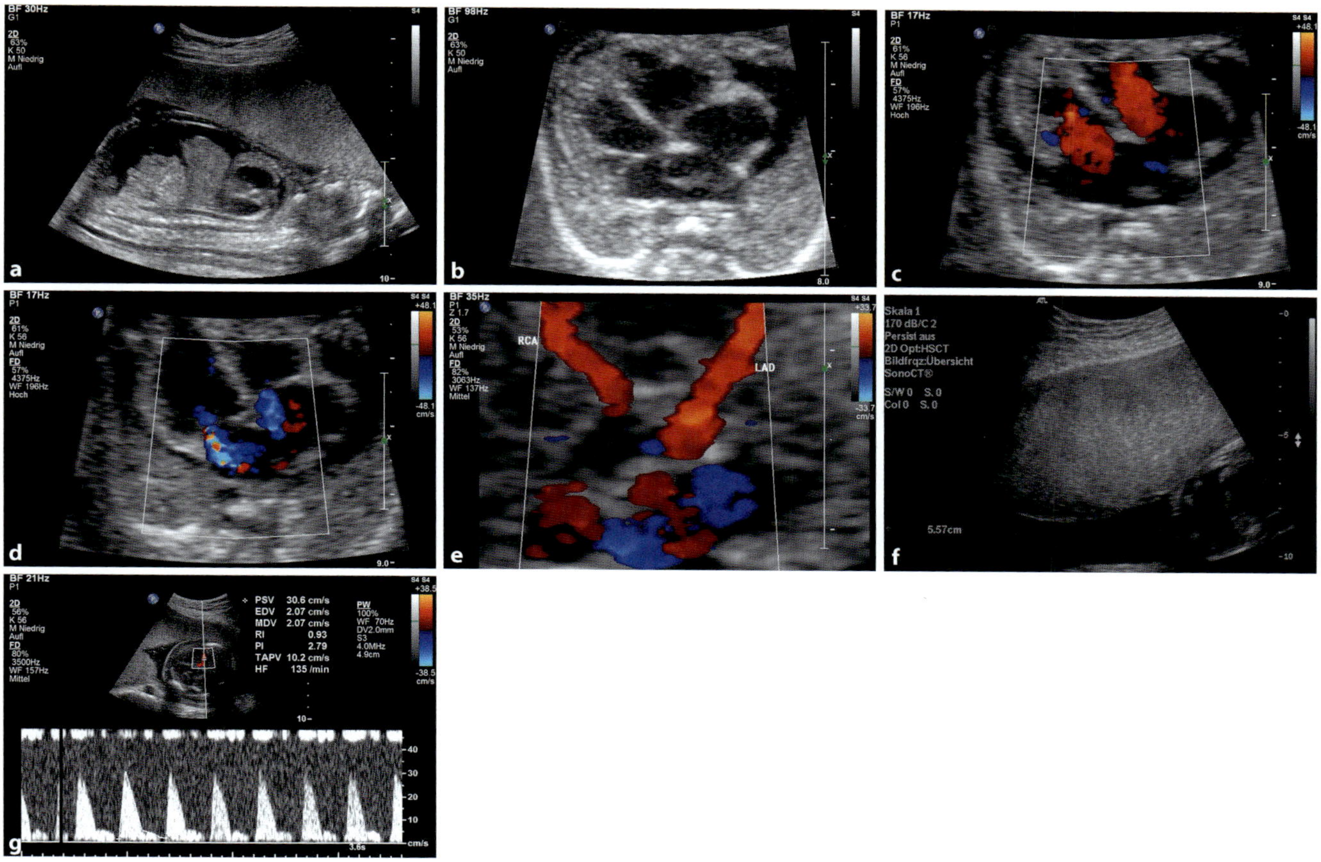

Abb. 23.16 Schwere fetale Anämie (Hämoglobin-Konzentration im Fetalblut bei erster intrauterinen Transfusion: 1,5 g/dl) mit ausgeprägtem Hydrops fetalis, leichte Oligohydramnie und Plazentomegalie. **a** Im Sagittalschnitt des Fetus in 22+1 SSW sind ein schwerer Aszites, eine ausgeprägte Kardiomegalie, ein Hautödem sowie die Plazentomegalie bei einer Oligohydramnie zu erkennen. **b** Im Vierkammerblick sind eine Kardiomegalie bei biventrikulärer Dilatation und Hypertrophie sowie ein Perikarderguss sichtbar. **c** In der Diastole füllen sich beide Ventrikel. **d** In der Sytole sind beidseitige holosystolische Insuffizienzen beider AV-Klappen nachweisbar. **e** „Short axis view" mit kreisförmiger Aortenwurzel in der Mitte; die Abgänge beider Koronararterien (*RCA*, *LAD*) lassen sich mithilfe der Farbdopplersonografie gut darstellen, als Zeichen der maximalen Ausnutzung der „Koronarreserve", ggf. auch einer adaptativen koronaren Vaskuloneogenese bei chronischer schwerer Anämie des Fetus. **d** Es besteht eine schwere Plazentomegalie (Plazentadicke: 55,7 mm). **e** Normalisierung der unmittelbar vor der ersten Transfusion 70 cm/s betragenden systolische Spitzengeschwindigkeit in der A. cerebri media 36 Stunden später; die bei einer an diesem Tage gemessenen fetale Hämoglobin-Konzentration von 9,0 g/dl nur 31 cm/s betrug

- eine Plazentomegalie (Hydrops placentae) und
- fetale Wassereinlagerungen (Hydrops fetalis), meist zunächst ein Aszites und Perikarderguss, später auch Hautödem und in der Regel zuletzt Pleuraergüsse (Abb. 23.16).

Bei Zusammenbruch der Kompensationsmechanismen und „low cardiac output failure" kann es auch zur Oligohydramnie kommen. Auch sind in dieser Phase die arteriellen und venösen Dopplerindizes im Sinne einer Kreislaufzentralisation bzw. einer kardialen Dysfunktion verändert.

Tipp

Selbst wenn anamnestisch und aufgrund des Schwangerschaftsverlaufs keine Risiken in Hinblick auf eine fetale Anämie bestehen, sollte bei Nachweis dieser indirekten sonografischen Hinweiszeichen auf eine Anämie und/oder bei entsprechenden Auffälligkeiten des fetalen Herzfrequenzmusters im CTG immer eine Dopplersonografie der A. cerebri media zum Ausschluss einer fetalen Anämie erfolgen.

In der **Spätschwangerschaft** sollte insbesondere eine nicht so seltene fetomaternale Transfusion bedacht werden. Auch am **Ende des I. und Anfang des II. Trimesters** kann eine fetale Anämie – zumeist eine Parvovirus B19-bedingte – zu einer verdickten Nackentransparenz, zu einer Kardiomegalie, einem Hautödem („space suit") und einer hyperdynamen Kreislaufsituation mit erhöhten fetalen Blutflussgeschwindigkeiten führen (Kempe et al. 2007), ebenso zum Vollbild des Hydrops und zum nachfolgenden Tod des Fetus. Weiterhin kann es zu einer Polyhydramnie und einer Plazentomegalie kommen, bei Parvovirus B19-Infektionen sind zudem häufig stark hyperechogene Darmschlingen sichtbar (Kempe et al. 2007).

Um das diagnostische Potenzial der **Dopplersonografie der A. cerebri media** auszuschöpfen, muss die Messung der MCA-PSV jedoch sorgfältig und exakt erfolgen. Zunächst sollte unter nahezu maximaler Bildvergrößerung der Circulus Willisi mithilfe der Farbdopplersonografie im zerebralen Transversalschnitt aufgesucht werden, um anschließend die A. cerebri media über eine längere Strecke darzustellen (Abb. 23.17). Die Ableitung des Dopplersignals erfolgt mittels eines 1–2 mm großen „sam-

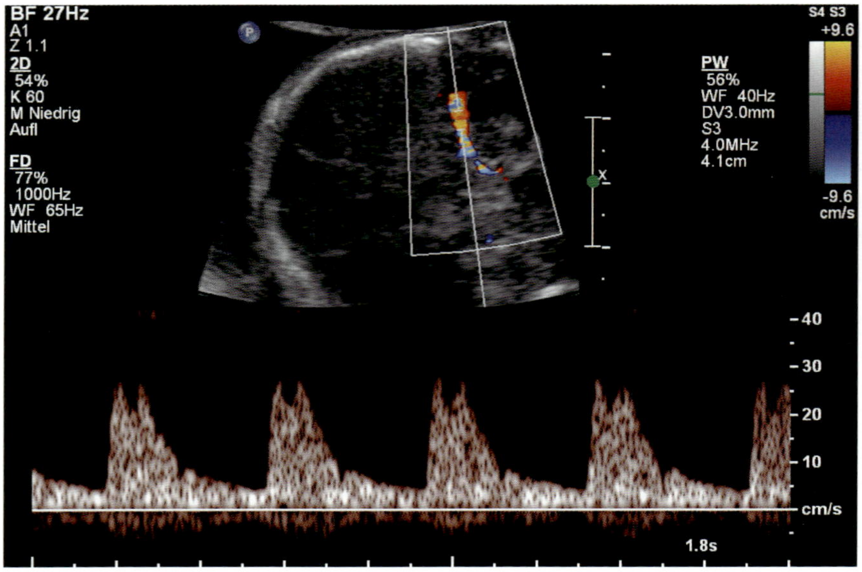

Abb. 23.17 Messung der systolischen Spitzengeschwindigkeit der A. cerebri media (MCA-PSV) ein Tag nach intrauteriner Transfusion (Anstieg der Hämoglobinkonzentration von 4,3 g/dl auf 11,1 g/dl) bei einer fetalen Anämie, verursacht durch eine maternofetale PV B19-Infektion; sie beträgt nun 32 cm/s, vor Transfusion 62 cm/s. Die A. cerebri media ist über eine längere Distanz dargestellt, der Insonationswinkel ist um 0°, das 2 mm große Sample volume rund 1 mm distal des Abgang der A. cerebri media aus dem Circulus Wilisi positioniert; mehrere gleichförmige Blutflussgeschwindigkeitsprofile sind mittels Spektraldopplersonografie aufgezeichnet

ple volume" 1,5–2 cm vom Abgang der A. cerebri media aus dem Circulus Willisi bzw. der A. carotis interna. Der Insonationswinkel sollte 0° betragen (ein Insonationswinkel <10° ist tolerabel), größere Insonationswinkel sind obsolet, da auch bei Einsatz einer Winkelkorrektur aufgrund der Kosinusfunktion der Dopplergleichung große Fehler bei der Messung absoluter Geschwindigkeiten eintreten können. Bei fetaler Ruhe sollten 15 bis 30 gleichförmige Blutflussprofile registriert werden, die Messungen sollten dreimal erfolgen. Bei ungünstiger Lage kann die Messung auch in der A. cerebri media der schallkopffernen Hirnhälfte erfolgen (Detti u. Mari 2003). Insbesondere im III. Trimester sollten Phasen fetaler Herzfrequenzakzelerationen vermieden werden, da währenddessen die MCA-PSV abnimmt (Swartz et al. 2009). Die Steilheit des systolischen Anstiegs korreliert mit der Schwere der Anämie (Detti et al. 2002), wird aber zur Überwachung der Blutgruppeninkompatibilität selten eingesetzt.

In einer mit einem „low cardiac output" einhergehenden Situation kann auch bei schwerer Anämie die MCA-PSV normal sein.

Dies ist beispielsweise bei einem Fetus mit Chorangiom und Hydrops mit ausgeprägten bilateralen Hydrothoraces beschieben, bei dem vor Entlastung der Pleuraergüsse die MCA-PSV normal und direkt nach Entlastung stark erhöht war und somit erst dann die vorliegende Anämie anzeigte (Hellmund et al. 2012).

Bei der Überwachung von Schwangerschaften mit **Rhesus-Inkompatibilität** beträgt die Sensitivität bezüglich einer moderaten und schweren fetalen Anämie 100 % und die falsch-positive Rate 12 %, wenn die MCA-PSV die Grenzlinie von 1,5 MoM überschreitet (Mari et al. 2000), wobei rund 70 % der ansonsten erforderlichen invasiven Eingriffe eingespart werden.

Die Wahl der Intervalle zwischen den Messungen ist bei Blutgruppeninkompatibilität von den jeweils gemessenen Geschwindigkeiten abhängig (Mari et al. 2000).

Nach der 35. SSW nimmt der Anteil falsch-positiver Ergebnisse zu.

Die nicht invasive **dopplersonografische Geschwindigkeitsmessung** ist auch der ehemals eingesetzten invasiven seriellen Bestimmungen der Bilirubinoid-Konzentration im Fruchtwasser als Hinweis auf das Ausmaß der fetalen Hämolyse weit überlegen (Oepkes et al. 2006). Dies gilt nicht nur für die Rhesus-Inkompatibilität, sondern erst recht für die mit einer Hämolyse der nicht oder nur teilweise hämoglobinisierten Erythrozytenvorläuferzellen des Knochenmarks einhergehenden Kell-Inkompatibilität (van Dongen et al. 2005) und bei allen anderen nicht hämolytischen fetalen Anämie, wie Parvovirus B19, fetomaternale Transfusion und TAPS.

Eine **Ausnahme** bezüglich der streng inversen Korrelation zwischen der systolischen Flussgeschwindigkeit in der A. cerebri media und der fetalen Hämoglobinkonzentration bzw. dem Hämatokrit ist die fetale **α-Thalassämie**, bei der durch die extreme Sauerstoffaffinität des Hämoglobin Bart's bereits bei höheren Hämoglobin-Konzentrationen hypoxische Organschäden und auch ein Hydrops fetalis auftreten können und die MCA-PSV bereits bei leichter Anämie erhöht ist (Leung et al. 2010).

Zur Festsetzung des Zeitpunktes einer zweiten intrauterinen Bluttransfusion eignet sich die Geschwindigkeitsmessung in der A. cerebri media ebenfalls. Hier gilt es zu beachten, dass durch die geringere Größe und Viskosität der zuvor transfundierten adulten Erythrozyten die MCA-PSV bei gleicher Hämoglobinkonzentration etwas höher ist als bei noch nicht transfundierten Feten (Detti et al. 2001).

Tipp

Aufgrund der Mischung fetaler und adulter Erythrozyten sind hiernach Geschwindigkeitsmessungen in der A. cerebri media nicht mehr geeignet, das Ausmaß der Anämie abzuschätzen, sodass zum Timing weiterer Transfusionen von einem täglichen Hämoglobinabfall von 0,3 g/dl auszugehen ist (Detti et al. 2001, Mari et al. 2005, Scheier et al. 2006).

Therapie

Die **Behandlung schwerer Anämien** erfolgt heutzutage fast ausschließlich durch Bluttransfusionen in die Nabelvene des Fetus, zumal dies bei hydropischen Feten weit effektiver ist als die zwischen 1970 und 1990 durchgeführten intraperitonealen Transfusionen. Bevorzugt wird die **plazentare Insertion der Nabelschnur** als Punktionsort gewählt. Wenn dies nicht möglich ist, kommen auch die freie Nabelschnur, die intrahepatische Umbilikalvene oder in Einzelfällen, insbesondere bei sehr frühen Transfusionen, auch eine Herzkammer als Punktionsorte infrage.

Einige Gruppen bevorzugen die Paralysierung des Fetus durch die Injektion eines nicht depolarisierenden Muskelrelaxans (Pancuronium, Vecuronium), obwohl schwer anämische bzw. hydropische Feten sich eher wenig bewegen. Direkt vor der Transfusion erfolgt zunächst eine Blutabnahme zur Bestimmung der Hämoglobin-Konzentration und anderer diagnostisch relevanter Parameter (Coomb's Test, Blutgruppen, Blutbild mit Thrombozytenzahl, Retikulozytenzahl, Leberwerte, LDH, Infektionsdiagnostik, Blutgase und Laktat etc.) zur weiteren Abklärung der Anämie.

Zuvor sollte bei **Anämien unklarer Ätiologie** neben einem Antikörpersuchtest im maternalen Blut stets auch die Konzentration von HbF-Zellen eruiert werden, um eine mögliche fetomaternale Transfusion zu erkennen. In der Regel erfolgt als nächster Schritt bei Nachweis einer Anämie im gleichen Eingriff die intravenöse Transfusion eines 0-Rhesus-negativen gewaschenen und bestrahlten Erythrozytenkonzentrats (Hämatokrit: 70–80 %) eines CMV-Antikörper negativen Spenders, wobei letzteres wie auch die Bestrahlung bei Nutzung eines Lymphozytenfiltern nicht erforderlich zu sein scheinen. Sofern keine Antigen-kompatibles allogenes Blut vorhanden ist, kann auch maternales Blut unabhängig von einem möglichen AB0-Mismatch verwendet werden.

Tipp

Das zu transfundierende Blutvolumen (ml) beträgt zwischen 30 und 50 ml/kg fetalen Schätzgewichtes (ohne Hydrops) bzw. es wird so kalkuliert, dass nach Transfusion der Hämatokrit (Hct) zwischen 40 % und 50 % liegt:

$Vol._{Erythrozytenkonzentrat}$ = (angestrebter Hct – Ausgangs-Hct) × 150 × Schätzgewicht/Hct des Eryk

(150 ist Plazentakorrekturfaktor, das fetale Schätzgewicht wird in Kilogramm ohne Hydrops angegeben)

Bei kardial deutlich komprimitierten und dann in der Regel auch schwer anämischen Feten sollte eine eher geringere Menge besonders langsam transfundiert werden bzw. zunächst ein Hämatokrit von 25 % bis 30 % erreicht und dann 48 bis 72 Stunden später eine zweite Transfusion erfolgen, um eine akute Volumenüberladung zu vermeiden. Kombinierte intravaskuläre und -peritoneale Transfusionen können zwar akut die Erythrozytenkonzentration erhöhen und bieten zudem noch ein längerfristiges Depot. Allerdings gibt es keine größeren Studien zu diesem Thema. Der Nachteil scheint die erforderliche zweite Punktion zu sein: Bei Feten ohne Aszites ist sie schwierig, bei Feten mit Aszites zwar einfach, führt aber in Abhängigkeit von dessen kardialen Funktion und Venendruck nicht immer zu erwünschten Resorption.

Komplikationen

Bei 2 % bis 5 % der **intrauterinen Transfusionen** treten **Komplikationen** auf (van Kamp et al. 2004, Tiblad et al. 2011). Die häufigsten Komplikationen intrauteriner Transfusionen sind fetale Bradykardien, welche am ehesten durch Punktion einer Nabelarterie oder durch paravasale Blutinjektion in die Nabelschnur bedingt sind. Diese Komplikationen werden gehäuft in der Spätschwangerschaft sowie bei Punktionen in eine freie Nabelschnurschlinge beobachtet. Weiterhin kann es zu einem Blasensprung und einer intrauterinen Infektion kommen.

Das nach einer intrauterinen Bluttransfusion beobachtete und insbesondere für Folgeschwangerschaften problematische Auftreten weiterer maternaler Blutgruppenantikörper kann durch die Gabe von auch für andere Untergruppen des Rhesussystems und andere Blutgruppensysteme kompatiblen Erythrozytenkonzentraten verhindert werden (Schonewille et al. 2007).

Vor der 18. SSW steigen die Komplikationsraten intrauteriner Transfusion in die Nabelschnurvene oder auch das Herz beträchtlich an.

Da die Zahl intrauteriner Transfusionen stetig abnimmt, ist eine Zentralisierung dieser Eingriffe erforderlich, um erfahren genug zu sein, Komplikationen zu vermeiden und auf diese adäquat reagieren zu können (Lindenburg et al. 2011, Tiblad et al. 2011).

Schwere Thrombozytopenien (Thrombozytenkonzentration: <50/nl) finden sich bei 2/3 der Feten mit schwerem Hydrops infolge einer Rhesus D-Inkompabilität und sind mit einem schlechteren Outcome verbunden (van den Akker et al. 2008). Bei Kell-Inkompatibilität sind fetale Thrombozytopenien selten und nicht schwerwiegend.

Rund 90 % der im Rahmen einer Alloimmunhämolyse transfundierten Feten überleben (Lindenburg et al. 2012, Tiblad et al. 2011). **Neurologische Entwicklungsstörungen** treten nur bei 5 % der überlebenden Kinder auf. Hier gilt das Vorliegen eines Hydrops als der stärkste Prädiktor. Möglicherweise kann dessen Auftreten durch frühzeitiges Erkennen und die rasche Therapie der Anämie durch intrauterine Transfusionen verhindert werden (Lindenburg et al. 2012).

Eine vorübergehende **postnatale Suppression der Erythropoese** und die **Persistenz der maternalen Antikörper im Blut des Neugeborenen** können nach 1 bis 3 Monaten zu einer transfusionspflichtigen Anämie führen und wird bei mehrfach transfundierten Feten nicht selten beobachtet, wohingegen die Hyperbilirubinämie bei diesen Kindern nicht so stark ausgeprägt ist, als dass sie eine Austauschtransfusion erforderlich machen würde (Moise 2008).

Ferner wird bei ca. 10 % der zuvor intrauterin transfundierten Neugeborenen eine **Cholestase** beobachtet, möglicherweise infolge der Eisenüberladung durch wiederholte intrauterine Transfusionen (Smits-Wintjens et al. 2012).

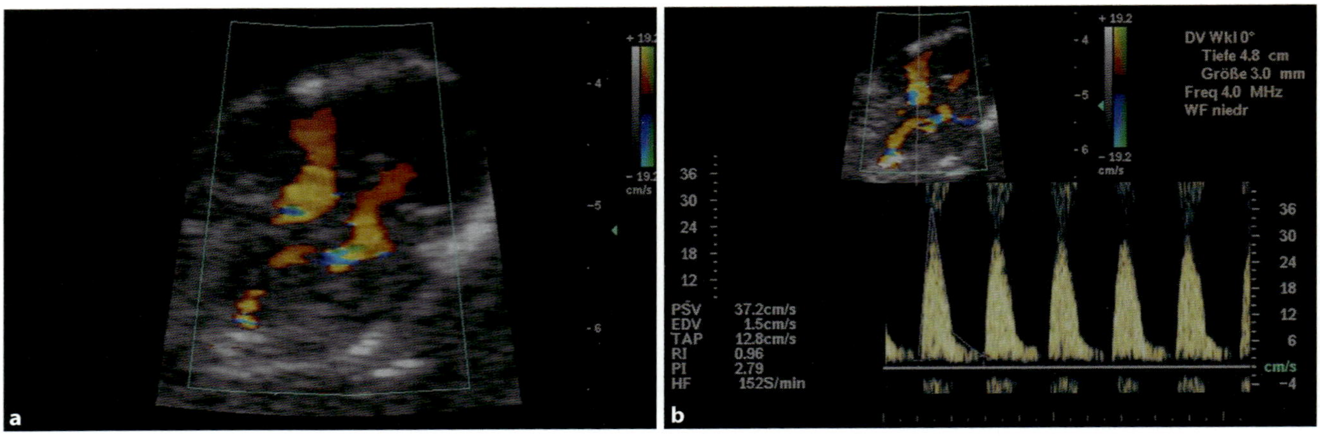

◻ **Abb. 23.18** Fetus mit einer PV B19-induzierten Anämie, Kardiomegalie, Hydrops und Plazentomegalie in 13+1 SSW. **a** Die Farbdopplersonografie zeigt eine allgemein verstärkte zerebrale Durchblutung. **b** Die MCA-PSV ist mit 37 cm/s deutlich erhöht. Diesem Fetus, der eine Hämoglobinkonzentration von 0,8 g/dl aufwies, konnten 3 ml Erythrozytenkonzentrat erfolgreich in die V. umbilcalis transfundiert werden, wonach der Hydrops verschwand und die MCA-PSV sich zunächst normalisierte (Mit freundl. Genehmigung aus Kempe et al. 2007)

23.2.4 Parvovirus B19-Infektion

Die kritische Periode einer fetalen Parvovirus B19-Infektion scheint das I. und frühe II. Trimester zu sein, also in einem Zeitraum der Schwangerschaft, in dem das Blutgruppenantigen P, der Virusrezeptor für PV B19, in den Throphoblastzellen der Plazentazotten gut nachweisbar ist, hingegen kaum noch im III. Trimester.

Bei einer transplazentaren Transmission des Virus auf den Fetus kommt es zur Infektion und konsekutiven Apoptose der erythroiden Progenitorzellen und nachfolgend zur aplastischen Anämie. Es handelt sich fast ausschließlich um Feten des I. und II. Trimesters, bei denen sich eine schwere Anämie entwickelt. Diese führt rund 2–6 Wochen nach Infektion bei ungefähr 5–10 % zum Hydrops und bei ungefähr 3–5 % zum Tod des Fetus. Infektionen im I. Trimester sind besonders gefährlich, nach der 16. SSW haben sie hingegen nur selten fatale Auswirkungen (de Jong et al. 2011, Lamont et al. 2010).

Erst 12 Wochen nach Infektion scheinen keine schweren Anämien mehr aufzutreten (Simms et al. 2009), auch wenn in einigen Fällen nach erfolgreicher Behandlung am Ende des I. Trimesters eine erneute schwere Anämie Mitte des II. Trimesters beobachtet wurden (Kempe et al. 2007). Daher wird eine regelmäßige dopplersonografische Überwachung über 20 Wochen nach dem Zeitpunkt der maternalen Infektion von einigen Untersuchern empfohlen wird (de Jong et al. 2011).

Auch bei einer PV B19-induzierten fetalen Anämie kommt es zum kompensatorischen Anstieg des Herzauswurfs und zur Abnahme der Blutviskosität, was zu einer signifikanten Zunahme der Blutflussgeschwindigkeiten in allen Gefäßen führt.

Die dopplersonografische Messung der MCA-PSV ist die Methode der Wahl.

Sie wird einerseits seriell eingesetzt zur frühzeitigen Diagnose einer fetalen Anämie bei nachgewiesener maternaler Infektion (Cosmi et al. 2002), andererseits durchgeführt bei auffälligen sonografischen Befunden, die auf eine Anämie hinweisen.

Auch bei PV B19-induzierten fetalen Anämien im I. Trimester finden sich stark erhöhte MCA-PSV (Kempe et al. 2007), verbunden mit einer verdickten Nackentransparenz, Kardiomegalie, Hautödem („space suit" Phänomen), Polyhydramnie, Plazentomegalie und hyperreflektorischem Darm (◻ Abb. 23.18) (Kempe et al. 2007).

Auch kann es bei einer fetalen **PV B19-Infektion** auch zu einer mehr generalisierten Infektion, u. a. zu einer Hepatitis, Myokarditis und Plazentitis kommen (de Jong et al. 2011, Lamont et al. 2010). Letztere kann in Einzelfällen auch unabhängig vom Ausmaß der Anämie zum fetalen Tod oder zu einer schweren Myokarditis mit konsekutiver Kardiomyopathie führen.

Die **Myokarditis** scheint auch dafür verantwortlich zu sein, dass sich im Gegensatz zu Feten mit Blutgruppeninkompatibilität bei einer PV B19-bedingten Anämie häufiger bereits Zeichen einer kardialen Dysfunktion finden. Neuere Studien weisen zudem darauf hin, dass zumindest einige der Feten mit Hydrops infolge einer schweren PV B19-bedingten Anämie, die erfolgreich intrauterin transfundiert wurden, ernste **neurologische Entwicklungsstörungen** aufwiesen – bei 28 im Alter von 1,5 bis 13 Jahren nachuntersuchten Kindern, die intrauterin wegen einer PV B19-bedingten Anämie transfundiert worden waren, waren es 3 (11 %), die eine schwere Entwicklungsverzögerung hatten (de Jong et al. 2012). Desweiteren wurden im MRI auch neuronale Migrationsstörungen (Polymikrogyrie, Heterotopie) nach fetaler PV B19-Infektion beobachtet (Courtier et al. 2012, Pistorius et al. 2008). Es ist noch unklar, ob diese Folge einer Anämie-bedingten zerebralen Hypoxie sind oder ob eine PV B19-Infektion direkt zu einer neuronalen Schädigung führen kann.

Schwere PV B19-induzierte fetale Anämien werden durch intrauterine Transfusionen therapiert. Meist sind eine oder zwei Transfusionen ausreichend, weil hiernach wieder genügend Eigenblut gebildet wird.

Das Vorliegen eines Hydrops gilt ebenso wie eine deutlich erhöhte MCV-PSV als Indikation, eine Fetalblutentnahme und Transfusion durchzuführen.

Die hierbei ermittelte Retikulozyten-Anzahl gibt Hinweis darauf, ob die Blutbildung des Fetus bereits wieder in Gang gekommen ist. Einige dieser Feten haben zum Zeitpunkt der intrauterinen Transfusionen auch schwere Thrombozytopenien (Thrombozytenkonzentration: <50/nl). In einer holländischen Studie war dies bei 14 von 30 (46 %) der transfundierten Feten der Fall (de Haan et al. 2008). Schwere Blutungen aus der Nabelschnur sind allerdings sehr selten. Daher sprechen sich die Autoren gegen eine gleichzeitige Thrombozytentransfusion in die Nabelschnur aus, um eine kardiale Volumenüberlastung zu vermeiden (de Haan et al. 2008).

Postnatal wird empfohlen, die neurologische Entwicklung dieser Kinder regelmäßig zu kontrollieren und ein MRT durchzuführen (de Jong et al. 2011).

23.2.5 α-Thalassämie

Die Prävalenz heterozygoter Carrier für eine α-Thalassämie liegt in den Ländern Südostasiens bei 8,5 %. In homozygoter Ausprägung führt diese Erkrankung bereits in der Fetalzeit zu Anämie, Hydrops und zum Tod des Fetus. Nicht selten kann sie im Rahmen eines schweren Mirror Syndroms auch mit einer hohen mütterlicher Morbidität und Mortalität einhergehen.

Genetische Screeningprogramme zur Identifikation von Carriern und, bei entsprechender Risikokonstellation, die Durchführung einer Chorionzottenbiopsie, Amniozentese und neuerdings auch einer Präimplantationsdiagnostik sind etabliert. Auch die molekulardiagnostische Analyse der nunmehr freien fetalen DNA im maternalen Blut ist möglich. Ferner wird die Sonografie als nicht invasive Methode zum Nachweis der Erkrankung des Fetus herangezogen. Allerdings ist die Dopplersonografie der A. cerebri media hierfür nicht die beste Methode, auch wenn ihre Sensitivität mit steigendem Gestationsalter zunimmt. In früheren Wochen ist die Sensitivität der MCA-PSV gering (Lam u. Tang 2002).

Als Methode der Wahl hat sich die Messung der Herz-Thorax-Ratio (CTR) etabliert.

Im I. Trimester ist eine **CTR** >0,5 der beste diagnostische Parameter (Sensitivität 97,5 % bei einer falsch-positiv Rate von 9,1 %), gefolgt von dem **Nachweis einer Plazentomegalie** (Plazentadicke: ≥18 mm)(Sensitivität 77,1 % bei einer falsch-positiv Rate von 19 %). Die erhöhte **MCA-PSV** (≥1,5 MoM) hat im I. Trimester nur eine Sensitivität von 17,6 % bei einer falsch-positiv Rate von 3,4 % (Leung et al. 2010, 2012). Die Kombination von CTR und MCA-PSV verbessert die diagnostische Genauigkeit bezüglich der Erkennung betroffener Feten nur gering (Leung et al. 2010, 2012). Die infolge der starken Sauerstoffaffinität von HbBart (γ-Globulin-Tetramer) und HbH-gestörte Sauerstoffabgabe an des Gewebe scheint schon bei leicht oder nicht anämischen Feten einer Erhöhung der MCA-PSV zu bewirken.

Wegen der fehlenden Behandelbarkeit der Erkrankung – experimentell wurden zwar wiederholte intrauterine Transfusionen gefolgt von lebenslang wiederholten postnatalen Transfusionen und Eisenchelatorengabe sowie Knochenmarkstransplantation durchgeführt –, besteht derzeit keine Indikation, diese Feten zu transfundieren, auch wenn in Einzelfällen intrauterine Transfusionen erfolgreich durchgeführt wurden.

23.2.6 Fetomaternale Transfusion

Auch ausgeprägte fetomaternale Transfusionen können zu Anämie, Hydrops und Tod des involvierten Fetus führen. Der Nachweis und die Konzentration von HbF-Zellen im maternalen Blut sollten bei jeder unklaren Anämie und Hydrops vor einer Fetalblutentnahme und/oder Transfusion erfolgen, da einerseits durch den Eingriff selbst eine fetomaternale Blutung hervorgerufen werden kann und andererseits nach erfolgter Transfusion aufgrund des nun adulten Blutes im fetalen Kreislauf die Diagnose einer fetomaternalen Transfusion anhand der HbF-Zell-Konzentration im maternalen Blut nicht mehr gelingt (Amann et al. 2011, Wylie u. D'Alton 2006).

Bei Vorliegen einer **AB0-Inkompatibilität** können auch bei starker fetomaternaler Transfusion nur wenig oder keine HbF-Zellen im maternalen Blut vorhanden sein, da diese durch die maternalen Antikörper rasch zerstört werden (Amann et al. 2011, Wylie u. D'Alton 2010).

Die duale Durchflusszytometrie hat eine höhere Sensitivität beim Nachweis von HbF-Zellen als der Kleihauer-Betke-Test und erlaubt zudem eine Differenzierung zwischen den fetalen und den maternalen, Carboanhydrase-haltigen HbF-Zellen (Merz et al. 2012b).

Charakteristisch für fetomaternale Transfusionen ist, dass nach einer intrauterinen Transfusion der Fetus schon nach sehr kurzer Zeit wieder schwer anämisch ist. In einer derartigen Konstellation ist in der Regel die Entbindung wiederholten Transfusionen vorzuziehen (Amann et al. 2011).

Die Mehrzahl fetomaternaler Transfusionen findet im III. Trimester statt, führt nur selten zum Hydrops und fällt durch verminderte Kindsbewegungen und pathologischer fetaler Herzfrequenzkurve im CTG auf, scheint bei Plazentationsstörungen, also auch in Kombination mit fetaler Wachstumsrestriktion und Präeklampsie, häufiger zu sein und kann rasch zum Tod des Fetus führen.

Die durch eine fetomaternale Transfusion bedingte Anämie ist daher in all diesen Konstellationen durch eine Dopplersonografie der A. cerebri media möglichst rasch nachzuweisen bzw. auszuschließen (Amann et al. 2011, Wylie u. D'Alton 2006).

Weitere Ursachen, die mit einer verstärkten fetomaternalen Transfusion einhergehen können, sind maternale Bauchtraumata und äußere Wendung.

23.2.7 Andere seltene fetale Anämien

Äußerst selten treten bereits in der Fetalzeit transfusionsbedürftige Anämien und/oder ein Hydrops fetalis bei einer

Blackfan-Diamond-Anämie, Erythrozytenmembrandefekten, einem Glukose 6-Phosphatdehydrogenase-Mangel, einer Mukopolysaccharidose Typ VII und einer kongenitalen dyserythropoetischen Anämie (CDA I und II) auf.

Nicht ganz so selten sind Anämien im Rahmen einer Kasabach-Merritt Sequenz bei Chorangiomen, Leberhämangiomem oder einer diffusen Hämangiomatose, ebenso bei Steißbeinteratomen, die aber zumeist leicht bis moderat sind.

Bei einigen Fällen in utero transfusionspflichtiger Anämien konnte die Ursache weder antenatal noch postnatal gefunden werden (Amann et al. 2011).

Für eine exakte Diagnose dieser seltenen fetalen Anämie und auch einer fetomaternalen Transfusion ist es entscheidend, ob bei der ersten Fetalblutentnahme bzw. Transfusion umfangreiche Blutuntersuchungen erfolgt sind, um die Ursache der Anämie eingrenzen zu können.

Bei schon transfundierten Feten ist das kaum noch möglich. Gleiches gilt dann auch für den Nachweis fetaler HbF-Zellen im maternalen Blut bei einer fetomaternalen Transfusion (Amann et al. 2011).

23.3 Fetale Thrombozytopenie

Bereits in der 7. bis 8. SSW p.m. sind fetale Thrombozyten nachweisbar, deren mittlere Konzentration im Laufe der Schwangerschaft von etwa 160/nl im I. Trimester (Jauniaux et al. 2000) auf 250/nl im II. und III. Trimester (Boulot et al. 1993, Takagi et al. 1989, Vandenbussche et al. 2011) ansteigt.

Thrombozytenkonzentrationen unter 150/nl definieren eine fetale und neonatale Thrombozytopenie:

- Leichte Thrombozytopenie: 100–149 Thrombozyten/nl
- Moderate Thrombozytopenie: 50–99 Thrombozyten/nl
- Schwere Thrombozytopenie: unter 50 Thrombozyten/nl

Die Inzidenz fetaler Thrombozytopenien beträgt bei reifen Neugeborenen 1–2 %, darunter finden sich in 0,25 % schwere Thrombozytopenien. Während der Neugeborenenphase steigt die Prävalenz auf 3–5 %, bei Frühgeborenen unter Intensivbehandlung auf 35–70 % (Vandenbussche et al. 2011).

Die **Ursachen** einer fetalen und neonatalen Thrombozytopenie sind vielfältig (s. folgende Übersicht). Neben den nachfolgend im Detail diskutierten fetalen und neonatalen Alloimmunthrombozytopenien sind die Autoimmunthrombozytopenie (idiopathische thrombozytopenische Purpura, ITP, Morbus Werlhoff), die schwere Plazentainsuffizienz mit fetaler Wachstumsrestriktion und/oder Präeklampsie, Infektionen, schwere Formen einer Rhesus-Inkompatibilität sowie die Kasabach-Merritt Sequenz bei arteriovenösen Malformationen und Tumoren häufigere Ursachen fetaler Thrombozytopenien.

Ferner gibt es eine Reihe genetisch bedingter Syndrome und Erkrankungen, die mit einer fetalen und neonatalen Thrombozytopenie einhergehen können.

Ursachen fetaler und neonataler Thrombozytopenien

Immunologisch bedingte Thrombozytopenie
- Alloimmunthrombozytopenie, fetal und neonatal (FNAIT)*
- Autoimmunthrombozytopenie (idiopathische thrombozytopenische Purpura (ITP), Immunthrombozytopenie, M. Werlhof)*

Fetale Wachstumsrestriktion und/oder Präeklampsie bei uteroplazentarer Dysfunktion

Fetale Infektionen
- Zytomegalie*
- Parvovirus B19*
- Syphilis
- Toxoplasmose
- HIV
- Röteln
- Epstein-Barr-Virus

Fetale Blutungen
- Hirnblutung*
- Darmblutung
- Tumorblutung (Steißbeinteratom)
- Fetomaternale Transfusion*

Rhesus-Inkompatibilität, schwere Verlaufsform*

Perinataler Lupus erythematodes infolge maternaler Autoantikörper*

Chromosomenstörungen
- Triploidie
- Trisomie 21
- Trisomie 18
- Trisomie 13

Syndromale Erkrankungen
- TAR (Thrombocytopenia-Absent Radius) Syndrom*
- Kongenitale amegakaryozytische Thrombozytopenie (CMAT)
- Bernard-Soulier Syndrom (BSS)
- Wiskott-Aldrich Syndrom (WAS)
- Gray Platlet Syndrom (GPS)
- Neonatale Hämochromatose
- Amegakaryozytische Thrombozytopenie mit radioulnarer Synostose (ARTUS)
- Paris-Trousseau Syndrom
- X-linked Thrombozytopenie (XLT)
- MYH9 assoziierte Thrombozytopenie Syndrome
- Niemann-Pick Krankheit
- Hämophagozytische Lymphohistiozytose (HLH)
- Knochenmarksminderung bei Osteopetrose, metastasierendem Neuroblastom, Glykogenspeichererkrankugen

Kasabach-Merritt Sequenz*
- Arteriovenöse Malformationen*
  - Große Hämangiome (Leber, Extremitäten)*
  - Chorangiom*
  - Tumore*

Anmerkung: Bei den mit Sternchen * gekennzeichneten Krankheitsbildern können auch schwere fetale Thrombozytopenien auftreten.

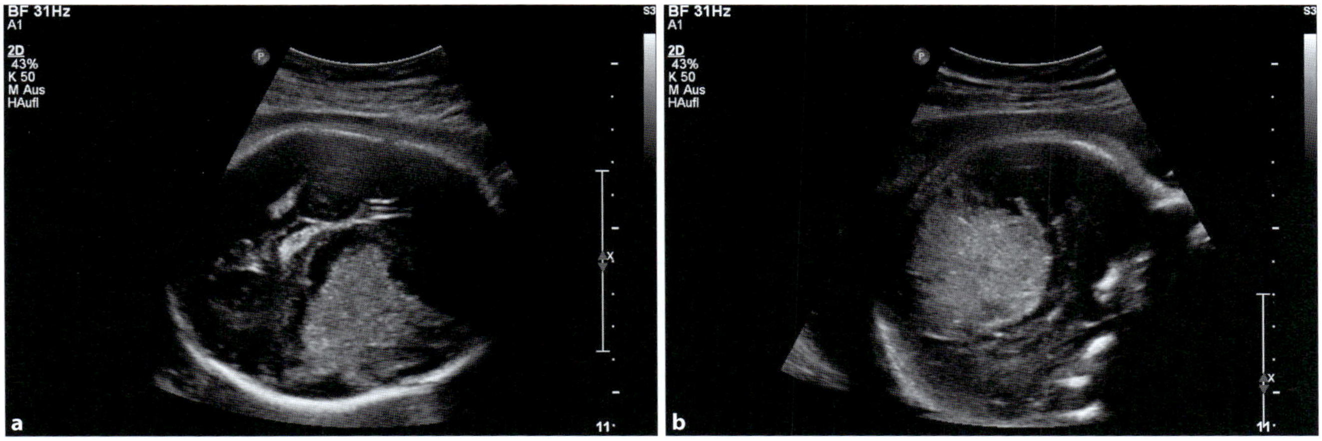

Abb. 23.19 Schwere frische Hirnblutung bei einem Fetus in 31+1 SSW bei einer Nullipara. **a** Im Transversalschnitt ist die ausgedehnte hyperechogene parenchymatöse Blutung im rechten Pariatalhirn mit Verdrängung der benachbarten Hirnstrukturen zu erkennen. **b** Auch im Parasagittalschnitt wird die starke Ausdehnung der Hirnblutung deutlich

23.3.1 Autoimmunthrombozytopenie

Im Folgenden soll ausschließlich auf die immunologisch bedingte Autoimmunthrombozytopenie (idiopathische thrombozytopenische Purpura (ITP), Immunthrombozytopenie, M. Werlhof) sowie auf die ebenfalls immunologisch bedingte Allothrombozytopenie (ITP) eingegangen werden. Nur bei letzterer ist eine Behandlung des Fetus während der Schwangerschaft indiziert.

Zwar kann es auch bei einer ITP in Einzelfällen zu schweren fetalen und neonatalen Thrombozytopenien kommen (10–15 % der Neugeborenen haben Thrombozytenkonzentration <100/nl, 8 % <50/nl und 2–3 % <20/nl) (Koyama et al. 2012), jedoch konnten antenatale Hirnblutungen nicht beobachtet werden, im Gegensatz zu neonatalen Hirnblutungen, deren Inzidenz 0 % und 1,5 % beträgt (Vandenbussche et al. 2011).

Ziel des Managements bei einer ITP, deren Prävalenz 1–5:10.000 Schwangerschaften beträgt, ist es, maternale Blutungen zu vermeiden.

Die Indikation zur Gabe von Prednisolon und Immunglobulinen während der Schwangerschaft richtet sich demgemäß nach der mütterlichen Thrombozytenkonzentration (<20 Thrombozyten/nl ohne Symptome, <30 Thrombozyten/nl mit Symptomen). Eine maternale Betamethasonbehandlung (1,5 mg/Tag) führt weder zu einer signifikanten Erhöhung neonataler Thrombozytenkonzentration noch zu einer Abnahme neonataler Blutungen (Marti-Carvajal et al. 2009).

Die Korrelation zwischen maternalen und fetalen Thrombozyten ist schwach. Den stärksten prädiktiven Wert kann man der Thrombozytenzahl des Neugeborenen in der vorherigen Schwangerschaft zuschreiben (Vandenbussche et al. 2011), ein Fortbestehen der maternalen ITP nach Splenektomie ist ebenfalls Hinweis auf eine schwere fetale bzw. neonatale Thrombozytopenie (Koyama et al. 2012).

Eine maternale ITP ist keine Kontraindikation für eine vaginale Entbindung, wobei eine Mikroblutentnahme aus der Kopfhaut, Skalpelektroden und vaginal-operative Entbindungen vermieden werden sollte (10–15 % der Neugeborenen haben Thrombozytenkonzentration <100/nl, 8 % <50/nl und 2–3 % <20/nl) (Koyama et al. 2012, Vandenbussche et al. 2011).

> **Eine vorherige Fetalblutentnahme aus der Nabelvene zur Bestimmung der Thrombozytenkonzentration wird wegen damit verbundener Risiken nicht empfohlen (Vandenbussche et al. 2011).**

23.3.2 Fetale und neonatale Alloimmunthrombozytopenie (FNAIT)

Bei einer durch plazentagängige maternale IgG-Antikörper, welche gegen fetale Thrombozyten-Alloantigene gerichtet sind, ausgelösten FNAIT kann es zu einer schweren, bereits in der Fetalzeit zu fetalen Blutungen führenden Thrombozytopenie kommen.

Obwohl nur etwa 3 % fetaler und neonataler Thrombozytopenien als Folge einer FNAIT entstehen, so nimmt ihr Anteil unter den schweren fetalen und neonatalen Thrombozytopenien 27 % ein (Serrarens-Janssen et al. 2008).

Die Alloantigene einer FNAIT sind auf den Glykoprotein-Komplexen IIb/IIIa, Ib/IX, Ia/IIA und CD109 der Thrombozytenmembran lokalisiert und werden als **Human Platelet Antigens (HPA)** klassifiziert.

Die **Prävalenz der HPA** in unterschiedlichen Populationen variiert. Bei Mitteleuropäer sind 2 % der Schwangeren HPA-1a negativ, aber nur 10 % von ihnen entwickeln bei einem HPA-1a positiven Fetus Alloantikörper (Kamphuis et al. 2010, Serrarens-Janssen et al. 2008, Vandenbussche et al. 2011). Diese Alloantikörper sind in rund 80 % der Fälle mit FNAIT anzutreffen. Antikörper gegen HPA-5b finden sich bei 10 % und HPA-3a bei 3 % der Fälle mit FNAIT (Serrarens-Janssen et al. 2008). Bei Orientalen finden sich überwiegend Antikörper gegen HPA-4b als Ursache einer FNAIT (Serrarens-Janssen et al. 2008). Andere auf den Blutplättchen nachweisbare Antigene (HLA, Erythrozytenantigene) spielen bei der Entstehung der FNAIT keine Rolle. Allerdings scheinen sie Einfluss auf die Immunantwort zu haben, da es zu einer anti-HPA-1a-Sensibilisierung nur bei Müttern mit dem HLA-Typ DR52a und

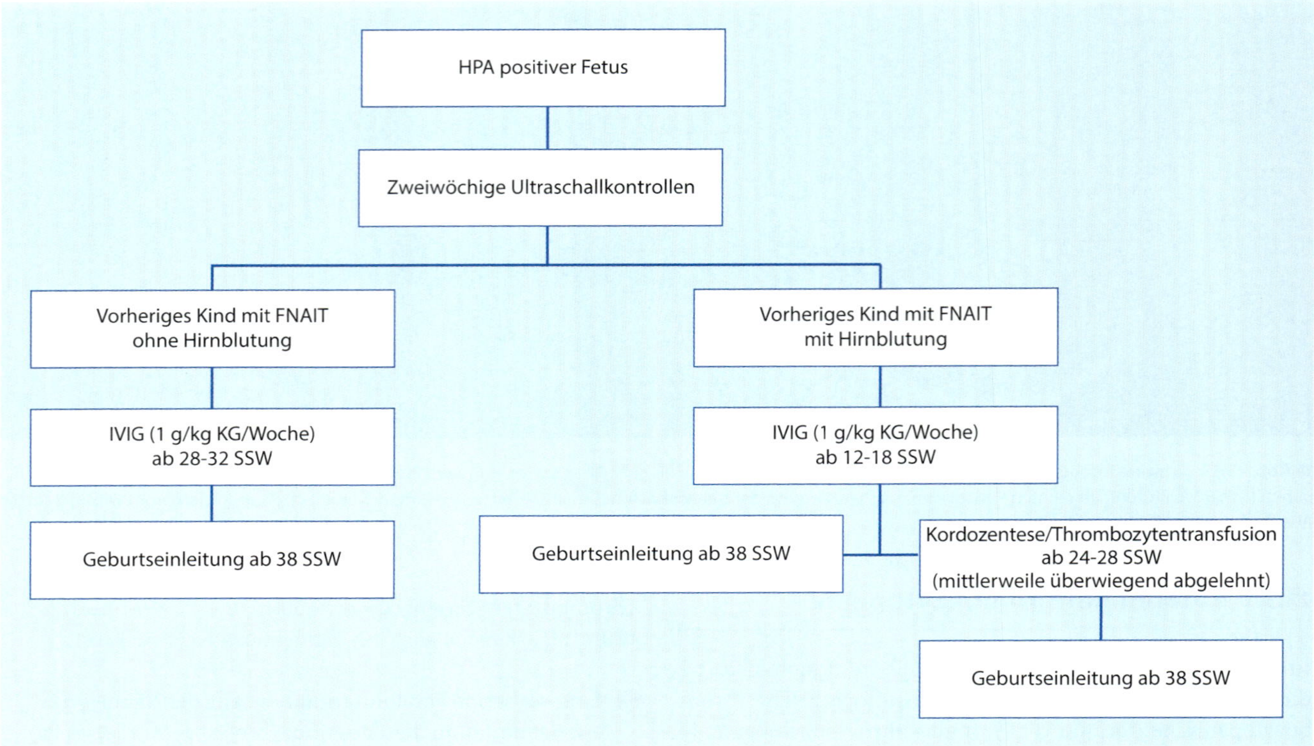

Abb. 23.20 Vorgehen bei maternalen HPA-Antikörpern und Antigen-positiven Feten (homozygoter Vater oder bei heterozygotem Vater Nachweis des fetalen HPA bzw. Genotyps). (Adaptiert nach Vandenbussche et al. 2011)

zu einer anti-HPA-5b-Sensiblisierung nur bei HLA-Typ DRw6 kommt (Serranrens-Janssen et al. 2008). Andere Autoren konnten aber keine signifikante Korrelation von AB0-Blutgruppeneigenschaften und HLA-DRB3-Allelen der Mutter zu maternalen HPA-Antikörper-Konzentration bei Geburt und neonatalen Thrombozytenkonzentration feststellen (Bertrand et al. 2011).

Im Gegensatz zur Blutgruppeninkompatibilität kommt es bei über 50 % der Fälle bereits in der ersten Schwangerschaft zu einer FNAIT.

Diese Kinder fallen postpartal meist durch Petechien, zufällig diagnostizierter Thrombozytopenie oder einen Hirnblutung auf, selten kommt es bereits antenatal zu einer fetalen Hirnblutung (Abb. 23.19) oder zum intrauterinen Tod.

Die Inzidenz einer FNAIT durch anti-HPA-1a liegt bei 1:1000 Lebendgeborenen, die mit schweren Thrombozytopenien (<50 Thrombozyten/nl) bei 1:1700. FNAIT-bedingte Hirnblutungen finden sich bei 1:15.000 bis 1:37.000 Geburten bzw. bei bis zu 20 % der Fälle einer schweren FNAIT (Kamphuis et al. 2010). Diese kommen in 50–80 % bereits antenatal, meist zwischen 30 und 35 SSW vor (Serrarens-Janssen et al. 2008). Allgemein wird bei einer anti-HPA-1a induzierten fetalen Thrombozytopenie das Risiko einer Hirnblutung auf 15 % geschätzt (Vandenbussche et al. 2011).

In **Folgeschwangerschaften** wiederholt sich eine FNAIT in 75–90 % der Fälle. Bei vorheriger FNAIT ist in ca. 70 % der Fälle in der 28. SSW mit einer Thrombozytenzahl von <50/nl zu rechnen. Ausmaß und Schwere der Thrombozytopenie bleiben zumeist gleich. In einigen Fällen treten Thrombozytopenie und Hirnblutung jedoch auch früher und in stärkerer Ausprägung auf als in der Indexschwangerschaft.

Für die **Risikoabschätzung in einer Folgeschwangerschaft** und das damit verbundene therapeutische Management gilt, dass bei einer Thrombozytopenie ohne Hirnblutung in der Indexschwangerschaft das Risiko einer Hirnblutung bei HPA-1a-Antikörpern und HPA-1a-positivem Fetus 7 % beträgt, bei einer Indexschwangerschaft mit Hirnblutung allerdings auf 75–90 % ansteigt (Bussel u. Sola-Visner 2009, Vandenbusche et al. 2011).

Während Untersuchungen zum **prädiktiven Wert der Schwere der Thrombozytopenie bei Geburt** in der Indexschwangerschaft sowie der maternalen Antikörper-Konzentration zu widersprüchlich Ergebnisse führten, ist eine Hirnblutung in der Indexschwangerschaft fast immer mit einer schweren und früh einsetzenden FNAIT und zu 75–90 % mit einer Hirnblutung in Antigen-positiven Folgeschwangerschaften assoziiert (Bussel u. Sola-Visner 2009, Kamphuis u. Oepkes 2011, Pacheco et al. 2011, Porcelijn et al. 2008, Vandenbussche et al. 2011).

Eine neue Studie konnte jedoch zeigen, dass die Konzentration der HPA-Antikörper im maternalen Blut zwar nicht mit der Thrombozytenzahl des Neugeborenen korreliert, aber die Schwere der fetalen Thrombozytopenie und die Effektivität der fetalen Behandlung widerspiegeln (Bertrand et al. 2011).

Diagnostik

Die Diagnostik der HPA erfolgt heute molekulargenetisch. Bei HPA-1a negativer Mutter können der Genotyp des Vaters und eine väterliche Heterozygotie abgeklärt werden. Der Genotyp des

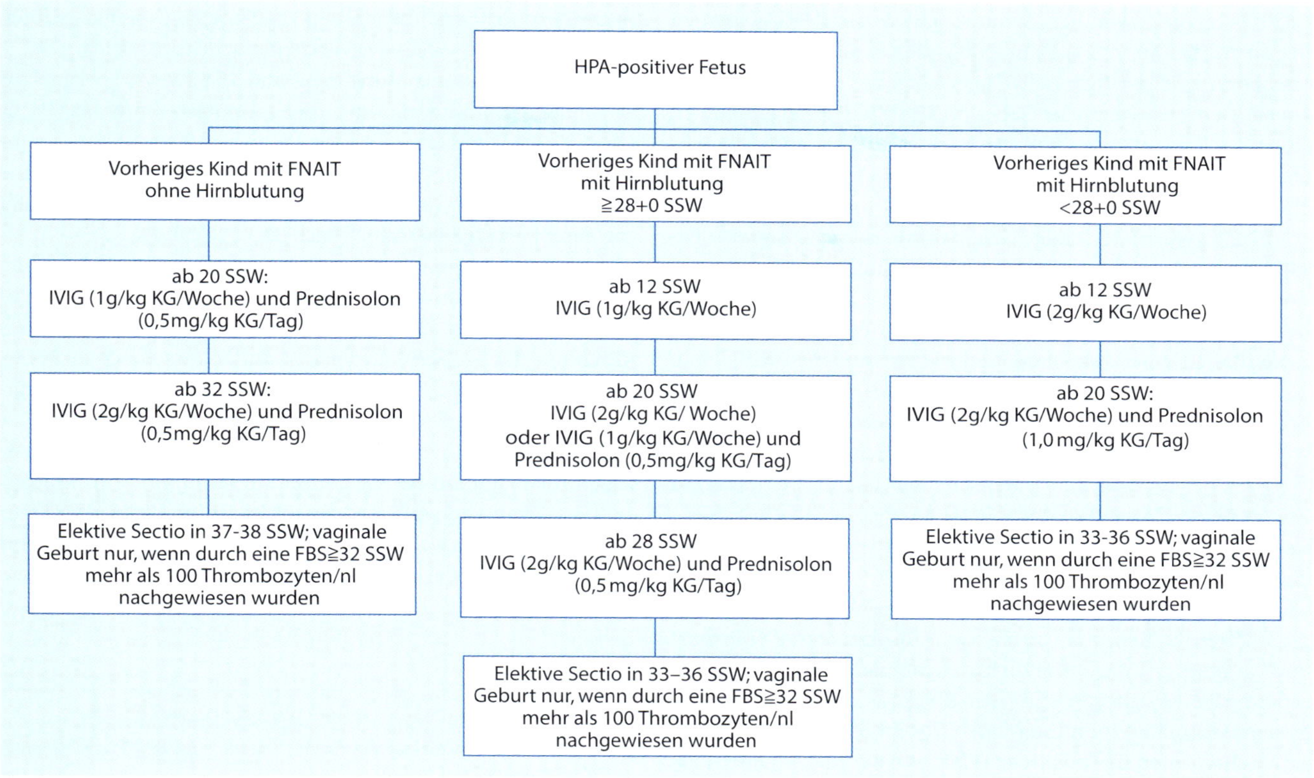
HPA-positiver Fetus
Vorheriges Kind mit FNAIT ohne Hirnblutung
Vorheriges Kind mit FNAIT mit Hirnblutung ≧28+0 SSW
Vorheriges Kind mit FNAIT mit Hirnblutung <28+0 SSW
ab 20 SSW: IVIG (1g/kg KG/Woche) und Prednisolon (0,5mg/kg KG/Tag)
ab 12 SSW IVIG (1g/kg KG/Woche)
ab 12 SSW IVIG (2g/kg KG/Woche)
ab 32 SSW: IVIG (2g/kg KG/Woche) und Prednisolon (0,5mg/kg KG/Tag)
ab 20 SSW IVIG (2g/kg KG/ Woche) oder IVIG (1g/kg KG/Woche) und Prednisolon (0,5mg/kg KG/Tag)
ab 20 SSW: IVIG (2g/kg KG/Woche) und Prednisolon (1,0 mg/kg KG/Tag)
Elektive Sectio in 37-38 SSW; vaginale Geburt nur, wenn durch eine FBS≧32 SSW mehr als 100 Thrombozyten/nl nachgewiesen wurden
ab 28 SSW IVIG (2g/kg KG/Woche) und Prednisolon (0,5 mg/kg KG/Tag)
Elektive Sectio in 33-36 SSW; vaginale Geburt nur, wenn durch eine FBS≧32 SSW mehr als 100 Thrombozyten/nl nachgewiesen wurden
Elektive Sectio in 33–36 SSW; vaginale Geburt nur, wenn durch eine FBS≧32 SSW mehr als 100 Thrombozyten/nl nachgewiesen wurden

Abb. 23.21 Vorgehen bei maternalen HPA-Antikörpern und Antigen-positiven Feten (homozygoter Vater oder bei heterozygotem Vater Nachweis des fetalen HPA bzw. Genotyps). (Adaptiert nach Pacheco et al. 2011)

Fetus kann aus Fruchtwasser (Arinsburg et al. 2012), neuerdings auch aus der zellfreien fetalen DNA im maternalen Blut am Ende des ersten Trimesters bestimmt werden (Scheffer et al. 2011). Eine Chorionzottenbiopsie sollte vermieden werden.

Bei bestehender Thrombozyteninkompatibilität erfolgen dann zweiwöchige Ultraschalluntersuchungen (Vandenbussche et al. 2011). Bei Risikopaaren und heterozygotem Kindsvater kann eine Präimplantationsdiagnostik erwogen werden (Altarescu et al. 2011).

Therapie

Die empfohlenen, zum Teil differierenden Behandlungsprotokolle haben den Nachteil, dass keines von ihnen gegen eine Gruppe unbehandelter Schwangere randomisiert wurde (Rayment et al. 2011, Vandenbussche et al. 2011). Die Empfehlungen basieren auf historischen Kontrollgruppen und Beobachtungsstudien.

Das **Behandlungsziel ist die Prävention** einer fetalen bzw. perinatalen Hirnblutung. Dabei muss das individuelle Risiko der Schwangeren anhand des vorherigen Schwangerschaftsverlaufs gegen die Intensität der Behandlung und der Notwendigkeit einer Fetalblutentnahme abgewogen werden (Bussel u. Sola-Visner 2009, Kamphuis u. Oepkes 2010, Pacheco et al. 2011, Porcelijn et al. 2008, Vandenbussche et al. 2011).

Wiederholte Thrombozytentransfusionen in die V. umbilicalis sind nur noch in seltenen Ausnahmefällen gerechtfertigt, da die kumulative Komplikationsrate (in bis zu 6 % der Fälle Tod des Fetus) wiederholter Thrombozytentransfusionen, die bei einer Halbwertszeit der transfundierten Thrombozyten von nur 4–5 Tagen alle 7–12 Tage erfolgen müssen, um als „sicher" angesehene Thrombozytenkonzentrationen (>30 Thrombozyten/nl) aufrecht zu erhalten, zu hoch ist. Nur bei einer FNAIT mit antenataler Hirnblutung ist eine Kontrolle des therapeutischen Effekts der zuvor begonnen Behandlung mit Immunglobulinen und ggf. Prednisolon durch eine Fetalblutentnahme in 24–28 SSW sinnvoll. Allenfalls bei „Non-Respondern" auf die nicht invasive Therapie aus dem Hochrisikokollektiv (FNAIT mit Hirnblutung in der Indexschwangerschaft) sind wiederholte Thrombozytentransfusionen gerechtfertigt (Bussel u. Sola-Visner 2009, Kamphuis u. Oepkes 2010, Pacheco et al. 2011, Porcelijn et al. 2008, Vandenbussche et al. 2011).

Allgemein wird eine ausschließlich **nicht invasive Therapie** mittels wöchentlicher intravenöser Gabe von Immunglobulinen (IVIG) an die Mutter befürwortet (Bussel u. Sola-Visner 2009, Kamphuis u. Oepkes 2010, Pacheco et al. 2011, Porcelijn et al. 2008, Vandenbussche et al. 2011) (Abb. 23.20, Abb. 23.21).

Das Hochrisikokollektiv (Indexschwangerschaft mit Hirnblutung) wird in einigen Protokollen weiter unterteilt. So gilt das Auftreten einer Hirnblutung in der Indexschwangerschaft bis 27+6 SSW als Gruppe mit extrem hohem Risiko (extremely high risk) und ab 28+0 SSW als Gruppe mit hohem Risiko („high risk") (Bussel et al. 2010, Pacheco et al. 2011).

In den Behandlungsschemata werden 1 g IVIG/kg maternales Körpergewicht (KG) wöchentlich verabreicht. Bei Hochrisikoschwangerschaften (Hirnblutung bei vorherigem Kind) beginnt die wöchentliche maternale IVIG-Gabe bereits zwischen der 12. und 18. SSW, bei Schwangeren mit einer FNAIT ohne Hirnblutung in einer vorherigen Schwangerschaft scheint es gerechtfertigt, erst zwischen 26 und 30 SSW die IVIG-Gaben zu beginnen (■ Abb. 23.21) (Vandenbussche et al. 2011). Bei einer Hirnblutung in der Indexschwangerschaft vor der 28. SSW wird aber auch die wöchentliche Gabe von 2 g IVIG/kg KG empfohlen (Bussel u. Sola-Visner 2009, Pacheco et al. 2011). Ob die wöchentliche maternale Gabe von nur 0,5 g IVIG/kg KG ausreichend wäre, ist noch nicht geklärt.

Bisher favorisieren einige Gruppen vor Therapiestart eine **Fetalblutentnahme** zur Bestimmung der Thrombozytenkonzentration, die meisten Zentren starten die Therapie jedoch „blind", um bei sehr hoher Wahrscheinlichkeit der Notwendigkeit einer Therapie die mit einer Fetalblutentnahme verbundenen Risiken zu vermeiden. Eine Fetalblutentnahme in der 28.–32. SSW zur Überprüfung des Therapieerfolges kann durchgeführt werden – sie wird nach neueren Protokollen allerdings nicht mehr empfohlen.

70 % der behandelten Feten scheinen nach IVIG mit einer Zunahme der Thrombozytenzahl zu reagieren, auch bei „Non-Respondern" scheinen Hirnblutungen seltener aufzutreten (Vandenbussche et al. 2011).

Verdünnung der Konzentration von HPA-Antikörpern am plazentaren Fc-Rezeptor, geringerer transplazentarer Transport und Antikörper-Konzentration im fetalen Blut, Blockade der plazentaren Fc-Rezeptoren und/oder Blockade der Fc-Rezeptoren fetaler Makrophagen und somit des Thrombozytenabbaus gelten als **Mechanismen des positiven Effektes einer maternalen IVIG-Behandlung** auf die fetale Thrombozytenzahl (Porcelijn et al. 2008, Serrarens-Janssen et al. 2008).

Bezüglich der **kombinierten Behandlung** durch **maternale IVIG** (1 g/kg KG/Woche) und **Steroide** (0,5 mg Prednisolon/kg maternales KG/Tag) im Vergleich zur alleinigen Behandlung mit IVIG bestehen unterschiedliche Meinungen (Berkowitz et al. 1996, Bussel et al. 1996). Es scheint allerdings, zumindest im III. Trimester, die zusätzliche Gabe von Prednisolon sinnvoll zu sein (Bertrand et al. 2011). Einige Zentren geben 0,5 mg Prednisolon/kg KG/Tag bereits ab der 20. SSW zusätzlich zur wöchentlichen IVIG-Gabe (Bussel et al. 2010, Pacheco et al. 2011), andere empfehlen die Steroidgabe nur als Reserve bei IVIG-„Non-Respondern" (Kamphuis u. Oepkes 2011, Vandenbussche et al. 2011).

Die Behandlung mit Dexamethason in der Dosis von 1,5 mg/Tag zusätzlich zu IVIG zeigte keinen Effekt (Bussel et al. 1996). Die alleinige Behandlung mit Prednisolon scheint nur vereinzelt zu einem, wenn auch ungenügenden bzw. nur vereinzelt zu einem stärkeren Anstieg der Thrombozytenkonzentration zu führen, ist aber bei Schwangeren der Niedrigrisikogruppen (Thrombozytopenie ohne Hirnblutung in der Indexschwangerschaft) möglicherweise der alleinigen IGIV-Gabe gleichwertig (Rayment et al. 2011).

Das Ziel der Behandlung, die **Vermeidung einer ante-** und **postnatalen Hirnblutung**, wurde in den Studien in nahezu 100 % der Fälle erreicht (Bertrand et al. 2011, Kamphuis u. Oepkes 2011, Porcelijn et al. 2008). Nur im Hochrisikokollektiv mit FNAIT und Hirnblutung in einer vorherigen Schwangerschaft kommt es trotz aller therapeutischer Maßnahmen vereinzelt (rund 5 % dieser Fälle) zu Hirnblutungen (Bussel et al. 2010).

23

Bei ausreichend hoher fetaler Thrombozytenkonzentration (>80–100 Thrombozyten/nl), welche durch eine Fetalblutentnahme im III. Trimester gesichert werden kann, ist eine **vaginale Geburt** möglich, zumal die Mehrzahl der Hirnblutungen antenatal auftritt und die meisten Frauen schon vaginal geboren haben (Porcelijn et al. 2008, Vandenbussche et al. 2011).

Eine **Fetalblutentnahme in 37** und **38 SSW** wird bei geplanter vaginaler Entbindung von einigen Autoren empfohlen (Pacheco et al. 2011), bei einer Konzentration zwischen 30–80 Thrombozyten/nl sollte bei günstigen Zervixbefund die intrauterine Transfusion eines Thrombozytenkonzentrats erfolgen, gefolgt von einer Geburtseinleitung (Pacheco et al. 2011).

Bei „Non-Respondern" und Schwangeren mit wiederholten intrauterinen Thrombozytentransfusionen sollte wegen möglicher Risiken dieser Eingriffe eine elektive Sectio caesarea nach Abschluss der 32. SSW erfolgen (Vandenbussche et al. 2011), bei einer nicht durch eine Fetalblutentnahme bestimmten fetalen Thrombozytenkonzentration nach Abschluss der 36. SSW (Pacheco et al. 2011, Porcelijn et al. 2008). Auch vor einem Kaiserschnitt mag eine Fetalblutentnahme und ggf. Thrombozytentransfusion sinnvoll sein, da unklar ist, ob das Risiko einer Hirnblutung durch einen Kaiserschnitt tatsächlich reduziert wird (Vandenbussche et al. 2011).

Literatur

Adzick NS (2009) Management of fetal lung lesions. Clin Perinatol 36:363–376

Adzick NS (2010) Open fetal surgery for life-threatening fetal anomalies. Semin Fetal Neonatal Med 15:1–8

Altarescu G, Geva TE, Grisaru-Granovsky S, Bonstein L, Miskin H, Varshver I, Margalioth EJ, Levy-Lahad E, Renbaum P (2012) Preimplantation genetic diagnosis for fetal neonatal alloimmune thrombocytopenia due to antihuman platelet antigen maternal antibodies. Obstet Gynecol 119:338–343

Amann C, Geipel A, Müller A, Heep A, Ritgen J, Stressig R, Kozlowski P, Gembruch U, Berg C (2011) Fetal anemia of unknown cause – a diagnostic challenge. Ultraschall Med 32(Suppl 2):E115–E121

Arinsburg SA, Shaz BH, Westhoff C, Cushing MM (2012) Determination of human platelet antigen typing by molecular methods: Importance in diagnosis and early treatment of neonatal alloimmune thrombocytopenia. Am J Hematol 87:525–528

Bellini C, Hennekam RC, Fulcheri E, Rutigliani M, Morcaldi G, Boccardo F, Bonioli E (2009) Etiology of nonimmune hydrops featlis: a systematic review. Am J Med Genet A 149(A):844–851

Berkowitz RL, Kolb EA, McFarland JG, Wissert M, Primani A, Lesser M, Bussel JB (2006) Parallel randomized trials of risk-based therapy for fetal alloimmune thrombocytopenia. Obstet Gynecol 107:91–96

Bertrand G, Drame M, Martageix C, Kaplan C (2011) Prediction of the fetal status in noninvasive management of alloimmune thrombocytopenia. Blood 117:3209–3213

Bianchi S, Lista G, Castoldi F, Rustico M (2010) Congenital primary hydrothorax: effect of thoracoamniotic shunting on neonatal clinical outcome. J Matern Fetal Neonatal Med 23:1225–1229

Boulot P, Cattaneo A, Taib J, Peray P, Lefort G, Hedon B, Laffargue F, Viala JL (1993) Hematologic values of fetal blood obtained by means of cordocentesis. Fetal Diagn Ther 8:309–316

Braun T, Brauer M, Fuchs I, Czernik C, Dudenhausen JW, Henrich W, Sarioglu N (2010) Mirror syndrome: a systematic review of fetal associated conditions, maternal presentation and perinatal outcome. Fetal Diagn Ther 27:191–203

Bussel JB, Berkowitz RL, Hung C, Kolb EA, Wissert M, Primiani A, Tsaur FW, Macfarland JG (2010) Intracranial hemorrhage in alloimmune thrombocytopenia: stratified management to prevent recurrence in the subsequent affected fetus. Am J Obstet Gynecol 203:135.e1–135.e14

Bussel JB, Berkowitz RL, Lynch L, Lesser ML, Paidas MJ, Huang CL, McFarland JG (1996) Antenatal management of alloimmune thrombocytopenia with intravenous gamma-globulin: a randomized trial of the addition of low-dose steroid to intravenous gamma-globulin. Am J Obstet Gynecol 174:1414–1423

Bussel JB, Sola-Visner M (2009) Current approaches to the evaluation and management of the fetus and neonate with immune thrombocytopenia. Semin Perinatol 33:35–42

Cosmi E, Mari G, Delle Chiaie L, Detti L, Akiyama M, Murphy J, Stefos T, Ferguson 2nd JE, Hunter D, Hsu CD, Abuhamad A, Bahado-Singh R (2002) Noninvasive diagnosis by Doppler ultrasonography of fetal anemia resulting from parvovirus infection. Am J Obstet Gynecol 187:1290–1293

Courtier J, Schauer GM, Parer JT, Regenstein AC, Callen PW, Glenn OA (2012) Polymicrogyria in a fetus with human parvovirus B19 infection: a case with radiologic–pathologic correlation. Ultrasound Obstet Gynecol 40:604–606

de Haan TR, van den Akker ES, Porcelijn L, Oepkes D, Kroes AC, Walther FJ (2008) Thrombocytopenia in hydropic fetuses with parvovirus B19 infection: incidence, treatment and correlation with fetal B19 viral load. BJOG 115:76–81

de Jong EP, Lindenburg IT, van Klink JM, Oepkes D, van Kamp IL, Walther FJ, Lopriore E (2012) Intrauterine transfusion for parvovirus B19 infection: long-term neurodevelopmental outcome. Am J Obstet Gynecol 206:204.e1–204.e5

de Jong EP, Walther FJ, Kroes AC, Oepkes D (2011) Parvovirus B19 infection in pregnancy: new insights and management. Prenat Diagn 31:419–425

Detti L, Mari G (2003) Noninvasive diagnosis of fetal anemia. Clin Obstet Gynecol 46:923–930

Detti L, Mari G, Akiyama M, Cosmi E, Moise Jr KJ, Stefor T, Conaway M, Deter R (2002) Longitudinal assessment of the middle cerebral artery peak systolic velocity in healthy fetuses and in fetuses at risk for anemia. Am J Obstet Gynecol 187:937–939

Detti L, Oz U, Guney I, Ferguson JE, Bahado-Singh RO, Mari G (2001) Collaborative Group for Doppler Assessment of the Blood Velocity in Anemic Fetuses: Doppler ultrasound velocimetry for timing the second intrauterine transfusion in fetuses with anemia from red cell alloimmunization. Am J Obstet Gynecol 185:1048–1051

Dijkmans AC, de Jong EP, Dijkmans BA, Lopriore E, Vossen A, Walther FJ, Oepkes D (2012) Parvovirus B19 in pregnancy: prenatal diagnosis and management of fetal complications. Curr Opin Obstet Gynecol 24:95–101

Gembruch U (2009) Fetal tachyarrhythmia. In: Yagel S, Silverman NH, Gembruch U (Hrsg) Fetal cardiology, 2. Aufl. Informa Healthcare, New York, S. 461–481

Gembruch U, Holzgreve W (2000) The fetus with nonimmune hydrops. In: Harrison MR, Evans MI, Adzick NS, Holzgreve W (Hrsg) The unborn patient: the art and science of fetal therapy, 3. Aufl. WB Saunders, Philadelphia–London–Toronto–Montreal–Sydney–Tokyo, S. 525–582

Gembruch U, Holzgreve W (2009) Cardiac diseases in association with hydrops fetalis. In: Yagel S, Silverman NH, Gembruch U (Hrsg) Fetal cardiology,2. Aufl. Informa Healthcare, New York, S. 483–514

Hellmund A, Berg C, Rösing B, Gembruch U, Geipel A (2012) Masked anemia due to cardiac tamponade in a hydropic fetus caused by placental chorioangioma. Ultrasound Obstet Gynecol 39:479–480

Huhta JC (2009) Congestive heart failure in the fetus. In: Yagel S, Silverman NH, Gembruch U (Hrsg) Fetal cardiology,2. Aufl. Informa Healthcare, New York, S. 561–578

Jauniaux E, Pahal G, Gervy C, Gulbis B (2000) Blood biochemistry and endocrinology in the human fetus between 11 and 17 weeks of gestation. Reprod Biomed Online 1:38–44

Kamphuis MM, Oepkes D (2011) Fetal and neonatal alloimmune thrombocytopenia: prenatal interventions. Prenat Diagn 31:712–719

Kamphuis MM, Paridaans N, Porcelijn L, De Haas M, Van Der Schoot CE, Brand A, Bonsel GJ, Oepkes D (2010) Screening in pregnancy for fetal or neonatal alloimmune thrombocytopenia: systematic review. BJOG 117:1335–1343

Kempe A, Rösing B, Berg C, Kamil D, Heep A, Gembruch U, Geipel A (2007) First-trimester treatment of fetal anemia secondary to parvovirus B19 infection. Ultrasound Obstet Gynecol 29:226–228

Kohl T, Van de Vondel P, Stressig R, Wartenberg HC, Heep A, Keiner S, Müller A, Franz A, Fröhlich S, Willinek W, Gembruch U (2009) Percutaneous fetoscopic laser decompression of congenital high airway obstruction syndrome (CHAOS) from laryngeal atresia via a single trocar – current technical constraints and potential solutions for future interventions. Fetal Diagn Ther 25:67–71

Krapp M, Kohl T, Simpson JM, Sharland GK, Katalinic A, Gembruch U (2003) Review of diagnosis, treatment, and outcome of fetal atrial flutter compared with supraventricular tachycardia. Heart 89:913–917

Lam YH, Tang MH (2002) Middle cerebral artery Doppler study in fetuses with homozygous alpha-thalassaemia-1 at 12–13 weeks of gestation. Prenat Diagn 22:56–58

Lamont RF, Sobel JD, Vaisbuch E, Kusanovic JP, Mazaki-Tovi S, Kim SK, Uldbjerg N, Romero R (2011) Parvovirus B19 infection in human pregnancy. BJOG 118:175–186

Lee FL, Said N, Grikscheit TC, Shin CE, Llanes A, Chmait RH (2012) Treatment of congenital pulmonary airway malformation induced hydrops fetalis via percutaneous sclerotherapy. Fetal Diagn Ther 31:264–268

Leung KY, Cheong KB, Lee CP, Chan V, Lam YH, Tang M (2010) Ultrasonographic prediction of homozygous α0–thalassemia using placental thickness, fetal cardiothoracic ratio and middle cerebral artery Doppler: alone or in combination? Ultrasound Obstet Gynecol 35:149–154

Leung TY, Lao TT (2012) Thalassaemia in pregnancy. Best Pract Res. Clin Obstet Gynecol 26:37–51

Lindenburg IT, Smits-Wintjens VE, van Klink JM, Verduin E, van Kamp IL, Walther FJ, Schonewille H, Doxiadis II, Kanhai HH, van Lith JM, van Zwet EW, Oepkes D, Brand A, Lopriore E (2012) LOTUS study group: Long-term neurodevelopmental outcome after intrauterine transfusion for hemolytic disease of the fetus/newborn: the LOTUS study. Am J Obstet Gynecol 206:141.e1–141.e8

Lindenburg IT, Wolterbeek R, Oepkes D, Klumper FJ, Vandenbussche FP, van Kamp IL (2011) Quality control for intravascular intrauterine transfusion using cumulative sum (CUSUM) analysis for the monitoring of individual performance. Fetal Diagn Ther 29:307–314

Loh KC, Jelin E, Hirose S, Feldstein V, Goldstein R, Lee H (2012) Microcystic congenital pulmonary airway malformation with hydrops fetalis: steroids vs open fetal resection. J Pediatr Surg 47:36–39

Mari G, Deter RL, Carpenter RL, Rahman F, Zimmerman R, Moise Jr KJ, Dorman KF, Ludomirsky A, Gonzalez R, Gomez R, Oz U, Detti L, Copel JA, Bahado-Singh R, Berry S, Martinez-Poyer J, Blackwell SC (2000) Noninvasive diagnosis by Doppler ultrasonography of fetal anemia due to maternal red-cell alloimmunization. Collaborative Group for Doppler Assessment of the Blood Velocity in Anemic Fetuses. N Engl J Med 342:9–14

Mari G, Hanif F, Kruger M, Cosmi E, Santolaya-Forgas J, Treadwell MC (2007) Middle cerebral artery peak systolic velocity: a new Doppler parameter in the assessment of growth-restricted fetuses. Ultrasound Obstet Gynecol 29:310–316

Mari G, Zimmermann R, Moise Jr KJ, Deter RL (2005) Correlation between middle cerebral artery peak systolic velocity and fetal hemoglobin after 2 previous intrauterine transfusions. Am J Obstet Gynecol 193:1117–1120

Martí-Carvajal AJ, Peña-Martí GE, Comunián-Carrasco G (2009) Medical treatments for idiopathic thrombocytopenic purpura during pregnancy. Cochrane Database Syst Rev 4:CD007722

Merz WM, Kübler K, Fimmers R, Stoffel-Wagner B, Geipel A, Gembruch U (2012) Circulating n-terminal pro-B-type natriuretic peptide in fetal anemia before and after treatment. Pediatr Res

Merz WM, Patzwaldt F, Fimmers R, Stoffel-Wagner B, Gembruch U (2012) Dual-colour flow cytometry for the analysis of fetomaternal haemorrhage during delivery. J Clin Pathol 65:186–187

Moise Jr KJ (2008) Management of rhesus alloimmunization in pregnancy. Obstet Gynecol 112:164–176

Nicolaides KH, Thilaganathan B, Mibashan RS (1989) Cordocentesis in the investigation of fetal erythropoiesis. Am J Obstet Gynecol 161:1197–1200

Oepkes D, Seaward PG, Vandenbussche FP, Windrim R, Kingdom J, Beyene J, Kanhai HH, Ohlsson A, Ryan G (2006) DIAMOND Study Group: Doppler ultrasonography versus amniocentesis to predict fetal anemia. N Engl J Med 355:156–164

Pacheco LD, Berkowitz RL, Moise Jr KJ, Bussel JB, McFarland JG, Saade GR (2011) Fetal and neonatal alloimmune thrombocytopenia: a management algorithm based on risk stratification. Obstet Gynecol 118:1157–1163

Pasman SA, van den Brink CP, Kamping MA, Adama van Scheltema PN, Oepkes D, Vandenbussche FP (2009) Total blood volume is maintained in nonhydropic fetuses with severe hemolytic anemia. Fetal Diagn Ther 26:10–15

Picklesimer AH, Oepkes D, Moise Jr KJ, Kush ML, Weiner CP, Harman CR, Baschat AA (2007) Determinants of the middle cerebral artery peak systolic velocity in the human fetus. Am J Obstet Gynecol 197:526.e1–526.e4
Pistorius LR, Smal J, de Haan TR, Page-Christiaens GC, Verboon-Maciolek M, Oepkes D, de Vries LS (2008) Disturbance of cerebral neuronal migration following congenital parvovirus B19 infection. Fetal Diagn Ther 24:491–494
Porcelijn L, Van den Akker ES, Oepkes D (2008) Fetal thrombocytopenia. Semin Fetal Neonatal Med 13:223–230
Rayment R, Brunskill SJ, Soothill PW, Roberts DJ, Bussel JB, Murphy MF (2011) Antenatal interventions for fetomaternal alloimmune thrombocytopenia. Cochrane Database Syst Rev 5:CD004226
Ruano R, Ramalho AS, Cardoso AK, Moise Jr K, Zugaib M (2011) Prenatal diagnosis and natural history of fetuses presenting with pleural effusion. Prenat Diagn 31:496–499
Scheffer PG, Ait Soussan A, Verhagen OJ, Page-Christiaens GC, Oepkes D, de Haas M, van der Schoot CE (2011) Noninvasive fetal genotyping of human platelet antigen-1a. BJOG 118:1392–1395
Scheffer PG, van der Schoot CE, Page-Christiaens GC, de Haas M (2011) Noninvasive fetal blood group genotyping of rhesus D, c, E and of K in alloimmunised pregnant women: evaluation of a 7-year clinical experience. BJOG 118:1340–1348
Scheier M, Hernandez-Andrade E, Fonseca EB, Nicolaides KH (2006) Prediction of severe fetal anemia in red blood cell alloimmunization after previous intrauterine transfusions. Am J Obstet Gynecol 195:1550–1556
Schonewille H, Klumper FJ, van de Watering LM, Kanhai HH, Brand A (2007) High additional maternal red cell alloimmunization after Rhesus- and K-matched intrauterine intravascular transfusions for hemolytic disease of the fetus. Am J Obstet Gynecol 196:143.e1–143.e6
Serrarens-Janssen VM, Semmekrot BA, Novotny VM, Porcelijn L, Lotgering FK, Delemarre FM, Steegers EA (2008) Fetal/neonatal allo-immune thrombocytopenia (FNAIT): past, present, and future. Obstet Gynecol Surv 63:239–252
Smits-Wintjens VE, Rath ME, Lindenburg IT, Oepkes D, van Zwet EW, Walther FJ, Lopriore E (2012) Cholestasis in neonates with red cell alloimmune hemolytic disease: incidence, risk factors and outcome. Neonatology 101:306–310
Swartz AE, Ruma MS, Kim E, Herring AH, Menard MK, Moise Jr. KJ (2009) The effect of fetal heart rate on the peak systolic velocity of the fetal middle cerebral artery. Obstet Gynecol 113:1225–1229
Takagi K, Tanaka H, Nishijima S, Masaoka N, Miyake Y, Sakata H, Satoh K (1989) Fetal blood values by percutaneous umbilical blood sampling. Fetal Ther 4:152–160
Tiblad E, Kublickas M, Ajne G, Bui TH, Ek S, Karlsson A, Wikman A, Westgren M (2011) Procedure-related complications and perinatal outcome after intrauterine transfusions in red cell alloimmunization in Stockholm. Fetal Diagn Ther 30:266–273
van den Akker ES, de Haan TR, Lopriore E, Brand A, Kanhai HH, Oepkes D (2008) Severe fetal thrombocytopenia in Rhesus D alloimmunized pregnancies. Am J Obstet Gynecol 199:387.e1–387.e4
van der Schoot CE, Tax GH, Rijnders RJ, de Haas M, Christiaens GC (2003) Prenatal typing of Rh and Kell blood group system antigens: the edge of a watershed. Transfus Med Rev 17:31–44
van Dongen H, Klumper FJ, Sikkel E, Vandenbussche FP, Oepkes D (2005) Noninvasive tests to predict fetal anemia in Kell-alloimmunized pregnancies. Ultrasound Obstet Gynecol 25:341–315
van Kamp IL, Klumper FJ, Oepkes D, Meerman RH, Scherjon SA, Vandenbussche FP, Kanhai HH (2005) Complications of intrauterine intravascular transfusion for fetal anemia due to maternal red-cell alloimmunization. Am J Obstet Gynecol 192:171–177
Vandenbussche FPHA, Brand A, Kanhai HHH (2011) Fetal thrombocytopenia. In: James D, Steer PJ, Weiner CP, Gonik B, Crowther CA, Robson SC (Hrsg) High risk pregnancy: management options,4. Aufl. Saunders, St. Louis, S. 229–237
Vogel M, McElhinney DB, Wilkins-Haug LE, Marshall AC, Benson CB, Juraszek AL, Silva V, Lock JE, Marx GR, Tworetzky W (2011) Aortic stenosis and severe mitral regurgitation in the fetus resulting in giant left atrium and hydrops: pathophysiology, outcomes, and preliminary experience with pre-natal cardiac intervention. J Am Coll Cardiol 57:348–355
Weiner CP (2011) Fetal hemolytic disease. In: James D, Steer PJ, Weiner CP, Gonik B, Cowther CA, Robson SC (Hrsg) High risk pregnancy: management options, 4. Aufl. Saunders, St. Louis, S. 209–227
Witlox RS, Lopriore E, Oepkes D, Walther FJ (2011) Neonatal outcome after prenatal interventions for congenital lung lesions. Early Hum Dev 87:611–618
Wylie BJ, D'Alton ME (2010) Fetomaternal hemorrhage. Obstet Gynecol 115:1039–1051
Yang YS, Ma GC, Shih JC, Chen CP, Chou CH, Yeh KT, Kuo SJ, Chen TH, Hwu WL, Lee TH, Chen M (2012) Experimental treatment of bilateral fetal chylothorax using in-utero pleurodesis. Ultrasound Obstet Gynecol 39:56–62
Yinon Y, Grisaru-Granovsky S, Chaddha V, Windrim R, Seaward PG, Kelly EN, Beresovska O, Ryan G (2010) Perinatal outcome following fetal chest shunt insertion for pleural effusion. Ultrasound Obstet Gynecol 36:58–64

Chromosomale und nicht-chromosomale Syndrome

S. Tercanli, P. Miny

U. Gembruch, K. Hecher, H. Steiner (Hrsg.), *Ultraschalldiagnostik in Geburtshilfe und Gynäkologie,*
DOI 10.1007/978-3-642-29633-8_24, © Springer-Verlag Berlin Heidelberg 2013

Die Rate an schweren angeborenen fetalen Fehlbildungen liegt bei bis zu ca. 6–7 %. Hierbei handelt es sich entweder um isolierte Befunde oder eine Kombination von Anomalien wie Syndromen, Sequenzen und Assoziationen (Spranger et al. 2006).

Die Ursachen von angeborenen Entwicklungsstörungen ist bei ca. 60 % der betroffenen Feten nicht bekannt und wird als multifaktoriell angesehen. Eine monogene Ursache wird bei ca. 20 % vermutet, in bis zu 10 % liegen Chromosomenstörungen vor und bei bis zu 10 % Virusinfektionen und andere exogene Teratogene, wie z. B. Arzneimittel wie Kumarinderivate, Valproinsäure, Thalidomid, Vitamin-A-Derivate (▣ Abb. 24.1) oder mütterliche Stoffwechselerkrankungen etc. (Kalter et al. 1983, Sheppard 1995).

Eine Vielzahl von Fehlbildungen kann durch die hochauflösende Sonografie pränatal korrekt erkannt werden.

Parallel zu der technischen Entwicklung und der zunehmenden Erfahrung der Untersucher wurde in den letzten Jahren die pränatale Differenzialdiagnostik deutlich verbessert. Hinzu kommt, dass durch die interdisziplinäre Betreuung und Befundbeurteilung, z. B. mit einem Genetiker bzw. einer Genetikerin, den labortechnischen Fortschritten in der Genetik sowie verschiedenen Subdisziplinen der Pädiatrie eine optimierte antenatale Abklärung angeboten werden kann.

Während in der Vergangenheit häufig nach Abschluss der zytogenetischen Chromosomenanalyse die Ursache von komplexen Fehlbildungen unklar blieb, können mit zunehmender Anzahl von nachweisbaren Mutationen und neuen molekulargenetischen Untersuchungsverfahren wie dem Array-CGH Krankheitsbilder bestimmten Syndromen bereits pränatal zugeordnet werden.

> **Die Diagnosestellung ist umso genauer, je differenzierter der Ultraschallbefund ist.**

In der Terminologie des Begriffes „Syndrom“ herrscht im klinischen Sprachgebrauch häufig eine gewisse Unschärfe. Daher wird im Folgenden zunächst die Definition der verschiedenen Begriffe dargestellt (Spranger et al. 2006).

24.1 Definition und Nomenklatur

Angeborene strukturelle Entwicklungsstörungen werden klassifiziert nach

- ihrer Pathogenese,
- dem Manifestationszeitpunkt und
- dem Schweregrad (▣ Abb. 24.2) (Spranger et al. 2006 , Martınez-Frıas et al. 2000).

Eine **Fehlbildung** (Malformation) ist definiert als ein primärer Defekt in der Organogenese. Als Beispiel hierfür ist z. B. eine Spina bifida aperta zu nennen (▣ Abb. 24.3).

Bei einer **Dysplasie** handelt es sich um die morphologischen Konsequenzen einer abnormen Organisation von Zellen bei primärer Anlagestörung

Eine **Deformation** ist eine Veränderung infolge sekundärer Einflüsse, die die abnorme Form und Gestalt sowie Position eines Körperteils beschreiben. In der Regel handelt es sich um mechanische Ursachen, wie z. B. infolge einer Oligo- oder Anhydramnie, oder um eine fixierte Haltung wie z. B. bei Klumpfüßen (▣ Abb. 24.4) etc.

Eine **Disruption** beschreibt einen morphologischen Defekt eines Organs oder einer bestimmten Körperregion, der sekundär durch äußere Einflüsse verursacht ist, und bei dem der ursprünglich normale Entwicklungsprozess unterbrochen wurde.

Als **Sequenz** wird das Auftreten eines bestimmten Fehlbildungsmusters, z. B. Dysplasie-Sequenz, Disruptions-Sequenz, Potter-Sequenz (▣ Abb. 24.5a–c) bezeichnet.

Bei einer **Assoziation** handelt es sich um ein nicht zufälliges Zusammentreffen von verschiedenen morphologischen Defekten, welche nicht als Sequenz oder Syndrom definiert werden können.

Der Terminus **Syndrom** ist definiert als ein Zusammentreffen von mehreren Anomalien mit einer gemeinsamen gesicherten oder vermuteten Pathogenese. Hierbei ist das Vorliegen von einzelnen Anomalien als isolierte Befunde uncharakteristisch, während das Zusammentreffen bestimmter Kombinationen von Fehlbildungen für ein bestimmtes Syndrom typisch ist (Spranger et al. 1982).

In der pränatalen Diagnostik sind die bekanntesten Syndrome **numerische Chromosomenstörungen** wie das Down Syndrom (Trisomie 21), das Edwards Syndrom (Trisomie 18), das Pateau Syndrom (Trisomie 13) und das Turner Syndrom etc.

Per Definition lassen sich verschiedene Merkmale gleichzeitig bei diesen Krankheitsbildern feststellen, die je nach Art und Größe pränatal diagnostizierbar sind. Typische morphologische Fehlbildungen, wie sie bei autosomalen Chromosomenstörungen vorkommen, sind in der folgenden Übersicht dargestellt.

Fehlbildungen mit häufiger Assoziation zu autosomalen Chromosomenstörungen
(Adaptiert nach Schinzel 2001)

- **ZNS-Anomalien**
  - Mikrozephalie, Ventrikulomegalie ,Hydrozephalie, Venrikomegalie, Holoprosenzephalie, Agenesie des Corpus callosum, Spina bifida (lumbo-sakral, okziptal)
- **Faziale Dysmorphie**
  - Gaumenspalte, Lippenspalte bzw. kombinierte Lippen-Kiefer-Gaumen-Spalte, Mikroophthalmie, Kolobome
- **Anomalien des Gastrointestinal-Trakts**
  - Ösophagusatresie, Duodenalatresie, Zwerchfellhernie, tracheo-öseophageale Fisteln, Omphalozele etc.
- **Fehlbildungen des Herzens und der großen Gefäße**
- **Fehlbildungen im Urogenitaltrakt**
- **Skelettfehlbildungen**
  - Postaxiale Hexadaktylie, Klumpfuß, überlappende fixierte Fingerhaltung, radiale Dysplasie
- **Hydrops fetalis**

Dagegen ist das isolierte Vorkommen der in der nächsten Übersicht aufgeführten Anomalien eher nicht charakteristisch für autosomalen Chromosomenstörungen (Adaptiert nach Schinzel 2001).

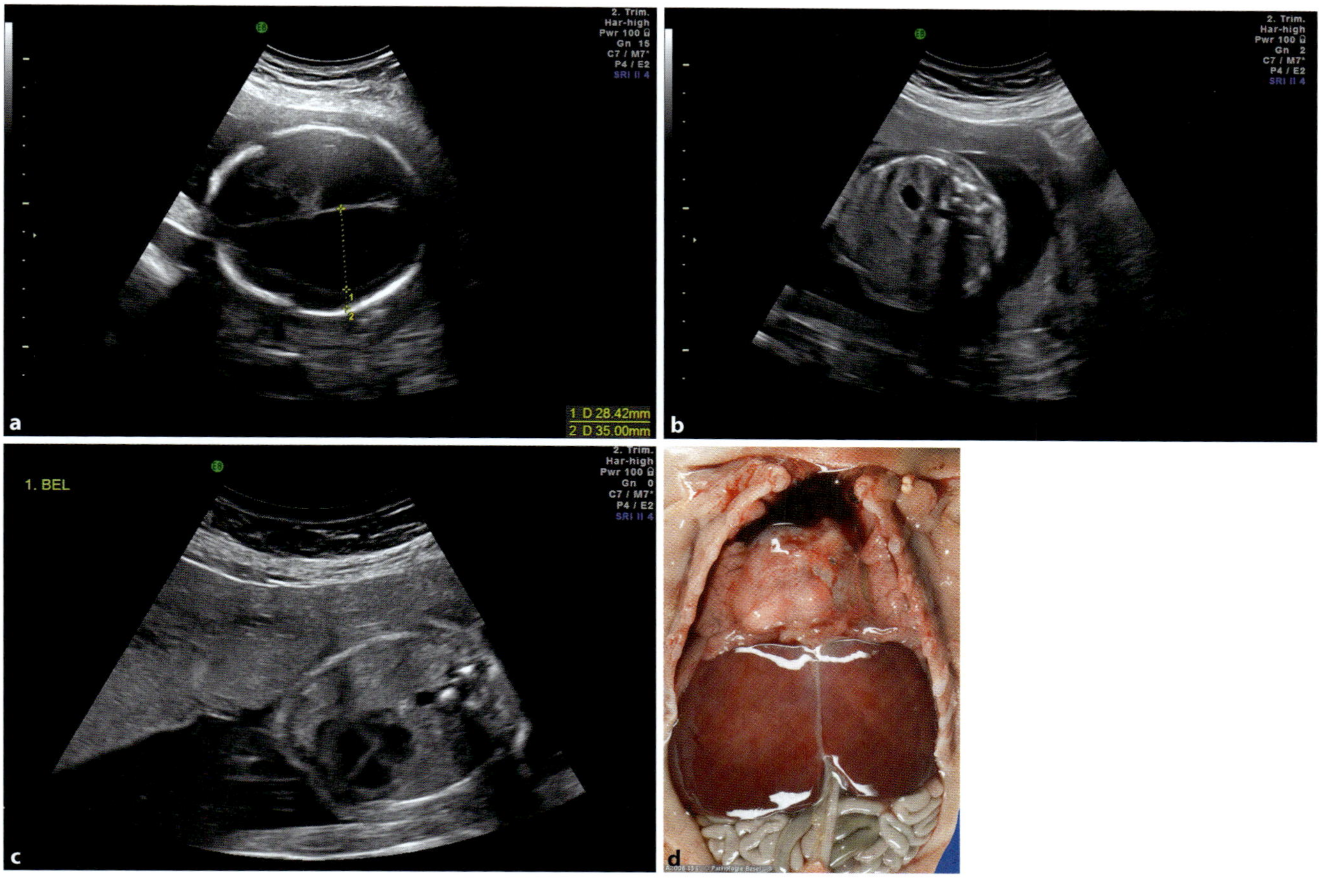

Abb. 24.1 **a** Hydrocephalus internus 23. SSW, Roaccutan-Einnahme bis 17. SSW. **b** Situs abdominalis mit Magenblase links. **c** Situs thorakalis mit Dextrokardie. **d** Situs intrathorakal mit Dextrokardie

Nicht typische Fehlbildungen für autosomale Chromosomenstörungen

- Anenzephalie,
- Exenzephalie,
- Gastroschisis,
- Blasenextrophie oder Kloakenfehlbildung,
- Pyromelie,
- Phokomelie oder Ektrodaktylie,
- Atresie des Dünndarms,
- kongenitale Arthrogrypose,
- ulnare Strahlendefekte,
- Teratome,
- Sirenomelie,
- usw.

Die **typischen strukturellen Fehlbildungen** wie sie bei der **Trisomie 21**, dem Down Syndrom auftreten, sind Herzfehler (Abb. 24.6), ein nicht immunologischer Hydrops fetalis (Abb. 24.7), eine milde Ventrikulomegalie (Abb. 24.8) und eine Duodenalatresie (Abb. 24.9).

Bei der **Trisomie 18** sind typische sonografischen Fehlbildungen eine Mikrozephalie, eine auffällige Kopfform („strawberry sign"), eine Corpus-callosum-Agenesie (Abb. 24.10), Anomalien der Cisterna magna, eine Dandy Walker Malformation, Plexus-choroideus Zysten, eine Ventrikulomegalie (Abb. 24.11a), Neuralrohrdefekte, eine Mikrognathie (Abb. 24.11b), Lippen-Kiefer-Gaumen-Spalten, Herzfehler (Abb. 24.11c), Zwerchfellhernien (Abb. 24.12ff.), Ösophagusatresien, eine Vermehrung der Fruchtwassermenge, eine Omphalozele (Abb. 24.13), schwere fetale Wachstumsretardierung, dysplastische Nieren, Überlappen der Finger, Klumpfüße und radiale Dysplasien (Abb. 24.14)

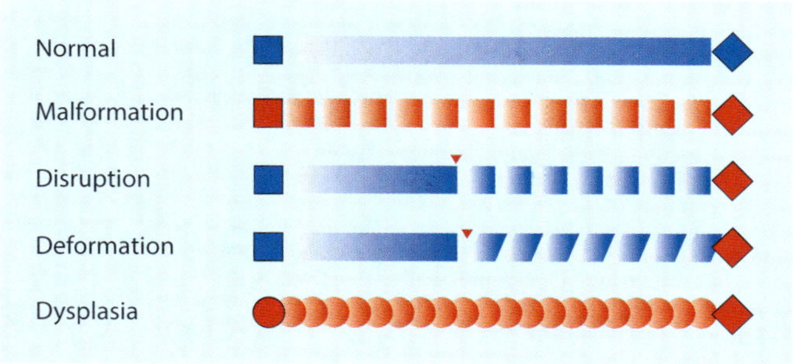

Abb. 24.2 Definition und Pathogenese von Entwicklungsstörungen. (Adaptiert nach Spranger et al. 1982)

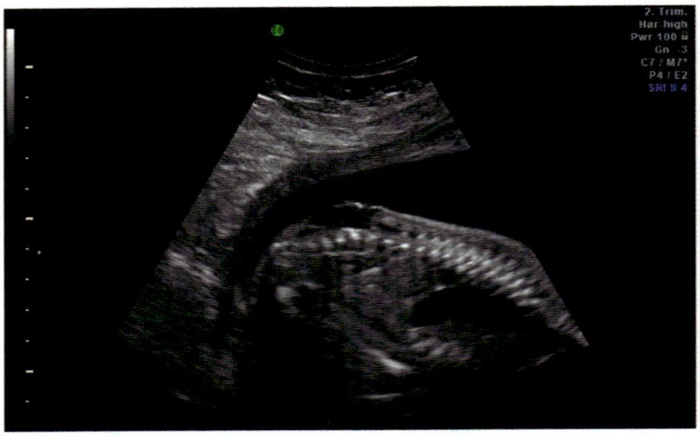

Abb. 24.3 Neuralrohrdefekt 18. SSW, Beispiel für eine Malformation

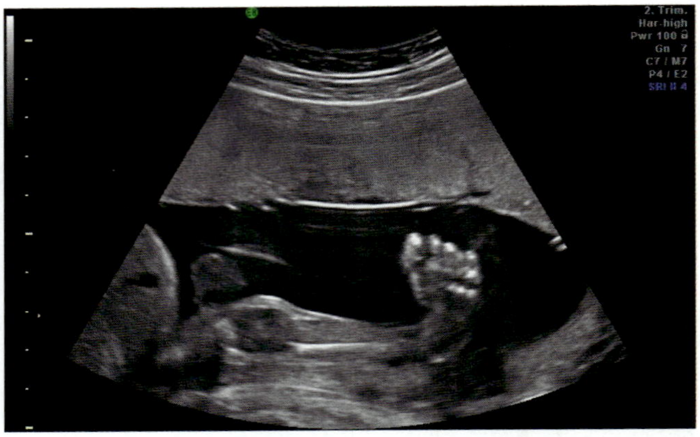

Abb. 24.4 Klumpfuß, Beispiel für eine Deformation

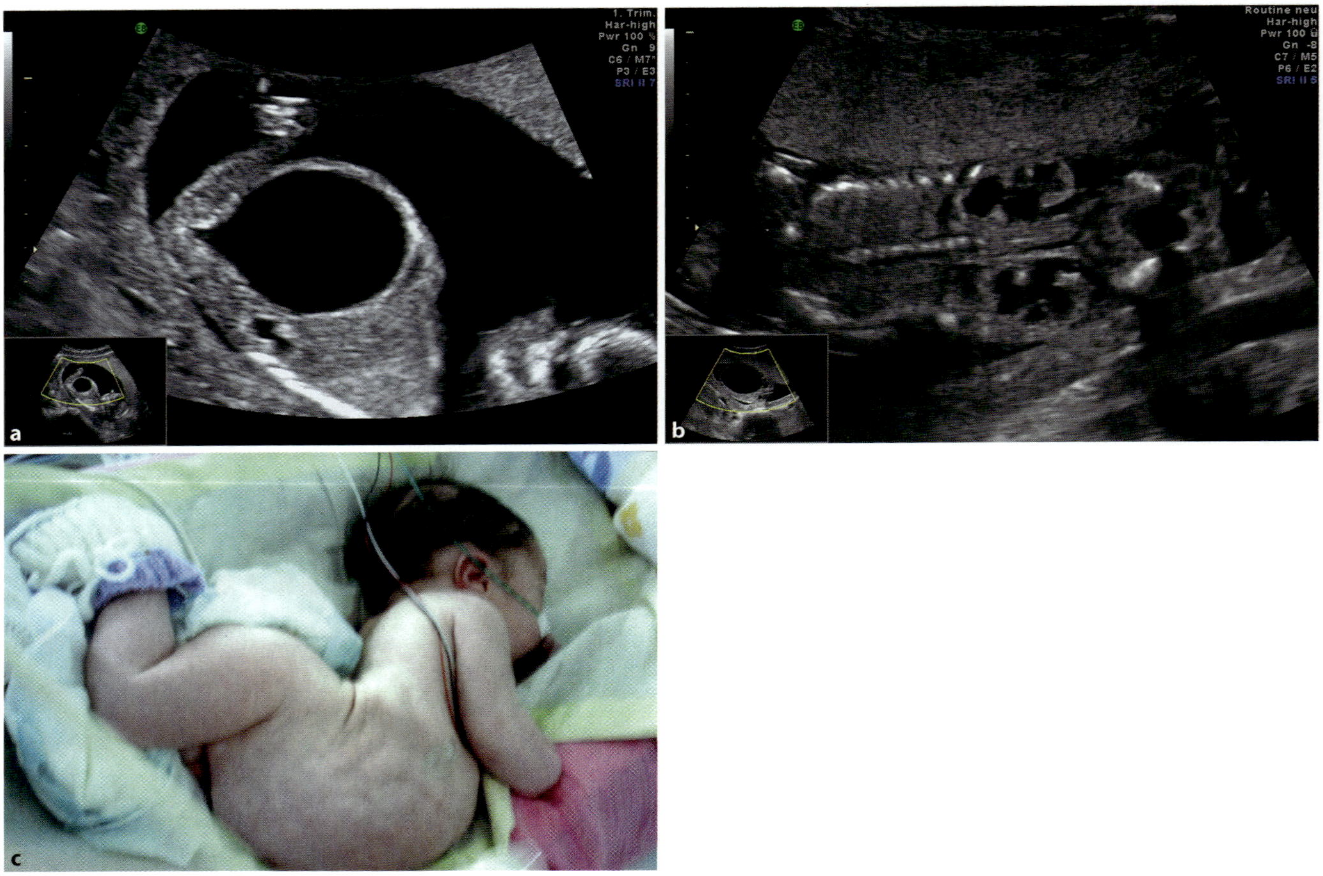

Abb. 24.5 **a** Megablase 13+3 SSW mit Schlüssellochphänomen. **b** Nierendysplasie sekundär progredient. **c** Kind postnatal mit typischer Fehlhaltung

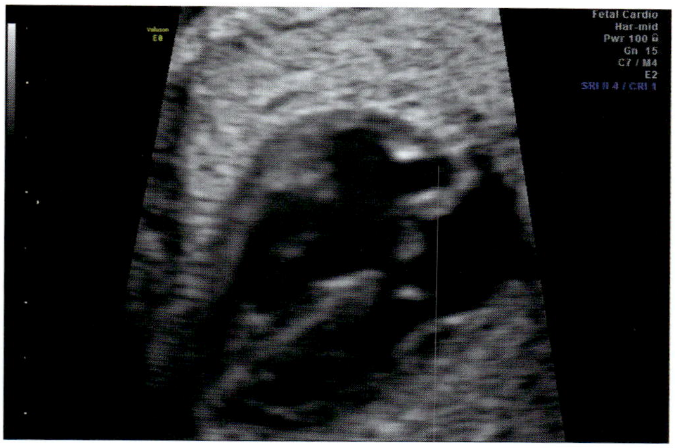

Abb. 24.6 AV-Kanal bei Trisomie 21, 24. SSW

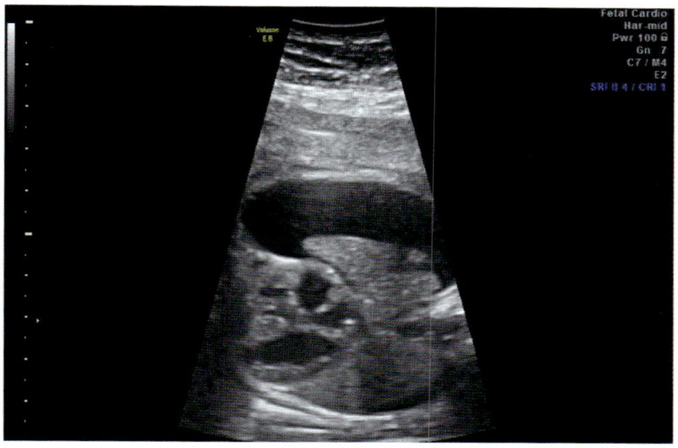

Abb. 24.7 Hydrothorax und AV-Kanal bei Trisomie 21, 29. SSW

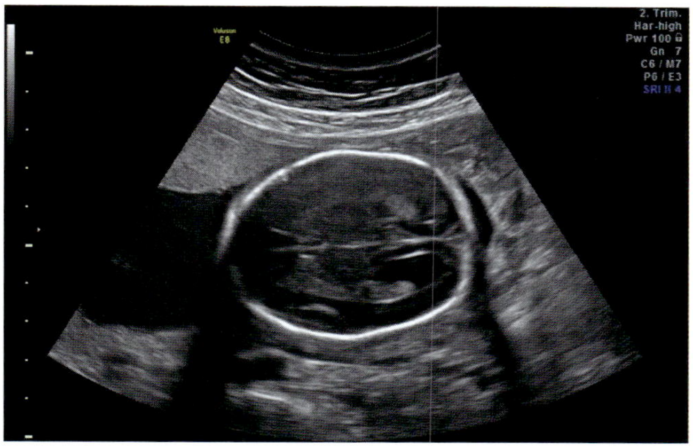

Abb. 24.8 Milde Ventrikulomegalie mit Abflachung des Plexus choroideus

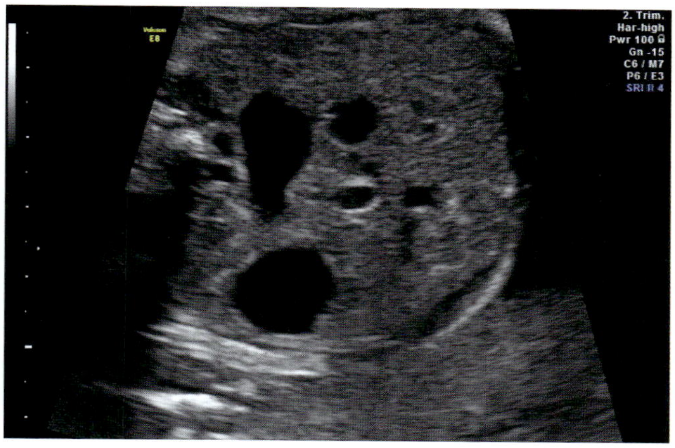

Abb. 24.9 Double bubble bei Duodenalatresie in der 23. SSW mit prall runder Magenblase unten im Bild, darüber liegender gestauter Darmschlinge und kleinerer Gallenblase

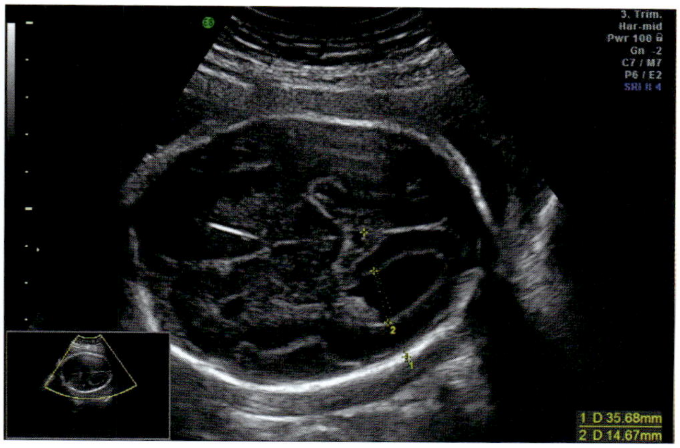

Abb. 24.10 Corpus-callosum-Agenesie mit erweitertem Lateralventrikel. Typischerweise fehlt das Spatium pellucidum

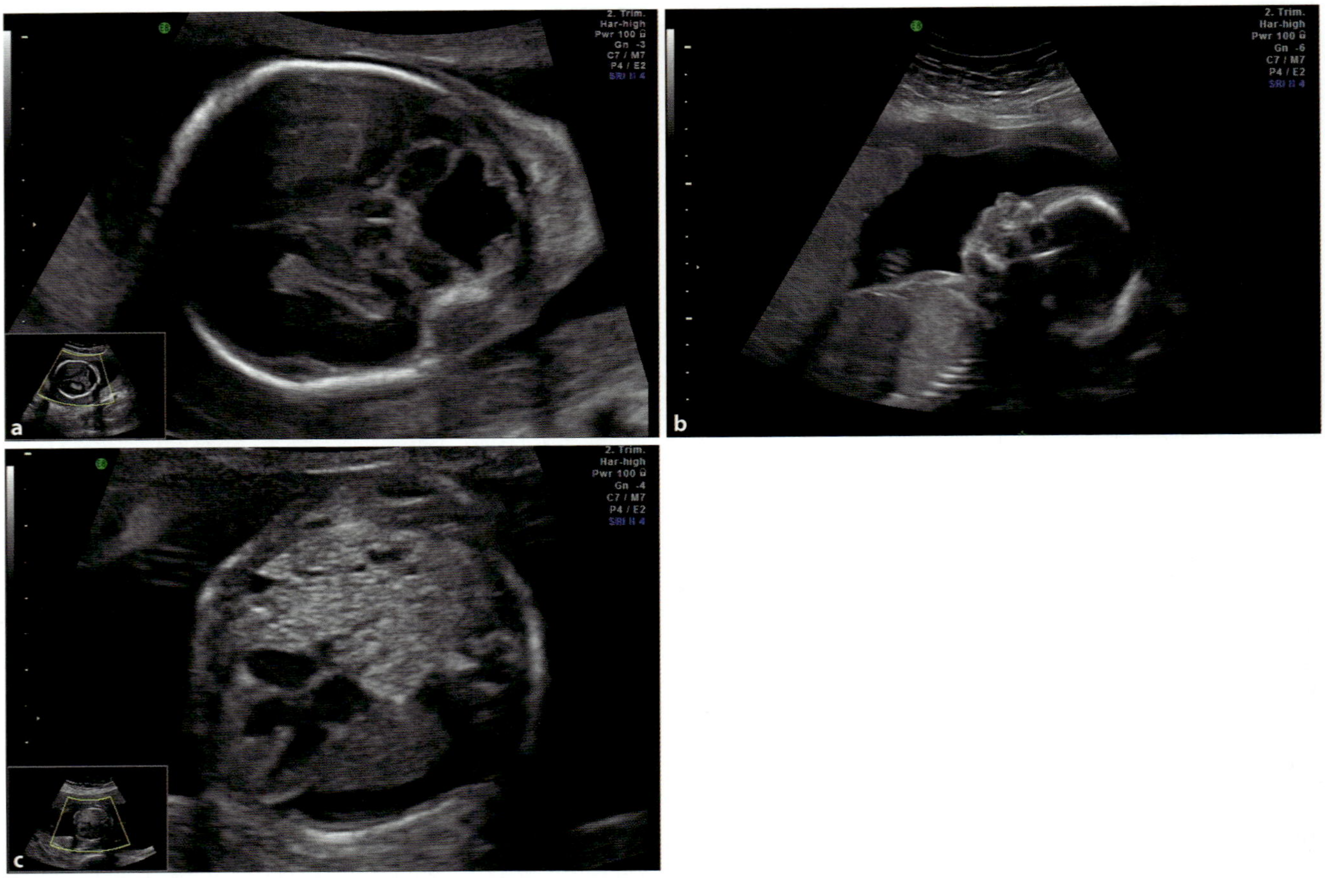

Abb. 24.11 Trisomie 18. **a** Erweiterte Cisterna magna. **b** Mikrognathie. **c** Ventrikelsptumdefekt und milder Hydrothorax

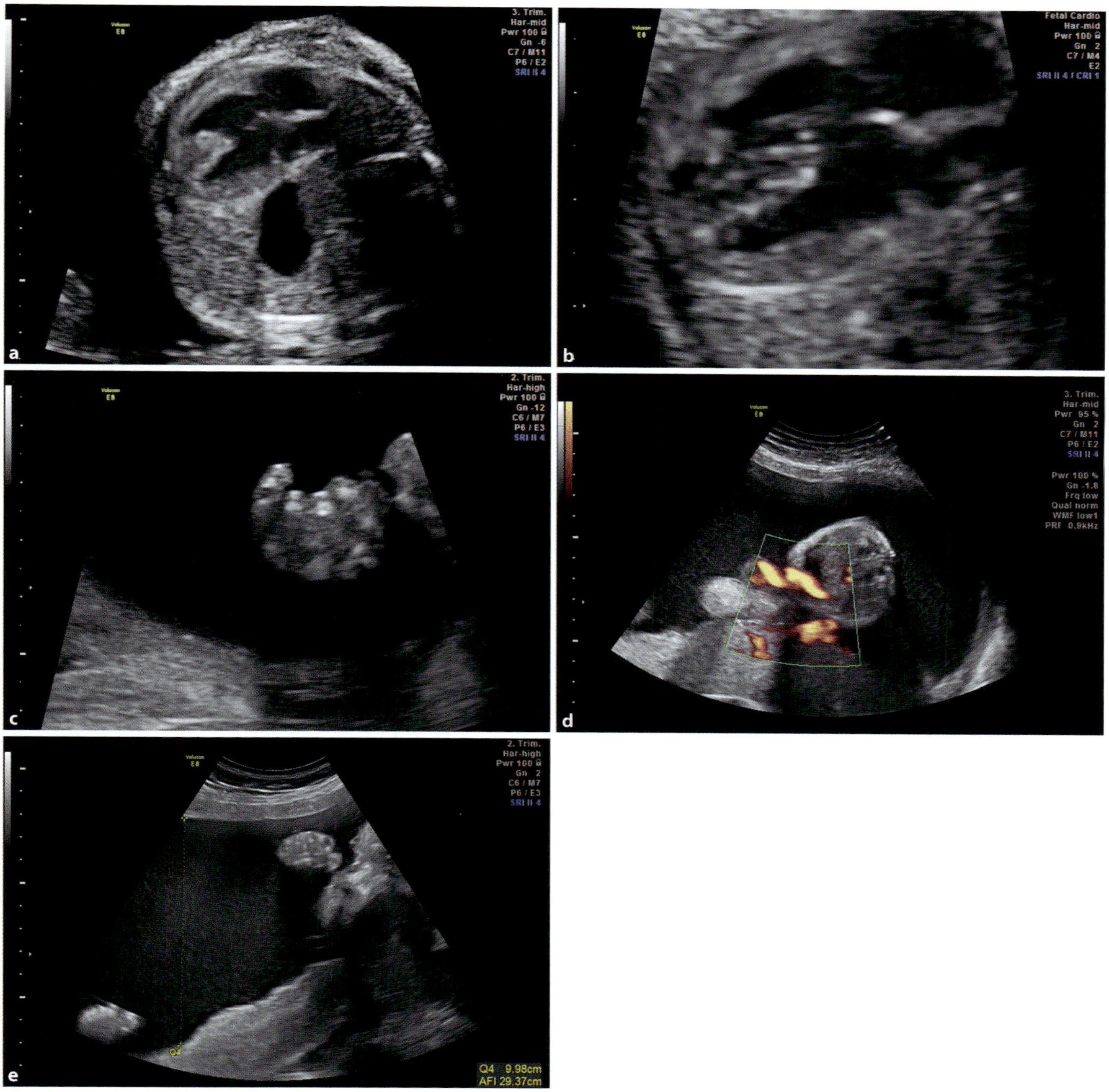

Abb. 24.12 Trisomie 18: multiple Fehlbildungen 26 SSW. **a** Zwerchfellhernie mit Magenblase neben dem Herz. **b** Ventrikelseptumdefekt. **c** Überlappende fixierte Fingerhaltung. **d** Singuläre Nabelschnurarterie. **e** Polyhydramnie

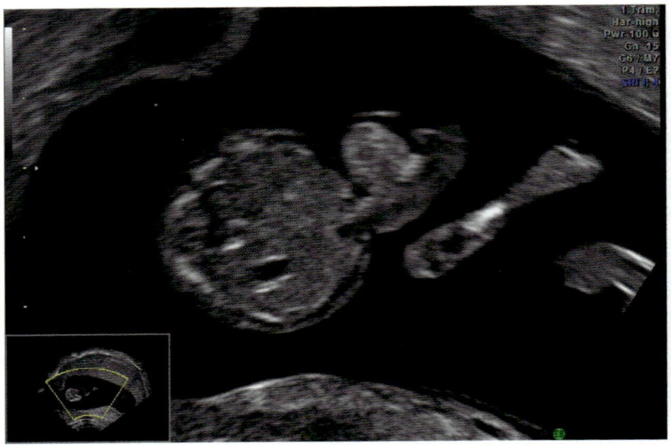

■ **Abb. 24.13** Omphalozele mit Darminhalt bei Trisomie 18

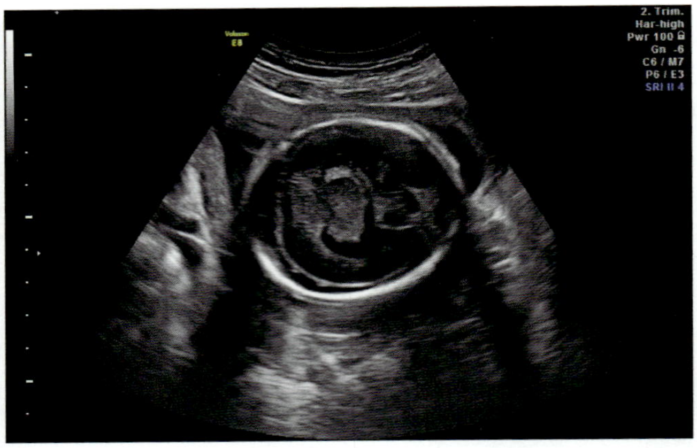

■ **Abb. 24.15** Holoprosenzephalie mit Mittelliniendefekt bei Trisomie 13

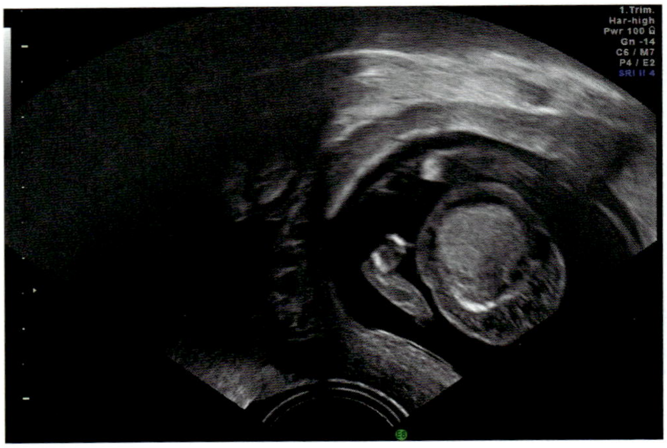

■ **Abb. 24.14** Generalisierter Hydrops 14 SSW, radiale Dysplasie

Bei der **Trisomie 13** sind die Merkmale eine Mikrozephalie, eine Holoprosenzephalie (■ Abb. 24.15), eine erweiterte Cisterna magna, Zysten in der hinteren Schädelgrube, faziale Spaltbildungen wie z. B. die Lippen-Kiefer-Gaumen-Spalte, Herzfehler, eine intrauterine Wachstumsretardierung, dysplastische Nieren und eine Polydaktylie (■ Abb. 24.16).

Das **Turner Syndrom** ist gekennzeichnet durch das Vorkommen eines kongenitalen Lymphödems (■ Abb. 24.17), sehr häufig bereits als zystisches Hygroma colli (■ Abb. 24.18) in der Frühschwangerschaften mit 11–14 SSW zu diagnostizieren. An Herzfehlern sind zu nennen am häufigsten die bikuspide Aortenklappe, die Coarctatio aortae, valvuläre Aortenstenose und der Mitralklappenprolaps.

> **Die sonografischen Hinweiszeichen für Aneuploidien sind nicht primär spezifisch für die jeweiligen numerischen und strukturellen Chromosomenstörungen, weisen aber ein typisches Zusammentreffen bestimmter Fehlbildungen oder Hinweiszeichen auf (■ Tab. 24.1).**

Insbesondere Benacerraf et al. (1990) und Nyberg et al. (1992) prägten für das II. Trimenon den Begriff **genetisches Sonogramm**. Untersucht wurde der Stellenwert von sonografischen Markern im Hinblick auf die Entdeckung von numerischen Chromosomenstörungen. Dieses sogenannte Markerscreening unterscheidet zwischen strukturellen Defekten („major signs") und den sogenannten Softmarkern.

Mit der Anzahl an Marker steigt das Risiko für eine **Trisomie 21** (■ Abb. 24.19) (Nyberg et al. 2001). Insbesondere aber bei Nachweis von morphologischen Entwicklungsstörungen („**major signs**") besteht eine relevante Risikoerhöhung, die eine invasive Diagnostik rechtfertigt, da das Risiko für eine Trisomie 21 mit einer Likelihood Ratio von 22–30 gegenüber dem primären Hintergrundrisiko signifikant höher ist.

Seit Anfang der 1990iger-Jahre wurde neben schweren Anomalien eine Reihe von sogenannten Softmarkern als Hinweiszeichen insbesondere für eine Trisomie 21 beschrieben. Zu den **Softmarkern** zählen

- Plexus choroideus Zysten,
- eine milde Hydronephrose (■ Abb. 24.20),
- ein kurzer Femur,
- ein kurzer Humerus,
- ein hyperechogener Darm (■ Abb. 24.21),
- ein White spot (■ Abb. 24.22),
- eine verdickte Nackenfalte (■ Abb. 24.23),
- ein fehlendes oder verkürztes Nasenbein (■ Abb. 24.24) und
- die singuläre Nabelschnurarterie (Benacerraf et al. 1987, Nyberg et al. 1990, Benacerraf et al. 1992, Nyberg et al. 2001, Bromley et al. 2002, Bromley et al. 2002, Benacerraf 2005).

> **Softmarker stellen keine eigentlichen Fehlbildungen dar, sondern sind Hinweiszeichen für Chromosomenstörungen, insbesondere für eine Trisomie 21. Bei isoliertem Vorliegen von Softmarkern besteht für das Kind keine unmittelbare klinische Konsequenz nach der Geburt**

Die meisten dieser isolierten Softmarker haben aber mit 11–17 % auch eine hohe Prävalenz bei euploiden Feten vs. 22.6 % bei Feten mit Down Syndrom (Nyberg et al. 2001, Tingh et al. 2011).

Smith-Bindmann et al. (2007) zeigten in einer prospektiven Kohortenstudie, dass die Softmarker im II. Trimenon die häufigsten sonografisch diagnostizierten auffälligen Befunde darstellten. Jedoch wiesen isolierte Softmarker keine Assoziation zur Tri-

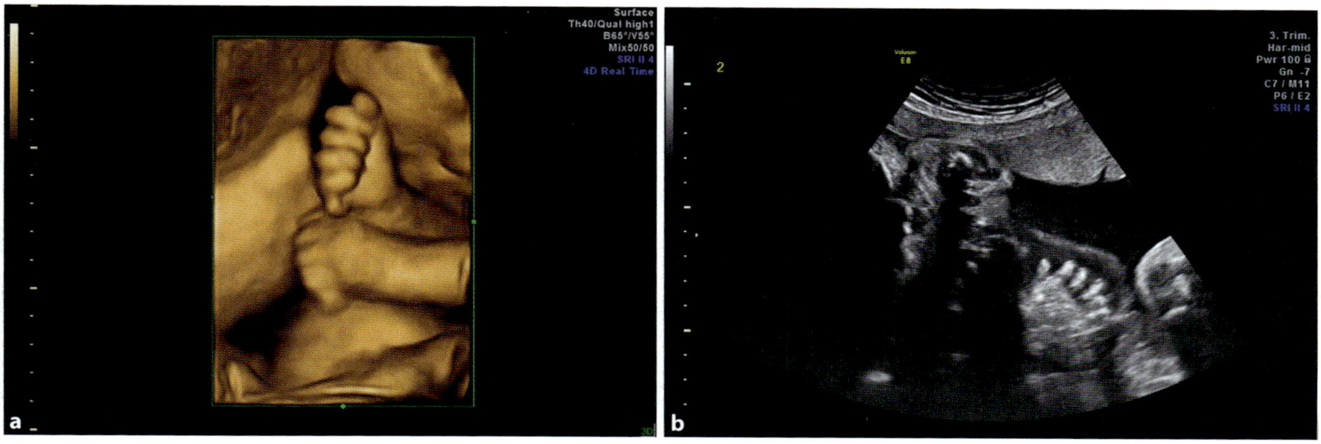

Abb. 24.16 **a** 3D-Aufnahme einer ulnaren Polydaktylie. **b** Hexadaktylie bei Trisomie 13 bei Zwillingsschwangerschaft mit gesundem Co-Zwilling

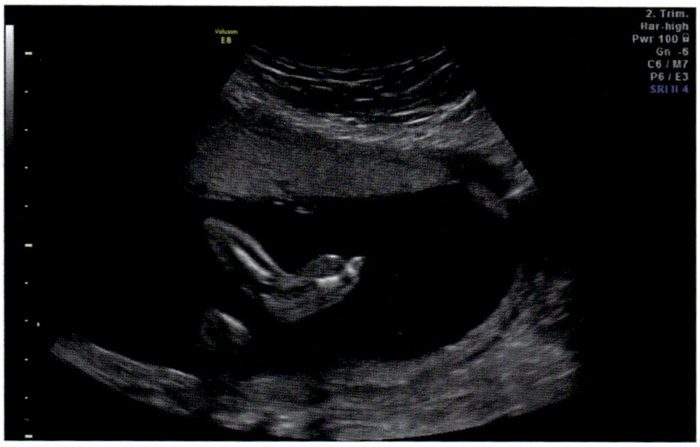

Abb. 24.17 Fuß mit Lymphödem 20 SSW bei Turner Syndrom

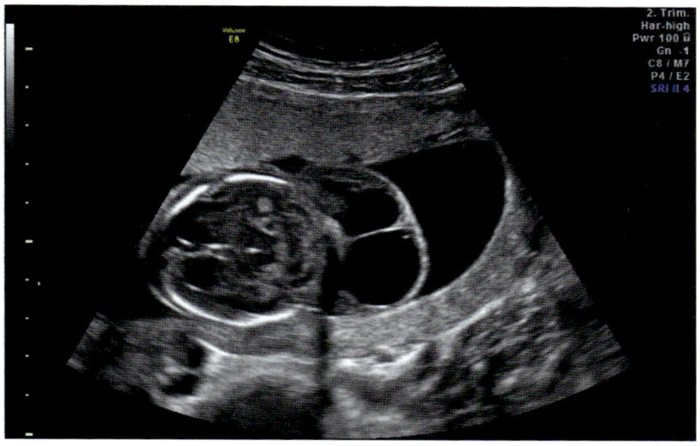

Abb. 24.18 Zystisch septiertes Hygroma colli bei Turner Syndrom

somie 21 auf. Die Nackenfalte war neben dem hyperechogenen Darm der einzige Softmarker, welcher zu einer signifikanten Risikoerhöhung führte (Rebecca Smith-Bindman et al. 2001/2007, Tingh et al. 2011).

Die Softmarker haben damit in den letzten Jahren, insbesondere vor dem Hintergrund des sog. Ersttrimestertests mit einer Detektionsrate für Trisomie 21 von mittlerweile über 90 %, zunehmend an Bedeutung verloren.

Abhängig von der Art und Anzahl der Softmarker wird ein individualisiertes Vorgehen empfohlen. Dies beinhaltet, dass individuelle Risikofaktoren wie das mütterliche Alter, anamnestische Risikofaktoren sowie Ergebnisse des Ersttrimestertests oder des biochemischen Screenings im II. Trimenon in die Beratung und individuelle Entscheidung hinsichtlich des weiteren Vorgehens miteinbezogen werden (ACOG Practice 2007).

Bei Nachweis von singulären Softmarkern ist i. d. R. das Risiko für eine Chromosomenanomalie wie die Trisomie 21 unwesentlich erhöht. Die Frage einer invasiven Diagnostik muss individuell unter Einbeziehung aller Risikofaktoren und der anamnestischen Parameter diskutiert werden. Eine primäre Indikation zur Karyotypisierung besteht aber i. d. R. für die Softmarker – mit Ausnahme der verdickten Nackenfalte – nicht.

Durch die zunehmenden Entwicklungen und Erfolge im Bereich der **Molekulargenetik**, können heutzutage eine Reihe von Syndromen identifiziert werden. Unter dem Stichwort Syndrom finden sich bereits heute in der OMIM-Datenbank (Online Mendelian Inheritance in Man, www.ncbi.nlm.nih.gov/omim) mehr als 5600 Einträge. Mit der Zunahme der entdeckbaren Fehlbildungen und der verbesserten sonografischen Differenzialdiagnostik ist die Zusammenarbeit mit der Genetik von besonderem Interesse. Nach zytogenetischem Ausschluss der gängigen numerischen und grob- strukturellen Chromosomenanomalien können zusätzlich einige nicht-chromosomale Syndrome in Zusammenarbeit mit der Genetik durch molekulargenetische Untersuchungen oder Einsatz von **Array-CGH** („array comparative genomic hybridization") pränatal diagnostiziert und die im Ultraschall erkannten Anomalien somit spezifiziert werden. Dies hilft letztendlich auch, die genaue Diagnose intrauterin zu erstellen und die Prognose und das Management festzulegen.

Die verschiedenen Microarray-Methoden erlauben die parallele Analyse von mehreren Tausend Einzelnachweisen in einer geringen Menge biologischen Probenmaterials und erfassen Änderungen der Kopienzahl. Als besonderer Vorteil resultiert eine hochauflösende Chromosomenuntersuchung mit schnelleren Resultaten.

Tab. 24.1 Sonografische Marker für die 3 häufigsten Chromosomenstörungen im II. Trimenon

Trisomie 21	Trisomie 18	Trisomie 13
Herzfehler: AV-Kanal, Ventrikelseptumdefekt, Fallot'sche Tetralogie	Mikrozephalie	Mikrozephalie
	Strawberry-shaped skull	Holoprosenzephalie
Duodenalatresie	Corpus-callosum-Agenesie	Erweiterte Cisterna magna
Nicht-immunologischer Hydrops	Erweiterte Cisterna magna	Zysten der hinteren Schädelgrube
Milde Ventrikulomegalie	Plexus-choroideus-Zysten	
	Ventrikulomegalie	Faziale Spaltbildungen/Lippen-Kiefer-Gaumen-Spalte
	Zysten der hinteren Schädelgrube	Herzfehler
	Neuralrohrdefekte	IUWR
Brachyzephalie	Mikrognathie	Omphalozele
Flaches Profil	Lippen-Kiefer-Gaumen-Spalte	Zwerchfellhernie
Plexus-choroideus-Zysten	Herzfehler	Dysplastische Nieren
Nackenödem/Nackenfalte >5 mm	Zwerchfellhernie	Milde Hydronephrose
White spot	Ösophagusatresie	Polydaktylie
Hyperechogener Darm	Polyhydramnion	
Milde Hydronephrose	Omphalozele	
Kurzer Femur	Intrauterine Wachstumsretardierung (IUWR)	
Klinodaktylie	Dysplastische Nieren	
Sandalenfurche	Milde Hydronephrose	
	Überlappende Finger	
	Klumpfuß	
	Radiale Dysplasie	

Diagnostiziert werden können mit der Array-CGH Trisomien, Monosomien, Deletionen, Duplikationen und unbalancierte Chromosomenanomalien. Die Erfahrungen in der pränatalen Diagnostik sind zurzeit noch beschränkt, insbesondere da ein gewisser Anteil an Polymorphysmen ohne Krankheitswert oder unklaren Folgen zu erwarten ist. Bisherige Studien zeigen, dass mit der Array-CGH gegenüber der herkömmlichen zytogenetischen Untersuchung 3–4 % zusätzliche Chromosomenaberrationen diagnostiziert werden können (Lichtenbelt et al. 2011, Hillman et al. 2011).

Die Risiken hierbei sind ebenfalls in die Überlegungen einzubeziehen. Folgen können unsichere genetische Befunde, eine Ausweitung durch Zusatzuntersuchungen und unklare Konsequenzen mit Verunsicherung von Schwangeren und Ärzten sein (Friedman 2009). Daher gilt die zytogenetische Untersuchung weiterhin als Goldstandard, während die Array-CGH zunehmend vor allem bei auffälligen Ultraschallbefunden diskutiert wird (ACOG Committee Opinion 2009).

Zusammenfassend ist festzustellen, dass die Fortschritte in der Labordiagnostik helfen eine Reihe von Anomalien eindeutig zu diagnostizieren. Erforderlich hierzu ist eine interdisziplinäre spezialisierte Abklärung, da die Liste der pränatal diagnostizierbaren Syndrome in den letzten Jahren zunehmend schneller wächst (s. Übersicht „Beispiele für pränatal diagnostizierbare Syndrome“). Als **Beispiele für komplexe Entwicklungsstörungen**, die im eigenen Kollektiv einem Syndrom pränatal zugeordnet werden können, sind zu nennen

- das Larsen Syndrom (Abb. 24.25a,b),
- das Smith-Lemli-Opitz Syndrom(Abb. 24.26a,b),
- das CHARGE Syndrom (Abb. 24.27a,b),
- Megazystis-Mikrokolon-intestinale-Hypoperistaltik Syndrom (Abb. 24.28),
- „caudal regression syndrome“ (Abb. 24.29) und
- das Pfeiffer Syndrom (Abb. 24.30).

Wie wichtig eine exakte Diagnosestellung ist, zeigt das Beispiel eines Falles mit einem **Currarino Syndrom**. Beim ersten 10-jährigen Kind der Schwangeren war postnatal klinisch der V.a. Currarino Trias gestellt worden. Neben einer Sakralagenesie, einem präsakralen Teratom, anorektalen Anomalien, sind urogenitale Fehlbildungen sowie eine Mikrozephalie und ein Katarakt hierbei die typischen Symptome, wobei die Penetranz von asymptomatisch bis zu schweren Symptomen reichen kann. Die Diagnose war genetisch bis zur 6. Schwangerschaft nicht verifiziert. Nach der Geburt eines gesunden Kindes stellte sich die Schwangere mit Zwillingen in der 22 SSW rein aufgrund der klinischen Be-

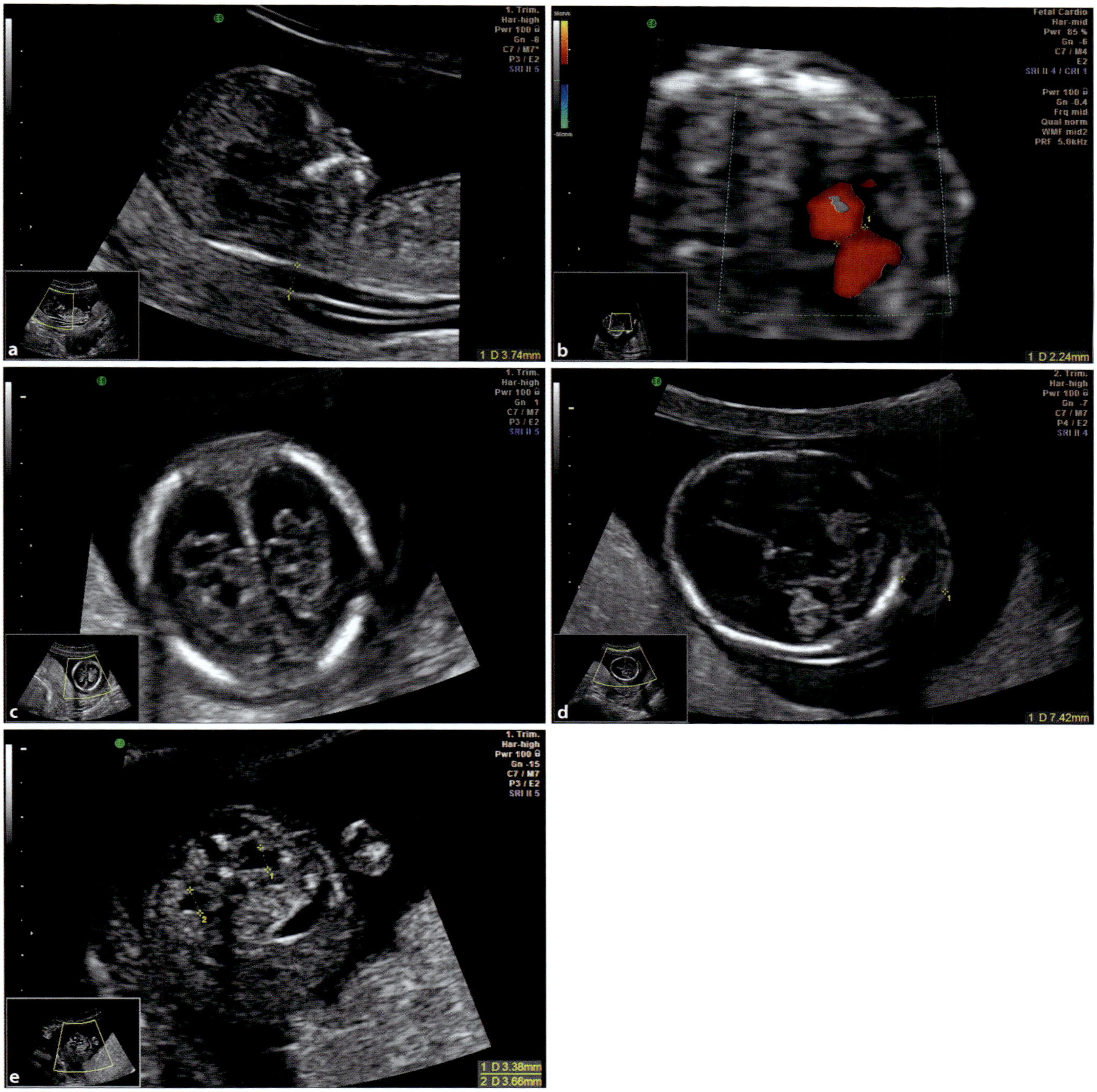

Abb. 24.19 Multiple Marker bei Trisomie 21. **a** Erhöhte Nackentransparenz 12 SSW. **b** Ventrikelseptumdefekt 15 SSW. **c** Persistierende Plexus-choroideus-Zysten 15 SSW. **d** Verdickte Nackenfalte 15 SSW. **e** Pyelektasie bds. 15 SSW

funde vor. In der Vorgeschichte hatte sie 2 Frühaborte und einen Abbruch in der 14. SSW bei IUFT eines hydropischen Zwillings und Holoprosenzephalie mit Proboscis (Abb. 24.31a,b) bei der letzten Schwangerschaft. Die sonografische Untersuchung in der jetzigen Schwangerschaft zeigte bei beiden Feten eine Sakralagenesie (Abb. 24.32a–c). Die aufgrund der Anamnese indizierte Chromosomenanalyse bei der betroffenen Tochter zeigte eine Deletion des Chromosomen 7, die auch bei beiden Zwillingen in der Amniozentese und auch bei der asymptomatischen Schwangeren nachgewiesen wurde. Für nächste Schwangerschaften kann bei einem Wiederholungsrisiko von 50 % den Eltern zumindest eine frühere und sicherere Diagnosestellung z. B. mittels Chorionzottenbiopsie ermöglicht werden.

Demgegenüber kann bei einem Krankheitsbild wie dem **OEIS Syndrom** („omphalocele, bladder exstrophy, imperforate anus and spinal defects") bei korrekter Diagnosestellung ein signifikantes Wiederholungsrisiko ausgeschlossen werden. Wegen einer fetalen Omphalozele war bei der 29-jährigen GI eine Chromosomenanalyse bereits mit 13 SSW erfolgt. Bei normalem Karyotyp stellte sich die Schwangere mit 28 SSW vor, um das Geburtsprozedere zu besprechen. Die Ultraschallkontrolle zeigte neben der Omphalozele eine Anhydramnie bei zystischer Nierendyplasie, eine lumbo-

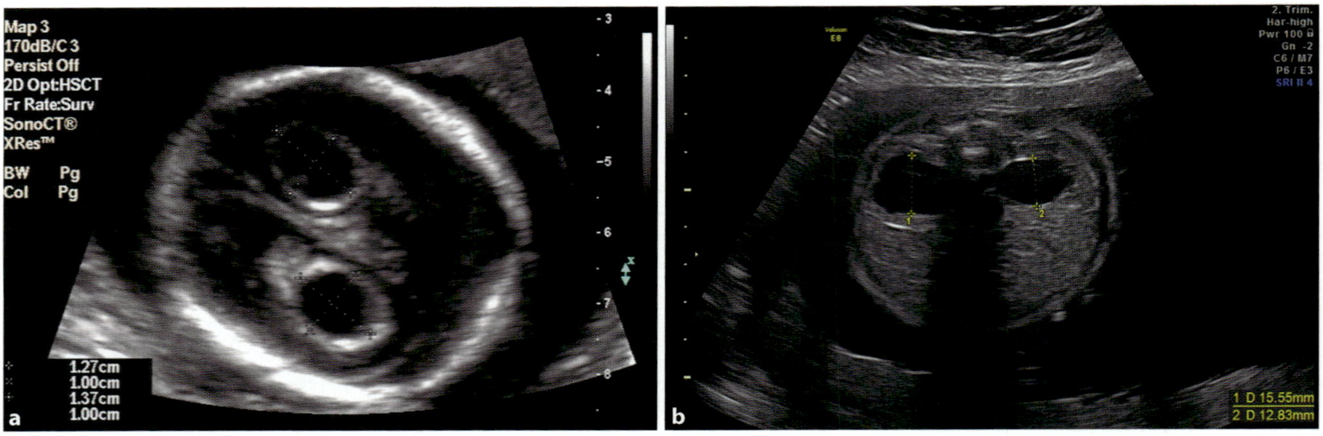

Abb. 24.20 **a** Plexus-choroideus-Zysten bilateral. **b** Hydronephrose beidseits

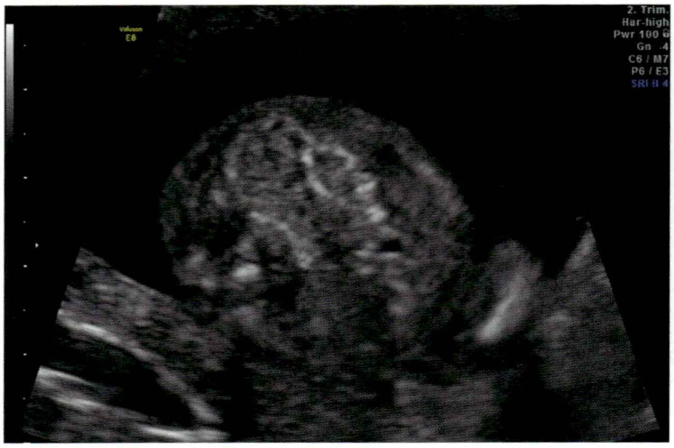

Abb. 24.21 Hyperechogener Darm

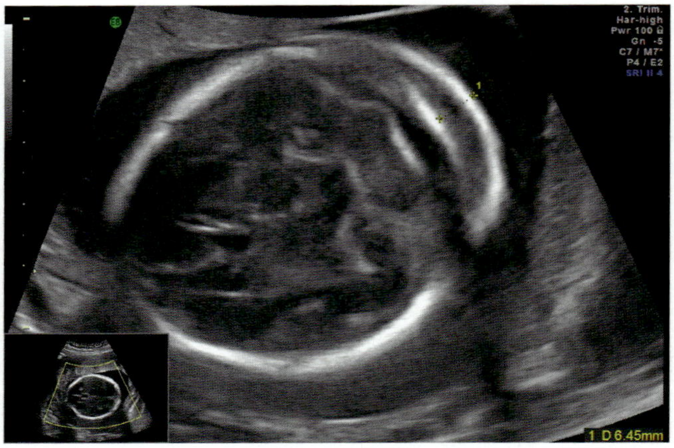

Abb. 24.23 Verdickte Nackenfalte 20 SSW

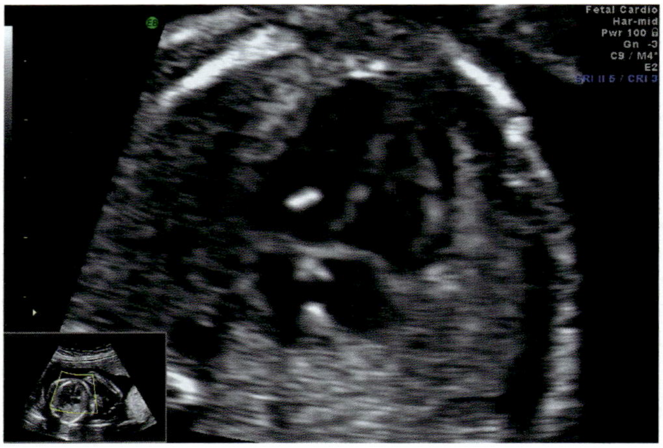

Abb. 24.22 White spot im linken Ventrikel

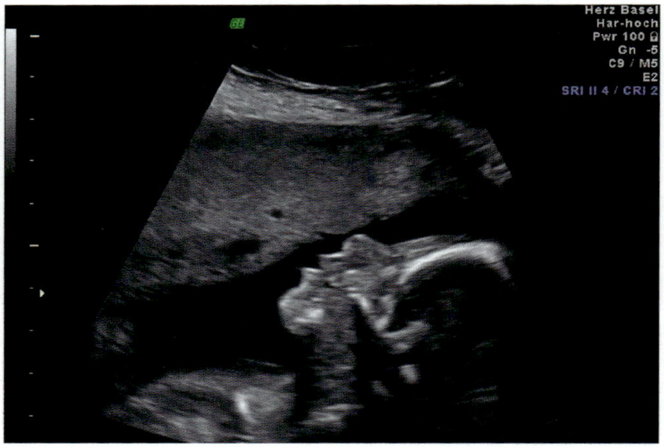

Abb. 24.24 Fehlendes Nasenbein 22 SSW bei Trisomie 21

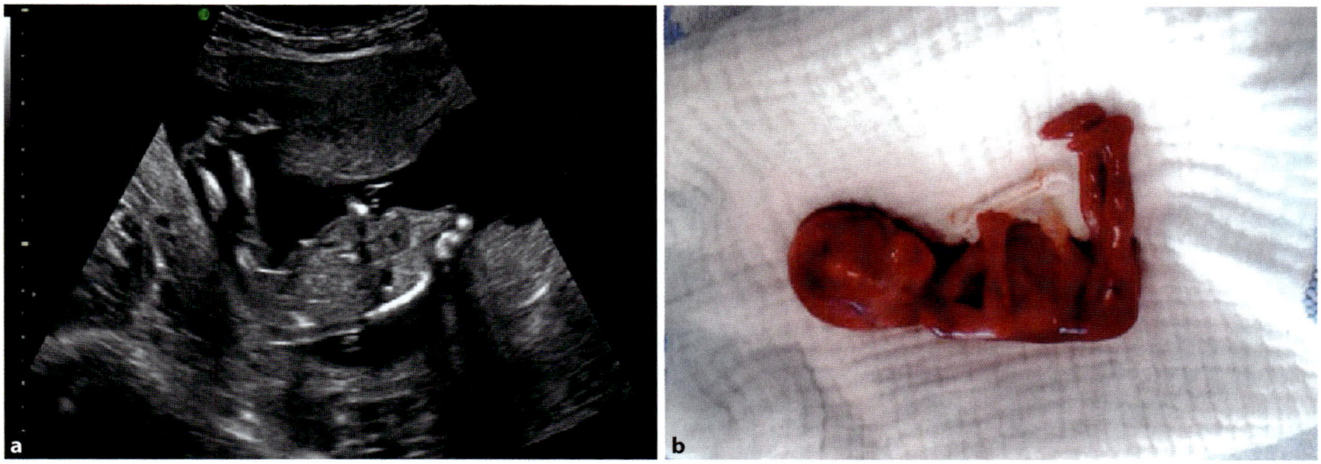

Abb. 24.25 Larsen Syndrom. **a** Überstreckte fixierte Haltung der Beine. **b** Fetus mit überstreckter fixierter Haltung der Beine

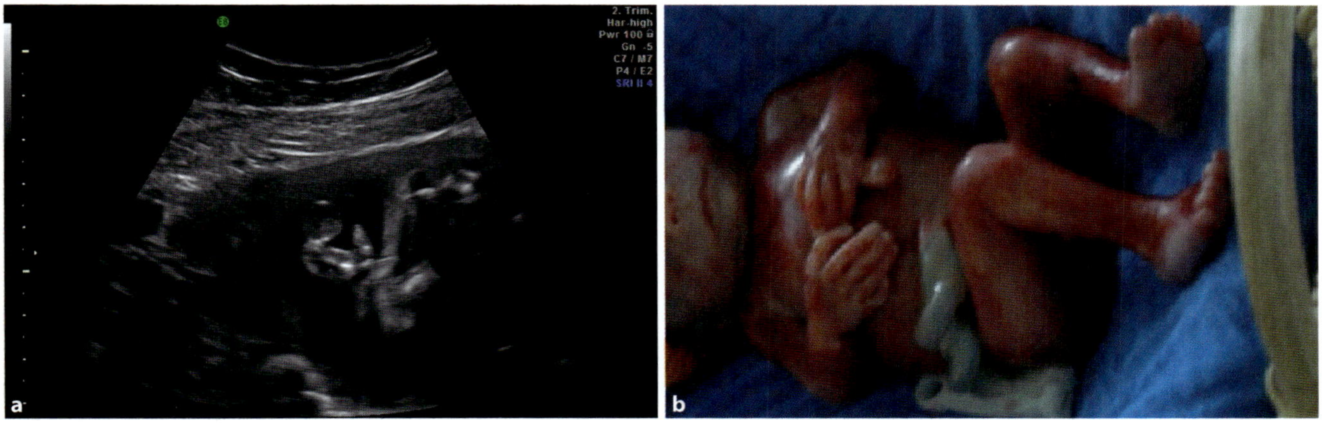

Abb. 24.26 **a** Zusätzlicher ödematöser Finger bei Smith-Lemli-Opitz Syndrom. **b** Fetus mit Smith-Lemli-Opitz Syndrom

sakrale Spina bifida aperta und eine zystische Struktur zwischen den Beinen und dem Os sacrum (Abb. 24.33a–g). Differenzialdiagnostisch ist neben dem OEIS Syndrom an eine VACTERL-Assoziation bzw. komplexe Kloakenfehlbildung zu denken.

Die beiden Beispiele zeigen, dass es sich bei vielen chromosomalen wie nicht-chromosomalen Syndromen um das Vorliegen von multiplen Fehlbildungen handelt, die aufgrund ihres Schweregrads pränatal diagnostizierbar sind.

Je schwerer die Entwicklungsstörung, umso höher ist die Rate, dass sie pränatal entdeckt werden kann.

Grundsätzlich zählen auch die Trisomien zu den pränatal häufig sonografisch erkennbaren Syndromen. Die Detektionsraten differieren erheblich. Während die Trisomie 21 in etwa 50 % der Hälfte der Fälle im Ultraschall im II. Trimenon diagnostizierbar ist, können eine Trisomie 18 und eine Trisomie 13 fast ausgeschlossen werden. Der Nachweis von Softmarkern ist eine Indikation zur differenzierten Ultraschalluntersuchung, um etwaige zusätzliche Fehlbildungen zu erkennen.

Ein wesentlicher Vorteil des Markerscreenings besteht darin, dass bei fehlenden Hinweiszeichen und damit unauffälligem Ultraschallbefund das Risiko für eine Trisomie um mehr als 50 % reduziert werden kann.

Beispiele für pränatal diagnostizierbare Syndrome
- Wolf-Hirschhorn Syndrom (4p-Syndrom)
- Cri du Chat (5p-Syndrom)
- 22q11.2 Deletion (DiGeorge, Shprintzen,Velocardiofacial) Syndrome)
- Walker-Warburg Syndrom
- Tuberous sclerosis
- Walker-Warburg Syndrom
- Smith-Lemli-Opitz Syndrom
- Treacher-Collins Syndrom
- Roberts Syndrom
- Prune Belly Syndrom
- Pfeiffer Syndrom
- Pena-Shokeir Syndrom
- Oral facial digital syndrome
- Fraser Syndrom
- Fryns Syndrom
- Goldenhar Syndrom

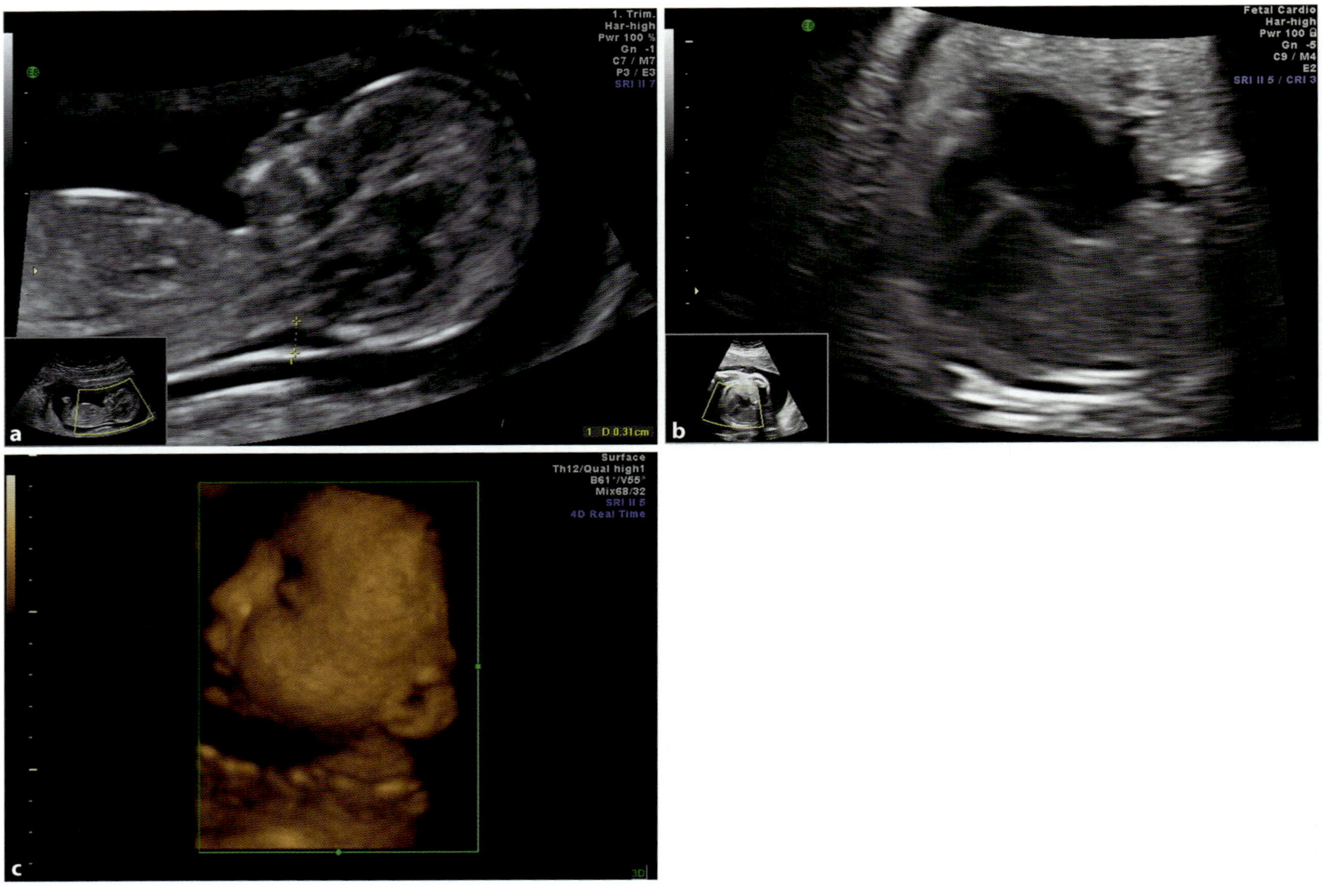

Abb. 24.27 CHARGE Syndrom: Diagnose postnatal gestellt, nachdem die Mutation erstmalig kurz nach Geburt publiziert wurde. **a** Erhöhte Nackentransparenz bei normalem Karyotyp nach CVS. **b** AV-Kanal mit 34 SSW. **c** Tiefer Ohransatz mit 34 SSW

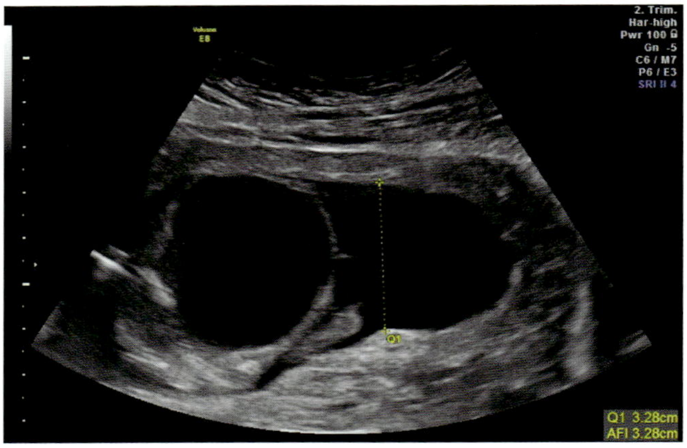

Abb. 24.28 Megablase bei Fruchtwassermenge im oberen Normbereich und weiblichem Fetus verdächtig auf Megazystis-Mikrokolon-intestinale-Hypoperistaltik Syndrom

- Klippel-Trenaunay-Weber Syndrom
- Larsen Syndrom
- Meckel-Gruber Syndrom
- Miller-Dieker Syndrom
- Nager Syndrom
- Neu-Laxova Syndrom
- Noonan Syndrom
- Cornelia-de-Lange Syndrom
- Megazystis-Mikrokolon-intestinale-Hypoperistaltik Syndrom Syndrom
- Short rib polydactyly syndrome
- Jeune Syndrom
- Ellis-van Creveld Syndrom
- Caudal regression syndrome
- Congenital high airway obstruction syndrome (CHAOS)
- Beckwith-Wiedemann Syndrom
- CHARGE Syndrom
- Currarino Syndrom

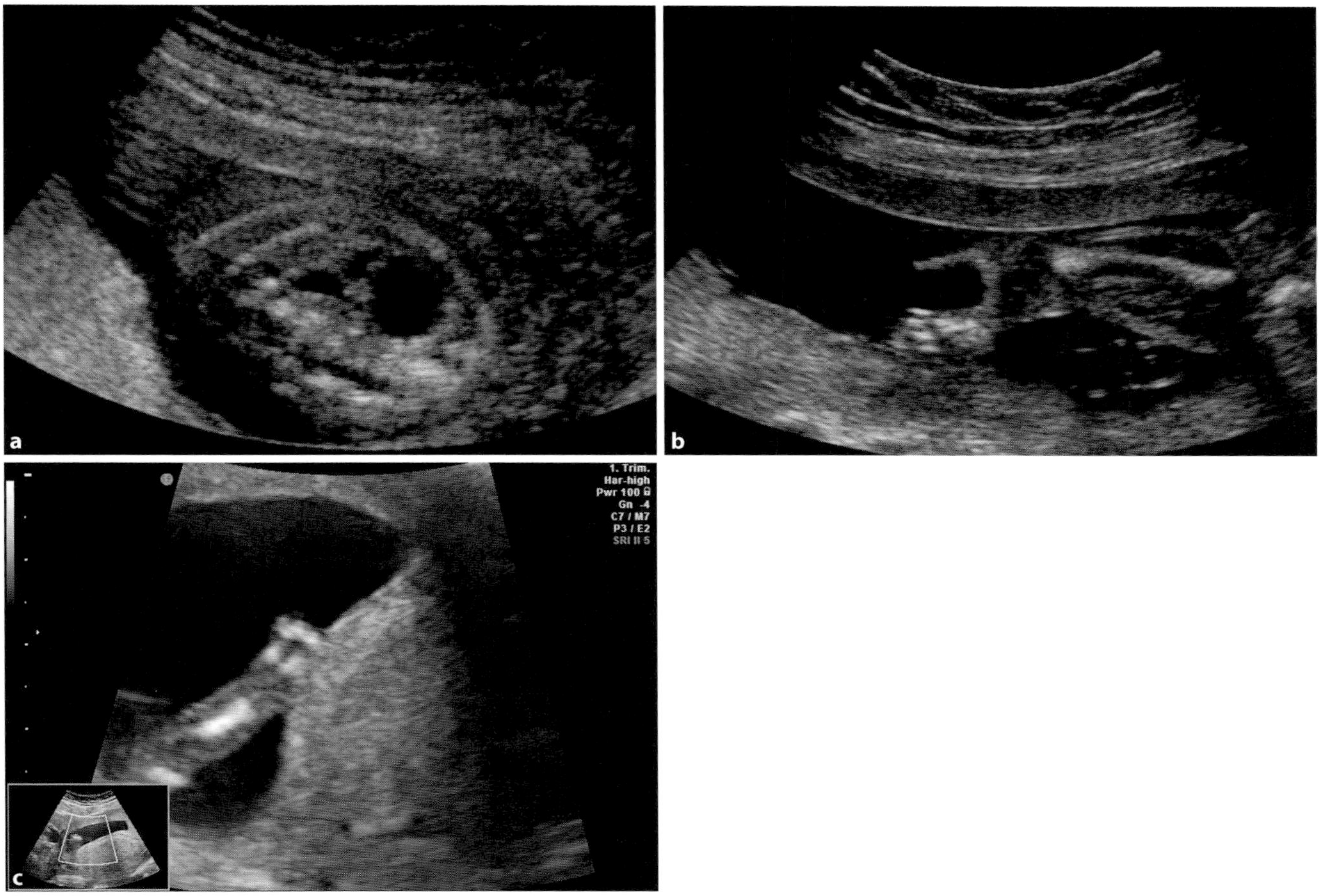

■ **Abb. 24.29** **a** Kaudales Regressionssyndrom nach Fruchtwasserauffüllung. **b** Nierendysplasie bei kaudalem Regressionssyndrom. **c** Beine sind fusioniert mit gemeinsamem Femur und rudimentärem Unterschenkel

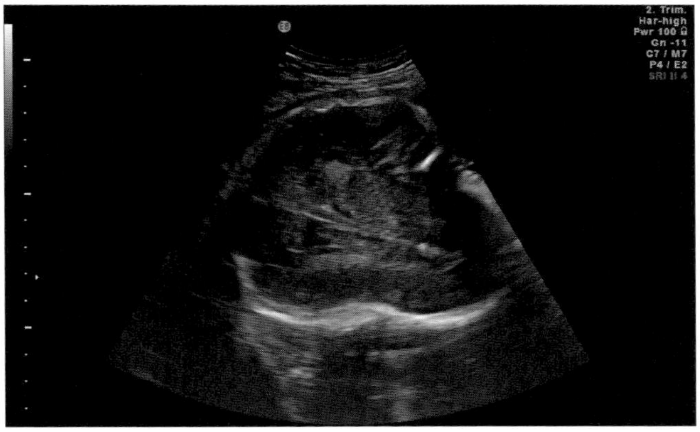

■ **Abb. 24.30** Kleeblattschädel 32 SSW, typisch z. B. bei Apert Syndrom, Pfeiffer Syndrom

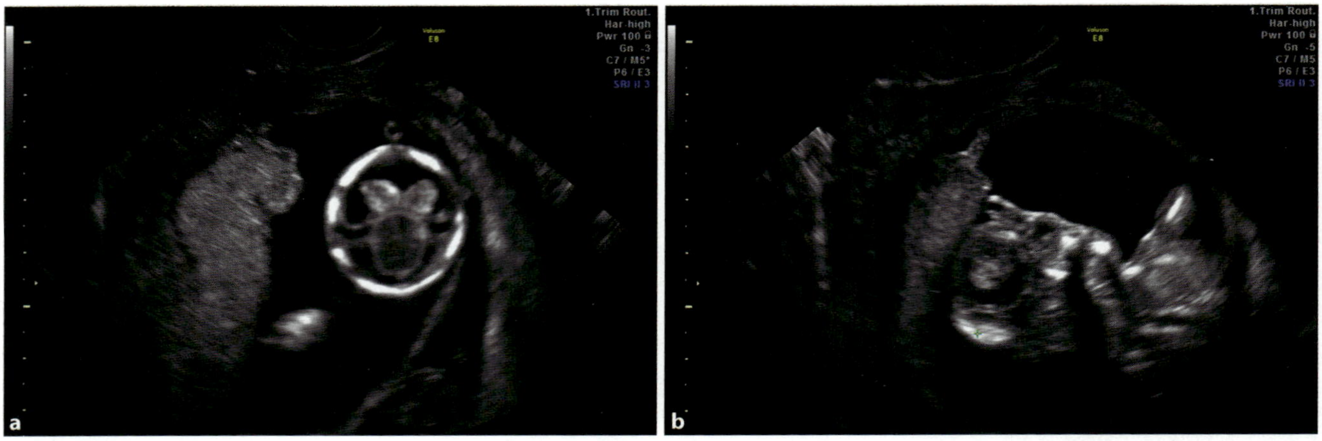

Abb. 24.31 Currarino Syndrom 14 SSW. **a** Holoprosenzephalie. **b** Proboscis

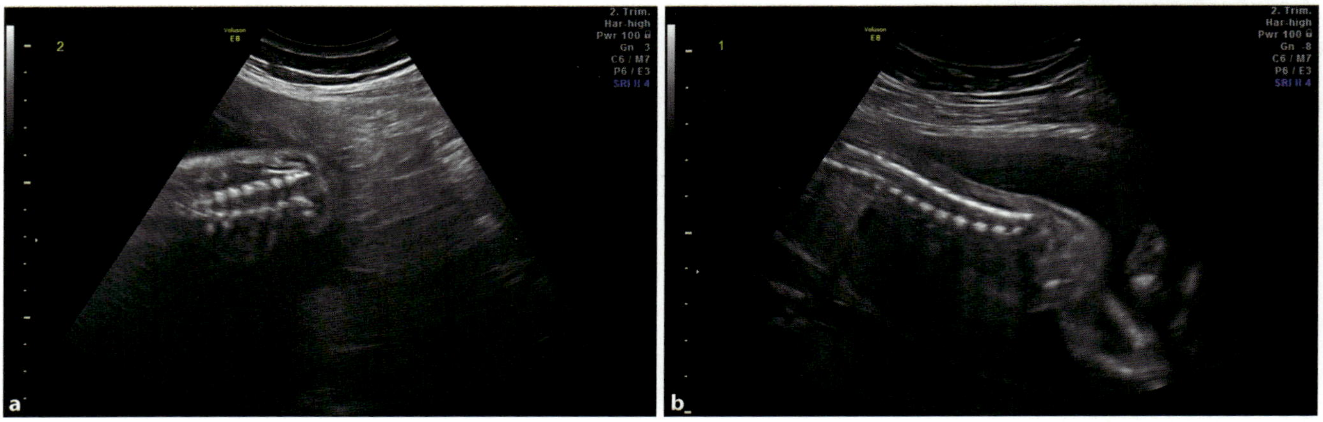

Abb. 24.32 **a,b** Zwillingsschwangerschaft mit Currarino Syndrom 22 SSW in der Folgeschwangerschaft, Dysgenesie/Agenesie des Os sacrum bei beiden Zwillingen

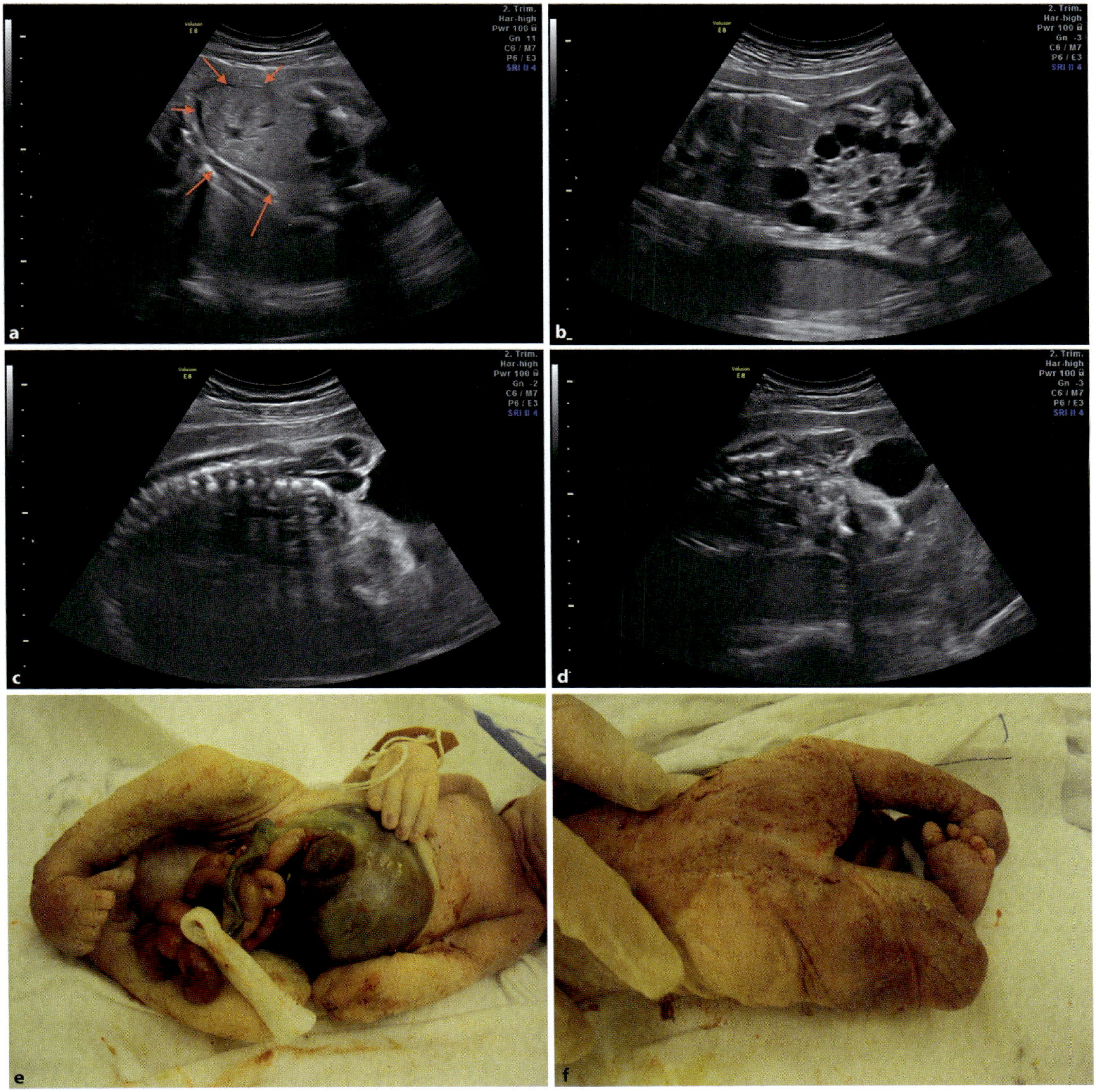

Abb. 24.33 OEIS Syndrom („omphalocele, bladder exstrophy, imperforate anus and spinal defects"), 28 SSW. **a** Omphalozele bei Anhydramnie. **b** Zystische Nierendysplasie bds, Hufeisenniere. **c** Spina bifida gedeckt. **d** Zystische Struktur zwischen Beinen und Os sacrum. **e** Kind mit komplexem Bauchwanddefekt, Omphalozele, frei Darmschlingen, zystischem Befund zwischen den Beinen, Klumpfüße infolge einer Anhydramnie. **f** Rückenansicht mit Spina bifida occulta und zusätzlicher flüssigkeitsgefüllter zystischer Struktur

Literatur

ACOG Committee Opinion No. 446 (2009) Array comparative genomic hybridization in prenatal diagnosis. Obstet Gynecol 114(5):1161–1163

ACOG Practice Bulletin No. 77 (2007) Screening for fetal chromosomal abnormalities. American College of Obstetricians and Gynecologists. Obstet Gynecol 109:217

Benacerraf BR (2005) The role of the second trimester genetic sonogram in screening for fetal Down syndrome. Semin Perinatol 29:386–394

Benacerraf BR, Frigoletto Jr FD (1987) Soft tissue nuchal fold in the second trimester fetus: standards for normal measurements compared to the fetus with Down syndrome. Am J Obstet Gynecol 157:1146–1149

Benacerraf BR, Laboda LA, Frigoletto Jr FD (1992) Thickened nuchal fold in fetuses not at risk for aneuploidy. Radiology 184:239–242

Bromley B, Lieberman E, Shipp TD et al (2002) Fetal nose bone length: a marker for Down syndrome in the second trimester. J Ultrasound Med 21:1387–1394

Bromley B, Lieberman E, Shipp TD et al (2002) The genetic sonogram, a method for risk assessment for Down syndrome in the mid trimester. J Ultrasound Med 21:1087–1096

Friedman JM (2009) High-resolution array genomic hybridization in prenatal diagnosis. Prenat Diagn 29(1):20–28

Hillman SC, Pretlove S, Coomarasamy A, McMullan DJ, Davison EV, Maher ER, Kilby MD (2011) Additional information from array comparative genomic hybridization technology over conventional karyotyping in prenatal diagnosis: a systematic review and meta-analysis. Ultrasound Obstet Gynecol 37(1):6–14

Kalter H, Warkany J (1983) Congenital malformations. Etiologic factors and their role in prevention. N Engl J Med 308:491–497

Lichtenbelt KD, Knoers NVAM, Schuring-Blom GH (2011) From Karyotyping to Array-CGH in Prenatal Diagnosis. Cytogenet Genome Res 135:241–250

Martınez-Frıas ML, Bermejo E, Frıas JL (2000) Pathogenetic Classification of a Series of 27,145 Consecutive Infants With Congenital Defects. American Journal of Medical Genetics 90:246–249

Nyberg DA, Resta RG, Luthy DA, Hickok DE, Mahony BS, Hirsch JH (1990) Prenatal sonographic findings of Down syndrome: review of 94 cases. Obstet Gynecol

Nyberg DA, Souter VL, El-Bastawissi A, Young S, Luthhardt F, Luthy DA (2001) Isolated sonographic markers for detection of fetal Down syndrome in the second trimester of pregnancy. J Ultrasound Med 20:1053–1063

Queißer-Luft A, Spranger J (2006) Fehlbildungen bei Neugeborenen. Dtsch Arztebl 103(38):A2464–A2471

Schinzel A (2001) Catalogue of unbalanced chromosome aberrations in man. 2. Aufl. Verlag Walter de Gruyter

Sheppard TH (1995) Katalog of teratogenic agens. John's Hopkins University Press, , S. 65–368

Smith-Bindman R, Chu P, Goldberg JD (2007) Second trimester prenatal ultrasound for the detection of pregnancies at increased risk of Down syndrome. Prenat Diagn 27:535–544

Smith-Bindman R, Hosmer W, Feldstein VA, Deeks JJ, Goldberg JD (2001) Second-trimester ultrasound to detect fetuses with Down syndrome: a meta-analysis. JAMA 285(8):1044–1055

Spranger J, Benirschke K, Hall JG, Lenz W, Lowry RB, Opitz JM, Pinsky L, Schwarzacher HG, Smith DW (1982) Errors in morphogenesis: Concepts and terms. J Pediatr 100:160–165

Ting YH, Lao TT, Lau TK, Chung MK, Leung TYJ (2011) Isolated absent or hypoplastic nasal bone in the second trimester fetus: is amniocentesis necessary? Matern Fetal Neonatal Med 24(4):555–558

Fetale Infektionen

M. Meyer-Wittkopf

U. Gembruch, K. Hecher, H. Steiner (Hrsg.), *Ultraschalldiagnostik in Geburtshilfe und Gynäkologie,*
DOI 10.1007/978-3-642-29633-8_25,

25

25.1 Einleitung

Trotz aller Fortschritte in der Ultraschalltechnologie resultieren die Verbesserungen der fetalen Infektionsdiagnostik vor allem aus den innovativen serologischen und molekulargenetischen Labormethoden. Diese Neuerungen haben die pränatalen diagnostischen und therapeutischen Strategien in den letzten zwei Jahrzehnten erheblich beeinflusst und ermöglichen in Kenntnis der unterschiedlichen Sensitivitäten und Spezifitäten der jeweiligen Labornachweismethoden (PCR, Viruskultur, etc.) aus Fruchtwasser, fetalem Aszites oder fetalen Pleuraergüssen zunehmend risikoärmere fetal-invasive Verfahren mit nur noch selten erforderlichen direkten fetalen Blutentnahmen (Banatvala u. Brown 2004, Benoist et al. 2008, Bonvicini et al. 2009, Enders et al. 2010, Goegebuer et al. 2009, Groß et al. 2001, Guerra et al. 2008, Montoya u. Remington 2008, Signorell et al. 2006, Syridou et al. 2008, Wandinger et al. 2011, ▣ Tab. 25.1).

Generell gilt, dass viele fetale Infektionen gar keine oder nur sehr unspezifische sonografische Zeichen einer fetalen Beeinträchtigung aufweisen und die pränatale Sonografie – wenn überhaupt – häufig nur in Kombination mit den o.a. Labormethoden eine Aussagekraft besitzt.

▣ **Tab. 25.1** Zeitpunkt und Nachweismethode bei invasiver pränataler Infektionsdiagnostik (gemäß Empfehlungen Prof. Gisela Enders, persönliche Mitteilung Stand Sep. 2013); Anmerkungen zur diagnostischen Aussagekraft siehe Text

SSW	Entnahme	Probenmaterial	Erregernachweis	Antikörpernachweis
Ab 11. SSW	Chorionzottenbiopsie (CVS)	Chorionvilli	PCR (Kultur)	
Ab 16. SSW	Amniozentese	Fruchtwasser	PCR / Kultur	
Ab 20. SSW (evtl. auch früher)	Kordozentese	Fetales EDTA-Blut, Kontrolle der Reinheit (z. B. HbF), kein Einsatz von Heparin als Antikoagulanz	PCR	Spez. IgM -Antikörper und hämatologische und biochemische Prognoseparameter

SSW Schwangerschaftswoche

Ohne serielle maternale Serologiebefunde ist die sonografische Diagnostik von fetalen Infektionen zumeist erst in fortgeschrittenen symptomatischen Infektionsstadien richtungsweisend. An erster Stelle bei einer frühzeitigen Diagnose von teratogenen Fetalinfektionen steht deshalb neben der maternalen Anamnese eine zeitnahe Infektionslabordiagnostik aus mütterlichem Serum und/oder aus Fruchtwasser, fetalen Ergüssen oder Fetalblut (Banatvala u. Brown 2004, Benoist et al. 2008, Bonvicini et al. 2009, Enders et al. 2010, Goegebuer et al. 2009, Groß et al. 2001, Guerra et al. 2008, Montoya u. Remington 2008, Signorell et al. 2006, Syridou et al. 2008, Wandinger et al. 2011, ▣ Tab. 25.1).

Vorhandene virusspezifische **maternale IgG-Antikörper** zeigen meist eine zurückliegende Infektion an, **maternale IgM-Antikörper** können auf eine aktuell bestehende oder erst kürzlich zurückliegende Infektion hindeuten.

Die sog. **IgG-Aviditätsbestimmung** hilft, den möglichen Infektionszeitraum einzugrenzen:
- Hohe Avididtät = länger d. h. mehr als 20 Wochen zurückliegende Infektion,
- Niedrige Avidität = möglicherweise in den letzten 12 Wochen erfolgte Infektion).

Grundsätzlich gilt, dass sowohl bei isolierten maternalen Serologiebesonderheiten als auch bei sonografischen Infektionsverdachtszeichen nicht bis zur Geburt abgewartet werden kann, da ein pränataler Infektionshinweis bei zeitnaher Abklärung sehr wohl Auswirkungen auf die Intensität und Dauer und damit auch auf den Therapieeffekt einer antiinfektiösen Behandlung hat.

Bei primär serologischem Verdacht auf eine fetale Infektion gehört es zum diagnostischen Maßnahmenkatalog der Pränatalmedizin, dass der Schwangeren neben einer seriellen serologischen Diagnostik inkl. Festlegung des plausibelsten Infektionszeitpunktes bei begründetem Verdacht auch invasive Maßnahmen zur Sicherung der intrauterinen Infektion vor Festlegung weiterer Maßnahmen angeboten werden (▣ Tab. 25.1, ▣ Tab. 25.2).

25.1.1 Feto-maternale Transmission

Insgesamt sind 1 % bis 3 % der reif geborenen Kinder in der Bundesrepublik Deutschland von einer pränatal meist **vertikal erworbenen Infektion** (d. h. die Transmission erfolgt hämatogen-diaplazentar von der Mutter auf das Ungeborene) betroffen. Bei intakten Eihäuten ist der Hauptzugangsweg von viralen Infektionen und Zoonosen nahezu ausschließlich hämatogen, also diaplazentar. Wie oft und in welcher Form ein Erregerübertritt von der Mutter auf das Kind im Sinne einer fetalen Infektion erfolgt, ist sowohl durch den maternalen als auch durch den Gestationsalter abhängigen Immunstatus des Fetus sowie durch lokale feto-plazentare Abwehrmechanismen bedingt. Im I. Trimenon gibt es nach derzeitigem Erkenntnisstand keine bedeutsamen Immunglobulinspiegel beim Ungeborenen. Erst im II. und III. Trimenon werden zunehmend B- und T-Lymphozyten sowie IgG-Immunglobuline gebildet.

Für CMV-, HIV-, HBV- und HCV-Infektionen gibt es auch **intra-** und **postpartale Transmissionen**, einschließlich der Übertragung beim Stillen.

Aufgrund der guten virustatischen Therapiemöglichkeiten sind kongenitale HIV-Infektionen in der BRD sehr selten bzw. führen eigentlich nie zu einer direkten fetalen Schädigung. Gemäß dem derzeitigen Kenntnisstand sind auch Infektionen mit dem H1N1-Erreger als nicht teratogen im Sinne von bleibenden Organschäden durch Störung der embryonalen Organogenese einzustufen.

Tab. 25.2 Indikation zur invasiven Pränataldiagnostik (PD) bei V.a. fetale Infektion (gemäß Empfehlungen Prof. Gisela Enders, persönliche Mitteilung Stand Sep. 2013)

Indikation zur invasiven PD besteht bei vorrangig pränatal übertragenen Infektionen mit relevantem Schädigungsrisiko	Keine Indikation besteht bei Infektionen, die hauptsächlich (>90%) gegen Ende der Schwangerschaft (perinatal) übertragen werden
Röteln	Herpes simplex-Virus Typ 1/ 2
Zytomegalie	Hepatitis B-, C-Virus
Varicella-Zoster-Virus	HIV 1, 2
Ringelröteln	Coxsackie-/Echo-Viren
Toxoplasmose	Chlamydia trachomatis
	B-Streptokokken

Die wichtigsten und in relevanter Häufigkeit auftretenden vorgeburtlichen **teratogenen Infektionen** sind die Zytomegalie und die Parvovirus-B19-Infektion. Aufgrund der hohen Impfungs- bzw. Durchseuchungsrate in der Bundesrepublik sind kongenitale Röteln- und Windpocken-, Embryo- bzw. Fetopathien gemäß den nationalen Melderegistern deutlich seltener und auf jährlich einige wenige Fälle beschränkt (unter 0,1 Promille). Auch liegen die symptomatischen Toxoplasmoseinfestationen des Neugeborenen (Zoonose) gemäß der bestehenden Meldepflicht in den letzten Jahren deutlich unter 0,5 Promille (in 2010 z. B. kein einziger gemeldeter Fall in NRW) bei allerdings lückenhafter Meldevigilanz.

25.1.2 Suspekte fetale Sonografie

Nur sehr selten gibt es für fetale Infektionen charakteristische Ultraschallzeichen (z. B. periventrikuläre Hyperdensitäten oder thalamostriatale Kalzifikationen bei zerebraler CMV-Schädigung), die trotzdem immer eine serologische und/oder molekulargenetische Bestätigung zur Infektionssicherung bei Mutter und Fetus erforderlich machen.

Andererseits können fetale Infektionen sowohl persistierend als auch transient mit diversen Ultraschallauffälligkeiten wie Hydrops, Mikrozephalus, Polyhydramnion, Aszites, Perikard- oder Pleuraergüssen, hyperechogenem Darm sowie weiteren sonografischen Besonderheiten vergesellschaftet sein (Banatvala u. Brown 2004, Benoist et al. 2008, Bonvicini et al. 2009, Goegebuer et al. 2009, Groß et al. 2001, Guerra et al. 2008, Montoya u. Remington 2008, Signorell et al. 2006, Syridou et al. 2008, Vauloup-Fellous et al. 2010).

Als allgemeine Regel gilt hiervon unabhängig, dass mit Ausnahme der Varizellen- und Rötelnembryo-/-fetopathie vier von fünf der später als infiziert oder infektiös geschädigt diagnostizierten Feten vorgeburtlich überhaupt keine sonografischen Verdachtsmomente aufweisen.

In speziellen Einzelfällen mit inkonklusiven bzw. technisch limitierten Sonografiebefunden hat sich in den letzten Jahren die **Kernspintomografie** als additives Bildgebungsverfahren speziell bei der Beurteilung zerebraler Besonderheiten des Fetus bewährt (Benoist 2013) (Picone et al. 2008, Verstraelen et al. 2003).

25.1.3 Fazit

Die tatsächliche Spezifität und Sensitivität der pränatalen Diagnostik sowie ihr positiver oder negativer Vorhersagewert kann bei den zahlenmäßig relevanten fetalen Infektionen (Röteln, CMV, VZV und Toxoplasmose) erst nach Abschluss der Schwangerschaft vollständig ermittelt werden.

Hierfür sind bei Abort/IUFT oder Interruptio der positive Erregernachweis aus fetalem/embryonalem Gewebe/Körperflüssigkeiten oder die charakteristische klinische Symptomatik beim geborenen Kind inklusive der speziellen IgM-Antikörper oder Erreger im Blut oder Ergussflüssigkeiten zu fordern.

Nachfolgend sollen in den einzelnen Unterkapiteln die sowohl fetalpathologisch als auch zahlenmäßig relevanten Fetalinfektionen dargestellt werden.

25.2 Parvovirus-B19/Ringelröteln-Infektion

25.2.1 Epidemiologie

Bei Kindern verursacht die Infektion mit Parvovirus B 19 eine klassische Kinderkrankheit, die sogenannten **Ringelröteln** (Erythema infectiosum, engl. „Duke's disease"). Bei Adulten sind die Infektionshinweiszeichen meist unspezifisch, vielfach verläuft die Infektion auch für Schwangere in bis zu 50 % inapparent und nur unregelmäßig treten klinische Zeichen wie grippale Symptome, Exanthem, Gelenkbeschwerden etc. auf. In Einzelfällen kann es jedoch auch zu schwereren maternalen Krankheitssymptomen wie ausgeprägten Arthralgien, Anämien, Thrombo- und Granulozytopenien, sowie Myokarditiden kommen. Mütterliche B19-Infektionen treten in 0,3–2 % aller Schwangerschaften meist saisonal gehäuft während des Sommers auf.

Bei Frühjahrskindergartenendemien beträgt die maternale Infektionsrate 6 % bis 10 %, während einer B19-Endemie mit empfänglichen Erwachsenen im gleichen Haushalt ca. 50 % und für Personal von infizierten Kleinkinderbetreuungseinheiten ca. 20–30 %.

Nach einer apparenten oder inapparenten Parvovirus-B19-Infektion während der Schwangerschaft kann das Virus gelegentlich über einen langen Zeitraum (mehrere Monate) im Blut oder anderen Kompartimenten der Schwangeren persistieren. Bei bis zu 10 % der symptomatisch infizierten Frauen können auch die Arthralgien über mehrere Monate andauern (Bonvicini et al. 2009, Lamont et al. 2008, Mylonas et al. 2007, Stelma et al. 2009)

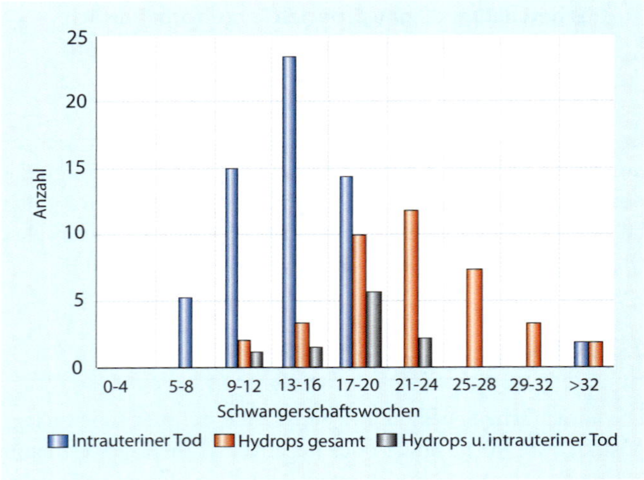

Abb. 25.1 Anzahl der Feten mit intrauterinen Komplikationen (IUFT oder Hydrops, sowie Hydrops und IUFT) aufgeschlüsselt nach Schwangerschaftswochen, in denen die Komplikation festgestellt wurde, von insgesamt 1018 Schwangeren mit gesicherter B19-Serokonversion (Adaptiert nach Enders et al. 2004)

25.2.2 Maternale Infektion

Parvovirus B 19 wird üblicherweise durch **Tröpfcheninfektion** (Husten, Niesen) von häufig (noch) nicht apparent erkrankten Personen übertragen. In dieser frühen Phase der akuten B19-Infektion sind serologisch häufig noch keine virusspezifischen Antikörper nachweisbar, sodass das Virus nur über den direkten viralen DNA-Nachweis gefunden werden kann. Bei symptomatisch erkrankten Schwangeren tritt das Exanthem 2 bis 3 Wochen nach dem eigentlichen Infektionszeitpunkt auf, eine aktive Tröpfchenvirusausscheidung über den Respirationstrakt besteht dann bereits seit ca. ein bis zwei Wochen.

Bei je nach Untersuchungskollektiv nur 50–70 % B19-Seropositivität von Frauen im gebärfähigen Alter und einer transplazentaren Virustransmission von ca. 33 % ist die Kenntnis des maternalen Parvovirus-B19-Antikörperstatus stets wünschenswert.

Auch sollte bei serologisch oder mittels Blut-PCR nachgewiesener maternaler Parvovirus-B19-Neuinfektion immer eine regelmäßige Ultraschallkontrolle einschließlich fetaler Echokardiografie und Messung der Blutflussgeschwindigkeit in der Arteria cerebri media zum Ausschluss/Frühdetektion einer **fetalen Anämie** erfolgen. Von verschiedenen Autoren werden sonografische Kontrollintervalle alle 7–14 Tage nach maternaler Serokonversion empfohlen.

Vereinzelt gibt es Literaturhinweise auf **fetale Infektionszeichen** (Hydrops, Anämie, Kardiomegalie) nach einer Latenzzeit von über 16 Wochen nach der maternalen Erstinfektion. Das Virus kann nach einer maternalen B19-Neuinfektion prinzipiell während der gesamten Restschwangerschaft diaplazentar auf den Fetus übertragen werden, die fetale Hydropsrate beträgt je nach Gestationsalter ebenso wie die Anämierate summarisch 1–13 % (Enders et al. 2010, Lamont et al. 2011, Mylonas et al. 2007) (Abb. 25.1).

Das Intervall bis zum Auftreten von fetalen Komplikationszeichen nach maternaler Infektion beträgt in ca. 80 % 2–4 Wochen, in 15 % 5–8 Wochen und nur bei 5 % der komplizierten Fälle beträgt die Latenzzeit länger als 9 Wochen nach der maternalen Serokonversion (Enders et al. 2004, 2010). Am häufigsten treten diese fetalen Komplikationen zwischen 10. bis 24. SSW auf (Abb. 25.1).

25.2.3 Fetale Infektion

Das Parvovirus B 19 ist ein DNA-Virus, das einen hohen Tropismus zu humanen Knochenmarkstamm- bzw. Blutbildungsprogenitorzellen aufweist. Dieser Tropismus basiert auf dem Parvovirus-B19-Rezeptorantigen (sog. Globosid- oder P-Blutgruppen-Antigen), welches sowohl auf fetalen Blutzellen, als auch auf fetalen Myokardzellen vorkommt, sodass eine B19-Infektion neben fetalen Blutbildungsanomalien auch eine fetale Myokarditis hervorrufen kann.

Im Falle eines Virusübertrittes auf den Fetus kommt es entgegen mancher Literaturberichte nach Meinung des Autors nie zu einer primären Organfehlbildung. Aufgrund der Auswirkungen auf die fetale Hämatopoese sowie auf das fetale Myokard kann es jedoch zu ischämischen oder hämorrhagischen Sekundärschäden durch die fetale Anämie, Thrombozytopenie oder fetale Myokardinsuffizienz einschließlich Hydrops und intrauterinem Fruchttod (IUFT) kommen (s.a. Abb. 25.1, Abb. 25.2, Abb. 25.3, Abb. 25.4).

Bei sonografischem Verdacht auf eine fetale Anämie sollte eine **Nabelschnurpunktion** in Transfusionsbereitschaft zur eventuellen Substitution erfolgen. Nach der 30. Schwangerschaftswoche treten fetale Anämien/Thrombozytopenien allerdings nur noch selten auf (Bekhit et al. 2009, Enders et al. 2004, Enders et al. 2010, Gärtner et al. 2007, Lamont et al. 2011, Pretlove et al. 2009, Syridou et al. 2008).

Im Falle einer maternalen Serokonversion mit Wunsch nach definitiver intrauteriner Infektionssicherung sind die **PCR-Nachweismethoden** aus Fruchtwasser oder fetalen Ergüssen zu bevorzugen, da sowohl der direkte Virus- als auch der spezielle IgM-Nachweis aus Fetalblut weniger häufig gelingt (Enders et al. 2004, 2010) (Tab. 25.1).

25.2.4 Pränatale Therapie

Anders als bei der Rhesusinkompatibilität sind aufgrund der temporären Selbstlimitation bei fetalen B19-Anämien meist nur wenige intrauterine Transfusionen erforderlich, jedoch kann eine fetale Parvovirus-B19-Anämie mit Hydrops extreme Verminderungen der Erythrozyten- und Thrombozytenzahlen aufweisen (Hb-Werte von 1–2 g/dl wurden kasuistisch beobachtet).

Eine intrauterine fetale Therapie sollte stets bei einer fetalen Anämie unabhängig von Hydropszeichen durchgeführt werden.

Geringgradige fetale Ergüsse sind häufig nur mit einer geringen bis moderaten Anämie vergesellschaftet, sodass diese bei fehlendem Progress und in Kenntnis von invasiv gemessenen, nicht zu

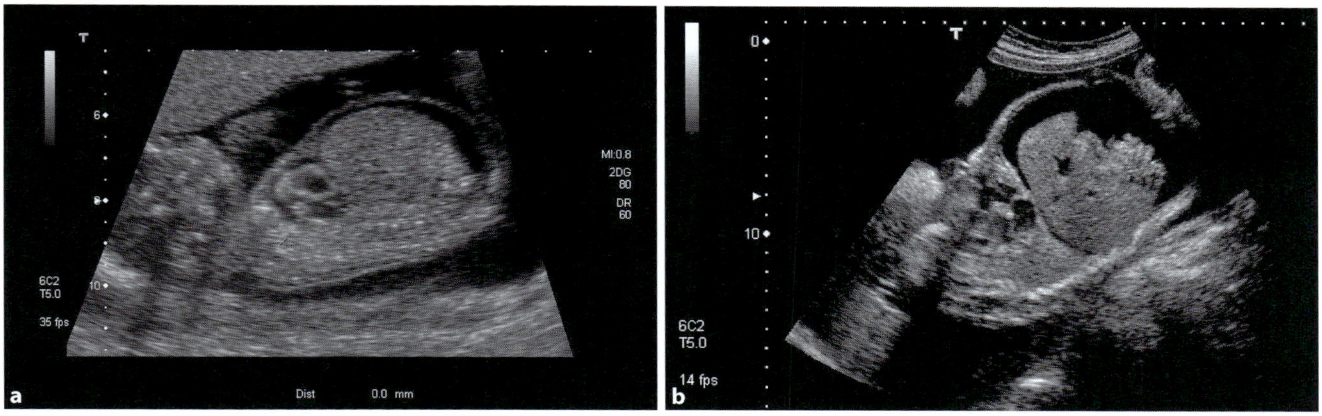

Abb. 25.2 Feten in der 15. (**a**) und 28. SSW (**b**) mit Anämie und Aszites sowie gesicherter maternaler B19-Serokonversion. Das Kind aus der 15. SSW zeigt bei Ablehnung von invasiven Therapiemaßnahmen, ebenso wie das intrauterin transfundierte Kind, ein bisher normales neurologisches Outcome (Einzelbilder aus Videosequenz, ▸ http://praenataldiagnostik.mathias-stiftung.com, Clip1a/1b)

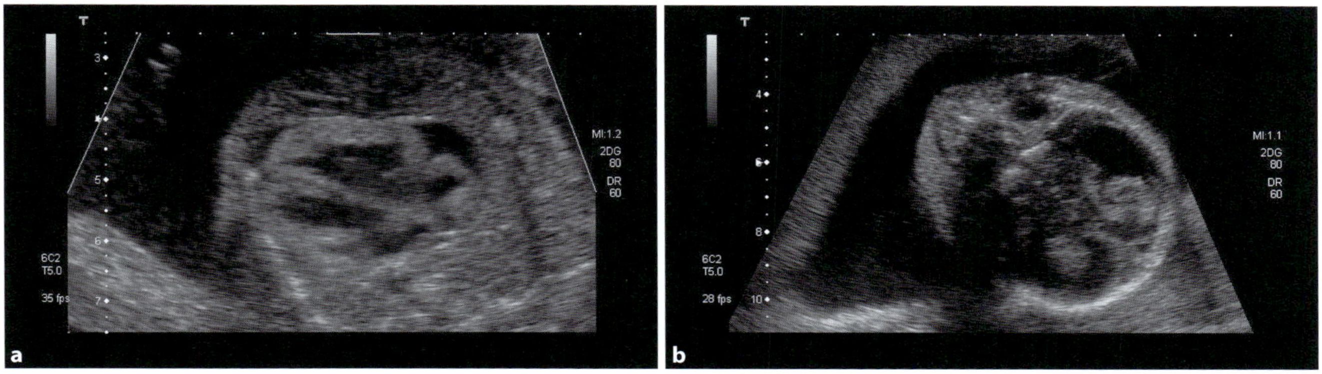

Abb. 25.3 a,b Sonografiebilder von einem Fetus der 26. SSW mit Kardiomegalie, Aszites, Perikarderguss und sekundärem ischämischem Hirninfarkt bei fetaler B19-Anämie (Einzelbilder aus Videosequenz, ▸ http://praenataldiagnostik.mathias-stiftung.com Clip2a/2b)

sehr erniedrigten fetalen Blutwerten toleriert werden können, da eine gute Spontanremission mit nur kurzer fetaler Anämiedauer erwartet werden kann.

Selbst im seltenen Fall von **wiederholt erforderlichen intrauterinen Transfusionen** bei lang andauerndem fetalen Hydrops nach Parovirus-B19-Infektion ist das Outcome der überlebenden Kinder einschließlich der neurologischen Langzeitmorbidität in mindestens 70 % der Fälle gut (Bekhit et al. 2009, Enders et al. 2004, Enders et al. 2010, Mylonas et al. 2007, Lamont et al. 2011).

Die intrauterine Fruchttodrate nach fetaler Parvovirus-B19-Infektion beträgt je nach Studiendesign und Schwangerschaftsalter zwischen 6 und 20 %.

Auch prospektive Multizenterstudien haben eine fetale Verlustrate von bis zu 11 % im II. Trimenon ermittelt. Die fetale Hydrops- und Anämierate betrug in einer analog prospektiv angelegten Studie zwischen 4 und 11 % (Enders et al. 2004, Enders et al. 2010, Abb. 25.1).

25.2.5 Fazit

Tipp

Ein Parvovirus-B19-Antikörper-Screening ist insbesondere in Risikogruppen empfehlenswert, denn 60–70 % dieser Patientinnen besitzen bereits Antikörper.

Die maternalen B19-Infektionshinweiszeichen sind unspezifisch, vielfach verläuft die Infektion auch für die Schwangere inapparent. In rund einem Drittel kommt es zur intrauterinen Virustransmission auf den Fetus. Hierdurch kommt es nicht zu eigentlichen Organfehlbildungen, jedoch treten gehäuft Aborte sowie bei maximal 11 % der betroffenen Feten Anämien bzw. Hydrops, seltener auch ischämisch-hämorrhagische Folgeschäden auf. Bei serologisch nachgewiesener maternaler Infektion sollten ab dem vermuteten Infektionszeitpunkt für 12 Wochen regelmäßige Ultraschall- und Dopplerkontrollen zum Ausschluss fetaler Anämiezeichen (z. B. alle 10–12 Tage) erfolgen. Nach der 30. SSW sind fetale Anämien nur noch selten zu erwarten.

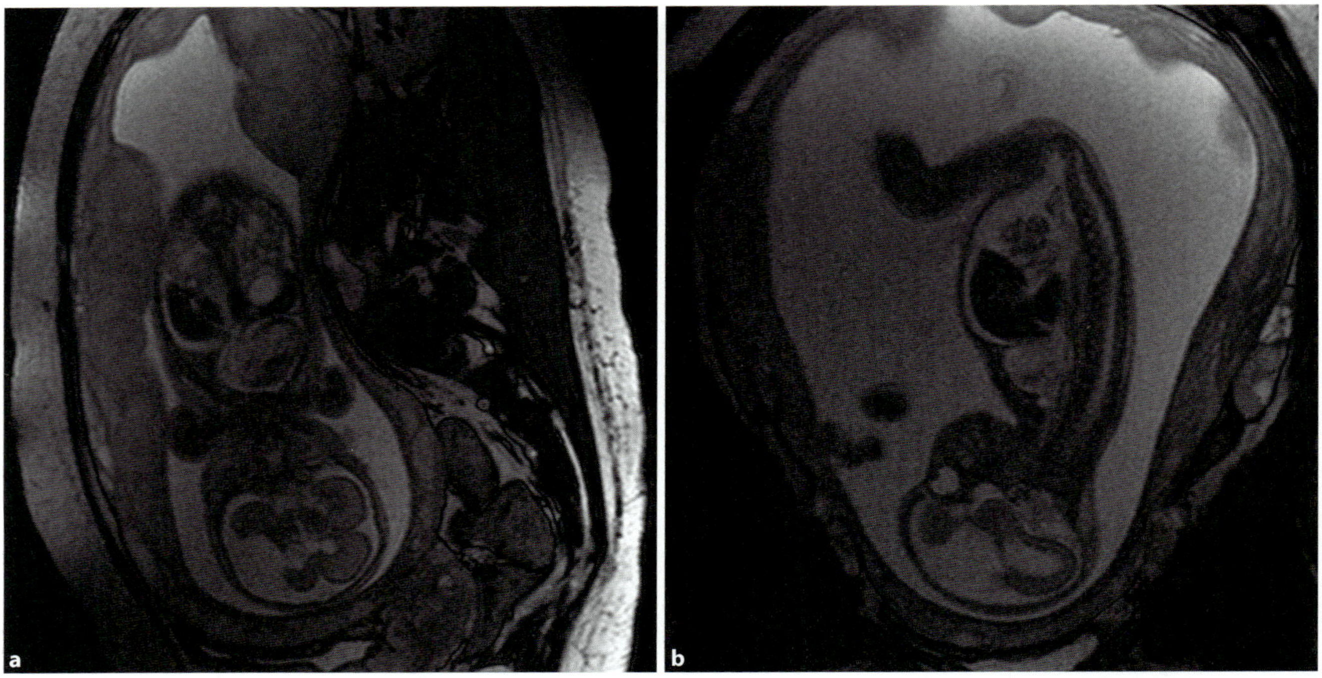

Abb. 25.4 a,b Pränatale MRT-Aufnahmen vom gleichen Fetus in der 26. SSW wie in Abb. 25.3 mit Kardiomegalie, Perikarderguss und sekundärem ischämischem Hirn„keil"infarkt bei fetaler B19-Anämie

25.3 Zytomegalie

25.3.1 Epidemiologie

Die kongenitale Zytomegalovirus(CMV)-Infektion ist die weltweit häufigste angeborene Virusinfektion. Bei immunkompetenten Personen bewirkt die CMV-Infektion eine lebenslang persistierende Infektion.

Durch Interaktion vornehmlich mit T-Zellen, die die Virusreplikation zwar kontrollieren, jedoch seine hämatogene oder sekretorische Transmission nicht vollständig inhibieren, kann sich sowohl eine **primäre** als auch eine **sekundäre maternale CMV-Infektion** pränatal manifestieren, da das Immunsystem des Fetus speziell im ersten Trimenon noch nicht ausreichend entwickelt ist. Der epidemiologisch bedeutsamste Übertragungsweg ist allerdings die **postnatale muttermilchassoziierte CMV-Transmission**. Diese über virushaltige Muttermilch erworbene CMV-Infektion gesunder reifer Neugeborener verläuft stets asymptomatisch und ohne Langzeitfolgen. Ein weiterer epidemiologisch relevanter Übertragungsweg ist die **intrauterine transplazentare Virustransmission** nach Primär- oder ganz selten nach Sekundärinfektion einer Schwangeren.

Den spärlich verfügbaren Studiendaten über die intrapartale CMV-Transmission durch Kontakt des Neonaten zu mütterlichem infektiösem Genitalsekret kommt angesichts der Tatsache, dass zwei Drittel der stillenden Mütter sowieso das Virus in der Muttermilch reaktivieren, keine epidemiologische Bedeutung zu (Cannon et al. 2010, Coll et al. 2009, Hamprecht et al. 2008, Hamprecht et al. 2007).

In Ländern der Dritten Welt und in Südostasien (z. B. Thailand, Singapur) liegt die CMV-Antikörper-Seroprävalenzrate bei 90–100 %. Für Deutschland ist, abhängig von der jeweiligen Ethnizität des Untersuchungskollektivs, von 40–60 % Seropositivität auszugehen. Die Inzidenzrate der kongenitalen CMV-Infektion schwankt zwischen 3–12/1000 Lebendgeburten (Cannon et al. 2010, Coll et al. 2009, Hamprecht et al. 2008, Hamprecht et al. 2007).

25.3.2 Maternale Infektion

Die meisten CMV-Infektionen verlaufen für die Schwangere selbst **unbemerkt und asymptomatisch** ab, denn weniger als 5 % der primär CMV-infizierten Schwangeren zeigen Symptome wie Lymphadenopathie, Pharingitis, Fieber, Spleno- oder Hepatomegalie.

Mögliche maternale Eintrittspforten sind der Urogenitaltrakt, der Gastrointestinaltrakt sowie die Atemwege, in Ausnahmefällen auch kontaminierte Blutprodukte oder Spenderorgane. Nach einer CMV-Primärinfektion geht das Virus wie bei allen Herpesviren in die Phase der persistierenden Virusinfektion über, aus der es bei Verlust oder gestationsbedingter Modifikation der Immunkontrolle wieder reaktiviert werden kann. Die **rekurrente CMV-(Sekundär)-Infektion** in der Schwangerschaft kann also entweder durch die vorbeschriebene latente endogene Reinfektion oder durch eine exogene Reinfektion mit einer neuen (anderen) CMV Subvariante erfolgen (Yamamoto et al. 2010, Yinon et al. 2010, Zalel et al. 2008).

25.3.3 Fetale Infektion

Die **transplazentare CMV-Transmissionsrate** von der Mutter mit Primärinfektion auf das Ungeborene wird je nach Literaturquelle und in Abhängigkeit vom Infektionszeitpunkt während

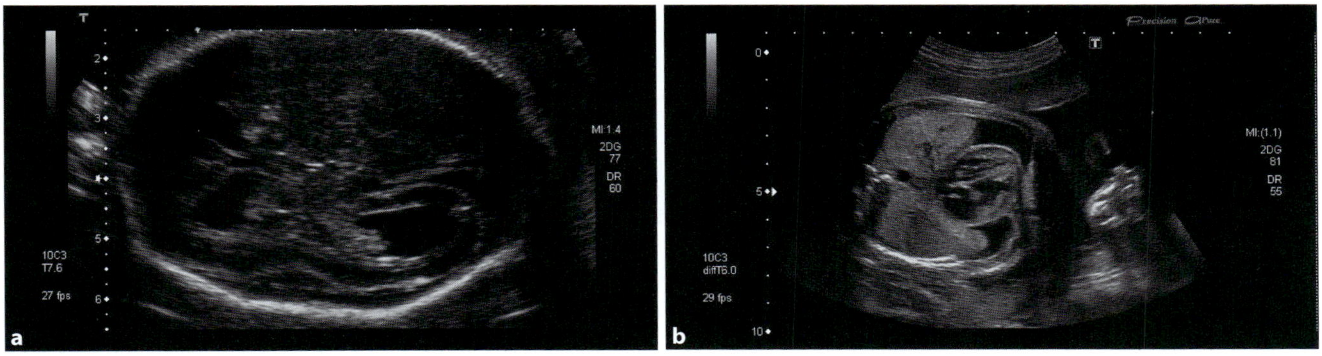

Abb. 25.5 a,b Pränatale Sonografiebilder von einem Fetus in der 28. SSW mit bilateralen Pleuraergüssen, (**b**) zerebraler Ventrikulomegalie und (**a**) perventrikulären Hyperechogenitäten/Kalzifikationen bei symptomatischem fetalen CMV-Infekt (Einzelbilder aus Videosequenzen, ▸ http://praenataldiagnostik.mathias-stiftung.com Clip 4a/4b)

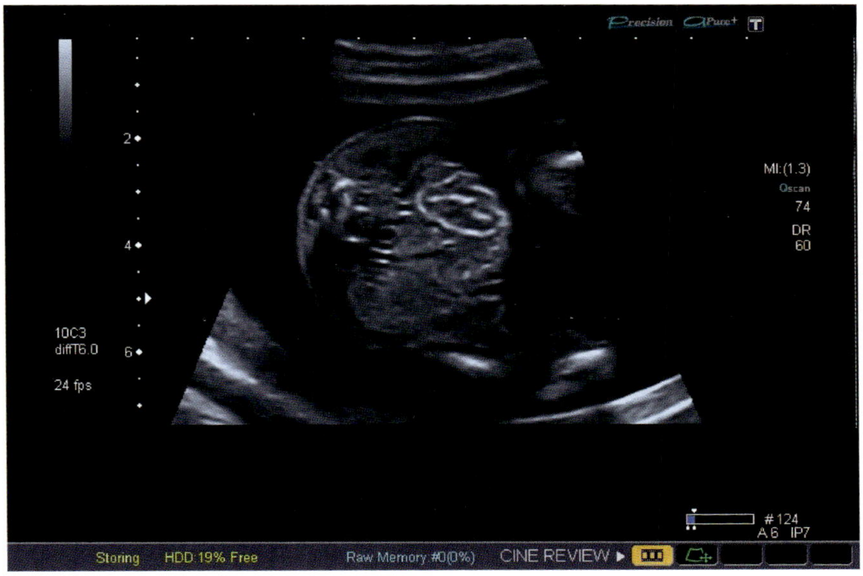

Abb. 25.6 Hyperechogener Dünndarm bei einem Fetus in der 22. SSW mit normalem Karyotyp und hoch positiven CMV-Virusload bei maternaler CMV-Infektion zwischen der 8. und 10. SSW

der Schwangerschaft mit 30–70 % angegeben (Enders et al. 2011). Viel seltener (1–2 %) tritt eine **intrauterine CMV-Transmission** bei einer bereits präkonzeptionell CMV-seropositiven Mutter mit rekurrenter endogener Sekundärinfektion oder exogener Reinfektion mit einem neuen Virusstamm auf (Yamamoto et al. 2010, Yinon et al. 2010, Zalel et al. 2008).

Ultraschallauffälligkeiten von Feten nach maternaler CMV-Primärinfektion sind mannigfaltig, sehr variabel und je nach Literaturquelle nur bei 20–30 % der später symptomatisch infizierten Kinder nachweisbar: Wachstumsretardierung, Aufweitung der zerebralen Liquorräume, Aszites, intrakranielle Verkalkungen, Oligohydramnion, Mikrozephalie, hyperechogener Darm, Hepato(spleno)megalie, Kardiomegalie, Hydrops (Adler u. Nigro 2009, Goegebuer et al. 2009, Guerra et al. 2008, Hamprecht et al. 2008, Hamprecht et al. 2007, Kakoulidou et al. 2010, Lazzarotto et al. 2008) (Abb. 25.5, Abb. 25.6, Abb. 25.7, Abb. 25.8, Abb. 25.9).

Liegt der Zeitpunkt einer invasiven Pränataldiagnostik zum Ausschluss des intrauterinen CMV-Virusübertritts zu nahe (weniger als 8 Wochen) am primären maternalen Infektionszeitpunkt, ist das Risiko für falsch-negative Fruchtwasserbefunde

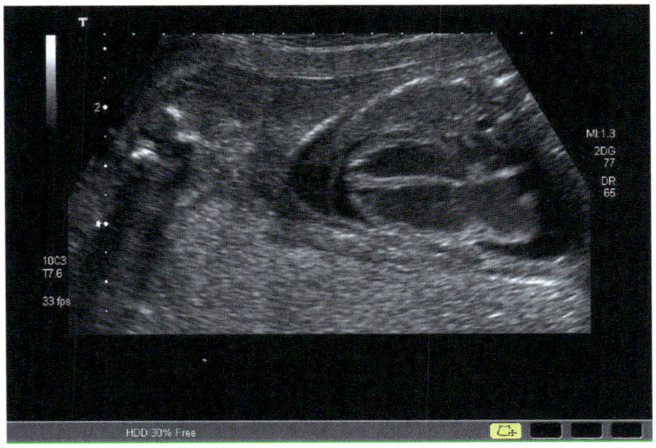

Abb. 25.7 Sonografiebild von einem Fetus in der 28. SSW mit maternaler CMV-Primärinfektion in der 12. SSW und seit 4 Wochen bestehendem Anhydramnion bei fetaler Kardiomegalie mit Pleura- und Perikardergüssen sowie Aszites und späterem IUFT bei CMV-positivem Aszites- und Pleurapunktat. (Einzelbild aus Videosequenz, ▸ http://praenataldiagnostik.mathias-stiftung.com Clip 6)

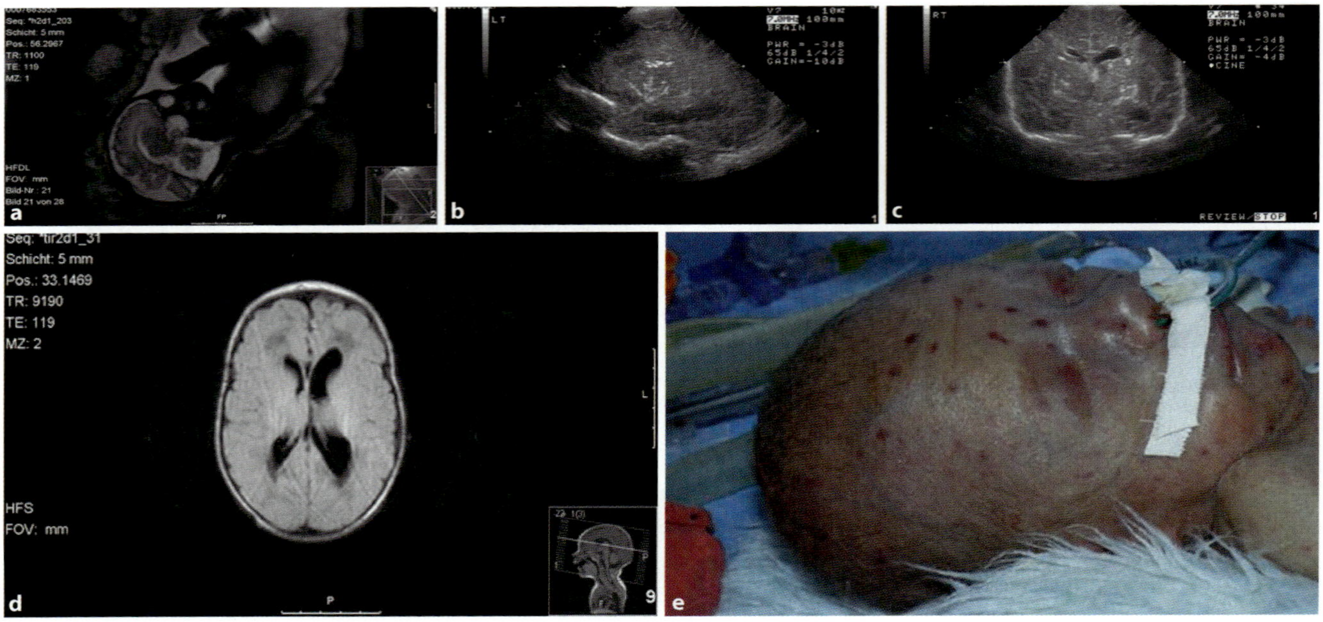

Abb. 25.8 Prä- und postnatale Bildgebung eines Kindes mit primärer maternaler CMV-Infektion um die 6. SSW und pränatal sowohl sonografisch als auch im MRT nur auffällig erweiterter Cisterna cerebellomedullaris bei fetalem Perikarderguss und erst sekundär postnatal (6 Wochen pp) manifester Mikrozephalie, asymmetrischer zerebraler Ventrikulomegalie sowie thalamostriatalen Gefäßwandkalzifikationen bei kutanen extramedullären Blutbildungsherden (sog. „blueberry muffin" – dies sind keine Petechien) direkt ab Geburt

auch unter Einbeziehung der PCR hoch (Adler u. Nigro 2009, Cannon et al. 2010, Goegebuer et al. 2009, Lazzarotto et al. 2008) (▶ Übersicht „Methoden der invasiven Pränataldiagnostik" und ▶ Übersicht „Prognostische Marker").

Die Sensitivität einer Kombination von Zellkultur und PCR zum Nachweis der CMV-Infektion im Fruchtwasser steigt von 50 % auf etwa 75–90 % an, wenn zum Zeitpunkt der Fruchtwasserpunktion mehr als 8 Wochen ab Beginn der maternalen CMV-Infektion verstrichen sind. Selbst 13 Wochen nach Beginn des maternalen Primärinfekts ist keine Sensitivitätssteigerung auf über 90 % zu erzielen. Auch im Fetalblut kann eine CMV-Infektion mittels eines DNA- (qualitativ und quantitativ) und/oder Antikörpernachweises mit einer der Fruchtwasserdiagnostik allerdings unterlegenen Sensitivität nachgewiesen werden.

Eine 2009 publizierte Arbeit konnte erneut keine sichere Korrelation zwischen der CMV-DNA-Kopienzahl im Fruchtwasser und dem neonatalen klinischen Outcome nachweisen (Goegebuer et al. 2009).

Erhöhte fetale Leberwerte und erniedrigte fetale Thrombozyten im fetalen Nabelschnurblut sowie eine höhere Viruslast im fetalen Urin bzw. Fruchtwasser sprechen bei vorhandenen Ultraschall- oder MRT-Auffälligkeiten fast immer für symptomatisch (d. h. bleibend geschädigte) infizierte Kinder (Adler u. Nigro 2009, Cannon et al. 2010, Cheeran et al. 2009, Goegebuer et al. 2009, Lazzarotto et al. 2008, Nigro et al. 2005, Nigro et al. 2008, Picone et al. 2008) (Benoist 2013) (Abb. 25.5, Abb. 25.7, Abb. 25.8, ▶ Übersicht „Methoden der invasiven Pränataldiagnostik" und ▶ Übersicht „Prognostische Marker").

Methoden der invasiven Pränataldiagnostik bei V.a. fetale CMV-Infektion

(gemäß Empfehlungen Prof. Gisela Enders, persönliche Mitteilung Stand Sep. 2013)

Cave! Keine heparinisierten Kanülen verwenden und möglichst keine Eingriffe bei noch positiver maternaler Virämie!

– Chorionzotten	PCR (DNA-Nachweis) aus Chorionzotten ab 11. SSW **Cave!** Begrenzte Erfahrung und Aussagekraft, wenn Zotten PCR negativ → Kontrolle durch Fruchtwasserentnahme **Vorteil:** wenn der Nachweis positiv ist, frühe Entscheidung für evtl Maßnahmen möglich!

Optimale Testkombinationen

– Fruchtwasser	PCR (DNA-Nachweis) und Schnell-Zellkulturtest aus Fruchtwasser möglichst erst ab 21. SSW
– EDTA-Fetalblut	Zusätzlich bei auffälligem Ultraschall bzw. vor geplantem Schwangerschaftsabbruch PCR (DNA-Nachweis) und IgM-AK sowie klinisch-chemische Marker (Leberwerte und Thrombozyten)

25.3.4 Pränatale Therapie

Gegenwärtig gibt es zur Therapie der symptomatischen prä- oder postnatalen CMV-Infektion des Feten bzw. Neugeborenen kein zugelassenes Medikament. Im Off-Label-Use kommen **Ganciclovir** (GCV) und der L-Valylester des GCV, das **Valganciclovir** (VGCV) als orales Therapeutikum sowie **CMV-spezifische Hyperimmunglobuline** zum Einsatz.

Wissenschaftlich gesicherte bzw. von wissenschaftlichen Fachgesellschaften anerkannte Therapieempfehlungen zur Behandlung der symptomatischen konnatalen CMV-Infektion gibt es derzeit ebenfalls nicht (Benoist et al. 2008, Cheeran et al. 2009, Coll et al. 2009, Goegebuer et al. 2009, Guerra et al. 2008, Nigro et al. 2005, Vauloup-Fellous et al. 2009, Yinon et al. 2010). Der Autor hält einen medikamentösen Heilversuch bei Feten oder Neugeborenen mit symptomatischer CMV-Infektion für berechtigt, ist sich aber bewusst, dass dies keine wissenschaftlich gesicherte Therapieempfehlung ersetzen kann. Weitere Argumente gegen eine generelle Therapieempfehlung sind das Toxizitätsprofil der Virustatika sowie die noch nicht abgeschlossenen (multizentrischen) Studien über die vorgeburtliche Hyperimunglobulin-Therapie (Cannon et al. 2010, Cheeran et al. 2009, Coll et al. 2009, Nigro et al. 2005, Yinon et al. 2010).

Bis zum Jahr 2005 gab es nur Einzelfallberichte über den pränatalen Einsatz von **CMV-Hyperimmunglobulinen**. In einer 2005 publizierten Studie wurden dann insgesamt 181 Schwangere mit CMV-Primärinfektion ausgewertet. 31 Patientinnen mit positivem Virusnachweis im Fruchtwasser wurden mit CMV-Hyperimmunglobulin behandelt (200 IE pro Kilogramm Körpergewicht i.v.), hiervon gebar eine Patientin (1 von 31) ein Kind mit symptomatischer CMV-Infektion (Nigro et al. 2005). 14 Frauen mit CMV-Nachweis im Fruchtwasser wünschten keine Hyperimmunglobulintherapie, 7 Frauen dieser Gruppe gebaren symptomatisch infizierte Kinder. Von den 102 Patientinnen mit serologisch gesicherter CMV-Primärinfektion erhielten 37 eine prophylaktische Hyperimmunglobulingabe (100 IE pro kg KG alle 4 Wochen), hiervon gebaren 6 (6 von 37) Kinder mit kongenitalen CMV-Infektion, während in der nicht behandelten Präventionsgruppe 19 von 47 Frauen ein kongenital CMV-infiziertes Kind gebaren (Nigro et al. 2008). Diese Studiendaten deuten darauf hin, dass eine CMV-Hyperimmunglobulintherapie nach CMV-Primärinfektion in der Schwangerschaft eine Strategie zur Prävention einer kongenitalen CMV-Infektion darstellen kann, entsprechende prospektive multizentrische Studien dauern derzeit aber noch an.

Gerade bei der frühen (z. B. auch perikonzeptionellen) CMV-Primärinfektion der Schwangeren sind besonders schwere Schädigungsverläufe beschrieben. In Kenntnis des initial sehr niedrigen und erst in der zweiten Schwangerschaftshälfte langsam auf maternale Titerhöhe ansteigenden fetalen Immunglobulinspiegel könnten gerade diese Fälle von einer maternalen Virustatikagabe und ggf. auch zeitgleich direkt intrafetal applizierten Hyperimmunglobulintherapie oder Virustatikagabe profitieren (Nigro et al. 2008, Yinon et al. 2010, Benoist 2013).

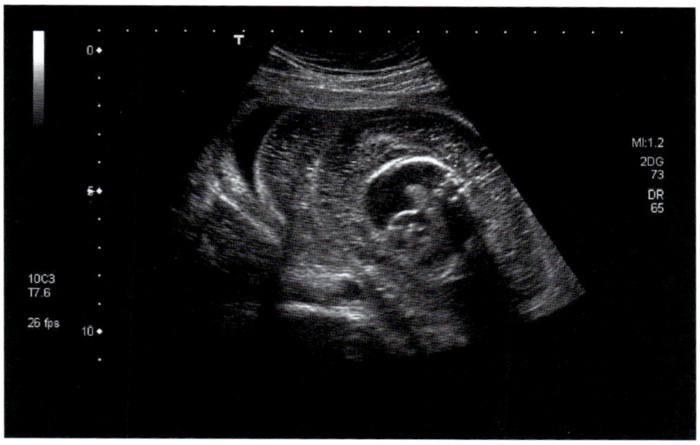

Abb. 25.9 Pränatales Sonografiebild von einem Fetus der 27. SSW mit Hydrops fetalis (massives Hautödem und Pleuraergüsse bds.) bei symptomatischem fetalem CMV Infekt und parental präferiertem Spontan-IUFT wenige Tage nach dieser Aufnahme (Einzelbild aus Videosequenzen, ▸ http://praenataldiagnostik.mathias-stiftung.com Clip 12)

Prognostische Marker für eine kindliche Schädigung bei CMV-infizierten Feten

(gemäß Empfehlungen Prof. Gisela Enders, persönliche Mitteilung Stand Sep. 2013)

- **Wichtigster Marker:** Auffälliger Befund im Ultraschall und/oder MRT
- **Virusspezifische Marker:**
  - Im Fetalblut: Nachweis CMV-spezifischer IgM-Antikörper und CMV-DNA
  - Im Fruchtwasser: Viruslast. Cave: die Höhe der Viruslast (PCR quantitativ) ist *kein* prognostischer Marker, da die Höhe der Viruslast im Fruchtwasser auch abhängig von der SSW bei Amniozentese ist!
- **Nicht-virusspezifische Marker im Fetalblut:** Thrombozytenzahl, fetaler Hb-Wert, Leberenzyme und Gesamt-IgM

25.3.5 Postnatale Diagnostik

Schon bei Geburt symptomatisch infizierte Kinder (ca. 10 %) zeigen u. a. folgende Auffälligkeiten: Petechien, Ikterus, Hepatosplenomegalie, Wachstumsretardierung, Mikrozephalie und im weiteren Verlauf Hörstörungen sowie mentale Retardierung.

Die überwiegende Zahl der Kinder mit kongenitaler CMV-Infektion (ca. 90 %) zeigt zum Zeitpunkt der Geburt keine klinischen Auffälligkeiten (sog. asymptomatische, kongenitale CMV-Infektion).

Etwa 5–10 % dieser asymptomatischen Kinder entwickeln jedoch später ebenfalls Hörschäden, Sehschäden bzw. eine geistige Retardierung mit Lernschwierigkeiten (Cheeran et al. 2009, Hamprecht et al. 2007, Lazzarotto et al. 2008, Yinon et al. 2010).

25.3.6 Fazit

Die kongenitale CMV-Infektion ist mit 0,7–1,5 % aller Lebendgeburten die weltweit häufigste angeborene Virusinfektion. Ca. 10–20 % dieser infizierten Kinder können bei Geburt oder später mit zum Teil schwerer klinischer Symptomatik manifest sein. Die prä- und postnatale CMV-Quantifizierung im Blut, Fruchtwasser oder Urin der Kinder hat nur einen eingeschränkten prädiktiven Wert für die Identifizierung von manifesten Spätfolgen. Antivirale Therapiestrategien vor oder nach der Geburt sowie eine Hyperimmunglobulingabe für die Schwangere und den Fetus mit Primärinfektion zeigen eventuell neue Therapieoptionen auf.

25.4 Toxoplasmose

25.4.1 Epidemiologie

Die Toxoplasmose ist eine durch den Parasiten Toxoplasma gondii (ein Sporozoen) hervorgerufene Infektionskrankheit, die für gesunde immunkompetente Erwachsene überwiegend asymptomatisch verläuft und meist eine lebenslange Immunität hinterlässt. Eine Oozystenübertragung durch Katzenkot bzw. durch mit dem Erdboden über Jahre kontaminierte sporolierte Oozysten ist prinzipiell immer möglich. Auch die Aufnahme durch den Verzehr von rohem Fleisch von Schwein, Schaf oder Ziege bzw. roher Schafs- oder Ziegenmilch ist möglich. Von Rindfleisch geht in der Regel keine Infektionsgefahr aus (Signorell et al. 2006).

Die akute Toxoplasmose beim Erwachsenen stellt speziell während der Schwangerschaft ein Problem dar, denn bei 80 % bis 90 % der serokonvertierten Schwangeren fehlt eine klinische grippeartige Symptomatik (Groß et al. 2001, Groß 2004, Montoya et al. 2008, Signorell et al. 2006). Der Parasit verbleibt nach einer Primärinfektion lebenslänglich im Körper des Menschen und kann sich bei günstigen Bedingungen (geschwächte Immunabwehr) auch wieder vermehren. Die Toxoplasmose-Serokonversionsrate nimmt pro Lebensjahr um 0,5 % bis 1 % zu und zeigt in Mitteleuropa erhebliche geografische Unterschiede. So sind z. B. 30 % der schwangeren Frauen in Großbritannien seropositiv, in Frankreich dagegen bis 1970 84 %, im Jahr 2003 dagegen nur 44 % (Villena et al. 2010). In den deutschsprachigen Ländern haben etwa 30 % bis 50 % der schwangeren Frauen bereits eine Toxoplasmoseinfektion vor dem Eintritt der Schwangerschaft durchgemacht. Diese sog. latente Infektion verhindert bei einer erneuten Aufnahme des Erregers eine erneute Parasitämie, wodurch der Fetus während der Schwangerschaft meist vor einer pränatalen Toxoplasmoseinfektion geschützt ist.

Die Rate der Toxoplasmoseprimärinfektion in der Schwangerschaft schwankt je nach Quellenangabe zwischen 0,3 % bis 1,0 %, die Übertragung des Parasiten von der Mutter auf den Fetus erfolgt ausschließlich transplazentar und ist vom Gestationsalter abhängig (Groß et al. 2001, Groß 2004, Montoya u. Remington 2008, Signorell et al. 2006, SYROCOT 2007, Villena et al. 2010, ◘ Tab. 25.3).

Summarisch beträgt das Infektionsrisiko einer seronegativen Frau im Verlauf der neun Schwangerschaftsmonate derzeit maximal 1 %.

Die Zahl der dem Robert-Koch-Institut gemeldeten Fälle von konataler Toxoplasmose sind von über 100 im Jahr 2001 auf 10 im Jahr 2006 zurückgegangen. In 2010 gab es im Bundesland NRW keinen einzigen gemeldeten Fall von konnataler Toxoplasmose (bei fragwürdiger Meldevigilanz).

25.4.2 Maternale Serologie

Je nach Ethnizität und Ernährungsgewohnheiten sind bis zu 60 % der Frauen im gebärfähigen Alter für Toxoplasmose-Antikörper seronegativ. Im Falle einer Schwangerschaft sollten diese Frauen regelmäßig auf weiterhin nicht vorhandene Toxoplasmose spezifische Antikörper (IgG und IgM) untersucht werden.

Eine alleinige **IgG-Bestimmung** zu Beginn der Schwangerschaft im Sinne einer Screeninguntersuchung ohne Kenntnis des IgM-Status ist nicht ausreichend, da bei der ausschließlichen Verwendung eines IgG-spezifischen Suchtestes sehr frühe Toxoplasmosemanifestationen aus der Frühschwangerschaft übersehen werden können. Da **IgM-Antikörper** über Jahre persistieren können, entsprechen viele positive IgM-Antikörperbefunde in Schwangerenserologien jedoch eher einer Antikörperpersistenz als einer frischen Neuinfektion (Groß et al. 2001, Groß 2004, Signorell et al. 2006, Villena et al. 2010). Durch serologische Zusatzuntersuchungen (weitere IgM-Untersuchungen oder spezifische IgA-, IgE- oder IgG-Aviditätsbestimmungen) kann die suspekte Erstserologie im Sinne einer wirklich stattfindenden Akutinfektion verifiziert werden. Eine hohe IgG-Avidität schließt eine primäre oder erst kürzlich erworbene Infektion in der Regel aus.

25.4.3 Fetale Infektion

Die Inzidenz der symptomatischen kongenitalen Toxoplasmose beträgt in Westeuropa derzeit ca. 0,03 Promille (Villena et al. 2010). Bezogen auf die gesamte Schwangerschaftsdauer kommt es in knapp 30 % der akuten maternalen Toxoplasmoseinfektionen zu einer **transplazentaren Infektion** des Kindes (Villena et al. 2010, ◘ Tab. 25.3). Dieser transplazentare Übertritt zum Kind (sog. vertikale Übertragung) nimmt mit steigendem Gestationsalter zu, die Wahrscheinlichkeit einer fetalen Schädigung dadurch dagegen ab.

Das **fetale Infektionsrisiko** beträgt bei einer Toxoplasmoseinfektion der Schwangeren im I. Trimenon ca. 4–15 %, in den späteren Schwangerschaftswochen ist der Fetus deutlich häufiger infiziert (bis zu 60 % Transmissionsrate) (◘ Tab. 25.3). Die klinischen Symptome infizierter Feten sind dann meist geringer ausgeprägt (70–90 % nur subklinische nicht schädigende Infektionen), 90 % der infizierten Neugeborenen sind deshalb zunächst klinisch unauffällig.

Bei Erstinfektion in der Frühschwangerschaft führt die Toxoplasmoseinfektion wahrscheinlich aufgrund der Plazentitis zu vermehrten Aborten. Toxoplasmose bedingte Embryopa-

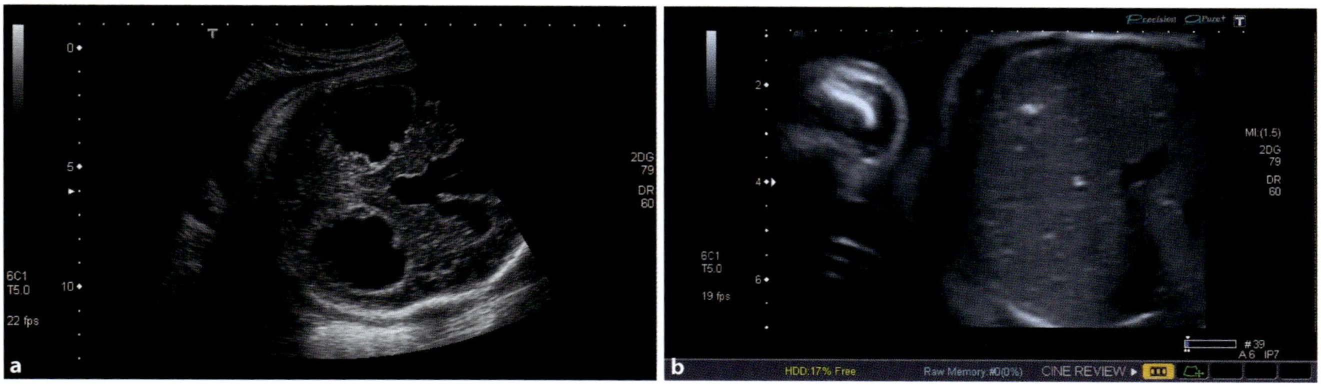

Abb. 25.10 a,b Pränatale Sonografiebilder von einem Fetus der 23. SSW mit Hydrozephalus und intrahepatischen Kalkherden bei symptomatischem fetalem Toxoplasmose-Infekt – unter antibiotischer Therapie nach Erhalt des Toxoplasmen positiven Fruchtwasserbefunds kam es noch pränatal zu einer deutlichen Regression der Ventrikelweite

thien sind beim Menschen dagegen nicht beschrieben. Erst im Rahmen der intrafetalen Vermehrung des Erregers im II. und III. Trimenon resultieren lokale Entzündungsreaktionen, die aufgrund der ungenügenden eigenen Immunkompetenz des Fetus zu ausgeprägten infektiösen Langzeitfolgen (Enzephalitis, Hydrozephalus, Hepatitis, makuläre Chorioretinitis usw.) führen können (Groß et al. 2001, Groß 2004, Abb. 25.10).

Tab. 25.3 Transmissionsrisiko und Schweregrad einer pränatalen Toxoplasmoseinfestation. (Modifiziert nach Groß et al. 2001)

I. Trimenon	Anteil infizierter Feten bis 15 %	Davon geschädigt 50 bis 90 %
II. Trimenon	Anteil infizierter Feten 30 %	Davon geschädigt 15 bis 50 %
III. Trimenon	Anteil infizierter Feten 70 %	Davon geschädigt 1 bis 15 %

25.4.4 Pränatale Therapie

Die Toxoplasmose-Erstinfektion während der Schwangerschaft ist stets mit einer maternalen Parasitämie vergesellschaftet. Da durch einen frühzeitigen antibiotischen Therapiebeginn das Risiko einer Transmission und damit einer eventuellen fetalen Schädigung verringert werden kann, ist im Falle einer Serokonversion bei akuter Erstinfektion in der Schwangerschaft eine antibiotische Therapie indiziert (Christoph et al. 2004, SYROCOT 2007, Villena et al. 2010).

Liegt der Infektionszeitpunkt im **I. Trimenon**, so ist durch ein nur gering plazentagängiges Antibiotikum die Verhinderung einer Transmission auf den Fetus bei konsequenter, mindestens 4-wöchiger Therapie möglich (z. B. Spiramycin 2 g bzw. 9 Mio. IE täglich für mindestens 4 Wochen bis zur 16. SSW, danach Sulfadiazin plus Pyrimethamin). **Spiramycin** hemmt die Proteinbiosynthese, hat bisher keine nachgewiesene Teratogenität und eine gute Verträglichkeit (seltene maternale Nebenwirkungen sind Übelkeit, Erbrechen und Durchfall), erzielt aber aufgrund der nicht ausreichenden Plazentagängigkeit nur auf der maternalen Seite eine Transmissionshemmung. **Ab der 16. SSW** wird in vielen europäischen Ländern die Kombinationstherapie **mit Pyrimethamin und Sulfadiazin** bevorzugt (Tag 1: 50 mg Pyrimethamin, danach täglich 25 mg Pyrimethamin, Sulfadiazin gewichtsdosiert 50 mg pro kg maternales Körpergewicht bis 4 g maximal täglich auf 4 Einzeldosen verteilt plus Folinsäuresubstitution). Diese Behandlung sollte mehrmals in Zyklen von 4 Wochen Dauer mit in Deutschland zumindest empfohlenen behandlungsfreien Intervallen von 4 Wochen durchgeführt werden. Sowohl Pyrimethamin als auch Sulfadiazin haben eine gute Plazentagängigkeit und eine gute antiparasitäre Wirkung. Eine ausreichende Folsäuresubstitution (10–15 mg Folinsäure täglich – nicht Folsäure, da dies die antibiotische Wirkung des Medikamentes neutralisieren würde) ist indiziert. Diese Kombinationstherapie scheint die Rate der pränatalen Toxoplasmoseinfektionen um bis zu 90 % zu senken, die Literaturangaben sind hierzu jedoch nicht einheitlich und werden in neueren Arbeiten sogar angezweifelt (Christoph et al. 2004, Groß et al. 2001, Groß 2004, Montoya u, Remington 2008, Signorell et al. 2006, SYROCOT 2007, Villena et al. 2010).

Übereinstimmend wird jedoch eine deutliche Senkung der Schädigungsausmaße bei zeitgerecht begonnener intrauteriner antibiotischer Therapie berichtet. Im Falle von Sulfadiazin-Unverträglichkeit kann alternativ auch eine Fortsetzung der Spiramycin-Therapie ebenfalls in 4 Wochen-Therapie-/Pausen-Intervallen durchgeführt werden. Ob eine einmalige vierwöchige antibiotische Therapie ausreichend ist, ist gemäß Literaturlage nicht gesichert. Auch ist nicht gesichert, ob nach Abschluss der antibiotischen Therapie und Vorliegen eines negativen Fruchtwasserbefundes auf eine weitere antibiotische Therapie verzichtet werden kann (Groß et al. 2001, Montoya u. Remington 2008, Signorell et al. 2006, SYROCOT 2007, Villena et al. 2010).

Bezüglich Dauer und Intensität einer pränatalen antibiotischen Therapie gibt es derzeit leider in vielen Industrienationen in Abhängigkeit von den Ergebnissen der invasiven Pränataldiagnostik divergente Therapieempfehlungen (Christoph et al. 2004, Montoya u. Remington 2008, SYROCOT 2007, Villena et al. 2010). Falls eine Infektion oder eine Schädigung des Fetus nachgewiesen ist, sollte die Pyrimethamin-Sulfadiazin-Therapie in 4-wöchigen Zyklen, die von 4-wöchigen Therapie freien Intervallen oder einer Spiramycin-Monotherapie unterbrochen werden, bis zum Ende der Schwangerschaft fortgesetzt werden.

Tab. 25.4 Diagnostische Aussagekraft der invasiven Pränataldiagnostik bei V.a. fetale Toxoplasma-Infektion (unveröffentlichte Ergebnisaufstellung diverser Studien von Prof. Gisela Enders, Stuttgart, Stand Sep. 2013)

Studie	Fruchtwasser-PCR					Fetalblut-IgM				
	Anzahl untersuchte Fälle (davon mit kongenitaler Infektion)	Sensitivität %	Spezifität %	PPV %	NPV %	Anzahl untersuchte Fälle (davon mit kongenitaler Infektion)	Sensitivität %	Spezifität %	PPV %	NPV %
Hohlfeld et al. 1994 Frankreich	339 (38)	97,4	100	100	99,7	186 (52)	28	100	–	–
Pratlong et al. 1996 Frankreich	53 (16)	43,7	97	87,5	72	40 (40)	57,5	100	100	85,6
Foulon et al. 1999 Multicenter**	65 (16)	81	96	87	94	58 (16)	47	95	78	84
Romand/ Thulliez et al. 2001 Frankreich*	270 (75)	64	100	100	87,8	–	–	–	–	–
Bessières et al. 2009 Frankreich	275 (66)	91	99	97	97	–	–	–	–	–
Wallon et al. 2010	261 (51)	92	100	100	98,1	–	–	–	–	–

* Primärinfektion in der Schwangerschaft mit Spiramycintherapie bis zur invasiven Diagnostik, bei Toxoplasmose pos. Befund Sulfadiazin/Pyrimethamin Kombinationstherapie bis zur Geburt z. T. im Wechsel mit Spiramycin und keine Fruchtwasseranalytik mehr nach Beginn einer Sulfadiazin/Pyrimethamin Kombinationstherapie;
** Belgien, Finnland, Frankreich, Norwegen, Österreich

25.4.5 Invasive Pränataldiagnostik

Solange das Kind sonografisch unauffällig ist, ist die Indikation für eine invasive Pränataldiagnostik relativ, da die antibiotische Therapieentscheidung prinzipiell unabhängig vom Ergebnis einer invasiven Diagnostik ist. Zudem besteht derzeit Uneinigkeit, ob ein zu kurzes Intervall zwischen mütterlicher Infektion und der invasiven Pränataldiagnostik (z. B. vor der 20. SSW) bei bereits begonnener antibiotischen Therapie nicht die Rate der falsch-negativen Fruchtwasserbefunde erhöht. Zum Beweis bzw. Ausschluss eines Übertritts von Toxoplasmen in das fetale Kompartiment ist derzeit eine PCR aus Fruchtwasser ab der 18. SSW als sensitivstes direktes fetales Nachweisverfahren zu empfehlen.

Aufgrund der geringeren Sensitivität der fetalen Nabelschnurserologie im Vergleich zu PCR-Untersuchung aus Fruchtwasser wird dieser pränataldiagnostischen Methode mittlerweile nicht mehr der Vorzug gegeben. (Christoph et al. 2004, Groß et al. 2001, SYROCOT et al. 2007, Villena et al. 2010, Tab. 25.4).

Im Falle eines negativen Toxoplasmosenachweises aus Fruchtwasser bei unauffälligem Ultraschall ist trotz vereinzelt berichteter falsch-negativ Resultate im Allgemeinen von einer fehlenden fetalen Infektion auszugehen.

25.4.6 Fazit

Konnatale Toxoplasmose-Infektionen sind mit 0,3 Promille selten, können jedoch bei pränataler Transmission auch bei zum Geburtszeitpunkt asymptomatischen Kindern noch nach Jahren zu Folgeschäden, z. B. Chorioretinitis führen. Da ein negativer PCR-Befund aus Fruchtwasser eine Toxoplasmoseinfektion des Fetus nicht grundsätzlich ausschließen kann wird in den meisten Studien derzeit auch bei unauffälligem Ergebnis der Amniozentese eine frühestmögliche Antibiotikatherapie nach maternaler Serokonversion empfohlen. Es gilt als erwiesen, dass eine pränatal begonnene Therapie zumindest das Ausmaß der fetalen/kindlichen Spätfolgen reduzieren kann (Abb. 25.11).

Ist der Toxoplasmoseübertritt in das Fruchtwassserkompartiment gesichert und bestehen zusätzlich sonografische Auffälligkeiten (zerebrale Ventrikulomegalie, zerebrale Kalzifikationen) muss wegen der evtluellen schweren kindlichen Schädigungssymptome sehr ausgewogen beraten werden.

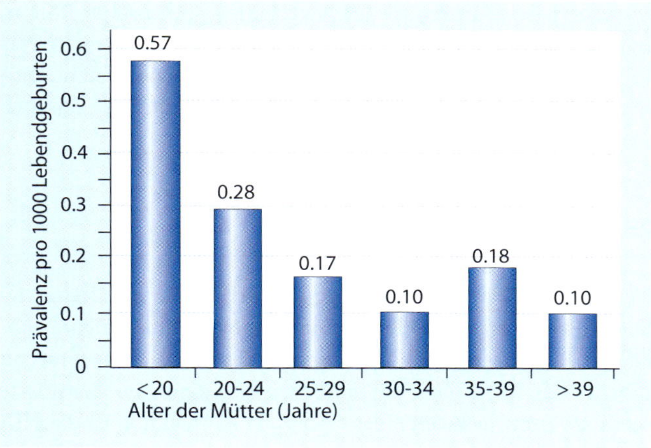

Abb. 25.11 Prävalenz der kongenitalen Toxoplasmoseinfestation in 2007 in Frankreich pro 1000 Lebendgeburten aufgeschlüsselt nach dem Lebensalter der Mütter bei Geburt dieser Kinder. (Adaptiert nach Villena et al 2010)

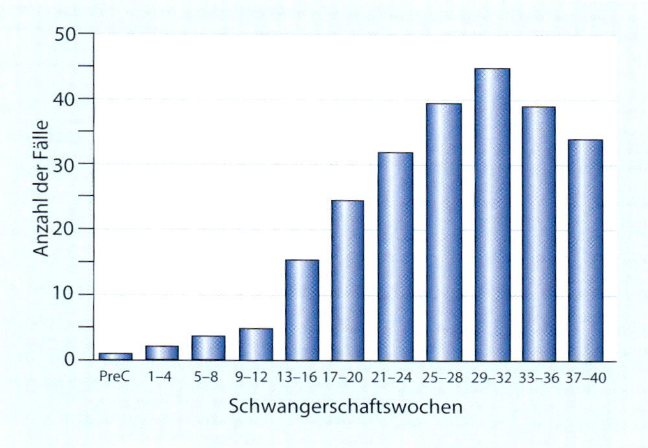

Abb. 25.12 Anzahl der vorgeburtlichen Toxoplasmoseinfestationen ($n = 235$) in Frankreich im Jahr 2007 aufgeschlüsselt nach Schwangerschaftswochen bei Nachweis der maternalen Infektion. (Adaptiert nach Villena et al. 2010)

25.5 Röteln

25.5.1 Epidemiologie

Die maternale Rötelnvirusinfektion ist speziell im I. Trimenon eine schwerwiegende Infektionskrankheit, die bei frühembryonaler Infektion in einem hohen Prozentsatz zu irreversiblen Schädigungen des Kindes führt (sog. **Rötelnembryopathie**). Durch die Impfung und konsequente Überwachung des Antikörperstatus der Mutter werden in vielen westeuropäischen Ländern in den letzten Jahren nur noch vereinzelte Fälle von Rötelnembryopathien gemeldet (Banatvala et al. 2004, Best et al. 2002, Kakoulidou et al. 2010, Munro et al. 1987, Vauloup-Fellous et al. 2010, Wandinger et al. 2011).

Der Rötelnimpfstoff ist ein inaktivierter Lebendimpfstoff, der nicht während der Schwangerschaft appliziert werden sollte. Die versehentliche Impfung von seronegativen Frauen führt in der Frühschwangerschaft in bis zu 2 % zu einer fetalen Infektion, jedoch sind kindliche Schädigungen im Sinne einer Rötelnembryopathie bisher nur einmal in einem von mehreren hundert Fällen beobachtet worden (Banatvala et al. 2004, Best et al. 2002, Enders 2005, Enders et al. 2004, Kakoulidou et al. 2010, Ushida et al. 2003).

Im Falle von einer Rötelnimpfstoffexposition in der Frühschwangerschaft ist eine etwaige Indikation zum Schwangerschaftsabbruchindikation aus diesem Grund nicht gegeben.

25.5.2 Maternale Infektion

Das Rötelnvirus ist ein RNA-Virus. Die nur zum Teil mit grippeähnlichen Infektionszeichen und Exanthemen einhergehende maternale Erkrankung verläuft häufig klinisch asymptomatisch und wird durch Tröpfchen (z. B. Niesen oder Husten infizierter Personen) übertragen. Nur ein Drittel der infizierten Schwangeren klagt über transiente Arthralgien, mehr als 50 % der Patientinnen zeigen überhaupt keine klinischen Symptome. Die Inkubationszeit bis zum Auftreten etwaiger klinischer Symptome beträgt 14 Tage, die Virusausscheidung beginnt jedoch schon eine Woche vor dem Auftreten evtl. Symptome und dauert ca. 14. Tage.

Die Gefahr einer Rötelnembryopathie bei Patientinnen ohne manifeste klinische Rötelnsymptome ist im Vergleich zu der Schädigungsrate bei Frauen mit symptomatischer Infektion deutlich geringer (Best et al. 2002, Enders et al. 2004, Kakoulidou et al. 2010) Zumeist ist eine deutliche maternale Virämie für das Auftreten einer fetalen Infektion erforderlich, da es bei subklinischer maternaler Infektion mit geringer maternaler Virämie seltener zu einer Virustransmission kommt (Best et al. 2002, Kakoulidou et al. 2010, Munro et al. 1987, Vauloup-Fellous et al. 2010. Wandinger et al. 2011). Bei einer maternalen Reinfektion findet nur eine kurzfristige Virusvermehrung speziell im Nasopharynx mit nur begrenzter Virämie statt. Hierbei kommt es seltener zu einer Virustransmission und somit nur in Ausnahmefällen zu einem embryopathischen Schädigungsmuster (Best et al. 2002, Kakoulidou et al. 2010, Munro et al. 1987, Vauloup-Fellous et al. 2010, Wandinger et al. 2011).

Tritt die maternale Infektion erstmals zwischen der 11. und 18. SSW auf kann im Falle von unauffälligen Ultraschallbefunden und fehlendem Virusnachweis aus Chorionzotten oder Fruchtwasser eine Fortführung der Schwangerschaft verantwortet werden (Banatvala et al. 2004, Best et al. 2002, Munro et al. 1987)

25.5.3 Fetale/Embryonale Infektion

Im Falle von manifest an Röteln erkrankten Schwangeren kommt es im I. Trimenon in 90 % der Fälle zu einer Transmission auf den Fetus, diese sinkt dann bis zum Ende des II. Trimenons immer weiter ab.

Nach der 17. SSW sind keine Transmissionen mit komplexen Schädigungsmustern mehr beim Fetus beschrie-

ben worden (Best et al. 2002, Kakoulidou et al. 2010, Munro et al. 1987).

Bei Infektionen in der 1. bis 12. Schwangerschaftswoche kommt es in den überwiegenden Fällen zu komplexen Schädigungen. Typisch für eine frühembryonale Infektion sind Blindheit durch Katarakt oder Glaukom, Herzfehler (Outlet-VSD) und psychomotorische Entwicklungsrückstände durch eine Enzephalitis bei mindestens 50 % bis 80 % der Fälle. Zudem kommt es bei gut 40 % zu einem Mikrozephalus und psychomotorischen Retardierungen. Wegen der hohen Rate an resultierenden Dauerschäden beim Ungeborenen sollte in diesen Fällen auch immer über einen evtl. Schwangerschaftsabbruch beraten werden. Bei Infektionen ab der 12. Schwangerschaftswoche sind in abnehmendem Maße vor allen Dingen Innenohrschwerhörigkeit und Retinopathien (jedoch keine Blindheit mehr) beobachtet worden, bei Infektionen nach der 18. Schwangerschaftswoche wurden in mehreren Studien keine klinische Auffälligkeiten mehr beim Neugeborenen festgestellt (Best et al. 2002, Kakoulidou et al. 2010, Munro et al. 1987, Wandinger et al. 2011).

Indikationen zur invasiven Pränataldiagnostik zum Ausschluss einer embryonalen/fetalen Rötelnvirusinfektion (gemäß Empfehlungen Prof. Gisela Enders, persönliche Mitteilung, Stand Sep. 2013)

- Indikation besteht bei:
  - Serologisch oder klinisch bestätigter akuter maternaler Rötelninfektion in der 12. bis 17. SSW (bei bestätigten Röteln bis zur 11. SSW erfolgt aufgrund des hohen Embryopathierisikos in der Regel ein Abbruch der Schwangerschaft)
  - Positiven IgM-Befunden, die durch Zusatzteste nicht abgeklärt werden können (selten)
  - Reinfektionen bis zur 12. SSW (Ausnahmefälle)
- Keine Indikation zur invasiven Pränataldiagnostik oder Abortinduktion besteht bei:
  - Versehentlicher Impfung kurz vor/in der Frühschwangerschaft → kein Schädigungsrisiko!
  - Langpersistierenden IgM-Antikörper in Schwangerschaft (abgeklärt durch Zusatztests) → kein Schädigungsrisiko!

Sensitivste Methode zum Nachweis eines embryonalen/fetalen Infekts ist die **PCR von Viruspartikeln aus Chorionzotten bzw. Fruchtwasser** schon ab der 11. Woche.

Die Bestimmung von **spezifischem fetalen Immunglobulin aus Nabelschnurblut** hat sich im II. Trimenon als nicht ausreichend sensitiv erwiesen, da die IgM-Antikörperproduktion des Fetus vor der 21. Woche zu gering ist und auch nach der 22. Schwangerschaftswoche nur inkonstant im messbaren Bereich liegt. Bei Geburt sind dagegen bei 98 % aller Fälle mit Rötelnembryopathie fetale IgM-Antikörper im Nabelschnurblut nachweisbar (Banatvala et al. 2004, Best et al. 2002, Munro et al. 1987, Vauloup-Fellous et al. 2010. Wandinger et al. 2011).

Eine passive Immunprophylaxe mittels spezifischer Rötelnhyperimmunglobulinpräparate ist seit Jahren nicht mehr verfügbar, somit können in derartigen Fällen nur polyvalente Immunglobulinpräparate mit deutlich geringeren rötelnspezifischen Antikörpertitern versucht werden.

25.5.4 Fazit

Dank der konsequenten Impfstrategien werden in vielen Industrieländern nahezu keine Fälle von Rötelnembryopathien mehr beobachtet. Die versehentliche Impfung in der Frühschwangerschaft führt in der Regel nicht zu kindlichen Schädigungen. Sensitivste Methode zum Nachweis einer embryonalen Infektion ist die PCR aus Chorionzotten bzw. Fruchtwasser. Bei Infektionen nach der 12. Schwangerschaftswoche sind Innenohrschwerhörigkeit und Retinopathien jedoch keine Blindheit oder schwere Organfehlbildungen im Sinne einer Rötelnembryopathie mehr beobachtet worden. Bei Infektionen nach der 18. Schwangerschaftswoche wurden keine klinischen Auffälligkeiten mehr beim Neugeborenen festgestellt.

25.6 Windpocken (Varizellen)

25.6.1 Epidemiologie

Varizellen treten während der Schwangerschaft mit 0,1 bis 0,7 Fällen auf 1000 Geburten auf. Seroepidemiologische Studien in Deutschland haben ergeben, dass 5 % bis 7 % der Frauen im gebärfähigen Alter keine virusspezifischen IgG-Antikörper gegen das Varizellavirus aufweisen.

Windpocken sind die Folge einer primären Infektion mit dem **Varicella-zoster-Virus**, sind hoch infektiös und haben in Europa ihren Inzidenzgipfel im Kindesalter.

Windpocken imponieren beim Erwachsenen klinisch meist mit niedrig gradigem Fieberkrankheitsgefühl und einem juckenden Exanthem, das durch ein Nebeneinander von Papeln, Vesikeln und verkrusteten Hautarealen gekennzeichnet ist und auch Schleimhäute betreffen kann. Da das Varicella-zoster-Virus wie andere Herpesviren lebenslang in Ganglienzellen persistiert, kann bei Immundefekten, im höheren Lebensalter, aber auch in der Schwangerschaft eine lokalisierte Reinfektion (sog. Zoster) wieder klinisch in Erscheinung treten. Als impfpräventable Erkrankung mit bis zu 500.000 Fällen in der BRD pro Jahr wird die Windpockenimpfung mittlerweile nicht nur für Kinder, sondern auch z. B. für Frauen mit Kinderwunsch vor Empfängnis empfohlen (Sanchez et al. 2011, Shields et al. 2001).

25.6.2 Maternale Infektion

Varizellen in der Schwangerschaft sind selten, da 93 % bis 95 % der Schwangeren je nach ethnischer Herkunft Antikörper gegen das Varizellavirus besitzen. Die bedeutendste Komplikation für die Schwangere selbst ist die Pneumonie.

Im Falle einer maternalen Infektion kann des Virus gerade zu Beginn der Schwangerschaft in bis zu 20 % transplazentar auf das Kind übergehen. Im III. Trimenon steigt die Virustransmissionsrate auf bis zu 80 % an. Im Expositionsfalle mit Gefahr der direkten Tröpfcheninfektion von einer serologisch negativen Schwangeren durch eine windpockeninfizierte Person (Expositionsdefinition: enger „Face-to-face-Kontakt" über mindestens eine Stunde) kann die hohe Kontagiosität durch eine passive Immunisierung mittels eines Varizella-Zoster-Hyperimmunglobulins abgefangen werden. Nach Varizellenexposition wird deshalb die passive Immunprophylaxe der Mutter mit dem Varizella-Zoster-Immunglobulin (VZIG 0,5 ml/kg maternalem Körpergewicht i.m. oder 1 ml/kg maternalem Körpergewicht i.v.) empfohlen. Wichtig ist die rechtzeitige Gabe innerhalb von 72 bis 96 Stunden nach Exposition. Nach der 20. SSW ist aufgrund der fehlenden Teratogenität trotz einer evtl. Virustransmission keine passive Immunglobulingabe an die Mutter mehr erforderlich (Sanchez et al. 2011, Shields et al. 2001, Wutzler u. Sauerbrei 2007).

Erkrankt eine Schwangere um den Zeitpunkt der Geburt an einer Varizelleninfektion, so kann zur Abschwächung einer möglichen neonatalen Infektion mit einem Virostatikum (Aciclovir 5-mal 800 mg täglich an die Mutter) therapiert werden. Kinderkliniken gehen zunehmend dazu über, Kinder von Müttern mit einer peripartalen Varizellenerkrankung zusätzlich direkt postnatal mit Immunglobulinen oder Virostatika gegen die eventuellen Komplikation einer neonatalen Varizelleninfektion prophylaktisch zu behandeln.

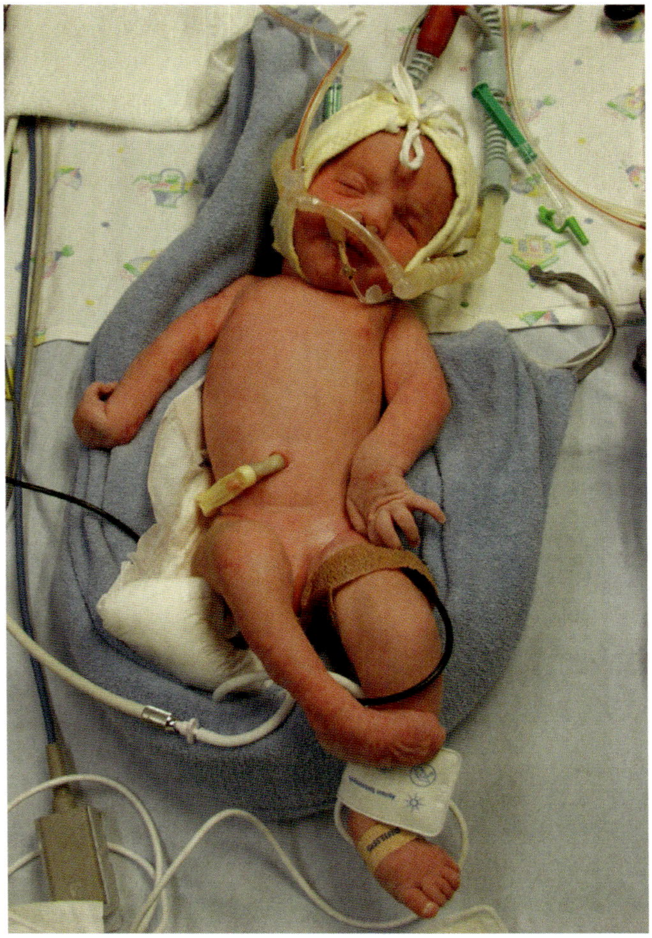

Abb. 25.13 Neugeborenes mit konnatalem Varizellen Syndrom bei maternalen Varizellen in der 12. SSW, viruspositivem Fruchtwasser in der 17. SSW und auch sonografischen Auffälligkeiten (Abb. 25.14)

25.6.3 Fetale Infektion

Nach einer maternalen Infektion bis zur 20. SSW kommt es gemäß den neueren Literaturquellen maximal in 1 % der Fälle zu einem kongenitalen Varizellensyndrom (z. B. dermatombezogene Weichteil- und Extremitätendefekte, lokalisierte Paralysen, Kontrakturen, Wachstumsretardierung und Hautaffekte, Abb. 25.13, Abb. 25.14, Abb. 25.15). Nach der 24. SSW wurden keinerlei dauerhafte fetale Schädigungen beobachtet. Fetale Infektionen nach maternal lokalem Zoster sind wegen der fehlenden Virämie ebenfalls nicht beschrieben (Enders et al. 1994, Sanchez et al. 2011, Shields et al. 2001, Wutzler u. Sauerbrei 2007).

Für die zweifelsfreie Sicherung einer fetalen Infektion nach maternaler Varizellenserokonversion/Varizelleninfektion benötigt man einen positiven Virusnachweis aus fetalem Gewebe, Ergüssen oder Fruchtwasser mittels molekularbiologischer Methoden. Virusspezifische Antikörper aus Fetalblut können das Vorliegen einer pränatalen Virustransmission ebenfalls belegen, jedoch ist eine positive IgM-Antwort im Nabelschnurblut nur bei 25 % der Fälle nachzuweisen (Pretlove et al. 2009).

Tipp

Ein zeitlicher Mindestabstand zwischen den maternalen Infektionszeichen und der invasiven Diagnostik von mindestens vier Wochen wird empfohlen.

Eine Punktion bei noch floridem maternalem Exanthem sollte wegen der gleichzeitigen Virämie unterbleiben. Eine invasive virologische und serologische Diagnostik aus Chorionzotten, fetalem Blut oder Fruchtwasser ist nur bei auffälligen Sonografie- oder MRT-Befunden nach maternaler Varizelleninfektion zwingend, da eine unauffällige intrauterine Bildgebung eine bleibende Varizellenschädigung des Fetus nahezu ausschließt.

In seltenen Fällen kann die Einbeziehung der pränatalen Kernspinresonanztomografie (MRT) speziell bei der Suche nach zerebralen Veränderungen durch eine fetale Varizelleninfektion hilfreich sein (Verstraelen et al. 2003, Wutzler u. Sauerbrei 2007).

25.6.4 Fazit

Varizellen in der Schwangerschaft können zu schwerwiegenden Verläufen bei Mutter und ungeborenem Kind führen. Beim Feten besteht nach einer maternalen Varizelleninfektion bis zur 20. SSW in 1 % der Fälle die Gefahr eines kongenitalen Varizellensyndroms. Für die Labordiagnostik aus Blut, Fruchtwasser oder Fetalgewebe-/ergüssen stehen sensitive molekularbiologische Nachweismethoden zur Verfügung. Nur im Falle von eindeutigem Virusnachweis und auffälligen pränatalen Sonografie- und MRT-Befunden ist von einer fetalen Schädigung auszugehen.

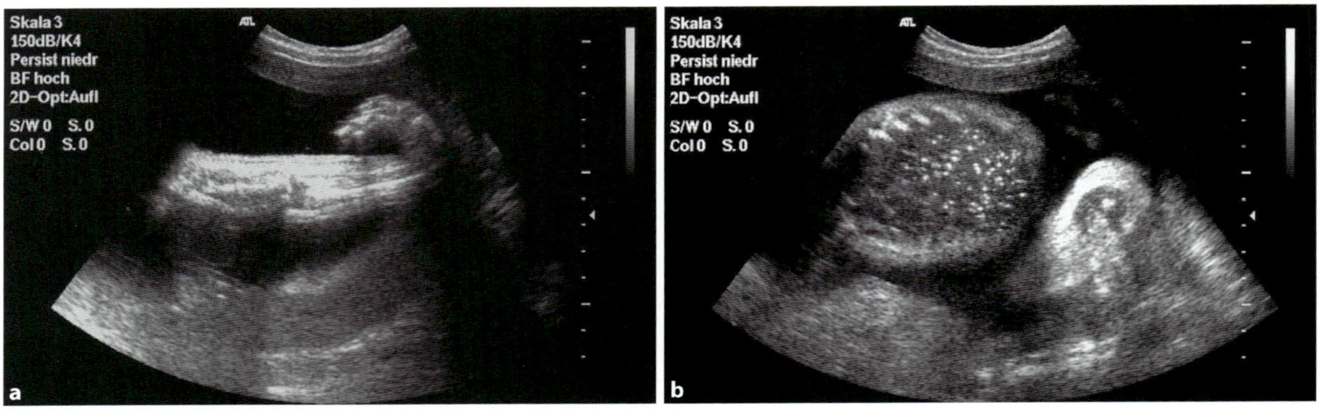

Abb. 25.14 Pränatale Sonografiebilder des Kindes von Abb. 25.13 mit konnatalem Varizellen Syndrom bei maternalen Varizellen in der 12. SSW und viruspositivem Fruchtwasser in der 17. SSW – neben multiplen intrahepatischen Kalzifikationen (**b**) findet sich auch schon eine postenzephalitische intrauterine radiale Fehlhaltung der Hand und des Armes (**a**) (Beide Einzelbilder stammen aus Videosequenzen, ▸ http://praenataldiagnostik.mathias-stiftung.com Clip 16)

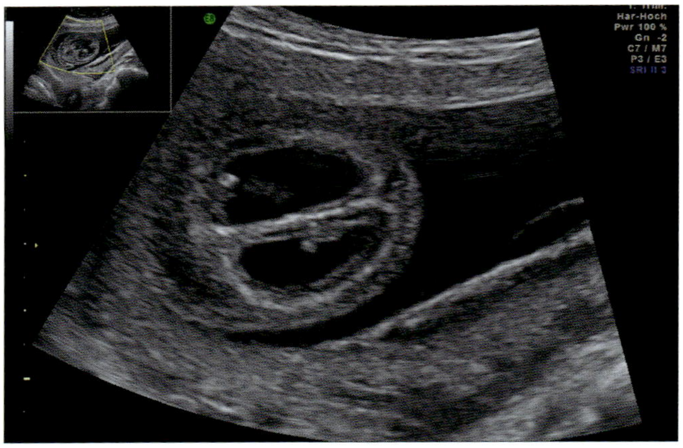

Abb. 25.15 Sonografiebild eines Fetus in der 13. SSW mit zerebraler Ventrikulomegalie und frühen intra- und periventrikulären hyperechogenen Arealen bei später bestätigtem kongenitalen Varizellensyndrom durch mütterliche Varizelleninfektion um die 8. SSW

Literatur

Adler SP, Nigro G (2009) Findings and conclusions from CMV hyperimmune globulin treatment trials. J Clin Virol 46(Suppl 4):S54–S57

Banatvala JE, Brown DW (2004) Rubella. Lancet 363(9415):1127–1137

Bekhit MT, Greenwood PA, Warren R, Aarons E, Jauniaux E (2009) In utero treatment of severe fetal anaemia due to parvovirus B19 in one fetus in a twin pregnancy – a case report and literature review. Fetal Diagn Ther 25(1):153–157

Benoist G, Salomon LJ, Jacquemard F, Daffos F, Ville Y (2008) The prognostic value of ultrasound abnormalities and biological parameters in blood of fetuses infected with cytomegalovirus. BJOG Jun 115(7):823–829

Benoist G, Leruez-Ville M, Magny JF, Jacquemard F, Salomon LJ, Ville Y (2013) Management of Pregnancies with Confirmed Cytomegalovirus Fetal Infection. Fetal Diagn Ther 33:203–214

Bessières MH, Berrebi A, Cassaing S, Fillaux J, Cambus JP, Berry A, Assouline C, Ayoubi JM, Magnaval JF (2009) Diagnosis of congenital toxoplasmosis: prenatal and neonatal evaluation of methods used in Toulouse University Hospital and incidence of congenital toxoplasmosis. Mem Inst Oswaldo Cruz 104(2):389-392

Best JM, O'Shea S, Tipples G, Davies N, Al-Khusaiby SM, Krause A, Hesketh LM, Jin L, Enders G (2002) Interpretation of rubella serology in pregnancy – pitfalls and problems. BMJ 325:147–148

Bonvicini F, Manaresi E, Gallinella G, Gentilomi GA, Musiani M, Zerbini M (2009) Diagnosis of fetal parvovirus B19 infection: value of virological assays in fetal specimens. BJOG 116(6):813–817

Cannon MJ, Schmid DS, Hyde TB (2010) Review of cytomegalovirus seroprevalence and demographic characteristics associated with infection. Rev Med Virol 20(4):202–213

Cheeran MC, Lokensgard JR, Schleiss MR (2009) Neuropathogenesis of congenital cytomegalovirus infection: disease mechanisms and prospects for intervention. Clin Microbiol Rev 22(1):99–126

Christoph J, Kattner E, Seitz HM, Reiter-Owona I (2004) Strategies for the diagnosis and treatment of prenatal toxoplasmosis – a survey. Z Geburtshilfe Neonatol 208:10–16

Coll O, Benoist G, Ville Y, Weisman LE, Botet F, Anceschi MM, Greenough A, Gibbs RS, Carbonell-Estrany X (2009) Guidelines on CMV congenital infection. J Perinat Med 37(5):433–445

Enders G, Calm A, Schaub J (1984) Rubella embryopathy after previous maternal rubella vaccination Infection. Mar–Apr 12(2):96–8

Enders G, Daiminger A, Bäder U, Exler S, Enders M (2011) Intrauterine transmission and clinical outcome of 248 pregnancies with primary cytomegalovirus infection in relation to gestational age. J Clin Virol 52(3):244-246

Enders M, Klingel K, Weidner A, Baisch C, Kandolf R, Schalasta G, Enders G (2010) Risk of fetal hydrops and non-hydropic late intrauterine fetal death after gestational parvovirus B19 infection. J Clin Virol 49(3):163–168

Enders G, Miller E, Cradock-Watson J, Bolley I, Ridehalgh M. (1994) Consequences of varicella and herpes zoster in pregnancy: prospective study of 1739 cases. Lancet.18;343(8912):1548-51

Enders M, Weidner A, Zoellner I, Searle K, Enders G (2004) Fetal morbidity and mortality after acute human parvovirus B19 infection in pregnancy: prospective evaluation of 1018 cases. Prenat Diagn 24(7):513–518

Enders G (2005) Akzidentelle Rötelnschutzimpfungen um den Zeitpunkt der Konzeption und in der Frühschwangerschaft Bundesgesundheitsblatt–Gesundheitsforschung–Gesundheitsschutz. Springer Medizin Verlag, Berlin

Foulon W, Pinon JM, Stray-Pedersen B, Pollak A, Lappalainen M, Decoster A, Villena I, Jenum PA, Hayde M, Naessens A (1999) Prenatal diagnosis of congenital toxoplasmosis: a multicenter evaluation of different diagnostic parameters. Am J Obstet Gynecol 181(4):843-847

Gärtner B, Enders M, Luft-Duchow C, Bocharov G, Modorow S (2007) Parvovirus-B19-Infektionen bei Schwangeren in der Kinderbetreuung Bundesgesundheitsblatt – Gesundheitsforschung – Gesundheitsschutz 50: 1369. Springer Medizin Verlag, Berlin

Goegebuer T, Van Meensel B, Beuselinck K, Cossey V, Van Ranst M, Hanssens M, Lagrou K (2009) Clinical predictive value of real-time PCR quantification of human cytomegalovirus DNA in amniotic fluid samples. J Clin Microbiol 47(3):660–665

Groß U (2004) Prävalenz und Public-Health-Aspekte der Toxoplasmose. Bundesgesundheitsblatt 47:692–697

Groß U, Roos T, Friese K (2001) Toxoplasmose in der Schwangerschaft. Dt Ärzteblatt 98:A 3293–A 3300

Guerra B, Simonazzi G, Puccetti C, Lanari M, Farina A, Lazzarotto T, Rizzo N (2008) Ultrasound prediction of symptomatic congenital cytomegalovirus infection. Am J Obstet Gynecol 198:380.e1–380.e7

Hamprecht K, Jahn G (2007) Human cytomegalovirus and congenital virus infection. Bundesgesundheitsblatt Gesundheitsforschung Gesundheitsschutz 50(11):1379–1392

Hamprecht K, Maschmann J, Jahn G, Poets CF, Goelz R (2008) Cytomegalovirus transmission to preterm infants during lactation. J Clin Virol 41(3):198–205

Hohlfeld P, Daffos F, Costa JM, Thulliez P, Forestier F, Vidaud M (1994) Prenatal diagnosis of congenital toxoplasmosis with a polymerase-chain-reaction test on amniotic fluid. N Engl J Med 331:695–699

Kakoulidou M, Forsgren M, Lewensohn-Fuchs I, Johansen K (2010) Serum levels of rubella-specific antibodies in Swedish women following three decades of vaccination programmes. Vaccine 28(4):1002–1007

Lamont RF, Sobel JD, Vaisbuch EB, Kusanovic JP, Mazaki-Tovi S, Kim SK, Uldbjerg N, Romero R (2011) Parvovirus B19 infection in human pregnancy. BJOG 118:175–186

Lazzarotto T, Guerra B, Lanari M, Gabrielli L, Landini MP (2008) New advances in the diagnosis of congenital cytomegalovirus infection. J Clin Virol 41(3):192–197

Montoya JG, Remington JS (2008) Management of Toxoplasma gondii infection during pregnancy. Clin Infect Dis 47(4):554–566

Munro ND, Sheppard S, Smithells RW, Holzel H, Jones G (1987) Temporal relations between maternal rubella and congenital defects. Lancet 2(8552):201–204

Mylonas I, Gutsche S, Anton G, Jeschke U, Weissenbacher ER, Friese K (2007) Parvovirus-B19-Infektion in der Schwangerschaft. Z Geburtsh Neonatol 211:60–68

Nagel HT, de Haan TR, Vandenbussche FP, Oepkes D, Walther FJ (2007) Long-term outcome after fetal transfusion for hydrops associated with parvovirus B19 infection. Obstet Gynecol 109(1):42–47

Nigro G, Adler SP, La Torre R, Best AM (2005) Passive immunization during pregnancy for congenital cytomegalovirus infection. Congenital Cytomegalovirus Collaborating Group. N Engl J Med 353(13):1350–1362

Nigro G, Torre RL, Pentimalli H, Taverna P, Lituania M, de Tejada BM, Adler SP (2008) Regression of fetal cerebral abnormalities by primary cytomegalovirus infection following hyperimmunoglobulin therapy. Prenat Diagn 28(6):512–517

Pass RF, Zhang C, Evans A, Simpson T, Andrews W, Huang ML, Corey L, Hill J, Davis E, Flanigan C, Cloud G (2009) Vaccine prevention of maternal cytomegalovirus infection. N Engl J Med 360(12):1191–1199

Picone O, Simon I, Benachi A, Brunelle F, Sonigo P (2008) Comparison between ultrasound and magnetic resonance imaging in assessment of fetal cytomegalovirus infection. Prenat Diagn 28(8):753–758

Pratlong F, Boulot P, Villena I, Issert E, Tamby I, Cazenave J, Dedet JP (1996) Antenatal diagnosis of congenital toxoplasmosis: evaluation of the biological parameters in a cohort of 286 patients. Br J Obstet Gynaecol 103(6):552-557

Pretlove SJ, Fox CE, Khan KS, Kilby MD (2009) Noninvasive methods of detecting fetal anaemia: a systematic review and meta-analysis. BJOG 116(12):1558–1567

Romand S, Wallon M, Franck J, Thulliez P, Peyron F, Dumon H (2001) Prenatal diagnosis using polymerase chain reaction on amniotic fluid for congenital toxoplasmosis. Obstet Gynecol 97(2):296-300

Sanchez MA, Bello-Munoz JC, Cebrecos I, Sanz TH, Martinez JS, Moratonas EC, Roura LC (2011) The prevalence of congenital varicella syndrome after a maternal infection, but before 20 weeks of pregnancy: a prospective cohort study. J Matern Fetal Neonatal Med 24(2):341–347

Shields KE, Galil K, Seward J, Sharrar RG, Cordero JF, Slater E (2001) Varicella vaccine exposure during pregnancy: data from the first 5 years of the pregnancy registry. Obstet Gynecol 98(1):14–19

Signorell LM, Seitz D, Merkel S, Berger R, Rudin C (2006) Cord blood screening for congenital toxoplasmosis in northwestern Switzerland, 1982–1999. Pediatr Infect Dis J 25(2):123–128

Stelma FF, Smismans A, Goossens VJ, Bruggeman CA, Hoebe CJ (2009) Occupational risk of human Cytomegalovirus and Parvovirus B19 infection in female day care personnel in the Netherlands a study based on seroprevalence. Eur J Clin Microbiol Infect Dis 28(4):393–397

Syridou G, Spanakis N, Konstantinidou A, Piperaki ET, Kafetzis D, Patsouris E, Antsaklis A, Tsakris A (2008) Detection of cytomegalovirus, parvovirus B19 and herpes simplex viruses in cases of intrauterine fetal death: association with pathological findings. J Med Virol 80(10):1776–1782

Thiébaut R, Leproust S, Chêne G, Gilbert R, SYROCOT (Systematic Review on Congenital Toxoplasmosis) study group (2007) Effectiveness of prenatal treatment for congenital toxoplasmosis: a meta-analysis of individual patients' data. Lancet 369(9556):115–122

Ushida M, Katow S, Furukawa S (2003) Congenital rubella syndrome due to infection after maternal antibody conversion with vaccine. Jpn J Infect Dis 56(2):68–69

Vauloup-Fellous C, Hübschen JM, Abernathy ES, Icenogle J, Gaidot N, Dubreuil P, Parent-du-Châtelet I, Grangeot-Keros L, Muller CP (2010) Phylogenetic analysis of rubella viruses involved in congenital rubella infections in France between 1995 and 2009. J Clin Microbiol 48(7):2530–2535

Vauloup-Fellous C, Picone O, Cordier AG, Parent-du-Châtelet I, Senat MV, Frydman R, Grangeot-Keros L (2009) Does hygiene counseling have an impact on the rate of CMV primary infection during pregnancy? Results of a 3-year prospective study in a French hospital. J Clin Virol 46(Suppl 4):S49–S53

Verstraelen H, Vanzieleghem B, Defoort P, Vanhaesebrouck P, Temmerman M (2003) Prenatal ultrasound and magnetic resonance imaging in fetal varicella syndrome: correlation with pathology findings. Prenat Diagn 23(9):705–709

Villena I, Ancelle T, Delmas C, Garcia P, Brezin AP, Thulliez P, Wallon M, King L, Goulet V (2010) Toxosurv network and National Reference Centre for Toxoplasmosis.Congenital toxoplasmosis in France in 2007: first results from a national surveillance system. Euro Surveill. Jun 24 15(25). pii: 19600

Wallon M, Franck J, Thulliez P, Huissoud C, Peyron F, Garcia-Meric P, Kieffer F (2010) Accuracy of real-time polymerase chain reaction for Toxoplasma gondii in amniotic fluid. Obstet Gynecol 115(4):727-733

Wandinger KP, Saschenbrecker S, Steinhagen K, Scheper T, Meyer W, Bartelt U, Enders G (2011) Diagnosis of recent primary rubella virus infections: Significance of glycoprotein-based IgM serology, IgG avidity and immunoblot analysis. J Virol Methods 174(1-2):85–93

Wutzler P, Sauerbrei A (2007) Varizellen in der Schwangerschaft und bei Neugeborenen. Bundesgesundheitsblatt – Gesundheitsforschung – Gesundheitsschutz 50:237–244 (Springer Medizin Verlag)

Yamamoto AY, Mussi-Pinhata MM, Boppana SB, Novak Z, Wagatsuma VM, Oliveira Pde F, Duarte G, Britt WJ (2010) Human cytomegalovirus reinfection is associated with intrauterine transmission in a highly cytomegalovirus-immune maternal population. Am J Obstet Gynecol 202(3):297.e1–297.e8

Yinon Y, Farine D, Yudin MH, Gagnon R, Hudon L, Basso M, Bos H, Delisle MF, Menticoglou S, Mundle W, Ouellet A, Pressey T, Roggensack A, Boucher M, Castillo E, Gruslin A, Money DM, Murphy K, Ogilvie G, Paquet C, Van Eyk N, van Schalkwyk J (2010) Cytomegalovirus infection in pregnancy. Fetal Medicine Committee, Society of Obstetricians and Gynaecologists of Canada. J Obstet Gynaecol Can 32(4):348–354

Zalel Y, Gilboa Y, Berkenshtat M, Yoeli R, Auslander R, Achiron R, Goldberg Y (2008) Secondary cytomegalovirus infection can cause severe fetal sequelae despite maternal preconceptional immunity. Ultrasound Obstet Gynecol 31(4):417–420

Invasive Pränataldiagnostik

A. Geipel

U. Gembruch, K. Hecher, H. Steiner (Hrsg.), *Ultraschalldiagnostik in Geburtshilfe und Gynäkologie*,
DOI 10.1007/978-3-642-29633-8_26,

Vor mehr als 40 Jahren erschienen die ersten Berichte über eine erfolgreiche Chromosomendiagnostik aus angezüchteten Fruchtwasserzellen. Seit Beginn der siebziger Jahre wurde die pränatale Chromosomendiagnostik in zahlreichen Labors als Routineverfahren etabliert und stellt auch heute noch den Hauptanteil der durchgeführten pränatalen Analysen dar (▶ Kap. 27, Genetik). Dabei ist die **Amniozentese im II. Trimenon** das weltweit am häufigsten eingesetzte Punktionsverfahren. Üblicherweise liegen die Ergebnisse erst nach der 16. SSW vor, sodass die **Chorionzottenbiopsie** („chorionic villous sampling", CVS) als alternative Punktionsart für das I. Trimenon entwickelt wurde.

Noch immer ist das fortgeschrittene maternale Alter (≥35 Jahren) die häufigste Indikation für beide Verfahren (Lichtenbelt et al. 2011, Hagen et al. 2011).

In manchen europäischen Ländern wird derzeit bei mehr als 10 % der Schwangeren eine invasive Pränataldiagnostik durchgeführt (Tabor u. Alfirevic 2010). Mit zunehmender Verbreitung und Akzeptanz der sonografischen und biochemischen Diagnostik im I. Trimenon ist allerdings in vielen Ländern ein Trend zu einem Rückgang an invasiven Eingriffen insgesamt und zu einer teilweisen Verlagerung dieser in das I. Trimenon zu beobachten (Geipel et al. 2007, Nadel u. Likhite 2009, Vestergaard et al. 2009, Hagen et al. 2011).

In Anbetracht des Abortrisikos aller invasiven Eingriffe erscheint die Isolierung zellfreier fetaler RNA und DNA aus mütterlichem Blut als vielversprechende nicht invasive Alternative. Diese erlaubt bereits jetzt im Rahmen einzelner Studien eine fetale Chromosomendiagnostik. Technische Herausforderungen stellen nach wie vor die geringe Menge fetalen Materials (ca. 3–6 % der DNA im maternalen Plasma) sowie die Unterscheidung zwischen fetaler und maternaler DNA dar (Lo et al. 2009).

Nachfolgend wird auf die Indikationen sowie die wichtigsten Techniken der invasiven Pränataldiagnostik (Amniozentese, CVS, Kordozentese, fetale Hautbiopsie) eingegangen.

26.1 Indikationen zur invasiven Diagnostik

In den Mutterschaftsrichtlinien ist das Angebot einer invasiven Diagnostik bei Schwangeren mit einem erhöhten Risiko für genetische Krankheiten vorgesehen. Mögliche Gründe für eine invasive Pränataldiagnostik sind in der folgenden Übersicht zusammengestellt.

Gründe für eine invasive Pränataldiagnostik

Erhöhtes Risiko für fetale Chromosomenstörungen:

- Auffällige Ultraschallbefunde beim Fetus (z. B. verdickte Nackentransparenz, Marker, Fehlbildungen)
- Auffälliges biochemisches Screening im I. und II. Trimenon
- Erhöhtes Alter der Schwangeren
- Balancierte chromosomale Translokation bei einem Elternteil
- Strukturelle oder numerische chromosomale Aberration bei einem Elternteil oder einer vorausgegangenen Schwangerschaft

Erhöhtes Risiko für genetische oder biochemische Erkrankungen des Fetus

- Familiäre Erkrankungen, die einer molekulargenetischen Diagnostik zugänglich sind
- Familiäre Erkrankungen, die einer biochemischen Diagnostik zugänglich sind

Diagnostik fetaler Infektionen

- Bestimmung von fetalen Blutgruppen- und Blutplättchenantigenen (erfolgt derzeit zunehmend durch Untersuchungen der fetalen DNA im maternalen Blut)

In den letzten Jahrzehnten ist das **Alter der Schwangeren** in den meisten westeuropäischen Ländern kontinuierlich angestiegen, sodass trotz zunehmender Verbreitung des Ersttrimesterscreenings und rückläufiger Punktionszahlen insgesamt, das „erhöhte" maternale Alter die führende Indikation zur invasiven Diagnostik ist.

In einer holländischen Untersuchung aus dem Jahr 2009 wurden 71,5 % der über 36-jährigen Schwangeren mit der Indikation „erhöhtes maternales Alter" zur invasiven Pränataldiagnostik zugewiesen (Lichtenbelt et al. 2009).

Richtlinien zur invasiven Diagnostik bei Schwangeren wurden in vielen Ländern Westeuropas in den 1970iger Jahren aufgestellt, als willkürliche Altersgrenze wurde zunächst ≥38 Jahre, später meist ≥35 Jahre gewählt. Der positive Vorhersagewert für eine Aneuploidie liegt zwischen dem 35. und 40. Lebensjahr aber nur bei 0,3–1 %, das heißt, mehr als 99 % der untersuchten Schwangerschaften sind chromosomal unauffällig.

Unter Berücksichtigung der gegenwärtigen Altersstruktur in Europa müssten zwischen 15 % und 25 % der Schwangeren getestet werden, um für Trisomie 21 eine Entdeckungsrate zwischen 50 % und 60 % zu erreichen.

In Anbetracht der Möglichkeiten der gezielten sonografischen und biochemischen Evaluierung mit einer deutlich individuelleren Risikoabschätzung und Entscheidungsfindung erscheint das Festhalten an einer starren Altersgrenze fragwürdig. So beobachten viele Zentren eine Zunahme der Ersttrimesterdiagnostik, einen Rückgang der Untersuchungen im frühen II. Trimenon sowie eine Konstanz der Untersuchungen zur Organdiagnostik um die 20. SSW (Geipel et al. 2007, Hagen et al. 2011). Verbunden ist damit ein Rückgang an invasiver Diagnostik insgesamt, eine rückläufige Zahl an Amniozentesen bei leichter Zunahme an Chorionzottenbiopsien (◘ Abb. 26.1), jedoch gleichbleibend hohe Detektionsraten für die autosomalen Trisomien. Von Vorteil ist auch der frühere Diagnosezeitpunkt der Aneuploidien, da für viele Frauen mit zunehmendem Gestationsalter ein Schwangerschaftsabbruch als traumatischer empfunden wird (Vestergaard et al. 2009, Hagen et al. 2011).

26.2 Amniozentese

Die Amniozentese ist der häufigste invasive Eingriff in der Pränatalmedizin.

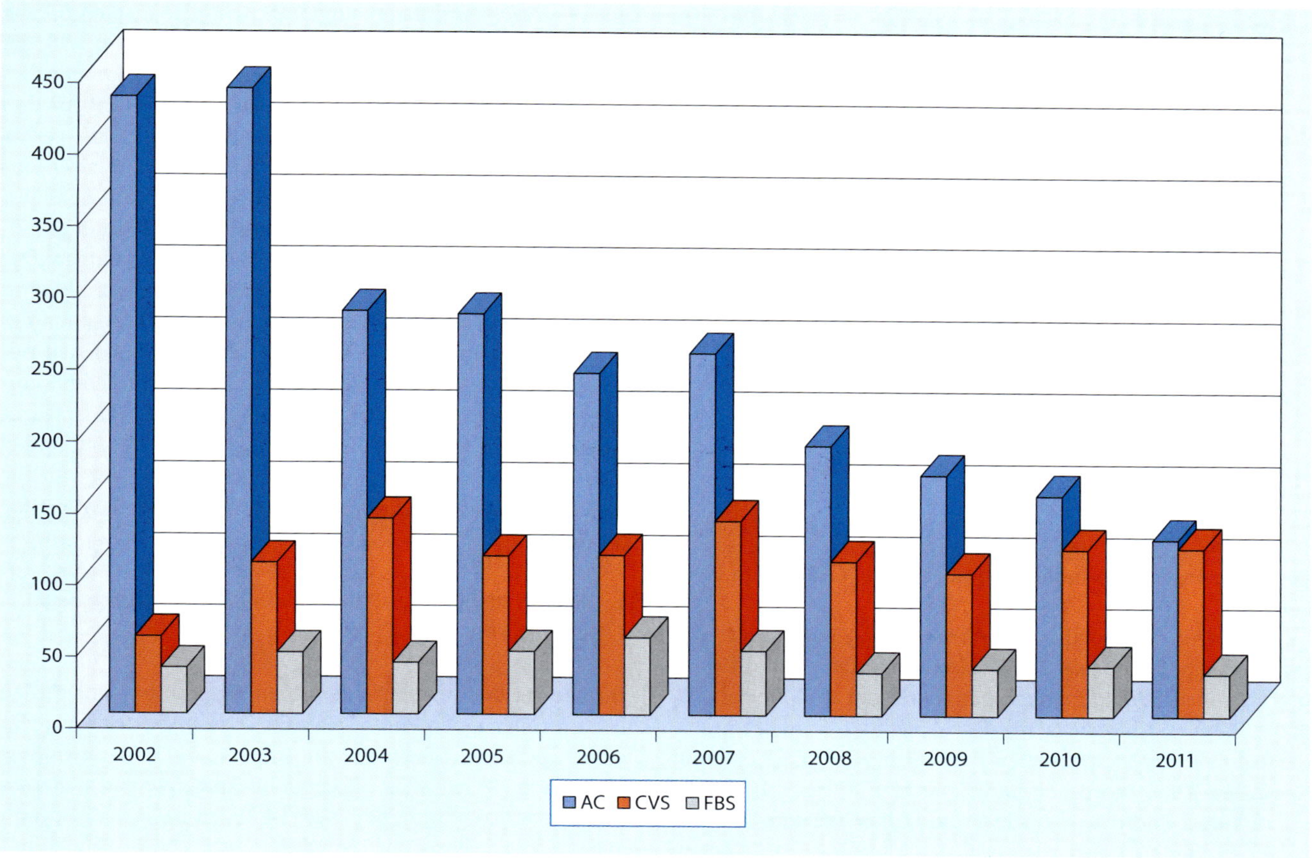

Abb. 26.1 Anzahl invasiver Eingriffe am UKB Bonn im Zeitraum 2002–2011 bei gleichbleibender Zahl pränataldiagnostisch untersuchter Patientinnen. *AC* Amniozentese, *CVS* Chorionzottenbiopsie, *FBS* „fetal blood sampling"

Der Eingriff wird ambulant durchgeführt, die **technische Durchführung** ist vielfach beschrieben (Nizard 2010). In der Regel braucht man zwei Durchführende: der Punkteur hält den Ultraschallkopf in der einen und die Punktionsnadel in der anderen Hand, verwendet wird meist eine 22-G- oder 20-G-Spinalnadel. Die zu punktierende Fruchtwassertasche sollte in der Mitte des Ultraschallfeldes liegen. Die Nadel wird etwa 3 cm entfernt vom Schallkopf lateral in einem Winkel von 45° eingeführt. Dabei müssen Nadel und Schallkopf während des gesamten Eingriffs in einer Ebene liegen (Abb. 26.2). Entweder der Assistent adaptiert dann die Spritze an die Nadel und zieht das Fruchtwasser (ca. 15 ml) ab oder der Punkteur übergibt den Schallkopf an den Assistenten und zieht selbst das Fruchtwasser ab (Abb. 26.3). In der Regel wird der erste Milliliter verworfen, um das Risiko einer Kontamination mit maternalen Zellen zu verringern.

Nadel und Schallkopf müssen während des gesamten Eingriffs in einer Ebene liegen.

Die meisten Punkteure vermeiden eine transplazentare Punktion, um das Risiko einer intraamnialen Blutung gering zu halten. Allerdings wird auch bei transplazentarer Nadelführung kein höheres Abortrisiko beschrieben (Müngen et al. 2006, Kozlowski et al. 2008). So ist bei einer großflächigen Vorderwandplazenta die transplazentare Punktion einer sehr weit lateral durchgeführten transamnialen Punktion vorzuziehen.

In einer randomisierten Studie wurde die Verwendung einer 20-G-Nadel mit einer 22-G-Nadel verglichen. Die 20-G-Spinalnadel war mit mehr Schmerzen, aber einer schnelleren Gewinnung des Fruchtwassers sowie bei transplazentarer Punktion mit weniger intraamnialen Blutungen assoziiert (Athanasiadis et al. 2009).

Tipp

Der optimale Zeitpunkt für die Durchführung der Amniozentese liegt nach 15+0 SSW, da bei früherer Amniozentese das Abortrisiko im Vergleich zur CVS und zur Amniozentese ab der 16. SSW signifikant erhöht ist.

Bei der **Frühamniozentese** (<13+6 SSW) kommt es ebenfalls häufiger zur Fruchtwasserleckage sowie zur Klumpfußbildung im Vergleich zu der nach diesem Zeitpunkt durchgeführten Amniozentese, auch lässt sich häufiger kein ausreichendes Zellwachstum erreichen (Tabor u. Alfirevic et al. 2010). Der genaue Mechanismus der Klumpfußbildung ist nicht bekannt. Es ist zu vermuten, dass dies Folge der passager reduzierten Fruchtwassermenge ist.

Die Sicherheit einer **Amniozentese zwischen 14+0 und 14+6 SSW** ist nicht abschließend geklärt, doch wurden in einer Beobachtungsstudie in dieser Gruppe vermehrt respiratorische

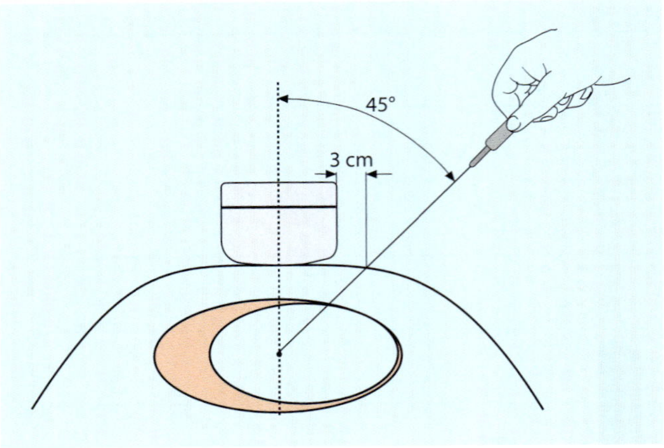

Abb. 26.2 Schematische Darstellung der Amniozentesetechnik (Adaptiert nach Ville et al. 1995)

Probleme in der Neonatalzeit beschrieben (Cederholm et al. 2005).

Während es bezüglich der **Abortrate** keinen Unterschied zwischen einer oder zwei Nadelinsertionen gibt, steigt diese bei drei oder mehr Punktionsversuchen signifikant an (Müngen et al. 2006, Tabor u. Alfirevic 2010). Der Anteil der Amniozentesen, die mehr als eine Nadelinsertion benötigen, wird in der Literatur mit 0,2 bis 2,9 % angegeben (Mujezinovic u. Alfirevic 2007).

In vielen Zentren und Schwerpunktpraxen stellte die Amniozentese einen Standardeingriff dar, allerdings ist in Zeiten rückläufiger Punktionszahlen eine ausreichende Ausbildung des ärztlichen Nachwuchses erschwert (Abb. 26.1). Neben dem Erwerb theoretischer Kenntnisse besteht in praxi eine individuelle Lernkurve, die zwischen 50 und 100 Punktionen anzusetzen ist (Kozlowski et al. 2008, Nizard et al. 2002). Verschiedene Trainingsmodelle wurden zum Erlernen der Punktionstechnik entwickelt; allerdings wird die Mehrzahl der Ärzte nach wie vor direkt an der Schwangeren ausgebildet (Nizard et al. 2002, Karasahin et al. 2009). Das Ziel des Trainings besteht insbesondere darin, die Nadel in Richtung des Punktionszieles so einzuführen, dass diese während des gesamten Eingriffes gut sichtbar ist, d. h., der Schallkopf muss exakt in der Punktionsebene gehalten werden. In den meisten Ländern gibt es keine klaren Richtlinien für invasive Eingriffe im Hinblick auf die Kompetenzerlangung und -erhaltung. Die Durchführung von ca. 50 Eingriffen pro Jahr pro Punkteur werden als ausreichend angesehen (Nizard 2010, Tabor et al. 2009). In der Studie von Tabor et al. mit mehr als 32.000 durchgeführten Amniozentesen in einem 11-Jahres-Zeitraum war das Risiko einer Fehlgeburt in Zentren mit weniger als 500 Punktionen in diesem Zeitraum (<50 pro Jahr) um den Faktor 2,2 erhöht (Tabor et al. 2009). Wären alle Eingriffe unter den Zentren gleichmäßig verteilt gewesen wären, hätte dies eine jährliche Eingriffszahl von ca. 150 pro Zentrum bedeutet. Ob dies eine ausreichende Anzahl darstellt, um bestehende Expertisen aufrechtzuerhalten und gleichzeitig jüngere Kollegen auszubilden, erscheint fragwürdig. Eine weitestgehende Zentralisierung solcher Eingriffe erscheint vorteilhaft (Tabor et al. 2009).

Eine Amniozentese kann mit maternalen und fetalen Komplikationen verbunden sein, über diese muss die Patientin vor dem Eingriff entsprechend aufgeklärt sein. Die **Risiken für die Schwangere** selbst sind in der Regel gering, nur in seltenen Fällen wurden ernsthafte Erkrankungen, meist Infektionen, beschrieben. Auch die unmittelbare **Verletzungsgefahr für den Fetus** ist bei kontinuierlicher Ultraschallkontrolle sehr gering (Brambati u. Tului 2005, Nizard 2010). Das Risiko invasiver Eingriffe ist insbesondere durch ihre **höhere Abortrate** definiert. Diese setzt sich aus der **spontanen Verlustrate** (**Hintergrundrisiko**) und der **eingriffsbedingten Verlustrate** zusammen. Das Hintergrundrisiko ist abhängig vom Patientenkollektiv, es wird unter anderem vom Alter der Schwangeren, der Indikation des Eingriffs und dem Gestationsalter beeinflusst. So wurden in vielen retrospektiven Studien Schwangerschaften mit Fehlbildungen, erhöhtem Risiko für Chromosomenstörungen oder nachgewiesenen Aneuploidien ausgeschlossen. Entsprechend finden sich in der Literatur sehr heterogene Angaben sowohl für die spontane als auch für die Amniozentese-assoziierte Abortrate (Tab. 26.1).

> **Die eingriffsbedingte Abortrate bei Amniozentese liegt bei ca. 0,5 %.**

Einzelne Studien unterscheiden sich insbesondere hinsichtlich der Kontrollgruppen, ihrer Definition eines Abortes sowie der Follow-up-Dauer (Mujezinovic u. Alfirevic 2007). In einem systematischen Review stieg die gepoolte Abortrate aus mehreren Studien von 0,6 % innerhalb von 14 Tagen nach dem Eingriff auf 0,9 % <24 SSW bis auf 1,9 % Gesamtverlustrate. Fanden nur kontrollierte Studien Berücksichtigung (n=5), betrug die Verlustrate im II. Trimenon nach Amniozentese 1,28 % (+0,64 %) im Vergleich zur Kontrollgruppe mit 0,64 %. Die Gesamtverlustrate betrug 2,44 % (+0,54 %) nach Amniozentese und 1,9 % bei den Kontrollen (Mujezinovic u. Alfirevic 2007). Während einige kontrollierte Studien kein zusätzliches Abortrisiko nach Amniozentese angeben (Eddleman et al. 2006, Odibo et al. 2008a), beziffern andere dieses auf ca. 0,5 % (Kozlowski et al. 2008, Tabor et al. 2009, Tab. 26.1).

Verschiedenen Studien analysierten **Risikofaktoren**, die unabhängig von der Amniozentese mit einer erhöhten Abortrate assoziiert sein können. Blutungen im I. Trimenon oder zum Zeitpunkt der Punktion erhöhten das Abortrisiko im einigen Studien (Papantoniou et al. 2001, Kozlowski et al. 2008), ebenso war das Abortrisiko erhöht, wenn das Fruchtwasser blutig oder verfärbt war (Tabor et al. 1986, Kong et al. 2006). Die spontane Abortrate ist auch unter älteren Schwangeren ≥40 Jahren oder solchen mit auffälligem Serumscreening in manchen Studien erhöht (Tabor et al. 1986, Kong et al. 2006, Kozlowski et al. 2008). Als weitere Risikofaktoren wurden eine Anamnese rekurrierender Fehlgeburten, der maternale Nikotinabusus sowie ein BMI >40 benannt (Papantoniou et al. 2001, Kozlowski et al. 2008).

Das Hauptproblem aller Studien ist, eine adäquate Kontrollgruppe zu definieren. In einem idealen Studienansatz müssten Frauen, die eine Amniozentese aufgrund verschiedenster Indikationen wünschen, in einer großen prospektiv randomisierten Studie in eine Amniozentesegruppe und Nicht-Amniozentesegruppe eingeteilt werden, was heutzutage ethisch nicht akzeptabel ist.

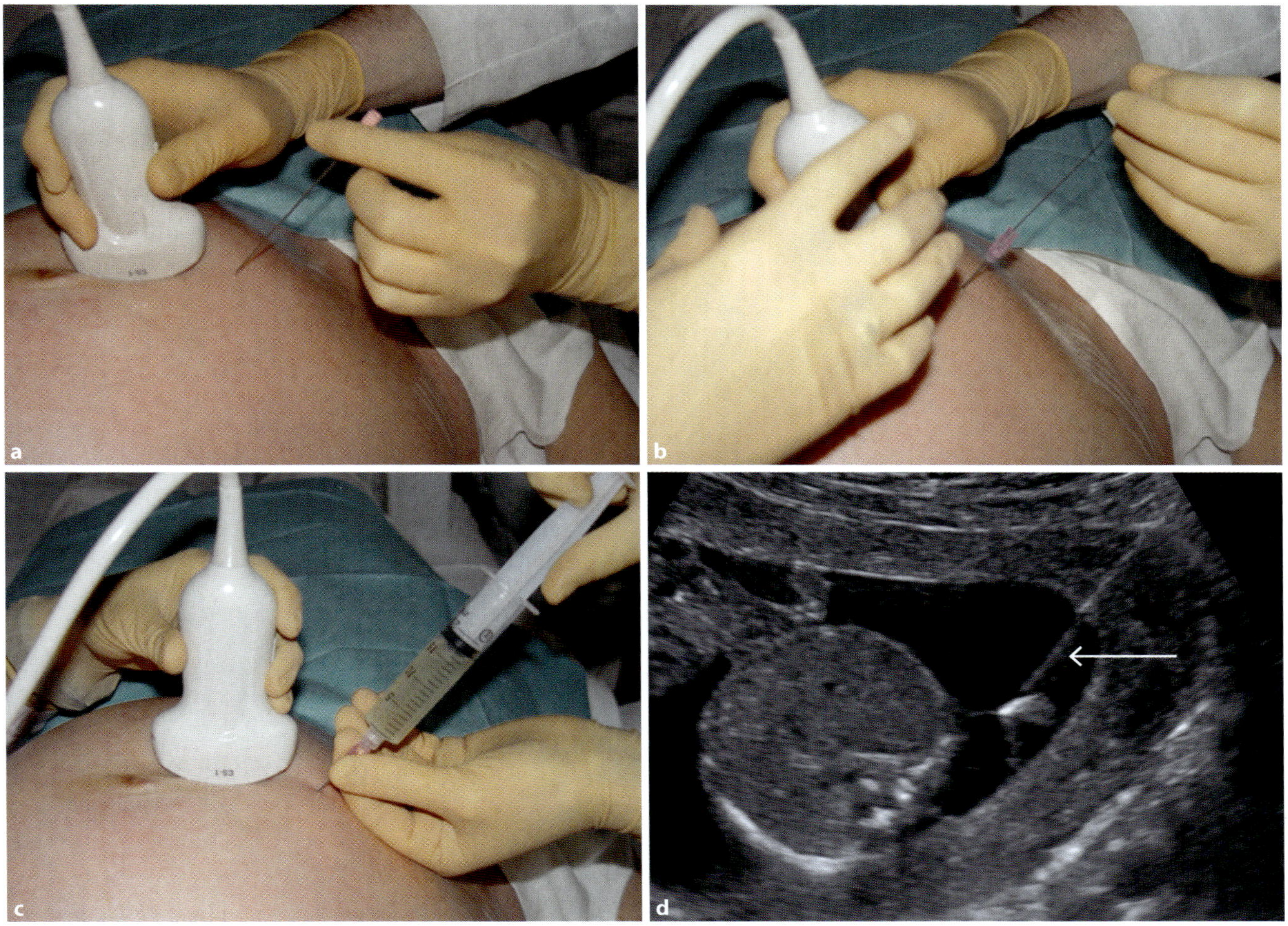

Abb. 26.3 Punktionstechnik bei Amniozentese. **a** Ultraschallkopf und Nadel werden durch den Punkteur in einer Ebene gehalten. **b** Übergabe des Schallkopfs an den Assistierenden, Entfernen des Mandrains. **c** Aspiration des Fruchtwassers durch den Punkteur, Kontrolle der Nadelposition durch den Assistierenden. **d** Korrespondierendes Ultraschallbild (der *Pfeil* markiert die Nadel)

Obwohl eine mikrobielle Besiedelung der Fruchthöhle zum Abort führen kann, ist der **prophylaktische Einsatz von Antibiotika** im Rahmen einer Amniozentese **umstritten**. Während einige Autoren (Gramellini et al. 2007) keinen Vorteil einer Antibiotikagabe nachweisen konnten, fanden andere eine signifikante Reduktion des Abortrisikos nach 3-tägiger oraler Azithromycingabe von 500 mg/Tag (Giorlandino et al. 2009). In der Studie von Giorlandino et al. wurden fast 35.000 Frauen vor geplanter Amniozentese randomisiert, die Fehlgeburtsrate innerhalb von 4 Wochen nach Eingriff war in der Interventionsgruppe signifikant niedriger (0,03 %) als in der Kontrollgruppe (0,28 %). Allerdings wurde diese Studie wegen verschiedener Auffälligkeiten kritisch diskutiert. Hauptpunkte waren das fehlende Follow-up, die extrem niedrige Abortrate in beiden Gruppen sowie die Eingriffshäufigkeit von durchschnittlich 25–35 Punktionen eines einzelnen Operateurs pro Arbeitstag (Giorlandino et al. 2009, Alfirevic u. Pilu 2009, Ferrazzi 2010).

In den aktuellen **RCOG-Leitlinien** wird gefordert, vor allen invasiven Eingriffen den maternalen Blutstatus in Hinblick auf HIV, Hepatitis B und Hepatitis C zu eruieren. Obwohl für Hepatitis B und C das Risiko einer kindlichen Infektion durch eine Virustransmission infolge einer Amniozentese nur extrem gering ist, sollte dies mit der Schwangeren vor dem Eingriff diskutiert werden. Bei einer maternalen HIV-Infektion besteht, abhängig von der bestehenden Viruslast, ein relevantes Risiko für eine materno-fetale Transmission, das bei nicht-antiviral behandelten Schwangeren bis zu 9 % beträgt (Mandelbrot et al. 2009).

Sollten eine Amniozentese oder andere invasive Eingriffe indiziert sein, ist vorab eine entsprechende antivirale Therapie (HAART) durchzuführen, um die Viruslast und damit das Transmissionsrisiko zu senken (Mandelbrot et al. 2009, RCOG 2010).

26.3 Chorionzottenbiopsie

Die Chorionzottenbiopsie (CVS) ist im I. Trimenon das Verfahren der Wahl, um fetale Zellen zur genetischen Untersuchung zu gewinnen. Der Eingriff wird zwischen der 11. und 14. SSW durchgeführt.

Insbesondere durch die zunehmende Akzeptanz einer gezielten Ersttrimesterdiagnostik ergibt sich die Notwendigkeit, bei auffälligen Befunden eine direkte Abklärung vornehmen zu lassen. Während der Anteil der Amiozentesen am Gesamtspektrum der invasiven Diagnostik in den letzten Jahren immer

Tab. 26.1 Ausgewählte kontrollierte Studien mit Daten zu fetalen Abortraten nach Amniozentese im II. Trimenon

Autoren	Charakteristika der Studie	Amniozentese (*n*)	Abort nach AC (*n*)	Kontrollen (*n*)	Abort Kontrollen (*n*)	Differenz
Tabor et al. 1986	Randomisierte Studie, 1982–1984,Low-risk-Kollektiv	2242	1,52 % (34)[2]	2270	0,4 % (9)	1,12 %
Muller et al. 2002	Multicenter Studie, 1997–1999, auffälliges Serumscreening	3472	0,89 % (31)[1]	47.004	0,42 % (197)	0,47 %
Müngen et al. 2006	1 Zentrum, 1998–2002, Mixed-risk-Kollektiv, Fallkontroll-studie	2068	1,49 % (31)[3]	2068	1,30 % (27)	0,19 %*
Tongsong et al. 1998	1 Zentrum, 1988–1997, Mixed-risk-Kollektiv, Fallkontrollstudie	2045	1,76 % (36)[3]	2045	1,41 % (29)	0,35 %
Eddleman et al. 2006	15 Zentren (FASTER Trial), 1999–2002, Mixed-risk-Kollektiv	3096	1,0 % (31)[1]	31.907	0,96 % (300)	0,04 %*
Kozlowski et al. 2008	1 Zentrum, 1997–2005, Mixed-risk-Kollektiv	20.460	1,31 % (268)[2]	11.017	0,82 % (90)	0,49 %
Odibo et al. 2008 a	1 Zentrum, 1990–2006, Mixed-risk-Kollektiv	11.695	0,97 % (113)[1]	39.594	0,84 % (335)	0,13 %*
Tabor et al. 2009	Nationales Register, 1996–2006, Mixed-risk-Kollektiv	32.852	1,39 % (457)[1]	633.308	0,89 % (5692)	0,5 %

[1] Abort <24 SSW, [2] Abort/IUFT zu jedem Gestationsalter, [3] Abort <28 SSW * nicht signifikant

mehr abgenommen hat, ist der Anteil der durchgeführten Chorionzottenbiopsien kontinuierlich gestiegen (Tabor et al. 2009, Abb. 26.1).

Das Indikationsspektrum entspricht, mit Ausnahme der Infektionsdiagnostik, im Wesentlichen dem der Amniozentese.

Tipp

Bei Schwangeren mit einer bestehenden Blutgruppeninkompatibilität sollte wegen der stärkeren feto-maternalen Hämorrhagie und der damit verbundenen Gefahr der frühen Boosterung auf eine Chorionzottenbiopsie verzichtet und eher eine spätere Amniozentese vorgezogen werden.

Bezüglich der Vermeidung einer viralen Transmission gelten die gleichen Empfehlungen wie bei der Amniozentese (RCOG 2010).

Technik der Chorionzottenbiopsie: Unter Ultraschallsicht wird eine 18-G- oder 20-G-Spinalnadel über die maternale Bauchdecke in das Chorion so eingeführt, dass ein möglichst langer Weg zur Aspiration der Zotten zur Verfügung steht (Abb. 26.4). Nach Aufsetzen der Spritze mit einem Kulturmedium erfolgt das Aspirieren durch mehrfaches Vor- und Zurückziehen der Nadel unter Aufrechterhalten eines Unterdruckes. Während dieses Vorganges ist ein exaktes Verbleiben in der Schallkopfebene erforderlich, da es sonst leicht zur Perforation der Amnionmembran oder Fehlpunktionen in die Uteruswand kommen kann. Bei einer Punktion werden etwa 10–20 mg Zotten gewonnen. Da der Eingriffsweg im Vergleich zur Amniozentese begrenzter ist, wird die technische Durchführung als schwieriger erachtet. Punktionen im Bereich der Uterusvorderwand sind in der Regel leichter als im Bereich der Hinterwand, auch bei stark retroflektiertem Uterus kann der Zugangsweg schwierig sein. Frustrane Punktionen erfordern in 1,4–5,5 % multiple Nadelinsertionen (Mujezinovic u. Alfirevic 2007). In manchen Einrichtungen wird der transzervikale Zugang zum Chorion unter Verwendung eines Katheters oder einer Biopsiezange bevorzugt (Brambati u. Tului 2005). In frühen Studien wurde eine erhöhte Rate an Gliedmaßendefekten nach CVS beschrieben, allerdings konnte dies in großen Folgestudien nicht verifiziert werden. Eine mögliche Erklärung war die Verletzung der Amnionmembran durch unsachgemäße Probenentnahme, sodass ein ähnliches klinisches Bild wie bei Amnionband-Deformitäten entsteht (Philip et al. 2004, Brambati u. Tului 2005).

Die **fetale Abortrate nach CVS** wurde bisher in keiner randomisierten Studie gegen eine Kontrollgruppe ohne invasive Diagnostik verglichen. Die fetale Verlustrate setzt sich aus der spontanen und der eingriffsbedingten Abortrate zusammen, dabei ist die **spontane Verlustrate im I. Trimenon höher als in der 16. SSW**, was sich in der im Vergleich zur Amniozentese höheren Gesamtverlustrate niederschlägt. Die meisten nicht randomisierten Untersuchungen beschreiben für beide Verfahren eine ähnlich hohe eingriffsbedingte Verlustrate (Caughey et al. 2006, Tabor et al. 2009, Tabor u. Alfirevic 2010). Auch ein Cochrane Review kam zu dem Ergebnis, dass die Gesamtverlustrate nach transabdominal durchgeführter CVS und Amniozentese im II. Trimenon vergleichbar waren (OR 0,9, 95 % CI 0,66–1,23), während bei transzervikal durchgeführter Chorionzottenbiopsie ein signifikant höheres Abortrisiko bestand (OR 1,4, 95 % CI 1,09–1,81) (Alfirevic et al. 2003).

Die eingriffsbedingen Verlustraten nach transabdominaler CVS und Amniozentese im II. Trimenon sind vergleichbar.

Zwei randomisierte Studien zeigten außerdem, dass die Frühamniozentese, definiert als Eingriff zwischen 9 und 14 SSW, mit einer signifikant höheren Abortrate im Vergleich zur CVS im I. Trimenon sowie der nach 16 SSW durchgeführten Amniozentese assoziiert war (Nicolaides et al. 1994, CEMAT-Studie 1998). In der derzeit aktuellsten Metaanalyse, die 16 nach 1995 publizierte Studien einschloss, wurde die Verlustrate 14 Tage nach CVS mit 0,5 %, vor 24 SSW mit 1,3 % und die Gesamtverlustrate mit 2,0 % angegeben. Allerdings schloss keine der Studien eine adäquate Kontrollgruppe ein, es zeigte sich außerdem eine große Heterogenität in den analysierten Daten (Mujezinovic u. Alfirevic 2007). Eine ähnliche Verlustrate von 1,9 % <24 SSW und eine Gesamtabortrate von 2,3 % publizierten Tabor et al. in einer dänischen Register-basierten Kohortenstudie mit insgesamt 31.355 Chorionzottenbiopsien. Die Anzahl der durchgeführten Eingriffe pro Zentrum hatte einen signifikanten Einfluss auf die Abortrate. Zentren mit weniger als 1000 Eingriffen im ausgewerteten 11-Jahres-Zeitraum (<90 Eingriffe pro Jahr) hatten eine 40 % höhere Abortrate als Zentren mit mehr als 1500 Punktionen (>130 pro Jahr) (Tabor et al. 2009). Viele Zentren verzeichneten retrospektiv über mehrere Jahre eine abnehmende Abortrate nach CVS, was der zunehmenden Erfahrung mit dieser Eingriffstechnik zugeschrieben wurde (Caughey et al 2006, Odibo et al. 2008b, Tabor et al. 2009). Mit einem **erhöhten Abortrisiko** waren

- Eingriffe vor 10 SSW,
- Blutungen während des Eingriffes,
- zwei oder mehr Nadelinsertionen,
- jedoch nicht das steigende mütterliche Alter assoziiert (Odibo et al. 2008b, Tabor et al. 2009).

In jüngster Zeit gab es widersprüchliche Daten bezüglich einer erhöhten Präeklampsierate nach CVS im I. Trimenon. Als Mechanismus wird eine plazentare Disruption mit der Folge einer plazentaren Dysfunktion diskutiert. So war in einer Fallkontrollstudie das Risiko für eine Präeklampsie von Erstgebärenden nach Durchführung einer CVS im I. Trimenon um den Faktor 4 erhöht (Grobman et al. 2009). Demgegenüber fanden andere Arbeitsgruppen mit deutlich höheren Fallzahlen keinen Zusammenhang zwischen einer CVS und einem erhöhten Risiko für hypertensive Erkrankungen, insbesondere nicht mit einer früh auftretenden Präeklampsie (Odibo et al. 2010, Khalil et al. 2010). Andere Risikofaktoren wie maternales Alter, eine positive Familienanamnese, der BMI, Ethnizität und Konzeptionsart sowie

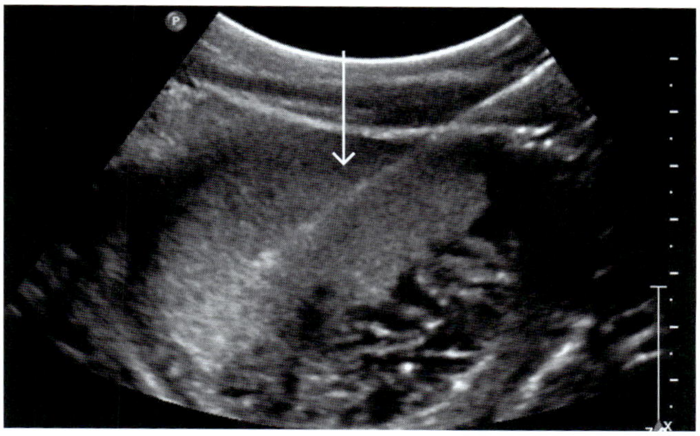

Abb. 26.4 Ultraschallbild bei Chorionzottenbiopsie, Vorderwandplazenta (*Pfeil* markiert die Nadel)

das Serum PAPP-A hatten jedoch signifikante Auswirkungen auf die Präeklampsierate. Eine mögliche Erklärung wäre, dass erniedrigte PAPP-A-Werte als Marker für Aneuploidien oft mit einer CVS assoziiert sind, gleichzeitig aber auch als Marker einer gestörten Plazentation gehäuft mit einer später auftretenden Präeklampsie und/oder Wachstumsrestriktion einhergehen (Khalil et al. 2010).

26.4 Invasive Pränataldiagnostik bei Mehrlingen

Die Kenntnis der Chorionizität ist Voraussetzung für die Durchführung jeder invasiven Pränataldiagnostik bei Mehrlingen. Diese wird optimalerweise im I. Trimenon bestimmt (▶ Kap. 20 Mehrlinge).

Bei dichorialen Schwangerschaften ist die Zygotie üblicherweise nicht bekannt, daher werden jedes Chorion bzw. jede Fruchthöhle separat punktiert. Bei monochorialen und damit in der Regel monozygoten Feten kann bei unauffälligem Ultraschallbefund von einem identischen Karyotyp ausgegangen werden, sodass nur eine Punktion erforderlich ist. Bei diskordantem sonografischen Befund sollten jedoch eher zwei getrennte Punktionen erfolgen. Analog wird bei höhergradigen Mehrlingsschwangerschaften vorgegangen. Bei der Kennzeichnung und Zuordnung der einzelnen Proben muss besondere Sorgfalt verwandt werden, um im Falle pathologischer Befunde eine eindeutige Zuordnung zu ermöglichen.

Tipp

Es empfiehlt sich bei einer AC oder CVS, jeweils die Punktionsreihenfolge mit Position der Feten und entsprechender Plazentalokalisation zu vermerken.

Für die **Amniozentese** bei Zwillingen sind verschiedene Punktionstechniken beschrieben. Am häufigsten werden unter Ultraschallsicht nacheinander die beiden Fruchthöhlen durch zwei verschiedene Einstiche punktiert (■ Abb. 26.5). Fehlpunktionen, d. h. zweifache Punktionen der gleichen Fruchthöhle,

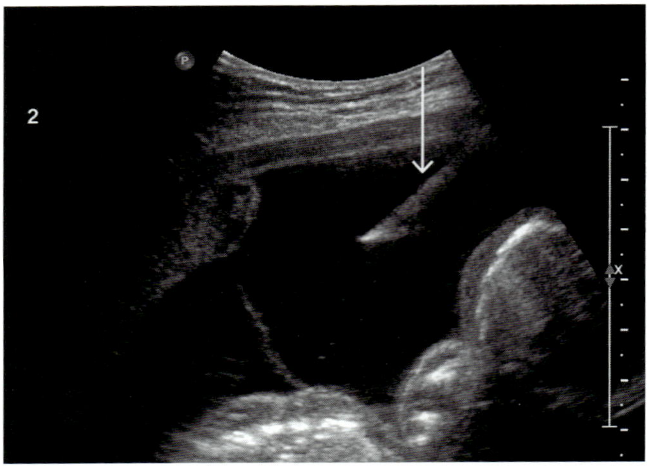

Abb. 26.5 Ultraschallbild bei einer Zwillingsamniozentese. Punktion von Fetus 2 (*Pfeil* markiert die Nadel), Fetus 1 mit Vorderwandplazenta *links im Bild*

sind in 1–2 % beschrieben (Jenkins u. Wapner 2000). Um dieses Risiko zu minimieren, injizieren manche Untersucher einen Farbstoff, meist Indigokarmin, in die erste punktierte Fruchthöhle. Angesichts moderner, hoch-auflösender Ultraschalltechnologie und ausreichender Erfahrung mit invasiven Eingriffen bei Mehrlingen erscheint dieses Vorgehen allerdings nicht mehr erforderlich. Alternativ kann die Amniozentese bei Zwillingen mit nur einem Einstich erfolgen. Dieser wird in direkter Nähe zum Septum durchgeführt. Nach Aspiration der ersten Fruchtwasserprobe wird dann durch das Septum in die zweite Fruchthöhle eingegangen. Nach Verwerfen von 1 ml Fruchtwasser zur Vermeidung einer Kontamination wird die zweite Probe entnommen. Potenziell besteht bei dieser Technik ein höheres Risiko der Zellkontamination, in seltenen Fällen auch die Gefahr einer Membranruptur und damit monoamnioter Verhältnisse.

Die **Chorionzottenbiopsie** stellt auch bei Mehrlingen eine gleich sichere und effektive Alternative zur Amniozentese dar (Tabor u. Alfirevic 2009). Sie hat den Vorteil, dass das Untersuchungsergebnis bereits im I. Trimenon vorliegt. Sollte aufgrund eines auffälligen Karyotypes ein selektiver Fetozid durchgeführt werden, ist dieser im Vergleich zum Fetozid im II. Trimenon mit einer geringeren Abortrate assoziiert.

Das Durchführen einer CVS bei Zwillingen oder höhergradigen Mehrlingen sollte erfahrenen Untersuchern vorbehalten bleiben.

Tipp

Es empfiehlt sich bei einer CVS, jeweils in der Nähe des Nabelschnuransatzes zu punktieren. Insbesondere bei fusionierten Plazenten ist eine sorgfältige Ultraschallkontrolle des Punktionsweges erforderlich, um ein Durchstoßen der gegenüberliegenden Plazenta mit der Gefahr der Zellkontamination zu vermeiden.

Fehlpunktionen oder Kontamination kommen in Zentren mit entsprechender Erfahrung in <2 % vor (Rochon u. Stone 2003).

Bei Zwillingen wird im Vergleich zu Einlingen eine **höhere Verlustrate nach invasiver Diagnostik** beobachtet (Agarwal u. Alfirevic 2011). Dies ist kann Folge der **höheren Spontanabortrate** bei Mehrlingen, aber auch durch die **technisch anspruchsvolleren Punktionen** bzw. die Mehrfachpunktionen bedingt sein. Derzeit liegen keine randomisierten Studien vor, die das Abortrisiko bei Zwillingen mit und ohne invasive Diagnostik untersucht haben, ebenso wird in den meisten Studien nicht hinsichtlich der Chorionizität unterschieden. In einer Metanalyse aus 18 Studien, die das Outcome nach Amniozentese bei Zwillingen untersuchten, lag die gepoolte Abortrate <24 SSW bei 2,54 % (95 % CI 1,43–3,96), die Gesamtverlustrate bei 3,07 % (95 % CI 1,83–4,61) (Agarwal u. Alfirevic 2011). In der Metaanalyse aus sechs Fallkontrollstudien lag die Abortrate <24 SSW bei 2,59 % im Vergleich zur Kontrollgruppe mit 1,53 % (RR 1,81, 95 % CI 1,02–3,19) (Agarwal u. Alfirevic 2011). In die Metaanalyse zum Schwangerschaftsoutcome nach CVS gingen insgesamt 9 Studien ein, hier lag die gepoolte Verlustrate <20 SSW bei 2,75 % (95 % CI 1,28–4,75) und die Gesamtabortrate bei 3,84 % (95 % CI 2,48–5,47) (Agarwal u. Alfirevic 2011). In der Metaanalyse zeigten sich keine Unterschiede bezüglich transabdominal und transzervikal durchgeführter CVS, ebenso wenig für einen bzw. zwei Einstiche im Rahmen der Amniozentese. Einschränkungen bezüglich der Aussagekraft bestanden durch die große Heterogenität einzelner Studien mit teilweise sehr geringen Fallzahlen (Agarwal u. Alfirevic 2011). Insgesamt sind die **Amniozentese** und **Chorionzottenbiopsie** bei Zwillingen als **gleichwertige invasive Verfahren** mit einer **eingriffsbedingten Verlustrate von ca. 1 %** einzuschätzen.

26.5 Kordozentese

Die Kordozentese (FBS, „fetal blood sampling") wird diagnostisch zur Gewinnung und Analyse von Fetalblut sowie therapeutisch zur Transfusion von Blutprodukten, selten auch Medikamenten, durchgeführt.

Die häufigsten **Indikationen zur Nabelschnurpunktion** stellen
- die schnelle Chromosomenanalyse,
- der Nachweis fetaler Infektionen oder
- die Diagnostik fetaler Anämien und Blutkrankheiten

dar.

Im südostasiatischen Raum wird der Eingriff häufig zur Thalassämiediagnostik durchgeführt. **Seltene Indikationen für eine Kordozentese** können sein:
- Bestimmung der Thrombozytenzahl
- Bestimmung von Leberwerten
- Bestimmung von Blutgasen
- Bestimmung des Säure-Basen-Status
- die Diagnostik von erblichen Koagulopathien
- Diagnostik von Immundefiziten

Da heutzutage bei der fetalen Anämiediagnostik (▶ Kap. 23) primär die dopplersonografische Messung der Maximalgeschwin-

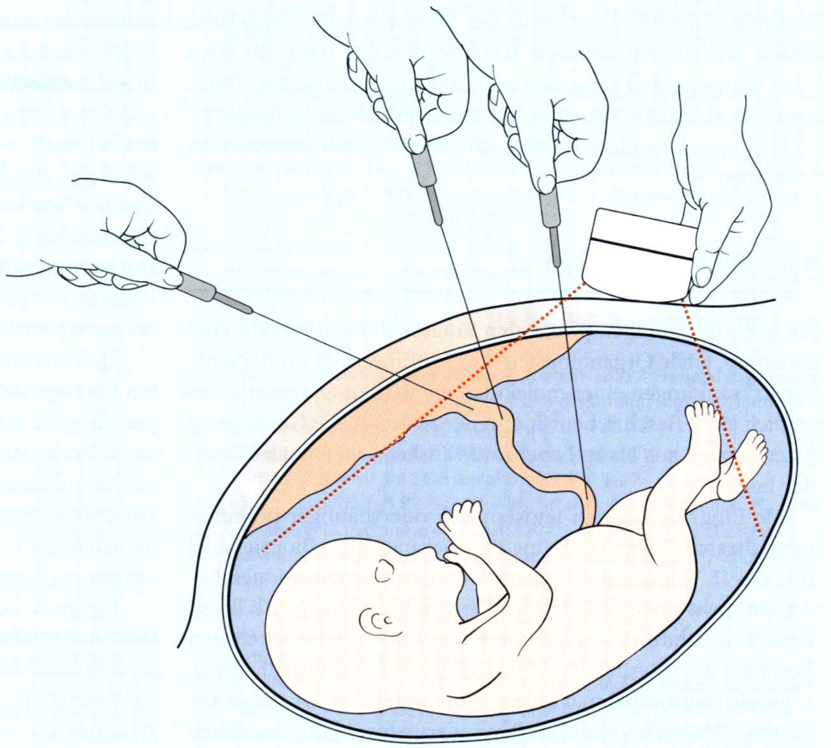

Abb. 26.6 Schematische Darstellung der Zugangswege zur fetalen Nabelschnur (Kordozentese)

digkeit der A. cerebri media als sehr sensitive Diagnosemethode im Vordergrund steht, ist die Anzahl diagnostischer Fetalblutentnahmen aus dieser Indikation in den letzten Jahren deutlich zurückgegangen (Papantoniou et al. 2008).

Besteht bei jenseits der 20. SSW diagnostizierten Auffälligkeiten oder Fehlbildungen der Verdacht auf eine Aneuploidie, kann zur schnellen Karyotypisierung eine FBS durchgeführt werden. Eine zytogenetische Diagnostik aus fetalen Lymphozyten liefert innerhalb von 48–72 h ein Ergebnis. Die Fetalblutgewinnung kann auch zur weiteren Abklärung von unklaren Amniozenteseergebnissen (z. B. bei Mosaikbefunden) oder zur Differenzialdiagnose des Hydrops fetalis erforderlich sein.

Die Kordozentese kann etwa ab der 18. SSW, im Einzelfall auch früher, durchgeführt werden.

Einschränkungen können durch die mütterliche Bauchdeckenbeschaffenheit oder eine ungünstige Lage des Nabelschnuransatzes bestehen. Bei lebensfähigen Feten sollte der Eingriff je nach Indikation in Sectiobereitschaft erfolgen.

Technik der Kordozentese: Der Eingriff wird in gleicher Weise wie eine Amniozentese durchgeführt. Nach Desinfektion der Bauchdecke wird unter Ultraschallsicht mit einer 22-Gauge-Spinalnadel die Vena umbilicalis punktiert. Bevorzugt wird in der Regel der plazentare Nabelschnuransatz, da hier die geringste Bewegungsfreiheit und somit Dislokationsgefahr besteht. Alternativ kann auch die Punktion einer freien Nabelschnurschlinge oder des fetalen Nabelschnuransatzes erfolgen (Abb. 26.6). Bei einer Vorderwandplazenta ist der technische Zugang zur Umbilikalvene in der Regel einfacher als bei einer Lokalisation im Bereich der Uterushinterwand. In einer Studie mit mehr als 2000 durchgeführten Nabelschnurpunktionen war die Eingriffszeit bei Punktionen des plazentaren Nabelschnuransatzes signifikant kürzer als bei Punktion der freien Schlinge, allerdings war die Kontaminationsgefahr mit maternalem Blut bei Punktion des plazentaren Nabelschnuransatzes höher (Tangshewinsirikul et al. 2011).

Tipp

Um sicher zwischen fetalem und maternalem Blut zu unterscheiden, kann das MCV (mittleres Zellvolumen) bestimmt werden, das beim Fetus höher ist.

Die Lernkurve wird mit etwa 60 Eingriffen angegeben, die mittlere Eingriffszeit betrug ca. 4–6 Minuten. Mit zunehmender Untersuchererfahrung verkürzt sich die Eingriffszeit bei gleichzeitigem Anstieg der Erfolgsrate. Insgesamt verlief der Eingriff in 97–98 % erfolgreich (Tonsong et al. 2000, Liao et al. 2006, Tongprasert et al. 2010), wobei etwa 20 % der Fetalblutentnahmen erst im zweiten Punktionsversuch gelangen (Liao et al. 2006).

Die **Komplikationsrate** der Kordozentese ist im Vergleich zur Amniozentese höher, sie ist abhängig von der Schwangerschaftswoche, der Anzahl der benötigten Nadelinsertionen, der Erfahrung des Untersuchers und der Indikation (Ghidini et al. 1993, Tongsong et al. 2010). Neben den allgemeinen Risiken einer invasiven Diagnostik kann es im Rahmen der Kordozentese zum Nabelschnurspasmus, zur Entwicklung eines Nabelschnurhämatoms oder zu einer Blutung aus einem Nabelschnurgefäß kommen. Eine transiente Blutung im Bereich der Punktionsstelle wird in ca. 20 % beobachtet, transiente fetale Bradykardien treten in etwa 4–5 % auf (Tongsong et al. 2000, Liao et al. 2006).

Odibo AO, Singla A, Gray DL, Dicke JM, Oberle B, Crane J (2010) Is chorionic villus sampling associated with hypertensive disorders of pregnancy? Prenat Diagn 30:9–13

Papantoniou N, Daskalakis G, Anastasakis E, Marinopoulos S, Mesogitis S, Antsaklis A (2008) Increasing the noninvasive management of rhesus isoimmunization. Int J Gynaecol Obstet 101:281–284

Papantoniou NE, Daskalakis GJ, Tziotis JG, Kitmirides SJ, Mesogitis SA, Antsaklis AJ (2001) Risk factors predisposing to fetal loss following a second trimester amniocentesis. BJOG 108:1053–1056

Philip J, Silver RK, Wilson RD, Thom EA, Zachary JM, Mohide P, Mahoney MJ, Simpson JL, Platt LD, Pergament E, Hershey D, Filkins K, Johnson A, Shulman LP, Bang J, MacGregor S, Smith JR, Shaw D, Wapner RJ, Jackson LD, NICHD EATA Trial Group (2004) Late first-trimester invasive prenatal diagnosis: results of an international randomized trial. Obstet Gynecol 103:1164–1173

Quintero R, Hale-Burnett E, Bornick PW, Gilbert-Barness E (2007) Fetal laryngoscopy and lung biopsy in a case of bilateral lethal congenital cystic adenomatoid malformation of the lung. Fetal Pediatr Pathol 26:229–234

Rochon M, Stone J (2003) Invasive procedures in multiple gestations. Curr Opin Obstet Gynecol 15:167–175

Royal College of Obstetricians and Gynaecologists (2010) Amniocentesis and chorion villous sampling, Green-top Guideline No 8

Shimizu A, Akiyama M, Ishiko A, Yoshiike T, Suzumori K, Shimizu H (2005) Prenatal exclusion of harlequin ichthyosis potential pitfalls in the timing of the fetal skin biopsy. Br J Dermatol 153:811–814

Tabor A, Alfirevic Z (2010) Update on procedure-related risks for prenatal diagnosis techniques. Fetal Diagn Ther 27:1–7

Tabor A, Philip J, Madsen M, Bang J, Obel EB, Nørgaard-Pedersen B (1986) Randomised controlled trial of genetic amniocentesis in 4606 low-risk women. Lancet 1:1287–1293

Tabor A, Vestergaard CH, Lidegaard (2009) Fetal loss rate after chorionic villus sampling and amniocentesis: an 11-year national registry study. Ultrasound Obstet Gynecol 34:19–24

Tangshewinsirikul C, Wanapirak C, Piyamongkol W, Sirichotiyakul S, Tongsong T (2011) Effect of cord puncture site in cordocentesis at mid-pregnancy on pregnancy outcomes. Prenat Diagn 9:861–864

The Canadian Early and Mid-trimester Amniocentesis Trial (CEMAT) Group (1998) Randomised trial to assess safety and fetal outcome of early and midtrimester amniocentesis. Lancet 351:242–247

Tongprasert F, Srisupundit K, Luewan S, Phadungkiatwattana Pranpanus S, Tongson T (2010) Midpregnancy cordocentesis training of maternal-fetal medicine fellows. Ultrasound Obstet Gynecol 36:65–68

Tongsong T, Wanapirak C, Kunavikatikul C, Sirichotiyakul S, Piyamongkol W, Chanprapaph P (2000) Cordocentesis at 16–24 weeks of gestation: experience of 1,320 cases. Prenat Diagn 20:224–228

Tongsong T, Wanapirak C, Sirivatanapa P, Piyamongkol W, Sirichotiyakul S, Yampochai A (1998) Amniocentesis-related fetal loss: a cohort study. Obstet Gynecol 92:64–67

Vestergaard C, Lidegaard , Tabor A (2009) Invasive prenatal diagnostic practice in Denmark 1996 to 2006. Acta Obstet Gynecol Scand 88:362–365

Ville Y, Cooper M, Revel A, Frydman R, Nicolaides KH (1995) Development of a training model for ultrasound-guided invasive procedures in fetal medicine. Ultrasound Obstet Gynecol 5:180–183

Genetik und genetische Untersuchungsmethoden

K. R. Held

U. Gembruch, K. Hecher, H. Steiner (Hrsg.), *Ultraschalldiagnostik in Geburtshilfe und Gynäkologie,*
DOI 10.1007/978-3-642-29633-8_27,

27.1 Einleitung

Die Einführung der Amniozentese Ende der 1960er Jahre war die Voraussetzung für eine routinemäßige Beurteilung des fetalen Chromosomensatzes. Die Hauptindikation für den Einsatz pränataldiagnostischer Verfahren war über mehr als 20 Jahre der Ausschluss von numerischen Chromosomenaberrationen bei einem erhöhten Alter der Schwangeren. Seitdem sind durch die rasche Entwicklung in der Ultraschalldiagnostik und den biochemischen Screeningverfahren sowie die Weiterentwicklung zytogenetischer und molekulargenetischer Untersuchungsmethoden zahlreiche Indikationen hinzugekommen.

Ziel der pränatalen genetischen Diagnostik ist es, in Abhängigkeit von der klinischen Fragestellung, spezifische Informationen über den genetischen Status des Fetus zu gewinnen. Die einzelnen Untersuchungsverfahren und ihre Indikationen werden in diesem Kapitel dargestellt. Einführend dazu finden sich die wichtigsten Begriffe der klinischen Genetik in ◘ Tab. 27.1.

27.2 Zytogenetik

27.2.1 Konventionelle Zytogenetik

Zytogenetische Methoden und Nomenklatur

Chromosomen können aus allen Geweben mit ausreichend sich teilenden Zellen dargestellt werden. Bei einer hohen Zellteilungsrate ist eine direkte Analyse möglich. In der Pränataldiagnostik weisen nur durch Chorionzottenbiopsie gewonnene Zytotrophoblastzellen eine hierfür ausreichende Zellteilungsrate auf.

Die Chromosomenanalyse nach Direktpräparation aus Chorionzottenzellen galt lange als Standardmethode für eine schnelle frühe Analyse des fetalen Chromosomensatzes (11. bis 13. SSW). Heute wird das Verfahren der direkten Analyse in zunehmendem Maße durch **molekularzytogenetische** (FISH, ◘ Abb. 27.1, ◘ Abb. 27.3) oder **rein molekulargenetische Untersuchungsmethoden** (QF-PCR, MLPA und Microarray-Diagnostik, ◘ Abb. 27.2, ◘ Abb. 27.10) ersetzt, die in allen kernhaltigen fetalen Zellen ohne vorherige Kultivierung angewendet werden können.

In der konventionellen **zytogenetischen Diagnostik** wendet man zur Differenzierung der Chromosomen die sog. Bänderungstechnik an. Dazu werden die Zellen im Metaphasestadium des Zellteilungszyklus durch Kolchizin blockiert und im Anschluss mit hypotoner Lösung behandelt. Hierdurch lassen sich gut ausgebreitete Metaphasechromosomen erzielen, die die Voraussetzung für die Anwendung der verschiedenen Bänderungstechniken sind. Die sichtbare Chromosomenbänderung (**Banding**) entspricht der zugrunde liegenden Organisation der DNA. Das jeweils spezifische Bandenmuster ermöglicht beim Menschen eine eindeutige Identifizierung aller Chromosomen.

Die wichtigsten Begriffe aus der zytogenetischen Nomenklatur, die für das Verständnis der Beschreibung von Chromosomen und Karyotypen notwendig sind, werden in ◘ Tab. 27.2 erläutert. Detaillierte Informationen finden sich in der Nomenklatur ISCN (2009).

27.2.2 Molekulare Methoden

Fluoreszenz-in-situ-Hybridisierung

In der Fluoreszenz-in-situ-Hybridisierung (**FISH**) werden fluoreszierende DNA-Sonden eingesetzt, die an bestimmte DNA-Abschnitte auf den Chromosomen spezifisch binden. Grundlage ist die Paarung komplementärer Basen auf den Nukleinsäure-Einzelsträngen.

Mithilfe der Fluoreszenz-in-situ-Hybridisierung (FISH) ist der numerische Nachweis von Chromosomen, aber auch der Nachweis spezifischer Chromosomenabschnitte und DNA-Sequenzen im submikroskopischen Bereich ◘ Abb. 27.3) möglich. FISH-Sonden ermöglichen eine direkte Analyse auch an unkultivierten Zellen in der Interphase des Zellzyklus (◘ Abb. 27.1).

> **Da keine Zellkultur notwendig ist, kann eine Diagnostik der häufigsten Chromosomenstörungen innerhalb von 24 Stunden erfolgen.**

Zur raschen Identifizierung der Chromosom-13-, -18- und -21-Trisomie sowie des 45,X-Status wird heute von den meisten Laboren die **QF-PCR** angewandt. Von großer Bedeutung ist die FISH-Diagnostik weiterhin bei der Mosaikdiagnostik sowie bei speziellen Fragestellungen, wie zum Beispiel dem raschen Ausschluss der häufigsten Deletionssyndrome bei IUGR des Fetus. So können bei IUGR und Mikrozephalie des Fetus die Deletionssyndrome 4p- (Wolff-Hirschhorn Syndrom), 5p- (Cri-du-Chat Syndrom) sowie 13q- und 18q- innerhalb von 12 bis 24 Stunden ausgeschlossen werden. Ebenso ist bei einigen Mikrodeletionssyndromem durch FISH ein schneller Nachweis möglich, wie z. B. bei komplexen Herzfehlern, dem DiGeorge/velo-kardio-fazialen Syndrom (CATCH22) und z. B. bei Mikrozephalie, Lissenzephalie/Pachygyrie und Wachstumsretardierung, dem Miller-Dieker Syndrom).

Verschiedene FISH-Untersuchungstechniken (m-FISH, m-Banding, subtelomer FISH) sind darüber hinaus unersetzlich, um komplexe Strukturaberrationen abzuklären.

Quantitative Fluoreszenz-PCR

Die quantitative Fluoreszenz-PCR (**QF-PCR**) ist eine spezielle Form der PCR (► Abschn. 27.3.1), die Fluoreszenzfarben benutzt, um die Menge eines amplifizierten Produkts zu messen. Ebenso wie beim FISH-Schnelltest werden in der Pränataldiagnostik mithilfe dieses molekulargenetischen Verfahrens diejenigen Chromosomen untersucht, die am häufigsten an einer Abweichung der Chromosomenzahl beteiligt sind. Dies sind die Chromosomen 13, 18 und 21 sowie die beiden Geschlechtschromosomen X und Y (◘ Abb. 27.2).

Multiplex ligation-dependent probe amplification

Durch die „multiplex ligation-dependent probe amplification" (**MLPA**)-Methode kann die Kopienzahl von sehr vielen Nukleinsäuresequenzen in einer einzigen Reaktion analysiert werden. Es wird dazu lediglich ein Primerpaar verwendet.

Tab. 27.1 Begriffsdefinitionen von in der klinischen Genetik häufig verwendeten Fachausdrücken

Begriffe	Definitionen
Allel	Unterschiedliche Ausprägungsform eines Gens bedingt durch eine unterschiedliche Bausteinfolge. Aufgrund des diploiden Chromosomensatzes haben alle autosomalen Gene zwei Allele
Array-CGH/ Microarray-CGH-Analyse	Neue Methode in der zytogenetischen Diagnostik, die wegen ihrer hohen Auflösung und der Abdeckung aller Chromosomen die umfassendste Möglichkeit darstellt, unbalancierte submikroskopische chromosomale Veränderungen nachzuweisen
Basenpaar	Paarbildung zwischen zwei Basen in einem DNA-Molekül. Die Nukleinsäurebasen Adenin und Thymin sowie Guanin und Cytosin bilden jeweils ein charakteristisches Paar und ermöglichen damit die Zusammenlagerung zweier DNA-Stränge zur Doppelhelix
Chromosomenbanden	Durch Anfärbung mit einem Farbstoff (z. B. Giemsa, Quinacrin) bedingtes spezifisches Querstreifenmuster auf den Chromosomen. Verlust, Zugewinn oder Umlagerung von Chromosomenabschnitten können hierdurch identifiziert werden
Compound-Heterozygotie	Patienten mit einer autosomal rezessiven Erkrankung, bei denen sich zwei unterschiedliche Mutationen in den beiden Allelen des Gens nachweisen lassen
Contiguous gene syndrome	Variables genetisches Krankheitsbild, das durch unterschiedlich große Chromosomendeletionen und -duplikationen bedingt ist und dessen Ausprägung vom Anteil der im deletierten oder duplizierten Segment liegenden Gene abhängt
DNA-Marker	Genetische Polymorphismen, die über Kopplungsanalysen zur molekularbiologischen Diagnose von genetischen Erkrankungen benutzt werden
Dominant	Im klinischen Sprachgebrauch bedeutet dominant, dass eine Veränderung (Mutation) nur eines der beiden Allele eines Gens eine deutlich erkennbare Wirkung zeigt
Epigenetik	Unter Epigenetik versteht man über viele Zellteilungen stabile Chromatin- und DNA-Modifikationen, die die Genexpression in einem Organismus ohne Änderung der zugrunde liegenden DNA-Sequenz beeinflussen
Exon („expressed region")	Ein kodierender Abschnitt eines aus Exons und Introns („intervening region") bestehenden Gens. Nur die Exons werden in eine Aminosäurekette übersetzt (translatiert). Die Introns werden bei der Reifung der mRNA aus der RNA-Kopie eines Gens herausgeschnitten
Fluoreszenzhybridisierung	Verwendung von Gensonden, die mit einem Fluoreszenzfarbstoff markiert sind, zum Orten von Genen auf DNA-Fragmenten oder Chromosomen
Gen	DNA-Abschnitt, der für ein funktionelles Produkt kodiert
Genkoppelung	Gene auf demselben Chromosom in enger Lagebeziehung, die häufig gemeinsam vererbt werden
Genom	Gesamtheit aller Erbanlagen eines Individuums
Gensonde	Poly- oder Oligonukleotide, die eine komplementäre Basensequenz zum gesuchten Gen aufweisen und sich an die passende DNA-Sequenz einer DNA anlagern (siehe Fluoreszenzhybridisierung)
Genetischer Code	Übersetzungsschlüssel zwischen der in Dreiergruppen von Basenpaaren (Tripletts) gespeicherten genetischen Information und der Aminosäurensequenz des entsprechenden Proteins
Genotyp	Kombination der beiden Allele eines Gens
„genomic imprinting"	Gene, die dem „genomic imprinting" unterliegen, werden abhängig von der elterlichen Herkunft aktiv oder inaktiv vererbt, d. h., sie erhalten eine elterliche genomische Prägung. Imprinting beruht auf epigenetischer Modifikation der DNA
Heterozygotie	Unterschiedliche Allele eines Gens (Mischerbigkeit).
Homozygotie	Identische Allele eines Gens (Reinerbigkeit)
Hemizygotie	Fehlen des zweiten Allels eines Gens im sonst zweifach vorhandenen (diploiden) Chromosomensatz. Männer (Karyotyp 46,XY) sind für alle nur auf dem X- und nur auf dem Y-Chromosom vorkommenden Gene hemizygot
Keimzellmosaik	Nur ein Teil der Ei- oder Samenzellen trägt eine Mutation
Koppelung	Die gemeinsame Vererbung zweier benachbarter Gene oder Polymorphismen
Locus	Spezifische chromosomale Position eines Gens oder einer bestimmten DNA-Sequenz
Monogen	Ein Merkmal oder eine Erkrankung wird durch Mutation eines einzelnen Gens hervorgerufen
Mosaik	Nebeneinander von normalen und genetisch veränderten Zellen bzw. Zelllinien innerhalb eines Individuums
Multifaktoriell	Durch Zusammenwirkung von genetischen Faktoren und Umwelteinflüssen hervorgerufener Phänotyp
Mutation	Veränderung der Erbinformation durch Austausch eines Basenpaares durch ein anderes (Punktmutation), Verlust von Basenpaaren (Deletion) oder Zufügen von Basenpaaren (Insertion)

Tab. 27.1 *(Fortsetzung)* Begriffsdefinitionen von in der klinischen Genetik häufig verwendeten Fachausdrücken

Begriffe	Definitionen
„next generation sequencing"	Übergeordnete Bezeichnung für neue Sequenzierungstechnologien, die mithilfe massiv parallel sequenzierender Plattformen eine „Hoch-Durchsatz-Genomanalyse" erlauben und damit die klassische automatisierte Sanger-Methode („first generation technology") ablösen
Nukleotid	Untereinheit der DNA oder RNA bestehend aus einer stickstoffhaltigen Base (Adenin, Guanin, Cytosin, Thymin oder Uracil bei der DNA bzw. bei der RNA) einem Phosphatmolekül und einem Zuckerrest (Desoxyribose bei DNA, Ribose bei RNA)
PCR (Polymerase-kettenreaktion)	Methode zur gezielten Vervielfältigung eines spezifischen DNA-Abschnitts
Phänotyp	Biochemische, klinische oder morphologisch sichtbare Ausprägung eines Genotyps
Polymorphismus	Variable Stelle im Genom ohne stärkere phänotypische Auswirkung
Rezessiv	Im klinischen Sprachgebrauch Erbveränderungen, die sich erst manifestieren, wenn beide Allele eines Gens mutiert sind
SNP („single nucleotide poly-morphism")	Variable Stelle im Genom, die durch Austausch einer Base gekennzeichnet ist
Transkriptions-faktor	Bezeichnung für Proteine, die nötig sind, die Transkription (Kopierung der DNA-Nukleotidsequenz) zu starten und zu kontrol-lieren
Translation	Umsetzung der mRNA-Information in Protein
Uniparentale Disomie	Beide Homologen eines Chromosoms stammen vom selben Elternteil
X-chromosomal dominanter Erbgang	Bei diesem Erbgang sind bei heterozygoten Frauen neben 50 % der Söhne auch 50 % der Töchter betroffen. Söhne sind im Allgemeinen schwerer betroffen, da kein zweites Allel vorliegt (hemizygot). Häufig sind die Erkrankungen bei diesem Erbgang im männlichen Geschlecht letal
X-chromosomal rezessiver Erb-gang	Bei dem X-chromosomal rezessiven Erbgang sind 50 % der Söhne heterozygoter Frauen (Konduktorinnen) erkrankt. Das Erkrankungsrisiko für Töchter ist sehr gering, es sind jedoch 50 % Überträgerinnen (Konduktorinnen). Nur im Falle einer nicht zufälligen X-Inaktivierung können bei Heterozygoten diskrete, seltener ausgeprägte klinische Symptome bestehen.
X-Inaktivierung	Das menschliche X-Chromosom ist ein großes, genreiches Chromosom. In somatischen Zellen wird beim weiblichen Ge-schlecht zur Gendosiskompensation jeweils eines der elterlichen X-Chromosomen nach dem Zufallsprinzip inaktiviert. Als Folge hiervon besteht bei heterozygoten Frauen für den entsprechenden Gendefekt ein funktioneller Mosaikstatus

Tab. 27.2 Typen numerischer und struktureller Aberrationen (Nomenklatur und Beispiele) (Adaptiert nach Held 1989, 1999, 2010)

	Erklärung
Numerische Aberrationen	
Monosomie	Ein Chromosom eines homologen Chromosomenpaares fehlt, z. B. 45,X
Trisomie	3-faches Vorkommen eines Chromosoms, z. B. Down Syndrom 47,XY,+21
Triploidie	3-faches Vorkommen des haploiden Chromosomensatzes, z. B. 69,XXY
Strukturelle Aberrationen	
Deletion	Verlust eines Chromosomenabschnitts (partielle Monosomie), z. B. Cri-du-Chat Syndrom: 46,XX,del(5)(p13)
Duplikation	Verdopplung eines Chromosomenabschnitts (partielle Trisomie) durch verschiedene Mechanismen, z. B. direkte Duplikation des Chromosomenabschnitts zwischen den Banden 1q22 und 1q25: 46,XX,dup(1)(q22q25)
Inversionen	Intrachromosomales Rearrangement, bei dem die Sequenz der Gene des invertierten Chromosomensegmentes umgekehrt ist. Überwiegend entstehen Inversionen durch zwei Chromosomenbrüche und umgekehrte Reinsertion des durch die Brüche entstandenen Chromosomensegmentes
Perizentrische Inversion	Der invertierte Chromosomenabschnitt schließt das Centromer ein, z. B. 46,XX,inv(9)(p12q13) (häufige Normvariante)
Parazentrische Inversion	Das Centromer ist an der Inversion nicht beteiligt, z. B. 46,XY,inv(3)(q13q32)
Isochromosom	Chromosom mit identischen Armen beiderseits des Centromers

■ **Tab. 27.2** *(Fortsetzung)* Typen numerischer und struktureller Aberrationen (Nomenklatur und Beispiele) (Adaptiert nach Held 1989, 1999, 2010)

	Erklärung
Monozentrisches Isochromosom	Chromosom mit identischen Armen durch fehlerhafte Centromerteilung (monozentrisch) z. B. 46,X,i(X)(q10) Ein normales Chromosom und ein Isochromosom für den langen Arm eines X-Chromosom – häufiger Befund beim Turner Syndrom
Dizentrisches Isochromosom	Isodizentrisches Chromosom mit Bruch und Vereinigung im terminalen Bereich von zwei Chromosomen 21, z. B. 46,XX,idic(21)(q22.3)
Markerchromosom	Markerchromosomen sind strukturell abnorme Chromosomen, die mit konventioneller Färbetechnik nicht identifiziert werden können Markerchromosomen sind häufig sehr kleine Chromosomen, die kleine isodizentrische Chromosomen oder Ringchromosomen darstellen, z. B. 47,XX,+mar
Ringchromosom	Ringchromosomen bilden sich nach Brüchen sowohl im langen als auch im kurzen Arm eines Chromosoms und Vereinigung der Bruchenden. Dabei gehen die acentrischen Endstücke (Telomerregion) verloren. z. B. 46,XY,r(18)(p11q22) Ringchromosom 18, bei dem die distalen Anteile des kurzen Arms jenseits der Bande p11 sowie des langen Arms jenseits der Bande q22 fehlen
Translokation	Ein Bruchstück eines Chromosoms ist auf ein anderes Chromosom transferiert
Reziproke Translokation	Austausch von Segmenten zweier verschiedener Chromosomen, z. B. 46,XY,t(2;5)(q21;q31) Austausch der distalen Anteile der langen Arme zwischen einem Chromosom 2 und einem Chromosom 5 mit den Brüchen in den Banden 2q21 und 5q31
Robertson-Translokation	Vereinigung von zwei akrozentrischen Chromosomen (13, 14, 15, 21 und 22) unter Verlust der jeweiligen kurzen Arme, z. B. 45,XX,der(13;21)(q10;q10) oder 45,XX,rob(13;21)(q10;q10) Träger solcher Translokationen sind, obgleich sie nur 45 Chromosomen aufweisen, phänotypisch unauffällig

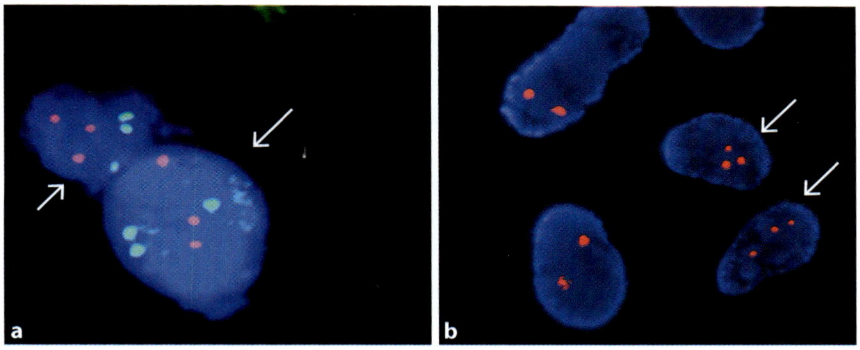

■ **Abb. 27.1** Fluoreszenz-in-situ-Hybridisierung (FISH) in unkultivierten Amnionzellen. **a** Nachweis einer Triploidie mit den DNA-Sonden LSI 13q (*grün*) und LSI 21q (*orange*). In den Kernen finden sich wegen des Vorliegens einer Triplodie jeweils 3 Signale für Chromosom 13 und für Chromosom 21. **b** Nachweis einer Mosaiktrisomie 20. Etwa die Hälfte der Zellkerne weisen 3 Signale für Chromosom 20 auf

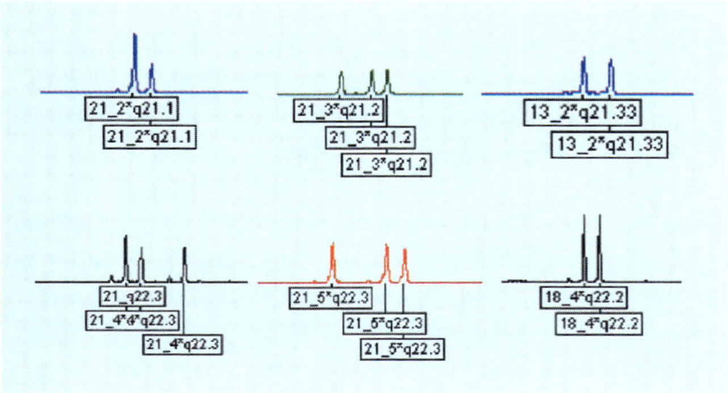

■ **Abb. 27.2** Nachweis einer Trisomie 21 mithilfe der QF-PCR. Die DNA-Marker für Chromosom 21 (*links und in der Mitte*) zeigen das Vorliegen eines dritten Chromosoms entweder durch drei Peaks oder zwei Peaks in einem 2:1 Verhältnis. Auf der *rechten Seite* findet sich ein normales Signalmuster (zwei gleichgroße Peaks) für Chromosom 13 (*oben*) und Chromosom 18

In der pränatalen Diagnostik findet die MLPA vor allem Anwendung zur

- Erkennung der Ploidie,
- Analyse von DNA-Methylierung und
- Erkennung von chromosomalen Duplikationen oder Deletionen.

Mit Einführung der Microarray-CGH (s. u.) zur Erkennung von Mikrodeletionen und -duplikationen hat die Methode der MLPA in der Diagnostik von Chromosomenaberrationen weitgehend an Bedeutung verloren.

Im Text benutzte weiterführende Literatur: Beckmann et al. 2001, Held 1989, Held 2010, Simpson u. Elias 2003.

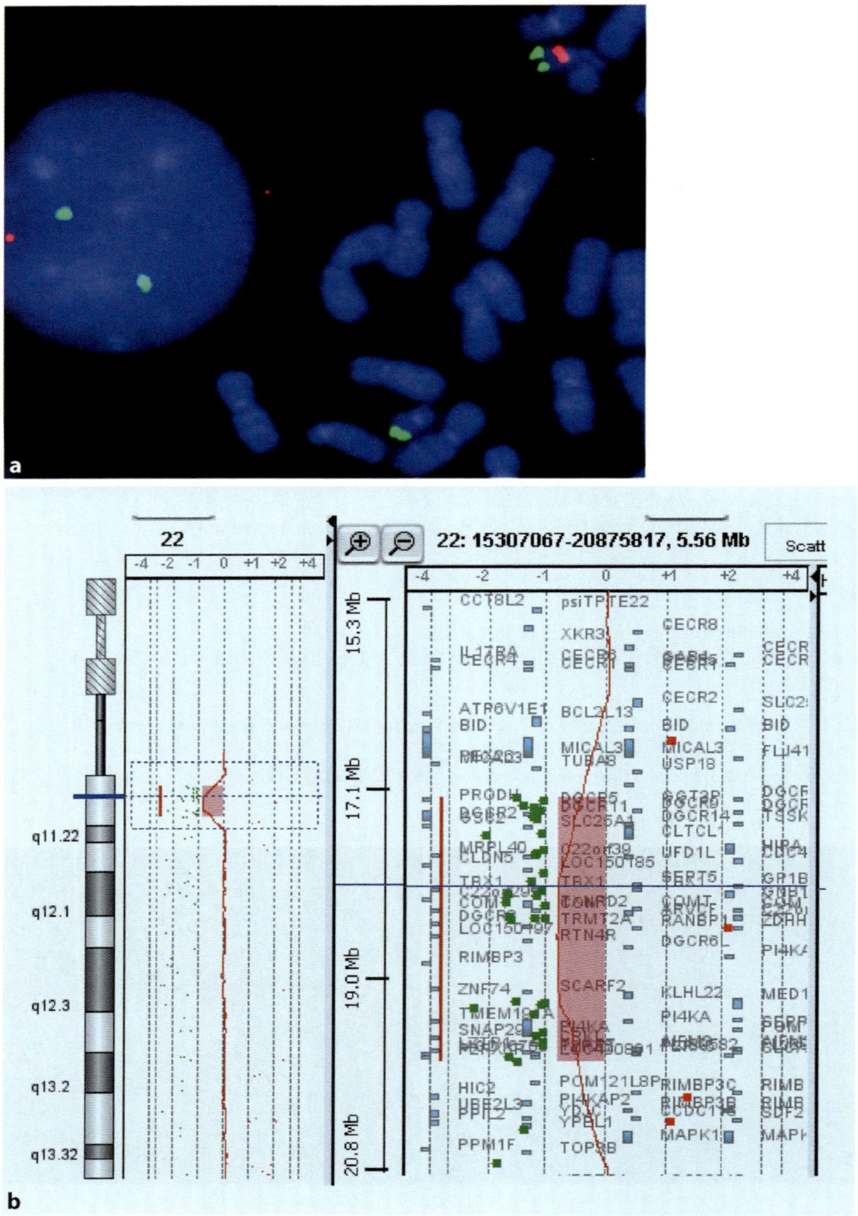

Abb. 27.3 DiGeorge Syndrom (Mikrodeletion 22q11.2). **a** Nachweis mithilfe der Fluoreszenz-in-situ-Hybridisierung (FISH). Das normale Chromosom 22 (*rechts oben im Bild*) weist zwei Signale auf. Ein rotes Signal, das mit der spezifischen Region 22q11.2 hybridisiert, und ein grünes für die Kontrollregion 22q13. Das deletierte Chromosom 22 (*unten*) weist nur das Signal für die Kontrollregion auf. Der Nachweis ist auch in der Interphase möglich (*im Bild links*), der Zellkern weist zwei grüne Kontrollsignale auf, jedoch nur ein rotes für die DiGeorge spezifische Region. **b** Nachweis mithilfe der Microarray-CGH. Die hohe Auflösung erlaubt eine genaue Bestimmung der Bruchpunkte und damit der Größe der Deletion. Auf der linken Seite im Bild wird das Ideogramm von Chromosom 22 mit Angabe der Chromosomenbanden (Y-Achse) gezeigt. Rechts daneben wird im Auswertungsschema die deletierte Region vergrößert dargestellt. Die Zahlen auf der Y-Achse geben die Position auf dem Chromosom an, hierdurch kann die Deletionsgröße bestimmt werden. Die rote Linie läuft bei ausgeglichener Kopienzahl auf der Null-Linie, bei einem einfachen Zugewinn ungefähr auf der +1 Linie und bei einem einfachen Verlust ungefähr auf der -1 Linie (vergrößert rechts im Bild). Ein Verlust an Patienten-DNA führt in der Regel zu einer Grünfärbung der Messpunkte, ein Zugewinn zu einer Rotfärbung. Die in der Vergrößerung sichtbaren Abkürzungen repräsentieren die in dieser Region lokalisierten Gene (siehe Mikroarray CGH Seite 628 ff)

Microarray-CGH

Bei der Microarray-CGH-Analyse handelt es sich um eine neue Methode in der zytogenetischen Diagnostik zum Nachweis unbalancierter submikroskopischer Strukturaberrationen. Diese stellt die Microarray-CGH aufgrund ihrer hohen Auflösung und der Abdeckung aller Chromosomen umfassend dar.

Es wird die zu untersuchende DNA des Patienten sowie eine Kontroll-DNA mit zwei verschieden fluoreszierenden Farben markiert, gemischt und mit Hunderten bis Tausenden DNA-Sonden hybridisiert. Diese sind auf einem Objektträger (**DNA-Chip**) punktförmig aufgebracht. Ein Überschuss an zu untersuchender DNA führt in der Regel zu einer Rotfärbung der Punkte, bei Defizienzen färben sie sich grün. Liegt eine ausgeglichene Hybridisierung vor, so kommt es zu einer Gelbfärbung.

Die computergestützte Bearbeitung der Fluoreszenzsignale ermöglicht die Detektion chromosomaler Bereiche, die in der Patienten-DNA im Vergleich zur Kontroll-DNA vermindert bzw. vermehrt vorliegen.

Einige Mikroaberrationssyndrome sind relativ häufig und phänotypisch sehr gut beschrieben, wie zum Beispiel das DiGeorge Syndrom (Abb. 27.3). Bis zur Einführung der Microarray-CGH-Analyse erfolgte die Diagnostik mit spezifischen FISH-Sonden.

Mit der Einführung der Microarray-CGH-Methode in die pränatale Diagnostik sind zahlreiche neue Mikroaberrationssyndrome beschrieben worden, die pränatal mit im Ultraschall nachweisbaren strukturellen Anomalien des Fetus und assoziiert mit einer IUGR vorkommen (Tyreman et al. 2009, D'Amours et al. 2011).

Ein Problem in der Diagnostik mithilfe der Microarray-CGH besteht darin, dass häufig kleine Verluste oder Zugewinne der verschiedensten chromosomalen Regionen vorliegen, die keine Bedeutung für die Entstehung einer Erkrankung haben. Diese werden als **Kopienzahlvarianten (CNVs)** bezeichnet. Jeder Mensch hat eine unterschiedliche Anzahl solcher neutralen CNVs, die in der Regel über einen Elternteil vererbt wurden. Selten entstehen CNVs de novo und können dann die Ursache für eine genetisch bedingte Erkrankung sein.

Tipp

Werden de novo entstandene CNVs, die in der Literatur noch nicht als ursächlich für ein Syndrom beschrieben worden sind, pränatal bei einem Fetus mit auffälligem Ultraschallbefund gefunden, erlaubt meistens die Analyse der in den deletierten oder duplizierten Regionen enthaltenden Gene eine Einschätzung der Wahrscheinlichkeit des Zusammenhanges der Aberration mit den beim Fetus beobachteten Symptomen (Rosenfeld et al. 2011, ◘ Abb. 27.4).

Tipp

Bei ausreichender DNA-Menge ist eine Zellkultur für die Durchführung einer Microarray-CGH nicht nötig, sodass eine schnelle Bearbeitungszeit erreicht werden kann: in der Regel 4 bis 5 Tage. FW nativ: 10–15 ml. Chorionzotten nativ: ~5 mg. Fetales Blut: 100–200 µl.

27.2.3 Indikationen

Alter

Ein erhöhtes **mütterliches Alter** ist bis heute die häufigste Indikation für eine pränatale Chromosomendiagnostik – obwohl sich in den letzten 15 Jahren durch die Verbesserung und Neuerungen in der Ultraschalltechnik und durch die Einführung des Ersttrimesterscreenings erhebliche Veränderungen im demografischen Profil der untersuchten Frauen ergeben haben. Zum Ende der 1980er Jahre betrug der Anteil der Fruchtwasser- und Chorionzottenproben von Schwangeren mit der Indikation „Altersrisiko" noch über 97 %, heute beträgt er vor allem in Schwerpunktzentren lediglich ca. 50 % und in größeren Laboren mit mehreren Einsendern zwischen 55 % und 65 %.

Die Wahl einer bestimmten Altersgrenze, ab der eine invasive Untersuchung durchgeführt werden kann, ist willkürlich. Die Wahrscheinlichkeit für die Geburt eines Kindes mit einer Chromosomenaberration in Abhängigkeit vom mütterlichen Alter steigt kontinuierlich an (► Übersicht in Gardner u. Sutherland 2004). Der Anstieg ist allerdings nicht linear, so beträgt die Wahrscheinlichkeit eines lebend geborenen Kindes mit Trisomie 21 bei einer Frau im Alter von 20 Jahren ca. 0,07 %, von 25 Jahren ca. 0,1 %, von 30 Jahren ca. 0,2 %, von 35 Jahren 0,4 % und von 40 Jahren 1,4 %.

In der Vergangenheit beruhte die **Empfehlung zur invasiven Testung** auf der Abwägung der folgenden Parameter:

- Altersrisiko,
- Risiko des invasiven Eingriffs,
- zur Verfügung stehende Möglichkeiten und Finanzierung der Untersuchung.

Im Gegensatz zum mütterlichen Alter besteht keine erkennbare Erhöhung der Wahrscheinlichkeit für ein Kind mit einer numerischen Chromosomenaberration bei erhöhtem **Vateralter**. Die Ergebnisse empirischer Untersuchungen stehen in Übereinstimmung mit Untersuchungsbefunden in Spermien, die keinen Anstieg in der Disomierate mit ansteigendem Vateralter ergaben.

Zu berücksichtigen ist das **väterliche Alter** jedoch in Hinblick auf Genmutationen. Für eine Zahl dominant erblicher Erkrankungen haben Untersuchungen gezeigt, dass die Wahrscheinlichkeit einer Spontanmutation vom 20. bis 40. Lebensjahr des Vaters ungefähr um das 10-Fache zunimmt und mit steigendem Alter entsprechend weiter zunimmt. Als Beispiel seien hier die Achondroplasie und thanatophore Dysplasie (◘ Abb. 27.11a,b) als Folge dominanter Neumutationen im FGFR3-Gen angeführt. Mithilfe einer molekularen Mutationsanalyse ist eine sichere vorgeburtliche Diagnostik und damit auch eine sichere Differenzierung zwischen Achondroplasie und thanatophorer Dysplasie möglich (◘ Abb. 27.11c).

Eine Abhängigkeit vom Alter beider Eltern besteht für eine große Zahl von komplex erblichen Erkrankungen, deren Spektrum von Verhaltensstörungen (Autismus) bis zu strukturellen Fehlbildungen (z. B. Herzfehler, Lippen-Kiefer-Gaumen-Spalten) reicht. Mit Ausnahme der Ultraschalluntersuchung zum Ausschluss von Fehlbildungen und Wachstumsstörungen kann eine spezifische vorgeburtliche Diagnostik nicht angeboten werden. Es besteht hierfür auch keine Notwendigkeit, da die absolute Risikoerhöhung gering ist.

Auffälliger Ultraschallbefund

Ein auffälliger Ultraschallbefund ist neben dem mütterlichen Altersrisiko heute die häufigste Indikationsstellung zur Durchführung einer invasiven Pränataldiagnostik.

> **Die Wahrscheinlichkeit eines pathologischen Chromosomenbefundes korreliert dabei mit dem Grad der Auffälligkeit.**

Bei 2353 konsekutiven Amniozentesen eines Jahres im eigenen Labor betrug die Wahrscheinlichkeit eines pathologischen Befundes bei zwei Softmarkern 4,3 % und stieg auf 60,9 % bei SGA/IUGR mit einer oder mehreren Fehlbildungen (◘ Tab. 27.3). Auffällige Ultraschallbefunde werden häufig erst bei fortgeschrittener Schwangerschaft erhoben. Molekulare und molekularzytogenetische Tests zur raschen Differenzialdiagnostik bei fortgeschrittener Schwangerschaft zeigt ◘ Tab. 27.4.

Kind mit Aneuploidie in der vorhergehenden Schwangerschaft

Auch bei normaler Chromosomenausstattung der Eltern ist die Wahrscheinlichkeit einer Chromosomenaberration des Fetus

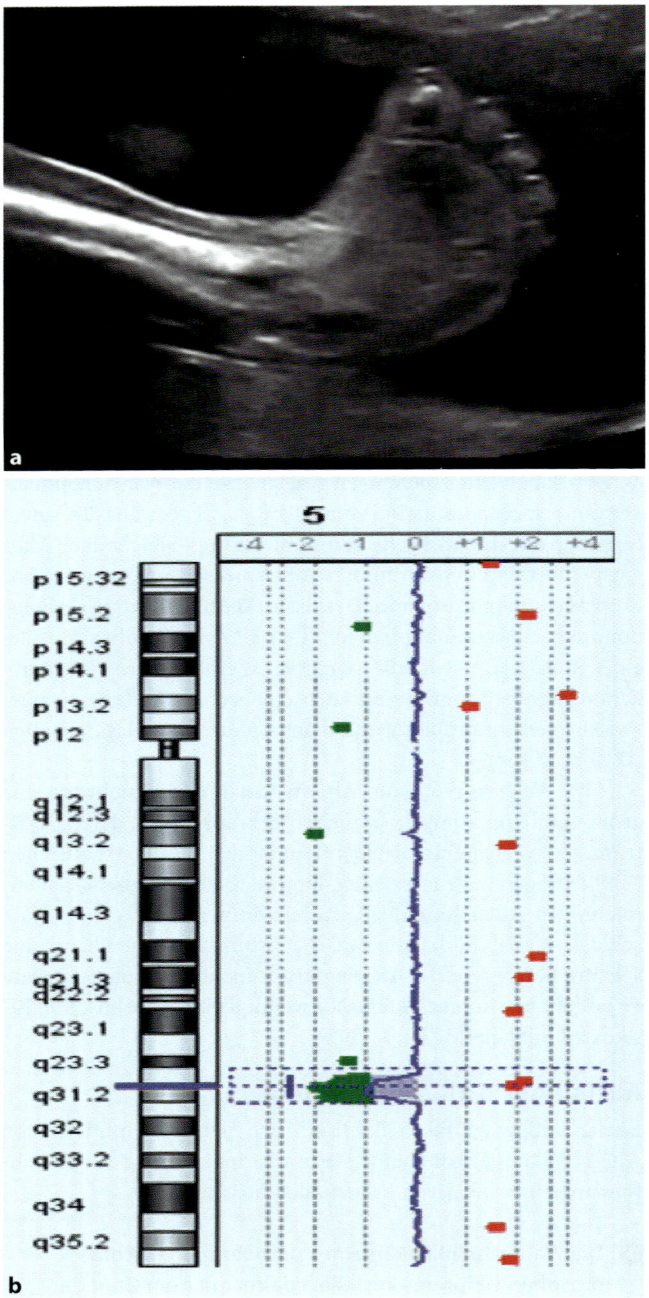

Abb. 27.4 Nachweis einer interstitiellen Mikrodeletion 5q mithilfe der Microarray-CGH. Neben einer IUGR waren im Ultraschall eine beidseitige Fußfehlstellung (**a**) und ein partieller Balkenmangel auffällig. In der Microarray-CGH (**b**) Nachweis einer Deletion 5q31, die unter anderen das Gen PITX1 umfasst. Charakteristische klinische Merkmale der 5q31-Deletion sind Entwicklungsverzögerung, Minderwuchs, Klumpfüße, andere Skelettanomalien und Gesichtsdysmorphien. Die Haploinsuffizienz von PITX1, einem wichtigen Transkriptionsfaktor für die Extremitätenentwicklung, ist der mutmaßliche Grund für die beobachtete Wachstumsretardierung und die Klumpfüße

Tab. 27.3 Chromosomenaberrationsrate in kultivierten Fruchtwasserzellen nach konventioneller Karyotypisierung (*N*=2353)

Indikation	Aneuploidierate
Altersrisiko	3,2 %
FTS ↑ Risiko	3,5 %
≥2 Softmarker	4,3 %
SGA/IUGR	6,3 %
Auffälliger Ultraschall (1 Organ)	8,5 %
Auffälliger Ultraschall (≥2 Organe)	41,9 %
SGA/IUGR + auffälliger Ultraschall (≥1 Organ)	60,9 %

nach vorhergehender Schwangerschaft mit einem Kind mit numerischer Aberration der Autosomen oder der Geschlechtschromosomen erhöht.

Die empirischen Daten zur Wiederholungswahrscheinlichkeit für eine identische oder sonstige numerische Chromosomenaberration sind sehr unterschiedlich. Kam es in der vorangegangenen Schwangerschaft zu einem Spontanabort aufgrund einer numerischen Chromosomenaberration der Fruchtanlage, so ist die Frage, ob daraus eine erhöhte Wahrscheinlichkeit für eine Chromosomenaberration resultiert, nicht abschließend geklärt.

Unter praktischen Gesichtspunkten ist nach Geburt eines Kindes mit numerischer Aberration der Autosomen oder der Geschlechtschromosomen die Angabe einer Risikoerhöhung von 1 % zusätzlich zum Altersrisiko gerechtfertigt.

Ein Elternteil mit numerischer Aberration der Gonosomen

Die geschlechtschromosomalen Aberrationen **Triplo-X-Status** und **XYY-Status** gehen mit einem überwiegend unauffälligen Phänotyp und ohne wesentliche Einschränkung der Fertilität einher. Die Häufigkeit in der Bevölkerung beträgt jeweils ca. 1:1000. Nachkommen weisen in der Regel einen normalen Chromosomensatz auf. Dies beruht auf einem Mechanismus, der offenbar die Bildung aneuploider Gameten verhindert.

Triplo-X-Status

Die Mehrheit der Frauen mit Triplo-X-Status weisen keine phänotypischen Besonderheiten oder Zeichen einer mentalen Retardierung auf. Man kann davon ausgehen, dass bei lediglich 10 % der betroffenen Frauen der Karyotyp bekannt ist. In der Pränataldiagnostik erfolgt die Diagnosestellung am häufigsten zufällig im Rahmen der Diagnostik bei Altersrisiko. Ein geringer Teil der Frauen mit einem Triplo-X-Status wird im Rahmen der Fertilitätsdiagnostik bekannt, da 3 bis 5 % eine vorzeitige ovarielle Erschöpfung (premature ovarian failure, POF) entwickeln. Dies ist wahrscheinlich der Grund dafür, dass bei Schwangeren mit Triplo-X-Status eine geringfügig über dem Altersdurchschnitt liegende Wahrscheinlichkeit für eine numerische Chromosomenaberration des Fetus besteht (Altersrisiko plus 0,5 bis 1 %).

Tab. 27.4 Initiale molekulare und molekularzytogenetische Tests zur raschen zytogenetischen Diagnostik bei fortgeschrittener Schwangerschaft bei auffälligem Ultraschallbefund

Anomalie/Fehlbildung	DD: Syndrom	QF-PCR	FISH	Array CGH*
IUGR	Triploidie*, Trisomie 13, 18	+		
	4p-, 5p-, 18q-		+	
	Mikrodeletionen und -duplikationen			+
IUGR bei Polyhydramnion	Trisomie 18, 13	+		
Holoprosenzephalie	Trisomie 13, 18, Triploidie*	+		
	Mikrodeletionen und -duplikationen			+
Zystisches Hygrom/ Hydrops	45,X, Trisomie 21, 13, 18	+		
	Mikrodeletionen und -duplikationen			+
Strahlendefekte/-duplikationen	Trisomie 18, 13	+		
	Mikrodeletionen und -duplikationen			+
Herzfehler				
AVSD	Trisomie 21 <<18, 13	+		
HLHS	45,X, Trisomie 18	+		
Coarctatio aorteae	45,X	+		
	del 22q11		+	
Aortenstenose	45,X	+		
DORV	Trisomie 13, 18	+		
Fallot Tetralogie				
Fallot Tetralogie mit Pulmonalatresie	Trisomie 13, 18	+		
Fallot Tetralogie mit absent pulmonaryvalve	del 22q11		+	
Truncus arteriosus	del 22q11		+	

Bei fortgeschrittener Schwangerschaft ist zur raschen differenzialdiagnostischen Abklärung bei IUGR/SGA und assoziierten fetalen Anomalien eine QF-PCR, bei negativem Befund ergänzt durch eine Microarray-CGH, allen anderen Untersuchungsmethoden vorzuziehen (s. o. Array-CGH).

* Triploidien sind nur durch einige Array-Plattformen zu diagnostizieren

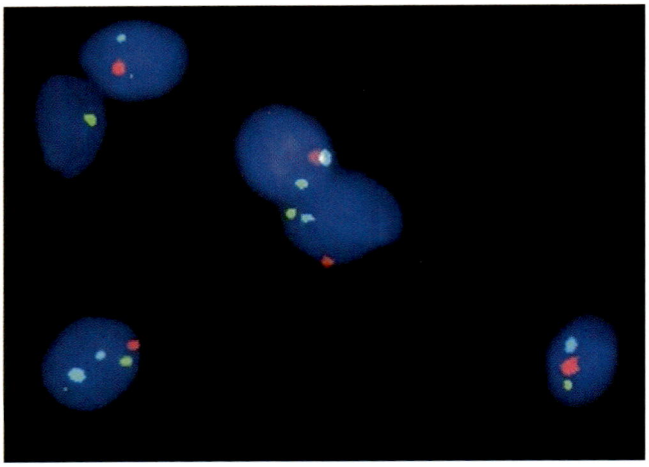

Abb. 27.5 FISH-Analyse in Spermien eines Translokationsträgers. Die FISH-Sonden wurden so gewählt, dass ein normaler oder ein balancierter Chromosomensatz durch jeweils ein rotes, ein grünes und ein blaues Signal angezeigt werden. Alle anderen Signalkonstellationen zeigen eine unbalancierte Konstellation der an der Translokation beteiligten Chromosomen auf (*im Bild links oben und unten* Zellen mit einem, zwei und vier Signalen)

XYY-Status

Männer mit XYY-Status weisen mehrheitlich eine normale Intelligenz und keinen spezifischen Phänotyp auf. Am häufigsten wird dieser Chromosomensatz im Rahmen einer pränatalen Chromosomendiagnostik ebenfalls zufällig festgestellt. Eine postnatale Diagnosestellung ist in der Routine außerordentlich selten. In einem geringen Anteil ist bei Männern mit XYY-Status die Fertilität eingeschränkt (ca. 1 % weisen eine Oligozoospermie auf). In diesen Fällen muss, wie auch bei Männern mit normalem Chromosomensatz und stärker ausgeprägter Oligozoospermie, von einem erhöhten Risiko für numerische Chromosomenaberrationen (Altersrisiko der Partnerin plus 1 %) speziell der Gonosomen ausgegangen werden.

Ein Elternteil Träger einer strukturellen Chromosomenaberration

Reziproke Translokationen

Die Mehrheiten aller balancierten Chromosomentranslokationen sind Umbauten, bei denen jedes der beteiligten Chromosomen nur eine einzige Bruchstelle enthält und das Chromosomenmaterial wechselseitig ausgetauscht vorliegt (balancierte reziproke Translokation). Reziproke Translokationen sind häufig (ca. 1:500). **Komplexere Translokationen** betreffen den Austausch von Segmenten zwischen mehr als zwei Chromosomen sowie Translokationen unter Einbeziehung der Geschlechtschromosomen. Ein ausgeglichener Chromosomenbruchstückaustausch hat in der Regel keine Auswirkung auf die Gesundheit des Anlageträgers.

Bei der Bildung der Geschlechtszellen kommt es aber nicht nur zur Bildung von Ei- und Samenzellen mit einem normalem oder mit einem ausgeglichenen Chromosomensatz, sondern die Zellen können in Abhängigkeit von den beteiligten Chromosomen und der Größe der ausgetauschten Bruchstücke in einem erheblichen Anteil einen unbalancierten Chromosomensatz aufweisen, d. h. es handelt sich um Zellen mit zu viel oder zu wenig Chromosomenmaterial. Der Anteil der Geschlechtszellen mit ausgeglichenem Chromosomensatz (d. h. normal oder balanciert) beträgt nach der Literatur in Eizellen im Durchschnitt 30 %, in Samenzellen (Abb. 27.5) knapp 50 %, kann aber im Einzelfall zwischen 0 und 100 % variieren.

Die Wahrscheinlichkeit, mit denen reziproke Translokationen mit einer unbalancierten Chromosomenaberration assoziiert sind, ist abhängig von der jeweiligen Translokation. So sind einige reziproke Translokationen mit einer hohen Wahrscheinlichkeit von 20 bis 30 % für ein lebend geborenes Kind mit einer unbalancierten Chromosomenaberration assoziiert, andere dagegen mit einem mittleren Risiko von 5 bis 10 % und wieder andere mit keinem oder einem sehr geringen Risiko (<1 %), dafür aber mit einem sehr hohen Abortrisiko.

Die Wahrscheinlichkeit für ein lebend geborenes Kind mit unbalanciertem Karyotyp oder für einen Abort hängen von den an der Translokation beteiligten Chromosomen sowie der Größe der ausgetauschten Segmente ab.

Liegt eine Chromosomenaberration bei einem lebend geborenen Kind des Paares oder dem von Verwandten vor, so beträgt die Wahrscheinlichkeit für ein lebend geborenes Kind mit einer Chromosomenaberration ca. 20 %. Gab es jedoch wiederholte Aborte, so liegt sie bei 3 bis 5 %.

Robertson-Translokationen

Robertson-Translokationen kommen mit einer Häufigkeit von ca. 1:500 bis 1:1000 vor. Durch Brüche im oder unmittelbar neben dem Centromer und Fusion der jeweils langen Arme von zwei akrozentrischen Chromosomen (Chromosomen 13, 14, 15, 21 und 22) kommt es unter Verlust der jeweils kurzen Arme zur Bildung eines neuen (metazentrischen) Chromosoms. Die Gesamtchromosomenzahl reduziert sich hierdurch auf 45. Der Verlust der kurzen Arme führt zu keinem klinischen Phänotyp, da sie kein klinisch relevantes kodierendes Material enthalten. Beim häufigsten Translokationstyp liegt eine Verschmelzung eines Chromosom 13 mit einem Chromosom 14 und beim zweithäufigsten Typ eine Verschmelzung eines Chromosom 14 mit einem Chromosom 21 vor. Bei Mitbeteiligung eines Chromosom 21 besteht eine erhöhte Wahrscheinlichkeit für ein Kind mit einer Trisomie 21 und bei Mitbeteiligung eines Chromosom 13 einer Trisomie 13. Bei allen Formen einer Robertson-Translokation besteht jedoch ein erhöhtes Abortrisiko.

Bei weiblichen Translokationsträgern ist die Wahrscheinlichkeit der Geburt eines Kindes mit einer Trisomie oder einer Fehlgeburt höher als bei männlichen. Ist das Chromosom 21 an der Robertson-Translokation beteiligt, beträgt die Wahrscheinlichkeit eines lebend geborenen Kindes mit Translokationstrisomie 21 zwischen 10 und 15 %, wenn die Mutter Translokationsträgerin ist, bei väterlicher Translokation hingegen weniger als 1 %.

Bei einer Beteiligung der Chromosomen 14 oder 15 an einer Robertson-Translokation besteht neben den angesprochenen Risiken noch die Wahrscheinlichkeit einer **uniparentalen Disomie** (UPD). Dies bedeutet, dass beide Chromosomen eines homologen Paares von einem Elternteil stammen. Das ursprüngliche Vorliegen einer Trisomie für das entsprechende Chromosom

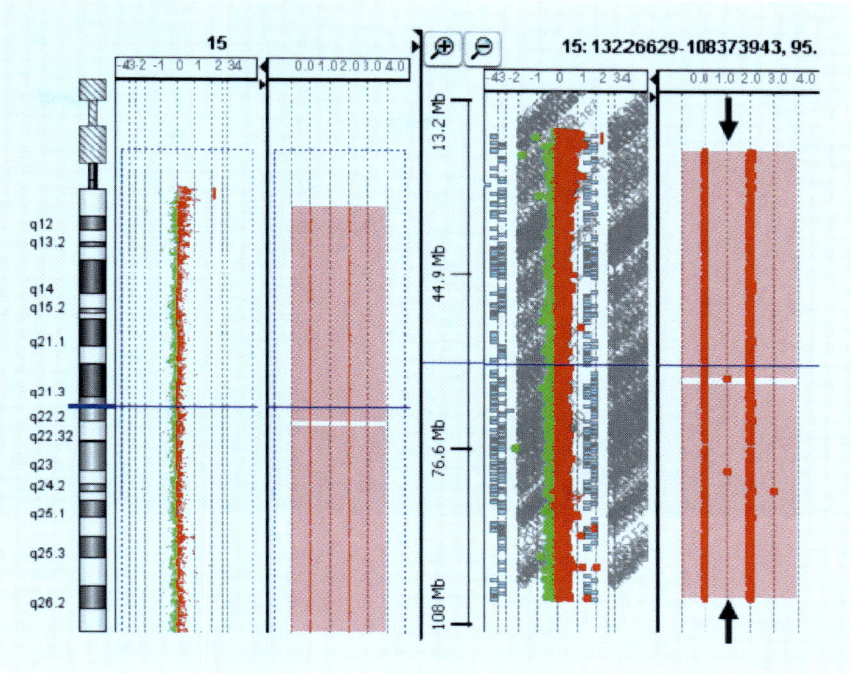

Abb. 27.6 Kombinierter Oligo-SNP-Microarray zum Nachweis einer uniparentalen Disomie 15. Das normale Signalmuster für den Oligo-Array *links im Bild* weist das Vorliegen von zwei Chromosomen 15 nach. Im SNP-Array (*rechts im Bild*) zeigt sich ein genereller Verlust für Heterozygotie als Zeichen einer uniparentalen Isodisomie 15. Ein SNP-Array ist ein spezieller Typ eines DNA-Microarrays zum Nachweis von Polymorphismen. „Single nucleotide polymorphisms" (SNPs) sind variable Positionen im Genom mit zwei verschiedenen Alleltypen, die abiträr 0 und 1 genannt werden. Im menschlichen Genom findet sich wenigstens 1 SNP pro 1 Kb. Ein Individuum kann für jeden SNP heterozygot (01) oder homozygot (00 oder 11) sein. Im SNP-Array wird dies mit den Signalen 0 (homozygot 00), 1 (heterozygot 01) oder 2 (homozygt 11) wiedergegeben. Normal sind die 3 Signalmuster gleichmäßig über die Chromosomen verteilt. Finden sich für ein Chromosom oder einen Chromosomenabschnitt nur die Signale für 0 oder 2 (*im Bild* durch das Fehlen der mittleren Spur gekennzeichnet), besteht ein genereller oder segmentaler Verlust der Heterozygotie (*LOH*)

wird als Ursache hierfür angenommen, wobei es dann postzygotisch zu dem Verlust des entsprechenden Chromosoms von dem nicht an der Robertson-Translokation beteiligten Elternteils in einer der ersten Zellteilungen gekommen ist. Ist die Mutter Trägerin einer 14;15-Robertson-Translokation, so beträgt die Wahrscheinlichkeit einer UPD 14 oder 15 etwa 0,5 %, bei allen anderen Formen unter Mitbeteiligung der Chromosomen 14 oder 15 liegt sie bei <0,5 % und bei väterlicher Translokation für alle Formen bei <0,5 %.

Eine **uniparentale Disomie 14** sowohl maternalen als auch paternalen Ursprungs führt zu folgenden Störungen: u. a. zu Polyhydramnion, Wachstumsretardierung, Skelettanomalien und neurologischen Störungen (paternal) oder prä- und postnataler Wachstumsretardierung und Hydrozephalus (maternal). Die **uniparentale Disomie 15** (Abb. 27.6) maternalen Ursprungs ist mit dem Prader-Willi Syndrom und die väterlichen Ursprungs mit dem Angelman Syndrom assoziiert.

Tipp

Die Wahrscheinlichkeiten für die Entstehung einer uniparentalen Disomie bei Translokationsträgern liegt unter 1 %. Bei Mitbeteiligung der Chromosomen 14 oder 15 sollten dennoch in einer pränatalen Diagnostik entsprechende molekulargenetische Untersuchungen zum Ausschluss einer uniparentalen Disomie erfolgen.

Inversionen

Inversionen sind chromosomale Rearrangements, in denen ein Segment des Chromosoms in umgekehrter Orientierung vorliegt. Von einer **perizentrische Inversion** spricht man, wenn das Centromer mit einbezogen ist, liegt es außerhalb des invertierten Abschnitts handelt es sich um eine **parazentrische Inversion**.

Ein Crossing-over in der **parazentrischen Inversionsschleife** führt in der Meiose zu einem dizentrischen, einem azentrischen und zwei normalen Produkten. Normalerweise gehen die azentrischen und dizentrischen Produkte bei den Zellteilungen nach der Befruchtung verloren. Die hieraus resultierende Monosomie ist mehrheitlich ein Letalfaktor. Rekombinationen, die zu einem unbalancierten, mit dem Leben vereinbaren Chromosomensatz führen, kommen nur in sehr geringem Maße vor. Entsprechend sind lebend geborene Kinder mit unbalanciertem Chromosomensatz selten (<1 %) und die Wahrscheinlichkeit für Aborte nur geringfügig erhöht.

Ein Crossing-over in der **perizentrischen Inversionsschleife** führt in der Meiose zu zwei unbalancierten Produkten (jeweils eins mit Duplikation bzw. Defizienz) und zu zwei normalen Produkten. Zwar liegen empirische Daten für die wenigsten spezifischen perizentrischen Inversionen vor, allgemein muss von einem erheblichen Risiko (5 % bis 10 %) für die nachfolgenden Schwangerschaften ausgegangen werden, wenn es zu einer Identifikation der Inversion durch Geburt eines Kindes mit Fehlbildungen oder geistiger Behinderung kam.

Das Risiko ist abhängig von der Größe des invertierten Segmentes, mit relativ höherem Risiko bei größeren Segmenten.

Das Risiko hängt von dem betroffenen Chromosom, den Bruchpunkten und darüber hinaus vom Geschlecht des Inversionsträgers ab. Bei weiblichen Inversionsträgern gibt es ein höheres Risiko (durchschnittlich 8 % vs. 4 %). Werden Inversionen mit unauffälliger Vorgeschichte zufällig erkannt, so sind sie mit einem deutlich geringeren Risiko (ca. 1 %) verbunden. Bei einigen kleinen Inversionen, wie z. B. der Chromosom-9-Inversion mit den Bruchpunkten p11q13, besteht kein erhöhtes Risiko. Es handelt sich um Normvarianten, die bei etwa 1 % der Bevölkerung vorkommen.

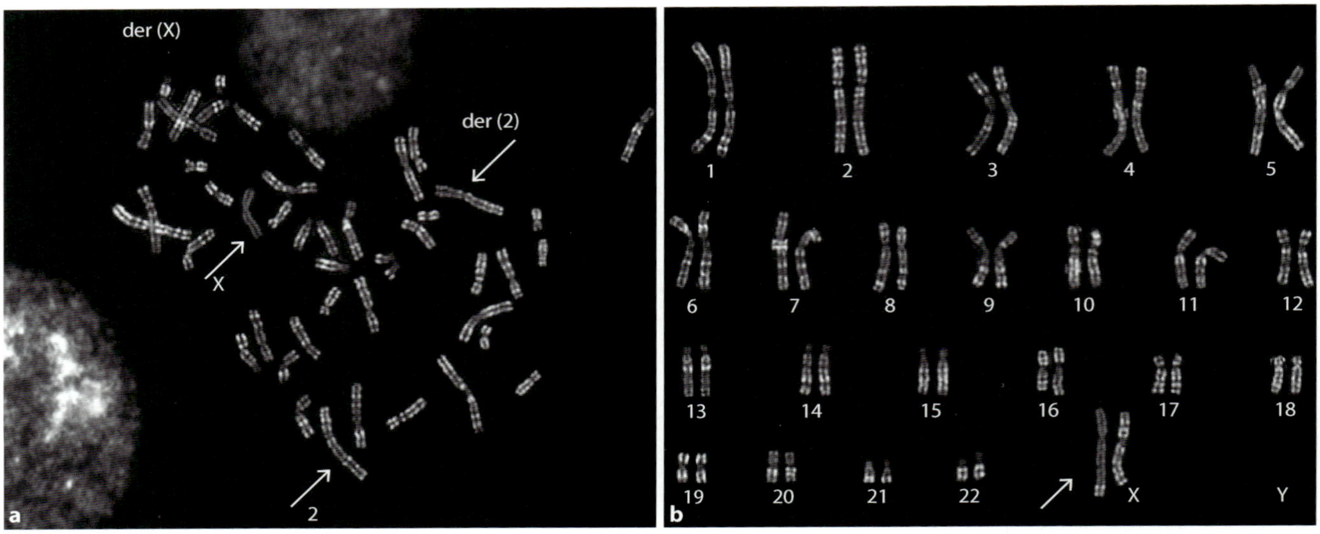

Abb. 27.7 X-Autosom-Translokationen. **a** Metaphase einer balancierten X;2-Translokation de novo. Der mit X bezeichnete Pfeil weist auf das normale X-Chromosom, das im Gegensatz zu allen anderen Chromosomen kein Bandenmuster zeigt und dadurch als spät replizierend (inaktiv) charakterisiert ist. Es besteht keine funktionelle Disomie für das translozierte X-Chromosom-Segment. **b** Karyotyp einer balancierten X;16-Translokation de novo. Lediglich der autosomale Chromosom-16-Anteil weist eine Bänderung auf, der X-chromosomale Anteil (*Pfeil*) zeigt keine Bänderung und ist spät replizierend (inaktiv). Das auf Chromosom 16 translozierte X-Segment wird nicht inaktiviert. Es besteht damit für diesen Abschnitt eine funktionelle X-Disomie, die sich beim Fetus in multiplen Fehlbildungen manifestierte (▶ Abschn. 27.2.3)

▪ X-chromosomale Strukturaberrationen

X-Autosom-Translokationen

Bei weiblichen Embryonen wird bereits ab der 2. Woche nach der Konzeption eines der beiden X-Chromosomen nach dem Zufallsprinzip genetisch inaktiviert. Die Abschaltung wird initiiert im X-Inaktivierungszentrum (XIC), das auf dem langen Arm des X-Chromosoms nahe dem Centromer in Xq13 lokalisiert ist.

Weibliche balancierte X-Autosom-Trägerinnen haben zwei Translokationschromosomen. Das an der Translokation beteiligte X-Chromosom (derivatives X-Chromosom) sowie das beteiligte Autosom (derivatives Autosom). In der Mehrheit der Fälle liegt das X-Inaktivierungszentrum im Segment des derivativen X-Chromosoms, das auf dem Autosom translozierte X-Segment enthält dann kein Inaktivierungszentrum, d. h. es kann nicht inaktiviert werden. Um in dieser Situation ein funktionell balanciertes Genom zu erhalten, ist es notwendig, dass das **normale** X-Chromosom selektiv inaktiviert wird (Abb. 27.7).

Chromosom-X-Deletionen und -Duplikationen bei der Schwangeren

Deletionen und Duplikationen können in ihrer Größe von wenigen DNA-Basen bis hin zu mikroskopisch nachweisbaren Stückverlusten und Zugewinnen variieren. In diesem Abschnitt sollen kleine, häufig submikroskopische, Deletionen und Duplikationen des X-Chromosoms besprochen werden, die ein oder mehrere Gene umfassen.

Deletionen: Mikrodeletionen können von einer phänotypisch unauffälligen Mutter (46,X,del(X)) auf einen männlichen Fetus (46,Y,del(X)) übertragen werden. Der männliche Fetus ist dann nullisom für die im deletierten Segment liegenden Gene. Während das Fehlen größerer Segmente einen Letalfaktor darstellt, ist bei kleineren Abschnitten ein Überleben möglich. In Abhängigkeit von den im deletierten Segment liegenden Genen resultiert ein variables genetisches Krankheitsbild („contiguous gene syndrome").

Duplikationen: Nachkommen von heterozygoten Frauen mit einer X Chromosom Duplikation sind, wenn sie das strukturell veränderte X-Chromosom geerbt haben, hemizygote Jungen oder heterozygote Mädchen. Bei **hemizygoten Söhnen** ist das strukturell veränderte X-Chromosom immer aktiv, sodass für das duplizierte Segment eine funktionelle Disomie besteht. Als Folge hiervon ergibt sich ein pathologischer Phänotyp, dessen Ausprägung von den im duplizierten Segment liegenden Genen abhängig ist. Der Phänotyp **heterozygoter Töchter** ist weniger vorhersagbar. Bei größeren Duplikationen gilt mehrheitlich die Regel einer selektiven Lyonisation, d. h. einer bevorzugten Inaktivierung des strukturell veränderten X-Chromosoms. Es gibt aber Ausnahmen. In diesen Fällen besteht bei bevorzugter Inaktivierung des normalen X-Chromosoms oder bei zufälliger Inaktivierung funktionell eine durchgehende oder Mosaik-Disomie für die Gene des duplizierten Segments mit variabel ausgeprägtem Phänotyp.

Pränatale Chromosomendiagnostik nach Polkörper- und Blastozystendiagnostik

Die Polkörperdiagnostik ermöglicht im Rahmen einer künstlichen Befruchtung (IVF oder IVF/ICSI) die genetische Untersuchung der Eizelle auf Chromosomenfehlverteilungen. Die Polkörper entstehen durch eine asymmetrische Zellteilung in der Oogenese. Der erste Polkörper wird während der Meiose in der ersten Reifeteilung gebildet. Er enthält 23 Chromosomen bestehend jeweils aus einem Chromatidenpaar (46 Chromatiden, diploid), der zweite Polkörper entsteht in Meiose II und enthält 23 Chromosomen bestehend jeweils aus einer Chromatide (haploid). Routinemäßig werden mithilfe der FISH-Technik (Abb. 27.8a,b) Chromosomen untersucht, die häufig an Fehlgeburten, aber auch an einer mangelnden Implantation beteiligt

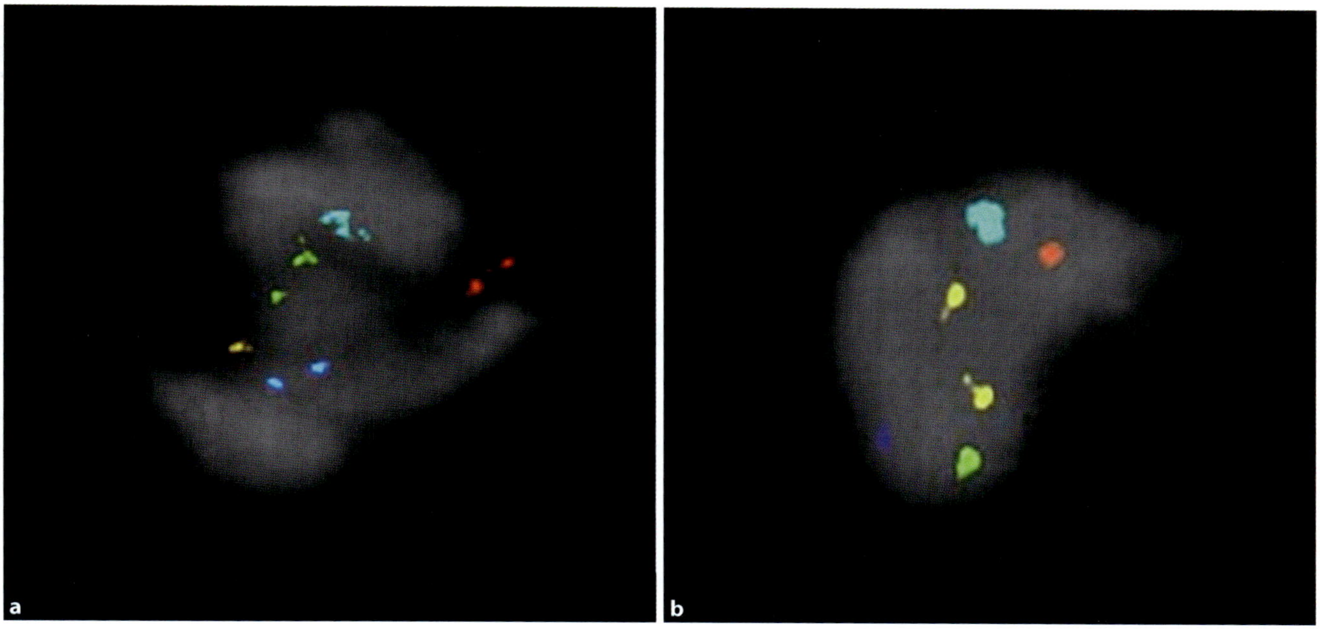

Abb. 27.8 FISH-Diagnostik in Polkörpern. Die Polköper werden in Meiose I und II gebildet. Der erste Polkörper enthält 23 Chromosomen bestehend jeweils aus einem Chromatidenpaar (diploid), der zweite Polkörper enthält 23 Chromosomen (23 Chromatiden, haploid). Das Bild zeigt die routinemäßig mithilfe der FISH-Technik untersuchten Chromosomen 13, 16, 18, 21und 22. Einem normalen Signalmuster entsprechen im ersten Polkörper zwei Signale (diploid), im zweiten ein Signal pro untersuchtem Chromosom. **a** zeigt für Chromosom 22 nur ein Signal (*gelb*). **b** für Chromosom 22 zwei Signale. Die Signalkonstellationen führen bei Befruchtung zu einer Trisomie (**a**), Monosomie (**b**) oder bei gleichzeitigem Vorkommen zu einem balancierten Zustand der Zygote

sind. Dies sind die Chromosomen 13, 15, 16, 17, 18, 21, 22 und X. Nach Auswertung aller Fluoreszenzmuster werden die Eizellen ausgewählt, die für die Behandlung geeignet erscheinen. Mithilfe der Polkörperdiagnostik lässt sich die Wahrscheinlichkeit für eine Fehlgeburt aufgrund einer Chromosomenstörung des Fetus um etwa 50 % senken. Auch wenn die Wahrscheinlichkeit für die Geburt eines Kindes mit einer Trisomie von Chromosom 13, 18 oder 21 um etwa 80 % der Ausgangswahrscheinlichkeit verringert wird, kann die Polkörperdiagnostik eine Pränataldiagnostik nicht ersetzen. Mit der Methode lässt sich nur die Eizelle untersuchen, Chromosomenfehlverteilungen der Samenzelle und Chromosomenaberrationen, die nach der Befruchtung während der frühen Embryonalentwicklung auftreten, werden nicht erfasst. Mit Einführung der Mikroarray-CGH in die Polkörperdiagnostik können jetzt zwar alle Chromosomen mit hoher Sicherheit untersucht werden, die zuvor genannten Einschränkungen gelten aber in gleichem Maße.

Bei der **Blastozystendiagnostik** werden etwa am Tag 5 der außerkörperlichen Entwicklung einem nach In-vitro-Fertilisation entstandenen Embryo Zellen entnommen (Trophoektodermbiopsie) und genetisch untersucht. Anders als bei der Polkörperdiagnostik, können dabei auch vom Vater stammende Erbeigenschaften untersucht werden. Durch die Untersuchung lässt sich mit hoher Sicherheit ausschließen, dass die später übertragenen Embryonen die Anlage für die untersuchte Erkrankung tragen. Auch für die Diagnostik spezifischer Chromosomenaberrationen besteht eine hohe Sicherheit (Abb. 27.9).

Wegen der Möglichkeit der Bildung von chromosomalen Mosaiken in den ersten Zellteilungen nach der Befruchtung, ist eine pränatale Chromosomendiagnostik jedoch auch nach Blastozystendiagnostik bei auffälligem Ersttrimesterscreening zu empfehlen.

Im Text benutzte weiterführende Literatur: Gardener u. Sutherland 2004, Held 1989, Held 1999, Held 2010, Simpson u. Elias 2003.

27.2.4 Auffällige Chromosomenbefunde nach pränataler Diagnostik

Numerische Chromosomenaberration

Nach Chorionzottenbiopsie wie auch nach Amniozentese kann bei den häufigen Chromosomentrisomien 13, 18, 21 sowie den numerischen Aberrationen der Geschlechtschromosomen 45,X (Turner Syndrom), 47,XXX, 47,XXY und 47,XYY bei durchgehendem Befund von einer hohen diagnostischen Sicherheit (positiv prädiktiver Wert >99) ausgegangen werden.

Für die (genetische) Beratung ist eine ausführliche Ultraschallfehlbildungsdiagnostik unerlässlich.

Die Prognose von Feten mit Hygroma colli oder Hydrops ist nicht nur bei den Trisomien 13 und 18 sowie dem 45,X-Status, sondern auch bei Trisomie 21 extrem ungünstig. Auf der anderen Seite muss bei diagnostiziertem 45,X-Status bei unauffälligem Ultraschall sowohl nach Chorionzottenbiopsie (CVS) als auch nach Amniozentese (AC) vom Vorliegen eines Mosaikstatus mit günstiger Prognose ausgegangen werden. In solchen Fällen ist eine Wiederholung der Amniozentese zur Mosaikdiagnostik (Tab. 27.5) indiziert.

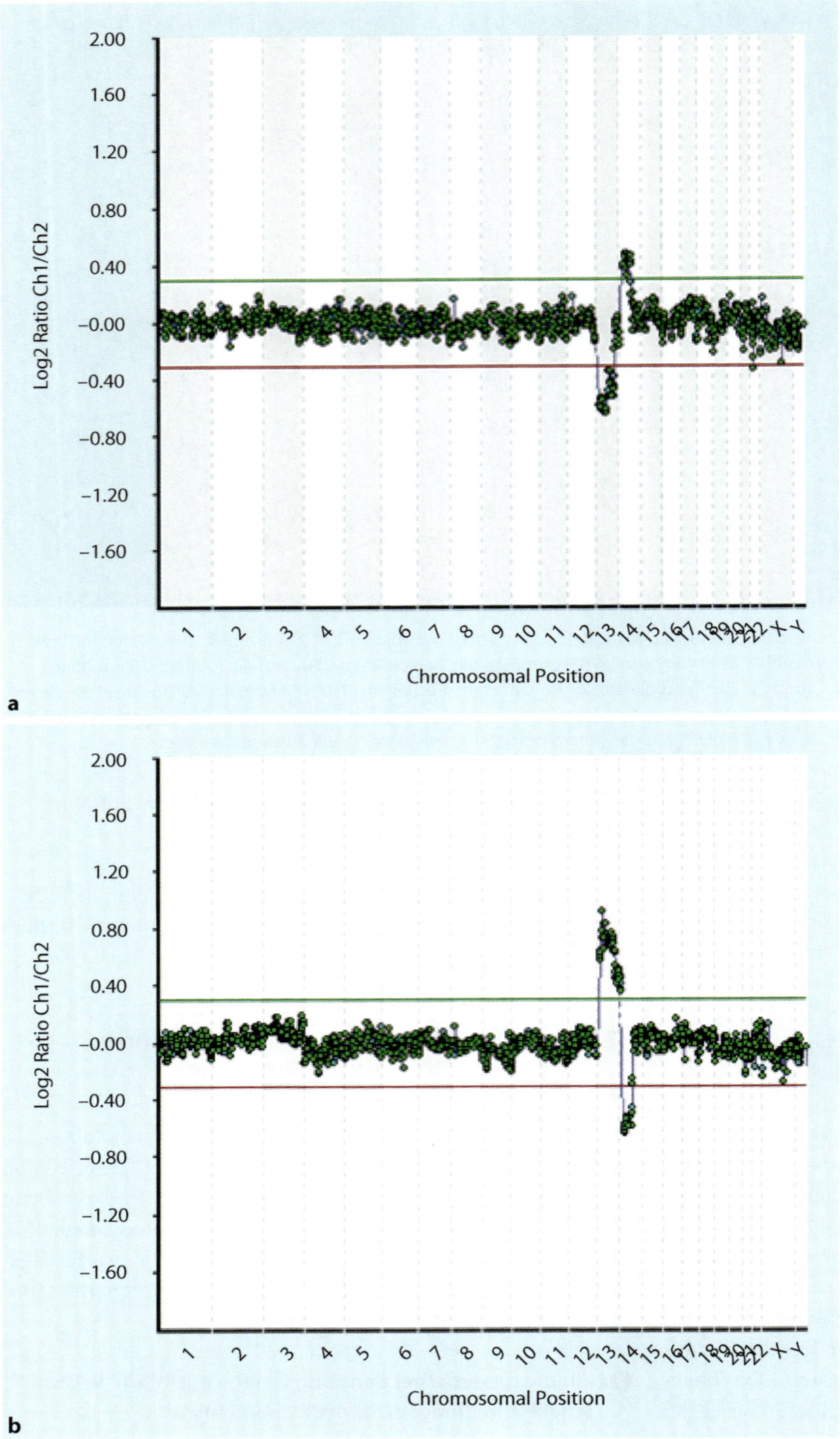

Abb. 27.9 Microarray-Diagnostik in Blastozysten bei paternaler Robertson-13;14-Translokation. Unbalancierte 13;14-Translokation mit Monosomie 13 und Trisomie 14 (**a**) und Trisomie 13 mit Monosomie 14 (**b**) bei zwei Embryonen

Ein pränatal diagnostizierter XYY- oder XXX-Status ist – nach Ansicht der meisten genetischen Berater – keine Indikation für einen Schwangerschaftsabbruch. Dies gilt zunehmend auch für den XXY-Status (Klinefelter Syndrom). In diesen Fällen kann der sonografische Ausschluss von Fehlbildungen die Eltern beruhigen und der Schwangeren das Austragen der Schwangerschaft erleichtern.

Autosomale Trisomien, die nicht die Chromosomen 13, 18 und 21 betreffen, enden in der Regel mit einem Spontanabort in der 5. bis 10. SSW. Gelegentlich entwickeln die Feten sich jedoch bis zur 17. und späteren SSW weiter, bevor es zum Absterben des Fetus und damit zum Spontanabort oder IUFT kommt. Daher finden sich seltene autosomale Trisomien häufiger nach Chorionzottenbiopsie als nach Amniozentese. Mehrheitlich lassen sich im Ultraschall Auffälligkeiten, wie z. B. Hygroma colli, Hydrops, strukturelle Fehlbildungen und Retardierung, nachweisen. Ist der Befund unauffällig, so ist vor allem nach CVS von einem

Tab. 27.5 Praktisches Vorgehen bei Vorliegen oder V.a. Vorliegen eines chromosomalen Mosaikstatus und bei normalem Karyotyp bei auffälligem Ultraschallbefund (Modifiziert nach Held 2010)

Untersuchungsmethode		Ultraschall	Weiterführende zytogenetische Untersuchungen
Amniozentese	Mosaik nachgewiesen	Auffälligkeiten und Nachweis von Strukturdefekten	Keine/Beratung
Amniozentese	Mosaik nachgewiesen	Normal	Reamniozentese, FISH in unkultivierten Zellen, Bestätigung in kultivierten Zellen
Chorionzottenbiopsie	Mosaik nachgewiesen	Auffälligkeiten und Nachweis von Strukturdefekten	Keine/Beratung
Chorionzottenbiopsie	Mosaik nachgewiesen	Normal	Amniozentese, FISH in unkultivierten Zellen, Bestätigung in kultivierten Zellen
Fetale Blutentnahme	Mosaik nachgewiesen	Auffälligkeiten und Nachweis von Strukturdefekten	Keine/Beratung
Fetale Blutentnahme	Mosaik nachgewiesen	Normal	In Abhängigkeit vom Befund Amniozentese, FISH in unkultivierten Zellen, Bestätigung in kultivierten Zellen
Amniozentese	Normalbefund	Strukturdefekt mit Hinweis auf Chromosomenaberration	ggf. Reamniozentese sowie Microarray-CGH z.A. von Mikrodeletionen/-duplikationen
Chorionzottenbiopsie	Normalbefund	Strukturdefekt mit Hinweis auf Chromosomenaberration	Amniozentese zum Mosaikausschluss sowie ggf. Microarray-CGH z.A. von Mikrodeletionen/-duplikationen
Fetale Blutentnahme	Normalbefund	Strukturdefekt mit Hinweis auf Chromosomenaberration	Amniozentese zum Mosaikausschluss, ggf., Microarray-CGH z.A. von Mikrodeletionen/-duplikationen

Vorliegen eines Mosaikstatus oder einer Fehlinterpretation aufgrund eines gewebebegrenzten Mosaikstatus (confined placental mosaicism, CPM) auszugehen. Damit ist eine weiterführende Diagnostik (Tab. 27.5) nach (Re-)Amniozentese indiziert.

Mosaike, gewebebegrenzte Mosaike, Pseudomosaike

Ein Hauptproblem der zytogenetischen Pränataldiagnostik besteht in der Möglichkeit, dass eine in Chorionzottenzellen oder Amnionzellen nachgewiesene Chromosomenaberration nicht dem fetalen Status entspricht. Das gleichzeitige Vorliegen von Zellen mit unterschiedlichem Chromosomenkomplement wird als **Mosaik** bezeichnet. Klinisch bedeutsam ist der fehlende Nachweis einer Zelllinie mit pathologischem Chromosomensatz, weil dieser in der untersuchten Probe bzw. in dem untersuchten Gewebe nicht oder nur zu einem sehr geringen prozentualen Anteil vorliegt. Aber auch der positive Nachweis einer Zelllinie mit aberrantem Chromosomenkomplement neben normalen Zellen führt zu diagnostischen Problemen bzw. Problemen in der Interpretation. Es besteht die Möglichkeit, dass es sich bei den aberranten Zellen um extraembryonale Zellen (gewebebegrenztes Mosaik) oder In-vitro-Mutationen (Pseudomosaik im engeren Sinn) handelt, die den fetalen Status nicht repräsentieren. Weiterhin kann beim Fetus ein auf ein Organ (z. B. Harntrakt) **gewebebegrenzter Mosaikstatus** oder eine sehr unterschiedliche Prävalenz der unterschiedlichen Zelltypen in den verschiedenen Geweben vorliegen. Überwiegend besteht nur eine geringe Korrelation zwischen dem prozentualen Anteil an aberranten Zellen nach Zellkultur und dem bei dem Fetus vorliegenden Anteil, sodass eine Aussage hinsichtlich des Phänotyps aufgrund der zytogenetischen Befunde nicht möglich ist.

In der Literatur sowie den Richtlinien internationaler Fachgesellschaften werden verschiedene Vorschläge zu der Anzahl der Kulturen, der analysierten Klone (primäre Zellkolonie) und Metaphasen gemacht, die zum Nachweis oder Ausschluss eines Mosaiks mit bestimmtem Prozentanteil (z. B. >30 %) notwendig sind. Diese Vorschläge sind in der Praxis wegen der Möglichkeiten gewebebegrenzter Mosaike, der unterschiedlichen Ausprägung des Mosaiks in fetalen Geweben sowie unterschiedlichen Proliferationspotenzials der Zellen und selektivem Verlust von Marker- und Ringchromosomen wenig hilfreich.

Tipp

Vorschläge für ein praktisches Vorgehen bei Vorliegen eines chromosomalen Mosaikstatus oder bei Verdacht auf Vorliegen eines chromosomalen Mosaikstatus sind in Tab. 27.5 zusammengefasst.

Strukturaberrationen

Familiäre balancierte Strukturaberrationen

Strukturelle Chromosomenaberrationen werden in der zytogenetischen Pränataldiagnostik mit einer Häufigkeit zwischen

1:500 und 1:1000 beobachtet. Sofern der elterliche Chromosomensatz nicht bekannt ist, ist eine sofortige Analyse bei beiden Eltern durchzuführen, um zwischen einer familiären und einer De-novo-Aberration differenzieren zu können. Wird bei einem Elternteil ein entsprechendes, balanciert erscheinendes Rearrangement nachgewiesen, kann im Allgemeinen von einem nicht erkennbar erhöhten Risiko ausgegangen werden. Eine erweiterte Ultraschalluntersuchung und eine humangenetische Beratung sind jedoch zu empfehlen, da im Einzelfall eine besondere Risikosituation (s. Übersicht „Ausnahmen") vorliegen kann.

Ausnahmen

- Eine Ausnahme bilden bei den familiären autosomalen Translokationen die **Robertson-Translokationen** unter Mitbeteiligung der Chromosomen 14 und 15. In diesen Fällen ist neben der konventionellen Karyotypisierung der molekulargenetische Ausschluss einer UPD14 bzw. einer UPD15 indiziert (▶ Abschn. 27.2.3, Robertson Translokationen)
- Eine weitere Ausnahme bilden die **X-Autosom-Translokationen** bei weiblichen Feten. Ebenso wie in familiären Fällen ist hier der Aktivitätszustand des normalen X-Chromosoms und des derivaten X-Chromosoms (des an der Translokation beteiligten X-Chromosoms) zu prüfen (▶ Abschn. 27.2.3, X-chromosomale Strukturaberrationen, ◘ Abb. 27.7).

Balancierte Strukturaberrationen de novo

Bei de novo entstandenen, balanciert erscheinenden reziproken Translokationen ist die Beurteilung hingegen schwierig. Mehrheitlich kommt es auch hier durch den Austausch zwischen Chromosomenabschnitten nicht zu einer Veränderung von Genen oder regulatorischen Sequenzen und damit nicht zu einer klinischen Symptomatik. Ältere Studien gaben in Abhängigkeit von der der Art des Rearrangements ein zusätzliches Risiko einer Fehlbildung oder sonstigen schwerwiegenden angeborenen Störung zwischen 6,0 % und 10 % an. Aus jüngeren Untersuchungen wird deutlich, dass ein Teil des Risikos auf, mit konventionellen zytogenetischen Methoden nicht erkennbaren, Gendisruptionen oder unbalancierte Strukturaberrationen aufgrund von submikroskopischen Duplikationen oder Deletionen zurückzuführen ist. Der Wert einer weiterführenden Untersuchung mithilfe der Microarray-CGH-Analyse wird in der Literatur diskutiert, abschließende Empfehlungen hierzu liegen bisher noch nicht vor.

Insgesamt kann man bei einfachen reziproken balanciert erscheinenden Translokationen de novo von einem geringen Risiko ausgehen, wenn sich in der Ultraschalldiagnostik keine Auffälligkeiten ergeben. In allen Fällen sind eine erweiterte Ultraschalluntersuchung und eine humangenetische Beratung unverzichtbar.

Unbalancierte Strukturaberrationen

Für autosomale unbalancierte strukturelle Rearrangements jeglicher Art sind schwerwiegende phänotypische Auswirkungen wahrscheinlich. Die phänotypische Ausprägung ist dabei abhängig von dem am Rearrangement beteiligten Chromosom bzw. den beteiligten Chromosomen sowie Lokalisation und Größe des deletierten oder duplizierten Chromosomenabschnittes bzw. der beteiligten Chromosomenabschnitte.

Unbalancierte Chromosomenstrukturaberrationen sind, vor allem wenn sie sehr klein sind (Mikrodeletionen und -duplikationen), oder wenn ausgetauschte Chromosomensegmente in ihrer Größe und im Bandenmuster sehr ähnlich sind (◘ Abb. 27.10), nach Chorionzottenbiopsie häufig gar nicht und nach Amniozentese oder fetaler Blutentnahme nur bei höherer Bandenauflösung diagnostizierbar.

Bei auffälligem Ultraschallbefund (◘ Tab. 27.3, ◘ Tab. 27.4) ist bei normalem Karyotyp die Durchführung einer Mikroaray-CGH-Untersuchungen zu empfehlen (Tyreman et al. 2009).

Im Text benutzte weiterführende Literatur: Gardener u. Sutherland 2004, Held 2010.

27.3 Molekulare Genetik

Durch die fortschreitende Entschlüsselung von Genen und ihrer Lokalisation auf spezifischen Chromosomenabschnitten lässt sich eine ständig wachsende Anzahl an genetischen Erkrankungen mit monogenem Erbgang in utero diagnostizieren. Dabei greift die pränatale molekulargenetische Diagnostik auf die gleichen Methoden zurück wie die postnatale Diagnostik.

Alle kernhaltigen Zellen, wie Fruchtwasserzellen, Chorionzottenzellen und fetale Blutzellen, eignen sich für die Untersuchung. In Bezug auf angeborene Stoffwechselerkrankungen haben molekulargenetische Untersuchungstechniken einen deutlichen Vorteil, da alle diploiden Zellen dieselbe DNA enthalten, sodass auch Gewebe untersucht werden kann, in denen das entsprechende Gen nicht exprimiert ist.

Von den ca. 4000 erblichen Erkrankungen mit monogenem Erbgang sind momentan etwa 1000 einer molekulargenetischen Diagnostik zugänglich.

27.3.1 Molekulargenetische Untersuchungsmethoden

Polymerasekettenreaktion

Mithilfe der Polymerasekettenreaktion (**PCR**) können spezifische DNA-Abschnitte in vitro vervielfältigt werden (Amplifikation). Die DNA-Synthese wird durch zwei Primer (Oligonukleotide) gezielt von einer bestimmten DNA-Sequenz aus gestartet. Der gesamte PCR-Prozess (Schmelzen der DNA, Anlagerung der Primer, DNA-Synthese) wird in mehreren sich wiederholenden, temperaturgesteuerten Zyklen (25–35) durchgeführt. Am Ende liegt eine große Menge der Zielsequenz als PCR-Produkt vor, das anhand einer Agarose-Gel-Elektrophorese aufgetrennt und identifiziert werden kann. In der pränatalen Diagnostik dient

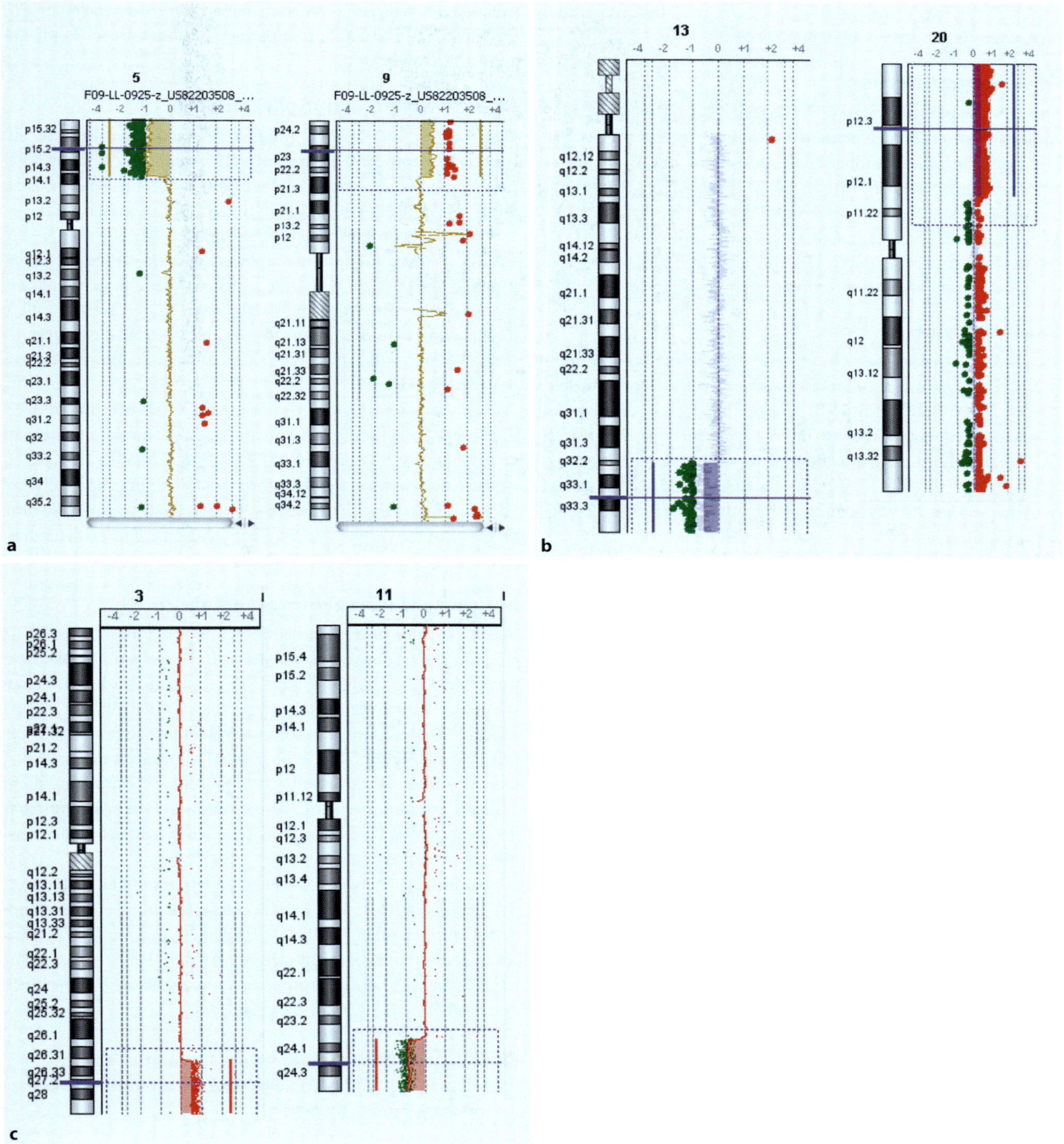

Abb. 27.10 Konventionell zytogenetisch schwer erkennbare unbalancierte Translokationen. **a** Unbalancierte Chromosomen-5;9-Translokation mit Deletion 5p und Duplikation 9p. Die Diagnose wurde bei Verdacht auf Deletion 5p zunächst mit FISH gestellt und in der Microarray-CGH bestätigt. **b** Unbalancierte Chromosomen-13;20-Translokation mit Deletion 13q und Duplikation 20p. Die Diagnose war konventionell in zwei Fruchtwasserzellanalysen bei Verdacht auf Chromosom-13-Trisomie nicht gestellt worden. **c** Unbalancierte Chromosomen-3;11-Translokation mit Deletion 11q und Duplikation 3q-. Klinisch bestand ein Hydrops bei Verdacht auf Vitium cordis. Die Diagnose war konventionell bei der Analyse in Chorionzottenzellen nicht gestellt worden. Bei positiver Anamnese (Abbruch wegen NIHF bei Verdacht auf Vitium cordis in der vorhergehenden Schwangerschaft) erfolgte eine Amniozentese zur Microarray-CGH-Analyse

die PCR vor allem der Amplifikation von mutationstragenden Genabschnitten, um diese sequenzieren zu können.

DNA-Sequenzierung

Die DNA-Sequenz, d. h. die Nukleotidabfolge in einem DNA-Molekül, kann mit verschiedenen Methoden bestimmt werden. Die häufigsten angewandten Verfahren sind

- die Didesoxymethode nach Sanger (Kettenabbruchsynthese),
- Pyrosequenzierung und
- die Sequenzierung durch Hybridisierung mithilfe von DNA-Chips oder Microarrays.

Southern blot

Einzelne Gensequenzen in einem DNA-Gemisch können mithilfe der Southern-blot-Methode nachgewiesen werden. Die nach der Behandlung mit einem oder mehreren Restriktionsenzymen entstandenen DNA-Fragmente werden durch Gel-Elektrophorese entsprechend ihrer Größe aufgetrennt und anschließend auf eine Membran übertragen. Die Identifikation der entsprechenden Gensequenz erfolgt durch (radioaktiv) markierte Sonden.

Next generation sequencing

Übergeordnete Bezeichnung für neue Sequenzierungstechnologien, die mithilfe massiv parallel sequenzierender Plattformen eine genomische Hochdurchsatzanalyse erlauben und damit zukünftig die klassische automatisierte Sanger-Methode („first generation technology") ablösen wird.

Andere Verfahren

Neben den genannten Verfahren werden als weitere Untersuchungsmethoden in der Molekulargenetik die FISH-Diagnostik, MLPA-Diagnostik und Array-CGH eingesetzt (▶ Abschn. 27.2.2, Molekulare Methoden in der Zytogenetik).

27.3.2 Anwendung

Die genannten Untersuchungsverfahren werden in der Pränataldiagnostik einzeln oder kombiniert verwendet. Dementsprechend schwankt der für die Diagnostik benötigte Zeitaufwand erheblich von einzelnen Tagen bis hin zu Wochen.

Daher sollten **vor dem Angebot einer Pränataldiagnostik** folgende Fragen geklärt werden:

- Welche genetische Veränderung liegt vor oder wird verdächtigt?
- Wird für diese genetische Veränderung eine Pränataldiagnostik angeboten?
- In welchem zeitlichen Rahmen kann diese durchgeführt werden?

Dabei erscheint eine Einteilung der molekulargenetischen Diagnostik in direkte und indirekte Verfahren sinnvoll. In direkten Verfahren werden Krankheiten, bei denen die genaue Nukleotidveränderung bekannt ist, untersucht. Ist das infrage kommende Gen in einer bestimmten Chromosomenregion lokalisiert, seine molekulare Basis jedoch nicht bekannt, oder aber erscheint eine direkte Diagnostik nicht praktikabel, so findet die indirekte Diagnostik Anwendung.

Direkte Untersuchungsverfahren

Der Mehrheit monogener erblicher Erkrankungen sind ein Fehlen eines Gens oder Genabschnitts (Deletion) oder Punktmutationen, die zu „missense-" (Einzelaminosäurenaustausch) oder „non-sense" (Stop-codon)-Mutationen führen, gemeinsam.

Von direkten Untersuchungsverfahren spricht man, wenn auf eine bereits vorab beim Probanden (betroffenes Familienmitglied) gefundene Mutation gezielt untersucht werden kann. Durch die gezielte Vorgehensweise kann in den fetalen Zellen direkt nachgewiesen werden, ob eine krankheitsauslösende genetische Veränderung vorliegt. Weiter kann dann auf den Genotyp des Fetus geschlossen werden.

Manchmal ergibt sich durch die pränatale Ultraschalldiagnostik ein Befund, der auf ein spezifisches Krankheitsbild aufgrund einer De-novo-Mutation beim Fetus schließen lässt, die einer direkten molekulargenetischen Untersuchung zugänglich ist. Hierzu zählen verschiedene Skelettdysplasien (*FGFR3*-Spektrum, ◘ Abb. 27.11), das Noonan Syndrom, verschiedene mit Herzfehlern assoziierte Syndrome und andere.

Indirekte Untersuchungsverfahren

Wenn die molekulare Basis einer Erkrankung unbekannt ist, ist eine direkte Testung nicht möglich. Zum einen sind im Moment noch nicht alle Gene bekannt und zum anderen kann – auch wenn ein verursachendes Gen bekann ist – die Analyse der ursächlichen Mutation in bestimmten Familien nicht praktikabel sein. Daraus ergibt sich, dass die vollständige Sequenzierung eines Gens in bestimmten diagnostischen Situationen nicht sinnvoll erscheint, z. B. bei Mutationen, die nicht unmittelbar im kodierenden Bereich oder in den konservierten Spleißerkennungssequenzen liegen.

In diesen Fällen wird anstelle des direkten Nachweises einer krankheitsrelevanten Mutation festgestellt, ob ein bei einem betroffenen Familienmitglied vorliegender, mutmaßlich mutationstragender Genabschnitt (Haplotyp) beim Fetus vorliegt. Untersucht werden hierbei klinisch nicht bedeutsame Unterschiede in der DNA, sog. Polymorphismen.

> **Die Untersuchung resultiert in einer Wahrscheinlichkeitsangabe für das Vorliegen oder Nicht-Vorliegen der interessierenden Mutation.**

Die Genauigkeit der Wahrscheinlichkeitsangabe hängt von mehreren Faktoren ab, wie der Informativität der benutzten Marker, der Rekombinationsfrequenz sowie dem möglichen Vorliegen einer genetischen Heterogenität. DNA-Marker können in einer Familie nicht-informativ sein, wenn alle Familienmitglieder an dem interessierenden Locus ein identisches DNA-Muster aufweisen. Der Abstand zwischen mutiertem Gen und untersuchtem DNA-Marker ist wegen der Möglichkeit einer meiotischen Rekombination kritisch, da die Wahrscheinlichkeit einer Rekombination proportional zum Abstand zwischen Genlocus und DNA-Marker ist. Das Hauptproblem in der molekulargenetischen Diagnostik

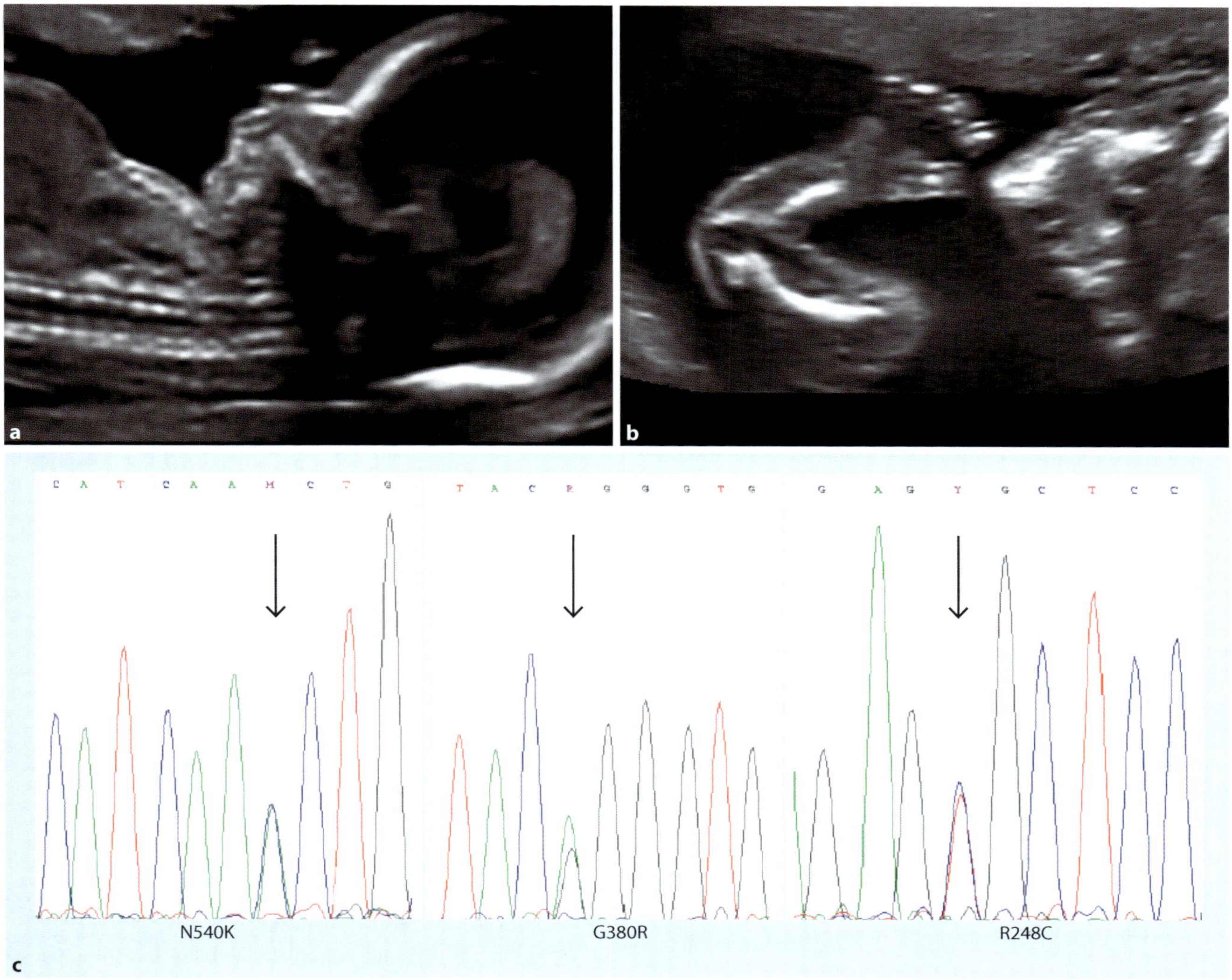

Abb. 27.11 Mutationen im FGFR3-Gen. Thanatophore Dysplasie mit typischer Thorax/Abdomendifferenz (**a**) sowie deutlicher Verkürzung, Verplumpung und Biegung der langen Röhrenknochen (**b**). **c** Sequenzanalysen häufiger Mutationen im FGFR3-Gen. Von *links* Hypochondroplasie (N540 K), Achondroplasie (G380R), thanatophore Dysplasie (R248 C). Bereits der Heterozygotenstatus für die genannten Mutationen führt zur klinischen Manifestation. Bei familiären FGFR3-Mutationen (beispielsweise weist ein Elternteil eine Hypochondroplasie auf, der andere eine Achondroplasie), kann ein Compoundheterozygotenstatus für die Mutationen N540 K und G380R ebenfalls zum klinischen Bild einer thanatophoren Dysplasie führen

monogener Erkrankungen liegt in der molekularen und in der genetischen Heterogenität. Führen Mutationen an verschiedenen Genorten zu klinisch identischen Krankheitsbildern (Heterogenie), sind Fehldiagnosen durch fälschlicherweise angenommene Kopplungen von analysierten DNA-Markern und mutierten Genen möglich.

Im Text benutzte weiterführende Literatur: Beckmann et al. 2001, Held 2010, Simpson u. Elias 2003.

Nicht-invasive pränatale Diagnostik an zellfreier fetaler DNA im mütterlichen Plasma

Die Entdeckung zellfreier fetaler DNA (ccff-DNA) im Plasma schwangerer Frauen am Ende der 1990er Jahre ermöglichte die Entwicklung **nicht-invasiver pränataler Tests** (**NIPD**). Zirkulierende zellfreie fetale DNA repräsentiert extrazelluläre von Trophopblastenzellen stammende DNA, deren Anteil in der Schwangerschaft jedoch nur 3 % bis 10 % der gesamten zellfreien DNA im Blut der Schwangeren beträgt. Trotz dieses geringen Anteils ist es gelungen, erfolgreiche Strategien zur Diagnostik monogener und chromosomaler Erkrankungen zu entwickeln. Bei entsprechenden Risikokonstellationen stehen die fetale Geschlechtsbestimmung sowie die Bestimmung des Rhesus-D-Status bereits in zahlreichen Laboratorien auch in der Routine zur Verfügung. Eine erfolgreiche NIPD wurde beschrieben für

- Chorea Huntington,
- Achondroplasie,
- Myotone Dystrophie,
- zystische Fibrose,
- ß-Thalassämie/Hb Lepore und
- AGS.

Erste Serien mit unterschiedlichen Untersuchungsmethoden ergaben für eine NIPD der Chromosom-21-Trisomie eine Sensitivität von über 90 % und Spezifität von 100 %. Derzeit laufen

Studien mithilfe von „Next-generation-sequencing-Techniken“ zur Analyse auch anderer Aneuploidien und monogener Defekte. Die Einführung dieser Untersuchungstechnik in die Routine wird von der Entwicklung kosteneffektiver, für einen hohen Durchsatz geeigneter Protokolle sowie Verkürzung der Zeiten bis zur Befundmitteilung von derzeit noch über 14 Tage abhängen.

27.3.3 Voraussetzungen für eine molekulargenetische Pränataldiagnostik

Die Voraussetzungen für eine erfolgreiche Durchführung einer molekulargenetischen Diagnostik gehen über das Wissen, dass ein Gen chromosomal lokalisiert und identifiziert worden ist, hinaus. Nur für etwa die Hälfte aller monogenen Erkrankungen, die einer molekulargenetischen Diagnostik zugänglich sind, wird eine Diagnostik angeboten. Wegen der bestehenden molekulargenetischen Heterogenität vieler Erkrankungen beschränkt sich die Diagnostik bei einigen Erkrankungen routinemäßig auf die Untersuchung der häufigsten Mutationen.

Bei einigen Genen wird aus praktischen Gründen nur eine indirekte Diagnostik angeboten. Anders als in der postnatalen Diagnostik müssen daher in der pränatalen molekulargenetischen Diagnostik wegen des engen Zeitrahmens und des begrenzt zur Verfügung stehenden Untersuchungsmaterials die in der folgenden Übersicht genannten Voraussetzungen erfüllt sein. Im Idealfall sind alle Kriterien erfüllt. Häufig ist in der Realität bei Anmeldung zur Pränataldiagnostik nicht einmal der genetische Status der Schwangeren bzw. ihres Partners bekannt. Die Klärung kann eine langwierige Diagnostik bedeuten, die eine Untersuchung nicht mehr zum Zeitpunkt einer Chorionzottenbiopsie, häufig genug aber nicht einmal mehr in der bestehenden, sondern allenfalls in zukünftigen Schwangerschaften erlaubt.

Tipp

Sofern bei einer beabsichtigten Pränataldiagnostik nicht alle Kriterien (▶ folgende Übersicht) erfüllt sind, empfiehlt sich die unmittelbare Überweisung der Schwangeren zur kooperierenden Humangenetik zur Klärung der genannten Fragen.

Checkliste vor Durchführung einer pränatalen molekulargenetischen Diagnostik

Vor Durchführung einer pränatalen molekulargenetischen Diagnostik

1. muss bei **bekanntem genetischen Status der Kindseltern**
   - ein schriftlicher molekulargenetischer Befund der Schwangeren und ihres Partners vorliegen.
2. muss bei **unbekanntem genetischen Status der Kindseltern**
   - ein schriftlicher molekulargenetischer Befund des Indexpatienten (Betroffener) vorliegen und eine genetische Beratung der Schwangeren und ihres Partners vor und nach der Genotypisierung erfolgen.
3. muss bei **auffälligem Ultraschall mit Verdacht auf monogenen Gendefekt** beim Fetus (z. B. hyperechogener Darm: V.a. zystische Fibrose) oder Mikrodeletions-/Duplikationssydrom
   - eine genetische Beratung der Schwangeren, bei autosomal rezessiv erblichen Erkrankungen und bei der Mikroarray-CGH-Untersuchung auch ihres Partners, vor und nach der pränatalen Diagnostik erfolgen sowie die Einwilligung entsprechend den gesetzlichen Vorgaben eingeholt werden.
4. muss hinsichtlich der **Gendiagnostik** geklärt sein
   - (1) ob die DNA-Untersuchung routinemäßig in der Bundesrepublik, im europäischen Ausland oder im außereuropäischen Ausland angeboten werden,
   - (2) welches Untersuchungsmaterial (Chorionzottenzellen, Fruchtwasserzellen, fetales Blut, extrahierte DNA) und welche Menge des jeweiligen Untersuchungsmaterials benötigt wird und
   - (3) in welchem Zeitraum das Untersuchungsergebnis zu erwarten ist.
5. muss für die **Untersuchung**
   - eine EDTA-Blutprobe beider Kindseltern zum Ausschluss einer Kontamination und zur Überprüfung der Plausibilität des pränatal erhobenen Befundes zur Verfügung stehen.
6. muss hinsichtlich der **Kosten der Untersuchung**
   - geklärt sein, ob diese von den gesetzlichen bzw. privaten Krankenkassen (in Deutschland Übernahme in der Regel durch GKV, nicht immer PKV) übernommen werden. Die Übernahme durch GKV oder PKV bei Untersuchungen im Ausland muss vor dem Probenversand geklärt sein.
7. müssen hinsichtlich der **Einwilligung**
   - die gesetzlichen Vorgaben (D: GenDG, A: GTG, CH: GUMG und GUMV) berücksichtigt werden (u. a. muss die Einwilligung zur genetischen Diagnostik entsprechend gesetzlicher Regelung schriftlich vorliegen).
8. müssen bei **indirekter Gendiagnostik**
   - die zuvor genannten Punkte 2 bis 7 der direkten molekulargenetischen Diagnostik erfüllt sein und zusätzlich die DNA-Proben der zur Untersuchung notwendigen Angehörigen bzw. die schriftlichen Untersuchungsbefunde und die schriftliche Einwilligung zur Verfügung stehen.

Bei der Durchführung einer pränatalen Diagnostik sind die jeweiligen gesetzlichen Vorgaben zu berücksichtigen (Deutschland: Gen Diagnostik Gesetz (GenDG), Schweiz: Bundesgesetz über genetische Untersuchungen beim Menschen (GUMG) sowie Verordnung über genetische Untersuchungen beim Menschen (GUMV), Österreich: Gentechnikgesetz (GTG)). Die Gesetze machen strenge Vorgaben u. a. in Bezug auf Einwilligung, Aufklärung, Beratung und Indikation. So darf nach § 15 GenDG in Deutschland keine pränatale Diagnostik von Krankheiten erfolgen, die erst nach Vollendung des 18. Lebensjahres ausbrechen. (Modifziert nach Held 2010)

Literatur

Beckmann MW, Dall P, Fasching PA, Krüssel JS, Niederacher D, Tutschek B (Hrsg.) (2001) Molekulare Medizin in der Frauenheilkunde. Diagnostik und Therapie. Steinkopff, Darmstadt

D'Amours G, Kibar Z, Mathonnet G, Fetni R, Tihy F, Désilets V, Nizard S, Michaud J, Lemyre E (2012) Whole-genome array CGH identifies pathogenic copy number variations in fetuses with major malformations and a normal karyotype. Clin Genet 81:128–141

Gardener RJM, Sutherland GR (2004) Chromosome Abnormalities and Genetic Counseling, 3. Aufl. Oxford University Press, New York

Held K (1999) Karyotyping and Data Interpretation. In: Wegner R-W (Hrsg) Diagnostic Cytogenetics. Springer, Berlin, S. 75–95

Held KR (1989) Cytogenetik. In: Bettendorf G, Breckwoldt M (Hrsg) Reproduktionsmedizin. Gustav Fischer, Stuttgart, S. 132–138

Held KR (2010) Pränatale genetische Diagnostik. In: Rath W, Gembruch U, Schmidt S (Hrsg) Geburtshilfe und Perinatalmedizin. Thieme, Stuttgart, S. 37–46

Shaffer LG, Slovak ML, Cambell LJ (Hrsg.) (2009) ISCN 2009: An International System for Human Cytogenetic Nomenclature. Karger, Basel

Rosenfeld JA, Drautz JM, Clericuzio CL, Cushing T, Raskin S, Martin J, Tervo RC, Pitarque JA, Nowak DM, Karolak JA, Lamb AN, Schultz RA, Ballif BC, Bejjani BA, Gajecka M, Shaffer LG (2011) Deletions and duplications of developmental pathway genes in 5q31 contribute to abnormal phenotypes. Am J Med Genet A 155 A(8):1906–1916

Simpson, Elias (2003) Genetics in Obstetrics and Gynecology, 3. Aufl. Saunders, Philadelphia

Tyreman M, Abbott KM, Willatt LR, Nash R, Lees C, Whittaker J, Simonic I (2009) High resolution array analysis: diagnosing pregnancies with abnormal ultrasound findings. J Med Genet 46:531–541

Ultraschall bei Terminüberschreitung und Übertragung

A. Kempe

U. Gembruch, K. Hecher, H. Steiner (Hrsg.), *Ultraschalldiagnostik in Geburtshilfe und Gynäkologie*,
DOI 10.1007/978-3-642-29633-8_28, © Springer-Verlag Berlin Heidelberg 2013

28

28.1 Einleitung

Bei Übertragung, aber auch schon jenseits 40+6 SSW steigen perinatale Mortalität und Morbidität deutlich an.

Es herrscht Einigkeit, dass Risikogruppen, wie Schwangere mit Diabetes oder mit arterieller Hypertonie sowie Schwangere mit wachstumsrestringierten Feten, Mehrlingen oder Feten mit verminderter Fruchtwassermenge spätestens am Termin eingeleitet werden bzw. entbunden sein sollten.

Darüber hinaus schlagen Nicholson et al (2004) die **Einführung eines risikoadaptierten Vorgehens** vor, indem in Abhängigkeit von den jeweiligen Risiken der Schwangeren Punkte vergeben werden. Diese „Risikopunkte" werden addiert und entsprechen den Tagen, die die Geburt vor 41+0 SSW eingeleitet werden sollte. Dies führe gemäß den Autoren zu einer geringeren Morbidität und Mortalität sowie zu einer Reduktion der Sectiorate („Active Management of Risk in Pregnancy at Term", AMOR-IPAT) (Nicholson et al. 2004, Ingemarsson et al. 1997).

Es werden zum Einen die **Risiken für eine uteroplazentare Dysfunktion** addiert: So würde zum Beispiel bei einer Raucherin (2 Punkte) über 35 Jahren (6 Punkte) mit Schwangerschaftsdiabetes (6 Punkte) die Geburt in 41+0 SSW minus 14 Punkte/Tage eingleitet.

Dann werden die **Risiken für ein relatives Missverhältnis** addiert: Schwangerschaftsdiabetes (6 Punkte) und beispielsweise noch ein erhöhter BMI (2 Punkte) ergeben in der Summe 8 Punkte. Dementsprechend würde sie 41+0 SSW minus 8 Tage/Punkte eingeleitet.

Der frühere Zeitpunkt, in unserem Beispiel also 41+0 SSW minus 14 Tage, sollte dann als Einleitungstermin gewählt werden (Tab. 28.1). Bei Mehrgebärenden mit vorheriger vaginaler Geburt konnte so gegenüber einem abwartenden Vorgehen eine Reduktion der Rate an Kaiserschnitten erreicht werden (Nicholson et al. 2004).

Bei den Verbleibenden – also den Schwangeren der „Niedrig-Risiko-Gruppe" – stellt sich immer wieder die Frage nach der optimalen Überwachung der Schwangeren und des Kindes bei Terminüberschreitung und Übertragung, da auch in dieser Gruppe die perinatale Morbidität und Mortalität ansteigt (Abb. 28.1) (Oleson et al. 2003, Joseph et al. 2007, 2011).

Tab. 28.1 AMOR-IPAT-Punktetabelle zur Bestimmung des Geburtseinleitungstermins. 41+0 SSW minus Summe der Punkte entspricht dem empfohlenen Einleitungstermin. (Adaptiert nach Nicholson et al. 2008)

	Odds Ratio	Zeiteinheit
Risiken für eine utero-plazentare Dysfunktion		
Bluthochdruck	1,8	6 Tage
Schwangerschaftsdiabetes	1,8	6 Tage
Insulinabhängiger Diabetes	2,4	10 Tage
Sichelzellanämie	1,5	3 Tage
Erhöhtes α-Fetoprotein	1,4	3 Tage
Rauchen	1,3	2 Tage
Kindlicher Bauchumfang ≤3 cm gegenüber der 50. Perzentile	1,6	4 Tage
Fortgeschrittenes Alter (≥35 Jahre bei Geburtstermin)	1,8	6 Tage
Anämie (I. Trimester ≤10,0 g/dl)	1,6	4 Tage
Gesamte Zeiteinheiten		
41+0 SSW – *Gesamte Zeiteinheiten*		
Risiken für ein relatives Missverhältnis		
Erhöhter BMI (≥30 kg/m²)	1,3	2 Tage
Kleinwuchs (≤157 cm)	1,8	6 Tage
Übermäßige Gewichtszunahme (≥13,6 kg)	1,8	6 Tage
Kindlicher Bauchumfang ≥3 cm gegenüber der 50. Perzentile	1,7	4 Tage
Schwangerschaftsdiabetes	1,8	6 Tage
Diabetes Typ I	2,4	10 Tage
Vorausgehende Entbindung per VE od. Forceps	2,2	9 Tage
Geburtsgewicht eines vorherigen Kindes (≥4.000 g)	2,0	7 Tage
Gesamte Zeiteinheiten		
41+0 SSW – *Gesamte Zeiteinheiten*		

28.2 Definition

Die normale Schwangerschaft dauert, berechnet nach dem ersten Tag der letzten Regelblutung („first day of the last menstrual period", LMP), 280 Tage oder 40+0 Wochen. Wichtig ist, dass es sich hier um eine rein statistische, nicht aber auf klinischen Überlegungen basierende Definition handelt. Gemäß dieser statistischen Kalkulation sind ca. 10 % Frühgeburten („preterm birth") und 10 % übertragene Geburten („postterm birth") (Balchin u. Steer 2011).

Als „Geburt am Termin" („born at term") bezeichnet man gemäß WHO die Geburt zwischen 37+0 und 41+6 SSW.

Ab einer Verlängerung um 14 Tage, also ab 42+0 Schwangerschaftswochen, spricht man gemäß dem American College of Obstetricians and Gynecologists (ACOG), der World Health Organisation (WHO) und der International Federation of Gynecology and Obstetrics (FIGO) von einer Übertragung oder einer „**postterm pregnancy**" (ACOG 2007; WHO 1976; FIGO 1986).

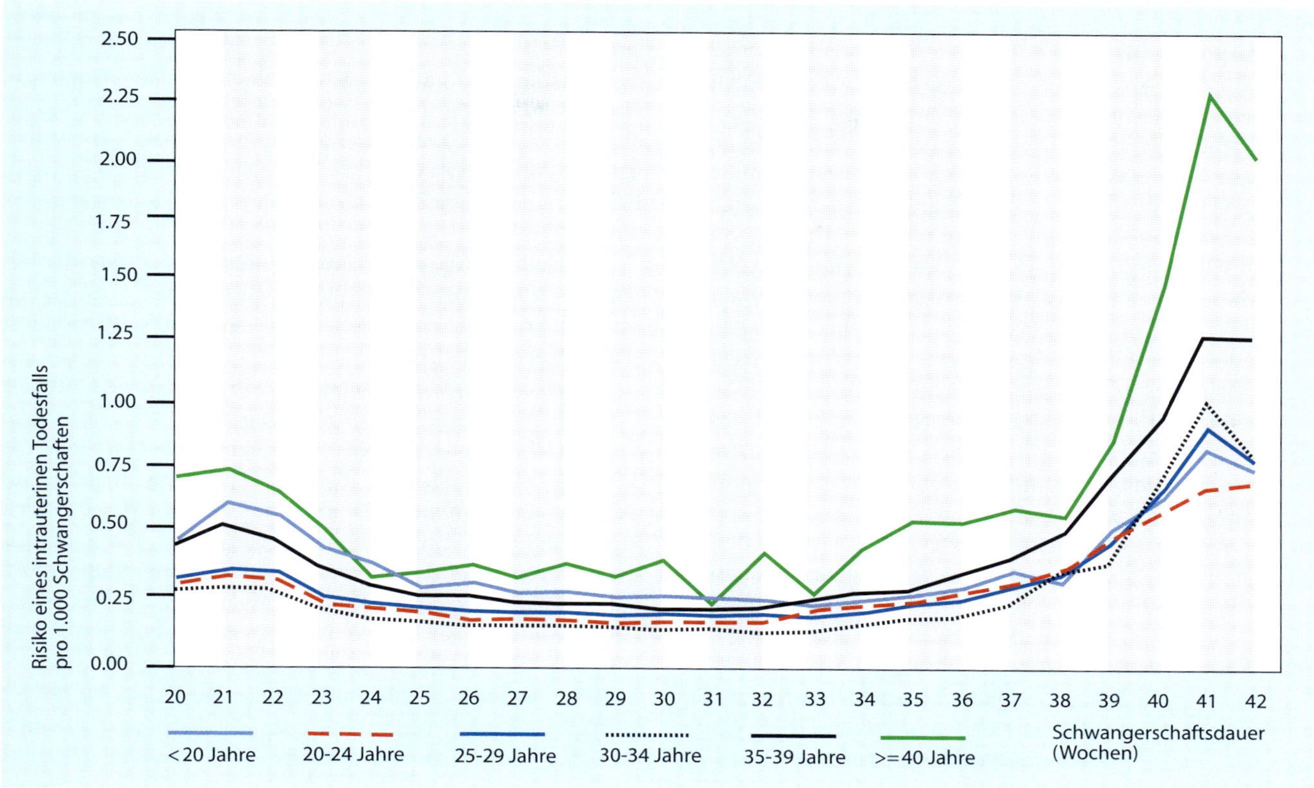

Abb. 28.1 Risiko einer Totgeburt bei einem Einling ohne Fehlbildung in Abhängigkeit vom mütterlichen Alter und von dem Gestationsalter. (Adaptiert nach Reddy et al. 2006)

Im deutschen Sprachraum ist für die Zeit von 40+1 bis 41+6 Schwangerschaftswochen der Begriff „**Terminüberschreitung**" üblich. Die National Vital Statistics Reports der Jahre 2003–2005 zeigen eine Häufigkeit der Terminüberschreitung von 33–36 %. Im amerikanischen Sprachraum wird für die Zeit zwischen 40+0 SSW und 41+6 SSW häufig der Begriff „**postdates**" verwendet – nicht zu verwechseln mit „postterm pregnancy".

Vor der 37+0 SSW handelt es sich um eine **Frühgeburt** („preterm birth").

Frühgeburt („preterm") ist nicht gleichzusetzen mit **Unreife** („prematurity") und **Übertragung** („postterm") nicht mit „**postmaturity**". Es gibt Kinder, die mit 36 SSW bereits reif, aber auch Kinder, die mit 38 SSW noch nicht reif sind, während es Kinder mit 40 SSW und Übertragungszeichen gibt.

Die **Prävalenz der Übertragung** beträgt ungefähr 6 %. Allerdings ist sie mit nur etwa 2 % in der Gruppe der Schwangeren, die einen frühen Ultraschall zur Bestimmung der Scheitel-Steiß-Länge (SSL) hatten, deutlich geringer, sodass davon ausgegangen werden muss, dass es sich in einer großen Anzahl der „Übertragungen" um eine ungenaue Terminbestimmung handelt (Neilson et al. 2000, Caughey et al. 2008).

Tipp

Um unnötige medizinische Maßnahmen zu verhindern, sollte, (wann immer möglich) vor der Geburtseinleitung der Entbindungstermin anhand der Daten und Bilder früherer Ultraschalluntersuchungen überprüft werden.

Noch 1990 wurden 48 % aller Kinder nach 40+0 Wochen geboren. Im Jahre 2005 waren dies nur noch 33,7 %. Offenbar führen neben einer genaueren Datierung der Schwangerschaften infolge vermehrter Ultraschalluntersuchungen in der Frühschwangerschaft häufigere Geburtseinleitungen und geplante Kaiserschnitte zu diesem Effekt (Martin et al. 2007, Joseph 2011).

28.3 Ätiologie und Pathogenese

Bei einer übertragenen Schwangerschaft ist das rechtszeitige Auslösen des Geburtsvorganges gestört. Sieht man von der fehlerhaften Bestimmung des Geburtstermins ab, ist über die Ätiologie der Übertragung wenig bekannt.

Als **Einflussfaktoren** werden Primigraviditat, vorangegangene Übertragung, niedriger sozioökonomischer Status, ein BMI von größer 35 kg/m^2 (Stotland et al. 2007) und ein männliches Geschlecht des Fetus diskutiert (Divon et al. 2002, ACOG 2004).

Störungen der Triggermechanismen für den Geburtsvorgang werden auch bei kongenitalen Anomalien der hypotalamischhypophysären-adrenalen Achse, wie Anenzephalus oder adrenaler Hypoplasie, beobachtet. Es gibt Hinweise, dass Stoffwechseldefekte die Übertragung begünstigen. Beschrieben ist dies bei dem seltenen X-chromosomal rezessiven Sulfatasemangel der fetoplazentaren Einheit. Der Enzymdefekt führt zu abnormal niedrigen Östrogenproduktion in den betroffenen männlichen Feten und dadurch zu einer Verlängerung der Schwangerschaft (Fliegner et al. 1972).

Das **Wiederholungsrisiko einer Übertragung** wird auf 30 % bis 40 % geschätzt. Dabei steigt das Risiko mit dem Gestationsalter der ersten Geburt an. Den väterlichen Genen kommt dabei eine bedeutende Rolle zu, da ein Partnerwechsel das Wiederholungsrisiko zu verringern scheint (Olesen et al. 2003).

Obwohl die Übertragung auch mit einem erhöhten Risiko für die Mutter einhergeht, sind die Risiken überwiegend die erhöhte kindliche Morbidität und Mortalität. Die perinatale Mortalität ist in der 43. Schwangerschaftswoche (nach 42+0 SSW) doppelt so hoch, in der 44. Schwangerschaftswoche (nach 43+0 SSW) viermal so hoch und in der 45. Schwangerschaftswoche (nach 44+0 SSW) fünf- bis siebenfach so hoch wie bei Geburten zwischen 38+0 und 40+0 Schwangerschaftswochen (Nakling et al. 2006, Feldman et al. 1992).

Physiologisch mündet jede Schwangerschaft in Terminnähe oder spätestens bei weiterem Übertragen in einer stetig zunehmenden relativen **Plazentainsuffizienz**. Bereits jenseits der 34. SSW scheint ein zunehmend größer werdender Anteil von Feten eine kritische Einschränkung der plazentaren Versorgung zu unterliegen; unter anderem steigt die Laktatkonzentration im Nabelschnurblut ab der 34. SSW stetig an und der relative Anteil der nicht mehr ihrer Wachstumskurve folgenden Feten nimmt zu. Später dann treten zunehmend Oligohydramnie, dopplersonografisch nachweisbares Blutshifting ins Hirn, aber auch antenataler Tod auf.

Tierexperimente lassen vermuten, dass die plazentare Funktion ab der 36. SSW stetig abnimmt. Obwohl die Größe der umbilikalen Arterien, die Blutflussgeschwindigkeit und auch das Blutvolumen mit fortschreitender Schwangerschaft stetig zunehmen, nimmt der uterine Blutfluss relativ zum fetalen Gewicht zwischen der 24 SSW (993 ml/min/kg) über die 34. SSW (360 ml/min/kg) bis zur 38. SSW 296 (ml/min/kg) deutlich ab (Shime 1988).

Diese physiologischen Veränderungen scheinen für das vermehrte Auftreten von Wachstumsrestriktionen, intrauterinen Todesfällen und schwerer neonataler Morbidität jenseits der 36. SSW verantwortlich zu sein. Auch finden sich vermehrt pathologische Veränderungen der Plazenta, wie histologische Studien an der übertragenen Plazenta zeigen: Es lassen sich vermehrt Infarkte, intervillöse Thrombosen, arterielle Thrombosen und Arthritiden nachweisen (Balchin & Steer 2011).

Man kann die Risiken der Übertragung in zwei Gruppen einteilen:
- **Gruppe 1 mit einer eingeschränkten utero-plazentaren Funktion**
- **Gruppe 2 mit einer zunächst anhaltend normalen Plazentafunktion und dem kontinuierlichen kindlichen Wachstum**

Bei der Gruppe der Kinder mit einer relativen Plazentainsuffizienz oder chronischer intrauteriner Mangelversorgung (ca. 20 % der übertragenen Kinder) findet man vermehrt Oligohydramnie, Nabelschnurkompressionen, Mekoniumaspirationen, Hypoglykämien des Kindes, Krämpfe und spätere neurologischen Auffälligkeiten sowie das Auftreten des plötzlichen Kindstods („sudden infant death syndrome", SIDS) (Joseph et al. 2011, Simpson et al. 2011).

Bei beiden Gruppen steigt das Risiko der Asphyxie, der intrauterine Infektionen und der Aufnahme auf eine Intensivstation umso mehr an, umso mehr die Schwangerschaft übertragen ist (Hannah et al. 1993).

Bei anhaltend guter Plazentafunktion findet sich eine höhere Rate von makrosomen Kindern (Rosen et al. 1992). Das Risiko für ein Geburtsgewicht über 4.500 g beträgt ab 41+0 SSW das 3,5-fache der Termingeburt (Berle et al. 2003). Makrosome Kinder haben ein erhöhtes Risiko für einen protrahierten Geburtsverlauf und das Auftreten von Fehleinstellungen. Das Risiko für das Auftreten einer Schulterdystokie ist bekanntermaßen umso höher, umso schwerer das Kind ist. Auch ist das Auftreten von Geburtsverletzungen bei der Mutter erhöht (Lipscomb et al. 1995).

Die maternalen Risiken der Übertragung sind die höhere Anzahl von Geburtsverletzungen, längere Geburtsverläufe und die höhere Kaiserschnittrate, insbesondere sekundärer Kaiserschnitte. Daraus wiederum resultieren eine vermehrte Anzahl von schwerwiegenden Atonien und die Zunahme der Infektionen (Alexander et al. 2001).

28.4 Klinische Konsequenzen und Management

28.4.1 Klinische Konsequenzen

Grundsätzlich kann der fetale Zustand durch das Messen der Fruchtwassermenge, Kardiotokografie (CTG), durch Bestimmung des biophysikalischen Profils und durch den Oxytocin-Belastungstest geprüft werden. Dabei scheint keine dieser Methoden der anderen klar überlegen zu sein (Gülmezoglu et al. 2006).

Die sonografischen Reifegrade der Plazenta (Grade nach Grannum) korrelieren nicht mit einer höheren fetalen Morbidität oder Mortalität (Zimmermann et al. 1995). Allerdings finden sich bei Raucherinnen fortgeschrittene Plazentagradings in Verbindung mit einer leichten fetalen Wachstumsrestriktion (Walker et al. 2010).

Der Einsatz der **Dopplersonografie** wird von der ACOG und den meisten Autoren zur Überwachung der Übertragung bei nicht zu beweisendem Nutzen abgelehnt (Stokes et al. 1991, ACOG 2004, Zimmermann et al. 1995, Bar-Hava et al. 1995). Wenige andere Autoren sehen eine additive Bedeutung der Dopplersonografie für das geburtshilfliche Management der Terminüberschreitung (Kaisenberg et al. 2008).

Die Dopplerkurven in den uterinen Arterien, der Nabelschnurarterie (UA) und der Arteria cerebri media (MCA) verändert sich bei Terminüberschreitung nicht signifikant gegenüber den Normwerten am Termin (Zimmermann et al. 1995).

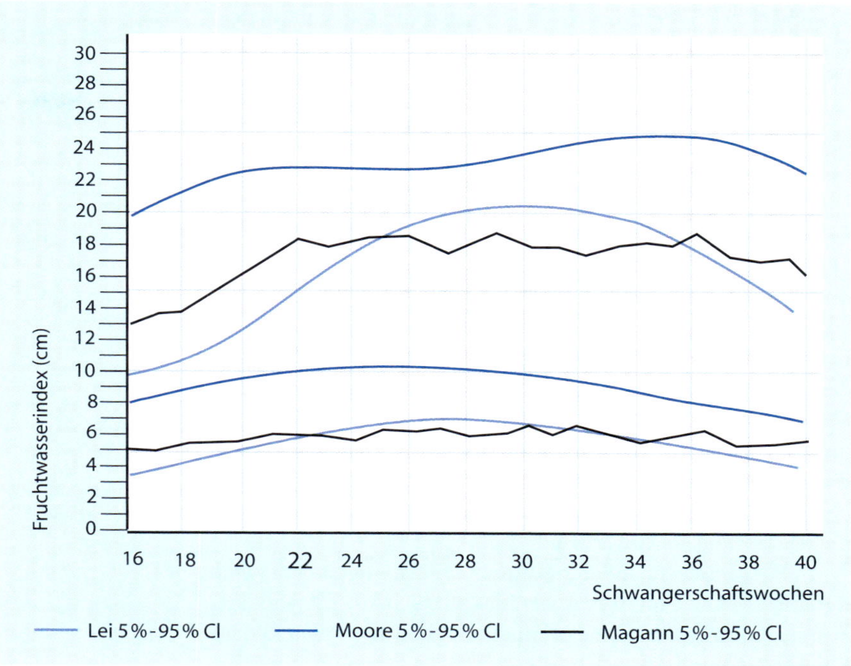

Abb. 28.2 Fruchtwasserindex in normalen Schwangerschaften. (Adaptiert nach Magann et al. 2011)

Die Doppler der A. renalis wiesen in einer Studie von Oz und Mitarbeitern (2002) bei Oligohydramnion im Gegensatz zu dem Doppler der A. umbilicalis signifikant erhöhte Pulsatilität auf.

Eine erhöhte Pulsatilität und/oder ein Notching in den Blutflussgeschwindigkeitsprofilen der uterinen Arterien im III. Trimenon ist mit einem erhöhten Risiko eines adversen Schwangerschaftsausgangs assoziiert (Ghi et al. 2010). Fast alle dieser Schwangeren werden vor Erreichen des Termins entbunden, so dass am Termin, bei Terminüberschreitung und Übertragung fast alle Schwangeren normale uterine Flussprofile aufweisen. In der Überwachung der übertragenen Schwangerschaft spielt die Dopplersonografie der uterinen Gefäße daher keine Rolle.

Die Referenzkurven der Dopplerindizes der A. cerebri media erreichen am Termin und danach sehr geringe Werte, was als „**Termineffekt**" bezeichnet wird, wohl aber Hinweis auf einen zunehmenden Anteil leicht hypoxämischer Feten ist. Möglicherweise ist die zerebro-plazentare Ratio als Pulsatility und Resistence Index (CPR=MCA-PI/UA-PI) ein besserer Prädiktor für den Zustand des Fetus (Oros et al. 2010, Cruz-Martinez et al. 2011) und dessen neurologisches Outcome (Cruz-Martinez et al. 2010). Wie dies im Kontext mit den neuen Beobachtungen bei SGA-Feten mit normalen umbilikalen Dopplerindizes zwischen der 36. und 40. SSW, die bei erniedrigter Pulsatilität in der A. cerebri media und erniedrigter CPR bereits bei Geburt und nach Abschluss des zweiten Lebensjahres vermehrt Störungen ihrer neurologischen Entwicklung aufweisen (Cruz-Martinez et al. 2009), zu werten ist und ob diese bei SGA-Feten gewonnenen Daten auf Feten mit einer relativen Plazentainsuffizienz bei Terminüberschreitung zu übertragen sind, muss in weiteren Studien geklärt werden. Der Einsatz in der klinischen Routine wird nach heutigem Stand kontrovers beurteilt. Die meisten Autoren empfehlen die Dopplersonografie für dieses Einsatzgebiet zurzeit nicht (Lam et al. 2005, Palacio et al. 2004).

CTG oder auch „non-stress test" (NST) wird von verschiedenen Fachgesellschaften ab der 41+0 SSW empfohlen, obwohl ein Nutzen nicht nachzuweisen ist (DGGG, AWMF 2010).

Der **Oxytocinbelastungstest**, bei dem ein CTG unter Wehenprovokation mittels Oxytocin durchgeführt wird, ist obsolet und sollte aufgrund der Nebenwirkungen, der hohen falschpositiven Ergebnisse und seines Aufwandes nicht mehr vorgenommen werden (DGGG, AWMF, 2010).

Die **Fruchtwassermenge** kann mittels Ultraschall schnell und einfach bestimmt werden. Die zwei am häufigsten verwendeten Methoden sind die Bestimmung des Fruchtwasserindex oder die Bestimmung des größten Fruchtwasserdepots. Der Fruchtwasserindex (auch „amnion fluid index", AFI) (**Abb. 28.3**) wird ermittelt, indem in allen vier Quadranten das jeweils größte vertikale Fruchtwasserdepot in Zentimetern gemessen wird und die vier Werte dann addiert werden. Das größte Fruchtwasserdepot wird ebenfalls vertikal in Zentimetern gemessen.

Bei beiden Methoden muss darauf geachtet werden, dass weder Nabelschnur noch kleine fetale Teile in den Fruchtwasserdepots enthalten sind. Definitionsgemäß liegt am Termin eine Oligohydramnie vor, wenn das größte vertikale Fruchtwasserdepot kleiner als 3 cm (in manchen Publikationen kleiner 2 cm) oder der Fruchtwasserindex kleiner als 5 cm ist. In der Literatur herrscht Uneinigkeit, welcher der beiden Parameter (Fruchtwasserindex oder größtes Fruchtwasserdepot) besser zur Beurteilung der Fruchtwassermenge geeignet ist. (Morris et al. 2003). Auch wurde in Studien zur Oligohydramnie diese sehr unterschiedlich definiert, was die Vergleichbarkeit erschwert.

Da sich die Fruchtwassermenge innerhalb von ein bis zwei Tagen ändern kann, müssen die Untersuchungsintervalle angepasst werden (Clement et al. 1987). Die Fruchtwassermenge nimmt ab der 32. oder 34. Schwangerschaftswoche physiologisch bis zum errechneten Geburtstermin ab (**Abb. 28.2**). In einer Untersuchung von Marks und Divon an 511 Schwangerschaften zwischen der

41+0 bis 43+6 Schwangerschaftswochen zeigte sich eine weitere Abnahme von ca. 25 % pro Woche. Ein Oligohydramnion wurde in 11,5 % der Schwangerschaften festgestellt (Mark u. Divon, 1992).

Ein **Oligohydramnion** kann ein frühes Hinweiszeichen für eine beginnende Plazentainsuffizienz sein, die mit einer erhöhten perinatalen Morbidität assoziiert ist. Von Trimmer und Kollegen wird die These vertreten, dass die verminderte Urinproduktion Folge des verminderten Trinkens wegen des bereits bestehenden Oligohydramnions und nicht Folge einer verringerten Nierendurchblutung ist (Trimmer et al. 1990, Oz et al. 2002).

Das Oligohydramnion wiederum fördert die Nabelschnurkompression und die daraus folgende intermittierende Hypoxie des Fetus. Es kommt häufiger zum Mekoniumabgang oder zur Mekoniumaspiration. Eine höhere perinatale Mortalität („fetal distress", Asphyxie, Mekoniumaspiration, pH<7,00) bei Oligohydramnion ist vielfach beschrieben. Deswegen sollte bei Vorliegen eines Oligohydramnions bei Terminüberschreitung die Geburt umgehend eingeleitet werden.

Im Gegensatz zu anderen Autoren fanden Stigter et al keine signifikante Korrelation zwischen der kindlichen Urinproduktionsrate („hourly fetal urine production rate", HFUPR) und dem Fruchtwasserindex, wenn zur gleichen Zeit gemessen wurde. Dies wird darauf zurückgeführt, dass die geringere Urinproduktion zunächst durch andere Mechanismen kompensiert wird. Die verminderte Urinproduktion sei aber Folge der verminderten Nierendurchblutung und führe letztlich auch zur verminderten Fruchtwassermenge (Stigter et al. 2011).

Das **biophysikalisches Profil** beinhaltet das CTG und die Beurteilung der Fruchtwassermenge. Ferner werden die kindlichen Großkörperbewegungen, die Atembewegungen und der fetale Muskeltonus (Extremitätenbewegungen) beurteilt. Die fünf Parameter werden jeweils mit 0 oder 2 Punkten bewertet. Die Summe von 8 bis 10 Punkten spricht für einen guten fetalen Zustand. Die Methode ist zeitaufwendig und setzt einen erfahrenen Ultraschaller voraus.

Biophysikalisches Profil (BPP)

1. Kindsbewegungen
2. Fetaler Tonus
3. Fetal Atembewegungen
4. Fruchtwassermenge
5. Fetale Herzfrequenz

Zur Punktevergabe siehe ◘ Tab. 28.2.

Alfirevic und Walkinshaw haben 1995 145 Frauen mit unkomplizierten Einlingsschwangerschaften und Übertragung randomisiert und den einem Arm mittels biophysikalische Profil und computerisierten CTG und den anderen Arm mittels Standard-CTG und Messung des größten Fruchtwasserdepots überwacht. Es fand sich kein Unterschied hinsichtlich des neonatalen Outcomes, aber es fand sich ein Trend zu mehr Interventionen in dem Arm, der mittels biophysikalischen Profils überwachten Schwangerschaften (Michael et al. 2008).

Manning dagegen beschrieb eine signifikante Reduktion der perinatalen Mortalität und Morbidität, wenn bei pathologischem biophysikalischem Profil interveniert wurde (Manning et al. 1995).

◘ **Tab. 28.2** Biophysikalisches Profil (Beobachtungszeitraum: 30 min)

Parameter	Normal (2 Punkte)	Abnormal (0 Punkte)
FHR/CTG	Mindestens zwei Akzelerationen in 20 min Bei Computer-CTG: Kurzzeit Variation ≥4,5 ms	Weniger als zwei Akzelerationen in 20 min
Fetale Atembewegungen	Mehrere Atembewegungsepisoden von mindestens 30 s innerhalb von 30 min (auch Schluckauf)	Atembewegungsepisoden weniger als 30 s Kontinuierliche Atembewegung ohne Pause über 30 min
Fetale Aktivität/ Körperbewegungen	Mindestens zwei Bewegungen des Rumpfs	Weniger als zwei Bewegungen
Fetaler Muskeltonus	Mindestens eine Episode der aktiven Extension der Gliedmaßen	Keine Bewegungen oder Bewegungen langsam und unvollständig
Fruchtwassermenge	Mindestens eine vertikale Tasche (ohne Nabelschnur) ≥2 cm	Größte vertikale Tasche ≤2 cm

28.4.2 Management

Am Termin

Stellt sich die Patientin am Termin in der Geburtsklinik vor, empfiehlt sich folgendes **Vorgehen**:

- Überprüfung des Termins, möglichst anhand von frühen Ultraschallbildern.
- Klinische Untersuchung und Anamnese mit vaginaler Untersuchung. Auch bei Normalbefunden ist eine Geburtseinleitung bei geburtshilflich reifem Befund (Bishop Score größer 6) mit der Patientin zu besprechen.
- Ultraschall mit Bestimmung der Fruchtwassermenge und Biometrie; insbesondere zum Ausschluss einer Plazentainsuffizienz und fetalen Wachstumsrestriktion, da ca. 20–55 % der intrauterinen Todesfälle im III. Trimenon (IUFD, „intrauterin fetal death") Folge einer unerkannten Plazentainsuffizienz mit fetaler Wachstumsrestriktion sind.

▪ Terminüberschreitung um eine Woche (40+0 bis 40+6 SSW)

Sollte die Geburt nicht eingeleitet werden, empfiehlt sich bei Terminüberschreitung um eine Woche (40+0 bis 40+6 SSW) folgendes **Vorgehen**:

- Sonografische Bestimmung der Fruchtwassermenge alle drei Tage (DGGG 2010; ACOG 2004).

Bislang konnte in keiner randomisierten Studie belegt werden, dass im Falle einer unkomplizierten Schwangerschaft die zusätzliche apparative Überwachung bzw. die Geburtseinleitung zwischen 39+0 und 41+0 SSW die kindliche Morbidität oder

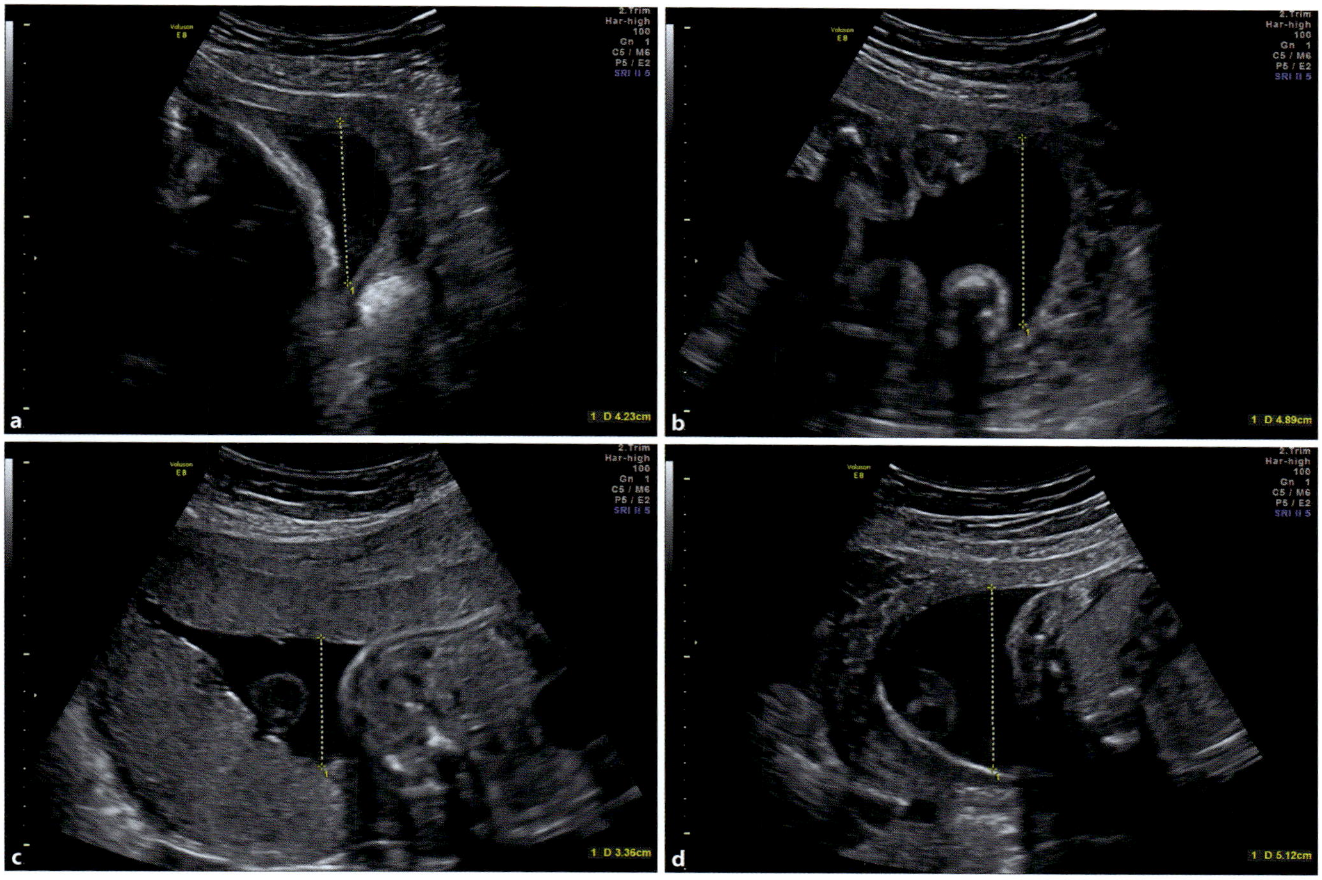

Abb. 28.3 Messung des Fruchtwasserindex (Griffin 2009)

Mortalität signifikant verbessert. Trotzdem beinhalten die Empfehlungen der Fachgesellschaften diese Empfehlungen zur intensivierten Überwachung.

Der Einsatz des Dopplers bei risikoarmen Terminüberschreitungen wird allgemein nicht empfohlen. Einzelne Autoren sehen einen Nutzen im Management der Terminüberschreitung (zusätzliche Sicherheit) (Kaisenberg et al. 2008).

Ab 41+0 SSW

Ab 41+0 SSW wird nach deutschen Leitlinien (DGGG 2010) sowie auch von dem National Institute of Clinical Excellence (NICE) die **Geburtseinleitung** empfohlen. Verschiedene Metaanalysen zeigen, dass sich mit einer Einleitung ab 41+0 die perinatale Mortalität signifikant verringert, das Risiko für ein Mekoniumaspirationssyndrom signifikant abnimmt und dabei die Sectiorate nicht erhöht wird (Gülmezoglu et al. 2006, Alexander et al. 2000, Sanchez-Ramos et al. 2003). Die Daten der Cochrane-Analyse zeigen bei Routineeinleitung mit 41+0 SSW eine allerdings nicht signifikante Verringerung der Kaiserschnittrate. Zudem sei die Einleitung kostengünstiger als das Zuwarten unter Überwachung (Goeree et al. 1995). Diese Empfehlungen werden nicht von allen Autoren geteilt (Menticoglou et al. 2002).

Wird die Geburtseinleitung von der Schwangeren abgelehnt, ist eine engmaschige Überwachung allgemein empfohlen und akzeptiert, deren Nutzen aber in keiner Studie bewiesen.

- **Terminüberschreitung um eine Woche (41+0 bis 41+6 SSW)**

So empfiehlt sich bei Terminüberschreitung um eine weitere Woche (41+0 und 41+6 SSW) folgendes **Vorgehen**:

- Aufklärung der Patientin über die entsprechenden Risiken von Mutter und Kind: Bei der Aufklärung ist allerdings zu beachten, dass die Risikoerhöhung hinsichtlich perinataler Mortalität bei abwartendem Verhalten nach 41+0 SSW zwar signifikant ist, sich die absoluten Zahlen aber immer noch in einem sehr niedrigen Bereich bewegen. Dies Gespräch sollte schriftlich dokumentiert werden.
- „Eipollösung", wenn von der Schwangeren toleriert (De Miranda et al. 2006).
- Beurteilung der Fruchtwassermenge (je nach Fachgesellschaft schwanken die Empfehlungen zwischen 2- und 4-tägig).
- CTG (je nach Fachgesellschaft schwanken die Empfehlungen zwischen 2- und 4-tägig).

Ab 42+0 SSW/294 Tagen

Ab 42+0 SSW spricht man von Übertragung oder im englischen von „postterm pregnancy". Es ist eine Einleitung oder Beendigung der Schwangerschaft per Kaiserschnitt indiziert. Das Risiko einer Totgeburt steigt deutlich an. Ebenso sind die neonatale Morbidität durch Schulterdystokie, Mekoniumspirationssyndrom, peripartale Asphyxie und Pneumonie und auch die neonatale Mortalität signifikant erhöht.

Sollte die Geburt nicht eingeleitet werden, empfiehlt sich bei **Übertragung** (ab 42+0 SSW) folgendes **Vorgehen**:

- Aufklärung der Patientin über die entsprechenden stark erhöhten Risiken von Mutter und Kind. Dies sollte auch ausführlich schriftlich dokumentiert werden.
- Vorgehen wie ab 41+0 SSW.

28.5 Zusammenfassung

Das absolute Risiko eines negativen Ausgangs („adverse outcome") bei Terminüberschreitung ist in Schwangerschaften mit niedrigem Risiko sehr gering.

Ab Termin sollte die Überwachung der Schwangeren trotzdem intensiviert werden, eine Geburtseinleitung sollte allen Schwangeren ohne zusätzliche Risiken ab der 41+0 Schwangerschaftswoche empfohlen werden, wobei Zuwarten bis 42+0 Schwangerschaftswoche nach Aufklärung der Frau und mit einer engmaschigen Überwachung, insbesondere zum Ausschluss eines Oligohydramnions, gut toleriert werden kann.

Bei Übertragung (ab 42+0 SSW) sollte mit Nachdruck zur Geburtseinleitung geraten werden.

Auch bei allen diesen Maßnahmen können perinatale Todesfälle nicht vollständig vermieden werden.

Literatur

ACOG Committee on Practice Bulletins-Obstetrics (2004) ACOG Practice Bulletin. Clinical management guidelines for obstetricians-gynecologists. Number 55, September 2004 (replaces practice pattern number 6, October 1997). Management of Postterm Pregnancy. Obstet Gynecol 104:639–646

Alfirevic Z, Walkinshaw SA (1995) A randomised controlled trial of simple compared with complex antenatal fetal monitoring after 42 weeks of gestation. Br J Obstet Gynaecol 102:638–643

Alexander JM, McIntire DD, Leveno KJ (2000) Forty weeks and beyond: pregnancy outcomes by week of gestation. Obstet Gynecol 96:291–294

Alexander JM, McIntire DD, Leveno KJ (2001) Prolonged pregnancy: induction of labor and cesarean births. Obstet Gynecol 97:911–915

Balchin I, Steer PJ (2011) Prolonged pregnancy. In: James D, Steer PJ, Weiner CP, Gonik B, Crowther CA, Robson SC (Hrsg) High risk pregnancy. Elsevier, St. Louis, S. 1139–1143

Bar-Hava MY, McIntire DD, Leveno KJ (1995) Is oligohydramnios in post-term pregnancy associated with redistribution of fetal blood flow? Am J Obstet Gynecol 173:519–522

Berle P, Misselwitz B, Scharlau J (2003) Mütterliche Risiken für eine Makrosomie, Inzidenz von Schulterdystokie und Plexus-brachialis-Parese. Z Geburtsh Neonatol 207:148–152

Caughey AB, Nicholson JM, Washington AE (2008) First- vs. second-trimester ultrasound: the effect on pregnancy dating and perinatal outcomes. Am J Obstet Gynecol 198:703

Clement D, Schifrin BS, Kates RB (1987) Acute oligohydramnios in postdate pregnancy. Am J Obstet Gynecol 157:884–886

Cruz-Martinez R, Figueras F, Oros D, Padilla N, Meler E, Hernandez-Andrade E, Gratacos E (2009) Cerebral blood perfusion and neurobehavioral performance in full-term small-for-gestational-age fetuses. Am J Obstet Gynecol 201:474–477

Cruz-Martinez R, Figueras F, Hernandez-Andrade E, Puerto B, Gratacós E (2010) Longitudinal brain perfusion changes in near-term small-for-gestational-age fetuses as measured by spectral Doppler indices or by fractional moving blood volume. Am J Obstet Gynecol 203:42–46

Cruz-Martínez R, Figueras F, Hernandez-Andrade E, Oros D, Gratacos E (2011) Fetal brain Doppler to predict cesarean delivery for nonreassuring fetal status in term small-for-gestational-age fetuses. Obstet Gynecol 117:618–626

De Miranda E, van der Bom JG, Bonsel GJ, Bleker OP, Rosendaal FR (2006) Membrane sweeping and prevention of post-term pregnancy in low-risk pregnancies: a randomised controlled trial. BJOG 113:402–408

DGGG AWMF Leitlinie (2010) Anwendung des CTGs während Schwangerschaft und Geburt. 8/2010

DGGG AWMF Leitlinien (2010) Vorgehen bei Terminüberschreitung und Übertragung 10/2010

Divon MY, Ferber A, Nisell H, Westgren M (2002) Male gender predisposes to prolongation of pregnancy. Am J Obstet Gynecol 187:1081

Divon MY, Feldman-Leidner N (2008) Postdates and antenatal testing. Semin Perinatol 32:295–300

Feldman GB (1992) Prospective risk of stillbirth. Obstet Gynecol 79:547–553

FIGO (Federation of Gynecology and Obstetrics) (1986) Report of the FIGO subcommittee on Perinatal Epidemiology and Health Statistics following a workshop in Cairo, November 11–18, 1984. London: International Federation of Gynecology and Obstetrics: 1986

Fliegner JR, Schindler I, Brown JB (1972) Low urinary oestriol excretion during pregnancy associated with placental sulphatase deficiency or congenital adrenal hypoplasia. J Obstet Gynaecol Br Commonw 79:810–815

Ghi T, Contro E, Youssef A (2010) Persistence of increased uterine artery resistance in the third trimester and pregnancy outcome. Ultrasound Obstetr Gynecol 36:577–581

Griffin M, Attilakos G, Greenwood R, Denbow M (2009). Amniotic fluid index in low-risk, post-dates pregnancies. Fetal. Diagn. Ther. 26 (4): 212–5

Goeree R, Hannah M, Hewson S (1995) Cost-effectiveness of induction of labour versus serial antenatal monitoring in the Canadian Multicentre Postterm Pregnancy Trial. CMAJ 152:1445–1450

Gülmezoglu AM, Crowther CA, Middleton P (2006) Induction of labour for improving birth outcomes for women at or beyond term. Cochrane Database Syst Rev.

Hannah ME, Hannah WJ, Willan A (1995) Comment on the effectiveness of induction of labor for postterm pregnancy. Am J Obstet Gynecol 172:240–241

Ingemarsson I, Kallen K (1997) Stillbirths and rate of neonatal deaths in 76'761 postterm pregnancies.in Sweden, 1982–1991: a register study. Acta Obstet Gynecol Scand 76:658–662

Joseph KS (2007) Theory of obstetrics: an epidemiologic framework for justifying medically indicated early delivery. BMC Pregnancy and Childbirth 7:4

Joseph KS (2011) The natural history of pregnancy: diseases of early and late gestation. BJOG 118:1617–1629

von Kaisenberg CS, Schneider KTM (2008) Dopplersonographie am Termin und bei Übertragung. In: Steiner H, Schneider KTM (Hrsg) 2. Aufl. Springer Verlag, Berlin Heidelberg, S. 127–131

Lam H, Leung WC, Lee CP, Lao TT (2005) The use of fetal Doppler cereplacental blood flow and amniotic fluid volume measurement in the surveillance of postdated pregnancies. Acta Obstet Gynecol Scand 84:844–848

Lipscomb KR, Gregory K, Shaw K (1995) The outcome of macrosomic infants weighing at least 4500 grams: Los Angeles County + University of Southern California experience. Obstet Gynecol 85:558–564

Magann EF, Sanderson M, Martin JN, Chauhan S (2000) The amniotic fluid index, single deepest pocket, and two-diameter pocket in normal human pregnancy. Am J Obstet Gynecol 182:1581–1588

Magann EF, Haas DM, Hill JB, Chauhan SP, Watson EM, Learman LA (2011) Oligohydramnios, small for gestational age and pregnancy outcomed: an analysis using prcise mesaures. Gynecol Obstet Invest 72(3):239–244 doi:10.1159/000324570. Epub 2011 Oct 26

Manning FA (1995) Dynamic ultrasound-based fetal assessment: the fetal biophysical profile score. Clin Obstet Gynecol 38:26–44

Marks AD, Divon MY (1992) Longitudinal study of the amniotic fluid index in postdates pregnancy. Obstet Gynecol 79:229–233

Martin JA, Hamilton BE, Sutton PD, Ventura SJ, Menacker F, Munson ML (2005) Births: final data for 2003. Natl Vital Stat Rep 54:1–116

Menticoglou SM, Hall PF (2002) Routine induction of labour at 41 weeks gestation: nonsensus consensus. BJOG 109:485

Morris JM, Thompson K, Smithey J, Gaffney G, Cooke I, Chamberlain P, Hope P, Altman D, MacKenzie IZ (2003) The usefulness of ultrasound assessment of amniotic fluid in predicting adverse outcome in prolonged pregnancy: a prospective blinded observational study. BJOG 110:989–994

Nakling J, Backe B (2006) Pregnancy risk increases from 41 weeks of gestation. Acta Obstet Gynecol Scand 85:663–668

Neilson JP (2010) Ultrasound for fetal assessment in early pregnancy. Cochrane Database Syst Rev 14:CD007058

Nicholson JM, Kellar LC, Cronholm PF, Macones GA (2004) Active management of risk in pregnancy at term in an urban population: an association between a higher induction of labor rate and a lower cesarean delivery rate. Am J Obstet Gynecol 191:1516–1528

Nicholson JM, Parry S, Caughey AB, Rosen S, Keen A, Macones GA (2008) The impact of the active management of risk in pregnancy at term on birth outcomes: A randomized clinical trial. Am J Obstet Gynecol 198:511–515

Olesen AW, Basso O, Olsen J (2003) Risk of recurrence of prolonged pregnancy. BMJ 326:476

Oleson AW, Westergaard JG, Olsen JI (2003) Perinatal and maternal complications related to postterm.delivery: A national register-based study, 1978-1993. Am J Gynecol Obstet 189:222–227

Oros D, Figueras F, Cruz-Martinez R, Meler E, Munmany M, Gratacos E (2011) Longitudinal changes in uterine, umbilical and fetal cerebral Doppler indices in late-onset small-for-gestational age fetuses. Ultrasound Obstet Gynecol 37:191–195

Oz AU, Holub B, Mendilcioglu I, Mari G, Bahado-Singh RO (2002) Renal artery Doppler investigation of the etiology of oligohydramnios in postterm pregnancy. Obstet Gynecol 100:715–718

Palacio M, Figueras F, Zamora L, Jiménez JM, Puerto B, Coll O, Cararach V, Vanrell JA (2004) Reference ranges for umbilical and middle cerebral artery pulsatility index and cerebroplacental ratio in prolonged pregnancies. Ultrasound Obstet Gynecol 24:647–653

Phelan JP, Platt LD, Yeh SY, Broussard P, Paul RH (1985) The role of ultrasound assessment of amniotic fluid volume in the management of the postdate pregnancy. Am J Obstet Gynecol 151:304

Reddy UM, Ko CW, Willinger M (2006) Maternal age and the risk of stillbirth throughout pregnancy in the United States. Am J Obstet Gynecol 195:764–770

Rosen MG, Dickinson JC (1992) Management of post-term pregnancy. N Engl J Med 326:1628–1629

Sanchez-Ramos L, Olivier F, Delke I, Kaunitz AM (2003) Labor induction versus expectant management for postterm pregnancy: a systenatic review with meta-analysis. Obstet Gynecol 101:1312–1318

Shime J (1988) Influence of prolonged pregnancy on infant development. J Reprod Med 33:277–284

Simpson P, Stanley K (2011) Prolonged pregnancy. Obstetrics, Gynaecology 21:257–262

Stigter RH, Mulder EJ, Bruinse HW, Visser GH (2011) Fetal urine production in late pregnancy. Obstet Gynecol 2011:345–431

Stokes HJ, Roberts RV, Newnham JP (1991) Doppler flow velocity waveform analysis in postdate pregnancies. O Aust N Z J Obstet Gynaecol 31:27

Stotland NE, Washington AE, Caughey AB (2007) Prepregnancy body mass index and the length of gestation at term. Am J Obstet Gynecol 197:378

Trimmer KJ, Leveno KL, Peters MT (1990) Observation on the cause of oligohydramnios in prolonged pregnancy. Am J Obstet Gynecol 163:1900–1903

Intrapartaler Ultraschall

B. Tutschek, W. Henrich

U. Gembruch, K. Hecher, H. Steiner (Hrsg.), *Ultraschalldiagnostik in Geburtshilfe und Gynäkologie*,
DOI 10.1007/978-3-642-29633-8_29,

29.1 Einleitung

Der Begriff „intrapartaler Ultraschall" wird für die nicht invasive sonografischen Diagnostik unter der Geburt verwendet. Dieses Kapitel beschreibt den Einsatz der Sonografie zur Geburtsleitung und Operationsplanung, zur Prädiktion oder Erkennung von geburtshilflichen Komplikationen und zur Evaluation der Eröffnungs- und Austreibungsphase einschließlich der Diagnostik bei Notfällen. Hierzu zählen ferner die Beurteilung der Uteruswand einschließlich geburtsrelevanter Myome, die vorzeitige Plazentalösung und die Uterusruptur, die fetale Zustandsbeurteilung (Differenzierung eines suspekten CTG) sowie die Untersuchung des Fetus unter geburtsmechanischen Gesichtspunkten (Lage, Rotation, Höhenstand des vorangehenden Kopfes).

Möglicher Einsatz des geburtshilflichen Ultraschalls im Kreißsaal

(Modifiziert nach Sherer 2007)

- Fetale Lage (längs, quer), Einstellung (SL, BEL) und Haltung (Flexion, Deflexion)
- Beurteilung des Fetus in Beckenendlage: Steiß-Fuß-Lage, vollständige BEL, Fußlage
- Mehrlinge: Anzahl, Lage, sichere Differenzierung der Herzfrequenzen
- Fetale Biometrie und Gewichtsschätzung
- Beurteilung der Fruchtwassermenge
- Differenzierung eines auffälligen CTG: Tachykardie und Bradykardie bei fetaler Arrhythmie
- Äußere Wendung, innere Wendung
- Beurteilung Geburtskanal und Myome
- Plazenta: Lage, Haftfläche; Zeichen einer vorzeitigen Plazentalösung
- Nabelschnur: Verlauf und Insertion, Nabelschnurumschlingung, Vasa praevia, Nabelschnurvorliegen
- Beurteilung der Zervix (-länge) vor Einleitung oder bei vorzeitigen Wehen
- Beurteilung der Uteruswanddicke, Uterusruptur
- Dopplerflussmessungen fetaler Gefäße
- Manuelle oder instrumentelle Plazentalösung oder Nachkürettage bei Plazentarest

29.2 Beurteilung der fetalen Lage und Größe; Mehrlinge und Zervix

In vielen Kreißsälen gehört ein „**Eintrittsultraschall**" bei Aufnahme einer Schwangeren z. B. mit Geburtswehen heute zum Standard. Er bietet die Möglichkeit,

- das **Gewicht** orientierend zu schätzen (die Gewichtsschätzung kann aber in fortgeschrittenen Wochen schwierig und daher ungenau sein kann),
- regelwidrige oder geburtsunmögliche **Lagen** zu erkennen,
- die **Fruchtwassermenge** zu beurteilen und
- bis dahin unerkannt geblieben **Besonderheiten** wie eine besondere Plazentalage, Myom als mechanisches Geburtshindernis und anderes mehr zu erkennen.

Gelegentlich wird dabei auch eine bis dahin unerkannte fetalen Besonderheit, wie z. B. eine schwere kardiale Fehlbildung, erkannt. So können bestimmte Konstellationen wie z. B. Fruchtwasservermehrung, regelwidrige kindliche Lage und fehlende kindliche Bewegungen pathognomonisch sein (▣ Abb. 29.1).

Bei **Mehrlingen** gehört die Eintrittsuntersuchung durch Ultraschall de facto heute zum Standard, um die fetalen Lagen sicher zu dokumentieren und grob abweichende Größen zu erkennen (▣ Abb. 29.2).

Zur objektiven Beurteilung des Zervixbefunds vor Eröffnung des Zervikalkanals (CK) ist die Sonografie ebenfalls die Untersuchungsmethode der Wahl (▣ Abb. 29.3).

29.3 Myome und Geburtskanal

Die Bedeutung von Myomen im Geburtskanal bzw. für den Geburtsverlauf wurde von verschiedenen Studien untersucht. Die wichtigste mögliche Komplikation uteriner Myome ist die **postpartale Atonie** aufgrund einer allgemein verminderte Uteruskontraktilität. Eine vorzeitige Lösung ist bei einem Uterus myomatosus häufiger, eine verzögerte oder unvollständige Plazentalösung hingegen nicht (Klatsky et al. 2008).

Schwangere mit **Uterusmyomen** werden häufiger per Kaiserschnitt entbunden, wobei als Indikation eine geburtswidrige Kindslage im Vordergrund steht. Werden jedoch Verläufe intendierter vaginaler Geburten von Feten in geburtsmöglichen Lagen bei Schwangeren ohne und mit Myomen verglichen, finden sich keine Unterschiede der Sectioraten. Außer bei großen Myomen, die direkt den Geburtskanal verlegen, spricht ein Uterus myomatosus nicht gegen den Versuch einer vaginalen Geburt (▣ Abb. 29.4) (Klatsky et al. 2008).

Der **Geburtskanal** besteht aus dem knöchernen Becken und dem Weichteilanteil, der von dem unteren Uterinsegment und dem Beckenboden gebildet wird. Das knöcherne Becken und der Beckenboden sind durch Ultraschall eingeschränkt untersuchbar. Das untere Uterinsegment, also in erster Linie die Cervix uteri, kann jedoch sonografisch transvaginal und transabdominal untersucht werden.

Ein absolutes Geburtshindernis ist die **fixierte Retroflexion**, die zu einem Abknicken und einer (in der Regel) hinteren Aussackung (hintere Sakkulation) des Corpus uteri führt. Hierdurch ist die Zervix elongiert, bei der Speculumeinstellung und digitalen Untersuchung ganz nach ventral kranial verlagert oder gar nicht sichtbar oder tastbar und liegt mit ihrer Vorder- und Hinterwand wie eine Duplikatur vor der Uterushinterwand. Die ▣ Abb. 29.7 zeigt abdominelle und vaginale Ultraschallaufnahmen eines normalen isthmo-zervikalen Übergangs bei gestrecktem Uterus und mittelgradig gefüllter Harnblase sowie die Ultraschall- und MRT-Befunde bei hinteren Sakkulation (Corpus zu Zervix steil nach dorsal abgeknickt). Eine Geburt ist nur per Schnittentbindung möglich, wobei eine Längslaparotomie und eine korporale Uterotomie erforderlich sind. ▣ Abb. 29.8 zeigt an einem MRT-Bild bei hinterer Sakkulation, dass bei einer vermeintlich queren, isthmischen Schnittführung der Corpus uteri von der Zervix abgesetzt würde, bevor die Fruchthöhle erreicht würde. In ▣ Abb. 29.9 sind die wichtigsten Operationsschritte bei hinterer Sakkulation dargestellt.

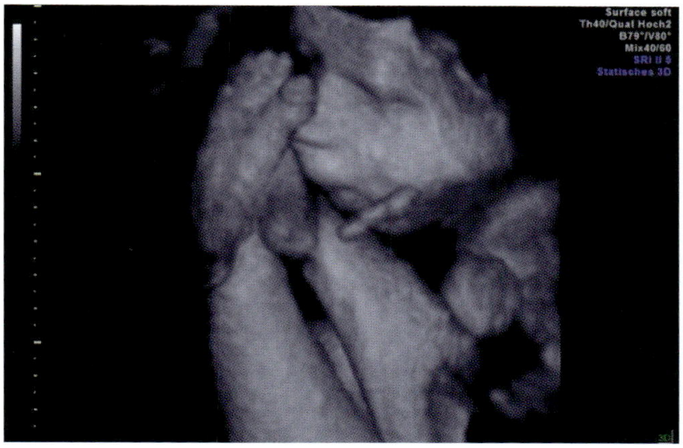

Abb. 29.1 Fetus in Terminnähe bei Aufnahme in den Kreißsaal mit fetalem Akinesie-Syndrom in BEL mit „extended legs" bei Polyhydramnion. Beachte die ungewöhnlich gute Darstellbarkeit aufgrund des Polyhydramnions trotz weit fortgeschrittener SSW

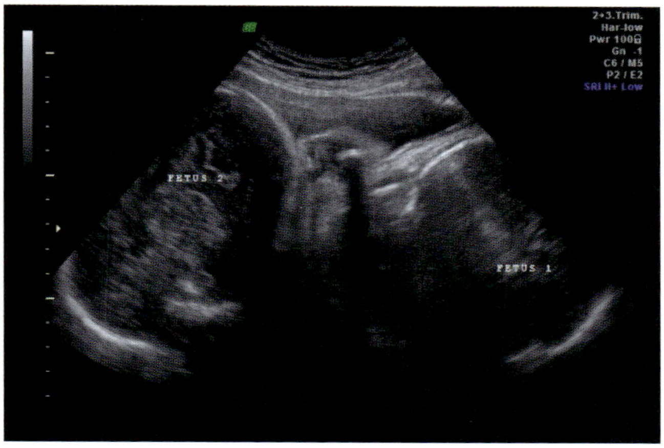

Abb. 29.2 Lage- und Wachstumsbeurteilung bei Zwillingen bei Aufnahme in den Kreißsaal. Transabdominale intrapartale Sonografie konkordanter Gemini 36 SSW, beide in Schädellage

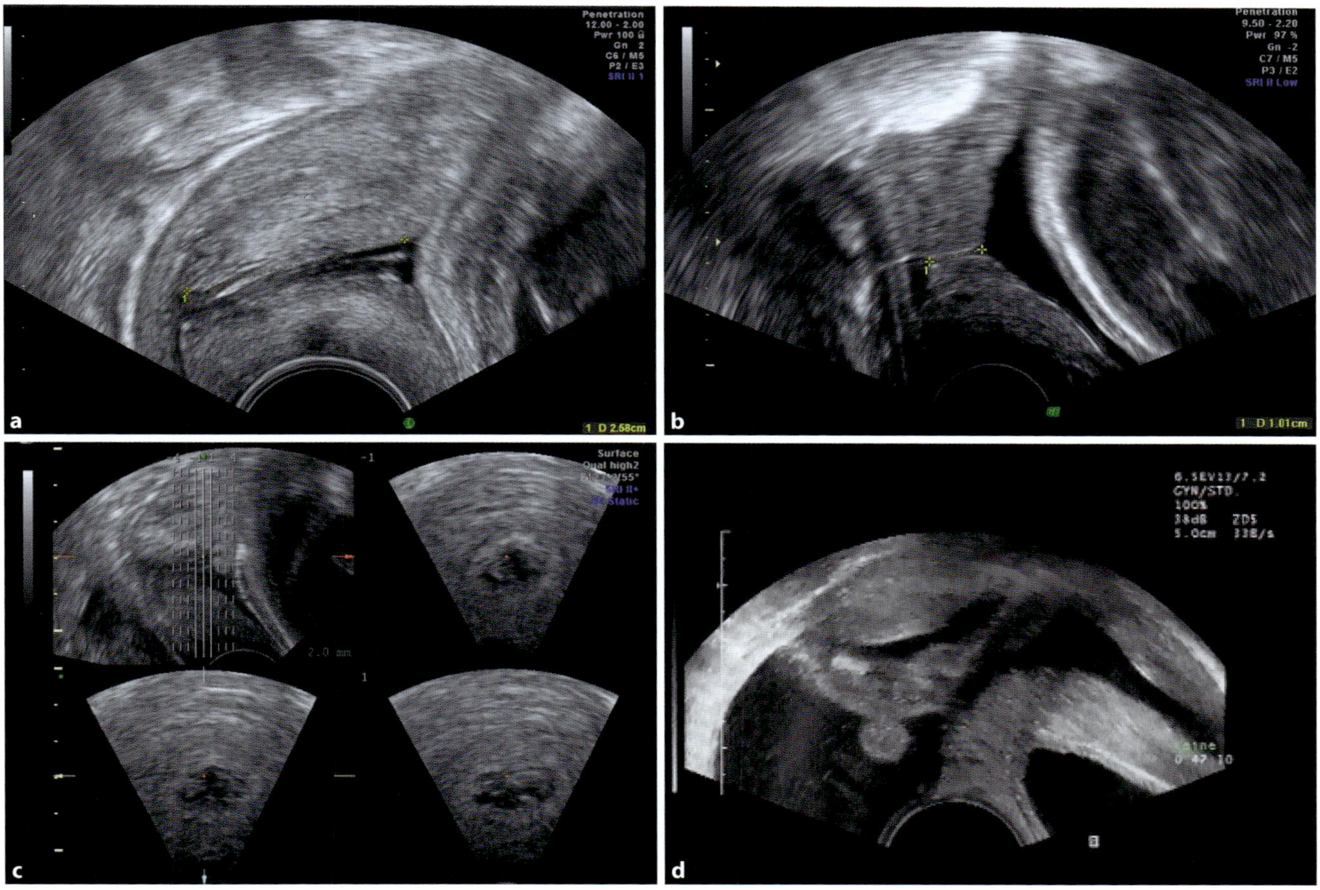

Abb. 29.3 Transvaginale sonografische Zervixuntersuchung (30 Wochen). **a** Geschlossene und auf voller Länge erhaltener Zervixkanal (CK) als Zeichen der mangelnden Zervixwirksamkeit evtl. Kontraktionen. **b** Verkürzte Zervix (mit geschlossenem äußeren Muttermund) als Hinweis auf eine evtl. Zervix verkürzende Wehentätigkeit. **c** Tomografische Darstellung eines beginnend eröffneten Zervikalkanals. **d** Fruchtblasenprolaps mit Fuß im oberen Scheidendrittel und eröffnetem Muttermund mit 24 SSW (Transvaginalultraschall)

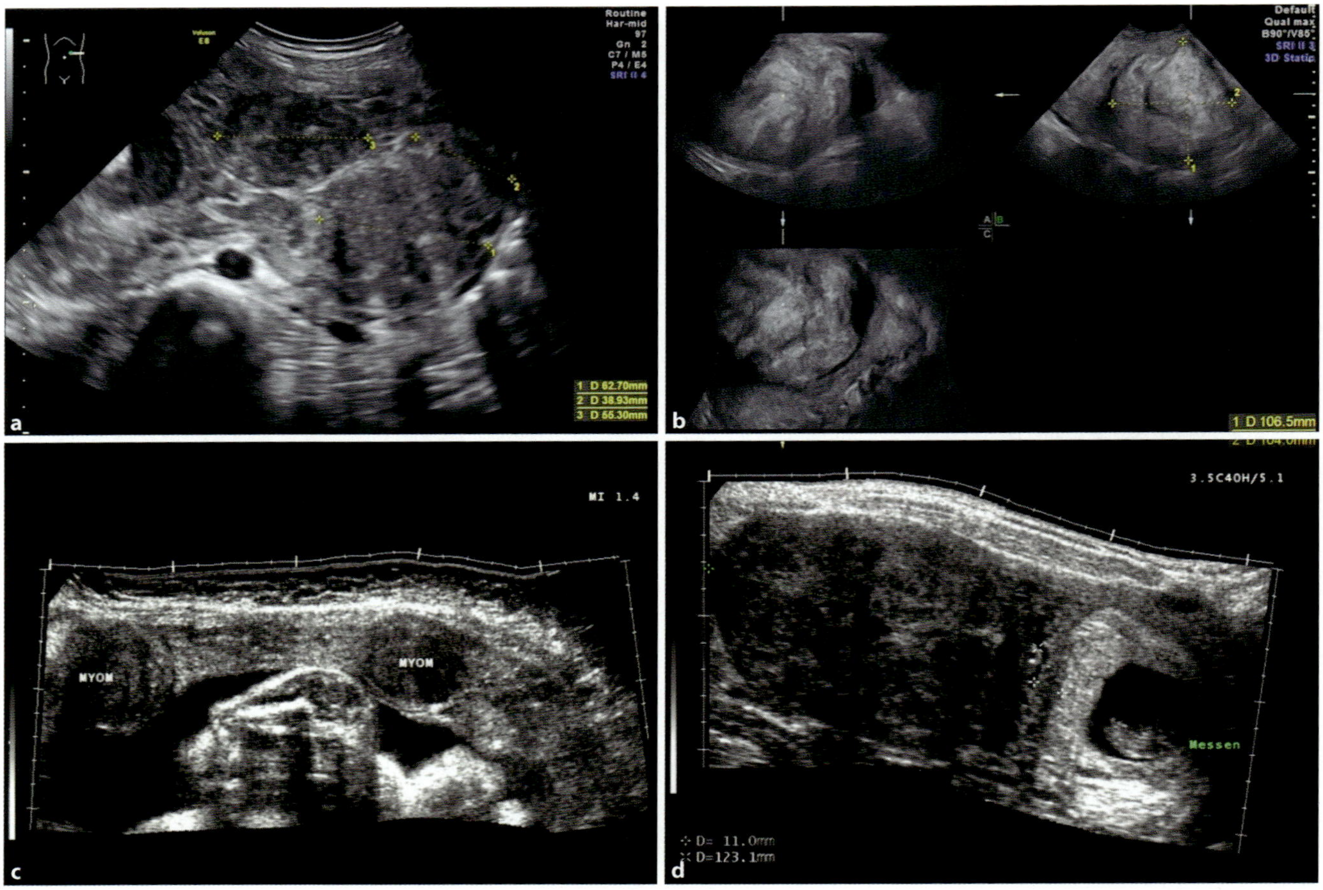

Abb. 29.4 Myome in der Schwangerschaft. **a** Mehrere mittelgroße Uterusmyome hoch an der linken Seitenwand ohne Bedeutung für die Geburtsmechanik. **b** Großes Uterusmyom im Beckeneingang (10 cm × 11 cm), das ein absolutes Geburtshindernis darstellt (multiplanare Darstellung, Volumen-Ultraschall). **c** Transabdominale Panoramaaufnahme multipler, geburtsmechanisch nicht relevanter mittelgroßer intramuraler Vorderwand-Myome in der 24. SSW. **d** Uterus myomatosus mit 12 cm großem subserösen Fundusmyom 8 SSW. Nach unauffälligem Schwangerschaftsverlauf erfolgte eine komplikationslose vaginale Geburt mit nur gering verstärkter postpartaler Blutung

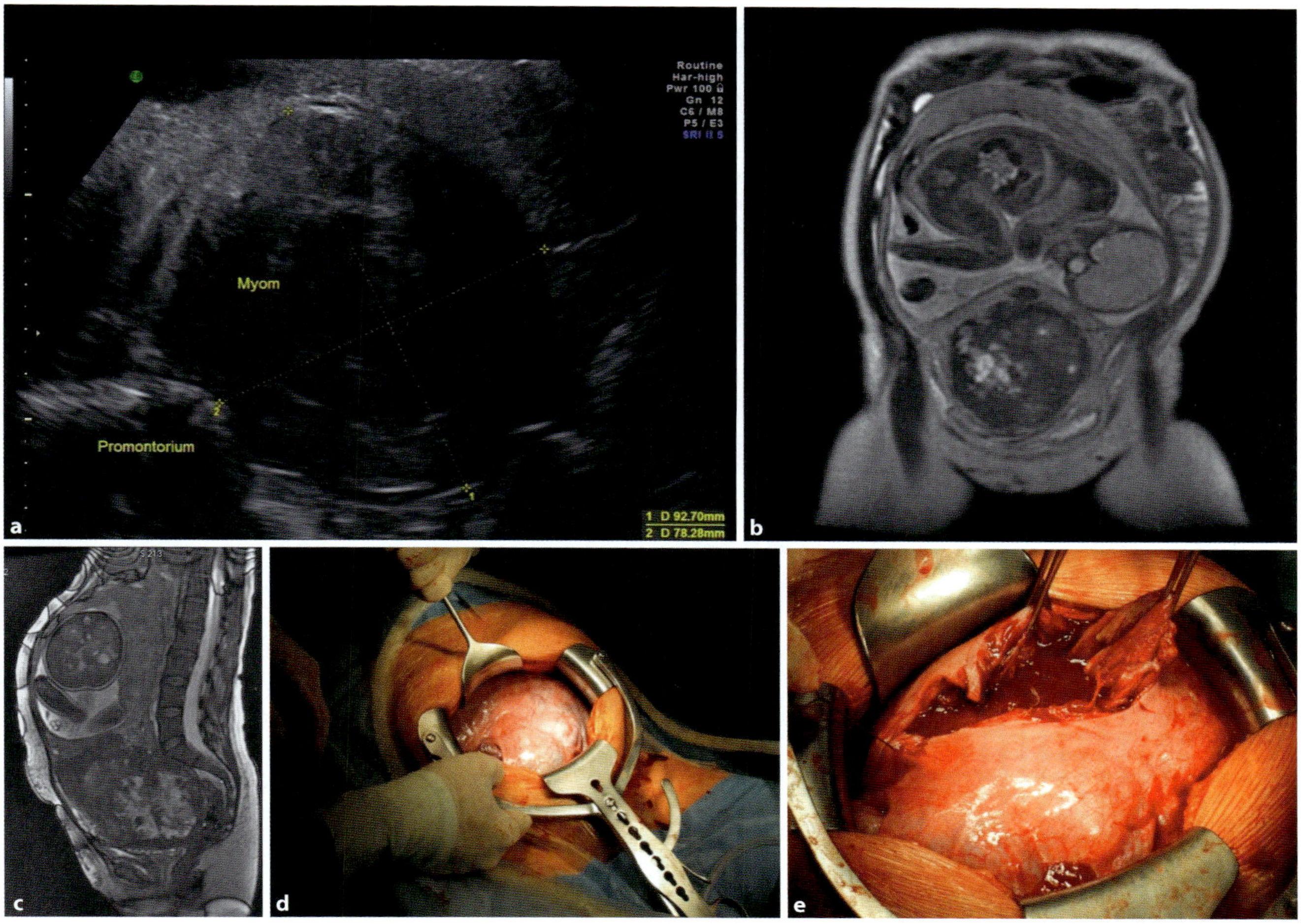

Abb. 29.5 Myom als Geburtshindernis: das kleine Becken ausfüllendes 9×8 cm großes homogenes intramurales Myom. **a** Längsschnitt abdominal **b** MRT-Frontalschnitt. Der Fetus wird in eine dorso-superiore Querlage gezwungen **c** MRT-Sagittalschnitt geeignet zur Planung der uterinen Inzisionshöhe. **d** Situs nach Laparotomie. **e** Situs nach Kindsentwicklung nach hoher korporaler querer Uterotomie, um das Myom zu umgehen

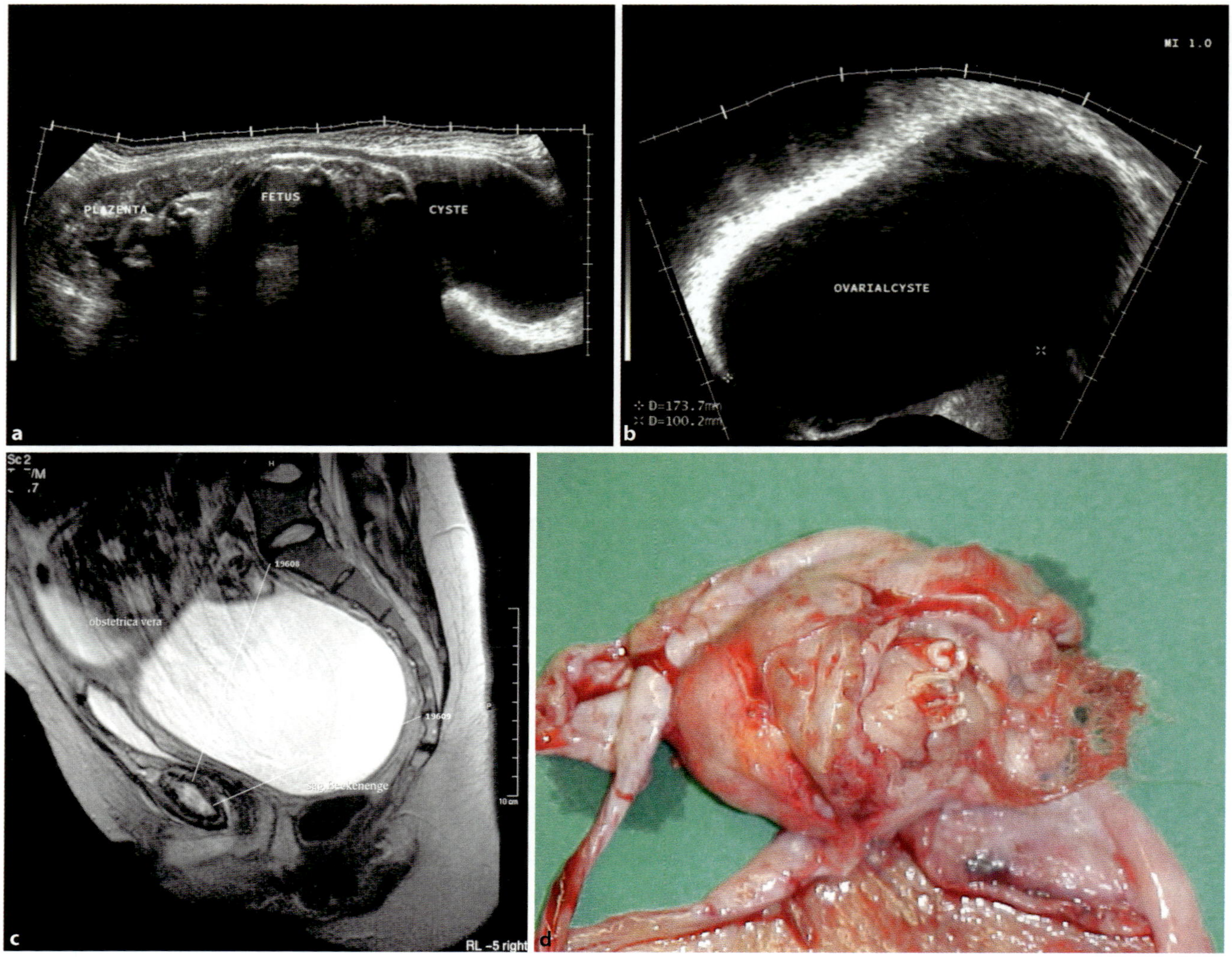

Abb. 29.6 Großes Ovarialdermoid im kleinen Becken. **a, b**, Transabdominal- und Transvaginalaufnahme. **c** MRT sagittal. **d** Resezierte und eröffnete Dermoidzyste

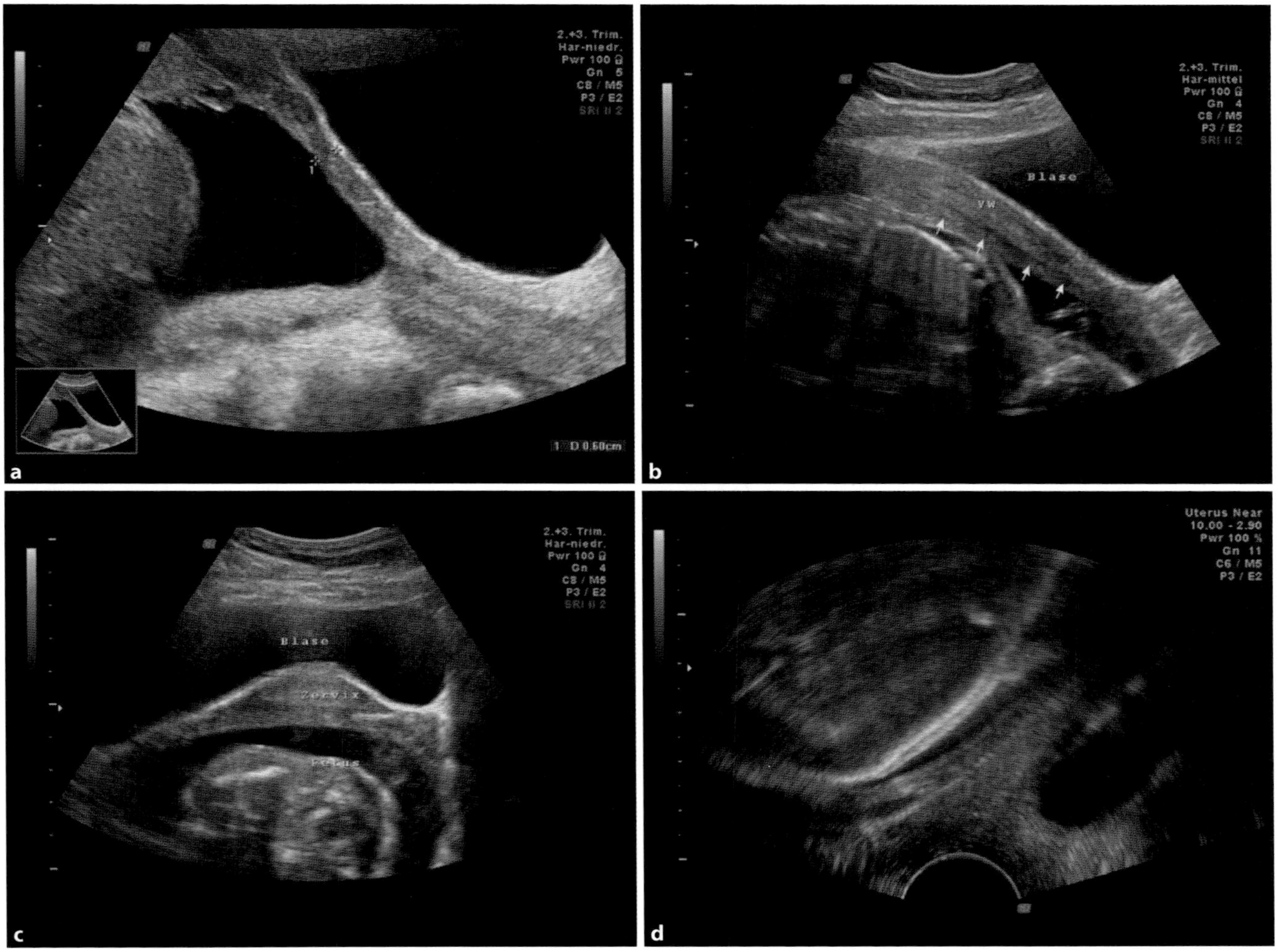

Abb. 29.7 Normale Zervix-Corpus-Relation und hintere Sakkulation. **a** Normalbefund (abdominaler Längsschnitt) des unteren Uterinsegments (6 mm dick) mit regelrecht liegender Zervix kaudal davon. **b** Zervix und Corpus im Längsschnitt bei Sakkulation mit Darstellung der elongierten Zervix bei kranialwärts verzogener, mittelgradig gefüllter Harnblase. Dorsal der Zervix ist der Fundus uteri im Douglas gelegen. **c** Suprasymphysärer Unterbauchquerschnitt derselben Patientin. Dorsal der Blase ist zwischen Corpus uteri und Blase hier die elongierte Zervix (quer geschnitten) erkennbar. **d** Transvaginaler Längsschnitt derselben Patientin. Die Sonde lässt sich erschwert einführen; die Zervix ist weit kranial und ventral und dadurch praktisch nicht einstellbar. Die Sonde gelangt in der Führungslinie der Scheide direkt auf den im Douglas liegenden Uterusfundus. *VW* Zervix-Vorderwand, *Pfeilspitzen* Corpus-Hinterwand. (Mit freundl. Genehmigung aus Gottschalk et al. 2008)

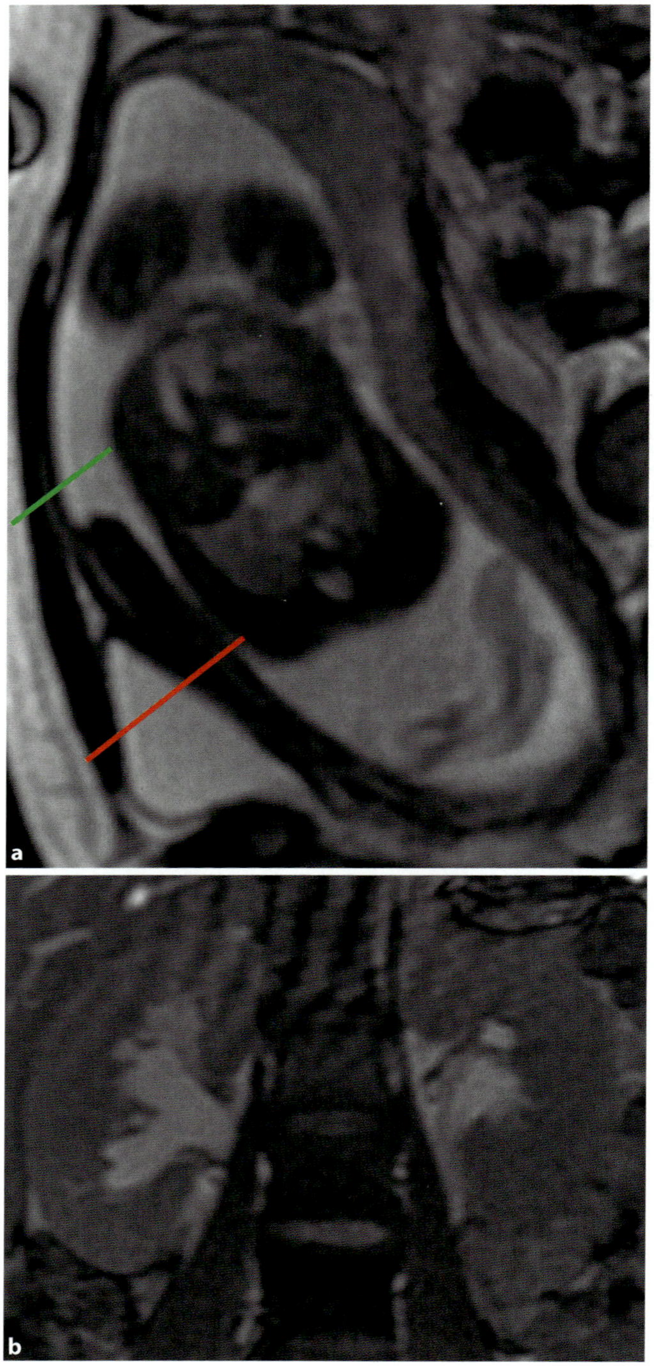

Abb. 29.8 MRT-Befunde bei hinterer Sakkulation (derselbe Fall wie in Abb. 29.7). **a** Die MRT ermöglicht eine anatomische Übersicht für die Operationsplanung. Bei konventionellem Sectio-Zugang (suprasymphysär quer; *rote Linie*) würden bis zur Uterotomie die Blase und die Zervix vollständig durchtrennt (akzidentell komplettes Absetzen des Uterus) werden. Der notwendige Zugang ist weit kranial (*grüne Linie*). **b** MRT der Nieren mit beidseitiger milder Hydronephrose aufgrund der Ureterkompression. (Mit freundl. Genehmigung aus Gottschalk et al. 2008)

Das kleine Becken kann auch durch einen **Ovarialtumor** ausgefüllt sein und eine primäre Schnittentbindung erfordern (Abb. 29.5, Abb. 29.6).

29.4 Plazentalage, -haftfläche, vorzeitige Plazentalösung

Bei einer vorzeitigen Plazentalösung bedingt eine retroplazentare Blutung die partielle oder vollständige Ablösung der Plazenta von der Dezidua vor Geburt des Kindes.

Eine **vorzeitige Plazentalösung** kann subakut oder chronisch verlaufen und ist oft von wiederholten leichten Blutungen gekennzeichnet (Abb. 29.10). Dieser Zustand wird auch als chronische Plazentadysfunktion interpretiert.

In diesem Fall findet man oft, aber durchaus nicht immer, ein „**retroplazentares Hämatom**" (Abb. 29.11, Abb. 29.12). Der maternale und fetale Zustand muss nicht akut bedrohlich sein. Allerdings kann eine solche Blutung – das heißt: jede unerklärte uterine Blutung – ein Vorbote einer späteren (vollständigen oder annähernd vollständigen) vorzeitigen Lösung sein. In diesen Schwangerschaften ist auch der vorzeitige Blasensprung häufiger.

Fetale Auswirkungen einer chronischen vorzeitigen Lösung umfassen eine verminderte Fruchtwasserbildung und Wachstumsverzögerung und maternal ein erhöhtes Risiko für die Entwicklung eine Präeklampsie (Rasmussen et al. 1999).

Kommt es **akut** zu einer Ablösung eines relevanten Anteils (mehr als 50 %, Oyelese u. Ananth 2006) der plazentaren Haftfläche, so droht einerseits das intrauterine Versterben des Fetus, andererseits besteht eine Lebensbedrohung für die Schwangere.

Mögliche **Komplikationen** beinhalten

- stärkste uterine Blutung,
- Verbrauchskoagulopathie,
- Atonie und
- die Notwendigkeit einer Hysterektomie.

Eine **vorzeitige Plazentalösung** jeglichen Schweregrads kommt bei 1 % aller Geburten vor. Sie ist die führende Ursache von Blutungen in der zweiten Schwangerschaftshälfte (Oyelese u. Ananth 2006). Schwerwiegende Lösungen mit intrauterinem Fruchttod werden mit einer Häufigkeit von 1,2 auf 1000 Geburten angegeben (Abb. 29.13, Abb. 29.14) (Ananth et al. 2011).

Klinische Zeichen sind in der Diagnostik einer vorzeitigen Lösung führend. Sie umfassen

- einen wehenunabhängigen, starken Unterbauchschmerz,
- einen harten druckschmerzhaften Uterus mit Punctum maximum an der Stelle der Plazentalösung,
- oft eine Polytachysystolie,
- oft, aber nicht immer eine (verstärkte) vaginale Blutung sowie
- eine pathologische fetale Herzfrequenzkurve (CTG) (falls abgeleitet).

Die Stärke der uterinen Blutung korreliert nicht mit dem Ausmaß der vorzeitigen Lösung oder der fetalen und maternalen Gefährdung.

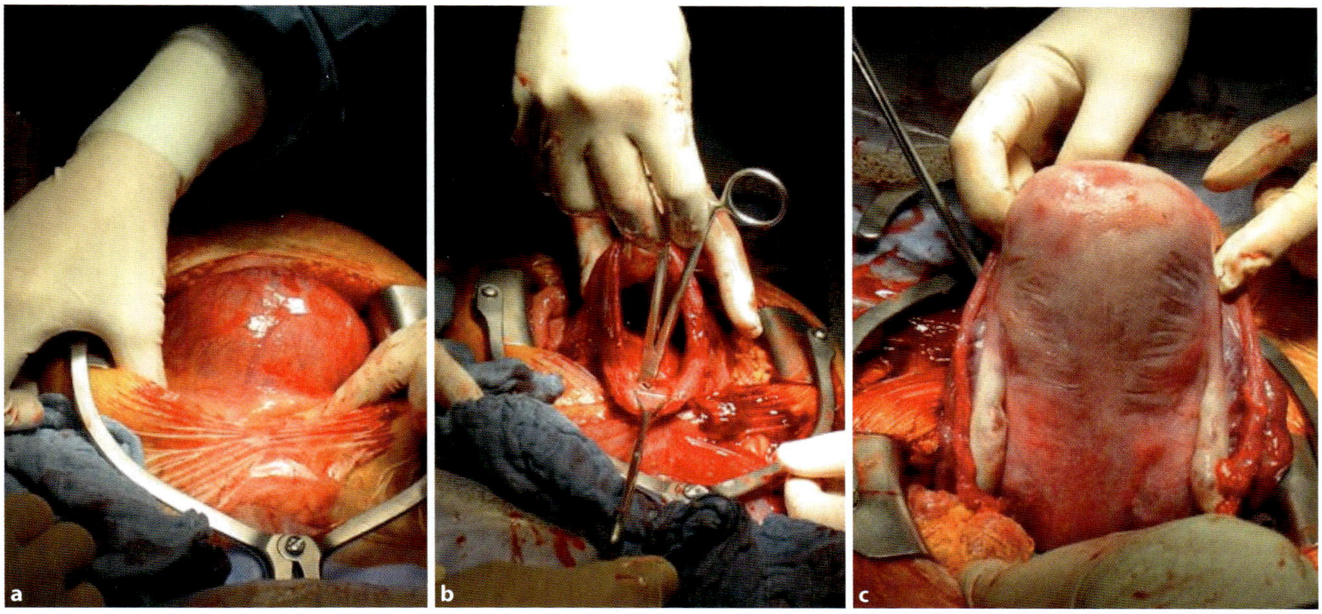

Abb. 29.9 Sectio bei hinterer Sakkulation (dieselbe Patientin wie in Abb. 29.7). **a** Situs nach Längslaparotomie: Die hochgezogene Harnblase ist an der spiegelnden Uterusoberfläche zu erkennen. **b** Nach hoher querer Uterusinzision zur Kindsentwicklung kann der Uterus aus der retroflektierten Lage hervorluxiert werden. **c** Am aufgerichteten Uterus nach Verschluss der Uterotomie Blick von kranial auf die Uterus-HW

Bei der **chronischen partiellen Plazentalösung** sind die Beschwerden bei meist wiederholten Episoden jeweils weniger stark ausgeprägt. Meist treten rezidivierend uterine Blutungen auf (Ananth et al. 2006).

Weitere Risikofaktoren, bei denen das **Risiko** einer vorzeitigen Lösung erhöht ist, sind

- ein erhöhter utero-plazentarer Widerstand,
- eine angeborene Uterusanomalie,
- eine Placenta praevia,
- vorzeitige Wehen,
- ein vorzeitiger Blasensprung mit AIS,
- Mehrlingsschwangerschaften,
- Nikotin- und Kokainabusus und
- ein uterines oder Bauchtrauma.

Im abdominalen Ultraschall findet sich bei frischer Blutung eine inhomogene, echoarme Zone zwischen Myometrium und Plazentahaftfläche, die aber schwer von der normalen Haftfläche zu unterscheiden oder bei einer Hinterwand-Plazenta nicht ausreichend einsehbar sein kann. Die Sensitivität der Ultraschalluntersuchung zur Diagnostik einer vorzeitigen Lösung wird als gering, ihre Spezifität hingegen als hoch angegeben (Oyelese u. Ananth 2006).

Das Flussprofil in den **Aa. uterinae** kann im Pulsed-wave-Doppler einen erhöhten Widerstand und eine veränderte Hüllkurve zeigen. Schon vor dem Auftreten klinischer Symptome können Schwangerschaften, die durch eine vorzeitige Lösung kompliziert werden, anderweitig nicht erklärte erhöhte AFP- und hCG-Werte im maternalen Blut aufweisen (Chescheir et al. 1990, Tikkanen et al. 2007).

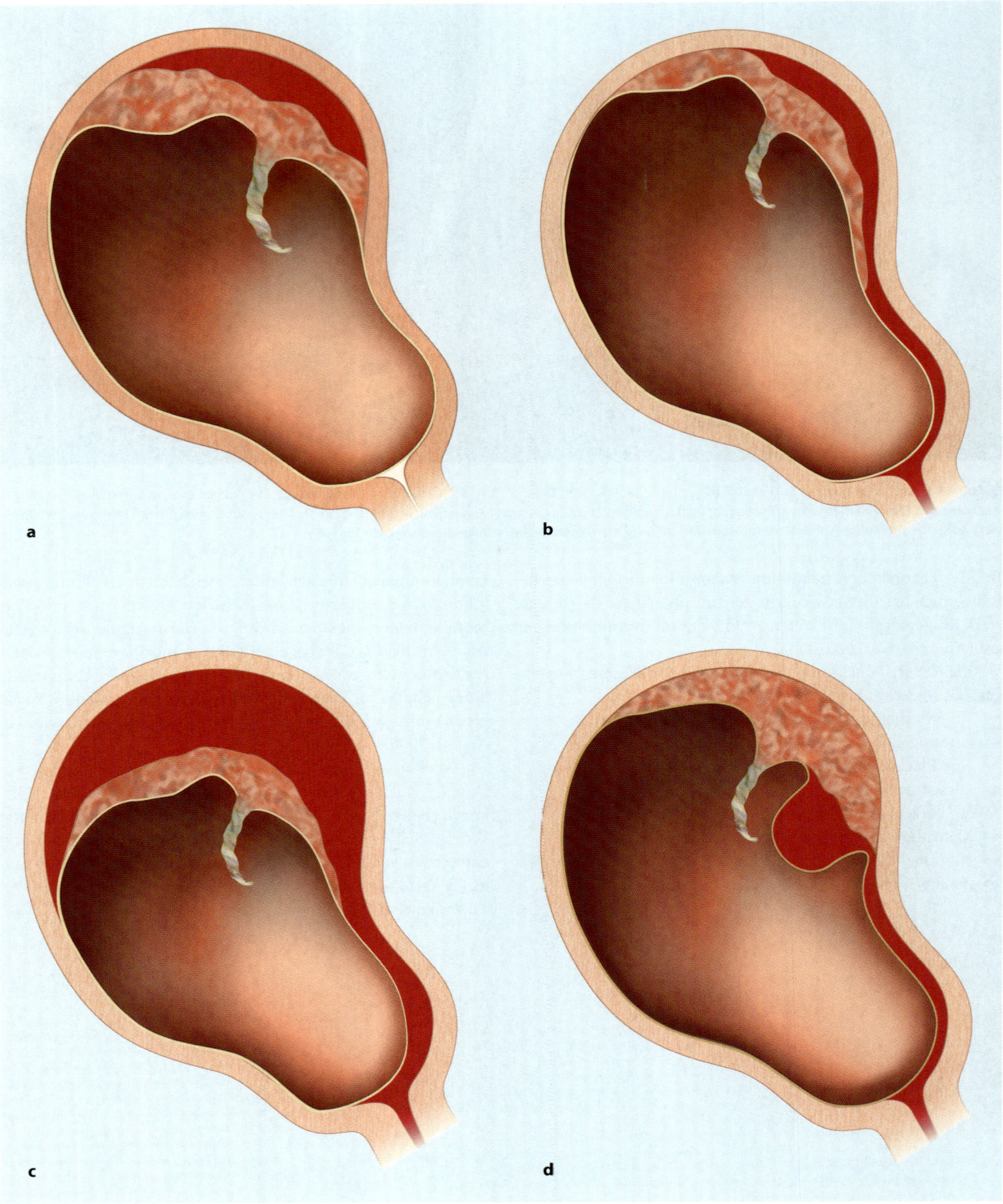

Abb. 29.10 Mögliche Formen der vorzeitigen Plazentalösung und des plazentaren Hämatoms. **a** Zentrale vorzeitige Lösung (Synonym: retroplazentares Hämatom). **b** Randständige partielle vorzeitige Lösung. **c** Vollständige vorzeitige Plazentalösung. **d** Subchoriales Hämatom

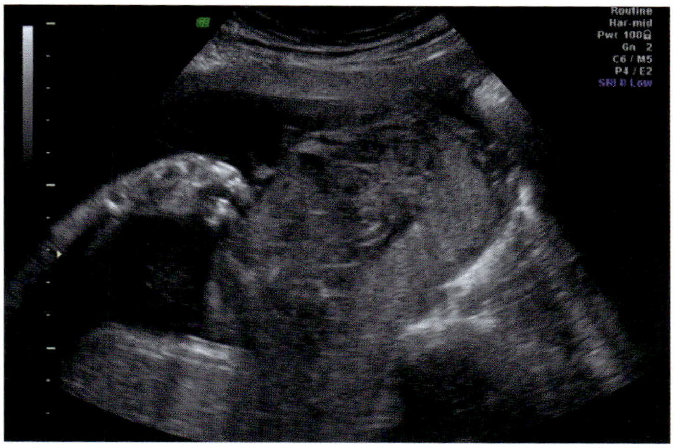

Abb. 29.11 Darstellung eines großen Hämatoms auf der Plazentaoberfläche, Plazenta an der linken Seitenwand; 27 SSW, Transabdominalsonografie

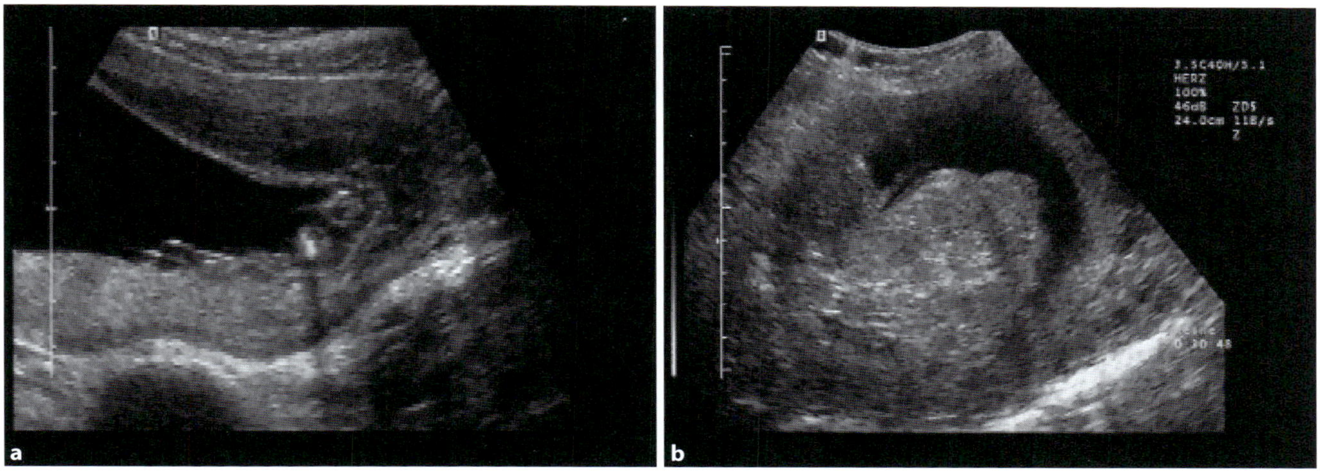

Abb. 29.12 Retroamniales und Deckplatten-Hämatome. **a** Randständige Plazentablutung (HW-Plazenta) mit retroamnialem Hämatom (frischeres Hämatom, echoarm). **b** Organisiertes Deckplatten-Hämatom (retroamnial auf fetaler Plazentafläche, echoreich)

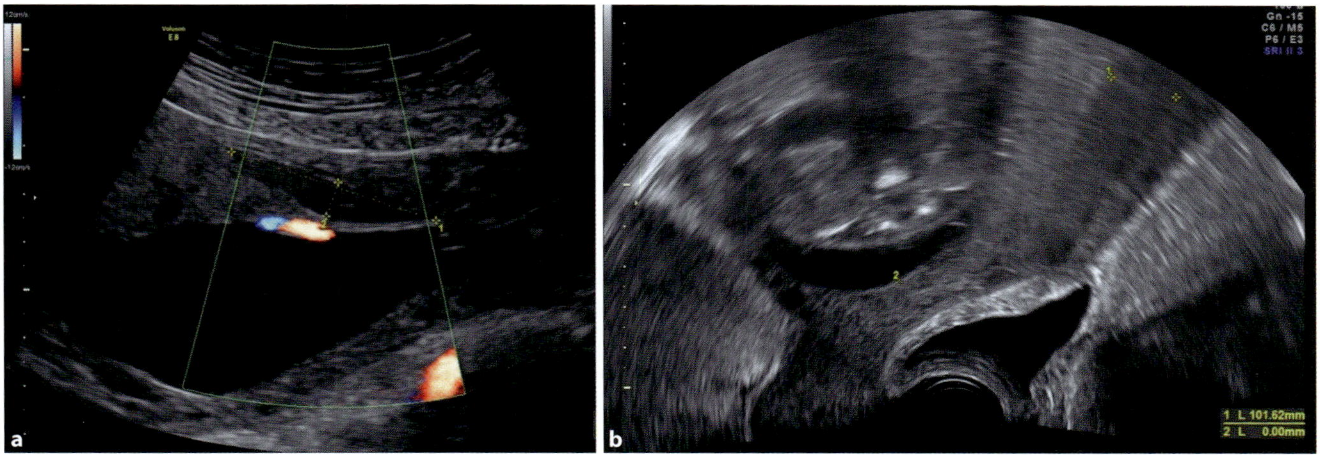

Abb. 29.13 Partielle vorzeitige Plazentalösung. **a** Abdominale Ultraschalluntersuchung: Man erkennt am Rand der Plazenta ein echoarmes Areal (mit den Markierungen *1* und *2* bezeichnet) zwischen Uteruswand und Plazenta, einem retrochorialen Hämatom entsprechend. **b** Vaginalsonografisches Bild eines retrochorialen Hämatoms (mit der Markierungslinie *1* gekennzeichnet), das die Vorderwandplazenta von der Uteruswand kranial der Blase abhebt.

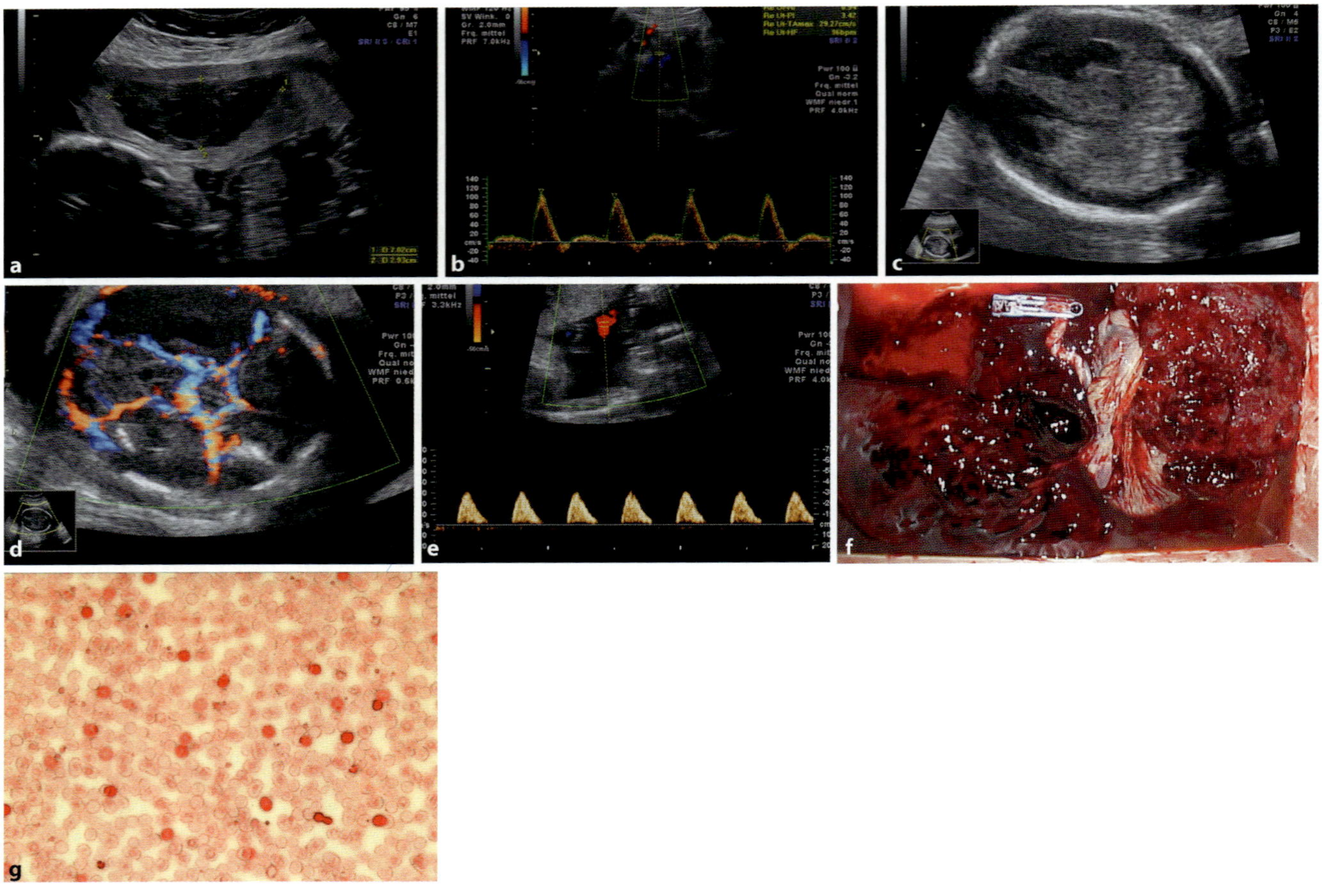

Abb. 29.14 Maternale und fetale Befunde bei fast vollständiger vorzeitiger Plazentalösung mit 24 SSW. **a** Retrochoriales Hämatom (s. auch Abb. 29.10a). **b**. Maximaler Widerstand in der A. uterina bei tonisch kontrahiertem Uterus. **c** Fetale Hirnblutung. **d** Maximale fetale zerebrale Vasodilatation (arteriell und venös). **e** Plötzlich eingetretener enddiastolische Flussverlust in der A. umbilicalis. **f** Plazenta mit großflächigem Blutkoagel an der maternalen Fläche. **g** Lichtmikroskopisches Bild mit zahlreichen kernhaltigen fetalen Blutzellen im maternalen Blutausstrich durch feto-maternale Makrotransfusion

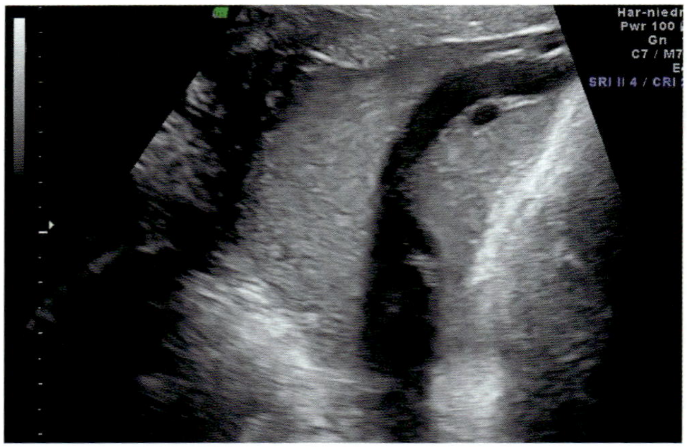

Abb. 29.15 Echogenes Fruchtwasser. Zwischen dem fetalen Kopf rechts und der Uteruswand links ist sehr echogenes, fast weiß erscheinendes Fruchtwasser erkennbar, in dem sich die wenig gewundene Nabelschnur wie ausgestanzt echoleer abhebt

29.5 Fruchtwasser

Man unterscheidet eine normale Fruchtwassermenge vom
- Polyhydramnion,
- Oligohydramnion und
- Anhydramnion.

Die Echogenität von normalem Fruchtwasser ist gering, allerdings hängt sie sehr von der Auflösung und Einstellung des Ultraschallgeräts ab. Besonders echogenes Fruchtwasser (Abb. 29.15) kann eine Normvariante darstellen und mit vom klinischen Aspekt normaler Fruchtwasserfarbe und -konsistenz einhergehen, findet sich aber auch nach fetalem Mekoniumabgang, intra-amnialer Blutung und anderen seltenen Ursachen, z. B. Hauterkrankungen (Blaas et al. 2011).

29.6 Uteruswanddicke, Dehiszenz und Uterusruptur

Man unterscheidet die Uteruswanddehiszenz von der Uterusruptur, die beide asymptomatisch oder symptomatisch sein können.

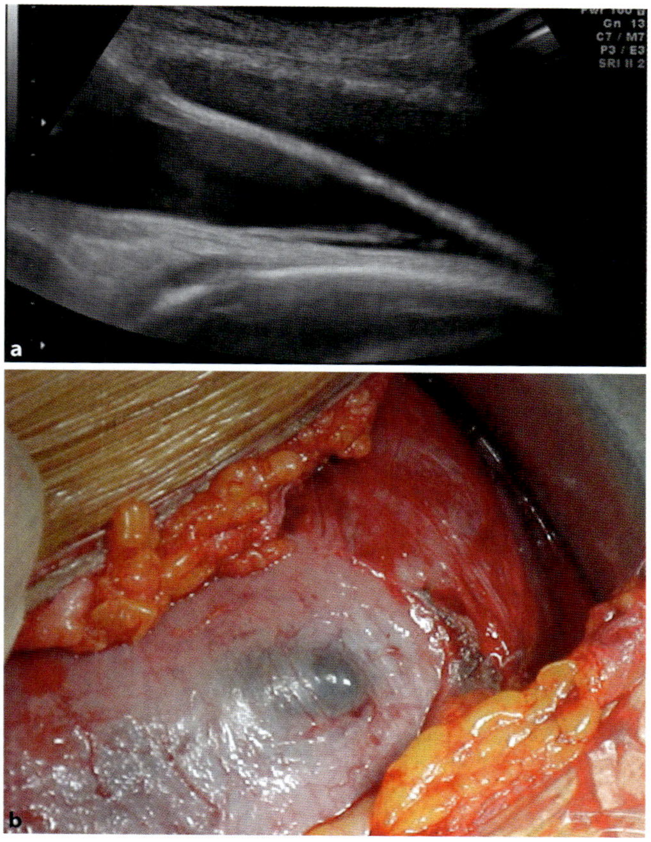

Abb. 29.16 Uterusvorderwanddehiszenz zur Blase hin mit 39 SSW nach vorausgegangener Sectio. **a** Transabdominaler Ultraschall. **b** Intraoperativer Situs bei der Re-Sectio

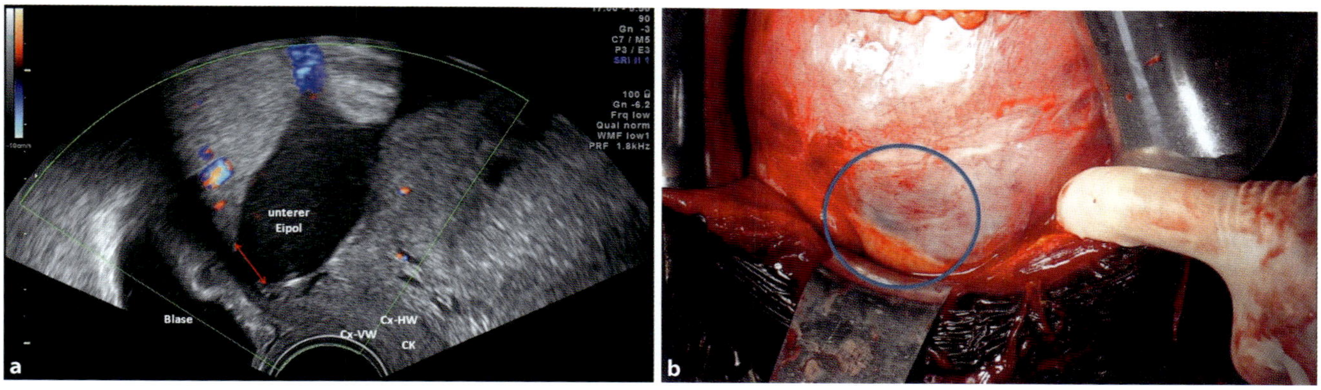

Abb. 29.17 Uteruswanddehiszenz im dritten Trimester. **a** Vollständige, die ganz Myometriumdicke betreffende Dehiszenz der alten Sectionarbe am wehenfreien Uterus. **b** Gedeckte Dehiszenz (*blaue Kreismarkierung*), intraoperativer Befund bei Schnittentbindung

Dehiszenzen werden gelegentlich präpartal sonografisch vermutet oder als Zufallsbefunde während einer Sectio entdeckt (Abb. 29.16, Abb. 29.17). Eine intrapartale **Uterusruptur** ist eine seltene, aber lebensbedrohliche Geburtskomplikation, die während einer Spontangeburt (oft nach Sectio) auftreten und durch eine rückenmarksnahe Anästhesie zunächst symptomarm verlaufen kann. Die asymptomatische Uterusruptur wird gelegentlich durch eine manuelle Nachtastung oder eine postpartale Ultraschalluntersuchung diagnostiziert.

Die Risikofaktoren für eine pathologisch ausgedünnte Uteruswand, Uteruswanddehiszenz und für eine Uterusruptur sind in der folgenden Übersicht aufgeführt. Meist tritt eine Uterusruptur unter Wehen auf und die Vorgeschichte weist typischerweise eine oder mehrere Schnittentbindungen auf. Besonders bei Ansammlung mehrerer der in der folgenden Übersicht genannten Risikofaktoren kann es auch vor Einsetzen von Geburtswehen zu einer Dehiszenz oder Ruptur kommen (Tutschek et al. 2004, Tutschek et al. 2005).

Risikofaktoren für eine dünne Uteruswand, Uteruswanddehiszenz und Uterusruptur

(Modifiziert nach Tutschek et al. 2004, Wells u. Cunningham 2011)

- Vorherige Uteruschirurgie, insbesondere Sectio caesarea, aber auch Myom- oder Septumresektion, wiederholte Curettagen
- Vorausgegangener uteriner Längsschnitt

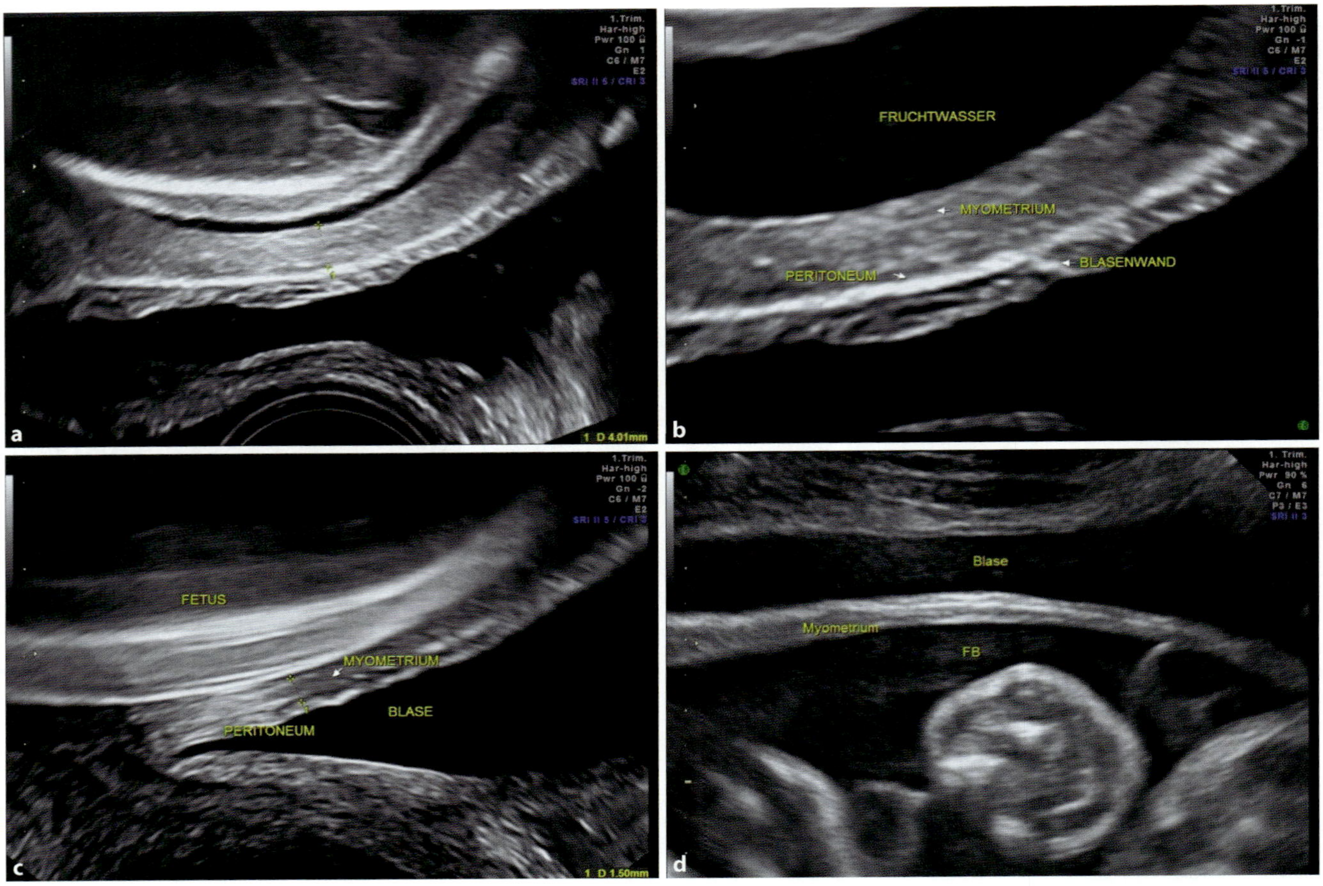

Abb. 29.18 Uteruswand zur Blase hin. **a** Normalbefund, transvaginale Sonografie mit 22 Wochen, Wanddicke 4 mm. **b** Normalbefund (beschriftet). **c** transvaginale Sonografie mit 32 SSW 1,5 mm. **d** transabdominale Sonografie mit 32 Wochen, Uteruswanddicke <1 mm bei Zwillingsschwangerschaft nach vorausgegangener Sectio caesarea

- Abnorm tiefe Plazentainvasion (Placenta increta und Placenta percreta)
- Vermehrte Belastung des Uterus durch Mehrlingsschwangerschaften oder Makrosomie
- Uterine Manipulation wie äußere Wendung oder Extraktion bei BEL
- Polyhydramnion
- Uterines Trauma
- Einleitung oder Wehenunterstützung mit Oxytocin
- Forcepsentbindung

Die Häufigkeit eines **dünnen unteren Uterinsegments** (Uteruswand) ist nicht bekannt. Die intrapartale Uterusruptur kommt in 0,3 % der Geburten vor. Das individuelle Risiko für eine Uterusruptur kann im Einzelfall nicht genau bestimmt werden, ist aber größer nach vorheriger Sectio caesarea, vor allem bei zusätzlichen Risikofaktoren, wie oben genannt. Nach vorheriger Sectio caesarea ist bei dem Versuch einer vaginalen Geburt das Risiko einer Ruptur 0,8 % gegenüber 0,2 % bei einer elektiven Re-Sectio (Guise et al. 2010).

Ein pathologisch ausgedünntes unteres Uterinsegment ist vor Geburts- bzw. Wehenbeginn klinisch oft asymptomatisch. Ein klinischer Verdacht kann sich ergeben, wenn die Schwangere – oft erst durch gezieltes Befragen – einen dauerhaften, „brennenden" medianen Unterbauchschmerz berichtet oder eine Druckdolenz angibt.

Die Uteruswand ist während der Geburt dünner als am wehenfreien Uterus, aber unter der Geburt unabhängig von einem eingetretenen Blasensprung. Jedoch nimmt bereits nach Passage des kindlichen Kopfs unterhalb eines Höhenstands von +3 cm interspinal die Wanddicke an der Vorderwand und am Fundus wieder zu. Direkt nach der Geburt des Kindes ist die Wand über der plazentaren Insertionsstelle am dünnsten. Erst nach vollständiger Geburt der Plazenta und bei normaler Kontraktion (keine Atonie) ist die Anhaftungsstelle der Plazenta wieder normal dick. Dann sind auch Vorder- und Hinterwandmyometrium etwa gleich dick, das Fundusmyometrium jedoch bleibt signifikant dünner (Buhimschi et al. 2003) (◘ Abb. 29.18).

Führendes Symptom einer **drohenden Uterusruptur** sind vermehrte, hochfrequente Wehen und ein brennender, letztlich dauerhafter (wehenunabhängiger), meist medianer Unterbauchschmerz (◘ Abb. 29.19).

Bei bereits **eingetretener Ruptur** folgt plötzlich ein Nachlassen der zuvor pathologisch starken Wehenschmerzen, verbunden mit einer Konfigurationsänderung des Unterbauchs, der nach einer Ruptur mehr nach lateral auslädt. Dann folgen die Zeichen

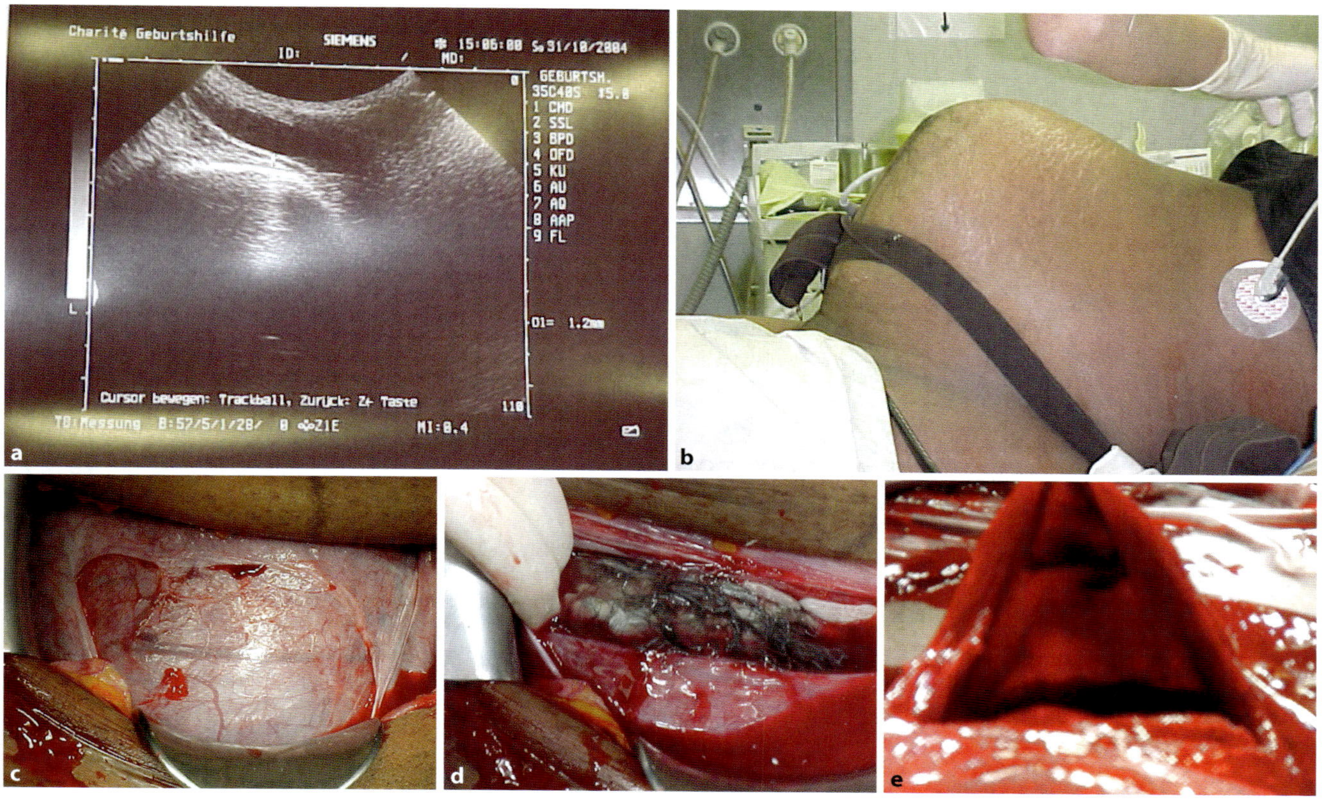

Abb. 29.19 Drohende Uterusruptur bei zephalopelvinem Missverhältnis **a** TA-Sonografie der dünnen Uteruswand (1 mm) bei hoch stehendem fetalen Kopf. **b** Der fetale Kopf steht über der Symphyse, der Uterus richtet sich nach ventral vertikal auf. Klinisch bestand zu diesem Zeitpunkt ein Wehensturm mit Bandl'scher Furche. **c** Hauchdünne Uteruswand bei Sectio nach Abschieben der Blase. Der darunter liegende Kopf drückt partiell auf die Symphyse. **d** Uterotomie der hauchdünnen Vorderwand **e** Diaphanoskopie des unteren Uterinsegments nach Kindsentwicklung („Blick von intrauterin")

einer peritonealen Reizung, gelegentlich eine vaginale Blutung, schließlich aber durch den intra-abdominellen Blutverlust die maternale Hypotonie, Tachykardie und letztlich ein Schock (Henrich et al. 2005).

Auch **stille Rupturen** kommen vor, bei denen die vaginale Geburt beendet wird und ein symptomarmes Wochenbett folgen kann (Tutschek et al. 2005) (Abb. 29.20).

Die **Messung der Wanddicke** eines zur Ruptur prädisponierenden dünnen unteren Uterinsegments ist leider nicht ausreichend standardisiert und nur eingeschränkt prädiktiv, sodass kein Schwellenwert für eine „sichere" Vorderwanddicke angegeben werden kann. Vorgeschlagene minimale Grenzwerte liegen zwischen 1,4–2,0 mm Myometriumdicke im Bereich des unteren Uterinsegments. Andere Autoren geben zwischen 2,0–3,5 mm minimale Wanddicke des unteren Uterinsegments an und beziehen hierbei die maternale Blasenwand mit ein (Wells u. Cunningham 2011). Es muss jedoch beachtet werden, dass auch der Tonus des Uterus die Wanddicke beeinflusst, die daher innerhalb von Minuten variabel sein kann (Abb. 29.21, Abb. 29.22).

Die Probleme der Ultraschalluntersuchung liegen in der limitierten Auflösung im einsehbaren Übergang von Isthmus zu Zervix, wo bei Sectionarbe die Prädilektionsstelle für eine Uterusdehiszenz ist. Der Schallwinkel der abdominalen Untersuchung ist ungünstig, da er meist nur eine tangentiale Insonation auf das interessierende Vorderwandsegment erlaubt. Die oftmals zu geringe Eindringtiefe und ebenfalls eingeschränkte Einsehbarkeit bei der vaginalen Untersuchung nach ventral kranial ermöglichen oft keine sichere Aussage über den am meisten gefährdeten Bereich.

Tipp

Hilfreich ist es, die Untersuchung bei partiell gefüllter Blase durchzuführen.

Gelegentlich kann bei **drohender Ruptur** gezielt ein Druckschmerz mit der Ultraschallsonde auf der ausgedünnten Vorderwand ausgelöst werden.

Im Falle einer **Uterusruptur** kommt es zur die ganze Uteruswand betreffenden Diskontinuität (Abb. 29.23). Falls auch das Peritoneum rupturiert, kommt es durch Austritt von Uterusinhalt (Fruchtwasser, Plazenta, fetale Teile) in die Bauchhöhle praktisch immer zu einem „akuten Abdomen". Das Uterus cavum kann nicht mehr normal gefüllt dargestellt werden, und zwischen den maternalen Darmschlingen befindet sich Flüssigkeit (Abb. 29.24).

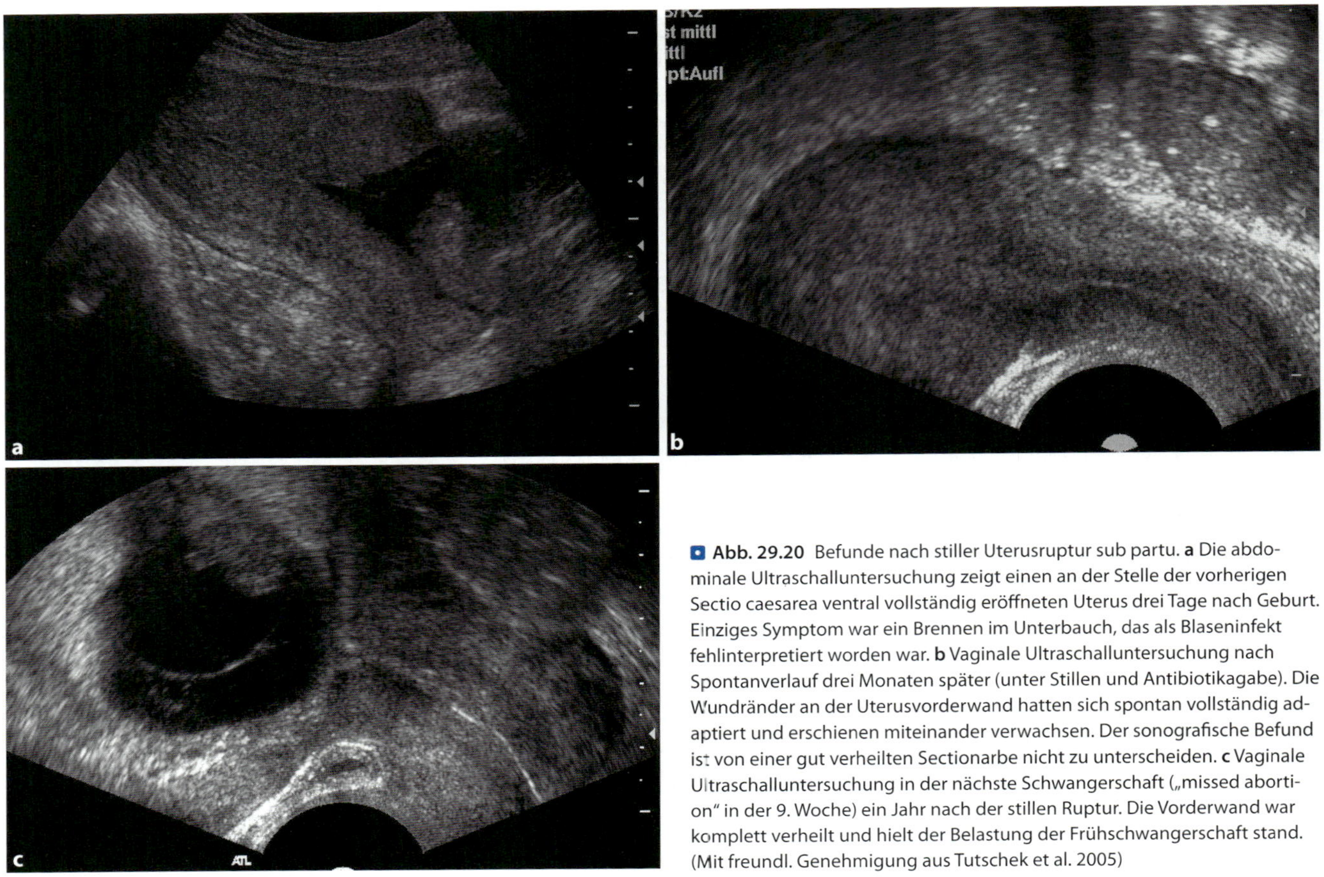

Abb. 29.20 Befunde nach stiller Uterusruptur sub partu. **a** Die abdominale Ultraschalluntersuchung zeigt einen an der Stelle der vorherigen Sectio caesarea ventral vollständig eröffneten Uterus drei Tage nach Geburt. Einziges Symptom war ein Brennen im Unterbauch, das als Blaseninfekt fehlinterpretiert worden war. **b** Vaginale Ultraschalluntersuchung nach Spontanverlauf drei Monaten später (unter Stillen und Antibiotikagabe). Die Wundränder an der Uterusvorderwand hatten sich spontan vollständig adaptiert und erschienen miteinander verwachsen. Der sonografische Befund ist von einer gut verheilten Sectionarbe nicht zu unterscheiden. **c** Vaginale Ultraschalluntersuchung in der nächste Schwangerschaft („missed abortion" in der 9. Woche) ein Jahr nach der stillen Ruptur. Die Vorderwand war komplett verheilt und hielt der Belastung der Frühschwangerschaft stand. (Mit freundl. Genehmigung aus Tutschek et al. 2005)

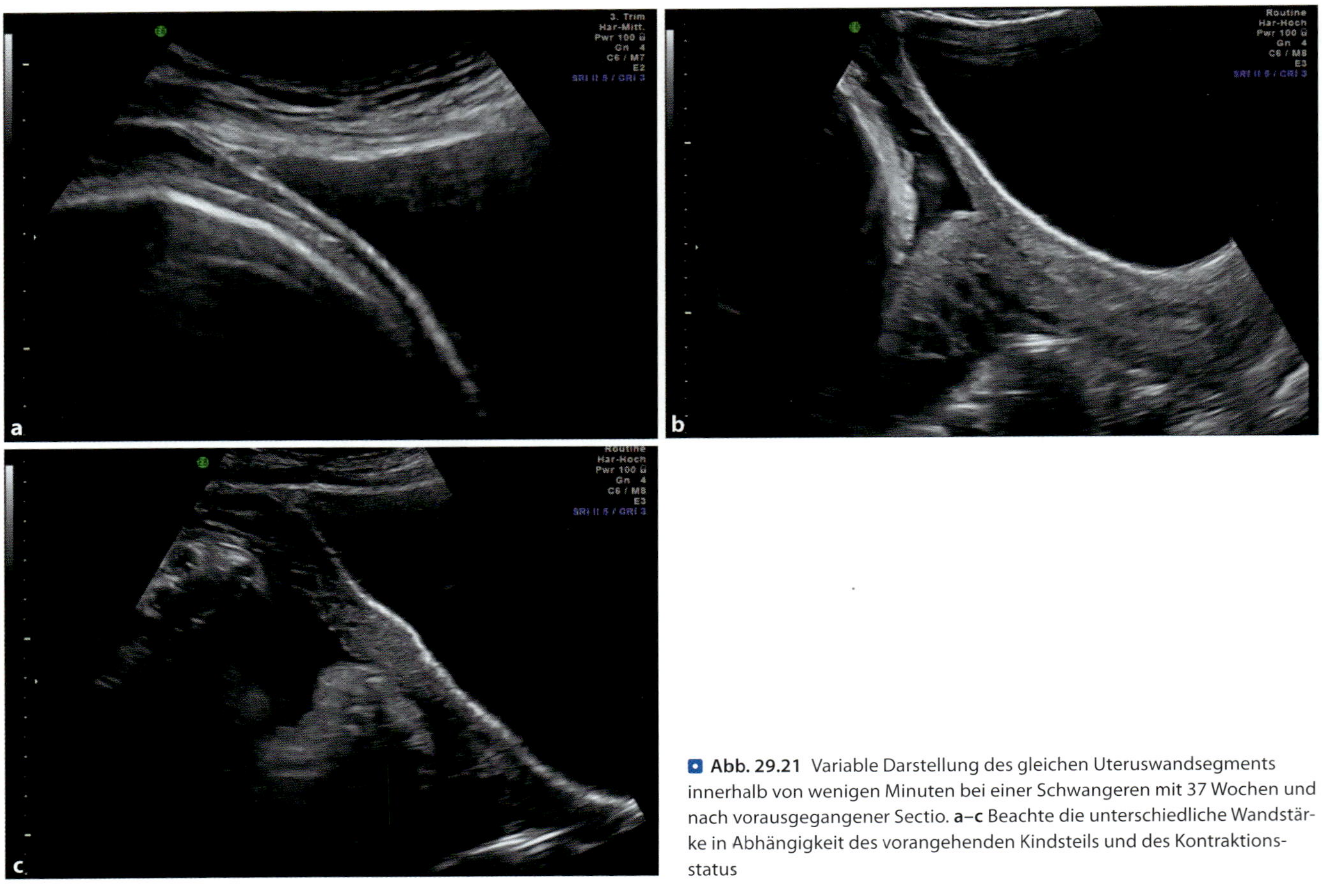

Abb. 29.21 Variable Darstellung des gleichen Uteruswandsegments innerhalb von wenigen Minuten bei einer Schwangeren mit 37 Wochen und nach vorausgegangener Sectio. **a–c** Beachte die unterschiedliche Wandstärke in Abhängigkeit des vorangehenden Kindsteils und des Kontraktionsstatus

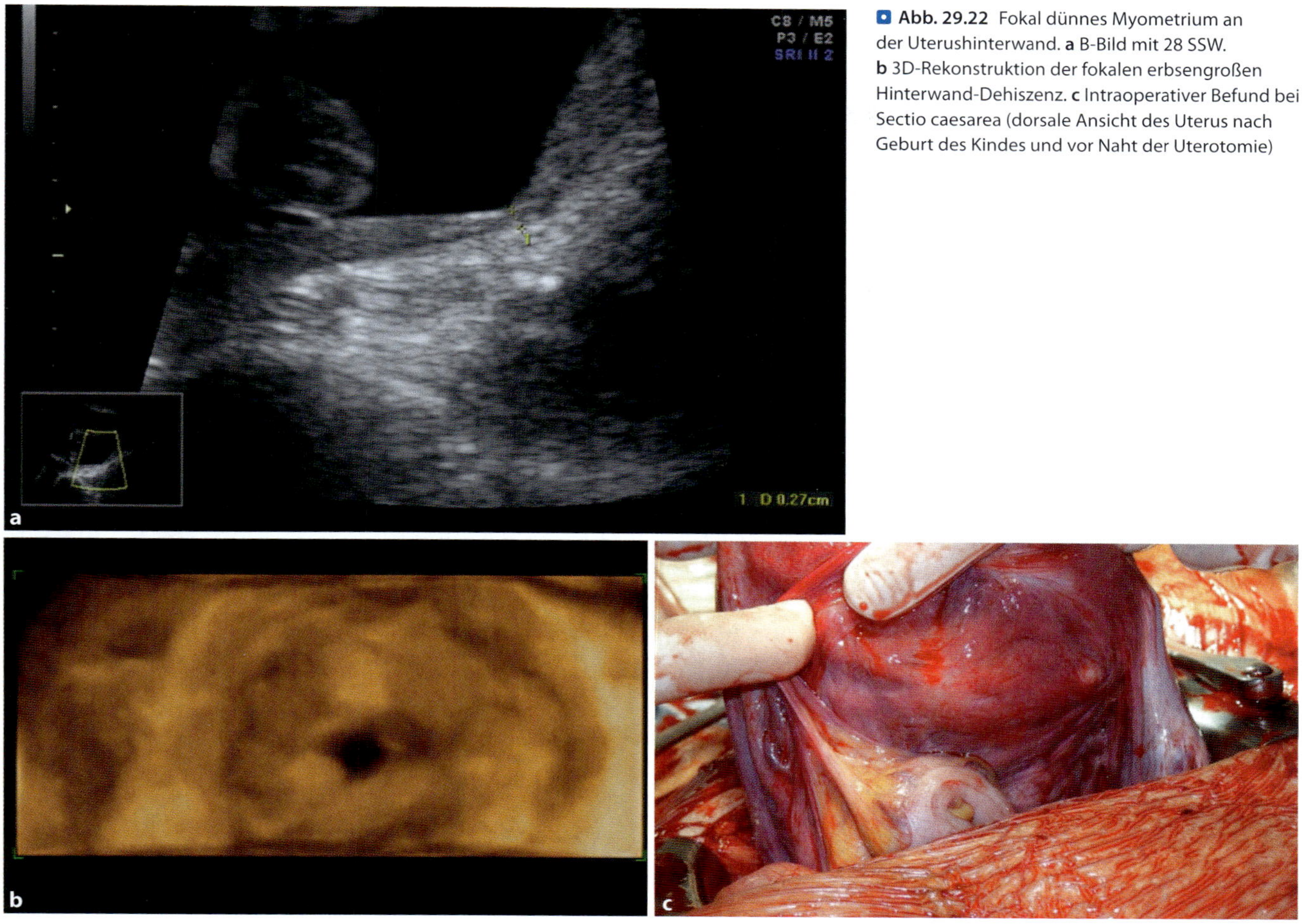

Abb. 29.22 Fokal dünnes Myometrium an der Uterushinterwand. **a** B-Bild mit 28 SSW. **b** 3D-Rekonstruktion der fokalen erbsengroßen Hinterwand-Dehiszenz. **c** Intraoperativer Befund bei Sectio caesarea (dorsale Ansicht des Uterus nach Geburt des Kindes und vor Naht der Uterotomie)

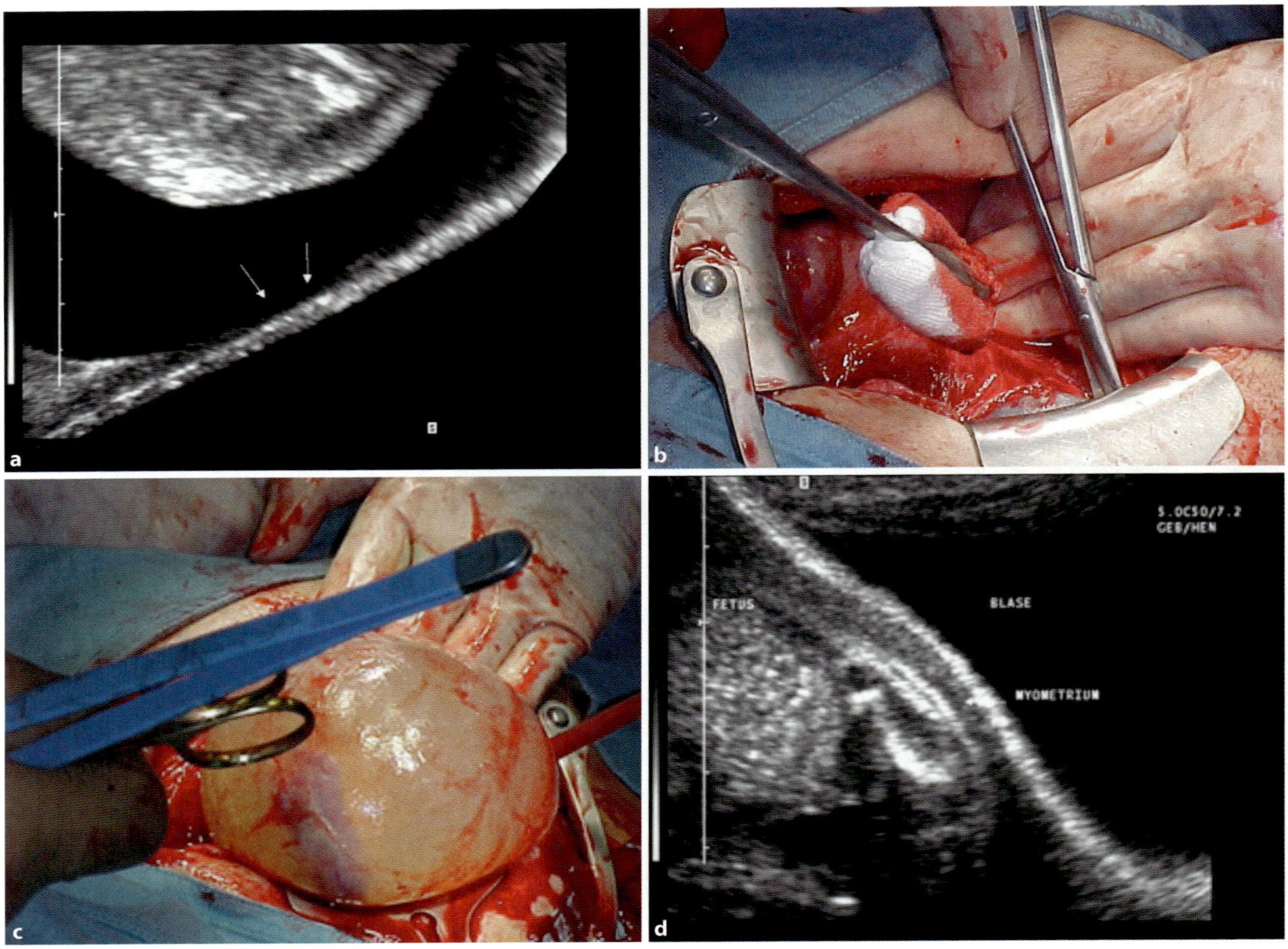

Abb. 29.23 Befunde bei gedeckter Uterusruptur. Akutes Abdomen mit 25 SSW nach vorausgegangener Sectio. **a** TV-Bild einer retrovesikalen uterinen Wanddehiszenz. **b,c** Intraoperativer Situs: nach Abschieben der Harnblase wölbt sich die pralle Fruchtblase hervor. **d** Zum Vergleich: normal dickes unteres Uterinsegment in der gleichen Woche

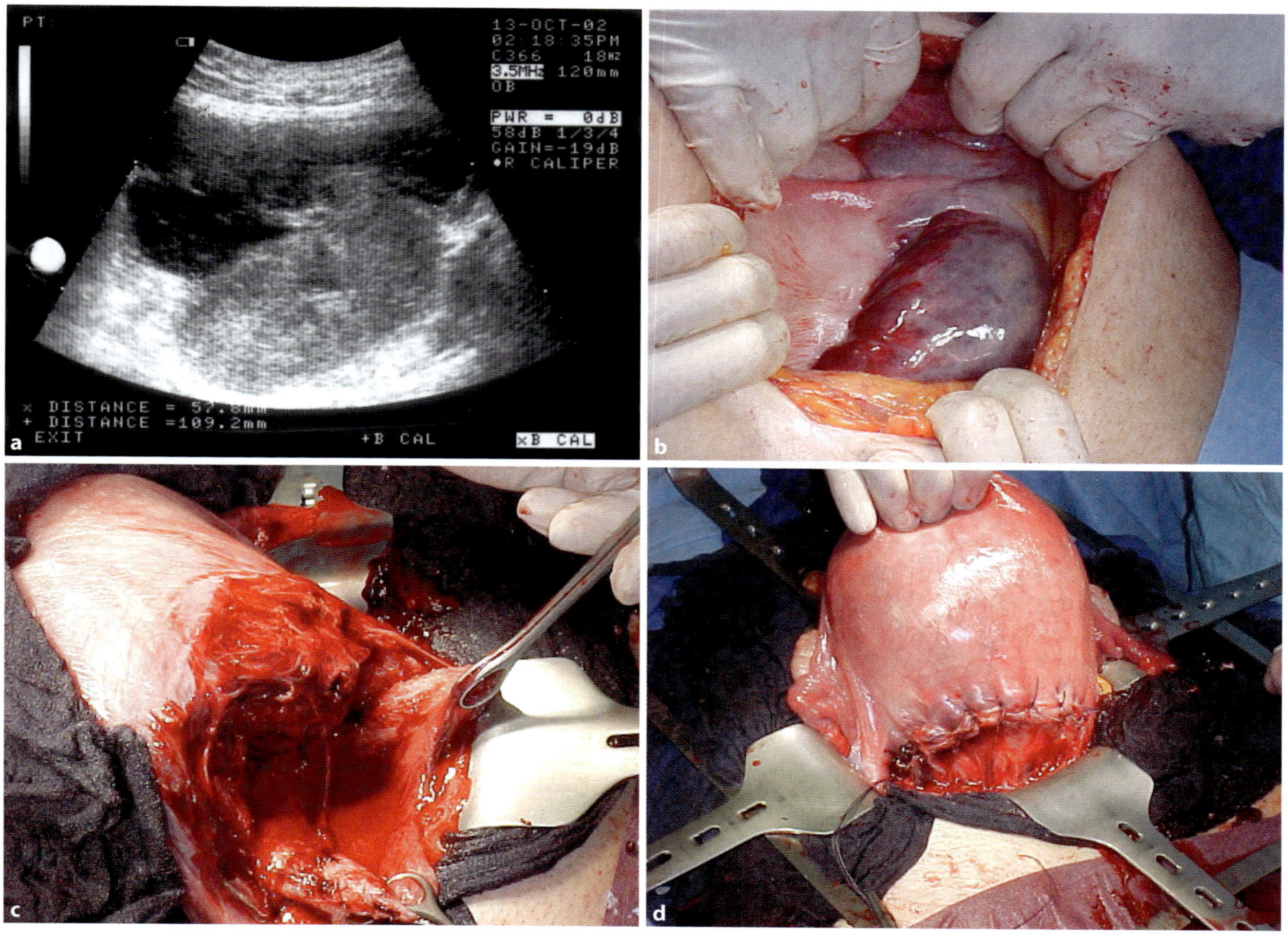

■ **Abb. 29.24** Peritoneal gedeckte Uterusruptur (unmittelbar nach vaginaler Geburt). **a** Sonografisches Bild nach akutem Schmerzereignis und plötzlicher maternaler Hypertonie. **b** Intraoperativer Situs nach Notfallparotomie. **c** Darstellung der Vorderwandruptur nach Abtragen des großen Hämatoms. **d** Fassen der Wundränder und Verschluss des Defekts mit Einzelknopfnähten (Mit freundl. Genehmigung aus Henrich et al. 2005)

29.7 Fetale Zustandsbeurteilung sub partu

Ziel der fetalen Zustandsbeurteilung unter der Geburt ist die frühzeitige Erkennung eines fetalen **Sauerstoffmangels**, um durch eine rasche Beendigung der Geburt einen kindlichen Schaden zu vermeiden.

Die dafür am häufigsten genutzte Untersuchung ist die Beurteilung des fetalen Herzfrequenzmusters mithilfe des **CTG** (Kardiotokografie). Zur Beurteilung des intrapartalen CTG wurden verschiedene Bewertungsraster („Scores") entwickelt. Unter der Geburt kommen bei fraglich auffälligem CTG-Muster (auch bei Tachykardien oder Bradykardien, die neben den geburtshilflichen auch eine Arrhythmie als Ursache haben können, ■ Abb. 29.26) als Ergänzung auch

- die Fetalblutanalyse,
- die Ableitung des fetalen EKG mittels Skalpelektrode und dabei vor allem die Untersuchung der ST-Strecken (ST-Analyse, „STAN"),
- die Pulsoximetrie (transkutane Messung am vorangehenden Teil) und insbesondere
- die Ultraschalluntersuchung infrage.

Nabelschnurbesonderheiten, wie z. B. bei velamentöser Insertion und bei pathologischen Windungsmustern, sind mit einem ungünstige Schwangerschaftsausgang assoziiert und können mit Auffälligkeiten im CTG korrelieren (Strong et al. 1994). Der Begriff **Windungsmuster** oder „**Coiling**" beschreibt die Anzahl der arteriellen Windungen um die Nabelvene je Zentimeter Nabelschnurlänge (■ Abb. 29.29) und liegt bei normalen Nabelschnüren bei 0,17–0,21 Windungen pro Zentimeter Nabelschnurlänge (Strong et al. 1994, van Diik et al. 2002). Vermehrte und verringerte Windungsdichten werden als „**Hypercoiling**" und „**Hypocoiling**" bezeichnet (■ Abb. 29.28, ■ Abb. 29.29).

Variable fetale Dezelerationen können u. a. durch Nabelschnurkompressionen und durch Kompression des fetalen Kopfs hervorgerufen werden. Doppleruntersuchungen konnten zeigen, dass Dezelerationen aufgrund von Nabelschnurkompression eine stärkere Verminderung des umbilikalen Blutflusses als vagal bedingte Dezelerationen verursachen (Ball u. Parer 1992).

In der Eröffnungsphase sind variable Dezelerationen signifikant häufiger bei Insertio velamentosa und verstärktem Windungsmuster (■ Abb. 29.28); 34,5 % und 27,3 % versus 11,7 % bei

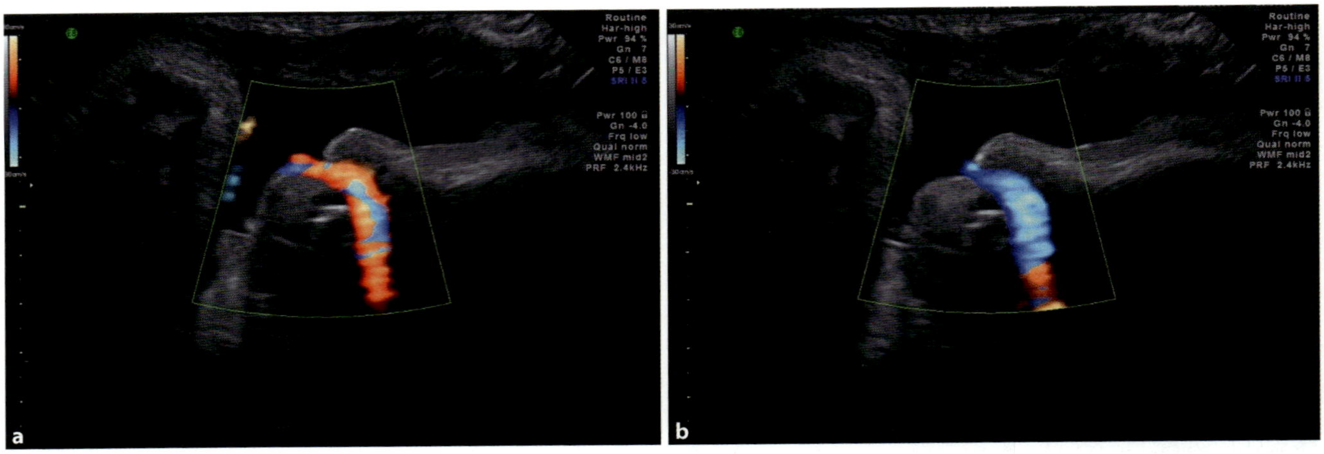

Abb. 29.25 Transabdominale Farbdopplersonografie fetaler Atemexkusionen, Sagittalschnitt des fetalen Kopfes mit 37 Wochen. Darstellung der Exspiration (**a**) und Inspiration (**b**) von Fruchtwasser durch die Nase

Tab. 29.1 Biophysikales Profil (Adaptiert nach Manning et al. 1980)

Variable	Normaler Wert (2 Punkte)	Pathologischer Wert (kein Punkt)
Fetale Atembewegungen (Abb. 29.25)	Mindestens eine Episode von ≥30 s	Keine AB oder nur Episoden <30 s
Rumpf- oder Extremitätenbewegungen	Mindestens drei Bewegungen	Weniger als drei Bewegungen
Fetaler Muskeltonus	Mindestens eine aktive Streckung und Beugung einer Extremität oder des Rumpfes oder Öffnen und Schließen einer Hand	Langsame Streckung mit nur partieller Rückkehr in die Beugung, Bewegung ohne Beugung oder keine Bewegungen
CTG-Akzelerationen	<26 Wochen: ≥2 Akz. >10 SpM ≥10 s 26–36 Wochen: ≥2 Akz. ≥10 SpM ≥15 s >36 Wochen: ≥2 Akz. ≥20 SpM ≥20 s	Weniger als zwei Akzelerationen
Fruchtwassermenge	Mindestens ein FW-Pool von mind. 2 cm×2 cm	Größter FW-Pool weniger als 2×2 cm

unauffälliger Nabelschnur) (de Laat et al. 2006, Hasegawa et al. 2009a,b). Hypocoiling (Index <0,1) ist darüber hinaus mit Insertionsanomalien der Nabelschnur assoziiert. Die diagnostische Bedeutung pathologischer Windungsmuster kann darin liegen, dass sie leichter zu diagnostizieren sein können als Insertionsanomalien (Otsubo et al. 1999).

Auch bei hämodynmisch relevanter vorzeitiger Plazentalösung lassen sich in fetalen Gefäßen neben der oft bestehenden Bradykardie auffällige Blutflüsse ableiten, wenngleich die klinische Dringlichkeit eine ausführlichere oder auch nur eine kursorische Doppleruntersuchung selten zulässt. Es finden sich ein plötzlich deutlich erhöhter Flusswiderstand (abruptes Verschwinden des zuvor positiven enddiastolischen Flusses) bei insgesamt verminderten Flussgeschwindigkeiten sowie eine maximale zerebrale Vasodilatation.

Vor allem in Nordamerika wird präpartal zur fetalen Zustandsbeurteilung das so genannte „biophysikalische Profil" in einem Score („biophysical profile score", BPS) (Manning et al. 1980) verwendet. Dabei wird aus fünf Parametern ein Score gebildet (Tab. 29.1), der bei gesundem Zustand einen Wert von 10 ergibt. Vier dieser fünf Parameter beruhen auf Ultraschallbefunden, ergänzt durch das Vorhandensein physiologischer Akzelerationen im CTG. Der mögliche Wert der Anwendung des BPS wurde auch unter der Geburt untersucht, jedoch hat diese Methode keine weite Verbreitung gefunden.

Auch die intrapartale Untersuchung mittels gepulstem Doppler an fetalen Gefäße wurden herangezogen (Abb. 29.27). Insbesondere die Blutflussmuster in der A. cerebri media scheinen deutlichen Veränderungen z. B. während Kontraktionen und bei Druck auf den fetalen Kopf zu unterliegen (Li et al. 2006, Yagel et al. 1992).

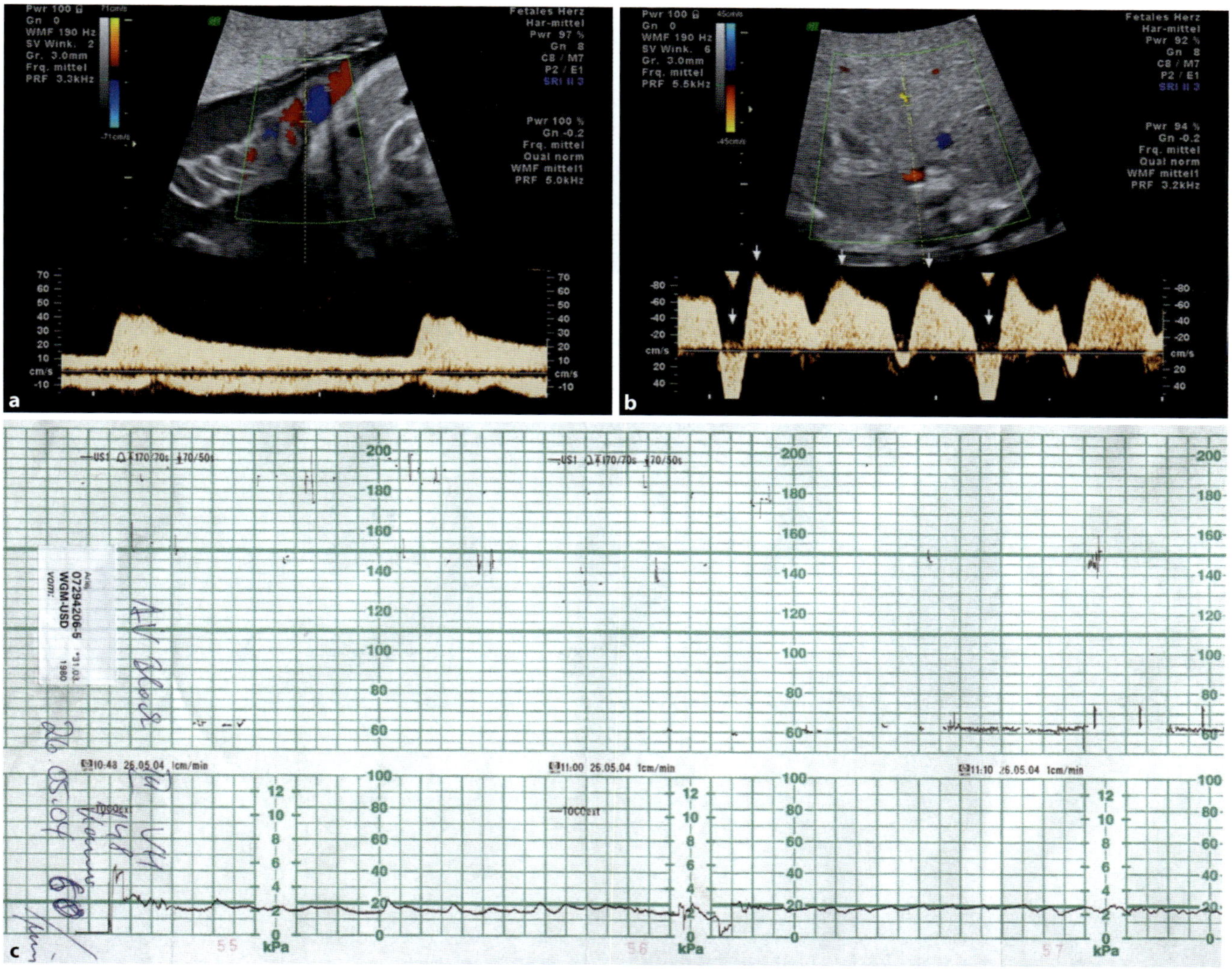

◘ **Abb. 29.26** Arrhythmie bei fetalem AV-Block III° bei fetaler Herzfrequenz von 60 Schlägen/min. **a** Die pw-Dopplerableitung der A. umbilicalis zeigt eine ventrikuläre Bradykardie. **b** Pulsed-wave-Dopplerableitung des Ductus venosus zur Diagnostik der 3:1 Überleitung. **c** CTG mit einer fetalen Herzfrequenz von 60/min mit schwieriger Ableitung

29.8 Nabelschnur

Ultraschall kann zur Differenzierung der Ursachen variabler Dezelerationen während der Geburt eingesetzt werden.

Wird eine **Nabelschnurumschlingung** als Ursache von variablen Dezelerationen vermutet, eignen sich B-Bild und besonders die Farbdopplersonografie, die Lage der Nabelschnur zu untersuchen (◘ Abb. 29.30). Dazu wird zunächst der fetale Hals aufgesucht, um tangential und axial die Nabelschnur zu demonstrieren oder auszuschließen. Findet man dort keine Umschlingung, können auch der Rumpf und die Extremitäten abgesucht werden, jedoch ist die Sensitivität dort geringer. Mittels B-Bild- und die Farbdopplersonografie kann unter Umständen zwischen einer losen und einer straffen Nabelschnurumschlingung unterschieden werden (◘ Abb. 29.31, ◘ Abb. 29.32).

Ein **Nabelschnurvorfall** bezeichnet das Eintreten von Nabelschnur in den Geburtskanal kaudal des vorangehenden kindlichen Teils nach Blasensprung.

> **Beim Nabelschnurvorfall handelt es sich immer um einen akuten Notfall, weil durch eine Wehe der vorangehende kindliche Teil die Nabelschnur gegen den Geburtskanal abdrücken und so zur perinatalen Asphyxie führen kann.**

Demgegenüber wird als Vorliegen der Nabelschnur die Anwesenheit von Nabelschnur zwischen vorangehenden tiefsten Teil des Fetus und Geburtskanal bei **stehender Fruchtblase** bezeichnet. Das Vorliegen hat vor allem bei der Muttermunderöffnung mit Fruchtblasenprolaps eine Bedeutung: Hier droht bei Blasensprung der Nabelschnurvorfall, was immer einen fetal lebensbedrohlichen Notfall darstellt (◘ Abb. 29.33).

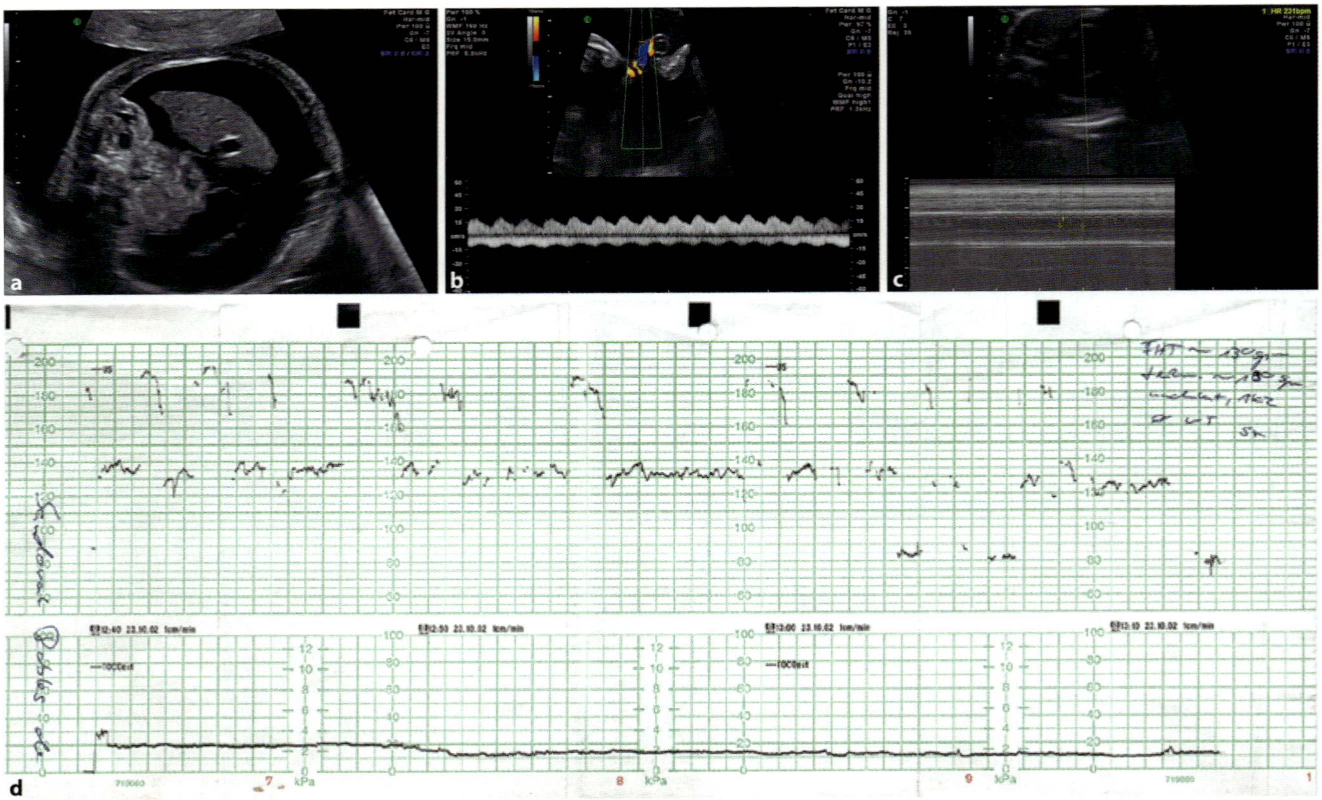

Abb. 29.27 Hydrops fetalis bei supraventrikulärer Tachykardie (SVT) und einer fetalen Herzfrequenz von 231 Schlägen/min. **a** Fetales Abdomen mit Aszites und leichtgradigem Hautödem. **b** pW-Doppler der A. umbilicalis und Nabelvenenpulsationen **c** M-Mode durch linken Ventrikel und rechtes Atrium bei einer HF von 231 Schlägen/min. und 1:1-Überleitung. **d** Wechsel zwischen Tachykardie, Normofrequenz und Bradykardie bei Vorhofflimmern mit wechselnder AV-Blockierung

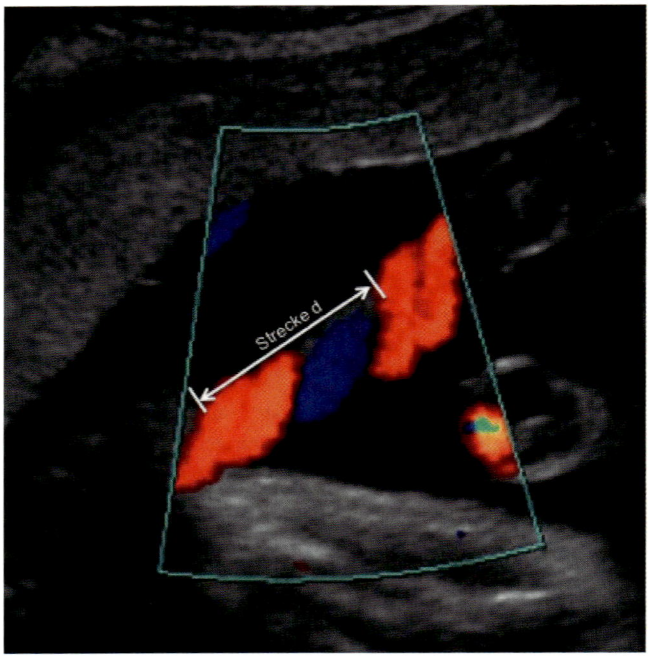

Abb. 29.28 Nabelschnurwindungsindex („coiling index"). Der Coiling-Index berechnet sich als Anzahl der Windungen pro Zentimeter Nabelschnur (Index=*n*/cm; in diesem Beispiel =1/*d*)

Abb. 29.30 Nabelschnurumschlingung sub partu. **a** Farbdoppler im Querschnitt am fetalen Hals, was eine zweifache Nabelschnurumschlingung zeigt. **b** Farbdoppler mit paramedianem Längsschnitt am fetalen Hals bei Nabelschnurumschlingung. **c** Variable Dezeleration im CTG bei Nabelschnurumschlingung sub partu

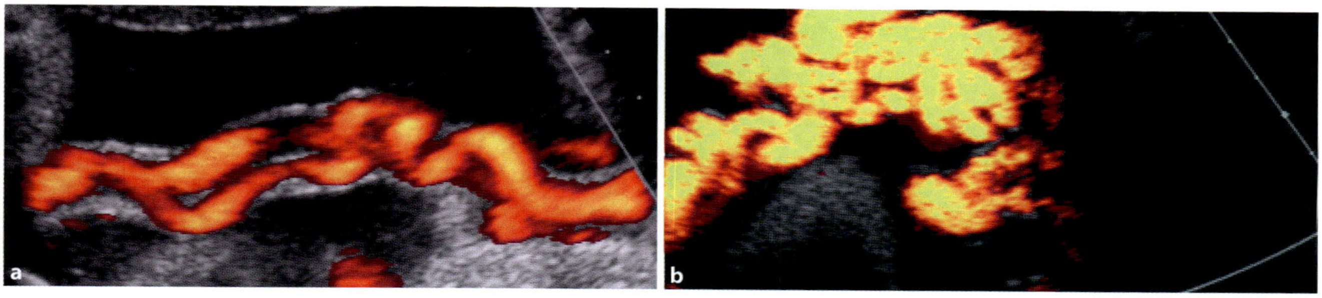

Abb. 29.29 Pathologisches Windungsmuster der Nabelschnur. **a** Verminderte Windungen der Nabelschnurgefäße, „Hypocoiling". **b** Vermehrte Windungen der Nabelschnur („Hypercoling") zusätzlich mit Windung der gesamten Nabelschnur um sich selbst („supercoling") (Mit freundl. Genehmigung von PD Dr. L. Raio, Bern)

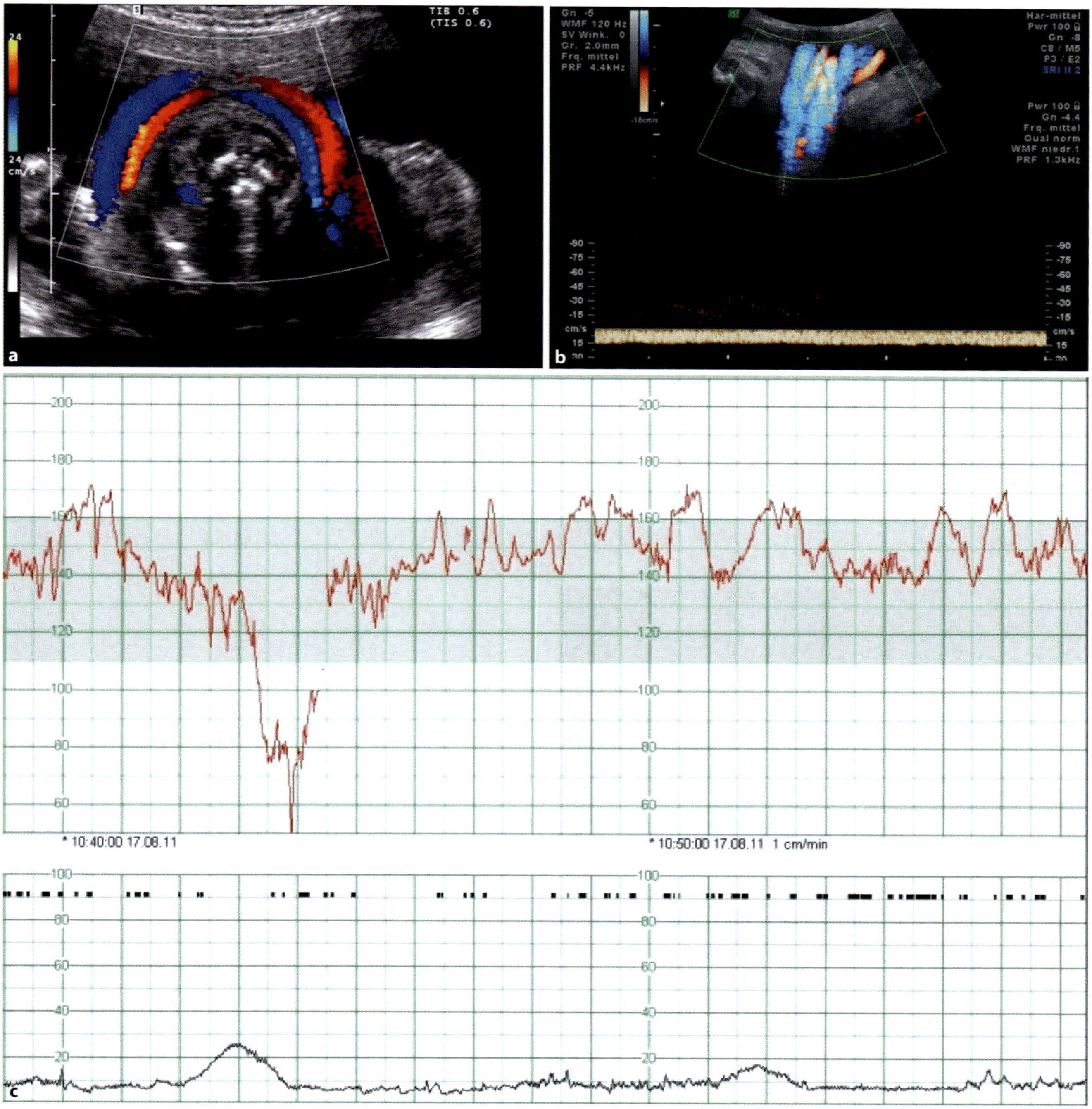

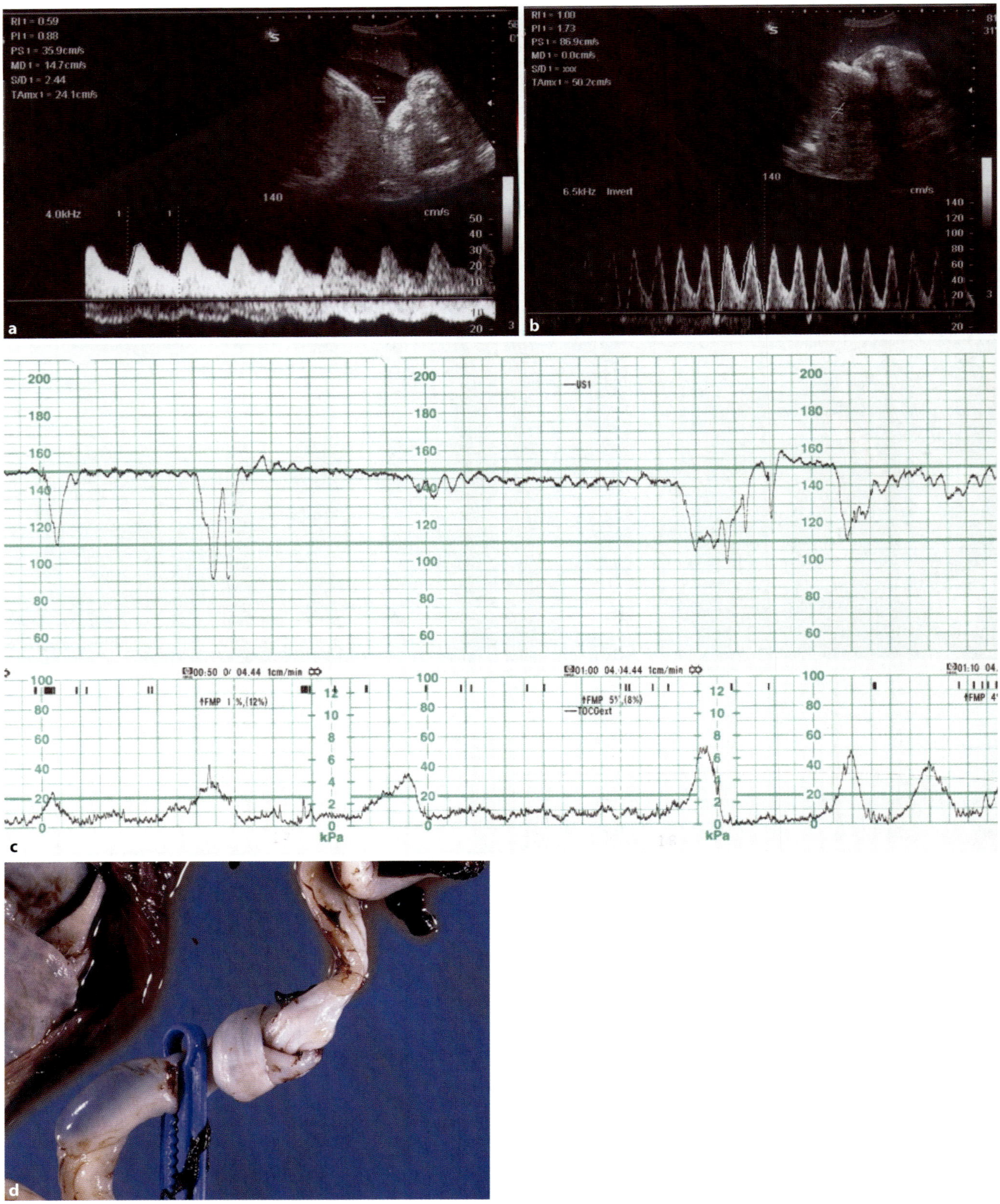

■ **Abb. 29.31** Dopplersonografische Befunde bei straffem Nabelschnurknoten (Fallbericht). **a** pw-Doppler der A. umbilicalis bei Nabelschnurknoten: Normaler arterieller Fluss, allerdings mit angedeutetem umbilikal-arteriellem Notch, daneben hoch pathologische Nabelvenenpulsationen. **b** Hochpathologisches Dopplerprofil im Ductus venosus mit negativer A-Welle. **c** Dezelratives CTG. **d** Straffer, echter Nabelschnurknoten

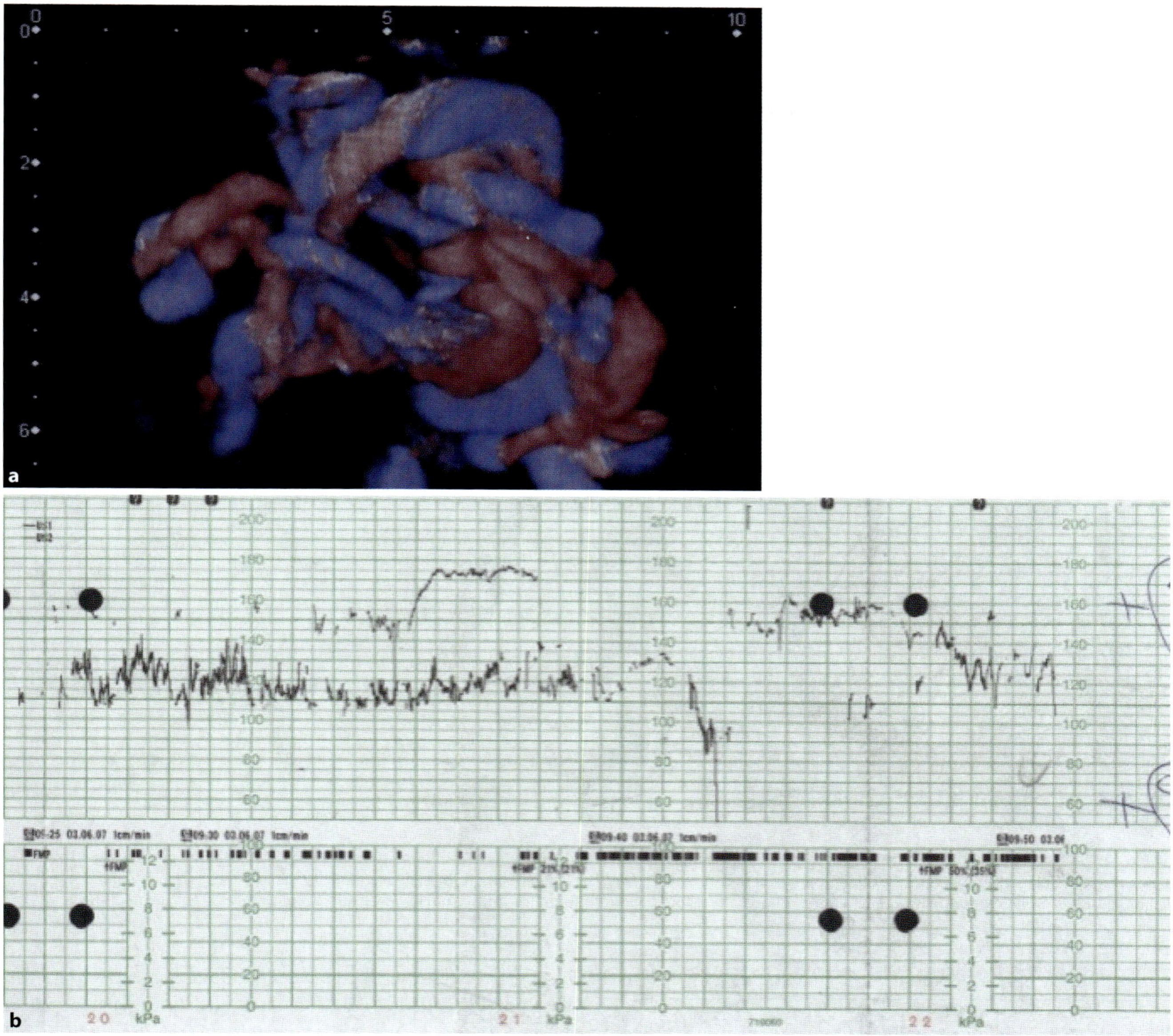

Abb. 29.32 Komplexer Nabelschnurknoten bei monoamnialen Zwillingen mit 34 SSW. **a** 3D-Rekonstruktion des Nabelschnurkonvoluts im direktionalen Power-Dopplers. **b** Pathologisches CTG dieser Gemini mit nachfolgender eiliger Sectio und gutem kindlichen Ausgang

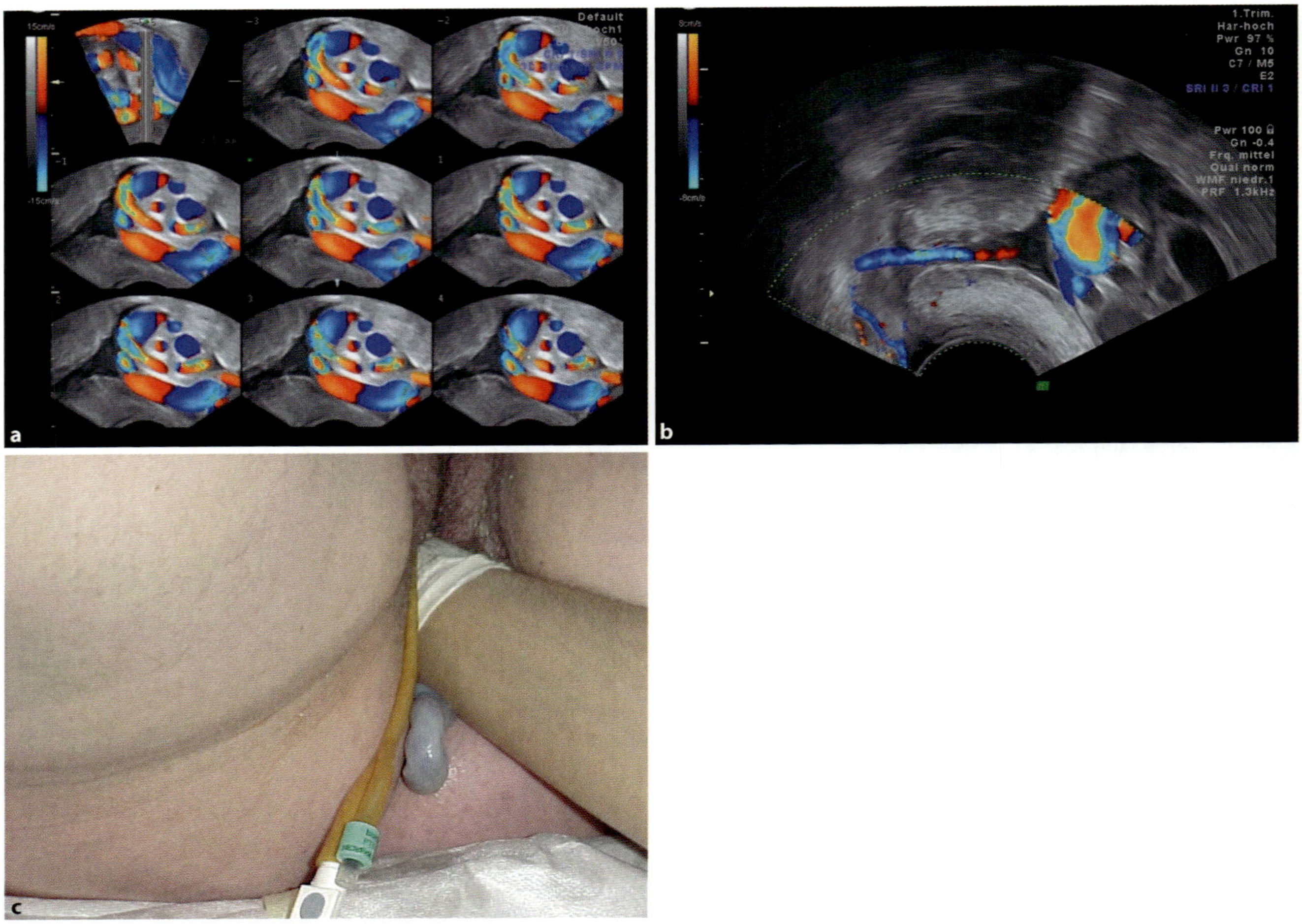

Abb. 29.33 Vorliegen und Vorfall der Nabelschnur. **a** Nabelschnurvorliegen und Muttermunderöffnung (tomografische Darstellung). **b** Vorzeitiger Blasensprung mit Nabelschnurvorliegen. Im Farbdoppler ist der Fruchtwasseraustritt erkennbar. **c** Nabelschnurvorfall nach Blasensprung: Hochschieben des vorangehenden fetalen Teils durch Eingehen mit der Hand, die bis zur Schnittentbindung so belassen werden muss (lebensrettende Hilfsmaßnahme beim Nabelschnurvorfall)

29.9 Insertio velamentosa und Vasa praevia

Das Aufsuchen und die Dokumentation einer eventuell anomalen plazentaren Insertion der Nabelschnur sollte Teil der anatomischen Untersuchung einer Schwangerschaft bei tief liegender Plazenta sein. In den Eihäuten verlaufende fetale Gefäße werden „aberrante" oder velamentöse Gefäße genannt.

Verläuft ein Teil der Nabelschnur (mit Arterien und Vene) in den Eihäuten, wird dies als **Insertio velamentosa** bezeichnet (Abb. 29.34). Verlaufen velamentöse Gefäße über oder nahe dem inneren Muttermund, spricht man von **Vasa praevia** (Abb. 29.35, Abb. 29.36). Ein versäumtes Erkennen von Vasa praevia kann zu einem akuten fetalen Verbluten durch Einreißen eines fetalen Gefäßes z. B. nach Blasensprung unter der Geburt führen (Robert u. Sepulveda 2003, Sepulveda et al. 2003). Eine Sonderform ist die **Insertio praevia**, also ein velamentöse Nabelschnurinsertion über dem inneren Muttermund (Abb. 29.37).

Anders nicht erklärbare Dezelerationen im Zusammenhang mit einer frischen vaginalen Blutung während der Geburt sollten an die Verdachtsdiagnose „Vasa praevia" denken lassen (Kanda et al. 2011).

Ein wesentlich besser geeigneter Zeitpunkt zum Ausschluss von Vasa praevia ist jedoch die sonoanatomische Untersuchung im zweiten Trimester, v. a. bei maginalem Nabelschnureinsatz bei einer tief sitzenden Plazenta. Falls dabei oder bei einer späteren Untersuchung Vasa praevia gefunden werden, ist eine absolute Indikation zur Schnittentbindung vor dem Beginn zervixwirksamer Wehen gegeben (Gagnon et al. 2010). Die Diagnose Vasa praevia kann abdominal-sonografisch gestellt werden, aufgrund der höheren Auflösung sind die translabiale Sonografie (Dawson et al. 1996) sowie die transvaginale Sonografie aber besonders geeignet.

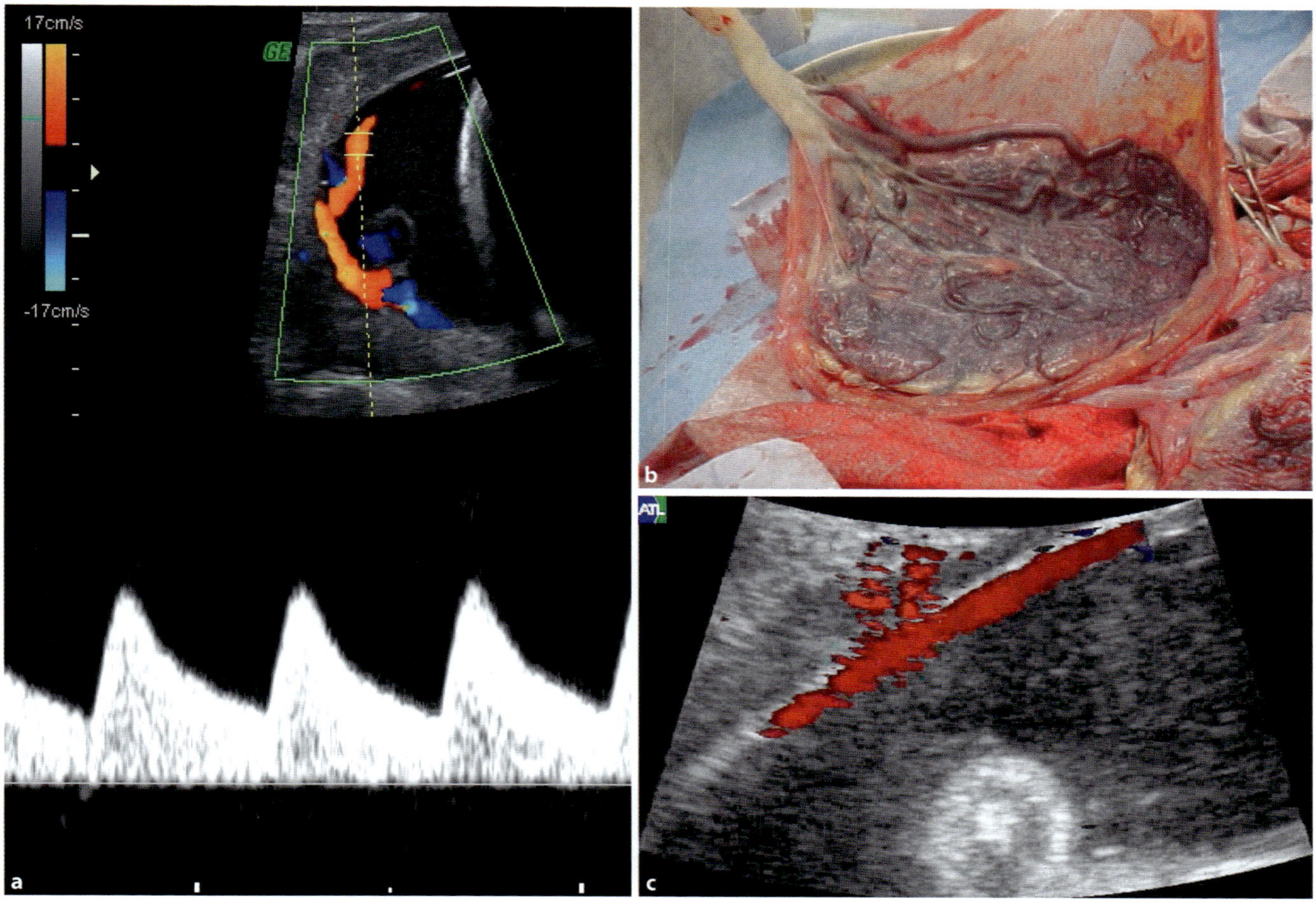

Abb. 29.34 Velamentöse fetale Gefäße (Verlauf in den Eihäuten ohne darunterliegende Plazenta). **a** Velamentöse Gefäße. **b** Insertio velamentosa und zusätzliche velamentöse (aberrante) Gefäße (makroskopisches Korrelat zu Abb. (**a**). **c** Velamentöses Gefäß in der Trennmembran bei dichorialer Zwillingsschwangerschaft

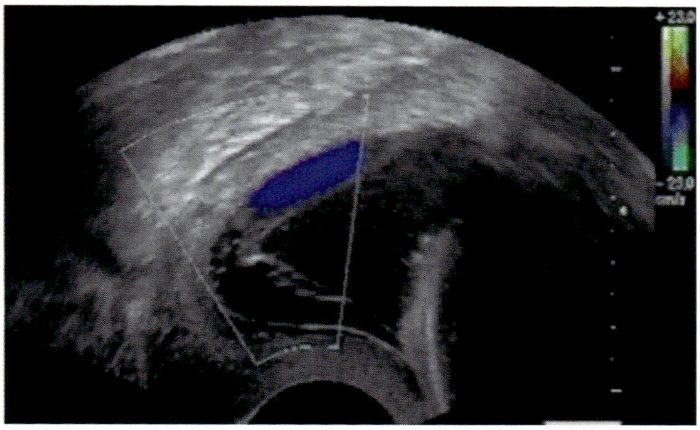

Abb. 29.35 Vasa praevia, TV-Aufnahme. Die Zervix und der innere Muttermund sind im Bild *links*. Farbdoppler zeigt ein dickes venöses Gefäß, das ungeschützt in den Eihäuten verläuft

29

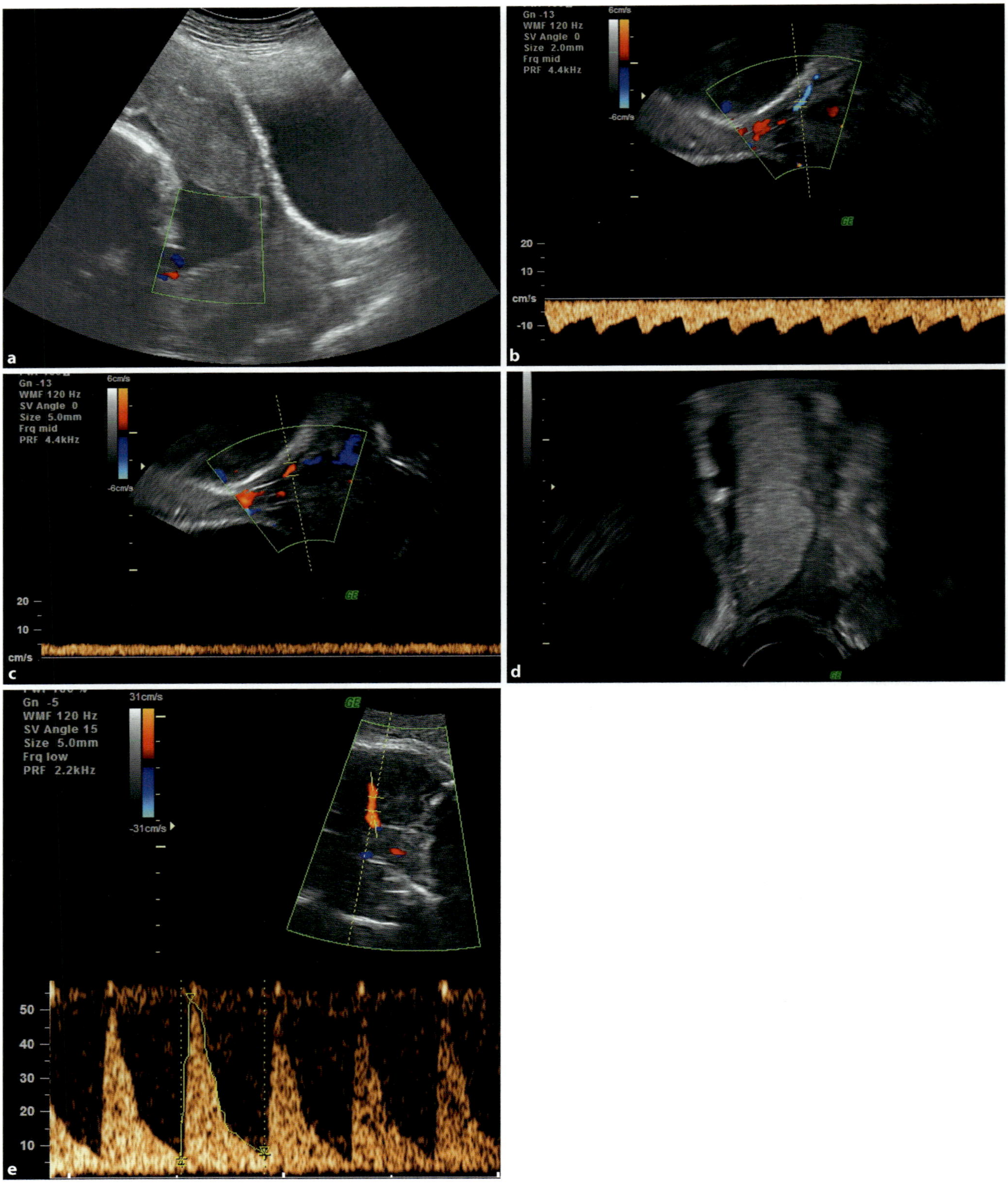

Abb. 29.36 Vasa praevia, klinisch symptomatisch mit vaginaler Blutung in der 32. SSW. **a** TA-Aufnahme der VW-Plazenta, die bis an den inneren Muttermund heranreicht. **b,c** TV Aufnahmen (Sonde im vorderen Scheidengewölbe) zeigen ein arteriell-venöses fetales Gefäßpaar, das in unmittelbaren Nähe des inneren Muttermundes verläuft. **d** Nach Einführen der Vaginalsonde in das hintere Sche dengewölbe wird der HW-Anteil der Plazenta erkennbar, den dieses Gefäßbündel mit der Hauptmasse der Plazenta verbindet. **e** Messung der Maximalgeschwindigkeit in der fetalen A. cerebri media mit normaler Flussgeschwindigkeit zum Ausschluss einer relevanten fetalen Anämie

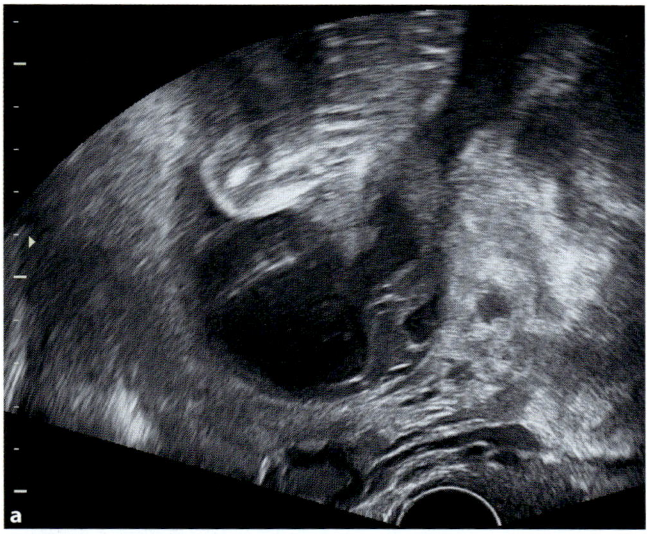

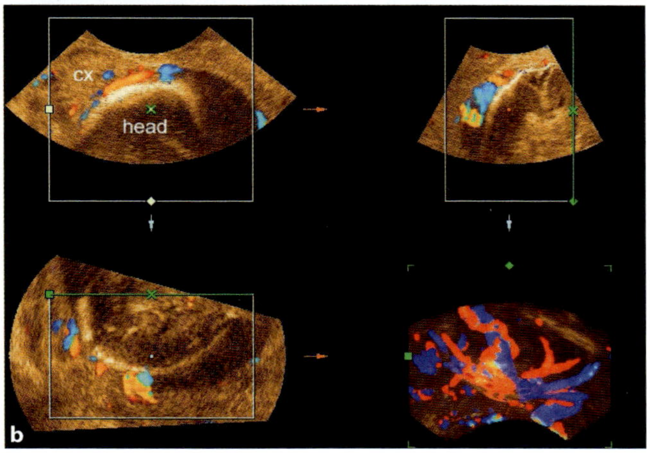

■ **Abb. 29.37** Insertio praevia (Insertio velamentosa über oder nahe dem inneren Muttermund). **a** Vaginalsonografische Abbildung einer Insertio praevia. **b** 3D-Rekonstruktion der Nabelschnurinsertion kaudal des vorangehenden fetalen Kopfes und direkt am inneren Muttermund

29.10 Geburtsmechanik und Geburtsfortschritt

29.10.1 Lage des fetalen Rückens und des Hinterhaupts

Die digitale Beurteilung der Position des fetalen Köpfchens ist unzuverlässig (Molina et al. 2010). Jedoch gerade bei der hinteren Hinterhauptslage, auch „okziput-posterior" oder „o.p." genannt, ist die Erhebung dieses Befunds wichtig, weil die o.p.-Lage die Geburtsdauer verlängert, eine höhere maternale Morbidität bedingt und bei vaginal-operativer Entbindung besonderer Beachtung bedarf.

Tipp

Durch die intrapartale Sonografie können die Position des Hinterhaupts in der Austreibungsphase zuverlässig erkannt und damit eine Vorhersage für die Lage bei Geburt getroffen werden (■ Abb. 29.38).

Interessanterweise korreliert die Lage (ventral oder dorsal) des fetalen Rückens nicht immer mit der des Okziputs (Blasi et al. 2010, Peregrine et al. 2007).

29.10.2 Sonografische Beurteilung des Geburtsfortschritts

Intrapartaler Ultraschall, insbesondere mit translabialer Insonation (intrapartaler translabialer Ultraschall, ITU) wurde in den letzte Jahren wiederholt als eine objektive Untersuchung zur Beurteilung des Geburtsfortschritts und zur Vorhersage einer erfolgreichen vaginalen Geburt beschrieben (Akmal et al. 2003. Babera et al. 2009a,b, Henrich et al. 2006, Tutschek et al. 2010, Duckelmann et al. 2010, Ghi et al. 2009, Kalache et al. 2009).

Bei der klinischen äußeren und vor allem bei der digitalen Untersuchung sub partu wird das Eintreten des kindlichen Kopfs ins mütterliche Becken als „interner Pelvimeter" verwendet, um also zu beurteilen, ob der knöcherne Geburtskanal ausreichend weit ist für diesen individuellen Fetus. Die dafür verwendeten klassischen klinischen Parameter sind in ■ Tab. 29.2 aufgeführt. Die Befunderhebung ist bekanntermaßen sehr variabel und vom einzelnen Untersucher abhängig.

Der intrapartale Ultraschall hingegen bietet die Möglichkeit, das Eintreten und das Tiefertreten des fetalen Kopfs objektiv zu beurteilen. Weiterhin kann die „Kopfrichtung" (die Richtung der längsten Kopfachse in der Medianebene in Bezug auf die Längsachse der Symphyse) bestimmet werden. Dadurch kann mittels ITU dynamisch und objektiv der Geburtsfortschritt dokumentiert werden.

Die Bestimmung des Höhenstandes des vorangehenden fetalen Kopfes („head station") wird üblicherweise bei der digitalen Untersuchung und in Bezug auf die engste Stelle des knöchernen Geburtskanals, den Raum zwischen den Spina ischiadicae angegeben. Bei der inneren Untersuchung werden weiterhin die Position sowie die Einstellung (der Grad der Beugung des Kopfes, wobei sich das fetale Kinn der Brust nähert, also die normale Flexion oder der Grad einer bestehenden Deflexion) beschrieben.

Bei der Untersuchung mittels **intrapartalem translabialen** (oder: perinealen) **Ultraschall (ITU)** werden der Höhenstand und die Ausrichtung des fetalen Kopfs in Bezug zum maternalen Becken gesetzt. Die definierende maternale anatomische Struktur, die die wichtigste klinische Referenzstelle der Tastuntersuchung darstellt, sind die Spinae ischiadica bzw. die durch sie definierte Interspinalabene. Die Interspinaleben ist im ITU nicht darstellbar. Allerdings ist ihre Position durch die leicht einsehbare infrapubische Ebene ableitbar: Die infrapubische Ebene ist im ITU leicht erkennbar, indem im Medianschnitt durch die Längsachse der Symphyse auf das kaudale Ende der Symphyse eine Senkrechte nach dorsal gelegt wird (■ Abb. 29.39). Aus CT-Untersuchungen normaler weiblicher Becken ist bekannt, dass die Interspinalebene 3 cm kaudal und parallel zur infrapubischen Ebene liegt. Damit ist eine direkte Messung des Höhenstandes („ITU-Höhenstand") möglich.

Als **Richtung des fetalen Köpfchens** im Geburtskanal („head direction") wird die sonografisch erkennbare längste Achse des

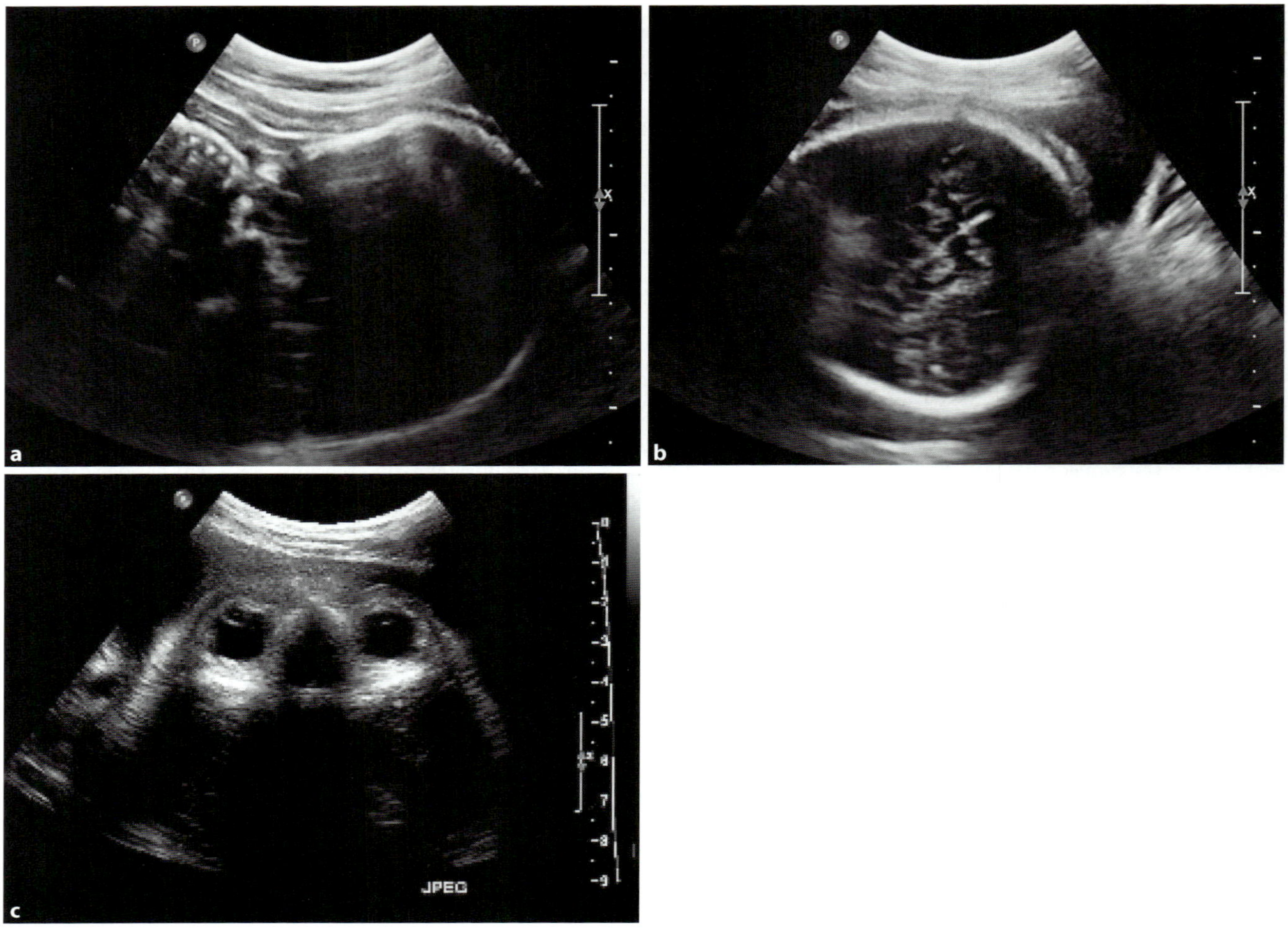

Abb. 29.38 Suprasymphysäre intrapartaler Sonografie. **a** Medianer Sagittalschnitt bei dorso-anteriorer okzipito-anteriore Schädellage (kraniale Wirbelsäule und Okziput). **b** Querschnitt bei okziput-anteriorer Schädellage (Hinterhaupt links vorne, keine Orbitae sichtbar). **c** Querschnitt bei dorso-posteriorer Schädellage (Augenhöhlen erkennbar) (c mit Genehmigung aus Blasi et al. 2010)

Tab. 29.2 Geburtshilflich wichtige Begriffe und Untersuchungsbefunde bei Schädellagen

Parameter	Beschreibung	Normalbefunde
Position	Richtung des Okziputs (Hinterhauptes) in Bezug auf den mütterlichen Bauch (anterior) oder Rücken (posterior)	Bei Eintritt des Kopfes ins Becken rechts oder links
	Palpabel anhand der Fontanellen	
	Sonographisch erkennbar durch das Kleinhirn oder die Orbitae	Nach Passieren der Spinae ischiadicae und bis zum Durchschneiden des Köpfchens anterior
Höhenstand	Verhältnis des tiefsten knöchernen Anteils oder des größten knöchernen Umfangs in Bezug auf den knöchernen Geburtskanal	Progredient unter der Geburt, „quantifiziert" in cm oberhalb, auf Höhe oder unterhalb der Spinae ischiadicae
Einstellung	Grad der Beugung des fetalen Köpfchens	Vom Eintritt ins Becken bis Beckenboden gebeugt (Kinn auf der Brust), dann Extension

Köpfchens in Bezug zur Symphysen-Längsachse gemessen. Je tiefer der fetale Kopf ab Beckenmitte tritt, umso mehr zeigt die Achse nach ventral, zeigt also das bei diesem Höhenstand das prognostisch günstige „**Head up-Zeichen**"). Die Richtung des fetalen Kopfes kann auch in Grad gemessen werden; bei Winkeln unter 0° ist die Richtung „nach unten" („down"), ab +30° von „head up". Im Beckeneingang ist die Kopfrichtung in der Regel parallel zur Symphysen-Längsachse, während bei einer normalen Geburt ab Beckenmitte der Kopf, dem gebogenen Geburtskanal folgend, nach oben (ventral) gerichtet ist.

Der Höhenstand kann mit zwei Methoden gemessen werden: Entweder direkt, indem in der Längsachse des Köpfchens

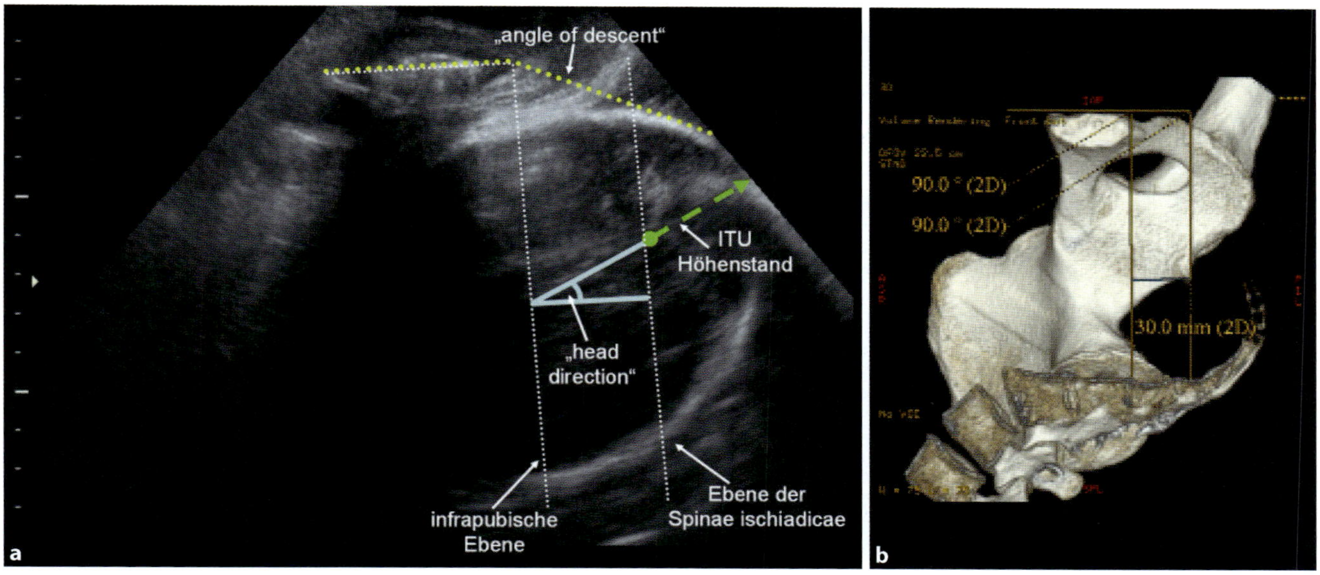

Abb. 29.39 Parameter des intrapartalen translabialen Ultraschall (ITU) zur Bestimmung des Geburtsfortschritts. Die Symphyse (medianer Schnitt) wird als feste knöcherne Landmarke zur Bestimmung des Höhenstandes sowie zur Richtung des Köpfchens im Gebärkanal verwendet. Für die Bestimmung des Höhenstands und der Köpfchenrichtung wird an die Längsachse der Symphyse an ihrem kaudalen Ende eine Senkrechte gelegt, die die „infrapubische Ebene“ kennzeichnet. Parallel zur infrapubischen Ebene und drei Zentimeter kaudal liegt die Interspinalebene (die Spinae ischiadicae sind im ITU nicht erkennbar). Als Richtung des Köpfchens („head direction“) wird die sonografisch erkennbare längste Achse des Köpfchens in Bezug zur Symphysen-Längsachse gemessen; im gezeigten Beispiel ist die Kopfrichtung (*blauer Winkel*) nach oben/ventral („Head-up-Zeichen“). Im Beckeneingang ist die Kopfrichtung in der Regel parallel zur Symphysen-Längsachse, während bei einer normalen Geburt ab Beckenmitte der Kopf, dem gebogenen Geburtskanal folgend, nach oben (ventral) gerichtet ist. Der Höhenstand kann mit zwei Methoden gemessen werden: Entweder wird in der Längsachse des Köpfchens der Abstand des vorangehenden Teils von der Interspinalebene (ITU-Höhenstand) in Zentimeter gemessen; oder es wird von der Symphysenunterkante eine Tangente an den vorangehenden Teil gelegt; dieser „angle of descent“ in Winkelgrad kann jedoch direkt in den Höhenstand in Zentimeter in Bezug auf die Interspinalebene umgerechnet werden; der AoD drückt den Höhenstand also praktisch in einer anderen Maßeinheit aus (Tab. 29.3)

Tab. 29.3 ITU-Höhenstand und „angle of descent“ als Maß für das Tiefertreten des kindlichen Köpfchens unter der Geburt. Mittels intrapartalem translabial Ultraschall (ITU) können sowohl der Höhenstand (ITU-Höhenstand in Zentimeter) als auch der Winkel zwischen einer Tangente an das Kaudal Ende der Symphyse und den vorangehenden knöchernen Teil des Kopfes („angle of descent“ in Winkelgrad) gemessen werden. Zwischen beiden besteht eine lineare Korrelation, so dass sie leicht ineinander umgerechnet werden können (Tutschek et al. 2010)

ITU-Höhenstand (gemessen in cm)	„angle of descent“ (gemessen in Winkelgrad)
−2,5	94
−2,0	99
−1,5	103
−1,0	108
−0,5	113
0,0	**118**
0,5	123
1,0	127
1,5	132
2,0	**137**
2,5	142
3,0	146
3,5	151
4,0	156
4,5	161
5,0	166

der Abstand des vorangehenden Teils von der Interspinalebene in Zentimeter gemessen wird; diese Messung bezeichnet den ITU-Höhenstand in Zentimeter (**ITU-Höhenstand**), analog der digitalen Tastuntersuchung. Oder es wird durch das kaudale Ende der Symphyse eine Tangente an den vorangehenden knöchernen Teil des Köpfchens gelegt. Dieser Winkel wird als „**angle of descent**“ (**AoD**) oder „progression angle “ bezeichnet. Der AoD wird in Winkelgrad angegeben. Er korreliert linear mit dem ITU-Höhenstand (in Zentimeter) und ist daher in ihn umrechenbar. AoD drückt den Höhenstand also praktisch in einer anderen Maßeinheit aus:

> **Der Höhenstand von ±0 cm entspricht einem AoD von 118°, ein Höhenstand von +2 cm entspricht 137° (Tab. 29.3).**

Der „angle of descent“ ist einfach zu erheben und gut reproduzierbar (Molina et al. 2010).

Wie bei der klinischen (digital-vaginalen) Tastuntersuchung auch ist die Dynamik während einer Wehe sowie bei Pressen für die Beurteilung ebenfalls wichtig (Abb. 29.40). Für den ITU bedeutet das, dass die Parameter in Ruhe und während des Pressens auf dem Höhepunkt der Wehen betrachtet bzw. gemessen werden sollten.

Weitere Beispiele des ITU finden sich in Abb. 29.41, Abb. 29.42, Abb. 29.43, Abb. 29.44.

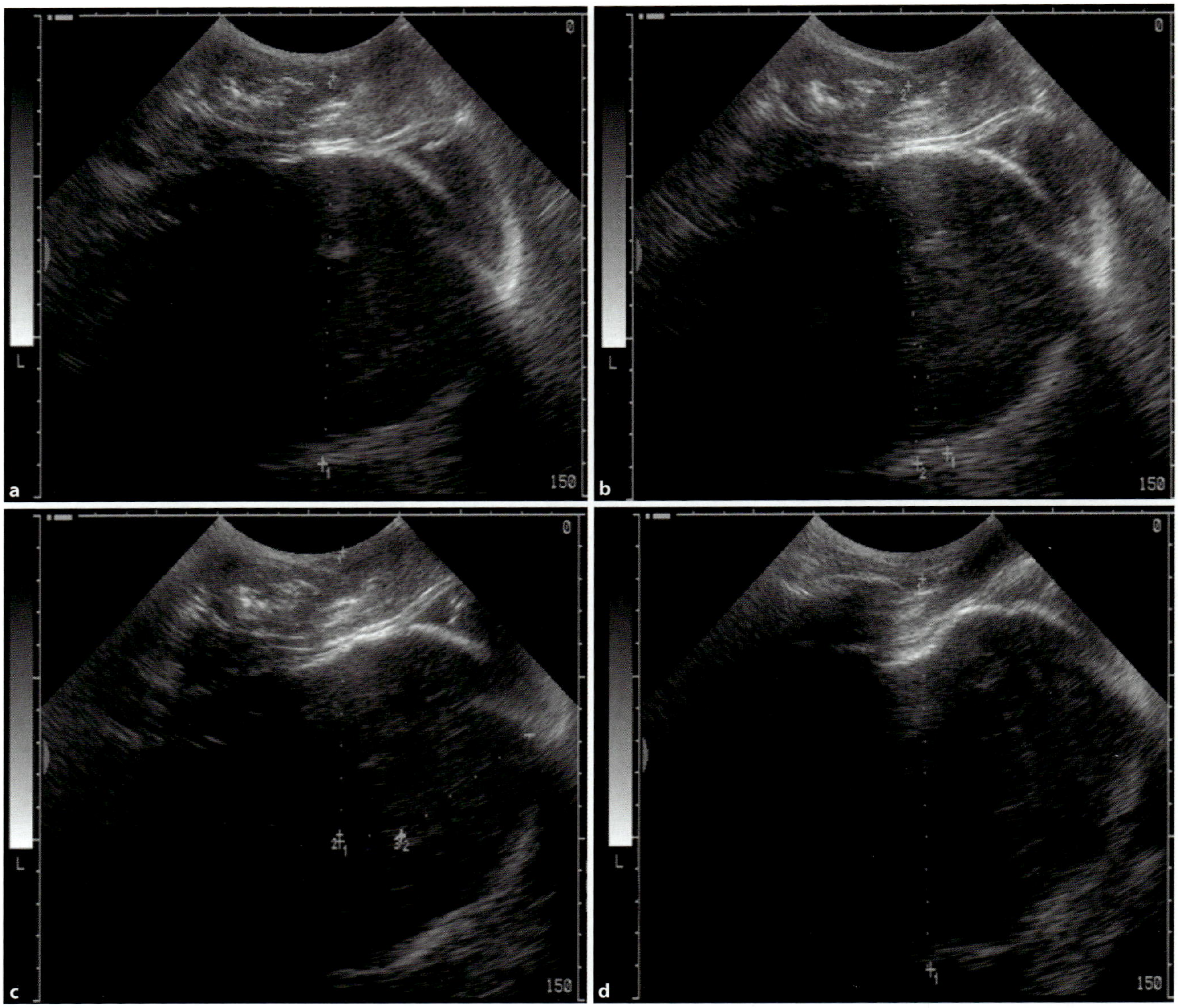

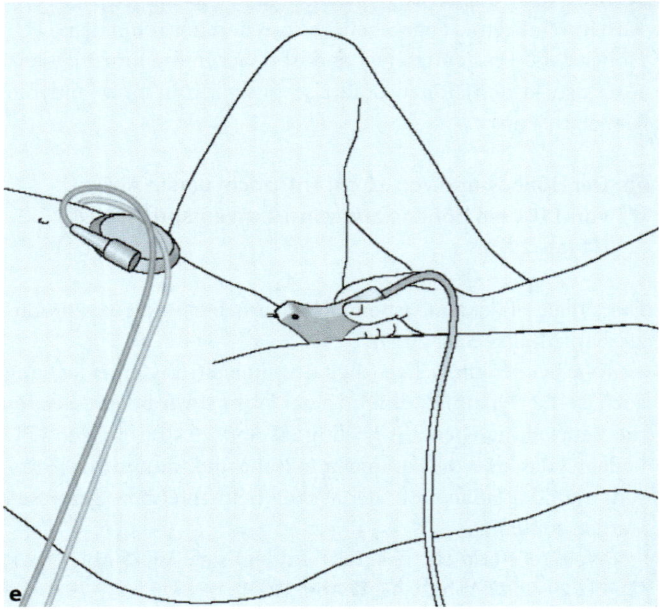

Abb. 29.40 Typischer Normalbefund des ITU im Verlauf einer Wehen mit aktiven Pressen. **a** In Ruhe. **b** Beginnende Wehe. **c** Auf dem Höhepunkt der Wehe (ohne Pressen). **d** Auf der Höhe der Wehe mit maximalem Mitpressen. **e** Schematische Darstellung des translabialen Ultraschall (a–d Mit freundl. Genehmigung aus Henrich et al. 2006)

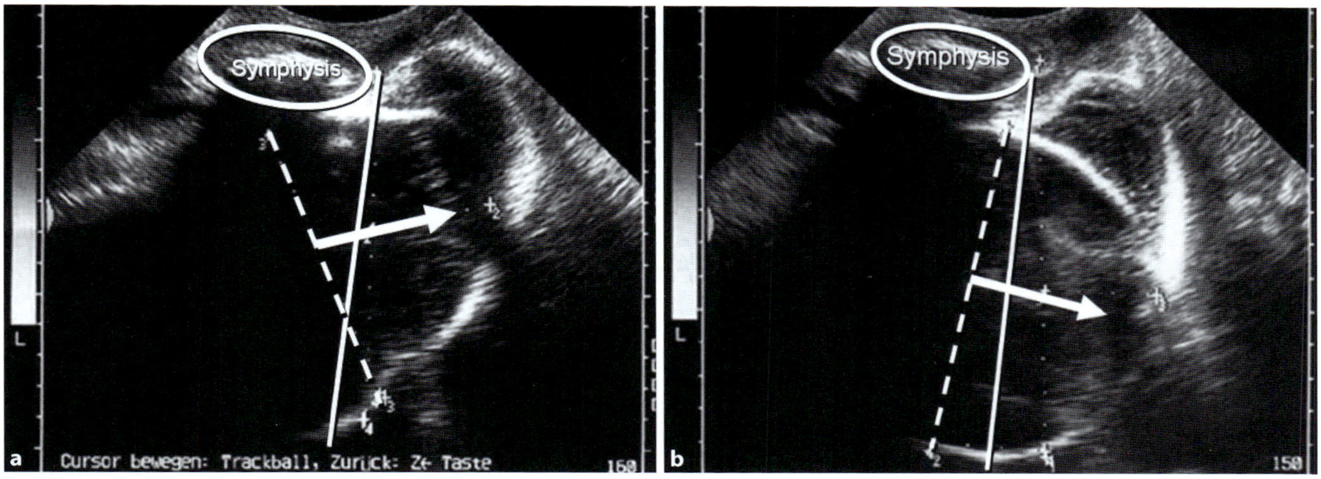

Abb. 29.41 Pathologische ITU-Befunde, erhoben unmittelbar vor geplanter vaginal operativer Entbindung. **a** ITU vor schwieriger Vakuumextraktion. Gestrichelte Linie = größter querer Kopfdurchmesser, hier noch oberhalb der infrapubischen Linie (*durchgehende Linie*). **b** ITU vor fehlgeschlagener Vakuumextraktion. Größter querer Kopfdurchmesser deutlich oberhalb der infrapubischen Linie, ungünstige Kopfrichtung („head down"). (Mit freundl. Genehmigung aus Henrich et al. 2006)

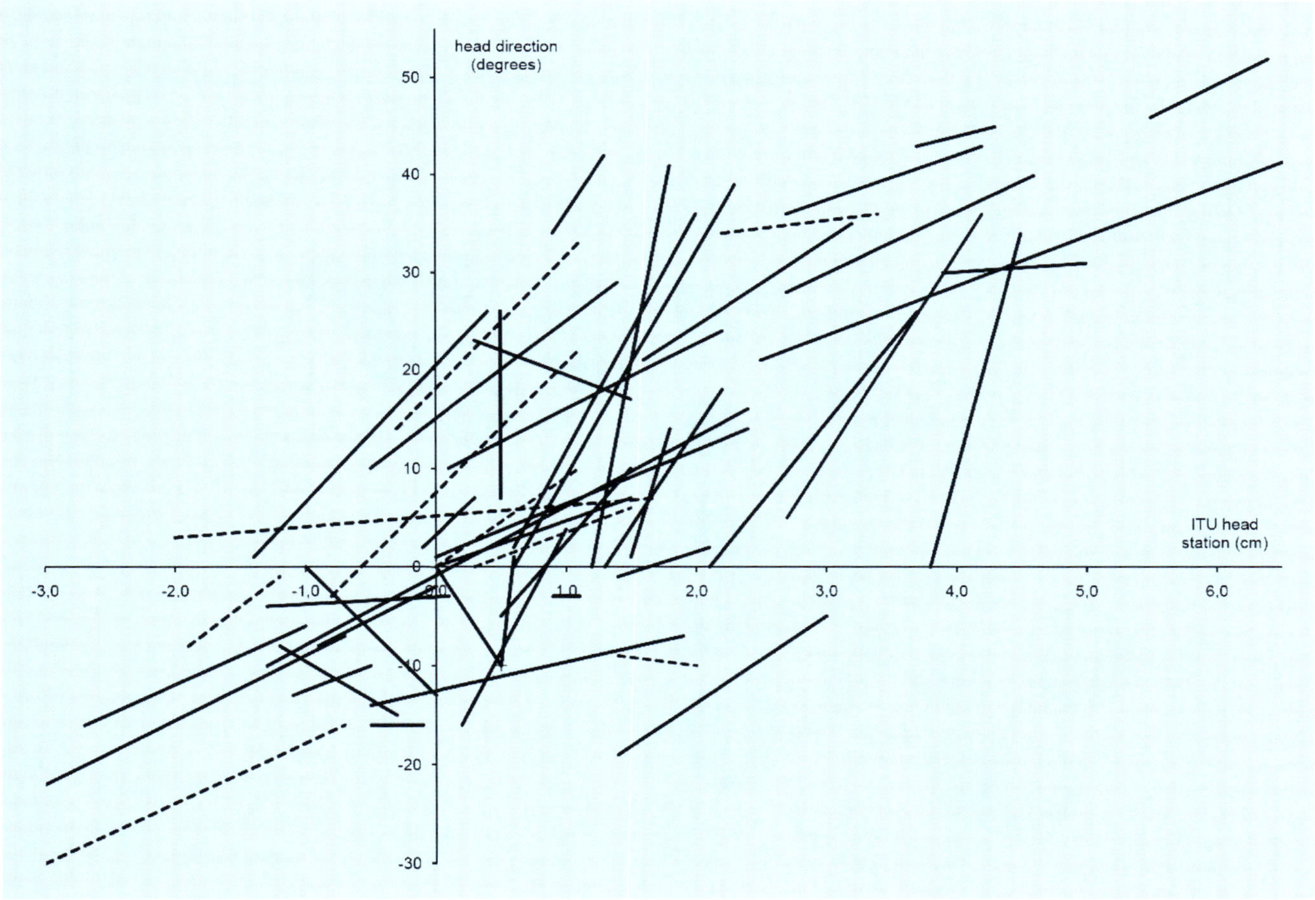

Abb. 29.42 Intrapartaler translabialer Ultraschall (ITU) zur Beurteilung der Dynamik von Kopfrichtung und Höhenstand unter einer Wehe mit maximalem Pressen bei 60 Gebärenden (eine Messung pro Schwangerer; Daten aus Tutschek et al. 2011). Jede *Linie* repräsentiert eine Presswehe einer Schwangeren (insgesamt 60 Schwangere); die *Linien* zeigen jeweils den Anfangs- und den Endbefund für Höhenstand und Kopfrichtung in einer Presswehe. *gestrichelte Linien* zeigen Geburten die nicht vaginal beendet werden konnten.

Im Verlauf der Geburt, aber auch bei einer einzelnen Presswehe kommt es zum Tiefertreten des kindlichen Köpfchens (*auf der X-Achse von links nach rechts*). Bei einer Presswehe ändert sich aber auch die Richtung des Köpfchens, und zwar am stärksten bei Höhenständen von +0,5 cm bis +2 cm. Allerdings ändert sich auch der Höhenstand durch Mitpressen auf dem Höhepunkt der Wehe. *Head direction* Richtung der längsten Achse des kindlichen Kopfes (in Grad, bezogen auf die Symphysen-Längsachse); *ITU head station* ITU-gemessener Höhenstand (bezogen auf die Interspinalebene)

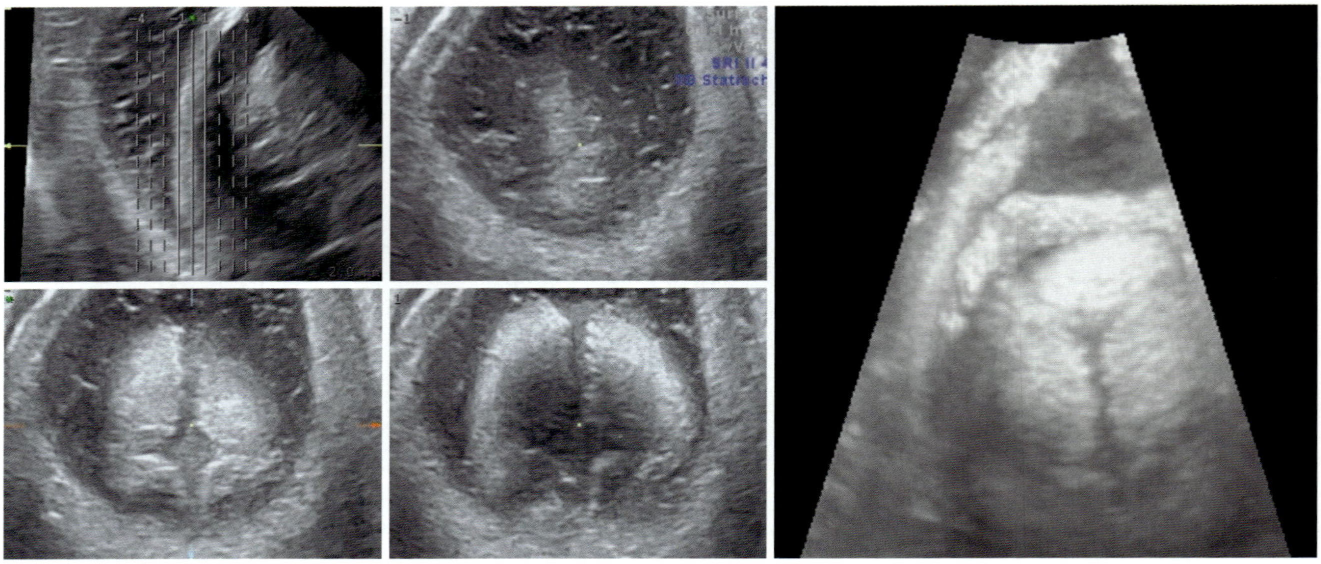

Abb. 29.43 Translabiale Sonografie zur Darstellung der Pfeilnähte und Fontanellen. In diesem Beispiel ist der Kopf in Beckenmitte und ausrotiert. **a** Tomografische Darstellung einer koronaren Sicht. In der Bildmitte ist die große Fontanelle sichtbar (Deflektion des fetalen Kopfs) **b** 3D-Oberflächenmodus (dieselbe Insonation wie in **a**) zeigt die ausrotierte Pfeilnaht und die kleine Fontanelle sowie die Konfiguration der Schädelknochen (Mit freundl. Genehmigung aus Fuchs et al. 2008)

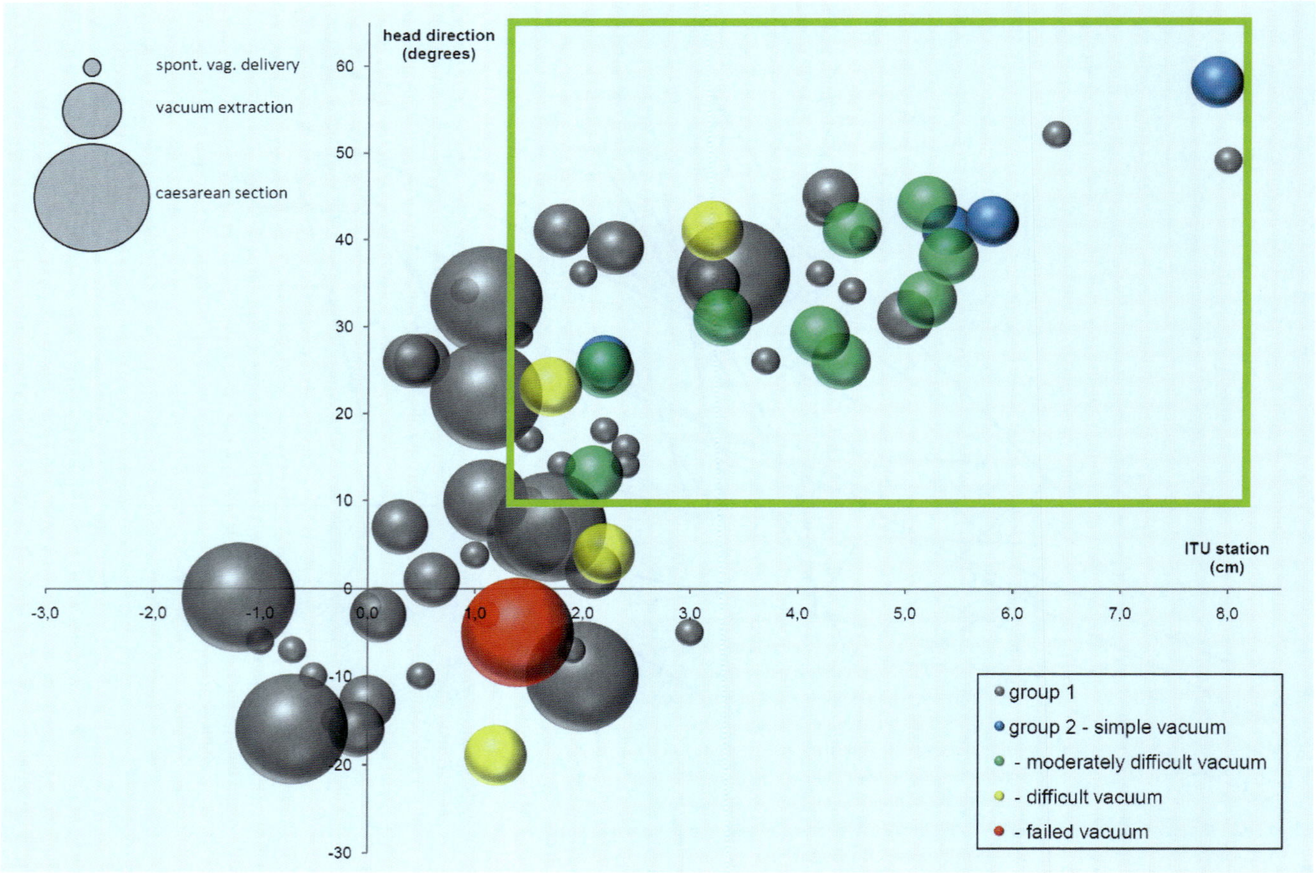

Abb. 29.44 Intrapartaler translabialer Ultraschall (ITU). Zusammenhang zwischen sonografisch bestimmten Höhenstand und Kopfrichtung einerseits und Geburtsausgang andererseits. Jeder Punkt repräsentiert einen Befund aus der Austreibungsphase bei unterschiedlichen Gebärenden. Kleine und mittelgroße Punkte zeigen Befunde aus Geburten, die letztlich vaginal beendet wurden; die *großen Funkte* (bzw. der *eine rote Punkt*) bezeichnen Geburten, die eine Schnittentbindung wegen mangelndem Geburtsfortschritt (bzw. wg. fehlgeschlagenem Vakuum). Die farbigen Symbole repräsentieren Vakuumentbindungen, wobei einfache, mittelschwere, schwere und fehlgeschlagene Vakuumentbindungen *blau, grün, gelb* und *rot* markiert sind. Bereits an dieser kleinen Kohorte scheint erkennbar, dass bei einem mittels ITU gemessenen Höhenstand von mindestens 1,5 cm bei gleichzeitiger Kopfrichtung von mindestens 13° (*grüner Rahmen*) die vaginale Geburt fast immer möglich ist (Daten aus Tutschek et al. 2011)

Literatur

Akmal S, Kametas N, Tsoi E et al (2003) Comparison of transvaginal digital examination with intrapartum sonography to determine fetal head position before instrumental delivery. Ultrasound Obstet Gynecol 21(5):437–440

Ananth CV, Kinzler WL (2012) Clinical features and diagnosis of placental abruption. UpToDate online. http://www.uptodate.com/contents/placental-abruption-clinical-features-and-diagnosis

Ananth CV, Oyelese Y, Prasad V et al (2006) Evidence of placental abruption as a chronic process: associations with vaginal bleeding early in pregnancy and placental lesions. Eur J Obstet Gynecol Reprod Biol 128:15–21

Ball RH, Parer JT (1992) The physiologic mechanisms of variable decelerations. Am J Obstet Gynecol 166(6 Pt 1):1683–1688

Barbera AF, Imani F, Becker T et al (2009) Anatomic relationship between the pubic symphysis and ischial spines and its clinical significance in the assessment of fetal head engagement and station during labor. Ultrasound Obstet Gynecol 33(3):320–325

Barbera AF, Pombar X, Perugino G et al (2009) A new method to assess fetal head descent in labor with transperineal ultrasound. Ultrasound Obstet Gynecol 33(3):313–319

Blaas H, Salvesen K, Khnykin D et al (2012) Prenatal sonographic assessment and perinatal course of ichthyosis prematurity syndrome. Ultrasound Obstet Gynecol 39(4):473–477

Blasi I, D'Amico R, Fenu V et al (2010) Sonographic assessment of fetal spine and head position during the first and second stages of labor for the diagnosis of persistent occiput posterior position: a pilot study. Ultrasound Obstet Gynecol 35(2):210–215

Buhimschi CS, Buhimschi IA, Malinow AM et al (2003) Myometrial thickness during human labor and immediately post partum. Am J Obstet Gynecol 188(2):553–559

Chescheir NC, Katz VL, Thorp JM et al (1990) Elevated maternal serum alpha-fetoprotein concentration and fetal chromosomal abnormalities. Obstet Gynecol 76(5 Pt 1):893–894

Dawson WB, Dumas MD, Romano WM et al (1996) Translabial ultrasonography and placenta previa: does measurement of the os-placenta distance predict outcome? J Ultrasound Med 15(6):441–446

de Laat MW, Franx A, Bots ML et al (2006) Umbilical coiling index in normal and complicated pregnancies. Obstet Gynecol 107(5):1049–1055

Duckelmann AM, Bamberg C, Michaelis SA et al (2010) Measurement of fetal head descent using the „angle of progression" on transperineal ultrasound imaging is reliable regardless of fetal head station or ultrasound expertise. Ultrasound Obstet Gynecol 35(2):216–222

Fuchs I, Tutschek B, Henrich W (2008) Visualization of the fetal fontanels and skull sutures by three-dimensional translabial ultrasound during the second stage of labor. Ultrasound Obstet Gynecol 31(4):484–486

Gagnon R, Morin L, Bly S et al (2010) SOGC CLINICAL PRACTICE GUIDELINE: guidelines for the management of vasa previa. Int J Gynaecol Obstet 108(1):85–89

Ghi T, Farina A, Pedrazzi A et al (2009) Diagnosis of station and rotation of the fetal head in the second stage of labor with intrapartum translabial ultrasound. Ultrasound Obstet Gynecol 33(3):331–336

Gottschalk EM, Siedentopf JP, Schoenborn I et al (2008) Prenatal sonographic and MRI findings in a pregnancy complicated by uterine sacculation: case report and review of the literature. Ultrasound Obstet Gynecol 32(4):582–586

Guise JM, Denman MA, Emeis C et al (2010) Vaginal birth after cesarean: new insights on maternal and neonatal outcomes. Obstet Gynecol 115(6):1267–1278

Hasegawa J, Matsuoka R, Ichizuka K et al (2009) Do fetal heart rate deceleration patterns during labor differ between various umbilical cord abnormalities? J Perinat Med 37(3):276–280

Hasegawa J, Matsuoka R, Ichizuka K et al (2009) Ultrasound diagnosis and management of umbilical cord abnormalities. Taiwan J Obstet Gynecol 48(1):23–27

Henrich W, Dudenhausen J, Fuchs I et al (2006) Intrapartum translabial ultrasound (ITU): sonographic landmarks and correlation with successful vacuum extraction. Ultrasound Obstet Gynecol 28(6):753–760

Henrich W, Tutschek B, Buhling KJ et al (2005) Ultrasound finding and operative management of a uterine rupture during vaginal delivery after Cesarean section. Ultrasound Obstet Gynecol 25(2):203–205

Kalache KD, Duckelmann AM, Michaelis SA et al (2009) Transperineal ultrasound imaging in prolonged second stage of labor with occipitoanterior presenting fetuses: how well does the „angle of progression" predict the mode of delivery? Ultrasound Obstet Gynecol 33(3):326–330

Kanda E, Matsuda Y, Kamitomo M et al (2011) Prenatal diagnosis and management of vasa previa: a 6-year review. J Obstet Gynaecol Res 37(10):1391–1396

Klatsky PC, Tran ND, Caughey AB et al (2008) Fibroids and reproductive outcomes: a systematic literature review from conception to delivery. Am J Obstet Gynecol 198(4):357–366

Li H, Gudmundsson S, Olofsson P (2006) Acute centralization of blood flow in compromised human fetuses evoked by uterine contractions. Early Hum Dev 82(11):747–752

Manning FA, Platt LD, Sipos L (1980) Antepartum fetal evaluation: development of a fetal biophysical profile. Am J Obstet Gynecol 136(6):787–795

Molina FS, Terra R, Carrillo MP et al (2010) What is the most reliable ultrasound parameter for assessment of fetal head descent? Ultrasound Obstet Gynecol 36(4):493–499

Otsubo Y, Yoneyama Y, Suzuki S et al (1999) Sonographic evaluation of umbilical cord insertion with umbilical coiling index. J Clin Ultrasound 27(6):341–344

Oyelese Y, Ananth CV (2006) Placental abruption. Obstet Gynecol 108(4):1005–1016

Peregrine E, O'Brien P, Jauniaux E (2007) Impact on delivery outcome of ultrasonographic fetal head position prior to induction of labor. Obstet Gynecol 109(3):618–625

Rasmussen S, Irgens LM, Dalaker K (1999) A history of placental dysfunction and risk of placental abruption. Paediatr Perinat Epidemiol 13(1):9–21

Robert JA, Sepulveda W (2003) Fetal exsanguination from ruptured vasa previa: still a catastrophic event in modern obstetrics. J Obstet Gynaecol 23(5):574

Sepulveda W, Rojas I, Robert JA et al (2003) Prenatal detection of velamentous insertion of the umbilical cord: a prospective color Doppler ultrasound study. Ultrasound Obstet Gynecol 21(6):564–569

Sherer DM (2007) Intrapartum ultrasound. Ultrasound Obstet Gynecol 30(2):123–139

Strong Jr. TH, Vega JS, Jarles DL et al (1994) The umbilical coiling index. Am J Obstet Gynecol 170(1 Pt 1):29–32

Sutterlin MW, Seelbach-Gobel B, Oehler MK et al (1999) Doppler ultrasonographic evidence of intrapartum brain-sparing effect in fetuses with low oxygen saturation according to pulse oximetry. Am J Obstet Gynecol 181(1):216–220

Tikkanen M, Hamalainen E, Nuutila M et al (2007) Elevated maternal second-trimester serum alpha-fetoprotein as a risk factor for placental abruption. Prenat Diagn 27(3):240–243

Tutschek B, Bender HG, Henrich W (2005) Silent uterine rupture during vaginal delivery successfully managed conservatively. Ultrasound Obstet Gynecol 26(2):199–200

Tutschek B, Braun T, Chantraine F et al (2010) A study of progress of labour using intrapartum translabial ultrasound, assessing head station, direction, and angle of descent. BJOG 118(1):62–69

Tutschek B, Hecher K, Somville T et al (2004) Twin-to-twin transfusion syndrome complicated by spontaneous mid-trimester uterine rupture. J Perinat Med 32(1):95–97

van Diik CC, Franx A, de Laat MW et al (2002) The umbilical coiling index in normal pregnancy. J Matern Fetal Neona 11(4):280–283

Wells CE, Cunningham FG (2013) Choosing the route of delivery after cesarean birth. UpToDate online. http://www.uptodate.com/contents/choosing-the-route-of-delivery-after-cesarean-birth

Yagel S, Anteby E, Lavy Y et al (1992) Fetal middle cerebral artery blood flow during normal active labour and in labour with variable decelerations. Br J Obstet Gynaecol 99(6):483–485

Postpartaler Ultraschall

W. Henrich, B. Tutschek

U. Gembruch, K. Hecher, H. Steiner (Hrsg.), *Ultraschalldiagnostik in Geburtshilfe und Gynäkologie*,
DOI 10.1007/978-3-642-29633-8_30, © Springer-Verlag Berlin Heidelberg 2013

30.1 Einleitung

Dieses Kapitel beschreibt die Anwendungen des postpartalen Ultraschalls an klinischen Beispielen. Hierzu gehören unter anderem

- die Überwachung der Plazentarperiode mit der Beurteilung von Plazentaresten,
- die ultraschallgesteuerte Curettage sowie
- im Wochenbett die Überwachung der Involution, eines möglichen Lochialstaus und
- die Diagnostik von intraabdominalen, retroperitonealen oder Bauchdeckenhämatomen.

Zusammen mit der klinischen Untersuchung ist die postpartale Sonografie eine ideale Methode zur Klärung der gestörten Plazentarperiode, von Blutungsursachen sowie von Geburtsverletzungen.

Der Einsatz mobiler Ultraschallgeräte im Kreißsaal ermöglicht rasch die Differenzialdiagnostik und erhöht die Sicherheit bei ultraschallgesteuerten Eingriffen in der Geburtsmedizin. Der Ultraschall im Kreißsaal ist im Notfall als „Bedside-Methode" im Gegensatz zu anderen bildgebenden Verfahren (z. B. CT oder MRT) ohne nennenswerten Aufwand und Zeitverlust verfügbar (Benito et al. 1996, Herman 2000, Sherer et al. 1998a,b, Vintzileos et al. 2010).

30.2 Plazentarperiode

Die Plazentarperiode bezieht sich auf die Zeit nach der Geburt des Kindes bis zur Ablösung und vollständigen Geburt der Plazenta.

> **Die häufigste Komplikation der Plazentarperiode ist eine Blutung durch eine Atonie oder Plazentareste.**

Diese Blutungen sind nach thrombo-embolischen Ereignissen an zweiter Stelle für die peripartale mütterliche Morbidität und Mortalität verantwortlich.

Die Plazentalösung beruht auf einer durch Nachwehen bedingten Verkleinerung der Gebärmutterinnenfläche, in deren Gefolge sich die Plazenta von der Dezidua ablöst. Zeichen der plazentaren Ablösung sind der schwallartige vaginale Abgang von Blut und das gleichzeitige Aufrichten des Uterus. Der normale Blutverlust nach Spontanpartus beträgt 200–400 ml. Der Uterustonus erhöht sich nach Lösung der Plazenta. Die Geburt der Plazenta erfolgt durch Kontraktionen und durch Entwicklung eines retroplazentaren Hämatoms bei zunehmendem intrakavitären Druck.

In ca. 80 % beginnt die Lösung zentral. Die Plazentamitte hebt sich initial ab und zeigt sich im Introitus (**Plazenta-Geburtsmodus nach Schultze**). Beginnt die Ablösung am lateralen Rand exzentrisch, wird die Plazenta zunächst mit einem unteren Rand geboren (**Modus nach Duncan**). Durch uterine Kontraktionen wird sie aus dem Cavum uteri ausgestoßen (◘ Abb. 30.1). Die Blutstillung an der Haftstelle erfolgt durch die myometrane Kontraktion. In der Folge werden die Spiralarterien mit Gerinnungsthromben an der Plazentahaftstelle verschlossen.

Die normalen Phasen der Plazentalösung und -geburt können wie folgt eingeteilt werden:

- **Latenzphase:** Zeitintervall zwischen Geburt des Fetus bis zum Beginn von myometranen Kontraktionen (◘ Abb. 30.2a).
- **Kontraktionsphase:** charakterisiert durch Kontraktion des Myometriums im Bereich der Plazentahaftstelle (◘ Abb. 30.2b).
- **Ablösungsphase:** Kontraktionen des Myometriums führen zu Scherkräften und Ablösung der Plazenta.
- **Expulsionsphase**: Die abgelöste Plazenta wird aus dem Uterus in die Vagina ausgestoßen (◘ Abb. 30.2c, d).

Die Phasen der plazentaren Lösung können sonografisch verfolgt werden.

In der Latenzphase ist das Myometrium im Bereich der plazentafreien Uterussegmente verdickt. Periodische Kontraktionen können beobachtet werden. Das Myometrium an der Plazentahaftfläche ist im Vergleich zu plazentafreien Segmenten dünner.

Nach Lösung der Plazenta sammelt sich Blut zwischen Plazenta und Myometrium an, das die Plazenta abhebt und die Wundfläche tamponiert. Der Ablösungsprozess beginnt meist am unteren Plazentarand. Zuletzt führt eine Kontraktionswelle zur kompletten Lösung und zur Geburt der Plazenta aus dem Uterus (◘ Abb. 30.2). Es verbleibt in der Regel ein leeres Cavum uteri (◘ Abb. 30.3, ◘ Abb. 30.4).

> **Je länger die postpartale Phase dauert, desto höher ist der Blutverlust. 90 % der Plazenten werden innerhalb von 15 min, 97 % innerhalb von einer halben Stunde nach Geburt des Kindes geboren.**

30.3 Postpartale Blutungen

Bei postpartalen Blutungen (postpartaler Hämorrhagie, PPH) kann mithilfe der Sonografie zwischen einer atonischen Blutung und einer durch Plazentareste (oder Plazentaretention) bedingten Blutung unterschieden werden (◘ Abb. 30.5, ◘ Abb. 30.6).

Bei einer **Plazentaretention** wird die Plazenta nicht innerhalb von 30 bis 60 Minuten geboren. Sie kommt bei 0,5 bis 1 % der Geburten vor und ist nach der Atonie die zweithäufigste Ursache postpartaler Hämorrhagien (PPH).

Eine komplett oder partiell nicht gelöste Plazenta behindert die uterine Kontraktion und führt zu einer verstärkten Blutung (◘ Abb. 30.7, ◘ Abb. 30.8, ◘ Abb. 30.9). Daher muss in diesem Fall die Plazenta in der Regel manuell gelöst oder instrumentell und am besten ultraschallgesteuert entfernt werden. Die sonografische Kontrolle senkt das Komplikationsrisiko z. B. für eine Perforation und Reste können gezielt entfernt werden.

Präoperativ kann sonografisch untersucht werden,

1. ob sich bereits ein retroplazentares Hämatom ausgebildet hat,
2. an welcher Wand des Uterus die Plazenta haftet und
3. ob eine pathologisch tiefe Implantation vorliegt.

In Ausnahmefällen kann bei pathologisch tief implantierter Plazenta, also Placenta increta oder gar percreta, und Ausbleiben einer Blutung die Plazenta belassen werden (◘ Abb. 30.10).

Nach manuellem oder instrumentellem Entfernen der Plazenta oder von Plazentaresten sollte ein sonografisch leeres Cavum uteri dokumentiert werden.

Bei einer uterotonikaresistenten Atonie hat sich nach sonografischer Darstellung und evtl. manueller und instrumenteller Entleerung, die Einlage einer intrauterinen Ballon-Tamponade (Bakri-Ballon) mit dem Ballon allein oder in Kombination mit B-Lynch-Nähten bewährt (◘ Abb. 30.11). In >90 % der Fälle ist mit einer definitiven Blutstillung zu rechnen (Dabelea et al. 2007, Diemert et al. 2012). Die regelrechte Lage kann sonografisch kontrolliert werden. Eine erneute Blutansammlung im Cavum nach Deblockade des Ballons lässt sich frühzeitig ausschließen.

Postpartal und postoperativ ist die Abdominalsonografie hilfreich in der **Detektion von Hämatomen**, die vom Uterus abgegrenzt werden können, wie z. B. bei einer Uterusruptur. Bei einer Nachblutung nach Sectio kann freie Flüssigkeit im Abdomen nachgewiesen, die Menge abgeschätzt und mit den Kreislaufparametern und dem Hb-Wert korreliert werden.

Verschiedene **uterine Kompressionsnähte** werden alternativ zur Blutstillung, insbesondere bei einer therapieresistenten Blutung bei Sectio, eingesetzt (◘ Abb. 30.12). Nachuntersuchungen konnten zeigen, dass die Anwendung der Nähte in der Regel sicher und effektiv ist (◘ Abb. 30.13). Vereinzelt treten allerdings schwere Komplikationen (z. B. Uteruswandnekrose, Pyometra) auf, welche durch eine Ultraschallkontrolle evtl. mit anschließender Hysteroskopie frühzeitig erfasst werden können (Amorim-Costa et al. 2001).

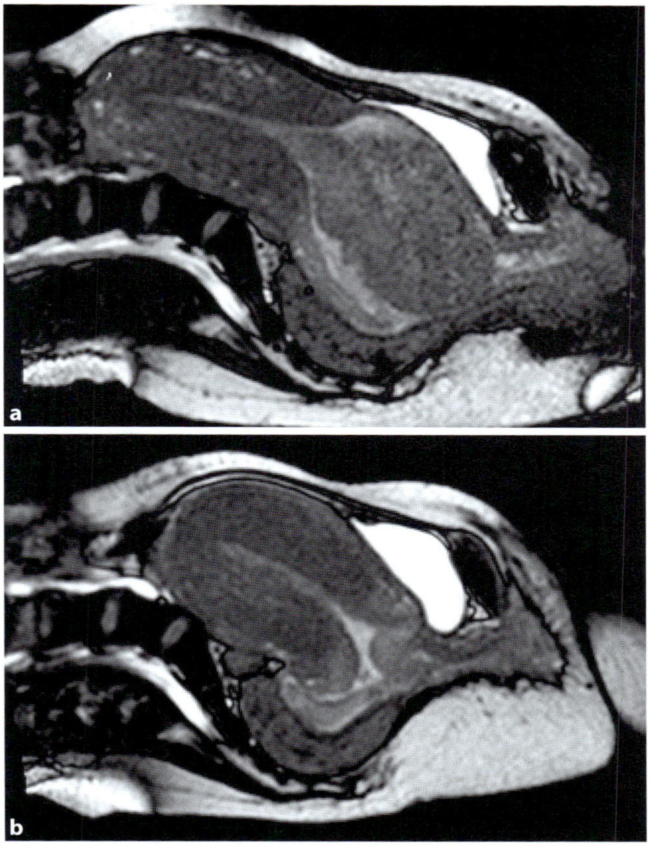

◘ **Abb. 30.1** Plazentageburt im MRT. **a** Die Plazenta liegt im unteren Uterinsegment/Scheidengewölbe. **b** Leeres Cavum uteri unmittelbar nach vollständiger Plazentageburt. (Mit freundl. Genehmigung von PD Dr. C. Bamberg, Berlin)

30.4 Doppleruntersuchungen in der Plazentarperiode

Sowohl die B-Bild-Darstellung als auch die Farbdopplersonografie der Plazenta erscheint hilfreich zum frühzeitigen Erkennen einer **pathologischen Plazentarperiode** (Krapp et al. 2007, 2003, 2000). Fehlende Lösungszeichen und die Persistenz des Blutflusses zwischen Myometrium und Plazenta im Farbdoppler können ein Hinweis auf eine tiefe plazentare Implantationsstörung sein.

In diesen Fällen wird die Patientin von einer ultraschallgesteuerten Curettage profitieren, einerseits um gezielt Kotyledonen zu entfernen, anderseits um bei sehr tiefer Implantation mit dünner Myometriumschicht und drohender Perforationsgefahr die operative Intervention rechtzeitig zu beenden. Letztendlich kann ein Ultraschallbild den Befund nach Beendigung des Eingriffs dokumentieren (Krapp et al. 2007).

Die Farbdopplersonografie ist hilfreich in der **Diagnostik von Plazentaresten** (◘ Abb. 30.7). Die erhöhte subendometriale Vaskularität korreliert signifikant mit dem Vorliegen von Plazentaresten, auch wenn das Fehlen einer Hypervaskularität sowohl bei Koageln als auch bei avaskulären Plazentaresten vorkommt (Kamaya et al. 2009).

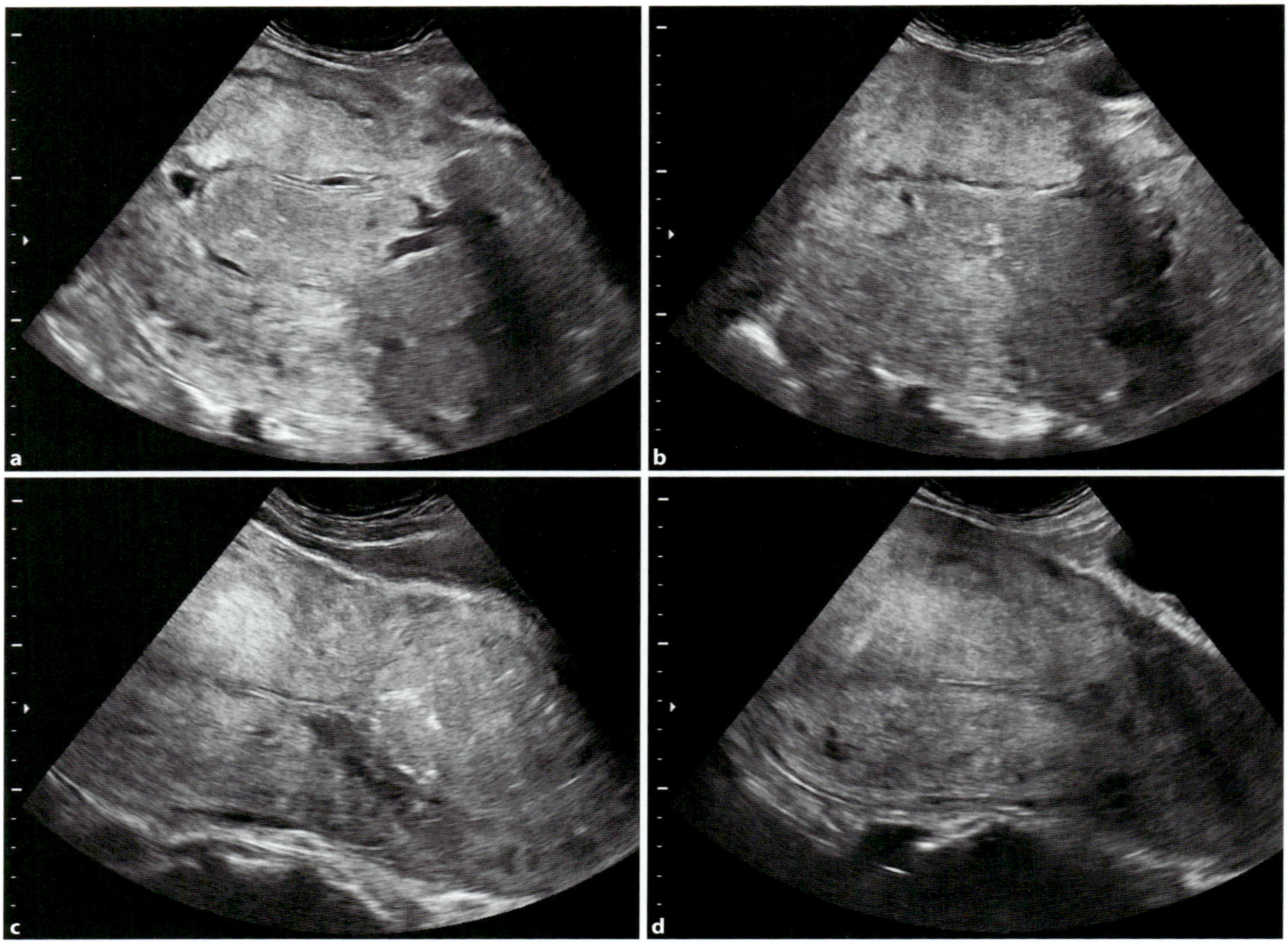

Abb. 30.2 Plazentalösung bei einer normalen Geburt. **a** Plazenta in situ unmittelbar nach Geburt des Kindes: Latenzphase. **b** Kontraktionsphase mit Übergang in Ablösungsphase. **c** Expulsionsphase: Plazenta im oberen Scheidengewölbe. **d** Uterus wenige Minuten nach Plazentageburt

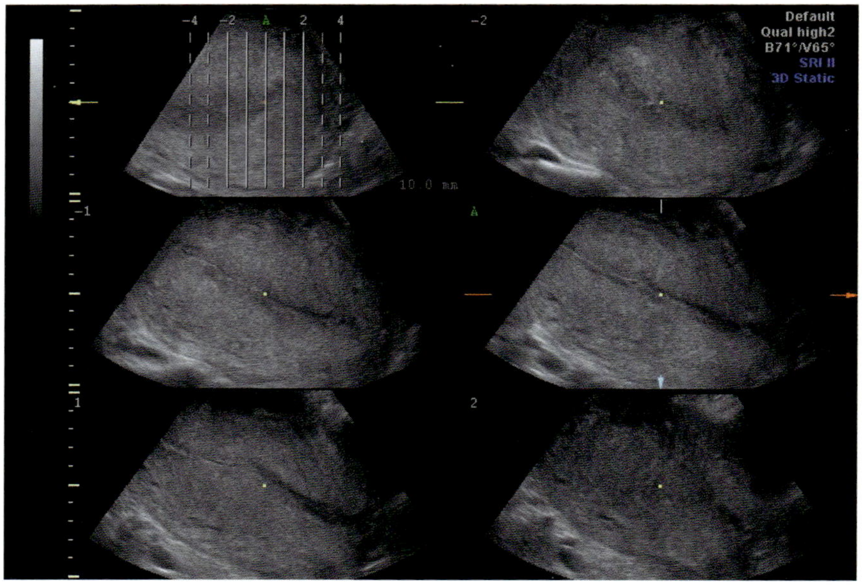

Abb. 30.3 Leeres Cavum uteri unmittelbar nach komplikationsloser Spontangeburt mit vollständiger Plazenta. Tomografischer Längsschnitt. Beachte das strichförmige Cavum uteri

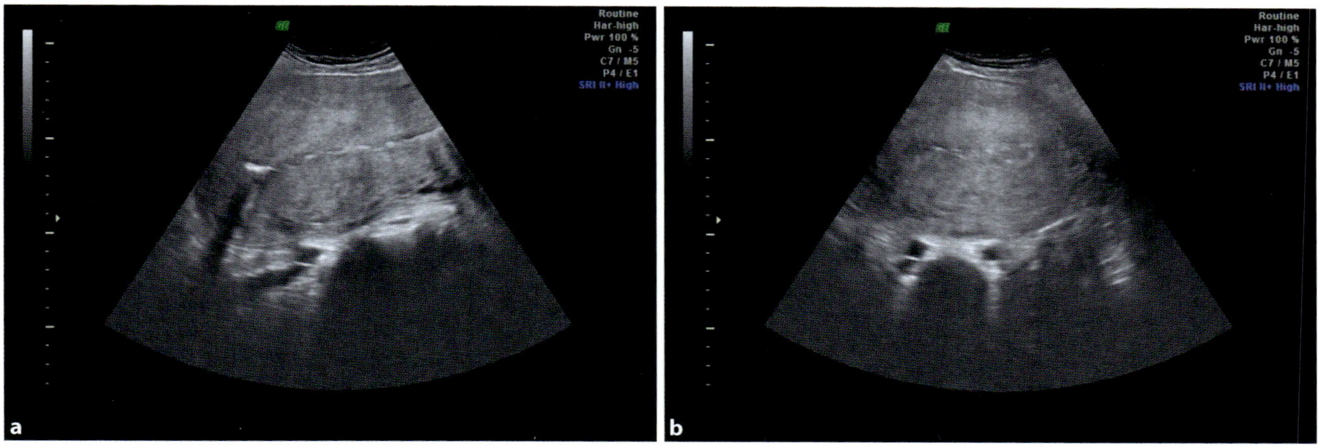

Abb. 30.4 Uterus mit strichförmigem Cavum, ohne Koagel oder Plazentareste unmittelbar nach unkompliziertem Spontanpartus mit vollständiger Plazentageburt. **a** Längsschnitt. **b** Querschnitt auf Höhe der Iliaca-communis-Gefäße

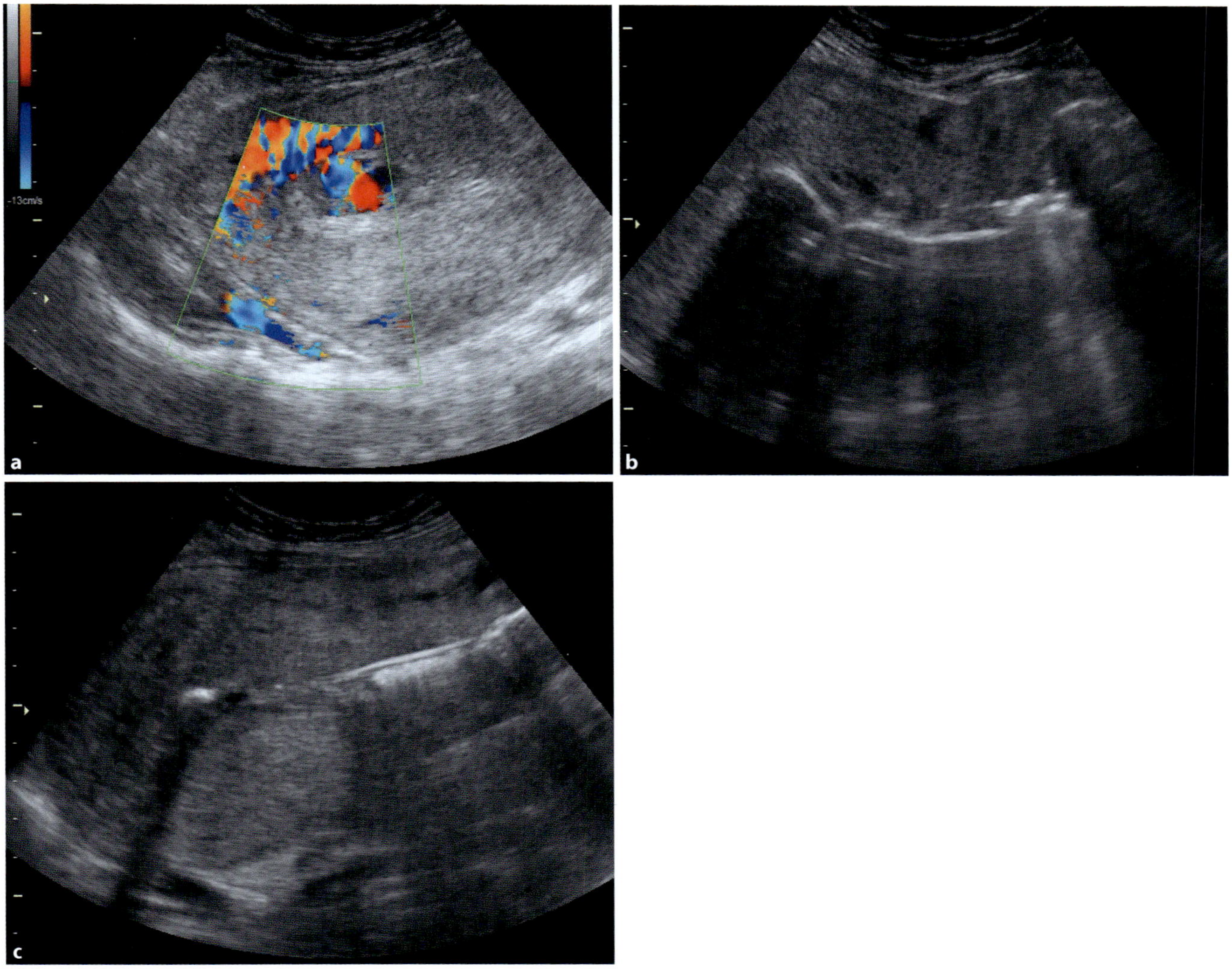

Abb. 30.5 Atonische Blutung bei kleinem Plazentarest im Fundus. **a** Postpartale Hämorrhagiedurch durch eine sickernde Spiralarterienblutung mit rezidivierend schwallartigem Blutabgang und wechselndem Uterustonus. **b** Ultraschallgesteuerte manuelle Austastung nach Spontangeburt. Sagittalansicht der leicht gebeugten Finger im Cavum uteri. **c** Ultraschallgesteuerte Curettage bei Plazentarest nach Spontangeburt: Sagittalansicht der Curette in situ als hyperechogenes Signal mit Darstellung der Spitze im Funduscavum

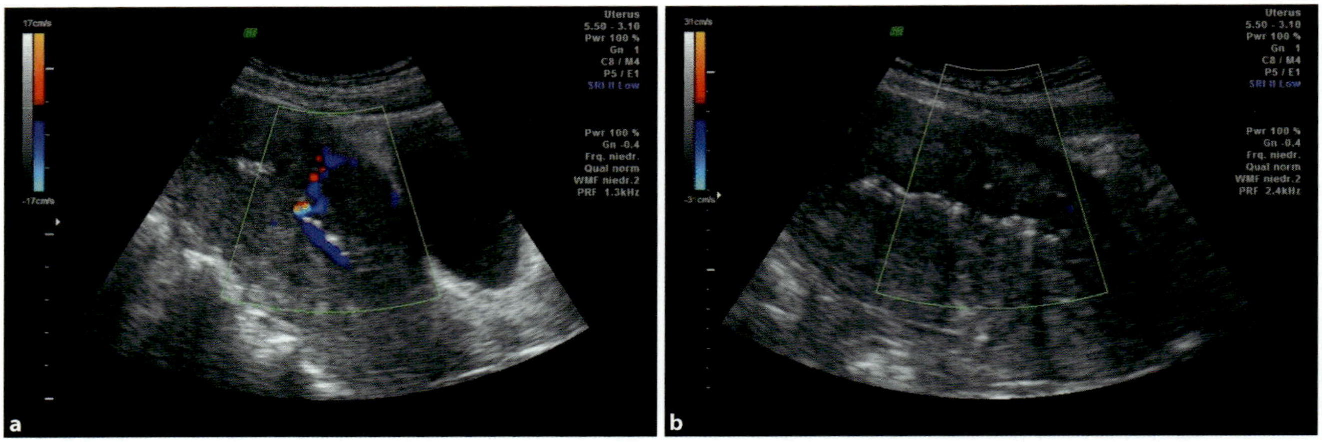

Abb. 30.6 Uterine Sonografie zum Nachweis der Ursache einer postpartalen Hämorrhagie nach bereits erfolgter Uteruscurettage bei Plazentarest. Nachweis einer blutenden Spiralarterie vor (**a**) und nach (**b**) nach Gabe von Sulproston i.v.

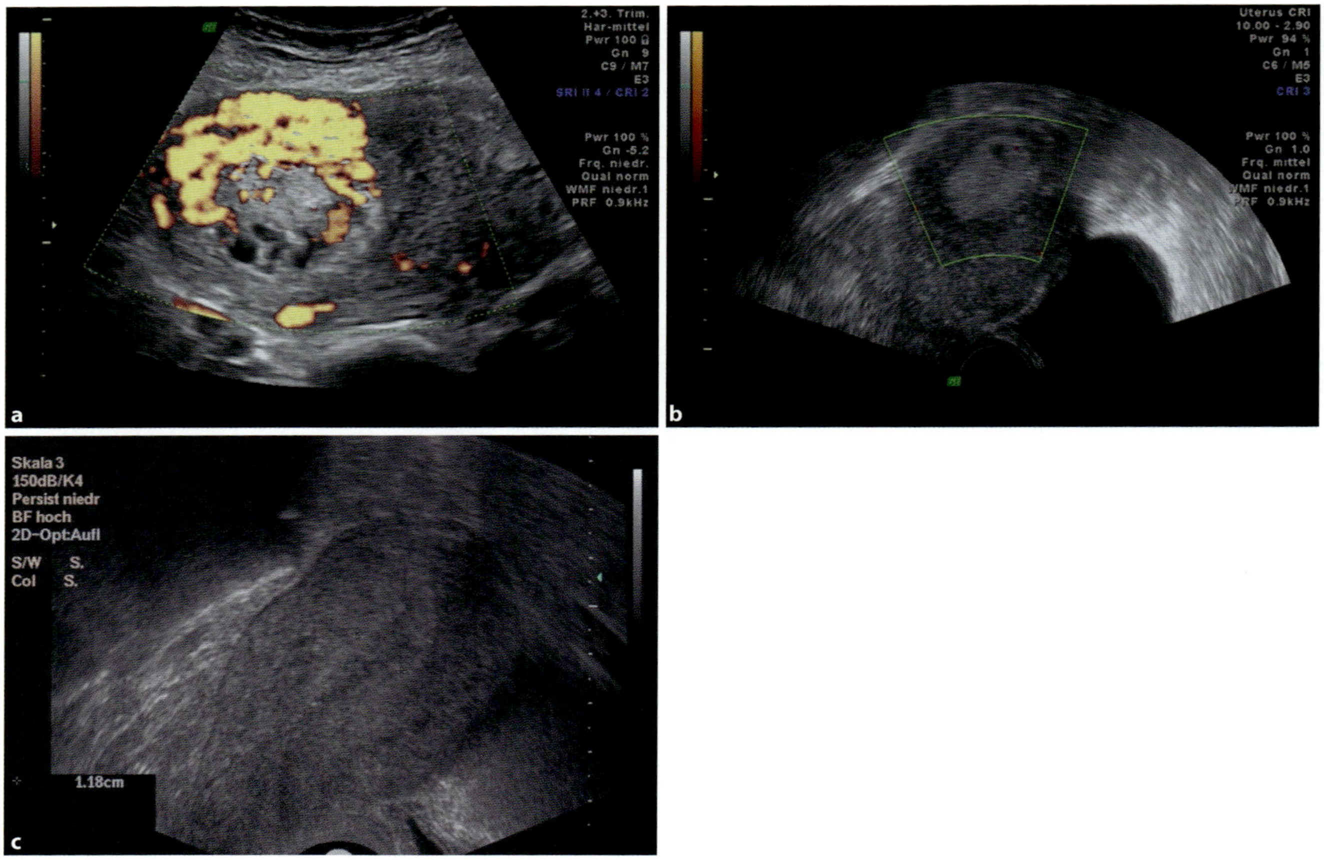

Abb. 30.7 Plazentarest zwei Wochen nach normaler vaginaler Geburt. **a** Transabdominale Sonografie, Power-Dopplersonografie: Im rechten Tubenwinkel deutlich perfundierter Plazentarest mit Verdacht auf eine fokale tiefe Implantation und großen zuführenden Gefäßen. **b,c** Transvaginale Sonografie. **b** verkleinerter, aber deutlich nachweisbarer hyperechogener Plazentarest nach unilateraler uteriner Gefäßembolisation (interventionelle Radiologie). **c** Normalbefund nach Spontanabgang des Plazentarests unter Misoprostol nach weiteren zwei Wochen

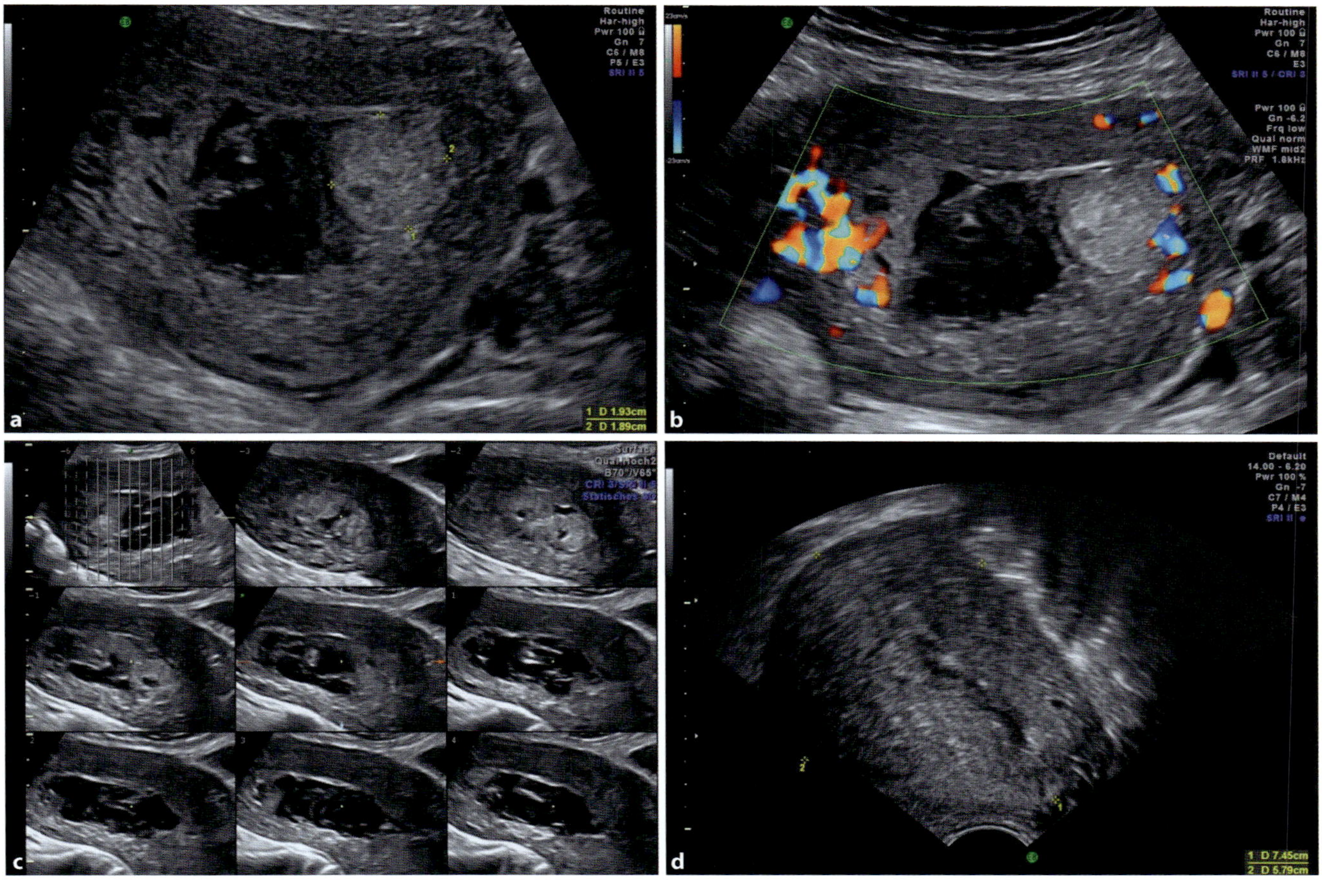

Abb. 30.8 Plazentarest und Lochialstau zwei Wochen nach sekundärer Sectio. **a** Vergrößerter Uterus (Querschnitt) mit erweitertem Cavum und wandständigen echogenen Plazentaresten an den Seitenwänden. **b** Farbdopplersonografie mit Nachweis der Perfusion der Plazentareste. **c** Uteriner Längsschnitt, tomografische Darstellung des Uterus mit Lochialblut und Plazentaresten. **d** Regelrechte uterine Involution sechs Tage nach ultraschallgesteuerter Curettage

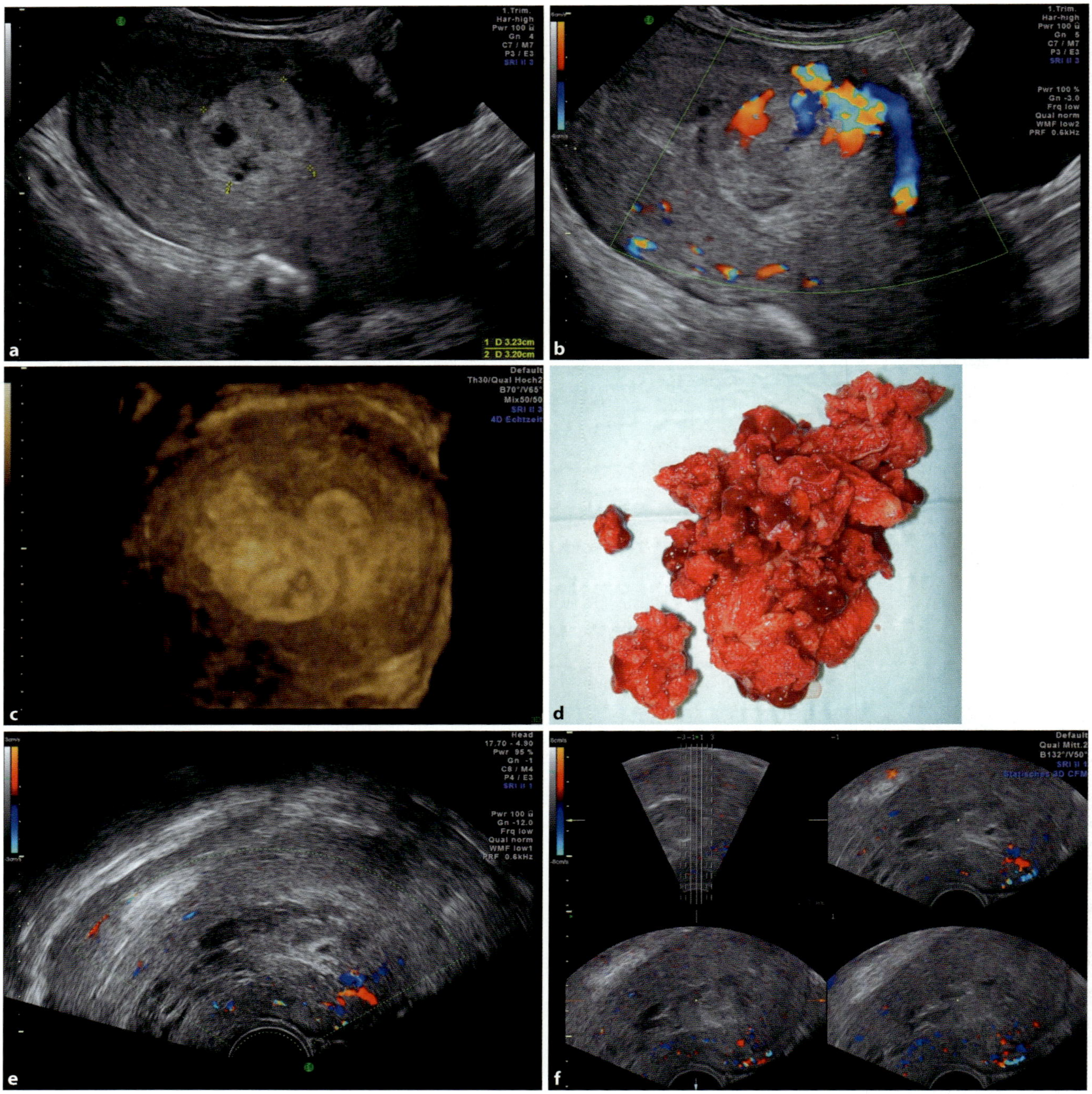

Abb. 30.9 Uterus mit Plazentarest zwei Wochen nach Spontanpartus bei verstärkten Lochien. **a,b** Gestreckter Uterus mit echogenem Plazentarest, der von der Vorderwand perfundiert wird. **c** 3D-Render-Modus zeigt die fokale myometrane Infiltration des Plazentarestes (Präparat) (**d**) nach ultraschallkontrollierter Curettage. **e** Uterus direkt nach komplikationsloser und vollständiger Curettage (transvaginale Sonografie). **f** Cavum durch Koagel leicht aufgeweitet (tomografische Darstellung)

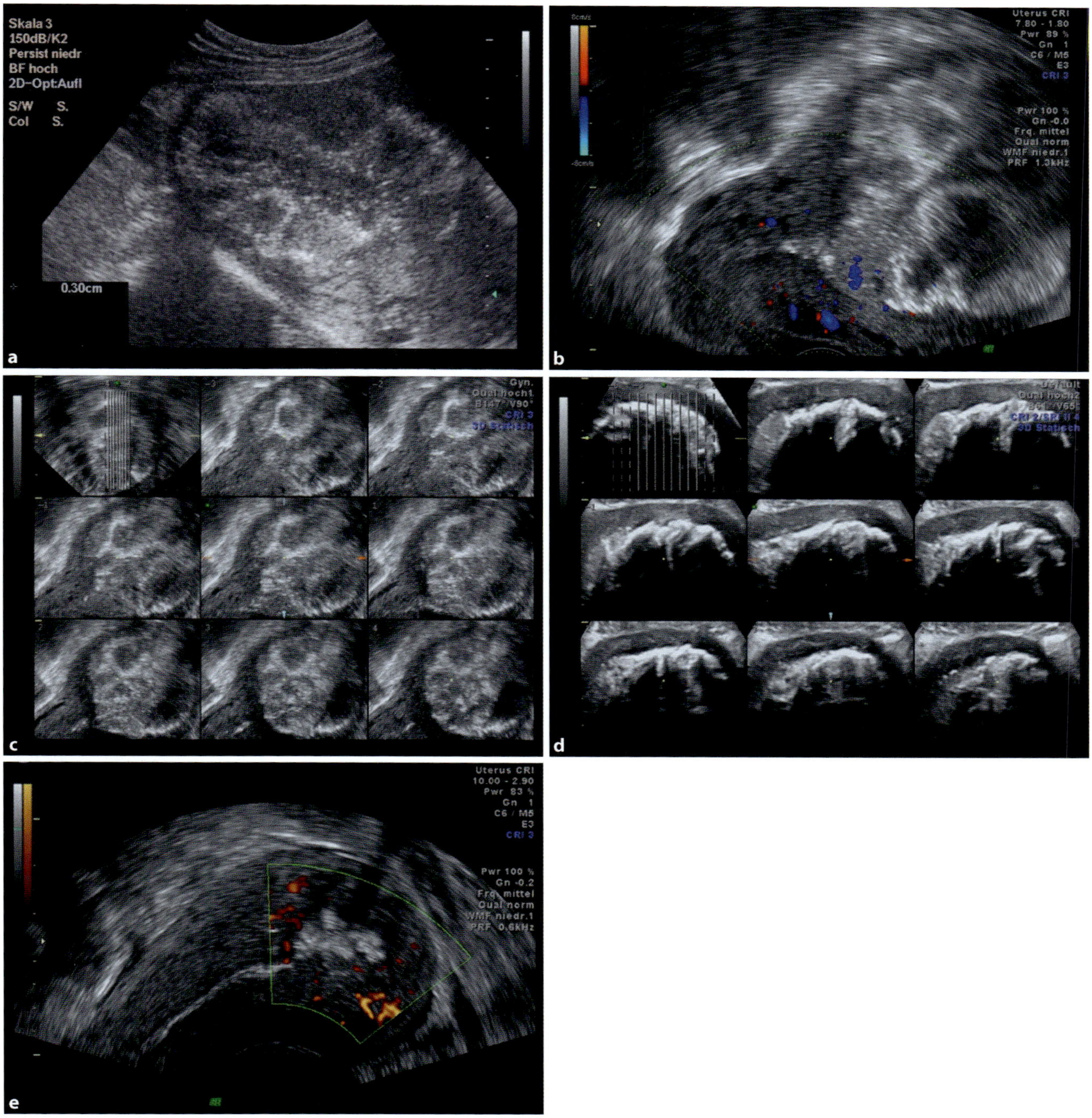

Abb. 30.10 Placenta increta, konservative Therapie mit initialem Belassen der Plazenta. Nach Spontangeburt erfolgte keine Geburt der Plazenta, die auch bei manueller Lösung nicht zu gewinnen war. **a** Vergrößerter Uterus mit komplett retinierter Plazenta ohne Lösungszeichen und ohne Koagel am Tag nach der Geburt und (**b**) ohne farbdopplersonografisch nachweisbare Perfusion. **c** 4 Wochen p.p. **d** 9 Wochen p.p. **e** 12 Wochen p.p. (nach spontanem Abgang eines Gewebestücks)

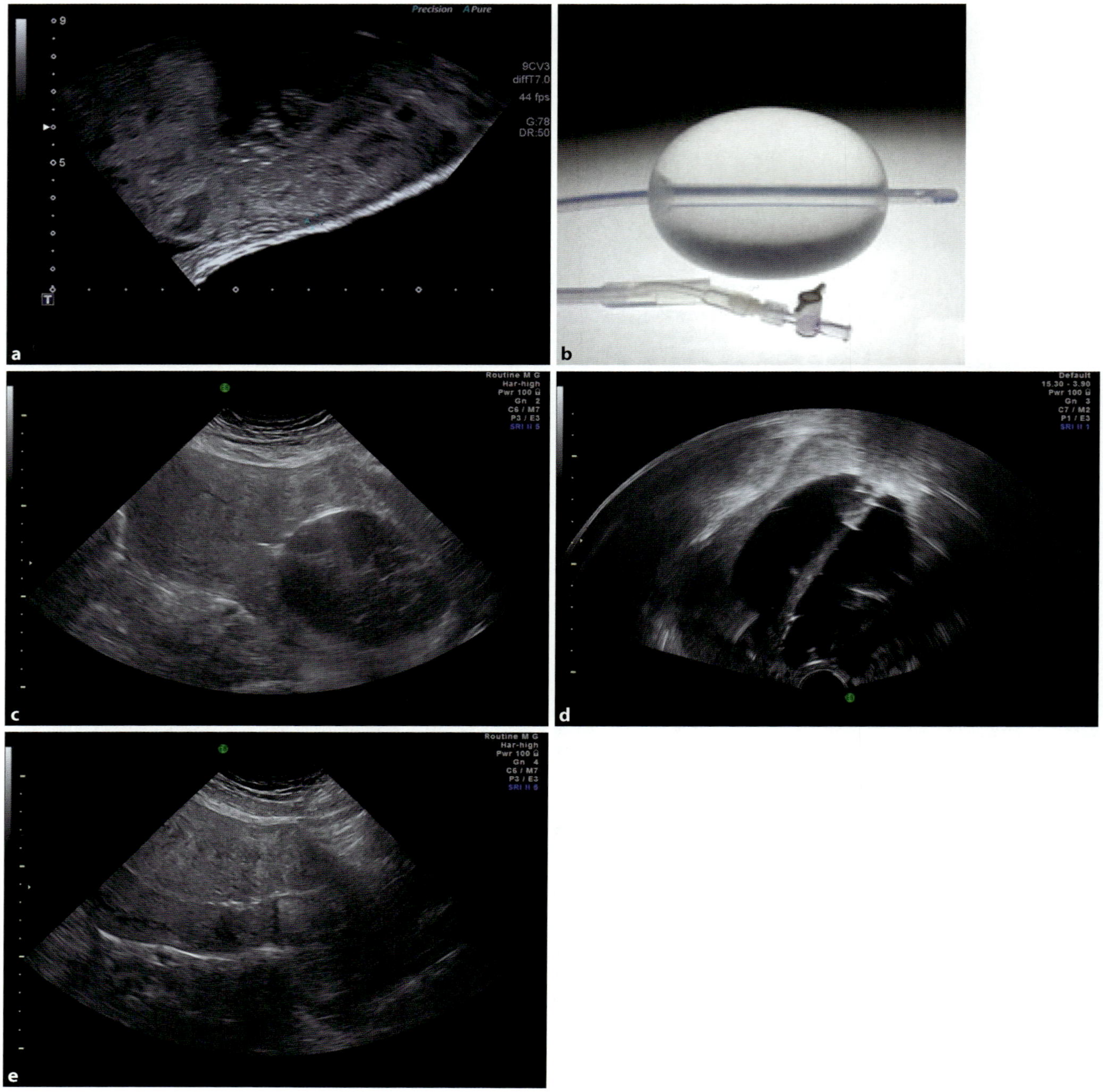

◘ Abb. 30.11 Intrauterine Ballon-Tamponade eines blutenden Placenta-praevia-Gefäßbettes. **a** Tiefe anteriore Vorderwand-Placenta-praevia ohne eindeutige Zeichen einer Placenta increta bei einer Schwangeren ohne uterine Voroperation. Minimale Myometriumdicke 2,4 mm (Transvaginalsonografie). **b** Die Einlage eines Bakri-Ballon ist während der Sectio erfolgt. **c,d** Regelrechte Lage das Ballons im unteren Uterinsegment am Tag nach Sectio (**c** transabdominal, **d** transvaginal). **e** Uterus unmittelbar nach Ballonentfernung und definitiver Blutstillung. Das Cavum bleibt nach Deblockade leer und spaltförmig

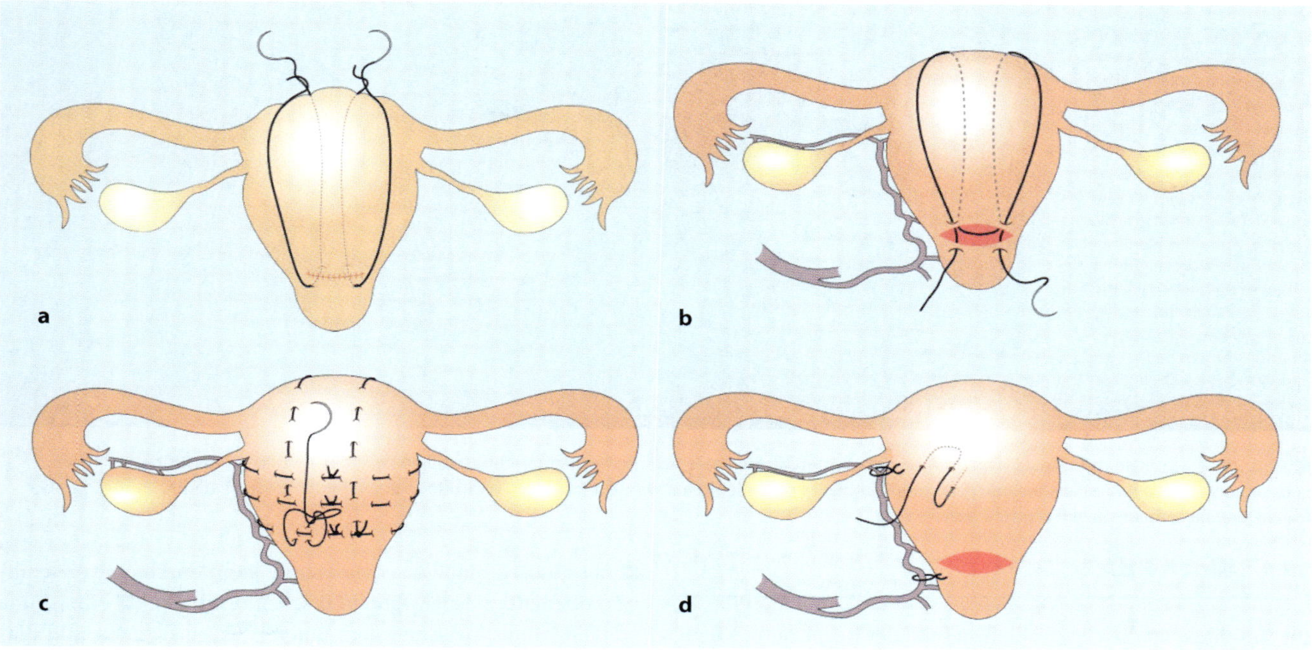

Abb. 30.12 Blutstillende uterine Kompressionsnähte. **a** Hayman-Naht. **b** B-Lynch-Naht („Hosenträgernaht"). **c** Pereira-Naht. **d** Naht nach Cho mit Aneinandernähen von Uterus-Vorder- und Hinterwand. (Modifiziert nach Henrich et al. 2008)

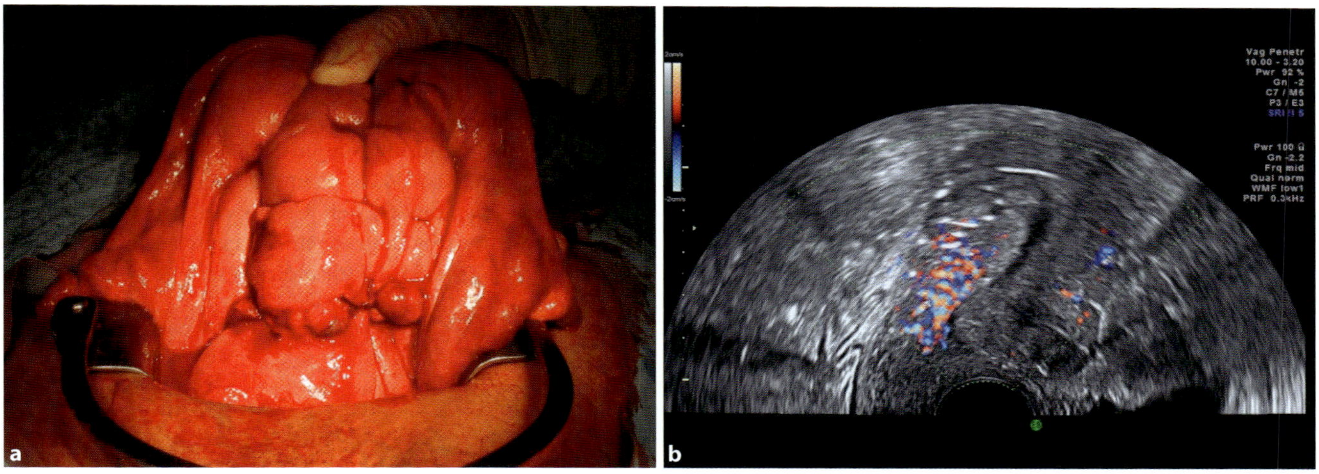

Abb. 30.13 Uterus mit Pereira-Kompressionsnähten. **a** Intraoperativer Situs. **b** Vaginalsonografisches Bild. Uterus in regelrechter Involution vier Wochen nach Kompressionsnaht nach Pereira. Echogenes Fadenmaterial ist sichtbar, besonders die Uterushinterwand ist gut perfundiert, das Cavum ist leer und spaltförmig

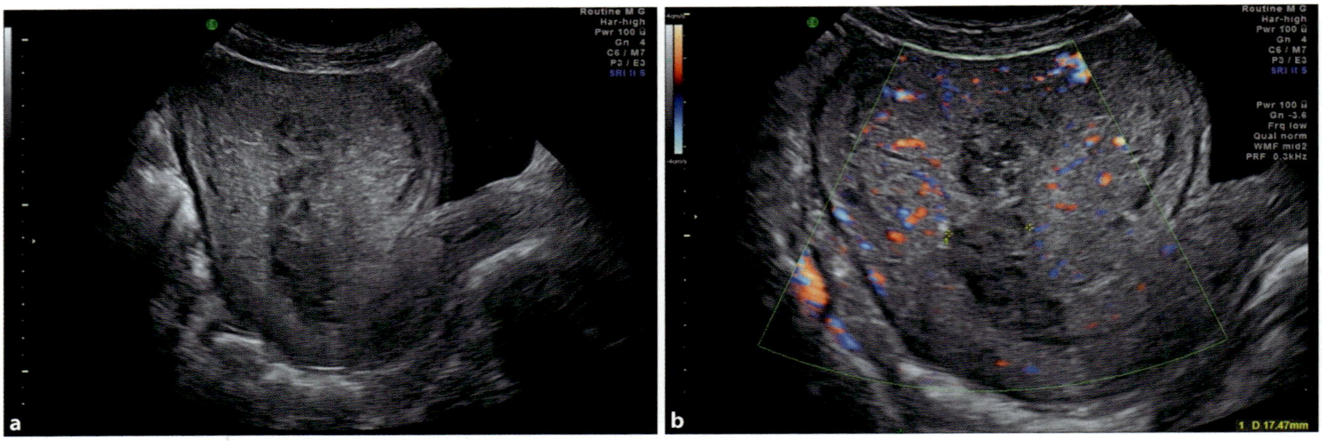

Abb. 30.14 Normale Uterusinvolution im Wochenbett (transabdominale Sonografie, Sagittalschnitt). **a** Eine Woche nach Spontanpartus bei normalen Lochia rubra. Das Cavum ist leicht aufgeweitet und beinhaltet physiologisch etwas Blut (Lochien). **b** Farbdopplersonografie zeigt die uterine Perfusion, aber keine Durchblutung im Cavum uteri (17 mm weit)

30.5 Wochenbett

Im Anschluss an die Geburt kommt es in der Regel zur problemlosen Uterusinvolution (Abb. 30.14). Treten im **Wochenbett** auffällige vaginale Blutungen auf, so können diese auf Plazentareste, die auch nach Sectio vorkommen, oder auf Plazentapolypen hinweisen (Abb. 30.15).

Im Gegensatz zur normalen Uterusinvolution (Abb. 30.16), bei der physiologisch auch eine geringe Ansammlung teils geronnenen Bluts sonografisch nachweisbar ist, besteht beim Lochialstau ein schmerzhafter Uterus mit erweitertem Cavum mit Blut- und Koagelansammlung aufgrund eines (relativ) stenosierten äußeren Muttermunds (Abb. 30.17).

Eine wichtige Differenzialdiagnose postpartaler Dauerblutungen sind **uterine arterio-venöse Malformationen** (Abb. 30.18, Abb. 30.19, Abb. 30.20). Meist treten sie nach endouterinem Trauma auf, selten sind sie angeboren und treten peripartal in Erscheinung. Hauptsymptome sind unterregelstarke bis Hb-wirksame uterine Blutungen. Es ist wichtig, diese Verdachtsdiagnose zu stellen, um eine unnötige bzw. gefährliche Verstärkung der Blutung durch eine Curettage zu vermeiden. Die Therapie der Wahl symptomatischer AV-Malformationen ist die radiologisch-gesteuerte Embolisation (Sanguin et al. 2001). Selten wird eine operative Intervention nötig sein, z. B. bei hämodynamisch instabilen Patientinnen (Henrich et al. 2002).

Obwohl mittels Kontrastmittelsonografie und intrakavitärer Instillation von NaCl-Lösung die Detaildarstellung bei Verdacht auf. Plazentarest verbessert werden kann, hat sich die Methode wegen des Infektionsrisikos nicht bewährt (Cosmi et al. 2007).

Bauchdeckenhämatome oder **-serome** sowie **präuterine Hämatome** können abdominalsonografisch diagnostiziert werden. Größe, Echogenität und Abgrenzbarkeit ermöglichen eine Einschätzung, ob ein Hämatom flüssig und daher punktionsgeeignet, inhomogen und daher organisiert oder durch einen ödematösen Randsaum infiziert erscheint (Abb. 30.21, Abb. 30.22, Abb. 30.23). Eine Blasenverletzung kann durch eine generalisiert ödematöse Bauchwand in Erscheinung treten (Abb. 30.24).

Hämatome zwischen dem unteren Uterinsegment und Blasenwand sind seltener nach Sectio, wenn das viszerale Peritoneum nicht verschlossen wird. Eine verstärkte uterine Nachblutung aus der Uterotomienaht kann zu einem ausgedehnten Hämatoperitoneum werden, welches im Ultraschall als freie Flüssigkeit darstellbar wird (Malvasi et al. 2007) oder zu einem umschriebenen Hämatom zwischen Base und Uterus wird (Abb. 30.25).

Beim Verdacht auf Plazentarest, der durch eine Kürettage entfernt werden soll, hat sich die transabdominal-sonografisch kontrollierte Durchführung bewährt, um das Risiko für eine Uterusperforation (Abb. 30.26) zu minimieren.

Bei einer asyptomatischen Uteruswanddehiszenz an der Stelle einer Sectionarbe kann vor einer erneuten Schwangerschaft eine operative Narbenkorrektur indiziert sein (Abb. 30.27).

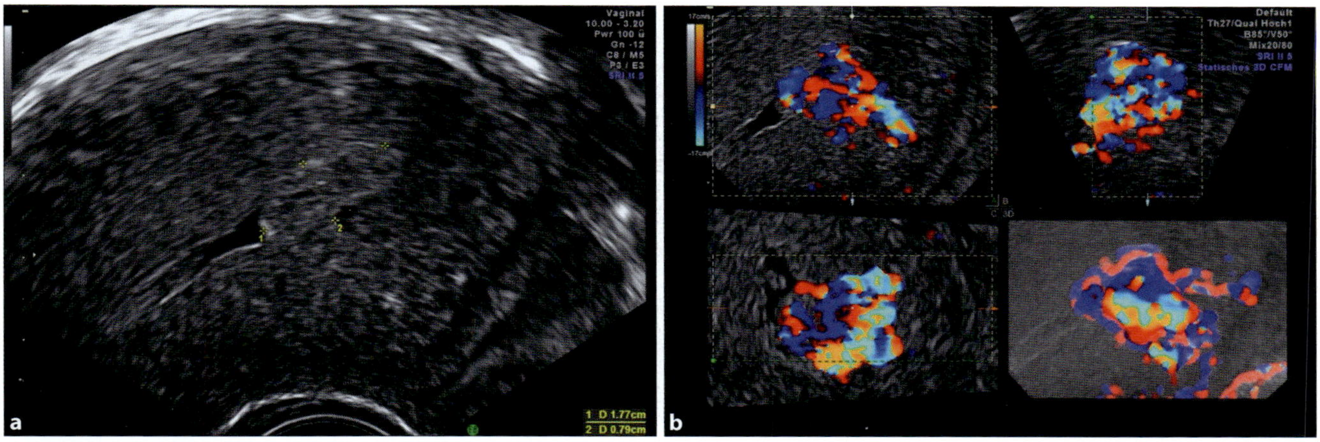

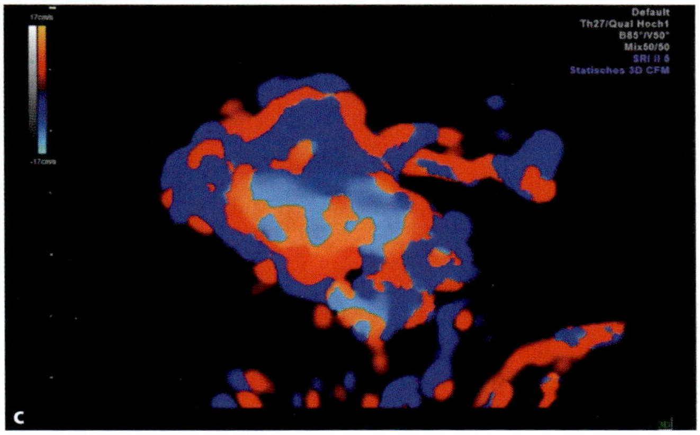

Abb. 30.15 Histologisch gesicherter Plazenta-Polyp 4 Wochen nach Spontanabort ohne Curettage 11 SSW (transvaginale Sonografie). Klinisch Dauerblutung bei negativem ß-HCG-Wert. **a** Im Fundusbereich des Cavum uteri 17×8 mm kleine Gewebeformation mit Gefäßstiel. **b** Multiplanare Darstellung mittels Farbdoppler („glass body modus"). **c** 3D-Rekonstruktion („Angio-Modus")

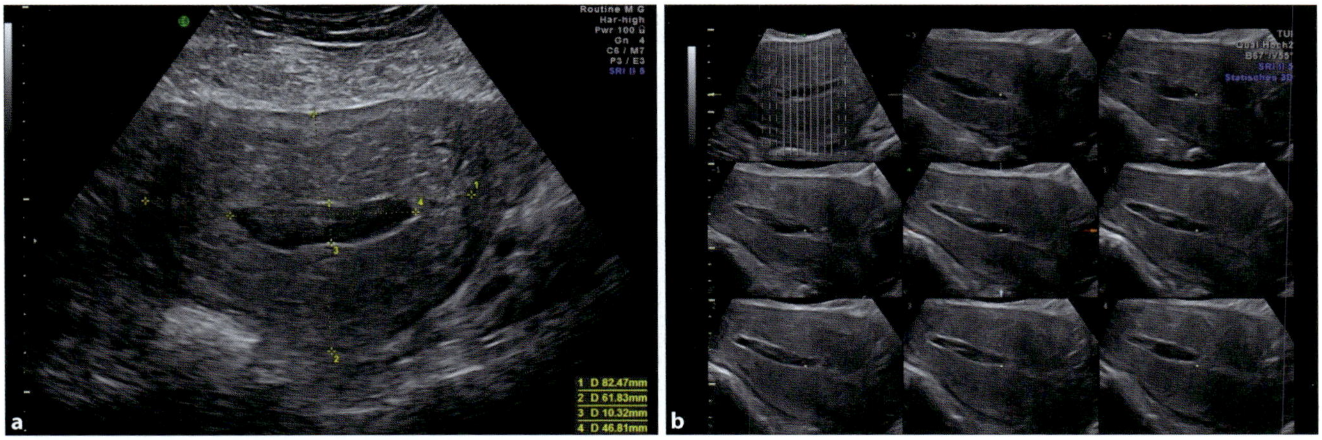

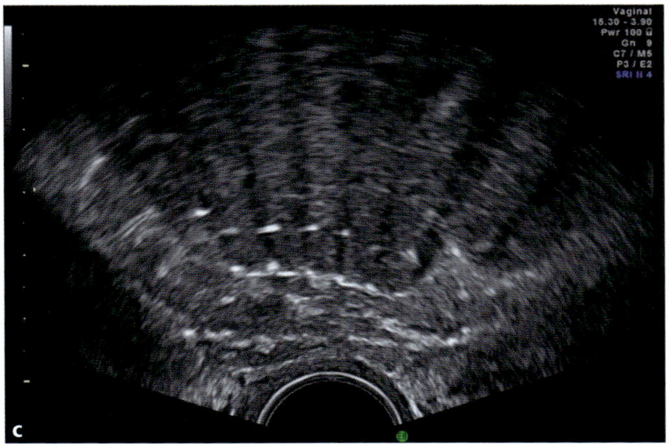

Abb. 30.16 Normaler sonografischer Befund eines Uterus eine Woche nach Sectio caesarea. **a** Transabdominale Sonografie, Transversalschnitt: Cavum durch normale, echoleere Lochien auf 10 mm aufgeweitet. **b** Uteruslängsschnitt in tomografischer Darstellung. **c** Transvaginale Sonographie, Transversalschnitt: regelrechte echogene überwendliche Nahtreihe der Uterotomie

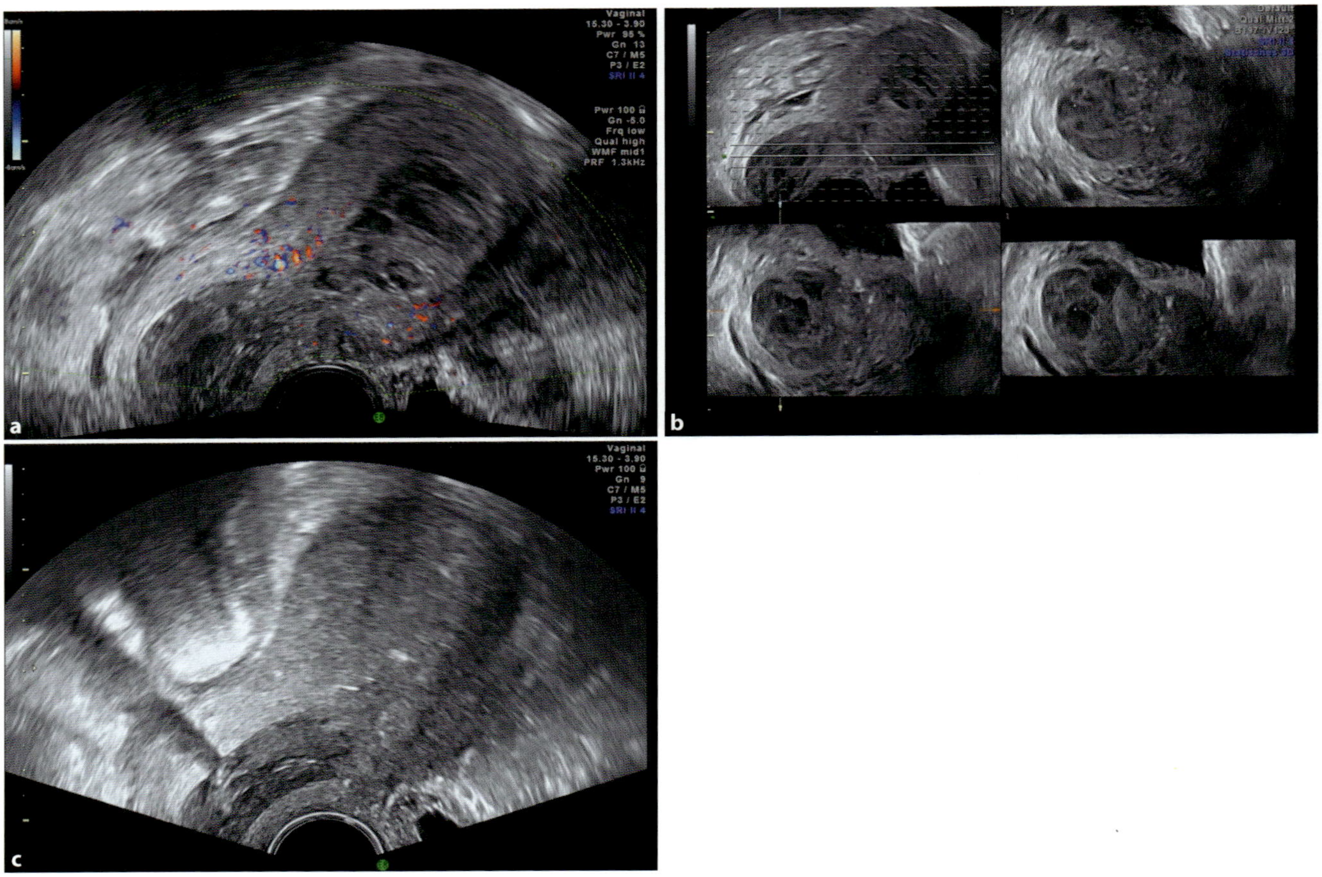

Abb. 30.17 Lochialstau (Transvaginalsonografie). Dauerschmerz eine Woche nach primärer Sectio ohne Zervixeröffnung. **a** Uterus vergrößert mit erweitertem Cavum uteri und Zervikalkanal durch inhomogene Koagel. Im Farbdoppler kein Nachweis einer Perfusion im Cavum. **b** Tomografische Darstellung der dilatierten Zervix. **c** Cavum- und partielle Zervixentleerung nach instrumenteller Dilatation des äußeren Muttermundes drei Tage später

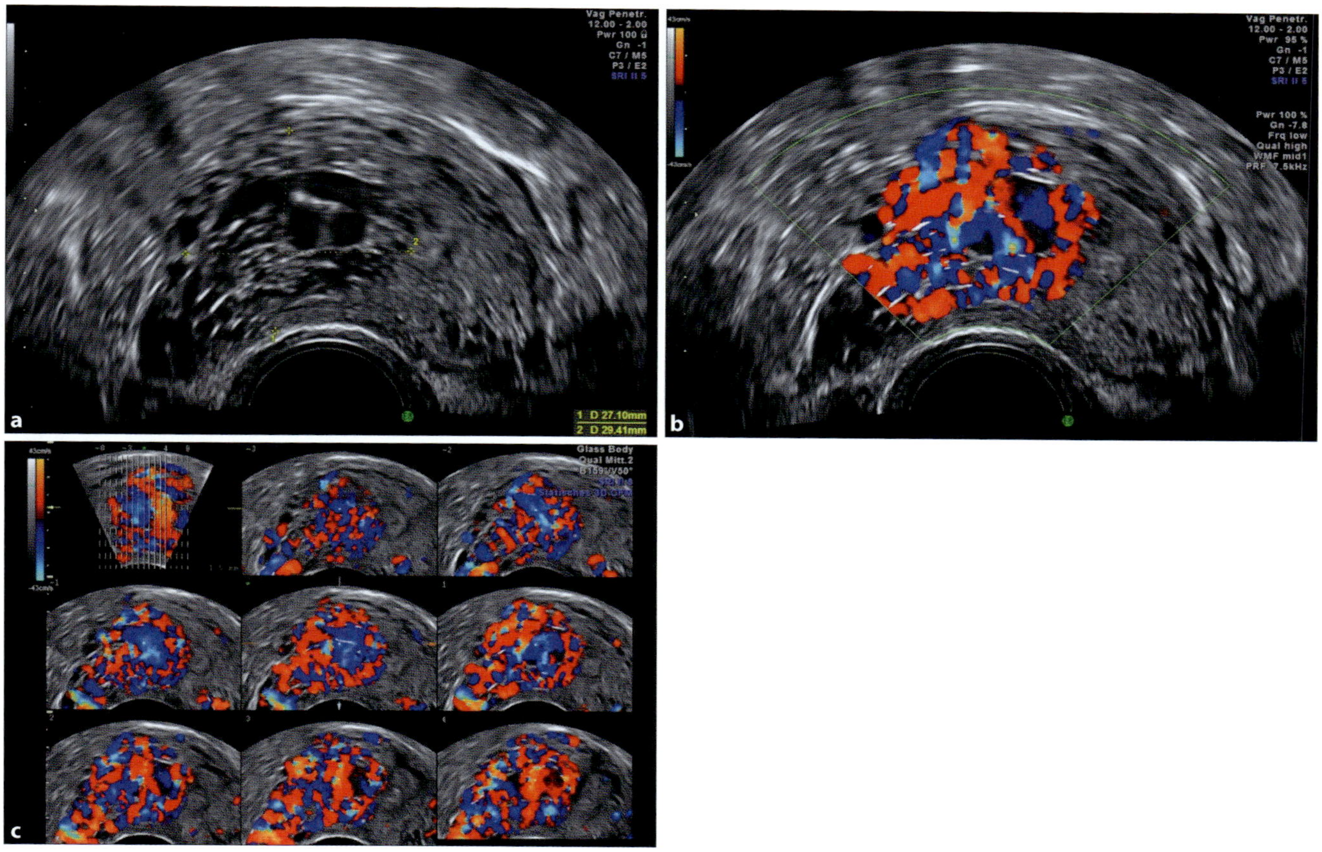

Abb. 30.18 Uterine arterio-venöse Gefäßmalformation im Myometrium, Untersuchung acht Wochen nach Spontanabort (transvaginale Sonografie). Ohne Therapie trat nach sieben Monaten erneut eine Schwangerschaft ein, die mit einer normalen Geburt endete. **a** Zystisch wirkende, echoleere myometrane Wandveränderung. **b** Die Farbdopplersonografie zeigt ein irreguläres und dichtes Gefäßkonglomerat im Myometrium mit turbulentem Fluss, typisch für eine uterine arterio-venöse Gefäßmalformation. **c** Tomografische Darstellung, (paralleler Schnitte zu **b**)

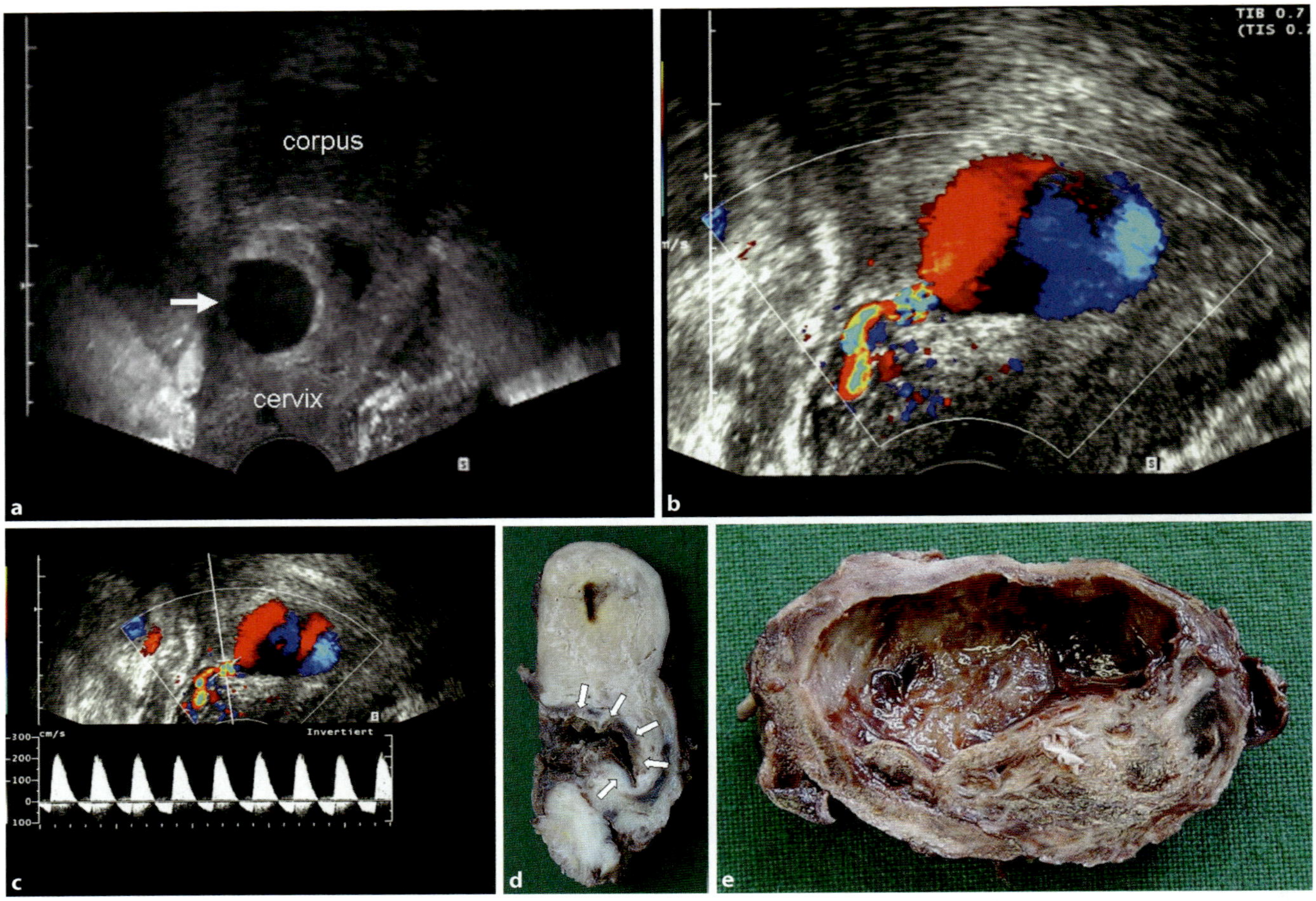

Abb. 30.19 Uterines myometranes Pseudoaneurysma mit Dauerblutung vier Wochen nach sekundärer Sectio. **a** Uterus gestreckt mit echoleerer Formation in der Uterushinterwand am isthmozervikalen Übergang **b** Farbdopplersonografie des Pseudoaneurysmas mit turbulentem Blutfluss bei sonst regelrechter Uterusinvolution. **c** pw-Doppler mit Nachweis einer hohen Flussgeschwindigkeit (2 m/s). **d,e** Hysterektomiepräparat längs und quer mit Darstellung des Pseudoaneurysmas. (Mit freundl. Genehmigung aus Henrich et al. 2002)

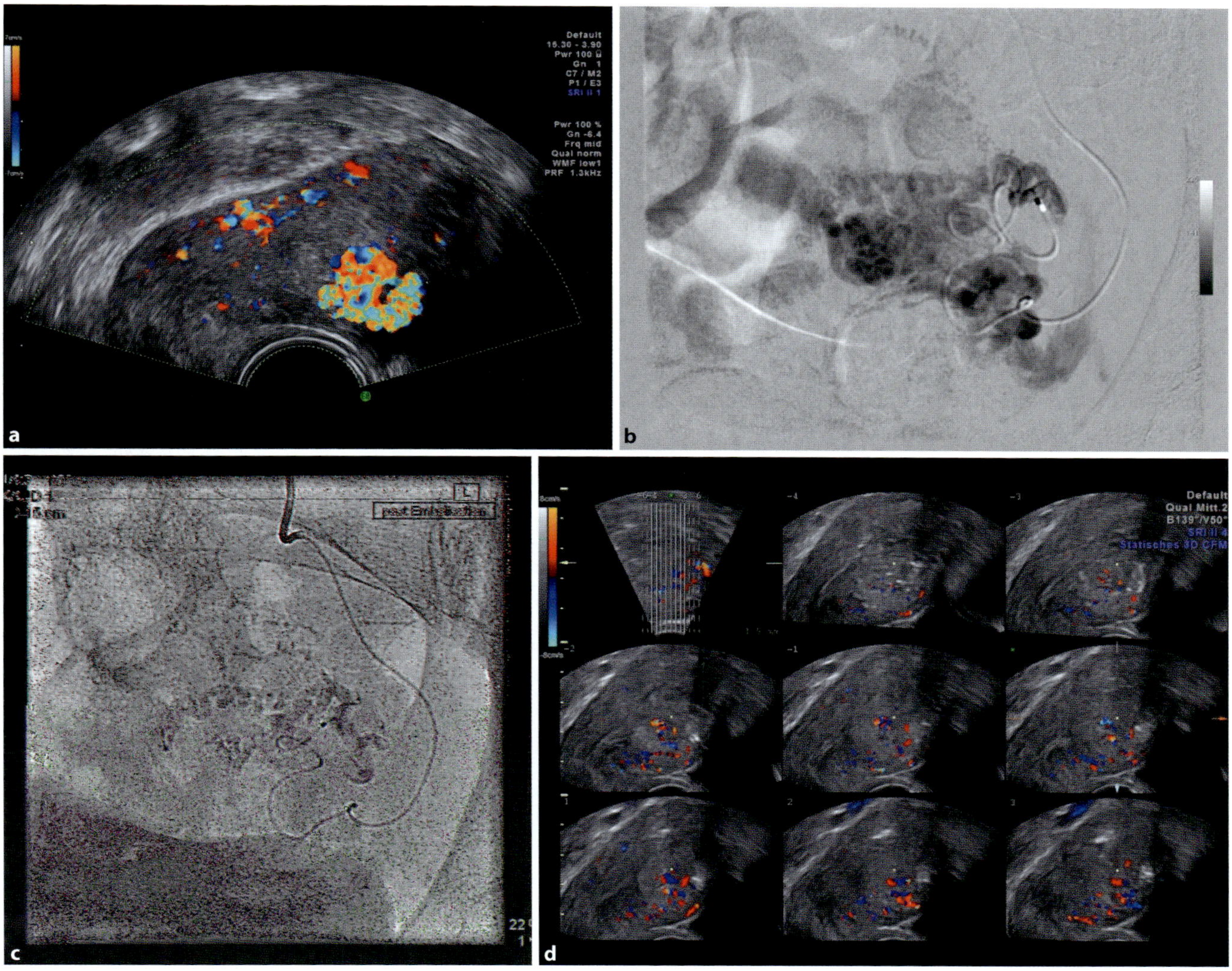

Abb. 30.20 Arterio-venöse Gefäßmalformation der Uterusvorderwand mit vaginaler Dauerblutung vier Wochen nach Spontangeburt. **a** Sagittalschnitt ohne Nachweis von Plazentarest, aber mit von der linken A. uterina ausgehender AV-Malformation **b,c** Radiologische Kontrastmitteldarstellung der AV-Malformation vor (**b**) und nach (**c**) selektiver A.-uterina-Embolisation. **d** Transvaginalsonografische Kontrolle am Tag nach der Embolisation. Nur noch minimaler Blutfluss im Bereich der embolisierten Gefäßmalformation, Sistieren der Dauerblutung

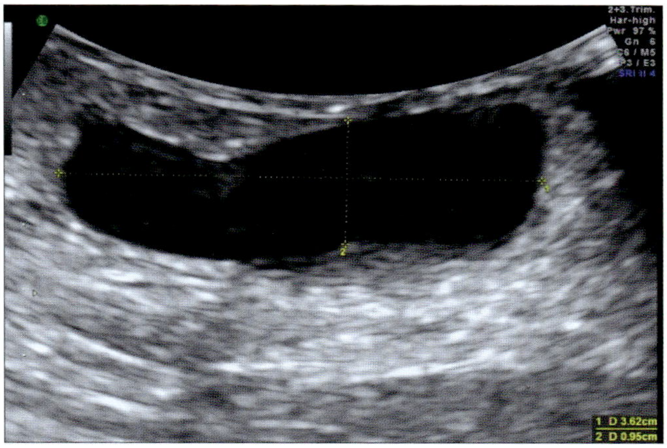

Abb. 30.21 Subkutanes echoleeres, scharf abgrenzbares und für eine Punktion geeignetes Bauchdeckenserom zehn Tage nach primärer Sectio

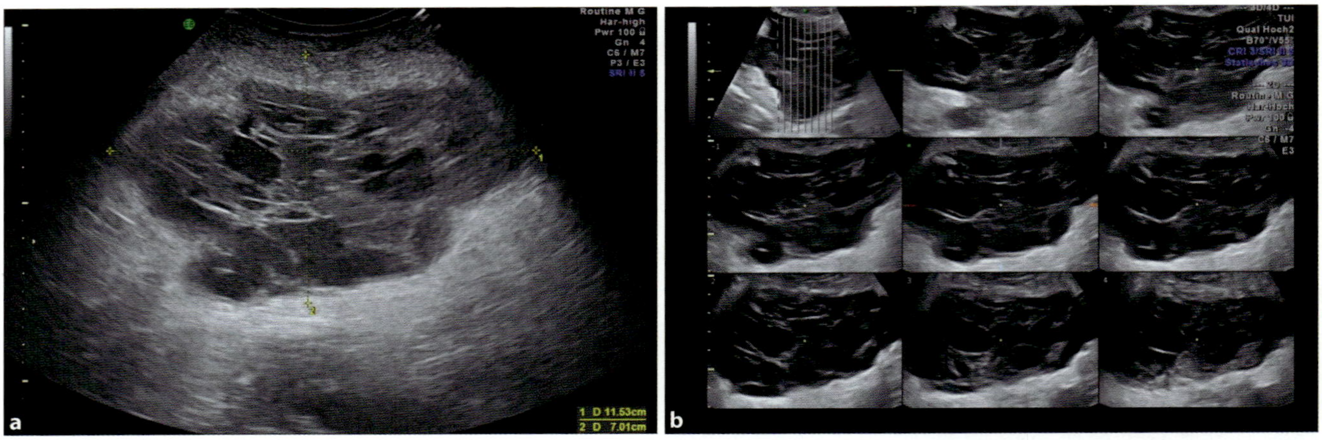

Abb. 30.22 Subfasziales infiziertes Bauchdeckenhämatom bei HIV-positiver Patientin 12 Tage nach primärer Sectio. **a** Inhomoges, unscharf begrenztes und für eine Punktion ungeeignetes Hämatom. **b** Tomografische Darstellung

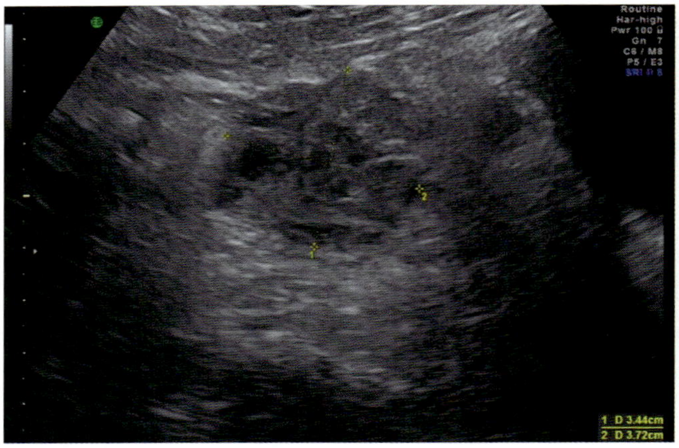

Abb. 30.23 Symptomloses, klinisch irrelevantes, intraabdominales Hämatom nach peripartaler Hysterektomie wegen Placenta percreta

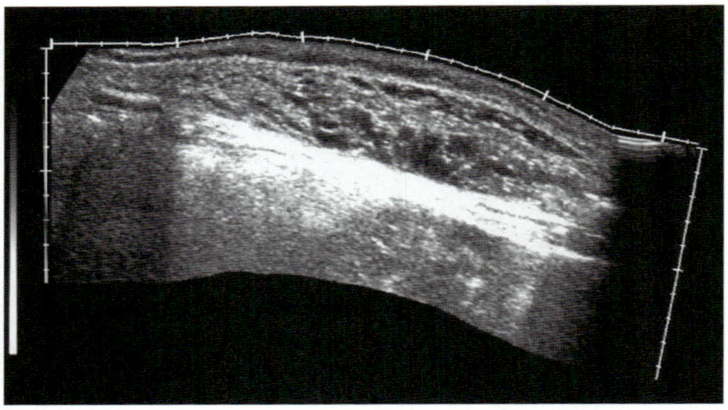

Abb. 30.24 Bauchdeckenanasarka nach zunächst unerkannter Blasendachläsion bei primärer Sectio. Zusätzlich kam es zu einem urinösen Aszites und Pleuraerguss bei reduzierter Urinausscheidung und ansteigenden Retentionswerten durch die permanente Rückresorption des Urins

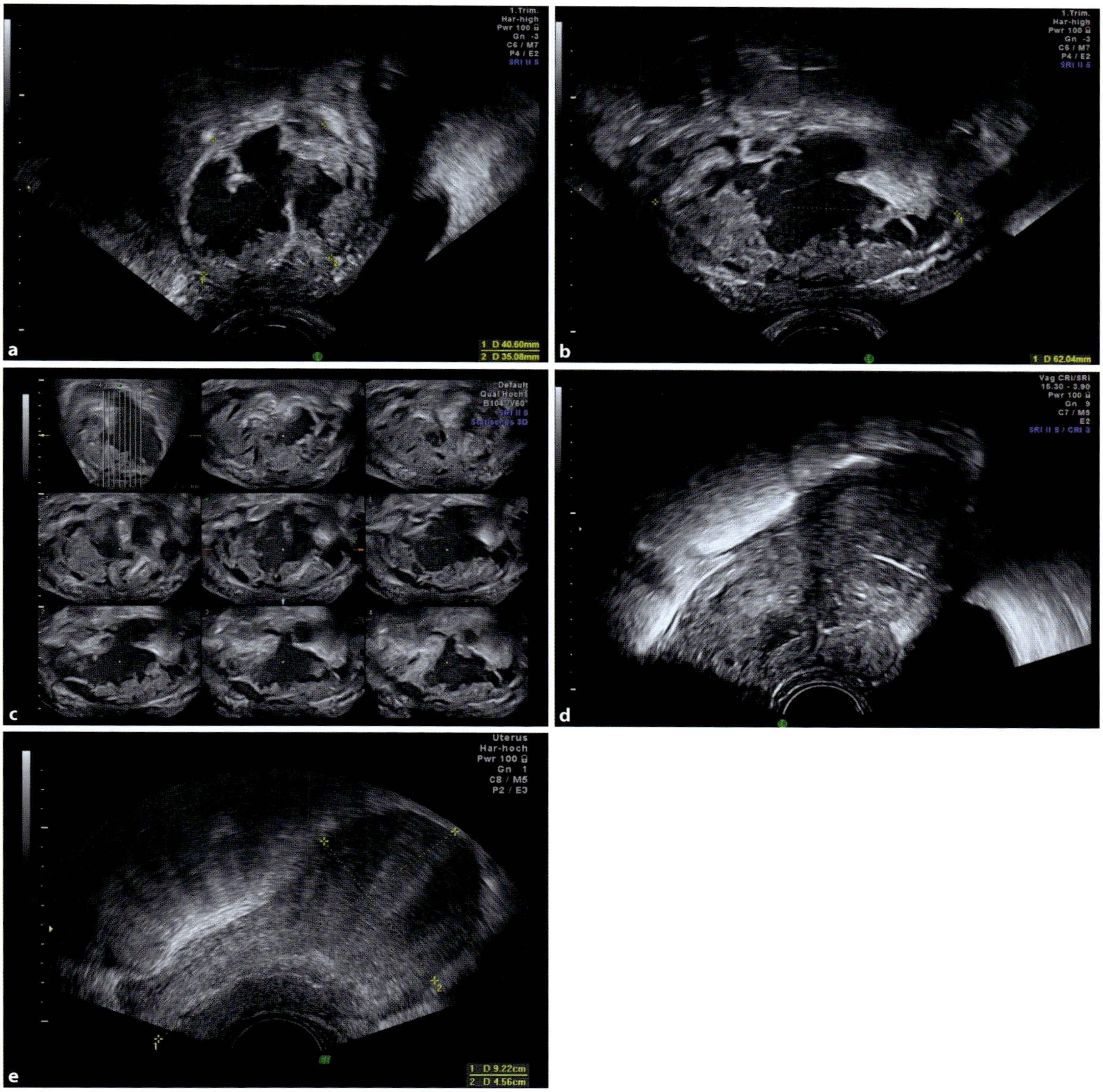

Abb. 30.25 Subvesikales Hämatom nach primärer Notsectio wegen vorzeitiger Plazentalösung während der 25 SSW. **a,b** Inhomogenes großes, teils liquides Hämatom (**a** Transvaginalsonografie Längsschnitt, **b** Transversalschnitt in wandständigen echogenen Koageln). **c** Tomografische Darstellung. **d** Partielle Spontanremission nach 4 Wochen und komplette Resorption nach 8 Wochen (**e**)

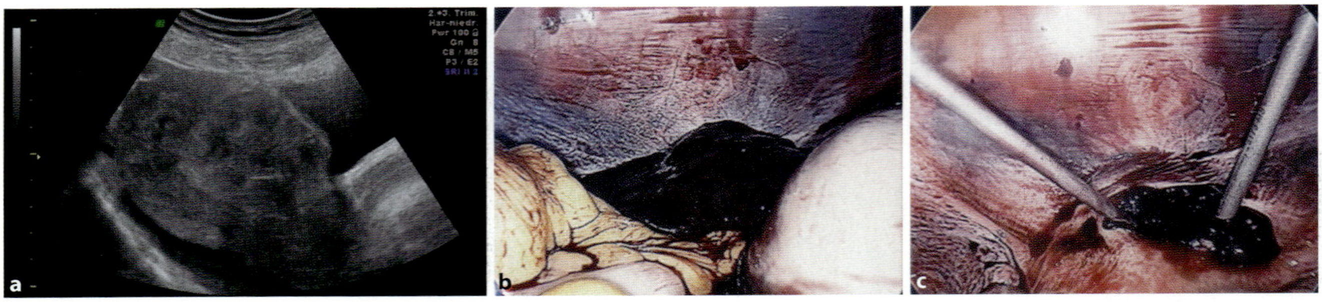

Abb. 30.26 Uterus mit Perforation nach nicht sonografisch gesteuerter Curettage (wegen eines Plazentarests, acht Wochen nach Geburt). **a** Die Uterusvorderwand ist durch ein Hämatom inhomogen, die Blasenwand wird dadurch imprimiert. **b,c** Laparoskopischer Situs. **b** Koagel oberhalb des Uterus. **c** Darstellung der Perforationsstelle (mit Koagel) an der Uterusvorderwand

30.6 Beckenboden nach Geburt

Mittels **Introitussonografie** können der **intakte Beckenboden** und die **Sphinkteranatomie** beurteilt werden. Innerer und äußerer Sphinkter und der Levator lassen sich nicht nur statisch, sondern auch dynamisch (bei Anspannen und Relaxieren des Beckenbodens) untersuchen. Zum Ausschluss ausgedehnter Levatortraumen eignet sich eine translabiale 3D-Sonografie. Der Defekt, der durch partiellen Abriss der Levator-ani-Platte vom Ramus ischiadicus entsteht und auch als „Avulsion" bezeichnet wird, stellt sich sonografisch als lokale Kontinuitätsunterbrechung des Weichteilmantels bzw. der Scheidenseitenwand dar.

Im **3D-Oberflächen-Modus** oder mittels **tomografischer Darstellung** lassen sich **Levatorschäden** darstellen (Abb. 30.28). Dieses neue Einsatzgebiet der postpartalen Sonografie wird zunehmend zur frühen Diagnostik okkulter oder auch klinisch deutlicher Beckenboden- und Sphinkterschäden genutzt. Auch in der Abklärung der Intaktheit des M. sphincter ani oder bei höhergradigen perinealen Rissen mit und ohne Episiotomie vor eventueller Naht ergeben sich neue diagnostische Möglichkeiten (Henrich et al. 2008, Valsky et al. 2012).

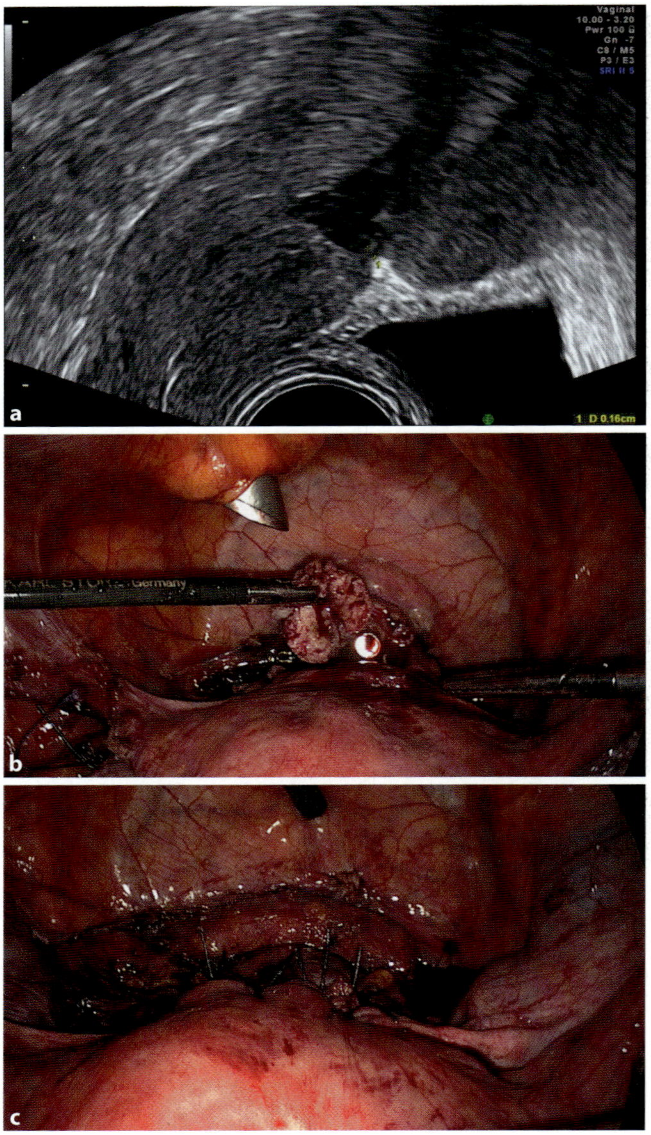

Abb. 30.27 Dehiszente Sectionarbe vier Jahre nach Schnittentbindung vor geplanter Schwangerschaft. **a** Transvaginalsonografisches Bild des Uterus im Längsschnitt mit keilförmiger Narbe im isthmozervikalen Übergang und hauchdünner Narbendicke. **b,c** Laparoskopischer Situs während der Exzision des Narbengewebes (**b**) und nach Uterus-Naht (**c**). (Mit freundlicher Genehmigung von A. Schneider, Berlin)

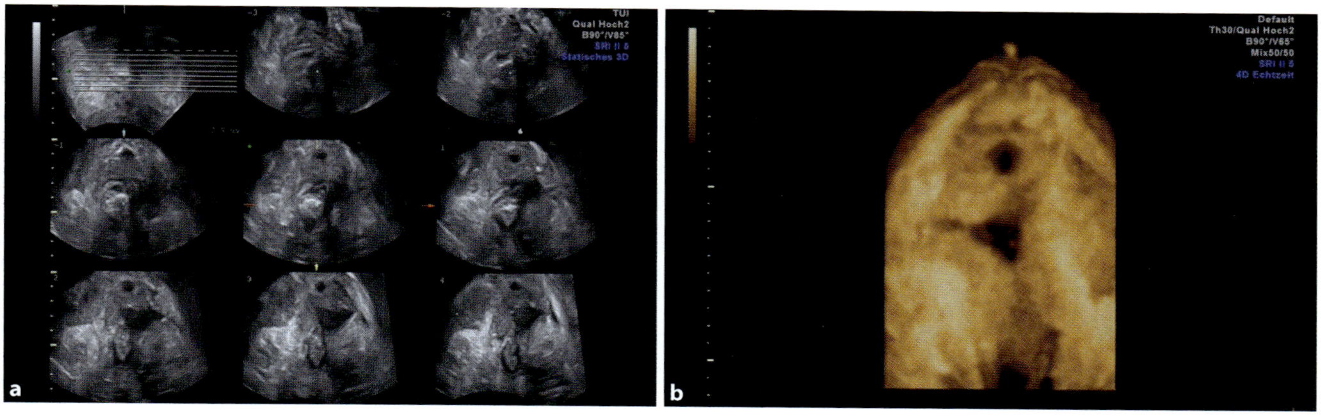

Abb. 30.28 3D-Sonografie Beckenboden und Levatortrauma. **a** Beckenboden mit Levatortrauma nach Vakuumextraktion wegen eines Geburtsstillstands in der Austreibungsperiode bei normosomem Kind. **b** „Oberflächendarstellung" („3D-Oberflächen-Rendering") mit Darstellung einer rechtsseitigem Defekt (sog. „Avulsion", partieller Abriss des M. levator ani von Schambeinbogen, dadurch unilateral fokal Senkung des muskulären Beckenbodens und Verdrängung des Hiatus urogenitalis nach links) des M. levator ani

Literatur

Amorim-Costa C, Mota R, Rebelo C et al (2011) Uterine compression sutures for postpartum hemorrhage: is routine postoperative cavity evaluation needed? Acta Obstet Gynecol Scand 90(7):701–706

Benito CW, Guzman ER, Vintzileos AM (1996) The use of ultrasonography in the labor and delivery suite. Clin Perinatol 23(1):117–139

Cosmi E, Saccardi C, Litta P et al (2010) Transvaginal ultrasound and sonohysterography for assessment of postpartum residual trophoblastic tissue. Int J Gynaecol Obstet 110(3):262–264

Diemert A, Ortmeyer G, Hollwitz B et al (2012) The combination of intrauterine balloon tamponade and the B-Lynch procedure for the treatment of severe postpartum hemorrhage. Am J Obstet Gynecol 206(1):65

Henrich W, Fuchs I, Luttkus A et al (2002) Pseudoaneurysm of the uterine artery after cesarean delivery: sonographic diagnosis and treatment. J Ultrasound Med 21(12):1431–1434

Henrich W, Surbek D, Kainer F et al (2008) Diagnosis and treatment of peripartum bleeding. J Perinat Med 36(6):467–478

Herman A (2000) Complicated third stage of labor: time to switch on the scanner. Ultrasound Obstet Gynecol 15(2):89–95

Kamaya A, Petrovitch I, Chen B et al (2009) Retained products of conception: spectrum of color Doppler findings. J Ultrasound Med 28(8):1031–1041

Krapp M, Axt-Fliedner R, Berg C et al (2007) Clinical application of grey scale and colour Doppler sonography during abnormal third stage of labour. Ultraschall Med 28(1):63–66

Krapp M, Baschat AA, Hankeln M et al (2000) Gray scale and color Doppler sonography in the third stage of labor for early detection of failed placental separation. Ultrasound Obstet Gynecol 15(2):138–142

Krapp M, Katalinic A, Smrcek J et al (2003) Study of the third stage of labor by color Doppler sonography. Arch Gynecol Obstet 267(4):202–204

Malvasi A, Tinelli A, Tinelli R et al (2007) The post-cesarean section symptomatic bladder flap hematoma: a modern reappraisal. J Matern Fetal Neona 20(10):709–714

Sanguin S, Lanta-Delmas S, Le Blanche A et al (2011) Uterine arteriovenous malformations: diagnosis and treatment in 2011. Gynecol Obstet Fertil 39(12):722–727

Sherer DM, Abulafia O, Anyaegbunam AM (1998) Intra- and early postpartum ultrasonography: a review. Part I. Obstet Gynecol Surv 53(2):107–116

Sherer DM, Abulafia O, Anyaegbunam AM (1998) Intra- and early postpartum ultrasonography: a review. Part II. Obstet Gynecol Surv 53(3):181–190

Valsky V, Cohen SM, Lipschuetz M et al (2012) Three-dimensional transperineal ultrasound findings associated with anal incontinence after intrapartum sphincter tears in primiparous women. Ultrasound Obstet Gynecol 39:83–90

Vintzileos AM, Chavez MR, Kinzler WL (2010) Use of ultrasound in the labor and delivery. J Matern Fetal Neona 23(6):469–475

Gynäkologischer Ultraschall

Uterus

M. Hoopmann, W. Dürr, T. Van den Bosch, D. Timmerman, C. Brezinka

U. Gembruch, K. Hecher, H. Steiner (Hrsg.), *Ultraschalldiagnostik in Geburtshilfe und Gynäkologie*,
DOI 10.1007/978-3-642-29633-8_31, © Springer-Verlag Berlin Heidelberg 2013

31.1 Einleitung

M. Hoopmann, W. Dürr

Die sonografische Untersuchung des weiblichen Beckens hat sich in den letzten Jahrzehnten deutlich weiterentwickelt und neue Einsatzgebiete erschlossen. Ausschlaggebend war die enorme Weiterentwicklung der Gerätetechnik, die in den letzten Jahren zu einer erheblichen Verbesserung der Bildqualität und zur Entwicklung komplementärer Techniken (Farbdoppler-, Doppler-, 3D-/4D-Sonografie und Hysterokontrastsonografie) geführt hat und die Qualität der sonografischen Diagnostik deutlich verbesserte.

Genutzt wird die Ultraschalldiagnostik in ambulanten wie stationären gynäkologischen Bereichen bei allen symptomatischen gynäkologischen Patientinnen, aber auch bei allen Patientinnen mit auffälligen oder unklaren Tastbefunden und vielfach auch zur Komplettierung einer gynäkologischen Routineuntersuchung.

31

Die sonografische Untersuchung des Uterus beinhaltet eine detaillierte Beurteilung der morphologischen Kriterien von Myometrium und Endometrium. Diese beiden funktionellen Hauptkomponenten des Uterus weisen ein sehr unterschiedliches Schallverhalten auf, sodass sie leicht differenziert werden können. Insbesondere die weitreichende Verfügbarkeit, die fehlende Strahlenbelastung und die moderaten Kosten machen den Ultraschall zur Screeningmethode der Wahl.

Die Hauptaufgabe des Uterus liegt im Austragen einer Schwangerschaft, sowohl in der komplexen Bereitstellung eines Einnistungsortes und Mitaufbau einer Plazenta als auch in der mechanischen Kraft der Geburt. Folglich beinhaltet die Untersuchung des nicht-graviden Uterus im gebärfähigen Alter die Suche nach uterinen Faktoren einer eventuellen Sterilität und Fertilität. Funktionelle zyklische Veränderungen des Endometriums können beurteilt werden. Uterusfehlbildungen oder Myome sollten frühzeitig detektiert und beurteilt werden. Die Lagekontrolle eines intrauterinen Pessars stellt eine tägliche, sonografische Aufgabe für den Gynäkologen dar. Ein weiteres großes Feld ist die Diagnostik im Rahmen von Blutungsstörungen. Nicht zuletzt die Detektion und Differenzierung von Pathologien des Endometriums wie Hyperplasien, Polypen, aber auch Karzinome gehören in den Aufgabenbereich der transvaginalen Sonografie.

31.2 Normalbefund

M. Hoophmann, W. Dürr

31.2.1 Anatomie

In seiner anatomischen Form ähnelt der Uterus einer auf den Kopf gestellten Birne. Der **Corpus uteri** setzt sich in den kuppenförmigen Fundus uteri fort, der bei der geschlechtreifen Frau über die Tubenmündungen ragt. Die **Cervix uteri** nimmt beim nicht-graviden Uterus ungefähr ein Drittel der Gesamtlänge ein. Die Portio, als der in die Vagina hineinragende und von Scheidenepithel überkleidete Anteil, ist etwa 1 cm lang. Der supravaginale Anteil der Zervix ist von subperitonealem Bindegewebe eingeschlossen und in diesem verankert. Mechanisch stellt er hier eine Art Schlussstein in der gewölbeartigen Struktur des Beckenbodens dar.

> **Bei einer Nullipara im gebärfähigen Alter beträgt die normale Länge etwa 7 cm. Die durchschnittliche anterior-posteriore Dicke liegt bei 3 cm, die Breite bei 4 cm (Bernaschek et al. 1984) (◘ Abb. 31.1).**

In der Kindheit zeigt sich ein lineares Wachstum zwischen dem 2. bis 14. Lebensjahr, sodass zum Beginn der Pubertät eine durchschnittliche Größe von 4×1,2×1,6 cm zu erwarten ist. Nach Austragen von Schwangerschaften kommt es zu einer Vergrößerung des Uterus um etwa 2 cm in alle 3 Dimensionen. In der Postmenopause kommt es hingegen zu einer Atrophie mit durchschnittlichen Werten von 4,5×1,5×2 cm. Diese Atrophie betrifft allerdings überwiegend den Corpus uteri, sodass die Zervix im Gegensatz zum juvenilen Uterus relativ groß erscheint.

Das **Cavum uteri** ist spaltförmig und hat in Fundus und Corpus die Gestalt eines auf die Spitze gestellten, frontal ausgerichteten Dreiecks. An den kranialen Ecken dieses Dreiecks münden die Tuben, am unteren Ende befindet sich das Lumen des Isthmus. Der kaudal folgende **Zervixkanal** ist spindelförmig erweitert (◘ Abb. 31.2).

In die anatomische Beschreibung gehört stets auch eine Beschreibung der **Lage** und **Beweglichkeit des Uterus**. Hierbei muss zwischen der Stellung des Corpus zur Zervix zueinander und der Stellung des Uterus im kleinen Becken insgesamt unterschieden werden. Die häufigste Form ist die kombinierte Anteversion und Anteflektion, bei der die Uterusvorderwand sich auf das Harnblasendach legt. Weiterhin kann eine Rechts-Links-Verlagerung aus der Medianebene auftreten, welche als **Dextro-** oder **Sinistropositio** zu beschreiben wäre.

Wichtiger noch als die reine Größen- und Lagebeschreibung, welche bereits im Rahmen einer Palpation orientierend erfasst werden kann, ist die Beurteilung der äußeren Grenzen, der inneren Schichten, insbesondere des Endometriums und des Cavums.

Das **Myometrium** stellt sich für gewöhnlich homogen und relativ echoarm dar. Das Myometrium besteht aus gebündelten glattmusklären Muskelfasern mit eingestreutem Drüsengewebe, Blutgefäßen, Lymphbahnen und Nerven. Die inneren Muskelfasern, welche sich embryologisch früher entwickelt haben, weisen im Gegensatz zu den äußeren Schichten eine überwiegend zirkuläre Orientierung auf (Wetzstein u. Renn 1970).

Zentral ist der echoreiche **Endometriumreflex** aus einem einschichtigen Zylinderepithel mit tubulösen Drüsen abzugrenzen. Die zyklischen Veränderungen des Endometriums der prämenopausalen Frau sind bereits früh sonografisch beschrieben und differenziert worden (Matjevic u. Grgic 2005). Auf die funktionelle Endometriumbeurteilung wird im ► Kap. 34 Reproduktionsmedizin detaillierter eingegangen.

Tipp

Während man früher von einem direkten Aufliegen der Lamina basalis des Endometriums auf dem Myometrium ausging, so rückt in den letzten Jahren zusehends eine funtionell bedeutsame Übergangszone in den Mittelpunkt des Interesses.

Diese sonografisch als glatte hypoechogen abgrenzbare innerste Schicht des Myometriums („Halo") wird als **Endometrial-Myometrial-Junction (EMJ)** bezeichnet (Naftalin u. Jurkovic 2009, Kunz et al. 2000) (▣ Abb. 31.3). Es gibt diesbezüglich leider eine große Bandbreite an Namensgebungen wie beispielsweise uterine junktionale Zone (Fusi et al. 2006), subendometriales Myometrium (Lyons et al. 1991) oder Archimetra (Leyendecker et al. 1998). Histologisch konnte hier eine dichtere Packung der Muskelbündel und erhöhte Gefäßdichte festgestellt werden (Tetlow et al. 1999). Die meisten Organe mit Schleimhautauskleidung, wie z. B. Darm oder Bronchien weisen eine vergleichbare histologisch differenzierbare submuköse Grenzschicht auf, deren Hauptzweck im Schutz der umgebenden Gewebeschichten vor einer Invasion der Schleimhautzellen gesehen wird. Im Falle des Uterus wird weiterhin eine Modulation der inneren uterinen Peristaltik im Zusammenhang mit Spermientransport und embryonaler Implantation angenommen (Kunz et al. 1996, Ijland et al. 1996).

31.2.2 Sonografische Methodik

Die transvaginale Ultraschalluntersuchung hat in der Beurteilung des Uterus den höchsten Stellenwert unter den bildgebenden Verfahren. Dies begründet sich in der Möglichkeit hochfrequente Schallköpfe aufgrund der geringen erforderlichen Eindringtiefe einsetzen zu können (in der Regel mechanische oder elektronische Sektorschallköpfe mit mindestens 5–10 MHz). Der Sektorwinkel sollte auf mindestens 100° eingestellt sein. Alternativ ist insbesondere bei vaginalen Stenosen oder Virgo intacta eine transabdominale Diagnostik mit elektronischen Curved-array- oder Sektorschallköpfen oder mechanischen Sektorsonden mit einer Frequenz zwischen 3,5 und 7,5 MHz zu verwenden.

Die **transvaginale Untersuchung** wird mit leerer, allenfalls leicht gefüllter Harnblase in Steinschnittlage auf dem gynäkologischen Stuhl oder auf der Untersuchungsliege durchgeführt. Die Sonden sind mit einem gelgefüllten Kondom zu verwenden.

Bei **transabdominalen Untersuchungen** kann eine gefüllte Harnblase die Untersuchung erleichtern, ist jedoch nicht obligat.

Im Sinne der sonografischen Basisbeurteilung gemäß aktueller Empfehlung der Deutschen Gesellschaft für Ultraschall in der Medizin (DEGUM) sollte **stets das Corpus uteri und die doppelte Endometriumhöhe im Sagittalschnitt** dokumentiert und in Abhängigkeit von Zyklusphase, Alter oder Medikation beurteilt werden (Grab et al. 2011). Hier sei betont, dass darüber hinaus auch die Querschnittdarstellung des Uterus stets hinzugezogen werden sollte, da zahlreiche Pathologien wie Uterusfehlbildungen oder lateral gelegene submuköse Myome im rein mediosagittalen Schnitt entgehen können.

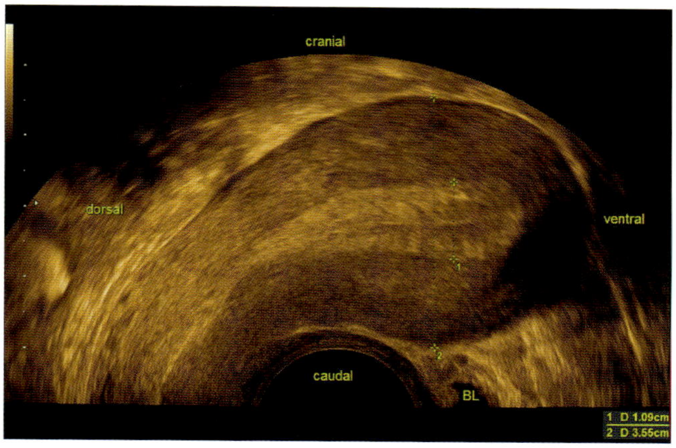

▣ **Abb. 31.1** Transvaginaler Normalbefund mit standardisierter Vermessung der Endometriumdicke und des anterio-posterioren Durchmessers des Uterus (Mit freundlicher Genehmigung aus Dürr 2012)

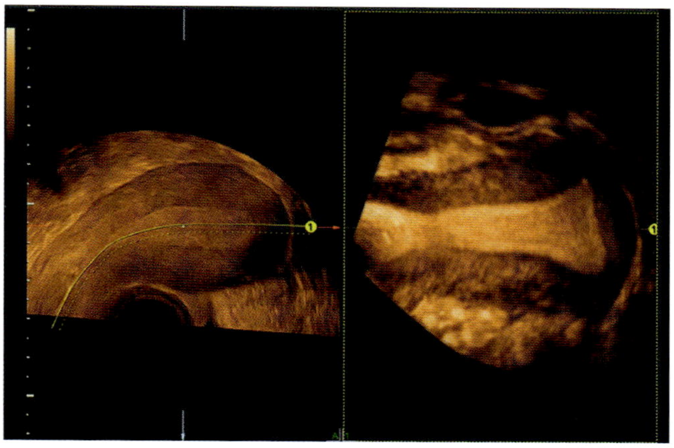

▣ **Abb. 31.2** Darstellung des dreieckigen Cavum uteri samt Zervikalkanal mittels 3D-Sonografie (Omniview-Technik). (Mit freundlicher Genehmigung aus Dürr 2012)

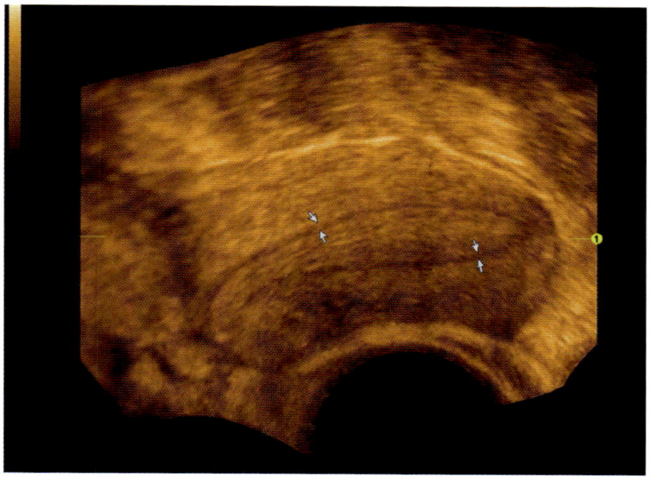

▣ **Abb. 31.3** Darstellung der Endometrial-Myometrial-Junction (EMJ). (Mit freundlicher Genehmigung aus Dürr 2012)

Bezüglich der **Abbildungsorientierung** gibt es international keinen verbindlichen Konsens. In den deutschsprachigen Empfehlungen findet sich bevorzugt eine Darstellung, bei der die Blase und der Fundus des antevertierten und -flektierten Uterus im rechten Bildanteil und die Zervix im unteren Anteil dargestellt werden.

Gefunden werden sollen

- eventuelle Abweichungen von der typischen Form und Lage,
- Strukturauffälligkeiten im Myometrium und
- Dysproportionen zwischen Zervix und Corpus.

Das Endometrium ist auf seine Struktur, Höhe und Begrenzung zu beurteilen. Die Messung der **Endometriumdicke** gehört zu den obligaten Messungen im Rahmen der Routinediagnostik. Es handelt sich dabei um die Messung des Maximums in der Sagittalebene und beinhaltet beide Endometriumschichten (doppelte Endometriumdicke). Die Messkreuze sollten hierbei an den zwei gegenüberliegenden Punkten des endometrial-myometrialen Überganges in einem adäquat vergrößerten Bild gesetzt werden, an denen der Abstand senkrecht zu endometrialen Mittellinie am dicksten erscheint (Abb. 31.1).

Es sollen weiterhin **intrakavitäre Auffälligkeiten**, wie z. B. eine Sero-/Hämatometra, submuköse Myome oder Endometriumpolypen, detektiert werden. Im Falle eines liegenden IUP ist dessen Lage zu kontrollieren.

Bei unklaren oder auffälligen Befunden im Rahmen der Basisdiagnostik sollte eine **weiterführende gynäkologische Ultraschalldiagnostik** veranlasst werden. Die Untersuchungen erfordern neben einer hochwertigen Geräteausstattung eingehende Kenntnisse und Erfahrungen des Untersuchers entsprechend nachfolgender erweiterter Qualitätskriterien. Neben der konventionellen zweidimensionalen B-Bild-Diagnostik sind bei der weiterführenden Diagnostik die folgenden sonografischen Verfahren in Abhängigkeit von der Indikationsstellung hilfreich und sollten bei Bedarf zur Verfügung stehen:

- Dopplersonografie mit Einsatz von Farbkodierung, Power-Doppler und Pulsed-wave-Dopppler
- 3D-Sonografie
- Hysterokontrastsonografie

Wenn die Farbdopplersonografie und/oder der Power-Doppler eingesetzt werden, sollten die in der folgenden Übersicht aufgeführten Einstellungen gewählt werden. Die Box sollte das Endometrium mit dem umgebenden Myometrium einschließen. Vergrößerung und Einstellungen müssen eine maximale Sensitivität für den Blutfluss gewährleisten:

Empfohlene Einstellungen bei Einsatz von Farbdoppler oder Power-Doppler

- Frequenz mindestens 5,0 MHz
- Pulsrepetitionsfrequenz 0,3–0,9 kHz
- Wandfilter 30–50 Hz
- Gain des Power-Dopplers reduzieren bis Farbartefakte verschwinden

Im Normalfall zeigt sich die Vaskularisierung des Endometriums als gleichmäßig, ohne dass dominante Gefäße oder spezifische Muster auftreten. Auffallend **dominante Gefäße** durchdringen die EMJ. Sie können als einzelnes Gefäß imponieren oder sich verschiedengradig geordnet aufzweigen. Bei mehreren dominanten Gefäßen sollte unterschieden werden, ob diese von einem Focus ausgehen oder multifokalen Urspungs sind. An Mustern können beispielsweise versprengtes Auftreten von Dopplersignalen oder zirkuläre Anordnungen auffallen (Leone et al. 2010).

31.3 Pathologie

M. Hoopmann, W. Dürr

31.3.1 Uterine Fehlbildungen

Je nach Selektion des untersuchten Kollektivs und verwendeter Methodik variieren die Angaben zur **Prävalenz** von genitalen Fehlbildungen erheblich zwischen etwa 0,2–0,4 % in der allgemeinen Bevölkerung und 3–13 % bei Sterilität/Infertilität (Gupta 1998, Rozewicki 1992). Frauen mit uterinen Fehlbildungen weisen eine signifikant höhere Abortrate und Neigung zur Frühgeburtlichkeit auf.

Aufgrund der embryologischen Prozesse sind uterine Fehlbildungen häufig mit vaginalen und zervikalen Anomalien sowie Fehlbildungen der Adnexe und des Harntraktes assoziiert.

Fehlbildungen des inneren Genitals sind in der Regel im Kindesalter klinisch inapparent und werden mit dem Einsetzen der Menarche, der sexuellen Aktivität oder dem Wunsch nach einer Schwangerschaft symptomatisch.

Für die prognostische Einschätzung und Therapieplanung ist eine exakte Befundbeschreibung und Klassifikation von größter Wichtigkeit. Der klinische Alltag zeigt diesbezüglich häufig eine inkonsequente Informationsweitergabe und inkorrekte Nomenklatur.

Die am häufigsten angewandte Klassifikation ist die der „American Feritility Society" (AFS 1988) (Abb. 31.4). Die **AFS-Klassifikation** ist zwar übersichtlich und einfach, aber weist in der Handhabung gelegentlich Probleme auf. Die Zuordnung zu den sieben Fehlbildungsgruppen ist nicht immer eindeutig, insbesondere bei komplexeren genitalen Fehlbildungen. Weiterhin kommen vaginale und assoziierte Fehlbildungen anderer Organe kaum zur Geltung. Aus diesen Erfahrungen heraus entstanden Weiterentwicklungen der Klassifikation. Hierbei hat sich insbesondere die **VCUAM-Klassifikation** etabliert. Diese erlaubt eine exakte und reproduzierbare anatomische Beschreibung der Fehlbildung inklusive assoziierter Malformationen (Oppelt et al. 2005) (Tab. 31.1).

Grundsätzlich sollte man sich bei der Diagnostik im Kindes- und Jugendalter auf möglichst wenig invasive Maßnahmen beschränken und eine Strahlenbelastung auf ein Minimum beschränken.

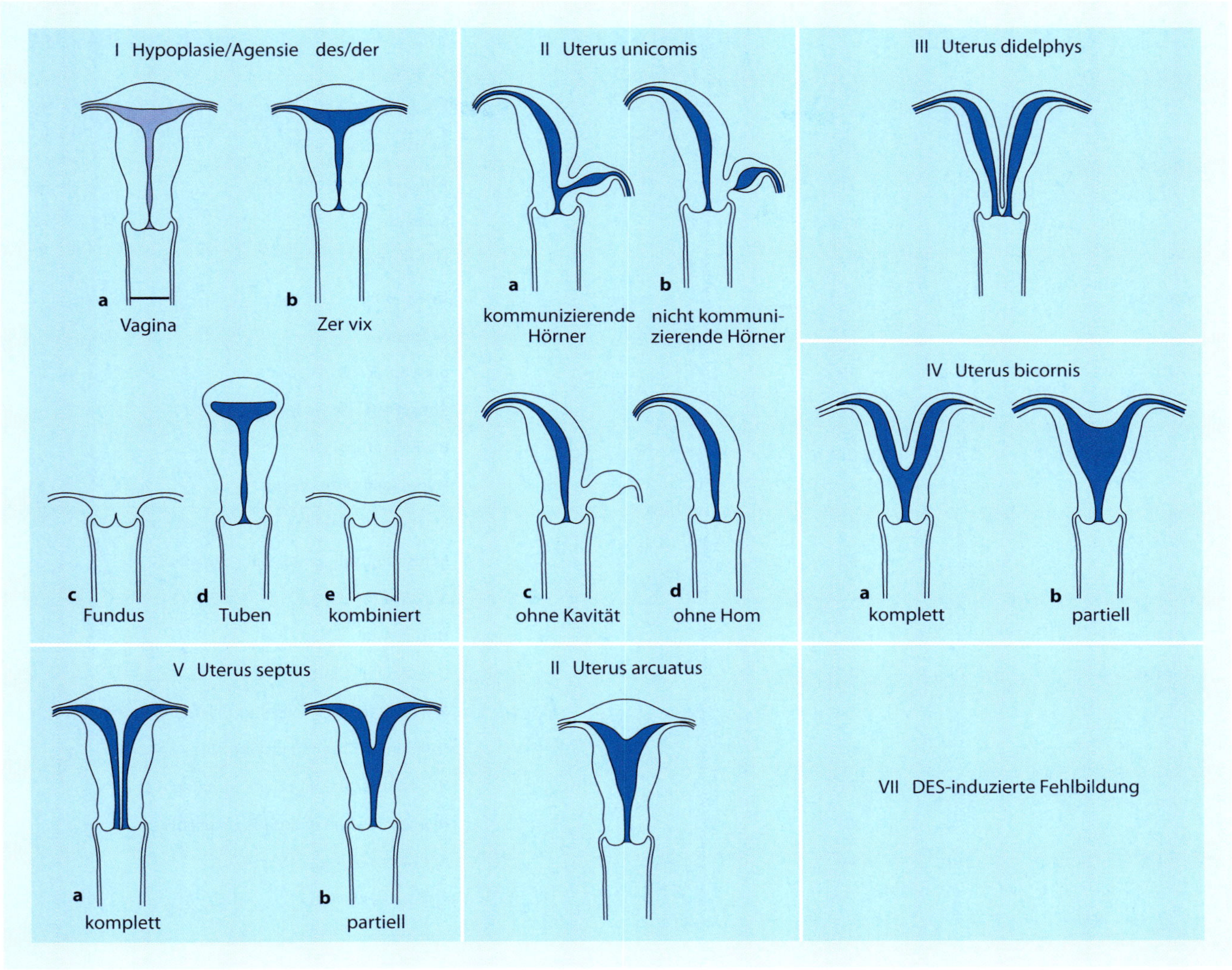

Abb. 31.4 Klassifikation von Fehldbildungen des weiblichen Genitals gemäß der „American Fertility Society". (Adaptiert aus American Fertility Society 1988)

Tab. 31.1 VCUAM-Klassifikation

Vagina (V)	0	Unauffällig
	1a	Partielle Hymenalatresie
	1b	Komplette Hymenalatresie
	2a	Inkomplettes Scheidenseptum <50 %
	2b	Komplettes Scheidenseptum/Duplex
	3	Introitusstenose
	4	Hypoplasie
	5a	Einseitige Atresie
	5b	Komplette Atresie
	S1	Sinus urogenitalis (tiefe Konfluenz)
	S2	Sinus urogenitalis (mittlere Konfluenz)
	S3	Sinus urogenitalis (hohe Konfluenz)
	C	Kloake
	+	Sonstige
	#	Unbekannt

■ Tab. 31.1 *(Fortsetzung)* VCUAM-Klassifikation

Zervix (C)	0	Unauffällig
	1	Cervix duplex
	2a	Atresie/Aplasie einseitig
	2b	Atresie/Aplasie beidseitig
	+	Sonstige
	#	Unbekannt
Uterus (U)	0	Unauffällig
	1a	Arcuatus
	1b	Subseptus <50 % des Cavum
	1c	Subseptus >50 % des Cavum
	2	Bicornis, duplex
	3	Hypoplastischer Uterus
	4a	Einseitig rudimentär oder aplastisch
	4b	Beidseitig rudimentär oder aplastisch
	+	Sonstige
	#	Unbekannt
Adnexe (A)	0	Unauffällig
	1a	Fehlbildung Tube einseitig, Ovarien unauffällig
	1b	Fehlbildung Tube beidseitig, Ovarien unauffällig
	2a	Hypoplasie/Streakgonade einseitig
	2b	Hypoplasie/Streakgonade beidseitig
	3a	Aplasie einseitig
	3b	Aplasie beidseitig
	+	Sonstige
	#	Unbekannt
Assoziierte Fehlbildungen (M)	0	Unauffällig
	R	Renales System
	S	Skelettsystem
	C	Kardiales System
	N	Neurologisches System
	+	Sonstige
	#	Unbekannt

Daher gehört die **abdominale Sonografie** neben der Inspektion zu den ersten Untersuchungsmethoden der Wahl, mit der bereits die Mehrzahl aller genitalen Fehlbildungen relativ sicher erkannt werden können (■ Abb. 31.5). Wegen der Häufigkeit assoziierter Fehlbildungen der ableitenden Harnwege sollte eine entsprechende Diagnostik (i. d. R. Nephrosonografie) implementiert werden. Narkoseuntersuchungen können erforderlich sein, sollten jedoch nur im besonderen Ausnahmefall zum Einsatz kommen.

Legen assoziierte Fehlbildungen den Verdacht auf ein genetisch-syndromales Krankheitsbild nahe, so sollte eine humangenetische Beratung und weiterführende Diagnostik veranlasst werden. Bei isolierten Fehlbildungen des Müllerschen Gangsystems ist das Risiko für genetische oder chromosomale Erkrankungen nicht erhöht. Auch der Verdacht auf hormonelle Ursachen sollte weiterführende Tests veranlassen. Insgesamt erfordert die regelhafte Betreuung von Patientinnen mit genitalen Fehlbildungen ein funktionierendes interdisziplinäres Netzwerk mit anderen Fachdisziplinen wie der Pädiatrie, der pädiatrischen Endokrinologie, der Kinderurologie und der Kinderchirurgie.

Grundsätzlich lassen sich zwei Hauptsymptome unterscheiden, die zur sonografischen Diagnostik auf Uterusfehlbildungen führen.

Zum einen kann eine **primäre Amenorrhö** das führende Leitsymptom sein.

Tipp

Die Abdominalsonografie bei gefüllter Harnblase erlaubt eine schnelle, gefahrlose, kostengünstige und nicht invasive Beurteilung des inneren Genitales ohne Strahlenbelastung.

Bei der primären Amenorrhö gilt es den Uterus als solchen zu detektieren, seine altersentsprechende Größe festzustellen und funktionstüchtiges Endometrium nachzuweisen. So sollte z. B. bei Patientinnen mit Mayer-Rokitansky-Küster-Hauser Syndrom (MRKHS) mit kompletter Vaginal- und Zervixaplasie bei rudimentären Uterushörnern eine diagnostische Laparoskopie oder ein MRT nur in Ausnahmefällen erfolgen müssen, da die Kombination der Untersuchungsmethoden Anamnese, Inspektion, rektale Palpation und abdominale Sonografie durch einen erfahrenen Untersucher in der Regel zur eindeutigen Diagnose führt (Lermann et al. 2011).

Im Rahmen von genitalen Fehlbildungen kann die Ursache der Amenorrhö entweder im Fehlen von funktionstüchtigem Endometrium oder in einer Abflussbehinderung liegen. Im letzteren Fall ist auf eine Hämatometra oder einen Hämatokolpos zu achten (Lee et al. 2001) (◘ Abb. 31.6). Insgesamt machen die uterinen und vaginalen Aplasien allerdings weniger als 5 % der Müllergang-Anomalien aus. Je ein Drittel nehmen die Septen und der Uterus bicornis ein. Je 10 % entfallen auf den Uterus arcuatus, Uterus didelphys und Uterus unicornis (Brucker et al. 2011).

Bei diesen häufigeren Entitäten ist meist die **gestörte Fertilität** mit erhöhten Abortraten das führende Leitsymptom. Die Diagnostik baut auf eine Kombination aus transvaginaler 2D-Sonografie, 3D-Sonografie, Hysterosalpingografie, MRT, Hysteroskopie und/oder Laparoskopie. Bezüglich der zu bevorzugenden Abfolge der diagnostischen Möglichkeiten herrscht bisher kein Konsens.

Der **Uterus didelphys** ist in der Regel bereits durch zweidimensionale Darstellung von 2 kompletten Uteri zu diagnostizieren. Zu achten ist insbesondere auch auf den Nachweis von 2 Zervizes. Die beiden Corpora weichen dabei meist nach lateral auseinander (◘ Abb. 31.7, ◘ Abb. 31.8). Daher sollte bei scheinbarer Lateralverschiebung eines Uterus immer auch die kontralaterale Beckenseite genau untersucht werden.

Erstes sonografisches Kriterium ist die meist auffallende Breite des Uterus. Im Querschnitt kommen fundusnah weiterhin zwei lateralisierte Endometriumzonen zur Darstellung (**Katzenaugenphänomen**, ◘ Abb. 31.9). Dies kommt in der sekretorischen Zyklusphase durch die erhöhte Endometriumdicke und -echogenität besser zur Darstellung. Die konventionelle 2D-Sonografie kann hier nur begrenzt weiterhelfen. Der Einsatz von 3D-Sonografie ist in dieser Fragestellung hilfreich, da ihr Einsatz die Rekonstruktion der Cavum-uteri-Ebene und Beurteilung der Funduskontur ermöglicht.

Die meisten Studien zeigen eine Sensitivität des 3D-Ultraschalls von mehr als 92 % und eine Gleichwertigkeit zum MRT (Bermejo et al. 2010).

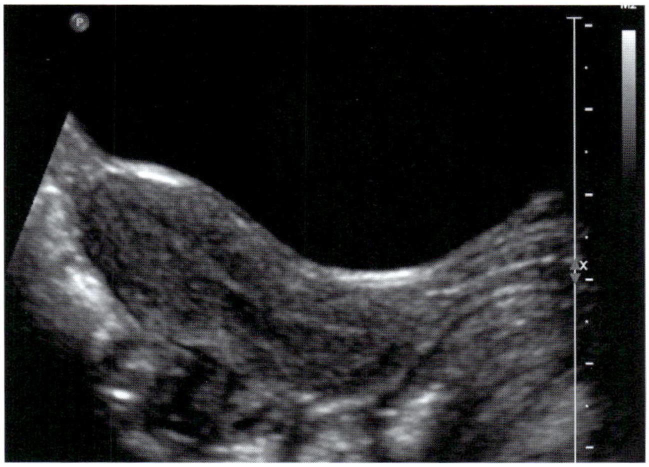

◘ **Abb. 31.5** Transabdominale Darstellung eines juvenilen Uterus bei gefüllter Blase

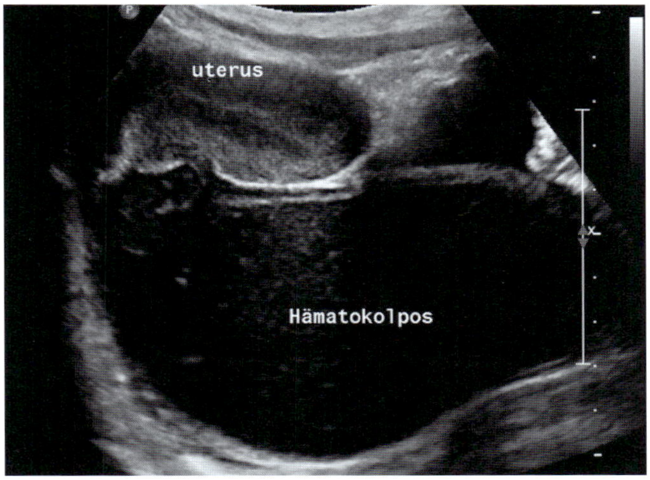

◘ **Abb. 31.6** Transabdominale Darstellung eines Hämatokolpos bei Hymenalatresie

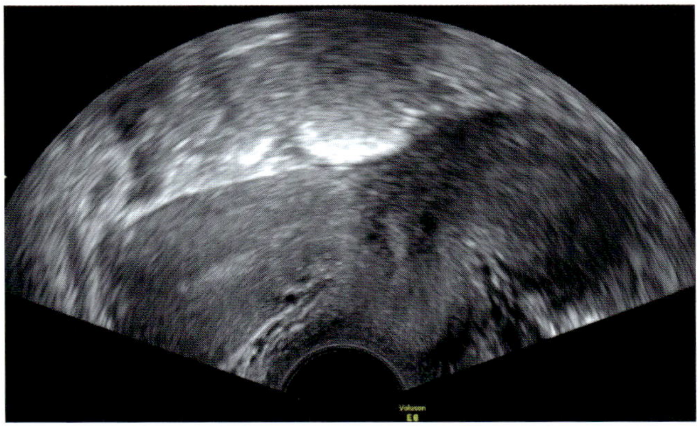

◘ **Abb. 31.7** Transvaginale Darstellung eines Uterus didelphys, beachte das Auseinanderweichen der Corpora nach lateral

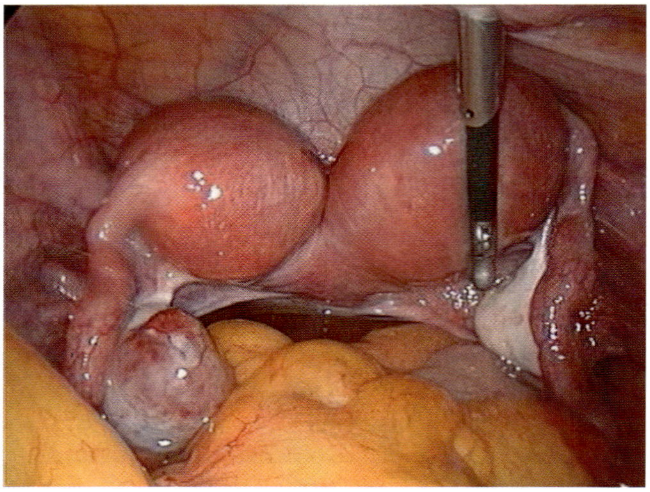

Abb. 31.8 Uterus didelphys laparoskopisch. (Mit freundl. Genehmigung von Prof. S. Bruckner und Dr. K. Rall, Tübingen)

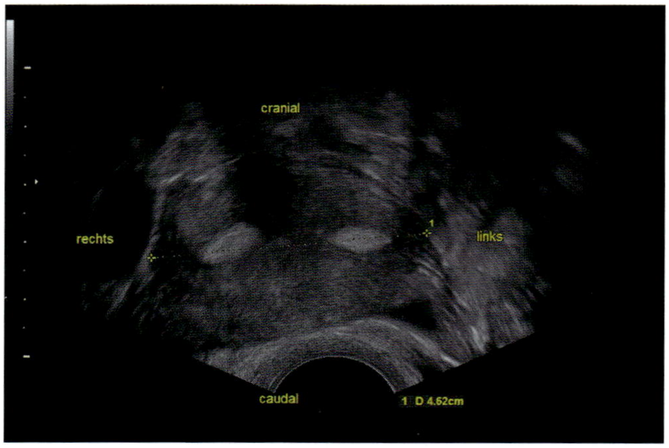

Abb. 31.9 „Katzenaugenphänomen" im uterinen Querschnitt bei einem Uterus arcuatus. (Mit freundl. Genehmigung aus Dürr 2012)

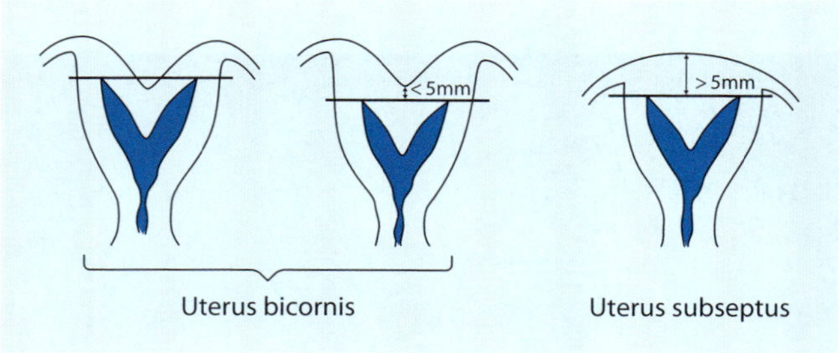

Abb. 31.10 Unterscheidungskriterien zwischen Uterus bicornis und Uterus subseptus. Entscheidend ist die Verbindungslinie zwischen beiden Ostien als Referenzebene. Liegt der Apex des Fundus unterhalb dieser Linie oder maximal bis zu 5 mm darüber, so ist von einem Uterus bicornis auszugehen

Eine besondere Herausforderung aller bildgebenden Methoden bleibt die Differenzierung zwischen dem **Uterus subseptus** und dem **Uterus bicornis**. Da diese beiden Formen allerdings unterschiedliche Therapieansätze haben, ist die korrekte Unterscheidung von enormer klinischer Relevanz. Entscheidend ist die Beurteilung der Funduskontur in Relation zum Cavum uteri in einer exakt orthogonalen Ebene. Hierbei wird die Verbindungslinie zwischen beiden Ostien als Referenzebene betrachtet. Liegt der Apex des Fundus unterhalb dieser Linie oder maximal bis zu 5 mm darüber, so ist von einem Uterus bicornis auszugehen. Ist der Abstand größer als 5 mm, so liegt ein septierter Uterus vor (Troiano u. McCarthy 2004) (Abb. 31.10, Abb. 31.11, Abb. 31.12, Abb. 31.13). Ein **Uterus arcuatus** ist anzunehmen, wenn die Eindellung des Cavum-uteri-Daches rundlich ist und der Abstand zwischen dem Zentrum des Cavum-uteri-Daches zur oben angegebenen Referenzebene weniger als 15 mm misst (Abb. 31.14). Als Zusatzkriterium kann der Doppler eingesetzt werden, da ein Septum eine reduzierte Vaskularisation im Vergleich zum normalen Myometrium aufweist.

Besondere Aufmerksamkeit bedarf auch die **Beurteilung der Zervix**. Hier ist eine Betrachtung unter langsamem Zurückziehen der Vaginalsonde zu empfehlen. Kommen hierbei zwei breite Zervikalkanäle zur Darstellung, welche im unteren Anteil auseinanderklaffen, so ist von eher einer Zervix duplex als von einer septierten Zervix auszugehen.

! In der Schwangerschaft ist die Diagnostik auf Uterusfehlbildungen durch die massive Hyperplasie sehr eingeschränkt. Sie sollte daher bei entsprechendem Verdacht nach dem Abschluss des Wochenbettes erfolgen.

Schwangerschaften bei bekannter Uterusfehlbildung sind aufgrund erhöhter Komplikationsraten als Risikoschwangerschaften zu behandeln (Abb. 31.15). Eine besondere Beachtung bedürfen hierbei die Schwangerschaften in obstruierten oder rudimentären Hörnern, da das Rupturrisiko auf ungefähr 90 % eingeschätzt werden muss (Samuels u. Awonuga 2005).

31.3.2 Myome

Myome stellen die häufigste Form benigner Tumore des inneren Genitals dar und finden sich in bis zu 20–40 % der Frauen im gebärfähigen Alter (Ryan et al. 2005).

Sie entstehen klonal aus den glatten Muskelzellen. Die Ursache ist bisher ungeklärt. 25 % aller Frauen weisen myomassoziierte Symptome auf. Afrikanische Herkunft, Nulliparität, Alter und Adipositas sind relevante Risikofaktoren für die Entwicklung von Myomen (Okolo 2008). Sie können solitär oder multipel auftreten. Häufig handelt es sich um asymptomatische Zufallsbefunde.

Myome sind verantwortlich für drei Gruppen gynäkologischer Komplikationen: Blutungsstörungen mit und ohne Schmerzen, Verdrängung benachbarter Organe und gestörte Fertilität (Parker 2007).

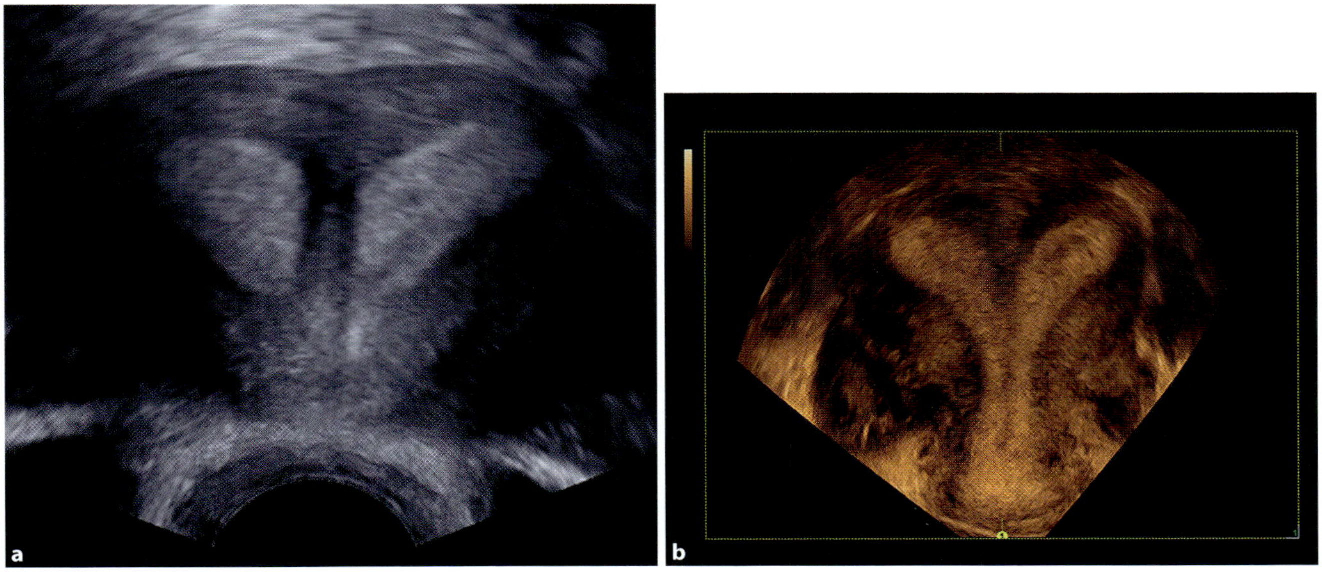

■ **Abb. 31.11** Uterus septus. **a** 2D-sonografisch. **b** 3D-sonografisch (mit Hilfe des Omniview-Modus rekonstruiert). (Mit freundl. Genehmigung aus Dürr 2012)

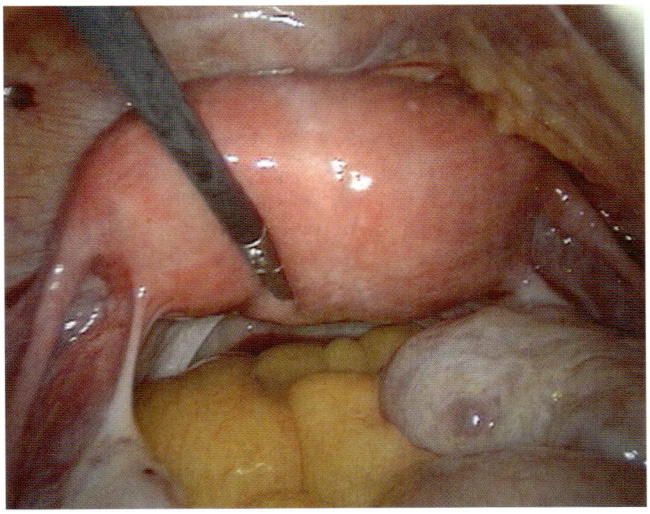

■ **Abb. 31.12** Uterus subseptus im Rahmen der diagnostischen Laparoskopie (beachte das eingefurchte, aber eher flache Fundusdach). (Mit freundl. Genehmigung von Prof. S. Bruckner und Dr. K. Rall, Tübingen)

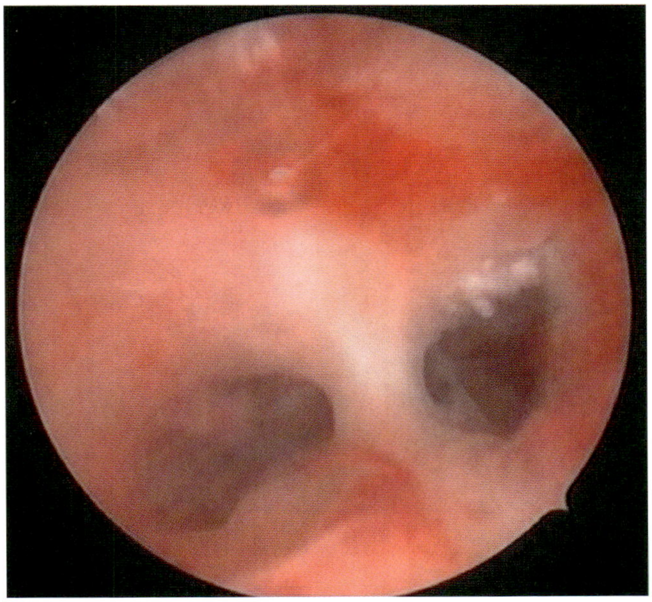

■ **Abb. 31.13** Uterusseptum hysteroskopisch. (Mit freundl. Genehmigung von Prof. S. Bruckner und Dr. K. Rall, Tübingen)

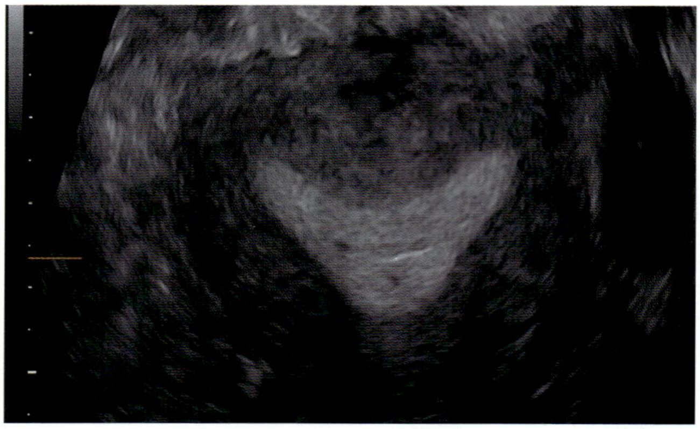

Abb. 31.14 Uterus arcuatus mit rundlicher Eindellung des Fundusdaches. (Mit freundl. Genehmigung aus Dürr 2012)

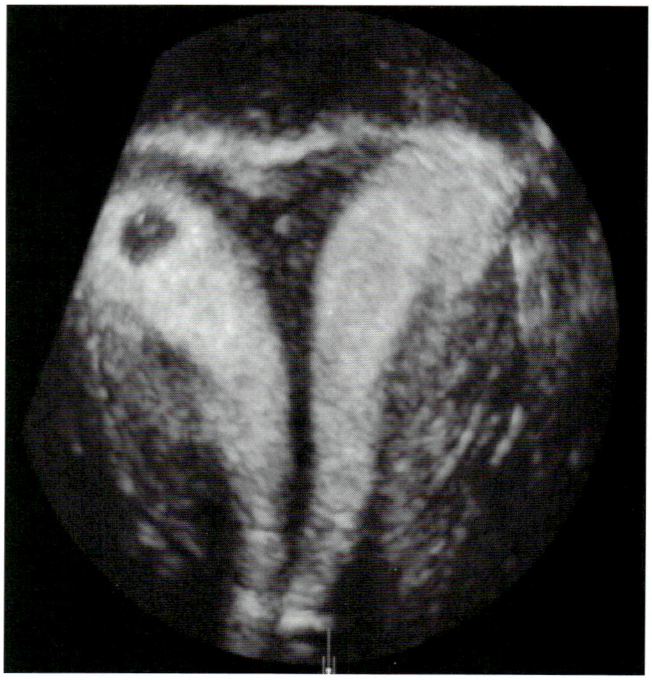

Abb. 31.15 Uterus septus mit Nachweis einer Frühschwangerschaft der 5+2 SSW

Eine Assoziation findet sich in 10 % der Fälle von Infertilität und in 1 bis 3 % als alleinige Ursache (Kolankaya 2006). Es überrascht daher nicht, dass Myome die **häufigste Indikation für Hysterektomien** in Industrieländern darstellt (Vessey et al. 1992). Die Häufigkeit klinischer Symptome hängt in erster Linie von der Größe und dem Bezug zum Cavum uteri ab.

Diese Kriterien festzustellen ist Aufgabe der gynäkologischen Sonografie. Östrogen stimuliert weiteres Wachstum oder führt zur Aufrechterhaltung einer erreichten Myommasse (Blake 2007). Mit Näherung an die Perimenopause nimmt die Häufigkeit von Myomen zu. Innerhalb der Myome zeigen sich gehäuft zytogenetische Veränderungen, Aneuploidien und eine geänderte Östrogenempfindlichkeit (Rein et al. 1998, Hennig et al. 1999).

Mittel der Wahl zur Diagnostik ist die **Vaginalsonografie**. Bei Fundusmyomen kann die Ergänzung durch die abdominale Sonografie hilfreich sein. Das sonografische Bild von Myomen zeigt meist einen rundlichen glatt begrenzten Tumor mit überwiegend homogener Echogenität und teils zwiebelschalenartiger, teils radiärer Binnenstruktur aus spindelförmigen Muskelbündeln. In der Regel lässt sich eine Kapsel darstellen (Abb. 31.16). Bei älteren Myomen können degenerative Zusatzkriterien auftreten, wie Verkalkungen oder zystische Nekrosezonen (Abb. 31.17). In der **Dopplersonografie** zeigt sich ein betont kapselnahes Gefäßnetz, welches zentrale Versorgungsäste abgibt (Abb. 31.18). Die Stärke des Dopplersignals korreliert mit der Wachstumstendenz des Myoms.

Myome beginnen ihr Wachstum stets intramural. Myome, deren Wachstum in das Cavum uteri reichen, sodass dieses verformt wird, werden als **submukös** bezeichnet (Abb. 31.19). Dies stellt die seltenste Erscheinungsform dar, verursacht jedoch am häufigsten Symptome.

Zur Beschreibung des intramuralen im Vergleich zum intrakavitären Anteils hat sich die **Klassifikation nach Wamsteker** etabliert (Wamsteker et al. 1993). Diese ist insbesondere gebräuchlich bei der Einschätzung, ob ein hysteroskopisches Resektionsverfahren angebracht ist.

- **Typ 0** stellt hierbei das gestielte bzw. vollständig intrakavitär liegende Myom dar.
- Unter **Typ I** versteht man ein submuköses Myom mit <50 % intramuralem Anteil.
- Bei **Typ II** liegt mehr als 50 % des Myomanteils intramural.

Diese Klassifikation wurde von der European Society of Endoscopic Surgery (ESGE) übernommen. Sie wurde ursprünglich hysteroskopisch entwickelt. Der Operateur orientiert sich hierbei hauptsächlich an dem Winkel zwischen Myom und Cavum-uteri-Wand. Weiteres wichtiges Kriterium für die OP-Planung ist hier die verbleibende Restwanddicke.

Bei der Diagnostik und Operationsplanung von submukösen Myomen hat sich die **Kontrastmittelsonografie** neben der konventionellen Vaginalsonografie und der Hysteroskopie als ergänzendes Verfahren bewährt. Entsprechend wurde die Kombination dieser diagnostischen Methoden in vielen internationalen Leitlinien verankert (AAGL 2012). Auf den Bereich der sonografischen Kontrastmitteldarstellung wird später gesondert eingegangen (▶ Abschn. 31.4).

Eine Sonderform des submukösen Myoms stellt das **gestielte Myom** dar, welches ein polypöses Wachstumsverhalten mit Aufdehnung des Zervikalkanals (in statu nascendii) zeigen kann (Abb. 31.20).

Myome, deren Ausdehnung zu über 50 % die serosale Oberfläche des Uterus überschreitet, sind als **subserös** einzustufen. Sonderformen stellen das **gestielte Myom** und das **intraligamentär wachsende Myom** dar. Unter letzterem versteht man ein von der Seitenwand ausgehendes in die Parametrien einwachsendes Myom.

Subseröse Myome sind zumeist asymptomatisch, können gelegentlich zu einer Stieldrehung mit akuten, kolikartigen Schmerzen bis hin zu einem akuten Abdomen führen. Erweichungen, Einklemmungen, Nekrosen und Vereiterungen lösen ähnliche akute Symptome aus. Bei den gestielten Myomen kann die Differenzierung zu soliden Adnexbefunden schwierig sein.

Neben dem Versuch der gesonderten Darstellung des Ovars ist die dopplersonografische Demonstration zuführender Gefäße hilfreich. Der Stiel kann hierbei als gefäßführende Brücke zwischen dem Myometrium des Uterus und dem Myom dargestellt werden (◘ Abb. 31.21).

In der sonografischen Diagnostik kann es zu Unterschätzungen sowohl der Anzahl als auch der Größe von Myomen kommen (Vitiello u. McCarthy 2006). Eine Hauptursache liegt in dem häufigen Auftreten von Schallauslöschungen durch das dicht gepackte Gewebe der Myome.

Die erhöhte Dichte der Myome im Vergleich zum umgebenden Muskelgewebe nutzt insbesondere das Verfahren der **Elastografie**, welches sowohl mittels Ultraschall als auch mittels MRT anwendbar ist, aber bisher nur in Studien Anwendung findet (Ami et al. 2009, Stewart et al. 2011).

CT oder MRT sollten nur bei speziellen Fragestellungen eingesetzt werden, z. B. in der Planung einer Uterusarterien-Embolisation (UAE). Ein routinemäßiger Einsatz ist nicht indiziert.

Das prämenopausale Wachstumsverhalten von Myomen ist sehr variabel. Insbesondere bei großen Myomen (>5 cm) sind Wachstumsraten von median bis zu 35 % innerhalb eines Jahres beschrieben (Mavrelos et al. 2010, Peddada et al. 2008).

Aber auch Spontanremissionen innerhalb der Prämenopause sind bei jedem fünften Myom zu erwarten. Folglich ist das Wachstumsverhalten zur Detektion der seltenen uterinen Leiomyosarkomen mit Zurückhaltung zu werten.

Die meisten **uterinen Leiomyosarkome** werden sonografisch als große oval geformte Tumoren mit inhomogenem und bizzarem Muster der Binnenechos beschrieben. Sie enthalten gemischt echogene und -arme Anteile, welche von einem ausgedünnten Myometrium umgeben werden. Zentrale Nekrosen finden sich gehäuft. Dopplersonografisch können ein ungeordnetes Gefäßnetz innerhalb des Tumors mit niedrigen Resistance- und Pulsatility-Indizes sowie hohen maximalen Flußgeschwindigkeiten gefunden werden (◘ Abb. 31.22, ◘ Abb. 31.23).

Schlussendlich muss jedoch konstatiert werden, dass weder Ultraschall noch das MRT eindeutig pathognomonische Sarkomzeichen beschreiben können. Folglich ist eine Unterscheidung zwischen einem Myom und einem Leiomyosarkom geschweige denn einem glattmuskulären Tumor unklarer Dignität bildgebend nicht abschließend möglich (Amant et al. 2009). Dementsprechend sind gezielte präoperative Zuweisungen die Ausnahme und der Zufallsbefund im Rahmen einer vermeintlichen Myomoperation bisher der Regelfall.

Eine maligne Transformation wird seit langem postuliert, jedoch zunehmend angezweifelt. Insgesamt sind uterine Sarkome sehr selten mit einer Inzidenz von 0,7 auf 100.000 Frauen (Van den Bosch et al. 2012).

Bei dem Erscheinungsbild eines **Uterus myomatosus** muss mit dem Auftreten eines uterinen Sarkoms in maximal 0,2 % gerechnet werden (Parker et al. 1994). Die absolute Indikation zur

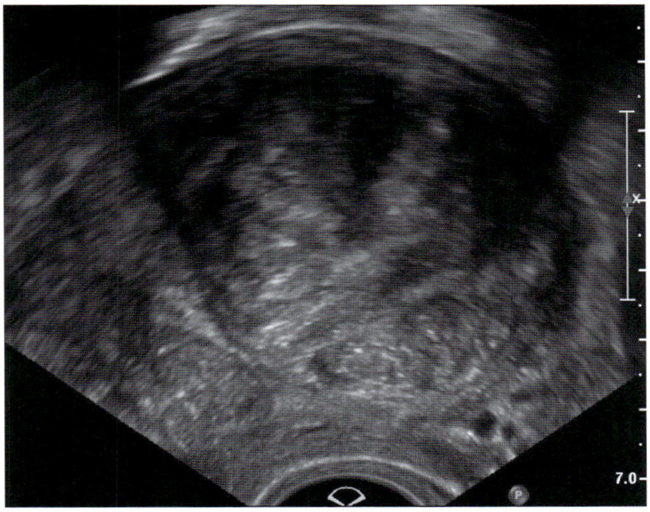

◘ **Abb. 31.16** 5 cm großes, transmurales Myom mit typischer Binnenstruktur und glatter Kapsel

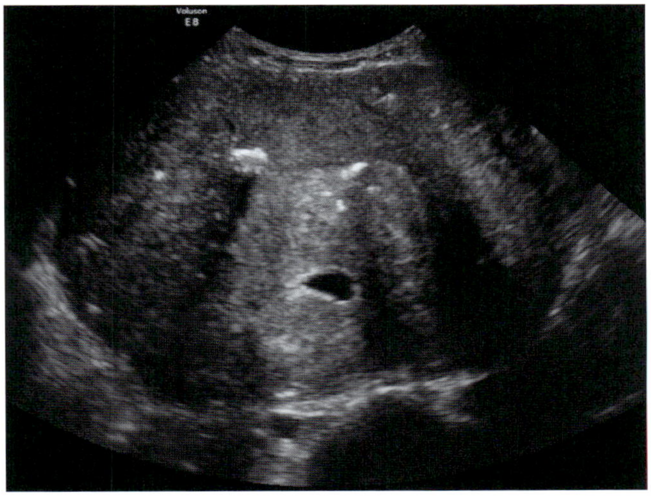

◘ **Abb. 31.17** 15 cm großes Myom in der Perimenopause mit degenerativen Zeichen wie diffusen Kalkherden und lakunären Nekrosezonen (transabdominale Darstellung)

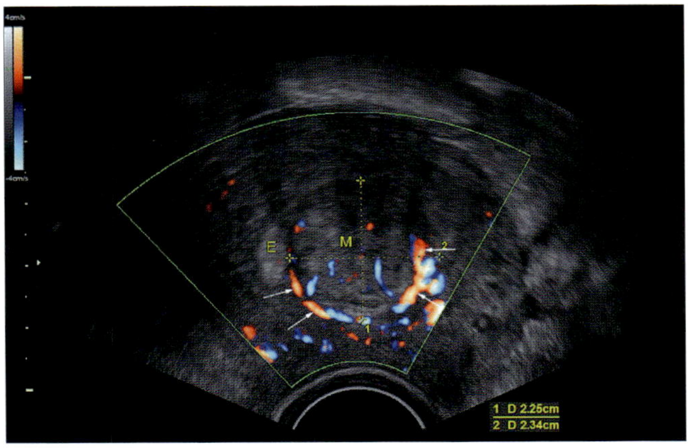

◘ **Abb. 31.18** Typische dopplersonografische Darstellung der Myomvaskularisation mit randständigen Hauptgefäßen und zentralen Gefäßeinsprossungen. (Mit freundl. Genehmigung aus Dürr 2012)

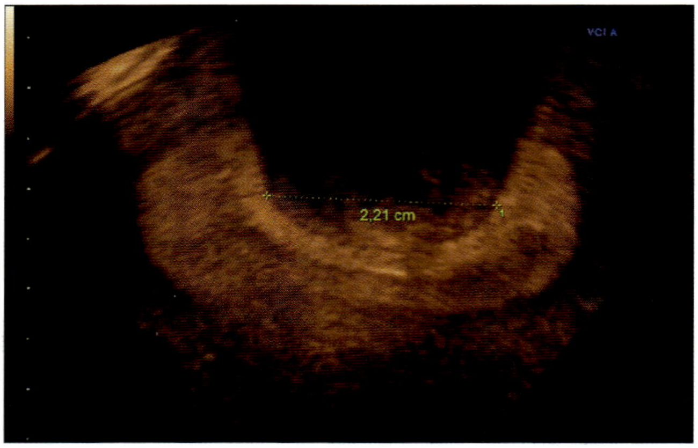

■ **Abb. 31.19** Impression des Cavum uteri durch ein submuköses Myom. (Mit freundl. Genehmigung aus Dürr 2012)

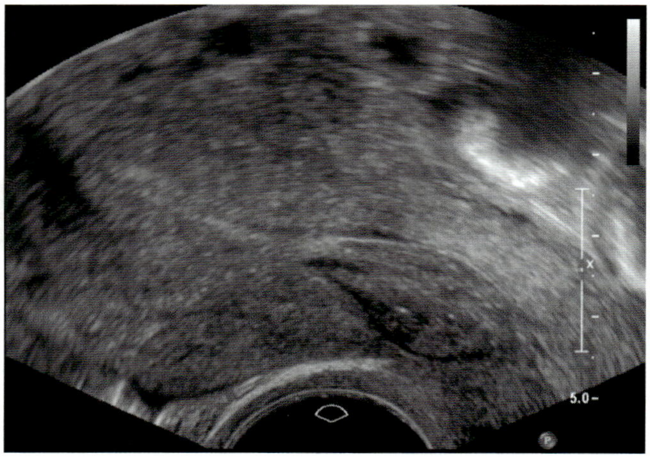

■ **Abb. 31.20** Gestieltes submuköses Myom mit beginnender Aufdehnung des inneren Muttermundes

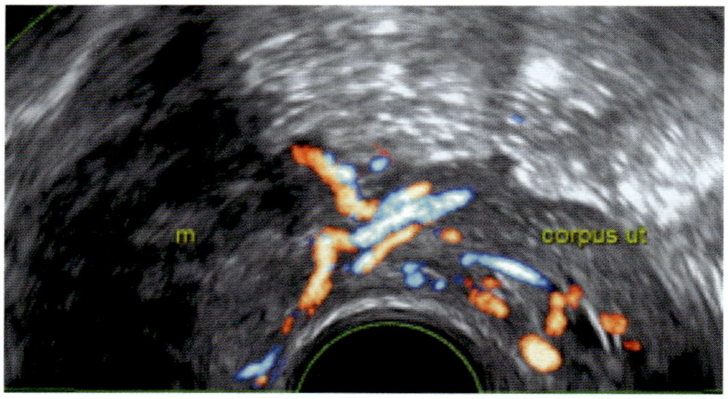

■ **Abb. 31.21** Dopplersonografische Darstellung des Gefäßstiels zwischen Corpus uteri und Myom

Hysterektomie bei Uterus myomatosus ist in den letzten Jahrzehnten seltener geworden. Sie wird in der Regel bei nicht beherrschbaren Beschwerden oder sehr großen Myomen durchgeführt. Die moderne Therapie des Uterus myomatosus besteht aus einer breiten Palette an medikamentösen Ansätzen, chirurgischen Entwicklungen und Methoden der interventionellen Radiologie.

31.3.3 Adenomyosis uteri

Die Adenomyosis uteri ist über Jahrzehnte hinweg eine Diagnose gewesen, welche ausschließlich durch den Histopathologen gestellt wurde und werden konnte. Charakteristisch ist der Nachweis von heterotopen endometrialen Drüsen und Stroma innerhalb des Myometriums bzw. jenseits der EMJ.

Die Adenomyosis ist eine der häufigsten gutartigen Erkrankungen des Uterus, aber die Angaben zur Prävalenz schwanken sehr. Dies liegt unter anderem an abweichenden Definitionen zur Eindringtiefe des endometrialen Gewebs. Während einige 0,5 bis 0,75 mm voraussetzen, sehen andere Studien 2,0 bis 2,5 mm als Cut-off (Dueholm 2007). Die Adenomyosis kann diffus oder fokal auftreten. In diskreten Fällen ist sie nur in kleinen Zonen der inneren Myometriumschichten zu finden. In fortgeschrittenen Fällen findet sich eine umschriebene intrauterine Raumforderung oder eine diffuse uterine Schwellung.

Eine Sonderform stellt das **Adenomyom** dar. Bei Adenomyomen zeigt sich neben dem endometrialen Gewebe zusätzlich eine kompensatorische Hypertrophie des umgebenden Myometriums.

Die Differenzialdiagnostik zum Myom kann hierbei eine Herausforderung sein. Typische klinische Symptome sind

- Unterbauchschmerzen,
- Dysmenorrhöen,
- Menorrhagien und
- Dyspareunien.

Weiterhin ist die Adenomyosis ein Kofaktor für weibliche Subfertilität (Devlieger et al. 2003).

Die Ätiologie der Adenomyosis uteri ist auch heute noch in Diskussion. **Risikofaktoren** liegen im Alter, Parität, uterine Hyperperistaltik und scharfe Cürettage am schwangeren Uterus (Curtis et al. 2002). Es besteht Konsens darin, dass die Adenomyosis mit **Störungen der EMJ** in Zusammenhang steht. Beachtet werden sollte die gehäufte Koexistenz von Leiomyomen und Adenomyosis (Taran et al. 2010).

Während in früheren Jahren die Diagnose erst nach Hysterektomie gestellt wurde, haben sich mit der Verbesserung der bildgebenden Diagnostik sowohl die **transvaginale Sonografie** wie auch das **MRT** als präoperative diagnostische Methoden mit befriedigender Sensitivität und Spezifität bewährt (Dueholm 2006).

Sonografische Kriterien für das Vorliegen einer Adenomyosis uteri

(Kepkep et al. 2007) (■ Abb. 31.24)

- Intramurale Zonen mit erniedrigter Echogenität
- Heterogen erscheinendes Bild des Myometriums mit rädiaren streifigen Schallschatten
- Echoleere Lakunen und myometriale Zysten
- Vergrößerung des Uterus
- Asymmetrische Verbreiterung der Uterusvorder- oder Uterushinterwand
- Subendometriale echogene lineare Streifen
- Schlechte Abgrenzbarkeit der EMJ

Das Erscheinungsbild der EMJ steht im Vordergrund der aktuellen Studien.

Tipp

Insbesondere signifikante Schwankungen in der Breite der EMJ sind hinweisgebend für eine Adenomyosis uteri (◘ Abb. 31.25).

Während dieser Ansatz sich initial in der MRT-Diagnostik bewährte, konnte er auch mittels 3D-Sonografie nachgewiesen werden (Exacoustos et al. 2011). Positiv prädiktive Werte >95 % können durch die Kombination dieser Kriterien erreicht werden.

Ein weiterer diagnostischer Ansatz könnte sich in der Kontrastmittelsonografie mit Kochsalzlösung entwickeln. Hier konnte die Durchbrechung der EMJ durch lokale Intravasation der Flüssigkeit aus der Uterushöhle in das Myometrium hinein nachgewiesen werden (Verma et al. 2009).

Schwierigkeiten kann die Differenzierung zwischen **Myom** und Adenomyom machen, insbesondere wenn beide Pathologien gleichzeitig auftreten. Neben der heterogenen Binnenstruktur mit echoarmem Kern kann die Dopplersonografie mit Farbkodierung oder als Power-Doppler hilfreich sein. Während Myome üblicherweise eine betont randständige Vaskularisation aufweisen, konzentriert sich beim Adenomyom das Durchblutungsmuster auf das Zentrum des Tumors und die transmuralen Gefäße behalten ihre vertikale Ausrichtung (Perrot et al. 2001) (◘ Abb. 31.26).

Die Untersuchungskriterien der transvaginalen Sonografie unterscheiden sich von den Informationen, die das MRT liefert. Beide Methoden für sich zeigen eine gute diagnostische Qualität ohne signifikante Unterschiede. Eine Metaanalyse aus 23 Studien konnte eine Sensitivität von 72 % und Spezifität von 81 % für die transvaginale Sonografie nachweisen. Für das MRT ergab sich eine gepoolte Sensitivität von 77 % und Spezifität von 89 % (Champaneria et al. 2010). Für beide Methoden gilt, dass die Beurteilung der Kriterien eine entsprechende Expertise des Untersuchers voraussetzt, da das Erkennen typischer Muster im Vordergrund steht („pattern recognition"). Der kombinierte Einsatz würde die höchste Sensitivität erbringen, aber die Spezifität senken und einen hohen technischen und kostenintensiven Aufwand bedeuten.

Für die **histologische Sicherung** der Adenomyose existiert kein geeignetes Routineverfahren. Der Versuch des gezielten des bioptischen Nachweises ist nur bei positivem Befund verwertbar. Ein Ausschluss ist folglich dadurch nicht möglich. Letztlich wird die definitive Diagnose in den meisten Fällen daher am Hysterektomie-Präparat gestellt.

Die **bildgebende Diagnostik** hat zunehmend an Bedeutung gewonnen, da sich die Therapieoptionen erweitert haben.

Heute gibt es eine **Palette an therapeutischen Möglichkeiten** mit Organerhalt. So können gezielte chirurgische Maßnahmen wie zytoreduktive Excisionen oder Elektrokoagulationen oder ggf. eine Adenomyomektomie angeboten werden (Pepas et al. 2012). Der Nutzen bei Patientinnen mit Kinderwunsch

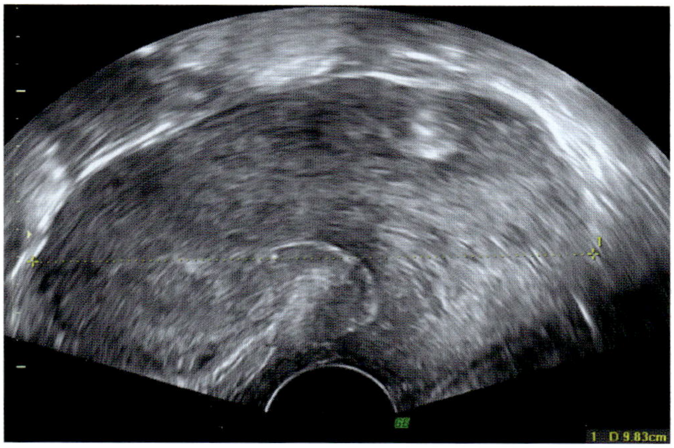

◘ **Abb. 31.22** Leiomyosarkom bei einer 66-jährigen Patientin mit vergrößertem Uterus und postmenopausaler Blutung

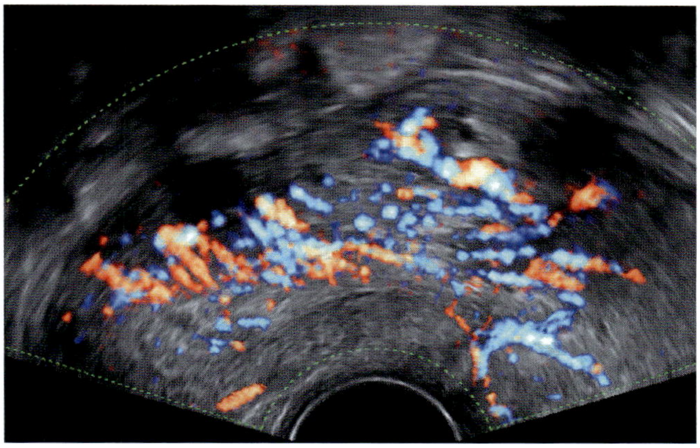

◘ **Abb. 31.23** Dopplersonografische Darstellung der massiv gesteigerten Vaskularisation des Leiomyosarkoms

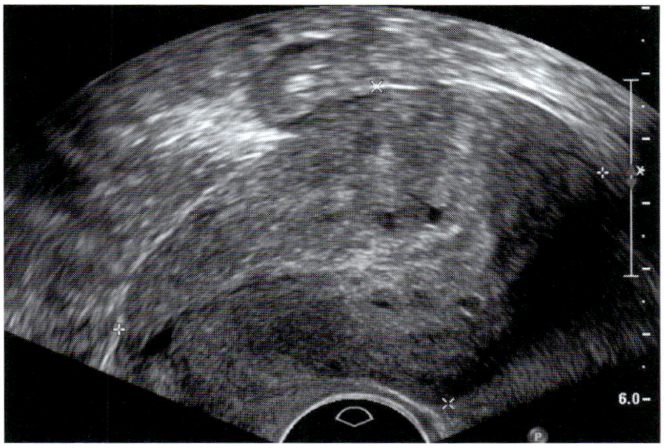

◘ **Abb. 31.24** Adenomyosis uteri: Intramurale Zonen mit erniedrigter Echogenität, heterogen Erscheinungsbild des Myometriums, echoleere Lakunen und myometriale Zysten, subendometriale echogene lineare Streifen und schlechte Abgrenzbarkeit der EMJ

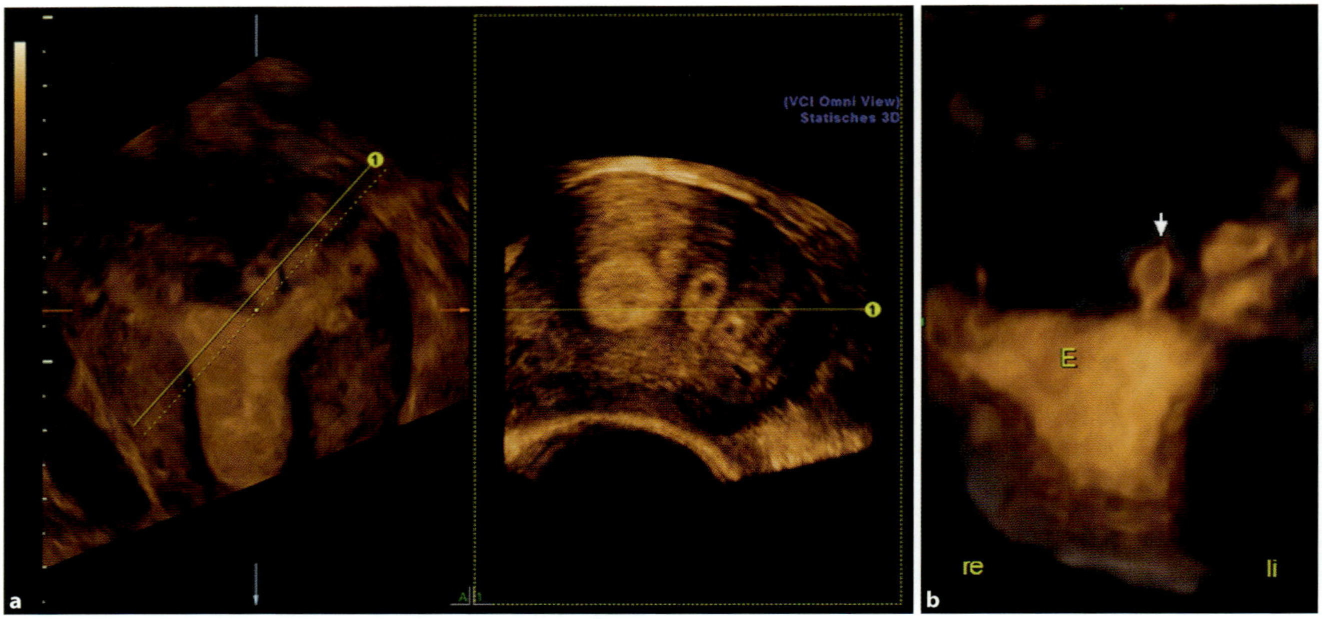

Abb. 31.25 a,b Schwankungen der Dicke der EMJ und Ausbildung von Adenomyose-Inseln im Fundusbereich. (Mit freundl. Genehmigung aus Dürr 2012)

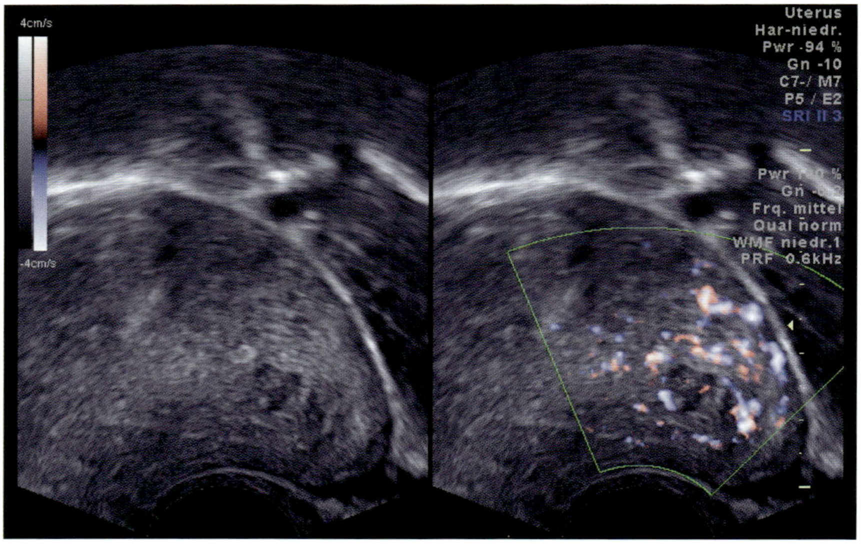

Abb. 31.26 Typische dopplersonografische Darstellung eines Adenomyoms. (Mit freundl. Genehmigung aus Dürr 2012)

ist zurzeit nicht in Studien belegt. In klinischer Testung sind weiterhin interventionell-radiologische Verfahren wie die Embolisation und MRT-gesteuerte fokussierte Ultraschallablation. Auch medikamentöse Therapien mit Gestagenen, hormonellen Antikonzeptiva und intrauterinen, lokal Gestagen freisetzenden Systemen sind möglich. Der therapeutische Effekt beruht auf der Induktion einer Amenorrhö. Hormonelle Antikonzeptiva (Monophasenpräparate) und Gestagene sollten aus diesem Grunde kontinuierlich eingenommen werden. Im Falle solcher organerhaltenden Therapien ist eine korrekte Ausgangsdiagnostik, detaillierte Befundbeschreibung und Verlaufskontrolle unverzichtbar.

31.3.4 Endometriumbeurteilung/intrakavitäre Befunde

Die sonografische Diagnostik des Endometriums in der Prämenopause steht meist im Zusammenhang mit der funktionellen Beurteilung im Rahmen von Kinderwunschdiagnostik und -therapien. Dies wird detailliert im Kap. 34 Reproduktionsmedizin behandelt. Daher soll im Folgenden die Diagnostik im Zusammenhang mit Blutungsstörungen im Vordergrund stehen.

Der Stellenwert der sonografischen Endometriumbeurteilung ist in der Postmenopause höher einzuschätzen als in der Prämenopause. **Blutungsstörungen als Leitsymptom** sind in der großen Mehrheit der Fälle organisch bedingt. Neben den bereits angesprochenen Myomen und der Adenomyosis uteri kommen von Seiten des Endometriums Polypen, Hyperplasie und Mali-

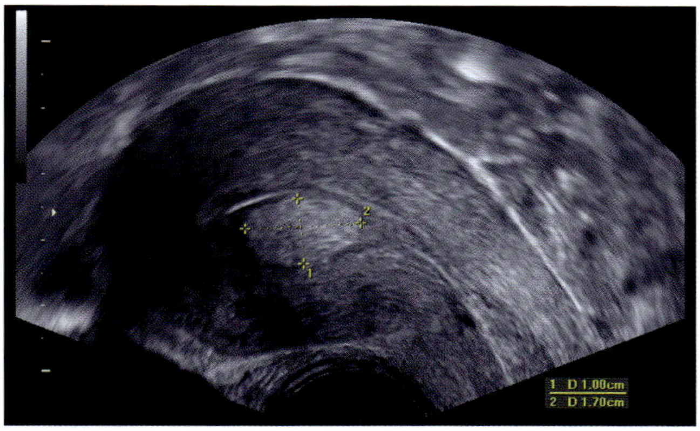

Abb. 31.27 Transvaginale Darstellung eines Endometriumpolypen: typisch intrakavitäter echogener Rundherd mit Unterbrechung des endometrialen Mittelecho. (Mit freundl. Genehmigung aus Dürr 2012)

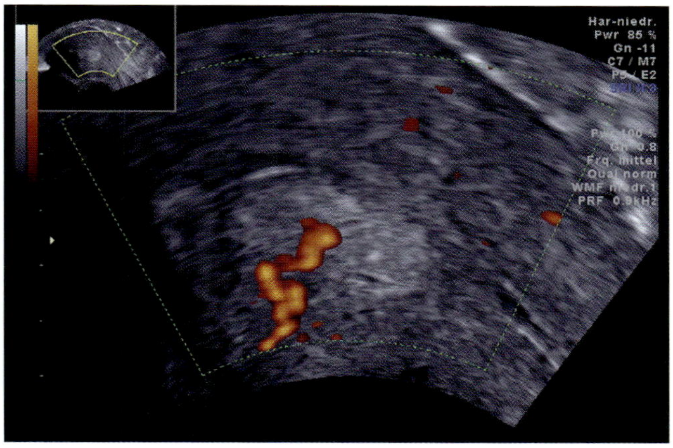

Abb. 31.28 Typische dopplersonografische Darstellung einer singulären zuführenden Arterie bei Endometriumpolypen. (Mit freundl. Genehmigung aus Dürr 2012)

gnome als Ursache in Frage. Die transvaginale Sonografie stellt hier die Erstliniendiagnostik dar. Bei endometrialen Verdachtsbefunden kommen die Sonohysterografie, Hysteroskopie und/oder Curretage als Zweitliniendiagnostik infrage.

Endometriumpolypen

Sie sind häufig mit einer geschätzten Prävalenz von 8 % in der weiblichen Allgemeinbevölkerung (Dreisler 2009). Die Prävalenz steigt mit zunehmendem Alter. Sie sind häufig asymptomatisch, aber sie können uterine Blutungsstörungen verursachen und sind assoziiert mit Subfertilität.

> **Im Ultraschall stellen sich Polypen als intrauterine, hyperechogene Raumforderung dar, welche das endometriale Mittelecho unterbrechen (Abb. 31.27).**

Charakteristisch ist die **Darstellung eines zuführenden Gefäßes**, welches regelmäßig mittels der farbkodierten Dopplersonografie oder mittels Power-Doppler visualisiert werden kann (Timmerman et al. 2003)(Abb. 31.28). Die Sensitivität und Spezifität bei Frauen mit Blutungsstörungen beträgt 83,9 % und 89,4 %. Zur Differenzierung zu submukösen Myomen kann deren kranzartiger Verlauf der zuführenden Gefäße im Power-Doppler hilfreich sein (Cil et al. 2010). Bei symptomatischen Polypen ist die hysteroskopische Resektion Mittel der Wahl. Bei asymptomatischen Patientinnen mit dem Zufallsbefund eines Polypen wird die Therapie kontrovers diskutiert, da eine Entartung möglich ist. Angaben zur Prävalenz von malignen Endometriumpolypen variieren zwischen 0,5 % und 4,8 % (Shushan 2004).

Endometriumhyperplasie

Endometriumhyperplasie ist eine übermäßige Endometriumproliferation auf dem Boden eines endogenen oder exogenen Östrogenüberschusses, welcher nicht ausreichend durch Gestagene antagonisiert wird. Ursachen können eine Follikelpersistenz, das PCO-Syndrom, exogene Hormonzufuhr oder östrogenproduzierende Tumoren sein. Besonderer Risikofaktor ist die Adipositas.

Es kommt zum Ausbleiben der zyklischen Endometriumtransformation und -abstoßung. Klinische Folgen können Dauerschmierblutungen und/oder Hypermenorrhöen sein. Die Hyperplasie stellt in Abhängigkeit von der Ausprägung eine **Präkanzerose des Endometriumkarzinoms Typ I** dar. Histologisch unterscheidet man zwischen der **einfachen,** der **komplexen** und **atypischen Hyperplasie** (mit und ohne Atypien), wobei das Risiko der Entwicklung zum Karzinom <1 %, 2 % und 8–30 % beträgt (Furness et al. 2009). Besonderes Augenmerk bedarf daher das Auftreten in der Postmenopause.

> **Bei postmenopausalen Blutungen ist eine Endometriumdicke >5 mm als kritisch anzusehen.**

In der Prämenopause sind Werte >14 mm in Abhängigkeit von der Zyklusphase auffällig. Bei asymptomatischen postmenopausalen Patientinnen gibt es keinen Konsens bezüglich des Cut-offs.

Erstes diagnostisches Kriterium ist die **abnorm breite, doppelte Endometriumdicke**. Das Endometrium ist zumeist homogen echogen, mit teilweise kleinzystischen, aufgelockerten Arealen (Abb. 31.29).

Bei der Differenzierung zwischen Endometriumhyperplasie und Polypen kann die Kontrastmittelsonografie hilfreich sein. Bei Hyperplasie ohne Atypien kann eine zyklische Gestagenbehandlung empfohlen werden.

Bei der Beurteilung der Endometriumdicke muss die eventuelle Einnahme einer Hormonsubstitution oder von Tamoxifen berücksichtigt werden. Unter einer Verwendung eines hormonellen Kombinationspräparates sind doppelte Endometriumdicken bis 12 mm als normal zu werten. Unter Tamoxifen kann es zu einer zystischen Proliferation eines eigentlich atrophen Endometriums kommen.

Endometriumkarzinom

Das Endometriumkarzinom ist das häufigste Malignom des weiblichen Genitaltraktes in industrialisierten Ländern. Mit einer 5-Jahres-Überlebensrate von bis zu 83 % in diesen Ländern ist die Prognose als günstig einzuschätzen. Der Altersgipfel liegt

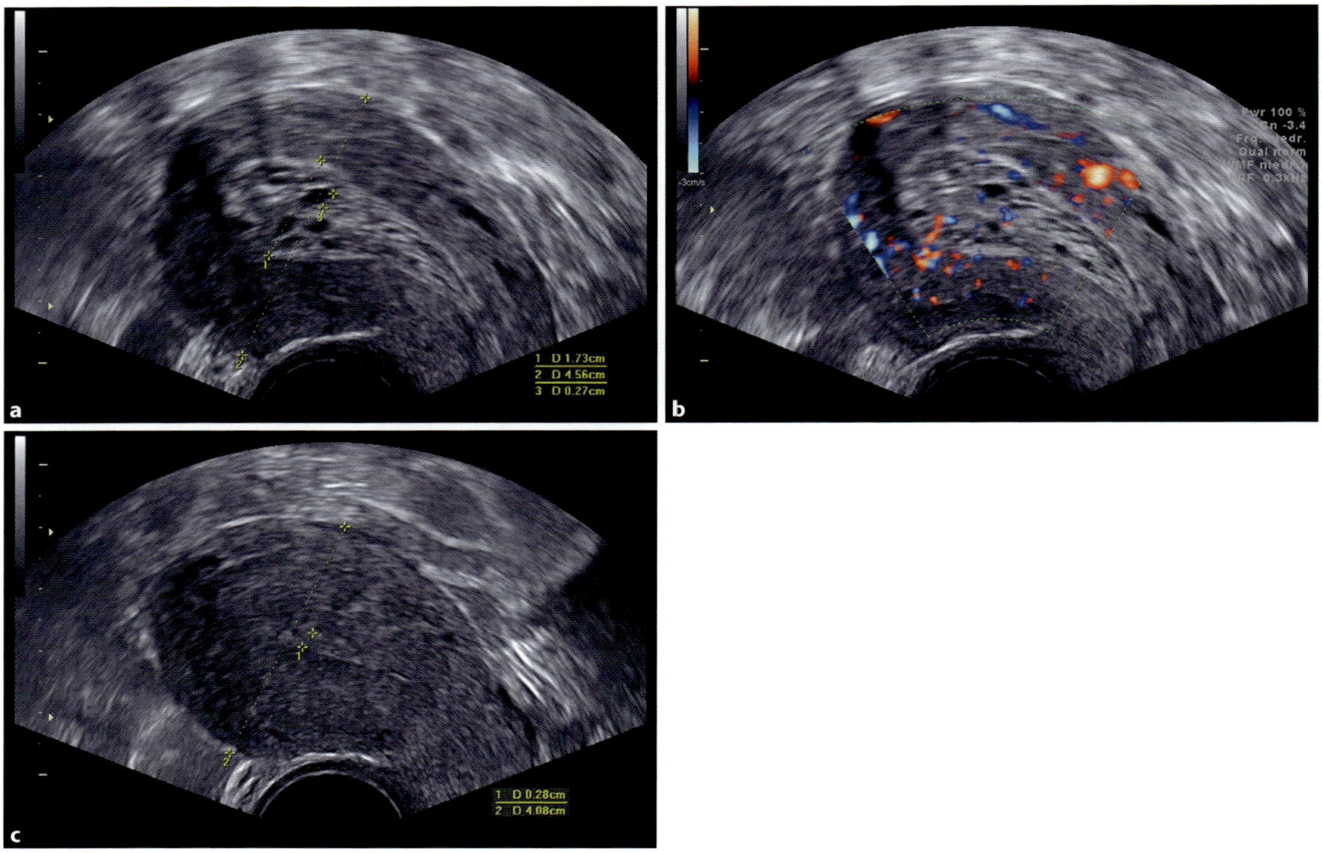

Abb. 31.29 Endometriumhyperplasie mit Nachweis kleinzystischer Areale bei einer perimenopausalen Patientin mit Follikelpersistenz. **a** Ausgangsbefund. **b** Dopplersonografische Darstellung mit Einsprossung einzelner feiner Spiralarterien. **c** Leeres Cavum uteri nach Gestagen-induzierter Abblutung. (Mit freundl. Genehmigung aus Dürr 2012)

zwischen dem 65. und 80. Lebensjahr, aber es kann auch prämenopausal auftreten (Chan et al. 2007).

Grundsätzlich ist zu unterscheiden zwischen den Endometriumkarzinomtypen I und II. **Typ I** ist der **Östrogen-assoziierte Typ** und trifft auf ungefähr 90 % der Fälle zu. Diese Form geht aus der Endometriumhyperplasie hervor. Dementsprechend sind gesicherte Risikofaktoren der Kanzerogenese die langfristige Einnahme von Östrogenen ohne adäquaten Gestagenschutz, ein metabolisches Syndrom, eine Adipositas, ein PCO-Syndrom, Nulliparität und hohe Estradiolserumkonzentrationen. Ein besonderer Risikofaktor liegt bei Patientinnen mit dem autosomal-dominanten Lynch Syndrom vor (HNPCC Syndrom). Diese haben eine Erkrankungswahrscheinlichkeit von 40–60 % in ihrem Leben. Wichtigstes Leitsymptom zur Verdachtserhebung ist die postmenopausale Blutung. Aber auch Unregelmäßigkeiten in Stärke und Häufigkeit der Blutungen in der perimenopausalen Phase sind als suspekt einzustufen.

Das **Östrogen-unabhängige Karzinom Typ II** ist seltener. Histologisch finden sich in der Regel eine seröse oder klarzellige Differenzierung und eine fehlende Expression von Hormonrezeptoren. Die Patientinnen sind älter und meist schlank. Sie entstehen im Gegensatz zu den Typ-I-Karzinomen auf dem Boden eines atrophen Endometriums.

Die günstige Prognose des Endometriumkarzinoms ergibt sich unter anderem aus dem Auftreten klinischer Symptomatik bereits in Frühstadien. Generell muss – je nach Vorliegen weiterer Risikofaktoren – mit einer Häufigkeit von 1 bis 14 % an Endometriumkarzinomen bei postmenopausaler Blutung gerechnet werden (Goldstein 2010). Die postmenopausale Blutung mit einer Endometriumdicke >5 mm muss daher stets als suspekt und abklärungsbedürftig eingestuft werden (AWMF 032/034 (S2k), Denschlag et al. 2011) (Abb. 31.30).

Bei einer **Endometriumdicke ≤4 mm** hingegen liegt das Risiko eines Malignoms bei ungefähr 1:900 (Goldstein 2009). Daher empfiehlt die American Society of Obstetrics and Gynaecology (ACOG) in dieser Situation ein abwartendes Prozedere. Die wahrscheinlichste Diagnose ist ein **atrophes Endometrium**. International gibt es hierzu jedoch keinen Konsensus. Andere Arbeitsgruppen verweisen auf die Möglichkeit, dass ein Endometriumkarzinom auch auf dem Boden einer Adenomyosis entstehen kann, was eine Falsch-Negativ-Rate von 1 % der sonografischen Endometriumdicke erklären könnte (Naftalin et al. 2012).

Die **Dopplersonografie** sowohl der Aa. uterinae wie auch der myometralen als auch endometrialen Vaskularisation zeigt eine niedrige Impedanz mit erniedrigten Widerstandindizes. Aber eine ausreichende Diskriminierung zwischen einer benignen Hyperplasie und einem Endometriumkarzinom ist hierdurch nicht mit ausreichender Sicherheit möglich. Auch der Nachweis endometrialer Gefäße mit unregelmäßigen Aufzweigungen, dichter Packung und erhöhtem Vaskularitätsindex ist zwar hinweisgebend, aber bisher kein ausreichend sicheres diagnostisches Werkzeug, um das bisherige Management entscheidend beeinflussen zu können (Bezircioglu et al. 2012) (◘ Abb. 31.31).

Problematisch ist weiterhin die Bedeutung des hoch aufgebauten Endometriums bei asymptomatischen postmenopausalen Patientinnen (Lev-Sagie et al. 2005).

Da bisherige Studien bei **asymptomatisch postmenopausalen Patientinnen** einen guten negativen Vorhersagewert, aber schlechten positiven Vorhersagewert belegten (Fleischer et al. 2001), sind regelmäßige sonografische Kontrollen der Endometriumdicke zumindest bei Frauen mit Risikofaktoren zu diskutieren. Jedoch existiert zurzeit kein Konsens bezüglich eines sinnvollen Cut-Offs. Die Vorschläge der Arbeitsgruppen variieren zwischen 5 bis 10 mm Endometriumdicke (Jacobs et al. 2011).

Schlussendlich wird ein sonografisches Screening mangels Nachweis einer effektiven Früherkennung und mangels Nachweis einer signifikanten Reduktion der Mortalität von den meisten Fachgesellschaften abgelehnt (Wolfman et al. 2010, Gembruch u. Merz 2011).

Häufigste gefundene Ursache bei asymptomatischer Endometriumverdickung sind **Endometriumpolypen**.

Noch problematischer ist die Suche eines verlässlichen Cut-Offs mit international akzeptiertem Konsensus für prä- und perimenopausale Frauen wie auch für Frauen unter Hormonersatztherapie oder Einnahme von selektiven Estrogenrezeptormodulatoren wie Tamoxifen.

Im Verdachtsfall muss eine histologische Sicherung, meist unter hysteroskopischer Sicherung, erfolgen. Der Wert der Zytologie ist limitiert.

Bei gesicherter Histologie interessiert in der operativen Planung besonders die **myometrane Eindringtiefe**, die zwischen einem FIGO-Stadium IA und IB unterscheidet. Infiltriert der Tumor weniger als die Hälfte des Uterus, so ist in den meisten internationalen Leitlinien eine pelvine und paraaortale Lymphonodektomie fakultativ, bei tieferer Invasion ist sie obligat. Untersuchungen mithilfe transvaginaler Sonografie und Farbdoppler konnten lediglich Sensitivitäten bis maximal 75 % für die korrekte Erkennung der Infiltrationstiefe nachweisen (De Smet 2006, Savelli 2012)(◘ Abb. 31.32). Die intraoperative Schnellschnittdiagnostik war diesbezüglich der Bildgebung in den meisten Studien überlegen.

Dennoch ist die TVS bei der apparativen Abklärung der lokalen Tumorausdehnung als erste diagnostische Maßnahme einzusetzen, um beispielsweise die Höhe und Struktur des Endometriums zu beurteilen und weitere pathologische Prozesse im kleinen Becken (Ovarialmetastasen, Aszites, Peritonealkarzinose) auszuschließen.

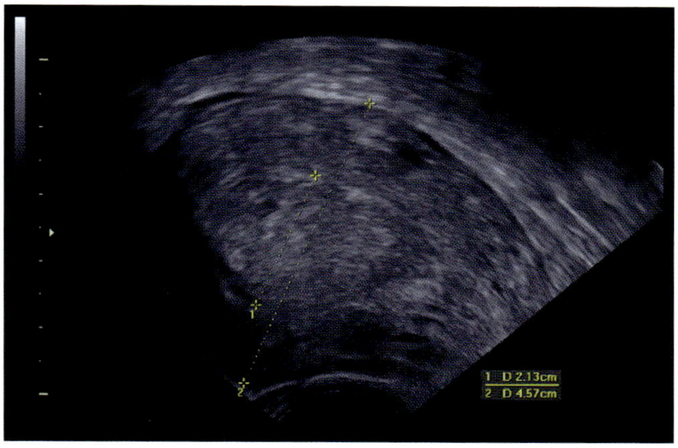

◘ **Abb. 31.30** Patientin mit postmenopausaler Blutung und verdicktem Endometrium bei Endometriumkarzinom Typ I. (Mit freundl. Genehmigung aus Dürr 2012)

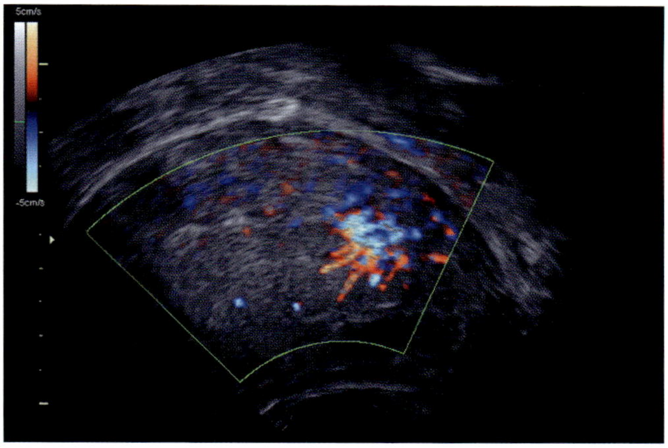

◘ **Abb. 31.31** Typischer dopplersonografischer Befund bei Endometriumkarzinom. (Mit freundl. Genehmigung aus Dürr 2012)

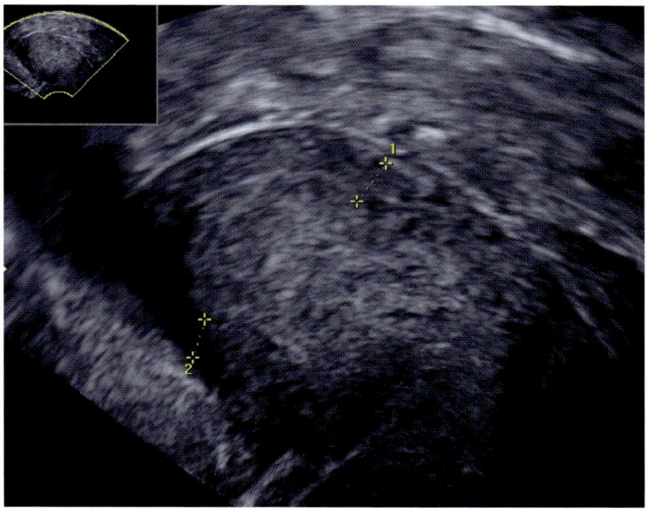

◘ **Abb. 31.32** Myometrane Eindringtiefe bei nachgewiesenem Endometriumkarzinom. (Mit freundl. Genehmigung von Dr. I. Wallraffen, Nürtingen)

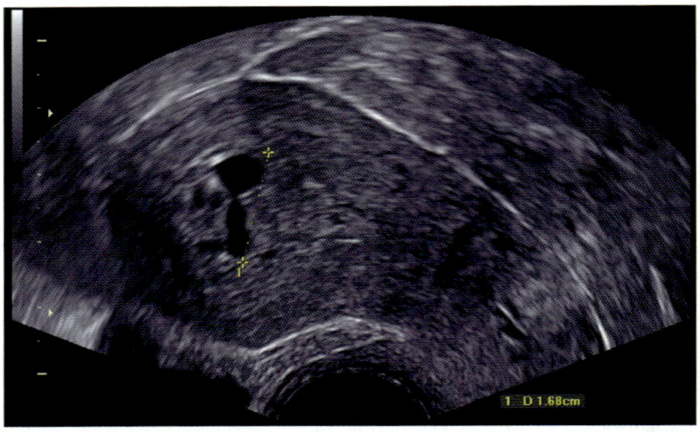

Abb. 31.33 Typisches Endometrium unter Tamoxifen mit scheinbarer Hyperplasie und gemischt zystischem Aufbau (Swiss-cheese). (Mit freundl. Genehmigung von Dr. A. Philippi, Nürtingen, entnommen mit freundl. Genehmigung aus Dürr 2012)

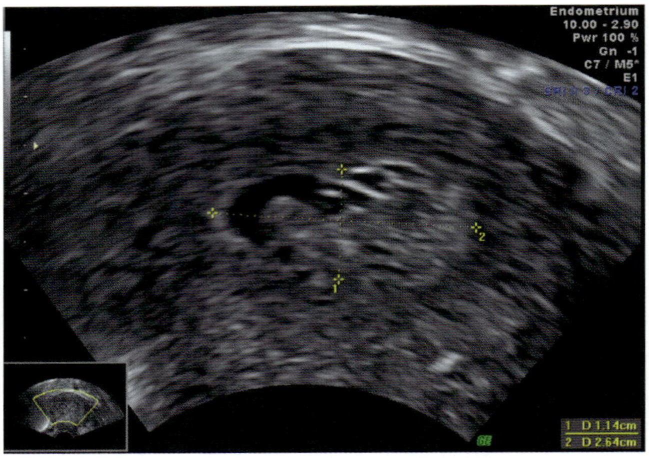

Abb. 31.34 Endometriumpolyp unter Tamoxifen

31

Endometrium unter Tamoxifen

Eine besondere Herausforderung für die sonografische Beurteilung des Endometriums stellt die Einnahme von Tamoxifen dar. Es handelt sich hierbei um einen **selektiven Estrogenrezeptormodulator** (SERM). Die Substanz findet weitverbreiteten Einsatz in der adjuvanten Therapie des hormonrezeptorpositiven Mammakarzinoms und bei der Behandlung des metastasierten Mammakarzinoms. Der Haupteffekt ist eine kompetitive Hemmung am Östrogenrezeptor. Organspezifisch können die Auswirkungen jedoch auch partiell agonistisch ausfallen. Dies gilt insbesondere für das Endometrium.

Die Auswirkungen des Tamoxifens auf das Endometrium können hierbei sehr heterogen ausfallen. In der Therapie von postmenopausalen Frauen weist über ein Drittel dieser Patientinnen endometriale Auffälligkeiten, wie eine Hyperplasie, Polypen und auch Malignome, auf. Mindestens drei Viertel der betroffenen Patientinnen weisen eine postmenopausale Blutung auf.

Bezüglich des Auftretens von einfachen wie auch komplexen Endometriumhyperplasien mit und ohne Atypien zeigt sich eine Risikoerhöhung um das 4- bis 6-Fache (Cheng et al. 1997). Die Endometriumhyperplasie findet sich bei einer Vielzahl von Endometriumpolypen, die unter Tamoxifen auftreten.

! Problematisch ist, dass Tamoxifen in vielen Fällen eine Hyperplasie nur vortäuscht.

Es wirkt besonders auf die subendometrialen Stromazellen und verursacht dort ein **submuköses Ödem unter dem eigentlich atrophen Endometrium**. Das sonografische Bild zeigt ein scheinbar hochaufgebautes, gemischt-zystisches Endometrium, welches aufgrund seiner typischen Erscheinung auch als „Tamoximetra" oder „**Swiss cheese pattern**" bezeichnet wird (Abb. 31.33). Dies führt zu falsch-positiven Ultraschallbefunden einer Endometriumhyperplasie und zahlreichen unnötigen operativen Eingriffen, bei denen die histologischen Befunde einer Atrophie scheinbar paradox wirken (Polin u. Ascher 2008). Ein malignes Potential geht von dieser Endometriumveränderung nicht aus.

Polypen entwickeln sich ebenfalls gehäuft unter Tamoxifeneinnahme. Sonografisch sind diese häufig echogener als konventionelle Polypen. Histologisch zeigen sich hier entsprechende Unterschiede in Form eines höheren fibrotischen Anteils, ausgeprägter glandulärer Hyperplasie und fokaler Verdichtung des periglandulären Stromas (Deligdisch et al. 2000) (Abb. 31.34).

› Wenn auch die Literaturlage teils kontrovers ist, so muss von einer Tamoxifen-assoziierten Risikoerhöhung für ein Endometriumkarzinom um den Faktor 2 bis 4 ausgegangen werden (Cohen 2004).

Bei asymptomatischen Patientinnen unter Tamoxifen gibt es aufgrund der Varianz an vorgeschlagenen Cut-Offs keinen allgemeingültigen Konsens für ein Screening durch die transvaginale Endometriumdickenbeurteilung. Viele Arbeitsgruppen bevorzugen einen Cut-Off von 5 mm mit der weiterführenden Option der Kontrastmittelsonografie (Polin u. Ascher 2008). In Leitlinien hat sich ein solches Screening unter Tamoxifen aufgrund der hohen Anzahl falsch-positiver Befunde nicht verankern können.

Es ist zu jedoch zu empfehlen, **vor dem Beginn einer Tamoxifen-Therapie** eine transvaginale Sonografie zur Erhebung des Ausgangsstatus durchzuführen. Hier gilt es, vorbestehende intrakavitäre Pathologien und Risikofaktoren auszuschließen.

Serometra

Ein flüssigkeitsgefülltes Cavum stellt eine häufige, sonografisch einfach darzustellende Pathologie dar (Abb. 31.35). In der Prämenopause wird die Serometra insbesondere als Ursache einer Subfertilität und ungünstiger Prognosefaktor für reproduktionsmedizinische Maßnahmen angesehen (He et al. 2010).

Differenzialdiagnostisch muss sie von der **Hämatometra** und der **Pyometra** abgegrenzt werden. Die Hämatometra findet sich meistens in Kombination mit einer Uterusfehlbildung. Die Pyometra hingegen zeigt das typische klinische Bild einer fortgeschrittenen aszendierenden Infektion. Häufig findet sich hierbei eine Spiegelbildung durch Sequestrierung innerhalb des eitrigen Sekretes (Abb. 31.36).

Bei postmenopausalem Auftreten sind eine Endometriumdicke >3 mm und eine erhöhte Echogenität der Flüssigkeit als suspekt zu werten (Schmidt et al. 2005, Takacs et al. 2005) (Abb. 31.37). Diagnostischer Vorteil der Serometra ist die Kontrastgebung, durch die intrakavitäre Raumforderungen leicht detektiert und beurteilt werden können. Daher darf bei einem dünnen Endometrium mit glatter Wand von einem gutartigen Befund ausgegangen werden. Eine operative Intervention ist daher bei einer beschwerdefreien Patientin nicht indiziert.

Häufigste Diagnose ist eine endometriale **Atrophie mit Zervikalstenose**. Nicht vernachlässigt werden sollte, dass die Zervix in solchen Fällen kolposkopisch und zytologisch mitbeurteilt werden sollte. Zervixkarzinome können ebenfalls in seltenen Fällen zu einer Serometra führen.

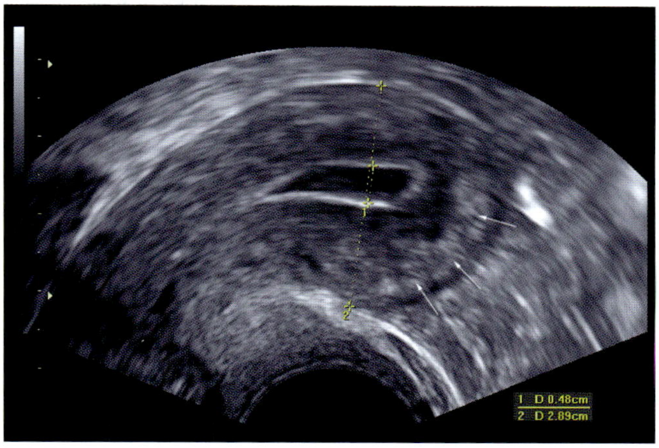

Abb. 31.35 Serometra mit atrophen Endometrium bei Zervikalstenose. (Mit freundl. Genehmigung aus Dürr 2012)

31.4 Ergänzende Abklärungsmethodik: Kontrastmittelsonografie

Th. Van den Bosch, Ch. Brezinka, D. Timmerman

Die Kontrastmittelsonografie basiert auf dem Prinzip, einen deutlich sichtbaren Kontrast im Cavum uteri herzustellen. Mit einem Katheter wird entweder **physiologische Kochsalzlösung** eingebracht (SIS) oder ein **Gel** (GIS), welche jeweils über die Zervix in das Cavum gespritzt werden. Dabei wird die Uterushöhle dilatiert: Beim gleichzeitig durchgeführtem Ultraschall sieht man, wie sich die Vorder- und Hinterwand des Endometrium voneinander weg bewegen. Die echoarme Flüssigkeit füllt das Cavum uteri aus. Mittels dieses Kontrasts kann die Begrenzung des Cavum uteri deutlich gezeigt werden (Abb. 31.38).

Wenn eine lokalisierte Abweichung vom Normalbefund besteht, etwa ein Endometriumpolyp oder ein submuköses Myom, so können diese gegen den schwarzen Hintergrund der instillierten Flüssigkeit gut abgegrenzt und gesehen werden (Abb. 31.39, Abb. 31.40). In einer Metaanalyse wurde festgestellt, dass Ultraschall mit Flüssigkeitsinstillation bei der Fahndung nach und der Diagnostik von intrakavitären Verdrängungsprozessen die Untersuchung der 1. Wahl ist (de Kroon et al. 2003a).

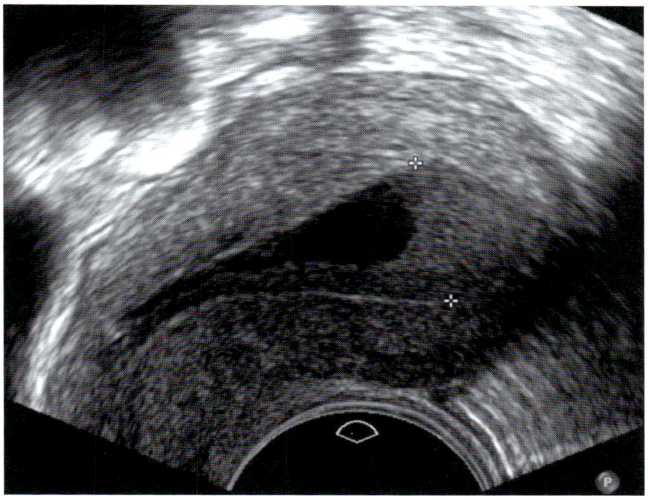

Abb. 31.36 Pyometra mit Sequestrierung des putriden Matrials im Cavum

31.4.1 Technik

Ein Entenschnabelspekulum wird in die Scheide eingebracht, um die Zervix darzustellen. Der äußere Muttermund wird gereinigt und desinfiziert. Meist gelingt es, den Katheter einzubringen, ohne dass dafür die vordere Muttermundslippe mit einer Kugelzange angehakt und/oder der Zervikalkanal dilatiert werden muss. Wenn der Katheter eingebracht ist, wird das Spekulum entfernt, wobei darauf zu achten ist, dass der Katheter beim Entfernen des Spekulums nicht mit hinaus rutscht (Abb. 31.41).

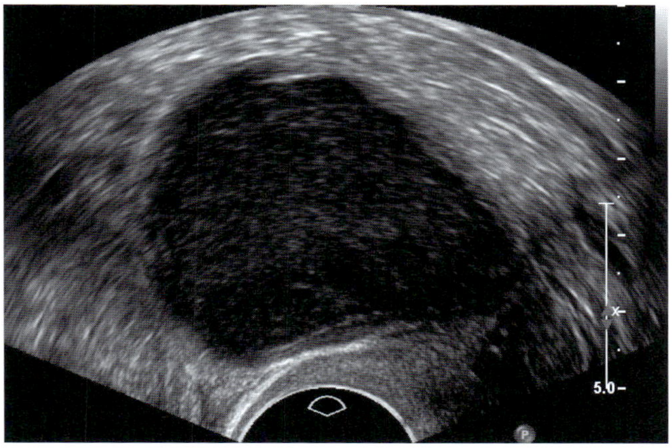

Abb. 31.37 Endometriumkarzinom. Beachte die Dilatation des Cavums durch echogen durchsetzte Flüssigkeit und die unruhige Binnenwandstruktur

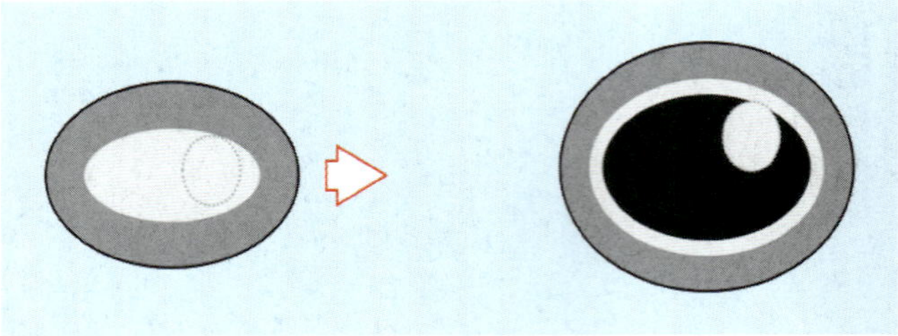

Abb. 31.38 Schematische Darstellung der Flüssigkeitsinstillationssonografie. Der Polyp, der vor der Flüssigkeitsinstillation schwierig oder gar nicht abgrenzbar war, wird nach der Flüssigkeitsinstillation deutlich gegen echoarmen Hintergrund abgehoben

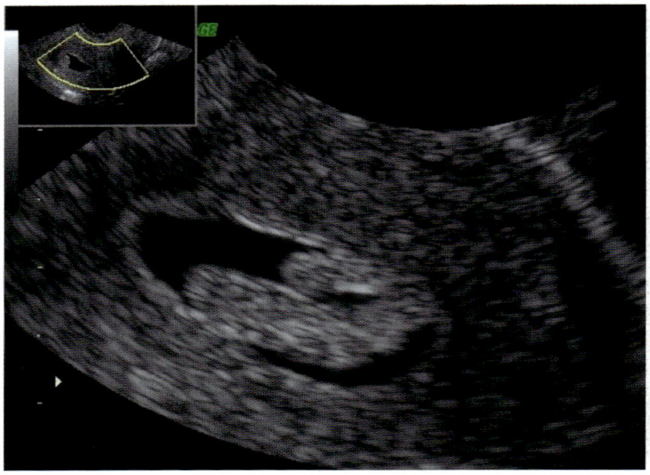

Abb. 31.39 Abbildung eines Endomtriumpolypen bei Gelinstillation

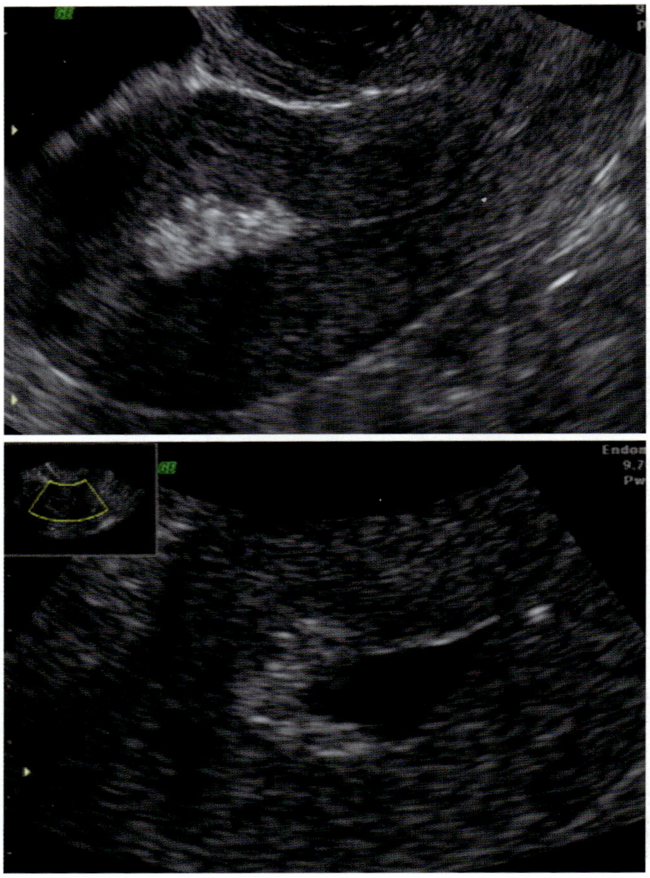

Abb. 31.40 Bild eines Trophoblastresten vor (**a**) und nach (**b**) Gelinstillation

Es gibt unterschiedliche **Katheterarten**, die zur Anwendung kommen können:

- Ein **einfacher Katheter**, wie etwa der Absaugekatheter aus der Neonatologie, der in das Cavum uteri geschoben wird.
- Ein **Ballonkatheter**, wobei nach dem Einbringen in das Cavum uteri ein kleiner Ballon an der Spitze des Katheters aufgeblasen wird (z. B. pädiatrische Foley-Katheter)
- Ein **Katheter mit einem verschiebbaren Begrenzungsteil**, der über eine bestimmte Länge in die Zervix eingebracht wird (Goldstein-Katheter, ExEm-Katheter, Inseminationskatheter) (Abb. 31.42).

Der Vaginalschallkopf wird nach Entfernung des Spekulums in die Scheide eingebracht und physiologische Kochsalzlösung wird unter ständiger Ultraschallsicht langsam in der Cavum uteri eingespritzt. Einer der Vorteile des Kontrastgels ist, dass man es bereits bei liegendem Speculum gezielt einspritzen kann, da es länger stabil im Cavum uteri verbleibt.

Sowohl bei Anwendung von Natriumchlorid als auch bei Anwendung von Gel ist es sehr wichtig, keine Luft einzubringen, da Luftblasen sehr echodense Artefakte verursachen und die Beurteilung und Befundung schwierig machen. Daher sollte vor Beginn der Untersuchung darauf geachtet werden, dass – ähnlich wie bei jeder Infusion oder Injektion – die gesamt Luft aus der Spritze des Katheters entfernt ist.

Es ist wichtig, die Flüssigkeit langsam einzuspritzen. Eine zu schnelle Einspritzung erhöht Druck im Cavum uteri, was zu Schmerzen bei der Patientin führt. Es hat keinen Sinn, zu versuchen, das Cavum uteri mit einer möglichst großen Flüssigkeitsmenge anzufüllen. Es genügt, die beiden Endometriumschichten so weit voneinander zu trennen, dass eine genaue Beurteilung möglich ist. Wenn der Flüssigkeitsverlust durch den Zervikalkanal gering ist, genügen oft wenige Milliliter Flüssigkeit, um diesen Effekt zu erreichen.

Flüssigkeit kann während der Untersuchung sowohl entlang des Katheters durch die Zervix hinaus fließen, ebenso über die Tuben. Die Menge von Flüssigkeit, die durch die Zervix verloren geht, hängt von der Art des verwendeten Katheters, von den anatomischen Charakteristika der Zervix, von dem Druck, der während der Instillation im Cavum aufgebaut wird, vom instillierten Volumen und von der Viskosität der verwendeten Flüssigkeit ab.

Die Menge an Flüssigkeit, die über die Eileiter schließlich in die Bauchhöhe rinnt, ist davon abhängig, wie viel Druck bei der Instillation aufgebaut wird, weiterhin von der Menge und der Viskosität der Flüssigkeit.

Katheter, die ein Zurückfließen durch die Zervix schwer bis unmöglich machen (Ballonkatheter), haben den Vorteil, dass weniger Flüssigkeit durch die Zervix zurückrinnt, allerdings kann der Druck innerhalb des Cavum uteri sich bei Verwendung die-

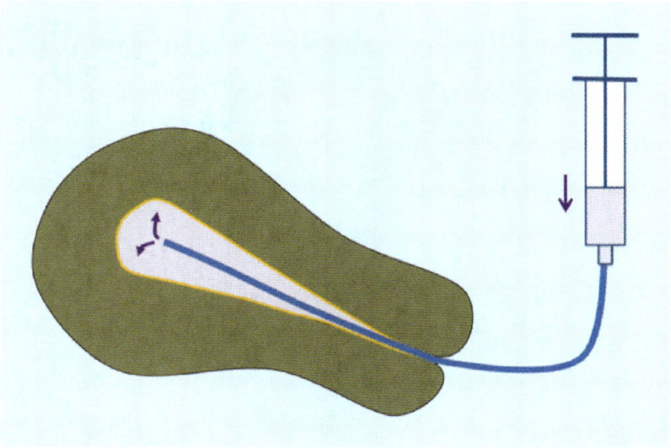

Abb. 31.41 Die Instillationsflüssigkeit (physiologisches Natriumchlorid oder Gel) wird über eine Spritze und einen Katheter in das Cavum uteri eingebracht

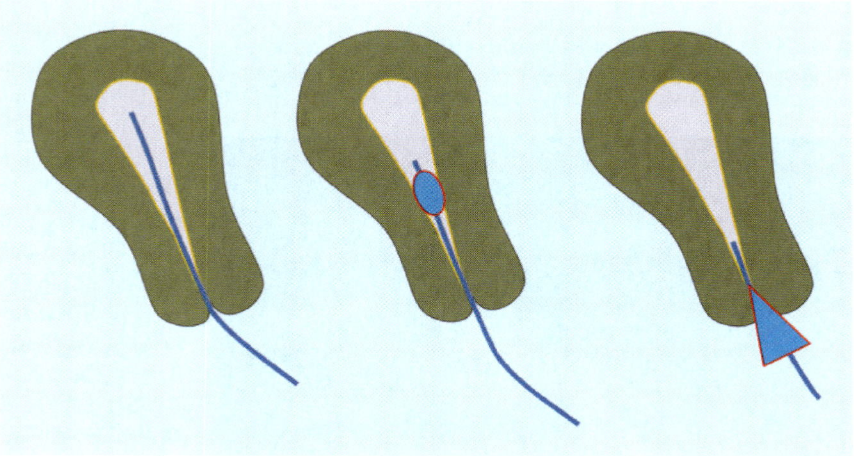

Abb. 31.42 Schematische Darstellung von drei Grundtypen von Kathetern, die bei der Kontrastsonografie zur Anwendung kommen. *Links* Simpler Katheter (z. B. Inseminationskatheter). *Mitte* Ballonkatheter (z. B. Foley). *Rechts* Katheter mit kegelförmigem Verschlussstück, das gegen die äußere Muttermundsöffnung gedrückt wird (z. B. Goldstein)

ser Katheter sehr rasch so erhöhen, dass die Untersuchung für die Patientin schmerzhafter wird, als nötig wäre.

Wenn Kontrastmittel durch die Tuben in die Bauchhöhle rinnt, kann dies anhand der plötzlichen Zunahme von Flüssigkeit im Douglas'schen Raum objektiviert werden. Dies ist der Beweis, dass zumindest ein Eileiter durchgängig ist, und das ist bei Kinderwunschpatientinnen ein günstige Information (▶ Kap. 34 Reproduktionsmedizin).

Von Seite der Onkologen wird die Sorge geäußert, dass gleichzeitig mit der Flüssigkeit potentiell maligne endometriale Zellen in die Bauchhöhle transportiert werden. Ähnlich wie bei Hysteroskopie wurde dies auch durch Untersuchungen bestätigt. Bis heute fehlt aber der Beweis einer negativen Auswirkung für Patientinnen mit Endometriumkarzinom, die vor der Diagnose des Tumors eine Hysteroskopie oder eine SIS durchgemacht hatten. Aus Vorsicht wird allerdings geraten, den niedrigst möglichen Druck und das niedrigst möglichste Instillationsvolumen anzuwenden.

Nach der Untersuchung kann der Katheter herausgezogen werden, der Großteil der Flüssigkeit fließt spontan wieder aus der Gebärmutterhöhe. Wenn nötig kann am Ende der Untersuchung eine ultraschallgesteuerte Endometriumsbiopsie genommen werden. Wenn eine physiologische Kochsalzlösung gebraucht wurde, kann Flüssigkeit aus dem Cavum uteri aspiriert werden und zur zytologischen Untersuchung eingesandt werden(Leone et al. 2007).

Der Eingriff wird durch die Patientinnen meist sehr gut toleriert. Während und bis zu einer Stunde nach der Untersuchung können Unterbauchkrämpfe vorkommen. Hierfür können NSAIDs verschrieben werden. Eine Antibiotikaprophylaxe wird nicht routinemäßig angewandt und ist spezifischen Risikogruppen (z. B. mit Adnexitis in der Vorgeschichte) oder bei Feststellung bestimmter Pathologien (z. B. Hyprosalpingen) vorbehalten.

31.4.2 Physiologische Kochsalzlösung versus Gel

Während der letzten zwei Jahrzehnte hat die **Flüssigkeitsinstillationssonografie** (SIS) ihren Stellenwert bewiesen, allerdings kann der Gebrauch von physiologischer Kochsalzlösung auch manche Nachteile mit sich bringen (de Kroon et al. 2003b). Durch die niedrige Viskosität der Flüssigkeit kann physiologische Kochsalzlösung durch den Zervikalkanal zurückfließen und/oder durch die Eileiter in die Bauchhöhle fließen (Abb. 31.43). Um diesen Volumenverlust zu kompensieren, muss während des Eingriffs mehr Flüssigkeit eingebracht werden. Dies macht die Anwesenheit einer Assistenz nötig. Beim Versuch, den Volumenverlust zu rasch zu kompensieren, kann ein zu hoher Druck hergestellt werden und die Patientin davon Schmerzen bekommen.

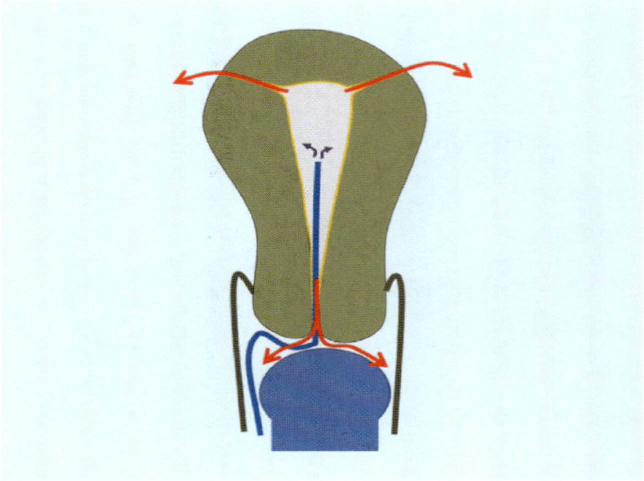

Abb. 31.43 Abrinnen von physiologischer Kochsalzlösung durch den Zervikalkanal und durch die Eileiter kann eine für diagnostische Zwecke ausreichende Anfüllung des Cavum uteri schwierig machen

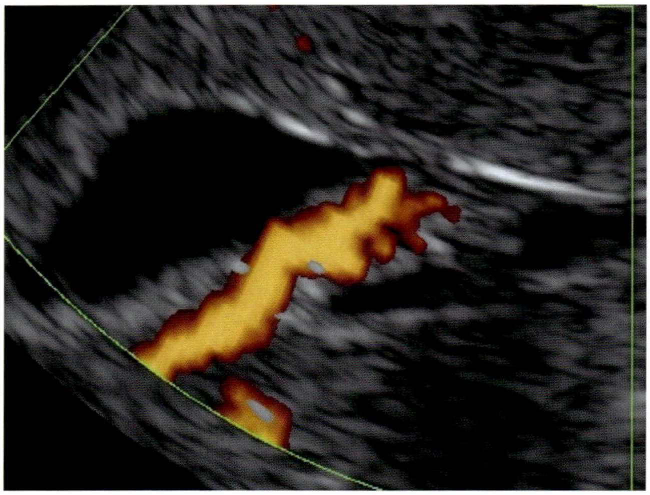

Abb. 31.44 Endometriumpolyp mit einfachem Gefäßstiel (Gelinstillation und Farbdoppler)

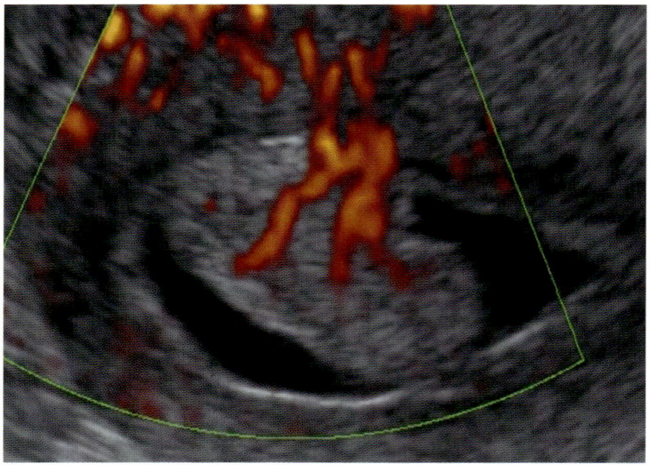

Abb. 31.45 Endometriumpolyp mit verzweigter Gefäßversorgung (Gelinstillation und Farb-Doppler)

Ein ständiges Herein- und Hinausfließen von Flüssigkeit in das Cavum uteri führt, vor allem wenn ein 3D-Ultraschall gemacht wird, zu suboptimalen und verwischten Bildern. Das ständige Herausfließen von physiologischer Kochsalzlösung aus der Zervix ist für die Patientin unangenehm, ebenso für den Untersucher. Und schließlich bleibt noch die Sorge der Onkologen, dass mit physiologischer Kochsalzlösung auch potenziell maligne Endrometriumzellen in die Bauchhöhle gespült werden könnten.

Daher wurde ein Gel statt physiologischer Kochsalzlösung eingeführt: **Gelinstillationssonografie** (GIS) (Exalto et al. 2007). Gel hat eine höhere Viskosität als physiologische Kochsalzlösung. Die Instillation geschieht daher etwas langsamer, wodurch der Druck im Cavum uteri langsamer aufgebaut wird. Der Flüssigkeitsverlust durch die Zervix ist deutlich geringer, dadurch ist die Füllung stabiler und angesichts der hohen Viskosität, kann sowohl das Instillationsvolumen als auch der Druck niedriger sein. Somit ist auch der Verlust an Flüssigkeit durch die Eileiter deutlich kleiner. Es wird daher auch berichtet, dass die Rate an Misserfolgen bei GIS deutlich geringer ist (Werbrouck et al. 2011). Die Füllung des Cavum uteri bleibt länger stabil, auch wenn keine Ballonkatheter verwendet werden. Aufgrund des niedrigeren Drucks und des geringeren Instillationsvolumens wird GIS von den Patientinnen als weniger schmerzhaft empfunden als SIS (Van den Bosch et al. 2008).

Die GIS leistet mindestens dieselbe diagnostische Genauigkeit bei der Beurteilung von Pathologien im Cavum uteri (Van den Bosch et al. 2009). Die Farbdoppleruntersuchung wird durch das Gel nicht gestört (Van den Bosch et al. 2011b) (Abb. 31.44, Abb. 31.45). Aufgrund des geringeren Instillationsdrucks ist das Risiko, dass potenziell maligne Zellen in die Bauchhöhle gespült werden, deutlich herabgesetzt.

31.4.3 Empfehlungen für die Gelinstillationssonografie (GIS)

Wenn unmittelbar nach der GIS eine Endometriumbiopsie genommen wird, stört das Gel die histologische Befundung nicht. Wenn aber eine **Pipelle-Saug-Aspiration** durchgeführt wird, wird bei den ersten drei Aspirationen hauptsächlich Gel aufgesaugt (der Inhalt einer Pipelle beträgt 1 ml). Es wird empfohlen, die Aspirationen so oft zu wiederholen, bis kein Gel mehr aufgesaugt wird und dann noch mindestens eine weitere Aspiration durchzuführen, um sicher genügend Endometriumgewebe für eine histologische Beurteilung zu gewinnen (Van den Bosch et al. 2012). Alle Aspirate sollen in einem Fixationsmedium aufbewahrt werden.

Der Gebrauch von Gel mit beigefügtem **Lidocain** bringt keine Vorteile (im Sinne von reduzierter Schmerzhaftigkeit der Untersuchung) im Vergleich zu Gel ohne Lidocain (Van den Bosch et al. 2011a).

Tipp

Deutlich weniger schmerzhaft beurteilen Patientinnen die Untersuchung, wenn die Instillationsflüssigkeit vorher angewärmt wurde (Nirmal et al. 2006). Das Aufwärmen des Gels bis zur Körpertemperatur erniedrigt die Viskosität so weit, dass die Einbringung auch über einen dünnen Katheter möglich wird.

31.4.4 Kontraindikationen für die Kontrastmittelsonografie

Kontrastmittelultraschall ist in der **Schwangerschaft** prinzipiell kontraindiziert. Bei jungen Frauen, die keine Verhütung betreiben, ist Kontrastultraschall in der 2. Hälfte des Menstruationszyklus kontraindiziert. Wenn ein Verdacht auf Endometritis/Adnexitis besteht, wird von Durchführung einer Kontrastultraschalluntersuchung abgeraten.

Es empfiehlt sich, vor der Durchführung einer Kontrastultraschalluntersuchung eine abdominale Ultraschalluntersuchung zu machen, um auffällige suspekte oder besonders schmerzhafte Stellen im Unterleib festzustellen. Wenn ein starker Verdacht auf einen malignen Befund im Endometrium besteht, z. B. stark verdicktes, unregelmäßiges Endometrium mit starken Gefäßverzweigungen bei postmenopausaler Blutung, wird geraten, zuerst eine **Endometriumbiopsie** vorzunehmen, und erst auf Basis der Histologie weitere Diagnostik durchzuführen.

Wenn ohnehin schon Flüssigkeit im Cavum uteri anwesend ist (**Serometra**) oder sich ein schön umschriebenes, proliferatives Endometrium in 3 Lagen zeigt, wird die Flüssigkeitsinstillation keinen zusätzlichen diagnostischen Nutzen bringen.

Bei **starkem uterinen Blutverlust** (postpartal nach der Geburt) kann das Bild beim Ultraschall stark durch große Blutkoagel im Cavum uteri gestört werden. Eine Ultraschalluntersuchungg mit Farbdoppler wird in diesen Fällen die meiste Information bieten. Die Verwendung von Gel ist hierbei nicht nötig. Gel vermischt sich sehr langsam mit Blut und Koageln, was die Bildgebung weiter erschwert. Außerdem muss man sich davor hüten, eventuell größere Mengen Gel direkt in die Gefäße einzubringen. Allerdings kann beim Vorhandensein kleiner Koagel im Cavum uteri die Verwendung von physiologischer Kochsalzlösung recht nützlich sein: während des Auffüllen des Cavum uteri mit der Flüssigkeit bewegen sich die Koagel oder werden gleich weggespült – dies im Gegensatz zu fokalen Prozessen, wie etwa Endometriumpolypen oder Myomen.

In der späten **sekretorischen Phase des Menstruationszyklus** hat das Endometrium oft einen polypoiden Aspekt und ist relativ verdickt. Um Fehlbefundungen zu vermeiden, sollten Ultraschalluntersuchungen des Endometriums in der frühen proliferativen Phase des spontanen Menstruationszyklus und bei Frauen, die unter Hormontherapie stehen, nach einer Entzugsblutung geplant werden.

31.4.5 Zusammenfassung

Kontrastultraschall ist eine einfache Untersuchung bei Patientinnen mit abnormalen Blutungen und/oder mit Verdacht auf Endometriumpolypen oder intrakavitären Myomen. Der Einsatz von Gel (GIS) als Kontrastmittel hat gegenüber dem Einsatz von physiologischer Kochsalzlösung (SIS) gewisse Vorteile.

Kontrastultraschall ist kontraindiziert bei Schwangerschaft, bei Verdacht auf Infektion, bei Verdacht auf Tumor und bei starkem Blutverlust.

Wenn der Verdacht auf Malignität besteht, wird zunächst eine Endometriumsbiopsie durchgeführt, bevor weitere diagnostische Tests mit Ultraschall durchgeführt werden können.

31.5 Fazit

Die transvaginale Sonografie ist eine der häufigsten apparativen Basisuntersuchungen in der gynäkologischen Praxis und Klinik. Die Methode besitzt ein hohes Leistungspotential in der Erkennung von benignen Erkrankungen des Uterus wie Fehlbildungen, Myome oder Adenomyosis. Die Diagnostik intrakavitärer Pathologien wie Polypen oder submuköse Myome kann durch Kontrasthysterosonografie erweitert werden.

Die Nutzung alternativer bildgebender Verfahren, wie CT und MRT, wird im klinischen Alltag häufig in Anspruch genommen. Die Möglichkeiten des Ultraschalls werden hierbei meist nicht ausreichend beachtet. Es muss jedoch darauf hingewiesen werden, dass die Stärke in der Diagnostik der symptomatischen Patientin liegt.

Der Einsatz als Screeningverfahren bezüglich einer Früherkennung Endometriumkarzinomen im Low-risk-Kollektiv wird durch die aktuelle Datenlage nicht gestützt. Der generelle Einsatz der gynäkologischen Sonografie mit dem Ziel einer Malignomfrüherkennung bei asymptomatischen, nicht vorbelasteten Frauen kann daher derzeit auch nicht als sinnvoll erachtet werden und wird daher von den meisten Leitlinien abgelehnt.

Literatur

Amant F, Coosemans A, Debiec-Rychter M et al (2009) Clinical management of uterine sarcomas. Lancet Oncol 10:1188–1198

American Association of Gynecologic Laparoscopists (AAGL) (2012) AAGL practice report: practice guidelines for the diagnosis and management of submucous leiomyomas. J Minim Invasive Gynecol 19:152–171

American Fertility Society (1988) The American Fertility Society classifications of adnexal adhesions, distal tubal occlusion, tubal occlusion secondary to tubal ligation, tubal pregnancies, mullerian anomalies and intrauterine adhesions. Fertil Steril 49:944–955

Ami O, Lamazou F, Mabille M et al (2009) Real-time transvaginal elastosonography of uterine fibroids. Ultrasound Obstet Gynecol 34:486–488

Bermejo C, Martinez Ten P, Cantarero R et al (2010) Three-dimensional ultrasound in the diagnosis of Mullerian duct anomalies and concordance with magnetic resonance imaging. Ultrasound Obstet Gynecol 35:593–601

Bernaschek G, Lubec G, Schaller A (1984) Sonographic study of the growth of the uterus and ovaries between the ages of 1 and 14. Geburtshilfe Frauenheilkd 44:727–730

Bezircioglu I, Baloglu A, Cetinkaya B et al (2012) The diagnostic value of the Doppler ultrasonography in distinguishing the endometrial malignancies in women with postmenopausal bleeding. Arch Gynecol Obstet 285:1369–1374

Blake RE (2007) Leiomyomata uteri: hormonal and molecular determinants of growth. J Natl Med Assoc 99:1170–1184

Brucker SY, Rall K, Campo R et al (2011) Treatment of congenital malformations. Semin Reprod Med 2(29):101–112

Champaneria R, Abedin P, Daniels J et al (2010) Ultrasound scan and magnetic resonance imaging for the diagnosis of adenomyosis: systematic review comparing test accuracy. Acta Obstet Gynecol Scand 89:1374–1384

Chan JK, Wu H, Cheung MK et al (2007) The outcomes of 27,063 women with unstaged endometrioid uterine cancer. Gynecol Oncol 106:282–288

Cheng WF, Lin HH, Torng PL et al (1997) Comparison of endometrial changes among symptomatic tamoxifen-treated and nontreated premenopausal and postmenopausal breast cancer patients. Gynecol Oncol 66:233–237

Cil AP, Tulunay G, Kose MF et al (2010) Power Doppler properties of endometrial polyps and submucosal fibroids: a preliminary observational study in women with known intracavitary lesions. Ultrasound Obstet Gynecol 35:233–237

Cohen I (2004) Endometrial pathologies associated with postmenopausal tamoxifen treatment. Gynecol Oncol 94:256–266

Curtis KM, Hillis SD, Marchbanks PA et al (2002) Disruption of the endometrial-myometrial border during pregnancy as a risk factor for adenomyosis. Am J Obstet Gynecol 187:543–544

de Kroon CD, de Bock GH, Dieben SW et al (2003) Saline contrast hysterosonography in abnormal uterine bleeding: a systematic review and meta-analysis. BJOG 110:938–947

de Kroon CD, Jansen FW, Louwé LA et al (2003) Technology assessment of saline contrast hysterosonography. Am J Obstet Gynecol 188:945–949

De Smet F, De Brabanter J, Van den Bosch T et al (2006) New models to predict depth of infiltration in endometrial carcinoma based on transvaginal sonography. Ultrasound Obstet Gynecol 27:664–671

Deligdisch L, Kalir T, Cohen CJ et al (2000) Endometrial histopathology in 700 patients treated with tamoxifen for breast cancer. Gynecol Oncol 78:181–186

Denschlag D, Ulrich U, Emons G (2011) The Diagnosis and treatment of Endometrial Cancer: Progress and Controversies. Dtsch Arztbl Int 108:571–577

Devlieger R, D'Hooghe T, Timmerman D (2003) Uterine adenomyosis in the infertility clinic. Hum Reprod Update 9:139–147

Dreisler E, Stampe Sorensen S, Ibsen PH et al (2009) Prevalence of endometrial polyps and abnormal uterine bleeding in a Danish population aged 20–74 years. Ultrasound Obstet Gynecol 33:102–108

Dueholm M (2006) Transvaginal ultrasound for diagnosis of adenomyosis: a review. Best Pract Res Clin Obstet Gynaecol 20:569–582

Dueholm M, Lundorf E (2007) Transvaginal ultrasound or MRI for diagnosis of adenomyosis. Curr Opin Obstet Gynecol 19:505–512

Dürr W (2012) Transvaginale Sonographie in der Gynäkologie. De Gruyter, Berlin

Exacoustos C, Brienza L, Di Giovanni A et al (2011) Adenomyosis: three-dimensional sonographic findings of the junctional zone and correlation with histology. Ultrasound Obstet Gynecol 37:471–479

Exalto N, Stappers C, van Raamsdonk LA et al (2007) Gel instillation sonohysterography: first experience with a new technique. Fertil Steril 87:152–155

Fleischer AC, Wheeler JE, Lindsay I et al (2001) An assessment of the value of ultrasonographic screening for endometrial disease in postmenopausal women without symptoms. Am J Obstet Gynecol 184:70–75

Furness S, Roberts H, Marjoribanks J et al. (2009) Hormone therapy in postmenopausal women and risk of endometrial hyperplasia. Cochrane database of systematic reviews. CD000402.

Fusi L, Cloke B, Brosens JJ (2006) The uterine junctional zone. Best Pract Res Clin Obstet Gynaecol 20:479–491

Gembruch U, Merz E (2011) Standardization of ultrasound diagnostics in gynecology. Ultraschall Med 32:339–341

Goldstein SR (2009) The role of transvaginal ultrasound or endometrial biopsy in the evaluation of the menopausal endometrium. Am J Obstet Gynecol 201:5–11

Goldstein SR (2010) Modern evaluation of the endometrium. Obstet Gynecol 116:168–176

Grab D, Merz E, Prompeler H et al (2011) Standards for ultrasound in gynecology. Ultraschall Med 32:415–417

Gupta S, Jain M (1998) Incidental observations during routine laparoscopic sterilisation. J Indian Med Assoc 96:365–366

He RH, Gao HJ, Li YQ et al (2010) The associated factors to endometrial cavity fluid and the relevant impact on the IVF-ET outcome. Reprod Biol Endocrinol 8:46

Hennig Y, Deichert U, Bonk U et al (1999) Chromosomal translocations affecting 12q14-15 but not deletions of the long arm of chromosome 7 associated with a growth advantage of uterine smooth muscle cells. Mol Hum Reprod 5:1150–1154

Ijland MM, Evers JL, Dunselman GA et al (1996) Endometrial wavelike movements during the menstrual cycle. Fertil Steril 65:746–749

Jacobs I, Gentry-Maharaj A, Burnell M et al (2011) Sensitivity of transvaginal ultrasound screening for endometrial cancer in postmenopausal women: a case-control study within the UKCTOCS cohort. Lancet Oncol 12:38–48

Kepkep K, Tuncay YA, Goynumer G et al (2007) Transvaginal sonography in the diagnosis of adenomyosis: which findings are most accurate? Ultrasound Obstet Gynecol 30:341–345

Kolankaya A, Arici A (2006) Myomas and assisted reproductive technologies: when and how to act? Obstet Gynecol Clin North Am 33:145–152

Kunz G, Beil D, Deininger H et al (1996) The dynamics of rapid sperm transport through the female genital tract: evidence from vaginal sonography of uterine peristalsis and hysterosalpingoscintigraphy. Hum Reprod 11:627–632

Kunz G, Beil D, Huppert P et al (2000) Structural abnormalities of the uterine wall in women with endometriosis and infertility visualized by vaginal sonography and magnetic resonance imaging. Hum Reprod 15:76–82

Lee CL, Jain S, Wang CJ et al (2001) Classification for endoscopic treatment of mullerian anomalies with an obstructive cervix. J Am Assoc Gynecol Laparosc 8:402–408

Leone FP, Carsana L, Lanzani C et al (2007) Sonohysterographic endometrial sampling and hysteroscopic endometrial biopsy: a comparative study. Ultrasound Obstet Gynecol 29:443–448

Leone FP, Timmerman D, Bourne T et al (2010) Terms, definitions and measurements to describe the sonographic features of the endometrium and intrauterine lesions: a consensus opinion from the International Endometrial Tumor Analysis (IETA) group. Ultrasound Obstet Gynecol 35:103–112

Lermann J, Mueller A, Wiesinger E et al (2011) Comparison of different diagnostic procedures for the staging of malformations associated with Mayer-Rokitansky-Kuster-Hauser syndrome. Fertil Steril 96:156–159

Lev-Sagie A, Hamani Y, Imbar T et al (2005) The significance of intrauterine lesions detected by ultrasound in asymptomatic postmenopausal patients. BJOG 112:379–381

Leyendecker G, Kunz G, Noe M et al (1998) Endometriosis: a dysfunction and disease of the archimetra. Hum Reprod Update 4:752–762

Lyons EA, Taylor PJ, Zheng XH et al (1991) Characterization of subendometrial myometrial contractions throughout the menstrual cycle in normal fertile women. Fertil Steril 55:771–774

Matijevic R, Grgic O (2005) Predictive values of ultrasound monitoring of the menstrual cycle. Curr Opin Obstet Gynecol 17:405–410

Mavrelos D, Ben-Nagi J, Holland T et al (2010) The natural history of fibroids. Ultrasound Obstet Gynecol 35:238–242

Naftalin J, Jurkovic D (2009) The endometrial-myometrial junction: a fresh look at a busy crossing. Ultrasound Obstet Gynecol 34:1–11

Naftalin J, Nunes N, Hoo W et al (2012) Endometrial cancer and ultrasound: why measuring endometrial thickness is sometimes not enough. Ultrasound Obstet Gynecol 39:106–109

Nirmal D, Griffiths AN, Jose G et al (2006) Warming Echovist contrast medium for hysterocontrastsonography and the effect on the incidence of pelvic pain. A randomized controlled study. Hum Reprod 21:1052–1054

Okolo S (2008) Incidence, aetiology and epidemiology of uterine fibroids. Best Pract Res Clin Obstet Gynaecol 22:571–588

Oppelt P, Renner SP, Brucker S et al (2005) The VCUAM (Vagina Cervix Uterus Adnex-associated Malformation) classification: a new classification for genital malformations. Fertil Steril 84:1493–1497

Parker WH (2007) Etiology, symptomatology, and diagnosis of uterine myomas. Fertil Steril 87:725–736

Parker WH, Fu YS, Berek JS (1994) Uterine sarcoma in patients operated on for presumed leiomyoma and rapidly growing leiomyoma. Obstet Gynecol 83:414–418

Peddada SD, Laughlin SK, Miner K et al (2008) Growth of uterine leiomyomata among premenopausal black and white women. P Proc Natl Acad Sci USA 105:19887–19892

Pepas L, Deguara C, Davis C (2012) Update on the surgical management of adenomyosis. Curr Opin Obstet Gynecol 24:259–264

Perrot N, Frey I, Mergui JL et al (2001) Picture of the month. Adenomyosis: power Doppler findings. Ultrasound Obstet Gynecol 17:177–178

Polin SA, Ascher SM (2008) The effect of tamoxifen on the genital tract. Cancer Imaging 8:135–145

Rein MS, Powell WL, Walters FC et al (1998) Cytogenetic abnormalities in uterine myomas are associated with myoma size. Mol Hum Reprod 4:83–86

Rozewicki S, Bielewicz W, Iwanicki M et al (1992) Developmental anomalies of the uterus in a population of 3000 women with various causes of infertility. Ginekol Pol 63:515–517

Ryan GL, Syrop CH, Van Voorhis BJ (2005) Role, epidemiology, and natural history of benign uterine mass lesions. Clin Obstet Gynecol 48:312–324

Samuels TA, Awonuga A (2005) Second-trimester rudimentary uterine horn pregnancy: rupture after labor induction with misoprostol. Obstet Gynecol 106:1160–1162

Savelli L, Testa AC, Mabrouk M et al (2012) A prospective blinded comparison of the accuracy of transvaginal sonography and frozen section in the assessment of myometrial invasion in endometrial cancer. Gynecol Oncol 124:549–552

Schmidt T, Nawroth F, Breidenbach M et al (2005) Differential indication for histological evaluation of endometrial fluid in postmenopause. Maturitas 50:177–181

Shushan A, Revel A, Rojansky N (2004) How often are endometrial polyps malignant? Gynecol Obstet Invest 58:212–215

Stewart EA, Taran FA, Chen J et al (2011) Magnetic resonance elastography of uterine leiomyomas: a feasibility study. Fertil Steril 95:281–284

Takacs P, De Santis T, Nicholas MC et al (2005) Echogenic endometrial fluid collection in postmenopausal women is a significant risk factor for disease. J Ultrasound Med 24:1477–1481

Taran FA, Weaver AL, Coddington CC et al (2010) Characteristics indicating adenomyosis coexisting with leiomyomas: a case-control study. Hum Reprod 25:1177–1182

Tetlow RL, Richmond I, Manton DJ et al (1999) Histological analysis of the uterine junctional zone as seen by transvaginal ultrasound. Ultrasound Obstet Gynecol 14:188–193

Timmerman D, Verguts J, Konstantinovic ML et al (2003) The pedicle artery sign based on sonography with color Doppler imaging can replace second-stage tests in women with abnormal vaginal bleeding. Ultrasound Obstet Gynecol 22:166–171

Troiano RN, McCarthy SM (2004) Mullerian duct anomalies: imaging and clinical issues. Radiology 233:19–34

Van den Bosch T, Betsas G, Van Schoubroeck D et al (2009) Gel infusion sonography in the evaluation of the uterine cavity. Ultrasound Obstet Gynecol 34:711–714

Van den Bosch T, Coosemans A, Morina M et al (2012) Screening for uterine tumours. Best Pract Res Clin Obstet Gynaecol 26:257–266

Van den Bosch T, Van Schoubroeck D, Daemen A et al (2011) Lidocaine does not reduce pain perception during gel instillation sonography or subsequent office hysteroscopy: results of a randomized trial. Gynecol Obstet Invest 71:236–239

Van Den Bosch T, Van Schoubroeck D, Luts J et al (2011) Effect of gel-instillation sonography on Doppler ultrasound findings in endometrial polyps. Ultrasound Obstet Gynecol 38:355–359

Van den Bosch T, Van Schoubroeck D, Van Calster B et al (2012) Pre-sampling ultrasound evaluation and assessment of the tissue yield during sampling improves the diagnostic reliability of office endometrial biopsy. J Obstet Gynaecol 32:173–176

Van den Bosch T, Verguts J, Daemen A et al (2008) Pain experienced during transvaginal ultrasound, saline contrast sonohysterography, hysteroscopy and office sampling: a comparative study. Ultrasound Obstet Gynecol 31:346–351

Verma SK, Lev-Toaff AS, Baltarowich OH et al (2009) Adenomyosis: sonohysterography with MRI correlation. AJR Am J Roentgenol 192:1112–1116

Vessey MP, Villard-Mackintosh L, McPherson K et al (1992) The epidemiology of hysterectomy: findings in a large cohort study. Br J Obstet Gynaecol 99:402–407

Vitiello D, McCarthy S (2006) Diagnostic imaging of myomas. Obstet Gynecol Clin North Am 33:85–95

Wamsteker K, Emanuel MH, de Kruif JH (1993) Transcervical hysteroscopic resection of submucous fibroids for abnormal uterine bleeding: results regarding the degree of intramural extension. Obstet Gynecol 82:736–740

Werbrouck E, Veldman J, Luts J et al (2011) Detection of endometrial pathology using saline infusion sonography versus gel instillation sonography: a prospective cohort study. Fertil Steril 95:285–288

Wetzstein R, Renn KH (1970) Arrangement of smooth muscle in the human uterus. Verh Anat Ges 64:461–468

Wolfman W, Leyland N, Heywood M et al (2010) Asymptomatic endometrial thickening. J Obstet Gynaecol Can 32:990–999

Adnexe

U. Germer

U. Gembruch, K. Hecher, H. Steiner (Hrsg.), *Ultraschalldiagnostik in Geburtshilfe und Gynäkologie,*
DOI 10.1007/978-3-642-29633-8_32,

32.1 Einleitung

In der täglichen gynäkologischen Praxis hat sich die Ultraschalldiagnostik als das primäre bildgebende Untersuchungsverfahren bei Abklärung von Symptomen, wie Unterbauchschmerzen oder Palpationsbefunden, durchgesetzt. Naheliegende Vorteile wie die geringe Belastung der Patientinnen, die unmittelbare Verfügbarkeit der Untersuchungsergebnisse, die fehlende Strahlenbelastung und relativ geringe Kosten favorisieren diese Untersuchungsverfahren im Vergleich zu Kernspin- oder Computertomografie.

Zunehmend wird die Ultraschalldiagnostik jedoch auch bei asymptomatischen Frauen eingesetzt. Sonografisch diagnostizierte Befunde sind dann infolge einer sogenannten Früherkennungsuntersuchung Anlass zur operativen Intervention mit entsprechenden Risiken. Zusätzlich resultiert möglicherweise eine psychische Belastung für die Patientin aus der Diagnose einer vermeintlich benignen Erkrankung (Hensley et al. 2003).

Aus diesen Gründen sollten im asymptomatischen Kollektiv Ultraschalluntersuchungen nur in Kenntnis der realen Erkrankungswahrscheinlichkeit und auf Basis der Ergebnisse aktueller Screeninguntersuchungen erfolgen (▶ Abschn. 32.7).

Die Indikation für eine histopathologische Abklärung eines sonografisch diagnostizierten Adnexbefundes ergibt sich aus den klinischen Beschwerden der Patientin oder der Dignitätseinschätzung anhand anamnestischer und sonomorphologischer Kriterien (▶ Abschn. 32.3), die eng mit der Qualifikation des Untersuchers korreliert. Deswegen bieten die verschiedenen Fachgesellschaften, wie die Deutsche Gesellschaft für Ultraschall in der Medizin (DEGUM), die Deutsche Gesellschaft für Gynäkologie und Geburtshilfe (DGGG) mit der Arbeitsgemeinschaft für Gynäkologische Sonografie (ARGUS) ein Schulungsangebot, das der jeweiligen Homepage entnommen werden kann.

32.2 Gynäkologische Sonografie

32.2.1 Formelle Grundlagen und Ultraschallvereinbarung

In der bundesweit geltenden Ultraschallvereinbarung sind die formellen Grundlagen für die Durchführung und Abrechnung von Ultraschalluntersuchungen im Rahmen der vertragsärztlichen Versorgung vorgegeben. Analog sind im Rahmen einer Kliniktätigkeit die Dokumentation der Ultraschalluntersuchungen und deren Resultate für die Patientenversorgung und die interkollegiale Zusammenarbeit erforderlich, auch wenn die Ultraschallvereinbarung hier keine formelle Gültigkeit hat.

> **Tipp**
>
> Durch die Kenntnis der Ultraschallvereinbarung können die darin geforderten fachlichen Befähigungen und formellen Qualitätsanforderungen während der Ausbildung zum Facharzt zielgerichtet erworben und durch den Besuch von Kursen ergänzt werden.

Die Ultraschallvereinbarung ist eine Maßnahme, mit der die **Qualität** bei der Erbringung von Leistung der Ultraschalldiagnostik gesichert werden soll. Darin sind sowohl die fachlichen Voraussetzungen bzw. Befähigungen, die apparative Ausstattung, die ärztliche Dokumentation und die Qualifikation der Ausbilder vorgegeben.

Für die Tätigkeit im Rahmen der vertragsärztlichen Versorgung sind zusätzlich das Genehmigungsverfahren und die regelmäßige Überprüfung im Rahmen von Stichproben geregelt. Diese sog. Konstanzprüfungen durch die kassenärztlichen Vereinigungen richten sich auf die Vollständigkeit und Nachvollziehbarkeit der ärztlichen Dokumentation als auch auf die Kontrolle der technischen Bildqualität mit Prüfung des apparativen Equipments. Die derzeitige gültige Fassung der Ultraschallvereinbarung stammt von April 2009 und ist u. a. der Homepage der regionalen Kassenärztlichen Vereinigungen zu entnehmen.

32.2.2 Methoden

Es existieren verschiedene **Zugangswege** zur Darstellung des inneren Genitales:
- über die Bauchdecken,
- durch die Scheide,
- durch das Rektum oder
- über das Perineum bzw. den Introitus vaginae.

Transvaginale Sonografie

Die Ultraschalluntersuchung des inneren Genitales erfolgt üblicherweise von transvaginal mittels einer stabförmigen Sonde, wobei sich die Patientin in Steinschnittlage befindet. Die **transvaginale Sonografie (TVS)** hat den Vorteil, dass die Sonde unter Umgehung der Bauchdecke nahe an das innere Genitale herangeführt werden kann. Deshalb ist der Einsatz einer höheren Sendefrequenz ab 5–7 MHz möglich, die eine höhere Bildauflösung auf Kosten einer geringeren Eindringtiefe bietet. Die Sonde wird aus hygienischen Gründen mit einem Kondom überzogen, in das zuvor etwas Kontaktgel hineingegeben wird, um eine Darstellung des Bildes zu ermöglichen.

> **Tipp**
>
> Die Harnblase der Patientin sollte vor Beginn der Transvaginalsonografie entleert werden.

Die Darstellung der Schallrichtung, d. h. die Positionierung des Sektors am unteren Bildschirmrand, erleichtert bei der Transvaginalsonografie die Bildinterpretation, da die Strukturen dann

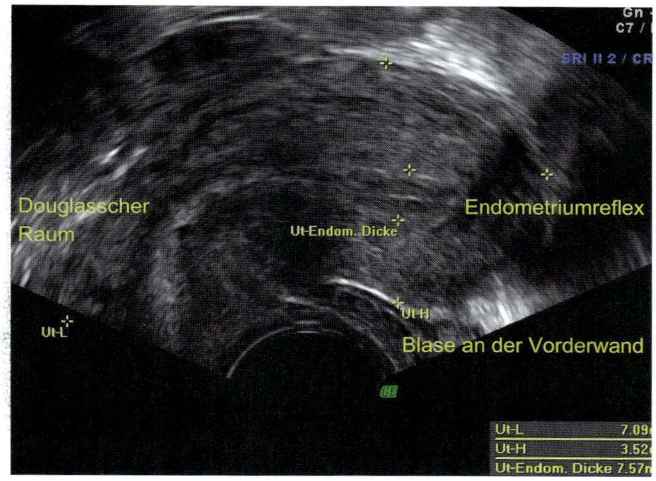

Abb. 32.1 Transvaginales Sonografiebild eines Uterus

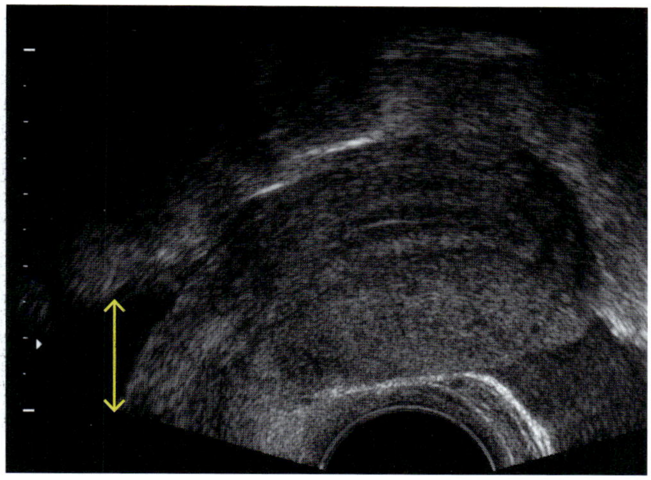

Abb. 32.2 Freie Flüssigkeit im Douglas, deren Menge mit der Höhe des Flüssigkeitsdepots (*gelber Pfeil*) korreliert

in derselben Reihenfolge wie bei der in Rückenlage befindlichen Patientin dargestellt werden. Am einfachsten gelingt das **Aufsuchen des Uterus** am Scheidenende durch eine allmähliche Einführung der Sonde in horizontaler Richtung in die Vagina unter Beobachtung des Ultraschallbildes. Dabei darf die Sonde nicht versehentlich am Uterus vorbei in das hintere Scheidengewölbe vorgeschoben werden. Die Darstellung des Uterus im Längsschnitt gelingt bei ante- oder retroflektiertem Uterus durch ein vorsichtiges und geringes Auf- oder Abwärtskippen der Sonde mit anschließender Rotation bis der **Endometriumreflex** in der maximalen Länge und Dicke sichtbar wird (Abb. 32.1). Durch leichtes Zurückziehen der Sonde und passageres Abkippen nach dorsal kann die **Darstellung der entleerten Blase** die Orientierung und **Identifikation der Uterusvorderwand** erleichtern. Durch eine passagere Rotation des Schallkopfs um 90 Grad im Uhrzeigersinn wird der Uterusquerschnitt mit mittig liegendem Endometriumreflex eingestellt (▶ Kap. 31 „Uterus").

Durch Vorschieben der Sonde wird der **Douglas'sche Raum** aufgesucht, um eine eventuell vorhandene geringe Menge freier Flüssigkeit zu diagnostizieren, deren Ausmaß mit der Höhe des Flüssigkeitsdepots korreliert (Abb. 32.2).

Anschließend werden durch Positionierung der Sonde in Richtung auf die linke oder rechte Beckenwand die **Beckengefäße** aufgesucht, in deren Nähe sich die **Adnexe** befinden.

> **Dabei gelingt dem erfahrenen Untersucher die Darstellung beider Ovarien in der Prämenopause regelhaft in über 90 % der Fälle, während die Darstellung beider Ovarien in der Postmenopause nur bei zwei Dritteln der Untersuchungen gelingt (Merz et al. 1996).**

In diesen Fällen kann zum Ausschluss größerer Tumore eine ergänzende transabdominale Sonografie (TAS) empfehlenswert sein. Im Falle einer Vergrößerung der Ovarien durch die überwiegend zystisch imponierenden Adnexläsionen sind diese im Allgemeinen leichter aufzufinden.

Die **Ovarien** weisen in der Prämenopause ein Volumen von 7,8±2,6 cm^3 und in der Postmenopause von 3,4±1,3 cm^3 (Merz et al. 1996) auf. Das Volumen kann näherungsweise als Hälfte des Produktes aus den 3 orthogonalen Durchmessern (V=Länge×Breite×Höhe/2) berechnet werden. Das **Ovarstroma** ist eher echoarm und gekennzeichnet von echofreien Läsionen, die antralen Follikeln entsprechen (Abb. 32.3). Diese weisen in Abhängigkeit von der Zyklusphase einen Durchmesser von weniger als einem bis mehreren Zentimetern beim Leitfollikel auf (▶ Kap. 34 „Reproduktionsmedizin"). Jedoch sind auch in der Postmenopause (Abb. 32.4) häufig intraovariell kleine Zysten in geringer Zahl nachweisbar (Sokalska u. Valentin 2008). Diese sog. **Einschlusszysten** mit einem Durchmesser von maximal 1 cm gehen nicht mit einem erhöhten Risiko für ein Ovarialkarzinom einher (Sharma et al. 2011).

Die **Tuben** sind nur im Ausnahmefall darstellbar, wenn sie sich durch das Vorhandensein von Aszites von der Umgebung abgrenzen (Abb. 32.5) oder pathologisch mit Flüssigkeit gefüllt sind, im Sinne einer Hydro- (Abb. 32.6) oder Hämatosalpinx (Abb. 34.8).

Transabdominale Sonografie

Bei der Ultraschalluntersuchung von **transabdominal (TAS)** erleichtert eine gefüllte Harnblase als Vorlaufstrecke die Darstellung des Uterus und der Adnexe, da sonst Schallauslöschungsphänomene durch den zwischen Bauchdecke und innerem Genitale befindlichen Darm stören (Abb. 32.8). Die abdominelle Sonde hat mit einer üblichen Sendefrequenz von 3,5–5 MHz eine höhere Eindringtiefe. Dennoch ist das Aufsuchen von Ovarien mit normaler Größe bei adipösen Bauchdecken, insbesondere in der Postmenopause, oft vergeblich.

Tipp

Die Transabdominalsonografie stellt eine wichtige Ergänzung der Transvaginalsonografie bei der Diagnostik der Adnexe dar, wenn diese wegen einer Positionierung außerhalb des kleinen Beckens in der Transvaginalsonografie nicht darstellbar sind.

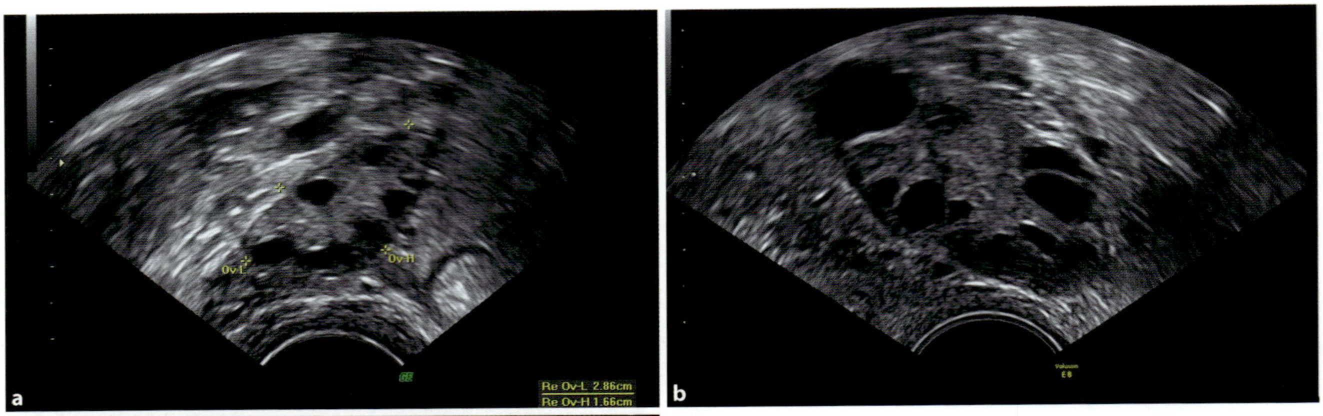

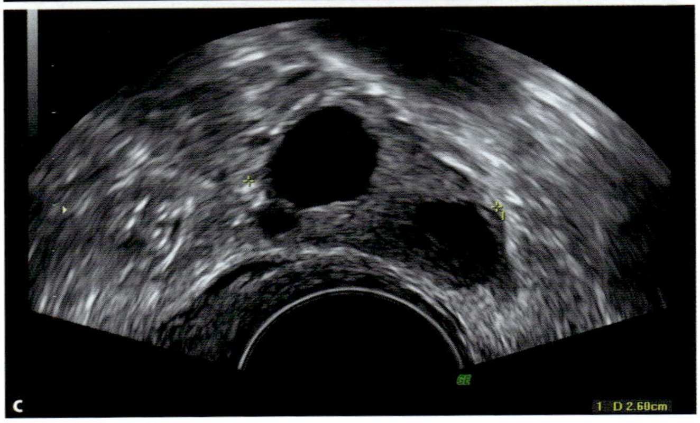

Abb. 32.3a–c Ovarien in der Prämenopause mit typischen echofreien, antralen Follikeln von weniger als 1 cm Durchmesser

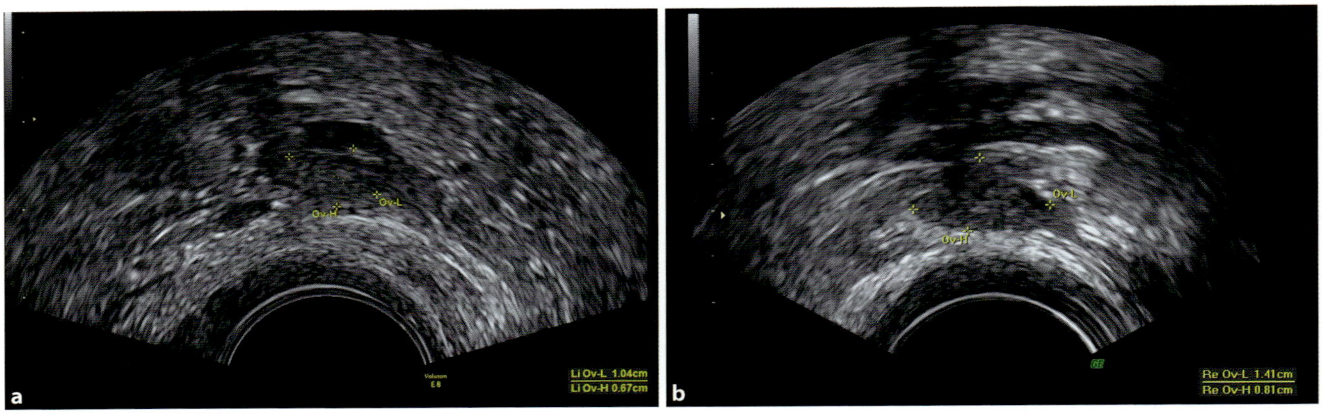

Abb. 32.4a,b Ovarien (*gelbe Kreuze*) in der Postmenopause

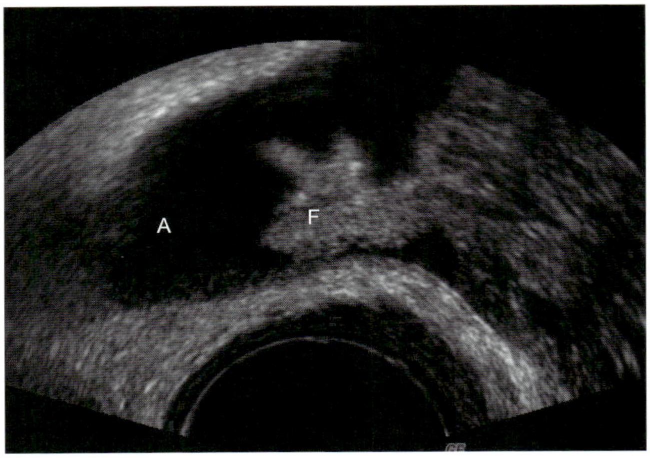

Abb. 32.5 Transvaginalsonografiebild eines Fimbrientrichters (*F*) einer Tube umgeben von echofreiem Aszites (*A*)

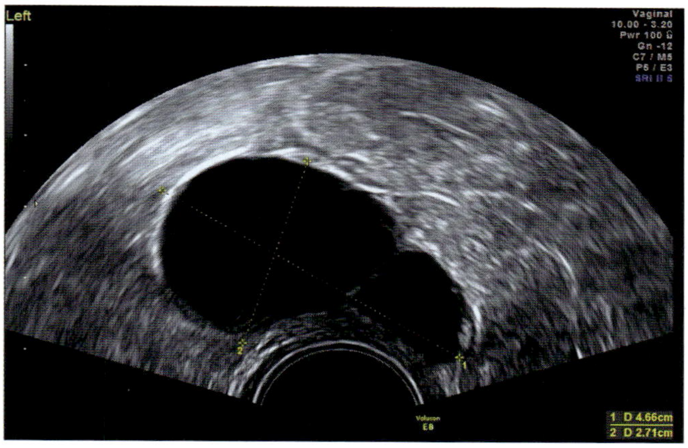

Abb. 32.6 47×27 mm große, bilokuläre Zyste, entsprechend einer Sactosalpinx

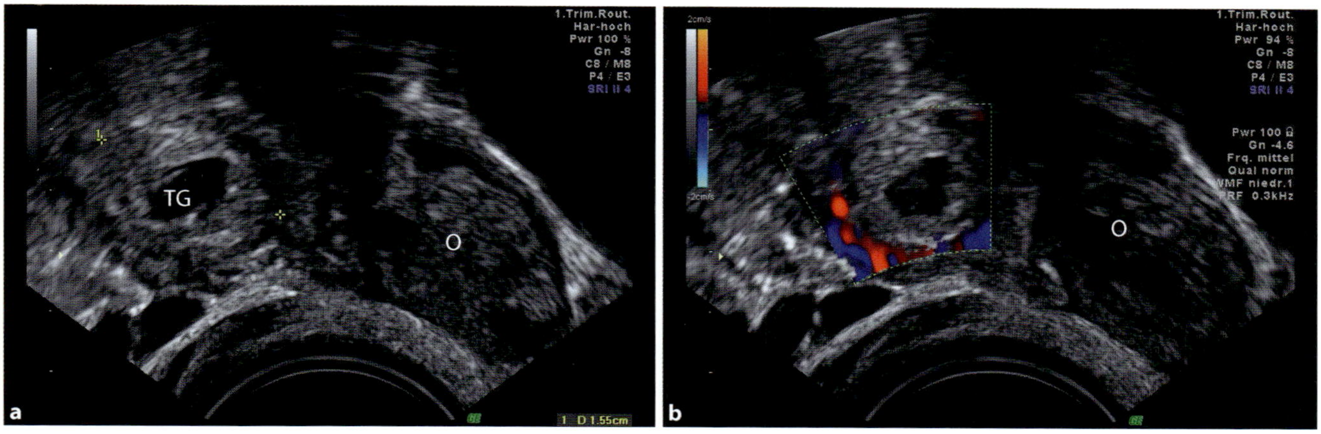

Abb. 32.7 **a** 16×19 mm messende Tubargravidität (*TG*) neben dem Ovar (*O*). **b** Beachte die im Farb-Doppler darstellbare zirkuläre Vaskularisation in der Tubenwand. EUG und Ovar sind gegeneinander verschieblich

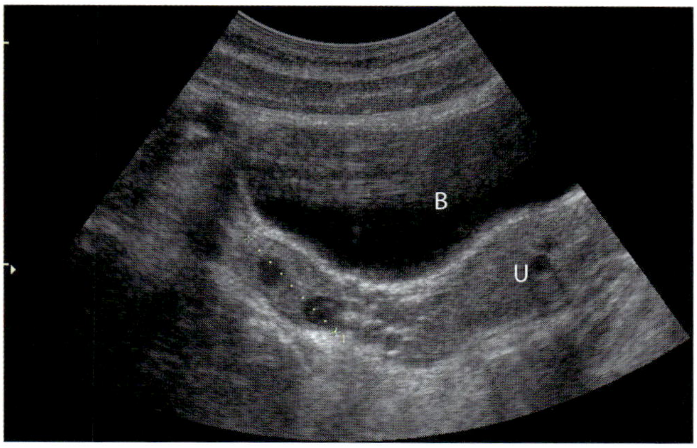

Abb. 32.8 Transabdominalsonografiebild mit Darstellung eines Ovars (*gelbe Kreuze*) mit median gelegenem Uterus (*U*) bei gefüllter Harnblase (*B*)

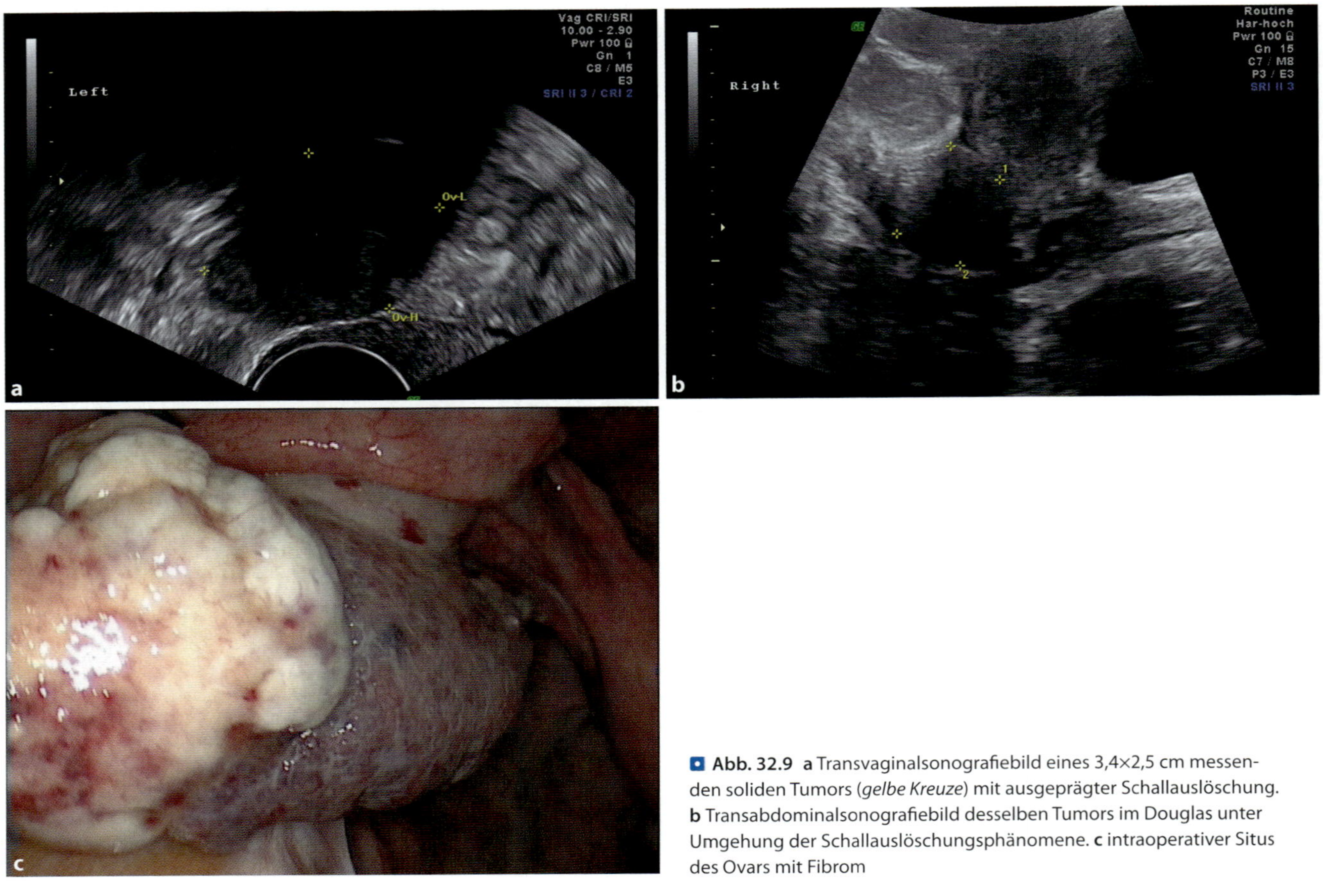

Abb. 32.9 **a** Transvaginalsonografiebild eines 3,4×2,5 cm messenden soliden Tumors (*gelbe Kreuze*) mit ausgeprägter Schallauslöschung. **b** Transabdominalsonografiebild desselben Tumors im Douglas unter Umgehung der Schallauslöschungsphänomene. **c** intraoperativer Situs des Ovars mit Fibrom

Diese Situation tritt gelegentlich auf, wenn die Ovarien bei größeren Ovarialtumoren nach kranial verlagert sind. Darüber hinaus können Verkalkungen in Myomen oder Tumoren ausgeprägte Schallauslöschungsphänomene bei der Transvaginalsonografie verursachen (Abb. 32.9a), die durch ein abdominelles Vorgehen umgangen werden können (Abb. 32.9b).

Transrektale Sonografie

Die **transrektale Untersuchung** kann mit der Vaginalsonde erfolgen, empfiehlt sich bei Virgo intacta und gelingt auch bei Kindern oft gut. Gleiches gilt für die Ultraschalluntersuchung des inneren Genitales mit Aufsetzende der Sonde auf das **Perineum** oder den **Introitus vaginae**, wie sie in der Urogynäkologie (▶ Kap. 33 „Urogynäkologie") Anwendung findet (Bader et al. 2004), wobei die Verwendung der Abdominalsonde praktikabler ist als der Einsatz der Vaginalsonde.

32.2.3 Bildoptimierung

Durch die Kenntnis der wichtigsten Funktion des Ultraschallgeräts kann die Darstellung der Adnexe wesentlich erleichtert und biometrische Messungen präzisiert werden. Tiefe (Vergrößerung) und Zoom, Fokus und Verstärkung sind immer an die individuellen Untersuchungsbedingungen anzupassen. Anfänger wählen oft eine zu große Eindringtiefe und den Fokus am oberen Bildrand, sodass das gesuchte Organ sich unscharf und winzig am unteren Bildrand abzeichnet und der restliche Bildschirm leer bleibt (Abb. 32.10a).

Tipp

Es empfiehlt sich zum Aufsuchen des Ovars eine mittlere Einstellung sowohl der Tiefe als auch der Fokusposition, wobei die Tiefe nach Auffinden des Ovars verringert wird, eventuell unter Hinzunahme der Zoomfunktion, damit das Organ bildfüllend mit größter Längs- und Querachse dargestellt ist (Abb. 32.10b).

Auch sollte zugunsten des schnellen Bildaufbaus zum Aufsuchen des Ovars lediglich eine Fokuszone eingestellt werden. Wegen häufig echoreicher, umgebender Strukturen (Darm, Stuhl, Gase) ist die **Wahl einer geringen Verstärkung** („gain") oft dienlich, da das echoarme Ovar sich dann besser von der Umgebung abgrenzen lässt. Weitere Details zu den Geräteeinstellungen können den jeweiligen Bedienungsanleitungen der Geräte entnommen werden.

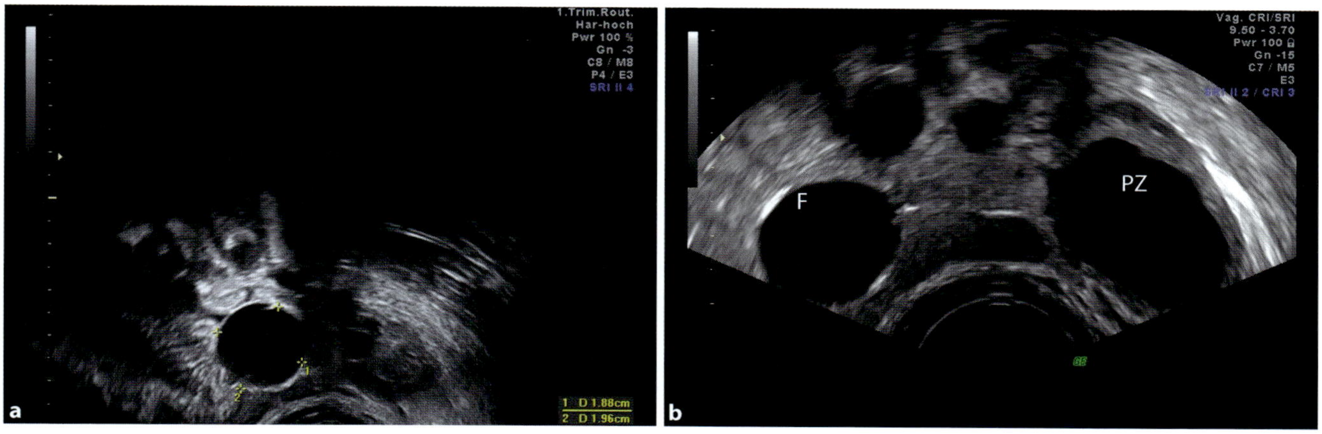

Abb. 32.10 **a** Beispiel einer insuffizienten Darstellung des Ovars mit unzureichender Bildvergrößerung. **b** nach Verminderung der Eindringtiefe, korrekter Positionierung des Fokus auf Höhe des Organs und geringer Bewegung der Sonde ist das Organ bildfüllend dargestellt mit Follikel (*F*) und Parovarialzyste (*PZ*)

32.2.4 Dokumentation

Laut der Ultraschallvereinbarung muss aus der ärztlichen Dokumentation im Sinne einer **Befundbeschreibung** hervorgehen:
- Indikation zur Untersuchung
- Die Patientenidentität (Name und Alter)
- Untersucheridentifikation
- Untersuchungsdatum
- Untersuchungsbedingungen und deren Beurteilbarkeit
- Organspezifische Befundbeschreibung
- Verdachtsdiagnose
- Diagnostische oder therapeutische Konsequenzen

Bei Normalbefunden wird eine organspezifische Befundbeschreibung nicht gefordert, jedoch ist es empfehlenswert schriftlich zu dokumentieren, wenn ein Normalbefund als solcher erkannt wurde.

Auch die **Bilddokumentation** ist in der Ultraschallvereinbarung geregelt. Bei Normalbefunden wird die Darstellung von einer oder mehreren Schnittebenen zur Dokumentation des Normalbefunds gefordert. Analog sollen pathologische Befunde ebenso in 2 Schnittebenen dokumentiert werden. Sollte dies z. B. aus technischen Gründen nicht möglich sein, ist die Darstellung in einer Schnittebene ausreichend. Die Dokumentation kann auf einem digitalen oder analogen Medium entsprechend der Archivierungspflicht erfolgen.

Die Dokumentation im B-Modus-Bild soll mit Entfernungsmaßstab, Messwerten, Messmarkern, Sendefrequenz oder Sendefrequenzbereich, Sendefokusposition, Patientenidentität, Untersuchungsdatum, Schallkopfbezeichnung, Praxis- oder Klinikidentifikation erfolgen. Dabei werden die genannten technischen Daten von modernen Ultraschallgeräten üblicherweise ohnehin im Bild dargestellt, so dass der Untersucher lediglich die Identifikationsmerkmale der Patientin vor Beginn der Untersuchung ergänzen muss.

Empfohlen wird die Verwendung von Piktogrammen mit Schallkopfposition und Orientierung. Praktischer ist im Falle der Ovarien eher eine Seitenbezeichnung.

Bezüglich der technischen Bildqualität soll der Uterus abgebildet werden und die Adnexregionen, was in den meisten Fällen nur auf getrennten Bildern erfolgen kann. Dabei sollen für die gynäkologische Sonografie die Darstellung charakteristischer Merkmale wie das Endometrium, die Binnenstruktur des Ovars und die Harnblase erkennbar sein.

32.2.5 Fazit

Die sonografische Untersuchung von Uterus und Adnexen gelingt zuverlässig mit der Transvaginalsonografie unter Umgehung der Bauchdecke. Sie ist eine wenig invasive Untersuchungsmethode, die bei entleerter Blase der Patientin besser gelingt. Dabei sollten formelle Kriterien bei der Befunderhebung und -dokumentation eingehalten werden. Mit moderater Erfahrung des Untersuchers können Normalbefunde als solche erkannt werden.

32.3 Dignitätseinschätzung von Adnexläsionen

Derzeit ist die Ultraschalldiagnostik das Mittel der Wahl bei der Differenzialdiagnose von Adnexbefunden. Sie ist den anderen bildgebenden Verfahren wegen ihrer einfachen Durchführbarkeit, der raschen Befunderhebung und den geringen Kosten überlegen und bietet dem geübten Untersucher meistens eine zutreffende Diagnose als Voraussetzung für die geeignete Therapie (Valentin et al. 2006). Deshalb haben Computertomografie (Tsili et al. 2008, Gatreh-Samani et al. 2011) und Kernspintomografie (Sohaib et al. 2005) bei der Differenzialdiagnose von Adnexläsionen einen eher geringen Stellenwert, auch wenn in Studien mit beiden Verfahren die Differenzierung von malignen und benignen Ovarialtumoren mit akzeptabler Zuverlässigkeit gelang.

32.3.1 Sonomorphologische Dignitätskriterien

Eine gemeinsame Terminologie und exakte Definition der sonomorphologischen Kriterien wurde im Jahr 2000 als Konsensus

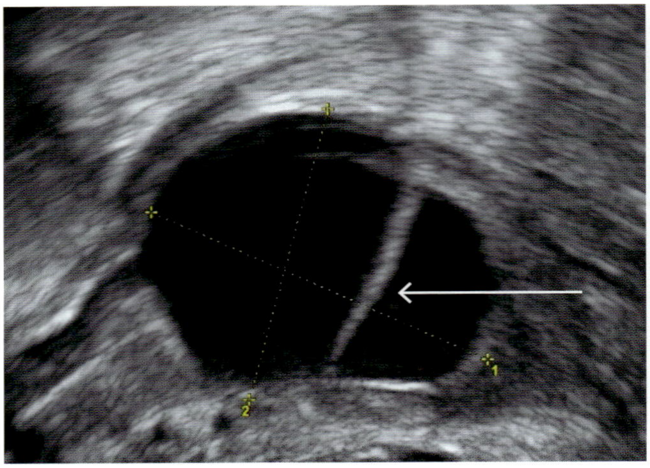

Abb. 32.11 Transvaginalsonografiebild einer 2,5 cm messenden, bilokulären Zyste mit Septum (*Pfeil*), das von der inneren Zystenwand an die Gegenseite reicht

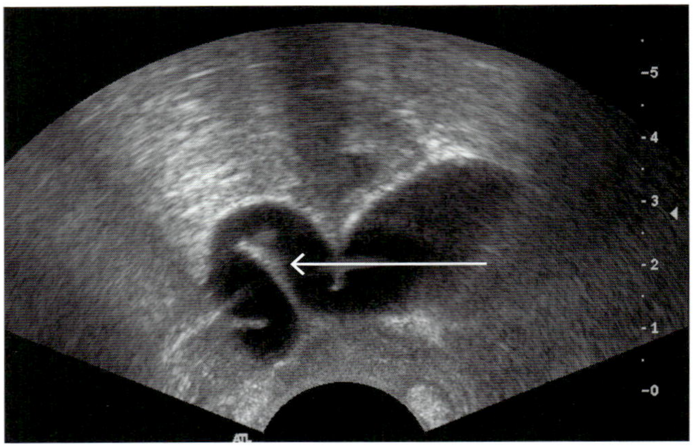

Abb. 32.12 Transvaginalsonografiebild einer unilokulären Zyste mit inkompletten Septen (*Pfeil*), die die Gegenwand der Zyste nicht erreichen, bei einer Sactosalpinx

von der International Ovarian Tumor Analysis Group (IOTA) verabschiedet (Timmerman et al. 2000). Dieses Klassifizierungssystem leistet gute Dienste, da es eine standardisierte Messtechnik vorgibt und eine einheitliche Terminologie für die Beschreibung von Tumoren festlegt. Anhand dieser **Klassifizierung** lassen sich **Adnexläsionen** in 6 verschiedene Typen kategorisieren:

- Unilokuläre Zyste
- Multilokuläre Zyste
- Unilokulär-solide Zyste
- Multilokulär-solide Zyste
- Solide Tumoren
- Nicht klassifizierbare Läsionen

Im klinischen Alltag kann mit zunehmender Erfahrung auf eine detaillierte Beschreibung der sonomorphologischen Parameter einer Läsion verzichtet werden, da eine Blickdiagnose zur Dignitätseinschätzung bei den meisten Tumoren ausreichend ist. Jedoch ist die Kenntnis der sonomorphologischen Kriterien Voraussetzung für den Erwerb dieser Kompetenz. Darüber wird durch eine einheitliche Terminologie sowohl die interkollegiale Kommunikation als auch die Ausbildung erleichtert, da sie eine

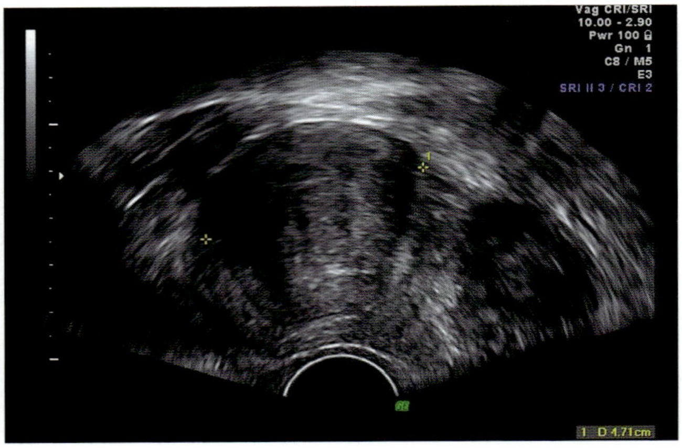

Abb. 32.13 Transvaginalsonografiebild von 2 echoarmen Uterusmyomen, davon ist eines durch *gelbe Kreuze* markiert

systematische Befundbeschreibung ermöglicht. Im Folgenden ist deshalb die exakte Beschreibung der wichtigsten Kriterien und Begriffe der IOTA-Klassifikation geschildert.

Ein **Septum** ist definiert als ein dünner Gewebsstrang, der sich von der inneren Zystenwand auf die Gegenseite erstreckt (Abb. 32.11). Ein „inkomplettes Septum" bezeichnet einen Strang, der sich durch das Cavum der Zyste zieht, ohne die Gegenseite zu erreichen (Abb. 32.12). Wenn eine Zyste ausschließlich inkomplette Septen enthält, wie sie typischerweise in Hydrosalpingen zu finden sind, gilt sie als unilokulär.

Ein **solides Binnenecho** ist von hoher Echogenität gekennzeichnet, die das Vorhandensein von Gewebe, ähnlich wie bei Myomen (Abb. 32.13), nahelegt (Abb. 32.14). In Adnextumoren werden diffuse Verdickungen der Wände, ein normales Ovargewebe und reguläre Septen nicht als solide klassifiziert. Die Unterscheidung von Blutkoageln und solidem Gewebe gelingt durch eine Bewegung der Ultraschallsonde gegen die Läsion, die bei einem hämorrhagischen Inhalt konsekutive Bewegungen im Binnenecho verursacht. Der Nachweis von Blutfluss setzt das Vorhandensein soliden Gewebes voraus (Abb. 32.15). Der fehlende Nachweis von Blutfluss ist weniger informativ.

Solide papilläre Auflagerungen werden definiert als jedwede solide Auflagerung, die von der Zystenwand ausgehend mit einer Höhe von mindestens 3 mm in das Zysteninnere reicht (Abb. 32.16, Abb. 32.17). Manchmal kann die Unterscheidung zwischen papillären Auflagerungen und einem inkompletten Septum (Abb. 32.18) schwierig sein, beispielsweise bei Hydrosalpingen mit einem einer Perlenschnur oder einem Zahnrad ähnlichem Aussehen der torquierten Zystenwand (Abb. 32.19). Die hyperreflektiven avaskulären Anteile innerhalb von Dermoiden (Abb. 32.20) werden nicht als papilläre Auflagerungen klassifiziert. Gleiches gilt für Detritus an der inneren Wand von Endometriosezysten. In diesen Fällen wird die innere Wand lediglich als irregulär klassifiziert. Solide papilläre Projektionen werden als glatt oder irregulär, z. B. bei blumenkohlartigem Aussehen (Abb. 32.16, Abb. 32.17a), klassifiziert.

Die **innere Wand** zystischer Läsionen wird beschrieben als glatt (Abb. 32.21) oder irregulär. Bei soliden papillären Auflagerungen wird die Wand als irregulär definiert (Abb. 32.16).

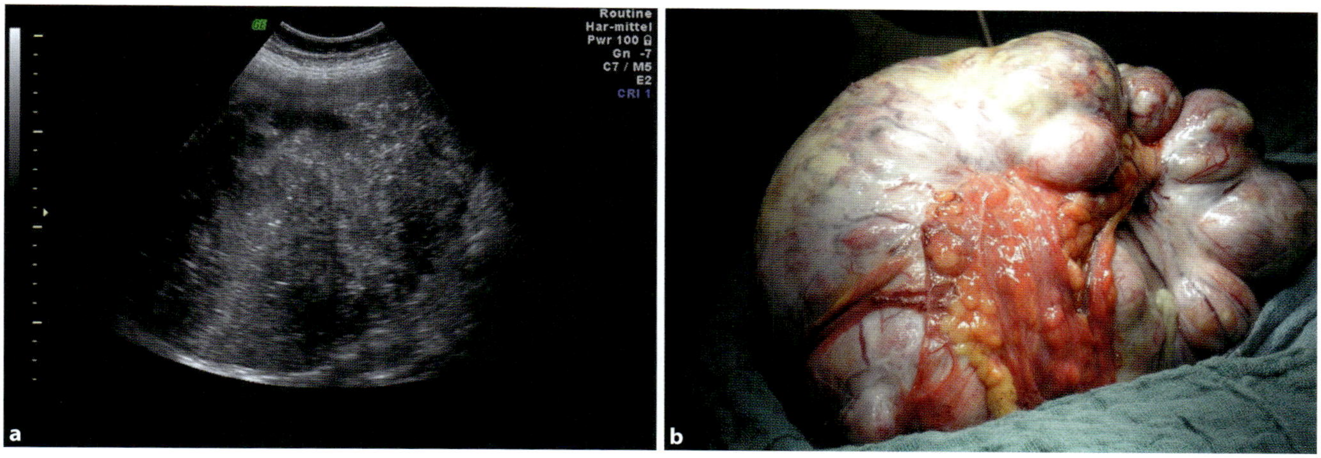

Abb. 32.14 **a** im Transabdominalsonografibild ein solider, 12×14 cm messender Tumor bei einer 53-jährigen Patientin. **b** im Bild derselbe Tumor als intraoperatives Präparat

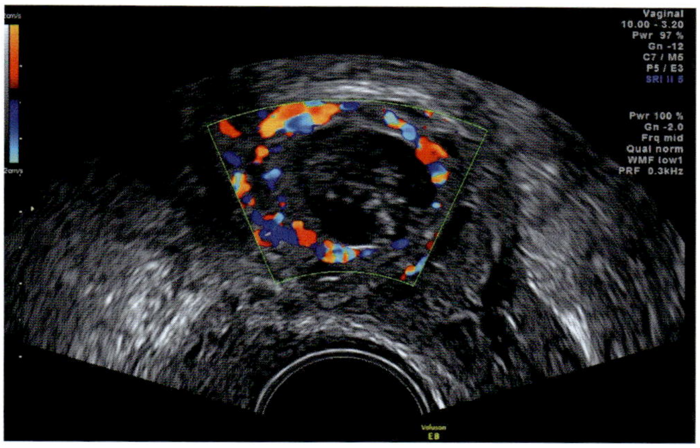

Abb. 32.15 Darstellung der typisch ringförmigen Vaskularisation mittels Farbdopplerunterschung in einem Corpus luteum

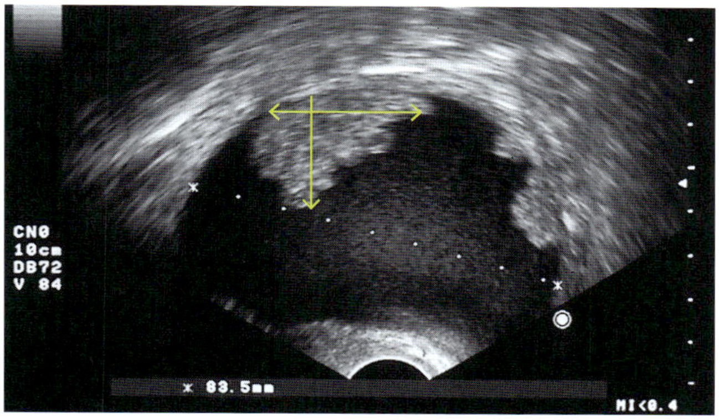

Abb. 32.16 Transabdominalsonografiebild einer 8 cm großen, zystischen Läsion mit unregelmäßiger Wand bei blumenkohlartigen, papillären Auflagerungen (*gelbe Pfeile*) bei einer prämenopausalen Patientin

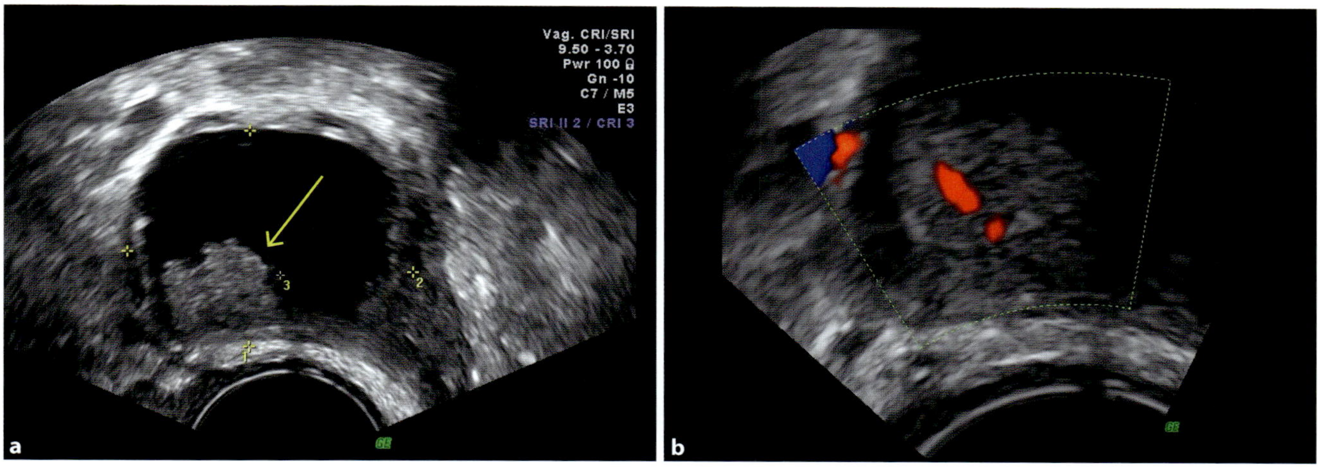

Abb. 32.17 **a** eine 26×34 mm messende zystische Läsion mit papillärer Auflagerung (*gelber Pfeil*). **b** Nachweis von Vaskularisation innerhalb der soliden Auflagerung. Die Histologie zeigte ein mikroinvasives Ovarialkarzinom

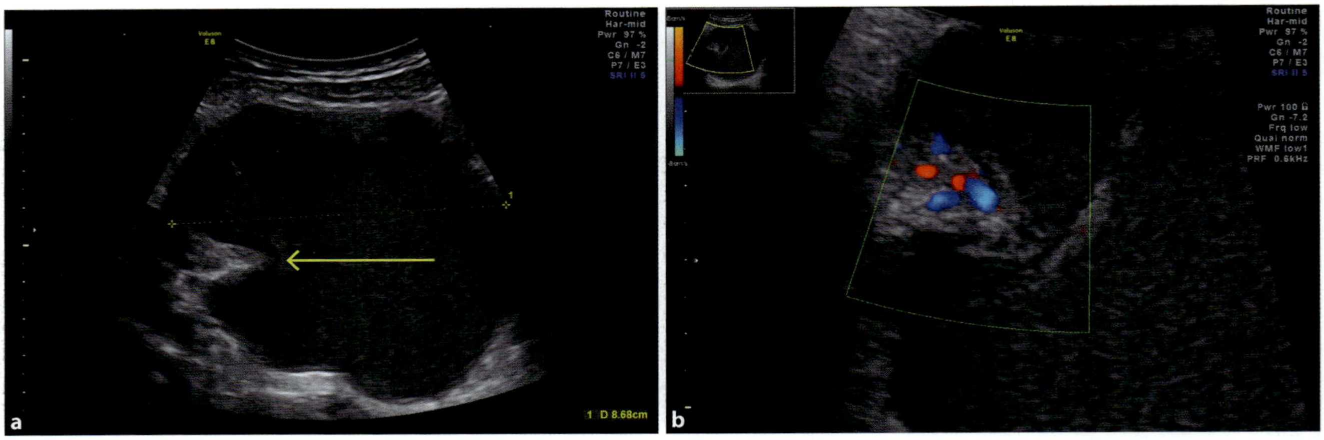

Abb. 32.18 In **(a)** Transvaginalsonografiebild: Endometriosezyste mit Pseudoseptum (*Pfeil*). Darstellung der Vaskularisation im Pseudoseptum mittels Farbdopplersonografie in **(b)**

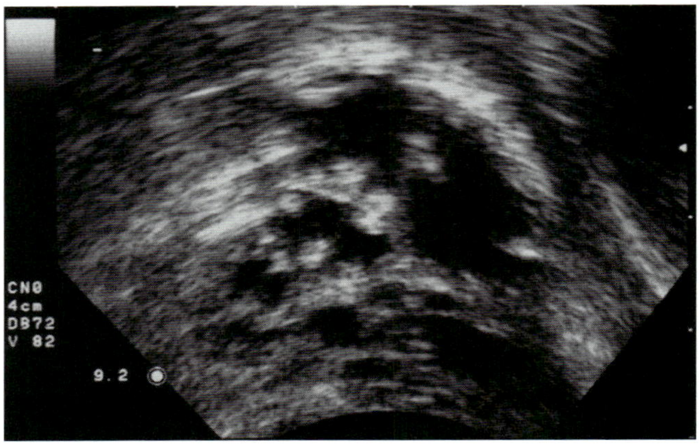

Abb. 32.19 Kleine, multizystisch solide Läsion von 3 cm mit papillären Auflagerungen auf den Septen, die einer postinflammatorisch veränderten Sactosalpinx entspricht. Anamnestisch bestand eine tubarer Sterilität bei der prämenopausalen Patientin

Dabei wird die äußere Wand eines zystischen Befundes nicht beurteilt, da sie im Allgemeinen nicht von der Umgebung abgrenzbar ist. Im Gegensatz dazu wird bei soliden Tumoren deren äußere Wand beurteilt. Bei Unregelmäßigkeiten der Wand wird diese als irregulär bezeichnet.

Binnenecho: Bei zystischen Läsionen wird das dominante Bild des Zysteninhalts beschrieben als

- echofrei (Abb. 32.6, Abb. 32.21),
- echoarm (typisch für Zystadenome (Abb. 32.22) oder hämorrhagische Zysten (Abb. 32.23),
- echoreich oder milchglasartig (häufig bei Endometriomen (Abb. 32.24) oder
- mit gemischter Echogenität, wie sie bei Teratomen (Abb. 32.25a,b) typisch ist.

In hämorrhagischen Zysten kann das Binnenecho anschaulich beschrieben werden durch die Fibrinfäden, die ähnlich einem Spinnennetz (Abb. 32.26), Radspeichen oder Gelee (Abb. 32.24) das Zysteninnere ausfüllen.

Die **Schallauschlöschung** wird definiert als Verlust eines akustischen Echos hinter soliden Strukturen, die Ultraschallwellen absorbieren (Abb. 32.9a–c). Häufig ist das Phänomen bei Myomen zu beobachten.

Aszites ist definiert als Flüssigkeit außerhalb des Douglas'schen Raumes.

6 Typen Adnexläsionen

Mithilfe der im Text im Detail beschriebenen **sonomorphologischen Kriterien** können Adnexläsionen in sechs Typen kategorisiert werden:

- **Unilokuläre Zyste:** diese hat keine soliden Anteile, papilläre Strukturen oder Septen (Abb. 32.21, Abb. 32.27). Dabei wird normals ovarielles Stroma nicht als solider Anteil eines Tumors betrachtet, was bei der Beschreibung von Peritonealzysten (Abb. 32.28a,b, Abb. 32.29a,b) oder Hydrosalpingen von Bedeutung ist.
- **Unilokulär solide Zysten** zeichnen sich durch eine messbare solide Komponente oder mindestens eine papilläre Auflagerung aus, deren Größe mindestens 3 mm beträgt (Abb. 32.16). Wenn eine unilokuläre Zyste einen soliden Anteil enthält, wird diese als unilokulär solide klassifiziert (Abb. 32.30)
- **Multilokuläre Zyste:** Wird als solche bezeichnet, wenn sie mindestens ein Septum und keinerlei solide Anteile oder papilläre Auflagerungen enthält (Abb. 32.31, Abb. 32.32)
- **Multilokuläre solide Zyste:** Diese enthält eine solide Komponente (Abb. 32.33) oder mindestens eine papilläre Auflagerung (Abb. 32.34).
- **Solide Tumoren** (Abb. 32.14, Abb. 32.35) enthalten eine solide Komponente von mindestens 80 %, die in zwei Ebenen darstellbar ist (Abb. 32.36). Ein solider Tumor kann papilläre Auflagerungen enthalten, die in kleinere zystische Anteile hineinragen.
- **Nicht klassifizierbare Tumore:** In diese Gruppe fallen Läsionen, die wegen schlechter Darstellbarkeit, z. B. wegen Schallauslöschungsphänomenen, aufgrund ähnlicher Echogenität des umgebenden Darms (Abb. 32.37) oder Kalzifikationen, nicht beurteilbar sind.

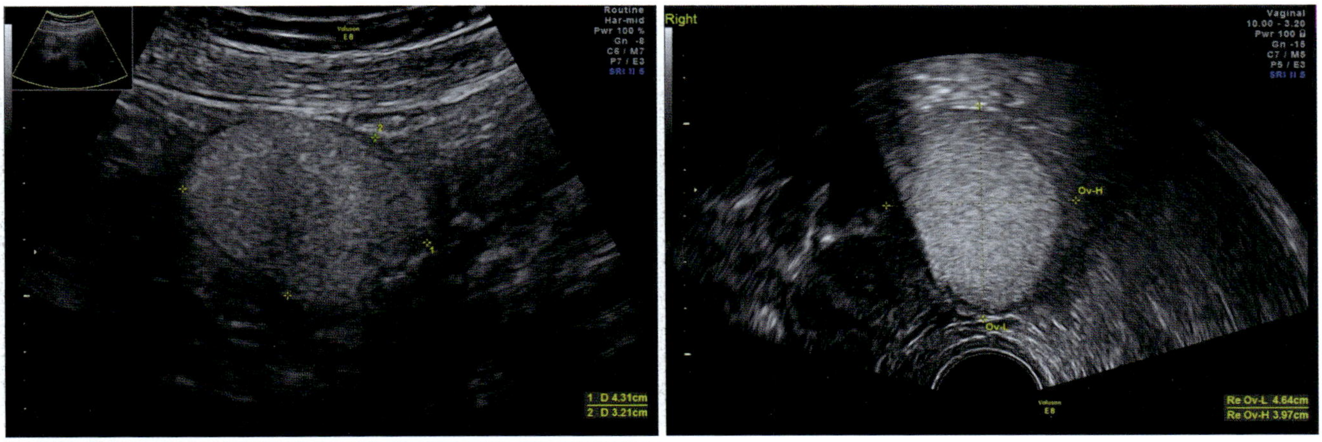

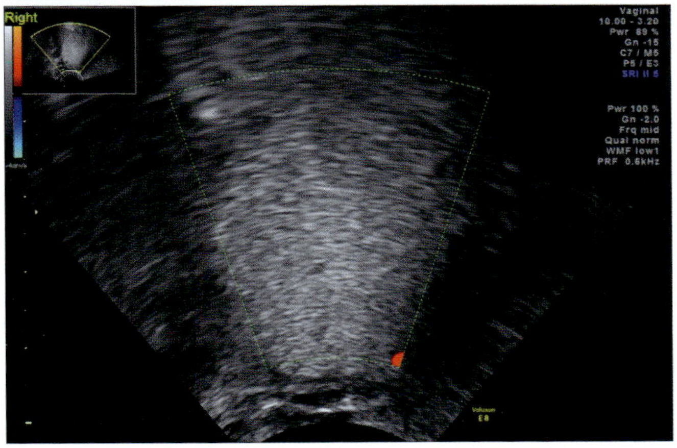

Abb. 32.20 Transvaginalsonografiebilder aller 3 Ebenen eines 4 cm messenden, solide imponierenden Tumors, bei dem es sich um einen Teratom handelt. Dabei repräsentieren die echoreichen Anteile ohne Vaskularisation Talgansammlungen

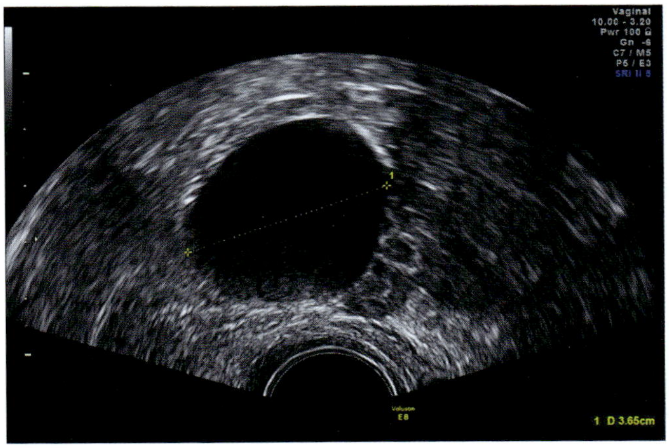

Abb. 32.21 36 mm große, unilokuläre Zyste mit glatter Wand

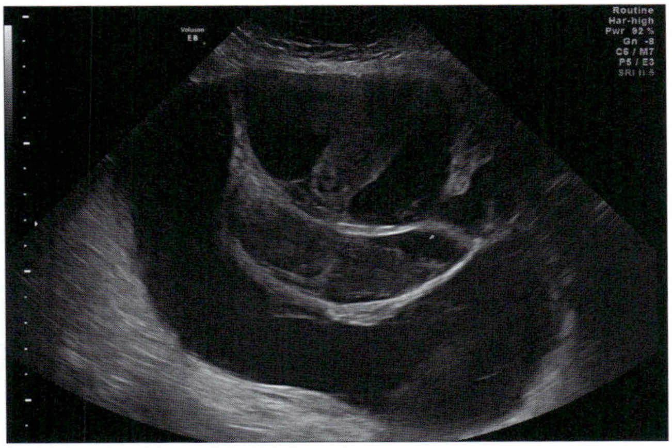

Abb. 32.22 Transabdominalsonografiebild einer 18×12×12 cm großen, multilokulär zystischen Läsion mit unterschiedlicher Echogenität in den Binnenzysten und unregelmäßig verdickten Septen. Histologie: hämorrhagisch infarziertes, muzinöses Zystadenom

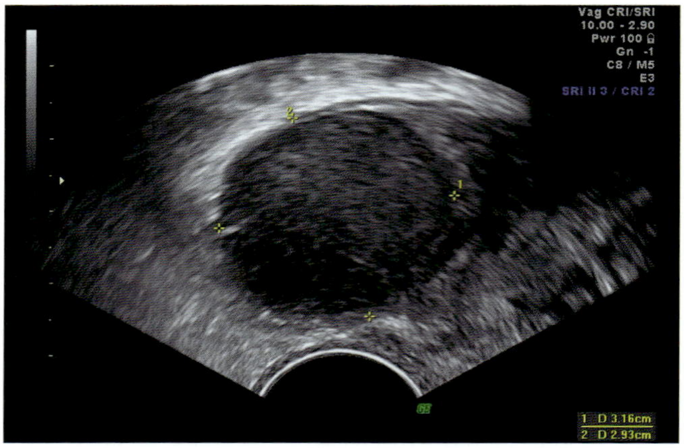

Abb. 32.23 Transvaginalsonografiebild einer 3 cm messenden zystischen Läsion mit echoarmen Binnenecho als Zeichen der Einblutung, wie sie bei einem frischen Corpus luteum sichtbar ist

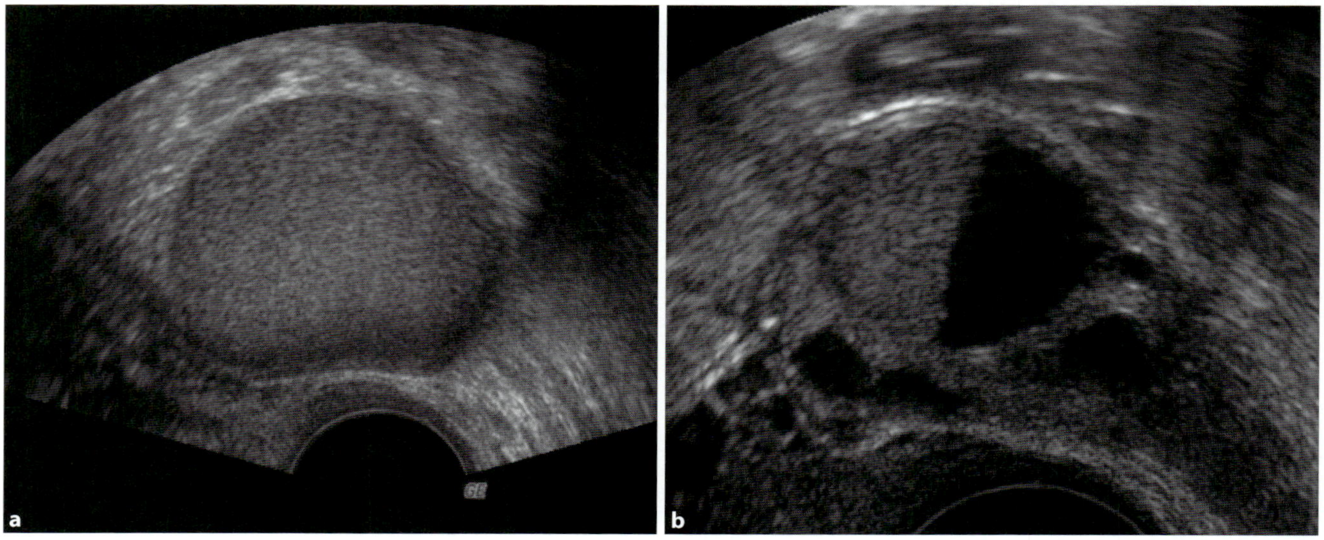

Abb. 32.24 Zystische Läsionen mit echoreichem Binnenecho bei Endometriosezysten, in **(b)** mit Sedimentationsspiegel

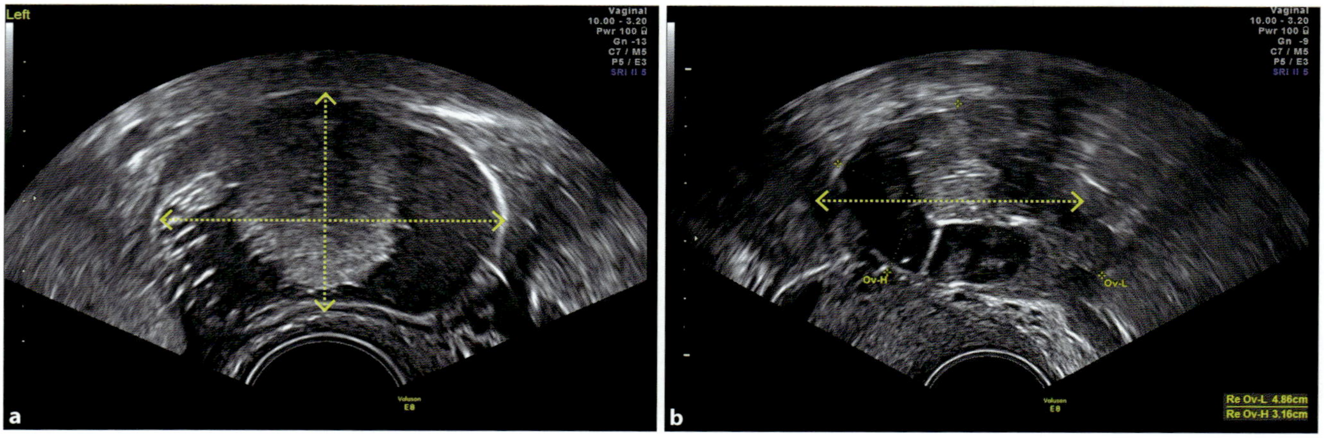

Abb. 32.25a,b Transvaginalsonografiebilder von 2 Ebenen eines 3×5 cm großen Teratoms in zwei Ebenen mit inhomogenem Binnenecho, das sich als Korrelat der verschiedenen Gewebearten und liquiden Anteilen ergibt. Pathognomonisch sind homogen echoreiche, nicht vaskularisierte Anteile (Talg) und echoreiche, strichförmige Reflexe (Haare)

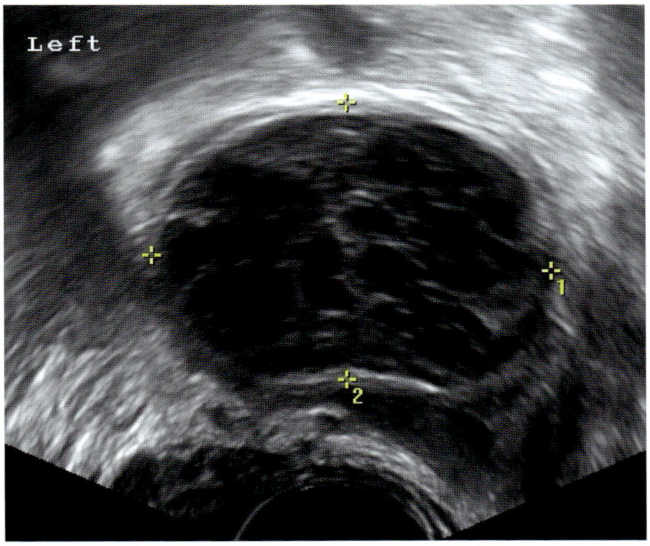

■ **Abb. 32.26** Transvaginalsonografiebild einer 4 cm messenden Zyste mit retikulärem Binnenecho als Korrelat von Fibrinfäden nach Einblutung

Quantitative Messungen

Die **Größe einer Läsion** wird in ihren drei maximalen Durchmessern in zwei Ebenen gemessen, die rechtwinkelig zueinander stehen (■ Abb. 32.25). Die Stärke der Septen wird anhand des dicksten Septums bestimmt. Dabei ist auf einen möglichst orthogonalen Einschallwinkel zu achten.

Die exakte **Anzahl der Binnenzysten** innerhalb eines multizystischen Tumors kann bis vier oder fünf zuverlässig angegeben werden und wird darüber hinaus als **multilokulär** oder **multizystisch** (■ Abb. 32.31) bezeichnet.

Bei **papillären Auflagerungen** wird die Größe in zwei orthogonal aufeinander stehenden Ebenen gemessen. Die Höhe und die Basis werden bestimmt (■ Abb. 32.16) und die Anzahl der papillären Auflagerungen. In zystisch soliden Tumoren wird die größte solide Komponente gemessen in möglichst allen drei Durchmessern. Die **Flüssigkeitsmenge im Douglas'schen Raum** kann im Sagittalschnitt als größter anterior-posteriorer Durchmesser abgeschätzt werden (■ Abb. 32.2).

Vaskularisation

Der gesamte Tumor sollte mithilfe einer Farbdoppleruntersuchung hinsichtlich seiner Vaskularisation untersucht werden. Dabei ist eine Geräteeinstellung mit einer niedrigen Pulsrepetitionsfrequenz und einem geringen Wandfilter zu wählen. Mithilfe des gepulsten Dopplers können Blutflussprofile abgeleitet und Dopplerindizes bestimmt werden, analog deren Anwendung in der Geburtshilfe. Meistens ist aber die **subjektive semiquantitative Bewertung von Blutfluss** ausreichend. Diese kann geschätzt werden anhand eines Scores:

- 1 bedeutet kein Nachweis von Blutfluss,
- 2 bei Detektion von minimalem Blutfluss,
- 3 wenn moderater Blutfluss vorhanden ist und
- 4 wenn eine ausgeprägte Vaskularisation innerhalb der Läsion vorhanden ist.

Dieser Dopplerscorewert wird für einen repräsentativen soliden Anteil des Tumors vergeben (■ Abb. 32.17b, ■ Abb. 32.33b, ■ Abb. 32.35b)

32.3.2 Scores und Wiedererkennung („pattern recognition")

Seit der Implementierung der Ultraschalldiagnostik in die tägliche Routine wurden zahlreiche Scoringsysteme und mathematische Algorithmen mit multipler Regressionsanalyse zur Dignitätseinschätzung anhand sonomorphologischer Kriterien entwickelt.

Grundlage der mathematischen Modelle ist der **positive Vorhersagewert (PPV)** oder die **Odds-ratio sonografischer Kriterien** für die Dignität einer Läsion. Die Wertigkeit der Kriterien wird anhand von Ovarialtumoren mit bekannter Histologie ermittelt.

Um den hohen Stellenwert des Lebensalters bzw. des Menopausenstatus und des Tumormarkers CA 125 (Cut off >35 U/ml, Medeiros et al. 2009) zu berücksichtigen, werden diese in manchen Modellen stark gewichtet.

Daraus resultiert ein Score, der **Risk of Malignancy Index (RMI)** genannt wird und ein mathematisches Produkt ist aus

- Menopausenstatus (Faktor 1 = Prämenopause, Faktor 4 = Postmenopause),
- dem CA 125 Spiegel (in U/ml) und
- simplen sonografischen Kriterien für Malignome.

Letztere sind Multilokularität, solide Anteile, Beidseitigkeit von Läsionen, Aszites und intraabdominelle Metastasen.

In Abhängigkeit von der Anzahl der Kriterien werden diese mit Faktor 1 bei maximal einer Auffälligkeit und mit Faktor 4 bei mehr als zwei Auffälligkeiten bewertet, (Tingulstad 1996). Bei einem Cut off von 200 sind eine Sensitivität für Malignität mit 80 %, eine Spezifität mit 92 % und der PPV mit 83 % moderat. Dies bestätigte sich bei Anwendung in anderen Kollektiven und führte zu Modifikationen des RMI. Bei fortgeschrittenen Ovarialkarzinomen liegt die Sensitivität des RMI sogar bei nahezu 90 %.

Wegen der akzeptablen Diskriminierung benigner und maligner Tumoren und der Einfachheit in der Anwendung wurde der RMI u. a. in die Leitlinien der britischen und der kanadischen medizinischen Fachgesellschaften aufgenommen, die bei einem RMI >200 die Überweisung der Patientin an ein onkologisches Zentrum empfehlen (Le et al. 2009).

Durch die Entwicklung mathematischer Algorithmen soll die Dignitätseinschätzung anhand sonografischer Kriterien objektiviert werden. Bei den mathematischen Algorithmen kann durch ein Variieren des jeweiligen Cut-off-Levels die Sensitivität und Falsch-positiv-Rate gegenläufig beeinflusst werden. In den Studienkollektiven, in denen die Modelle entwickelt wurden, konnten initial eine hohe Sensitivität über 90 % und eine Spezifität um 90 % hinsichtlich der Malignität der Ovarialtumoren erzielt werden (Taylor et al. 1997, Timmermann et al. 1999). Bei prospektiver Anwendung der Algorithmen in anderen Kollektiven war die diagnostische Zuverlässigkeit weit geringer (Valentin et al. 2001). Die

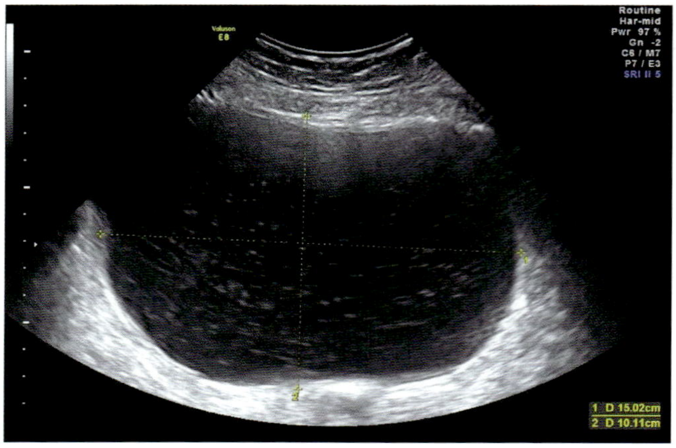

Abb. 32.27 Transabdominalsonografiebild einer 18×11×13 cm großen, unilokulären Zyste, bei der es sich um ein seröses Zystadenofibrom handelt

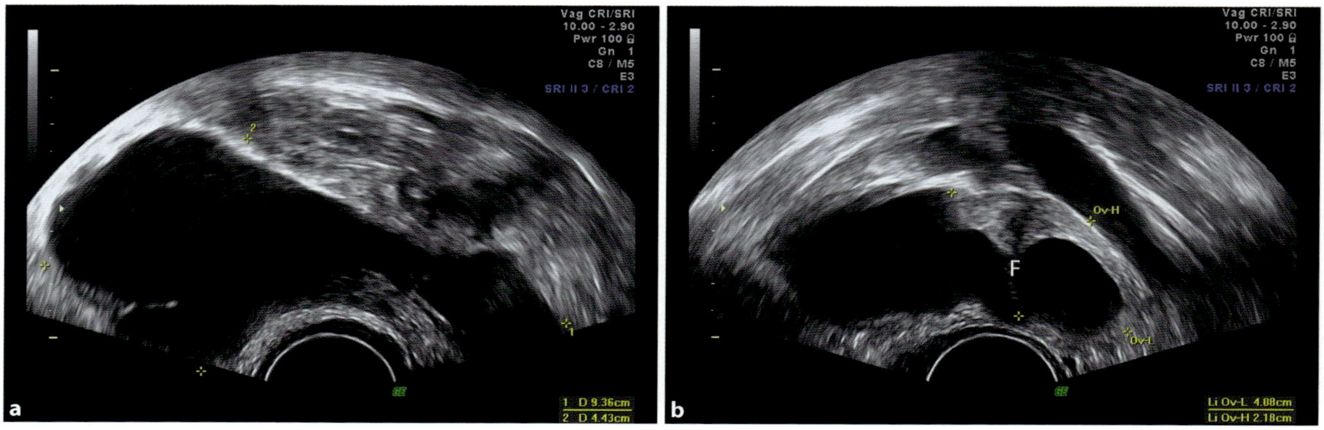

Abb. 32.28 Transvaginalsonografiebilder einer multilokulär zystischen Läsion mit einer Größe von 10×4 cm am Scheidenende nach abdomineller Hysterektomie. In **(b)** ist das Ovar, das einen Follikel aufweist, mit *gelben Kreuzen* markiert. Die Kontur der Läsion ist unregelmäßig. Intraoperativ wurden peritoneale Pseudozysten diagnostiziert

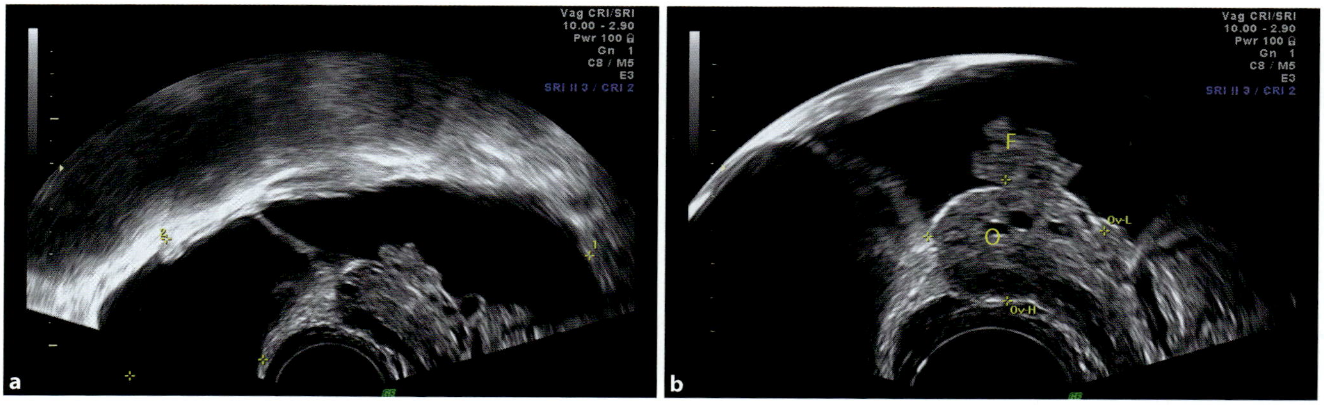

Abb. 32.29a,b Transvaginalsonografiebilder einer 10×4 cm messenden, septierten Pseudozyste mit zentral gelegenem Ovar (*O*) und aufsitzendem Fimbrientrichter (*F*)

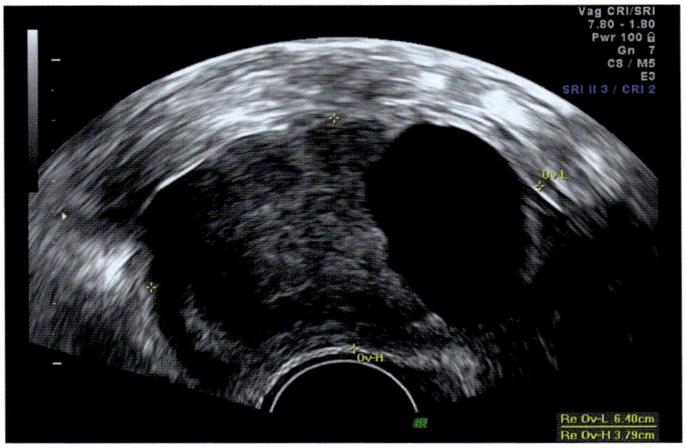

Abb. 32.30 Unilokulär solide Raumforderung mit 6×4 cm Durchmesser. Der solide Anteil erwies sich als gut vaskularisiert. Histologisch handelte es sich um ein partiell nekrotisches Adenokarzinom des Ovars

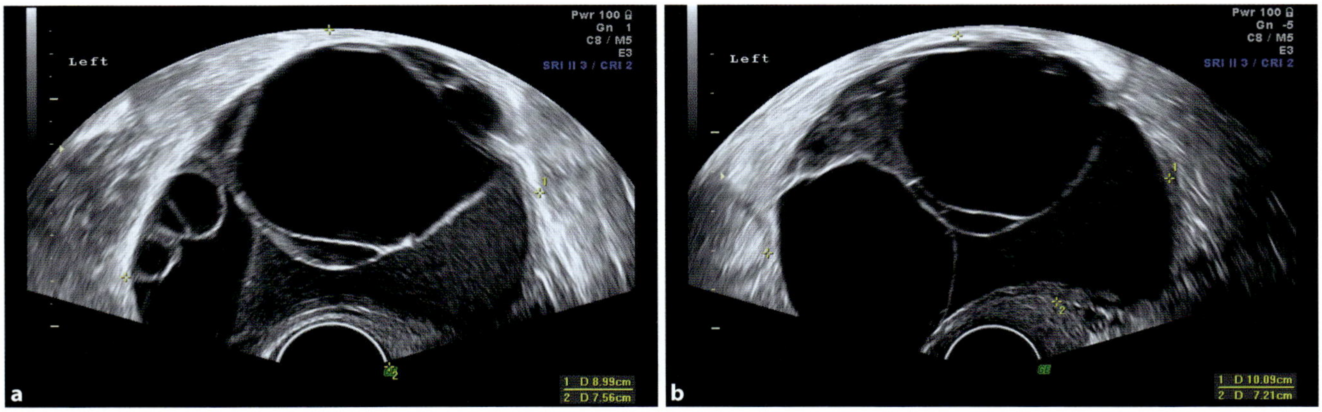

Abb. 32.31a,b Transvaginalsonografiebilder von 2 Ebenen einer 10×8 cm großen, multilokulären Läsion mit unterschiedlicher Echogenität in den zahlreichen Binnenzysten. Histologisch handelt es sich um ein muzinöses Zystadenom

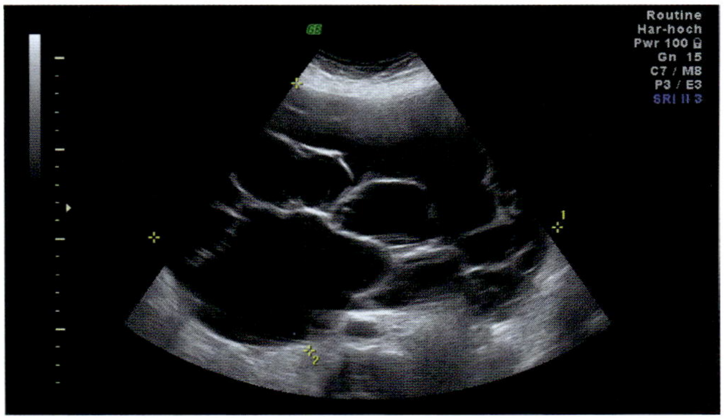

Abb. 32.32 Transabdominalsonografiebild einer 22×15 cm großen, multilokulär zystischen Läsion mit unregelmäßigen, dünnen Septen, entsprechend einem muzinösem Zystadenom

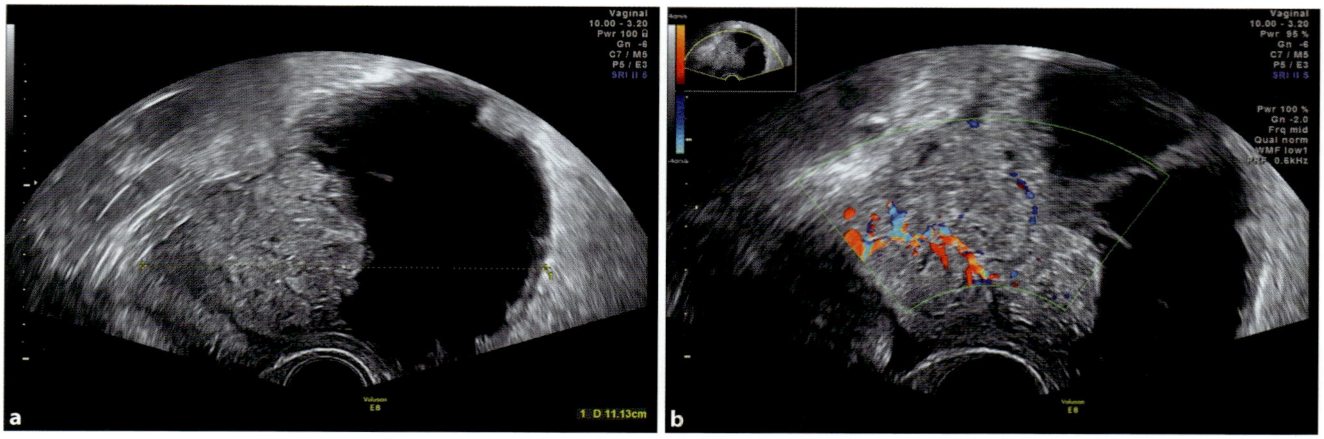

Abb. 32.33a,b Transvaginalsonografiebilder einer multilokulär-soliden Läsion in 2 Ebenen mit einem Durchmesser von 10 cm bei einer prämenopausalen Frau. Aufgrund des großen soliden Anteils, der unregelmäßigen Septen und der deutlichen Vaskularisation im soliden Anteil ist die Läsion malignitätsverdächtig, was sich durch die Histologie bestätigt. Es handelt sich um ein invasiv serös papilläres Ovarialkarzinom

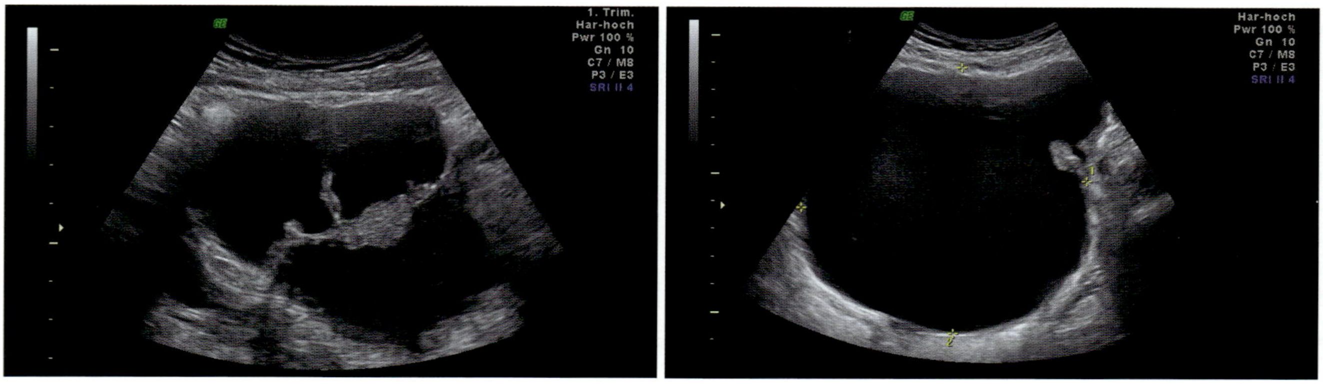

Abb. 32.34 Transabdominalsonografiebilder aller 3 Ebenen eines 10 cm großen, multizystischen Tumors mit papillären Auflagerungen auf den Septen. Histologisch bestätigte sich die Diagnose eines serös papillären Borderlinetumors

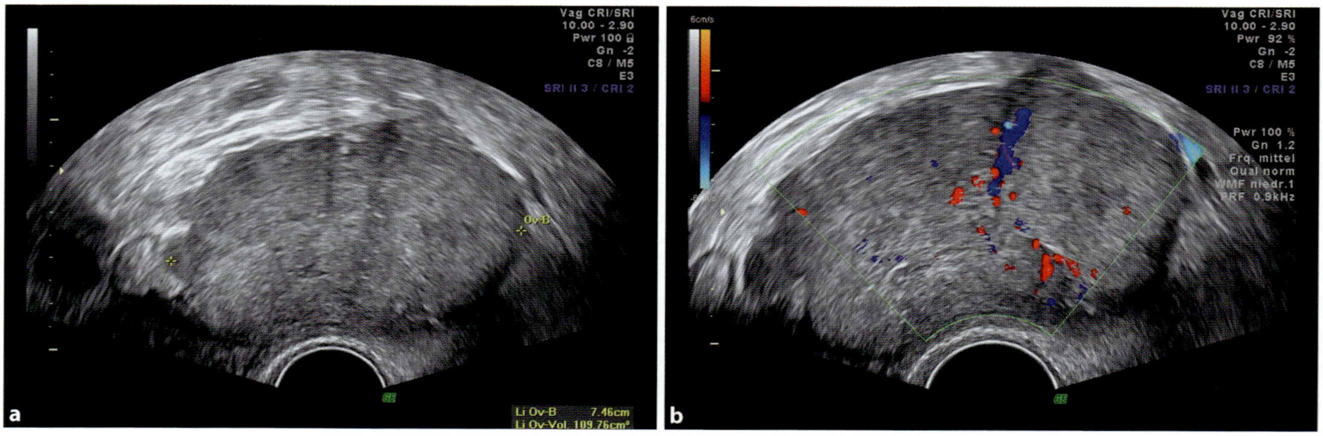

Abb. 32.35a,b Transvaginalsonografiebilder eines 7×11 cm großen, soliden Ovarialtumors, entsprechend der Metastase eines Bronchialkarzinoms. *Rechts* Darstellung der Vaskularisation im Tumor mittels Farbdopplersonografie

Ursachen sind Unterschiede in den Kollektiven, in der Definition der sonomorphologischen Kriterien und der Ultraschalltechnik.

Erfahrenen Untersuchern gelingt durch Wiedererkennung der häufig typischen sonomorphologischen Bilder die spezifische Diagnose, wie Karzinom, Dermoid, Hydrosalpinx oder Endometriom mit hoher Zuverlässigkeit. Diese Methode wird als *„pattern recognition"* bezeichnet und ist bei erfahrenen Untersuchern mit der Sensitivität von 85 % und einer Spezifität von 90 % hoch (Valentin et al. 2001).

Trotz intensiver Forschungsarbeit auf dem Gebiet der gynäkologischen Sonografie, die in der Entwicklung von insgesamt 11 Algorithmen durch die IOTA-Gruppe führten, gelang es nicht, einen Algorithmus zu entwickeln, der der Dignitätseinschätzung durch erfahrenen Untersucher überlegen ist (Van Holsbeke et al. 2009), obwohl die von der IOTA entwickelten mathematischen Modelle sich als zuverlässiger erwiesen als die anderer Arbeitsgruppen und als der RMI (Van Holsbeke et al. 2012).

Tipp

Bis zum Erwerb einer eigenen Kompetenz i.S. des „pattern recognition" kann ein Scoringsystem den ungeübten Untersucher bei der Dignitätsbeurteilung in einem Mehrstufenkonzept unterstützen.

Ein solches wird sowohl von der IOTA-Gruppe vorgestellt, als auch von der DEGUM (Grab et al. 2011) favorisiert. Bei dem **IOTA-Konzept** (Timmerman et al. 2010) werden durch den ersten Untersucher im klinischen Alltag einfach zu erhebende Kriterien für die Dignitätsbeurteilung bewertet (s. Übersicht „IOTA-Konzept"). Mit diesem Vorgehen können drei Viertel aller Tumoren primär mit einer Sensitivität von 92 % und Spezifität von 96 % klassifiziert werden.

IOTA-Konzept

Typische **sonomorphologische Merkmale für Malignität** (M-Zeichen):

- Irregulärer solider Tumor
- Aszites
- Mindestens vier papilläre Auflagerungen
- Irregulärer, multilokulär solider Tumor mit einem Durchmesser von mindestens 10 cm
- Ausgeprägte Vaskularisation in der Farbdopplersonografie

Zu den **sonomorphologischen Kriterien für Gutartigkeit** gehören (B-Zeichen):

- Unilokuläre Zyste,
- Solide Komponenten von weniger als 7 mm in der maximalen Ausdehnung
- Schallauslöschungsphänomene
- Glatte multilokuläre Tumoren
- Fehlender Nachweis von Vaskularisation in der Farbdopplersonografie

Wenn ein oder mehrere M-Zeichen in der Abwesenheit von B-Zeichen vorhanden sind, wird die Läsion als **malignitätsverdächtig** eingeschätzt. Wenn ein oder mehrere B-Zeichen in Abwesenheit von M-Zeichen vorhanden sind, wird der Tumor als **benigne** eingeschätzt. Im Falle des simultanen Nachweises von M- und B-Zeichen wird der Tumor als **schwer klassifizierbar** eingeschätzt und bedarf einer Ultraschalluntersuchung und Bewertung durch einen erfahrenen Untersucher.

Bei den primär **schwer klassifizierbaren Läsionen** hat sich weder die Anwendung eines mathematischen Algorithmus zur Dignitätsbeurteilung noch die Anwendung eines RMI bewährt. Bei einer subjektiven Beurteilung durch „pattern recognition" im zweiten Schritt kann durch das 2-Stufen-Konzept eine Sensitivität von 91 % und Spezifität von 93 % erzielt werden, die bei der primären Beurteilung aller Tumoren durch erfahrene Ultraschalluntersucher ebenso erreicht werden. Die oben geschilderten einfachen Kriterien des IOTA-Konzepts erlauben ein schlüssiges Ergebnis im ersten Schritt bei 80 % der benignen und drei Viertel der malignen Tumore. Unter den schwer klassifizierbaren Läsionen befinden sich gehäuft Borderlinetumoren, Abszesse und Fibrome.

Selbst mit guten Equipment und hoher Expertise gelingt bei 7 % der ovariellen Läsionen weder aufgrund der subjektiven Erfahrung noch anhand mathematischer Modelle eine Dignitätseinschätzung, so dass diese als unklassifizierbar eingestuft werden (Valentin et al. 2006, 2011).

Die „**unklassifizierbaren Läsionen**" sind größer als die klassifizierbaren und weisen gehäuft folgende sonomorphologische Kriterien auf:

- Solide Komponenten
- Papilläre Projektionen
- Multilokularität (>10)
- Echoarmen Zysteninhalt
- Moderate Vaskularisation

In dieser Gruppe sind 16 % invasive Karzinome und 14 % Borderlinetumore, Fibrome, Zystadenome und Zystadenofibrome. In der multivariaten Analyse korreliert bei den unklassifizierbaren Läsionen lediglich die Größe des soliden Anteils mit dem Malignitätsrisiko.

Die geschilderten Limitationen bei der präoperativen Dignitätsbeurteilung von ovariellen Läsionen sind eine der Ursachen für operative Maßnahmen bei benignen Ovarialbefunden und die hohe Falsch-positiv-Rate in den Screeningstudien für das Ovarialkarzinom. Hier muss angemerkt werden, dass viele als benigne charakterisierten Adnexläsionen in Deutschland einer Laparoskopie unterzogen und dabei moderate operative wie anästhesiologische Risiken gebilligt werden.

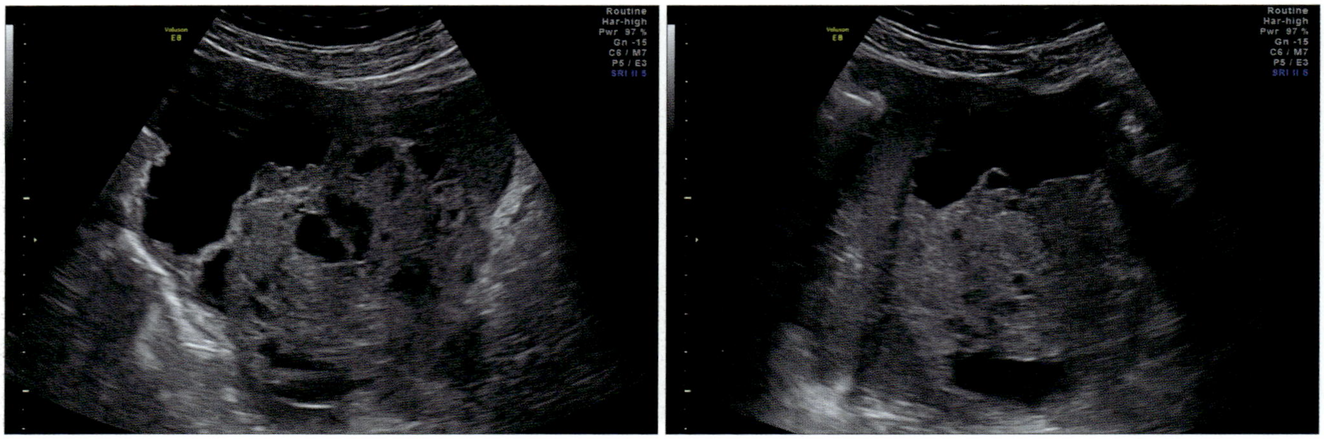

Abb. 32.36 Transabdominalsonografiebilder von einer 9 cm großen, soliden Läsion mit zystischen Einschlüssen bei einer postmenopausalen Patientin, entsprechend einem serös, papillären Ovarialkarzinom mit Peritonealkarzinose

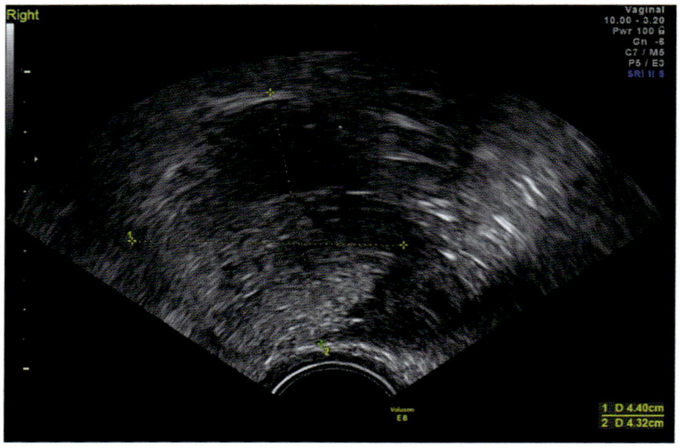

Abb. 32.37 Transvaginalsonografiebild eines schlecht abgrenzbaren Ovarialtumors mit inhomogenem Binnenecho. In der Histologie zeigt sich ein Teratom, das sonomorphologisch eine typisch heterogene Struktur aufweist

32.3.3 Fazit

Die Differenzialdiagnose von sonografisch nachgewiesenen Läsionen an den Ovarien erfordert eine größere Erfahrung vom Untersucher und erlaubt in 90 % der Tumoren eine zutreffende Dignitätseinschätzung. Dabei ist die Anamnese (u. a. Menopausenstatus, familiäre Karzinombelastung, vorausgehende Operationen) bei der Interpretation der Befunde zu berücksichtigen. Die Kenntnis der sonomorphologischen Kriterien für maligne und benigne Tumoren ist Voraussetzung für eine Dignitätseinschätzung. Jedoch ist die Wiedererkennung von spezifischen sonomorphologischen Bildern der Anwendung von Scores überlegen, sodass der Vergleich des Ultraschallbefundes mit der Histologie das beste Training für den Untersucher darstellt.

32.4 Sonomorphologische Kriterien verschiedener Tumorentitäten

32.4.1 Teratom

Teratome gehören zu den häufigsten benignen Tumoren in der Prämenopause und treten in 10 % beidseitig auf. Sie sind sonografisch oft schwer von der Umgebung abgrenzbar (Abb. 32.37) und weisen typischerweise ein Binnenecho mit großer Heterogenität auf, das aus dem Vorhandensein verschiedener Gewebe resultiert. Sie sind mehrheitlich unilokulär und mit seborrhoeischem Material gefüllt. Die Zystenwand weist eine papilläre Auflagerung auf, von der Talgdrüsen und Haarfollikel ihren Ursprung nehmen. Sonografisch sind strichförmige, echoreiche Reflexe inmitten liquider Anteile das Korrelat von Haaren (Abb. 32.25). Die meisten Teratome enthalten mesodermales Gewebe und bewirken durch knöcherne Anteile oder Zähne Schallauslöschungsphänomene. Fett und Talg sind pathognomonisch für reife Teratome und korrelieren mit ausgeprägt echoreichen Anteilen, die keine Binnenvaskularisation aufweisen (Abb. 32.20). Innerhalb desselben Teratoms kann die Echogenität solider Anteile variieren (Abb. 32.25) (Outwater et al. 2001).

32.4.2 Endometriom

Endometriome treten typischerweise bei prämenopausalen Patientinnen auf. Sie sind häufig unilokuläre Zysten mit homogenem, echoreichen (Abb. 32.24) oder echoarmen Binnenecho (Abb. 32.38), das einen Zysteninhalt mit Einblutung darstellt. Die Zysten können auch wenig septiert sein, haben keine papilläre Auflagerung und innerhalb des Binnenechos keinen nachweisbaren Blutfluss (Abb. 32.39), der jedoch in den Septen nachweisbar sein kann (Abb. 32.40). Im Gegensatz dazu muss ein zystischer Tumor mit echoreichem Inhalt bei einer postmenopausalen Patientin als malignitätsverdächtig eingeschätzt werden (van Holsbeke et al. 2010).

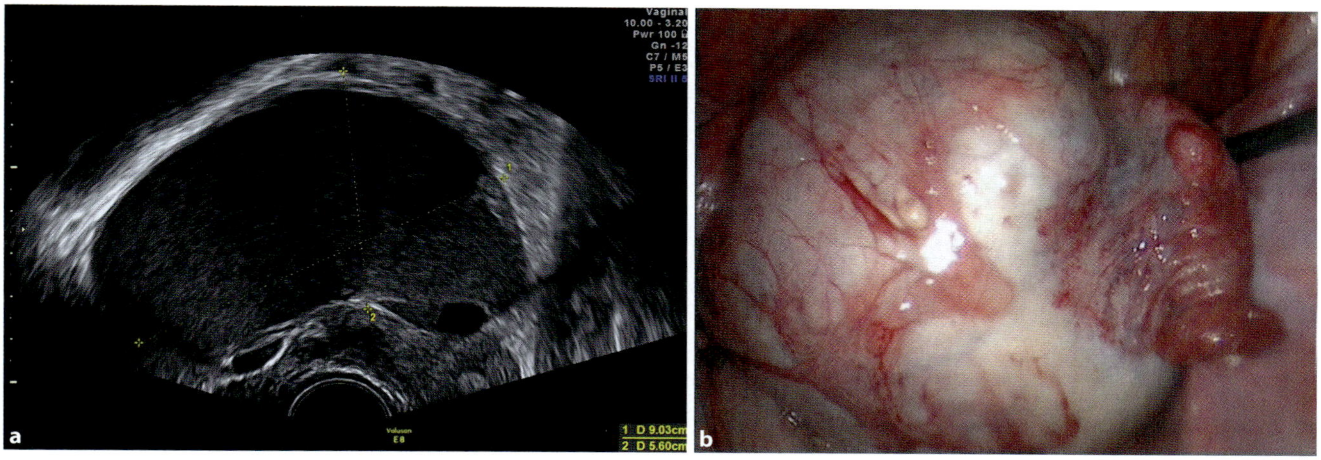

■ **Abb. 32.38** **a** Transvaginalsonografiebild einer 9 cm messenden Zyste mit echoarmen Binnenecho und der korrelierende intraoperative Situs in **(b)** bei einer Endometriosezyste

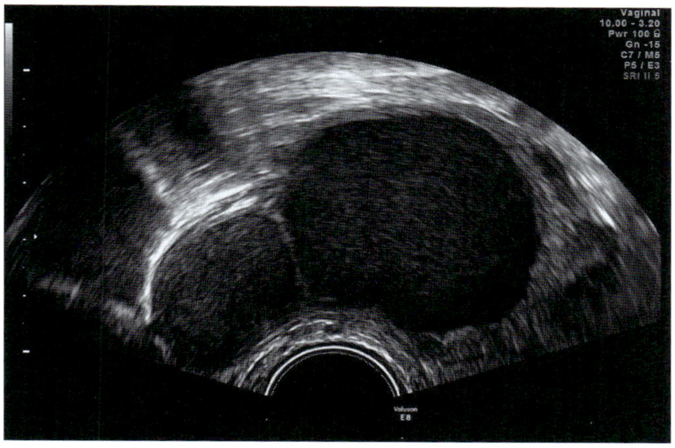

■ **Abb. 32.39** Bilokuläre Zyste mit einem homogenen, echoarmen Binnenecho, entsprechend einer Endometriosezyste mit hämorrhagischem Inhalt

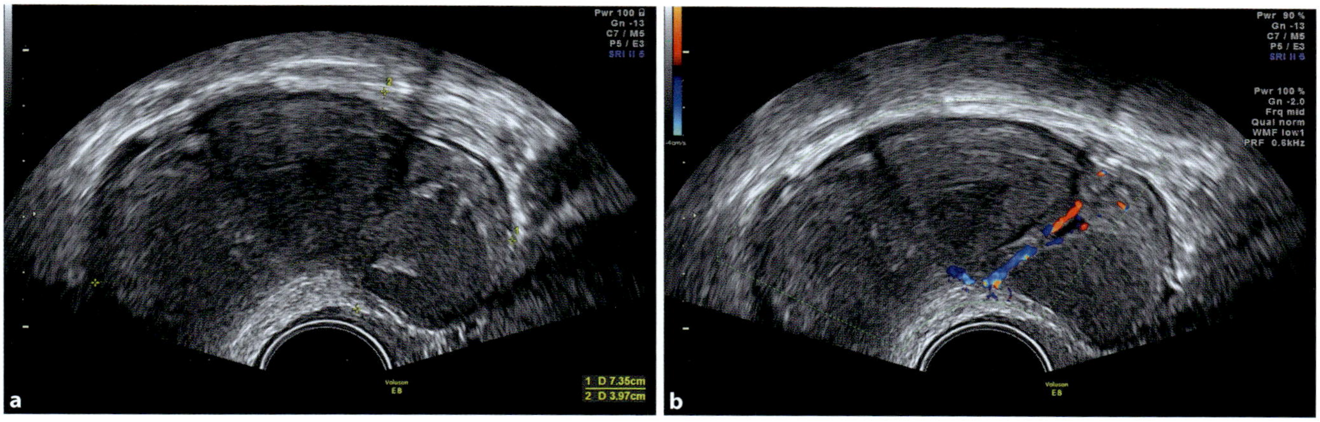

■ **Abb. 32.40a,b** Transvaginalsonografiebilder von 2 Ebenen einer 7×3 cm großen trilokulären Zyste mit echoarmen Binnenecho bei einem Endometriom, im *rechten Bild* Darstellung der Gefäße in einer Zystenwand mittels Farbdopplersonografie

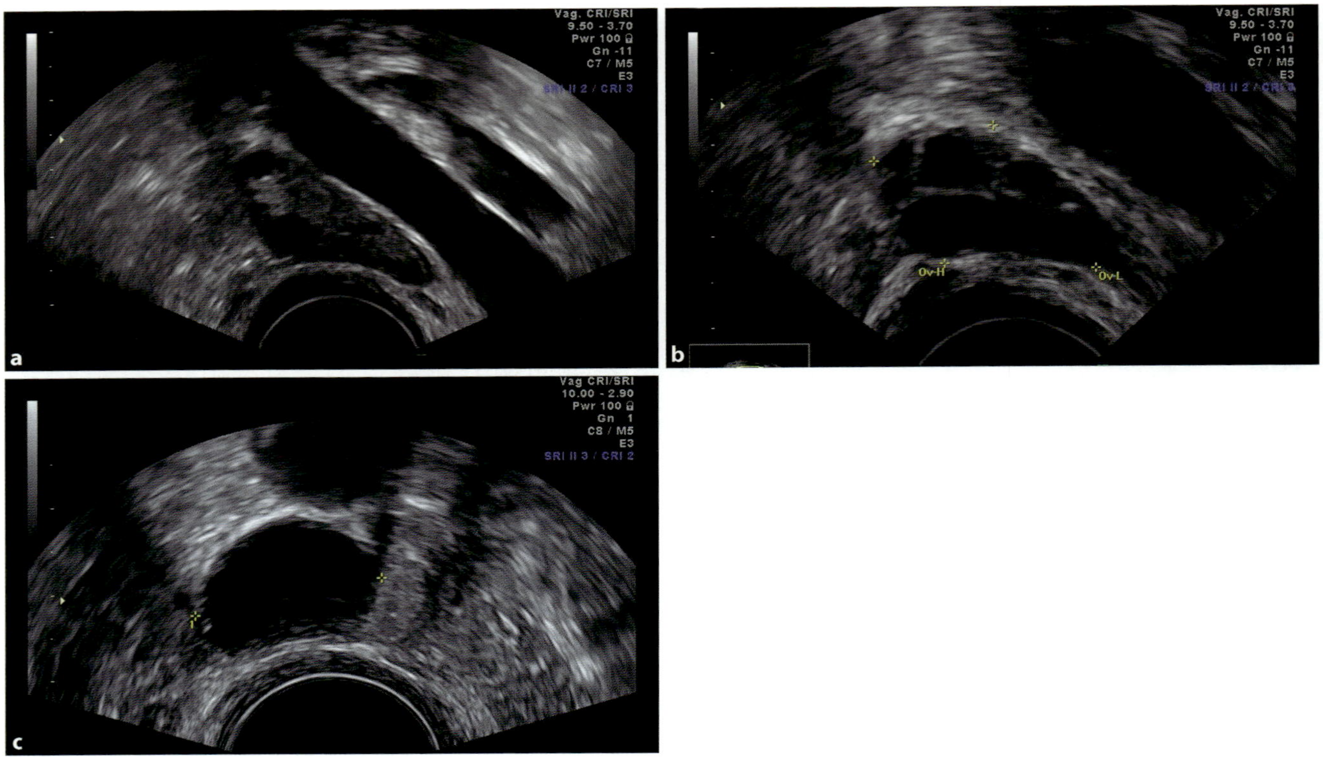

■ **Abb. 32.41a–c** Transvaginalsonografiebilder mit unauffälligen beidseitigen Ovarien *oben*. Im *unteren Bild* befindet sich neben dem rechten Ovar eine kleine Zyste von 21 mm, entsprechend einer Parovarialzyste

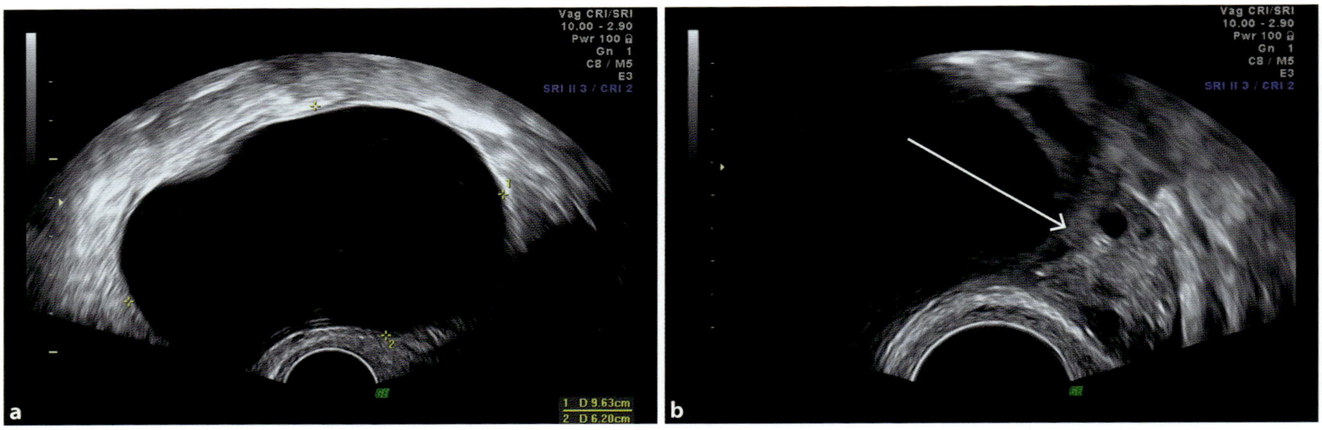

■ **Abb. 32.42a,b** Transvaginalsonografiebilder einer unilokulären Ovarialzyste mit kappenförmig aufsitzendem Restovar (*Pfeil*)

32.4.3 Parovarialzyste

Parovarialzysten sind bei zwei Drittel der Betroffenen unilokulär (■ Abb. 32.41) und seltener multilokulär. Bei Nachweis papillärer Auflagerungen, in denen mittels Farbdopplersonografie Vaskularisation nachgewiesen werden kann, besteht der Verdacht auf ein Zystadenofibrom oder Borderlinetumor, während das Fehlen papillärer Auflagerungen die Verdachtsdiagnose einer Parovarialzyste nahe legt (Savelli et al. 2006). Üblicherweise sind beide Ovarien von der Parovarialzyste abgrenzbar, gegenüber dieser verschieblich und weisen eine ovale Kontur auf. Im Gegensatz dazu ist die Kontur des Ovars bei echten Ovarialzysten sichelförmig (■ Abb. 32.42b).

32.4.4 Peritoneale Pseudozyste

Peritoneale Pseudozysten können ein- oder beidseitig auftreten. Sie sind nur selten glatt begrenzt und weisen meistens unregelmäßige Begrenzungen mit bizarrer oder sternförmiger Kontur auf. Häufig ist das ipsilaterale Ovar außerhalb von der Zyste oder darin eingebettet darstellbar, wie „eine Spinne im Netz" (■ Abb. 32.28, ■ Abb. 32.29). In vielen Fällen sind Septen vorhanden, die bereits bei geringer Bewegung sehr mobil sind (Savelli et al. 2004). Wegweisend für die Diagnose ist häufig die Anamnese mit vorausgehenden Operationen.

32.4.5 Fibrom

Fibrome sind solide Tumoren mit moderatem Blutfluss in der Farbdopplersonografie. Üblicherweise erscheinen sie im Ultraschall als runde, ovale oder wenig lobulierte solide Tumoren mit homogenem und manchmal streifigem Binnenecho (▫ Abb. 32.9). Bei der Hälfte der Frauen mit Fibromen oder Fibrothekomen kann eine geringe oder auch größere Menge freier Flüssigkeit im Douglas nachgewiesen werden (Paladini et al. 2009).

32.4.6 Zyste

Zysten weisen eine glatte Wand auf und sind mit Flüssigkeit gefüllt. Letztere kann echofrei sein (▫ Abb. 32.42) und in Abhängigkeit vom Inhalt echoarm (▫ Abb. 32.23) nach Einblutung oder echoreich z. B. bei Talg (▫ Abb. 32.20) oder ebenfalls nach Einblutung (▫ Abb. 32.24a) imponieren.

Im Rahmen einer amerikanischen Screeningstudie zeigte eine Langzeitbeobachtung einer Subopulation von 3259 asymptomatischen Frauen mit unilokulären Ovarialzysten von weniger als 10 cm (Modesitt et al. 2003), dass deren Malignitätsrisiko auch in der Postmenopause gering ist. Fast 70 % der Zysten zeigten eine Spontanremission, 16 % entwickelten ein Septum, 6 % einen soliden Anteil und 7 % blieben unverändert als unilokuläre Läsion. Bei keiner der Frauen mit einer isolierten unilokulären Zyste wurde ein Ovarialkarzinom nachgewiesen. Von den Frauen, die während der Screeningstudie ein Ovarialkarzinom bekamen, hatte ein Drittel zuvor eine simple Zyste, die alle im Laufe der Zeit eine zusätzliche morphologische Auffälligkeit entwickelte. Die amerikanischen Autoren empfahlen deshalb ein Follow-up mittels Transvaginalsonografie bei unilokulären Zysten in der Postmenopause.

32.4.7 Zystadenom

Zystadenome gehören zu den häufigen gutartigen Läsionen in der Postmenopause. Ihr sonomorphologisches Kriterium ist die Multilokularität mit glatten Septen (▫ Abb. 32.31, ▫ Abb. 32.32). Sie können aber auch unilokulär (▫ Abb. 32.27) und mit Zeichen der Einblutung auftreten (▫ Abb. 32.22). Im Rahmen einer amerikanischen Screeningstudie zeigte eine Langzeitbeobachtung über durchschnittlich 6 Jahre bei 1319 Frauen mit multilokulären Ovarialtumoren (Saunders et al. 2010), dass diese nur ein geringes Malignitätsrisiko aufwiesen, sofern solide Anteile und papilläre Auflagerungen fehlen. Meisten handelt es sich um beidseitige Läsionen, die in fast 80 % Septen unter 2 mm und in 80 % einen Durchmesser von weniger als 5 cm aufwiesen. Fast 40 % der Läsionen zeigten eine Komplettremission. Die histologische Untersuchung der 128 operierten Frauen ergab in 70 % seröse oder muzinöse Zystadenome und einige Endometriome. Lediglich eine Patientin hatte einen Borderlinetumor und eine entwickelte ein Karzinom im kontralateralen Ovar.

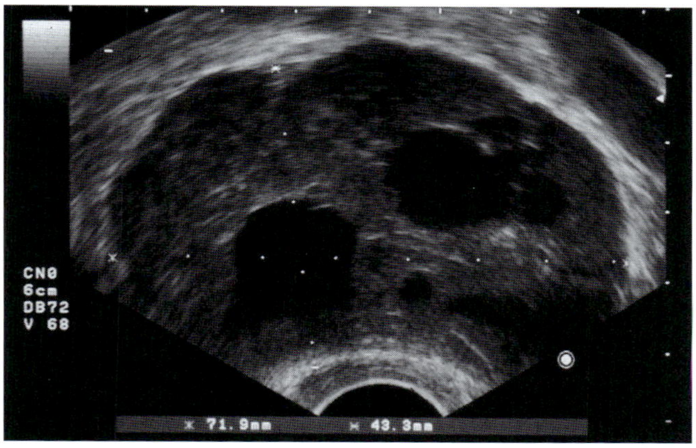

▫ **Abb. 32.43** Transabdominalsonografiebild eines soliden Ovarialtumors (7×4 cm) mit zystischen Anteilen bei einer 56-jährigen Patientin mit Postmenopausenblutung. Histologisch handelt es sich um einen Granulosazelltumor

32.4.8 Granulosazelltumor

Granulosazelltumoren sind in der Ultraschalldiagnostik häufig multilokulär solide (▫ Abb. 32.43) oder rein solide mit heterogener Echogenität des soliden Gewebes. Dabei weist der zystische Anteil eine große Anzahl von Septen auf, die Echogenität des Zysteninhaltes ist oft gemischt oder gering und gelegentlich sind papilläre Auflagerungen nachweisbar. Die Tumore sind in der Regel relativ groß mit einem Durchmesser von 10 cm, haben eine moderate bis ausgeprägte Vaskularisation und zusätzlich hämorrhagische Komponenten (van Holsbeke et al. 2008). In der Anamnese der Patientin treten gehäuft postmenopausale Blutungen durch die endokrine Aktivität der Tumoren auf.

32.4.9 Ovarialkarzinom

Ovarialkarzinome können eine sehr unterschiedliche Sonomorphologie aufweisen.

Malignomtypische morphologischen Kriterien sind solide Anteile (▫ Abb. 32.14, ▫ Abb. 32.30), insbesondere wenn diese irregulär sind (▫ Abb. 32.44), und unregelmäßige Septen (▫ Abb. 32.34a) oder papillärer Strukturen (▫ Abb. 32.17) (Timmerman et al. 2010) (► Abschn. 32.3.2).

Typischerweise ist bei Ovarialkarzinomen freie Flüssigkeit im Douglas oder sogar Aszites (▫ Abb. 32.45c,d) nachweisbar. Darüber hinaus korreliert das Malignitätsrisiko mit der Größe und dem Ausmaß der Vaskularisation einer Läsion. In jedem Fall sollte der Menopausenstatus bei der Interpretation des Ultraschallbefundes berücksichtigt werden, da die Mehrzahl der Ovarialkarzinome in der Postmenopause auftreten. Eine diagnostische Lücke für die Sonografie ergibt sich durch das Auftreten fortgeschrittener Ovarialkarzinome bei relativ normaler Größe der Ovarien (▫ Abb. 32.45a,b und ▫ Abb. 32.46a,b).

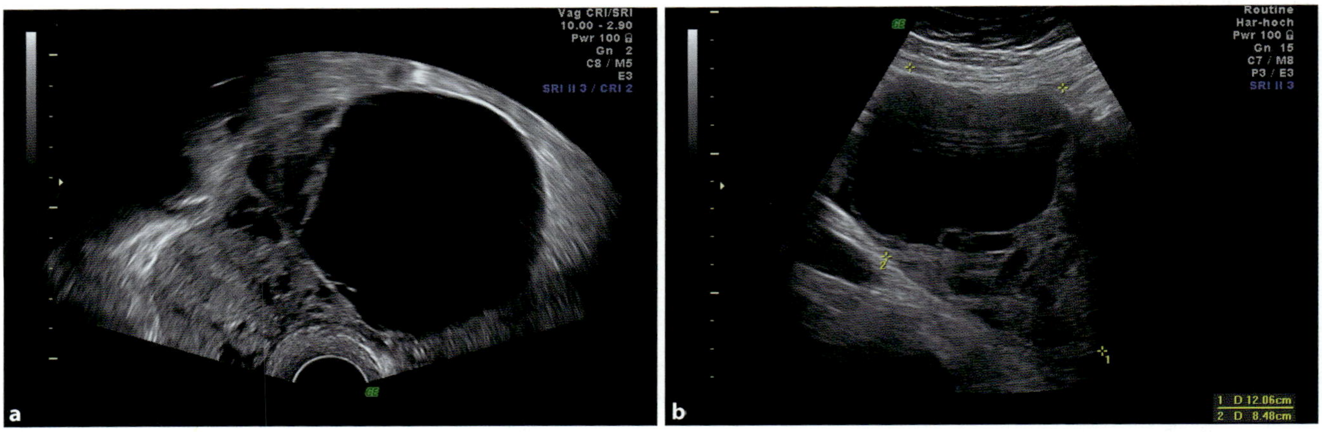

Abb. 32.44 Transvaginales (**a**) und transabdominales (**b**) Bild eines unilokulär soliden Tumors, der in zwei Ebenen dargestellt ist und wegen des komplexen Binnenechos bei Nachweis von Aszites und einer Größe von 10 cm in der Postmenopause als malignitätsverdächtig eingestuft wird. Histologisch bestätigte sich ein endometroides Adenokarzinom des Ovars

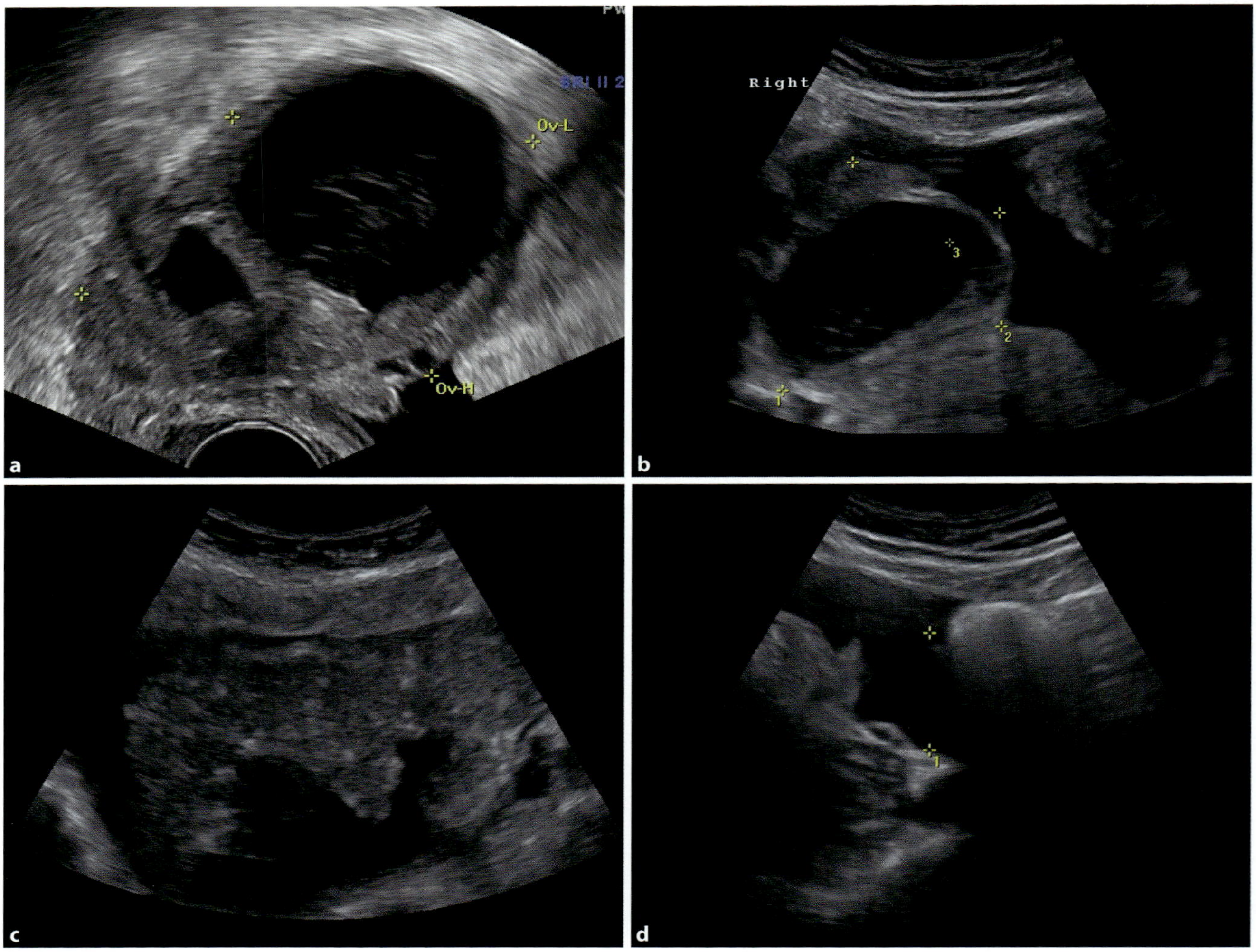

Abb. 32.45 Transvaginalsonografiebild (**a**) bei einem beidseitigen Ovarialkarzinom mit Aszites bei Peritonealkarzinose. Beidseits zystische Raumforderung in den Ovarien. Transabdominalsonografiebilder von derselben Patientin vom anderen Ovar. (**c**) Typische Bild eines Omentum majus mit Tumorinfiltration. Dieses ist verdickt, rigide und hat typische kleine echoreiche Stippchen. In (**d**) reichlich Aszites, der bis in den Oberbauch reicht

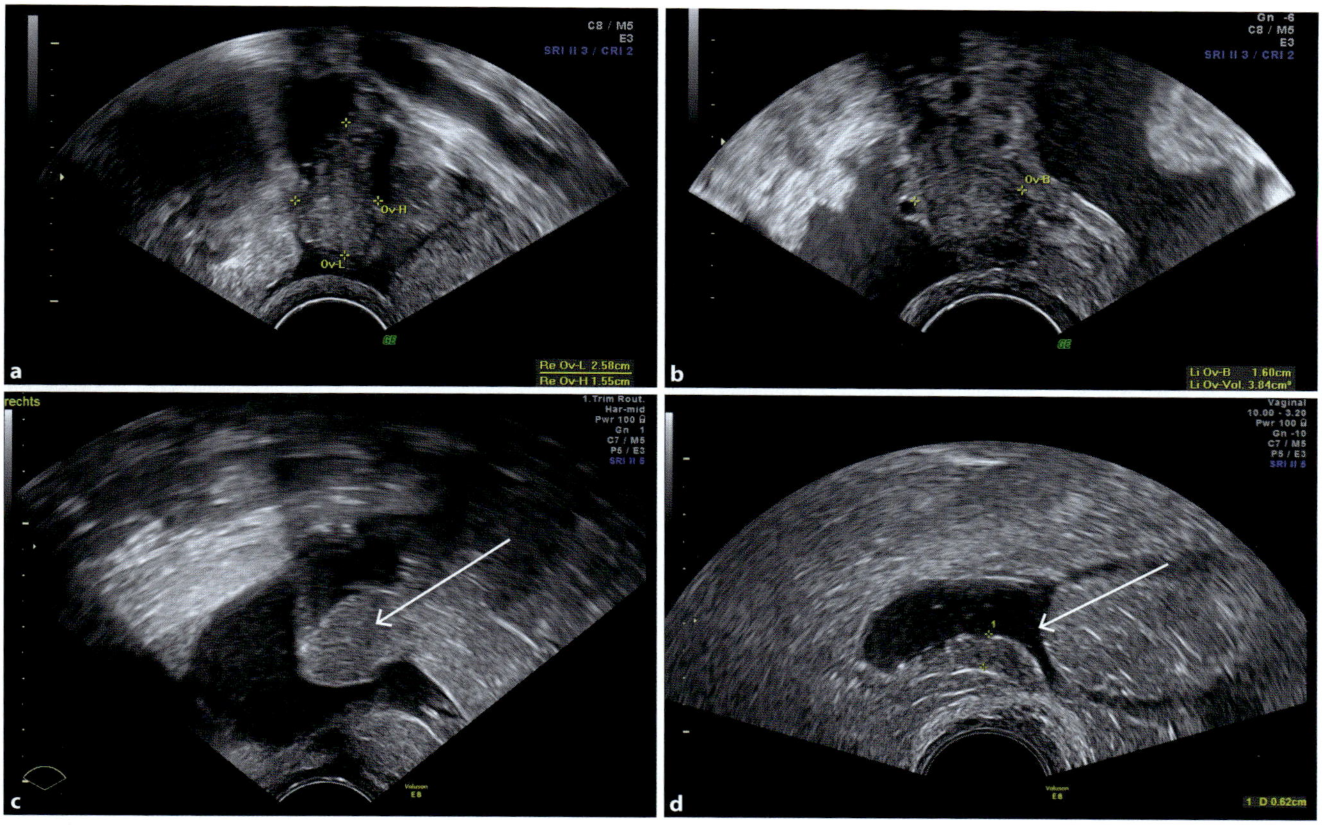

Abb. 32.46 Transvaginalsonografiebilder bei Peritonealkarzinose mit Aszites. Beide Ovarien auf den *oberen Bildern* (*gelbe Kreuze*) sind in normaler Größe darstellbar. Sie weisen eine unregelmäßige äußere Kontur auf, die sich wegen der umgebenden freien Flüssigkeit sonografisch darstellen lässt. In **(c)** sind echoarme Knoten ohne Peristaltik dargestellt, die dem Peritoneum aufgelagert und bei Aszites gut abgrenzbar sind. In **(d)** sind solide Auflagerungen auf dem Peritoneum im Douglas nachweisbar

32.4.10 Metastase

Metastasen an den Ovarien können bei unterschiedlichen Malignomen auftreten. Die meisten ovariellen Metastasen sind im Ultraschallbild solide (95 %) (Abb. 32.35a,b), multilokulär solide (Abb. 32.47a,b) oder multilokulär. Metastasen ausgehend von Malignomen des Magens und der Mamma, von Lymphomen oder dem Uterus sind häufig solide, während die meisten Metastasen ausgehend vom Colon, Rektum, der Appendix oder den Gallenwegen multilokulär oder multilokulär solide sind. Letztere sind häufig größer als erstere mit einem Durchmesser über 12 cm versus 7 cm und sind gekennzeichnet von unregelmäßiger äußerer Wand, papillären Auflagerungen und geringerer Vaskularisation (Testa AC et al. 2007).

32.4.11 Tubargravidität

Tubargraviditäten werden in der Frühschwangerschaft bei positivem Schwangerschaftstest bzw. Serum-hCG vermutet, wenn intrauterin kein Schwangerschaftsprodukt i.S. eines Fruchtsackes oder vitalen Embryos nachweisbar ist. In dieser Situation ist der Nachweis einer Adnexläsion, die keine rein zystische Läsion und vom Ovar abgrenzbar ist, hochsensitiv (84,4 %) und spezifisch (98,9 %) für eine Tubargravidität. Typischerweise ist die Tubargravidität gegenüber dem Ovar beweglich und weist eine ringförmige Struktur (Abb. 32.7a,b) oder ein inhomogenes Binnenecho (Abb. 32.48) auf (Jurkovic u. Mavrelos 2007). Nach Ruptur der Tube sind häufig Blut und Koagel im Douglas nachweisbar (Abb. 32.2).

Bei Nachweis einer intrauterinen echofreien Raumforderung kann diese einem Fruchtsack oder einem Pseudogestationssack entsprechen. Ersterer weist einen echoreichen Randsaum auf und ist exzentrisch im Cavum gelegen durch die Implantation unterhalb des Endometriums. Mit fortschreitendem Gestationsalter können in dem Fruchtsack ein Embryo und ein Dottersack nachgewiesen werden, sofern die Schwangerschaft intakt ist. Dagegen ist der Pseudogestationssack gekennzeichnet durch seine intrakavitäre Lage mit Anpassung an das längliche Cavum uteri.

32.5 Dopplersonografie

Mithilfe der **Farbdopplersonografie** wird Vaskularisation dargestellt. In der Tumordiagnostik kann die Dopplersonografie für die Dignitätseinschätzung in der B-Bild-Sonografie dargestellter Läsionen verwendet werden. Pathophysiologische Grundlage ist die unterschiedliche Gefäßdichte, -architektur und -morphologie in benignen und malignen Tumoren.

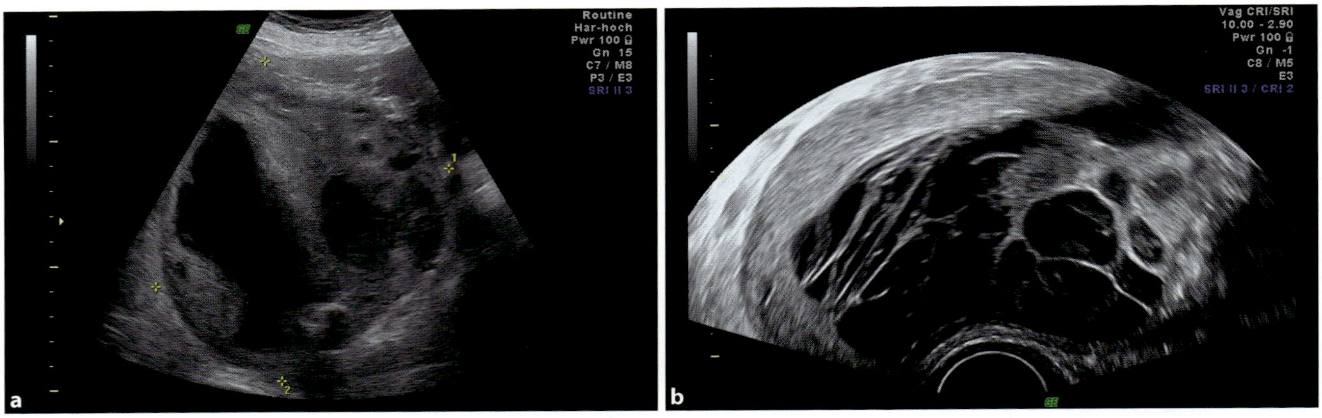

Abb. 32.47 Transabdominalsonografie- (**a**) und Transvaginalsonografiebild (**b**): 13×12 cm große, multizystisch solide Läsion, entsprechend der Metastase eines Sigmakarzinoms

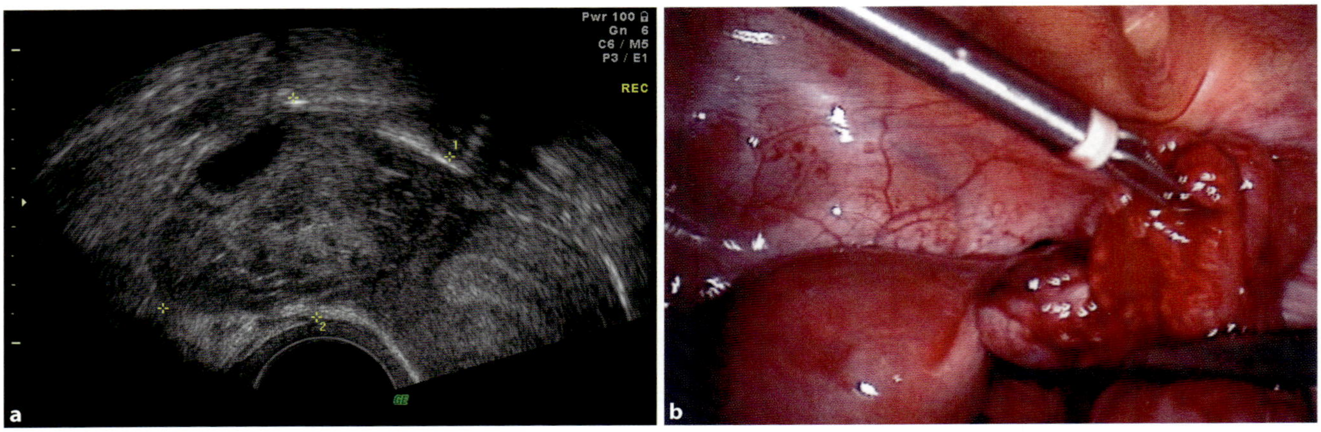

Abb. 32.48 Transvaginalsonografiebilder einer Tubargravidität rechts als 53×38 mm große Läsion mit inhomogenem Binnenecho in 6+2 SSW. Das Serum hCG war 1900 U/l, das Cavum uteri leer und freie Flüssigkeit im Douglas nachweisbar. **b** das intraoperative Bild mit Darstellung der Extrauteringravidität in der rechten Tube

Ein Charakteristikum von Malignomen ist die hohe Gefäßdichte und eine relativ hohe diastolische Flussgeschwindigkeit infolge arteriovenöser Shunts und einer hypoplatischen Tunica media in den Wänden der Tumorarterien.

In den meisten Studien wird durch die Farbdoppler- oder Power-Dopplersonografie eine Quantifizierung der Gefäßzahl in einem Areal oder Volumen vorgenommen, der Verlauf der Gefäße eingeschätzt, oder es werden mittels gepulstem Dopplerblutflussprofile abgeleitet und deren Charakteristika mithilfe von Dopplerflussindizes bewertet. Letztere werden aus der Relation u. a. der systolischen und diastolischen Flussgeschwindigkeiten berechnet, um den Einfluss des Einschallwinkels zu eliminieren

Während bei konventionellen Dopplerverfahren die Dopplershiftfrequenz gemessen wird, wird bei dem **Power-Dopplerverfahren** die Amplitude des Dopplersignals erfasst. Dieses Verfahren ist sensitiver und weniger vom Einschallwinkel abhängig. Die Darstellung der Gefäßdichte ist aber an zahlreiche gerätetechnische Faktoren gebunden und wird bei beiden Verfahren vom Untersucher subjektiv in einem repräsentativen Areal geschätzt. Die Kombination des Power-Dopplerverfahrens mit der **3D-Volumensonografie** erlaubt die Darstellung der Vaskularisation innerhalb eines untersucherdefinierten Volumens. Über softwaregesteuerte Analyseverfahren kann die Gefäßdichte innerhalb des Volumens erfasst werden (Germer 2007).

Zahlreiche Studien haben sich während der letzten Dekade mit der Anwendung des **Dopplersonografieverfahrens bei gynäkologischen Tumoren** beschäftigt. In großen Kollektiven konnten meist signifikante Unterschiede in der Gefäßdichte, den Dopplerflussindizes und den Flussgeschwindigkeiten zwischen benignen und malignen Läsionen nachgewiesen werden. Laut einer Metaanalyse (Kinkel et al. 2000) ist bei Ovarialtumoren die Spezifität der Sonomorphologie kombiniert mit dem Farbdopplersonografie höher (93 %) als bei der Kombination mit dem Resistance-Index, der ein Korrelat des Gefäßwiderstandes im nachgeordneten Gefäßbett darstellt. Jedoch ist die Streubreite der Messwerte bei den verglichenen Gruppen oft groß mit einer erheblichen Überlappung zwischen benignen und malignen Befunden (Fleischer et al. 2002), was eine prospektive Bewertung im individuellen Fall erschwert.

2D- und **3D-Power-Dopplersonografie** können für die Dignitätseinschätzung von Ovarialbefunden genutzt werden, jedoch scheint die objektivierte Quantifizierung der Vaskularisation mittels 3D-Power-Doppler nicht mehr Beitrag zu leisten als deren subjektive Einschätzung mittels 2D-Dopplersonografie (► Abschn. 32.3.1).

32.6 3D-Ultraschall

Der 3D-Ultraschall erlaubt die Akquisition eines virtuellen Volumens, in dem beliebige Schnittebenen aufgesucht werden können. In der Tumordiagnostik können so koronare Schnittebenen dargestellt werden, die in der konventionellen 2 dimensionalen Sonografie in Abhängigkeit von der Position und fehlenden Mobilität des Tumors nicht aufzurufen sind. Darüber hinaus gelingt bei Aszites die Darstellung der Tumoroberfläche oder von soliden Strukturen innerhalb von zystischen Anteilen (Maymon et al. 2000).

Im Wesentlichen gelten bei Adnextumoren die in der 2D-Sonografie üblichen Kriterien für die Dignitätseinschätzung auch in den Koronarebenen, so dass sich kaum Vorteile aus dem 3D-Ultraschall gegenüber dem mentalen 3D-Bild des Untersuchers ergeben (Alcazar et al. 2011).

Ein Vorteil der Volumenakquisition könnte in der Möglichkeit einer Zweitbewertung, z. B. in der Ausbildung und der Studiensituation, liegen oder der retrospektiven Reevaluation eines Befundes (Germer 2007).

32.7 Ultraschall als Screeningmethode für das Ovarialkarzinom

Der Erfolg eines Screeningtests wird definiert als Verbesserung der Überlebensrate im Gesamtkollektiv. Dieser ist von der Sensitivität und Spezifität einer Screeningmethode ebenso abhängig wie von der der Prävalenz einer Erkrankung, dem Screeningintervall und der Akzeptanz der Teilnehmer.

Die Kenntnis epidemiologischer Grundlagen ist deshalb wichtig für das Verständnis der Screeningstudien für das Ovarialkarzinom.

Für das Ovarialkarzinom beträgt das Erkrankungsrisiko 1,6 % über die gesamte Lebensspanne. Dabei treten 90 % der Erkrankungen jenseits des 44. Lebensjahres auf (Yancik et al. 1993).

Bei postmenopausalen Frauen liegt die Prävalenz des Ovarialkarzinoms bei 5/10.000 (Yancik et al. 1986). In der Mehrheit der Fälle handelt es sich um epitheliale Tumoren, die in 70–75 % im Stadium III–IV diagnostiziert werden. Mit fortschreitendem Stadium der Erkrankung sinkt die 5-Jahres-Überlebensrate deutlich, sodass eine Verbesserung der Überlebensraten nur durch die Diagnose im Tumorstadium I und die Beschränkung des Screenings auf Frauen in der Postmenopause zu erzielen ist.

Weniger als 10 % aller Ovarialkarzinom werden bei Frauen mit hereditärer Disposition gefunden, bei denen der Erkrankungsgipfel am Ende der 4. Lebensdekade liegt. Ein relevanter Teil dieses Risikokollektivs, das durch eine beidseitige Adnexektomie ein Überlebensvorteil hat, wünscht den Erhalt der Fertilität. Daraus ergibt sich die Notwendigkeit einer Früherkennungsuntersuchung in diesem Risikokollektiv.

Tipp

Bei der Bewertung der Studienergebnisse muss grundsätzlich zwischen dem Screening in der Normalpopulation und dem Risikokollektiv unterschieden werden.

Als Alternativen zum sonografischen Screening für das Ovarialkarzinom kommen die symptomindizierte Untersuchung (Rufford et al. 2007, Hippisley-Cox u. Coupland 2011, Lim et al. 2012), die gynäkologische Tastuntersuchung, die Bestimmung des Tumormarkers CA 125 im Serum oder andere apparative Untersuchungen infrage.

Die gynäkologische Tastuntersuchung wird zwar in der täglichen Routine häufig durchgeführt, ist bei asymptomatischen Frauen wegen geringer Sensitivität und Spezifität für die Diagnose eines Ovarialkarzinoms jedoch kaum von Bedeutung.

Deshalb wurde im Rahmen der aktuellen, amerikanischen Screeningstudie nach 5 Jahren sogar gänzlich auf die Palpationsuntersuchung verzichtet (Buys et al. 2011).

32.7.1 Screening im Normalkollektiv

Die ersten aufwendigen Screeningstudien für das Ovarialkarzinom erfolgten unter Einsatz der transabdominellen (Campbell et al. 1989) und später der transvaginalen Sonografie (TVS) als Kohortenstudien. In der **University of Kentucky Ovarian Cancer Studie** wurde die Effektivität des Transvaginalsonografiescreenings für die Entdeckung von Ovarialkarzinomen und die hohe Akzeptanz der Transvaginalsonografie von den Teilnehmerinnen belegt (Van Nagell et al. 2000). Bei inzwischen mehr als 37.293 Frauen wurden im Mittel 5,5 Untersuchungen als jährliche Transvaginalsonografie durchgeführt, die bei 1,2 % zur operativen Abklärung führte.

Im Laufe der Jahre zeigte sich, dass in der Postmenopause simple Ovarialzysten bis zu 10 cm als auch multilokuläre Zysten kaum ein Risiko für Malignität bergen.

Daraufhin wurden die davon betroffenen Frauen 2006 bzw. 2009 von der operativen Intervention ausgeschlossen. Bei der Interpretation des Ultraschallbildes wurde eine komplexe Morphologie des Ovars als Prädiktor für Malignität stärker berücksichtigt, was zu einer erheblichen Reduktion der anfangs hohen Falsch-positiv-Rate beitrug und die Spezifität auf 98,4 % und den PPV auf 8,9 % ansteigen ließ, sodass die Rate der Operationen pro epithelialem Ovarialkarzinom auf 11,1 sank. Die Entdeckungsrate für das Ovarialkarzinom war mit 80 % hoch und die 5-Jahres-Überlebensrate der Betroffenen mit 75 % höher als

54 % im Kontrollkollektiv, was die Autoren auf eine Zunahme der früheren Tumorstadien, den sog. Stageshift, zurückführen (Van Nagell et al. 2011).

Als erste prospektiv randomisierte Screeningstudie für das Ovarialkarzinom wurden die Ergebnisse einer Multicenterstudie in Japan vor wenigen Jahren veröffentlicht (Kobayashi et al. 2008). Zuvor waren ab 1985 über fast 15 Jahre asymptomatische postmenopausale Frauen in eine Studiengruppe (n=41,688) oder eine Kontrollgruppe (n=40,799) eingeschlossen worden, die im Mittel über 9,2 Jahre beobachtet wurden. In der Studiengruppe erfolgten jährlich gynäkologische Ultraschalluntersuchungen und die Bestimmung des CA 125. Auffällige Befunde wurden operativ abgeklärt.

Im Jahr 2002 wurden die Daten des **Shizuoka Cohort Study of Ovarian Cancer Screening** analysiert. In der Studiengruppe wurden 27 Karzinome diagnostiziert und 8 weitere Karzinome außerhalb des Screenings. Die Entdeckungsraten für Ovarialkarzinom waren 0,31 auf 1000 im Prävenzscreening, d. h. der Erstuntersuchung bei Studienbeginn, und 0,38–0,74 pro 1000 bei den Folgeuntersuchungen mit einer im Laufe der Jahre ansteigenden Tendenz. In der Kontrollgruppe erkrankten 32 Frauen an einem Ovarialkarzinom. Der Anteil der Karzinome im Stadium I war höher in der Screeninggruppe (63 %) als in der Kontrollgruppe (38 %), allerdings ohne statistische Signifikanz (P=0,2285).

In Übereinstimmung mit der oben geschilderten amerikanischen Studie bestätigten sich eine **hohe Entdeckungsrate für die Ovarialkarzinome** und ein möglicher **Stageshift in Richtung der Entdeckung früherer Karzinomstadien** mit günstigerer Prognose durch das Ultraschallscreening.

Wegen des hohen Aufwands durch die regelmäßige Ultraschalluntersuchung erscheint ein **multimodales Screening** praktikabler. Dabei wird primär der CA-125-Serumspiegel bestimmt und eine Transvaginalsonografie nur im Falle des erhöhten CA-125-Spiegels durchgeführt.

Limitierender Faktor für die Sensitivität des Tumormarkers ist die positive Korrelation des Tumormarkers mit dem Stadium der Erkrankung (Fung et al. 2004). Lediglich in der Hälfte der Fälle im Stadium I ist der Serumspiegel des CA 125 erhöht (Zurawski et al. 1988). Darüber hinaus gehen zahlreiche andere Erkrankungen mit einer Erhöhung des Serum-CA-125-Spiegels einher und steigern die Falsch-positiv-Rate.

Da die vorhergehenden Kohortenstudien die Machbarkeit eines Screenings und hohe Entdeckungsraten für die Ovarialkarzinome belegten, wurden zu Beginn der 90er Jahre des letzten Jahrhunderts zwei große, prospektiv randomisierte Screeningstudien begonnen. Diese hatten das Ziel eine Reduktion der Mortalität durch ein Ovarialkarzinomscreening zu untersuchen. Wegen der langen Beobachtungsdauer können die Ergebnisse der Studien erst jetzt, also zwei Jahrzehnte nach Beginn der Rekrutierung, analysiert werden (Buyss et al. 2005, Jacobs et al. 1999, Menon et al. 2009, Buys et al. 2011).

In die **United States National Institute of Health Prostate, Lung, Colorectal and Ovary Cancer (PLCO) Studie** wurden 78.216 Frauen zwischen 55 und 74 Jahren in eine Kontrollgruppe oder Screeninggruppe mit jährlicher klinischer Untersuchung, Ultraschall und CA 125 randomisiert (Buys et al. 2011). Die Ergebnisse der Prävalenzstudie mit 28.000 Frauen nach mindestens einer Ultraschall- und CA-125-Untersuchung wurden 2005 veröffentlicht (Buyss et al. 2005). Bei auffälligen Befunden im Screening wurden operative Interventionen veranlasst. Für jedes Karzinom wurden 31 Frauen operiert, dabei erfolgte in der Hälfte der Fälle eine Laparotomie. Erwartungsgemäß befand sich nach Durchführung der erstmaligen Untersuchungen der überwiegende Teil der Karzinome im fortgeschrittenen Stadium III oder IV, da diese und auch einige benigne Adnexbefunde bei Studienbeginn bereits vorhanden waren. Erst in den Folgeuntersuchungen war eine Entdeckung der Karzinome im Frühstadium zu erwarten.

In der Studiengruppe erfolgten insgesamt über 6 Jahre eine jährliche Bestimmung des Tumormarkers und über 4 Jahre eine Transvaginalsonografie. Die endgültigen Ergebnisse der Studie zeigten im Jahr 2011, dass die Häufigkeit des Ovarialkarzinoms in der Studiengruppe mit 5,7/10.000 Jahre und in der Kontrollgruppe mit 4,7/10.000 ähnlich war, entsprechend einem relativen Risiko (RR) von 1,21 (KI 0,99–1,48). Die Anzahl der Todesfälle durch ein Ovarialkarzinom war mit 3,1 und 2,6 pro 10.000 Jahren (RR 1,18, KI 0,82–1,71) ebenfalls in beiden Gruppen ähnlich. Von den 3285 Frauen mit falsch-positivem Befund, d. h. ohne Nachweis eines Malignoms, wurde ein Drittel operiert. In dieser Gruppe erlitten 15 % schwerwiegende Komplikationen. Auch konnte keine relevante Abnahme des Anteils fortgeschrittener Karzinome über die Studiendauer verzeichnet werden.

> **Die Ergebnisse der amerikanischen Screeningstudie belegen, dass das simultane Screening mit dem Tumormarker CA 125 und der Transvaginalsonografie im Vergleich zur normalen medizinischen Versorgung keine Senkung der Sterblichkeit am Ovarialkarzinom hat.**

Anstelle dessen resultieren relevante Komplikationen durch operative Eingriffe, die sich aus den Screeninguntersuchungen ergeben. Die Begründung der fehlenden Detektion früher Tumorstadien ist einerseits die seltene Erhöhung des CA 125 in frühen Tumorstadien als auch das häufige Auftreten einer Peritonealkarzinose bei normaler Größe des Ovars, die zwischenzeitlich zu einem veränderten Verständnis in der Karzinomentstehung geführt hat. In solchen Fällen kann in der Transvaginalsonografie keine Adnexläsion als Hinweis für ein frühes Tumorstadium detektiert werden.

Die Grundlage für die zweite, große randomisierte Screeningstudie für das Ovarialkarzinom ist vor 20 Jahren in Großbritannien (**UK Collaborative Trial of Ovarian Cancer Screening**, Jacobs u. Oram 1988, Jacobs et al. 1999) gelegt worden. Sie hat das Ziel 200.000 postmenopausale Frauen in 3 Studienarme mit jährlicher Ultraschalluntersuchung, individueller Risikokalkulation aufgrund des CA 125 sowie eine Kontrollgruppe prospektiv einzuschließen.

Voraus gingen die Anfang der 90er Jahre veröffentlichten Ergebnisse einer Kohortenstudie des multimodalen Screenings für das Ovarialkarzinom mit CA 125 und Ultraschall, die eine hohe Spezifität (99,9 %) und einen hohen positiven Vorhersagewert von 26,8 % zeigten, d. h. die Karzinome konnten mit hoher Zuverlässigkeit bei den Gesunden ausgeschlossen werden und der Anteil der

Karzinome unter den detektierten Läsionen war hoch. In folgenden Jahren konnte sogar eine verlängerte Überlebensdauer in der Screeninggruppe im Vergleich zur Kontrollgruppe belegt werden.

Im Unterschied zu der o. g. nordamerikanischen Studie wurde in der britischen Untersuchung kein fester Cut-off-Level für das CA 125 verwendet, sondern eine Anstieg des Tumormarkers in Relation zur individuellen Baseline (ROCA genannt) als Indikation zur Ultraschalldiagnostik.

In dem zwischen 1995 und 2000 rekrutierten Kollektiv von 13.532 Frauen, konnte in dem Studienarm mit multimodalem Vorgehen durch die Verwendung der individuellen Interpretation des Tumormarkers die Rate der Transvaginalsonografien von 6,3 auf 2,2 % gesenkt werden. Dies stellte einen wesentlichen Fortschritt dar, da der aufwendigere 2. Schritt seltener erforderlich wurde. In einer weiteren Zwischenanalyse in 2009 konnte in der Gruppe mit der individuellen Risikokalkulation auf der Basis des CA 125 eine hohe Spezifität von 99,9 % bei einem PPV von 43,3 % erzielt werden mit nur 2,3 operativen Interventionen pro Ovarialkarzinom (Menon et al. 2009).

Tipp

Abschließende Ergebnisse der UKCTOCS Studie werden in 2015 (Jacobs u. Menon 2011) erwartet und sind von hohem Interesse, da zwei Screeninggruppen mit Transvaginalsonografie versus multimodalem Vorgehen im Vergleich zur Kontrollgruppe initiiert wurden.

Fazit

Es existieren 4 große epidemiologische Studien, die sich mit dem Screening für das Ovarialkarzinom beschäftigen und eine Reduktion der Sterblichkeit durch die Erkrankung als Ziel haben. Dieses soll durch die Früherkennung des Karzinoms durch serielle Transvaginalsonografie oder Tumormarkerbestimmung erfolgen. Die derzeit verfügbaren Ergebnisse belegen eine hohe Entdeckungsrate des Karzinoms und deuten auf einen Stageshift hin. Jedoch konnte in der kontrolliert randomisierten Studie mit multimodalem Vorgehen kein Überlebensvorteil nachgewiesen werden. Es wird spekuliert, dass eine mögliche Ursache der Einschluss gesunder Freiwilliger in die Kontrollgruppe mit vergleichsweise hohen Überlebensraten ist. Zum Nachteil der Teilnehmerinnen war die Rate der operativen Komplikationen, die zur Abklärung der suspekten Läsionen erfolgten, hoch. Dabei ist anzumerken, dass der Anteil der Laparotomien relevant war. Mit großem Interesse sollten die Ergebnisse der nächsten Studie in 2015 zur Kenntnis genommen werden.

32.7.2 Screening im Risikokollektiv

Im Unterschied zu den Studien im Normalkollektiv handelt es sich bei vielen Studien in Risikokollektiven um ein **additives Screening**, dabei erfolgt die Bestimmung des CA-125-Serumspiegels simultan mit einer Transvaginalsonografie bei allen Studienteilnehmerinnen.

Ein weiterer Unterschied ergibt sich aus dem **hohen Anteil prämenopausaler Frauen**, bei denen häufiger funktionelle Befunde vorkommen. Zwei Drittel der Karzinome treten im Risikokollektiv bei prämenopausalen Frauen auf. Auch sind die Kollektive oft inhomogen, so war in älteren Studien die belastete Familienanamnese oft das Einschlusskriterium (Fishmann et al. 2005), während in neueren Untersuchungen (Oei et al. 2006) Mutationen im BRCA1- oder BRCA2-Gen untersucht werden.

Im Risikokollektiv ist die Transvaginalsonografie dem schrittweisen multimodalen Vorgehen mit fixem Cut off für das CA 125 wegen der höheren Sensitivität überlegen. Die Studienergebnisse zeigten eine hohe Entdeckungsrate von 80–90 % der Transvaginalsonografie für das Ovarialkarzinom, jedoch wird die Mehrzahl der Ovarialkarzinome in einem fortgeschrittenen Stadium diagnostiziert oder als Intervallkarzinome in höherem Tumorstadium nach vorausgehender, unauffälliger Screeninguntersuchung entdeckt (Tailor et al. 2006, Oei et al. 2006).

Nachdem in Kohortenstudien mit jährlichen Screeningintervallen eine Diagnose früher Tumorstadien nicht gelang, wurden die Screeningintervalle verkürzt, um Intervallkarzinome früher entdecken zu können. Im amerikanischen, **multicenter National Ovarian Cancer Early Detection Program (NOCEDP)** (Fishmann et al. 2005), für das die Rekrutierung 1990 begonnen hatte, wurden die Folgeuntersuchungen in 6-monatigen Intervallen durchgeführt. Voraussetzungen waren eine unauffällige gynäkologische Untersuchung und eine Ultraschalluntersuchung zu Beginn. Insgesamt wurden 4526 asymptomatische Frauen, von denen 58 % prä- und 42 % postmenopausal waren, in die Studie eingeschlossen. Bei 98 Frauen (2,2 %) wurden suspekte Ovarialbefunde diagnostiziert und bei der Hälfte der Betroffenen operative Eingriffe veranlasst. Diese zeigte 12 Malignome und 37 benigne Ovarialbefunde bei Frauen mit zuvor unauffälligen Untersuchungsbefunden.

Die Hälfte der diagnostizierten Malignome befand sich in einem fortgeschrittenen Stadium, sodass eine Senkung der Sterblichkeit durch das Screening nicht zu erwarten ist.

Eine positive Familienanamnese hinsichtlich eines Ovarialkarzinoms war Ausschlusskriterium für die UKCTOCS-Studie und gleichzeitig Einschlusskriterium für die **UK Familial Ovarian Cancer Screening Group (UKFOCSS)** (Jacobs et al. 2006). In diese Studie sollte bis Ende 2006 insgesamt 5000 Frauen aus der Risikogruppe eingeschlossen werden, bei denen über 5 Jahre in 4-monatigem Abstand CA 125 bestimmt wird und anhand des Ovarialkarzinom Algorithmus ROCA eine individuelle Risikokalkulation erfolgt. Letzterer ist hierfür speziell auf das prämenopausale Kollektiv adaptiert worden.

Nach einem ähnlichen Studiendesign läuft die **US Cancer Genetic Network (CGN) Studie**, in der die individuelle Risikokalkulation ebenfalls anhand des ROCA stattfindet. Die Ergebnisse beider Studien sollen in den nächsten Jahren vorliegen und die Effektivität dieser Screeningdesigns prüfen.

Fazit

Der additive Studienalgorithmus mit festem Cut off für das CA 125 und Transvaginalsonografie hat sich im Risikokollektiv als ungeeignet erwiesen. Trotz der signifikanten Verbesserung der Ultraschalltechnologie während der vergangenen 15 Jahre

Sharma A, Gentry-Maharaj A, Burnell M et al (2012) Assessing the malignant potential of ovarian inclusion cysts in postmenopausal women within the UK Collaborative Trial of Ovarian Cancer Screening (UKCTOCS): a prospective cohort study. BJOG 119:207–219

Sohaib SA, Mills TD, Sahdev A et al (2005) The role of magnetic resonance imaging and ultrasound in patients with adnexal mass. Clin Radiol 60:340–348

Sokalska A, Valentin L (2008) Changes in ultrasound morphology of the uterus and ovaries during the menopausal transition and early postmenopause: a 4-year longitudinal study. Ultrasound Obstet Gynecol 31:210–217

Tailor A, Bourne TH, Campbell S, Okokon E, Dew T, Collins WP (2006) Results from an ultrasound-based familial ovarian cancer screening clinic: a 10-year observational study. Ultrasound Obstet Gynecol 21:378–385

Taylor A, Jurkovic D, Bourne TH et al (1997) Sonographic prediction of malignancy in adnexal masses using multivariate logistic regression analysis. Ultrasound Obstet Gynecol 10:41–47

Testa AC, Ferrandina G, Timmerman D, Savelli L, Ludovisi M, Van Holsbeke C, Malaggese M, Scambia G, Valentin L (2007) Imaging in gynecological disease : ultrasound features of metastases in the ovaries differ depending on the origin of the primary tumor. Ultrasound Obstet Gynecol 29:505–511

Timmermann D, Bourne TH, Taylor A et al (1999) A comparison of methods for preoperative discrimination between malignant and benign adnexal masses: the development of a new logistic regression model. Am L Obstet Gynecol 181:57–65

Timmerman D, Valentin L, Bourne TH, Collins WP, Verrelst H, Vergote I (2000) Terms, definitions, and measurements to describe the sonographic features of adnexal tumors: a consensus opinion from the International Ovarian Tumor Analysis (IOTA) group. Ultrasound Obstet Gynecol 16:500–505

Timmerman D, Ameye L, Fischerova D, Epstein E, Melis GB, Guerriero S, Van Holsbeke C, Savelli L, Fruscio R, Lissoni AA, Testa AC, Veldman J, Vergote I, Van Huffel S, Bourne T, Valentin L (2010) Simple ultrasound rules to distinguish between benign and malignant adnexal masses before surgery: prospective validation by IOTA group. BMJ 341:c6839

Tingulstad S, Hagen B, Skjeldestad FE, Onsrud M, Kiserud T, Halvorsen T, Nustad K (1996) Evaluation of a risk of malignancy index based on serum CA125, ultrasound findings and menopausal status in the pre-operative diagnosis of pelvic masses. Br J Obstet Gynaecol 103:826–831

Tsili AC, Tsampoulas C, Charisiadi A, Kalef-Ezra J, Dousias V, Paraskevaidis E, Efremidis SC (2008) Adnexal masses: accuracy of detection and differentiation with multidetector computed tomography. Gynecol Oncol 110:22–31

Valentin L, Ameye L, Jurkovic D, Metzger U, Lecurus F, Van Huffel S, Timmermann D (2006) Which extrauterine pelvic masses are difficult to correctly classify as benign or malignant on the basis of ultrasound findings and is there a way of making a correct diagnosis? Ultrasound Obstet Gynecol 27:438–444

Valentin L (2006) Imaging in gynecology. Best Pract Res Clin Obstet Gynecol 20:881–906

Valentin L, Hagen B, Tingulstad S, Eik-Nes S (2001) Comparison of „pattern recognition" and logistic regression models for discrimination between benign and malignant pelvic masses: a prospective cross validation. Ultrasound Obstet Gynecol 18:357–365

Valentin L, Ameye L, Savelli L, Fruscio R, Leone FP, Czekierdowski A, Lissoni AA, Fischerova D, Guerriero S, Van Holsbeke C, Van Huffel S, Timmerman D (2011) Adnexal masses difficult to classify as benign or malignant using subjective assessment of gray-scale and Doppler ultrasound findings: logistic regression models do not help. Ultrasound Obstet Gynecol 38:456–465

Van Holsbeke C, Domali E, Holland TK, Achten R, Testa AC, Valentin L, Jurkovic D, Moerman P, Timmerman D (2008) Imaging of gynecological disease : clinical and ultrasound characteristics of granulosa cell tumors of the ovary. Ultrasound Obstet Gynecol 31:450–456

Van Holsbeke C, Van Calster B, Testa AC, Domali E, Lu C, Van Huffel S, Valentin L, Timmerman D (2009) Prospective internal validation of mathematical models to predict malignancy in adnexal masses: results from the international ovarian tumor analysis study. Clin Cancer Res 15:684–691

Van Holsbeke C, Van Calster B, Guerriero S, Savelli L, Paladini D, Lissoni AA, Czekierdowski A, Fischerova D, Zhang J, Mestdagh G, Testa AC, Bourne T, Valentin L, Timmerman D (2010) Endometriomas: their ultrasound characteristics. Ultrasound Obstet Gynecol 35:730–740

Van Holsbeke C, Van Calster B, Bourne T, Ajossa S, Testa AC, Guerriero S, Fruscio R, Lissoni AA, Czekierdowski A, Savelli L, Van Huffel S, Valentin L, Timmerman D (2012) External validation of diagnostic models to estimate the risk of malignancy in adnexal masses. Clin Cancer Res 18:815–825

Van Nagell J, DePriest PD, Reedy MB et al (2000) The efficiacy of transvaginal sonographic screening in asymptomatic women at risk for ovarian cancer. Gynecol Oncol 77:350–356

Van Nagell Jr JR, Miller RW, DeSimone CP, Ueland FR, Podzielinski I, Goodrich ST, Elder JW, Huang B, Kryscio RJ, Pavlik EJ (2011) Long-term survival of women with epithelial ovarian cancer detected by ultrasonographic screening. Obstet Gynecol 118:1212–1221

Yancik R (1993) Ovarian cancer. Age contrasts in incidence, histology, disease stage at diagnosis, and mortality. Cancer 15:517–523

Yancik R, Ries LG, Yates JW (1986) Ovarian cancer in the elderly: an analysis of surveillance, epidemiology, and end results program data. Am J Obstet Gynecol 154:639–647

Zurawski VR, Knapp RC, Einhorn N et al (1988) An initial analysis of preoperative serum CA 125 levels in patients with early stage ovarian carcinoma. Gynecol Oncol 30:7–14

Ultraschall des Beckenbodens

H.-P. Dietz

U. Gembruch, K. Hecher, H. Steiner (Hrsg.), *Ultraschalldiagnostik in Geburtshilfe und Gynäkologie*,
DOI 10.1007/978-3-642-29633-8_33, © Springer-Verlag Berlin Heidelberg 2013

33.1 Einleitung

Die diagnostische Beurteilung von Patientinnen mit urogynäkologischen Symptomen, d. h. vor allem Inkontinenz- und Prolapsbeschwerden, war bis vor kurzem weitgehend auf die klinische Untersuchung beschränkt. Zwar erlaubt die Urodynamik einen Einblick in die Funktion von Harnblase und Urethra, doch die anatomischen Normabweichungen, die oft solcher Funktionsstörung zugrunde liegen, waren weitgehend unzugänglich. Aufgrund von Fortschritten bei der Anwendung von bildgebenden Verfahren hat sich dies nun grundsätzlich geändert – insbesondere durch die Einführung des 3D/4D-Ultraschalls. Der Ultraschall des Beckenbodens ist auf dem besten Wege, sich zur diagnostischen Standardmethode in der Urogynäkologie zu entwickeln.

Diese Entwicklung ist vor allem der Erkenntnis zu verdanken, dass unter der Geburt nicht nur Damm-und Scheidenrisse auftreten, sondern auch Verletzungen des M. levator ani, insbesondere in Form von Überdehnung oder Abriss des M. puborectalis. Ein solches Trauma bleibt meist okkult und wird nur selten unter der Geburt erkannt. Fortschritte in der bildgebenden Diagnostik, insbesondere in der Kernspin-und 3D/4D-Ultraschall-Diagnostik, haben es nun ermöglicht, den M. levator ani, vor allem den M. puborectalis, routinemäßig darzustellen. Es ist inzwischen klar, dass Puborectalis-Traumata („Avulsion") sehr häufig sind (10–35 % aller vaginalen Geburten) und dass es der numerisch wichtigste ätiologische Faktor in der Pathogenese von Prolapsbeschwerden sein dürfte.

33

Die Ultraschallmethode hat allerdings noch eine Reihe weiterer Vorteile für den Kliniker, der sich mit urogynäkologischen Problemen befasst. So erleichtert sie die Differenzialdiagnose der obstruktiven Defäkation und von Senkungen der Scheidenhinterwand, hinter der sich mindestens fünf verschiedene anatomische Normabweichungen verbergen können. Des Weiteren ist Ultraschall das bei weitem geeignetste bildgebende Verfahren zur Darstellung von suburethralen Schlingen und anderen Mesh-Implantaten. Solche Netze, üblicherweise aus Polypropylen hergestellt, sind nicht röntgendicht und auch in der Kernspintomografie fast unsichtbar.

Dieses Kapitel wird den jetzigen Stand der klinischen Forschung auf diesem Gebiet umreißen und jene Anwendungen hervorheben, die für den auf diesem Gebiet praktisch tätigen Gynäkologen und Urologen von besonderem Nutzen sind. Es sollen aber auch Perspektiven insbesondere in Bezug auf traumatische Beckenbodenschäden aufgezeigt werden – nicht nur für die klinische oder bildgebende Diagnose, sondern auch für die Prävention und chirurgische Behandlung dieser bisher vollständig vernachlässigten Form von Geburtstraumata.

33.2 Einführung

Bis vor Kurzem waren Kliniker auf die Beurteilung von Oberflächenanatomie beschränkt, wenn es darum ging, die Beckenbodenanatomie von Patientinnen mit Inkontinenz- und Prolapsbeschwerden zu beurteilen. Zwar hat die Einführung des „**Pelvic Organ Prolapse Quantification System**" der International Continence Society (ICS POP-Q) (Bump et al. 1996) seit Mitte der 1990er Jahre einigen Fortschritt gebracht, aber eben doch nur in Bezug auf eine Beurteilung der vaginalen Oberfläche. Außerdem wird der Arzt durch das ICS POP-Q gezwungen, anatomische Situationen als erstgradigen Prolaps zu beschreiben, die ganz eindeutig Teil des Normalspektrums sind (O'Boyle et al. 2003, Dietz et al. 2004).

Es ist höchste Zeit, dass Urogynäkologen und Urologen lernen, sich moderner bildgebender Verfahren zu bedienen. Die meisten Kollegen haben Zugang zu geeignetem Gerät – schließlich benötigt man nur ein einfaches 2D-Echtzeit-Ultraschallgerät mit einem abdominalen 3–6 Mhz „Curved array-Schallkopf", wie sie in den 1980er Jahren allgemein eingeführt wurden. Die Platzierung eines solchen Schallkopfs auf dem Perineum und zwischen den Labia majora liefert eine Übersicht, wie sie in ◘ Abb. 33.1 gezeigt ist. Der gesamte Beckenboden ist im Querschnitt dargestellt, von der Symphyse links (ventral) über Urethra, Vagina, Blasenhals, Zervix, Anorektum zum M. levator ani rechts (dorsal). Dieser sonografische Zugang wird üblicherweise als transperineal, translabial, perineal oder introital bezeichnet. In diesem Kapitel wird der Begriff „Beckenbodenultraschall" („pelvic floor ultrasound") als Synonym für all diese Bezeichnungen verwendet. Schon die ersten Veröffentlichungen auf diesem Gebiet (Grischke et al. 1986, Kohorn et al. 1986, Koelbl et al. 1988) beschrieben eine Technik, die kaum von der heute benutzten abweicht. Es ist schwer verständlich, warum viele Kollegen den Beckenbodenultraschall immer noch als experimentelle Technik ansehen, obwohl wir auf über 25 Jahre Entwicklungsarbeit zurückblicken und auf viele Hundert publizierte Studien zurückgreifen können.

33.3 Methodik

Meist sind für den Beckenbodenultraschall keinerlei zusätzliche Investitionen in Geräte notwendig. Ein System, das für die geburtshilfliche, gynäkologische oder internistische Ultraschalldiagnostik angeschafft worden ist, wird sich fast immer hierfür eignen.

Zwar verwenden einige Kollegen auch **Vaginalsonden** mit höheren Frequenzen und daher besserer Auflösung. Doch diese Schallköpfe haben den Nachteil eines kleineren Bildfelds, erlauben keine Übersichtsdarstellung des gesamten Beckenbodens und sind ergonomisch weniger geeignet.

Der Schallkopf wird mit Ultraschallgel und einem Überzug (Plastikfolie, puderfreier Handschuh oder Kondom) präpariert und zwischen die Labia majora auf das Perineum und den Introitus vaginae aufgesetzt. Die Labien sollten geöffnet werden, um die Bildqualität zu optimieren, insbesondere wenn diese stark behaart sind. Es ist wichtig, Luftblasen zwischen Schallkopf und Überzug zu vermeiden. Ein Hustenstoß vonseiten der Patientin wird Luftblasen, die sich eventuell noch im Introitus vaginae befinden, verschwinden lassen.

In den meisten Ländern wird eine Sterilisation des Schallkopfs als unnötig angesehen, da es sich nicht um eine intrakavitäre Anwendung handelt. Wir reinigen den Schallkopf zwischen Untersuchungen erst mechanisch und desinfizieren dann mit alkoholischen Tüchern.

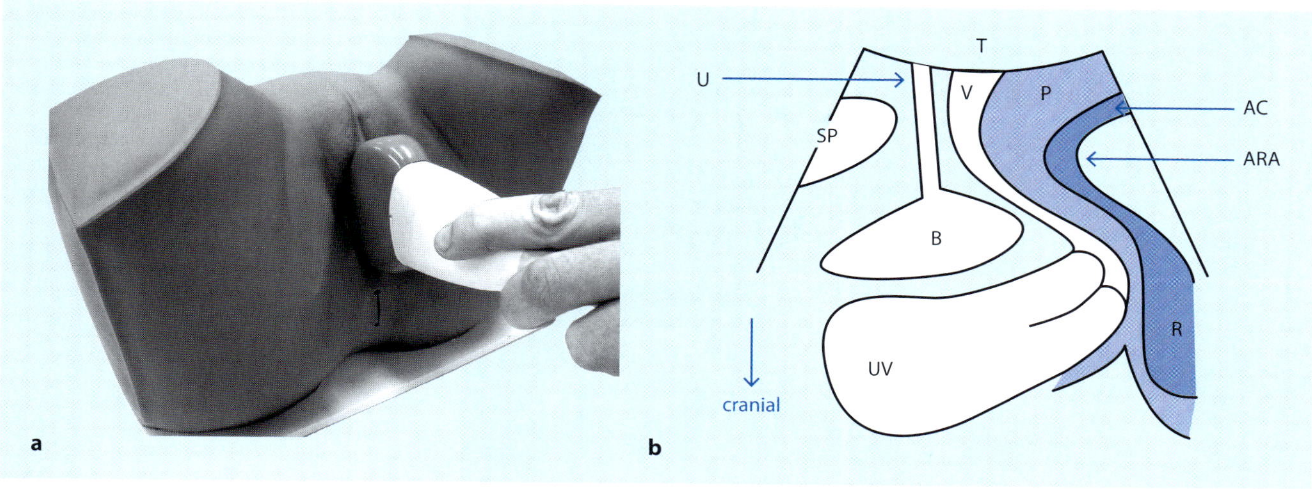

Abb. 33.1 Platzierung eines Abdominalschallkopfs für Beckenbodenultraschall. (Adaptiert aus Dietz 2004)

Der Beckenbodenultraschall wird üblicherweise in Steinschnittlage durchgeführt, mit den Fersen nahe an die Glutei adduziert, um die Orientierung des Beckens relativ zum Schallkopf zu verbessern.

Tipp

Wenn es der Patientin schwerfällt, ein korrektes Valsalva-Manöver zu unternehmen, dann wiederholt man die Untersuchung am besten stehend.

Eine Untersuchung im Stehen hat normalerweise nur sehr geringen Einfluss auf den maximal erreichten Organdeszensus (Dietz u. Clarke 2001), doch manche Patientinnen scheinen im Stehen besser zu verstehen, wie man einen effektiven Druckversuch ausführt, ohne gleichzeitig den M. levator ani zu aktivieren (Oerno u. Dietz 2007).

Normalerweise führen wir den Beckenbodenultraschall nach Blasenentleerung durch, da eine volle Harnblase das Tiefertreten der Beckenorgane behindert. Dasselbe gilt für den Enddarm. Es ist manchmal notwendig, eine Untersuchung nach dem Stuhlgang zu wiederholen. Die Bildqualität ist im Allgemeinen bei jungen Frauen und in der Schwangerschaft besonders gut, während bei vaginaler Atrophie und im Senium, aber auch in der Gegenwart von Narbengewebe die Bildqualität deutlich schlechter ist. Übergewichtigkeit scheint keine bedeutende Rolle zu spielen, solange man die Labien vor Aufsetzen des Schallkopfes nach lateral bewegt.

Im Allgemeinen kann der Schallkopf fest aufgesetzt werden. Nur bei stark atrophischen Verhältnissen sind Irritationen zu erwarten. Die bereits erwähnte Standardorientierung in der Mediosagittalebene zeigt Abb. 33.1. Parasagittale Schnittebenen sind manchmal ebenfalls von Nutzen, so z. B. in der Beurteilung von Schlingen, Urethraldivertikeln und des M. levator ani.

Wie beim vaginalen Ultraschall besteht auch auf diesem Fachgebiet keine Übereinstimmung bezüglich der Bildorientierung. Der Autor, wie aus den Abbildungen ersichtlich, zieht es vor, den kranioventralen Aspekt des Bildes links und dorsokaudale Strukturen rechts im Bild darzustellen. Dies bedeutet, dass keine Reorientierung des Monitorbildes notwendig ist, was auch bei der 3D-/4D-Darstellung von Beckenbodenstrukturen von Vorteil ist.

33.4 3D-/4D-Ultraschall

Die weite Verbreitung von 3D-/4D-Ultraschall zur Darstellung der fetalen Anatomie in der pränatalen Diagnostik hat große Auswirkungen auf den Beckenbodenultraschall gehabt. Es ist dem Zufall zu verdanken, dass 3D-/4D-Systeme mit abdominalen Schallköpfen zur Verwendung im pränatalen Bereich optimal für die Darstellung des Beckenbodens in Echtzeit geeignet sind.

Ein Volumen mit einem Akquisitionswinkel von 70 Grad oder mehr kann alle Beckenbodenorgane und die kaudalen Aspekten des M. levator ani darstellen. Die Standardorientierung des 3D-/4D-Beckenbodenultraschalls demonstriert Abb. 33.2.

Die orthogonale oder multiplanare Darstellung liefert

- die Mediosagittalebene (A-Ebene, Abb. 33.2 links oben),
- die Koronarebene (B-Ebene, Abb. 33.2 oben rechts) und
- die Axialebene (C-Ebene, Abb. 33.2 unten links).

Komplementär hierzu ist ein „rendered volume", d. h. eine semitransparente Repräsentation aller Pixel, die sich in einem arbiträr variierbaren Raum, der „region of interest" oder „ROI" befinden. Solch ein „rendered image" ist in Abb. 33.2 rechts unten gezeigt.

Der kaudale Teil des M. levator ani, des M. puborectalis und der durch ihn umschlossene Levator-Hiatus ist am besten auf diese Weise dargestellt, wobei die Render-Richtung (sichtbar an der grünen Linie an der oberen Kontur des „rendered volume") von kaudal nach kranial erfolgt.

Diese Technologie ist inzwischen universal verfügbar, auch in kleineren Häusern und in den Praxen niedergelassener Kollegen. Zwar können der Beckenboden und seine Organe auch mit endovaginalen Schallköpfen dargestellt werden, doch diese Darstellung benötigt Elemente mit lateraler Schallausbreitung, welche in der Gynäkologie und Geburtshilfe selten geworden sind.

Da es möglich ist, eine solche 3D-Darstellung des Beckenbodens in **Echtzeit** durchzuführen, d. h. mit einer temporalen

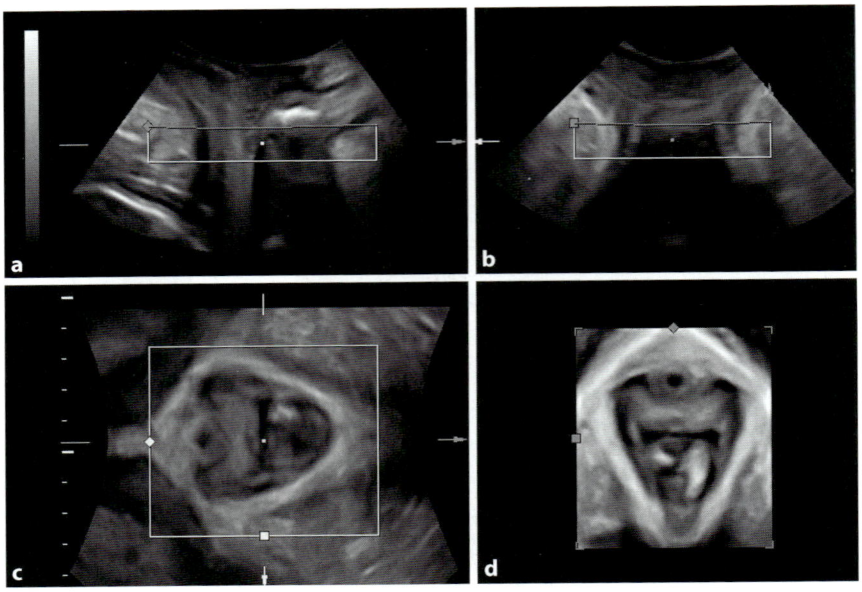

Abb. 33.2 Darstellung des weiblichen Beckenbodens mit transperinealem 3D-Ultraschall. **a** Mediosagittalebene. **b** Koronarebene. **c** Axialebene. **d** „Rendered volume", welches den M. puborectalis und den Levator-Hiatus repräsentiert. Hier stellt sich der Beckenboden von kaudal betrachtet dar, was bedeutet, dass der rechte M. puborectalis links im Bild dargestellt ist. (Mit freundl. Genehmigung aus Dietz 2011)

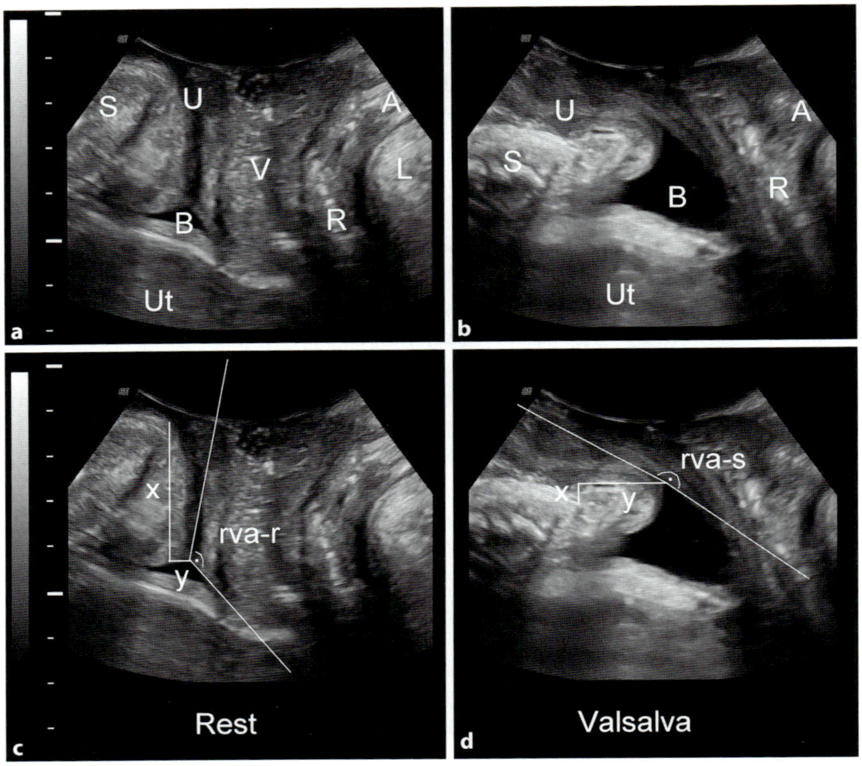

Abb. 33.3 Bestimmung von Blasenhalsdeszensus und retrovesikalem Winkel. **a,c** Mediosagittalebene im Ruhezustand. **b,d** Mediosagittalebene bei maximalem Pressversuch. Das *untere Bilderpaar* zeigt die Messung des Retrovesikalwinkels (*rva-r* und *rva-s*) und der Position des Blasenhalses relativ zu der Symphysenunterkante. *S* Symphysis pubis, *U* Urethra, *B* Blase, *Ut* Uterus, *V* Vagina, *A* Analkanal, *R* Rektum, *L* M. levator ani. (Mit freundl. Genehmigung aus Dietz 2011)

Auflösung von 1–6 Hz, scheint diese Methode in mancher Hinsicht aller gegenwärtig verfügbaren Kernspintechnologie überlegen zu sein. Zwar ist es möglich, prolabierende Beckenorgane mithilfe schneller dynamischer Kernspinsequenzen darzustellen, doch die Technologie erlaubt momentan bestenfalls temporale Auflösungen von 2–4 Hz – und dies im Schnittbild, nicht für Volumina. Es ist bisher nach Wissen des Autors nicht möglich, die Mobilität der Harnröhre während eines Valsalva-Manövers mittels Kernspin darzustellen – eine Anwendung, für die ein 25 Jahre altes B-Mode-Ultraschallgerät vollkommen ausreichend ist, ein Gerät, das eine temporale Auflösung von 25–30 Hz liefert.

Darüber hinaus machen es die physikalischen Charakteristika von Kernspinsystemen sehr schwer, ein effektives Valsalva-Manöver zu garantieren. Über 50 % aller Frauen sind ohne kompetente Instruktion nicht in der Lage, ein optimales Valsalva-Manöver durchzuführen (Bo et al. 1988). Viele kontrahieren während eines Pressversuches den M. levator ani (Oerno u. Dietz 2007). Ohne Echtzeitkontrolle ist es sehr schwer, dies zu vermeiden. Ultraschall ist daher zweifellos das beste bildgebende Verfahren, um einen Prolaps darzustellen, insbesondere dann, wenn muskuläre oder Fasziendefekte vorliegen. Die Analyse von Volumendaten wird oft separat von der eigentlichen Unter-

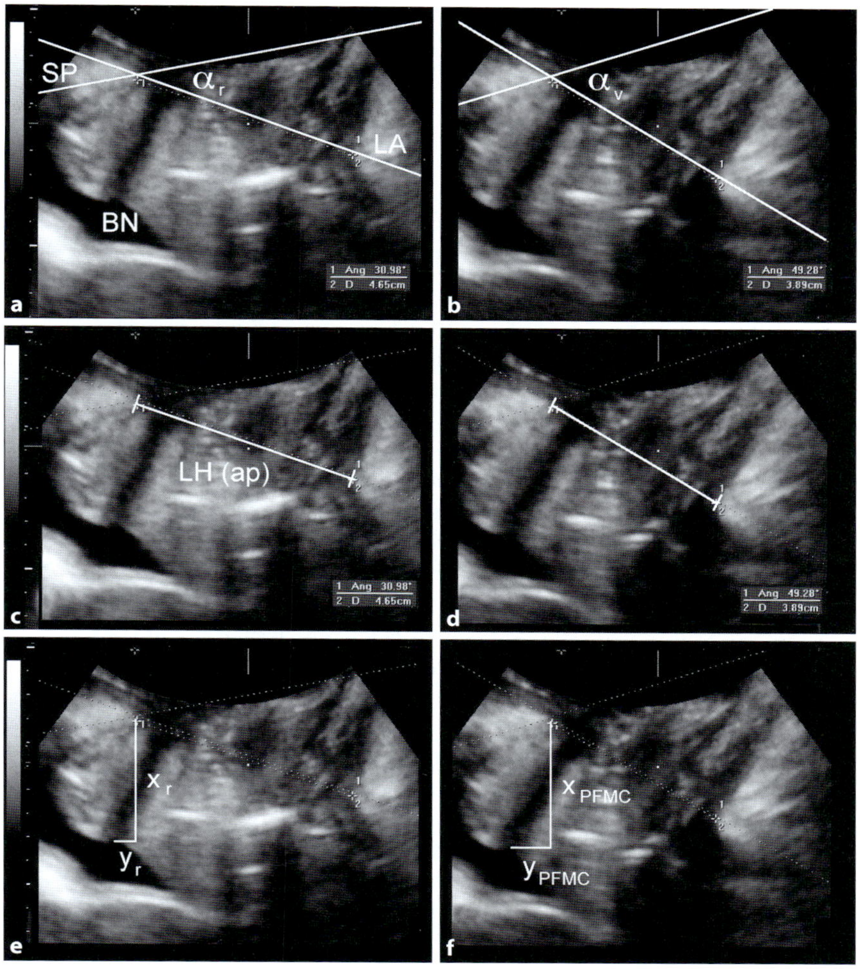

Abb. 33.4 Bestimmung der Levatorfunktion. Die *linken Abbildungen* repräsentieren die Mediosagittalebene im Ruhezustand. *Rechts* ist jeweils dieselbe Ebene bei maximaler Kontraktion gezeigt. Das *oberste Paar* demonstriert eine Reduktion des Levator-Winkels zwischen der Symphysenachse und der Hiatus-Ebene, das *mittlere Paar* die Reduktion des Hiatus-Durchmessers und das *untere Paar* die Blasenhalsverlagerung während einer Beckenbodenkontraktion. (Mit freundl. Genehmigung aus Dietz 2011)

suchung mithilfe von PC-Software unternommen. Programme wie „4D-View" (GE Kretz Medical Ultrasound) sind dabei den derzeit verfügbaren DICOM-Programmen weit überlegen.

33.5 Funktionelle Beurteilung

33.5.1 Valsalva-Manöver

Das Valsalva-Manöver, d. h. eine forcierte Expiration gegen die geschlossene Glottis und das kontrahierte Diaphragma, wird in der klinischen Praxis eingesetzt, um die Mobilität der Beckenorgane zu dokumentieren und Senkungssymptome zu replizieren.

Ein Valsalva-Pressversuch resultiert in einer kaudalen Verlagerung aller Organe: die Scheidenvorderwand, der Blasenboden und die Urethra rotieren um den Drehpunkt der Symphyse. Der Blasenhals tritt dabei tiefer und nach dorsal. Diese Verlagerung kann gegen den Referenzpunkt der Symphysenunterkante oder der Zentralachse der Symphyse quantifiziert werden (Abb. 33.3) (Dietz 2004). Uterus und Enddarm treten ebenfalls tiefer. Man erkennt häufig eine Ausbuchtung des Enddarms in die Vagina, d. h. eine Rektozele, die sich zum Introitus vaginae hin entwickelt. In der Axialebene kann man gleichzeitig beobachten, wie sich der Levator-Hiatus erweitert. Der posteriore Aspekt des Hiatus verlagert sich dorsal und kaudal, was zu einem mehr oder weniger ausgeprägten Tiefertreten des Perineums führt.

Im Verlaufe eines Valsalva-Manövers ist es von zentraler Bedeutung, mit dem Schallkopf keinen Druck auf die Gewebe auszuüben, da dies eine maximale Entfaltung eines Prolaps verhindern kann.

Wie bereits erwähnt, kann eine Ko-Aktivation des M. levator ani die korrekte Durchführung eines Valsalva-Manövers behindern und ein falsch-negatives Resultat zur Folge haben. Diese Ko-Aktivierung ist sichtbar als eine Reduktion des anteroposterioren Hiatus-Durchmessers und sollte durch geeignete Instruktionen vermieden werden. Bei nulliparen Frauen ist dies nicht immer möglich (Oerno u. Dietz 2007). In derartigen Fällen kann man versuchen, die Untersuchung an der stehenden Patientin durchzuführen.

Doch auch andere Faktoren beeinflussen den **Effekt eines Valsalva-Manövers**:
- Blasenvolumen,
- Dauer des Valsalva-Versuchs (welcher mindestens 5 s durchgehalten werden sollte) (Orejuela et al. 2010) und
- der maximal erreichte intraabdominale Druck (Mulder et al. 2012).

Der letztere Faktor ist zwar am offensichtlichsten, doch in der Praxis scheint der Maximaldruck eine geringere Rolle zu spielen. Die meisten Patientinnen erreichen intrabdominale Druckwerte, die für die Beurteilung einer Senkung ausreichend sind (Mulder et al. 2012).

33.5.2 Kontraktion der Beckenbodenmuskulatur

Ultraschall ist ausgesprochen nützlich in der Beurteilung der Beckenbodenmuskulatur, sowohl in Bezug auf die Funktion als auch in anatomisch-morphologischer Hinsicht. Eine Beckenbodenkontraktion reduziert den Levator-Hiatus, vor allem in sagittaler Richtung, was sowohl in der Mediosagittalebene als auch axial leicht dargestellt werden kann (◘ Abb. 33.4). Gleichzeitig ändert sich der Winkel zwischen knöchernem Becken und der Hauptebene des M. levator ani. Hieraus resultiert eine Verlagerung aller Beckenbodenorgane nach kranial. Der Vaginaldruck steigt (Jung et al. 2007) und die Urethra wird komprimiert. Es ist daher nicht überraschend, dass die Kontraktilität des M. levator ani, insbesondere des M. puborectalis, für Kontinenz und Sexualfunktion eine wesentliche Rolle spielt.

Im **2D-Ultraschall** kann eine Kontraktion der Beckenbodenmuskulatur auch von abdominal beobachtet werden, auch wenn eine Quantifizierung schwierig und unzureichend reproduzierbar ist (Thompson et al. 2005).

Der **transperineale Zugang** ist hierbei überlegen, da die Symphyse einen knöchernen Bezugspunkt darstellt. Es ist nicht nur möglich, die Funktion der Beckenbodenmuskulatur zu quantifizieren (Wijma et al. 1991, Peschers et al. 1997, Dietz 2004, Peschers et al. 2001), indem man die Verlagerung des Blasenhalses in einem Koordinatensystem misst (◘ Abb. 33.4). Man kann den visuellen Effekt auch für Biofeedback einsetzen (Tunn et al. 2005, Peschers et al. 1997, Dietz et al. 2001). Vergleichende Untersuchungen haben eine gute Übereinstimmung zwischen der Palpation und perineometrischen Messung der Beckenbodenfunktion auf der einen Seite und der sonografischen Quantifizierung einer Kontraktion andererseits gezeigt (Dietz et al. 2002).

Das Konzept des „knack", d. h. einer Reflexkontraktion des Beckenbodens unmittelbar vor einem Hustenstoß, kann ebenfalls validiert werden (Miller et al. 2001, Peschers et al. 2001). Eine Reflexaktivierung des Beckenbodens ist in Nulliparae fast universell zu beobachten. Die Stärke dieses Reflexes scheint nach vaginaler Geburt vermindert (Bond et al. 2011). In jedem Fall sollte man darauf achten, dass es während einer Beckenbodenkontraktion nicht zu einer Ko-Kontraktion der Abdominalmuskulatur kommt. Dies hat eine dorsokaudale Verlagerung des Blasenhalses zur Folge und ist leicht visuell darstellbar.

33.6 Anteriores Kompartiment

Da ein Beckenbodenultraschall generell nicht zuletzt zur **Prolaps-Beurteilung** indiziert ist, wird man die Untersuchung meistens nach Blasenentleerung durchführen. Dies bedeutet, dass die

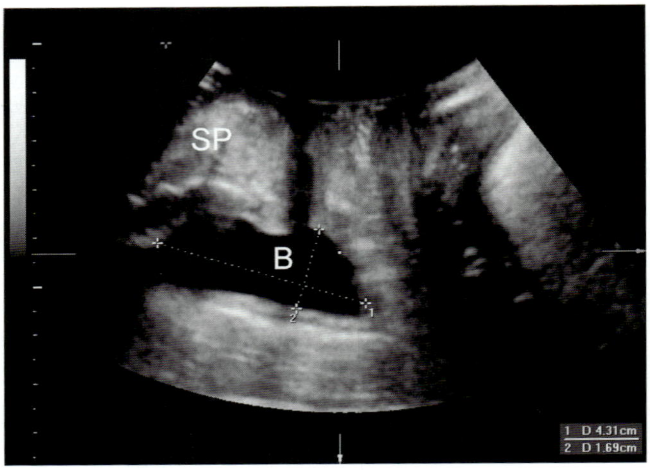

◘ **Abb. 33.5** Restharnbestimmung in der Mediosagittalebene. Das Blasenvolumen berechnet sich aus den zwei maximalen Durchmessern, vertikal gestellt, multipliziert mit 5,6 in ml. (Mit freundl. Genehmigung aus Dietz 2011)

Restharnbestimmung den ersten Schritt einer solchen Untersuchung darstellt. Für diesen Zweck existiert eine Formel (Velez et al. 2011), deren Ergebnis sehr gut (R^2=0,94, Pearson's correlation 0,97) mit Katheterurinmessungen korreliert (5,6 × Maximaldurchmesser 1 × Maximaldurchmesser 2), wobei die beiden Durchmesser vertikal zueinander bestimmt werden (◘ Abb. 33.5).

33.6.1 Blasenhalsmobilität

Die Messung der Mobilität des Blasenhalses mittels des transperinealen Ultraschalls

- ist gut reproduzierbar (Dietz et al. 2004, Tunn et al. 2005),
- korreliert gut mit der traditionellen radiologischen Zysto-Urethrografie (Koelbl u. Hanzal 1995, Eisenberg et al. 2010) und
- ist leicht zu erlernen.

Als Bezugspunkt dienen die Zentralachse der Symphyse (Schaer et al. 1995) oder die Symphysenunterkante (Eisenberg et al. 2010) (◘ Abb. 33.3). Wie bereits erwähnt, ist es sinnvoll, eine solche Messung nach der Miktion durchzuführen und man sollte vermeiden, mit dem Schallkopf Druck auf die tiefer tretenden Gewebe auszuüben.

Messungen werden im Ruhezustand und bei maximalem Valsalva-Manöver vorgenommen; die Differenz ist die Blasenhalsmobilität (zwischen 0 und 6 cm in der Vertikalachse). Gleichzeitig kommt es zu einer variablen Rotation der proximalen Urethra und diese Rotation kann relativ zur Zentralachse der Symphyse bestimmt werden.

Manche Kollegen messen außerdem den retrovesikalen (oder posterioren Urethrovesikal-) Winkel zwischen der proximalen Urethra und dem Trigon (Koelbl et al. 1988). Andere bestimmen den Winkel γ zwischen der Zentralachse der Symphyse und einer Linie vom Blasenhals zur Symphysenunterkante (Martan et al. 2001). Die Reproduzierbarkeit dieser Messungen scheint ausreichend für die klinische Praxis (Dietz et al. 2004); allerdings ist deren pathophysiologische Bedeutung

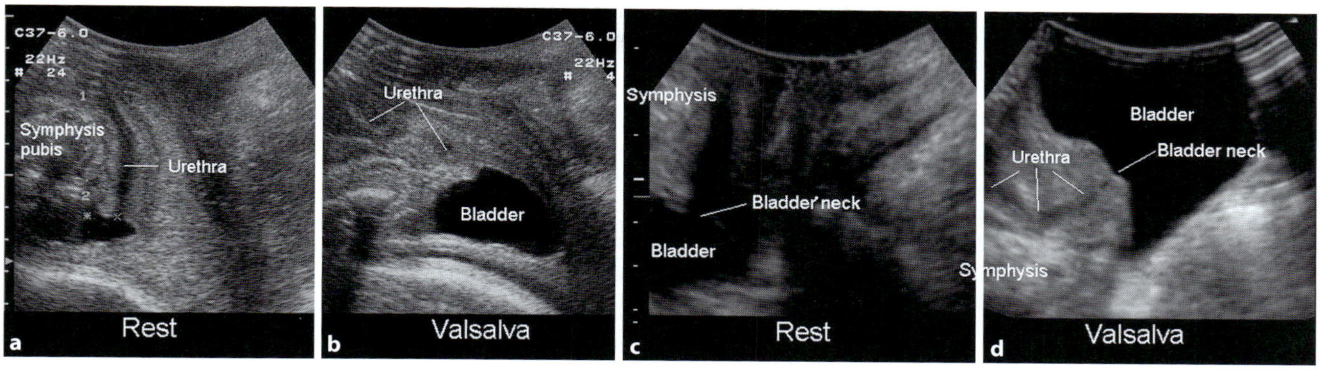

Abb. 33.6 Die zwei häufigsten Formen einer Zystozele. **b** Zysto-Urethrozele (Green II oder „rotatorischer Deszensus"). **d** Zystozele mit intaktem Retrovesikalwinkel (Green III). **a,c** Jeweiliger Befund im Ruhezustand. (Mit freundl. Genehmigung aus Dietz 2011)

nicht abschließend geklärt. Es ist wahrscheinlich, dass es nicht so sehr die Blasenhalsmobilität, als vielmehr die Mobilität des Mittelsegments der Urethra ist, welches von Bedeutung für die Harnkontinenz ist (Pirpiris et al. 2010). Allerdings ist durchaus eine anatomische Situation zu identifizieren, die typisch für eine unkomplizierte Stressharninkontinenz ist (Nazemian et al. 2011).

Es existieren keine allgemein anerkannten Definitionen für „normale" Blasenhalsmobilität. Die Referenzwerte in der Literatur variieren enorm.

Dies ist wahrscheinlich auf unterschiedliche Untersuchungsbedingungen zurückzuführen. Blasenvolumen, die Position der Patientin, Katheterisierung, Dauer des Valsalva-Manövers, Levator Ko-Kontraktion und erreichter Intraabdominaldruck haben alle einen Einfluss auf die maximale Mobilität. Die Arbeitsgruppe des Autors hat in einer Gruppe von 106 kontinenten Nulliparae (Alter 18–23) Werte von 1,2–40,2 mm (Durchschnitt 17,3 mm) für Blasenhalsdeszensus gemessen (Dietz et al. 2004). Ähnliche Werte sind auch im deutschen Sprachraum dokumentiert (Peschers et al. 2001). Dies bedeutet, dass alle bisher vorgeschlagenen Grenzwerte (15 mm [Viereck et al. 2006], 20 mm und 25 mm) innerhalb der mathematischen Definition von „Normalität" (Durchschnitt +2 SD) liegen.

Die Ätiologie eines abnormal hohen Blasenhalsdeszensus ist mit hoher Wahrscheinlichkeit multifaktoriell. Die oben erwähnten Messungen in Nulliparae lassen eine kongenitale oder genetische Komponente vermuten und tatsächlich ist dies in einer Zwillingsstudie nachgewiesen worden (Dietz et al. 2005). Es ist auch zweifelsfrei, dass Schwangerschaft und Geburt (falls vaginal) einen Effekt auf die Mobilität aller Beckenbodenorgane haben (Peschers et al. 1996, Dietz u. Bennett 2003) und eine lange Austreibungsperiode sowie vaginal operative, insbesondere Zangenentbindungen sind Risikofaktoren (Peschers et al. 1996, Dietz u. Bennett 2003, Jundt et al. 2010). Hormonelle Auswirkungen sind wahrscheinlich schon in der Frühschwangerschaft zu erwarten (Shek et al. 2012), doch bisher gibt es keine Untersuchungen, die Befunde vor und nach Schwangerschaftseintritt verglichen haben. Der Effekt einer vaginalen Geburt scheint mittel- und langfristig vorzuhalten (Shek u. Dietz 2011, Dietz et al. 2002).

33.6.2 Funneling und Stressharninkontinenz

Bei stressinkontinenten Patienten lässt sich oft beobachten, dass sich während eines Druckversuchs der Blasenhals öffnet („funneling"). Dieser Befund ist allerdings nicht auf Frauen mit Stressharninkontinenz beschränkt und ist nicht pathognomonisch (Huang u. Yang 2003), auch wenn die Kombination von substanziellem Blasenhalsdeszensus, „funnelling" und offenem Retrovesikalwinkel (Abb. 33.3) häufig bei Frauen mit solchen Symptomen beobachtet wird (Koebl et al. 1990, Nazemian et al. 2011).

Ausgeprägtes „**funneling**" scheint mit niedrigem Urethralverschlussdruck (Dietz et al. 2013, Dietz u. Clarke 1998) und mit Rezidiv-Harninkontinenz nach Kolposuspensionen (Dietz u. Wilson 2000) und TVT (Harms et al. 2007) assoziiert. Man kann in Fällen von Harnverlust während eines Valsalva-Manövers auch ab und zu schwache Grayscale-Echos in der Urethra sehen und das Urethral-Lumen wird durch zwei linienförmige Strukturen („specular echoes") sichtbar, sobald etwas Flüssigkeit das Lumen ausfüllt. Farbdopplersonografie kann ebenfalls eingesetzt werden, um intraurethralen Urinfluss darzustellen (Dietz et al. 1999).

Die klinische Untersuchung des **Deszensus der Blase und der Harnröhre** ist bisher darauf beschränkt, den Grad einer Zystozele einzustufen. Bildgebende Verfahren, in letzter Zeit insbesondere Ultraschalluntersuchungen, haben deutlich gemacht, dass sich hinter einer Zystozele mehrere verschiedene pathoanatomische Befunde verbergen können.

Zum einen lassen sich zwei Typen von Zystozele unterscheiden, die sich klinisch unterschiedlich verhalten und wahrscheinlich auf verschiedene Ätiologien zurückzuführen sind (Eisenberg et al. 2010). Die **Zystozele mit intaktem Retrovesikalwinkel**, zuerst in den 1960er Jahren von Green beschrieben (Green 1975), ist allgemein mit Miktionsstörungen und Prolaps assoziiert, während die **Zysto-Urethrozele** eher durch Stressinkontinenz auffällt und oft mit überdurchschnittlich guter Blasenentleerung einhergeht (Eisenberg et al. 2010) (Abb. 33.6).

Es ist zwar möglich, diese beiden Befunde klinisch zu unterscheiden (Chantarasorn et al. 2011), doch ist dies nicht generell üblich. Dies ist wahrscheinlich der Hauptgrund dafür, dass vergleichende Studien zur Miktionsfunktion in Patienten mit Prolaps so unterschiedliche Ergebnisse gezeigt haben. Die Ausdehnung einer Zystozele wird bei maximalem Valsalva-Manöver

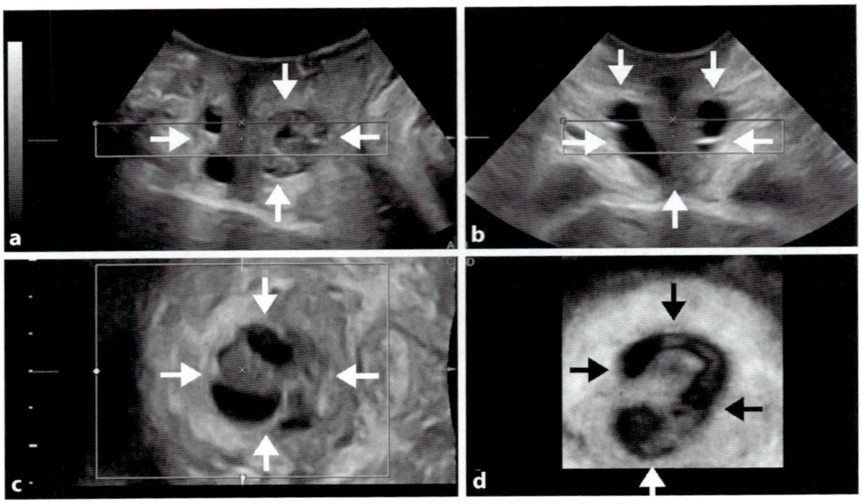

Abb. 33.7 Urethraldivertikel, das als Zystozele Grad II identifiziert wurde. Das Divertikel ist durch Pfeile identifiziert und in allen Ebenen (**a–c**) und dem „rendered volume“ (**d**) sichtbar.

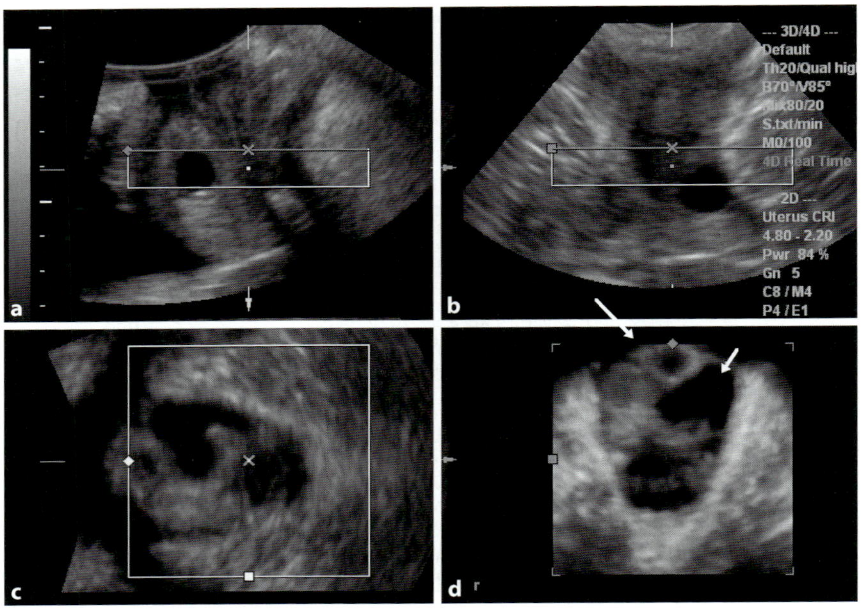

Abb. 33.8 Gartner-Zyste. Pathognomonisch ist, dass diese zystische intravaginale Raumforderung (*kurzer Pfeil in* **d**), außerhalb des intakten urethralen Rhabdosphinkters bleibt (*langer Pfeil in* **d**)

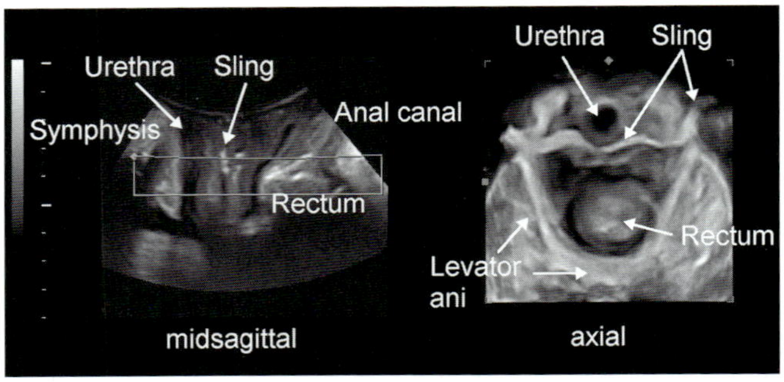

Abb. 33.9 Eine Transobturatorschlinge in der Mediosagittalebene (*links*) und der Axialebene („rendered volume“, *rechts*). (Mit freundl. Genehmigung aus Dietz 2011)

relativ zur Symphysenunterkante gemessen, analog zur Bestimmung des Blasenhalsdeszensus.

Ab und zu erweist sich eine **Zystozele** sogar als ein ganz anderer Befund:

- ein Urethraldivertikel (Abb. 33.7),
- eine Gartner-Zyste (Abb. 33.8) oder
- als anteriore Enterozele

Das sind alles Befunde, die im Rahmen der klinischen Untersuchung leicht zu übersehen sind. Insbesondere die Diagnose eines **Divertikels der Harnröhre** hat klinische Konsequenzen. Es ist schlechthin unverständlich, warum die Kernspintomografie so häufig als das bildgebende Verfahren der Wahl angegeben wird, um Divertikel auszuschließen (Giannitsas u. Athanasopoulos 2010).

Ein weiteres Argument für die routinemäßige Anwendung des Beckenbodenultraschalls ist der immer häufigere Einsatz von **suburethralen Schlingen** und anderen **Mesh-Implantaten**. Diese sind fast alle stark echogen und sonografisch leicht in der Scheidenvorderwand nachzuweisen (Abb. 33.9, Abb. 33.10,

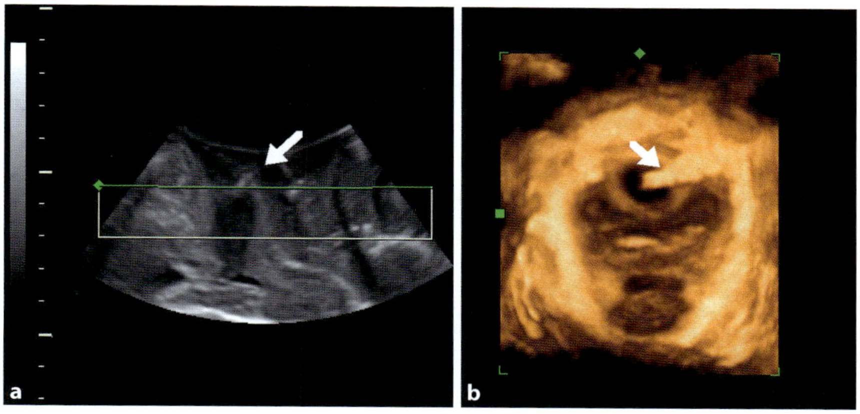

Abb. 33.10 Darstellung einer Urethralperforation eines TVT (*Pfeil*) in der Mediosagittalebene (**a**) und im axialen „rendered volume" (**b**). Ein Teil des Implants war zu diesem Zeitpunkt bereits außerhalb wegen obstruktiver Symptome entfernt worden

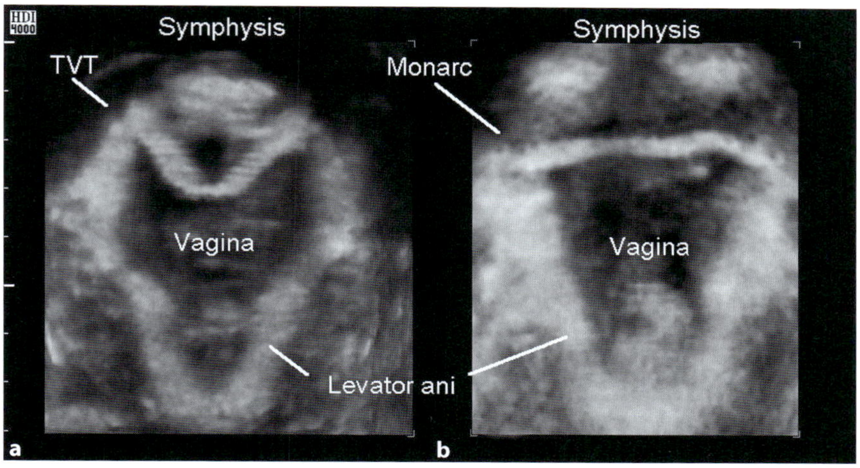

Abb. 33.11 Die Unterscheidung zwischen retropubischen (**a**) und Transobturatorschlingen (**b**) kann oft nur sonografisch erfolgen, wie hier in der Axialebene demonstriert. (Mit freundl. Genehmigung aus Dietz 2007)

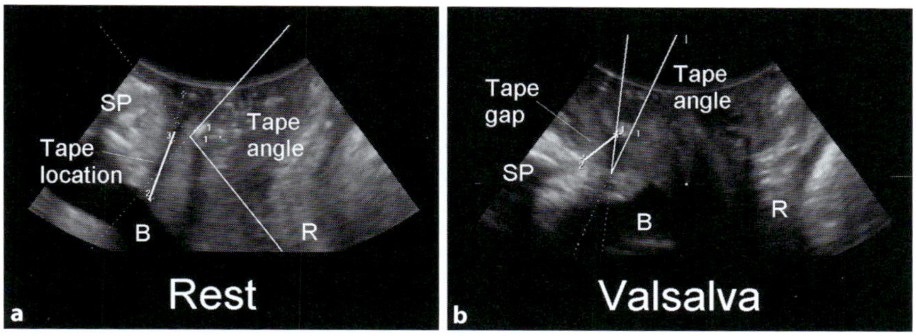

Abb. 33.12 Messung der „Schlingenlücke" („tape gap") zwischen Schlinge und Symphyse, bei maximalem Druckversuch (*rechts*). Es ist auch möglich, den Winkel zu messen, den kraniale und kaudale Anteile der Schlinge formen. Je spitzer der Winkel, desto stärker die Spannung, unter der sich das Implantat befindet. „Tape gaps" von weniger als 7 mm lassen einen obstruktiven Effekt vermuten, wohingegen Messungen von >15 mm mit einem erhöhten Risiko für rekurrente Stressinkontinenz assoziiert sind

Abb. 33.11, Abb. 33.12, Abb. 33.13) (Tunn et al. 2007, Shek et al. 2008), im Gegensatz zu radiologischen Verfahren (Schuettoff et al. 2006, Kaum u. Wolff 2002, Fischer et al. 2007).

Der therapeutische Effekt von suburethralen Schlingen ist im Real-Time-Ultraschallbild offensichtlich auf eine dynamische Kompression der Urethra zurückzuführen (Dietz u. Wilson 2004), ohne dass man beispielsweise auf die quasi magischen Erklärungsversuche der „Integraltheorie" zurückgreifen müsste. Komplikationen sind ebenfalls offensichtlich: z. B. eine Schlinge, die zu lose oder zu eng ist, die unter dem Blasenhals liegt oder den urethralen Sphinkter oder sogar das Lumen perforiert (Abb. 33.10). Ultraschall kann im Übrigen zwischen verschiedenen Schlingentypen unterscheiden (Dietz et al. 2006, Dietz et al. 2005) (Abb. 33.11). Allerdings sind die verschiedenen weitmaschigen Polypropylen-Implantate nur durch ihren anatomischen Verlauf zu differenzieren (Dietz et al. 2006, Dietz et al. 2004).

Manche Autoren sind der Meinung, dass die Position einer suburethralen Schlinge relativ der Längsachse der Urethra eine Rolle für den kurativen Effekt spielt (Kociszewski et al. 2010), was von anderen bestritten wird (Ng et al. 2005). Der Autor dieses Kapitels hat für Transobturatorschlingen keinen solchen Zusammenhang bestätigen können und ist der Meinung, dass ein solcher Effekt in Anbetracht theoretischer Erwägungen (Dietz u. Wilson 2004) keine große Rolle spielen dürfte, vorausgesetzt, die Schlinge wurde nicht cranial des Blasenhalses implantiert.

Es ist durchaus möglich, den **funktionellen Effekt einer Schlinge** sonografisch zu beurteilen. Je mehr das Implantat unter Spannung steht, desto mehr rollt es sich zusammen, wie leicht in vitro überprüfbar ist. Ein Implantat, das auch unter Valsalva-Manöver linear bleibt, ist wahrscheinlich relativ lose. Im Gegensatz dazu wird sich eine stark angespannte Schlinge schon im Ruhezustand als „c" darstellen. Dieser Effekt kann als „tape

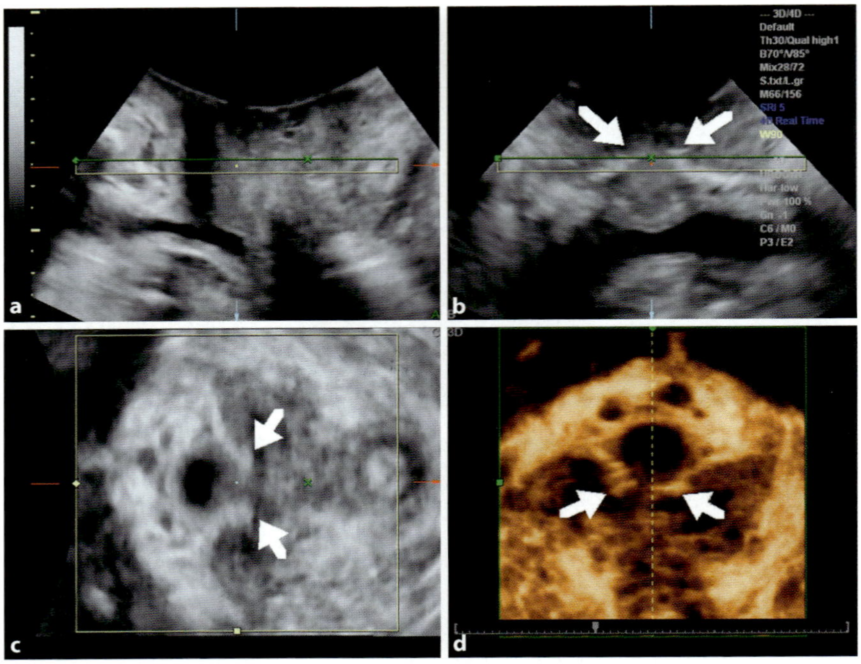

■ **Abb. 33.13** Darstellung eines durchtrennten TVT in der orthogonalen (**a,b,c**) und der „rendered volume-Repräsentation" (**d**). Die *Pfeile* in **b–d** zeigen die Schlingenenden; das TVT ist in der Mediosagittalebene (**a**) nicht sichtbar, da die beiden Hälften seitwärts verlagert sind. (Mit freundl. Genehmigung aus Dietz 2010)

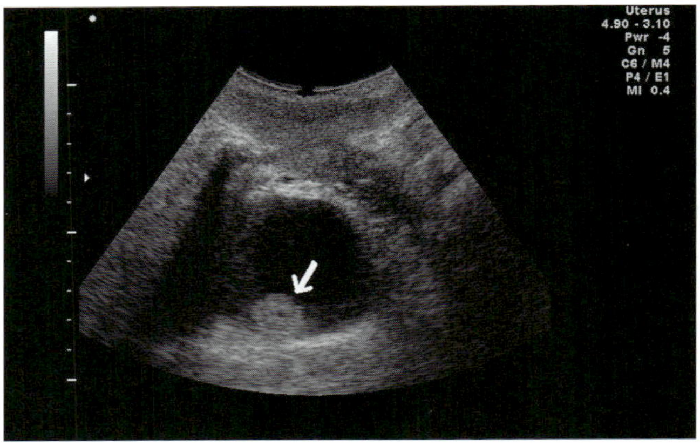

■ **Abb. 33.14** Exophytischer Blasentumor (histologisch als TCC bestätigt). Parasagittalschnitt. (Mit freundl. Genehmigung aus Dietz 2004)

angle" quantifiziert werden. Ein noch besserer sonografischer Indikator für eine enge Schlinge ist die Distanz zwischen Symphysenhinterkante und Schlinge bei maximalem Valsalva-Manöver, ein Parameter, der mit kurativem Effekt und Miktionsfunktion assoziiert ist (■ Abb. 33.12).

> **Diese Beobachtung hat unmittelbaren klinischen Nutzen in der Beurteilung von postoperativen Blasenentleerungsstörungen und neu aufgetretenen oder verschlimmerten Symptomen einer Reizblase.**

Es ist sehr wahrscheinlich, dass vielen Patientinnen Komplikationen erspart blieben, würden neuartige Schlingen vor der Markteinführung systematisch einer anatomisch-morphologischen Beurteilung mittels bildgebender Verfahren unterworfen. Eine Schlinge, die ungewöhnlich mobil ist und unter Belastung linear erscheint, ist wahrscheinlich nicht ausreichend verankert, wie z. B. im Fall des TVT-Secur.

Schließlich ist Ultraschall auch nützlich, wenn es darum geht, den Effekt einer **Schlingentransektion** zu bestätigen – ein Eingriff, der bei postoperativen Miktionsstörungen indiziert sein kann.

Tipp

Es ist nicht immer einfach, sich intraoperativ ganz sicher zu sein, ob eine suburethrale Schlinge komplett durchtrennt worden ist. Im Ultraschall sollte sich postoperativ unter Belastung eine Lücke von mindestens 5–7 mm zeigen (■ Abb. 33.13).

Nebenbei bemerkt können durch den transperinealen Zugang auch **Fremdkörper in der Blase** und exophytische Tumoren (■ Abb. 33.14) nachgewiesen werden (Tunn u. Petri 2003, Dietz 2004). Zusätzlich ist eine Messung der Blasenwanddicke möglich (■ Abb. 33.15). Dieser Parameter ist in der Vergangenheit wohl in seiner diagnostischen Nützlichkeit überschätzt worden, doch es ist unzweifelhaft, dass eine Blasenwanddicke ≥5 mm mit Symptomen der Reizblase und mit Detrusor-Überaktivität assoziiert ist (Robinson et al. 2002, Lekskulchai u. Dietz 2008) und womöglich auch mit einer erhöhten Wahrscheinlichkeit solcher Symptome nach Inkontinenzoperationen (Robinson et al. 2005).

Kolposuspensionen produzieren eine typische Deformierung des Blasenbodens (Dietz u. Wilson 2000, Dietz u. Wilson 2002, Dietz u. Wilson 2005). Exzessive Blasenhalselevation durch solch eine Operation ist problemlos nachzuweisen (Bombieri u. Freeman 2003). Persistierende Hypermobilität des Blasenhalses ist mit rekurrenter Stress-Harninkontinenz assoziiert (Dietz u. Wilson 2000, Viereck et al. 2006).

Wie bereits erwähnt ist der Beckenbodenultraschall in der **Beurteilung von Mesh-Implantaten** besonders nützlich, da solche Implantate stark echogen sind (■ Abb. 33.16), jedoch nicht durch radiologische Methoden dargestellt werden können. Zwar

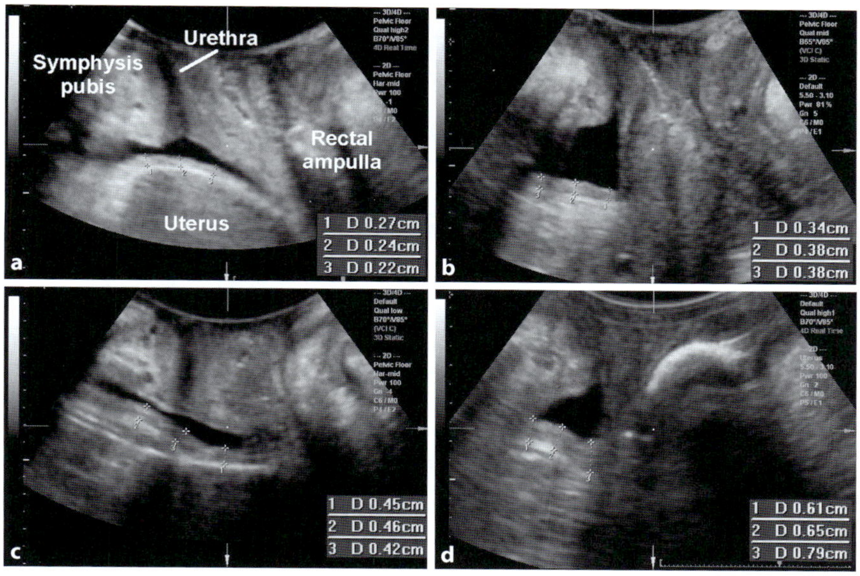

Abb. 33.15 Messung der Blasenwanddicke in vier Patientinnen mit nicht-neuropathischer Blasenfunktionsstörung. **a–c** Normale Messungen unter 5 mm, **d** Pathologische Blasenwanddicke von 6,8 mm. (Mit freundl. Genehmigung aus Lekskulchai u. Dietz 2008)

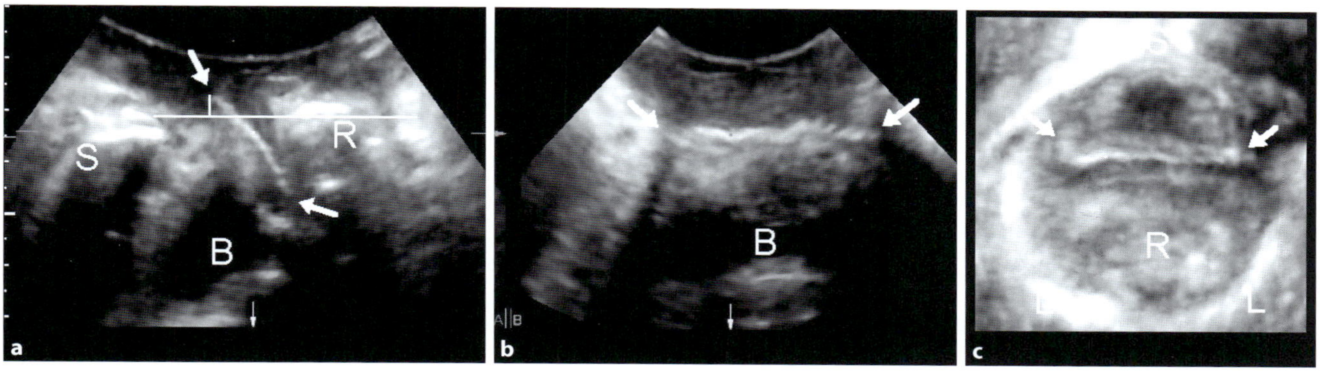

Abb. 33.16 Transobturator-Mesh (Perigee, *Pfeile*) unter Valsalva-Belastung. **a** Mediosagittalebene. **b** Koronarebene. **c** Axialebene. (Dietz et al. 2011)

kann es schwerfallen, die kranialen Aspekte solcher Implantate komplett darzustellen, insbesondere in Fällen mit rekurrenter Rekto- oder Enterozele. Andererseits ist ein Versagen der Mesh-Verankerung generell leicht zu diagnostizieren, da dies während eines Valsalva-Manövers eine kaudale Verlagerung des Implantats (d. h. in Richtung des Schallkopfs) bedeutet, was die Darstellbarkeit verbessert. In Fällen mit solider Verankerung kann man vaginale Schallköpfe einsetzte, wenn die Darstellung kranialer Mesh-Anteile notwendig erscheint. Schließlich muss erwähnt werden, dass biologische Implantate (Dermis oder denaturierte Faszie oder Dura mater) oft nicht langfristig sichtbar bleiben und mit der Zeit zu verschwinden scheinen.

Es ist offensichtlich, dass auch **Mesh-Implantate** nicht vollständig vor Prolaps-Rezidiven schützen, auch wenn zumindest für die Transobturatorimplantate, wie z. B. Perigee und Anterior Prolift angenommen werden kann, dass sie einen positiven Effekt auf das anatomische Resultat rekonstruktiver Beckenbodenchirurgie haben (Altman et al. 2011, Wong et al. 2011).

Ein Rezidiv kann auf verschiedene, auch komplett neuartige, Weise auftreten (Shek et al. 2008) und wir müssen lernen, wie am besten mit bisher unbekannten, iatrogenen Situationen umzugehen ist. Es kommt nicht selten vor, dass sich Transobturatorarme aus ihrer Verankerung lösen, was ein teilweises (im Falle einer Loslösung der kranialen Arme, ◘ Abb. 33.17) oder komplettes Versagen des Suspensionseffektes bedeutet. Mit Ultraschall sind inzwischen drei grundsätzlich verschiedene Rezidiv-Formen nach Vorderwand-Mesh-Implantaten beschrieben (Shek et al. 2012).

Auch eine apikale Verankerung im Sakrospinalligament ist ganz offensichtlich nicht immer verlässlich. Bildgebende Verfahren können die Integrität von Ankerstrukturen unter Belastung überprüfen und werden in Zukunft helfen, das Design solcher Implantate zu verbessern.

Wenn man sich die Literatur betrachtet, so scheint das Hauptaugenmerk auf Erosion und chronischen Schmerzzuständen zu liegen (Feiner et al. 2009). Verschiedene Autoren haben eine Mesh-Kontraktur als den Hauptgrund für mittel- und langfristige Komplikationen und Prolapsrezidive angeführt (Velemir et al. 2010). Dies ist wahrscheinlich eine Fehleinschätzung, da eine Kontraktur von modernen Mesh-Implantaten nach Ablauf der Wundheilung eher selten zu sein scheint (Dietz et al. 2011, Svabik et al. 2011).

33.7 Zentrales Kompartiment

Ein Deszensus der Uterus ist häufig sonografisch eher sichtbar als während einer klinischen Untersuchung, was wahrscheinlich auf die viskoelastischen Eigenschaften der Parametrien und der Sakrouterinligamente zurückzuführen ist.

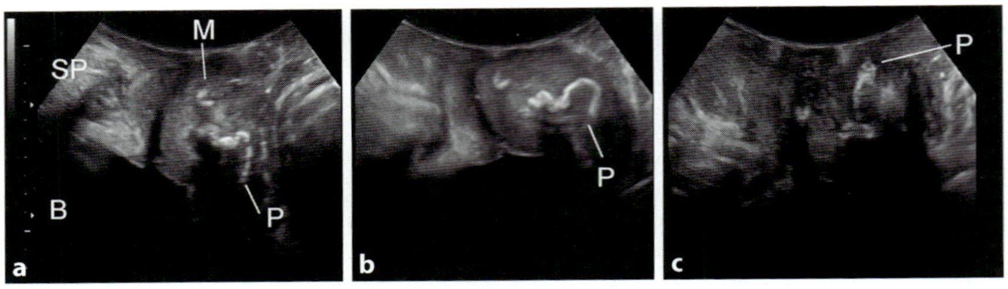

Abb. 33.17 Transobturator-Mesh (Perigee) in der Mediosagittalebene. Darstellung im Ruhezustand (**a**), bei submaximalem (**b**) und maximalem Valsalva-Manöver (**c**). Der kraniale Aspekt des Implantats (*P*) ist offensichtlich abnorm mobil, was bedeutet, dass die kranialen Obturatorarme nicht länger verankert sind. Das Resultat ist eine „hohe" Zystozele, ähnlich der Situation nach einer Kolposuspension. *SP* Symphysis pubis, *B* Blase, *M* Monarc-Schlinge, *P* Perigee-Mesh

Tipp

Insbesondere dem Uterus muss man Zeit geben, sich nach kaudal zu bewegen. Dies verlangt ein Valsalva-Manöver von mindestens 5 s (Orejuela et al. 2010).

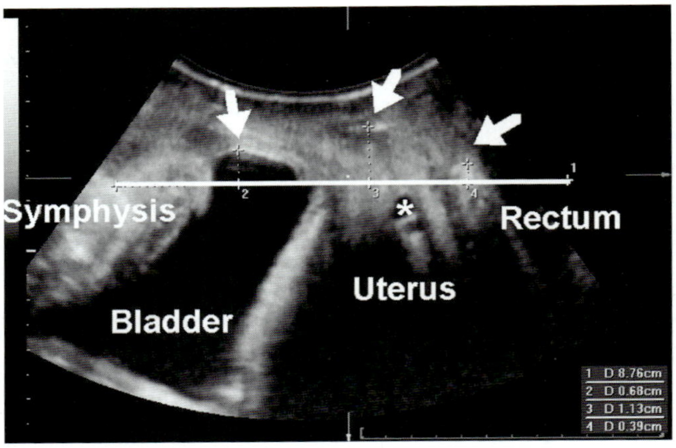

Abb. 33.18 Mediosagittale Darstellung eines Dreikompartmentprolaps. Die Pfeile illustrieren den maximalen Deszensus von Blase (*links*), Uterus (*Mitte*) und Rektum (*rechts*), gemessen gegen eine Bezugslinie durch die Symphysenunterkante. Ein Ovulum nabothi erleichtert die Identifikation der Zervix. (Mit freundl. Genehmigung aus Dietz 2010)

Die Zervix ist isoechogen, ähnlich der vaginalen Muskularis. Dies kann die Darstellung eines atrophischen Uterus erschweren. In jüngeren Frauen findet sich häufig ein **Ovulum nabothi** (Abb. 33.18), das die Zervix eindeutig identifiziert. Die relative Mobilität von Vagina und Zervix hilft, eine zystische Struktur der Vagina oder der Zervix zuzuordnen.

Eine anteriorisierte Zervix in Frauen mit Retroversio kann den Blasenhals komprimieren, insbesondere, wenn der Uterus durch Myome vergrößert ist. Ein Uterinprolaps ist ab und zu ausreichend, eine Rektozele so weit zu komprimieren, dass sie durch bildgebende Verfahren nicht mehr nachweisbar ist. Andererseits kann eine niedrige Zervix, vor allem bei starker Anteversio, die Ampulla recti komprimieren und so weit einstülpen, dass diese in den Analkanal vortritt. Dies ist radiologisch als „Kolpozele" beschrieben und entspricht einer Intussuszeption des Rektums (s. u.).

33.7.1 Scheidenvorfall

Es ist nicht immer einfach, ein Tiefertreten der Vagina selbst darzustellen, doch gilt dies nicht für die dahinter befindlichen Organe wie Harnblase, Dünndarm oder Sigmoid. Insbesondere eine große Rektozele oder Enterozele kann es unmöglich machen, den höchsten Aspekt des Scheidenstumpfs zu identifizieren.

33.8 Posteriores Kompartiment

Ein Vorfall der Scheidenhinterwand wird üblicherweise als „Rektozele" bezeichnet, obwohl sich dahinter mindestens fünf verschiedene pathoanatomische Befunde verbergen können (Dietz u. Steensma 2005). Eine zweitgradige „Rektozele" kann eine „radiologische" oder „echte" Rektozele enthalten, d. h. ein Divertikel der Ampulla recti, das kausal auf einen Defekt des rektovaginalen Septums zurückzuführen ist. Dies ist häufig zu beobachten, auch bei asymptomatischen Patientinnen und oft mit Symptomen der obstruktiven Defäkation verbunden (Dietz u. Korda 2005). Derselbe klinische Befund könnte allerdings auch in Frauen ohne Divertikel der Ampulla beobachtet werden.

Oft besteht nur eine abnorm hohe Mobilität des Anorektums und des Perineums, welche nicht mit Defäkationsbeschwerden assoziiert ist, oder es findet sich lediglich ein defizientes Perineum. Andererseits können sich hinter einer „Rektozele" auch komplexere morphologische Normabweichungen verbergen, wie eine isolierte Enterozele, eine kombinierte Rekto-Enterozele oder gar eine Rektal-Intussuszeption.

33.8.1 Rektozele

Eine typische, anteriore Rektozele, wie sie bei gynäkologischen Patientinnen sehr häufig beobachtet werden kann, ist ein Divertikel der Vorderwand der Ampulla recti in die Vagina. Es enthält häufig Stuhl, was das Symptom der inkompletten Stuhlentleerung erklärt (Dietz u. Korda 2005).

Eine Rektozele ist üblicherweise während eines Valsalva-Manövers viel deutlicher sichtbar, da das Divertikel mit Stuhl und/oder Gas gefüllt wird.

Darmgas im Rektum kann Reverberationen und andere sonographische Artefakte verursachen, doch ist es generell nicht notwendig, das Rektum mit Kontrastmitteln zu füllen, wie von Gastroenterologen vorgeschlagen (Beer-Gabel et al. 2004, Zbar u. Beer-Gabel 2008). Da der Grad der Distension von Stuhlmenge und -qualität abhängt, ist es nicht überraschend, dass die sono-

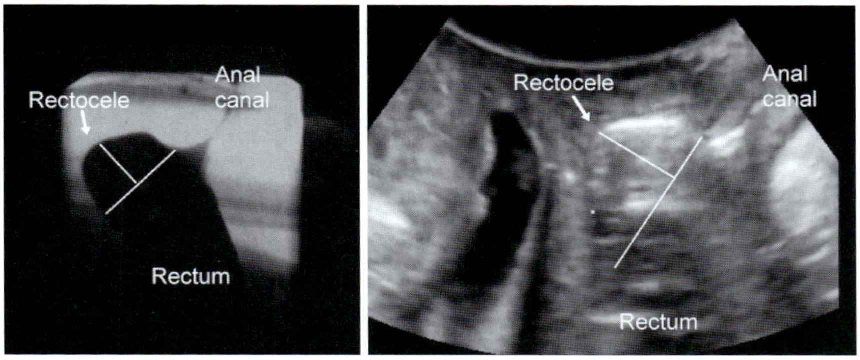

■ **Abb. 33.19** Eine typische „echte" oder „radiologische" Rektozele im Defekationsproktogramm (*links*) und im Beckenbodenultraschall (*rechts*). (Mit freundl. Genehmigung aus Perniola et al. 2008)

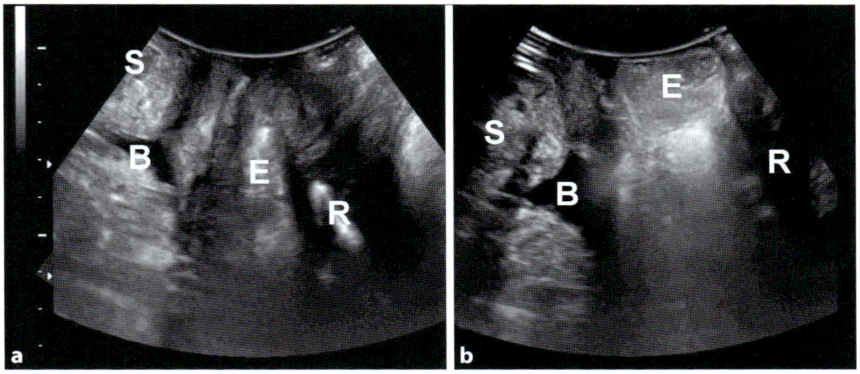

■ **Abb. 33.20** Typische Enterozele, durch Dünndarm ausgefüllt, in der Mediosagittalebene, im Ruhezustand (**a**) und bei maximalem Valsalva-Manöver (**b**). *S* Symphysis pubis, *B* Blase, *R* Rektum, *E* Enterozele

grafische Darstellung von Rektozelen von einem Tag auf den anderen variieren kann. Posteriore Rektozelen sind bei Erwachsenen selten.

Eine echte **Rektozele** kann auf zweierlei Weise quantifiziert werden:

- einerseits kann ihr Tiefertreten gegen die Bezugsebene der Symphysenunterkante gemessen werden, wie Blasen- oder Uterindeszensus (■ Abb. 33.18);
- andererseits – und in Übereinstimmung mit der Defäkationsproktografie – kann man die Ausdehnung des Divertikels vertikal zu einer Linie messen, die durch den ventralen Aspekt des internen Analsphinkter gelegt wird.

■ Abbildung 33.19 demonstriert einen Vergleich zwischen radiologischer und sonografischer Darstellung einer echten (radiologischen) Rektozele.

33.8.2 Enterozele

Eine Enterozele zeigt sich als eine kaudale Verlagerung von Abdominal-Inhalt. Meist handelt es sich dabei um Dünndarm oder Omentum (■ Abb. 33.20), aber auch Sigmoid kann in einer Enterozele prolabieren. Dünndarm ist durch Peristalsis und Schlingenquerschnitte identifizierbar. Ab und zu erleichtert intraperitoneale Flüssigkeit die Identifikation der peritonealen Umschlagsfalte. Eine Enterozele, die Sigmoid enthält, ist von eher unregelmäßiger Erscheinung (■ Abb. 33.21).

33.8.3 Rektal-Intussuszeption und Rektal-Prolaps

Eine **Rektal-Intussuszeption** ist definiert als eine Inversion der Ampulla recti (üblicherweise der gesamten Wandstärke) in den Analkanal. Dies bedeutet, dass der letztere trompetenartig aufgedehnt wird. Den radiologischen und sonografischen Befund im Vergleich zeigt ■ Abb. 33.21.

Am häufigsten ist es Dünndarm, der die Ampulle invertiert, doch ebenso gut kann Sigmoid (■ Abb. 33.21) oder sogar der Uterus diese Rolle einnehmen. Es ist nicht bewiesen, dass die Intussuszeption ein Vorstadium des Rektalprolaps darstellt, obwohl dies generell angenommen wird. Die sonografische Diagnose einen Intussuszeption ist stark mit exzessiver Distensibilität des Levator-Hiatus („ballooning") und mit Levator-Abrissen („Avulsion") assoziiert (Rodrigo et al. 2011), ein Zusammenhang, der für Rektozele nicht nachgewiesen werden kann.

Falls eine **Rektozele** oder gar eine Intussuszeption im Beckenbodenultraschall nachgewiesen wird, so macht es Sinn, dem Patienten diesen Befund anhand des Monitorbildes zu erklären und zum Zwecke des „Biofeedback" einzusetzen. Indem man demonstriert, dass ein Pressversuch offensichtlich kontraproduktiv ist (weil auf diese Weise entweder Stuhl in die Vagina bewegt wird, oder gar Darm anstelle von Stuhl in den Analkanal), dann hilft dies hoffentlich, des Patienten Verhalten während der Defäkation zu beeinflussen.

Bis vor Kurzem war die **Defekationsproktografie** die Methode der Wahl in der diagnostischen Aufarbeitung von Defäkationsbeschwerden (■ Abb. 33.19, ■ Abb. 33.21). Da mehrere vergleichende Untersuchungen die Äquivalenz beider Methoden in der Diagnose von Rektozele, Enterozele und Rektal-Intussus-

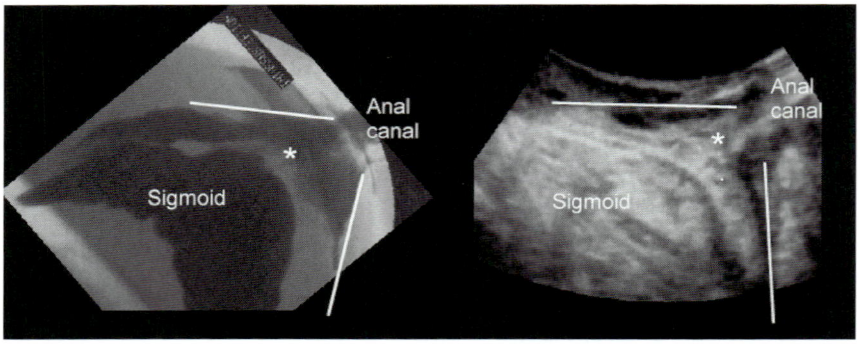

Abb. 33.21 Rektal-Intussuszeption (*) im Defekationsproktogramm (*links*) und im Beckenbodenultraschall (*rechts*). In diesem Fall ist die (fast immer vorhandene) Enterozele mit Sigmoid ausgefüllt. (Mit freundl. Genehmigung aus Perniola et al. 2008)

zeption bestätigt haben (Perniola et al. 2008, Steensma et al. 2007, Konstantinovic et al. 2007), ist es wahrscheinlich, dass die Sonografie in naher Zukunft die Proktografie in der Initialdiagnostik ersetzen wird, insbesondere da der Beckenbodenultraschall besser toleriert wird und um einiges preiswerter ist.

33.9 Der Beckenboden an sich: der Levator-Muskel und Levator hiatus

Die Beurteilung der Beckenbodenmuskulatur durch bildgebende Verfahren hat in den letzten Jahren mehr und mehr an Bedeutung gewonnen. Dies liegt nicht zuletzt an der Erkenntnis, dass der Levator ani unter der Geburt eine viel wesentlichere Rolle spielt, als bisher angenommen.

Insbesondere der **M. puborectalis** wird enorm gedehnt und das Ausmaß dieser Dilatation variiert stark zwischen einzelnen Individuen (Lien et al. 2004). Von etwa 15–25 cm^2 bei den meisten Nulliparae (Shek u. Dietz 2009) muss der Hiatus sich zu 60–80 cm^2 öffnen (Svabik et al. 2009), um den Durchtritt eines voll ausgetragenen Fetus zu erlauben (Abb. 33.22). Daten aus der Muskelphysiologie lassen annehmen, dass Skelettmuskel sich nicht auf mehr als 150 % dehnen kann, ohne Schaden zu nehmen. Solche Schädigungen können nicht nur makroskopische Einrisse, sondern auch ultrastrukturelle Veränderungen an den Sarkomeren umfassen. Je mehr Arbeit nötig ist, den Muskel zu dehnen, desto höher die Wahrscheinlichkeit bleibender Schäden (Brooks et al. 1995).

Es ist überraschend, dass etwa die Hälfte aller Erstgebärenden die Geburt mit einem makroskopisch und funktionell unveränderten Beckenbodenmuskel zu überstehen scheinen (Shek u. Dietz 2010). Die **Distensibilität des M. levator ani** scheint auch Bedeutung für den Geburtsfortschritt zu haben. Mehrere Arbeitsgruppen haben einen Zusammenhang zwischen Dimensionen des Hiatus und der Länge der Austreibungsperiode und/oder Geburtsmodus festgestellt (Lanzarone u. Dietz 2007, Balmforth et al. 2003). Zwar sind Levator-Risse meist okkult, doch in Patienten mit großen Scheidenrissen (typischerweise nach Zangenentbindung, speziell Rotationszangen) können derartige Einrisse auch direkt sichtbar sein (Dietz et al. 2007) (Abb. 33.23).

Es ist erstaunlich, dass es über 60 Jahre gedauert hat, ursprünglich klinische Beobachtungen (Gainey 1943) zu bestätigen und für die klinische Praxis nutzbar zu machen.

Meist handelt es sich bei solchen Schädigungen um **Avulsionen**, d. h. der M. puborectalis ist im Ansatz vom Os pubis abgelöst. Viele Frauen sind sich postpartal einer reduzierten Beckenbodenfunktion bewusst. Eine solche subjektive Beeinträchtigung korreliert mit sonografisch belegten Schäden (Dietz et al. 2011). Der pathologische Befund einer Avulsion ist seit Kurzem auch im Kadaver beschrieben (Wallner et al. 2009).

Doch auch wenn der Beckenbodenmuskel makroskopisch unversehrt bleibt, so kommt es doch in einer großen Minderheit zu einer irreversiblen Überdehnung, die wir als „**Mikrotrauma**" bezeichnen (Shek u. Dietz 2010). Ein Mikrotrauma scheint einen messbaren Effekt auf die Kontraktilität des M. levator ani zu haben, was auf andauernde physikalische Alterationen schließen lässt (Shek et al. 2012) Allerdings sind solche (wahrscheinlich ultrastrukturellen) Veränderungen zurzeit nur nachzuweisen, wenn antenatale Vergleichsdaten vorliegen.

Zwar ist eine Avulsion auch palpatorisch zu diagnostizieren (Kearney et al. 2006, Dietz u. Shek 2008), doch die Diagnose mittels bildgebender Verfahren ist besser reproduzierbar. Levator-Trauma wurde in 2004 (Dietz 2004) zuerst in „rendered volumes", d. h. in der semi-transparenten Darstellung von Volumendaten unter Verwendung von Voluson 730 Systemen mit abdominalen 3D-Sonden beschrieben. Diese Schallköpfe erlauben die automatische Akquisition von Volumendaten mithilfe einer oszillierenden Konvex-Sonde (Abb. 33.2). Sowohl Apertur (70–90°) als auch Akquisitionswinkel (70–85°) werden am besten auf das gerätebedingte Maximum eingestellt, insbesondere bei Patientinnen mit Prolaps, um eine exzessive Distensibilität des Hiatus („ballooning") (Dietz et al. 2008) darstellen zu können. Selbst dann ist noch eine temporale Auflösung von 2 Hz möglich. Endovaginale Schallköpfe ermöglichen eine höhere Auflösung von enger begrenzten Sichtfeldern, doch für eine umfassende Darstellung des gesamten Beckenbodens sind abdominale 3D-/4D-Schallköpfe am besten geeignet.

Die Diagnose einer **Levator-Avulsion** mithilfe dieser Methodik hat sich als gut reproduzierbar erwiesen (Dietz u. Shek 2008, Dietz u. Steensma 2006). Nach unserer Erfahrung kann die große Mehrzahl von Kollegen innerhalb weniger Wochen ausreichend ausgebildet werden. Moderne 3D-Ultraschallsysteme erlauben die tomografische Darstellung von Volumendaten. Mithilfe dieser Technik kann die Reproduzierbarkeit der sonografischen Diagnostik wahrscheinlich weiter gesteigert werden (Dietz 2007, Dietz u. Shek 2009, Dietz et al. 2011). Als Referenzebene dient die Ebene des minimalen Hiatusdurchmessers von der Symphysenhinterkante ventral zum anorektalen Winkel posterior (Dietz et al. 2005), die gut reproduzierbar ist (Dietz et al. 2005, Yang et al. 2006, Kruger et al. 2008, Hoff Braekken et al. 2008)

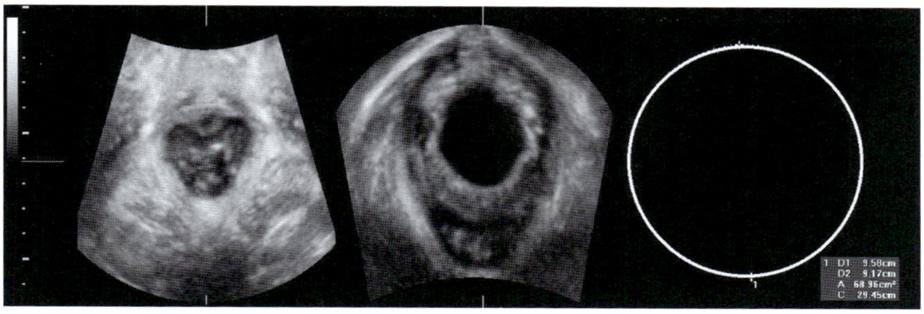

Abb. 33.22 Darstellung des Levator-Hiatus in zwei nulliparen Patientinnen (*links* und *Mitte*, 9 und 36 cm²), im Vergleich zu den Dimensionen des fetalen Kopfes am Termin (68 cm²). Zwar ist eine geringfügige Verformung des Schädels unter der Geburt zu erwarten, doch es ist offensichtlich, dass der Levator-Hiatus unter der Geburt eine enorme Dehnung durchmachen muss und dass das Ausmaß dieser Dehnung von einer Person zur anderen stark variieren kann. (Mit freundl. Genehmigung aus Svabik et al. 2009)

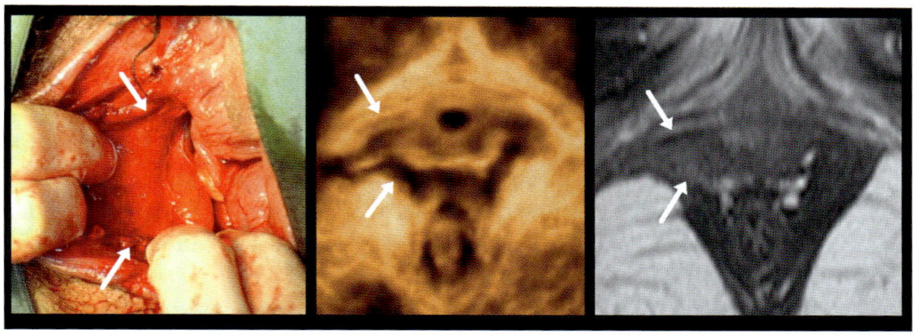

Abb. 33.23 Rechtsseitige Puborectalis-Avulsion nach vaginaler Spontangeburt am Termin. *Links* ist der Situs eines ausgedehnten Scheidenrisses dargestellt, hinter dem ein Levator-Ausriss sichtbar wird. In der *Mitte* ist die Avulsion 3 Monate später in einem „rendered volume" (translabialer 4D-Ultraschall) zu erkennen, und ganz *rechts* ist derselbe Befund durch MRT dargestellt. (Mit freundl. Genehmigung aus Dietz et al. 2007)

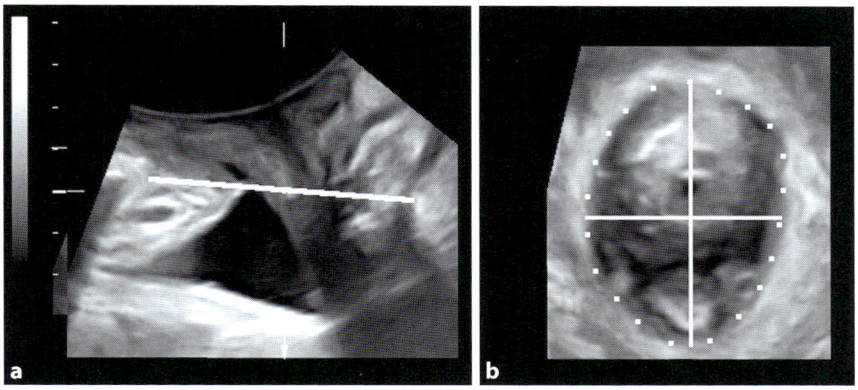

Abb. 33.24 Bestimmung der Dimensionen des Levator-Hiatus in the mediosagittalen Ebene (*links*) und der korrespondierenden Axialebene (der Ebene minimaler Dimensionen, *rechts*). *Linien* Sagittal-und Koronardurchmesser, *gepunktetes Oval* Zirkumferenz und Fläche

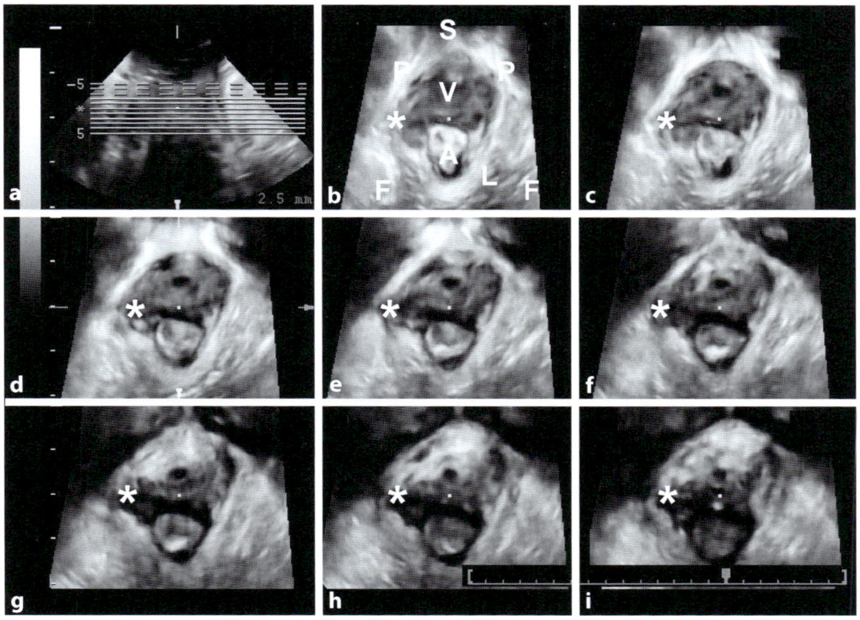

Abb. 33.25 Tomografische Darstellung des M. puborectalis. Das Bild links oben (**a**) ist eine koronare Referenzebene, die verbleibenden Bilder (**b–i**) repräsentieren axiale Ebenen parallel zu der Ebene minimaler Dimensionen (**Bild d**), im Abstand von jeweils 2,5 mm. Die Avulsion ist mit (*) markiert. *P* Ramus inferior ossis pubis, *S* Symphyse, *V* Vagina, *A* Analkanal, *L* Levator Ani, *F* Fossa ischiorectalis (Mit freundl. Genehmigung aus Dietz 2009)

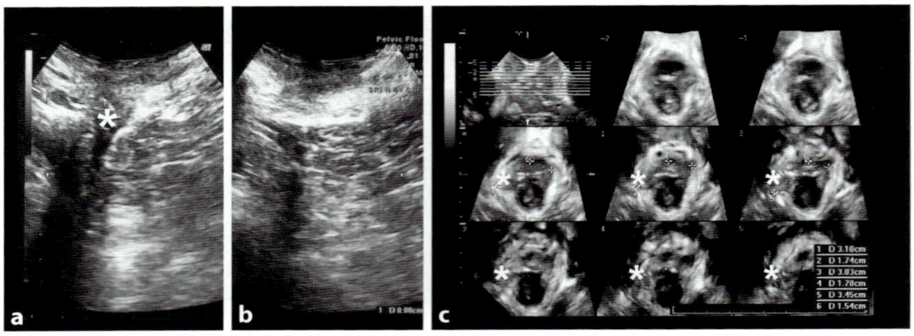

■ Abb. 33.26 Darstellung einer Avulsion (markiert mit *) im 2D-Parasagittalschnitt (a) und im axialen tomografischen Bild (c). b Partielles linksseitiges Trauma. (Mit freundl. Genehmigung aus Dietz u. Shek 2009)

(■ Abb. 33.24). Diese Form der Avulsionsdiagnostik scheint der Kernspintomografie zumindest ebenbürtig zu sein (Zhuang et al. 2011).

Die **Darstellbarkeit des M. puborectalis** ist optimal, wenn man Volumina auswertet, die während einer Beckenbodenkontraktion akquiriert worden sind, doch bei Patienten, die dazu nicht in der Lage sind, müssen Ruhevolumina verwendet werden.

Am besten scheint sich der M. puborectalis mit tomografischen oder „Multislice-Methoden“ darstellen zu lassen (Dietz 2007). Drei bis fünf Ebenen im Abstand von 2,5 mm können den M. puborectalis generell komplett erfassen (■ Abb. 33.25). Der Autor hat vorgeschlagen, eine Abnormalität der Puborectalis-Insertion in den drei zentralen Ebenen (der Ebene des Hiatus plus zwei weitere Ebenen 2,5 und 5 mm kranial) als Minimalkriterium für die sonografische Diagnose einer Avulsion des M. puborectalis zu verwenden (Dietz et al. 2011, Adisuroso et al. 2012).

Unterschiede in der Konfiguration der Levatorplatte und individuelle biometrische Variationen haben zur Folge, dass sich der M. puborectalis durchaus über 5 oder 6 Ebenen von 2,5 mm erstrecken kann, doch mit der Darstellung von 8 Ebenen im Abstand von 2,5 mm sollten in allen Individuen auch Ebenen zur Abbildung kommen, die kaudal und kranial des M. puborectalis liegen (Kashihara et al. 2012).

Ein partielles Trauma ist wahrscheinlich von geringerer klinischer Bedeutung (Dietz 2004), was die Notwendigkeit einer tomografische Beurteilung des gesamten Muskels unterstreicht. Dies gilt auch für die Diagnose mittels Kernspin. Es reicht nicht aus, den M. puborectalis in einer einzigen axialen Ebene abzubilden.

Es ist im Übrigen durchaus möglich, eine Avulsion mithilfe von 2D-Ultraschall zu diagnostizieren, nicht nur mit endovaginalen Schallköpfen (Athanasiou et al. 2007), sondern auch transperineal unter Verwendung einer abdominalen Konvex-Sonde (Dietz u. Shek 2009) (■ Abb. 33.26). Allerdings fehlen hierfür klare anatomische Bezugspunkte. Daher ist wahrscheinlich die Reproduzierbarkeit solcher Befunde geringer (Dietz u. Shek 2009).

Ganz abgesehen von der Auswahl der diagnostischen Methode sollten klinische Palpation und bildgebende Verfahren als komplementär gesehen werden. Der palpierende Finger vermittelt Informationen, die der Bildgebung nicht zugänglich sind. Andererseits ist die visuelle Darstellung objektiver und leichter reproduzier- und lehrbar, und sie vermittelt Informationen über tiefere Schichten, die der Palpation nicht zugänglich sind.

33.9.1 Klinische Relevanz

Es überrascht nicht, dass eine **Avulsion des M. puborectalis** beträchtliche Auswirkungen auf die Funktion des Beckenbodens hat. Die Stärke einer M.-levator-ani-Kontraktion ist durchschnittlich um etwa 1/3 reduziert, sowohl palpatorisch (Dietz u. Shek 2008) als auch bei der Untersuchung mithilfe eines Dynamometers (DeLancey et al. 2007) und im Ultraschallbefund (Steensma et al. 2010). Der Befund eines deutlichen Seitenunterschiedes macht eine einseitige Avulsion sehr wahrscheinlich (Dietz et al. 2012).

Patienten, die unfähig sind, den Beckenboden anzuspannen, leiden häufig an bilateralem Trauma (Sarma et al. 2009). Der Levator Hiatus ist weiter, insbesondere in Bezug auf die Koronar- oder Transversaldurchmesser (Otcenasek et al. 2007) und der Muskel ist dehnbarer (DeLancey et al. 2007, Abdool et al. 2009). In ■ Abb. 33.27 wird der Effekt einer Avulsion nach Forceps-Entbindung auf den Hiatus dargestellt.

33.9.2 Prolaps

Es ist inzwischen gut belegt, dass eine Avulsion des M. puborectalis mit Deszensus von Blase und Uterus assoziiert ist (DeLancey et al. 2007, Dietz u. Simpson 2008, Otcenasek et al. 2006). Je größer der Defekt, desto weiter der Hiatus und desto wahrscheinlicher ist ein symptomatischer Prolaps (Dietz 2007). Dieser Effekt ist nicht ausschließlich durch die Auswirkungen einer Avulsion auf die Dimensionen des Hiatus zu erklären (Franco et al. 2012). Die Assoziation zwischen Scheidenhinterwand-Vorfall und Levator-Trauma ist um vieles schwächer, wobei dies allerdings nicht für den Sonderfall einer Rektal-Intussuszeption zu gelten scheint (Rodrigo et al. 2011).

Wir verstehen noch nicht, warum es oft Jahrzehnte dauert, bis eine Patientin symptomatisch wird, obschon die „**Trockendock-Hypothese**“ von DeLancey eine plausible Erklärung liefert (DeLancey 2001). Und Prolaps kommt auch bei Frauen vor, die nie vaginal entbunden haben. Avulsion ist wahrscheinlich nur für 30–40 % aller Fälle von chirurgisch behandeltem Prolaps verantwortlich. Jede Schätzung des Beitrages von „Mikrotrauma“ (Shek u. Dietz 2010), d. h. einer geburtsbedingten irreversiblen Überdehnung des Muskels, muss zurzeit Spekulation bleiben. Es ist sehr wahrscheinlich, dass genetische, konstitutionelle und umweltbedingte Faktoren ebenfalls eine Rolle spielen.

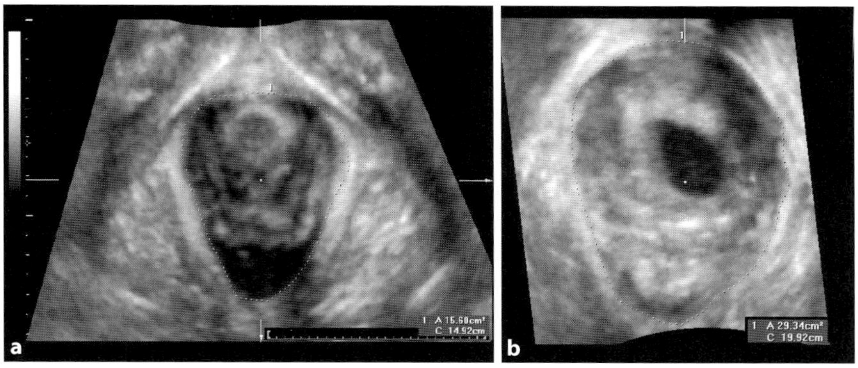

Abb. 33.27 Der Levator-Hiatus vor (**a**) und 4 Monate nach Zangenentbindung (**b**) bei maximalem Valsalva-Manöver. Das *rechte Bild* zeigt eine klare Asymmetrie, zurückzuführen auf eine linksseitige Avulsion. Dies war mit einer Erweiterung des Hiatus von 15,6 auf 29,3 cm² verbunden

33.9.3 Harninkontinenz

Sowohl Laien als auch viele Kollegen und Physiotherapeuten nehmen wie selbstverständlich an, dass Harninkontinenz die Konsequenz einer Beckenbodenschädigung ist. Dies ist wahrscheinlich eine Fehleinschätzung.

Sowohl in einer Ultraschallstudie (Dietz et al. 2009) als auch mithilfe der Kernspintomografie (Morgan et al. 2010) konnte gezeigt werden, dass Stressinkontinenz und urodynamisch nachgewiesene Stressinkontinenz **negativ** mit Levator-Avulsion assoziiert ist.

Dies ist überraschend, insbesondere in Anbetracht der erwiesenen Wirksamkeit von Beckenbodentraining bei derartigen Beschwerden (Wilson et al. 2005). Wie ist es möglich, dass ein beidseitiger Abriss des M. puborectalis in dieser Hinsicht folgenlos bleibt, wo der M. levator ani doch ein wichtiger Teil des Kontinenzapparates sein soll (Perucchini u. Tunn 2001)? Eine mögliche Erklärung ist, dass Beckenbodentraining nicht nur den M. levator ani, sondern auch die perinealen Muskeln und den Rhabdosphincter der Urethra anspricht, und dass insbesondere letzterer für die Harnkontinenz wichtiger ist als der Levator. Der Rhabdosphinkter scheint anderen Schädigungsmustern unterworfen zu sein als der Levator. Und die Annahme, dass der Levator die Mobilität der Urethra und damit die Drucktransmission auf das urethrale Lumen beeinflusst, ist wahrscheinlich auch nur bedingt zutreffend (Shek et al. 2010).

33.9.4 Anale Inkontinenz

Stuhlinkontinenz wird ebenfalls häufig auf Beckenbodenschäden zurückgeführt, wobei eine Öffnung des anorektalen Winkels als kausal angenommen wird. Dies ist wahrscheinlich ebenfalls von minderer Bedeutung (Chantarasorn et al. 2009, Heilbrun et al. 2010, Shek et al. 2012), obwohl sich die Risikofaktoren für dritt- und viertgradige Dammrisse mit denen für ein Levator-Trauma überschneiden und obwohl die Prävalenz eines Levator-Traumas bei Frauen mit dritt-und viertgradigen Dammrissen höher zu sein scheint als in der Allgemeinbevölkerung (Van de Geest u. Steensma 2010).

33.9.5 Sexualfunktion

Da der M. puborectalis zumindest teilweise den Tonus und die Distensibilität der Vagina bestimmt und für die Zone des maximalen Vaginaldrucks verantwortlich ist (Jung et al. 2007), ist anzunehmen, dass eine traumatische Schädigung dieses Muskels Auswirkungen auf das Sexualleben haben könnte. Es ist sehr wahrscheinlich, dass Frauen postpartal Beeinträchtigungen der Beckenbodenfunktion wahrnehmen und dass der Grad der subjektiven Veränderung mit sonografischen Befunden korreliert (Dietz et al. 2011). Allerdings scheint die Auswirkung auf andere Aspekte der Sexualfunktion gering zu sein (Thibault-Gagnon et al. 2012).

In Anbetracht der Popularität von Eingriffen, die eine laxe Vagina verengen sollen („Laser-Vaginoplastie"), ist es wahrscheinlich, dass sich Gynäkologen mit diesem Thema in Zukunft eingehender werden beschäftigen müssen.

33.10 Konsequenzen für die Prolaps-Chirurgie

Es ist anzunehmen, dass die Levator-Avulsion Auswirkungen auf Rezidivraten nach Prolapschirurgie hat. Dies ist belegt durch eine kernspintomografische Studie, auch wenn die Autoren ein Levator-Trauma als paravaginale Defekte fehlinterpretierten (Adekanmi et al. 2005), sowie durch mehrere Ultraschalluntersuchungen (Dietz et al. 2010, Model et al. 2010, Weemhoff et al. 2011).

In Anbetracht der anhaltenden Diskussion um die Anwendung intravaginaler **Polypropylen-Netze** könnte diese Beobachtung von großer Wichtigkeit sein. So sollte bei einer Patientin mit bilateraler Avulsion und einem Hiatus von 50 cm² möglichst keine traditionelle Kolporrhaphie durchgeführt werden, da die Wahrscheinlichkeit eines Rezidivs innerhalb der ersten 4 Jahre bei über 80 % zu liegen scheint (Dietz et al. 2010). Bei solchen Patienten ist eine **Mesh-Implantation** wahrscheinlich noch am ehesten indiziert. In der Kombination mit einer Messung des Levator-Hiatus scheint es möglich zu sein, die Rezidivwahrscheinlichkeit noch besser einzuschätzen (Rodrigo et al. 2012).

33.11 Zusammenfassung

Es scheint offensichtlich, dass die Entwicklung der oben beschriebenen neuen diagnostischen Methoden große Chancen

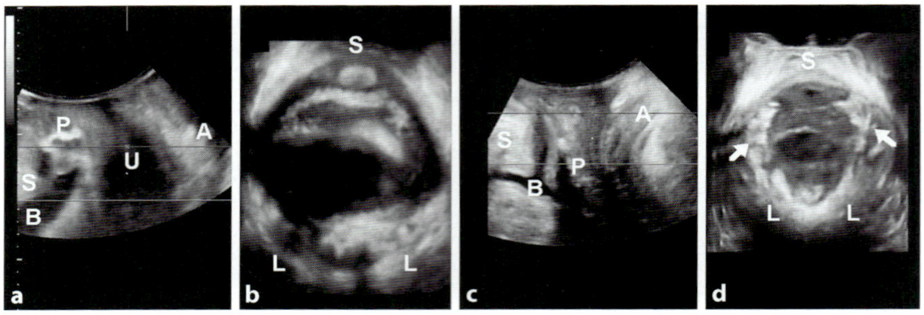

Abb. 33.28 Reduktion des Hiatus von 39 cm² auf 15 cm² 3 Monate nach bilateraler Rekonstruktion des M. puborectalis. Mediosagittale (**a,c**) und axiale (**b,d**) Darstellung vor (**a,b**) und nach (**c,d**) einer Abdominalen Hysterektomie, Sakrokolpopexie und Puborektalis-Rekonstruktion. *S* Symphysis pubis, *P* Perigee-Mesh, *B* Blase, *U* Uterus, *L* M. levator ani, *A* Analkanal. *Pfeile* zeigen die Rekonstruktion

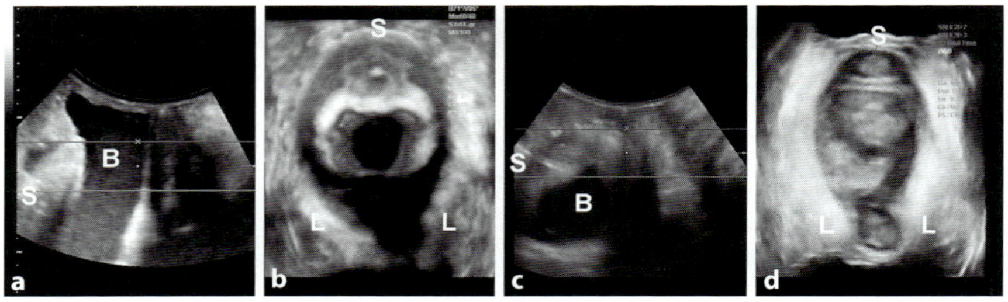

Abb. 33.29 Reduktion des Hiatus von 35 cm² auf 22 cm² 3 Monate nach Insertion einer Puborektalis-Schlinge. Mediosagittale (**a,c**) und axiale (**b,d**) Darstellung vor (**a,b**) und nach (**c,d**) einer anterioren Kolporrhaphie, suburethraler Schlinge und Sakrospinalfixation. *S* Symphysis pubis, *B* Blase, *L* M. levator ani

sowohl für die Prävention als auch für die bessere Behandlung unserer Patientinnen eröffnet.

Ein Ansatz wäre, präventive Interventionen auf Schwangere zu konzentrieren, bei denen ein hohes Risiko für geburtsbedingte Levator-Schäden besteht. Bedauerlicherweise scheint es aber zurzeit nicht möglich, dieses Risiko ausreichend exakt zu bestimmen (Shek et al. 2010). Da es kaum sinnvoll erscheint, alle Schwangere per Kaiserschnitt zu entbinden, werden andere Lösungen entwickelt werden müssen, wie z. B. das Epi-No (Shek et al. 2011, Dannecker et al. 2004) oder vielleicht auch intrapartale Interventionen zur Veränderung der biomechanischen Eigenschaften des M. puborectalis.

Versuche der Rekonstruktion einer Levator-Avulsion bei Frauen mit Vaginalrissen und sichtbarem Levator-Trauma sind bisher erfolglos geblieben (Dietz et al. 2007). Der erste Versuch einer Rekonstruktion im Intervall wurde 2009 beschrieben (Shobeiri et al. 2009), doch sowohl Indikation als auch Operationsroute und postoperative Resultate waren wahrscheinlich suboptimal.

In Sydney haben wir eine Rekonstruktionsmethode entwickelt, die jedem chirurgisch tätigen Gynäkologen zugänglich ist (Abb. 33.28) (Dietz et al. 2013). Eine solche Intervention ist allerdings nur bei Patienten sinnvoll, bei denen der M. puboretalis komplett abgetrennt, aber ansonsten in gutem Zustand ist. Häufig besteht aber gleichzeitig ein kontralaterales partielles Trauma oder der Muskel ist exzessiv dehnbar („ballooning"), ob mit oder ohne komplette Avulsion. In solchen Fällen macht es Sinn, die Distensibilität des M. levator ani operativ zu reduzieren. Auch hierfür gibt es bereits erste chirurgische Entwicklungen, deren Effekt sonografisch darstellbar ist (Abb. 33.29) (Dietz et al. 2013). Es wird jedoch sicher noch viele Jahre dauern, bevor das Potenzial der modernen Beckenbodendiagnostik voll ausgeschöpft ist.

Literatur

Abdool Z, Shek K, Dietz H (2009) The effect of levator avulsion on hiatal dimensions and function. Am J Obstet Gynecol 201:89.e1–89.e5

Adekanmi OA, Freeman R, Puckett M, Jackson S (2005) Cystocele: Does anterior repair fail because we fail to correct the fascial defects? A clinical and radiological study. Int Urogynecol J 16:73

Adisuroso T, Shek KL, Dietz HP (2012) Tomographic ultrasound imaging of the pelvic floor in nulliparous pregnant women: limits of normality. Ultrasound Obstet Gynecol 39:698–703

Altman D, Väyrynen T, Ellström Engh M, Axelsen S, Falconer C (2011) Anterior Colporrhaphy versus Transvaginal Mesh for Pelvic-Organ Prolapse. New Engl J Med 364:1826–1836

Athanasiou S, Chaliha C, Toozs-Hobson P, Salvatore S, Khullar V, Cardozo L (2007) Direct imaging of the pelvic floor muscles using two-dimensional ultrasound: a comparison of women with urogenital prolapse versus controls. Br J Obstet Gynaecol 114:882–888

Balmforth J, Toosz-Hobson P, Cardozo L (2003) Ask not what childbirth can do to your pelvic floor but what your pelvic floor can do in childbirth. Neurourol Urodyn 22:540–542

Beer-Gabel M, Teshler M, Schlechtman E, Zbar AP (2004) Dynamic transperineal ultrasound vs. defecography in patients with evacuatory difficulty: a pilot study. Int J Colorectal Dis 19:60–67

Bo K, Larson S, Oseid S, Kvarstein B, Hagen R, Jorgensen J (1988) about and ability to do correct pelvic floor muscle exercises in women with urinary stress incontinence. Neurourol Urodyn Knowledge 7:261–262

Bombieri L, Freeman RM (2003) Do bladder neck position and amount of elevation influence the outcome of colposuspension? BJOG 110:197–200

Brooks S, Zerba E, Faulkner J (1995) Injury to muscle fibres after single stretches of passive and maximally stimulated muscle in mice. J Physiol 488:459–469

Bump RC, Mattiasson A, Bo K et al (1996) The standardization of terminology of female pelvic organ prolapse and pelvic floor dysfunction. Am J Obstet Gynecol 175:10–17

Chantarasorn V, Dietz HP (2012) Diagnosis of cystocele type by clinical examination and pelvic floor ultrasound. Ultrasound Obstet Gynecol 39:710-714.

Chantarasorn V, Shek KL, Dietz HP (2011) Sonographic detection of puborectalis muscle avulsion is not associated with fecal incontinence. Aust NZ J Obstet Gynaecol 51:130-135

Chantarasorn V, Shek KL, Dietz HP (2011) Sonographic detection of puborectalis muscle avulsion is not associated with fecal incontinence. Aust NZ J Obstet Gynecol 51:130–135

Dannecker C, Baur C, Ruckhäberle E et al (2004) Einfluss des Geburtstrainers Epi-No® auf die mütterliche Beckenbodenfunktion sechs Monate nach

Entbindung – Follow-up einer prospektiven und randomisierten Studie. Geburtsh Frauenheilk 64:1192–1198
DeLancey J, Morgan D, Fenner D et al (2007) Comparison of levator ani muscle defects and function in women with and without pelvic organ prolapse. Obstet Gynecol 109:295–302
DeLancey JO (2001) Anatomy. In: Cardozo L, Staskin D (Hrsg) Textbook of Female Urology and Urogynaecology. Isis Medical Media, London, UK
Dietz H (2004) Levator function before and after childbirth. Aust NZ J Obstet Gynaecol 44:19–23
Dietz H (2004) Ultrasound Imaging of the Pelvic Floor: Part 1: 2D aspects. Ultrasound Obstet Gynecol 23:80–92
Dietz H (2004) Ultrasound Imaging of the Pelvic Floor: 3D aspects. Ultrasound Obstet Gynecol 23:615–625
Dietz H (2007) Quantification of major morphological abnormalities of the levator ani. Ultrasound Obstet Gynecol 29:329–334
Dietz H, Barry C, Lim Y, Rane A (2006) TVT vs Monarc: a comparative study. Int Urogynecol J 17:566–569
Dietz H, De Leon J, Shek K (2008) Ballooning of the levator hiatus. Ultrasound Obstet Gynecol 31:676–680
Dietz H, Eldridge A, Grace M, Clarke B (2004) Pelvic organ descent in young nulliparous women. Am J Obstet Gynecol 191:95–99
Dietz HP, Erdmann M, Shek K (2011 Feb) Mesh contraction: myth or reality? Am J Obstet Gynecol 204(2):173.e1-4
Dietz H, Gillespie A, Phadke P (2007) Avulsion of the pubovisceral muscle associated with large vaginal tear after normal vaginal delivery at term. Aust NZ J Obstet Gynaecol 47:341–344
Dietz H, Hansell N, Grace M, Eldridge A, Clarke B, Martin N (2005) Bladder neck mobility is a heritable trait. Br J Obstet Gynaecol 112:334–339
Dietz HP, Shek KL, Chantarasorn V, Langer S (2012) Do women notice the effect of levator trauma? Aust NZ J Obstet Gynaecol 52:277–281
Dietz H, Kirby A, Shek K, Bedwell P (2009) Does avulsion of the puborectalis muscle affect bladder function? Int Urogynecol J 20:967–972
Dietz HP, Shek KL, Daly O, Korda A (2013) Can levator avulsion be repaired surgically? Int Urogynecol J 24:1011–1015
Dietz H, Shek K, Clarke B (2005) Biometry of the pubovisceral muscle and levator hiatus by three-dimensional pelvic floor ultrasound. Ultrasound Obstet Gynecol 25:580–585
Dietz H, Simpson J (2008) Levator trauma is associated with pelvic organ prolapse. Br J Obstet Gynaecol 115:979–984
Dietz H, Wilson P (2002) Long-term success after open and laparoscopic colposuspension: a case control study. Gyn Endoscopy 11:81–84
Dietz H, Wilson P (2004) The Iris Effect: how 2D and 3D volume ultrasound can help us understand anti- incontinence procedures. Ultrasound Obstet Gynecol 23:267–271
Dietz H, Wilson P (2005) Laparoscopic Colposuspension vs. Urethropexy: A Case Control Series. Int Urogynecol J 16:15–18
Dietz HP (2007) Pelvic floor ultrasound. Australasian Society for Ultrasound Medicine Bulletin 10:17–23
Dietz HP (2010) The role of 2D and 3D dynamic ultrasound in pelvic organ prolapse. J Min Inv Gynecol 17:282–294
Dietz HP (2011) Pelvic Floor Imaging in incontinence: What's in it for the surgeon? Int Urogynecol J 22:1085–1097
Dietz HP et al (2011) Pelvic Floor Ultrasound. In: Fleischer AC (Hrsg) Sonography in Obstetrics and Gynecology: Principles and Practice, 7. Aufl. McGraw Hill, New York City
Dietz HP, Barry C, Lim YN, Rane A (2005) Two-dimensional and three-dimensional ultrasound imaging of suburethral slings. Ultrasound Obstet Gynecol 26:175–179
Dietz HP, Bennett MJ (2003) The effect of childbirth on pelvic organ mobility. Obstet Gynecol 102:223–228
Dietz HP, Bernardo MJ, Kirby A, Shek KL (2011) Minimal criteria for the diagnosis of avulsion of the puborectalis muscle by tomographic ultrasound. Int Urogynecol J 22:699–705
Dietz HP, Bond V, Shek KL (2012) Does childbirth alter the reflex pelvic floor response to coughing? Ultrasound Obstet Gynecol 39:569–573
Dietz HP, Chantarasorn V, Shek KL (2010) Levator avulsion is a risk factor for cystocele recurrence. Ultrasound Obstet Gynecol 36:76–80
Dietz HP, Clarke B (1998) The urethral pressure profile and ultrasound parameters of bladder neck mobility. 17:374–375.
Dietz HP, Clarke B (2001) The influence of posture on perineal ultrasound imaging parameters. Int Urogynecol J 12:104–106
Dietz HP, Clarke B, Vancaillie TG (2002) Vaginal childbirth and bladder neck mobility. Aust N Z J Obstet Gynaecol 42:522–525
Dietz HP, Foote AJ, Mak HL, Wilson PD (2004) TVT and Sparc suburethral slings: a case-control series. Internat Urogynecol J 15:129–131
Dietz HP, Jarvis SK, Vancaillie TG (2002) The assessment of levator muscle strength: a validation of three ultrasound techniques. Internat Urogynecol J 13:156–159
Dietz HP, Korda A (2005) Which bowel symptoms are most strongly associated with a true rectocele? Aust NZ J Obstet Gynaecol 45:505–508
Dietz HP, McKnoulty L, Clarke B (1999) Translabial color Doppler for imaging in urogynecology: a preliminary report. UltrasoundObstetGynecol 14:144–147
Dietz HP, Nazemian K, Shek KL, Martin A. Can Urodynamic stress incontinence be diagnosed by ultrasound? IUGJ DOI 10.1007/s00192-012-2032-4
Dietz HP, Shek C (2008) Levator Avulsion and Grading of Pelvic Floor Muscle Strength. Int Urogynecol J 19:633–636
Dietz HP, Shek K (2009) Tomographic ultrasound of the pelvic flooor: which levels matter most? Ultrasound Obstet Gynecol 33:698–703
Dietz HP, Shek KL (2008) Validity and reproducibility of the digital detection of levator trauma. Int Urogynecol J 19:1097–1101
Dietz HP, Shek KL (2009) Levator trauma can be diagnosed by 2D translabial ultrasound. Int Urogynecol J 20:807–811
Dietz HP, Shek KL, Daly O, Korda A (2013) Can levator avulsion be repaired surgically? Int Urogynecol J 24:1011–1015
Dietz HP, Steensma AB (2005) Posterior compartment prolapse on two- dimensional and three- dimensional pelvic floor ultrasound: the distinction between true rectocele, perineal hypermobility and enterocele. Ultrasound Obstet Gynecol 26:73–77
Dietz HP, Steensma AB (2006) The prevalence of major abnormalities of the levator ani in urogynaecological patients. BJOG 113:225–230
Dietz HP, Velez D, Shek KL, Martin A (2011) Determination of postvoid residual by translabial ultrasound. IUGJ 23:1749–1752
Dietz HP, Nazemian K, Shek KL, Martin A (2013) Can Urodynamic stress incontinence be diagnosed by ultrasound? Int Urogynecol J 24:1399–1403
Eisenberg V, Chantarasorn V, Shek KL, Dietz HP (2010) Does levator ani injury affect cystocele type? Ultrasound Obstet Gynecol 36:618–623
Dietz HP, Wilson PD (2000) Colposuspension success and failure: a long-term objective follow-up study. Int Urogynecol J 11:346–351
Dietz HP, Wilson PD, Clarke B (2001) The use of perineal ultrasound to quantify levator activity and teach pelvic floor muscle exercises. Int Urogynecol J Pelvic Floor Dysfunct 12:166–168
Eisenberg V, Chantarasorn V, Shek K, Dietz H (2010) Does levator ani injury affect cystocele type? Ultrasound Obstet Gynecol 36(5):618–623
Feiner B, Jelovsek J, Maher C (2009) Efficacy and safety of transvaginal mesh kits in the treatment of prolapse of the vaginal apex: a systematic review. Br J Obstet Gynaecol 116:15–24
Fischer T, Ladurner R, Gangkofer A, Mussack T, Reiser M, Lienemann A (2007) Functional cine MRI of the abdomen for the assessment of implanted synthetic mesh in patients after incisional hernia repair: initial results. Eur Radiol 17:3123–3129
Franco A, Shek KL, Kirby A, Fynes MM, Dietz HP (2012) Avulsion injury and levator hiatal ballooning: two independent risk factors for prolapse? Acta Obstet Gynecol Scand 91:211–214
Gainey HL (1943) Post-partum observation of pelvic tissue damage. Am J Obstet Gynecol 46:457–466
Giannitsas K, Athanasopoulos A (2010) Femle urethral diverticula: from pathogenesis to management. An update. Exp Rev Obstet Gynecol 5:57–66
Green TH (1975) Urinary stress incontinence: differential diagnosis, pathophysiology, and management. Am J Obstet Gynecol 122:378–400
Grischke EM, Dietz HP, Jeanty P, Schmidt W (1986) A new study method: the perineal scan in obstetrics and gynecology. UltraschallMed 7:154–161
Harms L, Emons G, Bader W, Lange R, Hilgers R, Viereck V (2007) Funneling before and after anti-incontinence surgery – a prognostic indicator? Part 2: tension-free vaginal tape. Int Urogynecol J 18:189–294

Heilbrun ME, Nygaard IE, Lockhart ME, Richter HE, Brown MB, Kenton KS, Rahn DD, Thomas JV, Weidner AC, Nager CW, DeLancey JO (2010) Correlation between levator ani muscle injuries on magnetic resonance imaging and fecal incontinence, pelvic organ prolapse, and urinary incontinence in primiparous women. Am J Obstet Gynecol 202(488):1–6

Hof Braekken I, Majida M, Ellstrom Engh M, Dietz HP, Umek W, Bo K (2008) Test-retest and intra-observer repeatability of two-, three- and four- dimensional perineal ultrasound of pelvic floor muscle anatomy and function. Int Urogynecol J 19:227–235

Huang WC, Yang JM (2003) Bladder neck funneling on ultrasound cystourethrography in primary stress urinary incontinence: a sign associated with urethral hypermobility and intrinsic sphincter deficiency. Urology 61:936–941

Jundt K, Scheer I, Schiessl B, Karl K, Friese K, Peschers U (2010) Incontinence, bladder neck mobility, and sphincter ruptures in primiparous women. Eur J Med Res 15:246–252

Jung S, Pretorius D, Padda B et al (2007) Vaginal high-pressure zone assessed by dynamic 3-dimensional ultrasound images of the pelvic floor. Am J Obstet Gynecol 197(7):52.e1–52.e7

Kashihara H, Shek KL, Dietz HP (2012) Can we identify the limits of the puborectalis muscle on tomographic translabial ultrasound? Ultrasound Obstet Gynecol 40(2):219–222

Kaum HJ, Wolff F (2002) TVT: On midurethral tape positioning and its influence on continence. Int Urogynecol J 13:110–115

Kearney R, Miller JM, DeLancey JO (2006) Interrater reliability and physical examination of the pubovisceral portion of the levator ani muscle, validity comparisons using MR imaging. Neurourol Urodyn 25:50–54

Kociszewski J, Rautenberg O, Kolben S, Eberhard J, Hilgers R, Viereck V (2010) Tape functionality: position, change in shape, and outcome after TVT procedure—mid-term results. Int Urogynecol J 21:795–800

Koelbl H, Bernaschek G, Deutinger J (1990) Assessment of female urinary incontinence by introital sonography. J Clin Ultrasound 18:370–374

Koelbl H, Bernaschek G, Wolf G (1988) A comparative study of perineal ultrasound scanning and urethrocystography in patients with genuine stress incontinence. ArchGynecolObstet 244:39–45

Koelbl H, Hanzal E (1995) Imaging of the lower urinary tract. CurrOpinObstetGynecol 7:382–385

Kohorn EI, Scioscia AL, Jeanty P, Hobbins JC (1986) Ultrasound cystourethrography by perineal scanning for the assessment of female stress urinary incontinence. ObstetGynecol 68:269–272

Konstantinovic ML, Steensma AB, Domali E et al (2007) Correlation between 3D/4D translabial ultrasound and colpocystodefecography in diagnosis of posterior compartment prolapse. Ultrasound Obstet Gynecol 30:448

Kruger J, Heap X, Murphy B, Dietz H (2008) Pelvic Floor Function in Nulliparous Women Using 3-Dimensional Ultrasound and Magnetic Resonance Imaging. Obstet Gynecol 111:631–638

Lanzarone V, Dietz H (2007) 3Dimensional ultrasound imaging of the levator hiatus in late pregnancy and associations with delivery outcomes. J Obstet Gynaecol 47:176–180

Lekskulchai O, Dietz H (2008) Detrusor wall thickness as a test for detrusor overactivity in women. Ultrasound Obstet Gynecol 32:535–539

Lien KC, Mooney B, DeLancey JO, Ashton-Miller JA (2004) Levator ani muscle stretch induced by simulated vaginal birth. Obstet Gynecol 103:31–40

Martan A, Masata J, Halaska M, Voigt R (2001) Ultrasound imaging of the lower urinary system in women after Burch colposuspension. Ultrasound in Obstetrics & Gynecology 17:58–64

Miller JM, Perucchini D, Carchidi LT, DeLancey JO, Ashton-Miller J (2001) Pelvic floor muscle contraction during a cough and decreased vesical neck mobility. Obstet Gynecol 97:255–260

Model A, Shek KL, Dietz HP (2010) Levator defects are associated with prolapse after pelvic floor surgery. Eur J Obstet Gynecol Reprod Biol 153:220–223

Morgan D, Cardoza P, Guire K, Fenner D, Delancey J (2010) Levator ani defect status and lower urinary tract symptoms in women with pelvic organ prolapse. Int Urogynecol J 21:47–52

Mulder F, Shek K, Dietz H (2012) The pressure factor in the assessment of pelvic organ mobility. Aust NZ J Obstet Gynaecol 52:282–285

Ng CC, Lee LC, Han WH (2005) Use of three-dimensional ultrasound scan to assess the clinical importance of midurethral placement of the tension-free vaginal tape (TVT) for treatment of incontinence. Internat Urogynecol J16:220–225

O'Boyle AL, Woodman PJ, O'Boyle JD, Davis GD, Swift SE (2002) Pelvic organ support in nulliparous pregnant and nonpregnant women: a case control study. Am J Obstet Gynecol 187:99–102 ([erratum appears in Am J Obstet Gynecol. 2003 Jan;188(1):301; PMID: 12548248])

Oerno A, Dietz H (2007) Levator co-activation is a significant confounder of pelvic organ descent on Valsalva maneuver. Ultrasound Obstet Gynecol 30:346–350

Orejuela F, Shek KL, Dietz HP (2012) The time factor in the assessment of prolapse and levator ballooning. Int Urogynecol J 23(2):175–178

Otcenasek M, Krofta L, Baca V et al (2007) Bilateral avulsion of the puborectal muscle: magnetic resonance imaging-based three-dimensional reconstruction and comparison with a model of a healthy nulliparous woman. Ultrasound Obstet Gynecol 29:692–696

Otcenasek M, Krofta L, Grill R et al (2006) Birth injury of the puborectalis muscle – 3D ultrasound evaluation. Ceska Gynekologie 71(4):318–322 ([Czech])

Perniola G, Shek K, Dietz H, Chong C, Cartmill J, Chew S (2008) Can ultrasound replace xray proctography in women with obstructed defecation? Ultrasound Obstet Gynecol 31(5):567–571

Perucchini D, Tunn R (2001) Pathophysiologische Vorstellungen zur Harninkontinenz. Zentralbl Gynakol 123:680–684

Peschers U, Schaer G, Anthuber C, DeLancey JO, Schuessler B (1996) Changes in vesical neck mobility following vaginal delivery. ObstetGynecol 88:1001–1006

Peschers UM, Fanger G, Schaer GN, Vodusek DB, DeLancey JO, Schuessler B (2001) Bladder neck mobility in continent nulliparous women. BJOG 108:320–324

Peschers UM, Gingelmaier A, Jundt K, Leib B, Dimpfl T (2001) Evaluation of pelvic floor muscle strength using four different techniques. Int Urogynecol J Pelvic Floor Dysfunct 12:27–30

Peschers UM, Schaer GN, DeLancey JO, Schuessler B (1997) Levator ani function before and after childbirth. Br J Obstet Gynaecol 104:1004–1008

Pirpiris A, Shek K, Kay P, Dietz H (2010) Urethral mobility and urinary incontinence. Ultrasound Obstet Gynecol 36:507–511

Robinson D, Anders K, Cardozo L, Bidmead J, Toozs-Hobson P, Khullar V (2002) Can ultrasound replace ambulatory urodynamics when investigating women with irritative urinary symptoms? BJOG 109:145–148

Robinson D, Khullar V, Cardozo L (2005) Can bladder wall thickness predict post-operative detrusor overactivity? Int Urogynecol J 16:106

Rodrigo N, Shek K, Dietz H (2011) Rectal intussusception is associated with abnormal levator structure and morphometry. Tech Coloproctol 15:39–43

Rodrigo N, Shek KL, Wong V, Martin A, Dietz HP (2012) Hiatal ballooning is an independent risk factor of prolapse recurrence. Neurourol Urodyn 31(6):945–947

Sarma S, Hersch M, Siva S, Dietz H, Moore K (2009) Women who cannot contract their pelvic floor muscles: avulsion or denervation? Neurourol Urodyn 28:680–681

Schaer GN, Koechli OR, Schuessler B, Haller U (1995) Perineal ultrasound for evaluating the bladder neck in urinary stress incontinence. Obstet Gynecol 85:220–224

Schuettoff S, Beyersdorff D, Gauruder-Burmester A, Tunn R (2006) Visibility of the polypropylene tape after TVT (tension-free vaginal tape) procedure in women with stress urinary incontinence- a comparison of introital ultrasound and MRI in vitro and in patients. Ultrasound Obstet Gynecol 27:687–692

Shek K, Dietz H (2010) Can levator avulsion be predicted antenatally? Am J Obstet Gynecol 202:586.e1–586.e6

Shek KL, Chantarasorn V, Langer S, Dietz HP (2012) Does levator trauma heal? Ultrasound Obstet Gynecol 40(5):570–575

Shek K, Dietz H (2010) Intrapartum risk factors of levator trauma. Br J Obstet Gynaecol 117:1485–1492

Shek K, Dietz H (2009) The effect of childbirth on hiatal dimensions: a prospective observational study. Obstet Gynecol 113:1272–1278

Shek K, Dietz HP, Rane A, Balakrishnan S (2008) Transobturator mesh for cystocele repair: a short- to medium term follow-up using 3D/4D ultrasound. Ultrasound Obstet Gynecol 32:82–86

33

Shek KL, Guzman Rojas R, Dietz HP (2012) Residual defects of the external anal sphincter are common after OASIS repair. Neurourol Urodyn 31(6):1072–1073

Shek KL, Kruger J, Dietz HP (2012) The effect of pregnancy on hiatal dimensions and urethral mobility: a case control study. Int Urogynecol J 23(11):1561–1567

Shek KL, Chantarasorn V, Langer S, Phipps H, Dietz HP (2011) Does the Epi-No® Trainer reduce levator trauma? A randomised controlled trial. Int Urogynecol J 22(12):1521–1528

Shek K, Pirpiris A, Dietz H (2010) Does levator avulsion increase urethral mobility? Eur J Obstet Gynecol Reprod Biol 153(2):215–219

Shek KL, Wong V, Rane A, Goh J, Krause H, Lee J, Rosamilia A, Dietz HP (2012) How common is fixation failure after mesh kit surgery? Int Urogynecol J 23(S2):154–155

Shobeiri S, Chimpiri A, Allen AC, Nihira M, Quiroz LH (2009) Surgical Reconstitution of a Unilaterally Avulsed Symptomatic Puborectalis Muscle Using Autologous Fascia Lata. Obstet Gynecol 114:480–482

Steensma A, Konstantinovic ML, Burger C, De Ridder D, Timmermann D, Deprest J (2010) Prevalence of major levator abnormalities in symptomatic patients with an underactive pelvic floor contraction. Int Urogynecol J 21(7):861–867

Steensma AB, Oom DMJ, Burger CW, Schouten WR (2007) Comparison of defecography and 3D/4D translabial ultrasoundin patients with pelvic organ prolapse and/or evacuation disorders. Ultrasound Obstet Gynecol 30:447

Svabik K, Martan A, Masata J, El Haddad R, Hubka P (2011) Ultrasound appearances after mesh implantation- evidence of mesh contraction or folding? Int Urogynecol J 22(5):529–533

Svabik K, Shek K, Dietz H (2009) How much does the levator hiatus have to stretch during childbirth? BJOG 116(12):1657–1662

Thibault- Gagnon S, Yusuf S, Langer S, Wong V, Shek KL, Dietz HP (2012) Do women notice the impact of childbirth-related levator trauma on pelvic floor and sexual function? Int Urogynecol J 23(S2):183–184

Thompson JA, O'Sullivan PB, Briffa K, Neumann P, Court S (2005) Assessment of pelvic floor movement using transabdominal and transperineal ultrasound. Int Urogynecol J 16:285–292

Tunn R, Petri E (2003) Introital and transvaginal ultrasound as the main tool in the assessment of urogenital and pelvic floor dysfunction: an imaging panel and practical approach. Ultrasound Obstet Gynecol 22:205–213

Tunn R, Picot A, Marschke J, Gauruder-Burmester A (2007) Sonomorphological evaluation of polypropylene mesh implants after vaginal mesh repair in women with cystocele or rectocele. Ultrasound Obstet Gynecol 29:449–452

Tunn R, Schaer G, Peschers U et al (2005) Updated recommendations on ultrasonography in urogynecology. Int Urogynecol J 16:236–241

Van De Geest L, Steensma AB (2010) Three-dimensional transperineal ultrasound imaging of anal sphincter injuries after surgical primary repair. Ultrasound Obstet Gynecol 36:270

Velemir L, Amblard J, Fatton B, Savary D, Jacquetin B (2010) Transvaginal mesh repair of anterior and posterior vaginal wall prolapse: a clinical and ultrasonographic study. Ultrasound Obstet Gynecol 35(4):474–480

Viereck V, Nebel M, Bader W et al (2006) Role of bladder neck mobility and urethral closure pressure in predicting outcome of tension-free vaginal tape procedure. Ultrasound in Obstetrics 28:214–220

Viereck V, Pauer HU, Hesse O et al (2006) Urethral hypermobility after anti-incontinence surgery—a prognostic indicator? Int Urogynecol J 17:586–592

Wallner C, Wallace C, Maas C et al (2009) A high resolution 3D study of the female pelvis reveals important anatomical and pathological details of the pelvic floor. Neurourol Urodyn 28:668–670

Weemhoff M, Vergeldt T, Notten K, Serroyen J, Kampschoer P, Roumen F (2012) Avulsion of puborectalis muscle and other risk factors for cystocele recurrence: a 2-year follow-up study. Int Urogynecol J 23(1):65–71

Wijma J, Tinga DJ, Visser GH (1991) Perineal ultrasonography in women with stress incontinence and controls: the role of the pelvic floor muscles. Gynecol Obstet Invest 32:176–179

Wilson PD, Hay Smith EJ, Nygaard IE et al (2005) Adult conservative management. In: Abrams P, Cardozo L, Khoury S, Wein A (Hrsg) Incontinence: Third International Consultation on Incontinence, 2. Aufl. Health Publications Ltd, Paris

Wong V, Shek K, Goh J, Rane A, Dietz H (2011) Should mesh be used for cystocele repair? Long- term outcomes of a case- control series. Int Urogynecol J 22:91

Yang J, Yang S, Huang W (2006) Biometry of the pubovisceral muscle and levator hiatus in nulliparous Chinese women. Ultrasound Obstet Gynecol 26:710–716

Zbar A, Beer-Gabel M (2008) Dynamic transperineal ultrasonography. In: Pescatori M, Regadas F, Murad Regadas S, Zbar A (Hrsg) Imaging atlas of the pelvic floor and anorectal diseases. Springer Italia

Zhuang R, Song Y, Chen Q, Ma M, Huang H, Chen J, Li Y (2011) Levator avulsion using a tomographic ultrasound and magnetic resonance-based model. Am J Obstet Gynecol 205:232.e231–232.e238

Reproduktionsmedizin

C. Brezinka, D. Spitzer

U. Gembruch, K. Hecher, H. Steiner (Hrsg.), *Ultraschalldiagnostik in Geburtshilfe und Gynäkologie,*
DOI 10.1007/978-3-642-29633-8_34, © Springer-Verlag Berlin Heidelberg 2013

34.1 Einführung

Ultraschall in der Reproduktionsmedizin hat eine klare Zielsetzung: man will mit der Ultraschalltechnik so viel wie möglich über die Chancen der Frau, erfolgreich schwanger zu werden, herausbekommen. Damit ist der Ultraschall eine Technik, die die Frau mit Kinderwunsch auf Schritt und Tritt begleitet – wobei eine möglichst umfassende Ultraschalluntersuchung am Anfang einer jeden Abklärung stehen sollte. Zu dieser Basisuntersuchung, dem „**fertility scan**", gehört die Beurteilung

- des Uterus,
- des Endometriums,
- der Ovarien mit ihren Follikeln,
- der Durchblutung von Uterus und Ovarien und
- die Hysterokontrastsonografie (HyCoSy) zur Beurteilung der Tubendurchgängigkeit.

Dies alles kann im Rahmen einer einzigen Untersuchung zwischen 8. und 12. Zyklustag durchgeführt werden (Kelly et al. 2001, Hrehorcak u. Nargund 2011).

Mehr invasive Abklärungsmethoden, wie die diagnostische Hysteroskopie und die Laparoskopie, sind durch den Ultraschall in den letzten Jahren weniger wichtig geworden und sind speziellen Fragestellungen – und meist der Kombination mit einem therapeutischen Eingriff – vorbehalten.

Auch nach der Abklärung der Kinderwunschpatientin bleibt der Ultraschall bei den Maßnahmen zur Verwirklichung des Ziels als Methode zentral, ob nun bei der Festlegung des richtige Zeitpunkts für den **Verkehr zum Optimum** (VZO) mittels Follikelmessung und Endometriumbeurteilung oder um das Stimulationsprotokoll auf Basis von Ultraschalluntersuchungen individuell zu modifizieren. Ultraschall in der Reproduktionsmedizin ist somit ein sehr dynamischer klinisch-fokussierter Anwendungsbereich des gynäkologischen Ultraschalls, bei dem es ansonsten eher um die Messung und Beschreibung von Myomen, Malignomen, Adnexzysten und Endometriose geht (Jurkovic et al. 2009).

34.2 Technische Aspekte des Ultraschalls in der Reproduktionsmedizin

Die Voraussetzungen für den Ultraschall sind ausgesprochen günstig: Uterus und Ovarien sind nahe am Vaginalschallkopf und bewegen sich wenig. Daher sind hohe Schallfrequenzen bei niedriger „frame rate" möglich. Das erhöht die Zeilendichte und damit die Auflösung und die Bildqualität. Man kann mit einer Fokuszone jeweils den Bereich, der gerade interessiert – z. B. das Ovar – „scharf" stellen.

Tipp

Für den Ultraschall in der Reproduktionsmedizin bieten sich ein möglichst hochfrequenter Vaginalschallkopf (7,5 bis 12,5 MHz) sowie ein „Curved array-Abdominalschallkopf" (nicht über 5 MHz) an.

Wie in allen bildgebenden Verfahren ist die Bildqualität stark davon abhängig, wie gut die Technik des Geräts beherrscht wird. Alle Geräte bieten heute die Möglichkeit, „Presets" für typische Untersuchungssituationen – Adnexdiagnostik, Endometrium, Stimulationsüberwachung, Frühschwangerschaft etc. einzustellen. Hier bestehen noch vielerorts Verbesserungsmöglichkeiten, da die meisten Ultraschaller und -innen gewohnt sind, mit demselben Preset alle ihre Ultraschalluntersuchungen abzuwickeln und nur hin und wieder die Helligkeitsreglern zu verändern.

34.2.1 Verachtet den Abdominalschall nicht....

Seit ihrer Einführung Mitte der 1980iger Jahre hat die Vaginalsonde eine derart dominante Rolle im gynäkologischen Ultraschall bekommen, dass die Kunst, auch von abdominal Informationen über das weibliche Genital zu bekommen, nahezu in Vergessenheit geraten ist.

In der Kinder- und Jugendgynäkologie, aber auch bei jungen Frauen mit Migrationshintergrund und entsprechend hohem Stellenwert des intakten Hymens, kann der Abdominalultraschall der einzige Weg sein, Informationen über Uterus und Adnexe zu gewinnen. Aus diesem Grund empfiehlt es sich, keine Gelegenheit verstreichen zu lassen, um vor oder nach der Durchführung eines Vaginalschalls im Praxis- und Ambulanzalltag, den Situs auch noch von abdominal zu schallen. Nur so hat man dann, wenn man auf den Abdominalschall angewiesen ist, das Wissen um seine Möglichkeiten und Grenzen und kann ihn zu seiner vollsten diagnostischen Kapazität ausnutzen.

34.3 Beurteilung des Uterus bei der Kinderwunschpatientin

Die Beurteilung des Uterus ist in ► Kap. 31 beschrieben. Zur Untersuchung des Uterus bei der Kinderwunschpatientin sollte man ein angepasstes Preset wählen:

- der Uterus sollte 2/3 des Bilds ausfüllen,
- der Fokuspunkt in der Mitte des Bilds liegen.

Wichtig ist dabei, nicht bei der ersten plausiblen Einstellung sofort den „Freeze-Knopf" zu drücken und mit den Messungen zu beginnen. Es zahlt sich aus, die Sonde ausgehend vom (vermuteten) Endometrium-Mittelecho um jeweils 30° langsam hin und her zu rotieren und dabei ein geistiges 3D-Bild des Uterus entstehen zu lassen. So können bereits erste Hinweise auf Fehlbildungen wahrgenommen werden. Aber auch Myome, Adenomyose und Unregelmäßigkeiten im Endometrium werden registriert. Erst wenn man sicher ist, dass man in der Mitte des Uterus ist, sollte man das Bild arretieren.

Am B-Bild lassen sich so die Ausdehnung des Endometriums sowie die Lage und Form des Uterus beurteilen. Das Endometrium wird durch leichtes Drehen und Verschieben der Sonde von der Zervix bis zum Fundus beurteilt. Hierbei wird besonders darauf geachtet, ob sich im Verlauf Einbuchtungen oder Spaltungen darstellen. Diese können auf eine mögliche Fehlbildung des

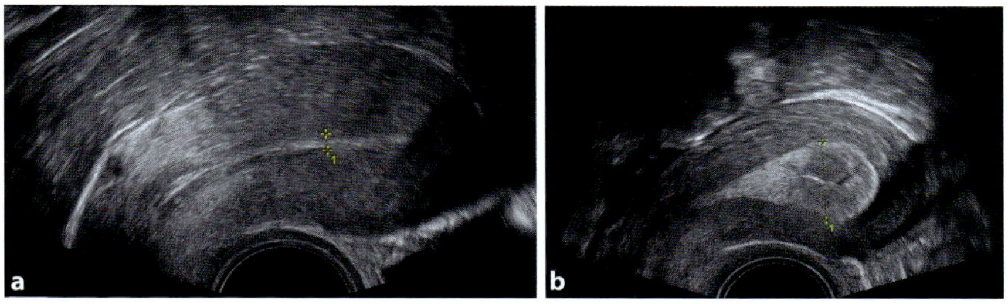

Abb. 34.1 **a** Herunterreguliertes Endometrium unter Decapeptyl. **b** Stimuliertes Endometrium im IVF-Zyklus – mit den Kalipern wird jeweils die Messstrecke abgegriffen

Uterus oder auf das Bestehen von Myomen hinweisen und sollten Anlass für eine weitere Abklärung mit Hysterokontrasonografie (HSU, SIS, HyCoSy) sein (Abb. 34.1).

Mit der Verbesserung der Ultraschalltechnik ist es wesentlich leichter geworden, **Myome** darzustellen und genau zu lokalisieren. Die Konsequenzen, die sich aus einem Myombefund für die Kinderwunschpatientin ergeben, sind stark von der Lokalisation der Myome abhängig: in allen bisher publizierten Studien hat sich gezeigt, dass eine operative Myomresektion lediglich bei submuköser Lage des Myoms eine Verbesserung der Schwangerschaftschancen bringt (Pritts et al. 2004).

Ähnliches gilt für den Befund der **Adenomyosis uteri**. Diese Endometriose im Myometrium ist vor allem mit 3D-Ultraschall nun zunehmend leichter zu erkennen (Exacoustos et al. 2011). Die Adenomyose reduziert die Rezeptivität des Endometriums. Über Verbindungen zwischen Adenomyosisherden und dem Cavum uteri kann es selbst zur Einnistung einer intramuralen Schwangerschaft kommen (Choi et al. 2009). Die tief infiltrierende Endometriose am Übergang von Fornix vaginae und Zervix kann auch nach erfolgreichem Eintritt einer Schwangerschaft zu Blutungen und Komplikationen bis hin zur Uterusruptur führen (Roche et al. 2009). Auch wenn die Therapiemöglichkeiten derart ausgedehnter Endometriosebefunde bei gleichzeitigem Erhalt der Fertilität beschränkt sind, so ist mit der rechtzeitigen präzisen Ultraschalldiagnose die Möglichkeit gegeben, auf alles vorbereitet zu sein und die Patientin über die potenziellen Risiken aufzuklären.

Anders als Myome und Adenomyosisherde können **Endometriumpolypen** eher mithilfe der Hysterokontrastsonografie erkannt werden. Hierbei wird physiologische Kochsalzlösung („saline infusion sonography", SIS), meist als Vorlaufstrecke für das bei der HyCoSy eingesetzte Kontrastmittel instilliert (Exacoustos et al. 2009). Nicht jede als Endometriumpolyp angesprochene Struktur muss vor der weiteren Kinderwunschbehandlung gleich hysteroskopisch operiert werden, die Evidenz des Nutzens der Polypenabtragung ist nicht sehr ausgeprägt (Lieng et al. 2010). Allerdings konnte eine japanische Arbeitsgruppe zeigen, dass die Resektion von nahe den Tubenabgängen gelegenen Polypen eine deutliche Verbesserung im Hinblick auf den Eintritt einer Schwangerschaft ergab (Yanaihara et al. 2008).

34.4 Normaler Zyklus im Ultraschall

Die im normalen Zyklus der fertilen Frau stattfindende Interaktion zwischen Ovar und Endometrium ist mit dem Ultraschall gut sichtbar zu machen und am Standbild zunächst das Endometrium zu messen.

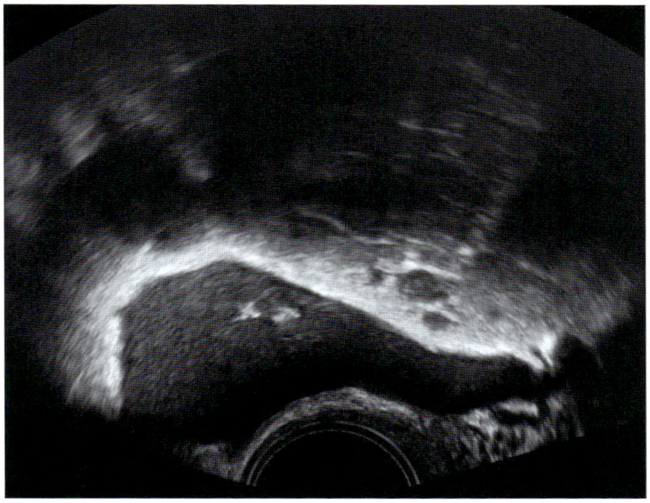

Abb. 34.2 Blut im Ultraschall: retrograde Menstruation in den Douglas im Vaginalschall. Blut in der Bauchhöhle fällt vor allem dadurch auf, dass es eben nicht echoarm-schwarz ist, sondern Grautöne mit mittlerer bis hoher Echogenität enthält. Es handelt sich dabei um die unterschiedlichen Stadien des Koagulationsprozesses und des gegenläufigen Lyse-Prozesses, die überall dort, wo Blut auf Peritoneum trifft, ablaufen. Ein derartiges Bild soll sofort den Verdacht auf eine Extrauteringravidität aufkommen lassen und sollte zuallererst zu einem HCG-Schwangerschaftstest führen. Erst wenn dieser negativ ist, können Differenzialdiagnosen wie die einer rupturierten Ovarialzyste oder, wie in diesem Fall, einer retrograden Menstruation, erwogen werden

Blut im Ultraschall

Der häufigste Anfängerfehler in allen Anwendungsbereichen des klinischen Ultraschalls ist der Irrglaube, Blut müsse im Ultraschall echoarm-schwarz erscheinen – es ist ja schließlich eine Flüssigkeit. Seit dem 19. Jahrhundert weiß man, dass Blut ein Gewebe ist – und das darf man beim Ultraschall nie vergessen. Echoarm-Schwarz ist Blut nur dann, wenn es strömt, etwa durch die fetalen Herzkammern oder die mütterlichen Iliakalgefäße beim Schwangerenultraschall. Von dem Moment an, in dem das Blut nicht mehr in Arterien oder Venen aktiv oder passiv weitertransportiert wird, setzen Gerinnungsprozesse ein, die dafür sorgen, dass Blut innerhalb weniger Minuten alle denkbaren Grauwerte annehmen kann, die bis ins Echodens-Weiße gehen können (Abb. 34.2, Abb. 34.3).

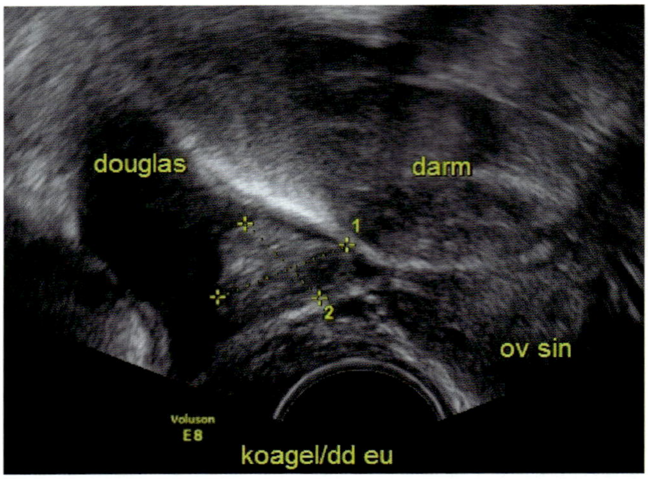

Abb. 34.3 Blut im Ultraschall: bei dieser Extrauteringravidität zeigt sich echoarme und echodense Flüssigkeit im Douglas. Die Kaliper greifen einen organisierten Blutkoagel ab

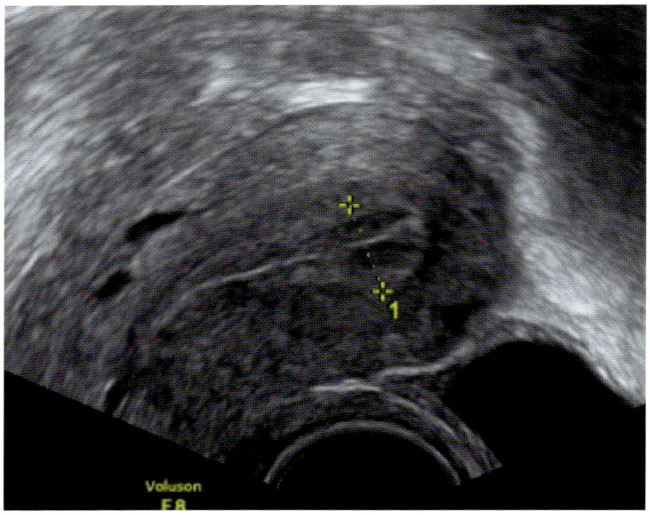

Abb. 34.4 Status menstrualis – Vaginalschall am 2. Zyklustag. Ein schmaler echodenser Streifen reicht vom Fundus bis zur Zervix. Das mit Blut und Detritus gefüllte Cavum uteri wird in Richtung der Zervix deutlich schmaler. Rechts unten im Bild die Harnblase

34.4.1 Veränderungen des Uterus während des Zyklus

Abweichungen von der Normalität kann nur erkennen, wer mit dem Bild der Normalbefunde vertraut ist.

> **Es gibt kein anderes Organ im menschlichen Körper, in dem die Diagnose eines Normalbefunds auf so unterschiedlichen Ultraschallbildern basieren kann, wie bei Uterus und Ovar.**

Die ersten Schritte im gynäkologischen Ultraschall – die Einstellung des Uterus und die Darstellung des Endometriums – sind leicht erlernbar. Um die richtige Beurteilung zu erlernen, benötigt man aber lange und muss viele Frauen an unterschiedlichsten Zeitpunkten des Zyklus untersucht haben.

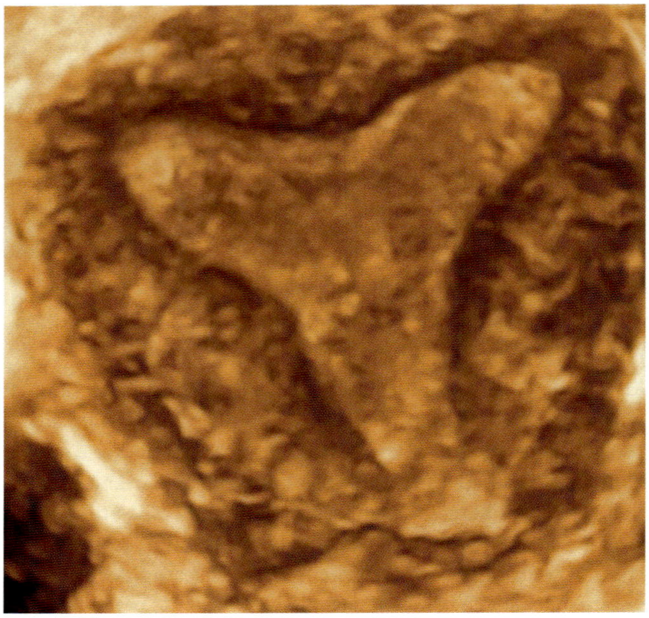

Abb. 34.5 Status menstrualis im 3D-Schall im Render-Modus

Im Lauf des Zyklus lässt sich das Ultraschallbild des Endometriums in **fünf deutlich unterschiedliche Phasen** klassifizieren:
1. **Während der Menstruation:** Meist sieht man ein unstrukturiertes Bild mit einem das Cavum uteri ausfüllenden Streifen mit Unterschieden der Echogenität, die neben echodens-weißen Bereichen auch echoarm-schwarze Areale haben (Abb. 34.4, Abb. 34.5)
2. **Frühe proliferative Phase (bis Tag 8):** Man sieht ein dünnes, echodenses, „strichförmiges" Endometrium (Abb. 34.6)
3. **Späte proliferative Phase (Tag 9–12):** Das Endometrium nimmt an Breite zu, das Bild wird differenziert und man kann drei Schichten erkennen. Dieser Befund wird im englischsprachigen Ultraschalljargon als „triple line" bezeichnet (Abb. 34.7)
4. **Periovulatorisch (Tag 12–15):** Der Randsaum in Richtung des Myometriums wird hyperechogen, das Zentrum wird hypoechogen, also dunkler (Abb. 34.8)
5. **Sekretorisch (Tag 16 bis Menstruation):** Das Endometrium wird zunehmend irregulär und insgesamt eher hyperechogen

34.4.2 Praktische Anwendung

Der Ultraschall des Uterus dient nach dem Ausschluss von Fehlbildungen und Myomen der Beantwortung der Frage: „Passt das Erscheinungsbild des Endometriums zum angegebenen Zykluszeitpunkt?"

Ein „dünnes" Endometrium von 5 mm und weniger nach dem 8. Zyklustag kommt nur unter Einnahme von oralen Antikonzeptiva und bei anovulatorischen Zyklen vor.

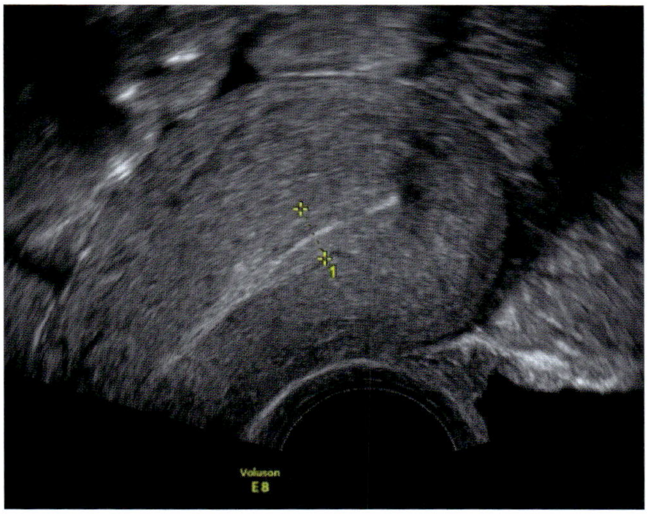

Abb. 34.6 5. Tag nach Ende der Regelblutung – die abgegriffene Strecke ist 7 mm lang. Ein Mittelecho ist vorhanden, aber noch kein „Triple-line-Bild". *Rechts unten im Bild* die Harnblase

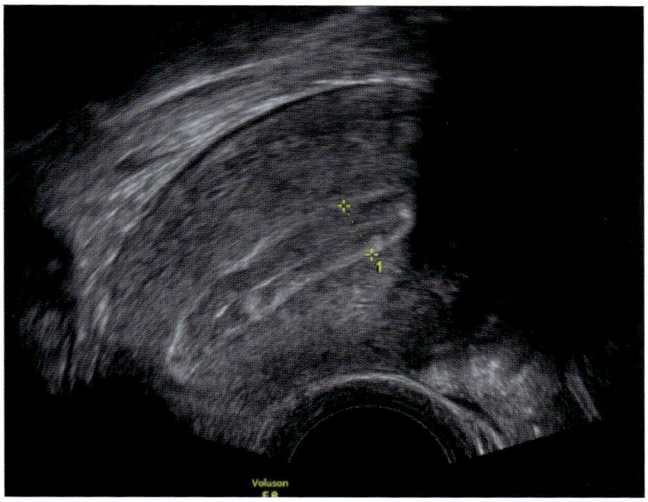

Abb. 34.7 Zyklusmitte im Spontanzyklus: die abgegriffene Strecke ist 8 mm lang. Die echodense Begrenzung am Rand des Cavum uteri und der ebenfalls echodense Streifen in der Mitte gibt gemeinsam das „Triple-line-Endometrium"

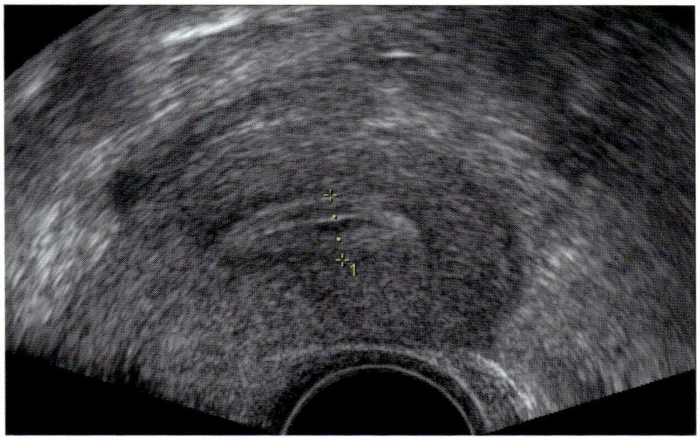

Abb. 34.8 2. Zyklushälfte im Spontanzyklus, postovulatorisches Bild. Das gerade noch erkennbare „Triple-line-Endometrium" wird zunehmend diffus

Im Hinblick auf eine erfolgreiche Nidation gilt: „Je dünner das Endometrium, desto aussichtsloser."

34.5 Dopplerultraschall des Uterus

Da mittlerweile nahezu alle Ultraschallgeräte mit Doppler-und Farbdopplerfunktion ausgerüstet sind, gewinnt die Anwendung dieser Technik auch im reproduktionsmedizinischen Ultraschall zunehmend Verbreitung. Relativ leicht zu finden ist die **Arteria uterina**, die in der ersten Zyklushälfte einen markante Einkerbung der Flusskurve, einen „Notch" zwischen dem hohen systolischen Peak und der sehr niedrigen Diastole zeigt (Abb. 34.9).

Wie schon aus der Schwangerenultraschalluntersuchung bekannt, weist dieses Flussmuster auf eine hohe Impedanz gegen den Flow hin, das heißt, die weiter stromabwärts gelegenen Gefäße sind eng gestellt.

Dies ändert sich in der **zweiten Zyklushälfte**: der Notch zwischen Systole und Diastole nimmt ab, ebenso der Pulsatilitäts- bzw. Resistance-Index (Sladkevicius et al. 1993, Jokubkiene et al. 2006).

Mit gut eingestelltem Farbdoppler oder Power-Doppler kann man auch die subendometrialen Spiralarterien darstellen, die im nahezu rechten Winkel auf die Endometriumschicht zulaufen und daher bei antevertiert-flektiertem Uterus in einer Linie mit den auf sie treffenden Schallwellen liegen, was die Bildgebung sehr eindrucksvoll macht (Abb. 34.10). Bei längs gestrecktem oder zurück gesunkenem Uterus entfallen diese günstigen Bedingungen. Das heißt aber nicht, dass so ein Uterus minderdurchblutet ist. Die weniger eindrucksvolle Darstellung im Doppler beruht rein auf den physikalischen Grundlagen des Bildaufbaus. Die Flussgeschwindigkeiten in den Spiralarterien sind deutlich niedriger, die Wellenformen von Systole zu Diastole variieren genau entsprechend dem in den Aa. uterinae beobachteten Muster im Zyklusverlauf.

Auf der Ebene des **Endometriums** besteht allerdings nicht eine Kontinuität mit stetiger Zunahme der Durchblutung im Verlauf des Zyklus – vom 1. bis zum 5. Tag des Zyklus hat die Vaskularisation ihren niedrigsten Stand. Die maximale Rezeptivität des Endometriums für die Implantation der Blastozyste setzt einen Zustand der relativen Hypoxie voraus (Jokubkiene et al. 2006).

Frauen mit reduzierter Fertilität weisen eine erhöhte Impedanz der uterinen Durchblutung auf, was bei erfolgreicher Konzeption mit assistierter Reproduktion eine mögliche Erklärung für die erhöhte Spontanabortrate bei diesem Kollektiv ist (Tinkanen et al. 1995).

Da weder bekannt ist, ab wann nach der Implantation eine gezielte Durchblutungsförderung des Uterus überhaupt zielführend wäre und auch bisher keine wirksamen durchblutungsfördernden Maßnahmen für den Uterus bekannt sind, hat sich die Dopplermessung zur Beurteilung der uterinen Durchblutung bisher in der klinischen Routine noch nicht durchgesetzt.

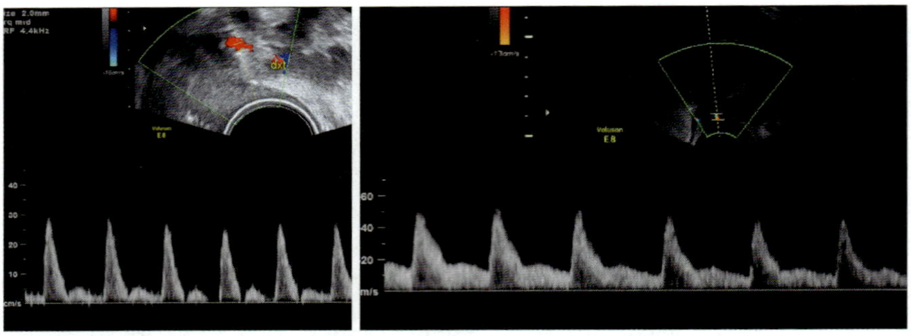

Abb. 34.9 Arteria uterina in der ersten (**a**) und gegen Ende der zweiten Zyklushälfte (**b**)

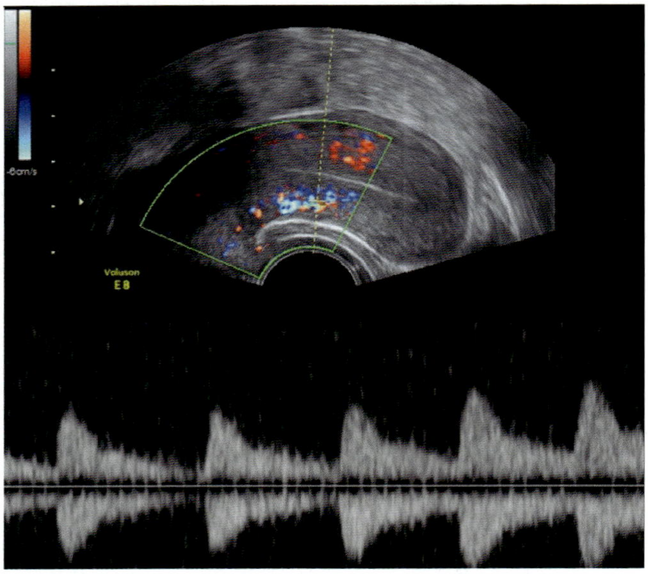

Abb. 34.10 Radial- und Spinalarterien um die Zyklusmitte

34.5.1 Veränderungen des Ovars während des Zyklus

Ähnlich wie das Endometrium macht das **Ovar** innerhalb weniger Tage enorme morphologische Veränderungen durch. Während die Patientin mit der Darstellung des Endometriums auf ihrem Mitschaumonitor relativ wenig anfangen kann, wirken die Ovarien, vor allem bei entsprechender Vergrößerung des Bildausschnitts, mit ihren runden schwarzen „Löchern" durchaus bedrohlich, vor allem, wenn im Zuge der Untersuchung das Wort „Zyste" fällt.

Der Mitschaumonitor ist aus dem gynäkologisch-geburtshilflichen Ultraschall heute nicht mehr wegzudenken, daher gehört die Mitbeteiligung der Patientin durch sachliche und nicht beunruhigende Erklärungen zur Ultraschalluntersuchung.

Der für den Anfänger, aber auch für den Erfahrenen schwierigste Schritt bei der Befundung der Ovarien, ist in erster Linie ihre Auffindung, die vor allem im unstimulierten, unmittelbar postmenstruellem Stadium nicht einfach ist. Die zweite Schwierigkeit ist die Seitenzuordnung, wenn man nach langer Suche nach dem Ovar, manchmal nach Drehen der Vaginalsonde nicht mehr weiß, ob das gefundene Organ im Bild nun der rechten oder der linken Seite zugeordnet werden soll. Hier hilft die Palpation von der Bauchdecke mit der zweiten Hand, vor allem auch, um zu verhindern, dass dasselbe Ovar zweimal ins Bild gebracht und einmal als das linke, einmal als das rechte angesprochen und vermessen wird. Ist das Ovar einmal im Bild, so muss, ebenso wie beim Endometrium, festgestellt werden, ob das Erscheinungsbild zum angegebenen Zykluszeitpunkt passt. Auch hier behilft man sich mit der **Kategorisierung des Zyklus fünf deutlich unterschiedliche Phasen des sonografischen Ovarbefunds**:

1. **Regenerative Phase/ausklingende Regel:** In dieser Phase sieht man im Vaginalultraschall einige wenige, unter 10 mm große Follikel. Die nicht dominanten Follikel werden während des gesamten Zyklus dieses Erscheinungsbild beibehalten (Pache et al. 1990) (Abb. 34.11).
2. **Proliferative Phase:** Um den 8. Zyklustag wachsen meist vier bis sechs Follikel heran und man kann das Ovar, in dem der dominante Follikel wächst, im Ultraschall erkennen. Dieser wächst unter Einfluss von FSH ca.1 bis 2 mm pro Tag.
3. **Ovulatorisch (Tag 13–14):** der dominante Leitfollikel hat zum Zeitpunkt des LH-Peak einen Durchmesser von 15–22 mm (Abb. 34.12).
4. **Früh sekretorische Phase (nach dem 15. Tag):** Nach der Ovulation ist der der dominante Follikel zunächst in sich zusammengefallen und hat sich in ein Corpus luteum umgewandelt. Dieses ist im Durchmesser etwas kleiner, als es zuvor der dominante Follikel war, häufig sieht man durch Einblutung ins Lumen echodense Schlieren, im Farbdoppler weist das Corpus luteum eine deutliche Vaskularisierung auf (Abb. 34.13).
5. **Spät sekretorische/prämenstruelle Phase:** Diese ist geprägt durch die langsame Involution des Corpus luteum – es wird kleiner und vom Aspekt her weniger echoarm (Abb. 34.14).

Das **Corpus luteum** kann ab der Zyklusmitte eine große Variabilität an Erscheinungsbildern liefern, vor allem wenn es im Zuge der Ovulation zu einer Einblutung in das Corpus luteum kommt. Dies ist häufig mit plötzlich auftretenden Schmerzen in der Mitte des Zyklus verbunden, die wiederum oft zu Besuchen in Notaufnahmen, in die Bildgebung durch mit dem Ovar wenig vertrautem Personal durchgeführt wird.

Das typische Erscheinungsbild des eingebluteten Corpus luteum sind ein Nebeneinander netzförmiger Binnenechos und kompakter Gerinnsel, im Farbdoppler sind diese Strukturen innerhalb des Ovars nicht vaskularisiert (Abb. 34.15). Bei einer Nachfolgeuntersuchung ist die gesamte Struktur kleiner.

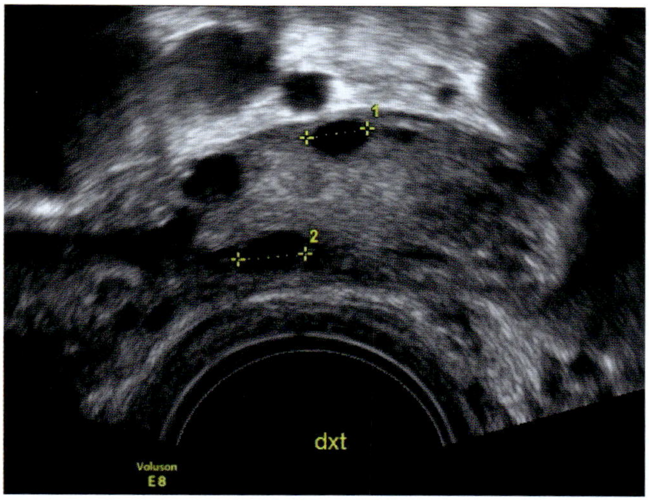

Abb. 34.11 Ovar am 4. Zyklustag. Die abgegriffenen Strecken sind 5 mm lang und zeigen frühe Follikel. Ein derartiges Bild bekommt oft voreilig die Diagnose „PCO", ist aber im Bereich der Normalität

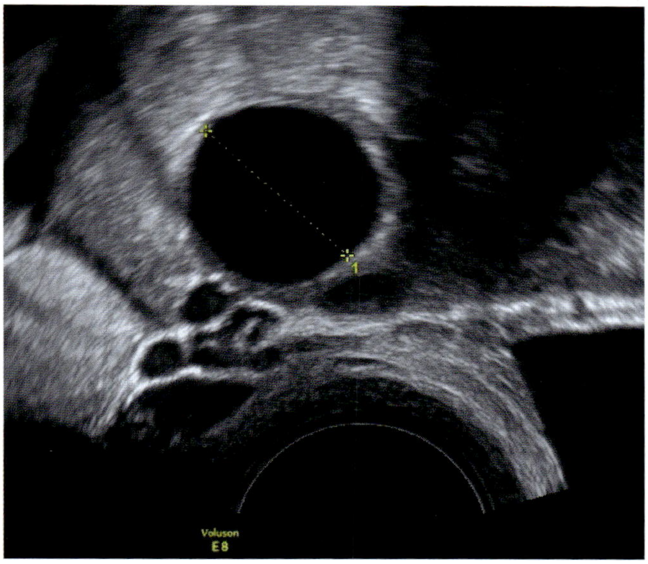

Abb. 34.12 10. Tag im Spontanzyklus. Die Follikelgröße beträgt nun 18 mm

Allerdings kann es auch zu einem „**follicular refilling**" kommen, wobei es nach der Ovulation durch Einblutung zu einem scheinbar größeren Follikel kommt, der im Erscheinungsbild einem luteinisierten nicht rupturierten Follikel entspricht (s. u.) (Dal et al. 2005).

Mithilfe der **3D-Methode und SonoAVC** kann die Software des Ultraschallgeräts alle sphärischen echoarmen Areale im Schwenkradius der Vaginalsonde volumetrisch erfassen. Nachdem dies bei richtiger Platzierung der Sonde meist die Follikel sind (und keine Venen und kein Anteil der Blase), bekommt man so für jedes Ovar eine Liste der einzelnen Follikel nach Größe geordnet. Diese Art der Messung ist genauer als die Messung von Follikeln mit den üblichen Kaliperpunkten im Ultraschall und findet vor allem in stimulierten Zyklen zunehmend Verbreitung (Raine-Fenning et al. 2008).

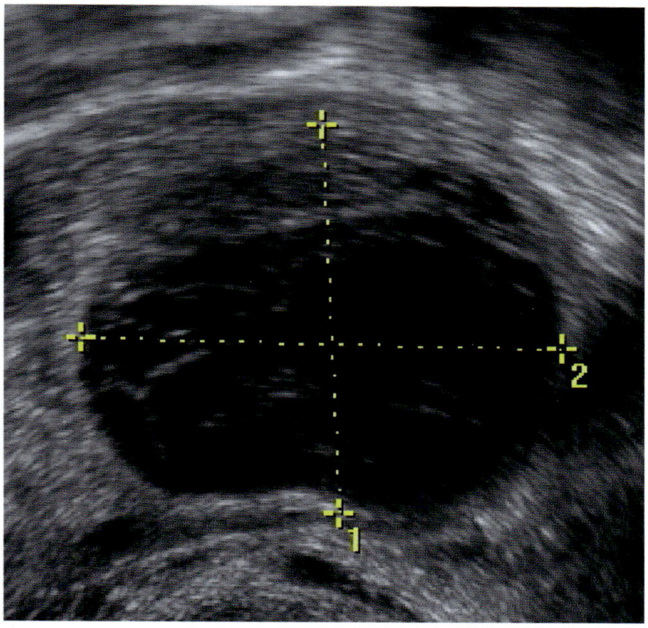

Abb. 34.13 Corpus luteum mit zarten Binnenechos

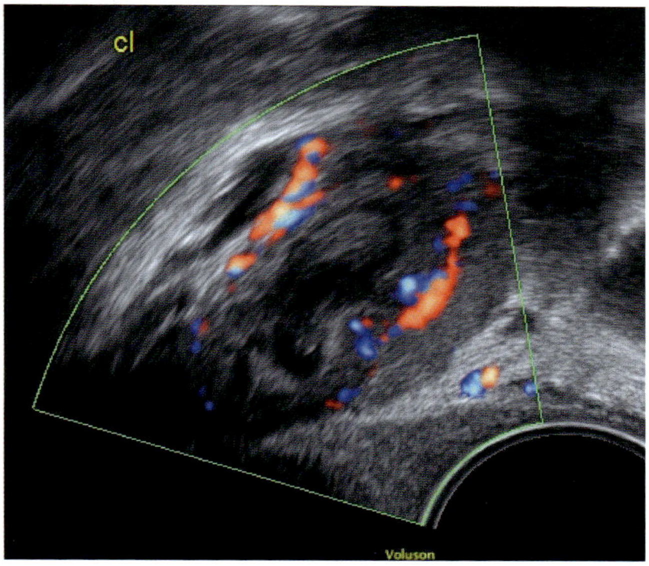

Abb. 34.14 Corpus luteum in der späten lutealen Phase: es wird zunehmend echodens und „fällt in sich zusammen". Gegenüber dem Rest des Ovars ist die Vaskularisierung, so wie hier im Farbdoppler dargestellt, immer noch verstärkt

34.6 Polyzystisches Ovarsyndrom und „PCO-like morphology"

Die Diagnose eines **polyzystischen Ovarsyndroms (PCO)** wird oft leichtfertig nach einer nur wenige Sekunden dauernden Betrachtung eines Ovars im Ultraschall gestellt und der Patientin mitgeteilt. Nach den seit 2003 etablierten „Rotterdam-Kriterien" der ESHRE trifft die PCO-Diagnose dann zu, wenn **2 der 3 Kriterien erfüllt** sind:

- Chronische Anovulation (Oligo- bzw. Amenorrhö)
- Klinischer und/oder laborchemischer Hyperandrogenismus
- Polyzystische Ovarien im Ultraschall

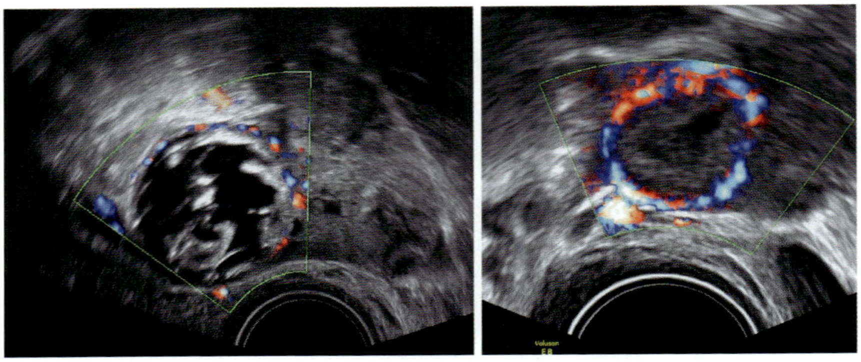

Abb. 34.15 Corpus luteum mit großteils zystischem (*links*) und großteils solidem Inhalt (*rechts*) und dem „ring of fire" im Farbdoppler

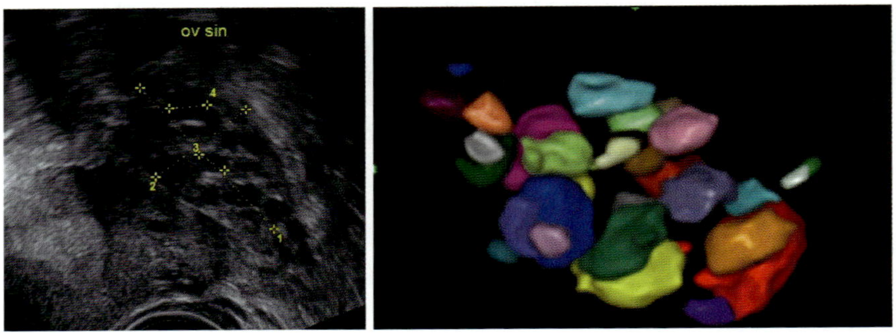

Abb. 34.16 Das linke Ovar derselben 15-jährigen Patientin mit PCO-ähnlicher Morphologie: *links* im konventionellen B-Bild, *rechts* mit der SONO-AVC-Technik

Das polyzystische Ovar im Ultraschall ist im Gesamtvolumen größer (Volumen 10 cm^3) und zeigt eine deutlich erhöhte Zahl von kleinen antralen Follikeln. Je jünger die Frau ist, umso häufiger wird dieser Befund dokumentiert (Abb. 34.16).

Eine Frau mit regelmäßigem Zyklus und ohne Hyperandrogenämie hat auch kein PCO-Syndrom, selbst wenn die Ovarien eine dem PCO-ähnliche Morphologie aufweisen. Für diese Frauen wurde der Terminus **PCOM** („PCO-like morphology") vorgeschlagen (Villarroel et al. 2011). Viele Arbeitsgruppen meinen aber, dass es höchste Zeit wäre, die Rotterdam-Kriterien zu revidieren und vor allem die Ultraschallkriterien strenger zu gestalten und zu handhaben (Kristensen et al. 2010, Duijkers u. Klipping 2010).

Während diese akademische Debatte zu den Einschlusskriterien mehr den Bereich der gynäkologischen Endokrinologie betreffen mag, haben Ovarien mit dem Bild eines PCO für die Reproduktionsmedizin aber ganz entscheidende Bedeutung: sie neigen im stimulierten Zyklus auffallend leicht zur Entwicklung eines **ovariellen Hyperstimulationssyndroms** (OHSS).

34.7 Dopplerultraschall des Ovars

Bei der Beurteilung des Ovars in der perikonzeptionellen Phase und der Frühschwangerschaft kann der Dopplerultraschall sehr hilfreich sein. Mit der Ovulation tritt eine Steigerung der Durchblutung des dominanten Ovars ein, die „luteale Konversion" (Merce et al. 1992). Der Grad der Vaskularisation des Corpus luteum und das Volumen des Corpus luteum sind signifikant mit dem Progesteronspiegel korreliert (Miyazaki et al. 1998). Die Zellen des Corpus luteum brauchen deutlich erhöhte Vaskularisierung, um das Cholesterin zur Synthese des Progesterons zu bekommen, welches für den Erhalt der Schwangerschaft wichtig ist.

Tritt eine Schwangerschaft ein, so bleibt die Durchblutung des Ovars bis zur 7 SSW auf dem Level der mittleren lutealen Phase und nimmt dann ab, das heißt, der mit Doppler messbare vaskuläre Widerstand nimmt zu (Tamura et al. 2008).

Die Vaskularisation des Ovars mit dem dominanten Follikel und damit dem Corpus luteum macht innerhalb weniger Wochen zunächst einen eindrucksvollen Wachstumsprozess durch – die luteale Konversion bei der Ovulation –, der dann von einem langsamen Rückbauprozess abgelöst wird, der luteo-plazentaren Verschiebung („luteo-placentare shift") ab der 6. SSW, im Zuge derer die Progesteronproduktion vom Corpus luteum auf die sich entwickelnde Plazenta übergeht (Jervälä et al. 2008).

34.8 Luteinisierter, nicht rupturierter Follikel (LUF)

Nach dem LH-Peak und der Ovulation sollten die **präovulatorischen Follikel** schrumpfen und langsam verschwinden. Kommt es zu keiner Ovulation, kann der Follikel weiterwachsen und bis zu 35 mm im Durchmesser groß werden. Der Follikel „vergisst" gleichermaßen den Eisprung und bleibt einfach bestehen, die mit dem Dopplerultraschall messbare Durchblutung bleibt konstant, die für die „luteale Konversion" erforderliche Angiogenese findet nicht statt. Gleichzeitig ändert sich das Innere des Follikels von homogen-echoarm in ein variables Bild mit echodensen Punkten (Abb. 34.17).

Der Gestagenspiegel im Serum steigt an, die Körpertemperatur ebenso. Der nicht rupturierte Follikel kann persistieren und auch in den nächsten Zyklus hinein fortbestehen (Qublan et al. 2006).

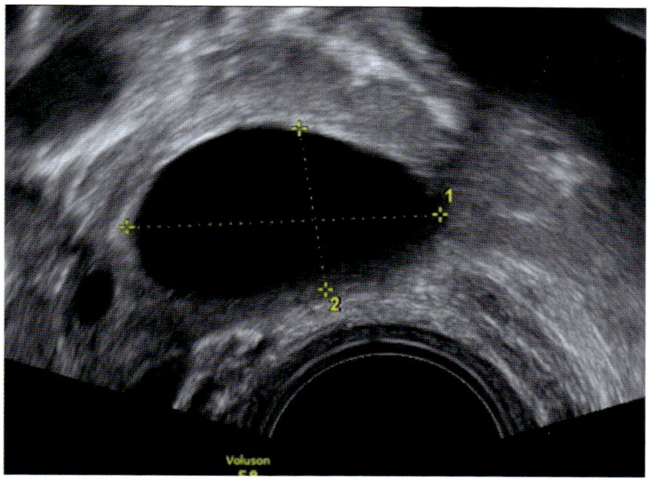

Abb. 34.17 Ein über zwei Zyklen im Aspekt konstant gebliebener, luteinisierter, nicht rupturierter Follikel LUF. Die abgegriffenen Strecken sind 26×15 mm lang

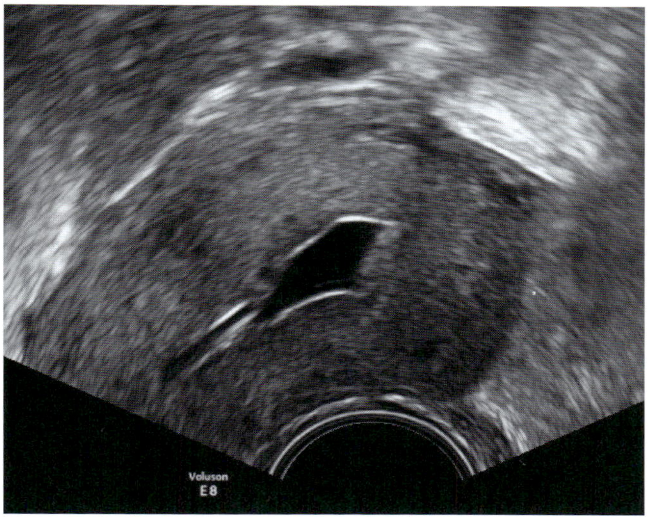

Abb. 34.18 Hysterokontrastsonografie mit NaCl: Füllung des Cavum uteri. Im Bereich der Zervix ist der Katheter, durch den das Kontrastmittel eingebracht wird, gut erkennbar

Die häufig einer meist unnötigen Operation zugeführten „Ultraschallzysten" sind nichts anderes als luteinisierte, nicht rupturierte Follikel.

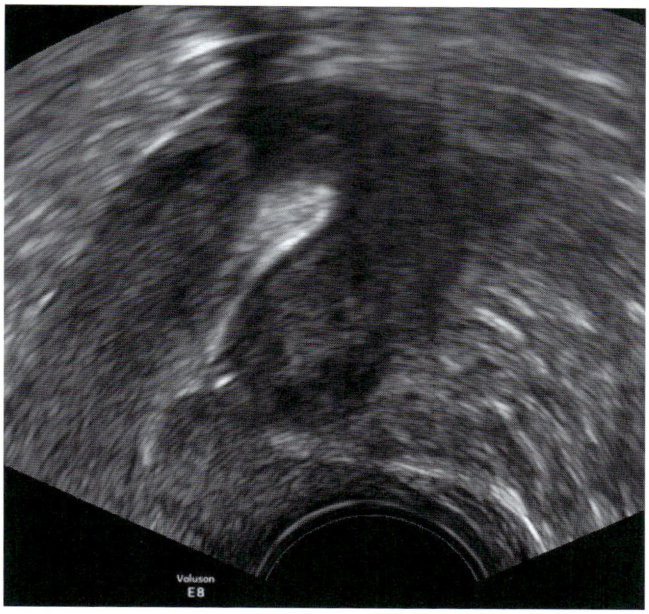

Abb. 34.19 Hysterokontrastsonografie mit dem Kontrastmittel Sonovue. Im Bereich einer alten Sectionarbe ist eine Eindellung in Richtung Uterusvorderwand erkennbar

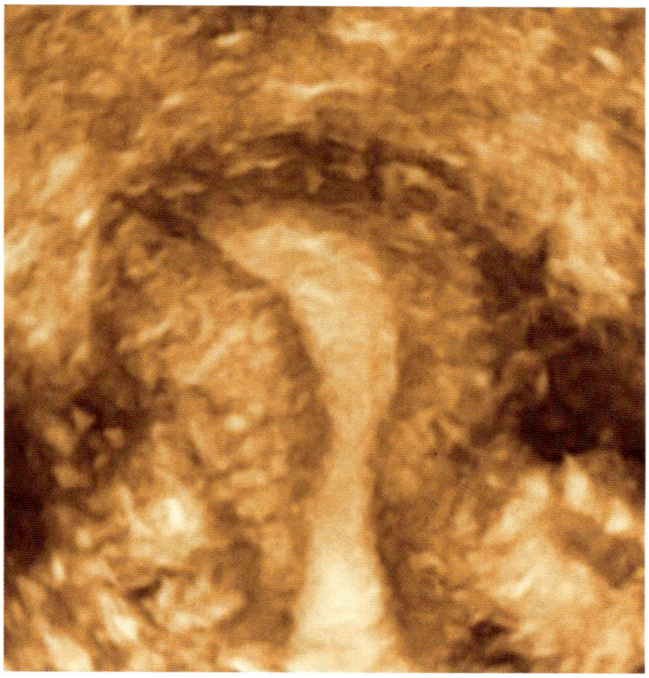

Abb. 34.20 Hysterokontrastsonografie mit Kontrastmittel Sonovue im 3D-Schall: das Kontrastmittel fließt nur zu einer Seite (*im Bild links*) ab

34.9 Hysterokontrastsonografie (HyCoSo)

Die Feststellung, ob die Eileiter durchgängig sind oder nicht, sollte am Beginn einer jeden Abklärung bei Kinderwunsch stehen. Die Einschränkung auf Patientinnen, bei denen man einen so genannten „Tubenfaktor" annimmt (Adnexitiden, operative Eingriffe an Uterus und Adnexen in der Anamnese), ist bei der Einfachheit der Ultraschallkontrastmitteldarstellung heute nicht mehr gerechtfertigt.

Zwischen dem 8. und 13. Zyklustag wird bei über ein Entenschnabelspekulum eingestellter Zervix ein Ballonkatheter intrauterin an den inneren MM gelegt, das Spekulum entfernt, die Vaginalsonde eingebracht und Flüssigkeit langsam instilliert. Gute Erfahrungen wurden auch mit Inseminationskathetern gemacht, da diese weniger biegsam sind als die meisten Ballonkatheter. Meist wird zunächst eine NaCl-Lösung instilliert, mit deren Hilfe man die Uteruswand auf auffällige Polypen und Myome inspizieren kann (Hydrosonografie) (Abb. 34.18).

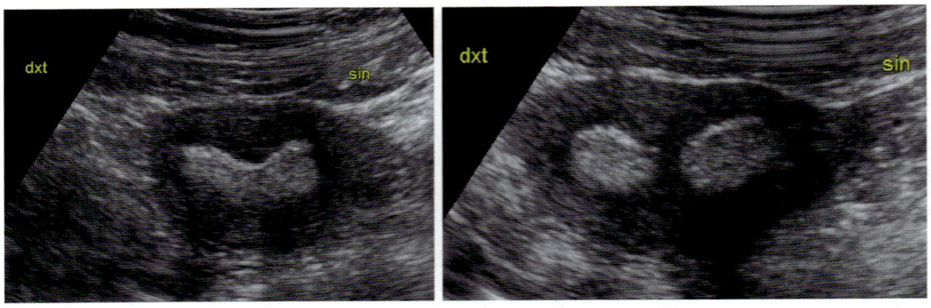

Abb. 34.21 Hysterokontrastsonografie mit Ultraschallkontrolle von abdominal: ein leichtes Kippen des Schallkopfes nach kranial zeigt bei einem Uterus arcuatus das Kontrastmittel, als wären es zwei völlig getrennte Hörner. Die Rückwärtsbewegung zeigt, dass es sich lediglich um die für einen Uterus arcuatus typische „Delle" im Fundus uteri handelt

Im Anschluss daran wird ein **Ultraschallkontrastmittel** über den Katheter eingebracht, die Tubenwinkel sukzessive ins Bild gebracht und der Durchgang des Kontrastmittels durch die Tubenwinkel beobachtet (Abb. 34.19). Es ist selten möglich, den gesamten Verlauf der Tube in ein Bild zu bringen, die Ultraschallsonde muss daher während dieses Untersuchungsschritts leicht verschoben werden. Ein Aufblähen der Tube und ein mehr als 10 Sekunden dauerndes Verbleiben des Kontrastmittels in einer Höhe nahe dem Tubenabgang, spricht für das Vorliegen einer **Sactosalpinx**. Vereinzelt lässt sich auch das Herausfließen des Kontrastmittels aus dem Fimbrientrichter beobachten („**free spill**"). Lässt sich das Durchfließen des Kontrastmittels durch die Tube für einige Sekunden beobachten und sich keine Sactosalpinx darstellen, so kann mit Durchgängigkeit der Tube gerechnet werden, auch wenn man den Abfluss des Kontrastmittels in den Douglas'schen Raum nicht sieht (Ayida et al. 1996).

Tipp

Bei für die intravenöse Anwendung zugelassenen Kontrastmitteln aus der Echokardiografie, wie z. B. Sonovue, ist auf eine entsprechende Verdünnung zu achten (1:7 gegenüber der iv-Konzentration), da sonst das extrem echodense, konzentrierte Kontrastmittel zu einer Schallauslöschung des gesamten Bereichs distal des durchspülten Raumes führt.

Anschließend kann mittels Vaginalsonde der Flüssigkeitsübertritt ins Cavum uteri, den intramuralen und isthmischen Tubenanteil, die Tubenpassage und der Flüssigkeitsübertritt in die Bauchhöhle beobachtet werden.

Vielversprechend ist auch die Anwendung des 3D-Ultraschalls und des Farbdoppler bei der Durchführung der HyCoSo-Untersuchung (Abb. 34.20; Abb. 34.21) (Sladkevicius et al. 2000).

Gegenüber der seinerzeit als Goldstandard eingeschätzten **laparoskopischen Tubendurchgängigkeitsprüfung** und der inzwischen verlassenen Hysterosalpingografie mit Röntgenstrahlen hat die sonografische Diagnostik mit Flüssigkeit durchaus Vorteile (keine Narkose, risikoarm, ambulant durchführbar) und zeigt ähnliche Ergebnisse wie die Laparoskopie (Pavone et al. 2011).

34.10 Flüssigkeit im Cavum uteri – Serometra

Ein echoarm-schwarzer Streifen, der sich durch das Cavum uteri in Richtung Zervix zieht, ist zunächst ein auffallender Befund, der bei der Frau im fertilen Alter physiologisch nur selten vorkommt, manchmal bei beginnender Regelblutung. Häufiger und durchaus im Rahmen der Wirkungsweise sieht man solche Serometra-Flüssigkeit, wenn orale Kontrazeptiva im Langzyklus genommen werden. Hierbei genügt es, die Patientin darüber aufzuklären, dass in den nächsten Tagen Kontaktblutungen und Spotting zu erwarten sind.

Wesentlich wichtiger beim Befund einer Serometra – prä-, peri und postmenopausal – ist es, statt auf die Serometra sehr genau auf das umgebende **Endometrium** zu schauen: Steve Goldstein formulierte es schon vor fast 20 Jahren treffend: „look at the doghnut rather than the hole" (Goldstein 1994).

Ein schmaler Endometriumstreifen um die Flüssigkeitsansammlung ist mit hoher Wahrscheinlichkeit harmlos. Eine dicke, irreguläre Endometriumschicht um die Serometra sollte einer Abklärung zugeführt werden (Van den Bosch et al. 2007).

Die Abklärung dient in erster Linie dem Ausschluss eines Karzinoms. Sie kann vereinzelt auch zur Entdeckung von Raritäten, wie einer endometrialen Manifestation einer Sarkoidose, führen (Romer et al. 2001).

34.11 Ultraschall des Stimulationszyklus für assistierte Reproduktion (IVF/ICSI)

Im Stimulationszyklus ist das mittlere Follikelwachstum rascher (1,7 mm/Tag) als im natürlichen Zyklus (1,4 mm/Tag). Das Intervall von der Selektion des dominanten Follikels bis zur Ovulation beträgt im stimulierten Zyklus daher ca. 5 Tage, im natürlichen Zyklus dagegen 7 Tage (Baerwald et al. 2009).

Der Großteil der Follikelmessungen in der Reproduktionsmedizin wird nach wie vor mit 2D-Ultraschall und dem Abgreifen von zwei, vielfach aber auch nur einer Messstrecke durchgeführt. Mittels neuer **3D-Techniken**, wie **SonoAVC**, ist eine automatische Messung des Follikelvolumens in 3 Diametern, die eine sphärische Form berechnen, möglich, wodurch die höchste Genauigkeit in der Follikel-Volumen-Messung erreicht werden kann (Raine-Fenning 2008). In kleineren Serien hat dies zu einer **Verbesserung der Fertilisierungsraten** geführt. Diese Technik sollte in der Zukunft weitere Verbreitung finden (Murtinger et al. 2009).

Seit Jahren ist umstritten, ob im Rahmen des Stimulationsmonitorings zusätzlich zum Ultraschall **Östradiolbestimmun-**

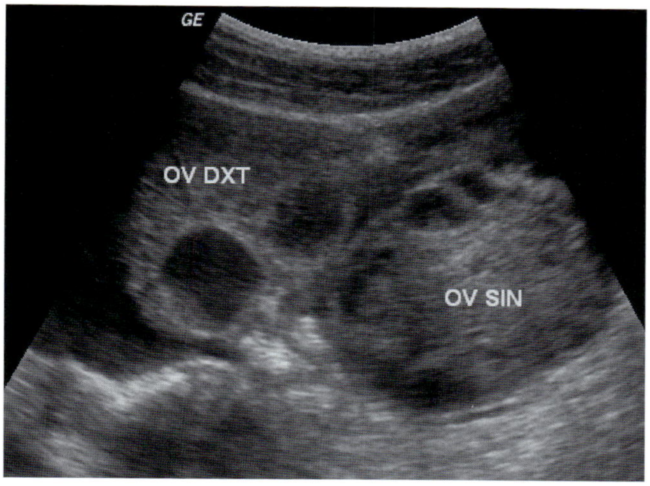

Abb. 34.22 „Kissing ovaries", die Ovarien berühren sich, ein erstes Hinweiszeichen auf OHSS

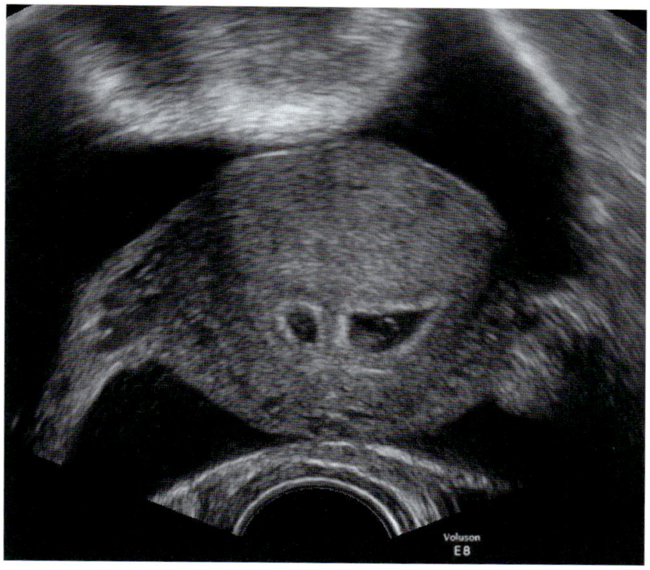

Abb. 34.23 OHSS bei einer frühen Zwillingsschwangerschaft. Echoarme Flüssigkeit vor und hinter dem Uterus erkennbar

gen durchgeführt werden müssen. Kritiker meinen, dass dies bei „normal" Responderinnen nur selten zu Änderungen des Zeitpunktes der HCG-Auslösung führt und weder die Schwangerschaftsrate noch das OHSS-Risiko beeinflusst wird (Lass 2003). Bis zum Erscheinen größerer Studien empfiehlt ein Cochrane Review allerdings die Östradiolbestimmung als „good clinical practice" (Kwan et al. 2008).

34.12 Gezielte Follikelpunktion mittels Ultraschall

Seit Anfang der 1980iger Jahre hat sich die gezielte Follikelpunktion mittels Ultraschall gegenüber der bis dahin praktizierten **laparoskopischen Eizellentnahme** als relativ einfache und billige Methode mit geringen Risiken durchgesetzt.

Die Vorteile der transvaginalen Punktion gegenüber der Laparoskopie und transabdominaler oder transurethaler Punktion bestehen darin, dass die Ovarien gut erreichbar und die Distanz zwischen Schallkopf und Follikel gering ist. Daneben reicht auch eine Analgosedierung, was die Allgemeinnarkose zur Ausnahme macht. Komplikationsraten und personeller Aufwand sind niedrig (Gembruch et al. 1988).

Die **ultraschallgesteuerte transabominale Follikelpunktion** stellt in seltenen Fällen, in denen die Ovarien schwierig darstellbar oder erreichbar, sind eine Alternative dar. Bis auf eine etwas niedrigere Eizellzahl sind damit auch keine Unterschiede der Fertilisierungsrate, Embryonenzahl und -qualität oder der Schwangerschaftsrate zu erwarten (Barton et al. 2011).

Auch ob man ein- oder zweilumige Punktionsnadeln verwendet, macht keinen Unterschied in der Zahl der gewonnenen Eizellen. Ob man durch Spülung der Follikel mehr Eizellen aspirieren kann, wird unterschiedlich beurteilt. Während manche Gruppen keine Zunahme der Eizellzahl feststellten, fanden andere Autoren, dass die optimale Eizellmenge mit 4 Spülungen zu gewinnen ist (Bagtharia u. Haloob 2005).

Insgesamt treten Komplikationen bei der Follikelpunktion, wie intra-vaginale und -abdominelle Blutungen, Blutungen aus den Ovarien und Ovar-Torquierungen, bei deren Vermeidung oder Erkennung der Ultraschall Bedeutung hat, selten auf (Ludwig et al. 2006).

34.13 Ultraschall beim ovariellen Hyperstimulationssyndrom

Unerlässlich ist der Abdominalschall bei der Betreuung der Patientin mit ovariellen Hyperstimulationssyndrom (**OHSS**) (Kwan et al. 2008). Recht häufig liegen die überstimulierten Ovarien außerhalb des Radius der hochfrequenten Vaginalsonde, sodass ihre Lage, Größe, Perfusion und eventuelle Torsion nur mit dem **Abdominalultraschall** durchgeführt werden kann. Auch die Quantifizierung von Aszites bei OHSS ist nur mit der Abdominalsonde möglich (Abb. 34.22–34.26).

Hierbei empfiehlt sich eine gewisse **Systematik**, da bei OHSS meist über mehrere Tage hintereinander gemessen werden muss. Neben der Option, das Abdomen in vier Quadranten einzuteilen und in jedem Quadranten den flüssigkeitsgefüllten Abstand zwischen Bauchdecke und Darm zu notieren, besteht die Möglichkeit, den Schallkopf im rechten Oberbauch so einzustellen, dass man den Unterrand der Leber und die rechte Niere sieht: Eine Serie von Messungen an dieser Stelle gibt die verlässlichste Information, ob ein OHSS-Aszites zunimmt, konstant bleibt oder abnimmt.

Bei massiven abdominellen Druckbeschwerden, Schmerzen, eingeschränkter Lungenfunktion und hämodynamischen Veränderungen besteht die Möglichkeit der **Entlastungspunktion** transabominal oder transvaginal unter entsprechender Ultraschallkontrolle. In schweren Fällen ist es möglich, dass diese Prozedur alle 1 bis 2 Tage wiederholt werden muss, wobei es keinen Konsens bezüglich der optimalen abzusaugenden Menge gibt. Nach dem klinischen Bild könnten aber durchaus auch 2–3 l Aszites abgesaugt werden.

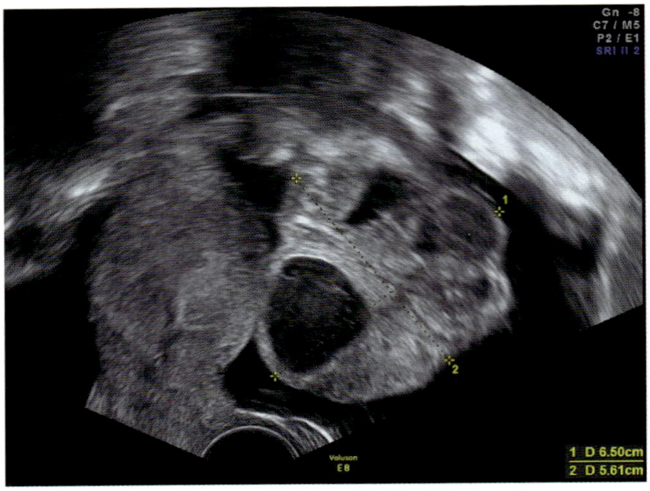

Abb. 34.24 Dem Uterus breitflächig anliegendes Ovar bei OHSS und freie Flüssigkeit im kleinen Becken

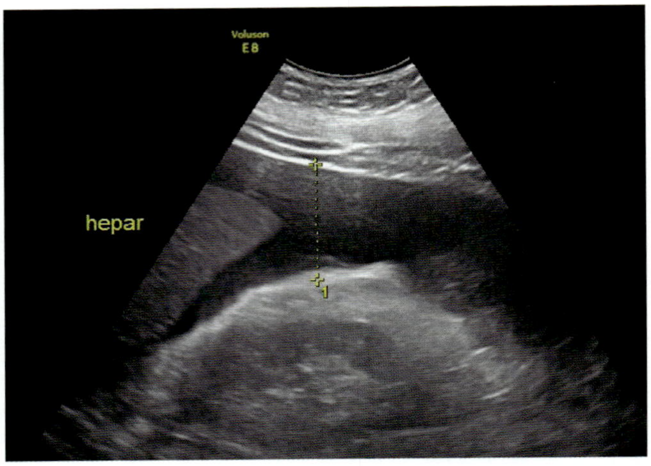

Abb. 34.25 Abdominalschall im rechten Oberbauch zur Verlaufskontrolle der Aszitesmenge bei OHSS

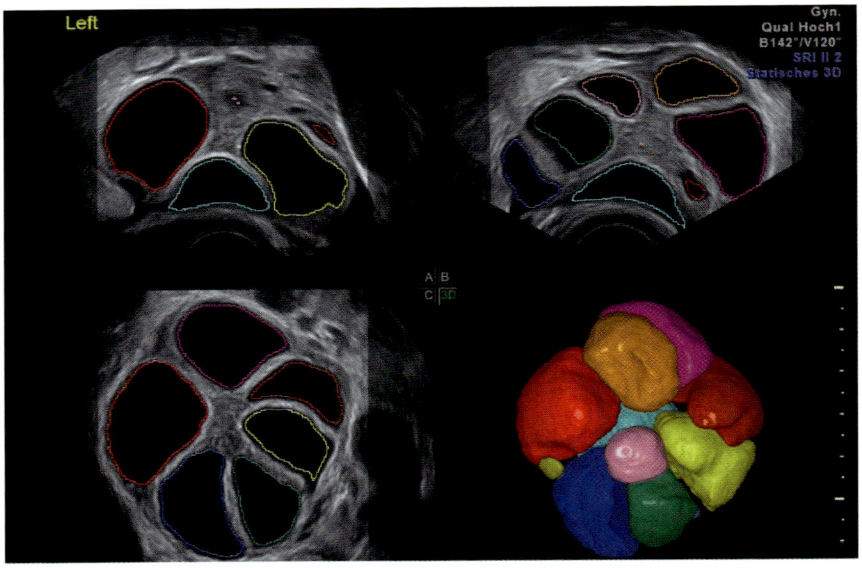

Abb. 34.26 Überstimuliertes Ovar – Darstellung im Sono-AVC-Modus

Auch ein **Hydrothorax** kann in diesem Zusammenhang auftreten und vor allem bei beidseitigem Auftreten und Atembeschwerden eine Pleurapunktion notwendig machen (Practice Committee of the American Society for Reproductive Medicine 2008).

34.14 Embryotransfer

Hierbei wird der Transfer des oder der Embryonen, der immer über die Scheide transzervikal erfolgt, mittels eines abdominalen Ultraschalls überwacht. Somit kann ein Kontakt mit dem Fundus uteri verhindert und eine optimale Positionierung der Embryonen durch Darstellbarkeit der Luftblasen vor und hinter dem Embryo erreicht werden.

Nachteile sind die Notwendigkeit einer zweiten Person für die transabdominale Ultraschallkontrolle und die Verlängerung der Embyrotransferzeit. Dass dazu eine gefüllte Harnblase erforderlich ist, wird von manchen Patientinnen ebenfalls als unangenehm empfunden. Andererseits kann durch die gefüllte Harnblase auch ein flacherer Winkel des zerviko-uterinen Überganges, vor allem bei stark anteflektiertem Uterus erreicht werden.

Tipp

Zum Embryonentransfer sollten echogene Katheter, die sonografisch auch ohne Bewegung gut darstellbar sein sollten und dadurch Traumen am Endometrium verhindern helfen, verwendet werden (Mains u. Van Voorhis 2010).

Prinzipiell ist es auch möglich, den Embryotransfer unter transvaginaler Ultraschallkontrolle ähnlich einer HyCoSo durchzuführen. Beim Vergleich von abdominaler und vaginaler Ultraschallkontrolle sind die Unterschiede in Schwangerschaftsraten je nach Studie zwar unterschiedlich, aber insgesamt gering. Ausschlaggebend dürfte die intraabdominale Lage des Uterus sein: ein retrovertiert-flektierter Uterus ist für den transvaginalen Zugang besser geeignet als der transabdominale, der wieder bei stark antevertiert-flektiertem Uterus günstiger ist. Dabei führt die gefüllte Harnblase zur Verbesserung des zerviko-uterinen Winkels (Porat et al. 2010).

34.15 Zusammenfassung und Ausblick

Der Ultraschall ist die dominierende Technik bei Abklärung, Diagnostik und Behandlung der Kinderwunschpatientin. Mit Ausnahme der psychologischen Beratung gibt es keine Station auf dem Weg vom Kinderwunsch zum Wunschkind, in dem nicht der Ultraschall von entscheidender Bedeutung ist.

Auch die **Qualität des Ultraschalls** muss stimmen – die vielerorts noch dominierende chaotische Autodidaktik, die mit der diagonalen Messung des größten Follikels und des Endometriums glaubt, ihr Bestes getan zu haben, muss durch differenzierten Einsatz des Ultraschalls abgelöst werden. Eine strukturierte Ausbildung führt zu einem strukturierten Ablauf der jeweils angepassten Untersuchung und unter Nutzung der passenden Presets und von Techniken wie Doppler, 3D- und Sono-AVC. Auch bei der **Dokumentation des Ultraschalls** sind die Zeiten der hastigen Skizze in der Karteikarte und des angehefteten Polaroidbildes endgültig vorbei. Digitale Bilddokumentation und der Fragestellung angepasste digitale Textdokumentation sind allein schon aus Haftungsgründen – wenn Befunde und die aus ihnen gezogenen Konsequenzen angezweifelt werden – unerlässlich.

Ein besonderer Vorteil der neuen Ultraschalldokumentationssoftware besteht darin, dass dann, wenn die Behandlung erfolgreich ist und es zu einer Schwangerschaft kommt, prä- und perikonzeptionelle Abmessungen und Bilder direkt in die Dokumentation der Schwangerschaft überleiten.

Der Schwangerenultraschall – und hier vor allem der Ersttrimesterschall – hat im letzten Jahrzehnt einen enormen Qualitätssprung in Ausbildung und Dokumentation gemacht. Einen ähnlichen Qualitätssprung muss auch der Ultraschall in der Reproduktionsmedizin machen.

Literatur

Ayida G, Harris P, Kennedy S, Seif M, Barlow D, Chamberlain P (1996) Hysterosalpingo-contrast sonography (HyCoSy) using Echovist-200 in the outpatient investigation of infertility patients. Br J Radiol 69:910–913

Baerwald AR, Walker RA, Pierson RA (2009) Growth rates of ovarian follicles during natural menstrual cycles, oral contraception cycles, and ovarian stimulation cycles. Fertil Steril 91:440–449

Bagtharia S, Haloob AR (2005) Is there a benefit from routine follicular flushing for oocyte retrieval? J Obstet Gynaecol 25:374–376

Barton SE, Politch JA, Benson CB, Ginsburg ES, Gargiulo AR (2011) Transabdominal follicular aspiration for oocyte retrieval in patients with ovaries inaccessible by transvaginal ultrasound. Fertil Steril 95:1773–1776

Choi DH, Kwon H, Kim YS, Kim JH (2009) Intramural pregnancy associated with adenomyosis after in vitro fertilization and embryo transfer: a case report. J Reprod Med 54:255–258

Dal J, Vural B, Caliskan E, Ozkan S, Yucesoy I (2005) Power Doppler ultrasound studies of ovarian, uterine, and endometrial blood flow in regularly menstruating women with respect to luteal phase defects. Fertil Steril 84:224–227

Duijkers IJ, Klipping C (2010) Polycystic ovaries, as defined by the 2003 Rotterdam consensus criteria, are found to be very common in young healthy women. Gynecol Endocrinol 26:152–160

Exacoustos C, Brienza L, Di GA, Szabolcs B, Romanini ME, Zupi E, Arduini D (2011) Adenomyosis: three-dimensional sonographic findings of the junctional zone and correlation with histology. Ultrasound Obstet Gynecol 37:471–479

Exacoustos C, Zupi E, Szabolcs B, Amoroso C, Di GA, Romanini ME, Arduini D (2009) Contrast-tuned imaging and second-generation contrast agent SonoVue: a new ultrasound approach to evaluation of tubal patency. J Minim Invasive Gynecol 16:437–444

Gembruch U, Diedrich K, Welker B, Wahode J, van der Ven H, Al-Hasani S, Krebs D (1988) Transvaginal sonographically guided oocyte retrieval for in-vitro fertilization. Hum Reprod 3(Suppl 2):59–63

Goldstein SR (2007) Postmenopausal endometrial fluid collections revisited: look at the doughnut rather than the hole. Obstet Gynecol 83:738–740

Hrehorcak M, Nargund G (2011) „One Stop" fertility assessment using advanced ultrasound technology, Facts, Views and Visions. ObGyn 3:8–14

Jervälä IY, Ruokonen A, Tekay A (2008) Effect of rising hCG levels on the human corpus luteum during early pregnancy. Hum Reprod 23:2775–2781

Jokubkiene L, Sladkevicius P, Rovas L, Valentin L (2006) Assessment of changes in endometrial and subendometrial volume and vascularity during the normal menstrual cycle using three-dimensional power Doppler ultrasound. Ultrasound Obstet Gynecol 27:672–679

Jurkovic D, Valentin L, Vyas S (2009) Gynecological Ultrasound in Clinical Practice – Ultrasound imaging in the management of gynaecological conditions. RCOG Press, London

Kelly SM, Sladkevicius P, Campbell S, Nargund G (2001) Investigation of the infertile couple: a one-stop ultrasound-based approach. Hum Reprod 16:2481–2484

Kristensen SL, Ramlau-Hansen CH, Ernst E, Olsen SF, Bonde JP, Vested A, Toft G (2010) A very large proportion of young Danish women have polycystic ovaries: is a revision of the Rotterdam criteria needed? Hum Reprod 25:3117–3122

Kwan I, Bhattacharya S, McNeil A, van Rumste MM (2008) Monitoring of stimulated cycles in assisted reproduction (IVF and ICSI), Cochrane. Database. Syst. Rev. CD005289

Lass A (2003) Monitoring of in vitro fertilization-embryo transfer cycles by ultrasound versus by ultrasound and hormonal levels: a prospective, multicenter, randomized study. Fertil Steril 80:80–85

Lieng M, Istre O, Qvigstad E (2010) Treatment of endometrial polyps: a systematic review. Acta Obstet Gynecol Scand 89:992–1002

Ludwig AK, Glawatz M, Griesinger G, Diedrich K, Ludwig M (2006) Perioperative and post-operative complications of transvaginal ultrasound-guided oocyte retrieval: prospective study of >1000 oocyte retrievals. Hum Reprod 21:3235–3240

Mains L, Van Voorhis BJ (2010) Optimizing the technique of embryo transfer. Fertil Steril 94:785–790

Merce LT, Garces D, Barco MJ, de la Fuente F (1992) Intraovarian Doppler velocimetry in ovulatory, dysovulatory and anovulatory cycles. Ultrasound Obstet Gynecol 2:197–202

Miyazaki T, Tanaka M, Miyakoshi K, Minegishi K, Kasai K, Yoshimura Y (1998) Power and colour Doppler ultrasonography for the evaluation of the vasculature of the human corpus luteum. Hum Reprod 13:2836–2841

Murtinger M, Aburumieh A, Rubner P, Eichel V, Zech MH, Zech NH (2009) Improved monitoring of ovarian stimulation using 3D transvaginal ultrasound plus automated volume count. Reprod Biomed Online 19:695–699

Pache TD, Wladimiroff JW, de Jong FH, Hop WC, Fauser BC (1990) Growth patterns of nondominant ovarian follicles during the normal menstrual cycle. Fertil Steril 54:638–642

Pavone ME, Hirshfeld-Cytron JE, Kazer RR (2011) The progressive simplification of the infertility evaluation. Obstet Gynecol Surv 66:31–41

Porat N, Boehnlein LM, Schouweiler CM, Kang J, Lindheim SR (2010) Interim analysis of a randomized clinical trial comparing abdominal versus transvaginal ultrasound-guided embryo transfer. J Obstet Gynaecol Res 36:384–392

Pritts EA, Parker WH, Olive DL (2009) Fibroids and infertility: an updated systematic review of the evidence. Fertil Steril 91:1215–1223

Qublan H, Amarin Z, Nawasreh M, Diab F, Malkawi S, Al-Ahmad N, Balawneh M (2006) Luteinized unruptured follicle syndrome: incidence and recurrence rate in infertile women with unexplained infertility undergoing intrauterine insemination. Hum Reprod 21:2110–2113

Raine-Fenning N, Jayaprakasan K, Clewes J, Joergner I, Bonaki SD, Chamberlain S, Devlin L, Priddle H, Johnson I (2008) SonoAVC: a novel method of automatic volume calculation. Ultrasound Obstet Gynecol 31:691–696

Roche M, Ibarrola M, Lamberto N, Larranaga C, Garcia MA (2008) Spontaneous hemoperitoneum in a twin pregnancy complicated by endometriosis. J Matern Fetal Neonatal Med 21:924–926

Romer Z, Schwesinger G, Foth D (2001) Endometrial sarcoidosis manifesting as recurrent serometra in a postmenopausal woman. Acta Obstet Gynecol Scand 80:482–483

Sladkevicius P, Ojha K, Campbell S, Nargund G (2000) Three-dimensional power Doppler imaging in the assessment of Fallopian tube patency. Ultrasound Obstet Gynecol 16:644–647

Sladkevicius P, Valentin L, Marsal K (1993) Blood flow velocity in the uterine and ovarian arteries during the normal menstrual cycle. Ultrasound Obstet Gynecol 3:199–208

Tamura H, Takasaki A, Taniguchi K, Matsuoka A, Shimamura K, Sugino N (2008) Changes in blood-flow impedance of the human corpus luteum throughout the luteal phase and during early pregnancy. Fertil Steril 90:2334–2339

The Practice Committee of the American Society for Reproductive Medicine (2008) Ovarian hyperstimulation syndrome. Fertil Steril 90:188–193

Tinkanen H, Kujansuu E, Laippala P (1995) The association between hormone levels and vascular resistance in uterine and ovarian arteries in spontaneous menstrual cycles – a Doppler ultrasound study. Acta Obstet Gynecol Scand 74:297–301

Van den Bosch T, Van SD, Domali E, Vergote I, Moerman P, Amant F, Timmerman D (2007) A thin and regular endometrium on ultrasound is very unlikely in patients with endometrial malignancy. Ultrasound Obstet Gynecol 29:674–679

Villarroel C, Merino PM, Lopez P, Eyzaguirre FC, Van VA, Iniguez G, Codner E (2011) Polycystic ovarian morphology in adolescents with regular menstrual cycles is associated with elevated anti-Mullerian hormone. Hum Reprod 26(10):2861–2868

Yanaihara A, Yorimitsu T, Motoyama H, Iwasaki S, Kawamura T (2008) Location of endometrial polyp and pregnancy rate in infertility patients. Fertil Steril 90:180–182

Mammasonografie

B.-J. Hackelöer, H.-H. Hille

U. Gembruch, K. Hecher, H. Steiner (Hrsg.), *Ultraschalldiagnostik in Geburtshilfe und Gynäkologie*,
DOI 10.1007/978-3-642-29633-8_35, © Springer-Verlag Berlin Heidelberg 2013

Tab. 35.2 „Barmbek-Score" zur Dignitätseinschätzung von Herdbefunden (Baez et al. 2005). Ultraschallmerkmale von Herdbefunden in ihrer Wertigkeit zu Malignität oder Benignität
Score:
0–4 Punkte entsprechen 2 % Malignität
5–9 Punkte entsprechen 22 % Malignität
0–14 Punkte entsprechen 65 % Malignität

Ultraschall-Charakteristikum	Score	Ca-Inzidenz		NPV	PPV
		n	(%)		
Tumorform				–	
Oval	0	9/213	4,2	95,8	
Rund	0	4/52	7,7		
Polymorph	2	47/133	35,3		
Tumorachse				–	
Horizontal	0	17/280	6,1	93,9	
Vertikal	1	22/71	31,0		
Nicht bestimmbar	2	21/47	44,7		
Wandbegrenzung				–	
Glatt	0	4/218	1,8	98,2	
Teilweise unregelmäßig	1	22/111	19,8		
Unregelmäßig	2	34/69	49,3		**49,3**
Infiltration					
Nicht nachweisbar	0	14/301	4,7	95,3	
Unklar	2	29b/66	43,9		
Nachweisbar	2	17/31	54,8		**54,8**
Binnenstruktur					
Homogen	0	17/274	6,2	93,8	
Inhomogen	2	43/124	34,7		
Dorsales Schallverhalten					
Bilateral, indiff., Verstärkung	0	28/331	8,4	91,5	
Nicht beurteilbar	1	1/3			
Schallabschwächung	2	31/64	48,4		**48,4**
Architekturunterbrechung					
Negativ	0	10/26	3,8	96,2	
Unklar	1	5/44	11,4		
Positiv	2	45/89	50,6		**50,6**

PPV positiver Vorhersagewert, *NPV* negativer Vorhersagewert

35.4.4 BI-RADS-Einteilung

Jede mammasonografische Befundung ist mit einer Zuordnung zu einer BI-RADS-Kategorie abzuschließen (Tab. 35.3).

Die BI-RADS(Breast Imaging Reporting And Data System)-Kategorie gibt Auskunft über die Einschätzung des Befundes in dem Spektrum von Benignität bis Malignität und definiert damit auch die weiteren diagnostischen oder therapeutischen Empfehlungen.

35.5 Sonografische Differenzialdiagnose

In diesem Kapitel werden Fallbeispiele differenzialdiagnostisch erörtert und es wird eine abschließende BI-RADS-Einordnung vorgenommen. Da die Unterscheidung von Läsionen BI-RADS 2 (sicher

Tab. 35.3 BI-RADS Klassifikation nach ACR. Die Kategorie 6 wird von der DEGUM nicht angewendet. Die in den USA gebräuchliche Unterteilung der Gruppe 4 nach Malignitätswahrscheinlichkeit in 4a, 4b, 4c ist gegenwärtig nicht offiziell gültig (ACR 2003)

Kategorie		
0		Weitere bildgebende Abklärung erforderlich
1	**Unauffällig:** Normalbefund ohne Herd, Architekturstörung oder Hautverdickung	
2	**Gutartig:** z. B. Zysten, Lymphknoten, Brustimplantate, verlaufskonstante Narben, verlaufskonstante typische Fibroadenome	
3	**Wahrscheinlich gutartig:** z. B. solide, ovale, hautparallel orientierte, scharf begrenzte Fibroadenome, komplizierte Zysten und traubenförmige Mikrozysten	Kurzfristige Verlaufskontrolle empfohlen; evtl. Punktion
4	**Supekt:** Solide Herde ohne obige typische Benignitätskriterien	(Stanz-)Biopsie empfohlen
5	**Hoch suspekt auf Malignität:** Typische Malignitätskriterien	Abklärung erforderlich
6	**Histologisch gesicherte Malignität**	Geeignete Maßnahmen erforderlich

Größenzunahme solider Herde oder Entwicklung verdächtiger Befundmerkmale bei Verlaufskontrolle führt zur Höherstufung oder BI-RADS 0 Einstufung;
Befundkonstanz solider Herde im Verlauf führt zur Tieferstufung.

gutartig) von BI-RADS 5 (hoch suspekt) keine Probleme bereitet, wird der Schwerpunkt auf die oft schwierige und auch nicht immer sichere Unterscheidung zwischen BI-RADS 3 und 4 gelegt.

Die Kategorie **BI-RADS 0** muss gelegentlich bei stark fibröser oder stark inhomogener Mastopathie vergeben werden.

BI-RADS 1 ist der Normalfall ohne Strukturbesonderheiten oder Herdbefunde (Abb. 35.16 und Abb. 35.19).

Der klassische **BI-RADS-2**-Fall ist die unkomplizierte Zyste (Abb. 35.3, Abb. 35.20a)

Andere Formen von Zysten sowie intramammäre Lymphknoten, die nach BI-RADS 2, 3 oder 4 eingeordnet werden, sind in Abb. 35.21, Abb. 35.22, Abb. 35.23 dargestellt.

Der Farbdoppler differenziert pseudosolide Anteile komplizierter Zysten (Abb. 35.20d) von „echten" soliden Anteilen – etwa eines Papilloms (Abb. 35.24).

Zur Bedeutung der Farbdopplersonografie in der Mammasonografie hat Cosgrove schon 1993 (Cosgrove et al. 1993) formuliert:

» Color Doppler signals in a lesion otherwise thought to be benign should prompt a biopsy...

Der klassische Fall für die Kategorie **BI-RADS 3** ist das umschriebene glatt begrenzte Fibroadenom (bei Erstdiagnose). Die Diagnose weitgehend sichernd ist das klare Kompressionsmuster im 3D-Modus – im Gegensatz zum Retraktionsmusters des Karzinoms (Abb. 35.25, Abb. 35.26, Abb. 35.27).

Grundsätzlich ist der Empfehlung zu folgen, dass Herdbefunde, die auch nur ein potenziell nicht benignes Merkmal zeigen, nach BI-RADS 4 einzugruppieren und dementsprechend auch einer histologischen Abklärung zuzuführen sind. Besonders der noch nicht sehr Erfahrene sollte sich strikt an diese Leitlinie halten.

Die Einhaltung dieser Strategie hat den Vorteil der weniger diskrepanten Interobservervariabilität und bietet damit eine bessere wissenschaftliche Auswertbarkeit und Vergleichbarkeit sonografischer Studien.

Das Problem bei diesem Vorgehen liegt in der Zuordnung sehr vieler benigner Befunde zur Gruppe BI-RADS 4 und damit – in der Konsequenz – einer Vielzahl letztlich unnötiger Punktionen (niedrige Spezifität). Dies ist ein häufig vorgetragenes Argument gegen die Sonografie als Früherkennungsuntersuchung.

Bei der **Beurteilung eines Herdbefunds** müssen auch über die Läsion selbst hinausgehende sonografische Kriterien mit beachtet werden – wie eine mögliche Seitendifferenz von rechter zu linker Mamma oder ein mehrfaches Auftreten bestimmter Läsionen als typisches Strukturmerkmal einer Drüse. Aber auch nicht sonografische Kriterien werden zu Recht bei der Beurteilung gewichtet, wie das Alter und der Risikostatus der Patientin.

Hinzu zeigt die Erfahrung mit hochfrequenten und hochauflösenden Schallköpfen und neuen Darstellungsformen wie dem 3D-Modus, dass die Randstrukturen von benignen Befunden wie Fibroadenomen, aber sogar auch von Zysten, häufiger nicht klar umschrieben sind, sondern ausgefranst erscheinen oder fingerförmige Fortsätze in die Umgebung bieten können, Abb. 35.26ff (Hille 2011).

Früher angewandte klassische **Merkmalsunterscheidungen** wie das retrotumoröse Schallverhalten (Verstärkung versus Abschwächung) oder die Wachstumsrichtung (horizontal versus vertikal) können heute nicht mehr polar im Sinne von benigne versus maligne benutzt werden (Raza et al. 2010).

Schallabschwächung stellt weiterhin ein suspektes Merkmal dar, Schallverstärkung hingegen ist ambivalent und kommt nicht selten auch bei malignen Herdbefunden vor.

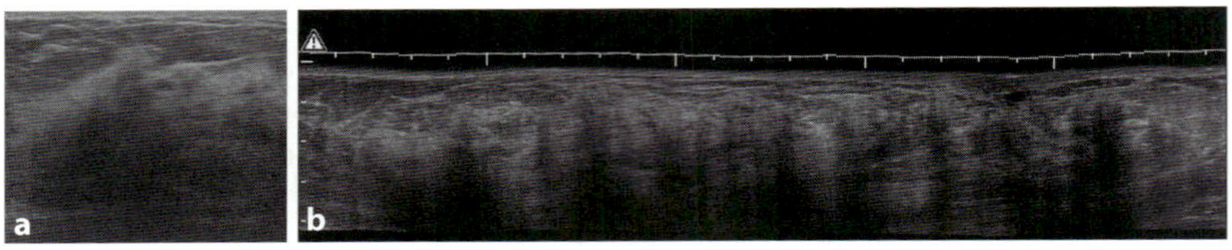

Abb. 35.18 **a, b** Schallabschwächung im fibrösdichten Drüsengewebe, auch durch Kompression nicht auflösbar: BI-RADS 0, Dichte ACR 4

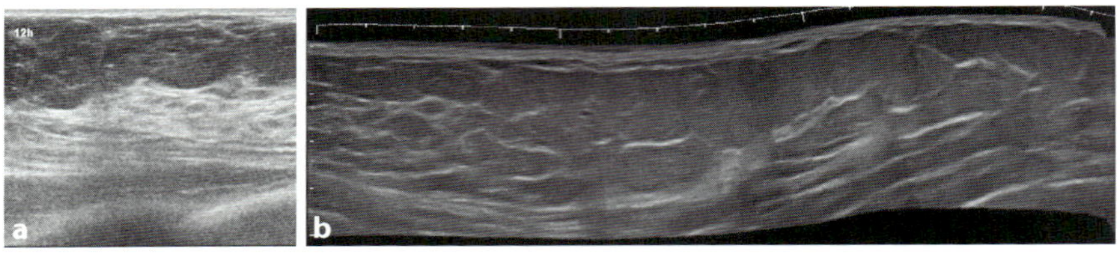

Abb. 35.19 **a, b** Normalbefunde ohne Herdbefund, BI-RADS 1

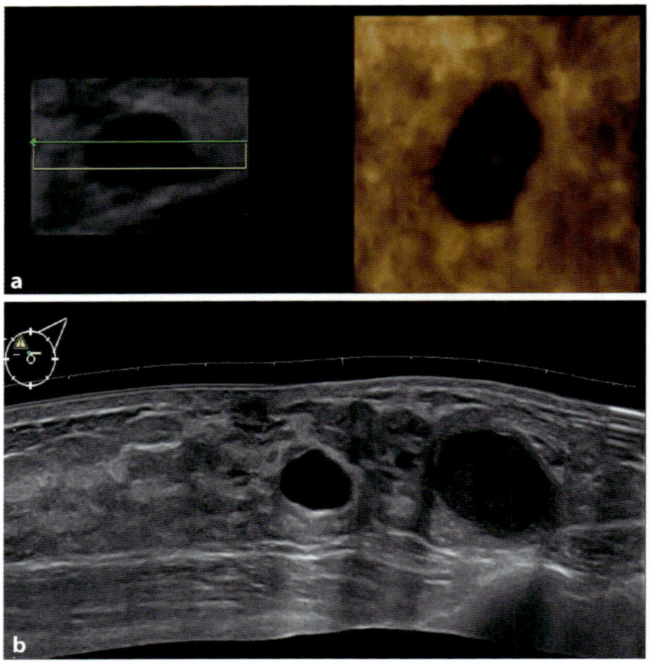

Abb. 35.20 **a** Blande glatt begrenzte echoleere Zyste, BI-RADS 2. **b** Großzystische Mastopathie im Panoramascan, BI-RADS 2

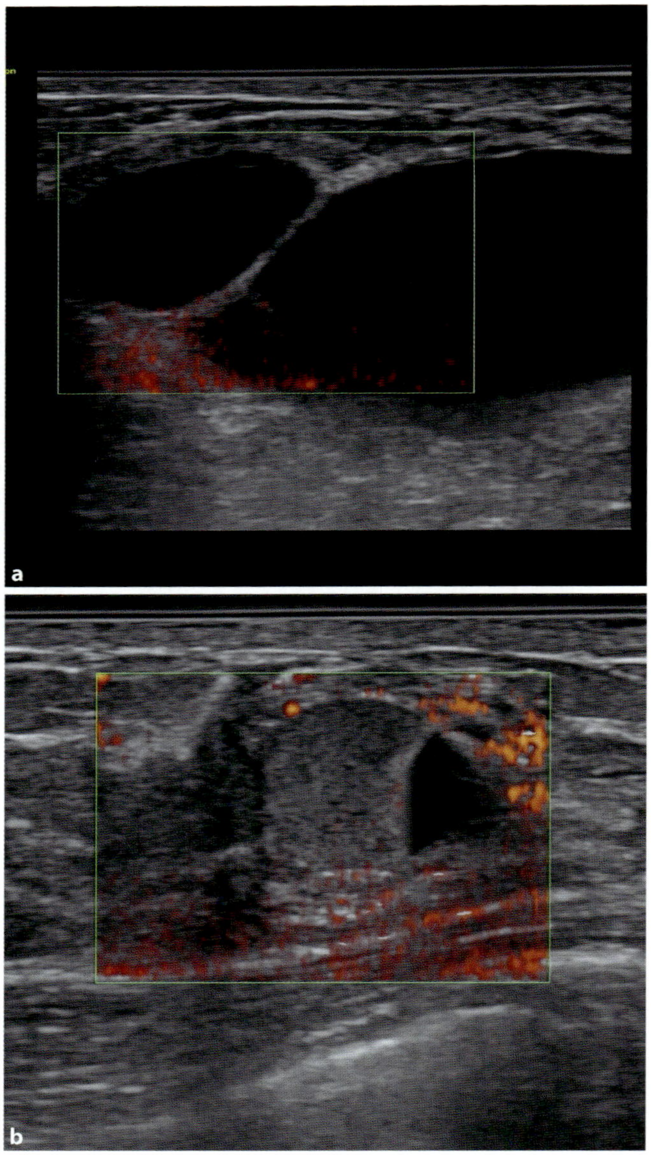

Abb. 35.21 **a** Zyste mit dünnem Septum ohne Vaskularisation: BI-RADS 2. **b** Glatt begrenzte Läsion, teils echogen, teils echoleer mit guter Trennung (Spiegelbildung), ohne Vaskularisation im echogenen Anteil: Komplizierte Zyste: BI-RADS 3

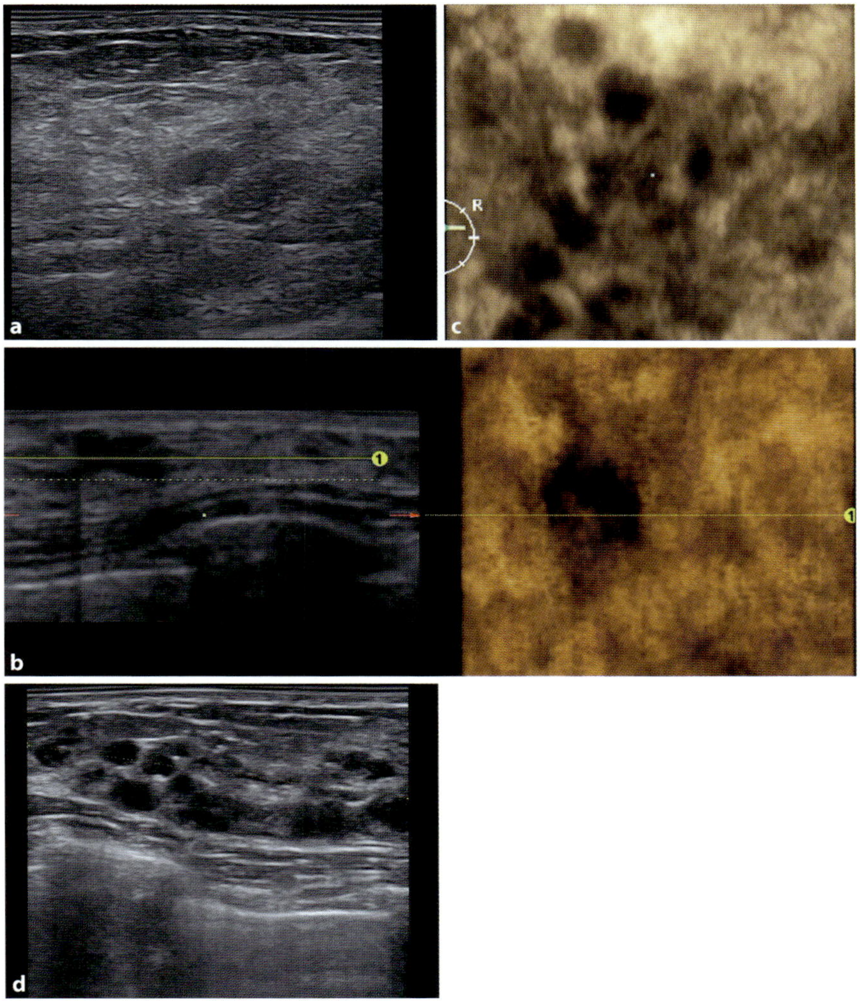

Abb. 35.22 **a** Eine regressiv veränderte eingetrübte Zyste (häufig bei perimenopausalen Patientinnen) ist nicht eindeutig von soliden echoarmen Herden zu differenzieren. Hinweisend ist das multiple Auftreten in derselben Brust, bei Unklarheit: BI-RADS 3. **b** Ähnlich unscharfer Herd, jedoch „echter" solider intrazystischer Befund bei einem Papillom, BI-RADS 4. **c,d** Ausgedehnte Zystenkonglomerate, die einen ganzen Drüsenlobus einnehmen können, bei jüngeren Frauen nicht selten. Schwierige Beratung: es kann sich um eine tumorförmige sklerosierende Adenose mit Verkalkungen, aber auch um eine ADH (atypische Hyperplasie) oder juvenile Papillomatose handeln. Präkanzeröses Potenzial kann sich in diesen Läsionen verbergen. Könnte in BI-RADS 4 eingeordnet werden, wenn als BI-RADS 3 bezeichnet, wäre eine Biopsie aber zu besprechen. Eine ausführliche Anleitung zur Befundung komplizierter und komplexer Zysten findet sich bei Stavros 2004, S. 276ff

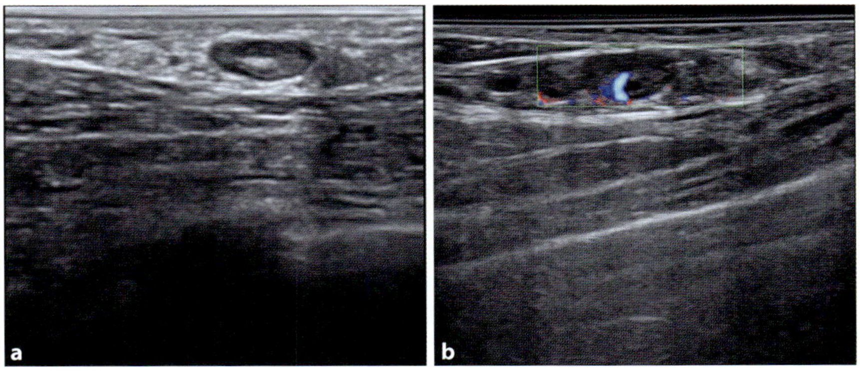

Abb. 35.23 **a,b** Intramammärer Lymphknoten: glatt begrenzt, ovale Form, echoarm mit echogenem Hilus. Typisch ein zum Hilus führendes Gefäß: BI-RADS 2

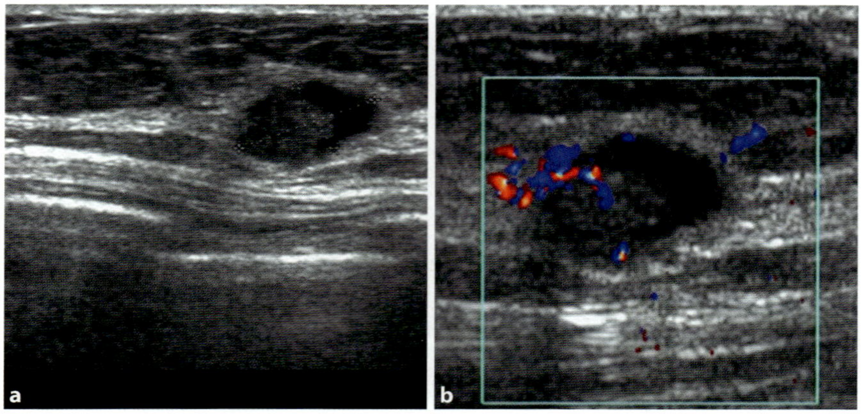

Abb. 35.24 **a** Echogener Anteil in echoleerer zystischer Struktur mit nicht glatter Abgrenzung (keine Spiegelbildung). **b** Die Farbdopplersonografie beweist mit dem Nachweis der Vaskularisation den echogenen Anteil als proliferativ und solide: BI-RADS 4. Histologie: Papillom

Tab. 35.4 Ergebnisse von Stavros zur sonografischen prospektiven BI-RADS-Klassifikation (Adaptiert nach Stavros 2004)[a]. Die hervorragenden Resultate konnten so nicht von allen Arbeitsgruppen reproduziert werden

BI-RADS-Kategorie	Anzahl der Läsionen, an denen eine Biopsie vorgenommen wurde	Anzahl der malignen Läsionen	Zu erwartender Anteil an Karzinomen (%)	Tatsächlicher Anteil von Karzinomen (%)
2	15	0	0	0
3	231	1	≤2	0,4
4a	515	52	3–49	10
4b	191	118	50–89	62
5	259	236	≥90	91
Gesamt	1211	407		34

[a] 1211 Läsionen wurden biopsiert. Keine soliden Läsionen können als BIRADS 1 eingruppiert werden. Die Gesamt-Negativ-zu-Positiv-Biopsie-Ratio liegt bei 2:1

Ebenso kann ein **vertikales Wachstum des Herdes** weiterhin als suspektes Kriterium gelten, horizontales Wachstum hingegen ist kein Hinweis auf Benignität, da auch beim DCIS und bei invasiven Karzinomen nicht selten.

Es zeigt sich zunehmend, dass die der menschlichen Ratio gemäßen polar strukturierten Schemata bei der Zuordnung von Merkmalen – vom gutartigen zum bösartigen Pol – der biologischen Komplexität, die immer individuell vorliegt, nicht gerecht werden.

Wir sind daher der Ansicht, dass *der sehr Erfahrene* den einfachen Schematismus überwinden wird und zu einer mehr individualisierten Zuordnung und Einordnung von Herdbefunden (Interpretation von Herdbefunden als eines Mosaiks der individuellen Mamma dieser Person) fortschreiten wird.

Damit ist unserer Erfahrung nach eine bessere Spezifität ohne Verlust an Sensitivität erreichbar (Hille et al. 2012). Der Score oder das Befundungsschema ist wie eine Leiter, die der Lernende Stufe für Stufet ersteigen muss, der sehr Erfahrene aber nach Besteigung differenziert und individualisiert handhabt (Tab. 35.4, Tab. 35.5).

Tab. 35.5 Ergebnisse aus 2 Hamburger mammasonografischen Zentren zur sonografischen BI-RADS-Klassifikation von fast 6000 Untersuchungen. In diese Auswertung sind aber auch nicht nur umschriebene Herdbefunde, sondern auch nicht-biopsierte Läsionen mit aufgenommen (Adaptiert nach Hille et al. 2012). Die Vorgaben der ACR BI-RADS-Klassifikation werden gut (BIRADS 4 und 5) oder sehr annähernd (BI-RADS 3) erfüllt

Relation der histologisch positiven zu negativen Läsionen in Bezug auf die BI-RADS-Kategorie			
	BI-RADS 3 (wahrscheinlich gutartig)	BI-RADS 4 (suspekt)	BI-RADS 5 (hochsuspekt)
Negativ [n (%)]	547 (97,3)	94 (52,2)	3 (3,2)
Positiv [n (%)]	15 (2,7)	86 (47,8)	92 (96,8)
Gesamt [n (%)]	562 (100)	180 (100)	95 (100)
Positiver Vorhersagewert für Brustkrebs in Bezug zu BI-RADS 3–5			
BI-RADS	**3**	**4**	**5**
PPV	0,03	0,48	0,97

PPV positiver Vorhersagewert

Die Diskussion zu der Weise, wie die Unterscheidung zwischen BI-RADS-3- und BI-RADS-4-Befunden optimal zu treffen ist, wird gerade durch die neueren Technologien in der Mammasonografie in Bewegung gehalten und auch von Experten am konkreten Fall mitunter kontrovers geführt (Raza et al. 2010, Hille 2011).

Weiterführende Informationen und Beispiele enthalten die Abbildungen Abb. 35.28, Abb. 35.29, Abb. 35.30, Abb. 35.31, Abb. 35.32, Abb. 35.33, Abb. 35.34, Abb. 35.35, Abb. 35.36 und Abb. 35.37.

> **Jeder die Mammasonografie Durchführende muss sich bewusst sein, dass die Unterscheidung zwischen BI-RADS 3 und 4 verantwortungsvoll ist und im Zweifelsfall die Empfehlung einer Stanzbiopsie der sicherere Weg ist.**

Wenn keine histologische Sicherung durchgeführt wird, sollte in schwierigen Fällen eine komplementäre Bildgebung (Mammo-

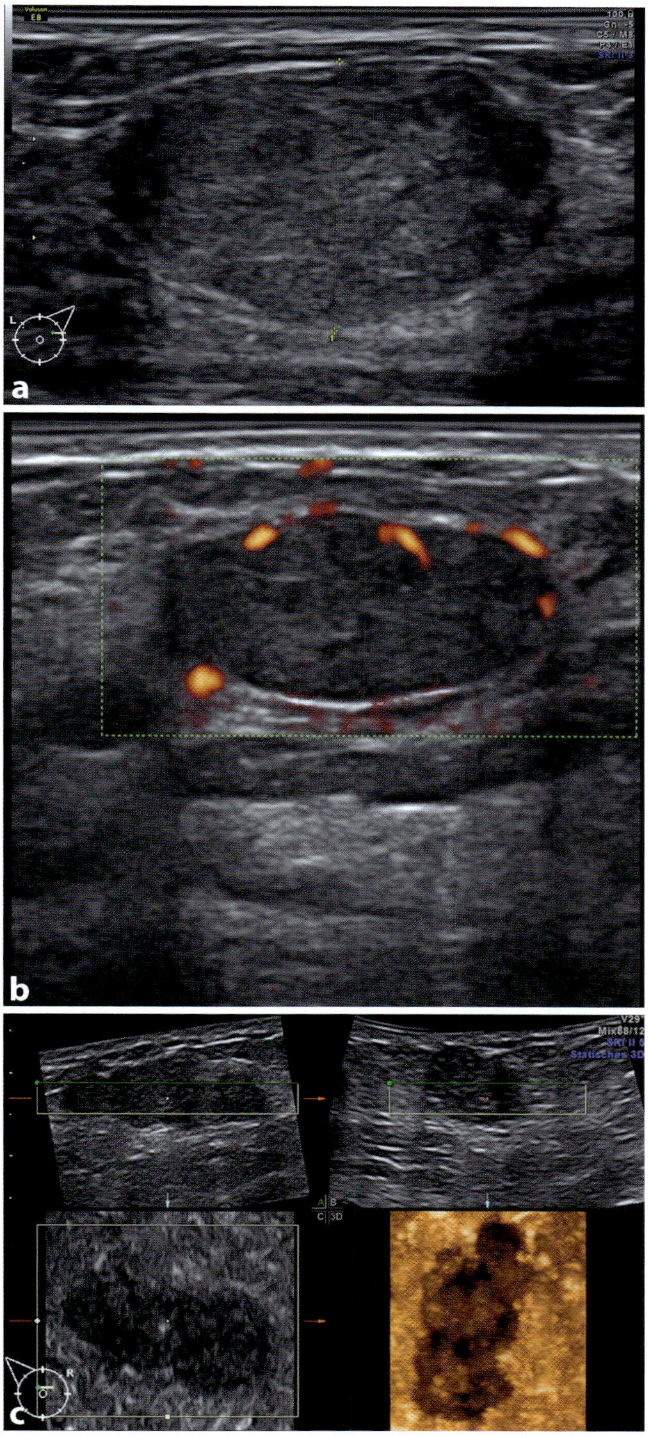

Abb. 35.25 **a** Ovaler glatt begrenzter isoechogener Herd, mit homogener Binnenstruktur: typisches Fibroadenom. Bei Erstdiagnose BI-RADS 3, bei Konstanz über 2 Jahre: BI-RADS 2. **b** Farbdopplersonografie: Vaskularisation im Randbereich kann als typisch für ein Fibroadenom gelten und ist in dieser Form mit einer BI-RADS-3-Einstufung vereinbar. **c** Ein grob lobulierter glatt begrenzter isoechogener Herd mit Kompressionsmuster, lobuliertes Fibroadenom: BI-RADS 3

grafie, evtl. MRT) oder die konsiliarische Vorstellung bei einem erfahreneren Untersucher erfolgen.

Es wäre zu wünschen, dass jedes mammasonografische Zentrum eine Auswertung zur Qualitätskontrolle vornehmen würde.

Qualitätsindizes: Die Falsch-negativ-Rate bei BI-RADS 3 Befunden sollte unter 5 % (Ziel 2 %) liegen, BIRADS-4-Befunde sollten zu ca. 20–50 %, BI-RADS-5-Befunde über 90 % (Ziel >95 %) positiv sein.

Die Diagnose **klassischer BI-RADS-5-Befunde** ist weniger schwierig, wie an einigen Beispielen gezeigt werden soll (Abb. 35.38). Das Retraktionsmuster im 3D-Modus hat einen hohen Stellenwert.

Tripelnegative Mammakarzinome (ohne Hormon- und HER2-neu-Rezeptoren) sind besonders aggressive Mammakarzinome, die häufiger auch bei jüngeren Frauen auftreten. Sie stellen besondere Ansprüche an die bildgebende Diagnostik (Abb. 35.39, Abb. 35.40).

35.6 Duktales-in-situ-Karzinom (DCIS) in der Sonografie

Die Mammografie gilt zu Recht als führendes Verfahren in der Detektion des DCIS. Dies beruht auf ihrer Eigenschaft, Mikrokalk gut abzubilden und der Form und Anordnung nach zu differenzieren (Abb. 35.12).

Die Sonografie kann entgegen anderslautenden Behauptungen auch echogene Spots als Äquivalent zu Mikrokalk abbilden, was trotz der Beschränkung der lateralen Auflösung physikalisch wegen Impedanzsprüngen der Schallwellen an Mikrokalkpartikeln möglich ist (Moon et al. 2000, Hille et al. 2007, Fischer et al. 2012, Chen et al. 2003). Allerdings können Mikrokalk repräsentierende Spots sonografisch regelhaft nur in echoarmer Umgebung erkannt werden, auch ist eine Formanalyse der Mikrokalkpartikel sonografisch nicht möglich.

Mikrokalk wird dementsprechend auch als suspektes Merkmal im sonografischen BI-RADS-Lexikon und in der DEGUM-Adaptation aufgeführt (ACR 2003, Madjar et al. 2006).

Ein heute quantitativ nicht zu definierender Anteil von DCIS präsentiert aber keinen Mikrokalk, und besonders für diese häufig mammografisch okkulten Formen kann die Sonografie die Diagnose stellen.

Das Gleiche gilt für DCIS mit Tastbefund (symptomatische DCIS). Es konnte gezeigt werden, dass die Sonografie der Mammografie bei dieser Entität überlegen ist (Yang et al. 2004).

Heute kann gesagt werden, dass auch die Sonografie einen wichtigen Beitrag zur Diagnose des DCIS leisten kann (Hille et al.2007, Shin et al. 2008).

Beispiele und weiterführende Informationen finden sich in den Abbildungen Abb. 35.41, Abb. 35.42, Abb. 35.43, Abb. 35.44, Abb. 35.45, Abb. 35.46 sowie in den Tabellen Tab. 35.6, Tab. 35.7, Tab. 35.8.

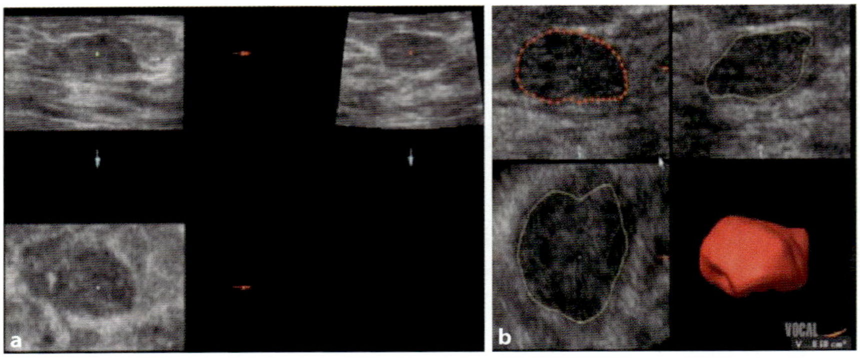

Abb. 35.26 **a, b** Im 3D-Modus zeigt der benigne solide Herdbefund in der Regel ein typisches Kompressionsmuster mit glatter betonter kräftiger Umrandung

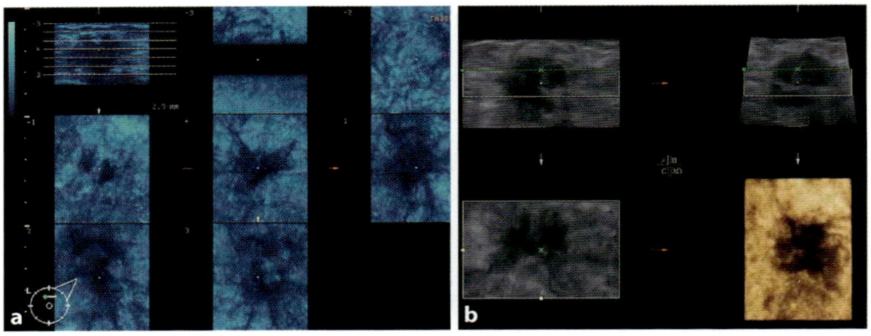

Abb. 35.27 **a, b** Im Gegensatz zum Kompressionsmusters eines Fibroadenoms zeigt das Karzinom typischerweise ein sternförmiges Retraktionsmuster

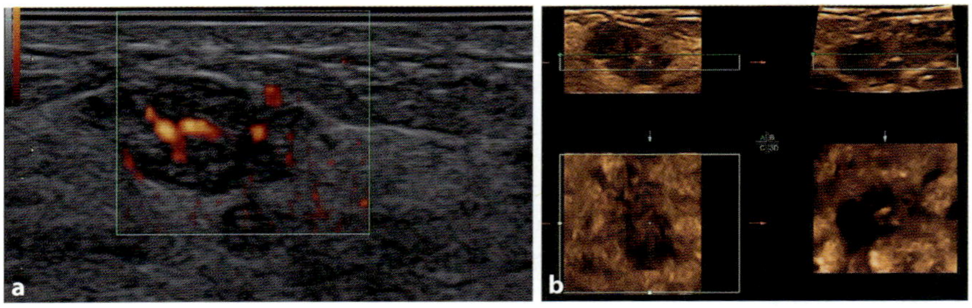

Abb. 35.28 **a, b** In diesem Fall sieht die Vaskularisation suspekt wegen des überwiegend zentralen Gefäßmusters aus. Auch wegen seiner zweifelhaften Randstruktur im 3D-Modus wird die Läsion in die Kategorie BI-RADS 4 eingestuft. Histologie aber: Fibroadenom

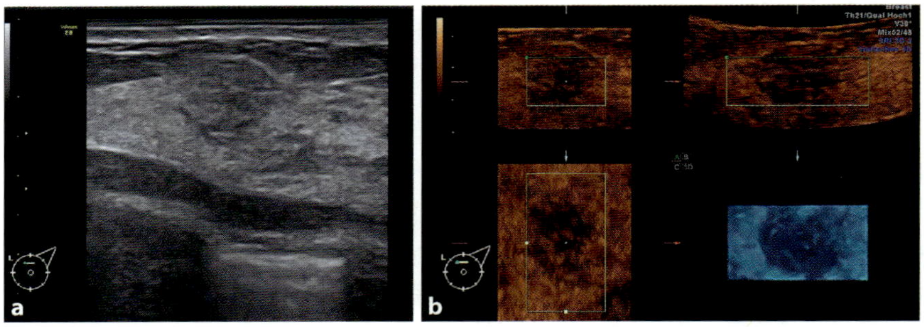

Abb. 35.29 **a, b** Mit neuer Technologie können auch zunehmend Präkanzerosen detektiert werden: knotige, tumorförmige Prominenz verursacht durch nicht reguläre Milchgangstruktur: Diagnosen können von Mastopathie bis DCIS reichen: BI-RADS 3 mit Empfehlung zur Stanzbiopsie. Histologie: ADH (atypische duktale Hyperplasie)

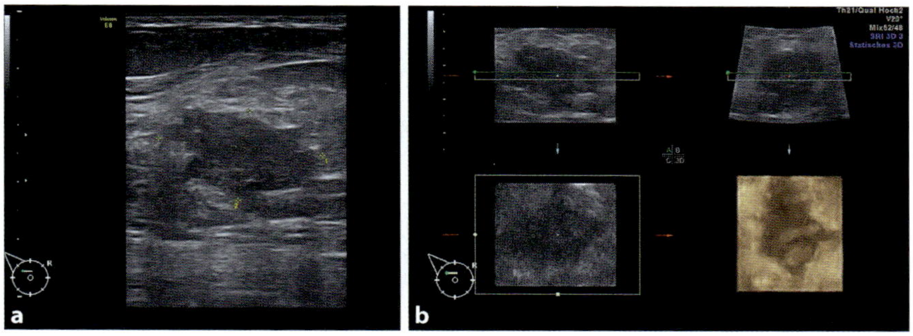

Abb. 35.30 a, b Isoechogener, nicht regelmäßig umschriebener Herd mit Ausläufern in die Umgebung. Im multiplanaren Modus werden die Echo-Unterschiede der Grenzflächen von Parenchym und Herd deutlicher kontrastiert. Nicht seltener Typ eines intrakanalikulären Fibroadenoms. Auch der Experte hat es in diesen Fällen nicht leicht mit der Beratung der Patientin. Mit zunehmender Erfahrung in solchen Typen von Fibroadenomen kann der Patientin einerseits die Auskunft gegeben werden, dass es sich sehr wahrscheinlich um ein Fibroadenom handelt. Da aber in diesen Fällen nicht gesagt werden kann, dass die Wahrscheinlichkeit einer malignen Läsion unter 2 % liegt, ist die BI-RADS Kategorie 4 korrekt. Man ist geneigt, die (nicht offiziell eingeführte) Kategorie 4a zu vergeben, um die Wahrscheinlichkeit der Benignität auszudrücken

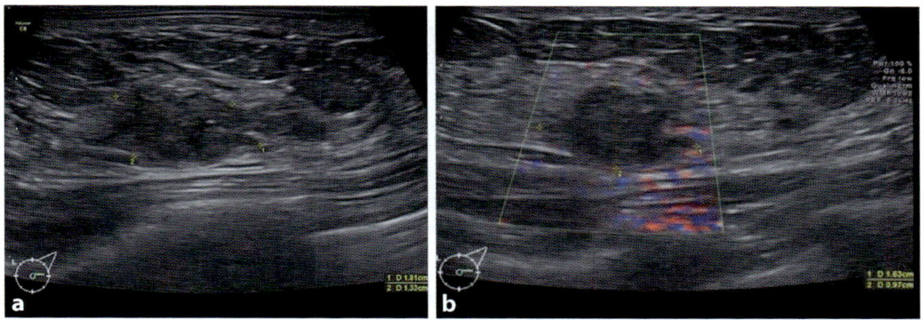

Abb. 35.31 a, b Eine isoechogene, wenig abgegrenzte Läsion mit Fortläufern in die Umgebung, ähnlich wie bei intrakanalikulärem Fibroadenomen. Stanzbiopsie: B3: papilläre Läsion mit sklerosierender Adenose. In der Sonografie sehr ähnlich dargestellte Läsionen bieten histologisch ein breites Spektrum, d. h. die Spezifität ist gerade bei dieser Art Läsion nicht hoch. Aus diesem Grund hat die stanzbioptische Abklärung in der Mammasonografie eine integrale Funktion

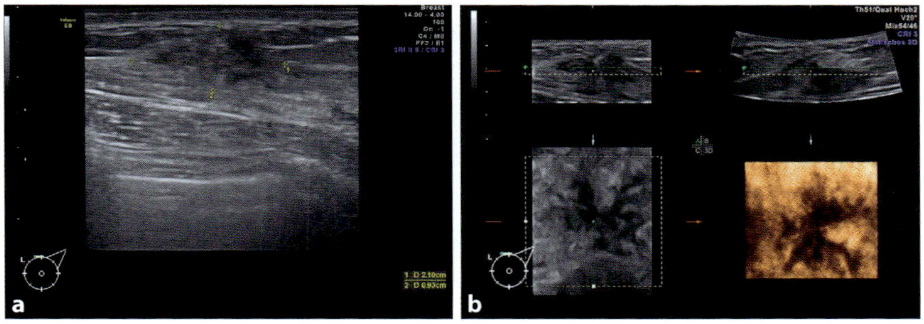

Abb. 35.32 a, b Im B-Bild ähnlich zu Abb. 35.27: isodense Strukturstörung, wenig deutliche Markierung zum umgebenden Parenchym. Bei genauer Betrachtung der Randstrukturen sieht man aber sehr feine Fortsätze wie Verzweigungen in die Umgebung, die für Invasion sprechen. Im Gegensatz dazu findet man bei intrakanalikulären Fibroadenomen eher breitere fingerförmige Fortsätze, die sich an vorgegebene Gewebsstrukturen halten. Auf diese sehr feinen Unterschiede in den Randstrukturen muss zunehmend geachtet werden. BI-RADS 4. Histologie: Lobuläres Karzinom

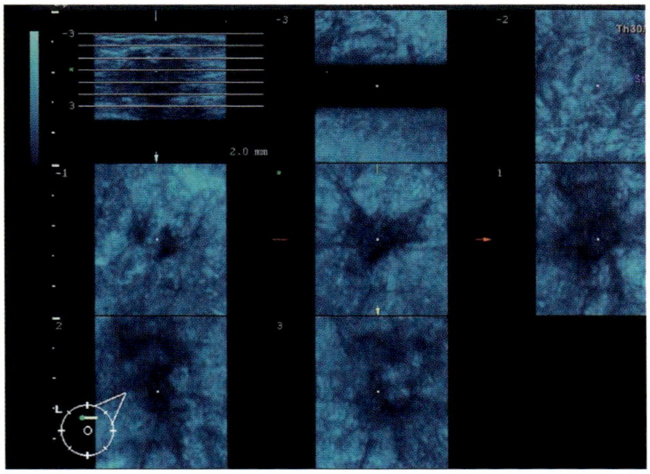

Abb. 35.33 Bedeutung des 3D-Modus in der Mammasonografie: In multiplanarer Darstellung wird in der C-Ebene ein suspektes Retraktionsmuster erkennbar, das die Zuordnung dieser Läsion zur BI-RADS-Kategorie 4 eindeutig werden lässt

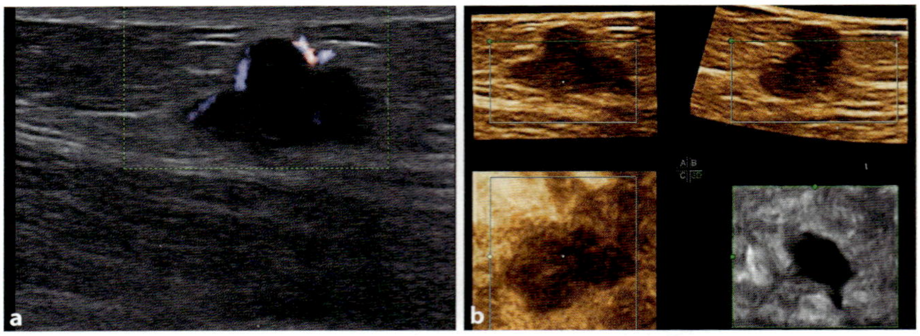

Abb. 35.34 **a** Ein makrolobulierter, aber glatt begrenzter homogen echoarmer Herd mit randständigen Gefäßen in der Farbdopplersonografie (was gegen eine zystische Natur spricht): BI-RADS 3? **b** Im 3D-Modus sieht man, dass die Begrenzung nicht allseits umschrieben ist, dennoch liegt eher ein Kompressionsmuster vor. Aber: echoarm-homogene Herde nicht zystischer Provenienz sollten misstrauisch machen. Auffällig ist auch das prominente Wachstum aus der Drüsenoberfläche heraus zur Haut hin, daher wird die Läsion besser BI-RADS 4 zugeordnet. Histologie: Duktales Karzinom

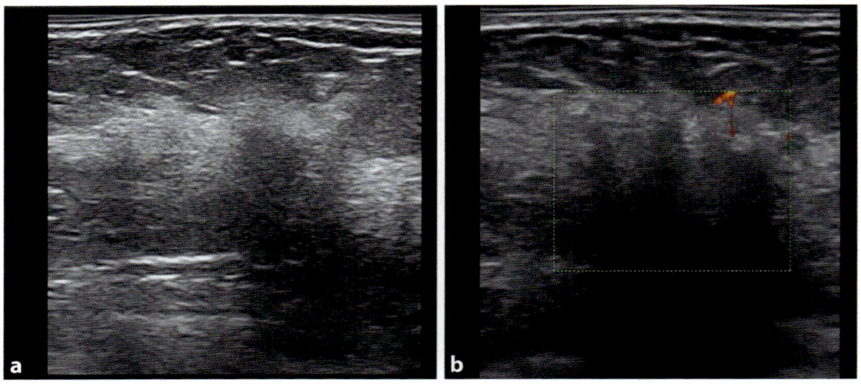

Abb. 35.35 **a, b** Nicht selten wird man mit stärker fibrösem Drüsenparenchym und dann diffusen Schallabschwächungen konfrontiert (s.a Abb. 35.18). Zunächst sollte die Geräteeinstellung optimiert werden: Fokus weiter in die Tiefe, Frequenz des Schallkopfes auf niedrige Stufe, um eine hohe Penetration zu erreichen, Kompression mit dem Schallkopf ausüben, um die Schichtdicke zu reduzieren. Aber auch mit diesen Maßnahmen lässt sich nicht immer eine befriedigende Auflösung erreichen. Dann wäre der Fall unter BI-RADS 0 einzuordnen. In diesem Fall wurde BI-RADS 4 vergeben, weil der Verdacht auf eine tatsächliche Strukturstörung gegeben schien (nicht das Gefäß ist hinweisend). Histologie: Lobuläres Karzinom

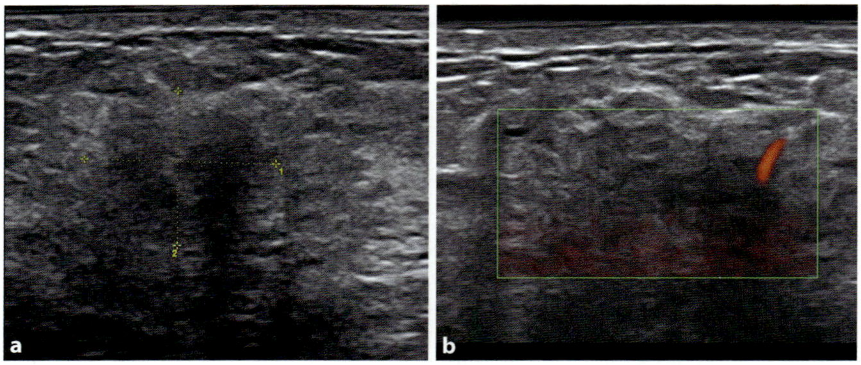

Abb. 35.36 **a, b** Ein weiterer Fall mit mehr umschriebener Schallabschwächung, im Farbdoppler auffällig in der Vaskularisation. BI-RADS 4. Histologie: Fokale Adenose mit apokriner Metaplasie

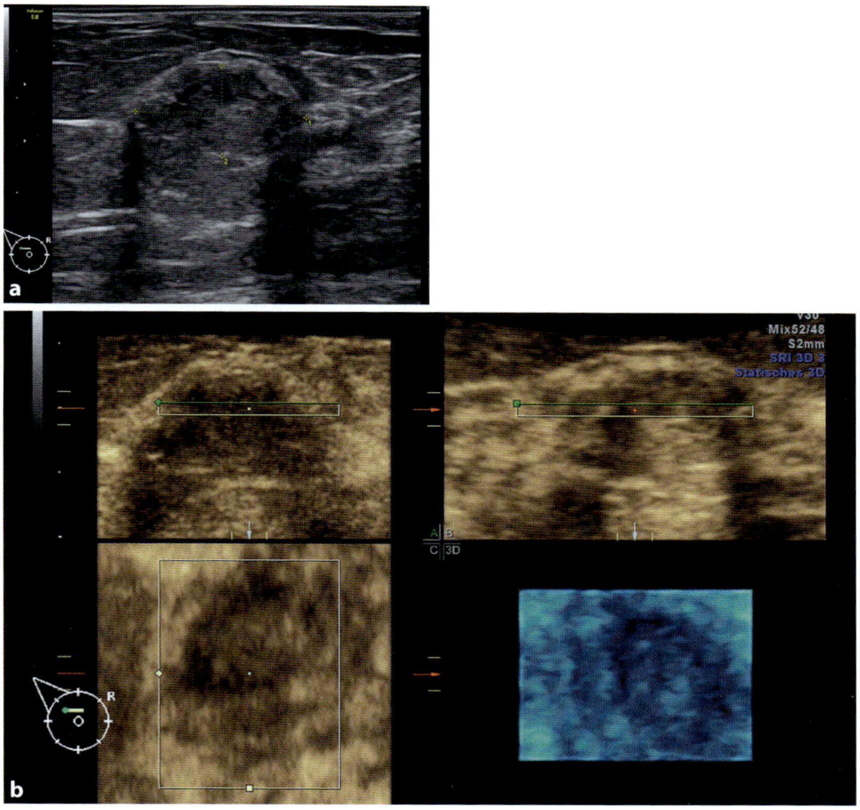

Abb. 35.37 **a** Echoinhomogene, aber parenchymähnliche Tumorbildung. Starke Randschatten. Rand zum Teil unscharf. Die Annahme einer mastopathischen Knotenbildung liegt nahe. **b** Das gerenderte 3D-Bild ist nicht spezifisch, man könnte sogar in Richtung Kompressionsmuster interpretieren, tatsächlich zeigt sich aber ein suspekter Randwall. **a, b:** Muzinöse Mammakarzinome, beide mammografisch okkult. Auch diese Fälle zeigen, dass bei vermeintlich eher gutartig imponierenden – bei genauer Betrachtung aber unklaren und zweifelhaften Läsionen – besser die Kategorie 4 – mit der dann die Diagnose sichernden Stanzbiopsie im Gefolge – zu vergeben ist. Was diese Fälle auch zeigen: Eine negative Mammografie entlastet nicht!

35.7 Mammasonografie in Schwangerschaft und Stillzeit

In Schwangerschaft und Stillzeit gibt es typische Veränderungen des Brustparenchyms und Besonderheiten bei Herdbefunden.

Das Drüsengewebe wird unter Zurückdrängung des Fettgewebes während der Schwangerschaft in individuell unterschiedlichem Maße echogener. Die Echogenität kann nahezu isodens fettgewebsähnlich sein, sie kann aber auch hyperechogen sein (Abb. 35.47).

Die Milchgänge sind in der Stillzeit erweitert. Zysten oder mit Milchsekret gefüllte Galaktozelen, die auch als Tastbefunde imponieren können und gelegentlich schwer von soliden Herden zu unterscheiden sind, treten häufig auf (Abb. 35.48).

Eine Besonderheit stellt das (gutartige) laktierende Adenom dar. Meist als glatter größerer Tastbefund imponierend ist das **laktierende Adenom** sonografisch gekennzeichnet durch seine glatte Begrenzung (Pseudokapsel), parenchymähnliche Binnenstruktur und seine starke Vaskularisation. Besonders die starke Vaskularisation irritiert den nicht so erfahrenen Untersucher, sie ist aber als die Läsion eher gleichmäßig durchdringende Form der Gefäßdarstellung typisch für diesen schwangerschaftsinduzierten Tumor (Abb. 35.49, Abb. 35.50, Abb. 35.51, Abb. 35.52).

Das laktierende Adenom bildet sich nach Ende der Stillzeit ganz oder doch weitgehend zurück.

Mit dem ansteigenden Alter der Gebärenden ist eine Zunahme der **Mammakarzinome in Schwangerschaft und Stillzeit** zu erwarten.

Es kann nicht deutlich genug darauf hingewiesen werden, dass jeder persistierende auffällige Tastbefund in Schwangerschaft und Stillzeit sonografisch abgeklärt gehört und nicht als physiologisch bagatellisiert werden darf.

Die Diagnose des Mammakarzinoms wird in der Schwangerschaft und Stillzeit häufig verschleppt mit dann entsprechend schlechterer Prognose. Nach unserer Erfahrung – entgegen heute meist geäußerter Meinung – bedeutet das Zusammentreffen von Schwangerschaft und Stillzeit mit dem Mammakarzinom aber wahrscheinlich doch schon in sich eine Prognoseverschlechterung, da möglicherweise die Tumorverdoppelungszeiten und besonders die intraduktale Ausbreitungsgeschwindigkeit erhöht sein könnten. Umso wichtiger ist die frühzeitige Diagnose (Abb. 35.53, Abb. 35.54, Abb. 35.55).

Hochrisikopatientinnen sollten auch in dieser Lebensphase eine Früherkennungssonografie angeboten werden.

Die Sonografie (evtl. mit nachfolgender Stanzbiopsie) sollte immer als erste bildgebende diagnostische Methode in Schwangerschaft und Stillzeit eingesetzt werden. Andere Methoden sind allenfalls sekundär, da die Sonografie – einschließlich Stanze – in der Regel die Diagnose sichern kann.

Das Stillen stellt keine Kontraindikation zur Stanzbiopsie dar.

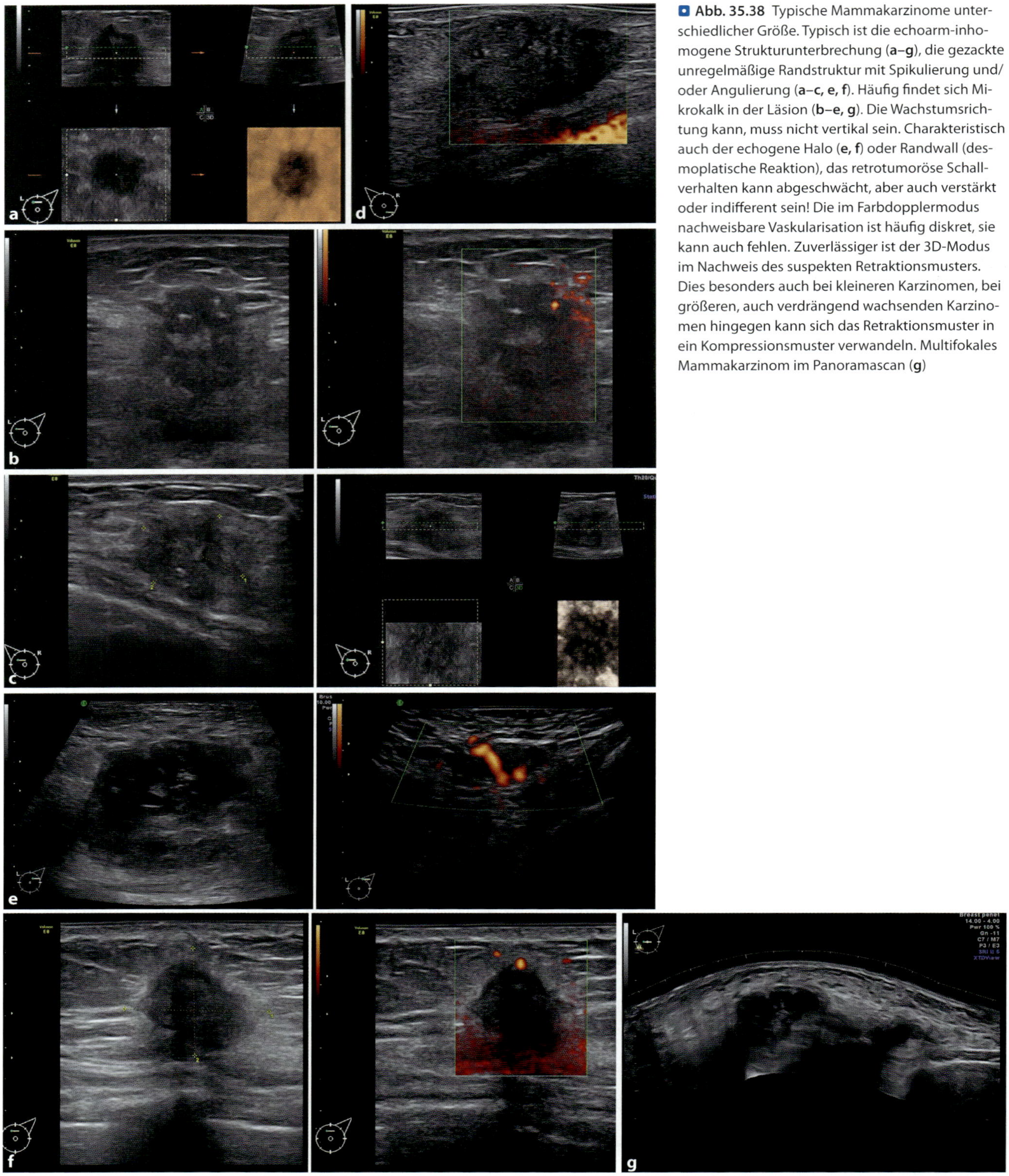

Abb. 35.38 Typische Mammakarzinome unterschiedlicher Größe. Typisch ist die echoarm-inhomogene Strukturunterbrechung (**a–g**), die gezackte unregelmäßige Randstruktur mit Spikulierung und/oder Angulierung (**a–c, e, f**). Häufig findet sich Mikrokalk in der Läsion (**b–e, g**). Die Wachstumsrichtung kann, muss nicht vertikal sein. Charakteristisch auch der echogene Halo (**e, f**) oder Randwall (desmoplatische Reaktion), das retrotumoröse Schallverhalten kann abgeschwächt, aber auch verstärkt oder indifferent sein! Die im Farbdopplermodus nachweisbare Vaskularisation ist häufig diskret, sie kann auch fehlen. Zuverlässiger ist der 3D-Modus im Nachweis des suspekten Retraktionsmusters. Dies besonders auch bei kleineren Karzinomen, bei größeren, auch verdrängend wachsenden Karzinomen hingegen kann sich das Retraktionsmuster in ein Kompressionsmuster verwandeln. Multifokales Mammakarzinom im Panoramascan (**g**)

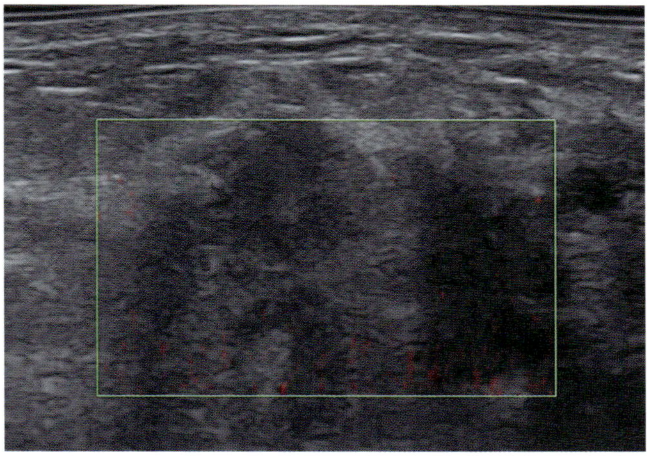

Abb. 35.39 Wenig markant abgegrenzte große Strukturstörung mit Echoabschwächung: Triplenegatives Mammakarzinom. Häufigere Form des Intervallkarzinoms im mammografischen Screening, auch sonografisch schwierig in der Diagnose

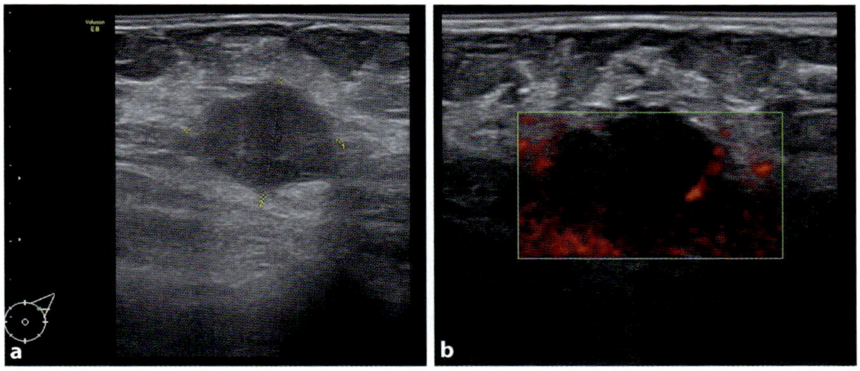

Abb. 35.40 Tripelnegatives Mammakarzinom bei 28-jähriger Patientin, echoarm-homogen ohne typisch maligne Randphänomene, aber mit Schallverstärkung

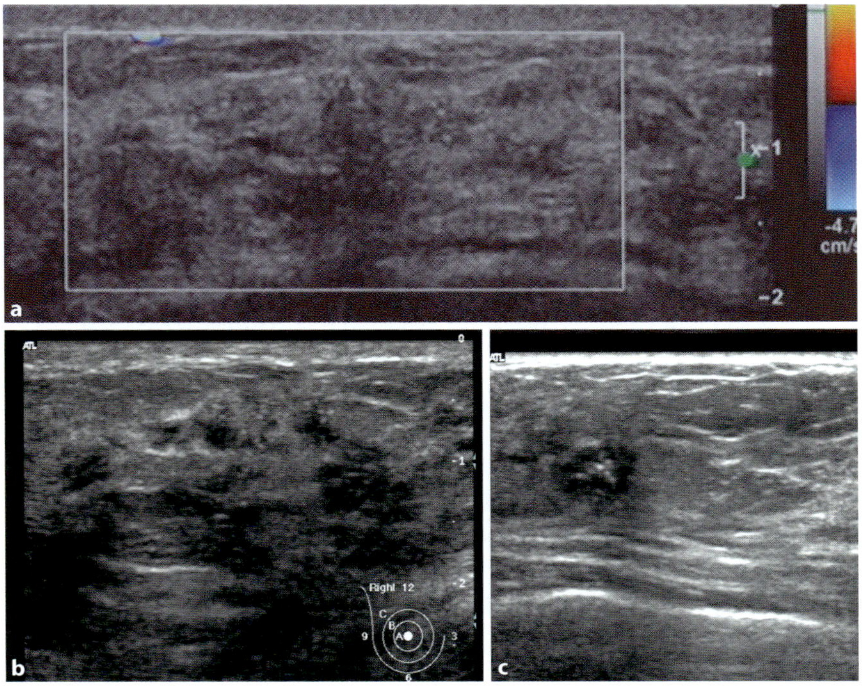

Abb. 35.41 **a,b** 2 Fälle von ausgedehntem DCIS (histologisch gesichert) mit Strukturstörung und disseminierten Mikroverkalkungen. Wenn Strukturstörungen mit dem DCIS einhergehen, können Mikrokalzifikationen sonografisch häufiger detektiert werden. **c** Noch klarer kann Mikrokalk innerhalb echoarmer Herdbefunde dargestellt werden. Hier gruppierter Mikrokalk innerhalb eines invasiven Herdes. Allerdings kann die Möglichkeit zur sonografischen Darstellung abhängig sein von Gerät und Geräteeinstellung. Tritt Mikrokalk in noch ungestörter Architektur und in nicht dilatierten Milchgängen auf, bleibt er sonografisch meist okkult)

Tab. 35.6 Nach einer Untersuchung zur Detektion von Mikrokalk liegt die Sensitivität der Sonografie für Mikrokalk bei gut 60 % der Fälle (Adaptiert nach Chen et al. 2003)

	Invasive Karzinome (*n*=488)	Intraduktale Karzinome	
		Comedo (*n*=42)	Non-comedo (*n*=23)
In der Mammografie sichtbare Kalzifizierung	41,5 %	69,2 %	35,0 %
Sonografie[a]			
Sensitivität	65,1 %	62,5 %	30,0 %
Spezifität	61,9 %	66,7 %	86,7 %
PPV	53,8 %	83,3 %	60,0 %
NPV	72,2 %	40,0 %	65,0 %
Genauigkeit	63,2 %	63,6 %	64,0 %

[a] Mikrokalk im Mammogramm als Standad
PPV positive Vorhersagewert, *NPV* negativer Vorhersagewert

Tab. 35.7 In einer Studie von Yang (Yang u. Tse 2004) detektierte die Sonografie 90 %, die Mammografie 80 % der symptomatischen Fälle von DCIS

Histopathologische Befunde (Van Nuys Klassifikation)	Darstellbarkeit			
	Sonografie		Mammografie	
	Darstellbar	Nicht darstellbar	Darstellbar	Nicht darstellbar
Gruppe 1 (*n*=33)	30 (91)	3 (9)	24 (73)	9 (27)
Gruppe 2 (*n*=19)	16 (84)	3 (16)	16 (84)	3 (16)
Gruppe 3 (*n*=8)	8 (100)	0	8 (100)	0
Gesamt (*n*=60)	**54 (90)**	**6 (10)**	**48 (80)**	**12 (20)**

Anmerkung: Die Nummern in Klammern sind Prozentangaben

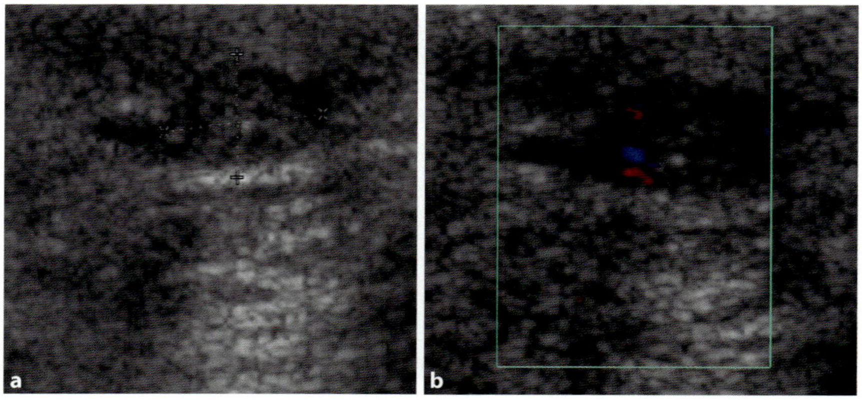

Abb. 35.42 a,b Eine Form des DCIS in der Sonografie sind unregelmäßig erweiterte Milchgänge mit echogenen Strukturen innerhalb dieser Erweiterungen. Hier können auch Farbsignale detektierbar sein

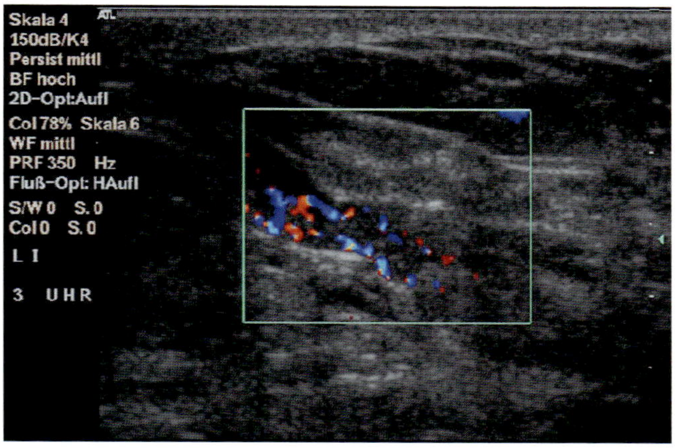

Abb. 35.43 Suspekte Vaskularisation innerhalb eines dilatierten Milchgangs bei DCIS

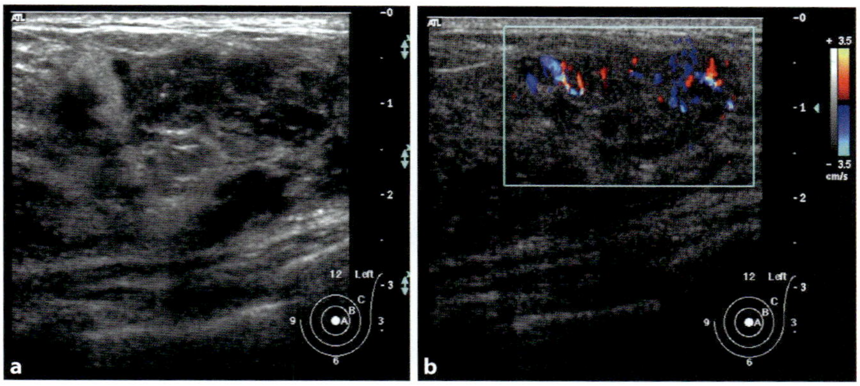

Abb. 35.44 a,b Suspekter Tastbefund. Ausgedehnte echoinhomogene Strukturstörung mit Mikrokalk. Deutliche Vaskularisation. High-Grade-DCIS über 7 cm Ausdehnung. Primär sonografisch diagnostiziert. Fälle von symptomatischen DCIS können der Sonografie besser als der Mammografie zugänglich sein

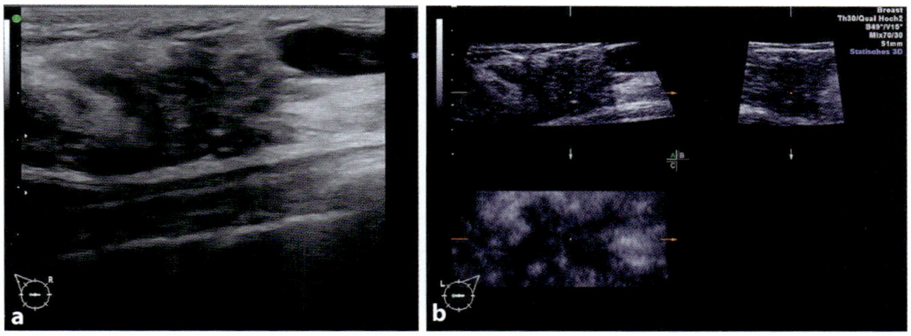

Abb. 35.45 a, b Klinisch asymptomatische 44-jährige Patientin mit familiärem Risiko, regelmäßige Mammografie. Neben einer Zyste ausgedehnte Strukturstörung mit Verkalkungen. Im 3D suspekte Retraktion. Histologie: DCIS

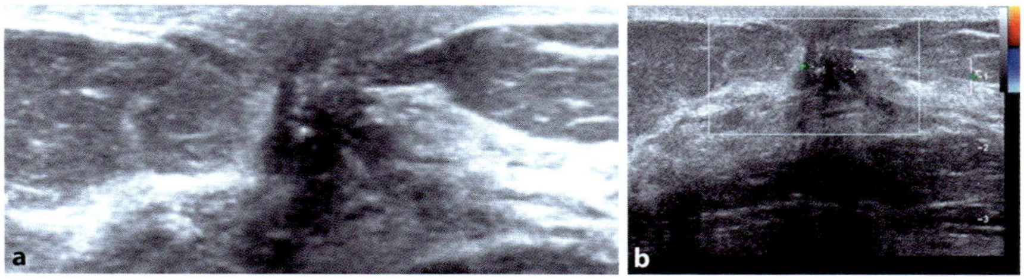

Abb. 35.46 a, b DCIS mit Mikroinvasion retromamillär, diskreter Mikrokalk, keine Vaskularisation dargestellt, Mammografie negativ

Tab. 35.8 Die Sonografie hat Entwicklungspotenzial zur Diagnostik des DCIS. In einer Studie von Shin et al. 2008 lag die Sensitivität der Sonografie bei asymptomatischen „Screening"-DCIS-Fällen bei 90 %

Sonographische Befunde	Im Screening diagnostizierte DCIS (*n*=106)	Symptomatische DCIS (*n*=125)
Falsch-negativ	11 (10)	1 (1)
Nonmass lesion (nicht herdförmig)	17 (16)	9 (7)
Mass (Herd)	78 (74)	115 (92)
Gesamt	**106**	**125**

Anmerkung: Die Daten sind Fallzahlen. Die Zahlen in den Klammern sind Prozentangaben.

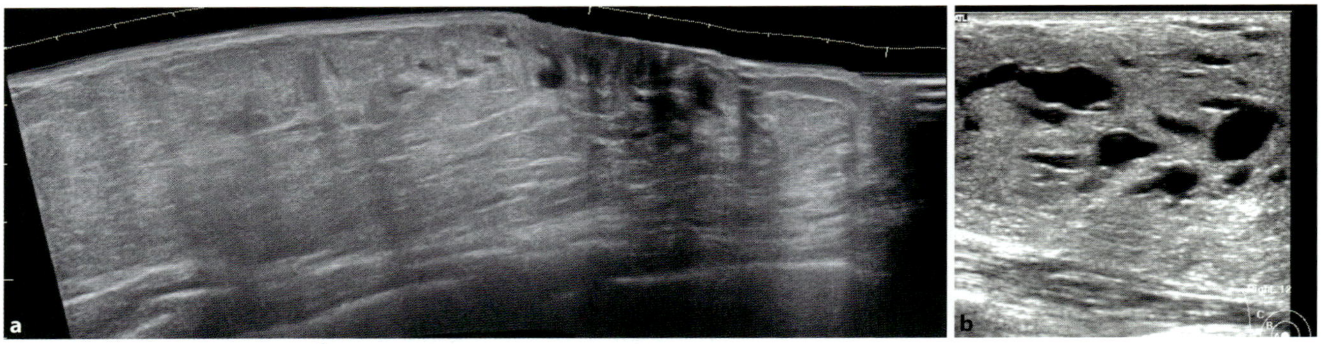

Abb. 35.47 a, b Mamma lactans: Typisch hyperechogenes Parenchym mit zystisch erweiterten Milchgängen

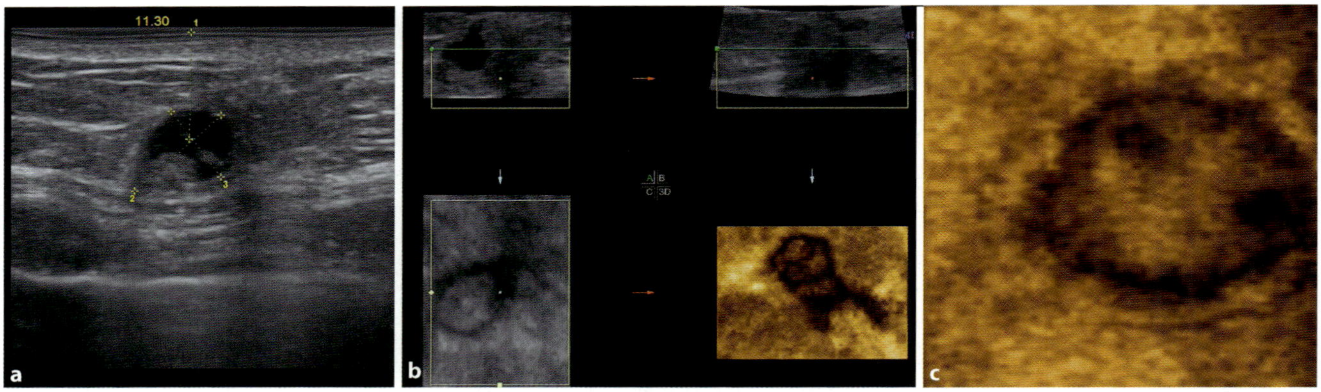

Abb. 35.48 a–c „Milchstau" mit Ausbildung einer Galaktozele (3 Fälle)

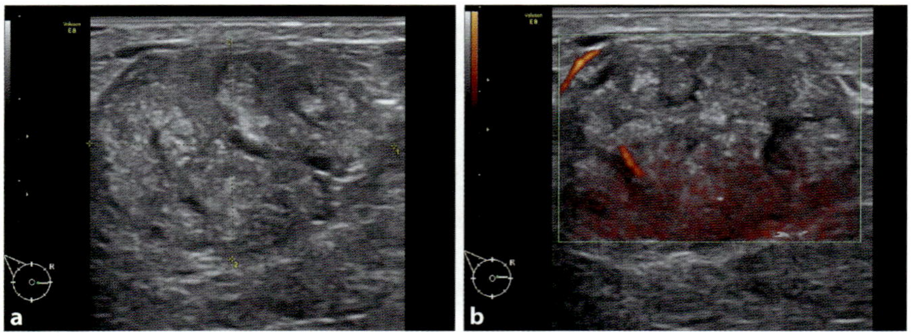

Abb. 35.49 a, b Echogener Tumor in der Schwangerschaft: Laktierendes Adenom

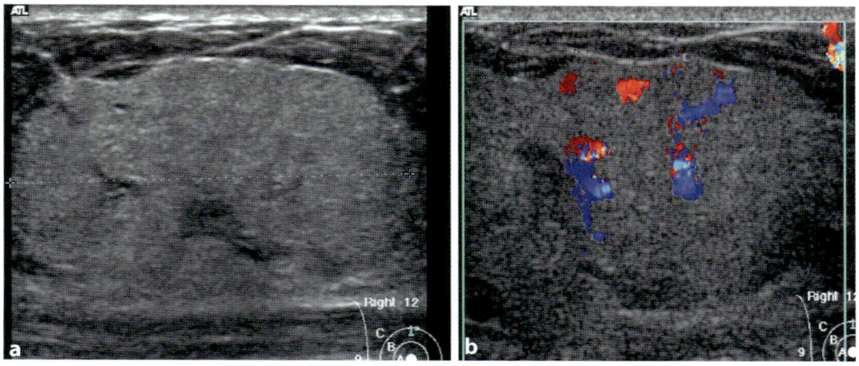

■ **Abb. 35.50 a, b** Hyperechogenes laktierendes Adenom mit zarter Pseudokapsel. Typisch ist die gleichmäßige Vaskularisation im Tumor, keine oder nur geringe Gefäßpenetration von außen

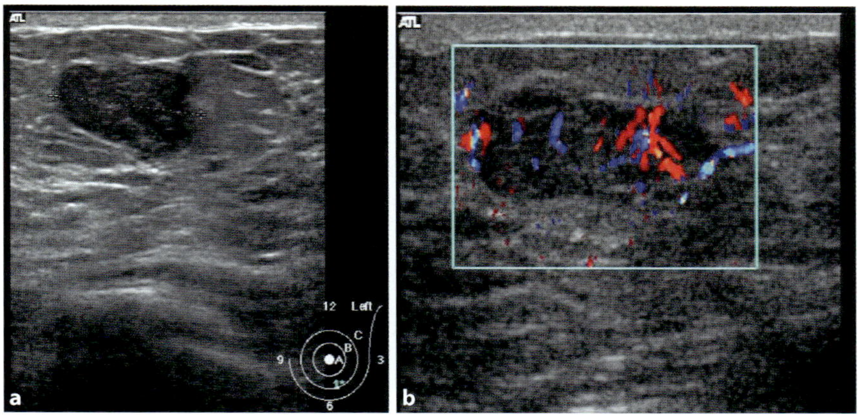

■ **Abb. 35.51 a, b** Ein hypoechogenes laktierendes Adenom, glatt begrenzt, deutliche intratumorale Vaskularisation

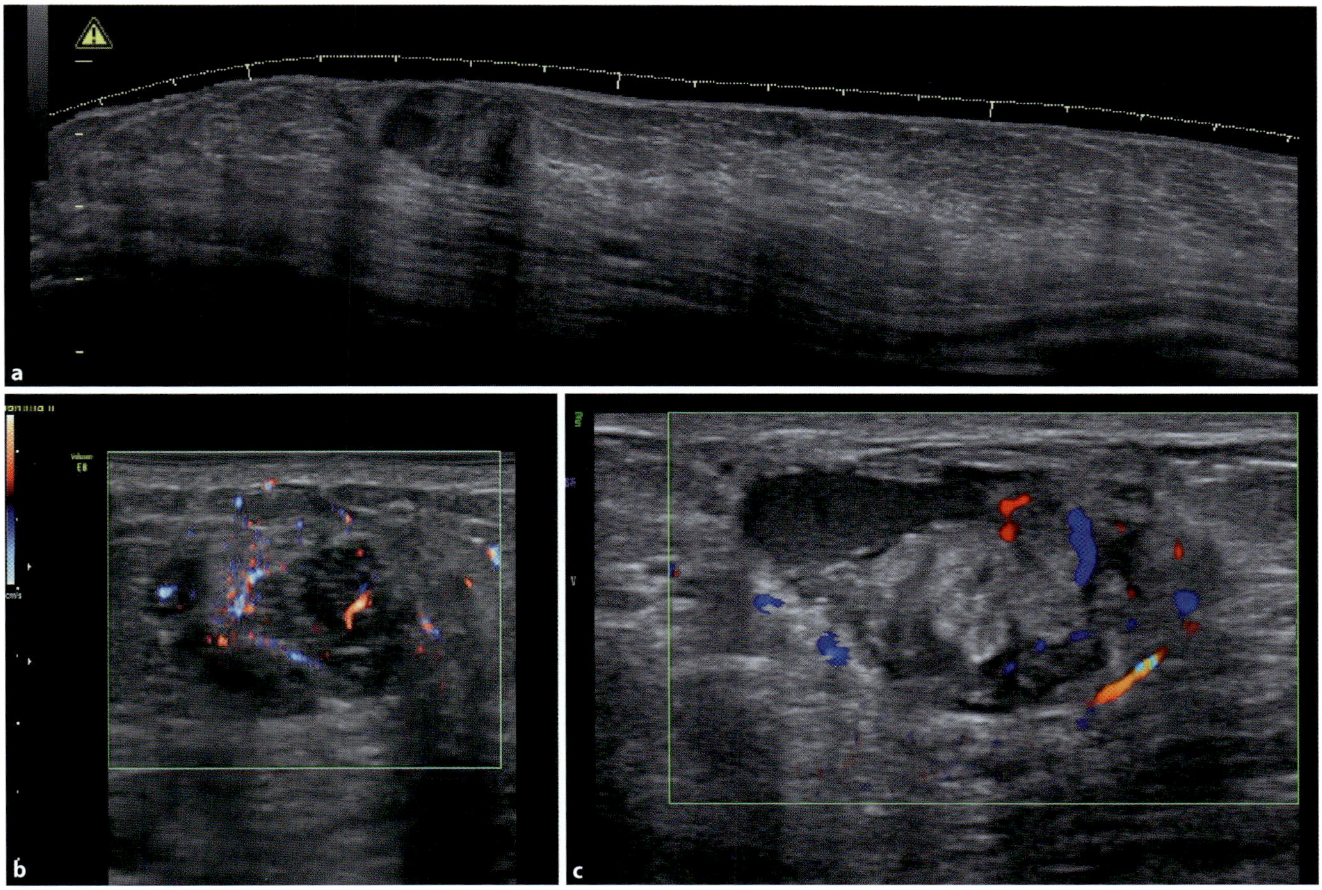

■ **Abb. 35.52 a–c** Echoinhomogens laktierendes Adenom mit zystisch-liquidem Anteil

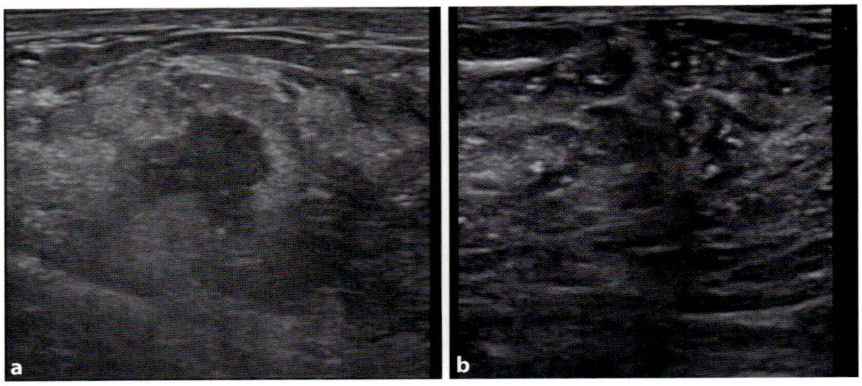

Abb. 35.53 a, b Tastbefund im 2. Trimenon rechts bei 7 Uhr. Sonografisch unscharfer echoarmer Herd. Mikrokalk ist in den dilatierten Milchgängen deutlich erkennbar, Ausbreitung bis zur Mamille. Duktal invasives Mammakarzinom mit ausgedehntem DCIS. Ablatio in der Schwangerschaft

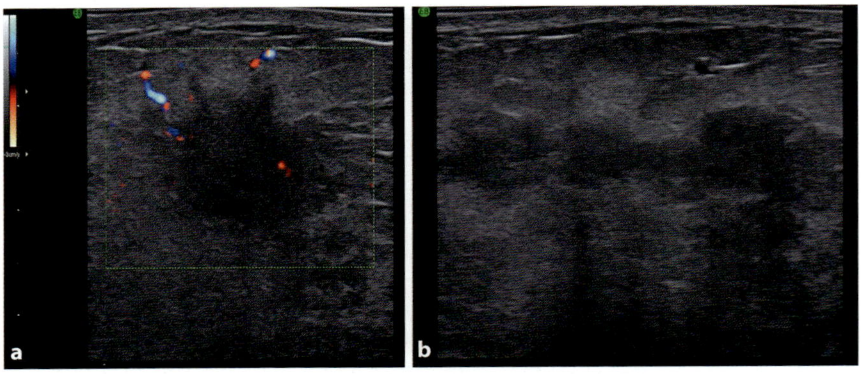

Abb. 35.54 a, b Tastbefund in der Schwangerschaft 3. Trimenon bei großer Mamma. Echoarmer Herd mit sichtbarer Infiltration in die Umgebung, suspekte Vaskularisation. Massive Ausbreitung über die Milchgänge als echoarme unregelmäßige langgestreckte Struktur erkennbar. Diese massive Ausbreitung in kurzer Zeit könnte schwangerschaftsassoziiert sein

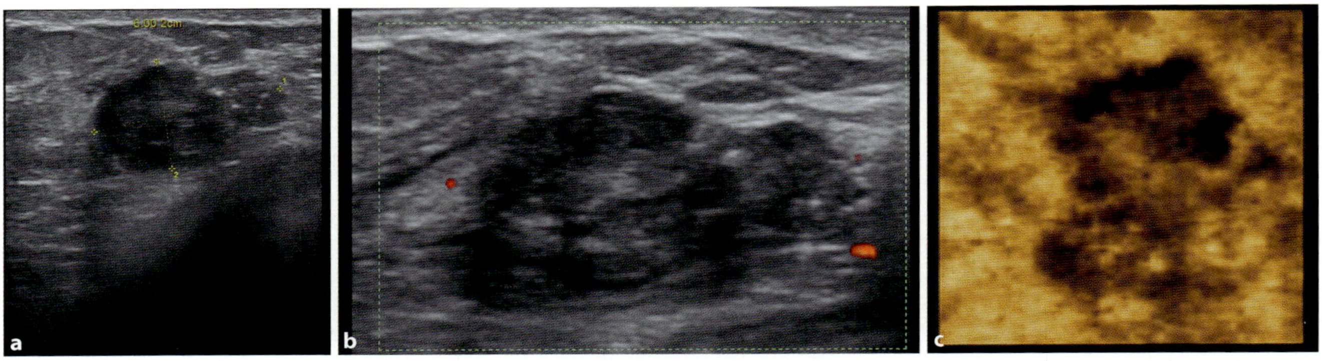

Abb. 35.55 a–c Tastbefund 6 Monate post partum: über 2 cm großer echoarmer inhomogener Herd mit Mikrokalk. Im 3D-Modus indifferentes Muster: Lobuläres Mammakarzinom mit DCIS

35.8 Mastitis und inflammatorisches Mammakarzinom

Ein nicht seltenes Ereignis in der Stillzeit ist das Auftreten einer **Mastitis**. Aber auch außerhalb von Schwangerschaft und Stillen gibt es Entzündungen in der Brust. In der Stillzeit ist die Diagnose über die klinische Symptomatik leicht zu stellen und sonografisch abzusichern. Bei Abszessbildungen sollte die sonografisch gesteuerte Abszesspunktion eingesetzt werden. In der Regel lassen sich damit (und mit Antibiose) offen chirurgische Interventionen vermeiden.

Im Stadium vor Abszessbildung lassen sich umschriebene Entzündungsherde sonografisch nicht leicht von Galaktozelen oder soliden Herden differenzieren, zumal Galaktozelen ein Übergangsstadium zur Mastitis darstellen können. Nicht immer ist die Vaskularisation schon deutlich ausgeprägt (Abb. 35.56, Abb. 35.57).

Im Stadium der Abszedierung entwickelt sich als sonografisches Korrelat in der Regel ein echoarmes bis echoleeres Zentrum. Eine deutliche periphere Hypervaskularisation ist typisch.

Die Unterscheidung einer Mastitis von einem **inflammatorischem Karzinom** kann schwierig bis unmöglich sein. Es sollte mit einer stanzbioptischen Abklärung bei Nichtansprechen auf eine antibiotische Behandlung nicht gezögert werden. Andere bildgebende Verfahren sind wenig hilfreich und verzögern nur die Diagnosestellung (Abb. 35.58, Abb. 35.59, Abb. 35.60).

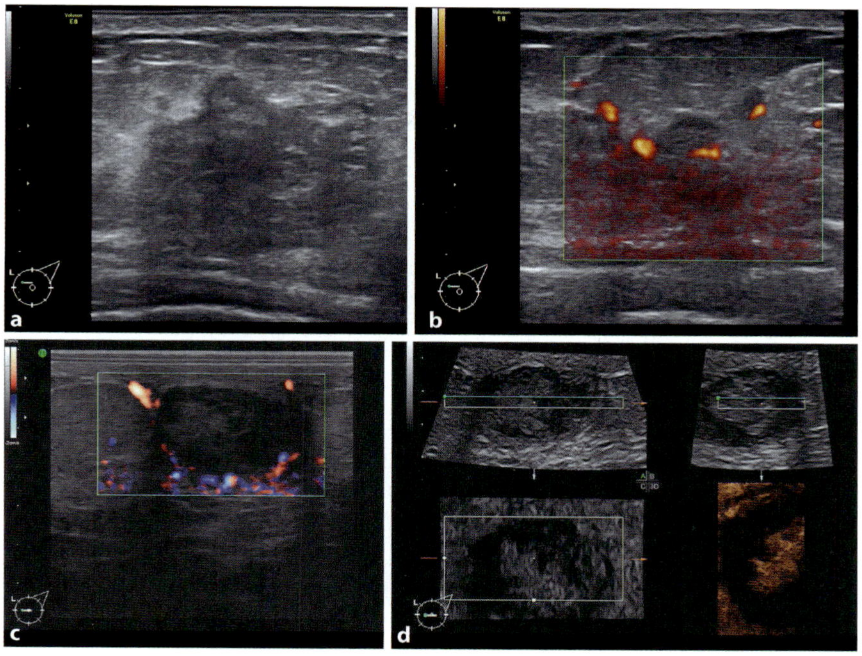

Abb. 35.56 **a, b** Mastitis mit echoinhomogener unscharf umgrenzter Herdbildung und Ausbreitung in die weitere Umgebung. Vaskularisation verstärkt: beginnende Abszessbildung. **c,d** Mastitis mit voll ausgebildetem echoarm-inhomogenen Abszess

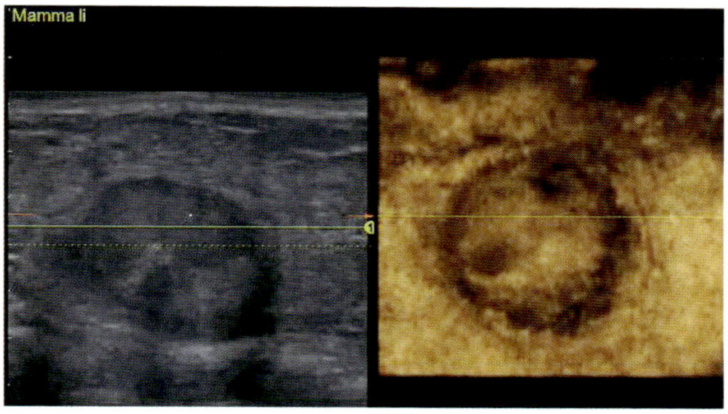

Abb. 35.57 Mehr umschriebener Herd einer Mastitis mit Abszessbildung. Abszesse können sich mit Pusansammlung echinhomogen oder echoarm darstellen

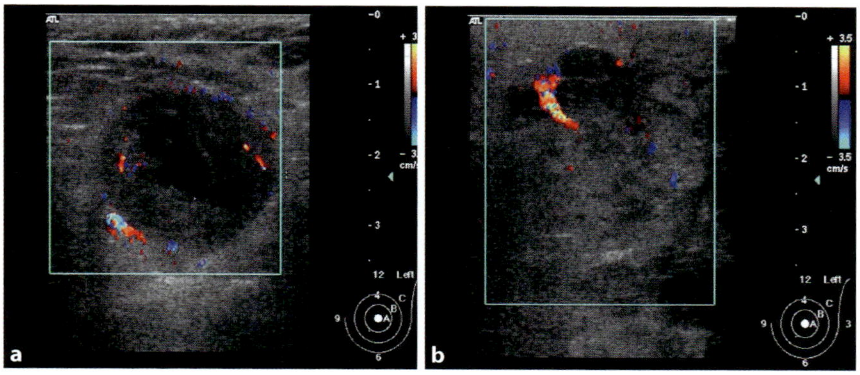

Abb. 35.58 Klinisch und sonografisch kann das inflammatorische Mammakarzinom nicht sicher von der Mastitis unterschieden werden. Auch beim inflammatorischen Mammakarzinom gibt es echoarme Herde, die umschrieben sein können, mit verstärkter Vaskularisation im Randbereich. Echoarme Herde repräsentieren hier aber keinen Pus, sondern karzinomatöses Gewebe mit Nekrosen. Wie in diesem Fall kann das Lebensalter (hier Senium) oder die Lebenssituation (Stillzeit) die Richtung zur Diagnose weisen. In allen Zweifelsfällen sollte mit der stanzbioptischen Klärung nicht gewartet werden. Die Mammografie hilft nicht weiter!

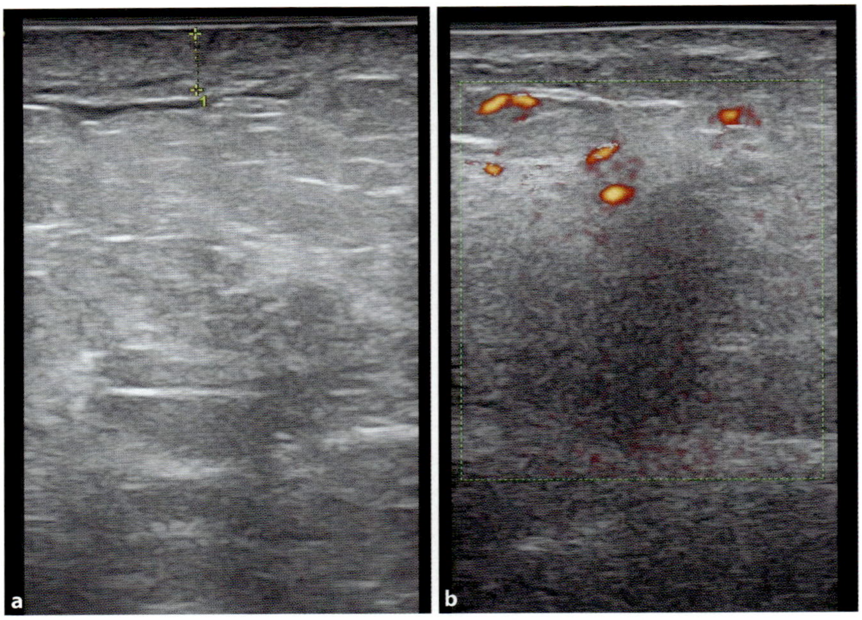

Abb. 35.59 Suspekt für ein inflammatorisches Mammakarzinom sind die Hautverdickung, das insgesamt diffuse hyperechogene Bild des Parenchyms mit schmalen echoarmen Spalten (Lymphangiosis)

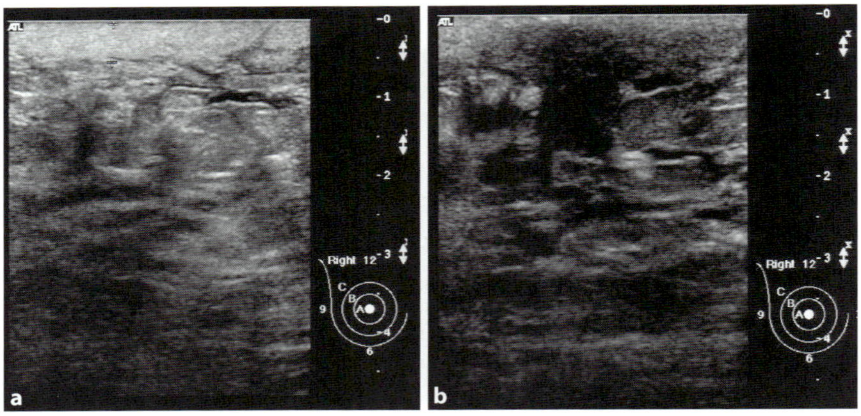

Abb. 35.60 Deutliche Hautverdickung und Lymphangiosis: unregelmäßig ausgedehnte echoarme Strukturunterbrechungen bei inflammatorischem Mammakarzinom

35.9 Sonografie in der Nachsorge

Der Ultraschall stellt eine direkt und einfach anzuwendende diagnostische Methode in der Tumornachsorge dar. Er sollte als erste bildgebende Methode eingesetzt werden (Leitlinien präferieren die Mammografie) (Kim et al. 2011).

Der Ultraschall hat den Vorteil, dass er auch eventuelle Neubildungen in Narbenregionen darstellen kann und die in der Nachsorge wichtigen Lymphknotenregionen abzuklären vermag. Auch können mit seiner Hilfe die Implantate auf Intaktheit überprüft werden.

In der Regel kann der Ultraschall allein in der Nachsorgesprechstunde hinreichenden Ausschluss eines Rezidivs erbringen. Zum Ausschluss eines Rezidivs in der Form eines DCIS wird die Mammografie benötigt.

In Zweifelsfällen muss komplementär oder ergänzend – besonders zur Abklärung unklarer Narben – auf die MRT verwiesen werden, falls nicht gleich die Stanzbiopsie vorgezogen wird.

Bei Narben kann bei Erstdarstellung kein sicherer Ausschluss eines Rezidivs erfolgen, da Narben sonografisch von Karzinomen nicht eindeutig zu differenzieren sind. Bei Narben braucht es also eine Verlaufskonstanz in der Nachsorge, um sie als BI-RADS 2 einordnen zu können. Allerdings ist bei der üblichen ersten Nachsorge nach Abschluss der Behandlung noch kein Rezidiv zu erwarten.

Eine Gefäßdarstellung im Narbenbereich ist bis zu einem Vierteljahr nach OP möglich, danach wäre eine Vaskularisation im Narbenbereich ein suspektes Kriterium.

Beispiele finden sich in den Abbildungen Abb. 35.61, Abb. 35.62, Abb. 35.63 und Abb. 35.64.

Implantate Die Beurteilung von Brusteinlagen, deren Veränderungen, sowie die Rezidivdiagnostik in diesem Bereich, gehören zur Domäne und den Stärken der Sonografie (Abb. 35.65, Abb. 35.66).

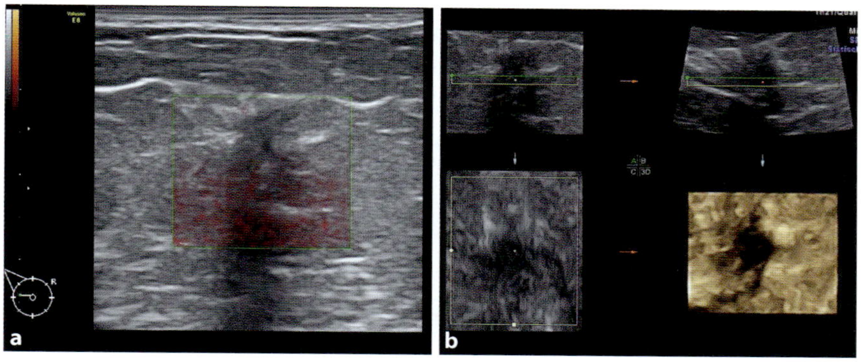

Abb. 35.61 **a** Typische Narbe nach brusterhaltender Biopsie (BET): echoarm unscharf begrenzt, der Spikulierung ähnliche Randphänomene, Schallschatten. Im isolierten B-Bild nicht sicher von einem Karzinom zu unterscheiden. Die Anamnese und die Verlaufskonstanz sichern die Benignität. **b** Auch bei der Narbe kann der 3D-Modus hilfreich sein: es liegt bei der Narbe kein ausgeprägtes Retraktionsmuster vor, eher sind canyonartige schärfere Abgrenzungen zu sehen

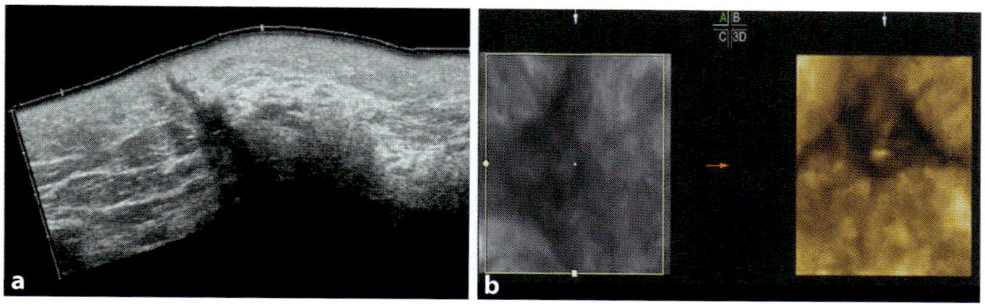

Abb. 35.62 **a, b** Typisch, aber nicht immer darstellbar, für eine Narbe ist die Strukturunterbrechung bis zur Kutis

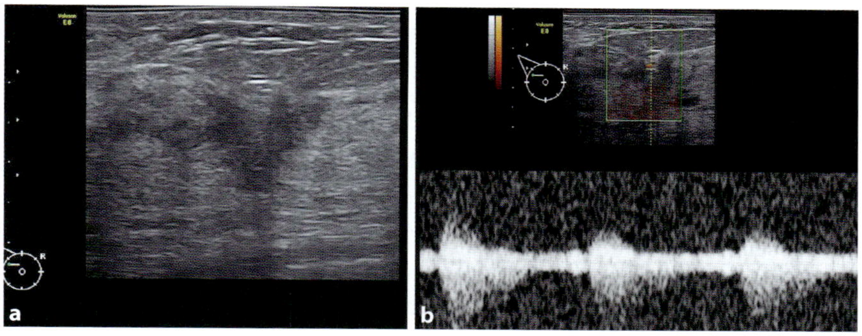

Abb. 35.63 **a, b** Narbe nach BET mit unscharfen echoarmen fingerförmigen Ausläufern in die Umgebung. Gefäßnachweis im Spektraldoppler: Narbenrezidiv

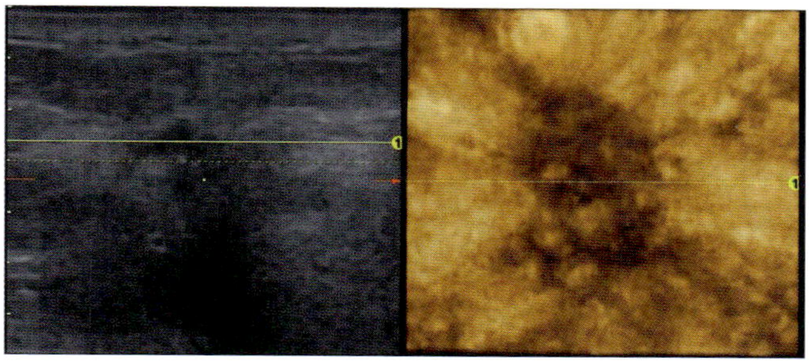

Abb. 35.64 Zustand nach BET. Im VCI Modus in der Aufsicht Retraktionsmuster: Lokalrezidiv, DCIS

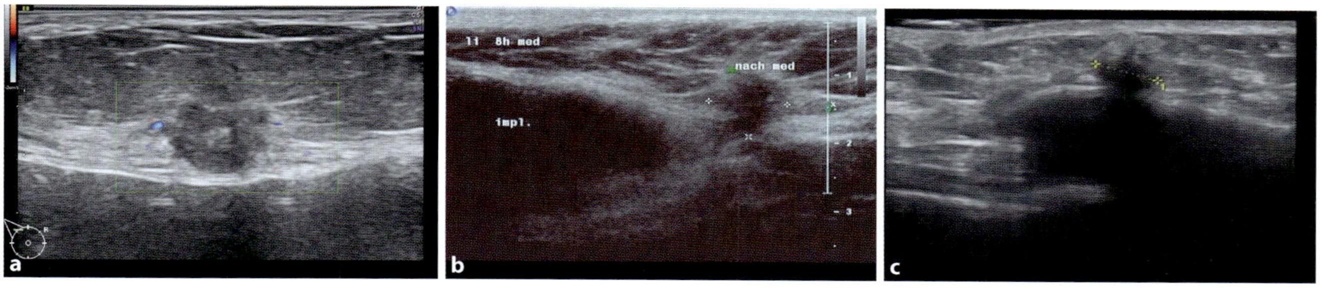

Abb. 35.65 3 Patientinnen mit Implantat. Im Drüsengewebe oberhalb des Implantats unscharfe unregelmäßig begrenzte echoinhomogene Herde. **a,b** Mammakarzinome. **c** Fadengranulom. Stanzbiopsien sind auch hier möglich

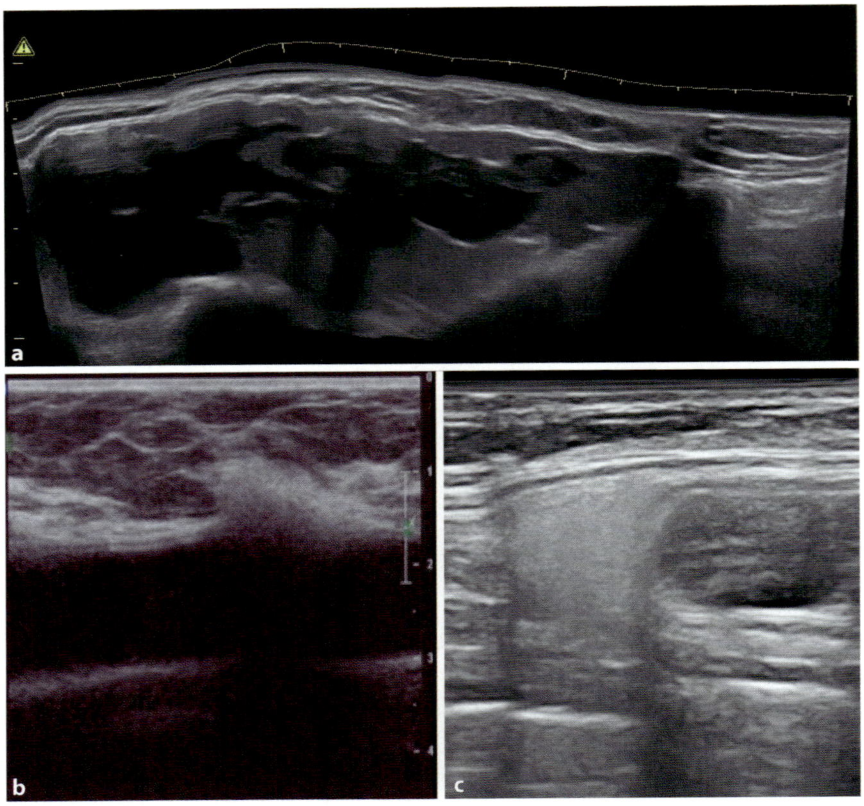

Abb. 35.66 Kapselfibrose (a) und Inlaydefekte (b, c). Die Silikonausschwemmung wird an den Rändern durch diffuse hyperechogene Areale deutlich

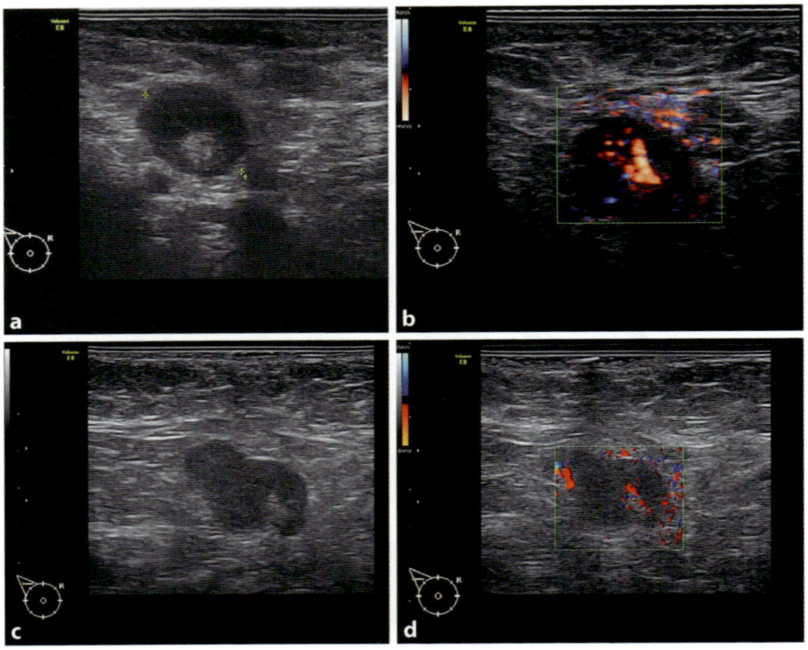

Abb. 35.67 a, b Lymphknoten vergrößert mit verbreiterter echoarmer Rindenzone, verstärkte Vaskularisation: Metastase. c, d Entrundung des Lymphknotens, der echogene Hilus ist nur noch schwach sichtbar. Gefäßeintritt auch von der Peripherie: Metastase

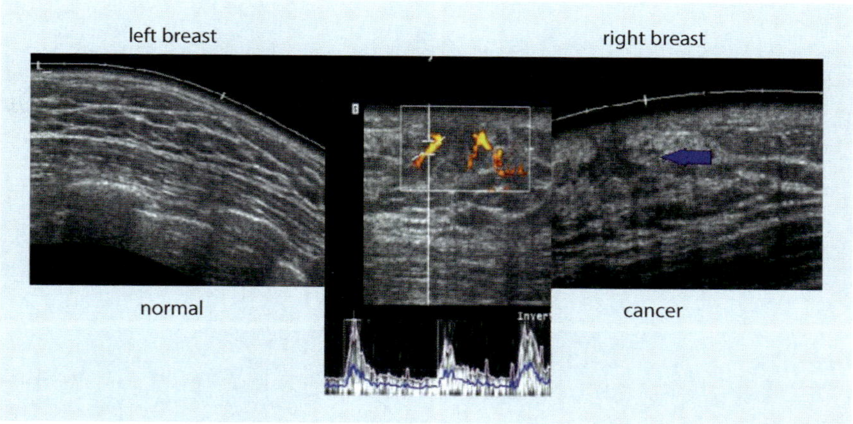

■ **Abb. 35.68** Seitenvergleich bei der Mammasonografie des Mannes immer durchführen

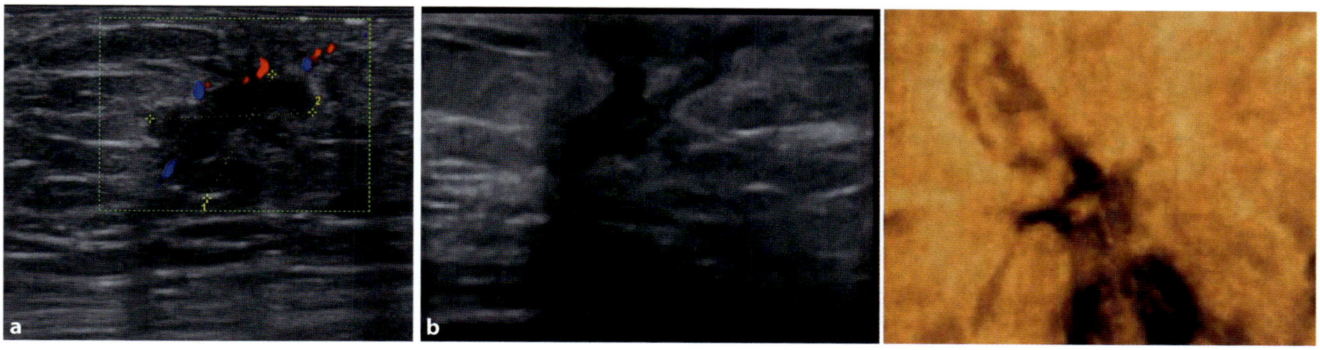

■ **Abb. 35.69 a, b** Mastitis beim Mann

Lymphknoten Echoarme Lymphknotenvergrößerungen mit verbreiterter Rindenzone und reduziertem oder schon fehlendem echogenen Hilus sind suspekt in Bezug auf Metastasierung. Die Vaskularisation ist vermehrt. Gefäße, die nicht über den Hilus, sondern an anderen peripheren Stellen in den Lymphknoten eintreten, sind pathognomonisch für eine Metastase. Wichtiger als die Größe des Lymphknotens selbst als Merkmal der Malignität ist seine Endrundung mit Einkerbungen („Mäusefraß") (■ Abb. 35.67).

35.10 Mammasonografie beim Mann

Im Rahmen der Alterspyramide stellen sich auch Männer mit Mammabefunden vor. Gynäkomastien (häufigste Vorstellung), Mastitiden, aber auch Karzinome (1 % aller Mammakarzinome) stehen zur Differenzialdiagnose (■ Abb. 35.68, ■ Abb. 35.69, ■ Abb. 35.70).

35.11 Sonografie und Stanzbiopsie

Die Hochgeschwindigkeitsstanze stellt einen integralen Bestandteil mammasonografischer Diagnostik dar. In Lokalanästhesie wird unter Ultraschallsicht die Stanzpistole ausgelöst, und es werden etwa fünf Stanzproben entnommen (■ Abb. 35.71, ■ Abb. 35.72, ■ Abb. 35.73).

Die **Feinnadelbiopsie** (FNP) hat außer bei Zysten und Lymphknoten keine Bedeutung mehr.

Die **Vakuumsaugbiopsie** ist ein Verfahren, bei dem Nadeln größeren Durchmessers mit Schneidevorrichtung und Absauganschluss benutzt werden. Diese Verfahren kann auch zur minimalinvasiven Therapie gutartiger Läsionen bis gut 2 cm Größe oder zur diagnostischen Gewinnung von Mikrokalk enthaltenden Arealen benutzt werden (Krainick-Strobel et al. 2005) (■ Tab. 35.9).

In einem bedeutenden Anteil sonografisch detektierter Herdbefunde, regelhaft bei BI-RADS-4- bis BIRADS-5-Befunden, aber auch nicht selten bei BI-RADS-3-Befunden (als Option und auf Wunsch der Patientin), wird die Stanzbiopsie indiziert.

Eine mammasonografische Schwertpunktsprechstunde sollte die Stanzbiopsie anbieten können. Vielfach wird gefordert, die Stanze erst nach Abschluss komplementärer bildgebender Diagnostik auszuführen. Dieses Vorgehen ist sinnvoll, wenn die komplementäre Diagnostik mit Mammografie, evtl. auch MRT in einem Institut vorgehalten wird. Unserer Ansicht nach ist diese Reihenfolge aber nicht zwingend, da der suspekte oder unklare sonografische Befund allein und als solcher die Stanzindikation stellt, unabhängig von den Ergebnissen anderer bildgebender Verfahren.

> **Eine negative Mammografie kann den positiven sonografischen Befund nicht entlasten!**

Im Interesse der Patientin und einer zügigen Diagnosestellung kann der sonografisch suspekte oder unklare Herd auch direkt stanzbioptisch abgeklärt werden.

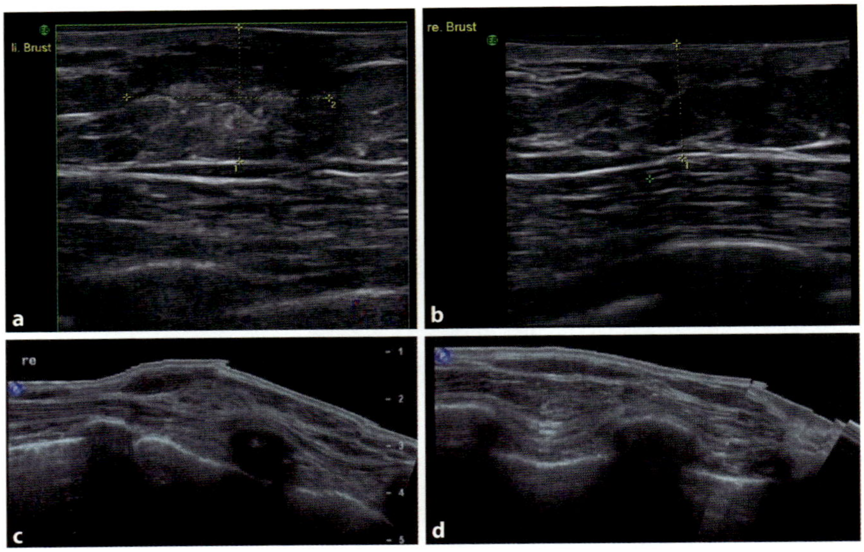

Abb. 35.70 a–d Gynäkomastie des Mannes mit Vergleich beider Brüste

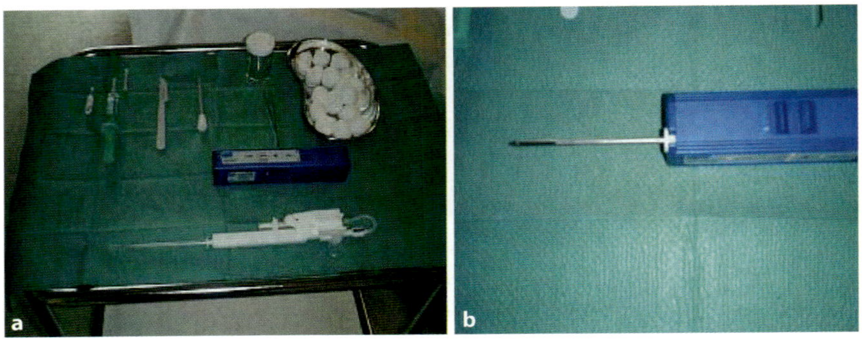

Abb. 35.71 Set zur Vakuumsaugbiopsie

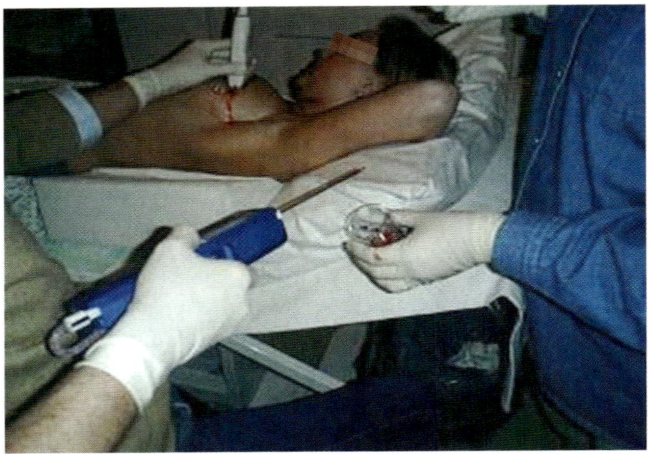

Abb. 35.72 Durchführung einer Saugbiopsie

Tab. 35.9 Auswertung von 285 Stanzbiopsien zwischen 2006 und 2009, durchgeführt in 2 Hamburger Institutionen (Asklepios Klinik Barmbek und Praxis Hille/Schulze-Stadler). Die Ergebnisse erfüllen die Vorgaben des BI-RADS-Atlas der ACR

	BI-RADS 3 (wahrschein-lich gutartig	BI-RADS 4 (suspekt)	BI-RADS 5 (hochsuspekt)
Benigne *n* (%)	91 (98,9)	63 (51,6)	2 (2,8)
Maligne *n* (%)	1 (1,1)	59 (48,4)	69 (97,2)
Total (*n*=285)	92	122	71

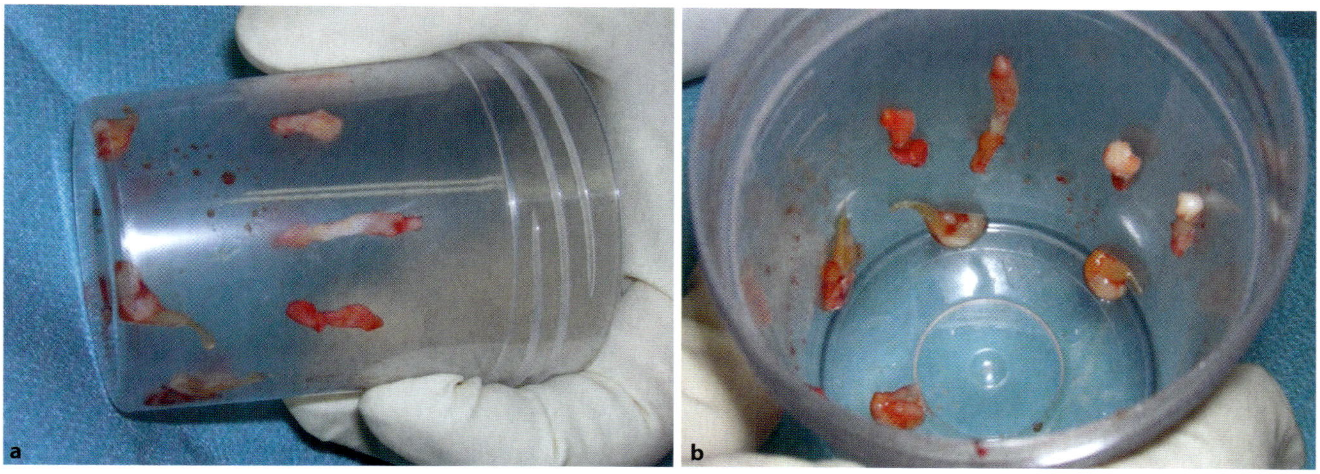

Abb. 35.73 Biopsieaspirate eine Vakuumsaugbiopsie

Zweifellos induziert die breite Anwendung der Mammasonografie eine deutliche Zunahme von Stanzbiopsien; dieser Tatbestand wird kritisch gesehen. Dass die Sonografie viele gutartige und bösartige Läsionen der Mamma darstellen kann, ist aber zunächst ja ein Vorteil der Methode. Die Spezifität der Sonografie ist allerdings ebenso wie die der anderen bildgebenden Verfahren der Mamma nicht hoch. Hieraus resultiert die Stanzbiopsie als eine häufige Konsequenz sonografisch detektierter Läsionen. Letztlich liegt der Grund in der Uneindeutigkeit des biologischen Substrats und darin, dass die bildgebenden Methoden in makroskopischer und nicht in histologisch-mikroskopischer Dimension abbilden.

Die sonografisch geführte Stanzbiopsie im Rahmen der Mammasprechstunde hat den Vorteil der definitiven Diagnosesicherung: In aller Regel sind die betroffenen Frauen erleichtert, wenn Unklarheiten über die Natur einer Brustläsion zügig aufgelöst werden können, und ziehen diese unmittelbare Diagnosestellung langwierigen Prozeduren mit Zusatzuntersuchungen oder Kontrolluntersuchungen vor. Die psychische Belastung trifft eher auf eine nicht abgeschlossene Befundung zu.

Das Argument der Kosteninduktion überzeugt nicht: Im hiesigen Gesundheitssystem wird die ambulante Stanzbiopsie geringer entlohnt als die Durchführung einer beidseitigen Mammografie.

35.12 Elastografie

Eine neuere technische Entwicklung, die noch nicht Eingang in den gültigen Beschreibungskatalog von Herdbefunden gefunden hat, ist die Elastografie, mit der die Gewebesteifigkeit farbkodiert dargestellt wird (Baldwin 2011).

Bei den meisten zurzeit erhältlichen Systemen wird ein leichter pulsierender Druck mit dem Schallkopf auf die interessierende Region ausgeübt, je nach Gewebesteifigkeit wird der Bereich unterschiedlich verformt und dementsprechend in unterschiedlichen Farbtönen oder Grauwerten ergänzend zum B-Bild dargestellt (Abb. 35.74, Abb. 35.75, Abb. 35.76).

Die Anwendung dieser Systeme mit individuell ausgeführtem Schallkopfdruck muss geübt werden. Die Ergebnisse sind untersucherabhängig, und gegenwärtig kann noch nicht abschließend geurteilt werden, ob die Spezifität der Befundung sich signifikant steigern lässt, sodass verlässlich invasive Biopsien eingespart werden könnten (Barr et al. 2012). Die Ausdehnung und Größe der malignen Herde lässt sich nach einigen Untersuchern genauer mit der Elastografie als im B-Bild bestimmen.

Eine möglicherweise zukunftsträchtigere technische Entwicklung stellt das **Shear-Wave-System** dar, mit dem die Ausbreitung von Transversalwellen im Gewebe objektiv quantifiziert werden kann. Bei der Anwendung dieser weniger untersucherabhängigen technischen Lösung zeichnet sich eine Steigerung der Spezifität ab (Berg et al. 2012).

35.13 Automatischer 3D-Scanner

Eine neue technische Entwicklung der letzten Jahre ist ein großflächiger 3D-Scanner, der die ganze sonografische Untersuchung der Mamma als Volumen speichern kann. Dieses Volumen kann dann in einer Workstation in allen 3 räumlichen Ebenen durchgemustert werden und bietet auch gerenderte räumliche 3D-Bilder (Abb. 35.77, Abb. 35.78).

Prinzipiell könnte die Befundung mithilfe des Volumenscanners zeitlich und räumlich unabhängig von der anwesenden Patientin durchgeführt werden. Ein screeningartiger Einsatz des Systems, auch mit der Erstellung der Volumina durch nicht ärztliches Personal, wäre denkbar.

Es fehlen aber noch große Studien, welche die Leistung dieses Systems mit der üblichen handgeführten Sonografie eines Experten vergleichen. Nicht geklärt ist auch die Frage, wie oft eine konventionelle Sonografie doch noch angeschlossen werden muss, wenn Auffälligkeiten im Volumen erkannt werden (Wojcinski et al. 2011, Shin et al. 2011, Kelly u. Richwald 2011).

Gewisse technische Probleme des Scanners beim Erfassen von Randbereichen der Mamma harren auch noch besserer Lösung.

Mit dem Automatikscanner wird die nach 1979 unterbrochene technische Entwicklung der sonografischen Gesamtdarstellung der Mamma wieder aufgenommen (Abb. 35.1b).

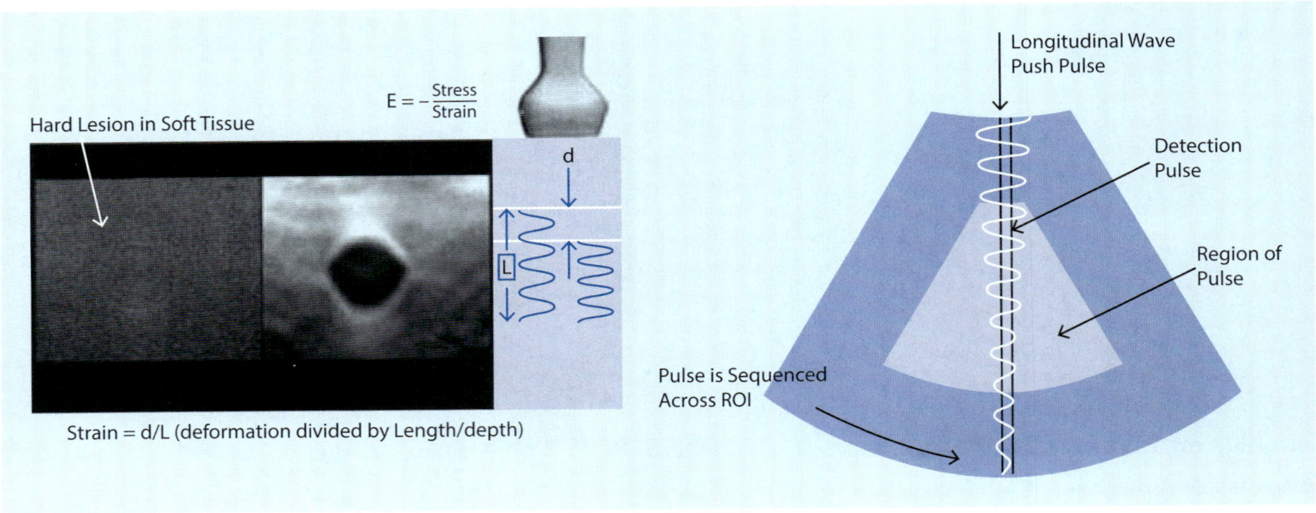

Abb. 35.74 Schematische Darstellung der Elastografie: Es wird ein von Hand geführter Druckimpuls mit dem Schallkopf über der interessierenden Läsion ausgeführt. Je nach Steifigkeit der Läsion werden die Schallwellen unterschiedlich deformiert. (Mit freundl. Genehmigung der Siemens AG)

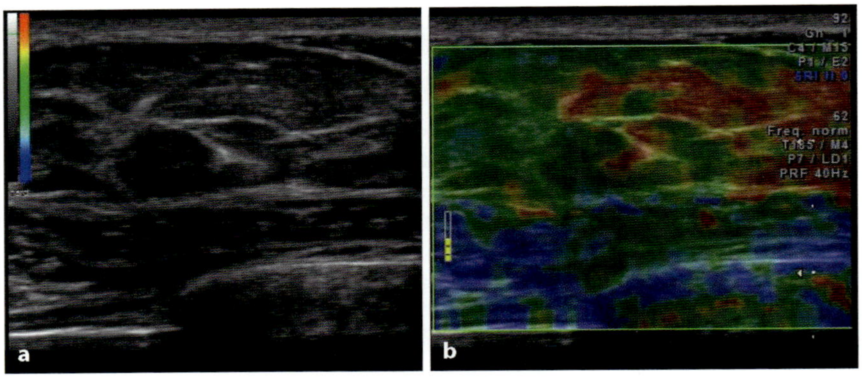

Abb. 35.75 In der Elastografie als benigne dargestellter Rundherd (braun-grüner Farbton)

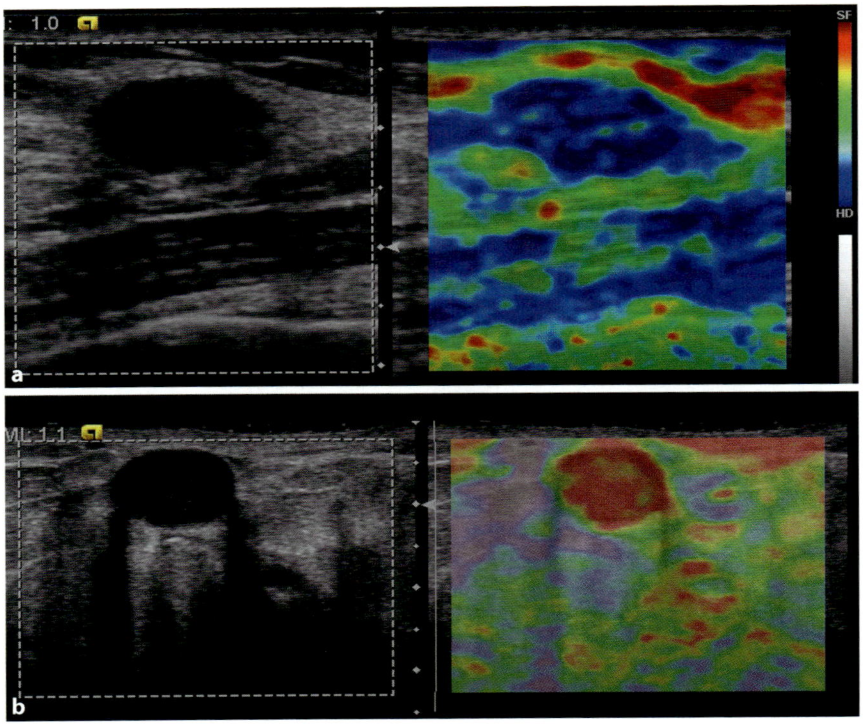

Abb. 35.76 Ein gewebesteifer Herd in *blau*: Karzinom und ein gut elastischer Herd in *rot:* Zyste (Mit freundl. Genehmigung der Siemens AG)

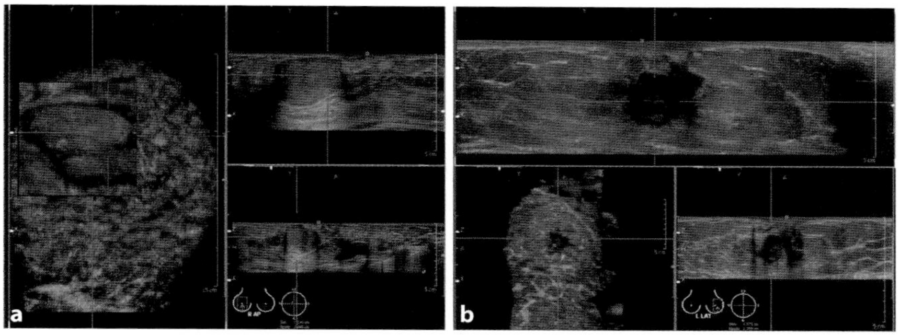

■ **Abb. 35.77** Multiplanare Darstellung eines Fibroadenoms (*links*) und eines Karzinoms (*rechts*) im Volumen eines Automatic Scanners (Mit freundl. Genehmigung der Siemens AG)

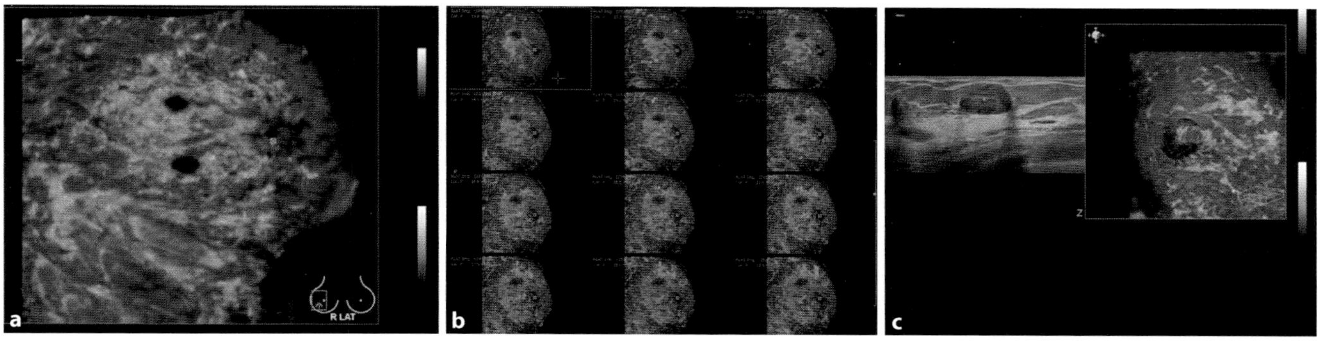

■ **Abb. 35.78** Verschiedene technische Darstellungsmöglichkeiten von aufgefundenen zystischen Läsionen im Volumenscanner (Mit freundl. Genehmigung der Siemens AG)

35.14 Ausblick

Von der weiteren technischen Entwicklung der Ultraschallgeräte wird die Mammasonografie profitieren und damit an Bedeutung zunehmen. Neben oben beschriebenen ergänzenden technischen Modulen wie etwa der Elastografie wird die zu erwartende weitere Steigerung der Auflösung der Geräte bedeutsam. Vielleicht kann es zukünftig auch durch technische Entwicklungen gelingen, Mikrokalk in der Sonografie verlässlicher darzustellen (Fischer et al. 2012).

Allerdings wird die Mammasonografie durch die mögliche detailliertere Darstellung des Brustparenchyms nicht automatisch leichter, sondern eher anspruchsvoller werden, weil mit der genaueren Abbildung der biologischen Variabilität und Komplexität auch die Unterscheidung zwischen gutartigen und nicht gutartigen Befunden schwieriger werden kann. Vergessen werden darf nicht, dass die Methode vom Untersucher – anders als in der Mammografie – verlangt, während der Untersuchung „Real-Time" zu befunden – ohne definierte Referenzebenen zur Nachbefundung zur Verfügung zu haben.

In der Qualität des Untersuchers liegt heute wie zukünftig die eigentliche Herausforderung.

Literatur

American College of Radiology (ACR) (2003) ACR BI-RADS: Breast imaging reporting and data system. Breast imaging atlas. American College of Radiology, Reston, VA

Baez E, Strathmann K, Vetter M et al (2005) Likelihood of malignancies in breast lesions described by ultrasound with a combined diagnostic score. Ultrasound Med Biol 31:179–184

Baldwin P (2011) Breast ultrasound elastography. Radiologic Technology 82:347M–365M

Barr RG, Destounis S, Lackey LB et al (2012) Evaluation of breast lesions using sonographic elasticity imaging: a multicenter trial. J Ultrasound Med 31:281–287

Berg WA, Blume JD, Cormack JB et al (2008) Combined screening with ultrasound and mammography vs. mammography alone in women at elevated risk of breast cancer. JAMA 299:2151–2163

Berg WA, Cosgrove DO, Doré CJ et al (2012) Shear-wave elastography improves the specificity of breast US: the BE1 multinational study of 939 masses. Radiology 262:435–449

Buchberger W, Niehoff A, Obrist P et al (2000) Clinically and mammographically occult breast lesions: detection and classification with high resolution sonography. Semin Ultrasound CT MR 21:325–336

Chan SW, Cheung PS, Chan S, Lau SS et al (2008) Benefit of ultrasonography in the detection of clinically and mammographically occult breast cancer. World J Surg 32:2593–2598

Checka CM, Chun JE, Schnabel FR, Lee J, Toth H (2012) The relationship of mammographic density and age: implications for breast cancer screening. AJR 198:292–295

Chen SC, Cheung YC, Lo YF et al (2003) Sonographic differentiation of invasive and intraductal carcinomas of the breast. BJR 76:600–604

Corsetti V, Houssami N, Aurora F et al (2008) Breast screening with ultrasound in women with mammography-negative dense breasts: Evidence on incremental cancer detection and false positives, and associated cost. Eur J Cancer 44:539–544

Corsetti V, Houssami N, Ghirardi M et al (2011) Evidence of the effect of adjunct ultrasound screening in women with mammography-negative dense breasts: interval breast cancers at one year follow-up. Eur J Cancer 47:1021–1026

Cosgrove DO, Kedar RP, Bamber JC et al (1993) Breast diseases: color Doppler US in differential diagnoses. Radiology 189:99–104

Fischer T, Grigoryew M, Bossenz S et al. (2012) Sonografische Mikrokalkdetection – Potenzial einer neuen Methode. Ultraschall in Med. http://dx.doi.org/10.1055/s-0031-1299128

Hackelöer BJ, Duda V, Lauth G (1986) Ultraschall-Mammographie. Springer, Berlin Heidelberg New York Tokio

Hackelöer BJ, Lauth G, Duda V et al (1980) Neue Möglichkeiten der Ultraschallmammographie. Geburtshilfe Frauenheilkd 40:301–312

Hille H, Vetter M, Hackelöer BJ (2007) Die Eignung der hochfrequenten Sonografie zur Diagnostik des DCIS. Ultraschall in Med 28:307–312

Hille H, Vetter M, Hackelöer BJ (2012) The accuracy of BI-RADS classification of breast ultrasound as a first-line imaging method. Ultraschall in Med http://dx.doi.org/10.1055/s-0031-1281667. Zugriff 01.03.2012

Hille H (2011) Advances in breast ultrasound. In: Thoirs K (Hrsg) Sonography. Intech web.org, , S. 73–92

Houssami N, Irwig L, Simpson JM, McKessar M, Blome S, Noakes J (2003) Sydney breast imaging accuracy study: comparative sensitivity and specificity of mammography and sonography in young women with symptoms. AJR 180:935–940

Jellins J, Kossof G, Buddee FW, Reeve TS (1971) Ultrasonic visualization of the breast. Med Journ of Australia 1:305–307

Jørgensen KJ (2012) Is the tide turning against breast screening? Breast Cancer Research 14(4):107

Kelly KM, Richwald GA (2011) Automated whole-breast ultrasound: advancing the performance of breast cancer screening. Semin Ultrasound CT MR 32:273–280

Kim SJ, Moon WK, Cho N et al (2011) The detection of recurrent breast cancer in patients with a history of breast cancer surgery: comparison of clinical breast examination, mammography and ultrasonography. Acta Radiol 52:15–20

Kobayashi T (1974) Clinical evaluation of Ultrasound techniques in breast tumors and malignant abdominal tumors. Excerpta medica :191–198

Kolb T, Lichy J, Jeffrey H (2002) Comparison of the performance of screening mammography, physical examination, and breast ultrasound and evaluation of factors that influence them: An analysis of 27.825 patient evaluations. Radiology 225:165–175

Krainick-Strobel U, Hahn M, Duda VF et al (2005) Arbeitsgemeinschaft Minimalinvasive Mammainterventionen (AG MiMi) der Deutschen Gesellschaft für Senologie: Onkologie. Konsensusempfehlung zu Anwendung und Indikationen der Vakuumbiopsie der Brust unter Ultraschallsicht. Geburtsh Frauenheilk 65:526–529

Lenz S (2011) Breast ultrasound in office gynecology – Ten years of experience. Ultraschall in Med 32:3S

Madjar H, Becker S, Doubek K et al (2010) Bedeutung der Mammasonografie für die Brustkrebsfrüherkennung in der gynäkologischen Praxis. Ultraschall in Med 31:289–229

Madjar H, Ohlinger R, Mundinger A et al (2006) BI-RADS analoge DEGUM Kriterien von Ultraschallbefunden der Brust – Konsens des Arbeitskreises Mammasonographie der DEGUM. Ultraschall in Med 27:374–379

Moon WK, Im JG, Koh YH et al (2000) US of mammographically detected clustered microcalcifications. Radiology 217:849–854

Raza S, Goldkamp AL, Chikarmane SA et al (2010) US of breast masses categorized as BI-RADS 3, 4, and 5: pictorial review of factors influencing clinical management. RadioGraphics 30:1199–1213

Schulz KD, Albert US (Hrsg.) (2008) Stufe-3-Leitlinie, Brustkrebsfrüherkennung. Zuckschwerdt, München Wien

Shin HJ, Kim HH, Cha JH et al (2011) Automated ultrasound of the breast for diagnosis: interobserver agreement on lesion detection and characterization. AJR 197:747–754

Shin HJ, Kim HH, Kim SM et al (2008) Screening-detected and symptomatic ductal carcinoma in situ: Differences in the sonographic and pathologic features. AJR 190:516–525

Stavros AT (2004) Breast ultrasound. Lippincott Williams, Philadelphia Baltimore, New York, London, S. 448

Wild JJ, Reid JM (1952) Further pilot echographic studies on the histological structure of tumors of the human breast. Am J Pathol 28:839–861

Wojcinski S, Farrokh A, Hille U et al (2011) The Automated Breast Volume Scanner (ABVS): initial experiences in lesion detection compared with conventional handheld B-mode ultrasound: a pilot study of 50 cases. Int J Womens Health 3:337–346

Yang WT, Tse GMK (2004) Sonographic, mammographic, and histopathologic correlation of symptomatic ductal carcinoma in situ. AJR 182:101–110

Ying X, Lin Y, Xia X, Hu B, Zhu Z, He P (2012) A comparison of mammography and ultrasound in women with breast disease: a receiver operating characteristic analysis. Breast J 18(2):130–138

Serviceteil

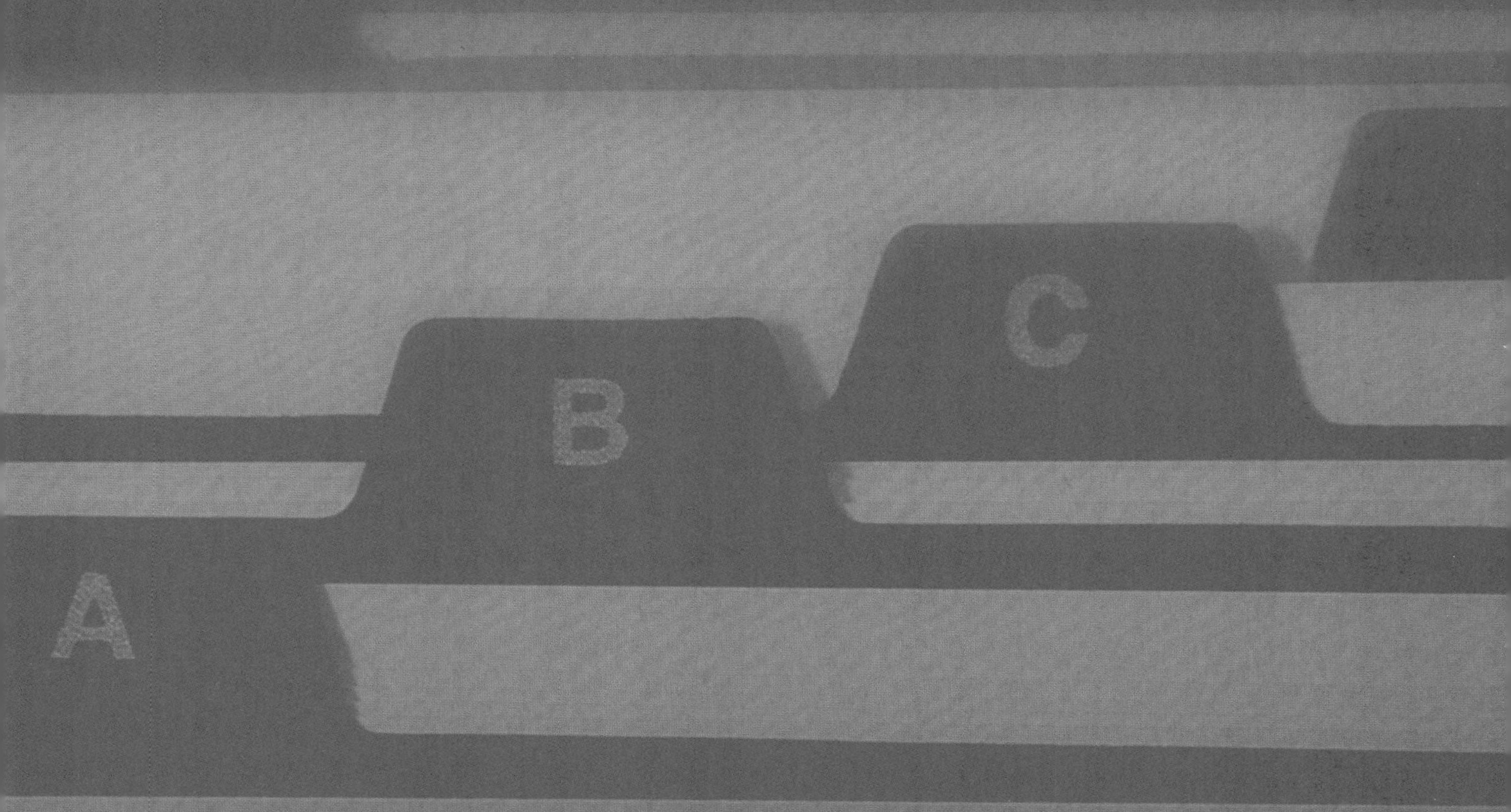

U. Gembruch, K. Hecher, H. Steiner (Hrsg.), *Ultraschalldiagnostik in Geburtshilfe und Gynäkologie*,
DOI 10.1007/978-3-642-29633-8, © Springer-Verlag Berlin Heidelberg 2013

Stichwortverzeichnis

A

B

C

D

E

F

G

H

I

M

N

O

P

Q

R

S

T

U

V

W

X

Z

Printing and Binding: Stürtz GmbH, Würzburg